Matthias Sitzer, Helmuth Steinmetz (Hrsg.)

Neurologie hoch2

2. Auflage

Mit Beiträgen von:
Gabriele Arendt, Düsseldorf; Hauke Basedau, Hamburg; Jürgen Beck, Freiburg; Michael von Brevern, Berlin; Ana Sofia Costa, Aachen; Frank Erbguth, Nürnberg; Rüdiger Gerlach, Erfurt; Elke Hattingen, Frankfurt; Rüdiger Hilker-Roggendorf, Recklinghausen; Oliver Keppler, München; Matthias Klein, München; Thomas Lempert, Berlin; Holger Lerche, Tübingen; Arne May, Hamburg; Richard du Mesnil de Rochemont, Wiesbaden; Heymut Omran, Münster; Andreas Raabe, Bern; Julian Rathert, Erfurt; Kathrin Reetz, Aachen; Karlheinz Reiners, Wegberg; Roland Roelz, Freiburg; Andreas Roos, Essen; Eva Schielke, Berlin; Matthias Sitzer, Herford; Claudia Sommer, Würzburg; Joachim Steinbach, Frankfurt; Helmuth Steinmetz, Frankfurt; Timo Uphaus, Mainz; Matthias Vorgerd, Bochum; Julia Wallmeier, Münster; Yvonne Weber, Aachen; Ulf Ziemann, Tübingen; Frauke Zipp, Mainz

Die Herausgeber sprechen allen Mitwirkenden der früheren Ausgaben ihre Anerkennung und ihren Dank aus. Ohne sie wäre diese neue Ausgabe nicht möglich gewesen:
Fuat Aksu, Datteln; Ralf Baumgartner†; Reiner Benecke†; Jan-Markus Dörr, Hennigsdorf; Katrin Giesen, Stade; Frank Hanisch, Leipzig; Klaus Schmidtke, Nordrach; Erich Schmutzhard, Innsbruck; Ilka Schneider, Leipzig; Mario Siebler, Essen; Andreas W. Unterberg, Heidelberg; Stephan Zierz†; Klaus Zweckberger, Heidelberg

Studierendenspalte von:
Franziska Mayser, Frankfurt

ELSEVIER

Elsevier GmbH, Bernhard-Wicki-Str. 5, 80636 München, Deutschland
Wir freuen uns über Ihr Feedback und Ihre Anregungen an kundendienst@elsevier.com

ISBN 978-3-437-43442-6
eISBN 978-3-437-05402-0

2. Auflage 2024

Wichtiger Hinweis
Die medizinischen Wissenschaften unterliegen einem sehr schnellen Wissenszuwachs. Der stetige Wandel von Methoden, Wirkstoffen und Erkenntnissen ist allen an diesem Werk Beteiligten bewusst. Sowohl der Verlag als auch die Autorinnen und Autoren und alle, die an der Entstehung dieses Werkes beteiligt waren, haben große Sorgfalt darauf verwandt, dass die Angaben zu Methoden, Anweisungen, Produkten, Anwendungen oder Konzepten dem aktuellen Wissensstand zum Zeitpunkt der Fertigstellung des Werkes entsprechen.
Der Verlag kann jedoch keine Gewähr für Angaben zu Dosierung und Applikationsformen übernehmen. Es sollte stets eine unabhängige und sorgfältige Überprüfung von Diagnosen und Arzneimitteldosierungen sowie möglicher Kontraindikationen erfolgen. Jede Dosierung oder Applikation liegt in der Verantwortung der Anwenderin oder des Anwenders. Die Elsevier GmbH, die Autorinnen und Autoren und alle, die an der Entstehung des Werkes mitgewirkt haben, können keinerlei Haftung in Bezug auf jegliche Verletzung und/oder Schäden an Personen oder Eigentum, im Rahmen von Produkthaftung, Fahrlässigkeit oder anderweitig übernehmen.

Für die Vollständigkeit und Auswahl der aufgeführten Medikamente übernimmt der Verlag keine Gewähr.
Geschützte Warennamen (Warenzeichen) werden in der Regel besonders kenntlich gemacht (®). Aus dem Fehlen eines solchen Hinweises kann jedoch nicht automatisch geschlossen werden, dass es sich um einen freien Warennamen handelt.

Bibliografische Information der Deutschen Nationalbibliothek
Die Deutsche Nationalbibliothek verzeichnet diese Publikation in der Deutschen Nationalbibliografie; detaillierte bibliografische Daten sind im Internet über https://www.dnb.de abrufbar.

24 25 26 27 28 5 4 3 2 1

In ihren Veröffentlichungen verfolgt die Elsevier GmbH das Ziel, genderneutrale Formulierungen für Personengruppen zu verwenden. Um jedoch den Textfluss nicht zu stören sowie die gestalterische Freiheit nicht einzuschränken, wurden bisweilen Kompromisse eingegangen. Selbstverständlich sind **immer alle Geschlechter** gemeint.

Planung: Inga Schickerling, München
Projektmanagement: Nicole Kopp und Karin Kühnel, München
Redaktion: Martin Kortenhaus, MT-Medizintexte GbR, Senden
Bildredaktion und Rechteklärung: Katja Sieger-Schauer, München
Herstellung: Dietmar Radünz, Leipzig
Satz: Thomson Digital, Noida/Indien
Druck und Bindung: Printer Trento S.r.l., Trento/Italien
Umschlaggestaltung: Stefan Hilden, München; SpieszDesign, Neu-Ulm
Titelfotografie: © Anusorn – stock.adobe.com

Aktuelle Informationen finden Sie im Internet unter **www.elsevier.de**

Vorwort

Eine der Faszinationen der Neurologie liegt in der Systematik ihres klinischen Denkens. Anamnese und körperliche Untersuchung klären die meisten Diagnosen ohne technische Zusatzuntersuchungen, auch wenn Letztere – besonders aus dem bildgebenden Bereich – scheinbar gelegentlich dominieren mögen. Begeisterung für die Struktur und Funktion des Nervensystems, gute neuroanatomische und neurophysiologische Kenntnisse sowie deduktives Denken sind die wesentlichen Voraussetzungen der klinischen Neurologie. Ihr besonderer Reiz liegt dann in der Spannung zwischen einem in vielen seiner physiologischen Funktionen noch unverstandenen „Organ" (Nervensystem) und der relativen Einfachheit der Analyse seiner Störungen. Dieser intellektuelle Rahmen macht die Neurologie zu einem für Studierende und den ärztlichen Nachwuchs besonders attraktiven Fach!

Der traditionellen diagnostischen Differenziertheit der Neurologie sind in den letzten 30 Jahren erfreulicherweise enorme Fortschritte in der Behandelbarkeit ihrer Erkrankungen gefolgt. Beispiele hierfür sind der ischämische Schlaganfall, die multiple Sklerose, die Migräne oder die Epilepsie, aber auch einige seltene „orphan diseases". Die Neurologie ist hierdurch ganz anders als vor 100 Jahren auch zu einem Therapiefach geworden, dessen Erfolge denen der Inneren Medizin nicht mehr nachstehen. In den vor uns liegenden Jahrzehnten werden nun vermutlich die genetischen und degenerativen neurologischen Krankheiten, bedingt durch das zunehmende Verständnis ihrer molekularen Ursachen und die hierauf zielenden Therapien, ihre Rolle als therapeutische Nachzügler verlieren. Ihre ganz frühe Erkennung wird damit umso wichtiger.

Galt die Neurologie etwa noch zu Zeiten des Studiums der Herausgeber dieses Buches als „kleines Fach", so hat sich dies heute grundlegend gewandelt. Die neurologischen Patientenzahlen haben sich allerorts vervielfacht. In den meisten Klinika gehört die Neurologie zu den Leistungsträgern und hat andere früher „große Fächer" überholt. Verantwortlich hierfür ist neben den Fortschritten in Diagnostik und Therapie vor allem der demografische Wandel. Schlaganfall, Morbus Parkinson, degenerative „Demenzkrankheiten", aber auch Epilepsie und Hirntumoren nehmen mit dem Alter unserer Bevölkerung zu und werden dies weiter tun. Auch Primärärztinnen und -ärzte sind daher häufige Ansprechpartner für neurologische Symptome wie „Kopfschmerz", „Schwindel" oder „Gedächtnisstörungen". Dem Nachwuchs mag dies als weiterer Stimulus beim Studium dieses Buches dienen!

Die Autorinnen und Autoren der Kapitel haben sich bemüht, die Krankheitsbilder vom Symptom zur Diagnose darzustellen, sodass die „klinische Präsentation" im Vordergrund steht und sich die Systematik der Krankheiten wie im ärztlichen Alltag durch die zunehmende Verdichtung anamnestischer, befundlicher und zusatzdiagnostischer Informationen ergibt. Einleitend wird eine Einführung in die funktionelle Neuroanatomie und die darauf aufbauende klinisch-neurologische Untersuchung gegeben. Die Kapitel über die Erkrankungen werden durch prüfungsorientierte Zusatzinformationen ergänzt.

Wir danken allen Autorinnen und Autoren, die das didaktische Konzept dieses Buches in die Tat umgesetzt haben. Besondere Anerkennung gebührt darüber hinaus den hervorragenden Leistungen von Herrn Martin Kortenhaus sowie unserer assistenzärztlichen Mitarbeiterin und Autorin der Studentenspalte Frau Dr. Franziska Mayser.

Herford und Frankfurt am Main, im März 2024
Prof. Dr. med. Matthias Sitzer, Prof. Dr. med. Helmuth Steinmetz

Die Herausgeber

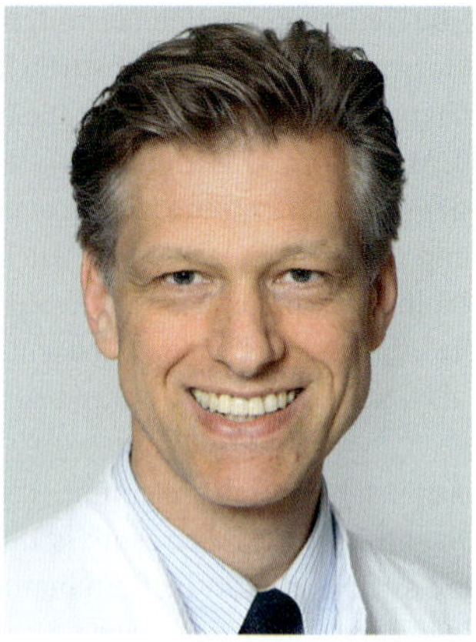

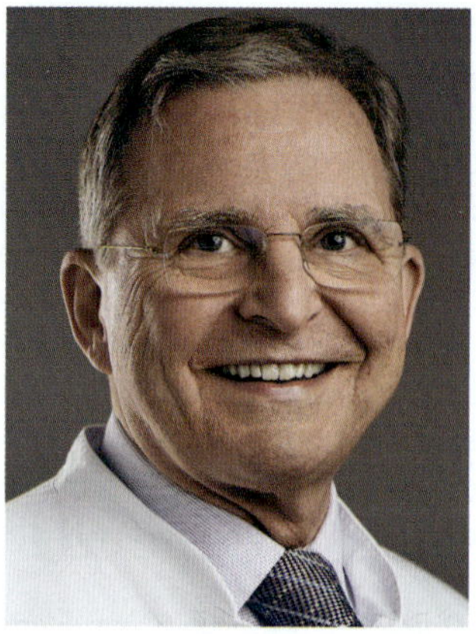

Prof. Dr. Matthias Sitzer ist Chefarzt der Klinik für Neurologie des Klinikums Herford. Er habilitierte am Zentrum für Neurologie und Neurochirurgie der Johann Wolfgang Goethe-Universität Frankfurt am Main und erhielt die Venia legendi für das Fach Neurologie im Jahre 2001. 2006 folgte die Ernennung zum außerplanmäßigen Professor der J.W. Goethe-Universität. Seit 2008 ist Prof. Sitzer Chefarzt der Klinik für Neurologie des Klinikums Herford in Westfalen.

Prof. Sitzers Hauptforschungsgebiete sind Schlaganfall, Ultraschalldiagnostik, Gefäßerkrankungen und Intensivmedizin. Klinische Schwerpunkte liegen zudem in der Neuroinfektiologie und -otologie sowie bei den Kopfschmerzerkrankungen. Prof. Sitzer wurde unter anderem mit dem „Stiftung Hufeland Preis" und mit dem Zertifikat für exzellente Lehre im Fach Neurologie des Fachbereiches Medizin der J.W. Goethe-Universität ausgezeichnet.

Prof. Dr. Helmuth Steinmetz war von 1998 bis 2022 Lehrstuhlinhaber und Direktor der Klinik für Neurologie im Universitätsklinikum der Goethe-Universität Frankfurt am Main. Nach Assistenzarztzeiten in der Neurochirurgie, Neuroradiologie und Neurologie habilitierte er sich 1991 an der Heinrich-Heine-Universität Düsseldorf für Neurologie, bekleidete dort eine Stiftungsprofessur der Hermann und Lilly Schilling-Stiftung und wechselte 1998 an die Goethe-Universität Frankfurt.

Prof. Steinmetz' Hauptforschungsgebiete sind Hirngefäßkrankheiten, kognitive Störungen und morphometrisch-bildgebende Verfahren des Gehirns. Von 2001 bis 2022 war er einer der Sachverständigen für das nervenheilkundliche Stoffgebiet beim Institut für medizinische und pharmazeutische Prüfungsfragen (IMPP) in Mainz. Seit 2020 leitet er die Leitlinien-Kommission der Deutschen Gesellschaft für Neurologie (DGN). Prof. Steinmetz ist Herausgeber und Autor mehrerer neurologischer Lehrbücher für Studierende sowie fachärztliche Leserinnen und Leser.

Die Verfasserin der Studierendenspalte

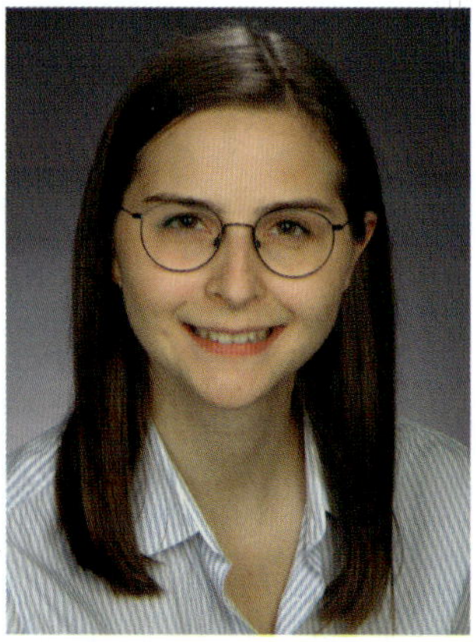

Dr. Franziska Mayser

Zuallererst möchte ich an dieser Stelle den Verfassern der Studierendenspalte der 1. Auflage danken. Ihre Exzerpte, mit denen ich selbst für meine Prüfungen gelernt habe, waren der Ausgangspunkt meiner Arbeit. Ich bin aktuell in meinem dritten Jahr der Facharztausbildung Neurologie am Universitätsklinikum Frankfurt am Main.

In der Studierendenspalte sind die wichtigsten Informationen aus dem Buch zusammengefasst. Damit dienen sie als „Kurzlehrbuch" im Lehrbuch, um zum Beispiel Gelerntes zu wiederholen. Natürlich wird nicht jeder Medizinstudent Neurologe werden oder werden wollen. Aber jeder praktizierende Arzt wird wahrscheinlich mit neurologischen Symptomen konfrontiert werden. Wichtig ist es, die „red flags" zu kennen und eine erste Einordnung hinsichtlich der Akuität zu treffen. Für Neurologie-Interessierte finden sich in der Studierendenspalte auch seltene Erkrankungen kurz zusammengefasst, deren Kenntnis auch beim Berufsstart von Nutzen sein wird.

Ich wünsche allen Lesern viel Spaß und Wissensgewinn beim Lesen!

Adressen der Herausgeber

Prof. Dr. med. Matthias Sitzer
Kreiskliniken Herford-Bünde
Klinikum Herford
Klinik für Neurologie
Schwarzenmoorstr. 70
32049 Herford

Prof. Dr. med. Helmuth Steinmetz
Goethe-Universität Frankfurt
Campus Niederrad
Theodor-Stern-Kai 7
60590 Frankfurt am Main

Autorinnen und Autoren

Prof. Dr. med. Gabriele Arendt
Neuro-Centrum
Hohenzollernstr. 5
40211 Düsseldorf

Dr. med. Hauke Basedau
Zentrum für Anästhesiologie und Intensivmedizin
Klinik und Poliklinik für Anästhesiologie
Universitätsklinikum Hamburg-Eppendorf
Martinistr. 52
Gebäude W34 | 2.OG | Raum 213
20246 Hamburg

Prof. Dr. med. Jürgen Beck
Universitätsklinikum Freiburg
Klinik für Neurochirurgie
Breisacher Str. 64
79106 Freiburg

PD Dr. med. Michael von Brevern
Neurologisches Zentrum für Bewegungsstörungen und Diagnostik
Clayallee 177
14195 Berlin

Dr. rer. medic. Ana Sofia Costa
Uniklinik RWTH Aachen
Klinik für Neurologie
Pauwelsstr. 30
52074 Aachen

Prof. Dr. med. Dipl. Psych. Frank Erbguth
Paracelsus Medizinische Universität
Campus Nürnberg
Präsident der Deutschen Hirnstiftung
Kieler Str. 34
90425 Nürnberg

Prof. Dr. med. Rüdiger Gerlach
Helios Klinikum Erfurt
Klinik für Neurochirurgie
Nordhäuser Str. 74
99089 Erfurt

Univ.-Prof. Dr. med. Elke Hattingen
Institut für Neuroradiologie
Zentrum der Radiologie
Universitätsklinikum Frankfurt
Theodor-Stern-Kai 7
60590 Frankfurt

Prof. Dr. med. Rüdiger Hilker-Roggendorf
Klinikum Vest, Knappschaftskrankenhaus Recklinghausen
Klinik für Neurologie, Stroke Unit und Frührehabilitation
Dorstener Str. 151
45657 Recklinghausen

Prof. Dr. med. Oliver Keppler
Max von Pettenkofer-Institut
Abteilung Virologie
Pettenkoferstr. 9A
80336 München

Prof. Dr. med. Matthias Klein
Ludwig-Maximilians-Universität München
Klinikum Großhadern
Neurologische Klinik und Poliklinik
Marchioninistr. 15
81377 München

Prof. Dr. med. Thomas Lempert
Schlosspark-Klinik
Heubnerweg 2
14059 Berlin

Prof. Dr. med. Holger Lerche
Abteilung für Neurologie mit Schwerpunkt Epileptologie
Hertie Zentrum für Neurologie
Universität und Universitätsklinikum Tübingen
Hoppe-Seyler-Str. 3
72076 Tübingen

Prof. Dr. med. Arne May
Universitätsklinikum HH-Eppendorf
Institut für Systemische Neurowissenschaften
Martinistr. 52
20251 Hamburg

Prof. Dr. med. Richard du Mesnil de Rochemont
Institut für diagnostische und interventionelle Radiologie und Neuroradiologie
Helios Dr. Horst Schmidt Kliniken Wiesbaden
Ludwig-Erhard-Str. 100
65199 Wiesbaden

Prof. Dr. med. Heymut Omran
Universitätsklinikum Münster
Klinik und Poliklinik für Kinder- und Jugendmedizin
Allgemeine Pädiatrie
Albert-Schweitzer-Campus 1
Gebäude A1
48149 Münster

Prof. Dr. med. Andreas Raabe
Universitätsklinik Bern
Inselspital
Neurochirurgie
Freiburgstr. 15
3010 Bern
Schweiz

Dr. med. Julian Rathert
Helios Klinikum Erfurt
Klinik für Neurochirurgie
Nordhäuser Str. 74
99089 Erfurt

Prof. Dr. med. Kathrin Reetz
Uniklinik RWTH Aachen
Klinik für Neurologie
Pauwelsstr. 30
52074 Aachen

Prof. Dr. med. Karlheinz Reiners
Rather Str. 143
41844 Wegberg

PD Dr. med. Roland Roelz
Universitätsklinikum Freiburg
Klinik für Neurochirurgie
Breisacher Str. 64
79106 Freiburg

PD Dr. med. Andreas Roos
Universitätsklinikum Essen
Universität Duisburg-Essen
Abteilung für Neuropädiatrie
Kinderklinik 1
Hufelandstr. 55
45147 Essen

PD Dr. med. Eva Schielke
Friedrichstr. 185
10117 Berlin

Prof. Dr. med. Claudia Sommer
Universitätsklinikum Würzburg
Neurologische Klinik und Poliklinik
Josef-Schneider-Str. 11
97080 Würzburg

Prof. Dr. med. Joachim Steinbach
Dr. Senckenbergisches Institut für Neuroonkologie
Universitätsklinikum Frankfurt
Theodor-Stern-Kai 7
60590 Frankfurt am Main

Prof. Dr. med. Timo Uphaus
Johannes-Gutenberg-Universität
Klinik und Poliklinik für Neurologie
Langenbeckstr. 1
55131 Mainz

Prof. Dr. med. Matthias Vorgerd
Ruhr-Universität Bochum
Neurologische Universitätsklinik Bergmannsheil
Bürkle-de-la-Camp-Platz 1
44789 Bochum

Dr. med. Julia Wallmeier
Universitätsklinikum Münster
Klinik und Poliklinik für Kinder- und Jugendmedizin
Allgemeine Pädiatrie
Albert-Schweitzer-Campus 1
Gebäude A1
48149 Münster

Prof. Dr. med. Yvonne Weber
RWTH Aachen
Universitätsklinikum Aachen
Klinik für Neurologie
Sektion Epileptologie
Pauwelsstr. 30
52074 Aachen

Prof. Dr. med. Ulf Ziemann
Universitätsklinikum Tübingen
Neurologische Universitätsklinik
Hoppe-Seyler-Str. 3
72076 Tübingen

Prof. Dr. med. Frauke Zipp
Johannes-Gutenberg-Universität
Klinik und Poliklinik für Neurologie
Langenbeckstr. 1
55131 Mainz

Abkürzungen

ACM	Arteria cerebri media
ACTH	adrenokortikotropes Hormon
ADC	Apparent Diffusion Coefficient
ADEM	akute disseminierte Enzephalomyelitis
ADH	antidiuretisches Hormon
ADHS	Aufmerksamkeitsdefizit-/Hyperaktivitätsstörung
ADP	Adenosindiphosphat
AEP	akustisch evozierte Potenziale
AFP	α-Fetoprotein
AGE	Advanced Glycation Endproducts
AIDP	akute idiopathische Polyradikuloneuritis
AIDS	Aquired Immuno Deficiency Syndrome
ALD	Adrenoleukodystrophie
ALS	amyotrophe Lateralsklerose
ANA	antinukleäre Antikörper
ANCA	antineutrophile zytoplasmatische Antikörper
APC	antigenpräsentierende Zelle
APP	Amyloid Precursor Proteine
ARDS	Acute (Adult) Respiratory Distress Syndrome
ASL	Antistreptolysin
ASM	anfallssupprimierende Medikamente
ASR	Achillessehnenreflex
ASS	Azetylsalizylsäure
ATL	Aktivitäten des täglichen Lebens
AV	arteriovenös
AVM	arteriovenöse Malformation
BGB	Bürgerliches Gesetzbuch
BHR	Bauchhautreflex
BMD	Becker-Muskeldystrophie
BMRC	British Medical Research Council
BNS	Blitz-Nick-Salaam (Typ der epileptischen Anfälle)
BPLS	benigner paroxysmaler Lagerungsschwindel
BRN	blickrichtungsbestimmter Nystagmus
BRR	Brachioradialisreflex
BSE	bovine spongiforme Enzephalitis
BSR	Bizepssehnenreflex
BSV	Bandscheibenvorfall
BTX	Botulinumtoxin
BWK	Brustwirbelkörper
BWS	Brustwirbelsäule
CADASIL	Cerebral Autosomal Dominant Arteriopathy with Subcortical Infarcts and Leukencephalopathy
CAE	kindliche Absence-Epilepsie
CAG	Triplett-Repeat mit den Aminosäuren Cytosin, Adenin und Guanin
CANVAS	Cerebellar Atrophy with Neuropathy and Vestibular Areflexia Syndrome
CBD	kortikobasale Degeneration
CBF	zerebraler Blutfluss
CBV	zerebrales Blutvolumen
CCT	kraniale(s) Computertomografie/ tomogramm
CGRP	Calcitonin Gene-related Peptide
CIDP	chronische idiopathische Polyradikuloneuritis
CIRS	Critical Incident Reporting System
CIS	Clinically Isolated Syndrome, klinisch isoliertes Syndrom
CJD	Creutzfeldt-Jakob Disease, Creutzfeldt-Jakob-Krankheit
CK	Creatine Kinase, Kreatinkinase
CMD	Congenital Muscular Dystrophy, kongenitale Muskeldystrophie
CMT	Charcot-Marie-Tooth-Erkrankung
CMV	Zytomegalievirus
COMT	Catechol-O-Methyltransferase
COX	Zyklooxygenase
CPEO	chronisch progrediente externe Ophthalmoplegie
CPH	chronische paroxysmale Hemikranie
CPP	Cerebral Perfusion Pressure, zerebraler Perfusionsdruck
CRP	C-reaktives Protein
CSWS	Cerebral Salt Waste Syndrome, zerebrales Salzverlustsyndrom
CT	Computertomografie/ tomogramm
CTA	CT-Angiografie
CTG	Triplett-Repeat mit den Aminosäuren Cytosin, Thymin und Guanin
DD	Differenzialdiagnose
DDS	Dialyse-Dysäquilibrium-Syndrom
DEE	Entwicklungs- und epileptische Enzephalopathie
DHPR	Dihydropyridinrezeptor
DNA	Deoxyribonucleic Acid, Desoxyribonukleinsäure
DNET	dysembryonale neuroepitheliale Tumoren
DNP	diabetogene Neuropathie
DOPA	Dihydroxyphenylalanin
DOTA	Gadotersäure
DRG	Diagnosis Related Groups
DSA	digitale Subtraktionsangiografie
DTPA	Diethylentriaminpentaessigsäure
DWI	Diffusion-Weighted Imaging, diffusionsgewichtet
EA	episodische Ataxie
EBV	Epstein-Barr-Virus
ECHO	Enteric Cytopathogenic Human Orphan
EDSS	Expanded Disability Status Scale
EEG	Elektroenzephalografie/ gramm
EGFR	Epidermal Growth Factor Receptor
EGTCA	Epilepsie mit generalisierten tonisch-klonischen Anfällen in der Aufwachphase
EKG	Elektrokardiografie/ gramm
ELISA	Enzym-linked Immunosorbent Assay
EMG	Elektromyografie/ gramm
ENG	Elektroneurografie/ gramm
EPM	extrapontine Myelinolyse
EPSP	exzitatorisches postsynaptisches Potenzial
ESES	elektrischer Status epilepticus im Slow-Wave-Schlaf
ESR	Erythrozytensedimentationsrate
ET	essenzieller Tremor
FDG	Fluorodesoxyglukose
FFI	Fatal Familial Insomnia, tödliche familiäre Insomnie
FHM	familiäre hemiplegische Migräne
FLAIR	Fluid-Attenuated Inversion Recovery
FRDA	Friedreich-Ataxie
FSHD	fazioskapulohumerale Muskeldystrophie
FSME	Frühsommermeningoenzephalitis
FTD	frontotemporale Demenz

GABA Gammaaminobuttersäure
GAD Glutamic Acid Decarboxylase, Glutamatdecarboxylase
GBS Guillain-Barré-Syndrom
GCS Glasgow Coma Scale, Glasgow-Koma-Skala
Gd Gadolinium
GGE genetische generalisierte Epilepsie
GH Growth Hormone, Wachstumshormon
GOT Glutamat-Oxalazetat-Transaminase
GPe Globus pallidus externus
GPi Globus pallidus internus
GPT Glutamat-Pyruvat-Transaminase
GSSS Gerstmann-Sträussler-Scheinker-Syndrom
GTKA generalisierter tonisch-klonischer Anfall
HAART hochaktive antiretrovirale Therapie
HACEK Haemophilus aphrophilus, Actinobacillus actinomycetemcomitans, Cardiobacterium hominis, Eikenella corrodens und Kingella kingae
HCG humanes Choriongonadotropin
HE Hounsfield-Einheit
HHV humanes Herpesvirus
HIV humanes Immundefizienzvirus
HLA humanes Leukozytenantigen
HMG-CoA β-Hydroxy-β-Methylglutaryl-Coenzym-A
HSAN hereditäre sensible und autonome Neuropathie
HSP hereditäre spastische Spinalparalyse
HSV Herpes-simplex-Virus
HTLV Human T-cell Leukemia Virus
HTP Hydroxytryptophan
HWK Halswirbelkörper
HWS Halswirbelsäule
Hz Hertz
IBM Inclusion Body Myositis, Einschlusskörperchenmyositis
ICD International Classification of Diseases
ICF International Classification of Functioning, Disablility and Health
ICP Intracranial Pressure, Hirndruck
IDH Isozitrat-Dehydrogenase
IE internationale Einheit(en)
IGE idiopathische generalisierte Epilepsie
IHS International Headache Society
IIH idiopathische intrakranielle Hypertension
ILAE International League Against Epilepsy
IMPP Institut für medizinische und pharmazeutische Prüfungsfragen
INO internukleäre Ophthalmoplegie
INR International Normalized Ratio
IRIS Immune Reconstitution Inflammatory Syndrome, inflammatorisches Immunrekonstitutionssyndrom
ISG Iliosakralgelenk
IVIG intravenöse Immunglobuline
IZB intrazerebrale Blutung
JAE juvenile Absence-Epilepsie
JME juvenile myoklonische Epilepsie
KBD kortikobasale Degeneration
KFA komplex-fokaler Anfall
LBD Lewy Body Dementia, Lewy-Körperchen-Demenz
LDL Low-Density-Lipoprotein
LEMS Lambert-Eaton-Myotonie-Syndrom
LETM Longitudinally Extensive Transverse Myelitis
LGMD Limb Girdle Muscle Dystrophy, Gliedergürtel-Muskeldystrophie
LHON Leber'sche hereditäre Optikusneuroretinopathie
LK Lewy-Körperchen
LP Lumbalpunktion
LWK Lendenwirbelkörper
LWS Lendenwirbelsäule
MAG myelinassoziiertes Glykoprotein
MAO Monoaminooxidase
MAP Mean Arterial Pressure, mittlerer arterieller Blutdruck
MCI Mild Cognitive Impairment
MEG Magnetenzephalografie
MELAS Mitochondrial Encephalomyelopathy, Lactic Acidosis and Strokelike Episodes
MEN multiple endokrine Neoplasie
MEP motorisch evoziertes Potenzial
MER Muskeleigenreflex
MERRF Myoclonic Epilepsy with Ragged Red Fibers
MGMT Methyl-Guanin-Methyltransferase
MHC Majorhistokompatibilitätskomplex
MIP Maximum-Intensitätsprojektion
MLF Fasciculus longitudinalis medialis
MMC Myelomeningozele
MMN multifokale motorische Neuropathie
MMST Mini-Mental-Status-Test
MOG Myelin-Oligodendrozyten-Glykoprotein
MOTT Mycobacteria Others Than Tuberculosis
MPO Myeloperoxidase
MPNST maligner peripherer Nervenscheidentumor
MPR multiplanare Rekonstruktion
MRA Magnetresonanzangiografie/ gramm
MRC Medical Research Council
MRS Magnetresonanzspektroskopie
MRT Magnetresonanztomograf(ie)/ gramm
MS multiple Sklerose
MSA Multisystematrophie
MSAP Muskelsummenaktionspotenzial
MSFC Multiple Sclerosis Functional Composite
MSLT Multiple-Schlaf-Latenz-Test
NAA N-Acetyl-Aspartat
NF Neurofibromatose
NIHSS National Institute of Health Stroke Scale
NKA Neurokinin A
NLG Nervenleitgeschwindigkeit
NMO Neuromyelitis optica
NMOSD Neuromyelitis-optica-Spektrum-Erkrankung
NNO Neuritis nervi optici
NNT Number Needed to Treat
NPH Normal Pressure Hydrocephalus, Normaldruckhydrozephalus
NSAR nichtsteroidale Antirheumatika
NSCLC Non Small Cell Lung Cancer
NSE neuronspezifische Enolase
NSVN nicht systemische Vaskulitis des peripheren Nervs
NYHA New York Heart Association
ODS osmotisches Demyelinisierungssyndrom
OKB oligoklonale Banden
OKN optokinetischer Nystagmus
OPCA olivopontozerebelläre Atrophie
OPMD okulopharyngeale Muskeldystrophie
OPSS Pneumococcal-overwhelming-Sepsissyndrom
PAN Polyarteriitis nodosa
PBP progressive Bulbärparalyse

PCNSL	primäres ZNS-Lymphom
PCR	Polymerase Chain Reaction, Polymerasekettenreaktion
PDD	Morbus Parkinson mit Demenz
PED	Paroxysmal Exercise-induced Dyskinesia, paroxysmale belastungsinduzierte Dyskinesie
PEG	perkutane endoskopische Gastrostomie
PERM	progrediente Enzephalomyelitis mit Rigidität und Myoklonien
PET	Positronenemissionstomografie/ gramm
PFO	Patent Foramen Ovale (offenes Foramen ovale)
PIF	prolaktininhibierender Faktor
PKD	paroxysmale kinesiogene Dyskinesie
PLS	primäre Lateralsklerose
PMA	progressive Muskelatrophie
PML	progressive multifokale Leukenzephalopathie
PNET	primitive neuroektodermale Tumoren
PNKD	paroxysmale non-kinesiogene Dyskinesie
PNP	Polyneuropathie
PNS	peripheres Nervensystem
POEMS	Polyneuropathy, Organomegaly, Endocrinopathy, M-protein Band, Skin
POSTS	positive okzipitale scharfe Transienten des Schlafs
POTS	posturales Tachykardiesyndrom
PPMS	primär chronisch progrediente multiple Sklerose
PPRF	pontine paramediane retikuläre Formation
PRES	posteriores reversibles Enzephalopathie-Syndrom
PRIND	Prolonged Reversible Ischaemic Neurologic Deficit
PROMM	proximale myotone Myopathie
PSP	progressive supranukleäre Paralyse
PSR	Patellarsehnenreflex
PTT	partielle Thromboplastinzeit
PVS	persistierender vegetativer Status
PWI	Perfusion-Weighted Imaging
REM	Rapid Eyes Movement
RKI	Robert Koch-Institut
RLS	Restless-Legs-Syndrom
RNA	Ribonucleic Acid, Ribonukleinsäure
RPR	Radiusperiostreflex
RR	Blutdruck nach Riva-Rocci
RRF	Ragged Red Fibers
SAB	Subarachnoidalblutung
SAE	subkortikale arteriosklerotische Enzephalopathie
SANDO	sensorische Ataxie, Neuropathie, Dysarthrophonie, Ophthalmoplegie
SAOA	Sporadic Adult Onset Ataxia
SBMA	spinobulbäre Muskelatrophie
SCA	spinozerebelläre Ataxie
SCLC	Small Cell Lung Cancer
SDH	subdurales Hämatom
SGB	Sozialgesetzbuch
SHT	Schädel-Hirn-Trauma
SIADH	Syndrom der inadäquaten ADH-Sekretion
SIRS	Systemic Inflammatory Response Syndrome
SIVD	subkortikale ischämische vaskuläre Demenz
SLE	systemischer Lupus erythematodes
SLIC	Subaxial Injury Classification
SLS	Stiff-Leg-Syndrom
SMA	spinale Muskelatrophie
SN	Substantia nigra
SND	striatonigrale Degeneration
SOREM	Sleep-Onset-REM
SPECT	Single Photon Emission Computed Tomography
SPS	Stiff-Person-Syndrom
SREAT	steroidresponsive Enzephalopathie bei Autoimmunthyreoiditis
SRN	schlagrichtungsbestimmter Nystagmus
SRP	Signal Recognition Particle
SSEP	somatosensorisch evoziertes Potenzial
SSPE	subakute sklerosierende Panenzephalitis
SSRI	Selective Serotonin Reuptake Inhibitors, selektive Serotoninwiederaufnahmehemmer
STIR	Short Tau Inversion Recovery
STN	Nucleus subthalamicus
SUDEP	Sudden Unexpected Death in Epilepsy Patients
SUNCT	Short-lasting Unilateral Neuralgiform Headache with Conjunctival Injection and Tearing
SWK	Sakralwirbelkörper
TAK	trigeminoautonome Kopfschmerzen
TDP-43	43 kDA Transactive Response DNA Binding Protein
TEE	transösophageale Echokardiografie
TGA	transiente globale Amnesie
THS	tiefe Hirnstimulation
TIA	transitorische (transiente) ischämische Attacke
TNF	Tumornekrosefaktor
TNM	TNM-System: Tumorgröße (T), Lymphknotenmetastasen (N), Fernmetastasen (M)
TORCH	Toxoplasmose, Others (andere, z.B. Hepatitis B, Hepatitis C, Listeriose, HIV, Varizellen, Masern, B19, Mumps, Coxsackie, Influenza, EBV, Lues), Röteln, Zytomegalie, Herpes simplex
TPHA	Treponema-pallidum-Hämagglutinationstest
TPPA	Treponema-pallidum-Partikel-Agglutinationstest
TPO	Thyreoperoxidase
TPR	Tibialis-posterior-Reflex
TR	Recovery Time, Repetition Time, Repetitionszeit
TSE	Turbo Spin Echo
TSH	Thyroidea-stimulierendes Hormon
TSR	Trizepssehnenreflex
TTE	transthorakale Echokardiografie
TTP	thrombotisch thrombozytopenische Purpura, Time to Peak
VAS	visuelle Analogskala (Schmerzdokumentation)
VCAM	Vascular Cell Adhesion Molecule
VCJD	Variante der Creutzfeldt-Jakob-Krankheit
VDRL	Veneral Disease Research Laboratory (Lues-Test)
VEP	visuell evoziertes Potenzial
VGCC	Voltage Gated Calcium Channel, spannungsabhängiger Kalziumkanal
VHL	Von-Hippel-Lindau-Syndrom
VIM	Nucleus intermedius ventralis thalami
VLCFA	Very Long Chain Fatty Acids
VMA	Vanillinmandelsäure
VOR	vestibulookulärer Reflex
VPL	Nucleus ventralis posterolateralis
VPM	Nucleus ventralis posteromedialis
VZV	Varizella-Zoster-Virus
WHO	World Health Organisation
WNV	West-Nil-Virus
ZMV	Zytomegalievirus
ZNS	zentrales Nervensystem
ZVD	zentralvenöser Druck

Fehler gefunden?

An unsere Inhalte haben wir sehr hohe Ansprüche. Trotz aller Sorgfalt kann es jedoch passieren, dass sich ein Fehler einschleicht oder fachlich-inhaltliche Aktualisierungen notwendig geworden sind.
Sobald ein relevanter Fehler entdeckt wird, stellen wir eine Korrektur zur Verfügung. Mit diesem QR-Code gelingt der schnelle Zugriff.

https://else4.de/978-3-437-43442-6

Wir sind dankbar für jeden Hinweis, der uns hilft, dieses Werk zu verbessern. Bitte richten Sie Ihre Anregungen, Lob und Kritik an folgende E-Mail-Adresse: kundendienst@elsevier.com

Inhaltsverzeichnis

KAPITEL 1

Neurologische Untersuchung und Syndrome

Helmuth Steinmetz, Matthias Sitzer

Studentische Sicht

Freitag, 17:45 Uhr in der Notaufnahme, der Oberarzt ist gerade nicht erreichbar. Der neu aufgenommene Patient aus dem Altenheim macht die Schwester nervös: „Der schaut die ganze Zeit zum Fenster!" Und in der Tat, auch du siehst eine deutliche Blickdeviation. „Oh je, die neurologische Untersuchung – wie ging das noch mal?" Der Stresspegel steigt, aber Bruchstücke der Pupillenuntersuchung flackern in deinem Gedächtnis auf.
Neurologische Symptome können dir in jedem Fachbereich begegnen und umso wichtiger ist es, einen guten Überblick über die wichtigsten Methoden und Syndrome zu haben. Im Folgenden kannst du dein Neuroanatomiewissen prüfen und sehen, ob dir Hirnnerven und Dermatome noch geläufig sind. Aber lass dich von etwaigen Wissenslücken nicht entmutigen, denn mit etwas Übung bist du schnell wieder fit und kannst Fälle wie den obigen in die richtigen Bahnen leiten!

Durch sorgfältige Anamnese und Untersuchung lässt sich meist bereits eine neurologische Verdachtsdiagnose stellen, die durch die Zusatzdiagnostik nur noch bestätigt wird.

Wie in anderen klinischen Fächern auch sind die Anamnese und anschließende körperliche Untersuchung des Patienten wichtige Meilensteine auf dem Weg zur Diagnose. Mehr noch: Mit Anamnese und klinisch-neurologischem Befund sollten die meisten neurologischen Diagnosen bereits korrekt gestellt sein, sodass apparative Zusatzbefunde entweder nicht nötig sind oder bestätigenden Charakter haben. Fasst man die erhobenen Befunde zu einem neurologischen Syndrom zusammen (Syndromdiagnose), lassen sich hiermit in vielen Fällen schon Aussagen dazu treffen, wo die zugrunde liegende Schädigung liegt (Lokalisationsdiagnose) und was dort geschehen ist (pathogenetische Diagnose). Beim Erstellen dieser Diagnosen sind Kenntnisse in Neuroanatomie und Neurophysiologie und die Erfahrung, der sog. klinische Blick, für typische Kombinationen von Beschwerden und Zeichen bei bestimmten Erkrankungen, wegweisend.

1.1 Grundlagen

Essenziell für die Anamnese ist eine präzise Analyse der aktuellen Symptome mit ihrer zeitlichen Dynamik, um ein neurologisches Syndrom zu formulieren. Gleichzeitig sollte man den Patienten gut beobachten, um (ihm teilweise unbewusste) Defizite zu erkennen (z. B. Sprache, Körpermotorik).

1.1 Grundlagen

Anamnese Am Anfang steht die sorgfältige Erfassung der aktuellen Symptome. Daraus ergibt sich oft schon eine Verdachtsdiagnose und damit der Schwerpunkt der nachfolgenden klinisch-neurologischen Untersuchung. Die Angaben des Patienten können durch gezielte Fragen verbessert und die von ihm verwendeten Begriffe durch Nachfragen präzisiert werden, denn z. B. mit der Aussage, dass ihm schwindelig sei, kann vieles gemeint sein, von einer ungerichteten Unsicherheit beim Gehen bis zum Drehschwindel beim Lagewechsel. Generell sind die Angaben des Patienten dahin gehend zu analysieren, ob sie – und wenn ja welchen – Strukturen des Nervensystems zugeordnet werden können und welche zeitliche Dynamik des Krankheitsgeschehens sie wiedergeben. Darüber hinaus ist nicht nur wichtig, was der Patient sagt, sondern auch, *wie* er es tut: Sind die Sprache und Körpermotorik unauffällig, das Gedächtnis beeinträchtigt oder das Bewusstsein gestört? Gibt es psychische Auffälligkeiten? In solchen Fällen sollten Verwandte, Familienangehörige oder beteiligte Zeugen befragt werden. Es folgen die übrige medizinische, die soziale und die Familienanamnese.

PRAXISTIPP

PRAXISTIPP

6 W-Fragen

Bei der neurologischen Anamnese haben sich Fragen nach den **„6 Ws"** der vom Patienten geklagten Symptome bewährt:
- Wo?
- Wie?
- Wann?
- Wie oft?
- Womit einhergehend?
- Wodurch verstärkt?

Sie ermöglichen in den meisten Fällen eine gut begründete Verdachtsdiagnose, die durch den klinisch-neurologischen Befund und apparative Zusatzuntersuchungen nur noch bestätigt werden sollte.

Syndromdiagnose

Die neurologische Syndromdiagnose benennt eine charakteristische Kombination anamnestischer Symptome und klinisch-neurologischer Befunde (Mustererkennung, z. B. „Aphasie und armbetonte Hemiparese rechts"). Damit kann man in der Regel den Läsionsort benennen, der dieses Muster hervorruft (Lokalisationsdiagnose, z. B. „Arteria-cerebri-media-Territorium links"). Zusammen mit Informationen über das „Wann" und „Wie" (z. B. „plötzlich") ist mit hoher Treffsicherheit die pathogenetische Diagnose zu stellen („vaskuläres Ereignis").

Klinisch-neurologische Untersuchung Die klinisch-neurologische Untersuchung ist eine Frage des systematischen gedanklichen Vorgehens und des geeigneten Werkzeugs (➤ Tab. 1.1). Sie testet die auf der Anamnese beruhende Hypothese zur Lokalisierung und Ursache der vorliegenden Störung.

Tab. 1.1 Instrumente zur Erhebung eines klinisch-neurologischen Befundes.

Instrument	Untersuchung von
Ophthalmoskop	Augenhintergrund
Taschenlampe	Pupillo- und Okulomotorik
Stimmgabel (64 oder 128 Hz)	N. vestibulocochlearis, Vibrationssinn
Reflexhammer	Muskeleigenreflexe
Holzstäbchen (wegen möglicher Übertragung von Erregern nur einmal zu verwenden)	Schmerzsinn, Bauchhautreflexe
Wattestäbchen (wegen möglicher Übertragung von Erregern nur einmal zu verwenden)	Kornealreflex, Berührungssinn
mit kaltem und warmem Wasser gefüllte Reagenzgläser oder metallische Gefäße	Temperatursinn
Geruchsproben	N. olfactorius
Geschmacksproben	gustatorische Fasern des N. facialis

MERKE Es ist hilfreich, verschiedene oft gebrauchte neurologische Skalen wie die National Institute of Health Stroke Scale (NIHSS) dabeizuhaben.

1.2 Hirnnerven

1.2.1 Nervus olfactorius (Hirnnerv I)

Die Sinneszellen des Geruchs, die Riechzellen, liegen im Riechepithel der Regio olfactoria, einer schmalen Schleimhautzone der oberen Nasenhöhle (Muschel, Septum und Dach). An sie binden die Duftstoffe, was letztlich elektrische Impulse auslöst, die in den Axonen dieser Sinneszellen weitergeleitet werden (➤ Abb. 1.1). Die Axone bilden den N. olfactorius, der durch die Lamina cribrosa des Os ethmoidale zum Bulbus olfactorius gelangt. Hier werden sie synaptisch verschaltet. Die Axone dieses 2. sensorischen Neurons verlaufen im Tractus olfactorius am Boden der vorderen Schädelgrube nach hinten, teilen sich danach in die medialen und lateralen olfaktorischen Striae und enden im primären olfaktorischen Kortex des basalen Frontalhirns und des Corpus amygdaloideum. Verbindungen zu anderen temporalen Hirnteilen, dem Hypothalamus, dem Thalamus und Verbindungen zur Gegenseite führen dazu, dass Geruchsempfindungen besonders stark mit Emotionen, vegetativen Reaktionen und Gedächtnisinhalten verknüpft sind.

MERKE Die Regio olfactoria wird auch von sensiblen Fasern des N. trigeminus innerviert, die auf nichtaromatische, stechende Geruchsreize (z. B. Salmiak, Ammoniak) reagieren.

1.2.1.1 Klinische Untersuchung

Man fordert den Patienten auf, die Augen zu schließen und aromatische Stoffe mit charakteristischen Gerüchen zu identifizieren (Pfefferminz, Kaffee, Nelkenöl), die jedem Nasenloch unter Verschluss des anderen separat angeboten werden. Gibt der Patient keine aromatische Geruchsempfindung an (beidseitige Anosmie), wird ein Trigeminusreizstoff (z. B. Ammoniak) getestet. Geruchstests können mit standardisierten Riechproben durchgeführt werden („sniffin' sticks").

1.2.1.2 Interpretationen

Das Geruchsempfinden kann quantitativ (Hyper-, Hypo-, Anosmie) oder qualitativ (z. B. Parosmie = veränderte oder Kakosmie = als unangenehm empfundene Geruchswahrnehmung) gestört sein. Eine Anosmie kommt nach schweren Schädeltraumen vor, wenn dabei die Riechfäden (Axone des 1. Neurons) in der Lamina cribrosa abreißen. Hyp-, An- oder Kakosmien sind häufige Symptome bei COVID-19. Hyp- oder Anosmien können aber auch Vorboten der Parkinson-Krankheit sein (➤ Kap. 9.2.1). Bei einer

Studentische Sicht

Die klinisch-neurologische Untersuchung erfordert Sorgfalt, Systematik und einige wenige Instrumente (➤ Tab. 1.1).

TAB. 1.1

MERKE

1.2 Hirnnerven

1.2.1 Nervus olfactorius (Hirnnerv I)

Der N. olfactorius (I) ist für den Geruchssinn verantwortlich. Duftstoffe werden von Riechzellen (1. Neuron) in Nervenimpulse umgewandelt, die zum Bulbus olfactorius (2. Neuron) und schließlich zum olfaktorischen Kortex geleitet werden.

MERKE

1.2.1.1 Klinische Untersuchung

Untersucht wird mit aromatischen Riechproben (z. B. standardisierte „sniffin' sticks", Pfefferminz, Kaffee). Ammoniak dient als trigeminusvermittelte Kontrollsubstanz.

1.2.1.2 Interpretationen

Unterschieden werden Hyper-, Hypo-, An- und Parosmien.

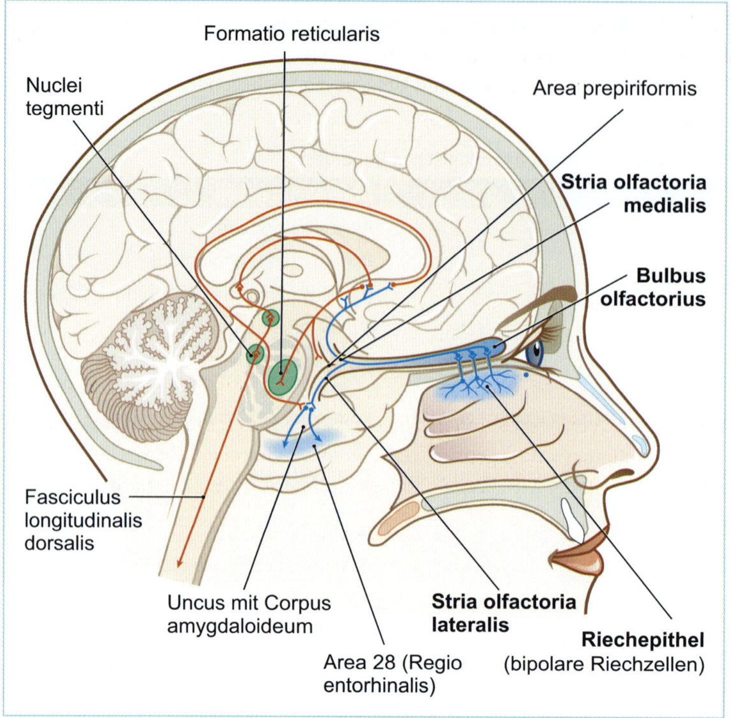

Abb. 1.1 Bahnen und zentrale Verbindungen des olfaktorischen Systems. Der Tractus olfactorius teilt sich in Stria olfactoria lateralis (→ temporomesialer Kortex, Riechhirn, Gyrus parahippocampalis) und Stria olfactoria medialis (→ Hirnstamm über Gyrus cinguli zum Tegmentum und zur Area postrema). [L126]

beidseitigen Anosmie ist die „Gegenprüfung“ mit einem Trigeminusreizstoff wichtig, weil es sich nur dann um eine „neurologische Anosmie“ handelt, wenn der Patient auf diesen Reizstoff reagiert – im anderen Fall liegt ein Schleimhautprozess (rhinogene Anosmie) vor.

1.2.2 Nervus opticus (Hirnnerv II), visuelles System und Fundoskopie

1.2.2.1 Funktionelle Anatomie

Fotosensoren Hornhaut und Linse fokussieren die Lichtstrahlen. Sie treffen in der Macula lutea, dem gelben Fleck, auf die Netzhaut (Retina). Die Macula lutea enthält eine kleine Vertiefung in ihrem Zentrum, die Fovea centralis, und zentral in ihr liegt wiederum die Foveola als die Stelle, an der das Licht direkt auf die Rezeptoren fällt. Diese Rezeptoren (Fotosensoren, 1. sensorisches Neuron) wandeln das sichtbare Licht (Wellenlänge 400–700 nm) durch chemoelektrische Transduktion in Nervenimpulse um. Die wesentlich zahlreicheren Stäbchen sind dabei für das Sehen in der Dämmerung zuständig und die Zapfen für das scharfe Sehen und das Erkennen von Farben. Sie sind unterschiedlich verteilt: In der Macula lutea finden sich nur Zapfen. Sie repräsentiert die zentralen 15° des Gesichtsfeldes.

N. opticus Die Impulse der Fotosensoren werden innerhalb der Retina zunächst auf die Bipolarzellen und dann auf die Ganglienzellen umgeschaltet und dabei bereits verrechnet. Etwa 1,2 Millionen Axone der Ganglienzellen – zu 90 % aus der Macula lutea – bilden den N. opticus, der am sog. blinden Fleck (hier enthält die Retina keine Fotosensoren) das Auge verlässt. Er ist etwa 5 cm lang und verläuft durch die Orbita und den Canalis nervi optici zum Chiasma opticum.

Der N. opticus ist als Axonbündel eines „ausgelagerten“ Teils des Gehirns (Retina) streng genommen kein „Hirnnerv“, wird aber trotzdem so genannt. Er ist von Hirnhäuten und damit auch vom Subdural- und Subarachnoidalraum umgeben. Diese Räume stehen mit denselben Räumen des Schädelinnenraums in direktem Kontakt. Daher können intrakranielle Druckerhöhungen fortgeleitet werden und ein Papillenödem („Stauungspapille“) verursachen, ein wichtiges ophthalmoskopisches Diagnostikum.

Chiasma und Tractus opticus Die Nn. optici treffen sich im Chiasma opticum, das etwa 10 mm oberhalb der Hypophyse liegt. Im Chiasma kreuzen die aus den nasalen Netzhauthälften stammenden Fasern und werden dann im Tractus opticus zum Corpus geniculatum laterale weitergeleitet. Jeder Tractus opticus enthält damit alle Fasern des kontralateralen Gesichtsfelds.

Weiterer Verlauf Im Corpus geniculatum laterale bilden die Axone der Ganglienzellen ihre Synapsen. Die Axone des Corpus geniculatum laterale bilden die Sehstrahlung (Radiatio optica) und enden im pri-

1.2.2 Nervus opticus (Hirnnerv II), visuelles System und Fundoskopie

1.2.2.1 Funktionelle Anatomie

Die retinalen Fotosensoren wandeln sichtbares Licht in Nervenimpulse um. Diese verlaufen über Bipolar- und Ganglienzellen zum N. opticus (II), der durch den Canalis nervi optici in den Schädel eintritt. Am Chiasma opticum kreuzen die nasalen Anteile auf die Gegenseite und bilden dort den Tractus opticus. Dieser leitet somit jeweils die Information aus dem kontralateralen Gesichtsfeld. Nach synaptischer Verschaltung im Corpus geniculatum laterale projiziert von dort die Radiatio optica zum okzipitalen visuellen Kortex.

Lerntipp: Der N. opticus ist ein Teil des ZNS und kein peripherer Nerv! Er enthält daher Oligodendrozyten, ist von Hirnhäuten und Liquor umhüllt und kann von Erkrankungen des ZNS wie der multiplen Sklerose betroffen sein. Aus demselben Grund führen intrakranielle Druckerhöhungen zum fundoskopisch gut sichtbaren Papillenödem (Stauungspapille).

mären visuellen Kortex (Area calcarina oder striata) an der medialen Oberfläche des Okzipitallappens. Im primären visuellen Kortex besteht folgende Retinotopie:

- Die visuelle Information der unteren Retina wird an die untere Lippe der Fissura calcarina und die visuelle Information der oberen Retina an die obere Lippe der Fissura calcarina (Cuneus) projiziert.
- Die visuelle Information der Retinaperipherie wird in den vorderen Teil der Sehrinde projiziert, und je mehr sich die visuelle Information der Makula nähert, umso weiter hinten liegt die Zone ihrer kortikalen Repräsentation.

1.2.2.2 Klinische Untersuchung

Klinisch werden der äußere Augapfel (Bulbus oculi), die Pupillen, die Sehschärfe (Visus), die Gesichtsfelder und der Augenfundus (mit dem Augenspiegel, Fundoskopie) untersucht.

Sehschärfe (Visus)

Die Sehschärfe wird nach Korrektur (cum correctione, c. c.) einer eventuellen Störung der Brechkraft (Myopie, Hyperopie, Presbyopie, Astigmatismus) geprüft. Dazu werden Sehprobentafeln in 5 m Abstand für die Fernsehschärfe (Fernvisus) und/oder Schrifttafeln in Leseabstand für die Nahsehschärfe (Nahvisus) verwendet.

Gesichtsfeld

Unter dem Gesichtsfeld versteht man die Summe aller visuellen Sinneseindrücke, die ohne Blick-, Kopf- oder Rumpfbewegung, üblicherweise mit einem Auge, wahrgenommen werden. Klinisch wird das Gesichtsfeld fingerperimetrisch geprüft. Dabei bedeckt der Patient mit der hohlen rechten Hand sein rechtes Auge und fixiert die etwa 1 m entfernte Nase des Untersuchers. Dieser bewegt von seitwärts-hinten kommend seine Finger in allen 4 Gesichtsfeldquadranten des linken Auges nach vorne, um so deren Grenzen abzustecken. Danach deckt der Patient mit seiner linken Hand sein linkes Auge ab, und das Gesichtsfeld des rechten Auges wird untersucht.

Genauer werden Gesichtsfelder mit der apparativen Computerperimetrie geprüft, z. B. um Skotome zu erfassen oder Krankheitsverläufe zu dokumentieren.

Fundoskopie

Neurologische Patienten werden üblicherweise durch die undilatierte Pupille fundoskopiert. Ein Mydriatikum würde zwar die Pupille erweitern und die Untersuchung erleichtern, der Informationsgewinn wird jedoch mit dem Risiko erkauft, einen Anfall bei Engwinkelglaukom auszulösen (0,1 %). Bei der Fundoskopie werden die Papilla nervi optici, die A. centralis retinae und ihre 2 temporalen und 2 nasalen Äste, die Macula lutea und die periphere Netzhaut untersucht (➤ Abb. 1.2).

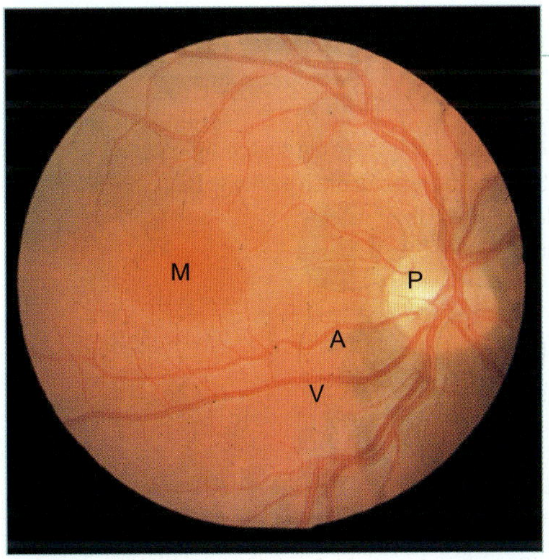

Abb. 1.2 Normale Fundoskopie. Die Papilla nervi optici (P) ist normalerweise weiß-gelb, rund oder oval, flach mit einer Einsenkung in ihrer Mitte und scharf begrenzt. Die Macula lutea (M) liegt etwa 2 Papillendurchmesser temporal von der Sehnervenpapille entfernt. Sie ist dünner und dunkler als die umgebende Netzhaut. Die Fovea centralis erscheint als stecknadelkopfgroßer Lichtreflex im Zentrum der Makula. Die etwas dickeren und dunkleren Venen (V) lassen sich von den dünneren und helleren Arterien (A) im oberen und unteren Gefäßbogen unterscheiden. [R261]

1.2.2.3 Interpretationen

Gesichtsfeldausfall Das normale Gesichtsfeld kann auf verschiedene Arten eingeschränkt werden (➤ Tab. 1.2). **Skotome** sind z. B. Gesichtsfeldareale mit verminderter visueller Perzeption, die sich in einem sonst normalen Gesichtsfeld finden und die Folge einer Erkrankung des Auges (Retinitis, Chorioretinitis, Glaukom) oder des N. opticus (und nur selten einer zerebralen Läsion) sind. **Hemianopsien**

1.2.2.2 Klinische Untersuchung

- äußerer Augapfel → Inspektion
- Pupillen → Größe, Isokorie, Lichtreflex, Konvergenz
- Visus → Sehtafeln (nah und fern)
- Gesichtsfeld → Finger- oder Computerperimetrie
- Augenhintergrund → Fundoskopie (➤ Abb. 1.2)

ABB. 1.2

1.2.2.3 Interpretationen

(Quadrantenanopsien) bezeichnen Störungen, welche die Hälfte (einen Quadranten) eines Gesichtsfelds in beiden Augen betreffen und den vertikalen Meridian nicht überschreiten (➤ Abb. 1.3).

TAB. 1.2

Tab. 1.2 Läsionsort und Ursachen von Gesichtsfeldausfällen.

Gesichtsfeldausfall	Läsionsort
Skotom; mon- oder binokulär	Retina, N. opticus, Chiasma opticum
• zentral	Makula, makuläre Optikusfasern
• parazentral	Retina oder N. opticus paramakulär
Hemianopsie (halbes Gesichtsfeld binokulär betroffen)	Corpus geniculatum laterale, Radiatio optica
• homonym (Gesichtsfeldstörung in entsprechenden Abschnitten beider Augen, z. B. temporal am rechten und nasal am linken Auge)	retrochiasmatisch
• heteronym (Gesichtsfeldstörung in gegenüberliegenden Abschnitten beider Augen, fast immer bitemporal = Scheuklappenanopsie); zuerst obere Quadranten bei infrachiasmatischem Tumor (Hypophysentumor) und untere Quadranten bei suprachiasmatischer Raumforderung (Kraniopharyngeom) befallen	Chiasma opticum
Rindenblindheit	Sehrinde beidseits
konzentrische Gesichtsfeldeinengung (progrediente Einengung des peripheren Gesichtsfelds)	Optikusatrophie, Glaukom, Retinitis pigmentosa; Differenzialdiagnose: Erschöpfung, schlechte Konzentration, schlechter Visus
röhrenförmiges Gesichtsfeld	psychogen
visueller Neglekt (halbseitige Suppression visueller Information bei bilateraler Stimulation trotz intakten Gesichtsfelds; ➤ Kap. 1.8.5)	Parietallappen, meist rechtshemisphärisch

ABB. 1.3

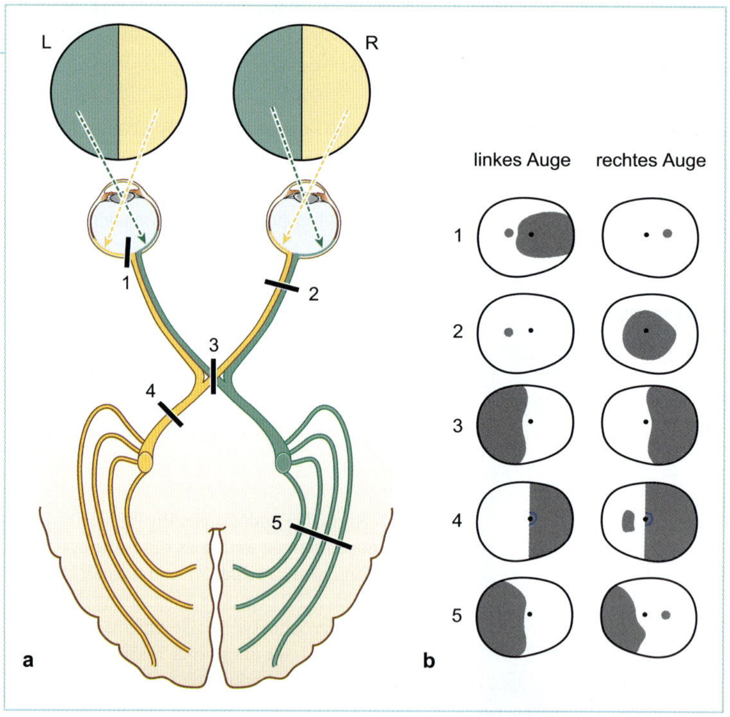

Abb. 1.3 Sehbahn, typische Läsionsorte und Gesichtsfeldausfälle (s. a. ➤ Tab. 1.2). **a** Sehbahn; aufgeteilt in rechte und linke Gesichtsfeldhälfte, jeweils mit Projektion. Die Läsionen 1–5 sind durch schwarze Balken dargestellt. **b** Konsequenz der Läsionen in a für das Gesichtsfeld: 1 = Skotom rechts infolge einer Retinablutung, 2 = zentrales Skotom des linken Auges infolge einer den Sehnerv schädigenden Retrobulbärneuritis, 3 = bitemporale Hemianopsie infolge einer Läsion im Bereich des Chiasmas, 4 = homonyme Hemianopsie rechts mit Einbeziehung der Makula infolge einer Verletzung des linken Tractus opticus, 5 = homonyme Hemianopsie nach einem Infarkt im Bereich der rechten Sehstrahlung oder Sehrinde mit Aussparung der Makula. [L126]

MERKE Erkrankungen des afferenten visuellen Systems werden in prächiasmatische, chiasmatische und postchiasmatische Läsionen eingeteilt:
- Prächiasmatische Läsionen verursachen monokuläre Minderungen des Visus und Farbensehens, Skotome und ein afferentes Pupillendefizit. Fundoskopisch ist die Papilla nervi optici je nach zugrunde liegender Krankheit normal oder pathologisch.
- Chiasmatische Läsionen verursachen bitemporale Gesichtsfelddefekte, während Visus, Farbensehen und Fundoskopie normal sind.
- Retrochiasmatische Läsionen verursachen kontralaterale, homonyme Hemianopsien, wobei Visus, Farbensehen und Fundoskopie ebenfalls normal sind.

PRAXISTIPP

Differenzialdiagnose: Mouches volantes

Mouches volantes (frz. „fliegende Fliegen") sind kleine schwarze Punkte, Flecken oder fadenartige Strukturen im Gesichtsfeld, die sich gemeinsam mit der Blickrichtung verschieben und um eine Grundposition herum langsam schwingende Bewegungen ausführen. Sie werden durch Glaskörpertrübungen hervorgerufen und entstehen durch physiologische Kondensation von Kollagenfibrillen.

1.2.3 Pupillenfunktion

Die Pupille reguliert die Menge des ins Auge gelangenden Lichts, um das bestmögliche Sehen unter verschiedenen Lichtbedingungen zu erlauben.

1.2.3.1 Pupillenweite und optische Reflexe

Die Pupillenweite wird in erster Linie durch die Menge des auf die Retina fallenden Lichts bestimmt. In zweiter Linie können die „Augen" aber auch vor Schreck geweitet oder klein vor Müdigkeit sein. Im ersten Fall überwiegt der Sympathikus mit einer Mydriasis, im zweiten der Parasympathikus mit einer Miosis. Der sympathisch innervierte M. dilatator pupillae und der kräftigere, parasympathisch innervierte M. sphincter pupillae setzen diese Einflüsse um.

Parasympathische Pupilleninnervation Wird es plötzlich hell, vergehen etwa 200 ms, bis die Miose einsetzt. Diese Latenz ist dadurch bedingt, dass der Pupillenlichtreflex über 4 Neurone (> Abb. 1.4) läuft, wobei die parasympathische Pupilleninnervation das letzte Neuron darstellt. Das 1. Neuron wird durch die Ganglienzellen der Retina gebildet. Die retinalen Fasern verlaufen im Tractus opticus, den sie unmittelbar vor dem Corpus geniculatum laterale verlassen, um im Mesenzephalon beide Nuclei pretectales olivares (2. Neuron) zu innervieren. Die prätektalen Kerne senden Axone zu beiden Nuclei Edinger-Westphal (3. Neuron), deren parasympathische Fasern mit dem N. oculomotorius zum Ganglion ciliare (4. Neuron) verlaufen. Postganglionäre Fasern ziehen in den Nn. ciliares breves zum M. sphincter pupillae.

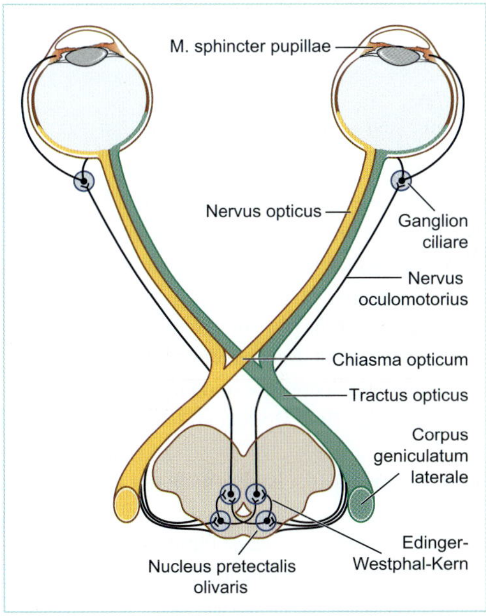

Abb. 1.4 Pupillomotorischer Regelkreis mit parasympathischer Pupilleninnervation. [L126]

Studentische Sicht

MERKE

PRAXISTIPP

1.2.3 Pupillenfunktion

1.2.3.1 Pupillenweite und optische Reflexe

Pupillenweite:
- Parasympathikus → Miosis
- Sympathikus → Mydriasis

Cave: Eine beidseitige Pupillenweitung kann auch durch Dunkelheit oder Schreck erklärt werden.

Parasympathische Pupilleninnervation (> Abb. 1.4):
1. retinale Ganglienzellen
2. Nuclei pretectales olivares
3. Nuclei Edinger-Westphal
4. Ganglion ciliare

→ M. sphincter pupillae

ABB. 1.4

Studentische Sicht

Sympathische Pupilleninnervation (➤ Abb. 1.5):
1. Hypothalamus
2. Centrum ciliospinale
3. Ganglion cervicale superius
→ M. dilatator pupillae

Sympathische Pupilleninnervation Die sympathische Pupilleninnervation besteht aus 3 Neuronen (➤ Abb. 1.5). Das 1. sympathische Neuron liegt im Hypothalamus. Seine Axone laufen ungekreuzt durch den Hirnstamm und das obere Zervikalmark zum Centrum ciliospinale, dem 2. sympathischen (präganglionären) Neuron, das im Seitenhorn des Rückenmarks auf Höhe C8–Th2 liegt. Sein Axon verläuft durch die Vorderwurzeln (N. spinalis, R. communicans griseus) zur zervikalen sympathischen Kette, wo sie aufsteigen und im Ganglion cervicale superius, dem 3. sympathischen (postganglionären) Neuron, umgeschaltet werden. Die postganglionären Fasern verlaufen zuerst um die A. carotis communis. Faziale Strukturen versorgende Fasern verlaufen mit der A. carotis externa, Fasern, die das Auge und teilweise supraorbitale Strukturen versorgen, verlaufen mit der A. carotis interna. Diese Fasern treten mit dem N. ophthalmicus durch die Fissura orbitalis superior und erreichen als Nn. ciliares posteriores longi den M. dilatator pupillae.

ABB. 1.5

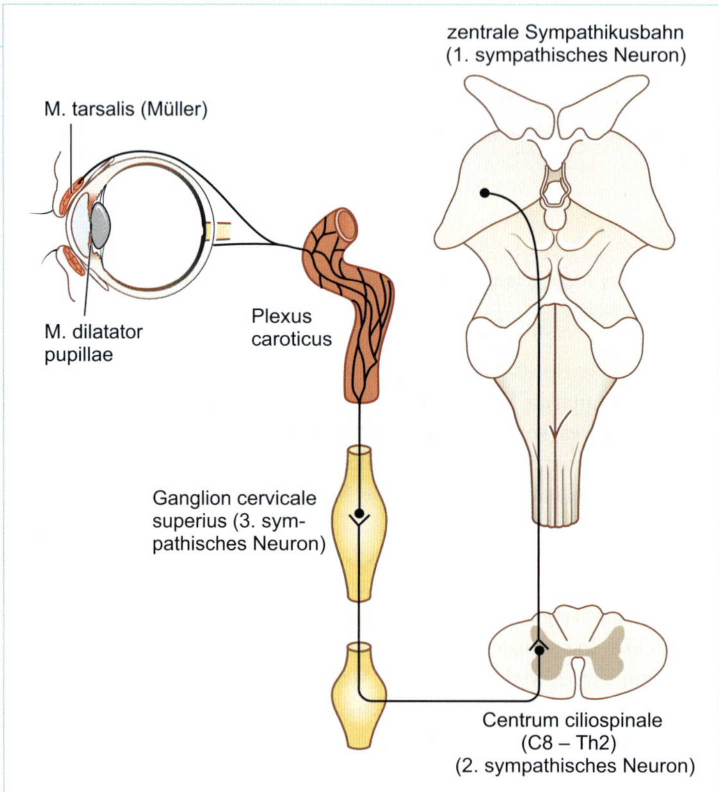

Abb. 1.5 Sympathische Pupilleninnervation. [L126]

1.2.3.2 Klinische Untersuchung

1.2.3.2 Klinische Untersuchung

Pupillenbeurteilung:
- Durchmesser
- Isokorie
- Pupillenform
- Lage
- Lichtreaktion
- Konvergenzreaktion

Pupillenbeurteilung

Bei der Untersuchung der Pupille werden 6 Kriterien beurteilt:

- **Durchmesser:** Der Pupillendurchmesser kann weit, normal oder eng sein und zeigt dabei beträchtliche inter- und intraindividuelle Schwankungen. Bei überwachungspflichtigen Patienten sind diese Angaben allerdings nicht ausreichend, sondern Millimeterangaben gefragt: Normal sind 2–6 mm, darunter handelt es sich um eine Miosis, darüber um eine Mydriasis.
- **Isokorie:** Gleich große Pupillen sind isokor, ungleiche anisokor. Eine physiologische Anisokorie beträgt weniger als 1 mm und findet sich bei 15–20 % der Bevölkerung. Dabei ändert sich das Ausmaß der Asymmetrie nicht, wenn es hell oder dunkel ist, und die Pupillenreflexe sind normal.
- **Pupillenform:** Abnormitäten der Pupillenform sind meist Folge einer Operation, seltener einer Entzündung.
- **Lage der Pupille:** Die Pupille liegt normalerweise im Zentrum der Iris. Ist dies nicht der Fall, spricht man von einer Korektopie.
- **Lichtreaktion:** Leuchtet man ein Auge mit einer Lampe an, verengt sich seine Pupille (direkte Reaktion), aber gleichzeitig auch die des anderen Auges (indirekte oder konsensuelle Reaktion). Weil sich schwach ausgeprägte Sehnervenläsionen mit dieser Methode nicht nachweisen lassen – starke Licht-

reize können trotzdem noch zu einer starken Pupillenreaktion führen –, ist der Pupillenvergleichstest (s. u.) die genauere Methode.

- **Konvergenzreaktion:** Lässt man den Patienten erst in die Ferne und dann auf den etwa 20 cm vor seinem Gesicht gehaltenen eigenen Zeigefinger blicken, konvergieren die Augen, die Pupillen werden enger und der Ziliarmuskel kontrahiert sich, weshalb die Zonulafasern erschlaffen und die Linse sich wegen ihrer Eigenelastizität krümmt (Akkommodation).

MERKE Beide Pupillen sollten die gleiche, reguläre Größe haben, rund sein, im Zentrum der Iris liegen und spezifische Reflexantworten zeigen.

MERKE

Pupillenvergleichstest

Beim Pupillenvergleichstest (Swinging-Flashlight-Test) schaut der Patient in einem abgedunkelten Raum in die Ferne. Dann wird mit einer Lichtquelle ein Auge für 3 Sekunden von schräg unten in einem Abstand von ca. 50 cm belichtet. Anschließend wechselt der Untersucher rasch zum gegenseitigen Auge und wiederholt dort die 3 Sekunden dauernde Belichtung. Dieser Vorgang wird etwa 4- bis 5-mal wiederholt. Dann werden Ausmaß und Geschwindigkeit der Pupillenverengung sowie die Pupillenweite im Seitenvergleich beurteilt. Verlässliche Ergebnisse setzen eine intakte efferente Pupillenfunktion voraus. Eine afferente Pupillenstörung liegt vor, wenn die Pupillenverengung bei der Beleuchtung des betroffenen Auges ausbleibt oder im Vergleich zur Gegenseite vermindert ist. Beim Swinging-Flashlight-Test wird die Pupillenweite vorwiegend durch die retinale Leuchtdichte des beleuchteten Auges eingestellt. Bei einer einseitigen Afferenzstörung wird der Area pretectalis eine geringere als die tatsächlich vorhandene Leuchtdichte gemeldet. Durch diese fehlerhafte Information wird die Pupillenweite des Auges mit Afferenzdefizit so eingestellt, als wenn es dunkler wäre, als es tatsächlich ist. Dieser Vorgang erklärt, dass Ausmaß und Geschwindigkeit der Pupillenverengung auf dem erkrankten Auge anders als auf dem gesunden ablaufen (RAPD). Bei ausgeprägter Afferenzstörung kann es sein, dass sich die Pupille gar nicht verengt oder sogar erweitert („pupillary escape“).

Pupillenvergleichstest (Swinging-Flashlight-Test): Er dient der Aufdeckung von relativen afferenten Pupillendefekten (RAPD). In einem dunklen Raum wird 4–5-mal schnell hintereinander abwechselnd jeweils ein Auge für 3 Sekunden beleuchtet. Sollte relativ zum anderen Auge der afferente Schenkel gestört sein, verengt sich diese Pupille während der Beleuchtung nur träge oder gar nicht. Sogar eine Erweiterung dieser Pupille ist möglich (RAPD).

1.2.3.3 Interpretationen

1.2.3.3 Interpretationen

Efferente Störung der Pupillomotorik

Zeichen einer einseitigen efferenten Pupillomotorikstörung, d. h. einer Störung der parasympathischen oder sympathischen Pupilleninnervation, ist die Anisokorie. Zunächst muss geklärt werden, welche Pupille erkrankt ist, die engere oder die weitere. Meist zeigt die Lichtreaktion der pathologischen Pupille eine kleinere Amplitude. Wenn beide Pupillen gleich rasch und ausgiebig auf Licht reagieren, kann ein Horner-Syndrom oder eine zentrale Anisokorie vorliegen. Letztere ist häufig und meist harmlos. Wenn beide Pupillen schlecht auf Licht reagieren, liegt vermutlich eine doppelseitige Efferenzstörung vor, oder, bei intakter Naheinstellungsreaktion, eine reflektorische Pupillenstarre (Argyll-Robertson-Pupille).

Parasympathische Efferenz Störungen der parasympathischen Efferenz führen zu einer Parese des M. sphincter pupillae mit Mydriasis. Gleichzeitig sind die direkte und indirekte Lichtreaktion sowie der Akkommodationsreflex abgeschwächt oder aufgehoben. Eine solche „Ophthalmoplegia interna“, z. B. infolge einer Ganglionitis ciliaris, kann ein vermehrtes Blendungsgefühl bei hellem Licht erzeugen. Bei einer vollständigen **Läsion des N. oculomotorius** sind zusätzlich die äußeren Augenmuskeln betroffen. Bei der **Pupillotonie** ist die kranke Pupille weiter und reagiert kaum oder nicht auf Licht: Die Konvergenzreaktion ist normal (Licht-Nah-Dissoziation), die Wiedererweiterung der Pupille bei Blick in die Ferne jedoch tonisch verlangsamt. Die Pupillotonie beginnt fast immer einseitig, in 10–20 % wird später auch die andere Seite befallen. In etwa 50 % finden sich Reflexstörungen an den Beinen **(Adie-Syndrom).** Von der Pupillotonie muss die seltene **reflektorische Pupillenstarre (Argyll-Robertson-Syndrom)** abgegrenzt werden. In beiden Fällen ist zwar die Lichtreaktion stark herabgesetzt oder gar aufgehoben, im Gegensatz zur Pupillotonie sind jedoch meist beide Pupillen seitengleich eng und entrundet und die Naheinstellungsreaktion ist prompt.

Sympathische Efferenz Störungen der sympathischen Efferenz führen zu einem **Horner-Syndrom** mit einer Ptose und Miosis auf der betroffenen Seite (➤ Abb. 1.6). Die Ptose (Parese des M. tarsalis Müller) beträgt meist mehr als 2 mm Seitendifferenz der Lidspalten, die Anisokorie (Parese des M. dilatator pupillae) selten mehr als 1 mm Seitenunterschied der Pupillenweite. Letztere nimmt im Dunkeln zu und die engere Pupille erweitert sich langsamer. Der oft als 3. Kardinalsymptom des Horner-Syndroms beschriebene Enophthalmus wird durch die engere Lidspalte vorgetäuscht. Die zusätzlich mögliche Schweißsekretionsstörung des Gesichts wird vom Patienten oft nicht bemerkt und ist umso weniger ausgedehnt, je

Efferente Störung der Pupillomotorik: Die *Anisokorie* ist Ausdruck einer Störung der parasympathischen oder sympathischen Efferenz. Entscheidend ist, welche Pupille die gestörte ist.

Paraympathische Störungen führen zu Mydriasis sowie Abschwächung von Lichtreaktion und Akkommodation:

- Pupillotonie: Die Pupille ist erweitert und reagiert kaum auf Licht, aber auf Konvergenz.
- Adie-Syndrom: Pupillotonie + Reflexstörung der Beine
- Argyll-Robertson-Syndrom: beidseitige Pupillenstarre auf Licht (daher „reflektorisch“) bei erhaltener Pupillenreaktion auf Konvergenz

Sympathische Störungen verursachen ein Horner-Syndrom (Ptose, Miosis, „Pseudoenophthalmus“). Zusätzlich kann die Schweißsekretion gestört sein.

weiter distal die Läsion liegt. Bei Läsionen vor der Karotisbifurkation kann das ganze Gesicht betroffen sein, bei einer Dissektion der A. carotis interna ist dagegen nur die Stirn betroffen.

ABB. 1.6

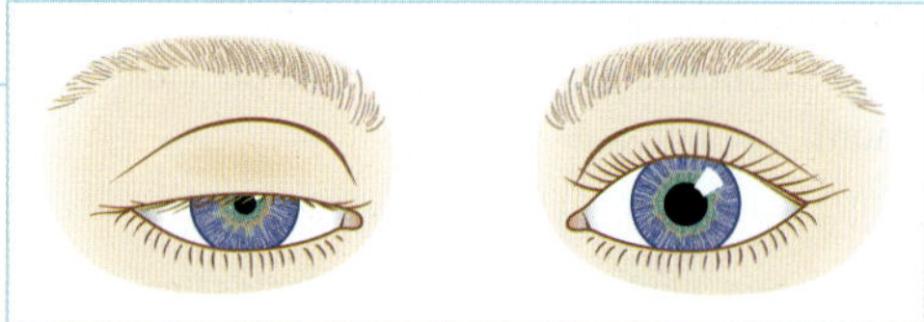

Abb. 1.6 Horner-Syndrom mit Ptose und Miosis rechts. [L126]

Afferente Störungen der Pupillomotorik erzeugen keine Anisokorie.

Afferente Störung der Pupillomotorik

Die Pupillen sind bei einer afferenten Störung isokor. Bei völliger Unterbrechung eines Sehnervs wird die Beleuchtung der gleichseitigen Netzhaut beidseits keine Pupillenkonstriktion auslösen (amaurotische Pupillenstarre), während sich die Pupillen bei Lichteinfall auf der gegenseitigen Netzhaut normal verengen.

PRAXISTIPP

PRAXISTIPP Indikationen für einen pharmakologischen Pupillentest sind:
- physiologische Anisokorie vs. Anisokorie durch Horner-Syndrom (Kokaintest)
- prä- oder postganglionäres Horner-Syndrom (Pholedrin- oder Hydroxyamphetamintest)
- Nachweis einer Pupillotonie (Pilocarpintest)

Kokain hemmt die Wiederaufnahme von Noradrenalin aus dem synaptischen Spalt, d. h., es wirkt indirekt noradrenerg. Es verringert eine physiologische Anisokorie (weil es eine binokuläre Mydriasis bewirkt) und vergrößert bei einem Horner-Syndrom die Anisokorie (Mydriasis des gesunden Auges).
Pholedrin 5 % führt wie Hydroxyamphetamin zur Sekretion von Noradrenalin aus dem postganglionären Neuron und zu einer Mydriasis. Bei einer postganglionären Sympathikusschädigung erweitert sich die Pupille des gesunden Auges um mindestens 0,5 mm mehr als die des Auges mit dem Horner-Syndrom. Bei einer präganglionären Sympathikusschädigung erweitert sich das Auge mit dem Horner-Syndrom mehr als das gesunde Auge.
Pilocarpin ist ein Parasympathomimetikum, das direkt am Azetylcholinrezeptor des M. sphincter pupillae wirkt. Es führt zu einer Pupillenverengung bei einer Denervationshypersensitivität des M. sphincter pupillae und einer bestenfalls geringen Miosis an der gesunden Pupille.

1.2.4 Okulomotorische Hirnnerven, Blickmotorik

1.2.4.1 Einleitung

Das okulomotorische System dient der Blickstabilisierung und dem scharfen Sehen auch in Bewegung. Es setzt sich zusammen aus Sakkadensystem, Folgebewegungssystem, vestibulärem, optokinetischem, Vergenz- und Fixationssystem.

1.2.4 Okulomotorische Hirnnerven, Blickmotorik

1.2.4.1 Einleitung

Das okulomotorische System erlaubt das binokuläre, dreidimensionale, scharfe Sehen durch eine stabile Abbildung der visuellen Sinneseindrücke auf der Fovea centralis. Sehobjekte werden erfasst und trotz Eigen- und/oder Umweltbewegungen stabil auf der Fovea abgebildet. Das okulomotorische System besteht aus:

- **Sakkadensystem:** Sakkaden sind konjugierte, willkürliche oder unwillkürliche Augenbewegungen, die eine rasche Einstellung der Fovea auf das visuelle Zielobjekt ermöglichen (Winkelgeschwindigkeit bis 700°/s, kleine Amplitude).
- **Folgebewegungssystem:** Die langsamen Folgebewegungen sind konjugierte, willkürliche Augenbewegungen. Sie ermöglichen, dass das Zielobjekt mit der Fovea verfolgt werden kann (Winkelgeschwindigkeit bis 100°/s). Sie können im Gegensatz zu den Sakkaden während ihres Ablaufs in Geschwindigkeit und Amplitude verändert werden.
- **Vestibuläres System:** Der vestibulookuläre Reflex (VOR) führt zu langsamen, konjugierten Augenbewegungen in Gegenrichtung einer Kopfbewegung. Amplitude und Geschwindigkeit der Augenbewegung sind der jeweiligen Kopfbewegung angepasst, sodass das visuelle Objekt stabil auf der Fovea centralis abgebildet bleibt.
- **Optokinetisches System** (➤ Kap. 1.2.8).
- **Vergenzsystem:** Das Vergenzsystem kontrolliert das Ausmaß der Konvergenz und Divergenz der Augen, um die makuläre Fixation unabhängig von der Distanz des Zielobjekts zu garantieren.
- **Fixationssystem:** Die Fixation von visuellen Objekten ist entsprechend den jeweiligen Gelegenheiten das Resultat der verschiedenen okulomotorischen Subsysteme.

1.2.4.2 Funktionelle Anatomie

Äußere Augenmuskeln

Die Haupt- und Nebenfunktionen der Augenmuskeln und die Stellung der Doppelbilder bei rechtsseitigen Augenmuskelparesen sind in ➤ Tab. 1.3 aufgeführt.

Tab. 1.3 Haupt- und Nebenfunktionen der Augenmuskeln und Stellung der Doppelbilder bei rechtsseitigen Paresen.

Muskel (versorgender Hirnnerv)	Hauptfunktion	Nebenfunktion	Stellung (Ausmaß) der Doppelbilder
M. rectus medialis (III)	Adduktion		horizontal (maximal bei Blick nach links, geringer bei Blick geradeaus, fehlend bei Blick nach rechts)
M. rectus lateralis (VI)	Abduktion		horizontal (maximal bei Blick nach rechts, geringer bei Blick geradeaus, fehlend bei Blick nach links)
M. rectus superior (III)	Elevation; Wirkung nimmt in Abduktion zu und ist in Adduktion nahezu aufgehoben	Adduktion und Einwärtsdrehung des vertikalen Meridians, insbesondere in Adduktion	schräg (maximal bei Blick nach oben, weniger bei Blick geradeaus, fehlend bei Blick nach unten)
M. obliquus inferior (III)	Elevation; Wirkung nimmt in Adduktion zu und ist in Abduktion nahezu aufgehoben	Abduktion und Auswärtsdrehung des vertikalen Meridians, insbesondere in Abduktion	schräg (maximal bei Blick nach oben, weniger bei Blick geradeaus, fehlend bei Blick nach unten)
M. rectus inferior (III)	Senkung; Wirkung nimmt in Abduktion zu und ist in Adduktion nahezu aufgehoben	Adduktion und Auswärtsdrehung des vertikalen Meridians, insbesondere in Adduktion	schräg (maximal bei Blick nach unten, weniger bei Blick geradeaus, fehlend bei Blick nach oben)
M. obliquus superior (IV)	Senkung; Wirkung nimmt in Adduktion zu und ist in Abduktion nahezu aufgehoben	Abduktion und Einwärtsdrehung des vertikalen Meridians, insbesondere in Abduktion	schräg (maximal bei Blick nach unten, weniger bei Blick geradeaus, fehlend bei Blick nach oben)

Okulomotorische Hirnnerven und ihre Kerne

N. oculomotorius (Hirnnerv III) Der Okulomotorius-Kernkomplex liegt im Tegmentum des Mittelhirns ventral des Aquädukts und lateral des Fasciculus longitudinalis medialis. Er besteht aus

- dem großzelligen, paarigen, lateralen Hauptkern,
- dem kleinzelligen, paarigen, parasympathisch-efferenten Nucleus Edinger-Westphal und
- dem unpaaren Nucleus caudalis centralis.

Im lateralen Hauptkern sind die Subnuclei für die einzelnen Augenmuskeln in longitudinal gruppierten Kernsäulen angeordnet. Wichtig ist, dass der M. obliquus inferior, der M. rectus inferior und der M. rectus medialis von den ipsilateralen Subnuclei innerviert werden, wogegen der M. rectus superior vom gegenseitigen Subnucleus innerviert wird. Der Nucleus Edinger-Westphal liegt rostral und medial vom lateralen Hauptkern. Der den M. levator palpebrae superioris beider Seiten innervierende Nucleus caudalis centralis liegt in der Mittellinie und am weitesten kaudal.

N. trochlearis (Hirnnerv IV) Der Nucleus trochlearis liegt im unteren Tegmentum des Mittelhirns auf Höhe der Colliculi inferiores am Boden des Aquädukts und unmittelbar dorsal des Okulomotoriuskerns. Die Trochlearisfasern verlaufen nach dorsal, umschlingen den Aquädukt, kreuzen sich im Velum medullare anterius und verlassen als einziger Hirnnerv den Hirnstamm dorsal (➤ Abb. 1.7). Wird der N. trochlearis intramedullär geschädigt, entsteht eine Parese des kontralateralen M. obliquus superior.

N. abducens (Hirnnerv VI) Der Abduzenskern liegt im Tegmentum des Pons am Boden des IV. Ventrikels und ist ventral vom inneren Fazialisknie umgeben. Seine Nervenfasern treten ventral zwischen Pons und Medulla aus (➤ Abb. 1.7).

Okulomotorisches System

Sakkadensystem Sakkaden können willkürlich oder unwillkürlich nach visuellen oder akustischen Reizen auftreten. Sie entstehen in 4 Kortexarealen, wobei das im prämotorischen Kortex liegende frontale Augenfeld (Teil der Brodmann-Area 6) das klinisch wichtigste ist. Es ermöglicht alle Arten von konjugierten Willkürsakkaden auf die Gegenseite, und eine Läsion führt zu einer horizontalen Blicklähmung. Die Fasern des frontalen Augenfeldes deszendieren durch die Capsula interna, kreuzen dann auf Höhe der

Studentische Sicht

1.2.4.2 Funktionelle Anatomie

Äußere Augenmuskeln ➤ Tab. 1.3

TAB. 1.3

Okulomotorische Hirnnerven und ihre Kerne:
N. oculomotorius (III): innerviert den

- M. obliquus inferior
- M. rectus inferior
- M. rectus medialis (ipsilateraler Nucleus)
- M. rectus superior (kontralateraler Nucleus)
- M. levator palpebrae superioris (unpaariger Nucleus caudalis centralis)

N. trochlearis (IV): innerviert den M. obliquus superior; tritt als einziger Hirnnerv dorsal aus und kreuzt zur Gegenseite!

N. abducens (VI): innerviert den M. rectus lateralis

Okulomotorisches System:
Sakkaden sind konjugierte schnelle Augenbewegungen, die die Fovea willkürlich oder unwillkürlich auf das Zielobjekt richten. Die Verschaltung und die zugehörigen Hirnareale sind in ➤ Abb. 1.8 dargestellt.
Lerntipp: Der typische „Herdblick" (Déviation conjuguée) beim ischämischen Schlaganfall ist auf eine Schädigung des frontalen Augenfelds zurückzuführen. Hierdurch kann der Blick nicht mehr willkürlich auf die Gegenseite gerichtet werden und der Patient schaut auf die Läsionsseite.

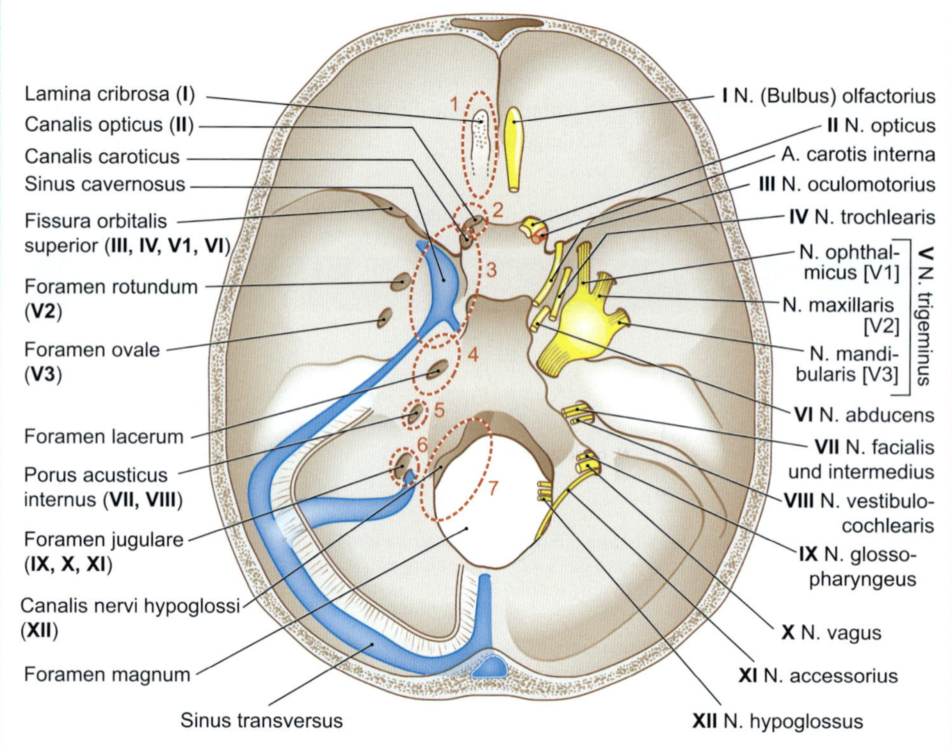

Abb. 1.7 Aufsicht auf die Schädelbasis mit Darstellung der Hirnnerven (rechts), ihrer Durchtrittspunkte und der Schädelbasissyndrome (links); 1 = Olfaktoriusrinnensyndrom, 2 = Foster-Kennedy-Syndrom, 3 = Sinus-cavernosus-Syndrom, 4 = Felsenbeinspitzensyndrom, 5 = Kleinhirnbrückenwinkelsyndrom, 6 = Foramen-jugulare-Syndrom, 7 = Condylus-occipitalis-Syndrom (s. a. ➤ Tab. 1.9). [L126]

Okulomotoriuskerne auf die Gegenseite und enden in der pontinen paramedianen retikulären Formation (➤ Abb. 1.8). Diese paramediane pontine retikuläre Formation (PPRF, pontines Blickzentrum für horizontale Augenbewegungen) dehnt sich vom Okulomotoriuskern (III) zum Abduzenskern (VI) aus und liegt ventrolateral des Fasciculus longitudinalis medialis (MLF). Alle für die horizontalen Augenbewegungen verantwortlichen Bahnen gehen von der PPRF zunächst zu Motoneuronen und Interneuronen des ipsilateralen Abduzenskerns. Die Impulse für konjugierte Folgebewegungen stammen von den vestibulären Kernen. Zerebelläre Neurone sind für die Zielgenauigkeit der Sakkaden wichtig.

Langsame Folgebewegungen dienen der stabilen Abbildung sich bewegender Objekte.

Langsame Folgebewegungen Langsame Augenfolgebewegungen dienen der stabilen Abbildung sich bewegender visueller Objekte auf der Fovea centralis. Sie werden von einem neuronalen Netzwerk generiert, zu dem bestimmte Areale des Kortex, Hirnstamms und Kleinhirns gehören.

Vertikale Augenbewegungen werden mesenzephal generiert.

Vertikale Augenbewegungen Die supranukleären Zentren für vertikale Augenbewegungen liegen in der mesenzephalen Formatio reticularis bzw. im rostralen interstitialen Kern des MLF (Nucleus Büttner-Ennever, riMLF). Dessen Neurone projizieren zum N. oculomotorius und N. trochlearis, und Verbindungen über die Commissura posterior koordinieren die Aktivitäten beider Augen.

1.2.4.3 Klinische Untersuchung

Inspektion der Augäpfel: Beim Blick geradeaus sollte vor allem auf Schielen, Spontannystagmen oder einen Exophthalmus geachtet werden.
Okulomotorikprüfung:
- ein Objekt (Finger, Lampe) im Abstand von ca. 1 m in alle 9 Blickrichtungen bewegen und die Augenbewegungen des Patienten beobachten
- Sakkaden → Patient abwechselnd die Nase und dann einen horizontal oder vertikal versetzten Finger des Untersuchers fixieren lassen
- vestibulookulärer Reflex → Blickfixierung auf ein Objekt bei passiven Kopfbewegungen

1.2.4.3 Klinische Untersuchung

Inspektion der Augäpfel (Bulbi oculi)

Die Augäpfel werden in der Primärposition (Blick geradeaus) inspiziert, wobei der Untersucher kontrolliert, ob sie parallel ausgerichtet sind, ob der Blick nach rechts oder links abweicht und ob ein Spontannystagmus zu beobachten ist. Um die Position der Bulbi zu beurteilen, also ob ein Augapfel weiter hervortritt als der andere, sollte der Untersucher die Augen von oben (von einer Position hinter dem Patienten aus) oder von der Seite betrachten. Wieder von vorne inspiziert er Pupillenweite und -form (➤ Kap. 1.2.3) und ob die Lider, die Linse, die Hornhaut, die Bindehaut oder die Iris Veränderungen zeigen.

Prüfung der Okulomotorik

Der Abstand zwischen dem visuellen Objekt (z. B. Zeigefinger des Untersuchers) und dem Auge des Patienten sollte etwa 1 m betragen, um eine Interferenz durch die Konvergenzreaktion zu vermeiden. Die

ABB. 1.8

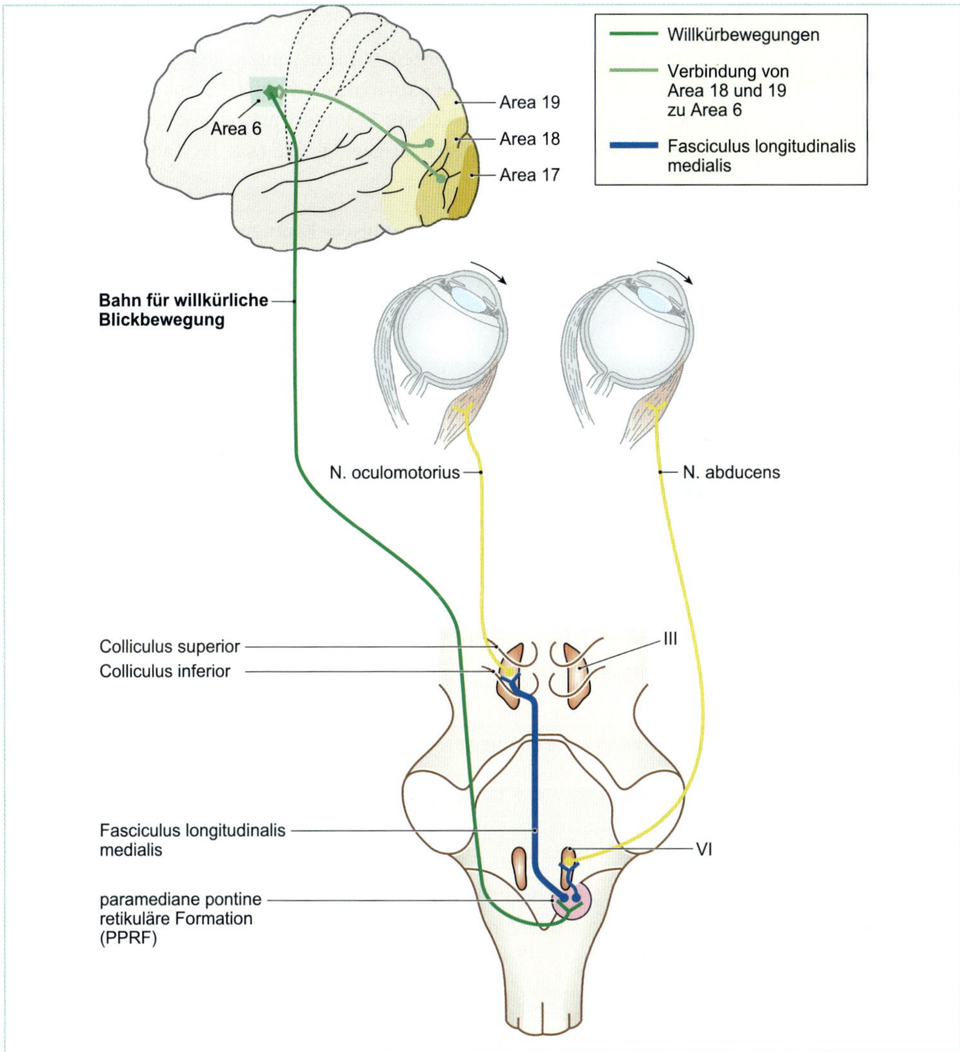

Abb. 1.8 Supranukleäre (grün) und internukleäre (blau) Kontrolle der Blickmotorik. Wird die horizontale Augenbewegung vom frontalen Augenfeld (Brodmann-Area 6) gestartet, entsteht eine Blickbewegung nach kontralateral, die über die paramediane pontine retikuläre Formation auf den Augenmuskelkern VI des abduzierenden Auges und durch den Fasciculus longitudinalis medialis auf den Subnucleus des adduzierenden M. rectus medialis III übertragen wird. [L141]

Augen werden zuerst in der Primärposition (Blick geradeaus nach vorne), dann die Folgebewegungen und Sakkaden nach rechts und links in der horizontalen Ebene (vertikale Achse) sowie nach oben und unten (horizontale Achse) untersucht.

Folgebewegungen Bei der Prüfung der Folgebewegungen wird der Patient aufgefordert, dem Zeigefinger des Untersuchers oder einer Lichtquelle in 9 Positionen zu folgen (s. a. ➤ Tab. 1.3). Damit werden die Funktionen aller 6 Augenmuskeln, die horizontalen und vertikalen Augenbewegungen untersucht.

Sakkaden Bei der Prüfung der horizontalen und vertikalen Sakkaden hält der Patient seinen Kopf in Neutralstellung und fixiert erst die Nase des Untersuchers und dann den im linken Gesichtsfeld des Patienten gehaltenen Zeigefinger des Untersuchers. Anschließend werden die horizontalen Sakkaden im rechten Gesichtsfeld geprüft. Um die vertikalen Sakkaden zu beobachten, fixiert der Patient zuerst den oberhalb seiner Nase gehaltenen Finger des Untersuchers und dann die Nase des Untersuchers, danach den unterhalb seiner Nase gehaltenen Finger des Untersuchers und dann die Nase des Untersuchers. Dabei beobachtet der Untersucher die Geschwindigkeit, Amplitude und Zielgenauigkeit der Sakkaden und vergleicht die Abduktions- und Adduktionssakkaden beider Augen.

Vestibulo-okulärer Reflex Beim bettlägerigen Patienten können der horizontale und der vertikale vestibulookuläre Reflex getestet werden. Dabei fixiert der Patient ein vor ihm gelegenes Ziel und der Untersucher bewegt den Kopf des Patienten horizontal und vertikal, wonach reflektorisch langsam eine kompensatorische Blickbewegung zur Gegenseite erfolgt.

Studentische Sicht

Prüfen auf Doppelbilder: Durch Abdecken eines Auges kann man zwischen monokulären und binokulären Doppelbildern unterscheiden.

MERKE

1.2.4.4 Interpretation

Auffälligkeiten an den Augäpfeln:
- > Tab. 1.4
- Geringe Asymmetrien von Augenlidern und Lidspalten (vor allem Ptose) finden sich öfter, hier ist ein Vergleich mit alten Fotos hilfreich.

TAB. 1.4

Doppelbilder

Um binokuläre von monokulären Doppelbildern abzugrenzen, wird ein Auge abgedeckt: Während binokuläre Doppelbilder dabei verschwinden, bleiben die monokulären bestehen. Bei binokulären Doppelbildern wegen paralytischen Strabismus (z. B. Augenmuskelparese) fordert man den Patienten auf, in die Richtung zu blicken, in dem die Doppelbilder am stärksten ausgeprägt sind (s. a. > Tab. 1.3).

MERKE Oft haben Patienten mit Doppelbildern eine kompensatorische Kopfschiefhaltung, um die Doppelbilder zu unterdrücken.

1.2.4.4 Interpretation

Auffälligkeiten an den Augäpfeln

Normalerweise sind die Stellung der Augenlider und die Größe der Lidspalten symmetrisch. Vorbestehende geringe Asymmetrien sind jedoch nicht selten und haben keinen Krankheitswert. Oft sind sie bereits auf alten Fotografien des Patienten zu erkennen.

Die häufigste Ursache einer Lidspaltenasymmetrie ist eine Ptose, d. h. ein Herabhängen des Oberlids, sodass die Lidspalte auf der kranken Seite enger ist als auf der gesunden (> Tab. 1.4). Die häufigste Ursache einer erweiterten Lidspalte ist die zentrale Fazialisparese. Eine Ptose kann durch eine Kontraktion des M. frontalis kompensiert werden, sodass sie erst sichtbar wird, wenn der Untersucher mit dem Finger die Kontraktion des M. frontalis antagonisiert.

Tab. 1.4 Neurologisch relevante pathologische Befunde bei Inspektion des Augapfels und mögliche Ursachen.

Pathologischer Befund (Beschreibung)	Ursache
Augenlider	
Ptose (Herabhängen des Oberlids)	Horner-Syndrom, Parese des N. oculomotorius, Myasthenie, Myopathie
Retraktion des Ober- oder Unterlids	Oberlidretraktion: • einseitig bei Schilddrüsenerkrankung • beidseitig bei Läsion im Bereich der Commissura posterior (Collier-Zeichen)
Ektropion (Auswärtsstellung eines Lids, meist Unterlid)	M. orbicularis oculi: • Alter: binokuläre Tonusabnahme und Erschlaffung • monokuläre Lähmung bei Parese des N. facialis (> Kap. 1.2.6)
Tränendrüse	
verminderte Tränensekretion (Jucken, Brennen, Fremdkörpergefühl)	• physiologisch im Alter, binokulär • Parese des N. facialis: monokulär (> Kap. 1.2.6) • Sicca-Syndrom
Bindehaut (Konjunktiva)	
Konjunktivitis (Jucken, Brennen, Fremdkörpergefühl, Lichtscheu, Tränen, Lidkrampf, Gefäße erweitert, Schwellung binokulär)	Infektion, Allergie, Trauma
erweiterte und korkenzieherartig geschlängelte Gefäße	arteriovenöse Sinus-cavernosus-Fistel
Hornhaut (Cornea)	
Keratitis neuroparalytica und e lagophthalmo (kann ohne Schmerzen auftreten, ophthalmoskopische Diagnose)	• Neuroparalytika: Parese des N. ophthalmicus (z. B. nach Operation des Ganglion trigeminale Gasseri) • e lagophthalmo: Parese des N. facialis (> Kap. 1.2.6)
Arcus senilis (= lipoides; grau-weiß, binokulär; vom Limbus durch Randzone abgegrenzt)	Lipideinlagerung bei älteren (Arcus senilis) und jüngeren (Arcus lipoides) Patienten mit Lipidstoffwechselstörung
Kayser-Fleischer-Ring (grün-gelb, binokulär)	Kupfereinlagerung bei Morbus Wilson
Augäpfel	
Exophthalmus (abnormes Hervortreten eines Augapfels aus der Orbita)	• ein- und beidseitig: Erkrankung der Schilddrüse • einseitig: orbitale Raumforderung, arteriovenöse Sinus-cavernosus-Fistel, Thrombose des Sinus cavernosus

Störungen der Okulomotorik

Die Achsen der Augenbulbi in der Orbita sind nicht parallel, sondern leicht divergierend ausgerichtet. Entsprechend divergieren beide Bulbi im Schlaf und im Koma. Im Wachzustand werden die Augenmuskeln aktiv tonisiert, damit das visuelle Objekt an korrespondierenden Stellen der Fovea abgebildet wird.

Sakkadierte Folgebewegungen Sie sind ein unspezifischer Befund, der uni- oder bilateral bei zu schneller Bewegung des Zielobjekts, Unaufmerksamkeit, Müdigkeit, Somnolenz, Medikamenten, Basalganglien- oder zerebellären Erkrankungen oder diffusen kortikalen Läsionen auftreten kann.

Doppelbilder Monokuläre Doppelbilder können durch zahlreiche ophthalmologische Erkrankungen (Katarakt, Linsenluxation, Amotio retinae) entstehen. Binokuläre Doppelbilder entstehen typischerweise bei paralytischem Strabismus, z. B. einer Augenmuskelparese.

Abnorme Okulomotorik Eine abnorme Okulomotorik kann durch periphere (nukleäre und infranukleäre) oder zentrale (internukleäre und supranukleäre) Ursachen bedingt sein. Periphere Ursachen umfassen Prozesse, welche die Orbita involvieren und zu einer mechanischen Behinderung der Augenbewegung führen, Erkrankungen der motorischen Endplatte (z. B. Myasthenia gravis), Muskeln (Myopathie) oder Hirnnerven (Kerne, Faszikel, Trunci). Internukleäre Okulomotorikstörungen betreffen Verbindungen, welche die Aktivität der okulomotorischen Kerne im Hirnstamm koordinieren (z. B. Fasciculus longitudinalis medialis). Supranukleäre Okulomotorikstörungen entstehen bei Erkrankungen zerebraler Areale, die konjugierte Augenbewegungen generieren (frontales Augenfeld, paramediane pontine retikuläre Formation, Basalganglien).

Störungen der Okulomotorik:
- äußern sich u. a. in Doppelbildern oder Störungen der konjugierten Augenbewegungen
- vielfältige Ursachen
- mögliche Läsionsorte: zentral (supra-/internukleär), peripher (nukleär/infranukleär), aber auch muskulär (Myopathie) oder in der motorischen Endplatte (Myasthenia gravis)

Störungen der Hirnnerven oder ihrer Kerngebiete

Läsion des N. oculomotorius Sie kann die Augenmuskeln (äußere N.-oculomotorius-Lähmung), den M. sphincter pupillae und das Ganglion ciliare (innere N.-oculomotorius-Lähmung) oder beide (komplette N.-oculomotorius-Lähmung) betreffen. Aufgrund der speziellen Anatomie der Subnuclei des N. oculomotorius führen nukleäre Läsionen zu speziellen Ausfällen: Eine Läsion des Subnucleus des M. rectus superior führt zu einer kontralateralen Parese, eine Läsion der Subnuclei des M. obliquus inferior, M. rectus medialis und inferior zu ipsilateralen Paresen, und eine Läsion des Subnucleus des M. levator palpebrae superioris zu beidseitiger Ptose.

Läsion des N. abducens Sie führt zu einer Lähmung des M. rectus lateralis, der den Augapfel nach außen dreht. Das daraus resultierende Überwiegen des gleichseitigen Antagonisten, des M. rectus medialis, führt zum Einwärtsschielen des betroffenen Auges. Der Abstand der damit einhergehenden horizontalen Doppelbilder nimmt beim Blick in Richtung des betroffenen Auges zu. Zur Aufrechterhaltung des beidäugigen Einfachsehens wird deshalb oft eine kompensatorische Kopfhaltung eingenommen, meist in Form einer Kopfdrehung zur befallenen Seite.

Läsion des N. trochlearis Sie führt zu einer Lähmung des M. obliquus superior. Dieser Muskel hat 3 unterschiedliche Funktionen, nämlich eine senkende (Infraduktion), eine innenrollende (Inzykloduktion) und eine außenwendende (Abduktion). Ein Funktionsverlust bedeutet demnach, dass blickrichtungsabhängig ein Höherstand, eine Verrollung zur Schläfe (außen) und eine Schielabweichung in Richtung der Nase (innen), ggf. mit zusätzlicher V-Symptomatik bei Auf- und Abblick, bestehen. Entsprechend treten Doppelbilder auf, die analog der Deviation horizontal, vertikal und verkippt wahrgenommen werden. Der Patient neigt deshalb oft kompensatorisch den Kopf zur gesunden Seite. Neigt man den Kopf hingegen zur kranken Seite, wird ein auffälliger Höherstand des befallenen Auges sichtbar **(Bielschowsky-Phänomen).**

Störungen der Hirnnerven oder ihrer Kerngebiete:
- N. oculomotorius: lähmt Augenmuskeln (äußere), Pupillenkontraktion (innere) oder beides (komplette Ophthalmoplegie)
- N. abducens: erzeugt ipsilaterales Einwärtsschielen und horizontale Doppelbilder mit Zunahme beim Blick auf die Seite der Läsion
- N. trochlearis: führt auf der betroffenen Seite zu Höherstand, Außenrollung und Schielabweichung des Bulbus beim Blick Richtung Nase; Bielschowsky-Phänomen: kompensatorische Neigung des Kopfes zur gesunden Seite

Störungen der zentralen Blickmotorik

Internukleäre Ophthalmoplegie Läsionen des Fasciculus longitudinalis medialis (MLF) führen zu einer internukleären Ophthalmoplegie (INO; ➤ Abb. 1.9a). Bei versuchter MLF-Aktivierung via PPRF und Abduzenskern wird der kontralaterale M. rectus medialis nicht innerviert, sodass eine Adduktionsschwäche auf der Seite der MLF-Läsion entsteht. Im Frühstadium sind die Sakkaden des adduzierenden Auges verlangsamt. Typischerweise besteht auch ein dissoziierter Blickrichtungsnystagmus des abduzierenden Auges. Die INO kann gut von einer N.-oculomotorius-Parese unterschieden werden, weil weder weitere Augenmuskelparesen noch eine Lidheberschwäche oder Mydriasis nachzuweisen sind und die Konvergenzreaktion funktioniert. Die häufigsten Ursachen einer INO sind eine multiple Sklerose (dann oft beidseitige MLF-Läsion) oder eine Hirnstammischämie (meist einseitig).

Eineinhalb-Syndrom Das „one-and-a-half syndrome" entsteht, wenn neben dem MLF auch die ipsilaterale paramediane pontine retikuläre Formation (PPRF) betroffen ist (➤ Abb. 1.9b). Damit bestehen eine ipsilaterale Blickparese, eine kontralaterale Adduktionsschwäche und ein dissoziierter Blickrichtungsnystagmus des abduzierenden Auges. Somit kann der Patient nur noch mit dem gegenseitigen Auge abduzieren.

Störungen der zentralen Blickmotorik (➤ Abb. 1.9):
Internukleäre Ophthalmoplegie: entsteht durch Schädigung des Fasciculus longitudinalis medialis bei MS oder Ischämie → ipsilaterale Adduktionsschwäche + kontralateraler dissoziierter Blickrichtungsnystagmus bei Abduktion
Eineinhalb-Syndrom: bei zusätzlicher Schädigung der PPRF → Patient kann nur noch das kontralaterale Auge abduzieren

Studentische Sicht

ABB. 1.9

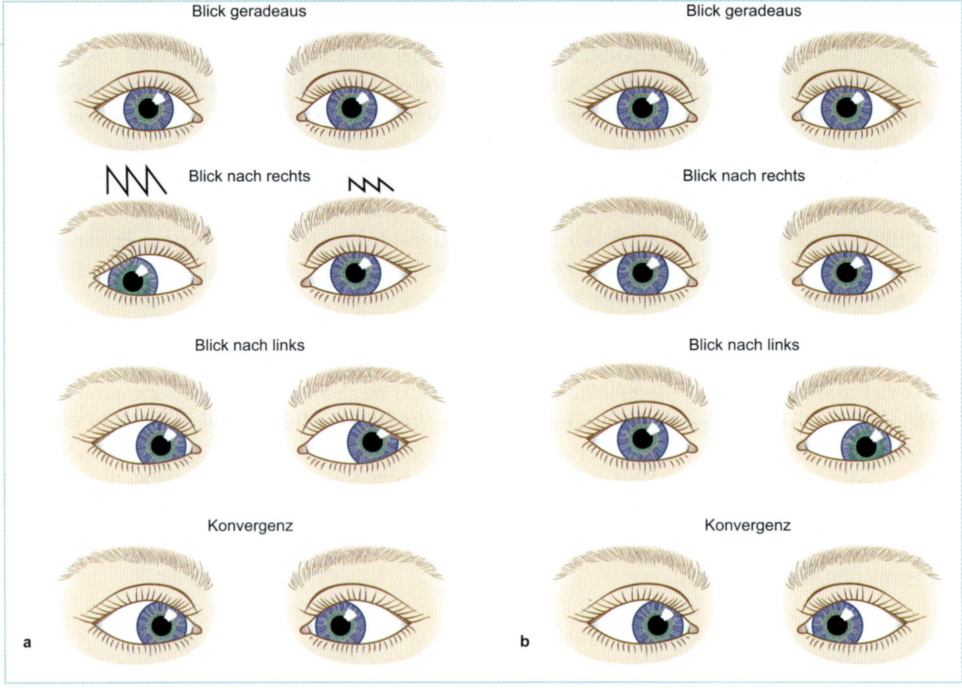

Abb. 1.9 Störungen der zentralen Blickmotorik. a Internukleäre Ophthalmoplegie links. **b** Eineinhalb-Syndrom rechts. [L126]

Supranukleäre horizontale Blickparese: entsteht durch Schädigung des frontalen Augenfeldes → beim Arteria-cerebri-media-Infarkt „Herdblick" in Richtung der Läsion, bei einem epileptischen Anfall dieser Region → Patient blickt meist in die Gegenrichtung

Supranukleäre horizontale Blickparese Bei einer Läsion des frontalen Augenfelds kann der Patient willkürlich keine horizontalen Sakkaden auf die Gegenseite ausführen. Da die kontralaterale Hemisphäre ihre Aktivität beibehält, blicken die Augen in Ruhestellung auf die Seite des lädierten Augenfelds („der Patient schaut den Herd an"). Die häufigste Ursache ist ein ischämischer Schlaganfall im Versorgungsgebiet der A. cerebri media. Differenzialdiagnostisch kommen epileptische Anfälle mit Kopfdrehung (Versivanfälle) infrage. Letztere dauern meist nur Minuten und sind oft mit Myoklonien und weiteren epileptischen Phänomenen assoziiert. Der epileptische Fokus führt meist zu einer Kopfdrehung nach kontralateral. Bei einer Läsion der PPRF oder des gleichseitigen Abduzenskerns entsteht eine horizontale Blickparese auf die Seite der Läsion, und der Patient blickt zur Gegenseite. Die Blickparese kann bei PPRF-Läsion durch vestibuläre Stimuli überwunden werden, was bei einer Läsion des Abduzenskerns nicht möglich ist.

1.2.5 Nervus trigeminus (Hirnnerv V)

1.2.5.1 Funktionelle Anatomie

Der N. trigeminus (V) teilt sich in N. ophthalmicus (V1), N. maxillaris (V2) und N. mandibularis (V3) (➤ Abb. 1.10).

1.2.5 Nervus trigeminus (Hirnnerv V)

1.2.5.1 Funktionelle Anatomie

Der N. trigeminus (N. V) enthält einen großen sensiblen und einen kleinen motorischen Teil. Er hat 3 Äste, den N. ophthalmicus (V1), den N. maxillaris (V2) und den N. mandibularis (V3) (➤ Abb. 1.10).

ABB. 1.10

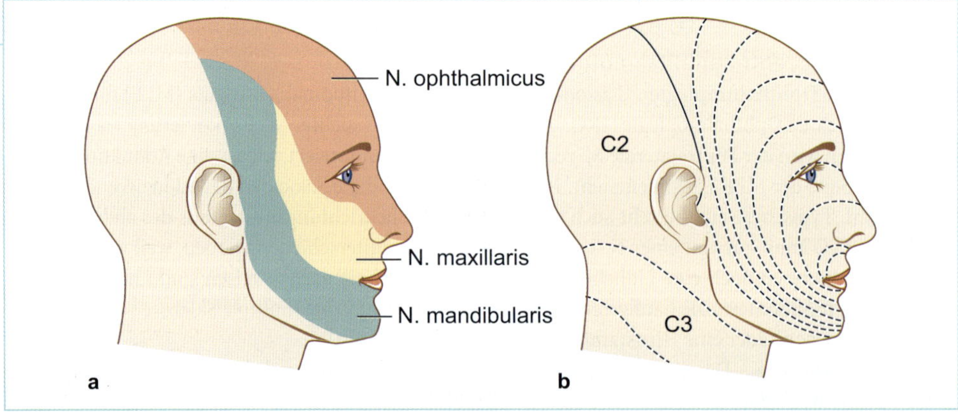

Abb. 1.10 Kutane Innervation des N. trigeminus. a Versorgung der Haut durch die 3 Äste. **b** Zwiebelschalenförmig-somatotope Repräsentation im protopathischen Nucleus tractus spinalis: Fasern der perioralen Region enden im Nucleus tractus spinalis kranial, Fasern aus der äußersten Hautzone kaudal. [L126]

Sensible Funktionen

Der sensible Teil des N. trigeminus empfängt Fasern aus der Kopfhaut ab dem Vertex bis zum Gesicht, aus der Schleimhaut der Nasenhöhlen, der Nasennebenhöhlen, der Mundhöhle, der Dura der vorderen und mittleren Schädelgrube (der N. vagus versorgt die Dura der hinteren Schädelgrube), den zerebralen Gefäßen und den Kaumuskeln.

Verschaltung Die aus dem Gesicht und der Kopfhaut stammende sensible Information wird zum Ganglion trigeminale Gasseri geleitet (1. sensorisches Neuron). Es liegt lateral des Pons im Cavum Meckeli, an der Spitze des Os petrosum (➤ Abb. 1.7). Die Information für leichte Berührung wird zum pontinen Nucleus sensorius principalis, die für Schmerz und Temperatur zum Nucleus tractus spinalis geleitet (2. sensorisches Neuron). Die Fasern des Nucleus sensorius principalis kreuzen auf die Gegenseite und enden im Nucleus ventralis posteromedialis (VPM) des gegenseitigen Thalamus (3. sensorische Neurone). Der VPM projiziert zum primär-sensorischen Kortex. Der sich vom Pons ins obere Halsmark ausdehnende Nucleus tractus spinalis hat eine somatotope Anordnung von kranial nach kaudal (➤ Abb. 1.10b). Seine Fasern kreuzen auf die Gegenseite und laufen im Tractus trigeminothalamicus zum VPM-Kern des kontralateralen Thalamus.

Endäste Der **N. ophthalmicus** läuft in der lateralen Wand des Sinus cavernosus, gelangt über die Fissura orbitalis superior ins Auge und teilt sich dort in seine Endäste auf (➤ Tab. 1.5). Der **N. maxillaris** entlässt zuerst den N. meningeus medius (recurrens), der die Meningen der Fossa cranii media versorgt, verlässt den Schädel durch das Foramen rotundum, läuft durch die Fossa pterygopalatina und teilt sich in die verschiedenen Endäste (➤ Tab. 1.5), wobei die Rr. alveolares anteriores und medii im Canalis infraorbitalis laufen und der vordere alveolare Ramus durch das Foramen infraorbitale den Kanal verlässt und als N. infraorbitalis endet. Der **N. mandibularis** verlässt den Schädel durch das Foramen ovale und verläuft während einer kurzen Strecke mit der motorischen Wurzel. Der N. spinosus kehrt durch das Foramen spinosum zurück, begleitet die A. meningea media und versorgt die Meningen der vorderen und hinteren Schädelgrube (➤ Abb. 1.7).

Sensible Funktionen:
- Versorgung von u. a. Kopfhaut, Gesicht, Nasenhöhlen, Mundhöhle, Teilen der Dura, zerebralen Gefäßen und Kaumuskeln (➤ Tab. 1.5)
- wichtige Verschaltungen → im Ganglion trigeminale Gasseri, Nucleus sensorius principalis, Nucleus tractus spinalis sowie Thalamus
- Austrittsorte der Endäste:
  - N. ophthalmicus → Fissura orbitalis superior
  - N. maxillaris → Foramen rotundum
  - N. mandibularis → Foramen ovale

Tab. 1.5 N. trigeminus mit Endästen und sensiblem Innervationsgebiet.

Trigeminusast	Endäste	Innervationsgebiet
N. ophthalmicus	N. frontalis, N. lacrimalis, N. nasociliaris, N. meningealis	Nase, oberes Augenlid, Stirn bis Vertex, Augapfel, Tränendrüse, Sinus ethmoidalis, Meningen des Tentorium cerebelli
N. maxillaris	N. infraorbitalis, N. zygomaticus, N. alveolaris superior, N. pterygopalatinus, N. meningealis	Wange, Seite der Stirn, Nasenflügel, Oberlippe, Oberkieferzähne und -zahnfleisch, Gaumen, Nasopharynx, hintere Nasenhöhle, Meningen der Fossa cranii anterior und media
N. mandibularis	N. buccalis, N. lingualis, N. alveolaris superior, N. auriculotemporalis, N. meningealis	Innenseite der Wangen, Schläfe, Meatus acusticus externus, Membrana tympanica, temporomandibulares Gelenk, Mandibula, Unterkieferzähne und -zahnfleisch, vordere zwei Drittel der Zunge, Unterlippe, Kinn, Meningen der Fossa cranii anterior und media

TAB. 1.5

Motorische Funktionen

Die motorischen Trigeminuskerne haben eine beidseitige kortikale Innervation und extrapyramidale Afferenzen vom prämotorischen Kortex und von den Basalganglien. Der motorische Teil versorgt in erster Linie die Kaumuskeln (M. masseter, M. temporalis, M. pterygoideus medialis und lateralis) sowie den M. mylohyoideus, den Venter anterior des M. digastricus, den M. tensor veli palatini und den M. tensor tympani.

Motorische Funktionen: Innervation von Kaumuskulatur, M. myloyoideus, Venter anterior des M. digastricus, M. tensor veli palatini und M. tensor tympani.

1.2.5.2 Klinische Untersuchung

Sensible Funktionen Die Schmerz- und Berührungsempfindlichkeit wird wie im übrigen Körper geprüft (➤ Kap. 1.4). Dabei werden Hautareale untersucht, die von den 3 Ästen des N. trigeminus versorgt werden: V1: supraorbitale Haut; V2: Haut der Wange, V3: Haut des Kinns.

Motorische Funktionen Bei der Motorikprüfung werden die Kaumuskeln untersucht. Ein Frühzeichen ist ein Abweichen des Unterkiefers auf die paretische Seite bei langsamem Öffnen des Mundes; zudem kann der Unterkiefer bei der horizontalen „Mahlbewegung" nicht auf die Gegenseite bewegt werden (M.-pterygoideus-Parese).

Reflexe Von den zahlreichen beschriebenen Trigeminusreflexen sind der Korneal-, der Nies- und der Masseterreflex klinisch relevant:

- **Kornealreflex:** Bei diesem Fremdreflex bildet der V1 den afferenten und der N. facialis den efferenten Schenkel. Er wird durch eine leichte Berührung der Kornea, idealerweise deren oberer Hälfte, mit ei-

1.2.5.2 Klinische Untersuchung

Untersucht wird die Wahrnehmung für Schmerz und Berührung supraorbital (V1), an Wange (V2) und am Kinn (V3). Motorisch lässt sich vor allem die Kaumuskulatur untersuchen. Vom N. trigeminus hängen auch Korneal-, Nies- und Masseterreflex ab.

nem Wattestäbchen ausgelöst. Die Reflexantwort besteht im Blinzeln des ipsilateralen (direkter Reflex) und des kontralateralen Auges (konsensueller Reflex).

- **Niesreflex:** Den afferenten Schenkel dieses Fremdreflexes bildet wieder der V1, den efferenten Schenkel die N. V, VII, IX und X sowie die motorischen Nerven des zervikalen und thorakalen Rückenmarks. Er wird durch eine leichte Berührung des Nasenseptums oder der vorderen Nase mit einem Wattestäbchen ausgelöst. Die Reflexantwort besteht im Rümpfen der Nase, Schließen der Augen und Niesen.
- **Masseterreflex:** Dieser Muskeleigenreflex wird ausgelöst, indem der Untersucher den Zeigefinger auf das Kinn legt und ihn bei leicht geöffnetem Mund beklopft. Die Reflexantwort besteht in einer Aufwärtsbewegung des Unterkiefers.

1.2.5.3 Interpretation

Einseitige Muskelparesen weisen auf Läsionen von Hirnstamm, peripherem Nerv oder Ganglion Gasseri hin. Beidseitige Paresen sind eher typisch für motoneuronale, myasthene oder myopathische Erkrankungen.
Merke: Der Masseterreflex ist ein Maß für das gesamte Reflexniveau und hilft bei der Unterscheidung zwischen zervikalen oder höher gelegenen Schädigungen.

1.2.5.3 Interpretation

Motorische Funktionen Eine einseitige Parese der vom N. trigeminus versorgten Muskeln weist auf eine fokale Läsion des Hirnstamms, der motorischen Trigeminuswurzel oder des Ganglion trigeminale Gasseri hin. Beidseitige Paresen mit Unfähigkeit des Mundschlusses sind auf weniger fokale Erkrankungen verdächtig, etwa eine Motoneuronerkrankung, neuromuskuläre Transmissionsstörung (Myasthenie) oder Myopathie.

Reflexe Bei einer einseitigen Läsion des N. trigeminus fehlen der direkte und der konsensuelle **Kornealreflex,** während diese beiden Reflexe bei Stimulation der gegenseitigen Kornea erhalten sind. Bei einer einseitigen N.-facialis-Parese fehlt nur der direkte Kornealreflex, während bei Stimulation der gegenseitigen Kornea nur der konsensuelle Kornealreflex fehlt. Der **Masseterreflex** ist normalerweise gar nicht oder nur schwach auslösbar. Er ist wichtig, um eine zervikale Myelopathie (Masseterreflex normal) von einer allgemeinen Hyperreflexie und Läsion der kortikobulbären Bahnen bei Pseudobulbärparalyse oder amyotropher Lateralsklerose (Masseterreflex gesteigert) abzugrenzen. Der Masseterreflex dient hierbei als „Eichmaß" des Niveaus der übrigen Muskeleigenreflexe.

1.2.6 Nervus facialis (Hirnnerv VII)

1.2.6.1 Funktionelle Anatomie

Der N. facialis (VII) versorgt motorisch vor allem die mimische Muskulatur, zudem den M. stapedius. Parasympathisch innerviert er mit dem N. intermedius die Speicheldrüsen. Die Chorda tympani enthält die Geschmacksinformationen der vorderen ⅔ der Zunge.

1.2.6 Nervus facialis (Hirnnerv VII)

1.2.6.1 Funktionelle Anatomie

Der N. facialis (N. VII) enthält vorwiegend motorische Fasern, der mitgeführte N. intermedius somatosensible und parasympathische und die Chorda tympani gustatorisch-sensorische und parasympathische Fasern. Die motorischen N.-VII-Fasern versorgen die Muskeln der Kopfhaut, der Stirn, des Gesichts und das Platysma, aber auch die Muskeln des Ohrs, den M. stapedius, den M. buccinator, den M. stylohyoideus und den Venter posterior des M. digastricus. Die parasympathisch-efferenten (sekretorischen) Fasern innervieren die Gll. submandibularis, sublingualis und lacrimalis sowie die kleinen Schleimdrüsen der Nasen- und Mundhöhle. Gustatorisch-sensorische Fasern leiten von den vorderen zwei Dritteln der Zunge stammende Geschmacksinformationen (Chorda tympani). Schließlich versorgen wenige sensible Fasern das Ohr und den Meatus acusticus externus.

Verlauf Kortex-Hirnstamm:
Gyrus precentralis → Tractus corticobulbaris (Kreuzung pontin) → Fazialiskern → inneres Fazialisknie (um Abduzenskern herum) → Austritt am Sulcus pontomedullaris

Motorische Funktionen

Vom Kortex zum Hirnstamm Die supranukleäre Innervation der Gesichtsmuskulatur erfolgt durch Motoneurone, die im unteren Drittel des kontralateralen Gyrus precentralis lokalisiert sind. Die Axone verlaufen im Tractus corticobulbaris, kreuzen meist pontin zur Gegenseite und innervieren den Fazialiskern, der im Tegmentum des kaudalen Pons, anteromedial vom Nucleus tractus spinalis nervi trigemini und anterolateral vom Nucleus nervi abducentis liegt. Der Teil des Fazialiskerns, der das untere Drittel bis die Hälfte der Gesichtsmuskulatur innerviert, wird vorwiegend vom kontralateralen motorischen Kortex versorgt. Dagegen wird der Teil des Fazialiskerns, der das obere Drittel bis die Hälfte der Gesichtsmuskulatur innerviert, auch durch den ipsilateralen motorischen Kortex versorgt, sodass die supranukleäre Innervation zumindest der Stirn bilateral ist. Vom Fazialiskern ziehen die Axone zuerst nach dorsomedial und hinten, umschlingen dann den Abduzenskern (inneres Fazialisknie), um seitlich am Fazialiskern vorbei zum Sulcus pontomedullaris zu ziehen, wo sie hinter dem N. trigeminus am hinteren Brückenrand im Kleinhirnbrückenwinkel den Hirnstamm verlassen.

Nervenverlauf:
innerer Gehörgang → Canalis nervi facialis → äußeres Fazialisknie um Ganglion geniculi und Abzweigung des N. intermedius → Abzweigung von N. stapedius und Chorda tympani kurz vor Austritt aus Foramen stylomastoideum → Plexus parotideus

Nervenverlauf Der N. facialis besteht aus einer größeren motorischen und einer kleineren sensorischen Wurzel, die den N. intermedius bildet. Er tritt mit dem N. intermedius und dem N. vestibulocochlearis in den inneren Gehörgang ein (➤ Abb. 1.7). An seinem Boden trennt sich der N. facialis vom N. vestibulocochlearis und tritt in den Canalis nervi facialis (Fallopii) ein. Dort durchläuft er auf einer Länge von 25–32 mm die Pars labyrinthica, tympanica oder horizontalis, pyramidalis und mastoidea. Am Ende der Pars labyrinthica liegt das Ganglion geniculi (viszero- und somatosensorische Afferenzen, vgl. Chorda tympani), und in der Pars mastoidea zweigen der N. stapedius und schließlich die Chorda tympani ab. Unmittelbar nach dem Austritt aus dem Foramen stylomastoideum gehen die posterioren aurikulären (M. occipitalis und Mm. auriculares), digastrischen (Venter posterior des M. digastricus) und stylohyoidalen (M. stylohyoideus) Äste ab. Danach wendet sich der N. facialis nach vorne und bildet in der Gl. parotis den Plexus parotideus, der alle Muskeln der Kopfhaut, der Stirn und des Gesichts sowie das Platysma versorgt (➤ Abb. 1.11).

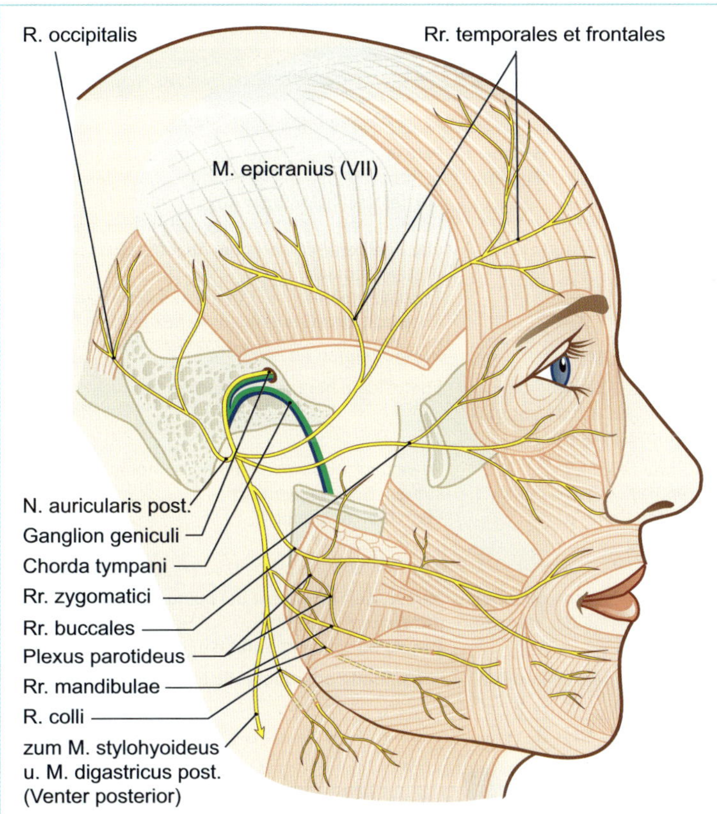

Abb. 1.11 Endäste des N. facialis. [L126]

ABB. 1.11

Nervus intermedius

Der N. intermedius enthält somatisch-afferente und parasympathisch-efferente Fasern. Die parasympathischen Fasern stammen vom Nucleus salivatorius superior und zweigen vom Fazialisstamm auf der Höhe des Ganglion geniculi als N. petrosus superficialis major ab. Dieser vereinigt sich mit dem N. petrosus profundus (sympathische Fasern des Plexus carotideus), tritt mit diesem als N. vidianus in den Canalis pterygoideus ein und endet am Ganglion pterygopalatinum (sphenopalatinum), das postganglionäre Fasern zur Tränendrüse schickt.

Chorda tympani

Die Chorda tympani enthält viszeral-efferente (sekretorische), viszerosensorische (Geschmack) und somatosensible Fasern. Sie zweigt vom N. facialis unmittelbar vor dessen Austritt aus dem Foramen stylomastoideum ab und vereinigt sich mit dem N. lingualis. Beide Nerven ziehen zum parasympathischen Ganglion submandibulare, dessen postganglionäre Fasern sich mit sympathischen Fasern durchmischen und die Gll. submandibularis, sublingualis und linguales des Zungenkörpers sowie die kleinen Drüsen des Mundbodens und die Schleimdrüsen in der Umgebung der Tonsille und der Schlundenge versorgen. Die **Geschmacksfasern** der Chorda tympani (= periphere Fortsätze des Ganglion geniculi) innervieren die Papillae fungiformes in den vorderen zwei Dritteln der Zunge und vermitteln die Geschmacksqualitäten süß, sauer und salzig. Der zentrale Fortsatz des Ganglion geniculi läuft im N. intermedius zum Nucleus tractus solitarii der Medulla oblongata. Dessen Axone laufen u. a. zum Nucleus salivatorius superior und inferior und geben Geschmacksinformationen über den kontralateralen Lemniscus medialis zum Thalamus und zum Zungenareal im Gyrus postcentralis. **Somatosensible Fasern** der Chorda tympani sind ebenfalls periphere Fortsätze des Ganglion geniculi, und sie versorgen Teile des Meatus acusticus externus, die Membrana tympanica und 2 kleine, retroaurikulär und mastoidal gelegene Hautareale.

1.2.6.2 Klinische Untersuchung

1.2.6.2 Klinische Untersuchung

Motorische Funktionen Zuerst wird das nicht angespannte Gesicht insbesondere auf eine Asymmetrie hin betrachtet. Danach werden die vom N. facialis versorgten Muskeln von oben nach unten geprüft (➤ Tab. 1.6).

Tab. 1.6 Klinische Untersuchung des N. facialis und Befunde bei Parese des N. facialis.

Untersuchter Muskel	Aufforderung (Handlung) des Untersuchers	Pathologischer Befund
M. frontalis	Stirn runzeln	keine oder weniger Querfalten
M. orbicularis oculi	Augen zukneifen (versucht, das Auge mit den Fingern zu öffnen)	Parese: unvollständiger Lidschluss mit besserem Sichtbarbleiben der Wimpern („signe des cils“) Plegie: unvollständiger Augenschluss (= Lagophthalmus); evtl. Keratitis e lagophthalmo; nach oben gedrehter Bulbus bei Augenschluss sichtbar (Bell-Phänomen) Ectropium paralyticum (nach auswärts gedrehtes Unterlid); Orbicularis-oculi-Reflex fehlt
M. procerus	Nase rümpfen	Nasenrümpfen nicht möglich
M. orbicularis oris	(versucht, zwischen den Lippen gehaltenen Spatel herauszuziehen)	Spatel kann herausgezogen werden
M. orbicularis oris, M. levator labii superioris, M. zygomaticus, M. depressor et levator anguli oris, M. mentalis	Zähne zeigen, Mund spitzen Pfeifen	Bewegung wird vorwiegend oder nur mit der gesunden Seite ausgeführt Pfeifen nicht möglich
M. buccinator	Backe aufblasen (manuelle Kompression der Wangen)	Parese: Luft entweicht bei manueller Kompression der Wangen Plegie: Backe nicht aufblasbar
Platysma	Kinn vorstrecken und Zähne zeigen	verminderte oder fehlende Muskelkontraktion

PRAXISTIPP

PRAXISTIPP Bei der **Inspektion des Gesichts** ist zunächst auf eine Asymmetrie zu achten. Die ist in der Normalbevölkerung gar nicht so selten, muss sich, wenn sie habituell ist, aber auch auf früheren Fotos des Untersuchten nachweisen lassen und darf nicht auf alte Verletzungen oder Erkrankungen zurückgehen. Des Weiteren ist der Gesichtsausdruck relevant, der beispielsweise beim Morbus Parkinson (immobiles, emotionslos wirkendes „Maskengesicht“), bei Muskelerkrankungen (Facies myopathica) und bei einer N.-facialis-Parese jeweils typisch verändert ist.

Eine Fazialisparese kann durch Parese des M. stapedius eine Hörstörung (Hyperakusis) sowie durch Chorda-tympani-Läsion eine Geschmacksstörung hervorrufen.

Sensorische Funktionen Eine Parese des N. stapedius kann durch die Angabe einer die N.-facialis-Parese begleitenden Hyperakusis oder Dysakusis erfragt werden. Der Geschmackssinn wird am mittleren Drittel der herausgestreckten Zunge geprüft, indem mit Wattestäbchen nacheinander 4 Geschmacksstoffe – entsprechend den primären Geschmacksqualitäten – aufgepinselt werden: bitter (1-prozentige Chininlösung), sauer (5-prozentige Zitronenlösung), süß (20-prozentige Zuckerlösung oder Saccharin, Aspartam), salzig (10-prozentige Kochsalzlösung). Die vom Japaner Kikunae Ikeda 1908 beschriebene 5. Geschmacksqualität umami (fleischig und herzhaft, wohlschmeckend) wird nur von wenigen Neurologen getestet.

MERKE

MERKE Ein verminderter Geschmackssinn wird als Hypogeusie bezeichnet, ein fehlender Geschmackssinn als Ageusie.

1.2.6.3 Interpretation

Die Fazialisparese bewirkt eine Gesichtsasymmetrie. Markante Zeichen sind hängender Mundwinkel, verstrichene Nasolabialfalte und ein unvollständiger Lidschluss („signe de cils“, „Bell-Phänomen“). Als sekundäre Fehlinnervation können nach Abheilung Synkinesien und sog. Krokodilstränen entstehen. Wichtig: Die obere Gesichtshälfte wird von beiden Hirnhälften versorgt und ist bei einseitiger supranukleärer (zentraler) Schädigung nicht betroffen! Daher ist die Stirn nur bei einer peripheren Nervenläsion verstrichen.

1.2.6.3 Interpretation

Motorische Funktionen Eine Gesichtsasymmetrie mit unilateral glatter Stirn bzw. geringer ausgeprägten Stirnfurchen, herabhängender Augenbraue, erweitertem Lidspalt mit herabhängendem, etwas vom Bulbus abstehendem Unterlid, tränendem Auge, verstrichener Nasolabialfalte, herabhängender Oberlippe und zur gesunden Seite verzogener Medianlinie der Oberlippe ist das typische Bild einer einseitigen, peripheren N.-facialis-Parese. Mitbewegungen (Synkinesien), Kontrakturen und ein „postparalytischer Spasmus facialis“ sind für die Reinnervationsphase nach einer peripheren Fazialisparese typisch. Synkinesien sind Folge regenerativer Axon-Fehlaussprossungen und verursachen beispielsweise beim Augenschluss ein gleichzeitiges Anheben des Mundwinkels, wogegen Kontrakturen der Gesichtsmuskeln eine enge Lidspalte oder eine ausgeprägte Nasolabialfalte bewirken können.

Sensorische Funktionen Außer den Geschmacksstörungen kann eine periphere Parese des N. facialis weitere Störungen nach sich ziehen: **Krokodilstränen** können während des Essens durch Stimulation der Speicheldrüsensekretion auftreten.

Zentrale oder periphere Fazialisparese? Eine „zentrale Fazialis-Parese" (besser: zentrale mimische Parese, denn der N. facialis ist keine zentrale Struktur) betrifft wegen der einseitigen, supranukleären Innervation überwiegend die untere Gesichtshälfte, wogegen die obere Gesichtshälfte aufgrund ihrer beidseitigen supranukleären Innervation kaum betroffen ist. Im Gegensatz zur Läsion des (peripheren) N. facialis fehlen eine Hyper- und Dysakusis sowie Geschmacksstörungen. Zudem finden sich bei zentralen Lähmungen oft weitere Zeichen einer zerebralen Schädigung (➤ Tab. 1.7).

Tab. 1.7 Verschiedene Läsionsorte des N. facialis mit klinischen Befunden.

Ort der Läsion	Mögliche zusätzliche Befunde*
nukleär	Faszikulationen, andere Zeichen einer Motoneuronerkrankung (oft beidseitig)
faszikulär (Pons)	Hyperakusis, verminderte Tränensekretion, Faszikulationen, Myokymien, ipsilaterale N.-abducens- oder Blickparese, ipsilaterale Kaumuskelschwäche, kontralaterale Hemiparese
zisternal	Tinnitus, Taubheit, Schwindel (N. VIII), Schmerzen oder Sensibilitätsstörung im Gesicht (N. V), Geschmacksstörung vordere zwei Zungendrittel, verminderte Tränen- und Speichelsekretion, Hyperakusis (N. intermedius), pathologische Nystagmen und ipsilaterale Ataxie (Kleinhirn oder Kleinhirnbahnen)
Fazialiskanal, auf Höhe des Ganglion geniculi	Geschmacksstörung vordere zwei Zungendrittel, verminderte Tränen- und Speichelsekretion, Hyperakusis (N. stapedius)
Fazialiskanal, distal des Ganglion geniculi und vor Abgang des N. stapedius	Hyper- oder Dysakusis (N. stapedius), Geschmackssinnstörung vordere zwei Zungendrittel und verminderte Speichelsekretion (Chorda tympani)
Fazialiskanal, zwischen Abgang des N. stapedius und der Chorda tympani	Geschmackssinnstörung vordere zwei Zungendrittel und verminderte Speichelsekretion (Chorda tympani)
Fazialiskanal, nach Abgang der Chorda tympani	keine
nach Austritt aus dem Foramen stylomastoideum	keine

* zusätzlich zu möglichen Paresen der die Kopfhaut, die Stirn und das Gesicht versorgenden Muskeln sowie des Platysmas

TAB. 1.7

MERKE Ist Stirnrunzeln noch möglich, hat die faziale Schwäche wahrscheinlich eine zentrale und keine periphere Ursache (s. a. ➤ Abb. 14.8).

MERKE

1.2.7 Nervus vestibulocochlearis (Hirnnerv VIII)

1.2.7.1 Funktionelle Anatomie

Der N. vestibulocochlearis besteht aus dem N. vestibularis und dem N. cochlearis. Beide Anteile verlaufen extrazerebral gemeinsam, wobei die Perikarya des N. cochlearis im Ganglion spirale cochleae liegen (mit peripheren Fortsätzen zu den Sinneszellen des Corti-Organs), die des N. vestibularis im Ganglion vestibulare im Meatus acusticus internus (mit peripheren Fortsätzen zu den Bogengängen, Sacculus und Utriculus).

Cochlea-Anteil Schallwellen werden über das Mittelohr der Schnecke zugeleitet und lösen in der Cochlea eine sog. Wanderwelle der Basilarmembran aus. Je nach Frequenz des Schallreizes liegt die maximale Amplitude dieser Welle an einer spezifischen Stelle in der Cochlea (hohe Frequenzen basal, tiefe Frequenzen apikal). Die Auslenkung der Basilarmembran aktiviert die Haarzellen (sekundäre Sinneszellen im Corti-Organ), wobei durch die Frequenz vorgegeben ist, welche Haarzellpopulation am meisten aktiviert wird. Die in den peripheren Fortsätzen des Ganglion spirale entstehenden Aktionspotenziale werden im N. cochlearis nach zentral geleitet. Der N. cochlearis zieht im Kleinhirnbrückenwinkel zum Hirnstamm. Dort findet ipsilateral eine erste neuronale Umschaltung auf das 2. Neuron statt (Nucleus cochlearis dorsalis et ventralis). Ein Großteil der Fasern kreuzt dann auf die Gegenseite und zieht rostral bis zum Colli-

1.2.7 Nervus vestibulocochlearis (Hirnnerv VIII)

1.2.7.1 Funktionelle Anatomie

Der **N. vestibulocochlearis** (VIII) setzt sich aus N. vestibularis und N. cochlearis zusammen. Die **Schallwahrnehmung** erfolgt über die Cochlea → Haarzellen im Corti-Organ → N. cochlearis (Ganglion spirale) → Nucleus cochlearis dorsalis et ventralis → Colliculus inferior → Corpus geniculatum laterale → Gyri temporales transversi (Heschl-Querwindungen).

culus inferior der Vierhügelplatte und entweder von dort indirekt oder direkt zum Corpus geniculatum mediale. Von dort gibt es eine direkte Projektion zum primär auditiven Kortexareal (Area 41, Heschl-Querwindungen, Gyri temporales transversi) auf dem Gyrus temporalis superior (tonotopische Gliederung). Ähnlich wie beim visuellen Kortex sind den primären Kortexarealen weitere assoziative Kortexareale vor allem parietal zugeordnet.

Vestibulärer Anteil Die sekundären Sinneszellen des Labyrinths befinden sich in den Bogengangsorganen der 3 Bogengänge und den Makulaorganen von Utriculus und Sacculus. Sie setzen schon in Ruhe so viel Transmitter frei, dass in den peripheren Fortsätzen des Ganglion vestibulare eine Ruheaktivität entsteht. Änderungen der räumlichen Lage oder Bewegungen des Körpers führen dazu, dass sich diese Aktivität ändert. Der N. vestibularis zieht mit dem N. cochlearis durch den inneren Gehörgang zum kaudalen, lateralen Hirnstamm (s. a. ➤ Kap. 4.1). Im Komplex der Vestibulariskerne auf der Höhe der unteren Olive werden die peripheren Signale nicht nur auf zentrale Neurone umgeschaltet, sondern auch primär analysiert und auf folgende Systeme aufgeteilt:
- ipsilateral zum Archizerebellum (Nodulus und Flocculus),
- ipsilateral deszendierend zu den motorischen Vorderhornzellen des Rückenmarks und
- sowohl ipsi- als auch kontralateral zu den Augenmuskelkernen.

Zudem gibt es Projektionen über die Formatio reticularis zur Area postrema (Brechzentrum). Auch Projektionen bis zum Thalamus und damit wahrscheinlich auch indirekt zu Kortexarealen sind bekannt.

1.2.7.2 Klinische Untersuchung und Interpretation

Cochlea-Anteil Die Funktionalität des Cochlea-Systems wird mit Hörtests geprüft. Dies ist im Rahmen der klinischen Untersuchung möglich oder durch eine apparative Tonaudiometrie. Bei der klinischen Prüfung sollten über eine Stimmgabel oder andere akustische Quellen zumindest hoch- und niederfrequente Töne präsentiert werden. Im Seitenvergleich kann dabei eine Hypakusis diagnostiziert werden. Eine Unterscheidung zwischen Innenohr- oder Mittelohrschwerhörigkeit gelingt mit dem **Test nach Rinne.** Hierbei wird eine Stimmgabel auf den Processus mastoideus auf der Seite des betroffenen Ohrs aufgesetzt. Wird der Ton durch die Knochenleitung nicht mehr gehört, aber durch die Luftleitung vor dem Ohr, besteht eine normale Funktion des Mittelohrs und es liegt eine Innenohrschwerhörigkeit vor. Ist die Knochenleitung besser als die Schallleitung, liegt eine Mittelohrschwerhörigkeit vor. Beim **Versuch nach Weber** wird die Stimmgabel auf den Scheitel des Kopfes gesetzt. Bei einer Mittelohrschwerhörigkeit wird der Ton auf dem betroffenen Ohr lauter gehört, bei Innenohrschwerhörigkeit auf dem gesunden Ohr.

Vestibulärer Anteil Die klinische Prüfung der Vestibularfunktion ist in ➤ Kap. 4 dargestellt. Neben der Stand- und Gangprüfung (Romberg-Stehversuch, Unterberger-Tretversuch) wird auch die Okulomotorik geprüft, wobei insbesondere ein Spontannystagmus auf eine periphere Störung des Vestibularissystems hindeutet.

1.2.8 Okulärer Nystagmus

1.2.8.1 Einteilung

Ein okulärer Nystagmus bezeichnet unwillkürliche, rhythmische Hin-und-her- bzw. Auf-und-ab-Bewegungen, die meist beide Augen betreffen. Es gibt physiologische oder pathologische, angeborene oder erworbene, ruckförmige oder pendelnde sowie schlagrichtungs- oder blickrichtungsbestimmte Nystagmen:
- **Rucknystagmus:** Er setzt sich aus einer langsamen Augenbewegung in eine Richtung und einer schnellen Augenbewegung (Sakkade) in die Gegenrichtung zusammen. Seine Schlagrichtung wird nach der schnellen Phase angegeben. Zudem kann seine Frequenz (schnell, langsam) und Amplitude (grob-, feinschlägig) beschrieben werden und ob sich diese Charakteristika zwischen beiden Augen unterscheiden. Ist dies der Fall, handelt es sich um einen dissoziierten Nystagmus, z. B. bei der internukleären Ophthalmoplegie (➤ Kap. 1.2.4). Ein Rucknystagmus nimmt bei Blick in die Richtung der raschen Phase in seiner Amplitude zu.
- **Pendelnystagmus:** Die Geschwindigkeiten der Hin-und-her-Bewegungen der Augen sind annähernd gleich. Sollten kleine Geschwindigkeitsunterschiede in beiden Phasen auftreten, sind sie jedoch nie so ausgeprägt wie beim Rucknystagmus. Der Pendelnystagmus ist immer pathologisch und viel seltener als der Rucknystagmus.
- **Physiologischer (Ruck-)Nystagmus:** Hierzu zählt der **optokinetische Nystagmus (OKN).** Er entsteht, wenn der Betrachter und/oder das von ihm fixierte visuelle Objekt sich bewegen, beispielsweise, wenn man aus dem fahrenden Zug auf Objekte in der Landschaft schaut („Eisenbahnnystagmus"). Bei der klinischen Untersuchung werden der horizontale (nach rechts und links) und der vertikale (nach oben und unten) OKN mit einer Streifen-Drehtrommel geprüft. Der so ausgelöste OKN setzt sich aus den langsamen Folgebewegungen in Richtung der Bewegung der Drehtrommel

Studentische Sicht

Die **vestibuläre Reizweiterleitung** erfolgt über die Bogengangs- und Makulaorgane → N. vestibularis (Ganglion vestibulare) → Vestibulariskerne. Hier findet eine Verarbeitung statt und es entstehen weitere Efferenzen zu Archizerebellum, Vorderhornzellen des Rückenmarks und den Augenmuskelkernen.

1.2.7.2 Klinische Untersuchung und Interpretation

Der **Cochlea-Anteil** wird mit Hörtests (Stimmgabel, Audiometrie) auf eine Hypakusis untersucht. Klinisch lässt sich durch Rinne- und Weber-Test eine Schallleitungs- von einer Schallwahrnehmungsstörung unterscheiden. Der **vestibuläre Anteil** wird durch Stand-, Gang- und Okulomotorik-Tests untersucht (➤ Kap. 4).

1.2.8 Okulärer Nystagmus

1.2.8.1 Einteilung

Nystagmen sind unwillkürliche, rhythmische Augenbewegungen. Man unterscheidet physiologische, pathologische sowie angeborene Formen.
Beschreibung über:
- Auftreten (Spontan-/Fixations-/Lagerungs-/Blickrichtungsnystagmen)
- Form (ruckend/pendelnd)
- Schlagrichtung (der schnellen Phase)
- Frequenz (schnell/langsam)
- Amplitude (grob-/feinschlägig)

Beispiele:
- Rucknystagmus: langsame Augenbewegung und Sakkade in Gegenrichtung
- Pendelnystagmus: ungefähr gleiche Geschwindigkeit in beide Richtungen
- physiologische Nystagmen, z. B. optokinetischer Nystagmus (z. B. beim Zugfahren) oder vestibulärer Nystagmus (z. B. im Drehstuhl oder bei Spülung des Gehörgangs)

Schlag- und blickrichtungsbestimmte Nystagmen sind überwiegend pathologisch (Ausnahme: physiologischer Endstellnystagmus).

und den raschen Korrektursakkaden in Gegenrichtung zusammen. Bei einer Läsion der für die Generation von Sakkaden und/oder langsamen Bewegungen zuständigen Zentren ist der OKN verlangsamt oder aufgehoben. Ein weiterer physiologischer Nystagmus ist der **vestibuläre Nystagmus.** Er wird unter der Frenzel-Brille beim auf einem Drehstuhl sitzenden Probanden durch Drehung des Stuhls oder mittels Spülung des äußeren Gehörgangs durch kaltes oder heißes Wasser ausgelöst (➢ Kap. 1.2.7).
- **Schlagrichtungsbestimmter (Ruck-)Nystagmus:** Dieser schlägt ausschließlich in eine Richtung, nimmt beim Blick in diese Richtung zu, beim Blick in die Gegenrichtung ab. Ein spontaner horizontaler „SRN" ist typisch für einseitige vestibuläre Funktionsstörungen. Er ist immer pathologisch.
- **Blickrichtungsbestimmter (Ruck-)Nystagmus:** Seine Schlagrichtung ändert sich mit der Blickrichtung und zeigt jeweils in die Blickrichtung. Als feinschlägiger, symmetrischer Nystagmus bei extremem Seitwärtsblick ist er physiologisch (Endstellnystagmus). Bei gröberer Amplitude oder geringeren Blickwinkeln ist ein „BRN" pathologisch und weist auf ZNS-Erkrankungen der hinteren Schädelgrube oder metabolisch-toxische Ursachen hin (Medikamente, Alkohol).

Auslösung und Ursachen Es gibt verschiedene (Untersuchungs-)Bedingungen, unter denen ein Nystagmus auftreten kann. Diese erlauben Rückschlüsse auf die Ursache. Ein **Spontannystagmus** wird bei Geradeausblick unter Ausschluss der Fixation (d. h. unter Frenzel-Brille) diagnostiziert. Er entsteht oft durch einseitige vestibuläre Schäden. Ein **Fixationsnystagmus** wird beim Fixieren von Objekten manifest und ist oft kongenital. Ein **Lagerungsnystagmus** entsteht, wenn der Untersucher den Körper oder den Kopf des Patienten schnell umlagert. Er ist typisch für eine labyrinthäre Kanalo- oder Kupulolithiasis (➢ Kap. 4.3.2).

MERKE Das vom Patienten bemerkte Leitsymptom des neurologischen Befundes „Nystagmus" sind scheinbare Bewegungen der visuellen Umwelt, sog. Oszillopsien. Sie sind die Folge der retinalen Bildverschiebung in der langsamen Nystagmusphase. Noch häufiger klagen die Patienten über unscharfes oder verwackeltes Sehen.

MERKE

1.2.8.2 Funktionelle Anatomie

Nystagmus entsteht in okulomotorischen Subsystemen (z. B. Sakkadensystem, langsames Folgebewegungssystem). Ihre funktionelle Neuroanatomie wird im ➢ Kap. 1.2.4 und im ➢ Kap. 1.2.7 beschrieben.

1.2.8.2 Funktionelle Anatomie

1.2.8.3 Klinische Untersuchung

1.2.8.3 Klinische Untersuchung

MERKE Grundsätzlich wird der Nystagmus nach Schlagform (ruckend, pendelnd), Schlagrichtung (rechts, links, auf, ab, Uhrzeigersinn, Gegenuhrzeigersinn) und auslösender Bedingung (spontan, Blickrichtung, Fixation, Kopflagerung) beurteilt.

MERKE

1.2.8.4 Interpretation

Durch eine neurologische Erkrankung ausgelöste Nystagmen und abnorme Augenbewegungen sind in ➢ Tab. 1.8 zusammengefasst. Nicht durch eine neurologische Erkrankung ausgelöste Nystagmen sind kongenitale Nystagmen, medikamentös induzierte Nystagmen und Nystagmen bei okulären Erkrankungen.

1.2.8.4 Interpretation

Tab. 1.8 Pathologische Nystagmen und abnorme Augenbewegungen bei neurologischen Erkrankungen.

Abnorme Augenbewegung	Symptome und Zeichen	Ursache/Lokalisation der Läsion
Upbeat-Nystagmus	Spontannystagmus nach oben, Oszillopsien	Vermis oder Medulla oblongata
Downbeat-Nystagmus	Spontannystagmus nach unten, nimmt beim Blick zur Seite zu	Anomalie des kraniozervikalen Übergangs, spinozerebelläre Degeneration, kaudaler Hirnstamm
Ocular Bobbing	Sakkade nach unten, gefolgt von langsamem Drift nach oben in Primärposition Patient meist komatös	meist schwere pontine Läsion
Opsoklonus	schnelle, multidirektionelle, konjugierte Sakkaden ohne Fixationsintervall	paraneoplastisches Opsoklonus-Myoklonus-Syndrom, Hirnstamm, Zerebellum, zerebelläre Bahnen
Ocular Flutter	Opsoklonus mit horizontalen Sakkaden	wie Opsoklonus
Gegenrucke („macro square wave jerks")	kleine Sakkaden vom Fixationspunkt weg, gefolgt von Rückstellsakkaden zum Fixationspunkt	Zerebellum

TAB. 1.8

1.2.9 Nervus glossopharyngeus (Hirnnerv IX) und Nervus vagus (Hirnnerv X)

Die Hirnnerven IX und X entspringen aus motorischen und autonomen Kernen der Medulla oblongata, sie enthalten die gleichen Fasersysteme (motorisch-efferent, parasympathisch-efferent, somatisch-afferent, viszeral-afferent), liegen anatomisch eng beieinander, versorgen teilweise die gleichen Strukturen, haben ähnliche Funktionen und werden oft von den gleichen Krankheiten betroffen. Eine isolierte Schädigung nur eines der beiden Hirnnerven ist klinisch jeweils kaum abgrenzbar.

1.2.9.1 Funktionelle Anatomie

Nervus glossopharyngeus

Der Tractus corticobulbaris versorgt beidseits den in der Medulla oblongata gelegenen motorischen Nucleus ambiguus. Sein rostraler Teil enthält Motoneurone des N. glossopharyngeus, und der kaudale Teil diejenigen des N. vagus. Der N. glossopharyngeus tritt im Sulcus posterolateralis zwischen der inferioren Olive und dem Pedunculus cerebellaris inferior aus der Medulla oblongata aus und gelangt durch den Kleinhirnbrückenwinkel zum Foramen jugulare. Dieses durchlaufen zudem der N. vagus, die kraniale Wurzel des N. accessorius und die V. jugularis, und es enthält außerdem das superiore glossopharyngeale und vagale (jugulare) Ganglion (➤ Abb. 1.7). Etwa 1 cm kaudal vom Foramen jugulare liegt das inferiore glossopharyngeale, inferiore (petrosale) Ganglion. Beide glossopharyngeale Ganglien enthalten das erste sensible sowie somatisch- und viszeral-afferente Neurone. Auf Höhe des inferioren Ganglions gibt der IX. Hirnnerv den N. tympanicus ab, verläuft in einem Bogen nach vorne und erreicht die laterale Pharynxwand, um sich in seine 6 Endäste aufzuteilen.

Motorische Fasern Der N. glossopharyngeus versorgt die Pharynxmuskulatur, wobei – mit der möglichen Ausnahme des M. stylopharyngeus – alle pharyngealen Muskeln auch vom N. vagus innerviert werden.

Parasympathisch-efferente Neurone Die präganglionären Neurone liegen im Nucleus salivatorius inferior und Nucleus dorsalis nervi vagi, die in der Medulla oblongata lokalisiert sind. Ihre Axone laufen zuerst mit dem N. glossopharyngeus und verlassen ihn auf der Höhe des Ganglion inferius als N. tympanicus. Er läuft durch die Cavitas tympani (Paukenhöhle) und bildet dort den Plexus tympanicus, aus dem der N. petrosus inferior abgeht. Dieser läuft durch die Fossa cranii media, um mit dem N. mandibularis durch das Foramen ovale den Schädel zu verlassen und Synapsen mit dem postganglionären Ganglion oticum zu bilden. Dessen Axone verlaufen mit dem N. auriculotemporalis und innervieren die Gl. parotis.

Sensorisch-afferente Fasern Die Rr. sinus carotici (Sinusnerv von Hering) leiten Informationen des Glomus caroticum (Chemorezeptoren) und Sinus caroticus (Barorezeptoren) und die Rr. linguales diejenigen des Geschmacks (sauer und bitter) des hinteren Zungendrittels. Die zentralen Fortsätze enden im Nucleus tractus solitarii.

Sensible Fasern Das 1. Neuron ist im Ganglion glossopharyngeale superius oder inferius lokalisiert und leitet somatische sowie viszerale Informationen. Die peripheren Fortsätze der 3 sensibel-afferenten Rr. tympanici, pharyngeales und tonsillares versorgen die Schleimhaut der Paukenhöhle, des Mastoids, des inneren Gehörgangs, des Pharynx, der Tonsille und des hinteren Zungendrittels. Der zentrale Fortsatz leitet die sensible Information zu entsprechenden Kernen des N. trigeminus (2. sensibles Neuron: Nucleus sensorius principalis, Nucleus tractus spinalis; 3. sensibles Neuron: Nucleus ventralis posterolateralis thalami) und zum sensorischen Kortex.

Nervus vagus

Der N. vagus ist der längste Hirnnerv. Er entspringt aus dem beidseits supranukleär versorgten kaudalen Anteil des Nucleus ambiguus (2. motorisches Neuron). Die vagalen Fasern verlaufen durch das Foramen jugulare, wo sie den R. internus des N. accessorius aufnehmen. Dann verläuft der N. vagus in der Gefäß-Nerven-Scheide mit der A. carotis interna und der V. jugularis und vorübergehend dem N. hypoglossus nach kaudal zur Basis des Nackens. Im Mediastinum verläuft der Vagus zwischen der V. brachiocephalica und dem Aortenbogen (bzw. der A. subclavia dextra) und hinter den Hauptbronchien zum Ösophagus, wo die Rr. oesophageales den Plexus oesophagealis bilden. Aus diesem gehen der Truncus vagalis anterior und posterior hervor, die mit dem Ösophagus durch den Hiatus oesophageus im Zwerchfell in den Bauchraum zur Vorder- und Hinterwand des Magens gelangen. Es folgt die Aufzweigung zu den Nervengeflechten der Pars abdominalis autonomica.

Motorische Fasern Sie innervieren den Pharynx, weichen Gaumen und Larynx. Die Pharynxmuskeln versorgt der N. vagus mit dem N. glossopharyngeus, nur der M. stylopharyngeus wird ausschließlich vom N. glossopharyngeus innerviert. Den weichen Gaumen versorgt der N. vagus mit Ausnahme des M. tensor veli palatini (N. trigeminus). Bei der vagalen Larynxversorgung muss angemerkt werden, dass die vom N. laryngeus recurrens innervierten laryngealen Muskeln vom N. accessorius mitversorgt werden. Die Larynxmuskeln erfüllen 3 Funktionen:

Studentische Sicht

1.2.9 Nervus glossopharyngeus (Hirnnerv IX) und Nervus vagus (Hirnnerv X)

Der N. glossopharyngeus (IX) und der N. vagus (X) sind sich funktionell ähnlich, räumlich nahe und häufig gemeinsam betroffen, sodass isolierte Schädigungen kaum nachzuweisen sind.

1.2.9.1 Funktionelle Anatomie

N. glossopharyngeus:

- Er innerviert gemeinsam mit dem N. vagus die *Pharynxmuskulatur.* Dazugehöriger Kern ist der Nucleus ambiguus in der Medulla oblongata. Beide Nerven ziehen durch das Foramen jugulare.
- *Parasympathisch* innerviert er die Gl. parotis, Kern hierfür ist der Nucleus salivatorius inferior.
- *Sensorisch-afferent* führt er Informationen aus dem Glomus caroticum, Sinus caroticus und des Geschmacks des hinteren Zungendrittels, die im Nucleus tractus solitarii verarbeitet werden.
- Außerdem werden *sensibel* die Schleimhaut der Paukenhöhle, des Mastoids, des inneren Gehörgangs, des Pharynx, der Tonsille und des hinteren Zungendrittels versorgt.

N. vagus: Er entstammt u. a. dem Nucleus ambiguus und ist der längste Hirnnerv. Nach Durchtritt durch das Foramen jugulare zieht er zwischen A. carotis interna und V. jugularis zum Mediastinum und schließlich durch den Hiatus oesophageus in den Bauchraum.

Motorische Efferenzen versorgen Pharynx- und Larynxmuskulatur, sowie Rr. cardiaci, pulmonales, oesophageales und gastrointestinales die Muskulatur der entsprechenden Organe. *Parasympathische Efferenzen* entstammen dem dorsalen motorischen Nucleus (DMNX) und versorgen Herz und viszerale Organe. *Sensorische Afferenzen* aus Pharynx, Larynx, Gehörgang, Trommelfell und den Meningen der hinteren Schädelgrube führen zum Ganglion vagale superius und inferius. Zudem werden viszerale Informationen von Pharynx, Larynx, des Glomus caroticum, des Sinus caroticus und den viszeralen Organen an den Nucleus tractus solitarii übermittelt.

- Sie öffnen die Stimmritze und erlauben damit das Ein- und Ausatmen.
- Sie schließen die Stimmritze und verhindern die Aspiration von Getränken und Speisen während des Schluckens.
- Sie regulieren die Spannung der Stimmbänder und erlauben die Phonation.

Zum Schluss gehen die Rr. cardiaci, pulmonales, oesophageales und gastrointestinales ab, welche die Muskeln der entsprechenden Organe versorgen.

Parasympathisch-efferente Fasern Die präganglionären Neurone sind der dorsale motorische Nucleus des N. vagus (DMNX) und der mediale Teil des Nucleus ambiguus. Die vagalen Fasern des Nucleus ambiguus versorgen das Herz, diejenigen des DMNX die übrigen viszeralen Organe (➢ Kap. 1.6).

Sensorische Fasern Die ersten sensorischen Neurone sind im Ganglion vagale superius und inferius lokalisiert. Das superiore Ganglion leitet vorwiegend sensible, das inferiore Ganglion vorwiegend viszerale Informationen. Die sensiblen Fasern leiten Empfindungen der Oberflächensensibilität aus dem Pharynx, dem Larynx, dem Gehörgang, der Außenseite des Trommelfells und den Meningen der hinteren Schädelgrube zu den Kernen des N. trigeminus (2. sensibles Neuron). Die weiteren sensiblen Bahnen sind identisch zum N. trigeminus. Die peripheren Fortsätze der viszeral-afferenten Fasern leiten die Informationen von Pharynx, Larynx, des Glomus caroticum (Chemorezeptoren) und Sinus caroticus (Barorezeptoren) sowie der viszeralen Organe in den kaudalen Teil des Nucleus tractus solitarii. Zahllose Kollateralen gehen zu anderen Hirnstammstrukturen und vermitteln wichtige viszerale Reflexe, welche die Regulation von Herz, Blutdruck, Atmung und gastrointestinalen Funktionen ermöglichen.

1.2.9.2 Klinische Untersuchung und Interpretation

Nervus glossopharyngeus

Der N. glossopharyngeus ist schwer zu untersuchen, weil an fast allen seinen Funktionen andere Hirnnerven beteiligt sind oder weil die von ihm versorgten Strukturen nicht untersucht werden können. Der Schmerz- und Berührungssinn des Pharynx, der Tonsille und des weichen Gaumens und der Würgereflex können jedoch untersucht werden. Der Würgereflex kann an der lateralen Rachenhinterwand (pharyngealer Reflex) oder am weichen Gaumen (palataler Reflex) – z. B. mit einem hölzernen Spatel – ausgelöst werden. Der afferente Schenkel des Würgereflexes wird durch den N. glossopharyngeus und der efferente Schenkel durch die Hirnnerven IX und X gebildet. Die Reflexantwort besteht in einer Konstriktion und Anhebung des Oropharynx.

MERKE Bei einseitiger Glossopharyngeusparese bestehen eine Hypalgesie und eine Hypästhesie in seinem sensiblen Versorgungsgebiet sowie eine Abschwächung des Würgereflexes. Eine isolierte Läsion des N. glossopharyngeus ist selten, da fast immer auch Paresen anderer Hirnnerven, insbesondere des N. vagus, vorliegen.

Nervus vagus

Bei einseitiger Läsion können eine näselnde Sprache mit Schwierigkeiten beim Bilden der Konsonanten „g“ und „k“ sowie eine Dysphagie mit nasaler Regurgitation auftreten. Der Husten ist kraftlos. Bei der Racheninspektion hängen die Uvula und insbesondere das Gaumensegel auf der kranken Seite leicht nach unten (➢ Abb. 1.12). Bei der klinischen Untersuchung ist der Würgereflex abgeschwächt oder fehlt. Vegetative Funktionen werden im ➢ Kap. 1.6 beschrieben.

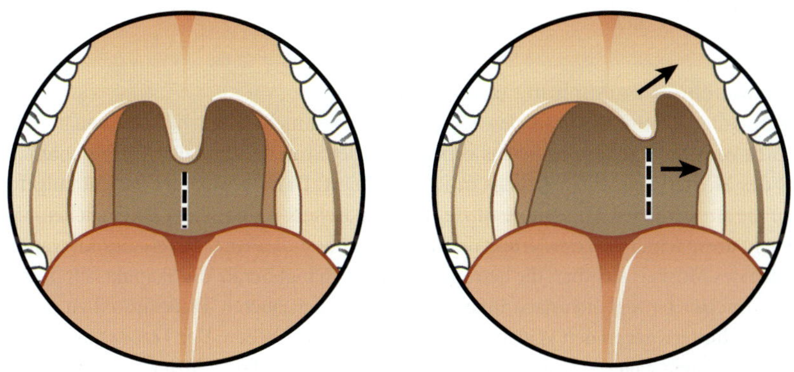

Abb. 1.12 Kulissenphänomen. Bei rechtsseitiger Lähmung des N. glossopharyngeus oder des N. vagus verziehen sich das Gaumensegel und die Rachenhinterwand beim „A“-Sagen oder Würgen auf die gesunde linke Seite. [L126]

1.2.9.2 Klinische Untersuchung und Interpretation

N. glossopharyngeus: Eine isolierte Untersuchung des Nervs ist wegen seiner sich mit anderen Hirnnerven überlappenden oder nicht sichtbaren Funktionen kaum möglich. Geprüft werden können Würgereflex sowie Berührungs- und Schmerzsinn von Pharynx, Tonsille und weichem Gaumen.

MERKE

N. vagus: Einseitige Vagusparesen gehen mit näselnder Sprache, Dysphagie und Dysarthrie einher. Ipsilateral hängt das Gaumensegel (➢ Abb. 1.12). Würgereflex ↓

ABB. 1.12

Studentische Sicht

Bei Verdacht auf eine Dysphagie ist ein Schlucktest mit Wasser sinnvoll. Bei pathologischem Ergebnis muss der Patient nüchtern bleiben und eine endoskopische Diagnostik angeschlossen werden.

1.2.10 Nervus accessorius (Hirnnerv XI)

1.2.10.1 Funktionelle Anatomie

Der N. accessorius (XI) versorgt den M. sternocleidomastoideus und den M. trapezius. Er besteht aus einem kranialen (R. internus) und einem spinalen Anteil (R. externus) (➢ Abb. 1.13). Der spinale Anteil verläuft nach kranial durch das Foramen magnum, vereinigt sich mit dem R. internus und verlässt dann den Schädel über das Foramen jugulare.

1.2.10.2 Klinische Untersuchung und Interpretation

Der kraniale Anteil innerviert gemeinsame Muskeln mit dem N. laryngeus recurrens und kann nicht isoliert untersucht werden. Der M. sternocleidomastoideus wird durch Kopfdrehung, der M. trapezius durch Schulterhebung geprüft.

Beim Schlucktest bekommt der Patient im Rahmen einer Screening-Untersuchung unter ärztlicher, pflegerischer oder logopädischer Aufsicht einen Schluck Wasser zu trinken. Nach 2–3 Minuten wird er aufgefordert, ein „A" zu intonieren. Der Test ist pathologisch, wenn der Patient sich sofort verschluckt, wenn er mit Latenz anfängt zu husten oder wenn das „A" nicht sauber intoniert werden kann (gurgelnde Geräusche). Ist der Test pathologisch, wird dem Patienten eine Nahrungs- und Flüssigkeitslatenz verordnet und es schließt sich eine endoskopische Schluckdiagnostik an.

1.2.10 Nervus accessorius (Hirnnerv XI)

1.2.10.1 Funktionelle Anatomie

Der N. accessorius besteht aus einem kleinen, kranialen und einem größeren, spinalen Anteil. Die Axone des **kranialen Anteils** (R. internus) entspringen vom ebenfalls beidseits kortikobulbär innervierten kaudalen Teil des Nucleus ambiguus und teilweise vom dorsalen motorischen Nucleus des N. vagus (2. motorisches Neuron). Die Axone des **spinalen Anteils** (R. externus) entspringen aus spinalen Neuronen des N. accessorius, die im Vorderhorn C2–C5 (C6) liegen, bilden eine posterolaterale Schlaufe durch den lateralen Funiculus und treten in Form mehrerer Wurzeln seitlich zwischen den Vorder- und Hinterwurzeln aus dem Rückenmark aus. Danach vereinigen sie sich zu einem Trunkus, der den Schädel durch das Foramen magnum betritt und nach lateral kurvt, um sich mit dem R. internus im Foramen jugulare zu vereinigen (➢ Abb. 1.13). Nach Austritt aus dem Foramen jugulare tritt er von der Innenseite in den oberen Teil des M. sternocleidomastoideus ein, zu dem er Muskeläste abgibt, möglicherweise zusammen mit motorischen Fasern der Myotome C2–C3. Er verlässt den M. sternocleidomastoideus an seinem Hinterrand, verläuft in der Nähe des N. auricularis magnus und dann schräg durch das hintere zervikale Dreieck auf dem M. levator scapulae. Ungefähr 3 Querfinger oberhalb der Klavikula tritt er von der Innenseite her in den Vorderrand des oberen Trapeziusanteils ein.

ABB. 1.13

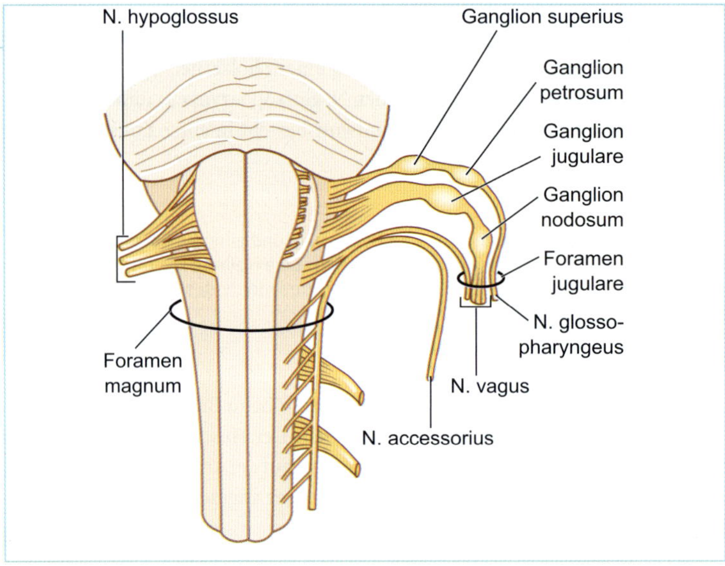

Abb. 1.13 N. accessorius mit kranialem und spinalem Anteil und seine Beziehungen zu N. glossopharyngeus und N. vagus (s. a. ➢ Abb. 1.7). [L126]

1.2.10.2 Klinische Untersuchung und Interpretation

Eine spezielle Untersuchung des kranialen Akzessoriusteils ist nicht möglich, da die von ihm innervierten Muskeln auch vom N. laryngeus recurrens versorgt werden. Um den spinalen Teil zu untersuchen, wird der Tonus des M. sternocleidomastoideus in Ruhe palpiert. Danach wird der Patient aufgefordert, den Kopf gegen die am seitlichen Kinn aufgestützte Hand zu drehen, während der Untersucher mit der freien Hand die bei Parese fehlende Tonisierung des Muskels erfasst. Bei einer Parese des M. trapezius ist ggf. eine Atrophie des Muskels sichtbar, die betroffene Schulter hängt herab, die Skapula fällt nach lateral und der Angulus inferior bewegt sich nach innen-medial. Um den oberen Trapeziusteil zu prüfen, soll der Patient beide Schultern gegen den Widerstand des Untersuchers heben. Der Test des mittleren und unteren Trapeziusteils sieht dagegen so aus, dass der Patient bei horizontal abduziertem Arm und hochgerichteter Palma manus den Ellenbogen gegen den Widerstand des Untersuchers nach vorne drücken soll. Die Muskelbewegungen können gesehen und getastet werden. Bei beidseitiger Trapeziusparese kann das Kinn nicht gehoben werden, und der Kopf fällt nach vorne („dropped head syndrome").

1.2.11 Nervus hypoglossus (Hirnnerv XII)

1.2.11.1 Funktionelle Anatomie

Der N. hypoglossus ist ein rein motorischer Hirnnerv. Er tritt mit 10–15 feinen Wurzeln im Sulcus anterolateralis aus der Medulla oblongata und zieht in 1–3 Stämmen zum Canalis nervi hypoglossi (➢ Abb. 1.7). Extrakranial verläuft er zwischen V. jugularis interna und A. carotis interna/externa im Bogen zum Mundboden. Die Rr. linguales innervieren alle Binnenmuskeln der Zunge und die in die Zunge einstrahlenden M. styloglossus, M. hyoglossus, M. genioglossus.

1.2.11.2 Klinische Untersuchung und Interpretation

Bei einer Hypoglossusparese finden sich eine Zungenatrophie mit faltiger Zungenoberfläche und eine Dysarthrie. Die Patienten beißen sich oft auf die Zunge, empfinden die Lähmung aber meist als wenig behindernd. Die Zunge weicht beim Hervorstrecken zur gelähmten Seite ab. Bei doppelseitiger Hypoglossusparese liegt die Zunge bewegungslos auf dem Mundboden, und es zeigen sich eine schwere Dys- bis Anarthrie sowie eine schwere Dysphagie.

MERKE Ein isoliertes Abweichen der Zunge zu einer Seite – ohne Atrophie – kommt auch bei Gesunden als harmlose Asymmetrie vor!

Tab. 1.9 Schädelbasissyndrome: Charakteristische Ausfallmuster von Hirnnerven infolge von Erkrankungen der Schädelbasis (s. a. ➢ Abb. 1.7).

Schädelbasis-Syndrom	Symptome und Befunde	Betroffene Hirnnerven	Ursachen
Olfaktoriusrinnen-Syndrom	Anosmie, evtl. frontobasales Psychosyndrom	I bds.	Meningeom der Frontobasis
Foster-Kennedy-Syndrom	einseitige Optikusatrophie und kontralaterale Stauungspapille	II bds.	Tumoren am Canalis opticus
Sinus-cavernosus-Syndrom	Ptose, Mydriasis und unbeweglicher, evtl. protrudierter Bulbus oculi	III, IV, V1, VI	Karotis-Aneurysma, Meningeom, arteriovenöse Fistel
Felsenbeinspitzen-Syndrom (Gradenigo-Syndrom)	Trigeminusneuralgie, einseitige Kaumuskelparese	V, VI	Mastoiditis, Cholesteatom
Kleinhirnbrückenwinkelsyndrom	Hörstörung und Vestibularisausfall	VII, VIII	Akustikusneurinom, Meningeom
Foramen-jugulare-Syndrom	Dysphagie, Kulissenphänomen, M.-trapezius-Parese	IX, X, XI	Glomus-jugulare-Tumor, Neurinom
Condylus-occipitalis-Syndrom	zusätzliche einseitige Zungenparese	IX, X, XI, XII	Knochendestruktion

1.3 Motorik

Die Untersuchung der Motorik umfasst die Bestimmung von Kraft, Reflexen, Muskeltonus und -trophik.

1.3.1 Funktionelle Anatomie

Das pyramidale motorische System (Pyramidenbahn) beginnt im motorischen Kortex (Gyrus precentralis, Area 4 nach Brodmann), wo das 1. Motoneuron lokalisiert ist. Die Pyramidenbahn enthält auch Fasern des prämotorischen Kortex (Area 6), supplementär-motorischen Areals (Area 6) und Gyrus postcentralis (Areae 3, 1 und 2). Die motorischen Funktionen der innervierten Muskeln sind wie ein „Homunkulus" somatotop gegliedert (➢ Abb. 1.14), wobei die Repräsentationsareale der Gesichts-, Sprech- und Handmuskeln große Flächen auf der Großhirnkonvexität beanspruchen, während die Beine und die Darm- und Blasensphinkteren lediglich an der medialen Oberfläche der Großhirnhemisphäre repräsentiert sind. Die Pyramidenbahn projiziert zu den motorischen Hirnnervenkernen (Tractus corticobulbaris) und den Vorderhörnern des Rückenmarks (Tractus corticospinalis; ➢ Abb. 1.14). Die pyramidalen Fasern verlaufen somatotopisch geordnet durch die Corona radiata und den hinteren Schenkel der Capsula interna, wo die kortikobulbären Fasern vorne liegen, gefolgt von den Fasern, die die Arme, den Rumpf und die Beine versorgen (➢ Abb. 1.14). Auf Höhe des Mesenzephalons liegt die Pyramidenbahn ventromedial, wobei die kortikobulbären Fasern am weitesten medial liegen. Letztere erreichen die motorischen Hirnnervenkerne meist gekreuzt und ungekreuzt (beidseitige Innervation). Die Fasern des Tractus corticospinalis kreuzen

Studentische Sicht

1.2.11 Nervus hypoglossus (Hirnnerv XII)

1.2.11.1 Funktionelle Anatomie

Der N. hypoglossus (XII) versorgt rein motorisch die Zungenmuskulatur (M. styloglossus, M. hypoglossus und M. genioglossus).

1.2.11.2 Klinische Untersuchung und Interpretation

Die Hypoglossusparese führt zu einem Abweichen der Zunge beim Herausstrecken hin zur paretischen Seite sowie zu einer Dysarthrie.

MERKE

TAB. 1.9

1.3 Motorik

Erfasst werden sollten Kraft, Tonus, Trophik und Reflexe.

1.3.1 Funktionelle Anatomie

Die Pyramidenbahn projiziert willkürliche motorische Befehle vom motorischen Kortex zu den an der Bewegung beteiligten Muskeln. Vom Gyrus precentralis verlaufen Tractus corticospinalis und Tractus corticobulbaris durch die Capsula interna zum Hirnstamm und Rückenmark.

Lerntipp: Wichtig zu merken:

- 1. Motoneuron im Gyrus precentralis
- 2. Motoneuron im Vorderhorn des Rückenmarks (bzw. im Hirnstamm für die Hirnnerven)
- Die Pyramidenbahn kreuzt zu 85–90 % in der kaudalen Medulla oblongata (Decussatio pyramidum).

Gerne gefragt wird die kortikale somatotope Gliederung („Homunkulus", ➢ Abb. 1.14).

zu 85–90 % in der kaudalen Medulla oblongata, um im Tractus lateralis des Rückenmarks das kontralaterale Vorderhorn zu erreichen. Die restlichen pyramidalen Fasern projizieren im Tractus corticospinalis anterior zum ipsilateralen Vorderhorn. Die meisten kortikospinalen Fasern erreichen die Vorderhornzellen via inhibitorische Interneurone, was eine Ursache für die gesteigerten Muskeleigenreflexe nach Läsion der Pyramidenbahn ist. Der Tractus corticospinalis innerviert gewisse Muskeln bevorzugt, was bei einer Läsion zu einem typischen Befallsmuster der Paresen führt (➤ Kap. 1.3.5). Die motorischen Kerne des Hirnstamms und des Vorderhorns (2. motorisches Neuron) innervieren die quergestreiften Muskeln.

ABB. 1.14

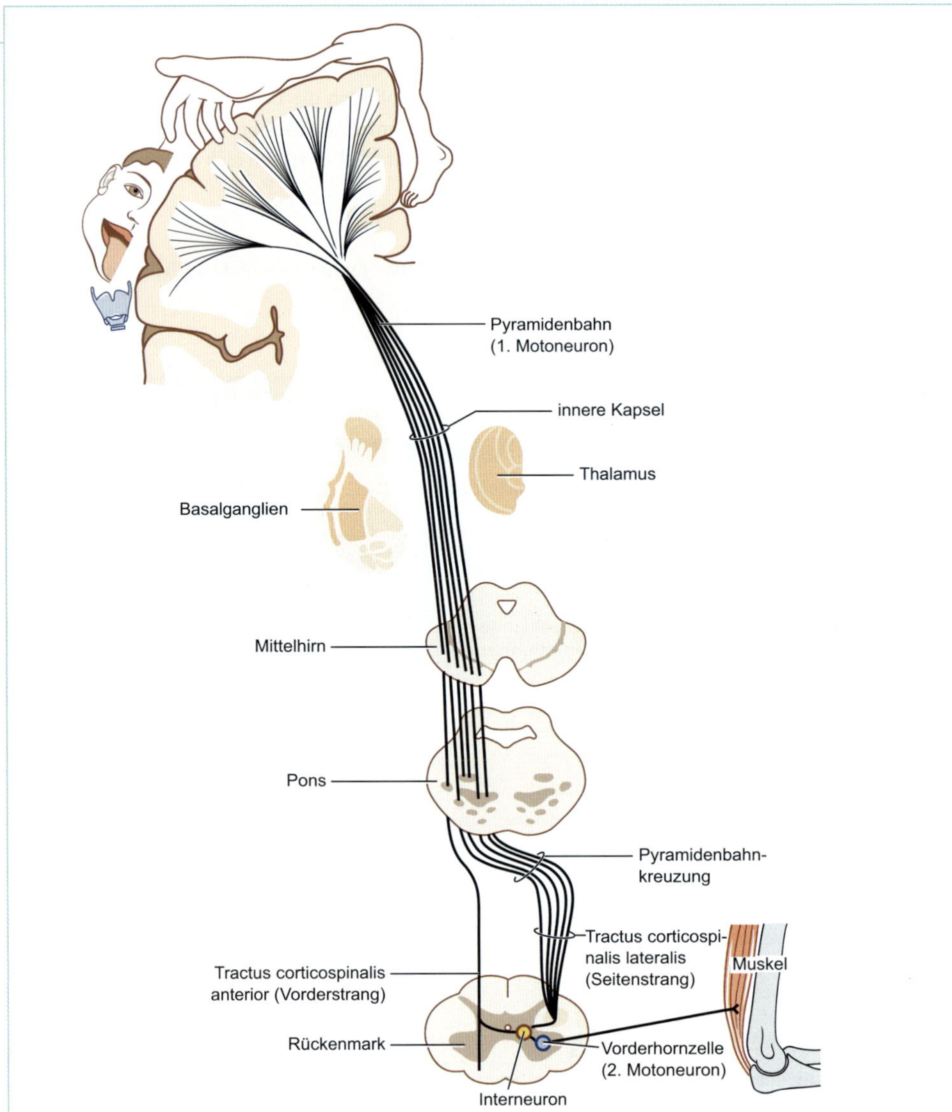

Abb. 1.14 Motorisches System mit Homunkulus (kortikale Repräsentation der motorischen Funktionen) und Verlauf der motorischen Bahnen vom Gyrus precentralis durch die Capsula interna (innere Kapsel) und Pyramidenbahnkreuzung zum Rückenmark und weiter zur Muskulatur. [L126]

Motorische Einheit: ein α-Motoneuron und die hiervon innervierten Muskelfasern

Motorische Einheit Unter einer motorischen Einheit versteht man ein α-Motoneuron und alle Muskelfasern, die von ihm versorgt werden. Seine Axone verlaufen zuerst in der vorderen Wurzel, danach, falls sie die Arme oder Beine versorgen, im Plexus brachialis bzw. lumbosacralis und schließlich in einem Nerv, um in den Muskel einzutreten, wo sich das Axon in feine Äste aufteilt, die an den motorischen Endplatten enden. Motorische Einheiten, die wenige Muskelfasern umfassen, erlauben feine und präzise Bewegungen (z. B. Muskeln des Auges oder des Larynx). Dagegen ermöglichen große motorische Einheiten, d. h. solche mit vielen Muskelfasern (z. B. 2.000 beim M. gastrocnemius), kräftigere Bewegungen.

Myotom: alle durch eine bestimmte Nervenwurzel innervierte Muskelfasern (**Cave:** im Muskel meist Überlappungen von ≥ 2 Myotomen)

Myotom Ein Myotom besteht aus allen Muskelfasern, die durch eine bestimmte Wurzel innerviert werden. Die meisten Skelettmuskeln werden mindestens durch 2 Nervenwurzeln versorgt. Die Myotome zeigen eine interindividuelle Variabilität, weshalb sich die Myotomkarten der verschiedenen Lehrbücher leicht unterscheiden.

Kennmuskel Kennmuskeln sind solche, die nahezu ausschließlich von einer und nur einer Nervenwurzel versorgt werden. Liegt eine Erkrankung dieser Nervenwurzel vor (z. B. Bandscheibenvorfall), kann man vom paretischen Kennmuskel auf die betroffene Wurzel rückschließen. Die Kennmuskeln haben daher auch bei der elektromyografischen Untersuchung eine lokalisationsdiagnostische Bedeutung.

1.3.2 Klinische Untersuchung und Interpretation

1.3.2.1 Kraft

Die Anamnese bestimmt meist den Fokus der klinisch-neurologischen Untersuchung, so auch bei der Prüfung der Muskelkraft: Beim Verdacht auf eine Hemiparese wird der Rechts-links-Vergleich im Vordergrund stehen, beim Verdacht auf eine Radikulopathie die Kennmuskeln der vermutlich betroffenen und die der angrenzenden Wurzeln.

Untersuchung der Muskeln, die Nacken und Kopf bewegen

An Nacken und Kopf sind 6 Bewegungen möglich (➢ Tab. 1.10):

- Inklination (Flexion)
- Reklination (Extension)
- Rotation nach rechts und links
- Lateroversion nach rechts und links

Die Prüfung von Inklination und Reklination ist dabei am wichtigsten. Von den Muskeln, die diese Bewegungen ermöglichen, können nur der M. sternocleidomastoideus und der M. trapezius (➢ Kap. 1.2.10) einzeln untersucht werden.

Tab. 1.10 Bewegungen an Nacken und Kopf. [L126]

Inklination (Flexion)

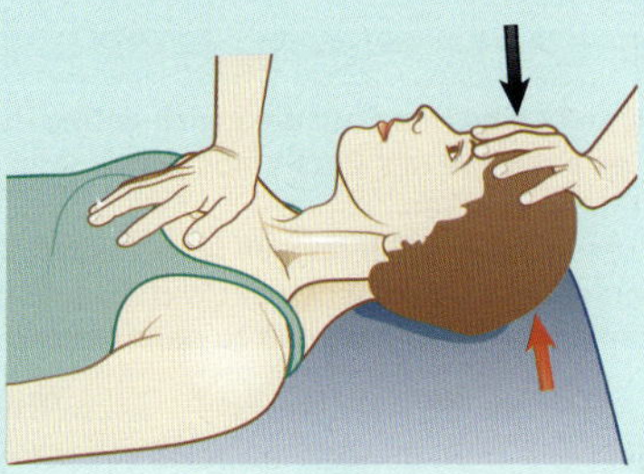

- Patient liegt auf dem Rücken und soll seinen Kopf beugen
- Untersucher legt seine Hand auf die Stirn des Patienten und versucht, die Bewegung zu verhindern
- die Kontraktion der Nackenflexoren ist sichtbar und mit der freien Hand palpierbar

Muskel	Nerv	Wurzel
M. sternocleidomastoideus	N. accessorius	C2–C4

auch: prävertebrale Muskeln, Platysma, Mm. supra- und infrahyoideus

Reklination (Extension)

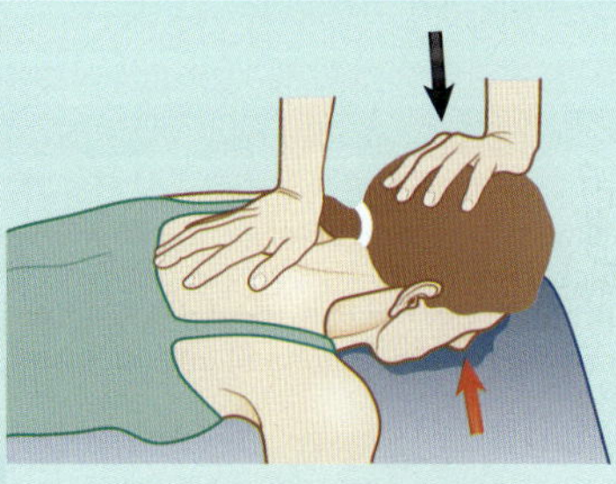

- Patient liegt auf dem Bauch und soll seinen Kopf strecken
- Untersucher legt seine Hand auf den Hinterkopf des Patienten und versucht, die Bewegung zu verhindern
- die Kontraktion der Nackenextensoren ist sichtbar und mit der freien Hand palpierbar

Muskel	Nerv	Wurzel
M. trapezius	N. accessorius	C2–C4

auch: autochthone Nackenmuskeln

Rotation

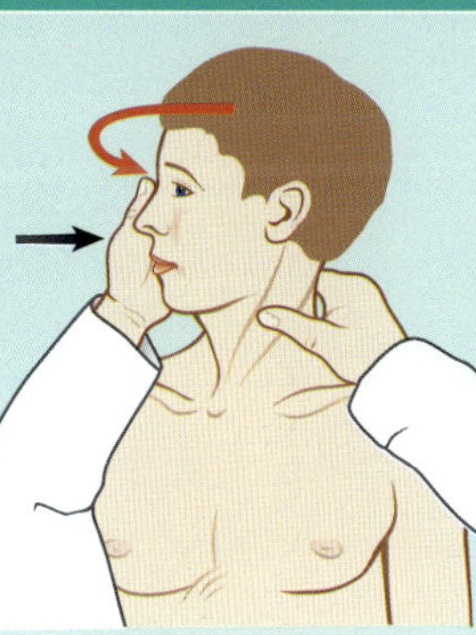

- Patient soll seinen Kopf erst auf die eine, dann auf die andere Seite drehen
- Untersucher legt seine Hand erst auf die eine, dann auf die andere Seite des Gesichts des Patienten und versucht, die Bewegung zu verhindern
- die Muskelkontraktion des M. sternocleidomastoideus ist sichtbar und mit der freien Hand palpierbar

Muskel	Nerv	Wurzel
M. sternocleidomastoideus	N. accessorius	C2–C4

Studentische Sicht

Kennmuskeln: Muskeln, die nur von einer einzelnen Wurzel versorgt werden → diagnostisch relevant

1.3.2 Klinische Untersuchung und Interpretation

1.3.2.1 Kraft

Die Untersuchung sollte auf der Anamnese aufbauen:

- anamnestisch halbseitige Schwäche → Kraft im Seitenvergleich?
- anamnestisch radikuläre Schmerzen → Kennmuskeln?

Untersuchung der Nacken-Kopf-Muskeln:
➢ Tab. 1.10

TAB. 1.10

Studentische Sicht

Untersuchung der Schulter-Arm-Muskeln:
➤ Tab. 1.11, ➤ Tab. 1.12, ➤ Tab. 1.13, ➤ Tab. 1.14

Untersuchung der Muskeln, die Schulter und Arm bewegen

An der Schulter sind Bewegungen im Schultergelenk und des Schulterblatts möglich. Schulterbewegungen finden vorwiegend im Sternoklavikular- und Glenohumeralgelenk statt. Das Akromioklavikulargelenk ermöglicht kaum Bewegungen, weil Akromion und Klavikula durch starke Bänder verbunden sind. Sternoklavikular- und Glenohumeralgelenke bewegen sich gleichzeitig und fein aufeinander abgestimmt, insbesondere erlaubt die Rotation der Skapula die Abduktion und Elevation des Arms. Die Funktion und klinische Untersuchung der Muskeln, welche die Gelenke des Arms bewegen, sind in ➤ Tab. 1.11 (Schulter), ➤ Tab. 1.12 (Ellenbogengelenk), ➤ Tab. 1.13 (Handgelenk), ➤ Tab. 1.14 (Finger und Daumen) aufgeführt. Die Untersuchung der Mm. rhomboidei erlaubt die Differenzialdiagnose zwischen einer Radikulopathie C5 und einer Läsion des oberen Plexus brachialis, da sie direkt von einem ganz proximal abgehenden dorsalen Ast des Plexus (N. dorsalis scapulae) innerviert werden.

TAB. 1.11

Tab. 1.11 Bewegungen von Schulter und Schulterblatt. [L126]

Hebung

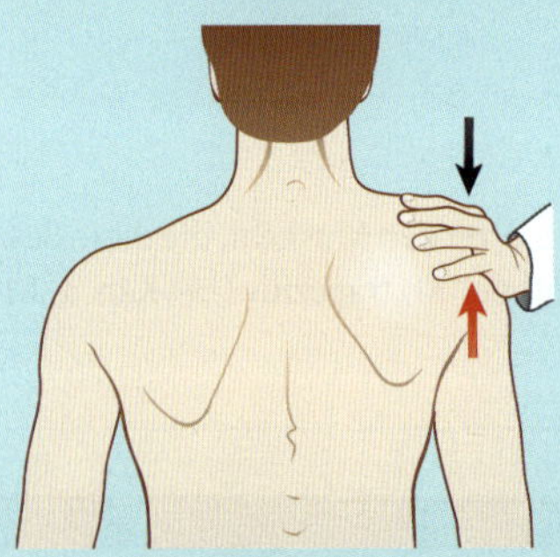

- Patient steht und soll dem Druck des Untersuchers standhalten
- Untersucher drückt die Schulter des Patienten nach unten

Muskel	Nerv	Wurzel
M. levator scapulae	N. dorsalis scapulae	C4–**C5**
oberer M. trapezius	N. accessorius	C2–C3

Retraktion (Entfernung von Thoraxwand)

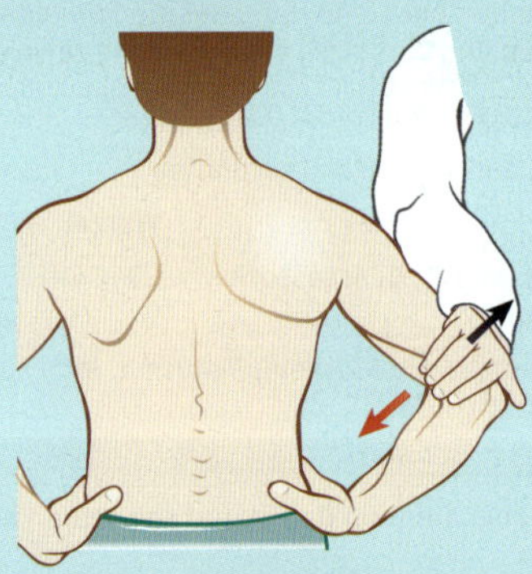

- Patient steht, soll seine Hand auf die gleichseitige Hüfte legen und seinen auf Höhe des Brustkorbs gehaltenen Ellenbogen nach hinten drücken
- Untersucher versucht, den Ellenbogen festzuhalten
- die Muskelkontraktion ist zwischen der Wirbelsäule und dem medialen Skapularand zu sehen und zu palpieren

Muskel	Nerv	Wurzel
Mm. rhomboidei	N. dorsalis scapulae	C4–C5
mittlerer M. deltoideus	N. axillaris	C5–C6

Protraktion (Annäherung an Thoraxwand)

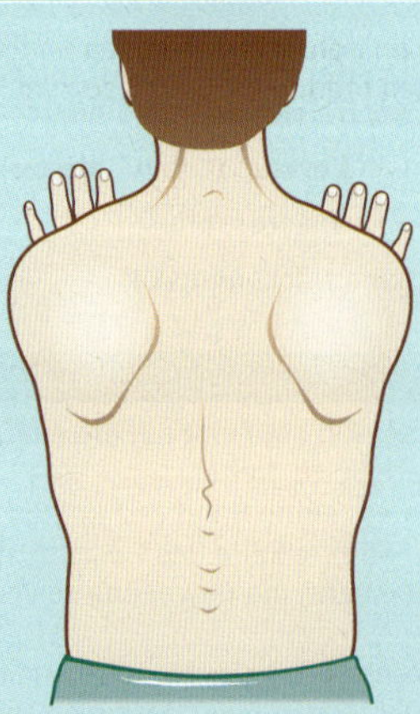

- Patient soll seine beiden horizontal gestreckten Arme gegen eine Wand drücken
- Untersucher prüft, ob der mediale Rand der Skapula auf der hinteren Thoraxwand aufliegt (normal) oder sich abhebt (Scapula alata)

Muskel	Nerv	Wurzel
M. serratus anterior	N. thoracicus longus	C4–C5

Tab. 1.11 Bewegungen von Schulter und Schulterblatt. [L126] *(Forts.)*

Abduktion (0–90°) und Elevation (> 90°)

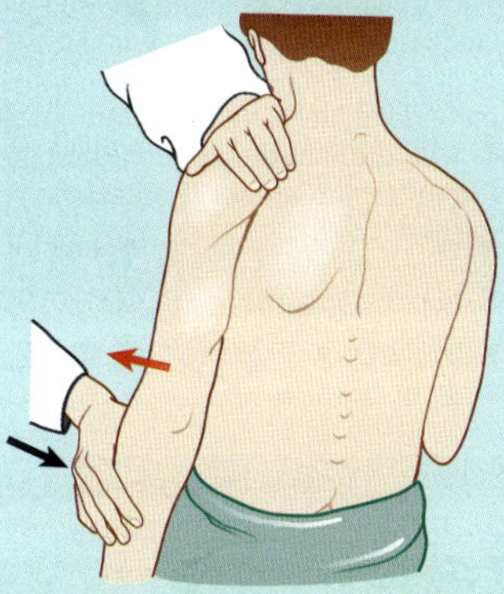

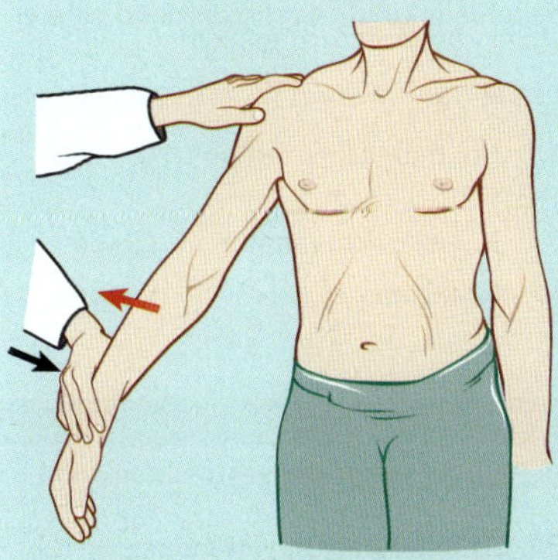

- Patient steht und soll seinen an den Körper gelegten, gestreckten Arm abduzieren
- Untersucher versucht, die Bewegung zu verhindern
- die Kontraktion des M. supraspinatus ist in der Supraklavikulargrube palpierbar, die Kontraktion des M. deltoideus (ab > 15°) ist sichtbar und palpierbar

Muskel	**Nerv**	**Wurzel**
M. supraspinatus (0–15°)	N. suprascapularis	C(4), C5–C6
mittlerer M. deltoideus (> 15°)	N. axillaris	**C5**–C6

Adduktion

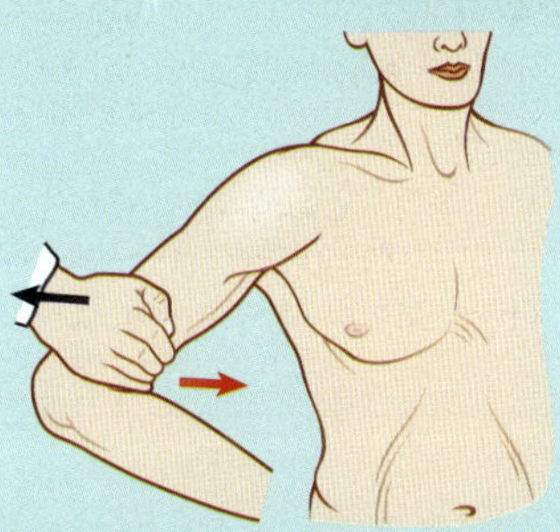

- Patient steht und soll seinen Oberarm adduzieren
- Untersucher versucht, die Bewegung zu verhindern
- die Kontraktion des M. pectoralis major ist sichtbar und palpierbar

Muskel	**Nerv**	**Wurzel**
M. pectoralis major	Nn. thoracales anteriores	C5–Th1

Innenrotation

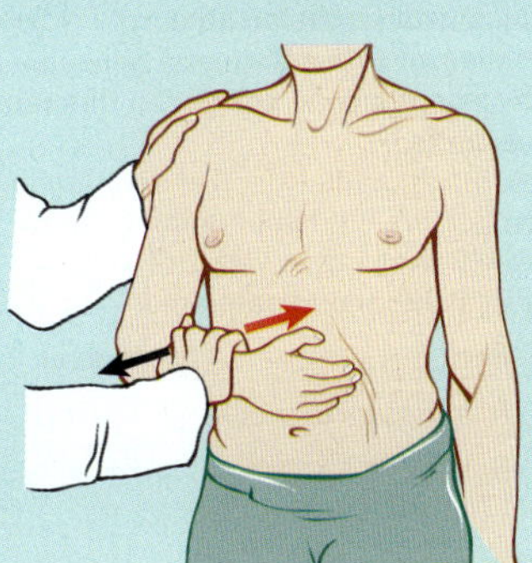

- Patient soll den Oberarm an den Thorax anlegen und den angewinkelten Unterarm nach medial drehen, also zum Körper hin
- Untersucher hält dagegen und versucht, den Unterarm nach außen, also vom Körper weg, zu drehen; die andere Hand des Untersuchers stabilisiert das Schultergelenk

Muskel	**Nerv**	**Wurzel**
M. subscapularis	Nn. subscapulares	C5–C7

Tab. 1.11 Bewegungen von Schulter und Schulterblatt. [L126] *(Forts.)*

Außenrotation

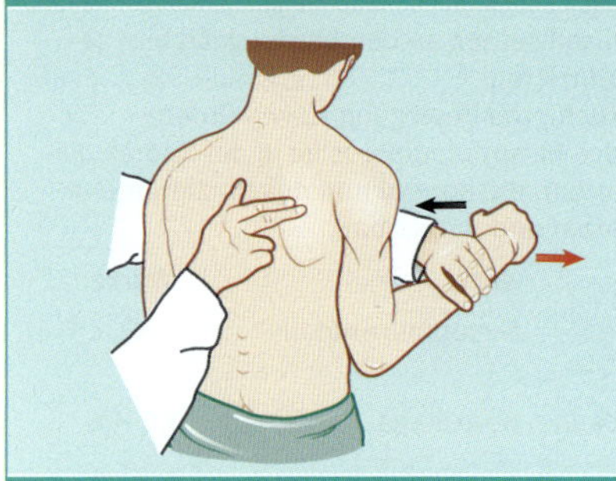

- Patient soll den Oberarm an den Thorax anlegen und den angewinkelten Unterarm nach lateral drehen, also vom Körper weg
- Untersucher hält dagegen und versucht, den Unterarm nach innen, also zum Körper hin, zu drehen; die andere Hand des Untersuchers fixiert das Schulterblatt an der Thoraxwand

Muskel	Nerv	Wurzel
M. infraspinatus	N. suprascapularis	C(4), C5–C6
M. teres minor	N. axillaris	C5–C6

Anteversion (Elevation nach vorne)

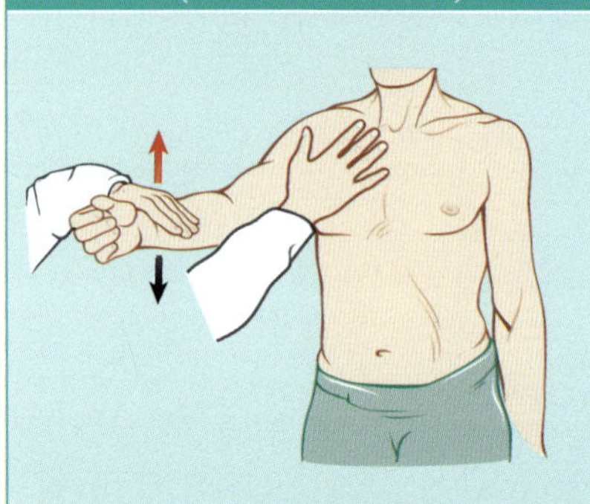

- Patient steht und soll den Arm nach vorne oben heben
- Untersucher versucht, die Bewegung zu verhindern
- die Kontraktion des M. pectoralis major und/oder des vorderen Anteils des M. deltoideus ist mit der freien Hand palpierbar

Muskel	Nerv	Wurzel
M. pectoralis major	Nn. thoracales anteriores	C5–Th1
M. biceps brachii	N. musculocutaneus	C5–C6
vorderer M. deltoideus	N. axillaris	C5–C6

Retroversion (Elevation nach hinten)

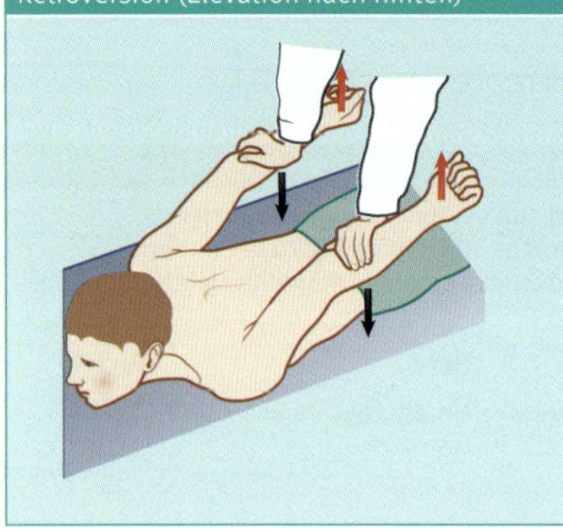

- Patient liegt auf dem Bauch und soll die gestreckten Arme nach oben drücken
- Untersucher versucht, die Bewegung zu verhindern

Muskel	Nerv	Wurzel
hinterer M. deltoideus	N. axillaris	C5–C6
M. latissimus dorsi	N. thoracodorsalis	C6–C8

TAB. 1.12

Tab. 1.12 Bewegungen des Ellenbogens. [L126]

Flexion

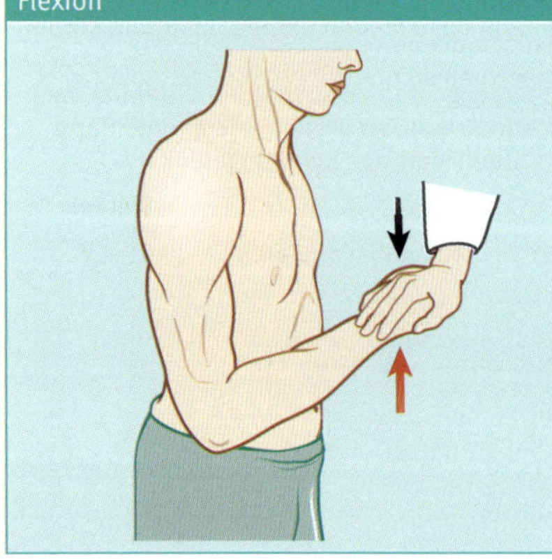

- Patient soll seinen 90° angewinkelten Unterarm beugen
  - für die Prüfung des M. biceps brachii soll er den Unterarm in Supinationsstellung halten
  - für die Prüfung des M. brachioradialis soll er den Unterarm in Mittelstellung zwischen Pro- und Supination halten
- Untersucher versucht, die Bewegung zu verhindern
- die Muskelkontraktion ist sichtbar und palpierbar

Muskel	Nerv	Wurzel
M. biceps brachii	N. musculocutaneus	C5–C6
M. brachioradialis	N. radialis	**C6**

Tab. 1.12 Bewegungen des Ellenbogens. [L126] *(Forts.)*

Extension

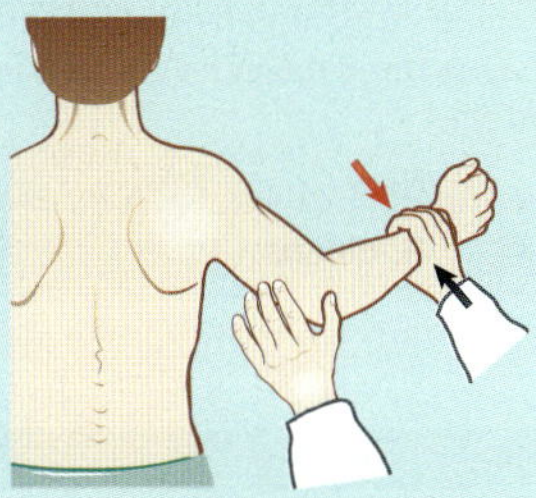

- Patient soll seinen leicht gebeugten Unterarm strecken
- Untersucher versucht, die Bewegung zu verhindern
- die Muskelkontraktion ist sichtbar und mit der freien Hand palpierbar

Muskel	Nerv	Wurzel
M. triceps brachii	N. radialis	C6, **C7,** C8

Supination

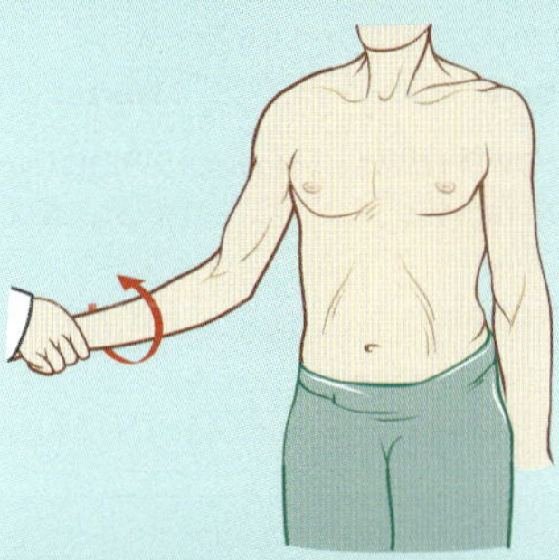

- Patient soll seinen pronierten, 90° gebeugten Unterarm supinieren
- Untersucher versucht, die Bewegung zu verhindern
- die Muskelkontraktion ist sichtbar und mit der freien Hand palpierbar

Muskel	Nerv	Wurzel
M. supinator	N. radialis	C5–C6
M. biceps brachii	N. musculocutaneus	C5–C6

Pronation

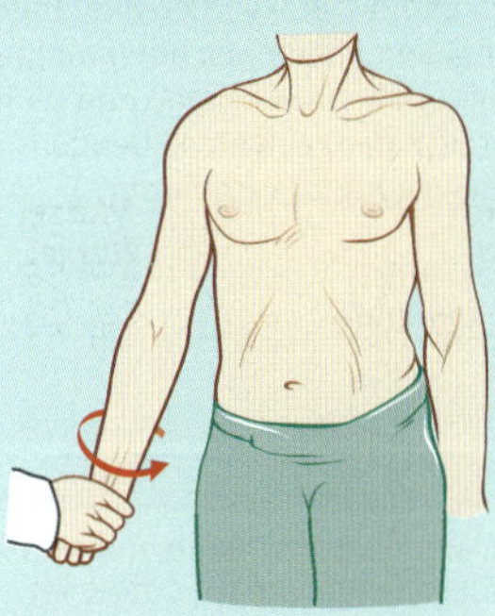

- Patient soll den gestreckten und supinierten Vorderarm pronieren
- Untersucher versucht, die Bewegung zu verhindern
- die Muskelkontraktion ist sichtbar und mit der freien Hand palpierbar

Muskel	Nerv	Wurzel
M. pronator teres	N. medianus	C7–C8

Tab. 1.13 Bewegungen des Handgelenks. [L126]

TAB. 1.13

Flexion (Palmarflexion)

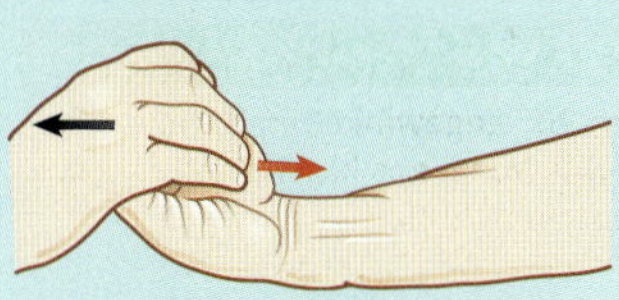

- Patient soll sein gestrecktes und supiniertes Handgelenk beugen
- Untersucher versucht, die Bewegung zu verhindern
- die Sehnen der Flexoren werden sichtbar und sind mit der freien Hand palpierbar

Muskel	Nerv	Wurzel
M. flexor carpi radialis	N. medianus	C6–C7
M. flexor carpi ulnaris	N. ulnaris	C7–Th1

Extension (Dorsiflexion)

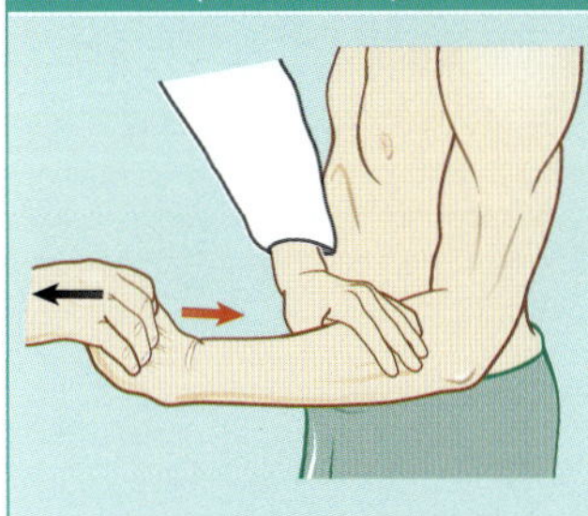

- Patient soll sein gestrecktes und proniertes Handgelenk überstrecken
- Untersucher versucht, die Bewegung zu verhindern
- die Sehnen der Extensoren werden sichtbar und sind mit der freien Hand palpierbar

Muskel	Nerv	Wurzel
M. extensor carpi radialis longus	N. radialis	C(5), C6–C7
M. extensor carpi radialis brevis	N. radialis	C7–C8
auch: M. extensor carpi ulnaris		

Tab. 1.13 Bewegungen des Handgelenks. [L126] *(Forts.)*

Adduktion (Ulnarflexion)

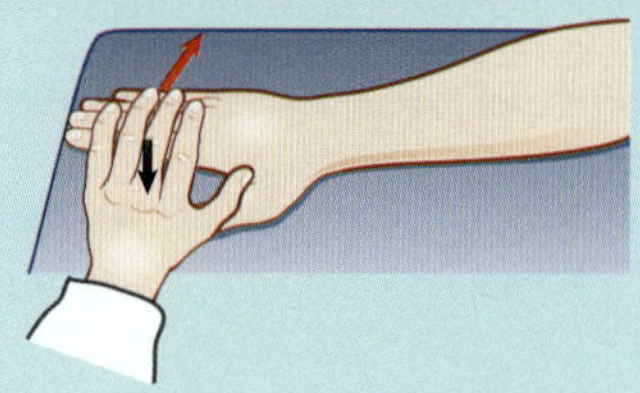

- Patient soll seine Hand im Handgelenk ulnarwärts abwinkeln
- Untersucher hält seine Hand dagegen und versucht, die Bewegung zu verhindern

Muskel	Nerv	Wurzel
M. flexor carpi ulnaris	N. ulnaris	C7–Th1

Abduktion (Radialflexion)

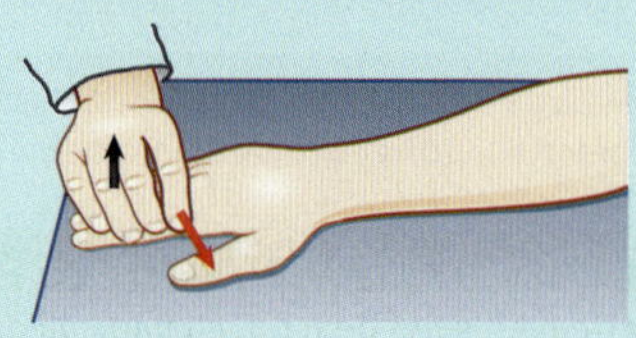

- Patient soll seine Hand im Handgelenk radialwärts abwinkeln
- Untersucher hält seine Hand dagegen und versucht, die Bewegung zu verhindern

Muskel	Nerv	Wurzel
M. flexor carpi radialis	N. medianus	C6–C7
M. extensor carpi radialis longus	N. radialis	C(5), C6–C7
M. extensor carpi radialis brevis	N. radialis	C7–C8

TAB. 1.14

Tab. 1.14 Bewegungen an der Hand. [L126]

Fingerflexion im proximalen Interphalangealgelenk

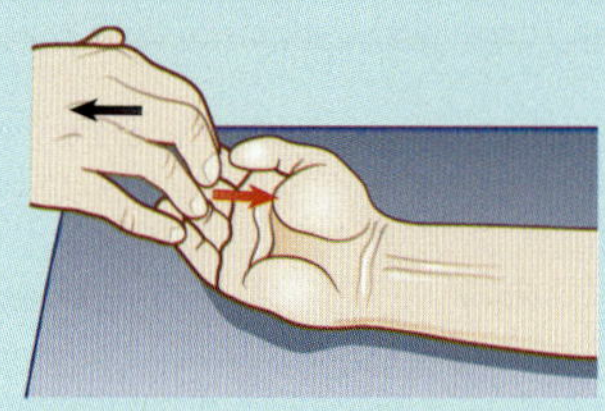

- Patient soll den Handrücken und die proximalen Phalangen auf einen Tisch legen, die distalen Phalangen entspannen (Relaxation des M. flexor digitorum superficialis) und dann die Finger im proximalen Interphalangealgelenk beugen
- Untersucher versucht, die Bewegung zu verhindern

Muskel	Nerv	Wurzel
M. flexor digitorum superficialis	N. medianus	C8–Th1

Fingerflexion im distalen Interphalangealgelenk

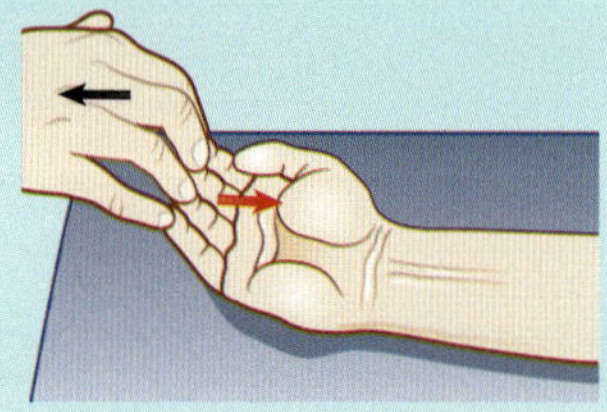

- Patient soll seinen Handrücken, die proximalen und mittleren Phalangen auf einen Tisch legen und die Finger im distalen Interphalangealgelenk beugen
- Untersucher versucht, die Bewegung zu verhindern

Muskel	Nerv	Wurzel
M. flexor digitorum profundus	N. medianus	C8–Th1

Untersuchung der Muskeln, die die Beine bewegen

An der unteren Extremität sind Bewegungen im Hüftgelenk (➤ Tab. 1.15), im Kniegelenk (➤ Tab. 1.16) und am Fuß (➤ Tab. 1.17) möglich.

Tab. 1.15 Bewegungen des Hüftgelenks. [L126]

Flexion

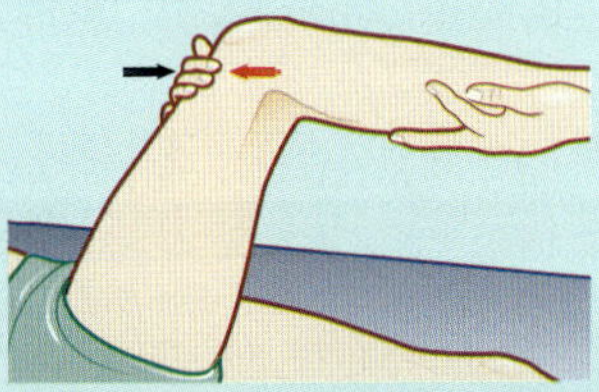

- Patient liegt mit flektiertem Knie auf dem Rücken und soll den Oberschenkel gegen den Bauch ziehen
- Untersucher hält dagegen und kann so die maximale Kraftentwicklung abschätzen

Muskel	Nerv	Wurzel
M. iliopsoas	Plexus lumbalis	**L2**–L3
M. rectus femoris		

Extension

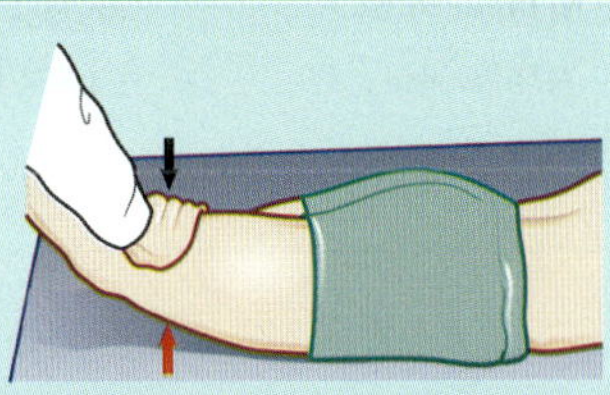

- Patient liegt mit flektiertem Knie auf dem Bauch und soll die Hüfte strecken
- Untersucher versucht, die Bewegung zu verhindern

Muskel	Nerv	Wurzel
M. gluteus maximus	N. gluteus inferior	L5, **S1**–S2

Adduktion

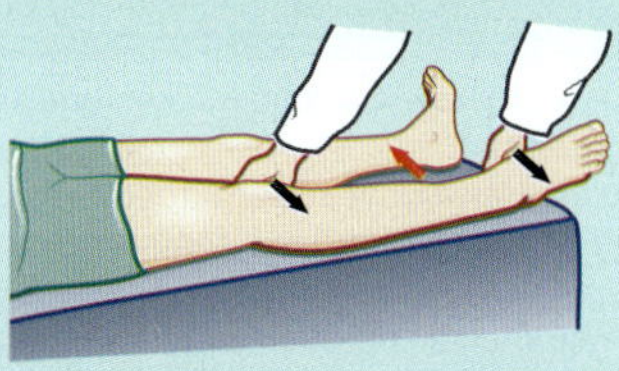

- Patient liegt mit gestreckten Beinen auf dem Rücken und soll die Hüfte adduzieren
- Untersucher versucht, die Bewegung zu verhindern

Muskel	Nerv	Wurzel
Mm. adductor magnus, longus und brevis	N. obturatorius	L2–L4

Abduktion

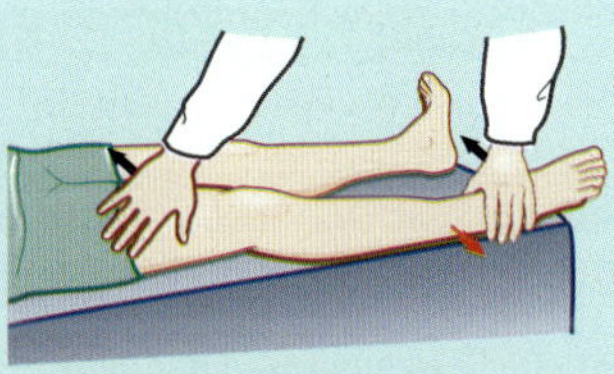

- Patient liegt mit gestreckten Beinen auf dem Rücken und soll die Hüfte abduzieren
- Untersucher versucht, die Bewegung zu verhindern

Erst deutlichere Hüftabduktionsparesen können so manuell erfasst werden. Leichte Paresen werden durch den Einbeinstand diagnostiziert (Becken sinkt auf der gesunden Seite ab = „Trendelenburg-Zeichen").

Muskel	Nerv	Wurzel
Mm. gluteus medius und minimus	N. gluteus superior	L4, **L5,** S1

Innenrotation

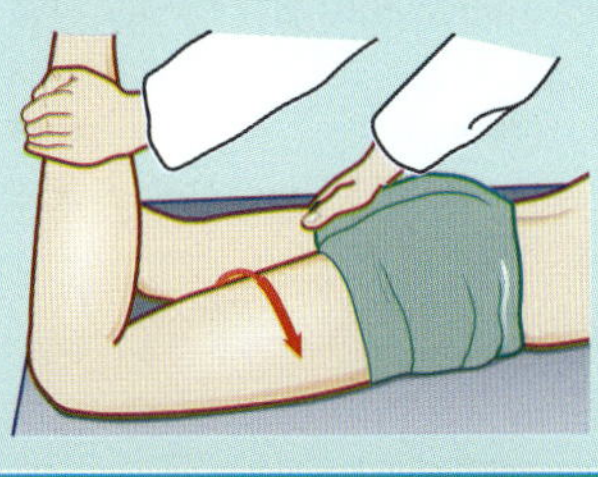

- Patient liegt mit flektiertem Knie auf dem Bauch und soll den Fuß nach außen drücken
- Untersucher versucht, die Bewegung zu verhindern

Muskel	Nerv	Wurzel
Mm. gluteus medius und minimus	N. gluteus superior	L4, **L5,** S1

Außenrotation

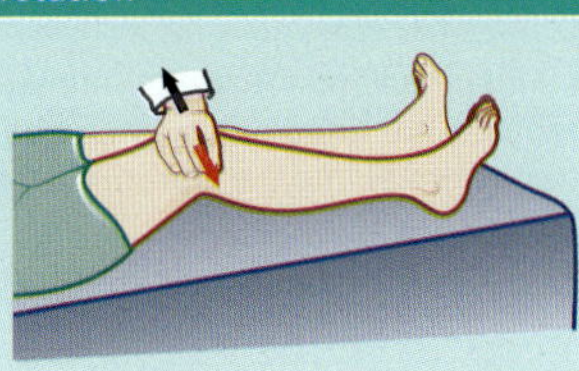

- Patient liegt auf dem Rücken und soll das Bein mit leicht angewinkeltem Knie nach außen drehen
- Untersucher hält am lateralen Knie dagegen

Muskel	Nerv	Wurzel
M. gluteus maximus	N. gluteus inferior	L5, **S1**–S2

Studentische Sicht

Untersuchung der Beinmuskeln: ➤ Tab. 1.15, ➤ Tab. 1.16, ➤ Tab. 1.17

TAB. 1.15

TAB. 1.16

Tab. 1.16 Bewegungen des Kniegelenks. [L126]

Flexion

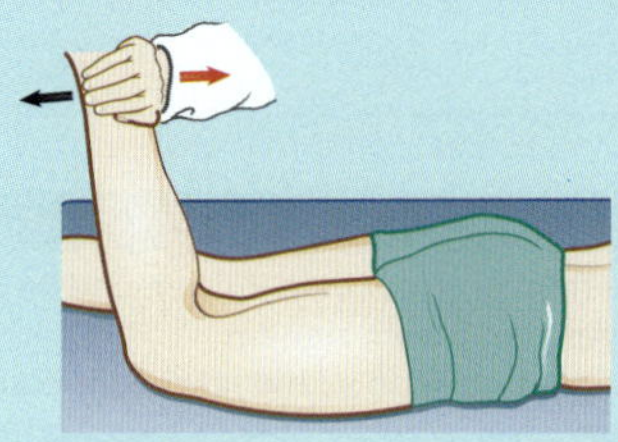

- Patient liegt mit flektiertem Knie auf dem Bauch und soll das Knie flektiert halten
- Untersucher versucht, das Knie zu strecken

Muskel	Nerv	Wurzel
M. biceps femoris und ischiokrurale Muskeln	N. tibialis N. fibularis (peroneus) communis	L5–S1 L5–S2

Extension

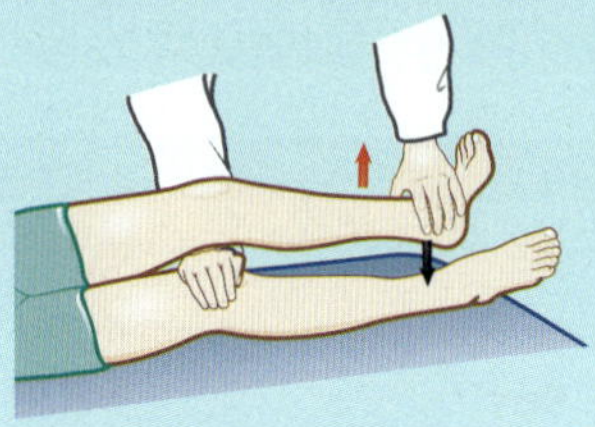

- Patient liegt mit leicht gebeugtem Knie auf dem Rücken, der Untersucher unterstützt das Kniegelenk von unten, der Patient soll das Knie strecken
- Untersucher versucht, die Bewegung zu verhindern

Muskel	Nerv	Wurzel
M. quadriceps femoris	N. femoralis	L2, **L3, L4**

TAB. 1.17

Tab. 1.17 Bewegungen am Fuß [L126]

Fußplantarflexion

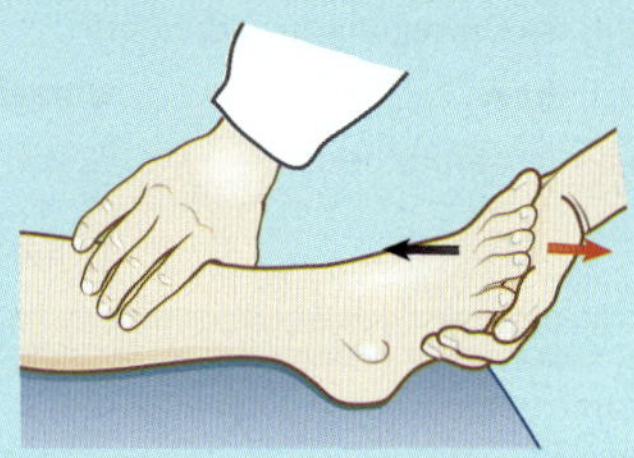

- Patient liegt mit gestrecktem Knie auf dem Rücken und soll den Fuß nach unten drücken
- Untersucher versucht, die Bewegung zu verhindern
- die Muskelkontraktion ist sichtbar und mit der freien Hand palpierbar

Erst deutlichere Paresen können so manuell erfasst werden. Leichte Paresen werden durch den Fußspitzenstand oder -gang diagnostiziert.

Muskel	Nerv	Wurzel
M. triceps surae (M. gastrocnemius und M. soleus)	N. tibialis	S1–S2

Fußdorsalflexion

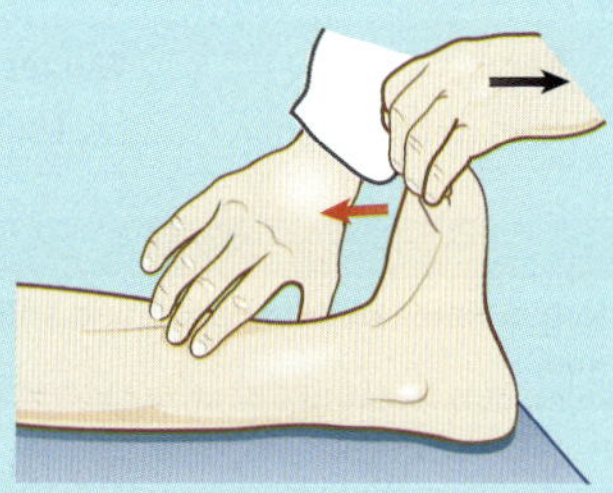

- Patient liegt mit gestrecktem Knie auf dem Rücken und soll den Fuß nach oben ziehen
- Untersucher versucht, die Bewegung zu verhindern
- die Muskelkontraktion ist sichtbar und mit der freien Hand palpierbar

Erst deutlichere Fußheberparesen können so manuell erfasst werden. Leichte Paresen werden durch den Fersenstand oder -gang diagnostiziert.

Muskel	Nerv	Wurzel
M. tibialis anterior	N. fibularis (peroneus) profundus	L4, L5, S1
M. extensor digitorum longus	N. fibularis (peroneus) profundus	L5–S1
M. extensor hallucis longus	N. fibularis (peroneus) profundus	**L5**

Fußeversion

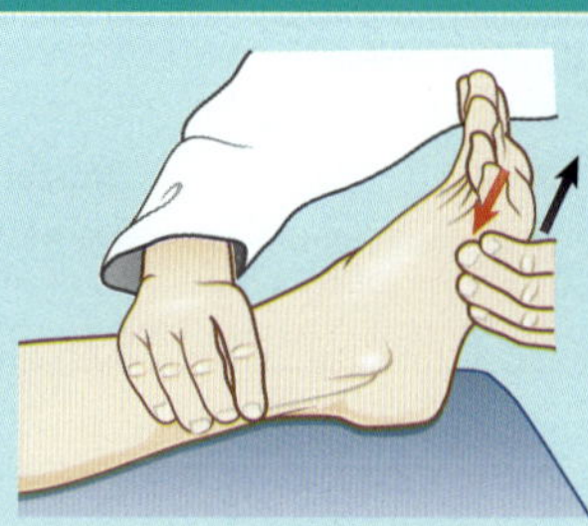

- Patient liegt auf dem Rücken mit gestrecktem Knie und soll den Fußaußenrand heben; eine Hand des Untersuchers fixiert den distalen Unterschenkel und palpiert die peroneale Muskulatur
- Untersucher versucht mit der anderen Hand, die Bewegung zu verhindern

Muskel	Nerv	Wurzel
Mm. fibularis (peroneus) longus, brevis und tertius	N. fibularis (peroneus) superficialis	L5–S1

Tab. 1.17 Bewegungen am Fuß [L126] *(Forts.)*

Fußinversion

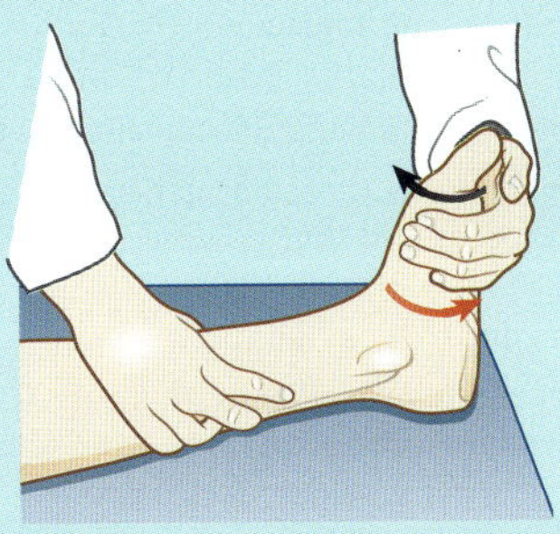

- Patient liegt mit gestrecktem Knie auf dem Rücken und soll den Fuß supinieren, also medialwärts drehen; eine Hand des Untersuchers fixiert den distalen Unterschenkel
- Untersucher versucht mit der anderen Hand, die Bewegung zu verhindern

Muskel	Nerv	Wurzel
M. tibialis posterior	N. tibialis	**L5**, S1

Zehenplantarflexion

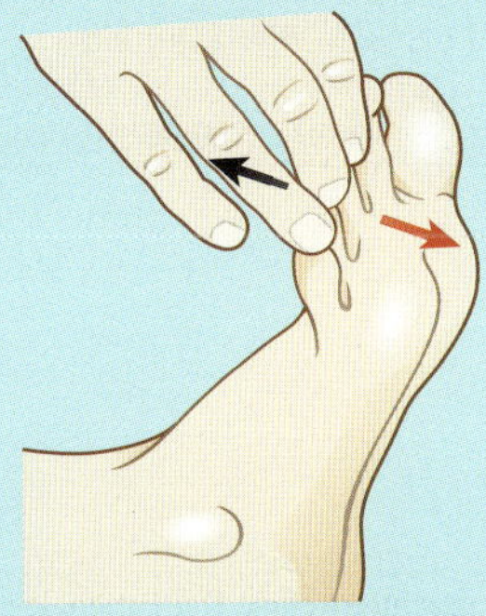

- Patient liegt mit gestrecktem Knie auf dem Rücken und soll die Zehen senken
- Untersucher versucht, die Bewegung zu verhindern

Muskel	Nerv	Wurzel
Mm. flexor digitorum longus und brevis	N. tibialis N. plantaris medialis	L5–S1 S1–S2
Mm. flexor hallucis longus und brevis	N. tibialis N. plantaris medialis	L5–S1 S1–S2

Zehendorsalextension

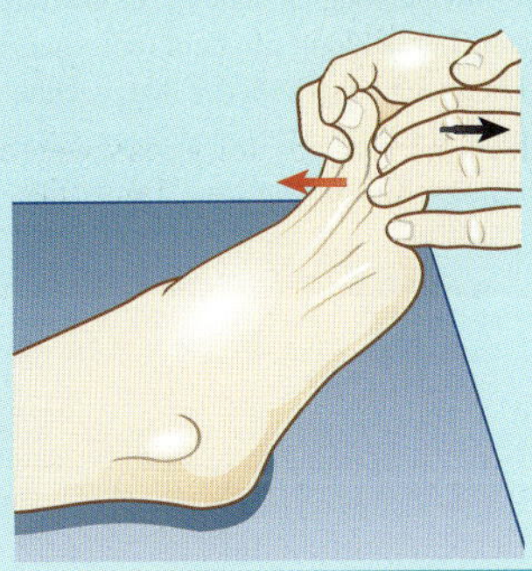

- Patient liegt mit gestrecktem Knie auf dem Rücken und soll die Zehen nach oben bewegen
- Untersucher versucht, die Bewegung zu verhindern

Muskel	Nerv	Wurzel
Mm. extensor digitorum longus und brevis	N. fibularis (peroneus) profundus	L5–S1
M. extensor hallucis longus	N. fibularis (peroneus) profundus	**L5**
M. extensor hallucis brevis	N. fibularis (peroneus) profundus	L5–S1

1.3.2.2 Reflexe

Muskeleigenreflexe

Die Muskeleigenreflexe (MER) sind monosynaptisch verschaltet. Der afferente und der efferente Schenkel gehören demselben Segment an.

Klinische Untersuchung Die MER werden durch einmaliges Beklopfen der entsprechenden Sehne des in einem möglichst ruhigen Zimmer bequem gelagerten Patienten untersucht. Die Reflexantwort fehlt (0), ist schwach (+), mittellebhaft (++), lebhaft (+++) oder gesteigert (++++). Immer wird der Seitenvergleich erwähnt, z. B.: „MER symmetrisch mittellebhaft". Ist ein Reflex nur schwach auszulösen oder fehlt er vollständig, kann die Auslösung durch bestimmte Manöver erleichtert werden. Beim Jendrassik-Handgriff wird durch muskuläre Anspannung der Arme die Auslösung der Beinreflexe erleichtert (Reflexbahnung). Der Patient verschränkt dazu die Hände und zieht sie kräftig auseinander; die Arme sind vor dem Oberkörper angewinkelt. Entsprechend lässt man den Patienten kräftig auf die Zähne beißen, wenn Reflexe der Arme besser auslösbar werden sollen. Man nimmt an, dass die Bahnung durch Konvergenz von 2 oder mehreren unterschwelligen Reizen zustande kommt, wodurch eine überschwellige Depolarisation in den Motoneuronen entsteht. Korrespondierende MER (z. B. beide BSR) sollen immer in der gleichen Position untersucht werden, damit die γ-Fasern jeweils gleichermaßen vorgedehnt sind. Die wichtigsten MER sind in ➤ Tab. 1.18 und in den ➤ Abb. 1.15 bis Abb. 1.21 aufgeführt.

1.3.2.2 Reflexe

Muskeleigenreflexe: Sie sind monosynaptisch verschaltet und daher lokalisationsdiagnostisch äußerst wertvoll (➤ Tab. 1.18).

- *Technik:* Die jeweilige Sehne wird unter Relaxation einmal beklopft und im Seitenvergleich bewertet. Durch bestimmte Manöver (Jendrassik-Handgriff, Zähne zusammenbeißen) kann das Auslösen schwacher Reflexe erleichtert werden.
- Die Reflexantwort fehlt (0), ist schwach (+), mittellebhaft (++), lebhaft (+++) oder gesteigert (++++).

Tab. 1.18 Wichtige Muskeleigenreflexe und die verantwortlichen Nerven und Segmente.

Reflex*	Auslösung	Klinische Antwort	Nerv (Segment)
Masseterreflex	Kinn, Mund leicht geöffnet	Schluss des Mundes	N. trigeminus
Bizepssehnenreflex (BSR)	➢ Abb. 1.15	Ellenbogenflexion	N. musculocutaneus (C5–C6)
Radius-Periost-Reflex (RPR; M. brachioradialis, M. biceps brachii und M. brachialis)	➢ Abb. 1.16	Ellenbogenflexion und -pronation	N. musculocutaneus, N. radialis (C6)
Trizepssehnenreflex (TSR)	➢ Abb. 1.17	Ellenbogenextension	N. radialis (C7)
Trömner-Reflex (M. flexor digitorum superficialis)	➢ Abb. 1.18	Flexion der Finger und des Daumenendglieds	N. medianus, N. ulnaris (C7–C8)
Patellarsehnenreflex (PSR; M. quadriceps femoris)	➢ Abb. 1.19	Knieextension	N. femoralis (L2–L4)
Tibialis-posterior-Reflex (TPR)	➢ Abb. 1.20	Fußinversion	N. tibialis (L5)
Achillessehnenreflex (ASR; M. triceps surae)	➢ Abb. 1.21	Plantarflexion des Fußes	N. tibialis (S1–S2)

* falls der Name des Reflexes den verantwortlichen Muskel nicht erkennen lässt, ist dieser in Klammern angegeben

ABB. 1.15

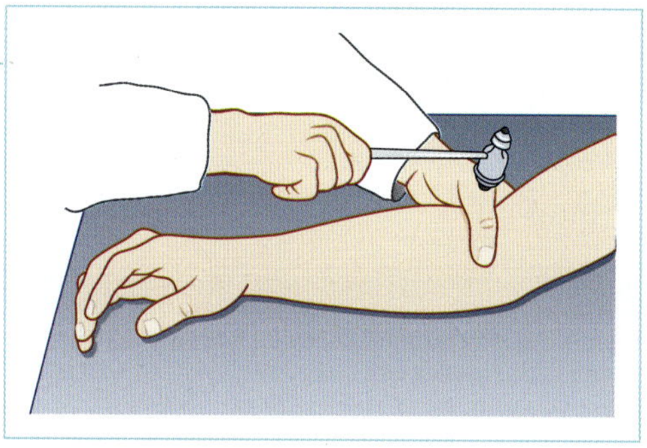

Abb. 1.15 Bizepssehnenreflex. Der Patient legt seinen Arm entspannt auf eine Unterlage und hält ihn 90° gebeugt in einer Mittelstellung zwischen Pro- und Supination. Der Untersucher beklopft mit dem Reflexhammer seinen in der Ellenbeuge oberhalb der Bizepssehne gehaltenen Daumen. [L126]

ABB. 1.16

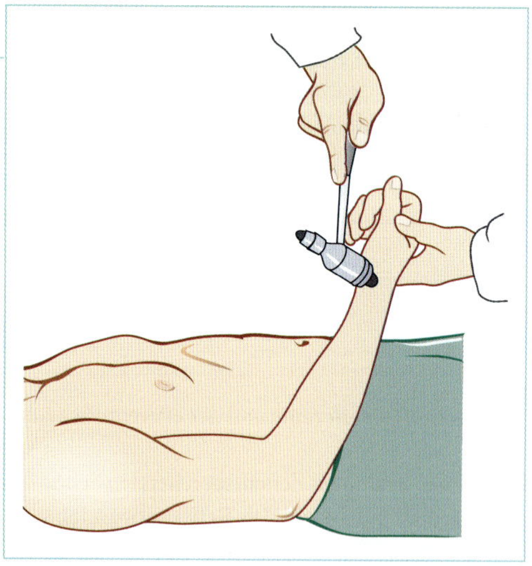

Abb. 1.16 Radius-Periost-Reflex. Der Untersucher hält mit einer Hand den distalen Arm des Patienten, der 90° gebeugt ist und in einer Mittelstellung zwischen Pro- und Supination steht. Mit dem in der freien Hand gehaltenen Reflexhammer beklopft der Untersucher dann den Processus styloideus des Radius. [L126]

ABB. 1.17

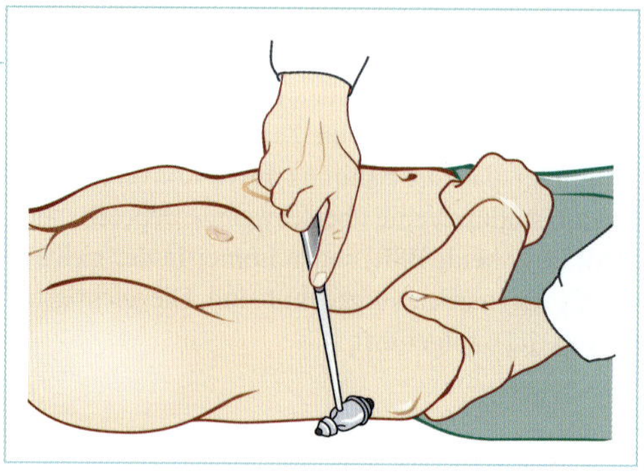

Abb. 1.17 Trizepssehnenreflex. Der Untersucher hält mit einer Hand den distalen Arm des Patienten, der 90° gebeugt ist und in einer Mittelstellung zwischen Pro- und Supination steht. Der Untersucher beklopft mit dem in der freien Hand gehaltenen Reflexhammer den Ursprung der Trizepssehne unmittelbar oberhalb ihres Ansatzes am Olekranon. [L126]

Studentische Sicht

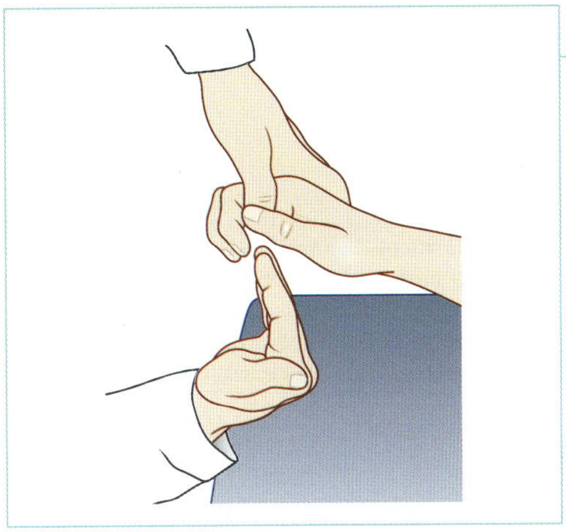

Abb. 1.18 Trömner-Reflex. Der Untersucher hebt die Finger der pronierten Patientenhand leicht an, fixiert sie im Metakarpophalangealgelenk und schlägt mit seinen Fingerkuppen gegen die palmare Seite der Endglieder der Patientenfinger. Dadurch kommt es zu einer Palmarflexion der Patientenfinger. [L126]

ABB. 1.18

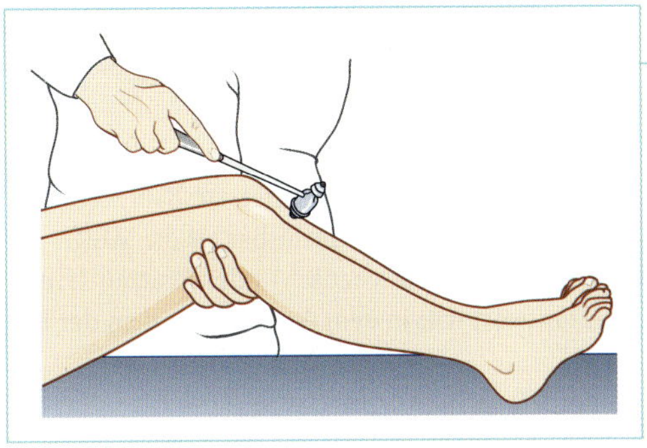

Abb. 1.19 Patellarsehnenreflex. Der Untersucher hält mit einem Arm oder einer Hand beide entspannten Beine des in Rückenlage liegenden Patienten in der Kniekehle und beklopft mit dem in der freien Hand gehaltenen Reflexhammer die Patellarsehnen direkt unterhalb der Patella. [L126]

ABB. 1.19

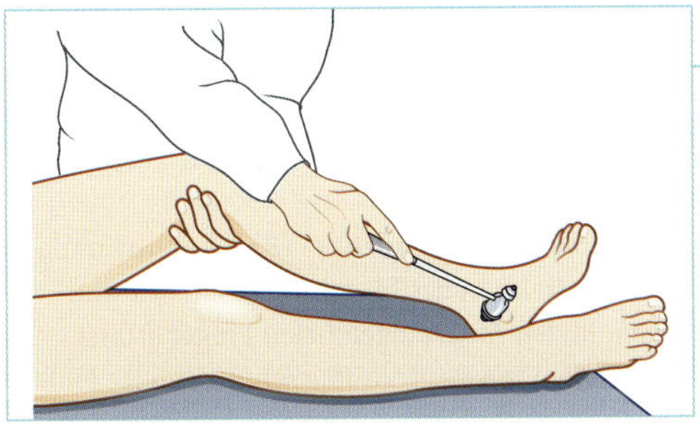

Abb. 1.20 Tibialis-posterior-Reflex. Der Untersucher hält mit einem Arm oder einer Hand ein Bein des in Rückenlage liegenden Patienten in der Kniekehle und beklopft mit dem in der freien Hand gehaltenen Reflexhammer die Tibialis-posterior-Sehne medial und oberhalb des Malleolus medialis. [L126]

ABB. 1.20

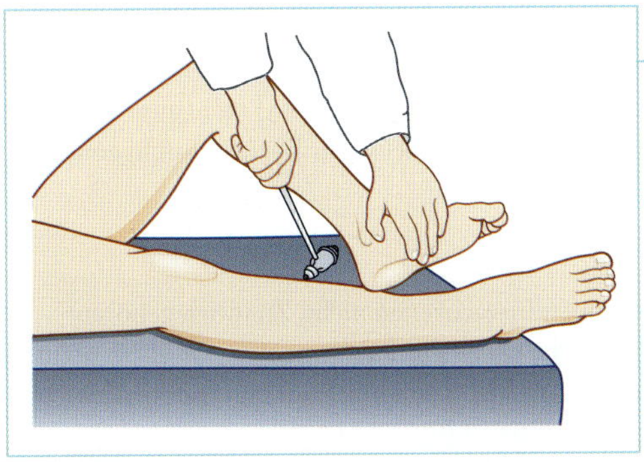

Abb. 1.21 Achillessehnenreflex. Er kann auf viele Arten untersucht werden. Eine Technik besteht darin, dass der Patient das Kniegelenk etwa 70° beugt, während der Untersucher das Fußgelenk beugt und mit dem in der freien Hand gehaltenen Reflexhammer die Achillessehne direkt oberhalb des Kalkaneus beklopft. [L126]

ABB. 1.21

Interpretation Bei einer Erkrankung des 2. Motoneurons oder seines Axons (Vorderhornerkrankung, Radikulopathie, Mono- oder Polyneuropathie) oder einer Myopathie sind die MER abgeschwächt oder fehlen. Bei einer Erkrankung des 1. Motoneurons sind die MER gesteigert.

Kriterien eines gesteigerten MER sind verbreiterte reflexogene Zonen (z. B. Auslösbarkeit des PSR von suprapatellär oder von der distalen Tibia) oder klonische Nachkontraktionen. Letztere fallen bei der Prüfung mit dem Reflexhammer dadurch auf, dass es nicht zu einer einzelnen Muskelantwort kommt, sondern zu 2 oder mehreren. Im Extremfall kommt es zum „unerschöpflichen Klonus“. Solche Kloni können auch manuell geprüft werden (z. B. an der Patella oder im Rahmen der ASR-Prüfung, ➤ Abb. 1.22).

Interpretation:

- MER schwach/fehlend: Läsion des 2. Motoneurons (Vorderhornerkrankung, Schädigung peripherer Nerven, Myopathie)
- MER gesteigert: Läsion des 1. Motoneurons

Kriterien für gesteigerte MER sind verbreiterte Reflexzonen oder klonische Nachzuckungen.

Studentische Sicht

ABB. 1.22

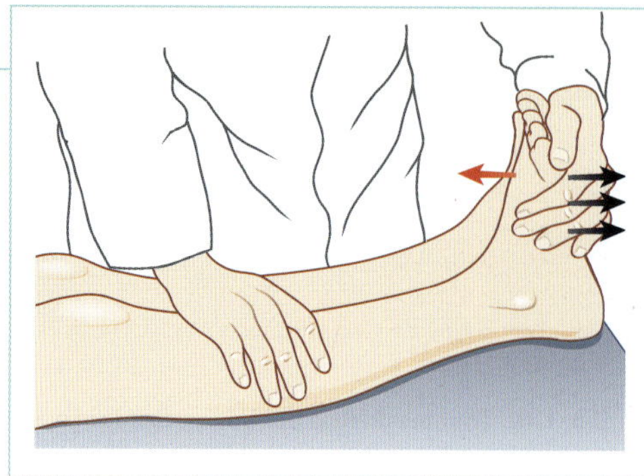

Abb. 1.22 Klonischer Achillessehnenreflex. Der Patient liegt auf dem Rücken. Der Untersucher fixiert mit einer Hand den Unterschenkel und führt mit der freien Hand eine rasche Fußdorsalextension aus. Die Reflexantwort besteht in klonischen Plantarflexionen des Fußes. [L126]

MERKE Symmetrisch verbreiterte reflexogene Zonen oder einzelne klonische MER-Nachkontraktionen können genauso wie abgeschwächte oder fehlende MER auch bei Gesunden vorkommen („habituelle Hyperreflexie"). Ihre Wertung als „pathologisch" muss immer den Gesamtkontext von Anamnese und übrigen klinisch-neurologischen Befunden berücksichtigen.

Fremdreflexe

Die Fremdreflexe (Hautreflexe, oberflächliche Reflexe) sind polysynaptisch verschaltet. Deshalb zeigen sie langsamere Reflexantworten, habituieren leichter und sind weniger konstant auslösbar als die MER.

Klinische Untersuchung Fremdreflexe werden durch Berühren (Wattebausch) oder Kratzen (Holzstäbchen) der Haut oder Schleimhaut ausgelöst. Die Reflexantwort tritt in dem Areal auf, in dem der Reflex stimuliert wurde. Typische Fremdreflexe sind:

- **Bauchhautreflex (BHR)**: Die oberen BHR (Dermatome Th7–Th10; Nn. intercostales) werden durch den Bauchnabel (Dermatom Th10) von den unteren BHR (Dermatome Th10–L1; Nn. intercostales, N. iliohypogastricus, N. ilioinguinalis) abgegrenzt. Der Untersucher bestreicht die Bauchhaut in allen 4 Quadranten von der Flanke in Richtung des Nabels. Danach bewegen sich Linea alba und der Nabel kurzzeitig in Richtung des Stimulus (Reflexantwort).
- **Kremasterreflex:** Der Reflex (Dermatome L1–L2; N. ilioinguinalis, N. genitofemoralis) wird an der proximalen Innenseite des Oberschenkels ausgelöst. Die Reflexantwort besteht in einer Kontraktion des gleichseitigen M. cremaster und einer kurzen Elevation des Hodens.
- **Analreflex:** Bei diesem Reflex (Dermatome S2–S5; N. haemorrhoidalis inferior) wird durch Stimulation der perianalen Haut oder analen Schleimhaut eine Kontraktion des M. sphincter ani externus ausgelöst. Die Reflexantwort wird visuell oder mit einem in den Anus eingeführten Finger erfasst.

Interpretation Bei einer Läsion des 1. Motoneurons sind die Fremdreflexe abgeschwächt oder fehlen, was zusammen mit der Steigerung der MER und den Pyramidenbahnzeichen ein typisches Reflexmuster ergibt. Allerdings können die BHR auch bei adipösen Patienten oder bei Frauen, die geboren haben, abgeschwächt sein oder fehlen. Bei 15 % der Adoleszenten und jungen Erwachsenen können sie vollständig und bei weiteren 11 % in mindestens einem Quadranten fehlen. Außerdem sind sie auch im Bereich von Operationsnarben und bei akuten abdominalen Erkrankungen (Rosenbach-Zeichen) nicht auslösbar. Der Kremasterreflex kann bei älteren Männern und Patienten mit Hydrozele, Varikozele, durchgemachter Orchitis oder Epididymitis fehlen.

Pathologische Reflexe

Pathologische Reflexe finden sich bei neurologisch gesunden Erwachsenen nicht. Zu ihnen gehören:

- frontale Enthemmungszeichen (primitive oder fetale Reflexe) wie der Palmomental-, Greif-, Schnauz- und Saugreflex (sind bei Kindern normal, verschwinden in der Jugend und können im normalen Senium wieder auftreten; ihre klinische Aussagekraft ist umstritten)
- „Babinski-Gruppe" (an den Beinen auslösbare pathologische Reflexe: Babinski-, Chaddock- und Oppenheim-Zeichen)

Klinische Untersuchung Das **Babinski-Zeichen** (➤ Abb. 1.23) wird geprüft, indem die Planta pedis des liegenden Patienten mit einem stumpfen Gegenstand stimuliert wird. Normalerweise kommt es dadurch zu einer Plantarflexion von Zehen und Fuß, beim „positiven Babinski" dagegen zu einer Dorsalextension der Großzehe („upgoing toe"). Beim **Chaddock-Zeichen** führt eine Stimulation der Fußaußenseite am Übergang von plantarer zu dorsaler Haut, die unter dem Malleolus lateralis beginnt und zum kleinen Zeh hin fortgesetzt wird, zur Dorsalextension des Digitus I. Das **Oppenheim-Zeichen** wird durch ein Bestreichen der Tibiavorderkante von infrapatellar bis zum Fußgelenk ausgelöst. Die Dorsalextension der Großzehe tritt langsam und oft erst gegen Ende der Stimulation auf.

MERKE

Fremdreflexe: Sie sind polysynaptisch verschaltet und daher erschöpflich und weniger konstant als MER.
Technik:
- Bauchhautreflex (Th7–Th10): Bestreichen der Flanke Richtung Nabel
- Kremasterreflex (L1–L2): Bestreichen der Innenseite des proximalen Oberschenkels
- Analreflex (S2–S5): Bestreichen der perianalen Haut
- *Interpretation:* Bei einer Läsion des 1. Motoneurons sind die Fremdreflexe abgeschwächt (kommt auch bei Adipositas oder nach Operationen vor).

Interpretation: Bei einer Läsion des 1. Motoneurons sind die Fremdreflexe abgeschwächt (kommt auch bei Adipositas oder nach Operationen vor).

Pathologische Reflexe: Dazu gehören frontale Enthemmungszeichen (z. B. Palmomental- oder Saugreflex) sowie die „Babinski-Gruppe" an den Beinen.
Technik: Das Babinski-Zeichen wird durch Bestreichen der lateralen Fußsohle untersucht und ist positiv bei Dorselextension der Großzehe (➤ Abb. 1.23). Zudem können das Chaddock- und das Oppenheim-Zeichen geprüft werden.

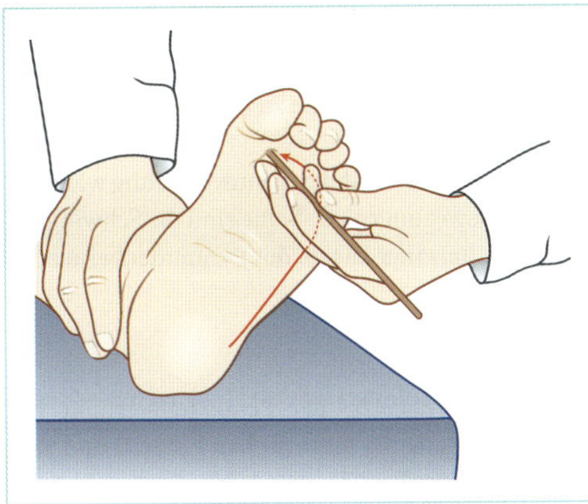

Abb. 1.23 Babinski-Zeichen. Der Untersucher bestreicht die laterale Plantarfläche des Fußes des auf dem Rücken liegenden Patienten mit einem stumpfen Gegenstand. Im Normalfall werden die **Zehen** gebeugt (wie hier gezeigt), bei einer Läsion der Pyramidenbahn treten das „phénomène des orteils" (Dorsalextension der Großzehe = historisch das eigentliche Babinski-Zeichen) und u. U. das „signe de l'éventail" (Fächerzeichen mit Abduktion der Zehen) auf. [L126]

ABB. 1.23

Interpretation Das **Babinski-Zeichen** ist Teil einer primitiven Bewegungsschablone zur Vermeidung einer Verletzung der Fußsohle, da gleichzeitig Hüfte, Knie und Fußgelenke gebeugt werden. Diese archaische, spinal generierte Schablone wird im Fall zentralmotorischer Läsionen („Babinski positiv") disinhibiert. Bei manchen Patienten findet sich nur eine „stumme Sohle", d. h., der Flexorreflex entfällt ersatzlos. Das Babinski-Zeichen kann aber auch „falsch positiv" (bei überempfindlichen, kitzeligen Patienten) oder „falsch negativ" (z. B. bei Sensibilitätsstörung wegen einer Polyneuropathie) sein.

Interpretation: Das Babinski-Zeichen gehört zu den primitiven Schutzreflexen, die nur beim Säugling physiologisch sind und bei Erwachsenen eine Schädigung der Pyramidenbahn signalisieren. **Cave:** Falsch positive oder negative Befunde sind möglich.

PRAXISTIPP Die Ausprägung der Muskeleigenreflexe und der Nachweis oder der Ausschluss pathologischer Reflexe sind essenziell, um die Ursachen von Paresen weiter differenzieren zu können. Auch bei nicht idealen Untersuchungsbedingungen (z. B. nicht steh- oder gehfähiger Patient im Rollstuhl) ist ihre Untersuchung aussagestark.

PRAXISTIPP

1.3.3 Tonus

Unter Muskeltonus versteht man den muskulär bedingten Widerstand, den der Untersucher beim passiven Bewegen eines Gelenks des entspannten Patienten verspürt. Dieser Widerstand ist bei normalen, entspannten Muskeln gering. Der Ruhetonus entsteht durch die Viskosität, Elastizität und Dehnbarkeit der Muskeln sowie die Aktivität der γ-Motoneurone (➤ Kap. 1.3.1). Er ist größer bei Muskeln, die der Gravität entgegenwirken, und wird durch die Formatio reticularis, das vestibuläre System, die Otolithen und höhere Zentren aufrechterhalten.

1.3.3 Tonus

Der Muskeltonus bezeichnet den passiven Muskelwiderstand und dient als Maß für die Aktivität der γ-Motoneurone.

1.3.3.1 Klinische Untersuchung

Prinzipiell kann jedes **Gelenk** untersucht werden. Aus zeitlichen Gründen beschränkt man sich auf die Untersuchung von Karpometakarpal- (Dorsalextension und Palmarflexion des gestreckten Handgelenks), Ellenbogen- (Extension und Flexion des 90° flektierten, in Mittelstellung zwischen Pronation und Supination gehaltenen Gelenks) und Kniegelenk (Extension und Flexion des 90° flektierten Gelenks), was im Sitzen oder Liegen möglich ist. Die Gelenke werden mit unterschiedlichen Geschwindigkeiten und Winkelgraden bewegt.

Beim **Arm-Pendeltest** legt der Untersucher seine Hände auf beide Schultern des Patienten, bewegt diese alternierend schnell nach vorne und hinten und beobachtet die reziproken Bewegungen der herabhängenden Arme.

Beim **Bein-Pendeltest** sitzt der Patient am Tischrand. Der Untersucher streckt die Beine des Patienten im Kniegelenk und lässt sie dann fallen. Normalerweise folgen 6–7 Schwingungen, deren Amplitude immer kleiner wird.

1.3.3.1 Klinische Untersuchung

Der Muskeltonus wird am Karpometakarpal-, Ellenbogen- und Kniegelenk geprüft. Gut beurteilen lässt sich der Tonus auch beim Arm- und Bein-Pendeltest.

1.3.3.2 Interpretation

1.3.3.2 Interpretation

Muskulärer Hypertonus

Erhöhter Muskeltonus tritt als Rigor oder Spastik auf.

Rigor Beim Rigor ist der Widerstand während der gesamten passiven Bewegung und unabhängig von deren Geschwindigkeit erhöht, weil der Tonus von Agonisten und Antagonisten permanent gesteigert ist. Bei den Pendeltests der Arme oder Beine sind die Amplituden der Schwingungen dementsprechend verringert. Beim Zahnradphänomen wechselt die Ausprägung des Rigors, oft mit der Frequenz des assoziier-

Muskulärer Hypertonus: Ein *Rigor* ist eine von der passiven Bewegungsgeschwindigkeit unabhängige Erhöhung des Tonus über die gesamte Bewegung. Er kann mit einem Zahnradphänomen einhergehen, vor allem bei begleitendem Ruhetremor. Bei der *Spastik* ändert sich der Tonus hingegen abhängig von der Bewegungsgeschwindigkeit.

ten Ruhetremors. Die in eine neue Position gebrachten Glieder können gelegentlich in dieser Stellung verharren (Flexibilitas cerea). Als **weitere Ursachen** einer Tonuserhöhung können ein schwerer Meningismus, generalisierte epileptische Anfälle, Tetanus und maligne Hyperthermie zu einem generalisierten Rigor führen.

Spastik Im Gegensatz zum Rigor ändert sich bei der Spastik die Intensität der Tonuserhöhung während der Bewegung und mit deren Geschwindigkeit. Bei den Pendelbewegungen der Beine sind die Schwingungen allenfalls leicht verkürzt, aber unregelmäßig und ruckartig. Bei einer Läsion der Pyramidenbahn zeigt die Spastik ein spezielles Befallsmuster (➢ Kap. 1.3.5).

Muskulärer Hypotonus

Muskulärer Hypotonus: Er kann periphere oder zentrale Ursachen haben. Die Amplitude von Arm- und Beinschwingungen im Pendeltest ist erhöht.

Beim Hypotonus sind die Amplituden der Extremitätenschwingungen bei den Pendeltests erhöht. Ein Hypotonus kann durch zahlreiche periphere (Myopathie, Erkrankung der motorischen Einheit) und zentrale (Bewusstseinsminderung, Schlaf, Kataplexie, Läsion von Parietallappen, extrapyramidalem System, Kleinhirn oder Kleinhirnbahnen, akuter Schlaganfall, akute Myelopathie) Läsionen oder Funktionsstörungen entstehen.

1.3.4 Muskeltrophik

1.3.4 Muskeltrophik
Das Muskelvolumen (Trophik) kann hypo-, hyper- oder atroph sein. Veränderungen können aber auch physiologisch sein (± Training).

Das Muskelvolumen kann teilweise (Hypotrophie) oder vollständig (Atrophie) vermindert oder vergrößert (Hypertrophie) sein.

Eine **Hypotrophie oder Atrophie** tritt bei Erkrankungen des Muskels oder der motorischen Einheit, aber auch infolge Inaktivität, Muskelischämie, Kachexie, Endokrinopathie oder Alter auf.

Eine **Hypertrophie** kann physiologisch (z. B. Training) oder pathologisch (Dystonie, Myotonia congenita) sein. Eine Hypertrophie kann von der Einlagerung von Fett- und Bindegewebe vorgetäuscht sein (Pseudohypertrophie), typischerweise bei Muskeldystrophien.

1.3.5 Lähmungen und motorische Syndrome

1.3.5 Lähmungen und motorische Syndrome

1.3.5.1 Klinische Untersuchung

1.3.5.1 Klinische Untersuchung
Eine Parese bezeichnet eine Minderung der maximalen Muskelkraft, die in „MRC-Grade" skaliert werden kann (➢ Tab. 1.19).

Eine Parese ist eine Minderung der maximal möglichen Muskelkraft („peak power"). Sie ist von vorzeitiger Ermüdbarkeit oder mangelnder Mitarbeit abzugrenzen. Zur möglichst genauen „Messung" wird die modifizierte Skala des Medical Research Councils verwendet (➢ Tab. 1.19). Klinisch relevant sind dabei oft die Paresegrade M4–, M4 und M4+, die es gilt voneinander abzugrenzen. Bei großen Muskelgruppen ist das beispielsweise möglich, indem der Widerstand des Patienten entweder mit der Hand des Untersuchers (M4+), mit 3 seiner Finger (M4) oder mit seinem kleinen Finger (M4–) gebrochen wird. Dabei werden die kleinen Handmuskeln am besten untersucht, indem man sie gegen die analogen Muskeln des Untersuchers testet.

Trotz der MRC-Skala bleibt die Beurteilung von Paresen subjektiv. Zudem ist die Kraft von Untersucher und Patient oft unterschiedlich: Eine junge, große und kräftige Untersucherin muss bei einem älteren, kleinen Patienten aufpassen, dass er ihm nicht fälschlicherweise eine allgemeine Schwäche unterstellt, während eine kleine, untrainierte, ältere Untersucherin bei einem Bodybuilder evtl. erhebliche Paresen übersieht.

TAB. 1.19

Tab. 1.19 Beurteilung von Lähmungen anhand der modifizierten Skala des Medical Research Council (nach ATS News 1982; 8:12–16).

Kraftgrad	Bedeutung
M0	keine Muskelaktivität sichtbar
M1	Muskelaktivität sichtbar, keine Bewegung
M2	aktive Bewegung unter Ausschaltung der Schwerkraft
M3	aktive Bewegung gegen die Schwerkraft
M4–	aktive Bewegung gegen leichten Widerstand
M4	aktive Bewegung gegen moderaten Widerstand
M4+	aktive Bewegung gegen schweren Widerstand
M5	normale Kraft

1.3.5.2 Interpretation

1.3.5.2 Interpretation
Vollständige Lähmungen werden als Plegie bezeichnet.
Lerntipp: Die Lokalisationsdiagnostik mittels einer klinischen Untersuchung ist in der Neurologie häufig. ➢ Tab. 1.20 und ➢ Tab. 1.21 geben einen guten Überblick und helfen dabei, die mannigfaltigen Differenzialdiagnosen einer Parese einzugrenzen – auch, um auch bei offenen Fragen im mündlichen Examen nicht den Überblick zu verlieren!

Lähmungen sind unvollständig (Parese) oder vollständig (Plegie, ➢ Tab. 1.19). Je nach Art der Parese und der damit einhergehenden Veränderungen sind Rückschlüsse möglich, welche Struktur betroffen (➢ Tab. 1.20) bzw. wo die zugrunde liegende Läsion lokalisiert ist (➢ Tab. 1.21).

Tab. 1.20 Neurologische Befunde bei Läsionen des zentralen und peripheren Nervensystems.

Läsion	Parese	Tonus	Faszikulationen	Muskeleigenreflexe	Fremdreflexe
supranukleär (1. MN)	Mono-, Hemi- oder Quadriparese	akut: ↓ > 24 h: ↑	–	akut: ↓ bis Ø > 24 h: ↑	↓ bis Ø
nukleär (Kern des 2. MN)	fokal oder segmental, bulbär	↓	+++	↓ bis Ø	↓ bis Ø
Radix, Nerv	fokal oder segmental	↓	+	↓ bis Ø	↓ bis Ø
motorische Endplatte	diffus oder proximal, bulbär	↓	–	normal	normal
Muskel	diffus, proximal oder distal	↓	–	↓ bis Ø	↓ bis Ø
funktionelle Parese	bizarr, plötzliche Kraftabnahme („give way"), inkonsistent	normal bis ↑	–	normal	normal

MN = Motoneuron; Ø = nicht vorhanden

Tab. 1.21 Verteilungsmuster von Paresen und Ort der zugrunde liegenden Läsion.

Verteilungsmuster der Lähmung	Gelähmte Körperteile oder Muskeln	Ort der zugrunde liegenden Läsion
Monoparese/-plegie	Arm oder Bein	motorischer Kortex, selten Tractus corticospinalis
Hemiparese/-plegie • faziobrachial • brachiokrural • faziobrachiokrural (durchgehend)	Körperhälfte • Gesicht und Arm • Arm und Bein • gesamte Körperhälfte	 • Zerebrum, Tractus corticospinalis • Zerebrum, Tractus corticospinalis • Capsula interna, Pons, Tractus corticospinalis
generalisiert	Hirnnerven und alle Extremitäten	Hirnstamm, Polyradikulopathie, Polyneuropathie, Myopathie, motorische Endplatte
Tetraparese/-plegie	alle Extremitäten	Halsmark, Polyradikulopathie, Polyneuropathie, Myopathie, motorische Endplatte
Triparese/-plegie	3 Extremitäten	zerebral, Halsmark, Hirnstamm (meist auch Hirnnervenläsion)
Diparese/-plegie	beide Arme	Halsmark
Paraparese/-plegie	beide Beine	thorakolumbales Rückenmark, Cauda equina, Nervenwurzeln, Plexus lumbosacralis, Polyneuropathie, Myopathie
Radikulopathie (Mono- oder Polyradikulopathie)	Muskeln, die von der betroffenen Wurzel versorgt werden	vordere Nervenwurzel
Plexopathie	Muskeln, die vom betroffenen Plexus versorgt werden	Plexus brachialis oder lumbosacralis
Neuropathie (Mono- oder Polyneuropathie)	Muskeln, die vom betroffenen Nerv versorgt werden	peripherer Nerv (ein Nerv oder mehrere Nerven)
Erkrankung der motorischen Endplatte	s. a. Myasthenia gravis und Lambert-Eaton-Syndrom	Muskeln
Myopathie	meist Muskeln des Rumpfs und der proximalen Extremitäten	Muskeln

Hemiparese bei Pyramidenbahnläsion Eine Läsion der Pyramidenbahn führt zu einem speziellen Ausfallsmuster: Am Kopf ist vorwiegend die Willkürmotorik der unteren Gesichtsmuskeln bei erhaltener emotional ausgelöster Mimik (dissoziierte Fazialisparese) betroffen. Kau- und Schluckakt sind nur wenig oder gar nicht gestört, ebenso wie die Hirnnerven XI und XII und die Rumpfbewegungen meist nicht betroffen sind. Willkürliche distale Bewegungen, insbesondere solche der Hände, sind dagegen stark beeinträchtigt. Im chronischen Stadium sind die Hemiparesen fast immer spastisch und zeigen ein typisches Verteilungsmuster: Am Arm sind vorwiegend die distalen Muskeln, die Extensoren von Ellenbogen, Handgelenk und Finger, die Supinatoren und die Außenrotatoren und Abduktoren der Schulter betroffen. Am Bein sind vorwiegend die Dorsalextensoren von Fuß und Zehen, die Knieflexoren, die Flexoren und Innenrotatoren der Hüfte betroffen. Dies führt zur typischen Haltung des Patienten mit spastischer Hemiparese (➤ Abb. 1.24).

TAB. 1.20

Eine Schädigung der Pyramidenbahn führt zu einer kontralateralen Halbseitenlähmung (Hemiparese), wobei sich im Verlauf meist eine Spastik entwickelt. Ein typisches Bild ist der Wernicke-Mann-Gang (➤ Abb. 1.24).

ABB. 1.24

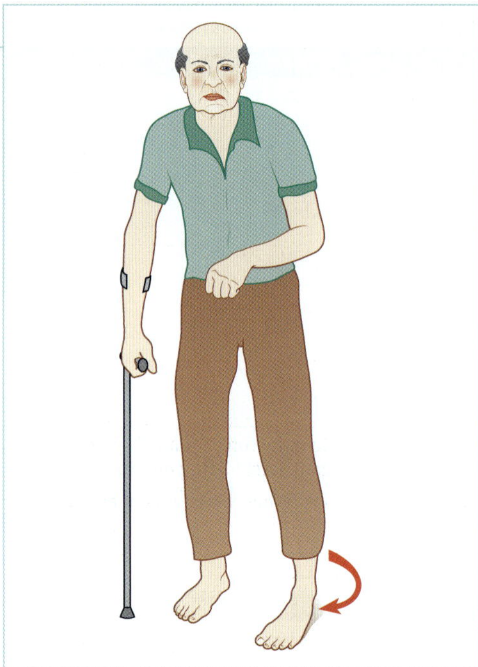

Abb. 1.24 **Pyramidenbahnläsion.** Patient mit chronischer Läsion der rechten Pyramidenbahn und linksseitiger Hemiparese, Flexion der Arme und Zirkumduktion des gestreckten Beins mit Wernicke-Mann-Gang. [L126]

Bauchmuskelparesen führen zu einer Hyperextension der Wirbelsäule beim Versuch des Aufsetzens; dabei kann das Beevor-Zeichen auftreten.

Eine Hüftabduktorparese führt zum Trendelenburg-Zeichen und zum Duchenne-Hinken.

Bauchmuskelparese Eine Lähmung der Abdominalmuskeln führt beim Aufsetzen zu einer Hyperextension der Wirbelsäule. Wenn die unteren Abdominalmuskeln gelähmt sind, verschiebt sich der Nabel beim Aufsitzen nach kranial (Beevor-Zeichen). Das ist deutlich häufiger als eine obere oder einseitige Bauchmuskelparese, bei der sich der Nabel nach unten oder seitwärts verschiebt.

Lähmung der Hüftabduktoren Eine Lähmung der Hüftabduktoren hat beim Einbeinstand zur Folge, dass das gegenseitige Becken tiefer steht (Trendelenburg-Zeichen). Beim Gehen wird der Rumpf zur Seite des gelähmten Beins hin bewegt (Duchenne-Hinken).

WISSENSCHAFTSKOMPETENZ

WISSENSCHAFTSKOMPETENZ Klinische Skalen und Scores werden in der Neurologie häufig verwendet, um die interprofessionelle Kommunikation zu standardisieren und neurologische Syndrome statistisch verwertbar zu quantifizieren. In ➤ Tab. 1.22 sind häufig verwendete Skalen aufgelistet.

Tab. 1.22 Häufig verwendete Skalen in der Neurologie.

Bezeichnung	Kürzel	Einsatzgebiet	Art	Beschreibung
National Institute of Health Stroke Scale	NIHSS	Schlaganfall	Befund	0–42 Punkte; Quantifizierung akutes Schlaganfallsyndrom; ist für Infarkte der A. cerebri media entwickelt worden, wird aber für alle Typen einschließlich Hirnblutungen eingesetzt
Unified Parkinson's Disease Rating Scale	UPDRS	Parkinson-Krankheit	Befund	besteht aus insgesamt 5 separaten Teilen; für die Quantifizierung eines klinischen Parkinson-Syndroms wird Teil III verwendet (Motor Score), der Werte zwischen 0 und 132 annehmen kann; Teil V entspricht der Hoehn & Yahr-Skala
Besinger Score		Myasthenia gravis	Befund	0–24 Punkte geteilt durch die Anzahl der getesteten Kriterien; quantifiziert myasthene Symptome
Expanded Disability Status Scale (syn. Kurtzke-Skala)	EDSS	multiple Sklerose	Befund, Behinderung	0–10 Punkte in Abständen von 0,5 Punkten; quantifiziert bei niedrigen Punktwerten den neurologischen Befund in unterschiedlichen Systemen (u. a. Paresen, Koordination, Sensibilität), in höheren Werten mehr den Behinderungsgrad

Tab. 1.22 Häufig verwendete Skalen in der Neurologie. *(Forts.)*

Bezeichnung	Kürzel	Einsatzgebiet	Art	Beschreibung
Modified Rankin Scale	mRS	nicht krankheitsspezifisch	Behinderung	1–6 Punkte (Tod); quantifiziert den Grad der Behinderung bzw. Abhängigkeit; wird häufig nach 90 Tagen als Outcome-Skala in Schlaganfall-Interventionsstudien verwendet
Functional Independence Measure	FIM	Rehabilitation	Behinderung	18–129 Punkte; je höher die Punktzahl, desto selbstständiger ist ein Patient
Barthel-Index	BI	nicht krankheitsspezifisch	Behinderung	0–100 Punkte; je höher die Punktzahl, desto selbstständiger ist ein Patient
Hoehn & Yahr		Parkinson-Krankheit	Behinderung	Grad I–V; beschreibt den Schweregrad eines Parkinson-Syndroms
Glasgow Coma Scale	GCS	Koma, Schädel-Hirn-Trauma	Befund, Prognose	3–15 Punkte; quantifiziert die Tiefe eines Komas und ist zudem eine Prognoseskale nach Schädel-Hirn-Trauma, je niedriger die Punktzahl, desto höher die Mortalität
Hunt & Hess		Subarachnoidalblutung (SAB)	Befund, Prognose	1–5 Punkte; beschreibt und quantifiziert die Symptome bei einer akuten SAB; je höher der Punktwert, desto höher die Mortalität
World Federation of Neurosurgical Societies Subarachnoid Hemorrhage Grading	WFNS SAH Grading	SAB	Befund, Prognose	1–5 Punkte; Kombination aus GCS und Hunt&Hess-Skala; beschreibt und quantifiziert die Symptome bei einer akuten SAB; je höher der Punktwert, desto höher die Mortalität

1.4 Sensibilität

1.4.1 Grundlagen

1.4.1.1 Funktionelle Anatomie

Die sensiblen Systeme transportieren die Informationen sensibler Endorgane (Rezeptoren) zum zentralen Nervensystem. Man unterscheidet zwischen somatischer und viszeraler Sensibilität. Somatisch-afferente Fasern leiten extero- und propriozeptive, viszeral-afferente Fasern viszerale Informationen.

1.4.1.2 Klinische Untersuchung und Interpretation

Bei der Untersuchung der Sensibilität werden der Berührungs-, der Schmerz-, der Temperatur-, der Vibrations- und der Lagesinn geprüft. Der Patient soll wach und kooperativ sein (> Tab. 1.23).

Tab. 1.23 Arten von Sensibilitätsstörungen.

Begriff	Definition
Anästhesie	fehlende Berührungsempfindung
Hypästhesie	verminderte Berührungsempfindung
Hyperästhesie	erhöhte Berührungsempfindung
Dysästhesie	abnorme, unangenehme bis schmerzhafte Empfindung nach Berührung
Analgesie	fehlende Schmerzempfindung
Hypalgesie	verminderte Schmerzempfindung
Hyperalgesie	erhöhte Schmerzempfindung
Thermanästhesie	fehlende Temperaturempfindung
Thermhypästhesie	verminderte Temperaturempfindung
Thermhyperästhesie	erhöhte Temperaturempfindung
Pallanästhesie	fehlender Vibrationssinn
Pallhypästhesie	verminderter Vibrationssinn
Allodynie	üblicherweise nicht schmerzhafter Stimulus wird als Schmerz empfunden
Allästhesie	ein sensibler Stimulus wird an einer anderen Stelle als der Reizstelle empfunden
Hyperpathie	verstärkte und zeitlich den Reiz überdauernde Schmerzempfindung
Graphanästhesie	aufgehobene sensible Erkennung auf die Haut geschriebener Zahlen/Buchstaben
Kinanästhesie	aufgehobener Lage- und Bewegungssinn

1.4 Sensibilität

1.4.1 Grundlagen

1.4.1.1 Funktionelle Anatomie

Die Sensibilität wird über somato- und viszeroafferente Fasern vermittelt. Pathologische Befunde sind in > Tab. 1.23 zusammengefasst.

1.4.1.2 Klinische Untersuchung und Interpretation

Klinisch untersucht man Berührungs-, Schmerz-, Temperatur-, Vibrations- und Lagesinn.

TAB. 1.23

Studentische Sicht

1.4.2 Berührung, Schmerz und Temperatur

1.4.2.1 Funktionelle Anatomie

Schmerz und Temperatur werden an freien Nervenendigungen registriert und an die Spinalganglienzellen (1. Neuron) geleitet (➤ Abb. 1.25). Das 2. Neuron liegt im Hinterhorn des Rückenmarks. Hiernach kreuzen die Axone in der Commissura anterior zur Gegenseite und führen im Tractus spinothalamicus zum thalamischen Nucleus ventralis posterolateralis (VPL, 3. Neuron).

ABB. 1.25

Berührungen werden von Mechanorezeptoren erspürt und sowohl über den Tractus spinothalamicus als auch die Hinterstränge weitergeleitet. Über den hinteren Schenkel der Capsula interna landen diese Informationen schließlich im somatosensorischen Kortex, wo eine somotatotope Gliederung vorliegt (Homunkulus, ➤ Abb. 1.26).

1.4.2.2 Klinische Untersuchung

Berührung → Wattestäbchen
Schmerzen → spitzes Holzstäbchen
Temperatur → kaltes und warmes Wasser

1.4.2 Berührung, Schmerz und Temperatur

1.4.2.1 Funktionelle Anatomie

Rezeptoren für Schmerz und Temperatur sind freie Nervenendigungen. Schmerzrezeptoren gibt es in der Haut und Schleimhaut, Temperaturrezeptoren nur in der Haut. Ihre Impulse werden in den schwach myelinisierten Aδ- und den nicht myelinisierten C-Fasern zu den Spinalganglienzellen (1. sensorisches Neuron; ➤ Abb. 1.25) geleitet. Deren Fortsätze projizieren zum gleichseitigen Hinterhorn (2. sensorisches Neuron). Die meisten Axone des 2. sensorischen Neurons kreuzen in der Commissura anterior zur Gegenseite (➤ Abb. 1.25), wo sie im Tractus spinothalamicus lateralis und anterior zum Nucleus ventralis posterolateralis (VPL) des Thalamus projizieren. Der Tractus spinothalamicus lateralis ist somatotop gegliedert, d. h., die sakralen Fasern (die ganz unten ins Rückenmark eintreten) liegen lateral bzw. außen, die lumbalen schließen sich medial an, noch weiter medial folgen die thorakalen und ganz innen die zervikalen Fasern. Die Schmerz- und Temperaturfasern des N. trigeminus verlaufen vom Ganglion trigeminale Gasseri durch den Pons zum ipsilateralen Nucleus tractus spinalis nervi trigemini (➤ Kap. 1.2.5). Dessen Fasern kreuzen zur Gegenseite und projizieren im Tractus spinothalamicus medialis zum Nucleus ventralis posteromedialis (VPM) des Thalamus. Im oberen Mesenzephalon beginnen alle somatosensorischen Fasern zu konvergieren, die Fasern des Körpers enden im VPL und diejenigen des Gesichts im VPM, wobei eine somatotope Gliederung besteht. Die VP-Axone projizieren durch den hinteren Schenkel der Capsula interna zum primären somatosensorischen Kortex, der im parietalen Gyrus postcentralis lokalisiert ist. Auch der primäre somatosensorische Kortex ist somatotop gegliedert (Homunkulus; ➤ Abb. 1.26). Der nozizeptive Informationen transportierende Tractus spinoreticularis endet in der Formatio reticularis des Hirnstamms und den medialen thalamischen Kernen. Thalamische Neurone, die Schmerzinformationen empfangen, leiten diese zum Parietallappen und limbischen System weiter.

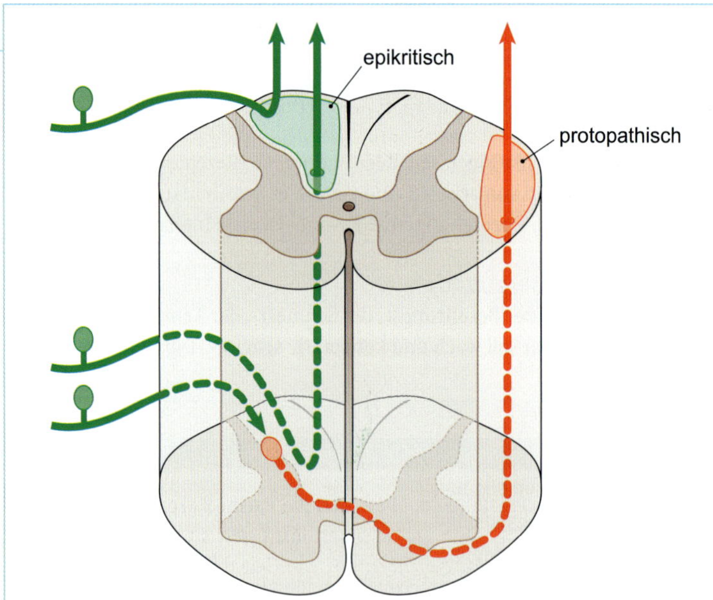

Abb. 1.25 Sensible Bahnen. Fasern, die Schmerz-, Temperatur- sowie grobe Berührungsempfindungen aus Körper und Gesicht leiten, sind durch rote Linien dargestellt. Fasern, die die Information für leichte Berührung, Druck, Vibration und Lage leiten, sind mit grünen Linien abgebildet. [L141]

Berührungsreize werden von Mechanorezeptoren der Haut oder Schleimhaut aufgenommen (Meissner-Körper, freie Nervenendigungen). Ihre Informationen werden sowohl über den Tractus spinothalamicus (grobe Berührung) als auch über die epikritischen Fasersysteme der Hinterstränge (feine Berührung) geleitet.

1.4.2.2 Klinische Untersuchung

Die Berührungsempfindung wird am besten mit einem Wattestäbchen getestet, die Schmerzempfindung mit einem spitzen Holzstäbchen (wegen der möglichen Übertragung von Erregern nur einmal verwenden!). Der Temperatursinn wird mit Reagenzgläsern oder metallischen Gefäßen geprüft, die kaltes und warmes Wasser enthalten.

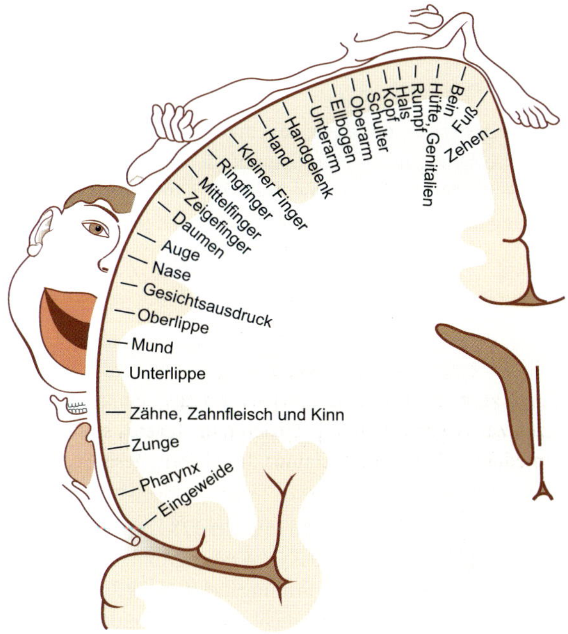

Abb. 1.26 Homunkulus der sensiblen kortikalen Repräsentation. [L126]

ABB. 1.26

1.4.3 Graphästhesie

1.4.3.1 Klinische Untersuchung

Die Graphästhesie bezeichnet die auf der Berührungsempfindung aufbauende Fähigkeit, Zahlen und Buchstaben bei geschlossenen Augen zu erkennen, die z. B. mit einem stumpfen Stäbchen auf die Haut geschrieben werden. Überprüft man dies auf der Palma manus oder dem Fußrücken, sollten die Buchstaben oder Zahlen etwa 1 cm groß sein, an anderen Testorten jedoch größer.

1.4.3.2 Interpretation

Schon bei einer geringen Sensibilitätsstörung kann es sein, dass der Patient keine Zahlen und Buchstaben mehr erkennt. Eine solche „Graphanästhesie" spricht im Fall sonst intakter Oberflächensensibilität für eine kortikale Läsion.

1.4.3 Graphästhesie

1.4.3.1 Klinische Untersuchung

Graphästhesie: Erkennen des Schreibens von Zahlen oder Buchstaben auf der Haut. Bei normaler Oberflächensensibilität spricht ein Ausfall für eine kortikale Läsion (komplexe Leistung).

1.4.3.2 Interpretation

1.4.4 Lagesinn

1.4.4.1 Funktionelle Anatomie

Die Rezeptoren für den Lagesinn sind die Muskelspindeln, aber auch die Pacini-Körper und andere Rezeptoren, die in Muskeln, in Sehnen und insbesondere in Gelenken lokalisiert sind. Sie reagieren auf Druck, Spannung, Dehnung und Kontraktion der Muskelspindeln sowie Gelenkbewegungen. Die Informationen der Rezeptoren werden in myelinisierten Aδ- und Aβ-Fasern zu den Spinalganglienzellen (1. sensorisches Neuron; ➤ Abb. 1.25) geleitet. Deren Fortsätze projizieren über die ipsilateralen, somatotop gegliederten Hinterstränge (➤ Abb. 1.25) zu den Hinterstrangkernen (Nucleus gracilis und Nucleus cuneatus; 2. sensorisches Neuron). Die meisten Axone des 2. sensorischen Neurons kreuzen als interne Fibrae arcuatae zur Gegenseite, wo sie im Lemniscus medialis zum VPL-Thalamuskern verlaufen. Die entsprechenden Fasern des N. trigeminus verlaufen vom Ganglion trigeminale Gasseri zum ipsilateralen Nucleus tractus spinalis nervi trigemini (➤ Kap. 1.2.5). Dessen Fasern kreuzen zur Gegenseite und projizieren zum VPM-Thalamuskern.

1.4.4 Lagesinn

1.4.4.1 Funktionelle Anatomie

Lagesinnrezeptoren liegen in Muskeln, Sehnen und Gelenken. Sie registrieren Druck, Dehnung, Spannung, Kontraktion und Bewegung. 1. Neuron sind die Spinalganglienzellen, die Hinterstränge leiten die Reize an die Nuclei gracilis und cuneatus (2. Neuron). Dann kreuzen die Axone im Lemniscus medialis, laufen zum Thalamus (VPL, 3. Neuron) und von dort in den kortikalen „sensiblen Homunkulus".

1.4.4.2 Klinische Untersuchung

Der Patient wird aufgefordert, die Augen zu schließen. Dann bewegt der Untersucher ein Gelenk des Patienten – meist ein Metakarpophalangealgelenk oder das Großzehengrundgelenk, jeweils auf beiden Seiten. Dabei hält der Untersucher die völlig entspannten Zehen oder Finger des Patienten parallel zur Ebene der Bewegung, d. h., er fasst die Zehe oder den Finger nicht von oben und unten, sondern von beiden Seiten an und versucht, möglichst wenig Druck zu verwenden, damit der Patient die Bewegung nicht

1.4.4.2 Klinische Untersuchung

Untersucht wird, ob der Patient (mit geschlossenen Augen) die Richtung von Bewegungen des Metakarpophalangeal- und Großzehengrundgelenks wahrnehmen kann. Normalerweise können Bewegungen von 1 mm erkannt werden.

Studentische Sicht

durch die entstehenden Druckänderungen erkennen kann. Der Patient muss jeweils angeben, in welche Richtung Finger bzw. Großzehe bewegt werden (nach oben oder nach unten).

1.4.4.3 Interpretation

1.4.4.3 Interpretation

Normalerweise ist der Lagesinn an den Fingern so empfindlich, dass man jegliche Bewegung fühlen kann. An den Großzehen werden normalerweise Bewegungen einer Amplitude von 1 mm erkannt. Schnelle Bewegungen werden dabei besser wahrgenommen als langsame. Im Alter nimmt der Lagesinn leicht ab. Nur wenn eine distale Lagesinnminderung nachgewiesen ist, sollten auch noch proximalere Gelenke untersucht werden.

1.4.5 Vibration

1.4.5.1 Funktionelle Anatomie

Vibration wird über Mechanorezeptoren wahrgenommen, die Bahnen verlaufen zusammen mit denen des Lagesinns. Klinisch wird mit einer Stimmgabel u. a. an Metakarpophalangeal- und Großzehengrundgelenk untersucht.

1.4.5.2 Klinische Untersuchung

1.4.5 Vibration

1.4.5.1 Funktionelle Anatomie

Die Rezeptoren für den Vibrationssinn sind Mechanorezeptoren (Pacini-Körper, Merkel-Rezeptoren, Meissner-Körper). Die Afferenzen verlaufen mit denjenigen des Lagesinns (➤ Kap. 1.4.4).

1.4.5.2 Klinische Untersuchung

Bei der Untersuchung des Vibrationssinns wird eine Stimmgabel (64 oder 128 Hz) aktiviert und nacheinander mit leichtem Druck auf das Metakarpophalangeal- und das Großzehengrundgelenk beider Extremitäten gelegt. Eine Pallhypästhesie kann mit einer graduierten Stimmgabel (0/8 bis 8/8) oder dadurch erkannt werden, dass der Untersucher eine vom Patienten gerade nicht mehr empfundene Vibration an der entsprechenden eigenen Körperstelle noch erkennen kann.

14.6 Segmentale und periphere Innervation

Wichtige sensible Dermatome:

- C2: unmittelbar an N. trigeminus angrenzend
- C6: Daumen
- Th5: Mamillen
- Th10: Bauchnabel
- L4: Patella
- L5: Großzehe
- S1: laterale Fußsohle, kleiner Zeh

1.4.6 Segmentale und periphere Innervation

Die segmentale Innervation umfasst die Dermatome C2–C8, Th1–Th12, L1–L5 und S1–S5 (s. a. ➤ Abb. 14.2). Für die klinische Untersuchung ist die Kenntnis der folgenden anatomischen Gegebenheiten hilfreich: Das Dermatom C2 grenzt unmittelbar an den N. trigeminus an, weil das Dermatom C1 bei den meisten Patienten nicht angelegt ist. Der Daumen wird durch das Dermatom C6 versorgt, der Mittelfinger durch das Dermatom C7, der Kleinfinger durch das Dermatom C8, die Mamillen durch das Dermatom Th5, der Bauchnabel durch das Dermatom Th10, die Leiste durch das Dermatom L1, die Patella durch das Dermatom L4, der Fußrücken und die Großzehe durch das Dermatom L5, der laterale Fußrand und der kleine Zeh durch das Dermatom S1 und die perianale Region durch die Dermatome S3–S5. Die periphere Innervation wird bei den Erkrankungen der peripheren Nerven besprochen (➤ Kap. 14.1.2).

1.5 Koordination

Funktionelle Anatomie: Koordinationsstörungen (Ataxien) entstehen vor allem durch Läsionen der Propriozeption, des Kleinhirns oder seiner Verbindungen. Den unterschiedlichen Kleinhirnanteilen können verschiedene Funktionen zugeordnet werden (➤ Tab. 1.24).

TAB. 1.24

1.5 Koordination

Funktionelle Anatomie

Die Bewegungskoordination kann insbesondere dann beeinträchtigt sein, wenn die propriozeptive Afferenz, das Kleinhirn oder seine Verbindungen erkranken (s. u., ➤ Tab. 1.24). Darüber hinaus führen aber auch bifrontale Marklagerschäden oder extrapyramidale Bewegungsstörungen zu Koordinationsstörungen.

Tab. 1.24 Kleinhirnanteile, ihre Aufgaben und klinische Untersuchung.

Kleinhirnanteil	Zugehörigkeit	Aufgabe	Untersuchung
Lobus flocculonodularis	Vestibulo- bzw. Archicerebellum	Verbindungen mit den vestibulären Kernen, koordiniert die Augenbewegungen und die grobe Orientierung im Raum	Okulomotorik (➤ Kap. 1.2.4), Suche nach pathologischen Nystagmen (➤ Kap. 1.2.8)
Kleinhirnwurm	Spino- bzw. Palaeocerebellum	Kontrolle von Stand, Gang und anderen axialen Funktionen	Romberg-Test, Seiltänzergang, Seiltänzerblindgang
Kleinhirnhemisphäre	Neocerebellum	koordiniert die Bewegungen der Extremitäten	Diadochokinese, Finger-Nase-Versuch, Knie-Hacke-Versuch

Klinische Untersuchung: Beim *Romberg-Test* steht der Patient mit seitlich ausgestreckten Armen. Kommt es erst nach Augenschluss zu einer Standunsicherheit, ist er positiv (= afferente Ataxie).
Zudem sollte man den „Seiltänzergang" prüfen.

Klinische Untersuchung

Romberg-Test Der Patient steht mit eng aneinandergehaltenen Beinen und hält die Arme horizontal ausgestreckt. Zuerst bleiben die Augen offen, danach werden sie geschlossen. Erschwert werden kann der Test, indem der Patient gleichzeitige Kopfbewegungen ausführt.

Strichgang Der Patient setzt einen Fuß unmittelbar vor den anderen und geht eine Strecke von 2–3 m („Seiltänzergang").

Blindstrichgang Der Patient führt einen Strichgang aus und hält zusätzlich die Augen geschlossen („Seiltänzerblindgang“).

> **MERKE** Beim Romberg-Test und beim Seiltänzergang weicht der Patient auf die Seite der vestibulären oder zerebellären Läsion ab.

MERKE

Diadochokinese Die Diadochokinese bezeichnet die Fähigkeit, rasch aufeinanderfolgende, einander entgegengesetzte Bewegungen, beispielsweise Pronation und Supination des Unterarms (➢ Abb. 1.27), wiederholt auszuführen. Alternativ kann der sitzende Patient seine Oberschenkel alternierend mit der Handinnenfläche und dem Handrücken berühren. Ist die Diadochokinese normal, spricht man von Eudiadochokinese, bei einer Verlangsamung von Hypodiadochokinese, fehlt sie, von Adiadochokinese, und ist sie schlecht koordiniert, von Dysdiadochokinese.

Diadochokinese ist die Ausführung schnell hintereinander alternierender Bewegungen (z. B. Pronation/Supination) (➢ Abb. 1.27).

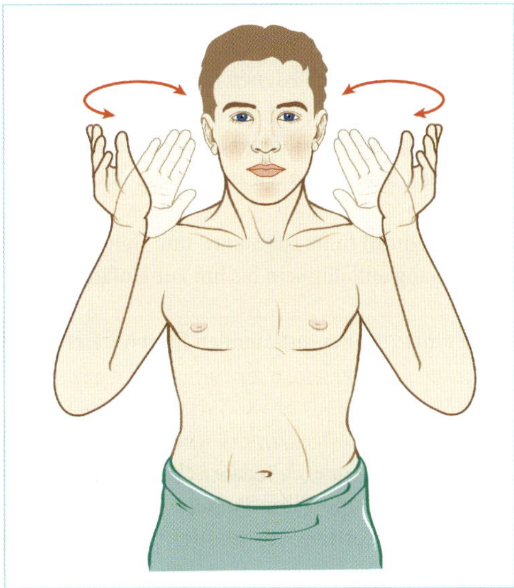

Abb. 1.27 Untersuchung der Diadochokinese durch rasche Pronation und Supination der Hände. [L126]

ABB. 1.27

Finger-Nase-Versuch Der Patient führt mit geschlossenen Augen den Zeigefinger langsam zu seiner Nasenspitze (➢ Abb. 1.28). Diese Bewegung wird normalerweise geradlinig und schnell ausgeführt. Bei einer **Ataxie** verfolgt der Zeigefinger jedoch nicht den direktesten Weg, sondern eine Zickzacklinie, und dies oft mit wechselnden Geschwindigkeiten (Dysmetrie). Beim **Intentionstremor** nimmt die Unsicherheit mit abnehmender Distanz von der Nase zu, und die Amplitude der Fingerbewegungen ist unmittelbar vor der Nase am größten.

Der *Finger-Nase-Versuch* erfolgt bei geschlossenen Augen. Geprüft wird eine Zeigeataxie (Dysmetrie oder Intentionstremor) (➢ Abb. 1.28). Eine Alternative ist der Finger-Finger-Versuch.

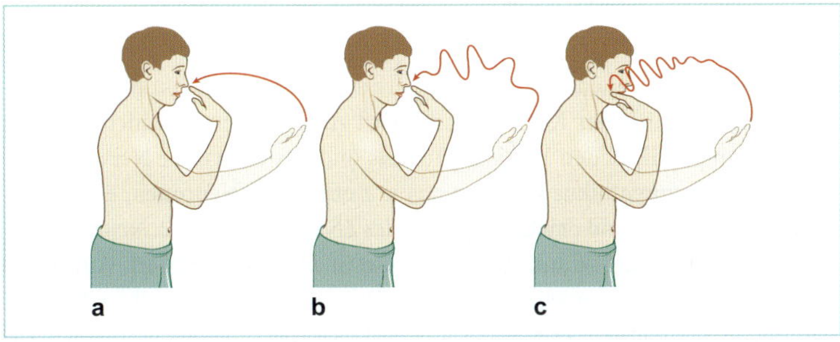

Abb. 1.28 Finger-Nase-Versuch. a Normalfall. **b** Mit Ataxie. **c** Intentionstremor. [L126]

ABB. 1.28

Finger-Finger-Versuch Er ist die Alternative zum Finger-Nase-Versuch. Der Patient bewegt beide Zeigefinger bei geschlossenen Augen aufeinander zu, bis sie sich berühren.

Rebound-Phänomen Der Patient soll den Unterarm zu sich hinziehen, der Untersucher hält ihn aber fest und gibt ihn dann plötzlich frei (➢ Abb. 1.29). Normalerweise bremst der Patient die Bewegung schnell ab. Pathologisch ist das Rebound-Phänomen, wenn diese Abbremsung des M. biceps brachii zu langsam stattfindet.

Beim *Rebound-Phänomen* kann eine Bewegung nicht schnell genug abgebremst werden (➢ Abb. 1.29).

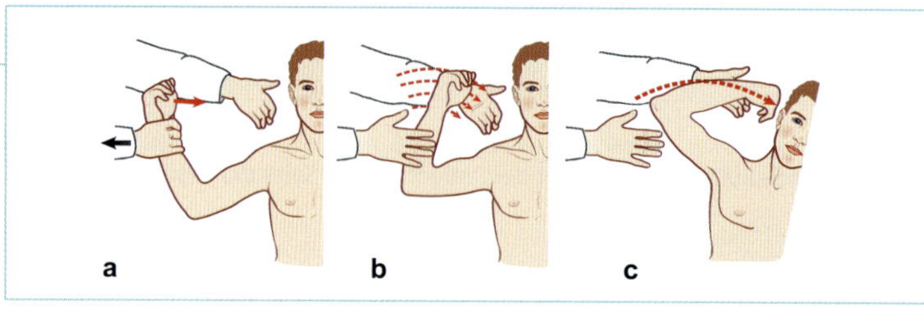

Abb. 1.29 Untersuchung des Rebound-Phänomens. a Untersuchungstechnik. **b** Normales Rebound-Phänomen. **c** Pathologisches Rebound-Phänomen mit ungenügendem Abbremsen des Arms. [L126]

Knie-Hacke-Versuch Mit geschlossenen Augen soll der Patient seine Ferse auf der Kante des gegenseitigen Scheinbeins von subpatellär bis zum Fuß gleiten lassen.

Interpretation

Zerebelläre Ataxie

Bei der zerebellären Ataxie können unterschiedliche Läsionen zu 3 verschiedenen klinischen Syndromen führen:

- Eine Läsion des Lobus flocculonodularis (Archicerebellum) geht mit pathologischen Nystagmen, dysmetrischen Sakkaden und gestörten Blickfolgebewegungen einher, was auch zu Stand- und Gangataxie führen kann.
- Eine Läsion des Kleinhirnwurms (Spino- bzw. Palaeocerebellum) führt zur Stand- und Gangataxie. Klinisch kann nur ein leicht breitbasiger, schwankender Gang auffällig sein bis hin zur Unfähigkeit, zu sitzen oder zu stehen (Astasie).
- Eine Läsion der Kleinhirnhemisphäre (Neocerebellum) führt zu einer ipsilateralen Extremitätenataxie (Hemiataxie).

Sensible Ataxie

Eine Abnormität der propriozeptiven Afferenzen auf Höhe des 1., 2. oder 3. sensorischen Neurons kann zu einer sensiblen (afferenten) Ataxie führen. Klinisch ist der Lage- und Vibrationssinn vermindert oder aufgehoben, und der Patient kann mit geschlossenen Augen die Position der von der Lagesinnstörung betroffenen Gelenke nicht beschreiben.

> **MERKE** Zerebelläre Ataxien nehmen nicht zu, wenn der Patient die Augen schließt, eine sensible (afferente) Ataxie nimmt mit geschlossenen Augen dagegen deutlich zu. In dieser Differenzierung liegt die diagnostische Relevanz des „Romberg-Stehversuchs", eines der ältesten klinischen Tests der Neurologie überhaupt (aus der Zeit der Tabes dorsalis im 19. Jahrhundert).

1.6 Vegetative Funktionen

1.6.1 Funktionelle Anatomie

Das vegetative Nervensystem reguliert das Binnenmilieu des Körpers in Abhängigkeit von den Erfordernissen. Seine Aktivität entzieht sich willkürlicher Kontrolle und wird zum größten Teil nicht bewusst wahrgenommen. Es umfasst den Sympathikus, den Parasympathikus und das enterische Nervensystem (➤ Abb. 1.30). Sympathikus und Parasympathikus bestehen aus je 2 efferenten Neuronen, einem präganglionären, im ZNS lokalisierten 1. Neuron und einem außerhalb des ZNS lokalisierten 2. Neuron (Ganglion). Das enterische Nervensystem ist in der Wand des Gastrointestinaltrakts lokalisiert. Außerdem finden sich afferente vegetative Neurone als Ganglienzellen in den Hinterwurzeln (1. sensibles Neuron) und im ZNS. Eine Unterscheidung in Sympathikus oder Parasympathikus ist bei ihnen nicht möglich. Die Aktivität zumindest des Sympathikus wird durch aus dem Hypothalamus stammende efferente, ungekreuzt verlaufende Bahnsysteme moduliert.

1.6.1.1 Parasympathikus

Die 1. Neurone des Parasympathikus liegen kranial im Nucleus Edinger-Westphal, dem Nucleus salivatorius superior und inferior, dem dorsalen motorischen Nucleus des N. vagus und den Neuronen in der Nähe des Nucleus ambiguus. Sakral liegen die 1. Neurone des Parasympathikus in den Nuclei intermedii der Rückenmarkssegmente S2–S4. Ihre Axone verlaufen durch den Plexus sacralis, bilden die pelvischen

Studentische Sicht

ABB. 1.29

Der **Knie-Hacke-Versuch** ist das Äquivalent zum Finger-Nase-Versuch.

Interpretation:
Zerebelläre Ataxie:
- Läsion des Lobulus flocculonodularis → Augenbewegungsstörung mit pathologischen Nystagmen, Stand- und Gangataxie
- Läsion des Kleinhirnwurms → Stand- und Gangataxie (Rumpf)
- Läsion der Kleinhirnhemisphäre → ipsilaterale Hemiataxie (Extremitäten)

Sensible Ataxie: Läsionen des 1., 2. oder 3. somatosensiblen Neurons erzeugen eine sensible Ataxie mit Kin- und Pallhypästhesie sowie positivem Romberg-Test.

MERKE

1.6 Vegetative Funktionen

1.6.1 Funktionelle Anatomie

Das vegetative Nervensystem reguliert weitgehend unbewusst die Körperhomöostase. Es besteht aus Sympathikus, Parasympathikus und enterischem Nervensystem. Sympathikus und Parasympathikus haben jeweils ein im ZNS und ein 2. außerhalb des ZNS gelegenes Neuron (Ganglion).

1.6.1.1 Parasympathikus

Kraniosakraler Parasympathikus: Die parasympathischen Hirnnervenkerne (1. Neuron: Nucleus Edinger-Westphal, Nucleus salivatorius superior und inferior, DMNX, Nucleus ambiguus) liegen im Hirnstamm. Sakral befinden sich die 1. Neurone des Parasympathikus in den Segmenten S2–S4. Die 2. Neurone liegen organnah.

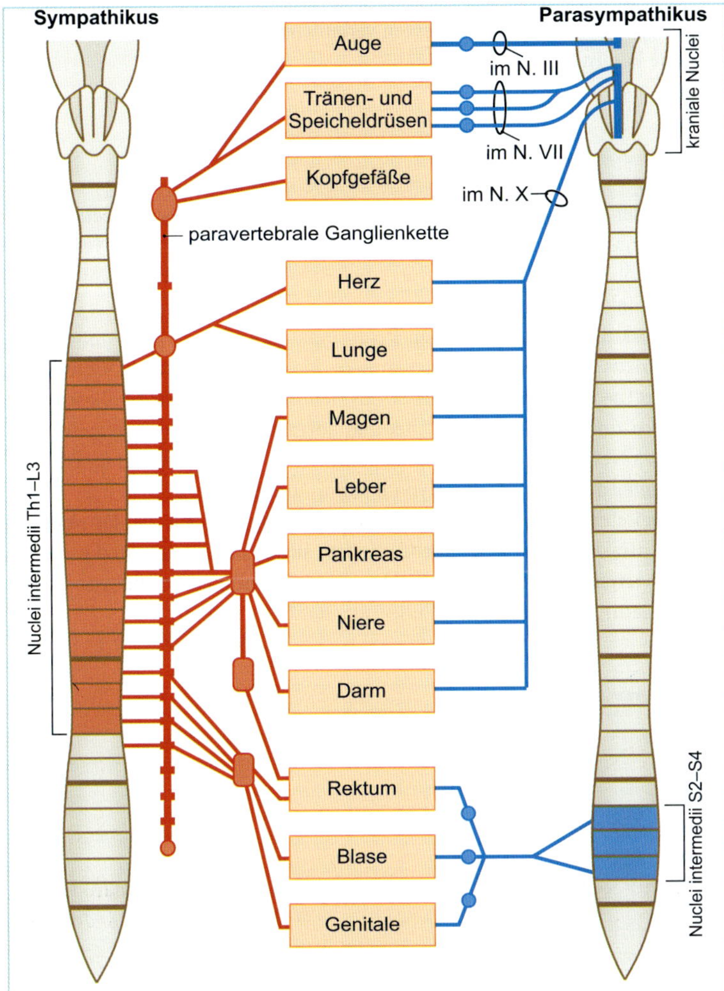

Abb. 1.30 Strukturelle Organisation des vegetativen Nervensystems. Das vegetative Nervensystem besteht aus dem Sympathikus (rot, 1. Neuron in den Nuclei intermedii Th1–L3), dem Parasympathikus (blau, 1. Neuron im Hirnstamm und in den sakralen Nuclei intermedii S2–4) sowie dem enterischen Nervensystem des Darms (nicht abgebildet). [L126]

ABB. 1.30

Nn. splanchnici (Nn. erigentes) und versorgen den Plexus pelvicus und seine Äste. Die meisten präganglionären Fasern, welche die Blase, das Colon descendens, das Rektum, den Anus und die Genitalorgane versorgen, sind lang und werden erst in kleinen Ganglien, die in der Nähe der Viszeralorgane oder in diesen lokalisiert sind, auf postganglionäre Fasern umgeschaltet. Eine präganglionäre Faser bildet üblicherweise nur eine Synapse mit einem postganglionären Neuron.

1.6.1.2 Sympathikus

Die 1. Neurone des Sympathikus liegen thorakolumbal in den Nuclei intermedii der Rückenmarkssegmente Th1–L3. Dessen präganglionäre Fasern treten durch die ventralen Wurzeln der entsprechenden Segmente aus (s. a. ➢ Abb. 14.1), um in der paravertebralen Ganglienkette, dem prävertebralen Plexus, kollateralen Ganglien oder gelegentlich in terminalen Ganglien zu enden. Die sympathischen Fasern sind präganglionär kurz und postganglionär lang, d. h., die Ganglien sind weit vom viszeralen Endorgan entfernt. Im Gegensatz zum Parasympathikus bildet eine präganglionäre sympathische Faser mit vielen postganglionären Neuronen eine Synapse.

Der zervikale Teil der paravertebralen sympathischen Ganglienkette besteht aus dem Ganglion cervicale superius, dem (nicht immer vorhandenen) Ganglion cervicale medius und dem (meist mit dem ersten thorakalen Ganglion zum Ganglion cervicothoracicum [stellatum] verschmolzenen) Ganglion cervicale inferius. Sie versorgen den Kopf, die Arme und den Thorax. Das Ganglion cervicale superius wird von Th1–Th2 versorgt. Es liegt gegenüber den Wirbeln C2–C3 und hinter der A. carotis interna. Die sympathische Versorgung von Auge, Stirn und Gesicht und die klinischen Ausfälle bei Sympathikusläsion, z. B. das Horner-Syndrom, sind im ➢ Kap. 1.2.3 beschrieben. Das Ganglion stellatum (Th2–Th6) versorgt über den Plexus brachialis die Arme, und die lumbalen sympathischen Ganglien (Th9–L1) versorgen die Beine.

1.6.1.2 Sympathikus

Thorakolumbaler Sympathikus: Der Sympathikus entstammt 1. Neuronen in den Rückenmarkssegmenten Th1–L3. Deren präganglionäre Fasern treten jeweils segmentweise aus, um dann in der paravertebralen Ganglienkette (sympathischer Grenzstrang), dem prävertebralen Plexus oder kollateralen Ganglien auf das 2. Neuron verschaltet zu werden. Im Gegensatz zum Parasympathikus liegt das 2. Neuron somit organfern.
Klinisch relevant ist das **Horner-Syndrom,** das durch eine Schädigung des Ganglion cervicale superius oder der von ihm ausgehenden, zusammen mit der A. carotis Richtung Auge ziehenden sympathischen Fasern entstehen kann (➢ Kap. 1.2.3).

1.6.2 Blasenfunktion

1.6.2.1 Funktionelle Anatomie

Die Blasenentleerung erfolgt durch Kontraktion des M. detrusor vesicae und wird ab > 200 ml Füllung über den Parasympathikus (S2–S4) eingeleitet (➤ Abb. 1.31). Funktionale Gegenspieler sind der innere (Sympathikus, Th12–L2) und äußere (somatomotorisch über N. pudendus, S2–S4) Blasensphinkter.

ABB. 1.31

1.6.2.2 Interpretation

Blasenfunktionsstörungen werden nach den Ursachen unterteilt in:

- neurogen-disinhibierte Blase (Dysfunktion kortikospinaler Bahnen)
- neurogen-reflektorische, „automatische" Blase (Destruktion der suprasegmentalen Reflexbahn oberhalb Th12)
- deafferenzierte Blase (gestörte vesikale Viszerosensibilität)
- deefferenzierte Blase (gestörte vesikale Viszeromotorik)
- denervierte, „autonome" Blase (Störung beider Schenkel des vesikalen Reflexbogens)

Sympathische Fasern, die mit peripheren, somatischen Nerven verlaufen, enthalten vasomotorische, sudomotorische und pilomotorische Fasern.

1.6.2 Blasenfunktion

1.6.2.1 Funktionelle Anatomie

Muskulatur Für die Entleerung der Blase ist die netzförmige Blasenwandmuskulatur (M. detrusor vesicae) zuständig, die an der Harnröhre ansetzt. Bei Kontraktion verkürzt der M. detrusor vesicae die Harnröhre und öffnet den inneren Blasensphinkter. Eine vorzeitige Entleerung wird durch Kontraktion des inneren und äußeren Blasensphinkters verhindert.

Innervation Die Blasenwandmuskulatur wird durch den Parasympathikus (S2–S4), der innere Blasensphinkter durch den Sympathikus (Th12–L2) und der äußere Blasensphinkter somatomotorisch (N. pudendus aus S2–S4) innerviert (➤ Abb. 1.31). Afferenzen aus Dehnungsrezeptoren der Blasenwand werden über viszerale Nervenfasern zum Rückenmark geleitet und dort auf Interneurone umgeschaltet, die einerseits zu parasympathischen Neuronen, andererseits zu pontinen Neuronen projizieren. Die pontinen Neurone stehen zusätzlich unter dem Einfluss von Hypothalamus und Großhirn.

Miktion Normalerweise wird bei einem Blasenvolumen von über 200 ml die Schwelle der pontinen Neurone erreicht, die dann die Kontraktion der Blase einleiten, indem sie die präganglionären parasympathischen Neurone in S2–S4 aktivieren. Nach Einsetzen des Harnflusses kommt es zu einer zunehmenden Kontraktion der Blasenmuskulatur, die eine schnelle Entleerung der Blase erlaubt.

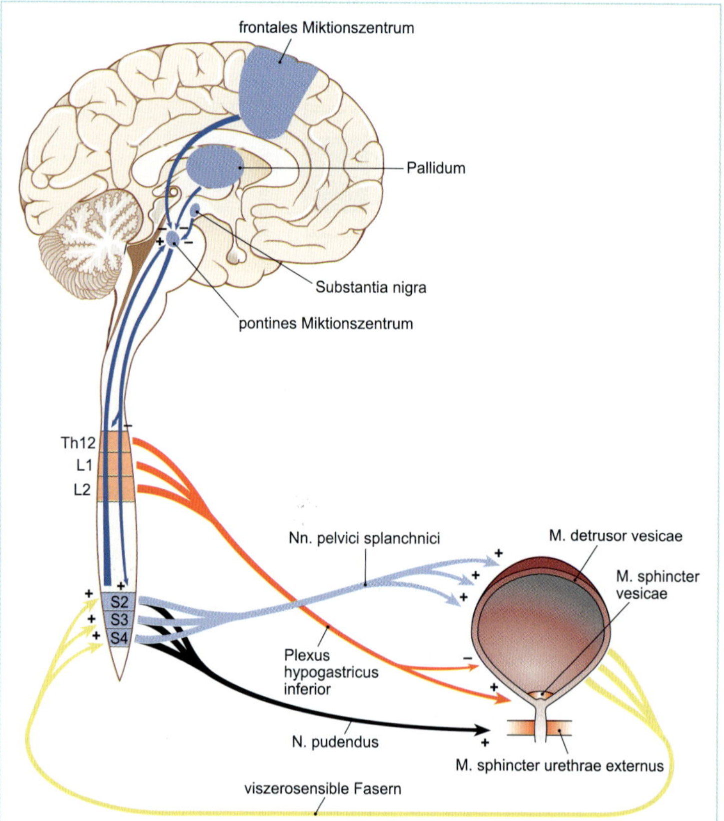

Abb. 1.31 Neuronale Steuerung der Harnblasenfunktion; Sympathikus = rot, Parasympathikus = blau, somatomotorisch = schwarz, viszerosensibel = gelb. [L141]

1.6.2.2 Interpretation

Folgende Blasenfunktionsstörungen müssen unterschieden werden:

- **Neurogen-disinhibierte Blase:** Bei der ungehemmten neurogenen Blase (bei Läsion kortikospinaler Bahnen, z. B. durch eine zervikale Myelopathie) geschieht der Miktionsvorgang imperativ, kann jedoch meist willkürlich in Gang gesetzt werden. Inkontinenz tritt gelegentlich, Restharn nicht auf.
- **Neurogen-reflektorische („automatische") Blase:** Die suprasegmentale Reflexbahn oberhalb Th12 ist anatomisch oder funktionell vollständig unterbrochen (z. B. bei kompletter thorakaler Quer-

schnittslähmung). Die Blase entleert sich bei einem gewissen Füllungsgrad unwillkürlich reflektorisch, manchmal auch durch Beklopfen, wobei wenig Restharn zurückbleibt.

- **Deafferenzierte Blase:** Die afferenten Impulse aus der Blase zum Rückenmark sind unterbrochen (z. B. bei Läsion der Hinterwurzeln). Deshalb bleiben reflektorische Blasenkontraktionen aus und die hypotone, dünnwandige Blase ist überfüllt. Daraus resultiert eine sog. Überlaufblase mit viel Restharn.
- **Deefferenzierte Blase:** Die motorische Efferenz des vesikalen Reflexbogens ist zerstört. Oft erholen sich diese Patienten nach der akuten Phase, sonst kommt es auch hier zu einer Überlaufblase.
- **Denervierte, „autonome" Blase:** Beide Schenkel des vesikalen Reflexbogens sind peripher oder im spinalen Blasenzentrum S2–S4 lädiert (z. B. durch einen Bandscheibenvorfall mit Konus-Kauda-Kompression). Es kommt zu einer schlaffen Überlaufblase.

1.7 Spinale Syndrome

1.7.1 Hinterstrangsyndrom

Die Hinterstränge (Tractus cuneatus und gracilis) enthalten afferente Fasern, die propriozeptive (Lagesinn, Vibrationssinn, Bewegungsempfindung, Stereognosie) und epikritisch-sensible Informationen leiten. Bei einem Hinterstrangsyndrom sind alle neurologischen Ausfälle auf der Seite der Rückenmarksläsion lokalisiert: Feinberührung, Vibrationsempfindung (Pallästhesie) und Lagesinn sind reduziert oder fehlen. Bei vollständigem Hinterstrangausfall bestehen eine ipsilaterale Pallanästhesie, Astereognosie, Kinästhesie und sensible Ataxie (➤ Abb. 1.32).

1.7 Spinale Syndrome

1.7.1 Hinterstrangsyndrom

Die Hinterstränge (Tractus cuneatus und gracilis) führen propriozeptive und epikritische Informationen. Vollbild: ipsilaterale Pallanästhesie, Astereognosie, Kinanästhesie und sensible Ataxie.

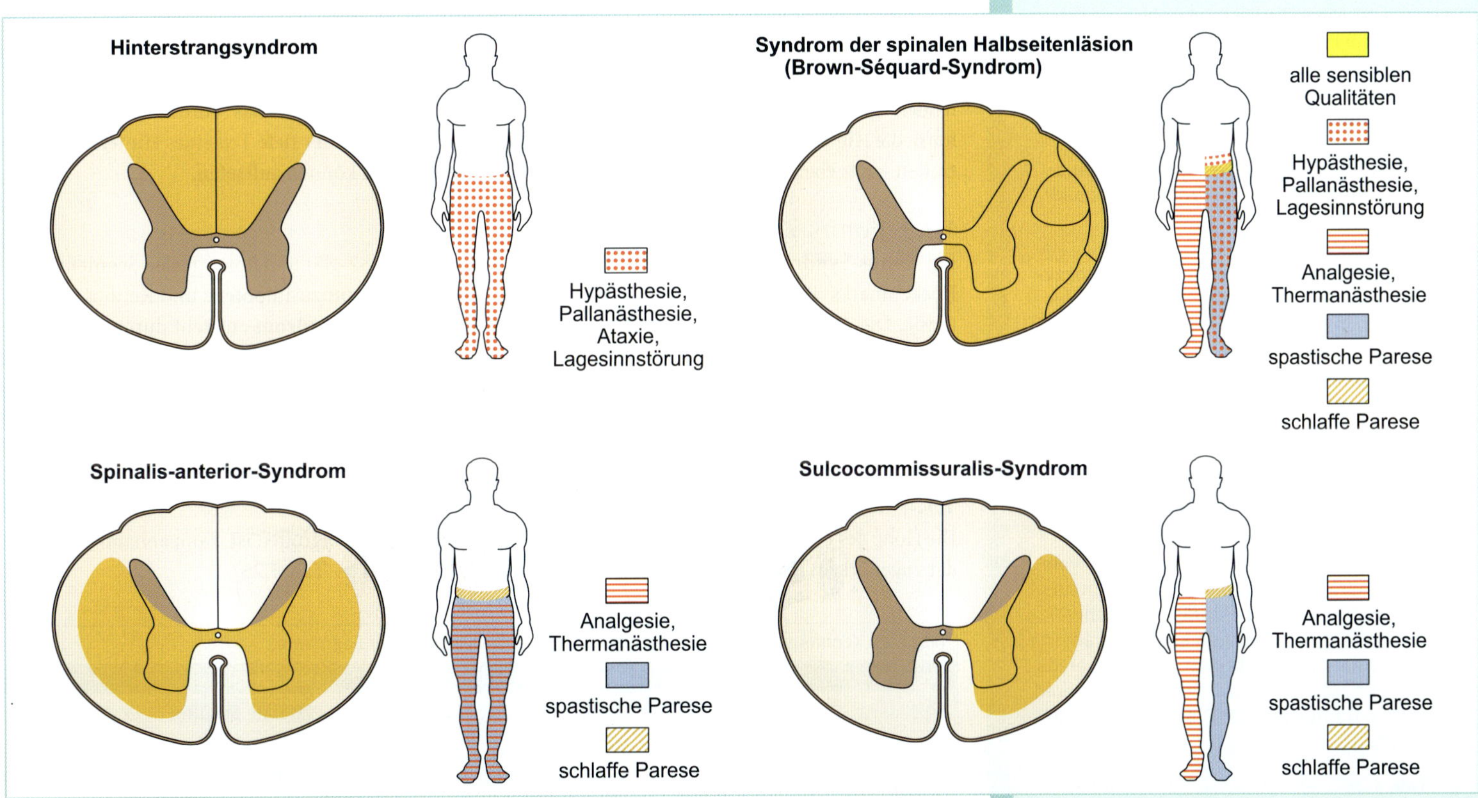

Abb. 1.32 Klinisch differenzierbare spinale Syndrome. [L141]

1.7.2 Querschnittssyndrome

1.7.2.1 Komplettes Querschnittssyndrom

Bei einem vollständigen Querschnittssyndrom des Rückenmarks finden sich typische neurologische Ausfälle auf der Höhe und unterhalb der Läsion. Auf Höhe der lädierten Myelonsegmente sind eine schlaffe Plegie, Areflexie und Atrophie (Myotom) sowie eine Gefühlsstörung (Dermatom) typisch. Unterhalb der Läsion entsteht eine Tetraplegie, wenn das zervikale, oder eine Paraplegie, wenn das thorakale oder lumbale Rückenmark betroffen ist. Die Lähmung ist zunächst schlaff (spinaler Schock), wird später spastisch

1.7.2 Querschnittssyndrome

1.7.2.1 Komplettes Querschnittssyndrom

Ein komplettes Querschnittssyndrom des Rückenmarks betrifft alle Funktionen unterhalb der Läsion und führt zu Tetra- oder Paraplegie. Der anfänglichen schlaffen Lähmung (spinaler Schock) folgen später eine Spastik und ggf. Kontrakturen. **Cave:** Auf Höhe C3/C4 droht eine Ateminsuffizienz.

1.7.2.2 Halbseitiges Querschnittssyndrom (Brown-Séquard)
Das Brown-Séquard-Syndrom führt zu einer ipsilateralen zentralen Parese, Anhidrose und Hinterstrangsyndrom. Kontralateral bilden sich eine Hypalgesie und Thermhypästhesie („dissoziierte Empfindungsstörung") aus.

1.7.2.3 Spinalis-anterior-Syndrom
Das Syndrom geht auf einen Infarkt der A. spinalis anterior mit segmentaler, bilateraler Rückenmarksläsion zurück. Es entstehen akute Rückenschmerzen mit gürtelförmiger Ausstrahlung, eine Para-/Tetraplegie, eine dissoziierte Sensibilitätsstörung für Temperatur und Schmerz und eine Blasenlähmung. Die Hinterstränge sind ausgespart.

1.7.2.4 Sulcocommissuralis-Syndrom
Das Syndrom ist eine halbseitige Variante des Spinalis-anterior-Syndroms mit ipsilateraler zentraler Parese und kontralateraler dissoziierter Empfindungsstörung für Temperatur und Schmerz.
In ➤ Abb. 1.32 sind die verschiedenen spinalen Syndrome zum besseren Verständnis bildlich dargestellt.

1.7.3 Konus-Kauda-Syndrom
- Konus-Syndrom: sakrale (S2–S5) und kokzygeale Läsion mit Blasen- und Mastdarmstörung, Impotenz, Reithosenhypästhesie
- Kauda-Syndrom: zusätzlich schlaffe Beinparese durch Läsion der Cauda-equina-Fasern

1.7.4 Klinische Höhenlokalisation
Lerntipp: Sowohl für schriftliche als auch mündliche Prüfungen (ganz zu schweigen vom ärztlichen Alltag) sollte man sich die Kennmuskeln und Hautareale gut einprägen. Durch Kenntnis dieser Zuordnungen kann man anhand von Anamnese und Untersuchung bereits eine genaue Lokalisationsdiagnose stellen und die weitere (radiologische) Diagnostik gezielt einsetzen.

TAB. 1.25

und kann zu Kontrakturen führen. Betrifft die Läsion auch die Segmente C3/4 oder deren supranukleäre Versorgung (1. Motoneuron), ist das Zwerchfell auf beiden Seiten paretisch. Die Muskeleigenreflexe sind anfangs erloschen, dann gesteigert. Die Fremdreflexe sind erloschen, das Babinski-Zeichen ist auf beiden Seiten positiv. Zudem bestehen eine Anästhesie, ein Harn- und Stuhlverhalt, der später in eine Inkontinenz übergeht, und u. U. spinale Automatismen.

1.7.2.2 Halbseitiges Querschnittssyndrom (Brown-Séquard)

Das nach Charles-Édouard Brown-Séquard benannte seltene Syndrom ist Folge einer halbseitigen Rückenmarksläsion. Ipsilateral kommt es auf der Höhe des betroffenen Rückenmarkssegments zur schlaffen Parese, Areflexie und Anästhesie, unterhalb davon zur spastischen Parese, zur Reflexsteigerung, zu Pyramidenbahnzeichen, zur Minderung von Vibrations- und Lagesinn und zur Anhidrose. Kontralateral sind eine Hypalgesie bis Analgesie und eine Thermhypästhesie bis -anästhesie typisch (➤ Abb. 1.32).

1.7.2.3 Spinalis-anterior-Syndrom

Infarkte der A. spinalis anterior erzeugen eine segmentale, beidseitige Rückenmarksläsion, die das Vorderhorn, das Seitenhorn, die Hinterhornbasis, drei Viertel des Seitenstrangs und evtl. einen tiefen Teil der Hinterstränge betrifft. Klinisch erleidet der Patient akut heftige Rückenschmerzen, welche die Dermatome der befallenen Rückenmarkssegmente betreffen und nicht selten beidseits radikulär ausstrahlen. Danach entwickelt sich das neurologische Defizit. Es besteht auf der Höhe der Rückenmarksinfarkte aus segmentalen, sensomotorischen Ausfällen. Unterhalb des Infarktareals kommt es zur Para- oder Tetraplegie, Hypalgesie, Thermhypästhesie und Sphinkterstörungen bei weitgehender Aussparung der Hinterstrangfunktionen (➤ Abb. 1.32).

1.7.2.4 Sulcocommissuralis-Syndrom

Beim Syndrom der aus der A. spinalis anterior auf Höhe jedes Rückenmarkssegments abwechselnd nach rechts oder links abgehenden A. sulcocommissuralis ist das Rückenmark segmental einseitig im betreffenden Territorium infarziert. Wie beim Spinalis-anterior-Syndrom sind das Vorderhorn, das Seitenhorn, die Hinterhornbasis, drei Viertel eines Seitenstrangs und evtl. der tiefe Teil eines Hinterstrangs betroffen – nur eben unilateral (➤ Abb. 1.32). Sphinkterstörungen können auftreten.

1.7.3 Konus-Kauda-Syndrom

Ein **Konus-Syndrom** entsteht durch eine Läsion von sakralen (S2–S5) und kokzygealen Segmenten des Rückenmarks. Blase und Mastdarm sind schlaff gelähmt, es kommt zu Impotenz und Reithosenhypästhesie. Die Anal- und Bulbokavernosusreflexe fehlen. Ein **Kauda-Syndrom** entsteht durch eine Läsion der Cauda-equina-Fasern. Die entsprechenden Beinmuskeln sind gelähmt, die Muskeleigenreflexe sind abgeschwächt oder fehlen. Wie beim Konus-Syndrom bestehen auch eine schlaffe Blasen- und Mastdarmlähmung, eine Impotenz, eine Reithosenhypästhesie und ein Fehlen der Anal- und Bulbokavernosusreflexe.

1.7.4 Klinische Höhenlokalisation

Die Höhe des obersten Segments, das von einer Rückenmarksläsion betroffen ist, kann anhand des Befalls der zugehörigen Kennmuskeln und Hautareale definiert werden (➤ Tab. 1.25).

Tab. 1.25 Kennmuskeln und Hautareale klinisch relevanter spinaler Segmente.

Segment	Kennmuskel	Hautareal
C4	Diaphragma	laterale Schulter
C5	M. deltoideus	
C6	M. brachioradialis	Digitus I
C7	M. triceps brachii	Digitus III
C8/Th1	intrinsische Handmuskeln	Digitus V
Th5	–	Mamille
Th10	–	Bauchnabel
L1	–	Leiste
L2–L4	M. quadriceps femoris	Patella (L4)
L5	M. extensor hallucis longus	Großzehe
S1	M. gastrocnemius	kleine Zehe
S3–S5	–	perianal

1.8 Neuropsychologie

1.8.1 Funktionelle Anatomie

Kognitive Funktionen werden von ausgedehnten und vernetzten Neuronenpopulationen realisiert („large scale networks“) und in mehrere kognitive Domänen unterteilt (➢ Abb. 1.33). Bei der neuropsychologischen Untersuchung versucht der Untersucher herauszufinden, ob der Patient eine Störung dieser Domänen hat, welche Hirnareale dafür verantwortlich sind und ob die Störung aus einer fokalen oder einer systemischen Netzwerkschädigung resultiert.

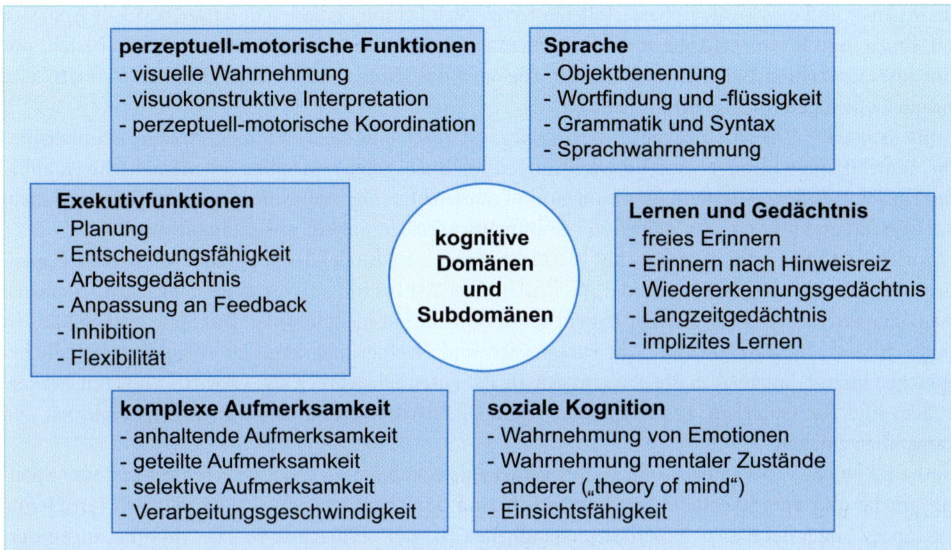

Abb. 1.33 Neurokognitive Domänen und Subdomänen (nach Diagnostic and Statistical Manual of Mental Disorders 5 [DSM-5] der American Psychiatric Association). [H386-001/L126]

Frontalhirnläsionen Das Frontalhirn „regiert“ fast alle kognitiven und sozialen Leistungen, indem es Antrieb, Aufmerksamkeitszuwendung, Aufmerksamkeitswechsel, Impulskontrolle und Sozialverhalten steuert. Frontalhirnläsionen gehen daher mit einer erhöhten Ablenkbarkeit, perseverativem Verhalten, unkontrolliert angetriebenem oder apathischem Verhalten und anderen Störungen der Handlungsplanung, Flexibilität sowie der Persönlichkeit einher (dysexekutives Syndrom, frontale Wesensänderung).

Läsionen der linken Hemisphäre Läsionen der linken Hemisphäre führen vor allem zu folgenden neuropsychologischen Ausfällen:

- Aphasie: Sprachstörung, vor allem bei Läsionen in der Umgebung der linken Fissura lateralis Sylvii, möglicherweise begleitet von Lese- (Alexie) und Schreibstörungen (Agrafie)
- Apraxie: Handlungsstörung, vor allem bei Läsionen des linken Parietal- und Frontallappens
- Akalkulie: Unfähigkeit zu rechnen, vor allem bei Läsionen des unteren Parietal- und des Temporallappens

Läsionen der rechten Hemisphäre Läsionen der rechten Hemisphäre führen vor allem zu folgenden Defiziten:

- visuelle Raumorientierungsstörung, z. B. fehlerhafte Raumachsenwahrnehmung, Fehler beim Zeichnen eines Zifferblatts oder bei der Navigation (Routenfindung), vor allem bei rechts parietookzipitalen Läsionen
- Neglekt: Aufmerksamkeitsstörung für die Wahrnehmung vornehmlich der kontralateralen Hälfte des eigenen Körpers oder seiner Umgebung, vor allem bei rechtsparietalen Läsionen

Weitere Läsionen Funktionsstörungen medialer, evolutionär alter Strukturen, wie Teile der Temporallappen (Hippokampus, Gyrus parahippocampalis), des Dienzephalons (medialer Thalamus, Hypothalamus) und der verbindenden Strukturen (Fornix, Tractus mamillothalamicus, Papez-Kreis) führen zu Gedächtnisstörungen, die das Erlernen und Abspeichern neuer Information beeinträchtigen (anterograde Amnesie). Der Verlust von Altinformation, die lange vor einer Hirnschädigung erworben wurde (retrograde Amnesie), ist dagegen mit Läsionen der Konvexität der Temporallappen assoziiert.

1.8.2 Aphasie

Eine Aphasie ist eine Störung der verbalen Kommunikation, die sich in verschiedenen Formen zeigen kann. Sie muss von einer Sprechstörung unterschieden werden, bei der das zerebrale Sprachsystem intakt

Studentische Sicht

1.8 Neuropsychologie

1.8.1 Funktionelle Anatomie

Kognition ist Wahrnehmung, Aufmerksamkeit, Sprache, Erinnerung, Problemlösung u. v. m. Sie entsteht in neuronalen Netzwerken. Klinisch lassen sich verschiedene kognitive Störungen unterscheiden:

- *Frontalhirnläsionen* wirken sich auf Antrieb, Handlungsplanung, Aufmerksamkeit und Sozialverhalten aus (dysexekutives Syndrom, frontale Wesensänderung).
- *Läsionen der linken Hemisphäre* führen oft zu Sprachstörungen (Aphasie), Apraxie und der Unfähigkeit zu lesen, zu schreiben oder zu rechnen.
- *Läsionen der rechten Hemisphäre* betreffen eher die visuell-räumliche Kognition und die Aufmerksamkeit für die Gegenseite (Neglekt).
- *Mediale oder mesiotemporale Schädigungen* (z. B. Hippokampus, Fornix, Corpus mammillare, paramedianer Thalamus) können zu Gedächtnisdefiziten führen.

1.8.2 Aphasie

Aphasie ist die kognitiv bedingte Unfähigkeit, sich verbal mitzuteilen und/oder Sprache zu verstehen. Häufigste Ursache sind akute Schlaganfälle, eine Aphasie kann aber auch bei jeder anderen Hirnschädigung auftreten.
Lerntipp: Wichtig ist die Unterscheidung zwischen einer Sprachstörung (Aphasie) und einer Sprechstörung (Dysarthrie). Hauptmerkmale der Aphasie sind Paraphasien. Eine Dysarthrie ist eine nicht kognitive Funktionsstörung der ausführenden Organe vom Tractus corticospinalis bis zum Zungenmuskel. Das „Sprachprogramm“ ist hier intakt.

ist und Paraphasien, Sprachverständnis- oder Wortfindungsstörungen fehlen. Die häufigsten Ursachen für Aphasien sind zerebrovaskuläre Ereignisse (Schlaganfälle), auf denen auch die übliche Klassifikation der Aphasien beruht. Dabei ist zu beachten, dass die Sprachstörungen im Akutstadium des Schlaganfalls meist ein globales Muster aufweisen und dass die typischen Aphasiesyndrome sich erst im Verlauf herausbilden. Weitere Ursachen für Aphasien sind Tumoren, Traumen und degenerative Hirnerkrankungen wie z. B. die Alzheimer-Krankheit (➤ Kap. 12.5) oder die frontotemporale Demenz (➤ Kap. 12.8).

1.8.2.1 Einteilung

1.8.2.1 Einteilung
Historisch wird zwischen Broca- und Wernicke-Aphasie unterschieden, dies korreliert aber nicht immer mit einer Läsion der nach ihnen benannten kortikalen Areale.

Die „motorische" *Broca-Aphasie* ist „nichtflüssig" („Telegrammstil") mit Wortfindungsstörungen, phonematischen Paraphasien und Grammatikfehlern.

Die „sensorische" *Wernicke-Aphasie* ist „flüssig" mit semantischen Paraphasien bis Neologismen und den Patienten oft nicht bewusst eingeschränktem Sprachverständnis („verwirrter" Eindruck).

Bei *globaler Aphasie* sind Spontansprache und Sprachverständnis gestört.
Leitungsaphasien bezeichnen ein gestörtes Nachsprechen bei sonst guter Sprache.
Transkortikale Aphasien betreffen vor allem die Sprachproduktion.

Aphasien werden in verschiedene Typen eingeteilt. Besonders häufig sind die Broca-Aphasie, die Wernicke-Aphasie und die globale Aphasie, seltener treten auch Leitungsaphasien und transkortikale Aphasien auf. Broca- und Wernicke-Aphasie sind vor allem aus historischen Gründen so benannt. Es besteht nur eine lose Assoziation zwischen strukturellen Läsionen des „Broca-Areals" bzw. „Wernicke-Areals" und den gleichnamigen Aphasiesyndromen.

Broca-Aphasie Die „motorische" Broca-Aphasie ist durch eine stockende, angestrengte Spontansprache, Wortfindungsstörungen und Verwechslungen von Buchstaben und Silben (phonematische Paraphasien) gekennzeichnet. Verständnisstörungen sind nur leichtgradig. Auf Aufforderung spricht der Patient nur zögernd und mühsam mit reduzierter Grammatik („Telegrammstil", „Agrammatismus").

Wernicke-Aphasie Die „sensorische" Wernicke-Aphasie ist durch flüssige Sprache mit vielen Paraphasien semantischer (falscher Sinn) oder phonematischer Art bis hin zu Wortneuschöpfungen (Neologismen) charakterisiert. Oft ist sich der Patient seiner Störung gar nicht bewusst. Das Sprachverständnis ist eingeschränkt. Die Kombination von Paraphasien und Neologismen kann zu völlig unverständlicher Sprache führen („Jargon-Aphasie"), weswegen die Patienten gelegentlich als „verwirrt" verkannt werden. Zudem sind Nachsprechen, Lesen, spontanes und Diktatschreiben durch Paraphasien, Paralexien und Paragrafien entstellt.

Globale Aphasie Die globale Aphasie bezeichnet eine Kombination von jeweils schwer gestörter Spontansprache und Sprachverständnis. Gelegentlich sind Sprachautomatismen noch möglich („recurring utterances") oder der Patient äußert unverständlichen „Jargon". Einfachste verbale Aufforderungen werden nicht verstanden.

Leitungsaphasie Sie ist durch stark gestörtes wörtliches Nachsprechen, phonematische Paraphasien mit sofortigem Versuch der Selbstkorrektur, durch Benennstörungen und gestörtes verbales Kurzzeitgedächtnis charakterisiert. Die Sprachproduktion ist ansonsten flüssig, bei guter Grammatik und gutem Verständnis.

Transkortikale Aphasie Bei der transkortikalen Aphasie ist die Sprachproduktion eingeschränkt, Nachsprechen und Sprachverständnis sind jedoch intakt.

1.8.2.2 Klinische Untersuchung

1.8.2.2 Klinische Untersuchung
Klinisch untersucht man Spontansprache, Sprachverständnis (komplexe Aufforderungen), Nachsprechen, Benennen, Lesen und Schreiben.

Bei der Untersuchung wird zuerst die **Spontansprache** untersucht (Sprachanstrengung, Sprachmelodie, Artikulation, Vorliegen von Wortfindungsstörungen, entstellten Wörtern, falscher Wortwahl, Wortneubildungen oder Umschreibungen). Das **Sprachverständnis** wird durch komplexe Aufforderungen geprüft (z. B. „Nehmen Sie das Blatt in die rechte Hand, falten Sie es in der Mitte und legen Sie es auf den Boden"). Um das **Nachsprechen** zu testen, werden Wortserien wie „bitte, keine, wenn, und, oder, aber" verwendet. Das **Benennen** wird durch Zeigen von 3–4 häufigen und seltenen Gegenständen des Alltagslebens getestet. Ebenfalls sollte bei jeder Aphasieprüfung das **Lesen** geprüft werden (z. B. Vorlesen aus Tageszeitung; Paraphasien? Patient soll anschließend das Gelesene zusammenfassen). Das **Schreiben** wird geprüft, indem man den Patienten einen freien Satz nach seiner Wahl schreiben lässt (Grammatik? Subjekt? Verb?). Für die genauere Diagnostik werden spezifische Testbatterien angewendet (z. B. Aachener Aphasie-Test), die jedoch relativ zeitaufwendig sind und eine gute Kooperation des Patienten erfordern.

> **MERKE** Aphasieprüfung: Spontansprache, Sprachverständnis, Nachsprechen, Benennen, Lesen, Schreiben.

1.8.3 Apraxie

1.8.3 Apraxie
Apraxie bezeichnet Defizite in der Generierung und Ausführung von Bewegungsabläufen.

Apraxien sind Störungen der Planung oder Ausführung motorischer Handlungssequenzen, die nicht durch Paresen oder Wahrnehmungsstörungen erklärt sind. Sie beeinträchtigen die Selbstständigkeit des Patienten erheblich.

1.8.3.1 Einteilung

Bei den Apraxien werden ideatorische und ideomotorische Apraxien unterschieden. Letztere sind häufiger.

Ideatorische Apraxie Bei der ideatorischen Apraxie ist schon der konzeptuelle Entwurf einer Handlung oder Handlungssequenz beeinträchtigt (der Patient weiß nicht, „was" er machen soll).

Ideomotorische Apraxie Charakteristikum der ideomotorischen Apraxie sind Parapraxien, d.h. fehlerhafte Bewegungselemente in einer Handlung (der Patient weiß nicht, „wie" er es machen soll), die oft durch Perseveration zustande kommen. Wenn bei der ideomotorischen Apraxie vor allem die Gesichtsmuskulatur betroffen ist, spricht man auch von der bukkofazialen Apraxie.

1.8.3.1 Einteilung

Bei der *ideatorischen Apraxie* steht die Unfähigkeit, eine Handlung richtig zu planen, im Vordergrund.

Bei der *ideomotorischen Apraxie* werden falsche Elemente in die Bewegungssequenz eingebaut (Parapraxien).

1.8.3.2 Klinische Untersuchung

Um den Einfluss einer eventuellen Aphasie auszuschalten, testet man die Apraxie durch pantomimisches Imitieren. Der Patient wird zu Ausdrucksbewegungen (winken, militärisch grüßen) oder dem Gebrauch von imaginären Objekten (hämmern, Zähne putzen) aufgefordert. Auch soll er Bilderserien, in denen Handlungen abgebildet werden, in die richtige Reihenfolge bringen.

1.8.3.2 Klinische Untersuchung

Zur Untersuchung soll der Patient bestimmte Handlungen vollführen (z.B. winken, Zähne putzen), am besten durch pantomimische Imitation.

1.8.4 Visuelle Raumorientierungsstörung

Der sprach- und handlungsdominanten (meist linken) Hemisphäre steht die raumperzeptiv und aufmerksamkeitsdominante (meist rechte) Hemisphäre gegenüber. Hieraus resultieren charakteristische rechtshemisphärische Störungsbilder, quasi als „Pendants" zu Aphasie und Apraxie.

Räumlich-konstruktive Störung Der Patient kann einzelne Elemente nicht zu einem räumlichen Gebilde zusammenfügen. Er kann beispielsweise beim Zusammensetzen von Maschinenteilen versagen oder eine geometrische Figur nicht zeichnen. Bei der Untersuchung lässt man den Patienten geläufige Gegenstände wie ein Zifferblatt, Fahrrad oder Haus zeichnen. Eine empfindlichere Untersuchungsmethode ist das Abzeichnen einfacher geometrischer Figuren wie der Rey-Figur.

Räumliche Perzeptionsstörungen Sie gelten als die rezeptive Seite der räumlich-konstruktiven Störung. Der Patient findet sich im Raum nicht mehr zurecht und verläuft oder verfährt sich (gestörte Navigation). Das Schätzen von Entfernungen kann erschwert sein.

1.8.4 Visuelle Raumorientierungsstörung

Bei der *räumlich-konstruktiven Störung* fehlt die Umsetzung eines Raumkonzepts in eine Handlung, sodass z.B. geometrische Figuren nicht mehr abgezeichnet werden können.

Bei der *räumlich-perzeptiven Störung* sind die 3-D-Wahrnehmung des Raums und die Routenfindung fehlerhaft. Der Patient findet seinen Weg nicht mehr.

1.8.5 Neglekt

„Neglekt" beschreibt die eingeschränkte oder fehlende Aufmerksamkeit für Reize, die nicht durch einen Ausfall der primären Sinnesmodalität erklärt ist. Diese Vernachlässigung kann eine sensorische oder sensible Modalität betreffen (visuell, taktil, akustisch), aber auch multimodal ausgeprägt sein. Nicht selten ist sie auch mit eingeschränkter oder aufgehobener Krankheitswahrnehmung (Anosognosie) vergesellschaftet. Ein Neglekt für die kontralaterale Körperhälfte oder Umgebung tritt häufiger (aber nicht nur) nach Läsionen der rechten als der linken Hirnhälfte auf.

Verhaltensbeobachtung Patienten mit einem Neglekt scheinen das Bewusstsein der Existenz einer Raumhälfte und einer Hälfte des eigenen Körpers verloren zu haben. Kopf- und Augenbewegungen werden zu der betroffenen Seite nur noch selten oder gar nicht durchgeführt, Gegenstände und Personen in dieser Raumhälfte werden nicht beachtet. Die betroffenen Patienten äußern sich kaum über die von ihnen nicht wahrgenommene Seite und nehmen den Neglekt selbst nicht wahr.

Klinische Tests Extinktionsphänomen: Der Patient nimmt einseitig dargebotene Reize (Bestreichen der Haut, fingerperimetrische Gesichtsfeldprüfung) korrekt wahr, bemerkt bei bilateral-gleichzeitiger Präsentation derselben Stimuli aber nur die ipsilateral zur geschädigten Hemisphäre (somatosensible oder visuelle unilaterale Extinktion). Bewährt haben sich auch einfache Durchstreichtests, wie z.B. Mittellinienbestimmung bei einer einfachen Linie, der „line crossing test" oder der „letter cancellation test". Hier hat der Patient die Aufgabe, Buchstaben, Linien oder auch Symbole auszustreichen. Einen schnellen Überblick geben auch zeichnerische Darstellungen unterschiedlicher Motive (z.B. Haus, Uhr mit Zifferblatt), die der Patient entweder nach Vorlage oder frei anfertigt und dabei eine (meist die linke) Bildhälfte vernachlässigt.

1.8.5 Neglekt

Bei einem „Neglekt" fehlt die Aufmerksamkeit für Reize aus einer Raumhälfte, obwohl die primäre Sinneswahrnehmung intakt ist. Dies kann für einzelne oder mehrere Sinnesmodalitäten der Fall sein (visuell, taktil, akustisch, multimodal). Häufiger kommt es bei rechtsseitigen Hirninfarkten zu einem Neglekt nach links als andersherum.

Klinisch beobachtet man die Vernachlässigung einer Raumhälfte oder Körperseite. Testen lässt sich dies z.B. durch bilateral simultane Stimuli oder Zeichnungen, bei denen eine Hälfte keine Beachtung findet.

1.8.6 Gedächtnisstörungen

1.8.6.1 Einteilung

Das Gedächtnis wird in ein Arbeitsgedächtnis und ein Langzeitgedächtnis unterteilt:

- Das **Arbeitsgedächtnis** entspricht der kurzfristigen Merkspanne. Seine Inhalte gehen rasch verloren, wenn sie nicht durch Wiederholen aufgefrischt und in das Langzeitgedächtnis übertragen werden.
- Beim **Langzeitgedächtnis** werden ein *deklaratives System* (für verbalisierbares autobiografisches und Faktenwissen) und ein *nondeklaratives System* (für Objektformen, motorische Fertigkeiten, prozedurales Wissen) unterschieden.

1.8.6 Gedächtnisstörungen

1.8.6.1 Einteilung

Das Gedächtnis besteht aus Arbeits- und La zeitgedächtnis. Letzteres lässt sich in ein de klaratives (explizit, verbalisierbar) und ein nondeklaratives (implizit, prozedural) Lan zeitsystem differenzieren.

Studentische Sicht

1.8.6.2 Klinische Untersuchung

Das verbale *Arbeitsgedächtnis* lässt sich orientierend durch unmittelbare und verzögerte (nach Minuten) Wortwiederholung prüfen.
Das *Langzeitgedächtnis* sollte durch Fragen zu Biografie und bekannten Ereignissen oder Personen getestet werden.
Ein in der klinischen häufig verwendeter Screeningtest für Orientierung und Gedächtnisleistung ist der Mini-Mental-Status-Test (MMST).

1.8.6.3 Amnesie

Gedächtnisstörungen werden als Amnesie bezeichnet. Bei der *anterograden Amnesie* können keine neuen Inhalte gespeichert werden, bei der *retrograden Amnesie* sind alte Inhalte verloren gegangen.

1.9 Bewusstseinsstörungen

1.9.1 Funktionelle Anatomie

Das Bewusstsein ist eine komplexe neuronale Leistung im Zusammenspiel von Großhirnrinde, Thalamus und Formatio reticularis. Man unterscheidet qualitative von quantitativen Störungen, die bis zum Koma gehen.

TAB. 1.26

1.8.6.2 Klinische Untersuchung

Um das verbale *Arbeitsgedächtnis* orientierend zu prüfen, kann man z. B. 10 Wörter vorgeben und diese 2- bis 3-mal langsam vorsprechen. Danach ist ein gesunder Proband normalerweise in der Lage, 9–10 Begriffe zu wiederholen. Der Spätabruf wird durch erneutes Fragen 10 Minuten später geprüft.

Das deklarative *Langzeitgedächtnis* wird anhand fremdanamnestisch überprüfbarer biografischer Patientenangaben aus dessen Schul- und Berufszeit oder mit Fakten der Patientenfamilie (z. B. Alter der Kinder) geprüft. Ferner können historische Daten, politische Ereignisse und bekannte Persönlichkeiten gefragt werden, wobei das Resultat unter Berücksichtigung der Intelligenz und Bildung zu interpretieren ist.

Ein in der Demenzdiagnostik häufig eingesetzter, stark auf die Orientierung und das Gedächtnis zielender Screeningtest ist der *Mini-Mental-Status-Test* (MMST; s. a. ➤ Kap. 12.3). Beim MMST werden verschiedene Fähigkeiten geprüft (maximale Punktzahl am Ende in eckigen Klammern):

- Orientierung (z. B. „Welches Datum haben wir heute?" „Wo sind wir?") [je 5 Punkte]
- Aufnahmefähigkeit (Nachsprechen der Begriffe Zitrone, Schlüssel, Ball) [3 Punkte]
- Aufmerksamkeit und Rechnen (von 100 jeweils 7 subtrahieren) [je 1 Punkt für eine richtige Subtraktion, max. 5 Punkte]
- Gedächtnis (Frage nach den eben nachgesprochenen Wörtern) [1 Punkt pro Wort]
- Sprache (Bleistift zeigen mit der Frage „Was ist das?") [3 Punkte]
- Ausführen eines Befehls („Nehmen Sie ein Blatt Papier, falten es in der Mitte und legen Sie es auf den Boden.") [3 Punkte]
- Lesen (von separatem Blatt) und Ausführen („Schließen Sie beide Augen.") [1 Punkt]
- Schreiben (einen Satz schreiben lassen) [1 Punkt]
- konstruktive Praxis (sich überschneidende fünfeckige Figur nachzeichnen lassen) [1 Punkt]

Maximal können 30 Punkte erreicht werden. Ein Ergebnis unter 25 Punkten spricht für eine Demenz, die bei 22–24 Punkten als mäßig, bei 16–21 Punkten als Demenz, unter 16 Punkten als erheblich und unter 9 Punkten als schwer eingestuft wird.

1.8.6.3 Amnesie

Eine Amnesie bezeichnet die Unfähigkeit, Gedächtnisinhalte zu speichern oder abzurufen. Bei einer **anterograden Amnesie** ist das Erlernen neuer Gedächtnisinhalte gestört. Sie tritt bei Läsionen dienzephaler oder limbischer Strukturen auf und ist bei beidseitigen Schädigungen schwerer als bei einseitigen. Eine **retrograde Amnesie** bezeichnet den Verlust von Informationen, die vor Auftreten der Hirnschädigung erworben wurden. Als Konfabulation wird die Angabe von Inhalten bezeichnet, die keinen Realitätsbezug haben. Isolierte Gedächtnisstörungen treten vor allem bei Läsionen des hippokampalen Systems (Gyrus para-/hippocampalis, Fornix, Cingulum, Tractus mamillothalamicus, anteriorer Thalamus) und bei frontobasalen Läsionen auf.

1.9 Bewusstseinsstörungen

1.9.1 Funktionelle Anatomie

Das Bewusstsein, die Wahrnehmung seiner selbst und seiner Umgebung, ist eine komplexe „Netzwerkleistung" unter Einschluss der tiefen und oberflächlichen Strukturen beider Hirnhälften und des Hirnstamms. Die Großhirnrinde wird dabei permanent von der Formatio reticularis des Hirnstamms aktiviert. Ein Ausfall dieses hemisphärischen „Tunings" durch die Formatio reticularis und ihre aszendierenden Fasersysteme führt zum quantitativen Bewusstseinsverlust, in der Regel zum Koma. Ausgedehnte Störungen beider Großhirnhemisphären führen je nach Ausmaß zu qualitativen und/oder quantitativen Bewusstseinsstörungen oder zum völligen kortikalen Funktionsausfall (➤ Tab. 1.26).

Tab. 1.26 Quantitative Bewusstseinsminderung.

Bezeichnung	Verhalten des Patienten
klares Bewusstsein	örtlich, zeitlich und autopsychisch orientiert; beantwortet Fragen und Aufforderungen zeitnah und angemessen
Benommenheit	spontan meist wach; reagiert auf Reize verzögert, auf wiederholte Reize meist korrekt; meist orientiert und geordnet
Somnolenz	spontan meist schlafend; durch mäßige Reize weckbar; reagiert auf Reize verzögert, auf wiederholte Reize meist korrekt
Sopor	spontan schlafend; nur durch starke Reize, meist unvollständig, weckbar
Koma	nicht mehr weckbar (➤ Tab. 1.27)

1.9.2 Einteilung und klinische Untersuchung

Es werden qualitative und quantitative Bewusstseinsstörungen unterschieden.

Qualitative Bewusstseinsstörungen Qualitative Veränderungen des Bewusstseins sind Störungen der Orientiertheit zu Zeit, Ort oder Person, aber auch psychiatrische Symptome wie Halluzinationen, Illusionen oder Wahnideen.

Quantitative Bewusstseinsstörungen Quantitative Bewusstseinsstörungen sind Störungen der Vigilanz. Sie reichen von der Benommenheit bis zum Koma (➤ Tab. 1.26). Innerhalb des Komas können verschiedene Tiefen unterschieden werden. Sie werden durch die Glasgow-Koma-Skala erfasst, wobei aufgrund der besten verbalen Antwort, des Augenöffnens und der besten motorischen Antwort des Patienten eine Punktezahl von 3 (tiefes Koma) bis 15 (voll orientierter Patient) erreicht werden kann (➤ Tab. 1.27).

Tab. 1.27 Glasgow-Koma-Skala. [F210-010]

Untersuchung	Bewertung
beste verbale Antwort	
• keine	1
• unverständliche Worte	2
• inadäquate Worte	3
• desorientiert	4
• orientiert	5
Augenöffnen	
• kein Augenöffnen	1
• auf Schmerzreize	2
• auf akustische Reize	3
• spontan	4
beste motorische Reaktion	
• keine	1
• abnormales Strecken	2
• abnormales Beugen	3
• zieht zurück (Fluchtbewegung)	4
• gezielte Abwehrbewegung	5
• befolgt Aufforderungen	6
Summe der 3 besten Werte	**3–15**

1.10 Syndrom des gesteigerten intrakraniellen Drucks

Als Syndrom des erhöhten intrakraniellen Drucks („Hirndruck") lassen sich Kombinationen der nachfolgenden Symptome und Befunde zusammenfassen:

- Kopfschmerzen: meist bifrontal, morgendlich und im Liegen am stärksten ausgeprägt, werden durch Husten, Niesen, Pressen, Bücken verstärkt
- Übelkeit mit (schwallartigem) Erbrechen, Singultus
- quantitative Bewusstseinsstörung: Benommenheit, Somnolenz, Sopor, Koma
- Hirnnervenläsionen (vor allem N. abducens, N. oculomotorius)

Je nach Ursache der Drucksteigerung kann es im Verlauf zu einer Massenverschiebung von Hirngewebe (Herniation) mit fortschreitender Einklemmung von Mittelhirn und Hirnstamm kommen. Dabei sind die folgenden Syndrome möglich, die klinisch differenziert werden können:

- **dienzephales Syndrom** mit Vigilanzminderung (bis Koma), evtl. Horner-Syndrom, auf Schmerzreize Beuge- (obere) und Strecksynergismen (untere Extremitäten), Cheyne-Stokes-Atemmuster
- **mesenzephales Syndrom** mit Koma, lichtstarren, mittelweiten, anisokoren und entrundeten Pupillen, auf Schmerzreize Strecksynergismen aller Extremitäten, dyskonjugiertem okulozephalen Reflex, Maschinenatmung, zentraler Kreislauf- und Temperaturdysregulation
- **pontines und medulläres Syndrom** mit Koma, Ausfall sämtlicher Hirnstammreflexe, fehlender Reaktion auf Schmerzreize, Schnappatmung bis Atemstillstand, Absinken von Blutdruck und Körpertemperatur
- Hirntodsyndrom (➤ Kap. 1.12)

Studentische Sicht

1.9.2 Einteilung und klinische Untersuchung

Qualitative Störungen umfassen Desorientiertheit (Zeit, Ort, Person), „Verwirrtheit" (heute besser: Delir), Halluzinationen und Wahnzustände.
Quantitative Störungen sind Vigilanzveränderungen und können graduiert werden (➤ Tab. 1.26, ➤ Tab. 1.27).

1.10 Syndrom des gesteigerten intrakraniellen Drucks

Symptome eines erhöhten intrakraniellen Drucks sind Kopfschmerzen, Übelkeit, Erbrechen, Vigilanzminderung und Hirnnervenläsionen. Folgen der fortschreitenden Einklemmung von Mittelhirn und Hirnstamm sind:

- dienzephales Syndrom → Vigilanzminderung, Beugesynergismen der Arme, Strecksynergismen der Beine
- mesenzephales Syndrom → Koma, lichtstarre Pupillen, Strecksynergismen aller 4 Extremitäten, vegetative Störungen
- pontines und medulläres Syndrom → Koma, Ausfall Hirnstammreflexe, Atemstillstand
- Hirntodsyndrom

Studentische Sicht

1.11 Zerebrale Residualsyndrome

1.11.1 Locked-in-Syndrom

Das Locked-in-Syndrom beruht auf einer bilateralen Ponsschädigung, meist durch Basilaristhrombose, die fast alle motorischen Bahnen unterbricht. Es resultiert eine Tetraplegie mit positiven Pyramidenbahnzeichen. Erhalten bleiben nur die vertikale Okulomotorik sowie das Bewusstsein, Sehen und Hören. Zur Kommunikation lassen sich vertikale Augenbewegungen oder der Lidschlag nutzen.

1.11.2 Persistierender vegetativer Status (PVS)

Definition und Pathologie: Ein vegetativer Status bezeichnet einen Wachzustand (d. h. offene Augen), jedoch ohne Anzeichen von bewusster Wahrnehmung („awakeness without awareness“). Nach mehr als einem Monat gilt er als persistierend. Er tritt nach schwerer diffuser Hirnschädigung z. B. durch globale Hypoxie, Schädel-Hirn-Trauma oder massive intrakranielle Drucksteigerungen auf. Pathologisch liegen ausgedehnte Neuronen- oder Axonenschäden zugrunde.

Untersuchung: Trotz geöffneter Augen („Wachkoma“) finden sich keine Indizien für bewusste Wahrnehmung: keine Kontaktaufnahme oder gerichtete Reaktion bei erhaltenem Tag-Nacht-Rhythmus, intakten Kreislauffunktionen und spinal generierten Bewegungsschablonen.

1.11 Zerebrale Residualsyndrome

Hierbei handelt es sich um Zustände, die im Anschluss an akute und schwere Erkrankungen des Zentralnervensystems auftreten. Im engeren Sinne werden hierzu folgende Syndrome gerechnet:

1.11.1 Locked-in-Syndrom

Definition und Pathologie

Beim Locked-in-Syndrom ist typischerweise der ventrale Pons beidseits geschädigt, wodurch alle motorischen (efferenten) Bahnen mit Ausnahme der vertikalen Blickmotorik komplett unterbrochen sind. Vigilanz, Sehen und Hören bleiben intakt. Eine Basilaristhrombose (akuter Verschluss der A. basilaris) ist die häufigste Ursache. Daneben können auch eine zentrale pontine Myelinolyse oder eine fulminante Hirnstammenzephalitis zu einem Locked-in-Syndrom führen.

Untersuchung

Motorik Die von den Hirnnerven V–XII versorgte Muskulatur ist vollständig gelähmt. Kauen, Schlucken und Sprechen sind also nicht möglich, eine Mimik kann nicht beobachtet werden. Hinzu kommt eine zentrale Tetraplegie ohne Spontanbewegungen. Strecksynergismen auf Schmerzreize können jedoch manchmal ausgelöst werden. Das Babinski-Zeichen ist positiv.

Augenbewegungen Horizontale Augenbewegungen sind nicht möglich, weder spontan noch reflektorisch (Schädigung der Abduzenskerne bzw. der paramedianen pontinen Formatio reticularis). Vertikale Augenbewegungen (bzw. manchmal auch Lidschlag) können noch ausgeführt werden, was die Patienten zur Kommunikation mit der Umwelt nutzen bei in der Regel voll erhaltener Kognition und oft auch Sensibilität.

1.11.2 Persistierender vegetativer Status (PVS)

Definition und Pathologie

Nach einer schweren ZNS-Schädigung kann sich eine schwere Bewusstseinsstörung (Koma) Tage bis Wochen nach der Akutphase in einen vegetativen Status entwickeln, d. h. einen Zustand der Wachheit (offene Augen) ohne Hinweise auf eine bewusste Wahrnehmung der eigenen Person oder der Umwelt („awakeness without awareness“). Hält dieser Zustand länger als einen Monat an, wird er als persistierend bezeichnet.

Synonym wird im deutschsprachigen Raum der Begriff „apallisches Syndrom“ („ohne Kortex“) verwendet. Dies ist eigentlich nicht korrekt, da in funktionellen bildgebenden Untersuchungen noch geringe kortikale Restfunktionen nachweisbar sein können. Die Begriffe „Wachkoma“, „Coma vigile“ und „decerebrate state“ meinen dasselbe.

Typische Erkrankungen, die mit einem hohen Risiko eines vegetativen Status einhergehen, sind ein hypoxischer bzw. hypoxisch-ischämischer Hirnschaden oder ein Schädel-Hirn-Trauma. Deutlich seltenere Ursachen sind metabolische Entgleisungen (z. B. Hypoglykämie), Intoxikationen, Infektionen oder degenerative Erkrankungen.

Neuropathologisch liegt in der Regel eine diffuse bilaterale (Groß-)Hirnschädigung zugrunde: nach hypoxisch-ischämischen Ereignissen in Form einer diffusen kortikalen Nervenzellnekrose, nach traumatischen Läsionen in Form einer diffusen axonalen Schädigung mit anatomischem Schwerpunkt im Corpus callosum.

Untersuchung

Wesentliches Merkmal ist das völlige Fehlen eines (erkennbaren) Ausdrucks der Selbstwahrnehmung und ein fehlender Kontakt mit der Umwelt, obwohl die Patienten die Augen geöffnet haben („*Wach*koma“). Für die Diagnose entscheidend sind folgende Merkmale:

- keine Kontaktaufnahme (auch kein Blickkontakt), der Patient befolgt keine Aufforderungen
- keine gerichteten Reaktionen auf visuelle, akustische, taktile oder schmerzhafte Reize (stereotype Reflexbewegungen können aber auftreten)
- erhaltene Schlaf-wach-Rhythmik
- erhaltene autonome Funktionen, u. a. Spontanatmung, Herz-Kreislauf-Funktionen
- erhaltene Hirnstammreflexe und spinale Reflexe (zumindest teilweise)
- Harn- und Stuhlinkontinenz

Die Patienten sind meist nicht komplett immobil, sondern bewegen Rumpf und Extremitäten ziellos und unkoordiniert. Auch mimische Bewegungen, die nicht als Reaktion auf einen äußeren Reiz zu interpretieren sind, sind möglich (u. a. Lächeln, Grunzlaute).

1.12 Irreversibler Ausfall der Gesamtfunktion des Gehirns („Hirntod“)

Der Zustand der irreversibel erloschenen Gesamtfunktion von Großhirn, Kleinhirn und Hirnstamm bei erhaltenen Restfunktionen des Organismus (sog. Hirntod) ist in unserem Kulturkreis heute gleichbedeutend mit dem Tod des Menschen. Seine Feststellung beruht auf der integrativen Interpretation von anamnestischen Informationen, Ergebnissen von Zusatzuntersuchungen und klinischen Zeichen des Funktionsausfalls des Gehirns. Zur ethischen Debatte des Hirntods ➤ Kap. 19.2.4.

Studentische Sicht – 1.12 Irreversibler Ausfall der Gesamtfunktion des Gehirns („Hirntod“)

In unserem Kulturkreis bedeutet der irreversible Funktionsausfall von Großhirn, Kleinhirn und Hirnstamm auch bei erhaltener Herz-Kreislauf-Funktion den Tod des Menschen (sog. Hirntod). Zu seiner Feststellung müssen feste Kriterien erfüllt werden.

1.12.1 Diagnostische Schritte

Das Vorgehen bei der Diagnose des sog. Hirntods ist dreistufig und folgt in Deutschland der Richtlinie zur Feststellung des endgültigen, nicht behebbaren Ausfalls der Gesamtfunktion des Großhirns, des Kleinhirns und des Hirnstamms der Bundesärztekammer in der 5. Fortschreibung des Jahres 2022. Jeder diagnostische Schritt baut auf dem vorherigen auf:

- **Prüfung der Voraussetzungen:** Sicherung einer akuten schweren Hirnschädigung und Ausschluss anderer Ursachen der Ausfallsymptome des Gehirns (s. u.).
- **Klinische Untersuchung:** Koma + Hirnstamm-Areflexie + Apnoe (s. u.)
- **Irreversibilitätsnachweis:** zweite neurologische Untersuchung nach einer angemessenen Beobachtungszeit oder weitere apparative Zusatzuntersuchungen, abhängig vom Schädigungsort und -mechanismus (s. u.).

Nach Abschluss des 3. Teils und Unterzeichnung der Protokolle durch mindestens 2 qualifizierte Fachärzte steht der Hirntod fest. Mit der Protokollierung des Hirntods und der Ausstellung des Totenscheins wird der Tod des Patienten festgestellt. Als Todeszeit gilt der Zeitpunkt, an dem Diagnose und Dokumentation des Hirntods abgeschlossen wurden.

Studentische Sicht – 1.12.1 Diagnostische Schritte

Die Feststellung folgt 3 Stufen und wurde von der Bundesärztekammer festgelegt.
1. Prüfung der Voraussetzungen
2. Klinische Untersuchung
3. Irreversibilitätsnachweis

Gefordert sind 2 qualifizierte Fachärzte. Der Zeitpunkt des Todes entspricht dabei dem Abschluss von Diagnostik und Dokumentation.

1.12.2 Prüfung der Voraussetzungen

Eine akute schwere Hirnschädigung muss nachgewiesen und andere Ursachen der Ausfallsymptome des Gehirns müssen ausgeschlossen werden.

Bei der Schädigungsart sind primäre (z. B. Hirnblutung) von sekundären (z. B. Hypoxie) Schäden zu unterscheiden, bei den primären Schäden primär supratentorielle von primär infratentoriellen Ereignissen abzugrenzen (CT, MRT).

Ist ein metabolisches, medikamenteninduziertes oder toxisches Koma nicht auszuschließen, muss mit geeigneten Laboruntersuchungen der Nachweis erbracht werden, dass keine muskelrelaxierenden oder zentral neurodepressiv wirksamen Substanzen die Hirnfunktion beeinflussen. Mit toxikologischen Untersuchungen müssen insbesondere toxische Konzentrationen von Alkohol, Opiaten, Barbituraten und Benzodiazepinen ausgeschlossen werden. Die metabolischen Untersuchungen müssen mindestens Elektrolyte (Na^+, K^+, Ca^{2+}), Kreatinin oder Harnstoff, Glukose und Leberparameter umfassen.

Studentische Sicht – 1.12.2 Prüfung der Voraussetzungen

Voraussetzung ist eine bewiesene akute schwere Hirnschädigung bei Ausschluss anderer Ursachen der Funktionsstörung. Zu solchen anderen Ursachen zählen metabolische, toxische oder medikamenteninduzierte Einwirkungen, die laborchemisch ausgeschlossen werden müssen.

CAVE Ausschlusskriterien bei der Hirntod-Diagnostik sind:
- Hinweis auf Intoxikation
- Hinweis auf Hypothermie
- Zustand durch pathologische metabolische Parameter erklärbar
- klinischer Verdacht auf Polyradiculitis und -neuritis cranialis
- Wirkung zentralnervös sedierender Medikamente in einem Maß, das nach allgemeiner klinischer und pharmakologischer Erfahrung ein Koma erklären könnte

Studentische Sicht – CAVE

1.12.3 Klinische Untersuchung

Wenn die Voraussetzungen erfüllt sind (Sicherung einer akuten schweren ursächlichen Hirnschädigung, s. o.), müssen zusätzlich folgende 7 klinische Zeichen vorliegen:

- Koma
- Lichtstarre beider ohne Mydriatikum mittel- bis maximal weiter Pupillen
- beidseitiges Fehlen des okulozephalen (vestibulookulären) Reflexes
- beidseitiges Fehlen des Kornealreflexes (➤ Kap. 1.2.5)
- Fehlen von Reaktionen auf Schmerzreize beidseits im Trigeminusbereich und von zerebralen Reaktionen auf Schmerzreize außerhalb des Trigeminusbereichs
- Fehlen des Pharyngeal- und Trachealreflexes
- Ausfall der Spontanatmung (Apnoetest)

Studentische Sicht – 1.12.3 Klinische Untersuchung

Klinisch werden folgende 7 Kriterien gefordert:
- Koma
- lichtstarre Pupillen
- beidseitiges Fehlen des okulozephalen Reflexes
- beidseitiges Fehlen des Kornealreflexes
- keine Reaktion auf Schmerzreize
- Fehlen des Pharyngeal- und Trachealreflexes
- Ausfall der Spontanatmung im Apnoetest

Apnoetest Der Apnoetest dient dazu, das Fehlen der Spontanatmung bzw. einen zentralen Atemstillstand ($PaCO_2 \geq 60$ mm Hg) bei beatmeten Patienten nachzuweisen. Um die Hyperkapnie von ≥ 60 mm Hg herbeizuführen, wird der Patient vom Beatmungsgerät abgehängt. Eine hinreichende Oxygenierung wird durch Beatmung mit reinem O_2 oder durch intratracheale O_2-Insufflation gewährleistet. Bei Patienten mit relevanten Oxygenierungsstörungen kann der Test zwecks Abkürzung der Apnoedauer folgendermaßen modifiziert werden:

- arterielle Blutgasanalyse zur Messung des Ausgangswertes von arteriellem PCO_2 und pH
- Beatmung während 10 Minuten mit 100-prozentigem O_2
- Verminderung des Atemminutenvolumens um 30–50 % pro Minute, bis der PCO_2 den Schwellenwert von 60 mm Hg bzw. 8 kPa übersteigt, und arterielle Blutgasanalyse zum Nachweis, dass der PCO_2 > 60 mm Hg bzw. > 8 kPa und der pH-Wert < 7,3 ist
- Unterbrechen der Verbindung vom Patienten zum Beatmungsgerät für 3 Minuten, wobei die Sauerstoffversorgung durch eine Sonde im Trachealtubus mit kontinuierlichem O_2-Fluss von 3–6 l/min gewährleistet ist
- Beobachtung des Fehlens von Atembewegungen
- Wiederaufnahme der Beatmung mit den vorgängigen Ventilationsparametern

1.12.4 Nachweis der Irreversibilität

Die Irreversibilität des Hirntods wird bewiesen:

- entweder durch eine Beobachtungszeit von 12 h (primäre supratentorielle Schädigung) bzw. 72 h (sekundäre Hirnschädigung)
- oder durch technische Zusatzdiagnostik, d. h. EEG („Nulllinie“), transkranielle Doppler-/Duplexsonografie, Hirnperfusionsszintigrafie oder CT-Angiografie (Perfusionsstillstand).

Bei primär infratentorieller Schädigung ist Zusatzdiagnostik obligat.

1.12.4 Nachweis der Irreversibilität

Die Irreversibilität des Funktionsausfalls des Gehirns muss durch den neuerlichen Nachweis der klinischen Zeichen nach einer Beobachtungszeit oder durch technische Zusatzuntersuchungen gesichert werden. Das Vorgehen hängt dabei vom Schädigungsmechanismus ab.

Beobachtungszeit Für die Beobachtungszeit gelten bei Erwachsenen und Kindern über 2 Jahre folgende minimale Zeitintervalle:

- **12 Stunden** bei primärer supratentorieller Hirnschädigung
- **72 Stunden** bei sekundärer Hirnschädigung

Technische Zusatzuntersuchungen Technische Zusatzuntersuchungen, die es erlauben, den Ausfall der Hirntätigkeit oder der Hirndurchblutung festzustellen und damit die Irreversibilität zu bestätigen, sind die Elektroenzephalografie („Nulllinien-EEG“), die transkranielle Doppler- oder Farbduplexsonografie, die Hirnperfusionsszintigrafie oder die CT-Angiografie (zerebraler Perfusionsstillstand). Ihr Einsatz ist bei primär infratentorieller Hirnschädigung obligat, bei primär supratentorieller oder sekundärer Hirnschädigung alternativ zur Beobachtungszeit.

ÜBUNGSFRAGEN ZUM WISSENS-CHECK

1. Was unterscheidet die Begriffe „Symptom“, „Befund“ und „Syndrom“?
2. Erläutern Sie die Beziehung zwischen der zeitlichen Verlaufsdynamik neurologischer Symptome und deren zu vermutender Pathogenese.
3. Nennen Sie neurologische Diagnosen, die nur auf der Anamnese (Symptome) beruhen.
4. Nennen Sie die einzelnen Kennmuskeln der Segmente C5–C8 und L4–S1. Nennen Sie die Kernregionen der zugehörigen Dermatome. Welche Muskeleigenreflexe sind bei Schäden dieser Segmente abgeschwächt?

KAPITEL 2 Kopfschmerzerkrankungen

Arne May, Hauke Basedau

Ein jeder kennt Kopfschmerzen aus eigener Erfahrung, und jeder hat seine eigene Art, sie zu bewältigen. Um die optimale Therapie für betroffene Patientinnen und Patienten mit Kopfschmerzen zu finden, ist ihre Analyse wichtig, denn die Ursachen und Assoziationen sind vielfältig. Wie bei allen Schmerzen ist es sinnvoll, die Symptome systematisch zu erfragen. Vergiss auf der Suche nach der korrekten Diagnose nicht, nach Medikamenten und Vorerkrankungen zu fragen, denn wegen der Gefahr von schmerzmittelassoziierten Kopfschmerzen sollten Patientinnen und Patienten nicht noch mehr Schmerzmittel verschrieben werden!

2.1 Anatomie und Physiologie des Schmerzes

Das trigeminovaskuläre System spielt eine einzigartige Rolle in der zerebrovaskulären Physiologie. Es ist die einzige sensorische (afferente) Innervation der zerebralen Gefäße und hat kurioserweise zusätzlich ein efferentes Potenzial unter pathophysiologischen Bedingungen.

2.1 Anatomie und Physiologie des Schmerzes

2.1.1 Anatomie

Das trigeminovaskuläre System besteht aus den Nerven, die aus dem Ganglion trigeminale entspringen und die duralen und zerebralen Gefäße innervieren.

2.1.1 Anatomie

MERKE Der N. trigeminus, innerviert zerebrale Gefäße und die Dura mater und vermittelt somit u.a. Schmerzwahrnehmungen im Bereich des Kopfes.

MERKE

Ganglion trigeminale und N. trigeminus

Ganglion trigeminale Das Ganglion trigeminale (Ganglion Gasseri) ist ein sensibles Ganglion im N. trigeminus (➤ Kap. 1.2.5). In ihm liegen die Zellkörper der afferenten bipolaren Neurone. Der periphere Fortsatz ist mit den Hirngefäßen synaptisch verbunden (insbesondere mit den basisnahen großen Gefäßen, aber auch den pialen Gefäßen), steht aber auch mit der Dura mater in Verbindung. Die Fasern des peripheren Fortsatzes sind besonders im N. ophthalmicus zu finden. Der nach zentral ziehende Fortsatz endet synaptisch im kaudalen Hirnstamm oder im hohen Zervikalmark.

N. trigeminus Der N. trigeminus hat 3 Äste (➤ Kap. 1.2.5), die u. a. die Dura mater sensibel innervieren. Die Innervation ist somatotop gegliedert, indem

- der N. ophthalmicus (V1) die vordere Schädelgrube und das Tentorium cerebelli versorgt,
- der N. maxillaris (V2) das Orbitadach und
- der N. mandibularis (V3) die mittlere Schädelgrube.

Die Dura der hinteren Schädelgrube wird darüber hinaus von den 2 ersten dorsalen Wurzelganglien (C1, C2) innerviert. Mit den Nervenästen des N. trigeminus ziehen sympathische Fasern (aus dem Ganglion cervicale superius) zur Dura und enden dort an den großen zerebralen Gefäßen.

Transmitter

Es wurden mehrere potente vasodilatatorische Peptide in den Zellkörpern trigeminaler Neurone nachgewiesen. Diese Substanzen sind das „calcitonin gene-related peptide" (CGRP), Substanz P (SP) und Neurokinin A (NKA). Sie kommen in verschiedenen Kombinationen in Neuronen vor. Welche funktionelle Konsequenz diese Kombinationen haben, ist noch weitgehend unklar.

2.1.2 Physiologie

2.1.2 Physiologie

Duraler Blutfluss

Die sympathischen Fasern, die über die Trigeminusäste die Gefäße der Dura mater erreichen, sind funktionell mit den Mastzellen in deren Gefäßwänden verbunden. Reizt man das Ganglion trigeminale elektrisch, steigen der durale und – in bestimmten Arealen – der zerebrale Blutfluss. Es ist wahrscheinlich, dass solche Effekte bei primären Kopfschmerzsyndromen eine Rolle spielen, was Teile ihrer Symptomatik (z. B. autonome Symptome, Blutflussveränderungen) erklärt. Das wiederum erklärt auch, warum sich bei vielen Kopfschmerzsyndromen z. B. Gefäßweite und/oder Blutfluss ändern – eine (sekundäre) Veränderung, die fälschlicherweise als Ursache der Kopfschmerzen (Stichwort vaskuläre Kopfschmerzen) angenommen wurde (s. u.).

Schutzfunktion

Da das Gehirn selbst keine Nozizeptoren besitzt, muss man davon ausgehen, dass das trigeminovaskuläre System nicht nur Berührungs- oder Schmerzreize aus dem Gesicht weiterleitet, sondern vor allem eine echte Schutzfunktion, z. B. vor toxischen Reizen, hat. Das ist leicht nachvollziehbar: Gelangt z. B. beim Duschen Seife in die Augen, werden diese sofort rot (Vasodilatation) und beginnen zu tränen (parasympathischer Reflex). Die Kornea ist fast ausschließlich trigeminal innerviert und reagiert so, wie auch die Dura z. B. bei einer Meningitis reagieren würde. Das System ist vor allem eine physiologische Antwort auf einen potenziell gefährlichen Reiz. Schmerz hat also auch am Kopf eine Schutzfunktion – die allerdings bei primären Kopfschmerzen, wie der Migräne, sinnlos geworden ist.

Vasodilatation bei primären Kopfschmerzen

Vaskuläre Kopfschmerzen Die Ursache primärer Kopfschmerzen wurde lange in Änderungen des Gefäßdurchmessers oder Änderungen des zerebralen Blutflusses gesehen. Die Vasodilatation, die im Modell des trigeminovaskulären Systems als Epiphänomen zu verstehen ist, war also im vaskulären Modell der eigentliche Kopfschmerzmechanismus. Diese Vorstellung gilt mittlerweile als überholt.

Bei vielen Kopfschmerzsyndromen ändern sich Weite und Blutfluss zerebraler Gefäße. Dies wird wahrscheinlich durch eine efferente Innervation über sympathische Fasern des N. trigeminus vermittelt – was nicht mehr als Ursache der Kopfschmerzen, sondern als Epiphänomen angesehen wird. Eigentliche Ursache kann eine Aktivierung bestimmter Hirnareale sein.

Zentrale Genese Klinisch gesehen weisen die meisten Kopfschmerzsyndrome auf eine zentrale Genese hin, d. h., dass das Auftreten einer Kopfschmerzattacke primär vom Gehirn selbst gesteuert wird. Dafür sprechen z. B. gerade die bei Migräne und beim Cluster-Kopfschmerz vorhandene tagesrhythmische Abhängigkeit der Attacken und die während der Attacken vorhandenen zentralen Symptome wie Müdigkeit, Übelkeit und Konzentrationsstörungen. Bei der Migräne werden spezifisch der Hirnstamm und rostrale hypothalamische Regionen aktiviert, beim Cluster-Kopfschmerz ebenfalls der Hypothalamus, allerdings dorsal am Übergang zum Tegmentum. Diese Aktivierungen sind nicht sekundär zum Schmerz, sondern werden tatsächlich als eigentliche Motoren der Schmerzattacken gewertet.

Interaktion zwischen Nerven und Gefäßen Beim Cluster-Kopfschmerz, aber auch bei der Migräne werden dessen ungeachtet die großen basisnahen Gefäße erweitert. Die Gefäßerweiterung ist neural vermittelt und nicht typisch für eine bestimmte Kopfschmerzform, sondern prinzipieller physiologischer Anteil trigeminal vermittelter Schmerzen. Wahrscheinlich liegt dem ein trigemino-parasympathischer Reflex zugrunde. Zumindest Migräne und Cluster-Kopfschmerz sollten also zusammenfassend als neurovaskuläre Kopfschmerzen beschrieben werden, um die Nerv-Gefäß-Interaktion als zugrunde liegendes Charakteristikum dieser Syndrome zu unterstreichen.

WISSENSCHAFTSKOMPETENZ Migräne ist die häufigste neurologische Erkrankung. Sie betrifft weltweit ca. 1 Milliarde Menschen, ca. 700 Millionen davon Frauen. Sie ist zugleich ein Beispiel für den Erfolg translationaler In-vitro- und In-vivo-Forschung („from bench to bedside“) bei der Entwicklung zielgerichteter molekularer Therapien. Das Calcitonin-Gene-Related-Peptide-System (CGRP-System) spielt eine Schlüsselrolle bei der Entstehung von Kopfschmerzen. CGRP ist ein Neuropeptid, das die Blutgefäße erweitert und Entzündungen fördert. CGRP wird vor allem durch die Aktivierung von Nervenzellen im trigeminalen Nervensystem freigesetzt. Hauptproduktionsort ist das Ganglion trigeminale. Die dort lokalisierten bipolaren Ganglienzellen spielen eine entscheidende Rolle bei der Übertragung von Schmerzsignalen im Kopf- und Gesichtsbereich. Trigger wie Stress, bestimmte Nahrungsmittel oder hormonelle Veränderungen können die Freisetzung von CGRP möglicherweise begünstigen und so zur Entstehung von Kopfschmerzen beitragen. Medikamente, die auf dieses System abzielen, werden zur Prävention und Behandlung von Migräne eingesetzt, indem sie die Freisetzung oder Wirkung von CGRP blockieren.

WISSENSCHAFTSKOMPETENZ

2.2 Klinisches Management

2.2.1 Klinik und Diagnostik

Beim Leitsymptom Kopfschmerz beruht die klinische Diagnose auf der Anamnese- und Beschwerdeschilderung des Patienten und dem klinischen Befund (➤ Kap. 1.1, 6 W-Fragen).

Anamnese

Entscheidend sind die Angaben zur Lokalisation, Dauer, Intensität, Art und Frequenz der Kopfschmerzen und zu eventuellen Begleitsymptomen (➤ Abb. 2.1). Zusätzlich müssen bereits bekannte Erkrankungen erfragt werden. Anhand einer solchen differenzierten Anamnese ist es oft bereits möglich, primäre von sekundären Kopfschmerzen zu unterscheiden und auch die zugrunde liegende Erkrankung bei sekundären Kopfschmerzen in Erfahrung zu bringen. Ist die Anamnese jedoch nicht eindeutig oder handelt es sich um eine Erstmanifestation eines primären Kopfschmerzsyndroms, können diagnostische Schwierigkeiten auftreten.

2.2 Klinisches Management

2.2.1 Klinik und Diagnostik

Anamnese: Die wichtigsten Fragen zur Differenzierung von Kopfschmerzen:
- Wo sind sie lokalisiert?
- Wie ist die Dauer der Kopfschmerzen (dauerhaft, attackenartig)?
- Wie ist die Intensität?
- Wie ist der Schmerzcharakter?
- Wie häufig tritt der Kopfschmerz auf bzw. wie ist die Frequenz?
- Gibt es typische Begleitsymptome?
- Bestehen Vorerkrankungen?

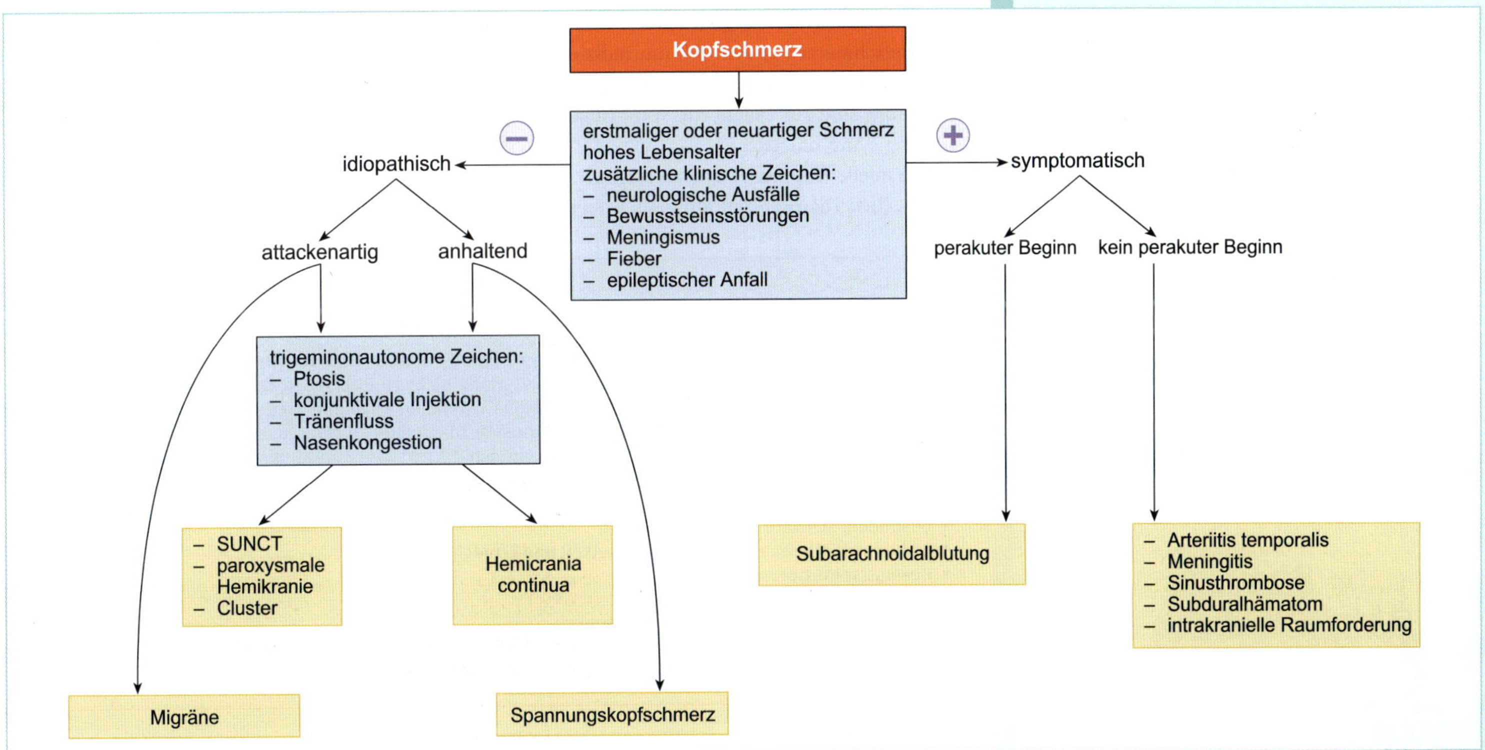

Abb. 2.1 Differenzialdiagnose der Kopfschmerzen. [L141]

MERKE Diagnostisch ist man bei Kopfschmerzpatienten auf eine gute Anamnese und den neurologischen Untersuchungsbefund angewiesen. Primäre Kopfschmerzen sind hierüber definiert, d. h., es gibt keine apparative Untersuchung, die eine bestimmte Kopfschmerzform beweist. Apparative Untersuchungen schließen nur eine sekundäre Kopfschmerzform aus (d. h. ca. 8 % der Kopfschmerzsyndrome).

MERKE

Neurologische Untersuchung: Sie ergibt beim primären Kopfschmerz keinen Befund!

Klinische Untersuchung

Bei primären Kopfschmerzformen zeigt die neurologische Untersuchung per definitionem keinen pathologischen Befund. Ein pathologischer Befund in der neurologischen Untersuchung ist daher immer Hinweis auf eine sekundäre Kopfschmerzform und muss eine weitere apparative Untersuchung zur Folge haben.

Kraniale Bildgebung: Sie ist bei Kopfschmerzen indiziert bei neurologischen Ausfällen, atypischem Verlauf, zunehmender Schmerzintensität/verändertem Schmerzcharakter bei bekanntem Kopfschmerzsyndrom, Erstmanifestation, (Tumor-)Angst des Patienten und weiteren „red flags" (Fieber, Meningismus, hohes Alter, Bewusstseinsstörung). In diesen Fällen ist auch eine Liquoruntersuchung in Erwägung zu ziehen!

Bildgebung

Indikationen Während bei schon langjährig bestehenden, konstanten und eindeutigen primären Kopfschmerzen eine kraniale Bildgebung in der Regel nicht erforderlich ist, ist sie in den folgenden Fällen indiziert:

- Auftreten neurologischer Symptome/Ausfälle
- atypischer klinischer Verlauf
- zunehmende Schmerzintensität oder sich ändernder Schmerzcharakter bei bekanntem Kopfschmerzsyndrom
- Erstmanifestation einer Kopfschmerzerkrankung mit untypischem Charakter
- Angst des Patienten vor schwerwiegenden zugrunde liegenden Erkrankungen, wie z. B. Tumoren – hier ist eine Patientenedukation neben der einmaligen (!) Durchführung einer Bildgebung wichtig

MERKE

MERKE Bei typischer Klinik und normalem neurologischem Befund ist die Wahrscheinlichkeit irrelevanter Zufallsbefunde höher als die Wahrscheinlichkeit, einen behandlungswürdigen Befund zu erheben, der Ursache der Kopfschmerzen ist.

Als Merkhilfe für die Indikation einer kraniellen Bildgebung bei Kopfschmerzen dient „SNOOP": **s**ystemische Symptome, **n**eurologische Symptome, Beginn (**o**nset), Patientenalter > 60 J. (**o**ld), Vorgeschichte (**p**revious).

CT oder MRT Wenn eine Bildgebung durchgeführt wird, ist – abhängig von der Verdachtsdiagnose und dem Zeitverlauf – eine kranielle MRT meist der CT vorzuziehen. Wenn eine kranielle CT durchgeführt wird (meist zum Ausschluss einer akuten Blutung oder Darstellung der knöchernen Schädelbasis), ist eine Kontrastmittelgabe meist entbehrlich.

Weitere Untersuchungen

Bei Kopfschmerzen ist ein EEG nur indiziert, wenn eine Assoziation mit einem epileptischen Geschehen vermutet wird. Evozierte Potenziale, Blinkreflex, autonome Testung, Algesiometrie, Elektroneuro- und -myografie sind zur Diagnostik von primären Kopfschmerzen nicht geeignet, sie sind jedoch zur Untersuchung symptomatischer, also sekundärer Kopfschmerzen manchmal nötig. Das Gleiche gilt für die transkranielle Doppler-/Duplexsonografie. Eine extrakranielle Doppler-/Duplexsonografie ist zum Ausschluss eines Dissekats ggf. sinnvoll, wobei hier die MRT mit fettsupprimierten Sequenzen sensitiver ist.

CAVE

Kopfschmerz als Notfall

In den neurologischen Bereitschaftsdiensten kommen oft Patienten mit akuten Kopfschmerzen. Wichtig ist es, bei diesen Patienten sekundäre Kopfschmerzformen nicht zu übersehen (z. B. Subarachnoidalblutung, intrakranielle Drucksteigerung, Meningitis, Arteriitis cranialis). Folgende „red flags" sollten dabei Anlass sein, genauer hinzuschauen, also eine weiterführende Diagnostik zu veranlassen (z. B. Bildgebung, Labor, ggf. Lumbalpunktion):

- erstmalige Kopfschmerzen („habe sonst nie Kopfschmerzen")
- hohes Alter
- besonders schwere Kopfschmerzen
- nicht durch Migräne zu erklärende Übelkeit und Erbrechen
- Bewusstseinsstörung
- Fieber
- neurologische Ausfälle oder Meningismus

Je nachdem, wie die Kopfschmerzen begonnen haben und welcher Befund aktuell erhoben wird, kann das diagnostische Vorgehen sehr unterschiedlich sein (➤ Abb. 2.1).

2.2.2 IHS-Klassifikation

Kopfschmerzklassifikation der International Headache Society: http://www.ihs-klassifikation.de.

2.2.2 IHS-Klassifikation

Fast jeder Mensch hat hin und wieder Kopfschmerzen und jede medizinische Fachrichtung kennt Kopfschmerzen als ein Symptom gleich mehrerer verschiedener Erkrankungen ihres Spezialgebiets. Die Differenzialdiagnose erscheint daher nicht einfach. Mithilfe der operativen Klassifikation der internationalen Kopfschmerzgesellschaft (➤ Tab. 2.1) – eigentlich für wissenschaftliche Zwecke erstellt und daher sehr rigide – gelingt es jedoch fast immer, nach Anamnese und neurologischem Untersuchungsbefund eine der inzwischen fast 220 Kopfschmerzdiagnosen zu stellen. Dabei handelt es sich nicht um einen Elfenbeinturm: Wenn ein Kopfschmerz die Kriterien für eine bestimmte primäre Kopfschmerzerkrankung nach IHS-Kriterien erfüllt und der neurologische Untersuchungsbefund unauffällig ist, liegt die Wahrscheinlichkeit eines Tumors bei 0,2 % und damit nicht höher als in der Allgemeinbevölkerung. Da man den meisten Menschen mit einem Kopfschmerzsyndrom inzwischen wirklich gut helfen kann, wenn die für die Erkrankung richtige Medikation eingesetzt wird, ist es darüber hinaus hilfreich zu wissen, welche Diagnose überhaupt vorliegt. Die IHS-Klassifikation findet man unter https://ichd-3.org/; die deutsche Übersetzung der IHS-Klassifikation steht unter https://www.ihs-klassifikation.de zur Verfügung.

Tab. 2.1 IHS-Klassifikation der Kopfschmerzen. Die hier aufgeführten Gruppen sind in der Originalklassifikation noch weiter unterteilt.

Gruppe	Kopfschmerztyp
Teil 1: Primäre Kopfschmerzerkrankungen	
1	Migräne
2	Kopfschmerz vom Spannungstyp
3	Cluster-Kopfschmerz und andere trigeminoautonome Kopfschmerzerkrankungen
4	Andere primäre Kopfschmerzen
Teil 2: Sekundäre Kopfschmerzerkrankungen	
5	Kopfschmerz zurückzuführen auf ein Kopf- und/oder HWS-Trauma
6	Kopfschmerz zurückzuführen auf Gefäßstörungen im Bereich des Kopfes oder des Halses
7	Kopfschmerz zurückzuführen auf nichtvaskuläre intrakraniale Störungen
8	Kopfschmerz zurückzuführen auf eine Substanz oder deren Entzug
9	Kopfschmerz zurückzuführen auf eine Infektion
10	Kopfschmerz zurückzuführen auf eine Störung der Homöostase
11	Kopf- oder Gesichtsschmerz zurückzuführen auf Erkrankungen des Schädels sowie von Hals, Augen, Ohren, Nase, Nebenhöhlen, Zähnen, Mund oder anderen Gesichts- oder Schädelstrukturen
12	Kopfschmerz zurückzuführen auf psychiatrische Störungen
Teil 3: Kraniale Neuralgien, zentraler und primärer Gesichtsschmerz und andere Kopfschmerzen	
13	Kraniale Neuralgien und zentrale Ursachen von Gesichtsschmerzen
14	Andere Kopfschmerzen, kraniale Neuralgien, zentrale oder primäre Gesichtsschmerzen

MERKE Beim sekundären Kopfschmerz ist der Schmerz Symptom einer zugrunde liegenden Läsion oder eines Syndroms (Tumor, Trauma, Blutung, Entzündung), beim primären Kopfschmerz ist der Schmerz selbst die Erkrankung. 92 % aller Patienten mit Kopfschmerzen leiden an einer primären Kopfschmerzerkrankung.

MERKE

2.3 Chronic Daily Headache

2.3 Chronic Daily Headache

Unter diesem nicht in der IHS-Klassifikation zu findenden Begriff werden aus pragmatischen Gründen mehrere IHS-definierte Formen täglicher Kopfschmerzen zusammengefasst. Dazu gehören neben der häufigsten Form, den chronischen Kopfschmerzen vom Spannungstyp, auch der medikamenteninduzierte Dauerkopfschmerz, die „transformed migraine“ und der „new daily persistent headache“.

MERKE Prinzipiell wird ein Kopfschmerz als chronisch definiert, wenn er an mehr als 15 Tagen im Monat und mehr als 3 Monate in Folge auftritt.

MERKE

2.3.1 Episodischer und chronischer Kopfschmerz vom Spannungstyp

2.3.1 Episodischer und chronischer Kopfschmerz vom Spannungstyp

Der episodische Spannungskopfschmerz (Kopfschmerzen an weniger als 15 Tagen im Monat) zählt mit einer Prävalenz von 40–60 % in Europa und den USA zum häufigsten Kopfschmerz überhaupt. Der chronische Spannungskopfschmerz (Kopfschmerzen an mehr als 15 Tagen im Monat) ist mit einer Prävalenz von 3 % wesentlich seltener. Allerdings geht er mit einem hohen Leidensdruck einher, sodass diese Patienten sehr häufig in Kopfschmerzambulanzen zu finden sind. Die durchschnittliche Erstmanifestation liegt zwischen dem 25. und 30. Lebensjahr.

Studentische Sicht

Klinik: dumpf-drückend, bifrontal, okzipital oder holokraniell lokalisiert, keine vegetativen Begleitsymptome, selten Lichtempfindlichkeit, keine Zunahme bei körperlicher Belastung; ➤ Tab. 2.2.

MERKE

TAB. 2.2

Klinik und Diagnostik

Die Kopfschmerzen haben einen dumpf-drückenden Charakter, sind bifrontal, okzipital oder auch holokraniell lokalisiert. Sie werden wie „ein Eisenband, das um den Kopf geschnürt ist", empfunden oder so, als ob „der Kopf in einen Schraubstock eingespannt ist". Andere Patienten beschreiben ihn als „Gefühl der Benommenheit" oder als „Gefühl, nicht klar denken zu können". Vegetative Begleitsymptome wie Übelkeit oder Erbrechen kommen nicht vor. Selten tritt isoliert eine geringe Lichtempfindlichkeit auf. Unter körperlicher Belastung oder Lagewechsel nehmen die Kopfschmerzen nicht zu (➤ Tab. 2.2).

MERKE Insbesondere bei chronischen Kopfschmerzen muss auf die Medikamentenanamnese geachtet werden, um einen medikamenteninduzierten Dauerkopfschmerz auszuschließen.

Tab. 2.2 Diagnostische Kriterien des episodischen Spannungskopfschmerzes.

Gruppe	Kriterien
A	wenigstens 10 Episoden, die die Kriterien B–D erfüllen und durchschnittlich an < 1 Tag/Monat (< 12 Tage/Jahr) auftreten
B	Kopfschmerzdauer zwischen 30 Minuten und 7 Tagen
C	Kopfschmerz mit mindestens 2 der folgenden Charakteristika: • beidseitige Lokalisation • Schmerzqualität drückend oder beengend, nicht pulsierend • leichte bis mittlere Schmerzintensität keine Verstärkung durch körperliche Routineaktivitäten wie Gehen oder Treppensteigen
D	beide folgenden Punkte sind erfüllt: • keine Übelkeit oder Erbrechen (Appetitlosigkeit kann auftreten) • Photophobie oder Phonophobie – nicht jedoch beides – kann vorhanden sein
E	nicht auf eine andere Erkrankung zurückzuführen

Therapie: im *akuten Fall* NSAR, Paracetamol, als („Attacken"-)*Prophylaxe:* trizyklische Antidepressiva, Ausdauersport, progressive Muskelrelaxation nach Jacobson

Therapie

Episodischer Spannungskopfschmerz Medikamente der Wahl sind Paracetamol oder Azetylsalizylsäure, Ibuprofen oder Naproxen in Dosen von 500 bis 1.500 mg/d.

Chronischer Spannungskopfschmerz Um einen medikamenteninduzierten Dauerkopfschmerz zu vermeiden, sollte das jeweilige (Schmerz-)Medikament an nicht mehr als 10 Tagen/Monat eingenommen werden. Aus dem gleichen Grund sollte der chronische Spannungskopfschmerz primär nicht mit Analgetika, sondern – über mindestens 3–6 Monate – mit trizyklischen Antidepressiva (z. B. Amitriptylin 25–75 mg/d) und nichtmedikamentösen Verfahren (regelmäßiger Ausdauersport und progressive Muskelrelaxation nach Jacobson) behandelt werden. Die Patienten müssen aufgeklärt werden, dass sie trizyklische Antidepressiva erhalten, um die Schmerzen und nicht etwa eine depressive Störung zu behandeln, und dass sie anfangs mit Nebenwirkungen wie Müdigkeit und Mundtrockenheit zu tun haben werden, bevor die eigentliche schmerzreduzierende Wirkung eintritt. Nehmen die Kopfschmerzen bei Einnahme eines Präparats nicht ab, sollte man erst nach einem Zeitraum von 8 bis 10 Wochen auf ein anderes Präparat umstellen, da die Wirkung häufig verzögert auftritt.

2.3.2 Medikamenteninduzierter Dauerkopfschmerz

Medikamenteninduzierter Kopfschmerz kann auftreten, wenn an *mehr als 10 Tagen* im Monat über Jahre hinweg Analgetika eingenommen werden. Entscheidend ist die Anzahl der therapierten Tage und nicht die Menge der Tabletten.

2.3.2 Medikamenteninduzierter Dauerkopfschmerz

Die IHS-Klassifikation unterscheidet bei Kopfschmerzen durch Medikamente eine relativ akute Form (z. B. als Nebenwirkung von Nitraten oder Kalziumantagonisten) von einem täglichen analgetikainduzierten Kopfschmerz. Die regelmäßige Einnahme von Schmerz- oder Migränemitteln kann bei Kopfschmerzpatienten schon nach wenigen Wochen, häufig aber erst nach Jahren zu einem täglichen Kopfschmerz führen, der als medikamenteninduzierter Dauerkopfschmerz bezeichnet wird. Dieser kann ebenso bei regelmäßiger Einnahme von Migränemitteln (= Triptanen) entstehen. Frauen sind fünfmal häufiger betroffen als Männer.

Klinik: Er ist diffus verteilt, dumpf-drückend und nahezu täglich vorhanden.

Klinik und Diagnostik

Die Patienten beschreiben den Schmerz als dumpf-drückend und diffus. Er ist entweder täglich oder fast täglich und häufig schon morgens beim Erwachen vorhanden und hält den ganzen Tag an. Bei körperlicher Belastung nimmt er zu. Zusätzlich zu diesem Dauerkopfschmerz können bei Migränepatienten außerdem typische Attacken auftreten. Vegetative Begleiterscheinungen wie Übelkeit und Erbrechen finden sich im Gegensatz zu den Attacken beim täglichen Kopfschmerz seltener und geringer ausgeprägt. Als Faustregel gilt, dass jegliche Schmerzmedikation an nicht mehr als 10 Tagen/Monat eingenommen werden sollte, um einen medikamenteninduzierten Dauerkopfschmerz zu vermeiden.

MERKE Bei Patienten mit chronischem Kopfschmerz kann die Frage, ob es sich noch um den primären Kopfschmerz oder bereits um einen medikamenteninduzierten Kopfschmerz handelt, oft erst nach einem Medikamentenentzug beantwortet werden.

MERKE

Therapie

Entzug

Es ist nicht sinnvoll, die Kopfschmerzen mit einem anderen oder stärkeren Mittel zu behandeln. Indiziert ist vielmehr eine Medikamentenpause bzw. der Entzug, der eine hohe Motivation des Patienten und die Mithilfe durch das soziale Umfeld erfordert. Im Idealfall ist ein solcher Entzug ambulant möglich, in den folgenden Fällen sollte er jedoch stationär (üblicherweise 10–14 Tage) durchgeführt werden:

- langjähriger medikamenteninduzierter Dauerkopfschmerz
- zusätzliche Einnahme psychotroper Substanzen (Schlafmittel, Tranquilizer, Anxiolytika)
- regelmäßige Einnahme von Migränemitteln, die Codein enthalten
- mehrere erfolglose Selbstentzüge
- Angst des Patienten vor dem ambulanten Entzug
- hoher Leistungsanspruch und Angst auszufallen
- ungünstige familiäre Begleitumstände
- ausgeprägte Begleitdepression.

Therapie: stationärer oder ambulanter Schmerzmittelentzug

PRAXISTIPP

Medikamentenentzug bei medikamenteninduziertem Kopfschmerz

Migräne als ursprünglicher Kopfschmerz
- alle Schmerzmittel abrupt absetzen; besteht ein Patient jedoch auf einem ambulanten Entzug, Substanzen in Abhängigkeit von der Ausgangsdosis über 2 Wochen langsam ausschleichend absetzen
- mit dem Entzug evtl. eine Migräneprophylaxe (entsprechend den Empfehlungen der Deutschen Migräne- und Kopfschmerzgesellschaft) geben

Spannungskopfschmerzen als ursprünglicher Kopfschmerz
- unmittelbar mit dem Entzug eine Prophylaxe mit z. B. Betablockern (z. B. Metoprolol 25 oder 50 mg abends) beginnen
- alternativ Amitriptylin (z. B. 25–75 mg in einer Einzeldosis abends)

Begleittherapie
- bei Bedarf während der akuten Entzugsphase ein Antiemetikum geben, z. B. Metoclopramid 3 × 10 mg/d
- bei Erbrechen (kann zur Exsikkose führen, die den Kopfschmerz verstärkt) Infusionen verabreichen
- bei mittelschweren Entzugskopfschmerzen kann Naproxen (z. B. 2 × 500 mg/d) in den ersten 3 Tagen sinnvoll sein – alternativ kommen Kortikosteroide (z. B. 60 mg morgens) für 3–4 Tage infrage
- bei erforderlicher Sedierung niedrigpotente Neuroleptika wie Thioridazin (z. B. 30–60 mg/d in retardierter Form) verwenden

PRAXISTIPP

Nach dem Medikamentenentzug

Kopfschmerzen Nach dem Entzug auftretende Migräneattacken oder Spannungskopfschmerzen werden nach den Richtlinien der Deutschen Migräne- und Kopfschmerzgesellschaft behandelt (www.dmkg.de). Zur Dokumentation des Therapieerfolgs und der Wirksamkeit der prophylaktischen Nachbehandlung sollte der Patient ein Kopfschmerztagebuch führen (zu erhalten unter www.dmkg.de).

Prophylaxe Am besten schon vor dem Entzug muss mit dem Patienten beraten werden, mit welchen medikamentösen und nichtmedikamentösen Maßnahmen eine Prophylaxe möglich ist und wie ein erneuter Missbrauch vermieden werden kann. Bei der weiteren Akuttherapie der Kopfschmerzen muss die Faustregel gelten: Schmerzmittel nur an 8–10 Tagen pro Monat(!). Dabei ist es nicht so entscheidend, wie viele Tabletten man pro Tag einnimmt, es kommt auf die Anzahl der therapierten Tage im Monat an.

Eine Migräneprophylaxe oder eine medikamentöse Prophylaxe von Spannungskopfschmerzen während der regelmäßigen Einnahme von Schmerzmitteln ist sinnlos, da der therapeutische Effekt von Prophylaktika offenbar durch die Schmerzmittel antagonisiert wird. Es kann sein, dass eine Prophylaxe mit z. B. Betablockern unter dauernder Schmerzmitteleinnahme versagt. Der richtige Weg ist nicht, eine andere Prophylaxe zu wählen, sondern erst zu entziehen und dann die Betablocker noch einmal zu versuchen.

Nach dem Entzug: Es kann wieder eine Prophylaxe der vorausgehenden Kopfschmerzart begonnen werden.

FALL Eine 45-jährige Patientin berichtet, sie leide seit 12 Jahren an Kopfschmerzen, die seit etwa 3 Jahren zunehmen. Sie kommt spezifisch mit der Bitte, ein anderes Schmerzmittel verschrieben zu bekommen, „da das alte seine Wirkung verloren hat". Auf Nachfragen erlebt sie an mindestens 25 von 30 Tagen Kopfschmerzen und nimmt an etwa 20 Tagen pro Monat 1 oder 2 Kopfschmerztabletten unterschiedlicher Substanzklassen ein. In der Vorgeschichte ist eine typische Migräne ohne Aura zu erfragen, die in den letzten 1,5 Jahren kontinuierlich häufiger geworden sei. Eine Prophylaxe mit Betablockern vor 2 Monaten hatte keinen Erfolg. Nach Entzug der Schmerzmedikation und Begrenzung auf die Einnahme eines Triptans nicht häufiger als an 8 Tagen pro Monat sind unter Kopfschmerzkalenderkontrolle die fast täglichen leichteren Kopfschmerzen verschwunden. Geblieben sind 4–5 schwerere Migräneattacken, die eine Prophylaxe mit Betablockern erfordern. Nach weiteren 2 Monaten hat die Patientin nur noch 2 Attacken pro Monat, die sie gut mit einem Triptan behandeln kann. Nach weiteren 4 Monaten wird der Betablocker sukzessive ausgeschlichen. Die Attackenfrequenz bleibt niedrig.

Ätiopathogenese

Heute muss man davon ausgehen, dass potenziell alle Analgetika, Ergotamine und Triptane einen medikamenteninduzierten Kopfschmerz hervorrufen können, wenn sie regelmäßig eingenommen werden. Besonders problematisch sind analgetische Mischpräparate, Mutterkornalkaloide (auch Dihydroergotamin) und Migränemittel, die Tranquilizer oder Codein enthalten. Eine echte Polytoxikomanie mit Opioiden oder Alkohol wird kaum beobachtet.

2.4 Attackenartige Kopfschmerzen

2.4 Attackenartige Kopfschmerzen

2.4.1 Migräne

2.4.1 Migräne

Die Migräne ist eine der häufigsten Kopfschmerzformen. 14 % der Bevölkerung leiden unter einer Migräne. Migräne und Spannungskopfschmerzen machen im Klinikalltag etwa 70–80 % aller primären Kopfschmerzsyndrome aus.

2.4.1.1 Migräne ohne Aura

2.4.1.1 Migräne ohne Aura

Klinik und Diagnostik: attackenweise auftretend, pulsierend-pochend, einseitig lokalisiert, mit Übelkeit/Erbrechen, Licht-, Lärm- und Geruchsempfindlichkeit einhergehend, Dauer 4–72 h, mit und ohne Aura; ➤ Tab. 2.3.

Klinik und Diagnostik

Für die Migräne sind attackenweise heftige, häufig einseitige pulsierend-pochende Kopfschmerzen typisch. Die Kopfschmerzen können innerhalb einer Attacke oder auch von Attacke zu Attacke die Seite wechseln. Sie sind dabei nicht zwingend halbseitig, sondern können auch nur frontal oder okzipital betont auftreten. Die einzelnen Attacken sind häufig begleitet von Übelkeit, Erbrechen, Phono- und Photophobie und seltener auch Osmophobie (Geruchsempfindlichkeit). Die Dauer der Attacken beträgt nach der IHS-Definition 4–72 Stunden (➤ Tab. 2.3). Bei Kindern sind die Attacken im Allgemeinen kürzer und können auch ohne Kopfschmerzen nur mit vegetativen Symptomen wie Übelkeit, Erbrechen und Schwindel einhergehen.

TAB. 2.3

Tab. 2.3 Diagnostische Kriterien der Migräne.

Gruppe	Kriterien
A	mindestens 5 Attacken, welche die Kriterien B–D erfüllen
B	Kopfschmerzattacken, die (unbehandelt oder erfolglos behandelt) 4–72 Stunden anhalten
C	Kopfschmerz mit mindestens 2 der folgenden Charakteristika: • einseitige Lokalisation • pulsierender Charakter • mittlere oder starke Schmerzintensität • Verstärkung durch körperliche Routineaktivitäten (z. B. Gehen oder Treppensteigen) führt zu deren Vermeidung
D	während des Kopfschmerzes ist mindestens einer der folgenden Punkte erfüllt: • Übelkeit und/oder Erbrechen • Photophobie und Phonophobie
E	nicht auf eine andere Erkrankung zurückzuführen

MERKE

MERKE Wichtiger als ein einzelnes Symptom (wie Halbseitigkeit der Kopfschmerzen) ist die Kombination der Schmerzen mit vegetativen Symptomen und der für Migränekopfschmerzen typischen Zeiteinheit von 4 bis 72 Stunden.

Medikamentöse Therapie der Migräneattacke

Überblick

Während eine unkomplizierte Migräne recht einfach zu behandeln ist, sieht das bei chronischen Verlaufsformen, atypischen Attacken, häufigen Auren und Kombinationen mit anderen Kopfschmerztypen oder medikamenteninduzierten Kopfschmerzen oft ganz anders aus. Generell aber gilt, dass der sinnvolle Einsatz der Akut- und Prophylaxemedikation in Kombination mit Verhaltensregeln und nichtmedikamentösen Verfahren in recht kurzer Zeit bei über 80 % der Patienten zu einem messbaren Erfolg führt.

Therapieerfolg Eine Migräneattacke gilt in klinischen Studien als erfolgreich behandelt, wenn die Patienten 2 Stunden nach der Medikamenteneinnahme schmerzfrei sind oder sich die Kopfschmerzen in dieser Zeit von schwer oder mittelschwer auf leicht oder nicht mehr existent gebessert haben. Dieser Therapieerfolg muss bei 2 von 3 Migräneattacken reproduzierbar sein.

Medikamente Für die Therapie der Migräne können Migränemittel oder Analgetika eingesetzt werden. Bei Patienten, die unter ausgeprägter Übelkeit leiden, sind zusätzliche Antiemetika sinnvoll.

- **Migränemittel** (Triptane) sind keine Schmerzmittel und wirken nur bei Migräne (und Cluster-Kopfschmerz). Triptane sind bei akuten Migräneattacken am effektivsten. Aktuell sind 7 Triptane mit unterschiedlichen Halbwertszeiten und unterschiedlichen Darreichungsformen zugelassen. Zusätzlich neu in der spezifischen Migräne-Akuttherapie sind die Ditane und die Gruppe der CGRP-Antagonisten, die sog. Gepante.
- Bei den **Analgetika** sind Azetylsalizylsäure (ASS), Ibuprofen, Diclofenac und Paracetamol die Medikamente der 1. Wahl (➤ Tab. 2.4). Metamizol ist ebenfalls wirksam. Analgetika sollten bevorzugt nach der Gabe eines Antiemetikums eingenommen werden.
- **Antiemetika** (➤ Tab. 2.5) sind bei ausgeprägter Übelkeit sinnvoll, besonders bei Gabe von Analgetika. Metoclopramid hat bei der Migräne auch eine geringe eigene analgetische Wirkung.

Medikamente:
- Migränemittel (Triptane, Ditane, Gepante)
- Analgetika (ASS, Ibuprofen, Diclofenac, Paracetamol, Metamizol)
- Antiemetika (MCP)

Tab. 2.4 Analgetika zur Behandlung der Migräneattacke.

Arzneimittel	Dosierung	Nebenwirkungen	Kontraindikationen
Azetylsalizylsäure	• 1.000 mg • 1.000 mg i. v.	Magenschmerzen, Übelkeit, Gerinnungsstörungen	Magen-Darm-Ulzera, Asthma, Blutungsneigung, Schwangerschaft 3. Trimenon
Ibuprofen	200–600 mg	wie ASS, Ödeme	wie ASS (Blutungsneigung geringer), Niereninsuffizienz, systemischer Lupus erythematodes, Schwangerschaft 3. Trimenon
Naproxen	500–1.000 mg	wie Ibuprofen	wie Ibuprofen
Diclofenac	50–100 mg	wie Ibuprofen	wie Ibuprofen
Paracetamol	1.000 mg	Leberschäden	Leberschäden, Niereninsuffizienz

TAB. 2.4

Tab. 2.5 Antiemetika in der Migränetherapie.

Substanzen	Dosis	Nebenwirkungen	Kontraindikationen
Metoclopramid	• 10 (max 30) mg/d p. o. oder Supp. • 10 mg/d i. v.	frühdyskinetisches Syndrom, Unruhezustände	Kinder unter 14 Jahren, Hyperkinesen, Epilepsien, Schwangerschaft, Prolaktinom
Domperidon	10 (max. 30) mg/d p. o.	seltener als bei Metoclopramid	Kinder unter 10 Jahren, sonst wie Metoclopramid, aber geringer ausgeprägt und seltener

TAB. 2.5

Triptane

Wirkstoffe Wirkstoffe der Triptane sind:
- Sumatriptan
- Zolmitriptan
- Naratriptan
- Rizatriptan
- Almotriptan
- Eletriptan
- Frovatriptan

Triptane (Agonisten am Serotonin-5-$HT_{1B/1D}$-Rezeptor): Gabe nach der Aura, frühzeitig während der Attacke, bei Nichtansprechen keine 2. Gabe, bei Ansprechen und Wiederauftreten der Kopfschmerzen (Rebound) jedoch 2. Gabe möglich, nicht öfter als an 10 Tagen/Monat!

Wirkungsmechanismen und Eigenschaften Die Substanzen haben z. T. sehr unterschiedliche pharmakokinetische Eigenschaften und ermöglichen damit eine individuelle Therapie. Als Wirkungsmechanismus geht man von einer serotonergen Blockade (Agonismus am Serotonin-5-$HT_{1B/1D}$-Rezeptor) der nozizeptiven Information an den duralen Gefäßen und auch zentral auf Hirnstammebene aus.

Nebenwirkungen Bei 15–40 % der Patienten kommt es nach oraler Gabe eines Triptans zwar zuerst zu Kopfschmerzfreiheit, aber nach ein paar Stunden kehrt der Kopfschmerz zurück (sog. Rebound-Kopfschmerz), wobei dann eine 2. Gabe der Substanz wieder wirksam ist. Alle Triptane können die Attackenfrequenz bei zu häufiger Einnahme erhöhen und letztlich zu medikamenteninduzierten Dauerkopfschmerzen führen (s. o.). Die Nebenwirkungen der einzelnen Substanzen sind in ➤ Tab. 2.6 aufgeführt.

TAB. 2.6

Tab. 2.6 Therapie der akuten Migräneattacke mit Triptanen (5-HT-Agonisten, Reihenfolge nach dem Jahr der Zulassung).

Substanzen	Dosis	Nebenwirkungen	Kontraindikationen
Sumatriptan	• 50–100 mg p. o. • 10–20 mg Nasenspray • 3, 6 mg s. c. (Autoinjektor)	• Engegefühl in der Brust und im Hals • Parästhesien der Extremitäten • Kältegefühl • Lokalreaktion an der Injektionsstelle (bei der Subkutaninjektion)	Hypertonie, koronare Herzerkrankung, Angina pectoris, Myokardinfarkt in der Vorgeschichte, Morbus Raynaud, arterielle Verschlusskrankheit der Beine, TIA oder Schlaganfall, Schwangerschaft, Stillzeit, Kinder, schwere Leber- oder Niereninsuffizienz, multiple vaskuläre Risikofaktoren
Zolmitriptan	• 2,5–5 mg p. o. • 2,5–5 mg Schmelztablette • Nasenspray 5 mg	wie Sumatriptan	wie Sumatriptan
Naratriptan	2,5 mg p. o.	etwas geringer als Sumatriptan	wie Sumatriptan
Rizatriptan	• 5–10 mg p. o. • 5–10 mg Schmelztablette	wie Sumatriptan	wie Sumatriptan, Dosis 5 mg bei Einnahme von Propranolol
Almotriptan	12,5 mg p. o.	etwas geringer als Sumatriptan	wie Sumatriptan
Eletriptan	20, 40 mg p. o.	wie Sumatriptan	wie Sumatriptan
Frovatriptan	2,5 mg p. o.	geringer als Sumatriptan	wie Sumatriptan

Kontraindikationen Triptane verengen die Gefäße und sollten daher bei koronarer Herzerkrankung, Morbus Raynaud, arterieller Verschlusskrankheit der Beine, TIA oder Hirninfarkt oder schlecht eingestellter Hypertonie nicht gegeben werden.

Klinische Anwendung Während einer Attacke sollten Triptane:

- bei Patienten, die unter einer Migräne mit Aura leiden (s. u.), erst gegeben werden, wenn die Aura abgeklungen ist (vorher wirken sie nicht, können den anschließenden Kopfschmerz nicht verhindern und sind wegen Gefäßverengung in der Aura kontraindiziert),
- möglichst früh während der Attacke gegeben werden (weil sie sonst u. U. nicht mehr wirken) und
- nicht noch einmal während der gleichen Attacke gegeben werden, wenn die erste Gabe unwirksam war.

Zusätzlich sollten Triptane an nicht mehr als 10 Tagen im Monat eingesetzt werden, um die Gefahr des medikamenteninduzierten Kopfschmerzes zu vermeiden. Ist ein Triptan nicht wirksam, sollte ein anderes versucht werden. Das Wirk- und Nebenwirkungsprofil kann interindividuell sehr unterschiedlich sein, sodass sich ein Wechsel u. U. lohnt. Etwa 20–30 % aller Migränepatienten sind allerdings sog. Nonresponder für Triptane, d. h., sie zeigen keine ausreichende Wirkung.

Spezifische Migräne-Akuttherapeutika

Ein Überblick über Ditane und Gepante wird in ➤ Tab. 2.7 gegeben.

Spezifische Migräne-Akuttherapeutika: Ditane (Serotonin-5-HT_{1F}-Agonisten) bewirken keine nennenswerte Vasokonstriktion und können deshalb im Gegensatz zu Triptanen bei Patienten mit kardiovaskulären Begleiterkrankungen verwendet werden. NW: Benommenheit, Müdigkeit (daher 8-stündiges Fahrverbot nach Einnahme).
Gepante (CGRP-Rezeptor-Antagonisten) haben kein Risiko für Schmerzmittel-Übergebrauch und werden deshalb auch als Prophylaxe getestet.

TAB. 2.7

Tab. 2.7 Übersicht anderer spezifischer Migräne-Akuttherapeutika

Substanzen	Dosis	Nebenwirkungen	Kontraindikationen
Ditane			
Lasmiditan	• 50–200 mg p. o.	• zentrale Nebenwirkungen: Benommenheit, Schläfrigkeit, Erschöpfung • Parästhesien • **Fahrverbot**	Überempfindlichkeit, Schwangerschaft
Gepante			
Rimegepant	75 mg p. o.	• Übelkeit	Überempfindlichkeit, stark eingeschränkte Nieren- oder Leberfunktion, Anwendung von starken CYP3A4-Hemmern

Wirkungsmechanismen und Eigenschaften Die Substanzklassen der spezifischen Migräne-Akuttherapie der Ditane und der Gepante sind relativ neu. Die Ditane wirken anders als die Triptane über einen spezifischen Serotonin-5-HT_{1F}-Agonismus. Daher kommt es anders als bei den Triptanen zu keiner nennenswerten Vasokonstriktion. Dies wiederum bedeutet insbesondere für Patienten mit kardiovaskulären Begleiterkrankungen erstmals eine wirkliche Alternative zu der kontraindizierten Therapie mit Triptanen. Als Folge sind auch die Nebenwirkungen nicht vaskulär, sondern zentral: Benommenheit und Müdigkeit. Sie bedingen folglich ein Fahrverbot für 8 Stunden nach Einnahme.

Die Gepante sind kleine Moleküle, die als CGRP-Rezeptor-Antagonisten wirken. Die 1. Generation der Gepante wurde aufgrund von Leberwerterhöhungen nicht weiterentwickelt. In der 2. Generation ist derzeit nur das Rimegepant zur Behandlung akuter Migräneattacken von der Europäischen Arzneimittel-Agentur zugelassen. Da die Gepante anders als unspezifische Schmerzmittel, Triptane oder auch die Ditane direkt in den CGRP-Signalweg eingreifen, wurde bei der Akut-Therapie zumindest kein Risiko eines Schmerzmittelübergebrauchs festgestellt. Dies wiederum führte dazu, dass auch ein prophylaktisch wirksamer Effekt von der Therapie mit Gepanten untersucht wurde.

Migräneprophylaxe

Die medikamentöse Prophylaxe der Migräne soll die Häufigkeit, Schwere und Dauer der Attacken (um mindestens 50 %) reduzieren und den medikamenteninduzierten Dauerkopfschmerz verhindern. Zunächst soll der Patient über 4 Wochen einen Kopfschmerzkalender führen, um die Anfallsfrequenz und den Erfolg oder Misserfolg der jeweiligen Attackenmedikation zu dokumentieren.

> **Prophylaxe:** Häufigkeit, Schwere und Dauer der Attacken reduzieren

Indikation Die Indikation der medikamentösen Migräneprophylaxe ergibt sich bei besonderem Leidensdruck und Einschränkung der Lebensqualität. Anhaltspunkte können sein:

- drei und mehr Migräneattacken pro Monat
- Migräneattacken, die regelmäßig länger als 72 Stunden anhalten
- Attacken, die auf eine Therapie nicht ansprechen und/oder wegen Nebenwirkungen der Akuttherapie nicht toleriert werden
- Zunahme der Attackenfrequenz und Einnahme von Schmerz- oder Migränemitteln an mehr als 10 Tagen im Monat
- komplizierte Migräneattacken mit lange anhaltenden Auren

> *Indikation:* 3 und mehr Attacken/Monat, mehr als 72 h Attackendauer, Nichtansprechen/Nebenwirkungen der Akuttherapie, Zunahme der Attackenfrequenz, Einnahme von Analgetika > 10 Tage/Monat, Auren

Medikamente Etablierte orale Prophylaktika sind die Betablocker Metoprolol und Propranolol (➤ Tab. 2.8). Die meisten Migränepatienten haben einen normalen oder sogar niedrigen Blutdruck, trotzdem wird diese Medikation im Regelfall sehr gut vertragen. Betablocker sollten langsam aufdosiert und abends eingenommen werden, damit ein evtl. niedriger Blutdruck „verschlafen" wird. Ebenfalls wirksam sind der Kalziumantagonist Flunarizin und die Antikonvulsiva Topiramat und Valproinsäure (➤ Tab. 2.8). Generell gilt, dass häufige Auren besser mit Flunarizin als mit Betablockern oder Topiramat behandelt werden sollten. Auch das trizyklische Antidepressivum Amitriptylin kann zur Migräneprophylaxe eingesetzt werden.

> *Medikamente:*
> - Betablocker (Metoprolol, Propranolol)
> - Antidepressiva (Amitriptylin)
> - Antikonvulsiva (Topiramat, Valproat)
> - Kalziumantagonist (Flunarizin)
> - OnabotulinumtoxinA (chronische Migräne)
> - CGRP-Antikörper (Erenumab, Galcanezumab, Fremanezumab, Eptinezumab)

Neben den oralen Prophylaktika ist zudem das Neurotoxin OnabotulinumtoxinA zur Behandlung einer chronischen Migräne zugelassen (also für einen Kopfschmerz, der über mehr als 3 Monate an 15 oder mehr Tagen/Monat auftritt und der an mindestens 8 Tagen/Monat die Merkmale eines Migränekopfschmerzes aufweist). Hierbei werden an insgesamt 31 Stellen im Gesicht, Hinterkopf und Nackenbereich Dosen des Toxins intramuskulär verabreicht (sog. „pre-empt"-Schema).

Wenn die oben genannten Therapieoptionen zur Migräneprophylaxe ausgeschöpft sind, sich als nicht wirksam erwiesen, schlecht verträglich waren oder Kontraindikationen bestehen, stehen seit Ende 2018 die monoklonalen CGRP-Antikörper zur Prophylaxe der Migräne zur Verfügung. Diese haben die Besonderheit, direkt in die Pathophysiologie der trigeminalen Schmerzkaskade einzugreifen und somit die Kopfschmerzen zu lindern (➤ Tab. 2.8).

Nichtmedikamentöse Verfahren

Patienten mit einer hochfrequenten Migräne sollten zusätzlich psychologisch behandelt werden. Als multimodales Verfahren kommt das kognitiv-behaviorale Schmerzbewältigungstraining (Stressmanagement) zur Anwendung. Schon die alleinige Ausübung aerober Ausdauersportarten wie Schwimmen, Joggen, Fahrradfahren ist wirksam. Außerdem belegt ist die Wirkung der progressiven Muskelentspannung nach Jacobson (erlernbar in den meisten Volkshochschulen und mit einer im Buchhandel erwerbbaren CD) sowie Biofeedback-Verfahren. Die Homöopathie ist nicht signifikant wirksam, Akupunktur (und Scheinakupunktur gleichermaßen) reduziert die Häufigkeit von Migräneattacken.

> **Nichtmedikamentöse Verfahren:** Psychotherapie, Ausdauersport, Entspannungsverfahren

2.4.1.2 Migräne mit Aura

Symptomatik Eine Aura ist ein vollständig remittierendes neurologisches Reiz- oder Ausfallsymptom. In 99 % der Fälle handelt es sich um visuelle Reizerscheinungen in Form von Lichtblitzen oder zickzackar-

> **2.4.1.2 Migräne mit Aura**
> **Aura:** vollständig remittierendes neurologisches Reiz- oder Ausfallsymptom, meist visuell (z. B. Flimmerskotom), auch sensibel oder motorisch, mit Auftreten *vor* den Kopfschmerzen, Dauer 20–40 min.

TAB. 2.8

Tab. 2.8 Substanzen zur Migräneprophylaxe.

Substanzen (Dosis)	Nebenwirkungen	Kontraindikationen
Orale Substanzen		
Metoprolol (50–200 mg/d) Propranolol (40–240 mg/d) Bisoprolol (5–10 mg/d)	Müdigkeit, arterielle Hypotonie, Schlafstörungen, Schwindel, Hypoglykämie, Bronchospasmus, Bradykardie, Magen-Darm-Beschwerden, Impotenz	AV-Block, Bradykardie, Herzinsuffizienz, Sick-Sinus-Syndrom, Asthma bronchiale, Diabetes mellitus, orthostatische Dysregulation, Depression
Flunarizin (5–10 mg/d)	Müdigkeit, Gewichtszunahme, gastrointestinale Beschwerden, Depression, Hyperkinesen, Tremor, Parkinsonoid	fokale Dystonie, Schwangerschaft, Stillzeit, Depression, Morbus Parkinson in der Familie
Topiramat (50–100 mg/d)	Müdigkeit, Konzentrationsstörungen, Gewichtsabnahme, Parästhesien, Geschmacksveränderungen, Psychosen, Engwinkelglaukom	Niereninsuffizienz, Nierensteine, Engwinkelglaukom, Frauen im gebärfähigen Alter ohne hochwirksame Empfängnisverhütung
Amitriptylin (50–75 mg/d)	Müdigkeit, Mundtrockenheit, Schwindel, Gewichtszunahme, QT-Zeit-Verlängerung	Herzinsuffizienz, Glaukom, Prostatahypertrophie, -adenom
Valproinsäure (500–600 mg/d)	Müdigkeit, Schwindel, Tremor, Hautausschlag, Haarausfall, Gewichtszunahme, Leberfunktionsstörungen	Leberfunktionsstörungen, Schwangerschaft (Neuralrohrdefekte), Alkoholmissbrauch, Thrombozytopenie, Frauen im gebärfähigen Alter ohne hochwirksame Empfängnisverhütung
Andere		
OnabotulinumtoxinA (155–195 U i. m.)	muskelkaterartige Beschwerden, kosmetisch unerwünschte Effekte, Nackenmuskelschwäche	Myasthenia gravis
CGRP-Antikörper • Erenumab 70–140 mg/Monat s. c. • Galcanezumab Initial 240 mg, dann 120 mg/Monat s. c. • Fremanezumab 225 mg/Monat, oder 675 mg/3 Monate s. c. • Eptinezumab 100 mg,300 mg/3 Monate i. v.	Überempfindlichkeitsreaktionen wie Ausschlag, Schwellung/Ödem, Pruritus, Reaktion an der Injektionsstelle, Obstipation, Nasopharyngitis	Überempfindlichkeit gegen die Substanz oder sonstige Bestandteile

tigen Linien oder Strukturen (Fortifikationen) oder Skotome, die sich jeweils räumlich ausbreiten. Nur 1–8 % der Patienten mit Aura erleben (zusätzlich zu den visuellen Auren) auch sensible oder motorische Ausfälle, von diesen beschreiben die meisten periorale und einseitige sensible Ausfälle eines Arms.

Auftreten Bis zu 30 % aller Migränepatienten erleben hin und wieder eine Aura. Eine Aura tritt üblicherweise vor dem Kopfschmerz auf, d. h., der Kopfschmerz setzt ein, wenn die Aura vorüber ist. Es gibt allerdings auch Auren, denen kein Kopfschmerz folgt. Meist dauert eine Aura 20–40 Minuten. Mehrere Auren pro Tag sind im Allgemeinen ein Warnsignal.

MERKE

MERKE Jegliche untypische Aura (bezüglich Dauer, Art der Ausfälle, Seitenwechsel) ist immer verdächtig auf eine symptomatische Ursache und bedarf einer apparativen Zusatzdiagnostik.

2.4.1.3 Familiäre hemiplegische Migräne (FHM)

Die FHM ist eine erbliche Migräneform, bei der es zu einer *Aura in Form einer Hemiplegie* kommt.

2.4.1.3 Familiäre hemiplegische Migräne (FHM)

Hemisymptomatik Auch eine sensomotorische Hemisymptomatik kann als Aura bei einer Migräne auftreten. Das ist zwar selten, muss jedoch als Differenzialdiagnose für Schlaganfall und fokale epileptische Anfälle in Betracht gezogen werden, zumal eine solche Aura 1–2 Tage dauert – deutlich länger als die üblichen visuellen Auren.

Genetik Die Sonderform der familiären hemiplegischen Migräne (FHM) ist definiert als hemiplegische Aura, die bei mindestens einem Familienmitglied 1. Grades ebenfalls auftritt. Insofern stellt sie einen genetischen Sonderfall dar und ist die einzige Migräneform, für die tatsächlich genetische Marker gefunden wurden. Und das gleich dreimal: *CACNA1A*, *ATP1A2* und *SCN1A* heißen die Kandidatengene. Für die „normale" Migräne mit und ohne Aura ist anzunehmen, dass dieselben Gene eine Rolle spielen, jedoch noch mehr Gene involviert sind und das Geschehen insgesamt multifaktoriell ist.

Prophylaxe Für die FHM gilt wie für alle Auren: Die Aura selbst kann nicht behandelt werden. Sollten die Auren zu häufig auftreten oder zu lange dauern, kann ihr Auftreten allerdings durch eine Prophylaxe drastisch vermindert werden (s. o.). Die Indikation gilt analog zu häufigen Kopfschmerzattacken.

2.4.1.4 Differenzialdiagnosen

Kopfschmerz Für eine Migräne sprechen meist eine familiäre Häufung, die Beeinflussung der Kopfschmerzen durch hormonelle Veränderungen (Menstruation, Ovulation, Schwangerschaft, Stillzeit) und Stress und vor allem, dass die Kopfschmerzen unter körperlicher Belastung (wie Treppenlaufen, Lastenheben) stärker werden. Ein sehr sensitives Symptom für eine Migräne ist außerdem die Osmophobie, die aber nur bei bis zu 30 % der Migränepatienten auftritt.

Aura Sensitivstes Symptom, um eine Migräneaura von einem Hirninfarkt zu unterscheiden, ist der „March", d. h. die Ausbreitung der Symptome (z. B. der visuellen Phänomene oder der Parese) bei der Aura, während neurologische Ausfallsymptome im Rahmen eines Hirninfarkts schlagartig oder seltener stotternd auftreten. Die anschließenden Kopfschmerzen sind kein eindeutiger Beweis für eine Migräne. Auch bei einer zerebralen Amyloidangiopathie können, insbesondere bei älteren Menschen, kurz anhaltende passagere, kortikale Phänomene auftreten.

Komorbiditäten Es gibt eine Vielzahl von Komorbiditäten von Migräne und anderen Krankheiten, am bekanntesten sind die mit einer Depression und mit Angsterkrankungen. Die Migräne mit Aura ist bei Frauen und Männern ein unabhängiger Risikofaktor sowohl für den Hirninfarkt als auch für den Myokardinfarkt, wohingegen die Migräne ohne Aura kein eindeutiger Risikofaktor ist. Des Weiteren wird eine Komorbidität zwischen dem offenen Foramen ovale, Schlaganfällen und Migräne diskutiert. Keine Komorbidität besteht hingegen bei Epilepsie und Migräne.

2.4.1.4 Differenzialdiagnosen

Sensitivstes Symptom zur Unterscheidung einer Migräneaura von einem Hirninfarkt ist das „Wandern" der Ausfall- oder Reizsymptome.

2.4.2 Trigeminoautonome Kopfschmerzen

Trigeminoautonome Kopfschmerzen (TAK) haben gemeinsam, dass die Schmerzattacken nur kurz andauern und dass sie von einseitigen autonomen Symptomen wie Lakrimation, konjunktivaler Injektion, Rhinorrhö, nasaler Kongestion und Lidschwellung begleitet werden. Die Hemicrania continua wird nach der Internationalen Kopfschmerzklassifikation ebenfalls den trigeminoautonomen Kopfschmerzen zugeordnet (ICHD 3 beta). Zu den TAK gehören außerdem (> Tab. 2.9):

- der episodische und chronische Cluster-Kopfschmerz (CK)
- die episodische und chronische paroxysmale Hemikranie (CPH)
- das SUNCT-Syndrom („Short-lasting Unilateral Neuralgiform Headache with Conjunctival Injection and Tearing")
- Hemicrania continua

2.4.2 Trigeminoautonome Kopfschmerzen

Tab. 2.9 Differenzialdiagnosen der trigeminoautonomen Kopfschmerzen.

Kriterium	Cluster-Kopfschmerz	Paroxysmale Hemikranie	SUNCT-Syndrom
Schmerzen			
Charakter	extremster Kopfschmerz	messerstichartig, pulsierend, extrem stark	neuralgiform, extrem stark, vernichtend
Lokalisation	retroorbitales Punctum maximum	frontoorbital oder hemikraniell	einseitig periorbital
Autonome Symptome			
Lakrimation, Injektion der Konjunktiven	ja	ja (geringer als beim CK)	ja
andere	Horner-Syndrom, Rhinorrhö	selten	selten
Frequenz			
Dauer	15–180 Minuten	2–45 Minuten	15 Sekunden bis 2 Minuten
Häufigkeit	bis zu 8 Attacken/Tag, oft zur gleichen Stunde	5–40 Attacken/Tag	bis zu 60 Attacken/Tag
Symptomfreiheit	Wochen bis Monate	aktive und inaktive Phasen kommen vor	episodische und chronische Form
Therapie			
Medikation	Triptane, Lidocain lokal	Indometacin (diagnostisch wegweisend)	evtl. Lamotrigin
andere	Sauerstoff während der Attacke		

TAB. 2.9

Sie unterscheiden sich in Dauer, Frequenz, Rhythmik und Intensität der Schmerzattacken; autonome Begleitsymptome treten mehr oder weniger stark ausgeprägt auf, sind aber streng ipsilateral zum Schmerz und fehlen in nur 3 % der Fälle (➢ Abb. 2.2).

ABB. 2.2

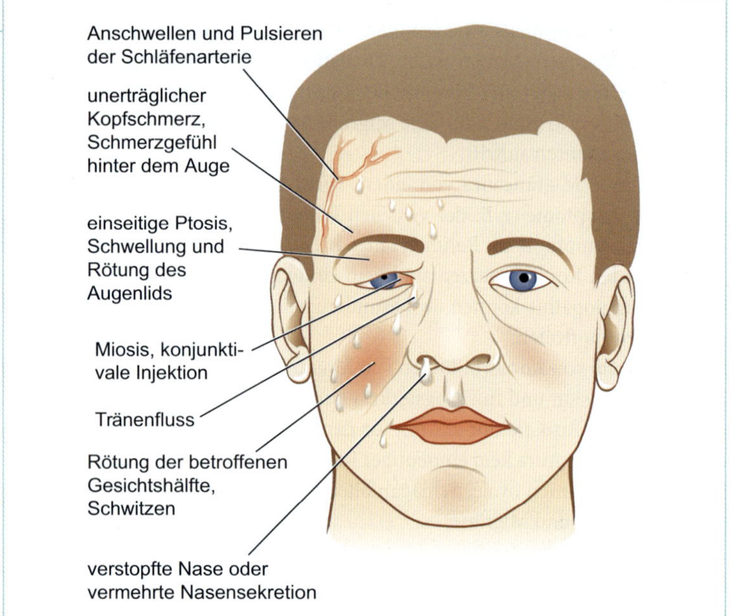

Abb. 2.2 Kennzeichen trigeminoautonomer Kopfschmerzen. [L126]

MERKE

MERKE TAK = trigeminoautonome Kopfschmerzen = kurze Schmerzattacken und autonome Begleitsymptome (Lakrimation, konjunktivale Injektion, Rhinorrhö, nasale Kongestion, Lidschwellung)

2.4.2.1 Cluster-Kopfschmerz

Klinik und Diagnostik: streng einseitig, extreme Intensität, retroorbitales Punctum maximum, einseitige trigeminoautonome Symptome. Attacken bis zu 8 × tgl., meist nachts, meist zur selben Stunde, Dauer 15–180 min, Auftreten in „Clustern" im Jahresverlauf mit mehrmonatigen Pausen; ➢ Tab. 2.10.

2.4.2.1 Cluster-Kopfschmerz

Der Cluster-Kopfschmerz (CK) ist ein attackenartig auftretender, streng einseitiger extremster Kopfschmerz mit retroorbitalem Punctum maximum, der Männer und Frauen im Verhältnis 3:1 betrifft.

Klinik und Diagnostik

Symptome Der Kopfschmerz ist auf eine Seite beschränkt und wird als sehr stark empfunden (➢ Tab. 2.10). Die autonomen Symptome (Horner-Syndrom, Lakrimation, Rhinorrhö) treten gleichzeitig und ipsilateral zum Schmerz auf. Während der Attacken verspüren die Patienten eine Bewegungsunruhe und laufen meist herum („pacing around").

Frequenz Die Attacken treten bis zu 8-mal täglich auf, oft zur gleichen Stunde im Tagesverlauf (➢ Tab. 2.10). Am häufigsten sind sie 1–2 Stunden nach dem Einschlafen (und/oder in der ersten REM-Phase) oder in den frühen Morgenstunden. Sie dauern zwischen 15 und 180 Minuten. In 80 % ist der CK episodisch, d. h., die symptomatischen Episoden („bouts"), die wenige Wochen bis Monate dauern und häufiger im Frühjahr und Herbst als im Sommer und Winter liegen, werden von symptomfreien Zeitspannen von Monaten bis Jahren unterbrochen. Dauert die Cluster-Periode über 1 Jahr ohne spontane Remission an oder sind die Remissionsphasen kürzer als 1 Monat, spricht man vom chronischen CK.

Hormone Die zirkadiane Ausschüttung vieler Hormone ist während der Cluster-Episoden gestört.

TAB. 2.10

Tab. 2.10 Diagnostische Kriterien des Cluster-Kopfschmerzes.

Gruppe	Kriterien
A	wenigstens 5 Attacken, welche die Kriterien B–D erfüllen
B	starke oder sehr starke einseitig orbital, supraorbital und/oder temporal lokalisierte Schmerzattacken, die unbehandelt 15–180 Minuten anhalten

Tab. 2.10 Diagnostische Kriterien des Cluster-Kopfschmerzes. *(Forts.)*

Gruppe	Kriterien
C	begleitend tritt wenigstens eines der nachfolgend angeführten Charakteristika auf: • ipsilaterale konjunktivale Injektion und/oder Lakrimation • ipsilaterale nasale Kongestion und/oder Rhinorrhö • ipsilaterales Lidödem • ipsilaterales Schwitzen im Bereich der Stirn oder des Gesichtes • ipsilaterale Miosis und/oder Ptosis • körperliche Unruhe oder Agitiertheit
D	Attackenfrequenz zwischen 1 Attacke jeden 2. Tag und 8 pro Tag
E	nicht auf eine andere Erkrankung zurückzuführen

Therapie

Prinzipiell wird zwischen der Therapie der Einzelattacke und der Prophylaxe unterschieden.

Therapie der Attacke

- Inhalation von 100 % Sauerstoff über Gesichtsmaske (7–15 l/min über 15–20 min)
- 6 mg Sumatriptan s. c.
- 5–10 mg Zolmitriptan-Nasenspray
- bei langen Attacken 20 mg Sumatriptan nasal
- intranasale Applikation von Lidocain 4 %

Sumatriptan ist das Mittel der Wahl, da es parenteral verabreicht werden kann – eine oral zugeführte Medikation kann u. U. zu spät wirken. Von Sumatriptan s. c. sind wahrscheinlich auch niedrigere Dosierungen als 6 mg wirksam. **Zolmitriptan**-Nasenspray wirkt wahrscheinlich fast genauso schnell wie Sumatriptan. **Sauerstoff** und **Lidocain** helfen nur einem Teil der Patienten und auch nicht immer. Sind sie jedoch wirksam, werden systemische Nebenwirkungen vermieden. Daher sollte sie jeder CK-Patient einmal ausprobiert haben.

Therapie:
Akuttherapie: 100 % O_2 über Gesichtsmaske, Triptane, nasale Applikation von Lidocain

Prophylaxe

- Verapamil 3–4 × 80 mg/d; steigern bis 480 mg/d, ggf. weiter steigern (vorher EKG nötig)
- Kortikosteroide (Prednisolon) 100–250 mg/d initial für 2–5 Tage, dann individuell abdosieren
- Lithium 600–1.500 mg/d (Serumspiegel 0,6–0,8 mmol/L)
- Topiramat (100–200 mg/d), in Einzelfällen sind höhere Dosierungen nötig
- Methysergid (in Deutschland nicht erhältlich) über 3–4 Monate

Verapamil ist in der Dosierung von 3–4 × 80 mg täglich das Mittel der 1. Wahl in der Prophylaxe des CK. In Abhängigkeit vom Therapieerfolg muss es manchmal von erfahrenen Spezialisten unter kardialer Kontrolle auch höher (> 720 mg/d) dosiert werden. **Kortikosteroide** werden häufig zusätzlich eingesetzt, z. B. im Sinne einer überbrückenden Therapie bei langsamem Wirkungseintritt von Verapamil. Ergotamin oder lang wirksame **Triptane** wie Naratriptan und Frovatriptan können in der Kurzzeitprophylaxe (d. h., bis eine andere prophylaktische Therapie greift) abends eingesetzt werden, vor allem bei Patienten, die unter nächtlichen Attacken leiden. Einzelberichte beschreiben einen positiven Effekt von **Topiramat** und Melatonin.

Prophylaxe: Verapamil (langsam aufdosieren, EKG-Kontrolle!), Kortikosteroide, Lithium, Topiramat

Im Gegensatz zu anderen trigeminoautonomen Kopfschmerzen wirkt **Indometacin** nicht. Insbesondere die Therapie des chronischen CK ist schwierig und benötigt häufig auch Kombinationen der oben genannten Medikamente. In diesem Fall ist meist eine Überweisung zu einer spezialisierten Kopfschmerzambulanz nötig. Bei abschätzbar bekannter Länge der aktiven Periode wird eine wirksame Prophylaxe erst dann langsam reduziert und sukzessive abgesetzt. Bei chronischem CK sollte etwa alle 4–6 Monate versucht werden, die Medikation zu reduzieren.

Beim Cluster-Kopfschmerz wirkt Indometacin nicht, im Gegensatz zu anderen TAK!

Weitere Therapieansätze

Operation Erst wenn alle medikamentösen Maßnahmen nicht helfen und ein symptomatischer CK sicher ausgeschlossen ist, sind Operationen zu erwägen. Sie helfen nicht immer und selbst wenn, dann nicht immer auf Dauer. Außerdem können sie eine Neuralgie des N. trigeminus oder eine Anaesthesia dolorosa hervorrufen oder die Symptomatik sogar noch verschlechtern. In Einzelfällen hatte die Applikation von Glyzerol oder Lokalanästhetika in die Cisterna trigeminalis bzw. das Ganglion Gasseri einen positiven Effekt, in anderen Fällen die Hochfrequenz-Rhizotomie des Ganglion Gasseri, eine vaskuläre Dekompression, die Radiation der Eintrittszone des N. trigeminus („Gamma-Knife") oder Resektionen des N. petrosus superficialis major oder des Ganglion sphenopalatinum. In wenigen Fällen ist die unspezifische Blockade des N. occipitalis major erfolgreich und daher auf jeden Fall vor einer operativen Therapie zu versuchen. Von neurodestruierenden Verfahren wird abgeraten. Neuromodulatorische Verfahren sind in den Vordergrund gerückt.

Weitere Therapieansätze: Ultima Ratio sind operative Therapien, Neurostimulation des Ganglion sphenopalatinum und tiefe Hirnstimulation.

Tiefe Hirnstimulation In den letzten Jahren wurde in therapierefraktären Fällen eine tiefe Hirnstimulation des posterioren, inferioren Hypothalamus diskutiert. Aktuell hat die Tiefenhirnstimulation aufgrund der derzeitigen Datenlage bei zudem hohem Interventionsrisiko keinen festen Stellenwert in der Behandlung des Cluster-Kopfschmerzes.

SPG-Neurostimulation Die Neurostimulation des Ganglion sphenopalatinum ist eine weitere Möglichkeit zur Behandlung eines therapierefraktären Cluster-Kopfschmerzes. Hierbei wird eine Elektrode intraoperativ unter Durchleuchtung in die Fossa pterygopalatina bis zum Ganglion sphenopalatinum vorgeschoben. Nach der Implantation des Stimulators kann der Patient über eine externe Fernsteuerung bei Bedarf in der Cluster-Attacke die Stimulation auslösen und damit häufig die Attacke verkürzen.

> **FALL** Ein 35-jähriger Patient gibt an, seit 2 Jahren an stärksten attackenartigen, streng rechtsseitigen, retroorbital betonten Kopfschmerzen zu leiden. Diese würden mit einer autonomen Symptomatik im Sinne einer ipsilateralen Lakrimation, konjunktivaler Injektion, Rhinorrhö, Ptosis, periorbitaler Schwellung und Bewegungsunruhe einhergehen. Die Frequenz dieser Schmerzen betrage 4–5 Attacken am Tag mit einer Dauer von 30–120 Minuten, die Intensität sei mit 10/10 VAS sehr stark ausgeprägt. Im Jahr würden diese Kopfschmerzattacken in 2 Episoden von 3–4 Monaten auftreten. Anfangs seien die Kopfschmerzen häufiger in der Nacht aufgetreten, mittlerweile jedoch sehr häufig auch tagsüber.
> Während eines stationären Krankenhausaufenthaltes wird dem Patienten über eine Gesichtsmaske Sauerstoff verabreicht (10–12 l/min), woraufhin die Schmerzen nach 10 Minuten sistieren. Im Verlauf wird eine medikamentöse Prophylaxe mit Verapamil unter EKG-Kontrolle bis 480 mg/d aufdosiert, worunter die Attacken auf 1–2/Tag zurückgehen. Etwa 4 Wochen nach Beendigung der aktiven Episode kann die Medikation wieder ausgeschlichen werden.

2.4.2.2 Chronische paroxysmale Hemikranie

Klinik und Diagnostik: ähnlich wie Cluster-Kopfschmerzen (allerdings kürzere, häufigere Attacken), wesentliches Unterscheidungsmerkmal ist das Ansprechen auf Indometacin

Therapie: Indometacin

PRAXISTIPP

MERKE

2.4.2.2 Chronische paroxysmale Hemikranie

Klinik und Diagnostik

Symptome Wie beim CK treten die Schmerzen plötzlich auf, werden als messerstichartig-schneidend oder pulsierend und sehr stark empfunden und sind frontoorbital oder hemikraniell lokalisiert. Auch eine Lakrimation oder Injektion der Konjunktiva ist typisch, aber meist nicht so ausgeprägt wie beim CK.

Frequenz Anders als beim CK sind die Attacken kürzer (2–45 min), aber häufiger (5–40, durchschnittlich 10 Attacken täglich). Auch bei der paroxysmalen Hemikranie kommen jedoch aktive und inaktive Phasen vor.

Auslöser Einzelne Schmerzepisoden werden nicht selten durch Triggerfaktoren wie Alkohol ausgelöst. Ebenso berichten einige Patienten über die Auslösbarkeit der Schmerzepisoden durch Kopfwendung oder Druck auf die Segmente C2/C3.

Therapie

Patienten mit einer paroxysmalen Hemikranie reagieren obligat auf Indometacin. Das unterscheidet sie ganz wesentlich von CK-Patienten, bei denen Indometacin gar keine Wirkung hat. Bereits nach einer Woche (oft innerhalb von 3 Tagen) ist unter der Medikation mit einem deutlichen Rückgang der Beschwerden zu rechnen.

> **PRAXISTIPP**
> **Indometacin**
> Üblicherweise startet man mit 3 × 25 mg/d und steigert in 25-mg-Schritten pro Tag, bis die Schmerzattacken ausbleiben oder bis 3 × 75 mg/d erreicht sind.
> Klassische Nebenwirkungen sind Magenbeschwerden und hypotone Beschwerden. Daher sollte Indometacin (wie Kortikosteroide) immer mit einem Protonenpumpenhemmer verschrieben werden.
> Kontraindikationen sind Magen- oder Duodenalgeschwür, Magenbluten, eingeschränkte Nieren- oder Leberfunktion und Gerinnungsstörungen.

> **MERKE** Das sichere Ansprechen der Patienten auf Indometacin ist diagnostisch wegweisend.

2.4.2.3 SUNCT-Syndrom

Klinik und Diagnostik

Symptome Mit dem Namen SUNCT, also „short-lasting unilateral neuralgiform headache with conjunctival injection and tearing", sind die wesentlichen klinischen Charakteristika bereits beschrieben. Die Schmerzen werden als neuralgiform und extrem stark oder vernichtend beschrieben. Sie sind streng einseitig periorbital lokalisiert. Die autonomen Begleitsymptome beschränken sich meist auf die konjunktivale Injektion und die Lakrimation.

Frequenz Die Attacken sind extrem kurz (15 s bis 2 min), dafür aber mit bis zu 60 Attacken am Tag sehr häufig (gelegentlich sogar bis zu 200-mal täglich). Auch beim SUNCT-Syndrom gibt es eine episodische und eine chronische Verlaufsform. Symptomatische Formen sind auszuschließen.

Therapie

Die bei der CPH erfolgreich angewandte Substanz Indometacin ist nicht wirksam. Vereinzelte Erfolge sind mit Lamotrigin, Gabapentin, Carbamazepin/Oxcarbazepin und Topiramat, z. T. in Kombination, erzielt worden.

Differenzialdiagnostik Trigeminusneuralgie

Auch bei der klassischen Trigeminusneuralgie werden die Schmerzen als elektrisierend einschießend beschrieben. Allerdings ist die Attackenfrequenz in der Regel noch höher (bis zu mehreren hundert Mal täglich) und es fehlen die autonomen Begleitsymptome. Bei der Trigeminusneuralgie kommt es häufiger zur Triggerung der Attacken durch Kauen, Sprechen oder Kälte. Im Gegensatz zum SUNCT-Syndrom betrifft die Trigeminusneuralgie bevorzugt den zweiten und dritten trigeminalen Ast allein oder in Kombination. Da symptomatische Fälle nicht selten sind, ist eine MRT-Diagnostik sinnvoll.

2.4.2.4 Hemicrania continua

Klinik und Diagnostik

Symptome Bei der Hemicrania continua handelt es sich um einen kontinuierlichen, streng einseitigen Kopfschmerz, dem zusätzliche Schmerzattacken unterschiedlicher Länge aufgesetzt sind. Der Schmerzcharakter wird meist als stechend beschrieben, eine milde begleitende autonome Symptomatik ist möglich. Seltener ist die episodische Verlaufsform, mit alternierenden aktiven und inaktiven Phasen.

Therapie

Wie bei der paroxysmalen Hemikranie zeigen Patienten mit einer Hemicrania continua ein rasches Ansprechen auf eine Medikation mit Indometacin. Ist diese Therapie nicht wirksam, muss die Diagnose infrage gestellt werden.

2.5 Weitere idiopathische Kopfschmerzerkrankungen

Die IHS-Klassifikation (➢ Tab. 2.1) unterscheidet in ihrem Kapitel 4 weitere, seltene idiopathische Kopfschmerzerkrankungen. Es handelt sich um Erkrankungen mit einer guten Prognose, die aber die Lebensqualität der Betroffenen erheblich einschränken können (➢ Tab. 2.11). Die meisten dieser Erkrankungen sprechen neben einer spezifischen Therapie u. a. auf Indometacin an.

Tab. 2.11 Seltene idiopathische Kopfschmerzerkrankungen.

Klinik und Diagnostik	Therapie	Bemerkungen
Idiopathisch stechende Kopfschmerzen		
• paroxysmale Schmerzattacken, Sekundenbruchteile bis Sekunden andauernd • 1-mal/Jahr bis 100-mal/d • stechender Schmerz (engl. „stabbing") leichter bis mittlerer Intensität • besonders im Versorgungsgebiet V1 (frontal, orbital, parietal, temporal) • keine autonomen Symptome	• Indikation bei Beeinträchtigung der Lebensqualität • Indometacin[1] (2 × 25–50 mg/d) wirkt bei > 65 % • alternativ evtl. Gabapentin	• häufiger bei Migräne, Cluster-KS und KS vom Spannungstyp • keine organische Grunderkrankung • Pathophysiologie unklar

2.4.2.3 SUNCT-Syndrom

SUNCT = „short-lasting unilateral neuralgiform headache with cunjunctival injection and tearing"
Klinik: extrem kurze, häufige Attacken (15 s–2 min, bis 200/d)

Therapie: Indometacin ist nicht wirksam, Prophylaxe mit Antikonvulsiva möglich

DD Trigeminusneuralgie: Es fehlen trigeminoautonome Symptome.

2.4.2.4 Hemicrania continua

Klinik und Diagnostik: Dauerkopfschmerz mit aufgesetzten Attacken, einseitig, stechend, möglicherweise mit trigeminoautonomen Symptomen

Therapie: Indometacin

2.5 Weitere idiopathische Kopfschmerzerkrankungen

Tab. 2.11 Seltene idiopathische Kopfschmerzerkrankungen. *(Forts.)*

Klinik und Diagnostik	Therapie	Bemerkungen
Idiopathisch stechende Kopfschmerzen		
Primärer Hustenkopfschmerz		
• plötzlicher Beginn • 1 s bis 30 min dauernd • wechselnder Charakter, variable Intensität und Lokalisation, keine Begleitsymptome	Prophylaxe durch Indometacin[1] (3 × 50 mg/d), alternativ Betablocker oder Acetazolamid	• Husten, Pressen und/oder Valsalva-Manöver als Auslöser • 50 % symptomatisch bedingt, meist durch eine Arnold-Chiari-Malformation Typ I
Primärer Kopfschmerz bei körperlicher Anstrengung		
• Dauer 5 min bis 48 h • pulsierende Schmerzen • schlagartig auftretend! • Intensität und Lokalisation unterschiedlich, üblicherweise keine Begleitsymptome	Indometacin[1] als Kurzzeitprophylaxe (25–50 mg) ca. 1 Stunde vor Aktivität oder als Prophylaxe (3 × 25–50 mg/d)	• Gewichtheben, Schwimmen und Laufen als Auslöser • symptomatische Formen (22–43 %) z. B. bei SAB, Gefäßdissektionen, Arnold-Chiari-Malformationen möglich
Primärer schlafgebundener Kopfschmerz		
• 30 min bis 3 h • kein einheitlicher Schmerzcharakter • mittlere Intensität • beidseits und frontotemporal oder diffus verteilt • keine autonomen Symptome	• Versuch mit starkem Kaffee vor dem Schlafengehen (hilft bei 50 %) • Prophylaxe mit Lithium[2] (150–600 mg/d)	treten in fast jeder Nacht, mindestens aber einmal pro Woche und immer zur gleichen Uhrzeit auf
Primärer Donnerschlagkopfschmerz		
• plötzlicher Beginn • „als wenn einem in den Kopf geschossen wird" • stärkste Schmerzen	Analgetika (Paracetamol, Metamizol oder Opioide)	zerebrale CT/MRT und Liquorbefund unauffällig, evtl. diffuse, segmentale und multifokale Vasospasmen in der Angiografie sichtbar
Primärer Kopfschmerz bei sexueller Aktivität		
• 30 min bis 24 h, leichter Nachschmerz bis 72 h möglich • starker, explosionsartiger KS • wie primärer Donnerschlagkopfschmerz	• Indometacin als Kurzzeitprophylaxe (50–75 mg) ca. 1 h vor der sexuellen Aktivität • Langzeitprophylaxe mit Propranolol (3 × 20–80 mg/d)	• kurz vor oder mit dem Orgasmus auftretend • Ausschluss insbesondere einer SAB beim Erstereignis

KS = Kopfschmerz, SAB = Subarachnoidalblutung
[1] bei Indometacin ist ggf. ein Magenschutz erforderlich: Antazidum, H_2-Antagonist, Protonenpumpenhemmer
[2] Einstellung nach Serumspiegel (0,6–1,2 mmol/L) und Kontrolle der Schilddrüsen- und Nierenfunktion erforderlich

2.6 Gesichtsschmerzen

2.6.1 Anhaltender idiopathischer Gesichtsschmerz
Der atypische Gesichtsschmerz besitzt weder Charakteristika einer Neuralgie, noch ist er durch andere Erkrankungen bedingt, eine organische Schmerzursache ist nicht fassbar.

2.6 Gesichtsschmerzen

2.6.1 Anhaltender idiopathischer Gesichtsschmerz

Der anhaltende idiopathische Gesichtsschmerz (früher: atypischer Gesichtsschmerz) besitzt weder die Charakteristika einer Neuralgie, noch ist er durch eine andere Erkrankung bedingt.

Klinik und Diagnostik

Symptome Charakteristisch ist ein überwiegend einseitiger Dauerschmerz, der schlecht lokalisierbar ist und typischerweise Auge, Nase, Wange, Schläfe und Kiefer betrifft. Die Oberkieferregion ist bevorzugt, ein Seitenwechsel und ein Auftreten an mehreren Stellen gleichzeitig sind möglich. Der Schmerz unterbricht den Schlaf nur selten und ist tagsüber kontinuierlich mit wechselnder Intensität vorhanden. Dabei wird er oft als tief und bohrend beschrieben. Manche Patienten benutzen affektive Deskriptoren wie „quälend" oder „zermalmend". Einschießende Sekundenschmerzen und Triggerzonen wie bei Trigeminusneuralgie treten überwiegend nicht auf. Häufig beschreiben die Patienten jedoch eine Verschlimmerung der Schmerzen durch Kälteeinwirkung. Sensible Ausfälle oder andere lokale pathologische Zeichen dürfen nicht vorhanden sein.

Diagnostik Um morphologische Ursachen von Gesichtsschmerzen auszuschließen, sind je nach Lokalisation augenärztliche, HNO-ärztliche oder zahnärztliche Untersuchungen mit entsprechender bildgebender Diagnostik erforderlich. Dabei ist aber stets kritisch zu überprüfen, ob ein pathologischer Untersuchungsbefund tatsächlich kausal mit dem Gesichtsschmerz in Zusammenhang steht. Differenzialdiagnostisch ist an Myoarthropathien und an Muskelschmerzen der vom N. facialis innervierten Muskulatur zu denken.

MERKE Die Diagnose stützt sich auf die Anamnese und einen unauffälligen Untersuchungsbefund.

MERKE

Therapie

Aufklärung Nicht selten haben die Patienten bereits eine lange Vorgeschichte und mehrere frustrane Versuche hinter sich, die Ursache des Schmerzes zu finden bzw. den Schmerz zu lindern. Die meisten Patienten haben wegen der Schmerzen HNO- oder zahnärztliche Eingriffe hinter sich (manche haben sich im Lauf der Jahre alle Zähne ziehen lassen), die das Schmerzgeschehen potenzieren. Daher ist der erste therapeutische Schritt ein ausführliches Aufklärungsgespräch: Beim anhaltenden idiopathischen Gesichtsschmerz ist eine organische Schmerzursache nicht fassbar, wiederholte apparative Untersuchungen sind nicht zweckmäßig und Operationen dürfen ohne eine klar fassbare schmerzassoziierte Läsion nicht durchgeführt werden.

Therapieansätze Für die pharmakologische Behandlung kann keine auf hoher Evidenz basierende Empfehlung gegeben werden. Ein Therapieversuch mit einem trizyklischen **Antidepressivum** sollte analog zum Kopfschmerz vom Spannungstyp (➤ Kap. 2.3.1) und zu anderen chronischen Schmerzen idealerweise in Kombination mit dem Einsatz von **Antikonvulsiva** wie Carbamazepin, Oxcarbazepin, Gabapentin, Pregabalin oder Topiramat durchgeführt werden. Die Daten zu **invasiven Maßnahmen** (ganglionäre lokale Opioidanalgesie), CT-gesteuerte perkutane trigeminale Nukleotomie, Radiofrequenz-Rhizotomie sind noch nicht ausreichend, um diese Verfahren zu empfehlen. **Verhaltenstherapeutische** Maßnahmen werden empfohlen, um Ängste abzubauen und den Patienten zu einer realistischeren Schmerzeinschätzung und zur Schmerzbewältigung zu verhelfen.

Therapie: Aufklärung über das Krankheitsbild, trizyklische Antidepressiva, Antikonvulsiva und Verhaltenstherapie

2.6.2 Neuralgien der Hirnnerven

MERKE Definition einer Neuralgie: einschießende, lanzinierende, sekundenlang anhaltende Schmerzen im Versorgungsgebiet eines sensiblen oder gemischten Nervs ohne weitere Ausfälle (z. B. Hypästhesie) dieses Nervs (Neuralgia sui generis) und ohne nachweisbare Ursache.

MERKE

Die Triggerbarkeit dieser Schmerzen ist zwar sehr typisch, tritt aber auch bei der Trigeminusneuropathie, dem idiopathisch anhaltenden Gesichtsschmerz und dem SUNCT-Syndrom auf und ist daher nicht Teil der Definition. Eine klare Unterscheidung ist aber deshalb wichtig, weil Neuralgien klassischerweise mit einem Natriumblocker (z. B. Carbamazepin) behandelt werden, Neuropathien und andere Gesichtsschmerzen aber mit Kalziumblockern (z. B. Gabapentin oder Pregabalin) und das SUNCT-Syndrom (➤ Kap. 2.4.2.3) mit Lamotrigin. Neuralgien können laut Definition jeden Nerv betreffen, im Bereich des Kopfes werden sie entsprechend der Lokalisation benannt.

2.6.2.1 Trigeminusneuralgie

Die Trigeminusneuralgie ist eine der häufigsten Fehldiagnosen, mit der Patienten in die Kopfschmerzambulanz geschickt werden. Oft wird jegliche Art von Gesichtsschmerz, die z. B. durch Sprechen ausgelöst werden kann, fälschlich als Neuralgie klassifiziert.

Ätiopathogenese

Die klassische Trigeminusneuralgie entsteht als vaskuläres Kompressionssyndrom (➤ Abb. 2.3): Die Pulsationen eines Gefäßes (meist der A. superior cerebelli) bewirken segmentale Demyelinisierungen an der Nervenwurzel unmittelbar nach Austritt aus dem Hirnstamm. Dies hat ephaptische Fehlverbindungen zur Folge (das elektrische Feld eines erregten Axons induziert die Entstehung eines Aktionspotenzials am Entmarkungsherd eines benachbarten Axons), die als Ursache der Schmerzen angesehen werden.

Grundsätzlich wird unterschieden zwischen einer idiopathischen und einer symptomatischen Form. Bei der symptomatischen Form liegen meist Tumoren des Kleinhirnbrückenwinkels oder eine multiple Sklerose mit Entmarkungsherden im Hirnstamm vor. Wird in der Bildgebung ein Gefäß-Nerven-Kontakt gefunden, spricht man von einer klassischen Trigeminusneuralgie. Neuere Befunde zeigen allerdings, dass der einfache Gefäß-Nerven-Kontakt pathogenetisch vermutlich eine untergeordnete Rolle spielt.

Ätiopathogenese: Gefäß-Nerven-Kontakt (meist A. superior cerebelli)

Klinik und Diagnostik

Patienten mit Trigeminusneuralgie (TN, Tic douloureux) leiden unter extrem heftigen, scharfen, elektrisierenden, blitzartig einschießenden Schmerzattacken (➤ Tab. 2.12). Diese können durch Kauen, Sprechen, kalte Luft, Zähneputzen, aber auch nur durch Berührung eines Haares ausgelöst werden. Die Atta-

Klinik: extrem heftiger, einseitiger, scharfer, elektrisierend ins Gesicht einschießender Schmerz, triggerbar durch Kauen, Sprechen, Zähneputzen, kalte Luft, Berührung

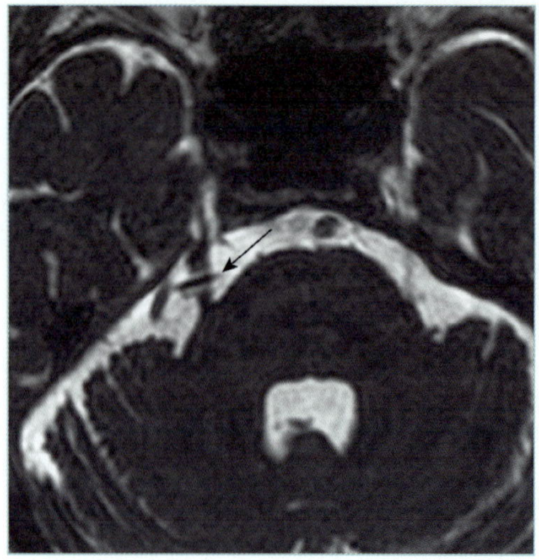

Abb. 2.3 Überkreuzung des rechten N. trigeminus mit der A. inferior anterior cerebelli (Pfeil) bei einem Patienten mit Trigeminusneuralgie. [T534]

cken dauern Sekunden, gelegentlich auch bis zu 2 Minuten. Multiple Attacken können täglich über Wochen bis Monate auftreten. Am häufigsten sind die Äste V2 und V3 betroffen, entweder allein oder in Kombination, selten die Äste V1, V2 und V3 zusammen. Wenn der erste Ast betroffen ist, muss primär von einer symptomatischen Form ausgegangen werden. In der Regel ist der Verlauf progredient, in den Anfangsstadien finden sich noch schmerzfreie Intervalle von mehreren Monaten oder sogar länger als einem Jahr. 29 % der Patienten haben nur eine Episode in ihrem Leben, 28 % dagegen 3 und mehr Episoden. In den ersten 5 Jahren treten jährlich bei 21 % der Patienten erneute Attacken auf. Mehr als 50 % der Patienten haben im weiteren Verlauf eine mindestens 6-monatige, 25 % eine 12-monatige Remission.

TAB. 2.12

Tab. 2.12 Diagnostische Kriterien der Trigeminusneuralgie.

Gruppe	Kriterien
A	mindestens 3 Attacken eines einseitigen Gesichtsschmerzes, der die Kriterien B und C erfüllt
B	Auftreten der Schmerzen im Versorgungsbereich eines oder mehrerer Äste des N. trigeminus
C	Der Schmerz erfüllt mindestens 3 der folgenden 4 Kriterien: 1. wiederkehrende Attacken, die 1 Sekunde bis zu 2 Minuten dauern 2. starke Intensität 3. elektrisierend, scharf, oberflächlich, stechend 4. auslösbar über eine Triggerzone oder durch Triggerfaktoren
D	klinisch ist kein neurologisches Defizit nachweisbar
E	nicht auf eine andere Erkrankung zurückzuführen

2.6.2.2 Weitere Neuralgien

Weitere Neuralgien mit z. T. triggerbaren Schmerzen in den entsprechenden Versorgungsgebieten gibt es am N. glossopharyngeus, N. nasociliaris, N. intermedius und N. occipitalis.

2.6.2.2 Weitere Neuralgien

N. glossopharyngeus Bei der Glossopharyngeusneuralgie handelt es sich um starke, kurzzeitige, stechende Schmerzen im Bereich des Ohrs, des Zungengrundes und vor allem in der Tonsillenloge, die speziell durch Schlucken ausgelöst werden.

N. nasociliaris Die Nasoziliarisneuralgie tritt z. B. bei Entzündungen der Siebbeinzellen auf und besteht aus neuralgiformen Schmerzen der Nasenwurzel mit Ausstrahlung in die Stirn, Nasenrücken und den inneren Augenwinkel, z. T. kommt es zu Augensymptomen (Keratitis, Iritis, Zyklitis).

N. intermedius Die Intermediusneuralgie ist ein Tic douloureux des N. facialis mit anfallsweise oder kontinuierlich brennenden Schmerzen präaurikulär, im äußeren Gehörgang, tief im Gaumendach, im Oberkiefer und Mastoid, evtl. kombiniert mit Tränen- und Speichelfluss und abnormen Geschmacksempfindungen. Meist liegt eine symptomatische Neuralgie vor, z. B. beim Zoster oticus.

N. occipitalis Die Okzipitalisneuralgie betrifft das Hinterhaupt mit Ausstrahlung nach vorne, zum Teil bis in die Stirn oder die Augen. Häufig ist diese Art der Neuralgie triggerbar durch Kopfbewegung oder Druck auf den Hinterkopf.

MERKE

MERKE Bei allen Neuralgien muss eine lokale Pathologie durch neurologische Untersuchung und ggf. Bildgebung ausgeschlossen werden.

2.6.2.3 Therapie der Neuralgien

Attackenprophylaxe

Das Hauptziel besteht in der Attackenprophylaxe. Die einzelne Schmerzattacke klingt so früh ab, dass jede Akuttherapie zu spät kommen würde. Im Bedarfsfall kann die medikamentöse Prophylaxe mit Antikonvulsiva sehr rasch aufdosiert werden. Insbesondere alle Antikonvulsiva mit natriumkanalblockierenden Eigenschaften sind die Substanzen der 1. Wahl.

Carbamazepin 90 % der Patienten sprechen auf Carbamazepin initial an, langfristig noch 50 %. Wegen der Enzymautoinduktion muss die Carbamazepindosis in den ersten Wochen aufdosiert werden, je nach klinischer Wirkung. 200–400 mg sind als erste Tagesdosis vertretbar, sonst kann man die Dosis täglich um 50 mg erhöhen, um die Müdigkeit als Nebenwirkung zu umgehen. Bei den – meist älteren – Patienten liegt die maximale Dosis etwa bei 600–1.200 mg/d. Seltene schwerwiegendere Nebenwirkungen sind die aus der Epilepsietherapie bekannten Exantheme, Thrombozyto- und Leukozytopenien, Leberfunktionsstörungen und Herzrhythmusstörungen.

Oxcarbazepin Oxcarbazepin wirkt bei der Trigeminusneuralgie wahrscheinlich fast so gut wie Carbamazepin und hat etwas weniger Nebenwirkungen. Die Dosen liegen 1,5-fach höher als bei Carbamazepin.

Lamotrigin Wenn Carbamazepin nicht wirkt, kann Lamotrigin, ebenfalls ein Natriumkanalblocker, Schmerzfreiheit bei 60–80 % der Patienten mit einem guten Nebenwirkungsprofil bewirken.

Gabapentin Gabapentin gilt als gut wirksam und verträglich in Dosen zwischen 1,6 und 3 g/d. Im Einzelfall kann bis 5 g/d gegeben werden.

Baclofen Baclofen ist Mittel der 2. Wahl und kann in einer Dosis von 25–75 mg/d wirksam sein.

Phenytoin Phenytoin wird als Ausweichsubstanz eingesetzt. Seine besonderen Vorteile liegen in der Möglichkeit der intravenösen Schnellaufsättigung (Phenytoin 250 mg, max. 25 mg/min) und darin, dass aufgrund der langen Halbwertszeit eine abendliche Einmaldosierung möglich ist. Die wesentlichen Nachteile liegen in der nicht linearen Pharmakokinetik und den Nebenwirkungen. **Cave:** EKG-Kontrolle bei i. v. Aufsättigung!

Operative Verfahren

Für die 30–50 % der Patienten, die unter medikamentöser Behandlung nicht schmerzfrei werden, kommen operative Verfahren infrage. Das setzt aber voraus, dass leitlinienkonform mindestens 2–3 Antikonvulsiva eingesetzt und nicht vertragen wurden oder nicht wirksam waren. Nur die mikrovaskuläre Dekompression (MVD; syn. OP nach Janetta) ist bei der idiopathischen Trigeminusneuralgie eine kausale Therapie – bei einem allerdings höheren Komplikationsrisiko. Sie sollte weder bei der symptomatischen Trigeminusneuralgie (z. B. bei multipler Sklerose) noch bei Trigeminusneuropathien eingesetzt werden, da die Ätiologie hier eine andere ist. Neben der Ätiologie der Trigeminusneuralgie richtet sich das Vorgehen auch nach dem zu erwartenden operativen Risiko. Patienten mit hohem OP-Risiko sollte man zur Thermokoagulation nach Sweet oder zur perkutanen retroganglionären Glyzerolinjektion nach Hakanson raten. Propagierte Erfolgs- und Nebenwirkungsraten sind oft unzureichend publiziert, differieren sehr und erschweren allgemeingültige Empfehlungen. Die Wahl der Therapiemethode und damit auch der Therapieerfolg hängen von der Erfahrung und Geschicklichkeit des Chirurgen ab, sodass der Wahl des Chirurgen mindestens die gleiche Bedeutung wie der Wahl der Methode zukommt.

FALL (KOMMUNIKATION) Eine 61-jährige Patientin berichtet, dass sie seit einem Jahr unter einseitigen Gesichtsschmerzen leide, die streng nur in der unteren Gesichtshälfte am Kinn und im Unterkiefer auftreten würden (V3 rechts). Der Schmerz sei durch kurze, elektrisierende Schmerzattacken gekennzeichnet, die nur für 2–3 Sekunden anhielten. Reize wie Berührung, Waschen, Sprechen und Zähneputzen würden den Schmerz auslösen (Triggerfaktoren), er trete jedoch auch spontan auf. Zwischen den Attacken habe sie keine Schmerzen. Die Schmerzattacken könnten 50–100-mal am Tag auftreten. Zwischenzeitig sei sie glücklicherweise für einige Wochen oder Monate schmerzfrei. Auf übliche Schmerzmittel hätten die Schmerzen bisher nicht angesprochen.
Eine zerebrale MRT ergibt keine Hinweise auf einen Tumor, entzündliche Veränderungen oder einen Gefäß-Nerven-Kontakt. Es werden mit der Patientin verschiedene medikamentöse Therapien besprochen. Aufgrund des Hinweises, dass Carbamazepin (CBZ) den wahrscheinlich größten Therapieerfolg verspricht, stimmt die Patientin dem Vorschlag zu, CBZ langsam einzudosieren. Bereits nach 2 Tagen meldet sie sich jedoch telefonisch und berichtet, dass sie unter der Anfangsdosis von 200 mg CBZ in retardierter Form erhebliche Schwindelgefühle und eine Gangunsicherheit hat. In einem längeren Gespräch wird die Patientin wieder motiviert, die Einnahme fortzusetzen. Die weitere Aufdosierung bis auf 600 mg CBZ retard toleriert die Patientin allerdings nicht mehr, obwohl die Schmerzattacken signifikant abgenommen haben. Die Patientin wird daher wieder in die Ambulanz einbestellt und die Medikation auf Oxcarbazepin 900 mg/d umgestellt. Darunter bessern sich die Nebenwirkungen mit ebenso gutem Effekt auf die Schmerzattacken.

2.6.2.3 Therapie der Neuralgien

Therapieziel ist die Attackenprophylaxe.
Antikonvulsiva: Am häufigsten wirken Carbamazepin und Oxcarbazepin.
OP: bei Versagen von 2–3 Antikonvulsiva, z. B. mikrovaskuläre Dekompression, Thermokoagulation, Glyzerolinjektionen

2.7 Symptomatische Kopf-, Hals- und Gesichtsschmerzen

Beim sekundären Kopfschmerz ist der Schmerz Symptom einer zugrunde liegenden Läsion oder eines Syndroms (Tumor, Trauma, Blutung, Entzündung). Von den vielen möglichen Erkrankungen, die Kopfschmerzen verursachen können, gibt es einige, die klinisch so eindeutig und klassisch in ihrer Symptomatik sind, dass sie jeder Kliniker kennen sollte. Dazu gehören die Arteriitis temporalis (➤ Kap. 7.6.2.1), die Subarachnoidalblutung (➤ Kap. 5.5.3), Gefäßdissektionen (➤ Kap. 5.5.1.1), das Tolosa-Hunt-Syndrom (➤ Kap. 14.5.1.1) und der Zoster ophthalmicus.

ÜBUNGSFRAGEN ZUM WISSENS-CHECK

1. Eine kraniale Bildgebung ist bei Einklang der anamnestischen Aussagen mit den Klassifikationskriterien der IHS für primären Kopfschmerzen (und normalem neurologischen Befund) nicht zwingend erforderlich. Es gibt aber „red flags", bei denen auf jeden Fall eine Bildgebung angestrebt werden sollte. Nennen Sie mindestens 3 „red flags" und erläutern Sie deren Bedeutung.
2. Besonders problematisch kann der Kopfschmerzpatient im Notdienst sein, denn Kopfschmerzen sind häufig ein banales Begleitsymptom, können aber auch in geringerer Intensität insbesondere bei älteren Menschen Ausdruck einer schwerwiegenden Erkrankung sein. Welche schwerwiegenden Erkrankungen kommen dabei infrage?
3. Unter dem englischen Fachbegriff „Chronic Daily Headache" werden sehr häufige Kopfschmerzsyndrome zusammengefasst. Welche Kopfschmerzsyndrome sind das?
4. Die Migräne ist die häufigste attackenartig auftretende Kopfschmerzerkrankung. Welche Medikamente sind effektiv in der Behandlung der akuten Kopfschmerzattacke und wie wirken sie?

KAPITEL 3

Anfallsartige Erkrankungen

Holger Lerche, Yvonne Weber

Wie hoch schätzt du die Lebenszeitinzidenz Epilepsien? Im Lauf ihres Lebens erleiden 5 von 100 Personen mindestens einen epileptischen Anfall, 3 % erkranken an Epilepsie, womit diese zu den häufigsten neurologischen Störungen gehört. Da das EEG seit Langem aus der Diagnostik der Epilepsien nicht mehr wegzudenken ist, müssen dir die Merkmale seiner wichtigsten Veränderungen geläufig sein. Damit du im Meer aus Spikes und Waves nicht untergehst, erwarten dich im Folgenden nützliche Tipps zur Interpretation eines EEGs. Denke aber unbedingt auch an die therapeutischen Möglichkeiten, damit beim nächsten Anfall von Prüfungen alles glatt läuft!

Anfallsartige Erkrankungen bilden eine klinisch und ursächlich heterogene Gruppe, deren gemeinsames Merkmal das plötzliche Auftreten ihrer Symptome ist. Häufig gehen sie mit Bewusstseinsstörungen oder motorischen Phänomenen einher. Die wichtigste Untergruppe bilden die Epilepsien, bei denen die Anfälle durch plötzliche, synchronisierte Entladungen zerebraler Neuronengruppen entstehen. Klinisch sind sie nicht immer klar von den nichtepileptischen Anfällen zu unterscheiden, die bei einem vorübergehenden globalen Blutmangel des Gehirns (Synkope), im Rahmen psychischer Störungen (psychogene, nichtepileptische Anfälle – PNEA) oder seltener bei Krankheiten des Schlaf-wach-Rhythmus (z. B. Narkolepsie) oder episodischen/paroxysmalen Bewegungsstörungen auftreten. Auch Migräneanfälle oder transiente Ischämien kommen differenzialdiagnostisch häufig infrage.

Gemeinsamkeiten anfallsartiger Erkrankungen:
- plötzlicher Beginn
- Symptome: Vigilanz ↓, motorische Phänomene
- vor allem Epilepsien

differenzialdiagnostisch: u. a. Synkopen, Migräne, TIA, Bewegungs- und psychische Störungen

3.1 Epilepsien

Epilepsien gehören zu den häufigsten neurologischen Erkrankungen mit einer *Prävalenz von 0,5 bis 1 %* und einer Lebenszeitinzidenz von 3 %. Mindestens einen epileptischen Anfall erleiden etwa 5 %. Es gibt *2 Altersgipfel:* das Kindes- und Jugendalter – oft genetisch disponiert – und das späte Erwachsenenalter – häufig aufgrund erworbener Hirngewebsschäden (Schlaganfälle, Schädel-Hirn-Traumen, Tumoren, Demenzen). Sie sind klinisch durch stereotype, wiederkehrende, selbstlimitierende Episoden mit plötzlichem Beginn und kurzer Dauer gekennzeichnet (Anfall/Iktus). Zwischen den Anfällen (interiktual) sind die Patienten in der Regel unauffällig.

3.1 Epilepsien

Kinder und Jugendliche haben oft genetische, ältere Erwachsene häufig symptomatische – d. h. durch Hirnschädigung erlittene – Epilepsieformen.

MERKE

MERKE

- Die **Epilepsie** ist eine Erkrankung des Gehirns mit rezidivierenden nicht provozierten epileptischen Anfällen. Dabei genügt 1 Anfall für die Diagnose, wenn das Rezidivrisiko aufgrund passender EEG-Veränderungen oder MRT-Läsionen als erhöht – d. h. über 60 % – einzuschätzen ist.
- Der **epileptische Anfall** ist eine Störung des Verhaltens oder des Befindens, die durch abnorme synchronisierte neuronale Entladungen im Gehirn zustande kommt.
- Der **akut symptomatische Anfall (ASA)** ist ein epileptischer Anfall, der in der Regel einmalig und nur durch geeignete Auslöser – wie z. B. deutliche Hypoglykämie, Hyponatriämie, Alkoholentzug oder auch innerhalb von 7 Tagen durch einen Schlaganfall – hervorgerufen wird.
- Der **Status epilepticus** ist ein epileptischer Anfall, der eine bestimmte Dauer überschreitet (> 5 min) oder eine Serie von epileptischen Anfällen, zwischen denen der Patient das Bewusstsein nicht wiedererlangt. Ein nichtkonvulsiver Status epilepticus bezeichnet ein permanent bestehendes neurologisches Symptom (z. B. Koma oder Aphasie), das durch kontinuierliche epileptische Entladungen im EEG bedingt ist.

3.1.1 Klinik

3.1.1.1 Symptome und Einteilung

Anfallssemiologie: Semiologie = Zeichenlehre! Der Ablauf eines Anfalls gibt Rückschlüsse auf den Ursprungsort. Deshalb sind Eigen- und Fremdanamnese sowie ggf. Videoaufzeichnungen wichtig.

Überwiegend Positivsymptome: rhythmische Zuckungen, wandernde Parästhesien, Übelkeit, Angst, szenische Halluzinationen

Anfallssemiologie

Wie sich epileptische Anfälle äußern, hängt davon ab, welche Hirnregionen betroffen sind. Der Ablauf epileptischer Anfälle **(„Anfallssemiologie")** liefert damit wichtige Hinweise auf den Entstehungsort der Anfälle im Gehirn. Das ist für die Ursachensuche wichtig (➤ Abb. 3.1). Allerdings kann es sein, dass die Anfälle in einer „asymptomatischen Hirnregion", d. h. ohne klinische Symptome, beginnen und sich dann in eine „symptomatische Region" ausbreiten.

Aufgrund der Erregung des epileptisch aktiven Hirngewebes sind **positive Symptome** wie rhythmische Zuckungen der Extremitäten, wandernde Parästhesien oder andere Empfindungsstörungen (z. B. aufsteigende Übelkeit, Angst oder szenische Halluzinationen) sehr häufig. **Negative Symptome** wie Hemiparesen sind selten, allerdings ist ein Sistieren der Sprachfunktion (Spracharrest) typisch für eine Be-

ABB. 3.1

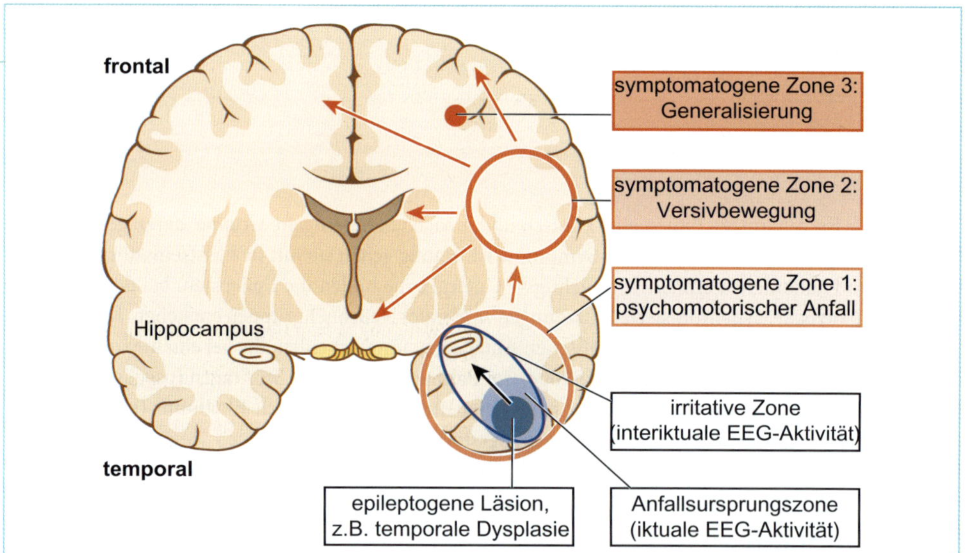

Abb. 3.1 Anfallsfokus und Ausbreitung. Nach Lüders ist die *epileptogene Läsion* eine strukturelle Hirnveränderung, die die Anfälle verursacht. In ihrem Randbereich liegt die *Anfallsursprungszone,* in der die epileptischen Entladungen im Rahmen eines Anfalls beginnen. Die *irritative Zone* umfasst die Hirnregion(en), in der epilepsietypische Potenziale im EEG zwischen den Anfällen (interiktual) auftreten. Sie geht oft deutlich über die Läsion hinaus und kann sekundäre Foci, wie in diesem Fall die Ausbreitung auf den Hippokampus (Pfeil), mit betreffen. Die Hirnregion, in der epileptische Entladungen zu einer klinischen Symptomatik führen, heißt *symptomatogene Zone.* Dabei ist die Symptomatik der Zone 1 lokalisatorisch am wichtigsten (hier kognitiver Anfall), weil sie Hinweise auf den Entstehungsort der Anfälle liefert, während die Symptomatik, die durch die weitere Ausbreitung des Anfalls entsteht, zusätzliche Hinweise, z. B. auf die Seitenlokalisation, gibt (hier Versivbewegung als Hinweis auf einen kontralateralen Anfallsursprung). Als *Zone des funktionellen Defizits* wird schließlich noch die Region bezeichnet, bei deren Störung es zu interiktualen permanenten Ausfällen wie z. B. Gedächtnisstörungen kommt (nicht eingezeichnet). [L126]

teiligung sprachrelevanter Hirnregionen. Ferner können negative Symptome als Ausfallerscheinungen nach den Anfällen (postiktual) auftreten (typisch als sog. **Todd'sche Parese**). Die meisten Epilepsiepatienten haben nur einen oder wenige Anfallstypen, die immer gleich ablaufen (mutmaßlich sind immer die gleichen Netzwerke involviert).

MERKE

- Positivsymptome: ein „Zuviel" an Aktivität, z. B. rhythmische Zuckungen
- Negativsymptome: ein „Zuwenig" an Aktivität, z. B. Lähmung, Spracharrest

Fokale und generalisierte epileptische Anfälle

Bei **fokalen Anfällen** sind nur bestimmte umschriebene Hirnregionen in die synchronisierten Entladungen eingebunden. Bei **generalisierten Anfällen** findet sich im EEG bereits zu Beginn eine bilaterale, ausgedehnte („generalisierte") Anfallsaktivität, die meist ein frontozentrales Maximum aufweist. Entsprechend ist die Anfallssemiologie für bestimmte Hirnregionen und bestimmte generalisierte Anfallsformen charakteristisch (➤ Tab. 3.1).

Tab. 3.1 Epileptische Anfälle nach der internationalen Klassifikation von 2017.

Typ	Subtyp	Typische Zeichen
Fokale Anfälle		
bewusst erlebte fokale Anfälle – Patient ist sich selbst und seiner Umgebung gewahr (früher: einfach-fokaler/-partieller Anfall) oder nicht bewusst erlebte Anfälle – Bewusstsein/Gewahrsein gestört (früher: komplex-fokaler/-partieller Anfall)	mit motorischem Beginn • Automatismus • klonisch • tonisch • hyperkinetisch • myoklonisch • atonisch • epileptische Spasmen	• Automatismen: z. B. Schmatzen, Schlucken, Nesteln (meist temporal) • klonisch: rhythmische Zuckungen (zentral) • tonisch: Verkrampfung einer Gliedmaße (präzentral) oder als (a)symmetrische Haltungsschablone des Körpers (supplementär-motorisches Areal) • hyperkinetisch (meist frontal): Überbewegungen, nicht rhythmisch, z. T. sehr heftig • myoklonisch: einzelne Zuckungen • atonisch: Tonusverlust • epileptische Spasmen: sehr kurze Verkrampfungen des Körpers (bei atonischen Anfällen und epileptischen Spasmen wird die Bewusstseinslage wegen der Kürze der Anfälle nicht beurteilt)
	mit nichtmotorischem Beginn • autonom • Innehalten • kognitiv • emotional • sensibel/sensorisch	• autonom: Übelkeit, Erbrechen, Inkontinenz, Blässe, Schwitzen, Erröten • Innehalten: Verharren • kognitiv: z. B. dysphasisch, dysmnestisch, Déjà-vu, Halluzinationen, Illusionen • emotional: Angst, Freude, affektiv • sensibel/sensorisch: z. B. Kribbeln, Wärme/Kälte
fokal zu bilateral tonisch-klonische Anfälle		• häufig einleitend Kloni auf der Gegenseite und/oder Kopfwendung auf die Gegenseite des Anfallsursprungs (➤ Abb. 3.1) • Zeichen der Vier: der zum Anfallsursprung kontralaterale Arm ist gestreckt, der ipsilaterale Arm angewinkelt, sodass beide Arme eine 4 bilden • dann generalisierte tonisch-klonische Symptome
Generalisierte Anfälle		
keine weitere Differenzierung	motorisch • tonisch-klonisch • klonisch • tonisch • myoklonisch • myoklonisch-tonisch-klonisch • myoklonisch-atonisch • atonisch • epileptische Spasmen	• tonisch-klonisch: – evtl. lang gezogener Laut („Initialschrei") – tonische Streckung aller Extremitäten, dann Zuckungen (zunächst hochfrequent, dann immer langsamer werdend) über ca. 30–60 s – evtl. Speichelfluss/Schaum vor dem Mund, Zungenbiss, Urin-, Stuhlabgang – anschließend langsame Reorientierung – auch nur klonisch oder tonisch möglich • myoklonisch: bilaterale kurze Zuckungen, einfach oder in Serien, meist Schulter/Arme, aber auch Beine/Rumpf möglich, einziger generalisierter Anfall ohne Bewusstseinsverlust • atonisch: plötzlicher Tonusverlust mit Sturz einhergehend (mit vorhergehenden Muskelzuckungen: myoklonisch-atonisch)

Studentische Sicht

Negativsymptome (vor allem Spracharrest, selten Paresen) entstehen eher nach dem Anfall → sog. **Todd'sche Parese**

MERKE

Fokale und generalisierte Anfälle:

- fokal: von spezifischer Hirnregion ausgehend
- generalisiert: bilateral synchrone Anfallsaktivität (meist mit frontozentralem Maximum)

Lerntipp: Das IMPP hat bereits aufgrund von Fallbeschreibungen eine Einordnung der Anfallsform abgefragt. Es ist also ratsam, sich diese gut einzuprägen! Einen guten Überblick gibt dir ➤ Tab. 3.1!

TAB. 3.1

Tab. 3.1 Epileptische Anfälle nach der internationalen Klassifikation von 2017. *(Forts.)*

Typ	Subtyp	Typische Zeichen
	nichtmotorisch (Absencen) • typisch • atypisch • myoklonisch • Lidmyoklonien	• meist 5–10 s (selten bis zu ca. 45 s) • Symptome – Innehalten und Verharren – leichtes Verdrehen der Augen nach oben – manchmal milde orale Automatismen – Fortführen komplexer Handlungen, wie Fahrradfahren (seltener) • typisch: 3 Hz GSWK im EEG > 2,5 s • atypisch: Absencen eher länger, GSWK < 2,5 s • myoklonisch: mit Myoklonien • Lidmyoklonien: mit Lidmyoklonien

GSWK = generalisierter Spike-Wave-Komplex

CAVE

CAVE Es gibt Überschneidungen zwischen fokalen und generalisierten Anfällen, die eine eindeutige Unterscheidung nicht immer zulassen.

Besondere, ältere Begriffe:
- **Jackson-Anfall** = fokaler klonischer Anfall (motorisch) mit oder ohne „march of convulsion", auch sensibel möglich
- **Todd'sche Parese** = fokale Ausfallerscheinungen der beim Anfall betroffenen Körperregionen
- **Aura** = fokaler Anfall ohne Bewusstseinsstörung und ohne motorische Symptome; Begriff wird nicht mehr verwendet, da es sich bereits um einen Anfall und nicht um ein „Vorsymptom" handelt

Besonders zu erwähnende Begriffe sind:
- **Jackson-Anfälle:** Fokale klonische Anfälle werden auch nach ihrem Erstbeschreiber als Jackson-Anfälle bezeichnet. Bei Ausbreitung über den motorischen Kortex können die Zuckungen von einer Körperregion auf andere übergehen, z. B. vom Daumen über die Hand auf den Arm („march of convulsion"). Solche Anfälle sind auch in Form von Parästhesien möglich (sensible Jackson-Anfälle mit/ohne „march").
- **Todd'sche Parese:** Damit werden bis zu Stunden anhaltende fokale Ausfallerscheinungen derjenigen Körperregionen bezeichnet, die beim vorausgehenden fokalen und sekundär generalisierten Anfall betroffen waren. Äquivalent sind auch postiktuale Aphasien, Hypästhesien oder Gesichtsfeldausfälle möglich.
- **Aura:** Wenn lediglich der Patient selbst den Anfall bemerkt und dies von außen nicht sichtbar wird, sprach man früher von einer Aura. Auren entsprechen nicht bewusst erlebten, nichtmotorischen fokalen Anfällen, die sehr häufig auch isoliert auftreten. Es sind keine „Vorsymptome", weshalb dieser Begriff nicht mehr verwendet werden sollte (er ist vor allem für Patienten verwirrend). Auren sind in der o. g. Klassifikation abgedeckt. Beispielsweise entspricht die für Temporallappenepilepsien typische epigastrische Aura (aufsteigende Übelkeit) einem bewusst erlebten autonomen Anfall.

Epilepsien:
- wie bei epileptischen Anfällen Unterscheidung zwischen fokal und generalisiert
- anders als bei epileptischen Anfällen Klassifikation der Untergruppen nach Ursache der Epilepsie (> Tab. 3.2)

Lerntipp: Die Einteilung der den Anfällen zugrunde liegenden Epilepsieform bestimmt maßgeblich die weitere Diagnostik und Therapie. Daher sollte das Epilepsiesyndrom bei jedem Patienten möglichst exakt eingeordnet werden!

Epilepsien

Wie bei den epileptischen Anfällen werden auch bei Epilepsien fokale und generalisierte Formen unterschieden (> Abb. 3.2, > Tab. 3.2). Jedoch werden auch bei den generalisierten Epilepsien Anfälle sehr unterschiedlicher Semiologie beobachtet, was zeigt, dass selbst bei diesen nicht das ganze Gehirn involviert sein kann (Absencen zeigen kaum motorische Symptome, myoklonische Anfälle keine Bewusstseinsstörung), auch wenn das Oberflächen-EEG dies suggerieren könnte. Untersuchungen mit der funktionellen MRT zeigen, dass bei diesen Anfällen tatsächlich nur bestimmte Hirnregionen, allerdings bilateral, involviert sind.

In den folgenden Abschnitten werden typische Beispiele klinisch wichtiger oder interessanter fokaler und generalisierter Syndrome ohne Anspruch auf Vollständigkeit näher beschrieben.

3.1.1.2 Fokale Epilepsien und Syndrome

Genetische fokale Epilepsien:
Selbstlimitierende familiäre neonatale und infantile Anfälle: seltene, autosomal-dominante Epilepsie mit fokalen Anfällen (auffällig: Zyanose, Apnoe); Auftreten in Clustern über Tage und spontanes Abklingen; EEG unauffällig, gute Prognose

3.1.1.2 Fokale Epilepsien und Syndrome

Genetische fokale Epilepsien

Selbstlimitierende familiäre neonatale und infantile Epilepsien

Diese sind seltene, autosomal-dominant vererbte Epilepsiesyndrome. Je nach Beginn in den ersten Lebenstagen oder -monaten werden 3 Formen unterschieden: neonatale, neonatal-infantile und infantile Epilepsien. Bei diesen Epilepsien wurden Mutationen gefunden, die für spannungsgesteuerte Natrium- und Kaliumkanäle codieren.

Die Anfälle treten häufig in Clustern über mehrere Tage auf und sistieren spontan nach Wochen bis Monaten. Im späteren Leben treten nur bei 15 % der Betroffenen noch (seltene) Anfälle auf.

Die Anfälle sind fokal, typischerweise mit Zyanose, apnoischen Episoden, fokalen motorischen Symptomen, häufig auch rasch generalisierend ohne eindeutige fokale klinische Zeichen. Die geistige und körperliche Entwicklung und das EEG sind bei diesen Patienten meist normal.

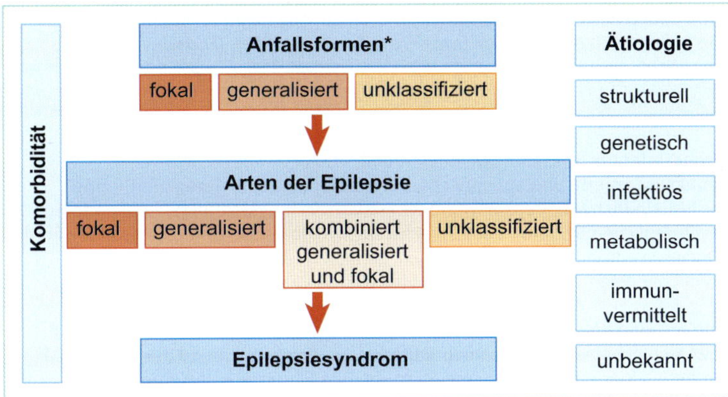

Abb. 3.2 Einteilung der Epilepsien nach der internationalen Klassifikation von 2017. Man unterscheidet nach der Anfallsform fokale und generalisierte Epilepsien, auch kombiniert generalisierte und fokale und solche, die sich nicht klassifizieren lassen, weil z. B. nicht genügend Informationen vorliegen. Die Ätiologie der Epilepsie ist separat in einer anderen Ebene definiert und umfasst strukturelle Hirnläsionen wie Tumoren, genetische Ursachen, Infektionen, metabolische Syndrome oder immunvermittelte Ursachen, die in ➢ Tab. 3.2 näher beschrieben sind. In einer weiteren Ebene können Komorbiditäten wie eine Depression bezeichnet werden. Diese spielen für die Einteilung aber keine wesentliche Rolle, weshalb auf sie nicht weiter eingegangen wird. Schließlich unterscheidet man gut definierte elektroklinische Epilepsiesyndrome, die in ➢ Tab. 3.2 genannt und im Text näher ausgeführt sind. Ein häufiges fokales, strukturelles Epilepsiesyndrom ist z. B. die mesiale Temporallappenepilepsie mit Hippokampussklerose. Die häufigsten Formen generalisierter Epilepsiesyndrome sind die idiopathischen oder genetischen generalisierten Epilepsien, die die Absence-Epilepsien, die juvenile myoklonische Epilepsie und die Epilepsie mit generalisierten tonisch-klonischen Anfällen umfassen; * kennzeichnet den Beginn des Anfalls. [H052-002]

TAB. 3.2

Tab. 3.2 Wichtige Beispiele von Epilepsien und epileptischen Syndromen, angelehnt an die Klassifikation der Internationalen Liga gegen Epilepsie (ILAE) von 2017 (nach Scheffler et al. 2018).

Fokale Epilepsien und Syndrome, nach Ätiologie sortiert	
strukturell	• Epilepsien, die überwiegend durch strukturelle Hirnläsionen verschiedenster Art (z. B. Tumoren, Schlaganfälle, Abszess, Hirnfehlbildung) ausgelöst werden und deren Symptomatik von der Lokalisation der epileptogenen Läsion abhängt (s. a. ➢ Kap. 3.1.1.2) • große Gruppe von Epilepsien
genetisch	Epilepsien, die durch genetische Veränderungen bedingt sind • monogenetische Epilepsien mit einem bestimmten erblichen Gendefekt, der überwiegend für die Epilepsie verantwortlich ist; Beispiele für fokale Epilepsien sind selbstlimitierte familiäre neonatale/infantile Epilepsien, die autosomal-dominante nächtliche Frontallappenepilepsie und die autosomal-dominante laterale Temporallappenepilepsie • wahrscheinlich polygenetische Epilepsien, die durch viele Genveränderungen mit geringerer Effektstärke ausgelöst werden (s. a. ➢ Kap. 3.1.5.1); Beispiel ist die selbstlimitierte fokale Epilepsie mit zentrotemporalen Sharp Waves (Rolandische Epilepsie) – lediglich unter den schwerer betroffenen Patienten mit verwandten Syndromen finden sich monogenetische Defekte
infektiös	• Epilepsien durch unterschiedliche Infektionen wie Neurozystizerkose, Tuberkulose, HIV, Toxoplasmose • weltweit eine der häufigsten Ursachen
unbekannt	• Epilepsien unklarer Ätiologie • 3 wichtige Gruppen zeichnen sich ab: – kleinste Hirnfehlbildungen (fokale kortikale Dysplasien), die in der hochauflösenden MRT oder erst histologisch entdeckt werden – autoimmune, antikörpervermittelte Epilepsiesyndrome (limbische Enzephalitis) – immer mehr genetische Befunde (→ genetisch)
Generalisierte Epilepsien und Syndrome	
genetisch (idiopathisch)	• Formen – kindliche Absence-Epilepsie (CAE) – juvenile Absence-Epilepsie (JAE) – juvenile myoklonische Epilepsie (JME) – Epilepsie mit ausschließlichen generalisierten tonisch-klonischen Anfällen (EGTKA) – andere, seltenere Formen, wie Absencen mit Lidmyoklonien oder die Epilepsie mit myoklonisch-atonischen Anfällen • Ursachen der generalisierten Epilepsiesyndrome: ganz überwiegend genetisch (80 % Konkordanzrate bei monozygoten Zwillingen); diese sog. genetischen generalisierten Epilepsien (GGE) weisen eine polygene Vererbung auf, bei der insbesondere häufige, in der Allgemeinbevölkerung vorkommende Genvarianten eine wichtige Rolle spielen. Auch seltene Varianten spielen eine Rolle, jedoch nicht – oder nur in ausgewählten Fällen – in einem monogenen Sinne.

Tab. 3.2 Wichtige Beispiele von Epilepsien und epileptischen Syndromen, angelehnt an die Klassifikation der Internationalen Liga gegen Epilepsie (ILAE) von 2017 (nach Scheffler et al. 2018). *(Forts.)*

Epilepsien und Syndrome, die entweder als fokal oder als generalisiert bestimmt, oder nicht eindeutig einer Kategorie zugeordnet werden können	
mit generalisierten und fokalen Anfällen bzw. EEG-Veränderungen, Ursachen unterschiedlich, häufig genetisch	• Formen – epileptische/infantile Spasmen (West-Syndrom) – entwicklungsassoziierte und epileptische Enzephalopathien: heterogene Gruppe schwerer frühkindlicher Epilepsiesyndrome mit Entwicklungsstörungen und anderen neuropsychiatrischen Symptomen, z. B. schwere myoklonische Epilepsie des Kleinkindalters (Dravet-Syndrom), Ohtahara-Syndrom, Lennox-Gastaut-Syndrom – genetische Epilepsie mit Fieberkrämpfen Plus (GEFS+) • Ursachen: – Die Syndrome sind überwiegend monogenetisch bedingt. Bei den schweren Formen handelt es sich meist um sog. De-novo-Mutationen, die neu während der Meiose bei den betroffenen Kindern auftreten und nicht von den Eltern vererbt werden. – Ein West-Syndrom kann hingegen auch häufig strukturell bedingt sein. – Das in der Regel milde verlaufende GEFS+ wird autosomal-dominant vererbt.
Spezielle Syndrome	
	• akut symptomatische Anfälle (Gelegenheitsanfälle) • Status epilepticus

Selbstlimitierende fokale Epilepsie mit CTSW:
- Rolandische Epilepsie → markantes EEG mit zentrotemporalen Sharp Waves; fokale Anfälle, besonders im Gesicht
- Landau-Kleffner-Syndrom → Epilepsie und Aphasie

Selbstlimitierende fokale (Rolandische) Epilepsie mit zentrotemporalen Sharp Waves und verwandte Syndrome

Die häufigste Epilepsieform dieser Gruppe und eine der häufigsten erblichen Epilepsien überhaupt ist die selbstlimitierende Epilepsie mit zentrotemporalen Sharp Waves **(Rolandische Epilepsie).** Erblich sind bei diesem Syndrom vor allem die auch subklinisch (d. h. ohne Anfälle) auftretenden typischen EEG-Veränderungen mit triphasischen Sharp Waves, die überwiegend ein zentrales und temporales Maximum aufweisen. Die Anfälle sind meist bewusst erlebt fokal, typisch ist das Zusammenziehen einer Gesichtshälfte oder ein Zucken von Wangen und Augenlidern, seltener sind auch Arm oder Bein betroffen oder es kommt zu sensiblen Symptomen. Etwa 25 % erleben auch bilateral tonisch-klonische Anfälle. Der Beginn liegt zwischen Kleinkind- und Jugendalter. Sowohl epilepsietypische Potenziale als auch Anfälle sind überwiegend im oberflächlichen Schlaf zu sehen und verschwinden in der Regel nach dem 15. Lebensjahr. Die Patienten haben zusätzlich häufig Teilleistungsstörungen, z. B. in Form einer Dyslexie.

Neben der Rolandischen Epilepsie gehören zu dieser Entität schwerere Verlaufsformen, wie das **Landau-Kleffner-Syndrom** („epileptische Aphasie") oder der „elektrische Status epilepticus im Slow-Wave-Schlaf" (ESES). Bei den schweren Formen wurden Mutationen in Genen gefunden, die für glutamaterge NMDA-Rezeptoren codieren.

Strukturelle fokale Epilepsien und solche mit unbekannter Ursache: Es liegen sichere oder vermutete Veränderungen im Gehirn zugrunde (strukturell, metabolisch oder immunologisch). Die Latenz vom Auftreten der Läsion bis zur Manifestation epileptischer Anfälle ist variabel.
Von wachsender Bedeutung sind limbische Enzephalitiden. Ursache ist eine Antikörperproduktion gegen hirneigene Proteine (z. B. NMDA- oder GABA-Rezeptoren, LGI1). Oft zeigt sich eine Hippokampussklerose.

TAB. 3.3

Strukturelle fokale Epilepsien und solche mit unbekannter Ursache

Diese Epilepsiesyndrome haben keine Altersbindung. Sie treten als Folge struktureller Hirnläsionen, immunologischer oder auch metabolischer Veränderungen auf. Bei den strukturellen Formen kann man die epileptogenen Läsionen (➤ Tab. 3.3) mit der MRT nachweisen (➤ Abb. 3.3). Durch eine zunehmend bessere Auflösung, höhere Feldstärken und bessere Nachverarbeitungsmethoden der MRT gelingt es zunehmend, auch bei den Formen unbekannter Ursache eine Läsion zu finden.

Tab. 3.3 Typische Beispiele epileptogener Hirnläsionen.

Typ	Subtyp
Hirnfehlbildungen	• fokale kortikale Dysplasien, wie z. B. auch bei der tuberösen Sklerose • periventrikuläre oder anders lokalisierte Heterotopien (graue Hirnsubstanz findet sich in Bereichen, in denen sich sonst nur weiße Hirnsubstanz befindet) • Gyrierungsstörungen, wie Polymikrogyrie • Lissenzephalie (fehlende Gyrierung) • Doppelkortex-Syndrom (ein weiteres Kortexband im Marklager)
Hippokampussklerose	
Hirn- und Gefäßtumoren	• hirneigene Tumoren wie niedrig- oder hochmaligne Gliome • entwicklungsbedingte Tumoren wie Gangliogliome, dysembryoblastische neuroepitheliale Tumoren (DNET) oder Hamartome • Hämangioblastome, wie Kavernome • arteriovenöse Malformationen (Gefäßfehlbildungen)
vaskuläre Läsionen	• Infarkte • primäre Hirnblutungen
Narbenbildung	nach Kontusionen im Rahmen von Schädel-Hirn-Traumen

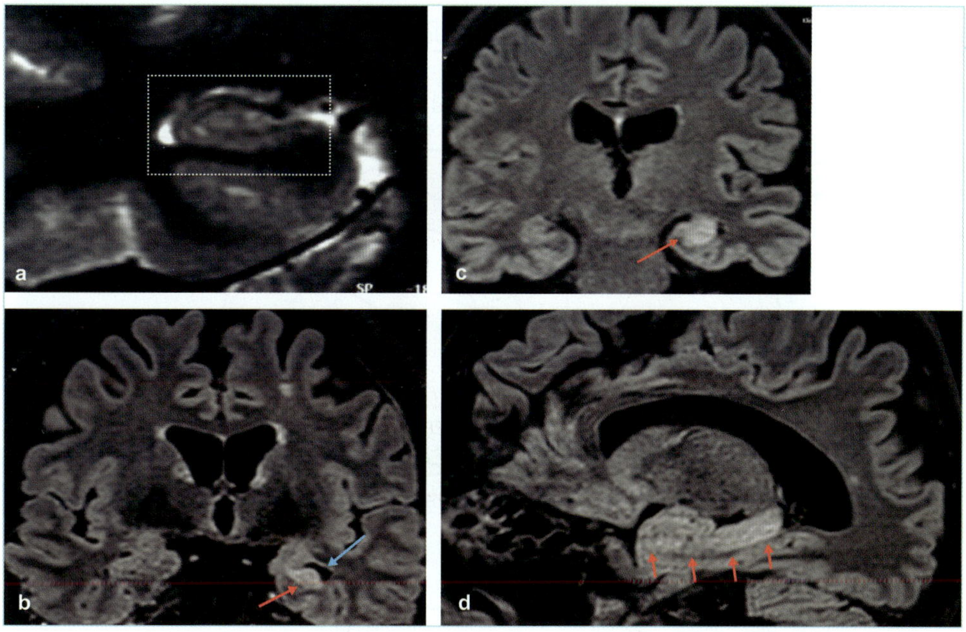

Abb. 3.3 Hippokampusformation in der MRT (T2-Gewichtung). a Normalbefund eines rechten Hippokampus in einer koronaren, temporal angulierten MRT (d. h. orthogonal zum Hippokampus), die Hippokampusformation ist im gestrichelten Kasten dargestellt; man sieht sehr gut die intakte Binnenstruktur. **b** Hippokampussklerose links (roter Pfeil) und erweitertes Vorderhorn des Seitenventrikels (als Ausdruck der Atrophie, blauer Pfeil) in einer koronaren MRT als typische Befunde bei einem Patienten mit Temporallappenepilepsie. **c, d** Patientin mit einer limbischen Enzephalitis (LGI1-Antikörper im Serum und im Liquor positiv); in der koronaren MRT (c) sieht man eine Signalanhebung und eine Schwellung der linken Hippokampusformation (roter Pfeil) mit Kontrastmittelanreicherung (nicht abgebildet), in der sagittalen MRT (d) ist die Ausdehnung der Signalanhebung in den dorsalen Anteilen der Hippokampusformation (rote Pfeile) zu erkennen. [T534]

ABB. 3.3

Auch chronische Entzündungen durch Autoimmunerkrankungen – wie die Rasmussen- oder die limbische Enzephalitis – können Epilepsien verursachen. Die limbischen Enzephalitiden bilden eine zunehmend wichtige Untergruppe, da sie immer häufiger erkannt und spezifisch immunmodulatorisch behandelt werden. Sie gehen mit einer Antikörperproduktion gegen bestimmte hirneigene Proteine einher (z. B. NMDA- oder GABA-Rezeptoren, oder das LGI1 („leucin-rich glioma-inactivated protein") und können häufig zu Hippokampussklerosen führen (➤ Abb. 3.3).

Die Latenz vom Auftreten einer Läsion bis zur Manifestation epileptischer Anfälle ist sehr unterschiedlich. So kann es wenige Monate oder erst Jahre oder Jahrzehnte nach einem Schädel-Hirn-Trauma oder einem Schlaganfall zu epileptischen Anfällen kommen. Je nach Ort der Veränderungen entwickeln sich dann typische Epilepsiesyndrome mit entsprechender Anfallssemiologie (➤ Abb. 3.4). Deshalb werden die Epilepsien im Folgenden nach Hirnlappen separat behandelt.

Temporallappenepilepsie

Die Schläfenlappenepilepsien machen bis zu 40 % der fokalen Epilepsien aus und sind damit die häufigste Form. Häufig findet sich eine Hippokampussklerose (➤ Abb. 3.3). Diese kann sowohl die primäre Anfallsursache sein, aber auch sekundär durch Anfälle in anderen Hirnregionen mit Ausbreitung (Propagation) in den Temporallappen entstehen und dann später selbst (zusätzlich) anfallsauslösend werden. Bei den Symptomen einer mesialen Temporallappenepilepsie sind bewusst erlebte autonome Anfälle (früher: epigastrische Auren) und nicht bewusst erlebte, kognitive Anfälle mit Automatismen am häufigsten. Bei den lateralen Temporallappenepilepsien kommen andere Symptome, wie akustische Halluzinationen, hinzu, die übrigen Charakteristika gelten aber auch für diese Formen.

Temporallappenepilepsie: häufigste fokale Epilepsie, oft mit einer Sklerose des Hippokampus. Es finden sich bewusste (z. B. epigastrische, Déjà-vu- oder psychische Auren) und nicht bewusste Anfallstypen (z. B. orolimentäre Automatismen, „Verharren"). Eine sekundäre Generalisierung und postiktale Verwirrung sind möglich.

Lerntipp: Temporallappenepilepsien werden gerne gefragt!

Bei Temporallappenepilepsien kommen u. a. vor:

- bewusst erlebte Anfälle
  - autonome gastrointestinale Anfälle (epigastrische Auren): Unwohlsein, Wärme oder Kribbelgefühl, das in der Magengegend beginnt und dann aufsteigt
  - kognitive Anfälle (Déjà-vu-Auren): Patienten erleben eine neue Situation, als ob sie sie schon einmal erlebt hätten, obwohl ihnen bewusst ist, dass sie so zum ersten Mal stattfindet
  - emotionale Anfälle: z. B. Angstgefühle

ABB. 3.4

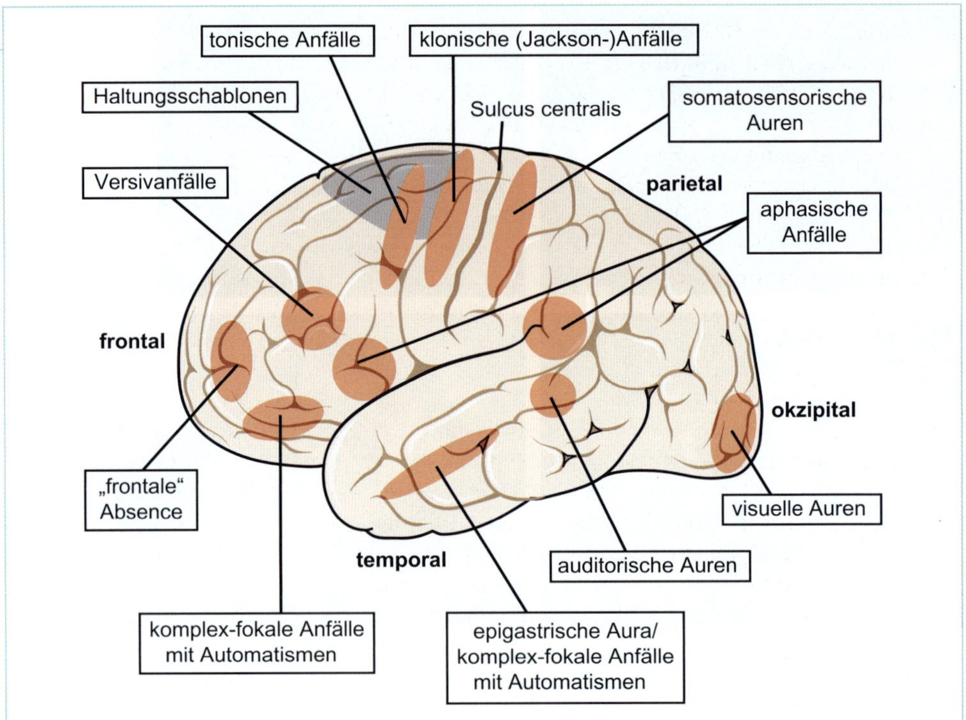

Abb. 3.4 Anfallstypen (Semiologie) und betroffene Hirnregion. Dargestellt ist die topografische Zuordnung von Anfällen bestimmter Semiologie. Eine Aphasie betrifft die dominante Hemisphäre des Patienten. [L126]

  - halluzinatorische Symptome und Wahrnehmungsstörung: unangenehmer Geruch (olfaktorische Aura) oder Geschmack (gustatorische Aura), kleinere oder größere Wahrnehmungen der Umgebung (Mikropsie/Makropsie)
- nicht bewusst erlebte Anfälle
  - unterschiedlich ausgeprägte Bewusstseinsstörung, von veränderter Wahrnehmung der Umgebung, ohne selbst reagieren zu können, bis hin zu vollständiger Amnesie, häufig „starrer Blick"
  - autonome Störungen mit Blässe, Tachykardie oder Hyperventilation
  - oroalimentäre oder gestische Automatismen wie Schmatzen, Lecken, Schlucken, Nesteln, Reiben (Extremitäten-Automatismen insbesondere der ipsilateralen Hand), auch komplexere Handlungen wie Entkleiden oder Herumlaufen
  - dystone Fehlhaltung der kontralateralen Hand
- Symptome im Verlauf
  - bei weiterer Ausbreitung Versivbewegung zur kontralateralen Seite und sekundäre Generalisierung
  - meist postiktuale Verwirrung, Aphasie bei Anfällen der dominanten Hemisphäre

FALL Eine 25-jährige Patientin mit Anfällen seit der frühen Kindheit wurde bisher mit Phenytoin, Valproat und zuletzt Carbamazepin behandelt. Zuletzt hatte sie zusätzlich Levetiracetam erhalten, worunter sich die monatliche Anfallsfrequenz von 5 auf 2/Monat verringert hatte, die Patientin aber nicht anfallsfrei war. Aktuell nimmt sie 1.200 mg/d Carbamazepin und 2.000 mg/d Levetiracetam und klagt darunter über eine chronische Müdigkeit. Die cMRT ist bisher unauffällig. Nach der Umstellung von Carbamazepin auf Lamotrigin (400 mg/d) fühlt sich die Patientin „wie neu geboren", hat jedoch weiterhin 2 Anfälle/Monat.
Anamnese und Fremdanamnese ergeben typische autonome und kognitive Anfälle mit Automatismen, die sich im Video-EEG-Monitoring bestätigen lassen. Im EEG sind häufige interiktuale Spikes und ein Anfallsmuster links mesiotemporal zu erkennen. Die MRT ergibt eine Hippokampussklerose links (➤ Abb. 3.3).
Neuropsychologisch ist das verbale episodische Gedächtnis mäßig eingeschränkt.
Die Patientin wird über die Chancen und Risiken eines epilepsiechirurgischen Eingriffs mit selektiver Amygdalahippokampektomie links aufgeklärt. Sie wünscht diesen Eingriff und möchte beide – jetzt gut verträglichen – Medikamente zunächst beibehalten. Die Operation bringt Anfallsfreiheit, das subjektive Gedächtnis ist nicht verändert, neuropsychologisch zeigt sich eine geringe Verschlechterung.

Frontallappenepilepsie: sehr variable Anfälle, meist kurzer Verlauf und schnelle Reorientierung; häufig sekundäre Generalisierung; je nach Lage des Fokus → z. B. Automatismen, „frontale Absencen", Kopf- und Blickwendung zur Gegenseite oder motorische Symptome (s. a. ➤ Abb. 3.4).

Frontallappenepilepsie

Die Frontallappen machen etwa 50 % der Hirnoberfläche aus – entsprechend vielfältig gestaltet sich die Semiologie frontal generierter Anfälle. Allgemein gilt, dass Frontallappenanfälle im Vergleich zu Tempo-

rallappenanfällen kürzer andauern, rascher generalisieren und mit einer rascheren Reorientierung einhergehen. Häufig treten die Anfälle nachts aus dem Schlaf heraus auf. Aufgrund der kurzen Verbindung zur kontralateralen Hemisphäre können mittelliniennah generierte Anfälle klinisch wie primär generalisierte Anfälle aussehen, d. h. ohne fokale Einleitung. Auch im EEG können die epilepsietypischen Potenziale ein beidseitiges frontales Maximum aufweisen („bilaterale Synchronie"), obwohl die Anfälle von einer Seite ausgehen (Differenzialdiagnose primär generalisierter Anfälle!).
Je nach Ursprungsort ergibt sich folgendes Bild (➤ Abb. 3.4):

- Anfälle in der *frontoorbitalen Region* können Temporallappenanfällen ähnlich sehen; häufig sind Automatismen, Verharren oder olfaktorische Auren.
- Bei Anfällen in der *frontopolaren Region* sind kurze Abwesenheiten, die wie Absencen ablaufen, typisch („frontale Absencen").
- Anfälle im *primären Motorkortex* (Gyrus precentralis, M1) führen zu klonischen Anfällen der entsprechenden Körperregion.
- Anfälle im *prämotorischen Kortex* gehen mit einer tonischen Verkrampfung der entsprechenden Körperregion einher, sekundär ist dann häufig eine Ausbreitung in den primären Motorkortex mit Kloni.
- In der *supplementären motorischen Area (SMA)* entstehen tonische Anfälle mit typischen Haltungsschablonen, z. B. in Form einer beidseitigen langsamen Armhebung oder asymmetrischen Fechterstellung (ein Arm wird angehoben, ein anderer nach unten weggestreckt); zudem kann es zu Spracharrest oder auch Tonusverlust mit Sturzanfällen kommen.
- Bei Anfällen im *lateralen Frontallappen* sind eine motorische Aphasie (dominante Hemisphäre) oder Versivbewegungen der Augen und des Kopfes zur Gegenseite kennzeichnend.
- Anfälle in der *frontomesialen Region oder Konvexität* führen zu hypermotorischen Anfällen mit z. T. sehr heftigen komplexen Bewegungsmustern.

Parietallappenepilepsie

Anfälle, die vom Scheitellappen ausgehen, sind durch sensorische oder visuelle Phänomene gekennzeichnet:

- Bei Entstehung in der primären sensorischen Rinde des Gyrus postcentralis (S1) entwickeln sich Parästhesien in der entsprechenden Körperregion, die sich ähnlich wie klonische Anfälle ausbreiten können (sensible Jackson-Anfälle mit „march"); es können auch lokalisierte Schmerzen auftreten.
- Weiter nach okzipital gelegene Anfallsherde rufen komplexere sensible Phänomene hervor.
- Bei Herden in der S2-Region (supplementär-sensorisch) im frontoparietalen Operkulum entsteht ein Kribbelgefühl einer gesamten Körperhälfte oder auch des gesamten Körpers.

Typische weitere Phänomene sind komplexe visuelle Wahrnehmungsstörungen, aphasische oder auch vestibuläre Symptome mit Drehschwindel und Übelkeit.

Parietallappenepilepsien: gemäß der Funktion dieses Areals → sensible Phänomene wie Kribbeln oder Sehstörungen; typisch: Ausbreitung der Symptomatik (Jackson-Anfälle mit „march")

Okzipitallappenepilepsie

Anfälle aus der primären Sehrinde sind durch einfache visuelle Halluzinationen wie Lichtblitze oder Punkte im kontralateralen Gesichtsfeld gekennzeichnet. Werden die Anfälle in den sekundären visuellen Arealen generiert, resultieren komplexere visuelle Phänomene, wie z. B. das Sehen eines oder mehrerer farbiger Punkte oder ganzer Figuren.

Okzipitallappenepilepsie: visuelle Positivphänomene (Lichtblitze, Farbensehen) oder auch komplexere Seheindrücke

3.1.1.3 Generalisierte Epilepsien und Syndrome: genetische generalisierte Epilepsien

Die genetischen (idiopathischen) generalisierten Epilepsien (GGE/IGE) sind die häufigsten erblichen Epilepsieformen und machen etwa 30 % aller Epilepsien aus. Ihre 4 häufigsten Typen (➤ Tab. 3.2) hängen genetisch eng zusammen. So kommen in betroffenen Familien häufig mehrere Formen vor, entweder auf mehrere Personen verteilt oder bei einem einzelnen Betroffenen. Die Syndrome sind durch einen charakteristischen Beginn und typische EEG-Veränderungen gekennzeichnet. Die Patienten sind in der Regel normal intelligent, genaue neuropsychologische Untersuchungen können jedoch manchmal kognitive Störungen nachweisen.

3.1.1.3 Generalisierte Epilepsien und Syndrome: genetische generalisierte Epilepsien

Kennzeichen der genetischen (idiopathischen) generalisierten Epilepsien (GGE/IGE) sind:

- häufigste erbliche Epilepsie (30 %)
- Diagnose durch Alter und EEG-Befund
- Intelligenz ist nicht zwangsläufig beeinträchtigt!

Kindliche Absence-Epilepsie (CAE)

Die Erkrankung beginnt zwischen dem 3. und 8. Lebensjahr, typischerweise im Einschulalter. Kennzeichnend sind häufige kurze Abwesenheiten (➤ Tab. 3.1), die bis zu 100-mal täglich auftreten (daher der frühere Begriff Pyknolepsie). Die alte Bezeichnung „Petit Mal" für Absencen und myoklonische Anfälle steht im Gegensatz zu „Grand Mal" für die generalisierten tonisch-klonischen Anfälle. Vom Jugend- bis zum Adoleszentenalter können bei der CAE myoklonische oder generalisierte tonisch-klonische Anfälle hinzutreten (s. EGTKA). Das EEG bei der CAE zeigt meist ein typisches Muster von regelmäßigen generalisierten ca. 3/s-Spike-Wave-Komplexen (➤ Abb. 3.8).

Kindliche Absence-Epilepsie: bis zu 100 geistige Abwesenheitszustände pro Tag, beginnt meist mit der Einschulung (3–8 Jahre); typisch: 3/s-Spike-Wave-Muster im EEG (häufig gefragt!); im Verlauf können myoklonische oder generalisierte Anfälle hinzukommen

Juvenile Absence-Epilepsie (JAE)

Die Anfälle äußern sich wie bei der CAE, jedoch treten sie seltener auf und beginnen erst um die Pubertät herum. Assoziierte myoklonische Anfälle und auch später auftretende generalisierte tonisch-klonische Anfälle sind bei der JAE häufiger als bei der CAE, die EEG-Veränderungen sind häufiger irregulär (unregelmäßiger).

Juvenile myoklonische Epilepsie (JME) und Epilepsie mit generalisierten tonisch-klonischen Anfällen in der Aufwachphase (EGTKA)

Der Beginn der JME liegt um die Pubertät. Charakteristisch sind beidseitige kurze Zuckungen in den Schultern und Armen, seltener sind auch die Beine oder sichtbar der ganze Körper involviert. Die Erkrankung wurde auch als Impulsiv-Petit-Mal bezeichnet, da charakteristischerweise bei diesen Anfällen morgens Gegenstände, wie eine Zahnbürste, weggeschleudert werden. Das Bewusstsein ist im Gegensatz zu Absencen erhalten. Die Zuckungen können isoliert einzeln oder wiederholt bis zu einer halben Stunde auftreten. Typisch ist das Auftreten in der Aufwachphase, nicht nur morgens, sondern auch nach einem Mittagsschlaf. Bei ca. 75 % der Fälle treten auch generalisierte tonisch-klonische Anfälle auf, ebenfalls typischerweise (aber nicht ausschließlich) in der Aufwachphase. Beide Anfallstypen werden provoziert durch Schlafentzug oder Alkoholgenuss am Vorabend. Charakteristisch für das EEG sind generalisierte Poly-Spikes oder Poly-Spike-Wave-Komplexe. Treten ausschließlich generalisierte tonisch-klonische Anfälle auf, spricht man von einer EGTKA.

3.1.1.4 Weitere Formen generalisierter oder fokaler Epilepsien unterschiedlicher Ursachen

West-Syndrom

Säuglinge mit West-Syndrom (Synonyme: Blitz-Nick-Salaam[BNS]-Anfälle, infantile Spasmen) erkranken um den 3.–7. Lebensmonat. Charakteristisch sind Myoklonien (blitzartige Verkrampfungen) und infantile Spasmen (tonische Verkrampfungen), die häufig in einer Beugebewegung des Kopfes und Rumpfes mit Zusammenklappen des Oberkörpers ablaufen, daher die Bezeichnung Blitz-Nick-Salaam-Anfälle. Charakteristisch im EEG ist eine sog. Hypsarrhythmie, die durch eine irreguläre Mischung von multifokaler und generalisierter epilepsietypischer Aktivität sowie langsamer Aktivität charakterisiert ist. Viele Patienten sind hemi- oder tetraplegisch und haben eine Mikrozephalie. Etwa zwei Drittel weisen ausgeprägte zerebrale Läsionen auf, z. B. Atrophien oder Hirnfehlbildungen. Eine Entwicklungsverzögerung und Intelligenzminderung findet sich bei über 90 %. Die Ursachen sind vielfältig, auch genetische oder metabolische Störungen und Infektionen sind neben den genannten strukturellen zerebralen Läsionen häufige Ursachen.

Lennox-Gastaut-Syndrom

Kennzeichnend sind myoklonisch-astatische und tonische Anfälle mit häufigen Stürzen, atypische Absencen mit Spike-Slow-Wave-Komplexen um 2–2,5/s sowie eine Entwicklungsverzögerung und Intelligenzminderung. Die Kinder erkranken im frühen Kleinkind- oder Einschulalter. Nicht selten entwickelt sich ein Lennox-Gastaut- aus einem West-Syndrom. Dementsprechend sind die Ursachen ähnlich vielfältig.

Entwicklungsassoziierte epileptische Enzephalopathien

Dies ist eine sehr heterogene Gruppe von meist schweren, therapieresistenten Epilepsien, die mit Entwicklungsstörungen, Autismus, Ataxie, Bewegungsstörungen u. a. Symptomen einhergehen können. Häufig entwickeln sich die Kinder zunächst normal, dann kommt es mit Beginn der Anfälle zu einem Einbruch. Die Ursachen sind genetisch, häufig sind Ionenkanal- oder synaptische Gene betroffen (➤ Kap. 3.1.5.1).

Durch die Entdeckung der Gendefekte gibt es zunehmend spezifische Behandlungsmöglichkeiten, die die Defekte umgehen oder korrigieren können, wie z. B. eine ketogene (sehr fettreiche) Diät, die bei einem Glukosetransporterdefekt (*GLUT1*-Defekt) der Blut-Hirn-Schranke Glukose als Energieträger des Gehirns umgeht und stattdessen Ketonkörper anbietet. Bei defekten Natriumkanälen ist die Gruppe der Natriumkanalblocker entweder gut wirksam, wenn der Gendefekt zu einer Überfunktion führt, oder nicht wirksam bzw. sogar kontraindiziert, wenn ein Funktionsverlust des betroffenen Natriumkanals vorliegt.

Viele Syndrome lassen sich klinisch unterscheiden. Sie haben z. T. homogene, oft aber auch sehr unterschiedliche genetische Ursachen. Neben dem West- und Lennox-Gastaut-Syndrom zählen hierzu u. a. das Dravet-Syndrom, das Doose-Syndrom, das Ohtahara-Syndrom, das Landau-Kleffner-Syndrom und der ESES (s. o.).

Studentische Sicht

Juvenile Absence-Epilepsie: seltener, beginnt in der Pubertät

Juvenile myoklonische Epilepsie: beidseitige schleudernde Bewegungen ohne Verlust des Bewusstseins, Anfälle häufig nach dem Aufwachen
Epilepsie mit ausschließlichen generalisierten tonisch-klonischen Anfällen (häufig in der Aufwachphase): ähnliche Klinik
Haupt-EEG-Merkmal beider Formen: generalisierte Poly-Spikes oder Poly-Spike-Wave-Komplexe

3.1.1.4 Weitere Formen generalisierter oder fokaler Epilepsien unterschiedlicher Ursachen

West-Syndrom:
- betrifft Säuglinge
- geht mit infantilen Spasmen (früher auch „Blitz-Nick-Salaam-Anfällen") einher, bei denen das Kind blitzartig nickt und die Arme zusammenführt
- typisches EEG-Merkmal → Hypsarrhythmie
- Ursachen sind unterschiedlich, meist Fehlbildungen und mentale Retardierung

Lennox-Gastaut-Syndrom:
- beginnt später im frühen Kleinkind- oder Einschulalter
- myoklonische/astatische und tonische Anfälle mit häufigen Stürzen
- EEG: Spike-Slow-Wave-Komplexe

Entwicklungsassoziierte epileptische Enzephalopathien:
- genetische Formen, die schwer verlaufen und schlecht zu therapieren sind, z. B. Dravet-, Doose-, Ohtahara-, Landau-Kleffner-Syndrom, ESES
- häufig Ionenkanal-Mutationen oder Mutationen synaptischer Gene
- zum Teil gezielte Behandlung des Defekts möglich

3.1.1.5 Spezielle Anfallsarten

Fieberkrämpfe

Fieberkrämpfe kommen zwischen dem 3. Lebensmonat und dem 5. Lebensjahr bei bis zu 5 % aller Kleinkinder mit z. T. familiärer Häufung vor. Ein Drittel aller Kinder erleidet mindestens 2 Fieberkrämpfe.

Semiologisch handelt es sich meist um generalisierte tonisch-klonische Anfälle oder abortive Formen derselben, die typischerweise im Fieberanstieg auftreten. Das Epilepsierisiko ist nach einfachen, einmaligen Fieberkrämpfen nicht erhöht, lediglich wenn fokale oder länger als 15 Minuten andauernde sog. komplizierte Fieberkrämpfe oder multiple Fieberkrämpfe auftreten. Fieberkrämpfe sind mit dem späteren Auftreten von idiopathischen generalisierten Epilepsien und Temporallappenepilepsien assoziiert.

Behandlungsbedürftig sind nur länger andauernde Fieberkrämpfe (rektale Applikation von Diazepam oder bukkal appliziertes Midazolam).

Reflexepilepsien

Reflexepilepsien sind seltene Epilepsiesyndrome, bei denen Anfälle durch für jeden Patienten spezifische Auslöser hervorgerufen werden. Am häufigsten sind fotosensible Anfälle, die durch Flackerlicht, z. B. in einer Diskothek oder durch das Entlangfahren an einer Baumallee, ausgelöst werden können. Die Anfälle folgen den Lichtreizen unmittelbar. Ein Discobesuch am Abend, der am nächsten Morgen zu Anfällen führt, ist in der Regel durch Schlafentzug oder Alkoholgenuss und nicht durch Flackerlicht am Vorabend bedingt. Die Fotosensibilität kann im EEG durch epilepsietypische Aktivität bei Fotostimulation mit definierten Frequenzen nachgewiesen werden. Häufig sind eine familiäre Häufung und die Kombination mit GGE (bis zu 40 % bei JME).

Weitere mögliche Trigger sind langes Lesen (primäre Leseepilepsie), Rechnen, taktile Reize, Schrecksituationen oder auch ganz spezifische Auslöser wie das Hören bestimmter Musikstücke.

Akut symptomatische Anfälle

Akut symptomatische Anfälle (z. T. auch als Gelegenheitsanfälle bezeichnet) treten bei bis zu 5 % aller Menschen im Verlauf ihres Lebens auf. Es handelt sich um Anfälle, für die ausschließlich ein geeigneter Auslöser verantwortlich gemacht werden kann, ohne andere Hinweise auf eine zugrunde liegende Hirnschädigung. Klinischer Befund, EEG und MRT nach dem Anfall sind also normal. Typische Auslöser sind exzessiver Schlafentzug, besonders in Verbindung mit vermehrtem Alkoholkonsum am Vorabend, Hypoglykämie und Elektrolytverschiebungen, wie Hyponatriämie, aber auch akute zerebrale Ischämien oder Sinus-Venen-Thrombosen, die nicht länger als 7 Tage bestehen (danach steigt das Risiko, dass der Anfall den Beginn einer Epilepsie darstellt).

Akut symptomatische Anfälle sind nicht medikamentös behandlungsbedürftig, da das Rezidivrisiko bei Ausschalten der Ursachen gering ist. Semiologisch handelt es sich häufig um generalisierte tonisch-klonische Anfälle, bei akuten fokalen Hirnläsionen, wie einer Ischämie, aber auch um fokale Anfälle.

Status epilepticus

Ein Status epilepticus ist definiert durch eine kontinuierliche Anfallsaktivität, die länger als 5 Minuten andauert. Ferner werden auch Serien von epileptischen Anfällen, zwischen denen der Patient das Bewusstsein nicht wiedererlangt, aufgrund der Dringlichkeit der Behandlung als Status epilepticus bezeichnet.
Man unterscheidet folgende Subformen:

- Status epilepticus generalisierter/bilateraler tonisch-klonischer Anfälle: akuter medizinischer Notfall (Mortalität von ca. 20 % [5–50 % in verschiedenen Erhebungen])
- nichtkonvulsiver Status epilepticus: meist ohne motorische Symptome, manchmal kommt es zu Unruhe oder stereotypen Verhaltensweisen (Automatismen)
- Status epilepticus bewusst erlebter fokaler Anfälle: Persistenz typischer Anfallssymptome wie klonische Symptome einer Extremität, die bei Läsionen in der Zentralregion oder der Rasmussen-Enzephalitis auftreten können und auch als Epilepsia partialis continua bezeichnet werden
- Absence-Status-epilepticus: ist nur durch das EEG vom nichtkonvulsiven Status abzugrenzen, das dann typische 3/s-Spike-Wave-Muster zeigt.

Nichtkonvulsive Status epileptici sind eine wichtige Differenzialdiagnose unklarer Bewusstseinsstörungen, bei denen deshalb, insbesondere bei Fehlen anderer Ursachen, immer ein EEG durchgeführt werden sollte. Das EEG zeigt häufig rhythmische epilepsietypische Entladungen, die Befunde können aber auch sehr subtil sein und nur eine irreguläre Verlangsamung aufweisen. Deshalb ist die Applikation von Benzodiazepinen während der EEG-Ableitung sowohl diagnostisch als auch therapeutisch sinnvoll. Allein klinisch, insbesondere nach längerer Bewusstlosigkeit und aufgrund der Sedierung durch die Benzodia-

3.1.1.5 Spezielle Anfallsarten

Fieberkrämpfe: Sie sind sehr häufig (5 % der Kinder zwischen 3 Monaten und 5 Jahren!). Es besteht eine familiäre Häufung, meist treten generalisierte tonisch-klonische Anfälle auf. Das Risiko einer bleibenden Epilepsie ist nur bei fokalen und > 15 min dauernden Anfällen erhöht. Anfallssuppressive Therapie nur bei anhaltenden Anfällen.

Reflexepilepsien: Anfälle werden durch bestimmte Reize getriggert wie z. B. flackernde Lichter (Disco). Nicht zu verwechseln mit provozierten Anfällen bei Schlafentzug oder Alkoholkrankheit!

Akut symptomatische Anfälle: Die Lebenszeitprävalenz beträgt 5 %. Es besteht keine andere zugrunde liegende Pathologie als der Provokationsfaktor (Alkoholentzug, Hypoglykämie, Elektrolytstörung, akute Ischämie, Sinus-Venen-Thrombose) → keine Therapieindikation, kein Rezidivrisiko

Status epilepticus:
- epileptische Anfälle > 5 min
- Anfallsserie ohne zwischenzeitliche Wiedererlangung des Bewusstseins
- nonkonvulsiv

Lerntipp: Ein Status epilepticus kann auch nichtkonvulsiv, d. h. ohne sichtbare motorische Symptome ablaufen. Daher ist es wichtig, bei unklarer Bewusstseinsstörung ein EEG durchzuführen!

zepine, ist es nur selten möglich, das Durchbrechen des Status nachzuweisen, da die Patienten meist erst sehr viel später wieder (vollständig) das Bewusstsein erlangen.

3.1.1.6 Aus Patientensicht

Fahrtauglichkeit nach epileptischem Anfall oder bei Epilepsie:

- bei Epilepsie: nach einem 1 Jahr Anfallsfreiheit oder nur einfach-fokale Anfälle, die Fahrtauglichkeit nicht beeinflussen
- erster, unprovozierter Anfall: Fahruntauglichkeit für 6 Monate
- symptomatischer Anfall: Fahruntauglichkeit für 3 Monate

3.1.1.6 Aus Patientensicht

Leben mit Epilepsie Die meisten Epilepsiepatienten können heute ein normales oder fast normales Leben führen, was die Familienplanung und Wahl eines passenden Berufs einschließt. Einschränkungen sollten nur dann gemacht werden, wenn der Patient selbst oder andere Personen gefährdet sind.

Anfallskalender Ein Anfallskalender dient der Dokumentation von Anfällen und sollte auch Nebenwirkungen und Änderungen der Medikamente aufzeichnen, um z. B. unnötig hohe Dosierungen von Medikamenten zu vermeiden.

Einschränkungen Menschen mit Epilepsie können sich selbst oder andere durch Anfälle, besonders bei begleitenden Bewusstseinsstörungen, gefährden. Deshalb sollten sie im Fall unkontrollierter Anfälle nicht auf Leitern steigen, schwimmen, alleine baden, an laufenden Maschinen arbeiten oder Auto fahren.

Führerschein Patienten mit Epilepsie dürfen nur Auto (Pkw, Führerscheingruppe 1) fahren, wenn seit mehr als einem Jahr keine oder nur einfach-fokale Anfälle auftreten, die die Reaktionsbereitschaft nicht einschränken, oder seit mehr als 3 Jahren ausschließlich schlafgebundene Anfälle. Fahruntauglichkeit für 6 Monate besteht nach einem ersten unprovozierten Anfall, wenn keine Auffälligkeiten im EEG oder MRT gefunden wurden, sowie für 3 Monate nach akut symptomatischen Anfällen/Gelegenheitsanfällen.

Berufliche Tätigkeiten Für die Beurteilung der beruflichen Möglichkeiten von Menschen mit Epilepsie gibt es von den Berufsgenossenschaften herausgegebene Empfehlungen. Die Arbeits- und Anfallssituation sollte individuell in Bezug auf Eigen- und Fremdgefährdung beurteilt werden, ggf. sind Arbeitsplatzbegehungen durchzuführen. Für junge Epilepsiepatienten, die einen Ausbildungsplatz suchen und nicht anfallsfrei sind, gilt, dass Arbeitstätigkeiten an ungeschützten Maschinen und in der Höhe (Leitern, Gerüste, Dächer) zu vermeiden sind. Zudem sind Einschränkungen bei Nachtarbeit (sofern Anfälle durch Schlafentzug provoziert werden) oder bei der Betreuung von hilfsbedürftigen Personen zu beachten.

Mortalität und SUDEP Menschen mit Epilepsie haben ein gegenüber der Normalbevölkerung 2- bis 3-fach erhöhtes Mortalitätsrisiko. Ursachen sind die Grunderkrankung, Verletzung oder Ertrinken durch Anfälle, Suizid und der sog. SUDEP („sudden unexpected death in epilepsy patients", plötzlicher unerwarteter Tod von Epilepsiepatienten). Beim SUDEP wird eine zentrale kardiorespiratorische Regulationsstörung als Ursache angenommen, die durch Anfälle ausgelöst wird.

KOMMUNIKATIONSKOMPETENZ

KOMMUNIKATIONSKOMPETENZ Bei der Erstdiagnose und/oder Erstkontakt zum Patienten mit Epilepsie ist es zur Sicherstellung des Therapieerfolgs von entscheidender Bedeutung, dass der Patient die Hintergründe seiner Erkrankung versteht und die Einführung der entsprechenden Therapie mitentscheidet. Sollte dies nicht gewährleistet sein, z. B. bei Patienten mit Intelligenzstörungen oder nicht ausreichender Sprachkompetenz, sollten z. B. Familienangehörige in die Gespräche miteinbezogen werden oder verschiedene Übersetzungsmethoden zur Anwendung kommen. Dabei ist es ebenfalls wichtig, eventuelle Konsequenzen der Erkrankung anzusprechen. Dies betrifft z. B. eine mögliche Selbstgefährdung, den Ausschluss einer Fremdgefährdung, die Sicherheit am Arbeitsplatz oder die Berufswahl.

3.1.2 Diagnostik

3.1.2.1 Anamnese

Essenzieller Teil der Diagnostik ist eine genaue **(Fremd-)Anamnese** oder auch Videoaufzeichnung der Anfallssemiologie.

3.1.2.2 Elektroenzephalografie (EEG)

- Routine-EEG (20 min) mit Aktivierung, Hyperventilation und Fotostimulation
- Langzeit-EEG, EEG nach Schlafentzug, Video-EEG

3.1.2 Diagnostik

3.1.2.1 Anamnese

(Fremd-)Anamnese Epileptische Anfälle werden meist nicht vom Arzt selbst beobachtet. Daher ist die Schilderung der Anfallssymptome durch den Patienten, soweit er diese miterlebt, und durch Fremdbeobachter (Passanten, Angehörige, Freunde, Arbeitskollegen) besonders wichtig. Sehr hilfreich ist die spontane Aufzeichnung von Anfällen auf Video mit Mobiltelefonen.

3.1.2.2 Elektroenzephalografie (EEG)

Das Elektroenzephalogramm (EEG) bildet Potenzialschwankungen des Gehirns ab, die sich aus kortikalen Feldpotenzialen zusammensetzen. Ein Verstärker misst die Potenzialdifferenz zwischen 2 Elektroden und zeichnet ihren Zeitverlauf auf. Durch eine definierte Anordnung der EEG-Elektroden auf dem Kopf (10–20-System, s. u.) können die Veränderungen bestimmten Hirnregionen zugeordnet werden. Ein einzelnes EEG zeigt beim wachen Patienten nur in 20–30 % epilepsietypische Potenziale. Häufiger treten diese Potenziale während oberflächlicher Schlafstadien auf, sodass EEGs nach Schlafentzug oder 24-Stunden-EEGs hilfreich sind.

Indikationen Das EEG sichert die Diagnose bei klinischem Verdacht auf Epilepsien und beim Status epilepticus (Indikation: unklare Bewusstseinsstörungen), kann zwischen generalisierten und fokalen epilepsietypischen Potenzialen unterscheiden, hilft, fokale Läsionen zu lokalisieren, erlaubt die Einordnung epileptischer Anfälle durch simultane Video- und EEG-Aufzeichnungen und die Abgrenzung gegenüber nichtepileptischen Anfällen.

Ableitung Die EEG-Elektroden werden nach dem 10–20-System auf dem Kopf platziert (> Abb. 3.5). Das **Routine-EEG** wird über 20 Minuten abgeleitet und beinhaltet die Aktivierung des Patienten und Provokationsmethoden:

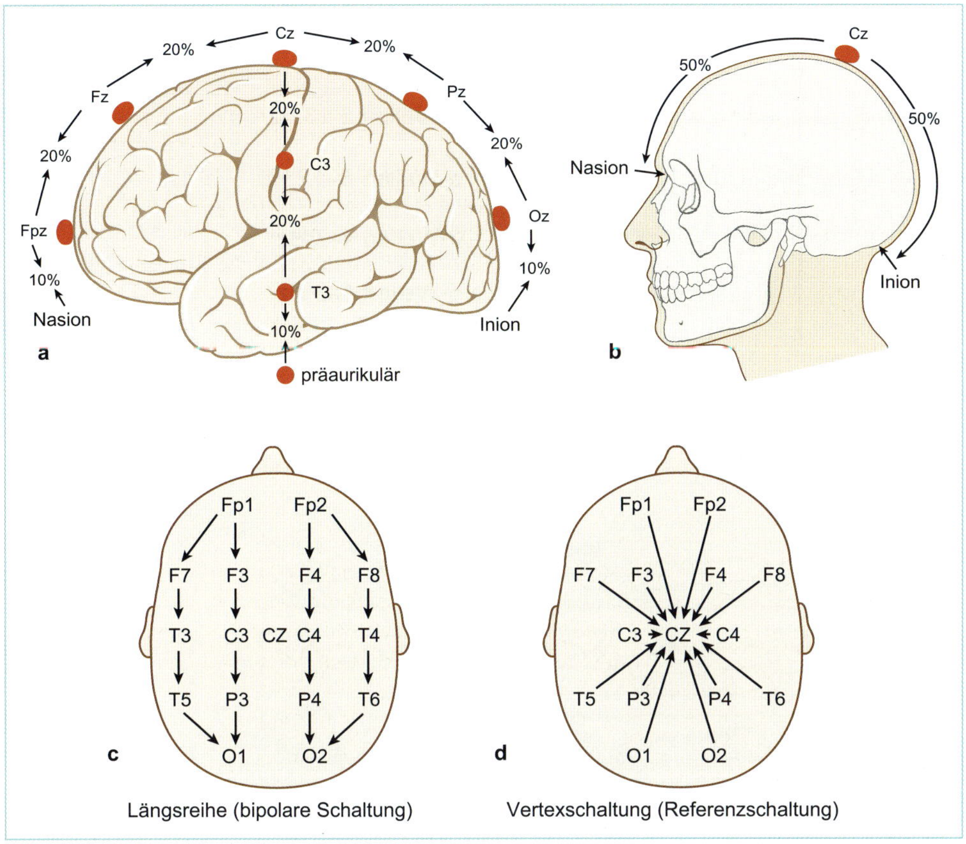

Abb. 3.5 EEG-Ableitung nach dem 10–20-System. a Die EEG-Elektroden werden auf der Kopfoberfläche nach dem 10–20-System positioniert. **b** Dabei wird zunächst die Strecke zwischen Nasion und Inion bestimmt und diese in 10- und 20-Prozent-Abschnitte aufgeteilt. In der zweiten Ebene wird die Strecke zwischen den 2 präaurikulären Punkten vermessen. Dadurch befindet sich jede Elektrode, unabhängig von der Kopfgröße, immer an der gleichen Position in Relation zum Gehirn. **c, d** Die EEG-Elektroden werden nach ihrer festgelegten Position und nach der jeweiligen Hemisphäre benannt, z. B. steht „F" für frontal, ungerade Zahlen für die linke und gerade Zahlen für die rechte Hemisphäre. „P4" bedeutet also rechts parietal. Die Verschaltung der Elektroden unterscheidet 2 grundlegende Möglichkeiten: die bipolare Schaltung, bei der nahe liegende Elektroden in Reihe verbunden werden (c), und die (monopolare) Referenzschaltung, bei der alle Elektroden jeweils mit der gleichen Elektrode (hier CZ) verschaltet werden (d). [L126]

- **Aktivierung:** Der Patient wird aufgefordert, mit geschlossenen Augen z. B. 3 Städte zu nennen oder rückwärts zu zählen. Dadurch kann man den Grundrhythmus korrekt nachweisen und eine pathologische von einer vigilanzbedingten Verlangsamung abgrenzen.
- **Hyperventilation (HV):** Während eines tiefen Ein- und Ausatmens über 5 min – und wenige Minuten danach – können – physiologische – generalisierte, auch rhythmische Verlangsamungen auftreten. Sie sind von generalisierten epilepsietypischen Potenzialen zu unterscheiden, die durch HV provoziert werden können.
- **Fotostimulation:** Der Patient wird Flackerlicht von 1–30 Hz bei geschlossenen Augen ausgesetzt. Das EEG wird dabei auf epilepsietypische Potenziale überprüft.

Durch ein **Langzeit-EEG** (mind. 24 h) wird der diagnostische Wert erhöht, da epilepsietypische Potenziale während oberflächlicher Schlafstadien gehäuft auftreten und beim Langzeit-EEG auch seltene epilepsietypische Potenziale erfasst werden. Wenn eine Ableitung über Nacht nicht möglich ist, kann ambulant ein EEG nach Schlafentzug durchgeführt werden, mit dem Ziel, dass die Patienten während des EEGs einschlafen.

Beim **Video-EEG-Monitoring** werden Anfälle mit EEG und Video gleichzeitig aufgezeichnet, meist über 3–14 Tage, um die Art der Anfälle (inkl. nichtepileptischer Anfälle) und den Anfallsursprungsort im Gehirn zu bestimmen.

Die im EEG gemessenen physiologischen Potenzialschwankungen werden als β-Wellen (> 13/s), α-Wellen (8–12/s), ϑ-Wellen (4–7/s) und δ-Wellen (1–3/s) bezeichnet (➤ Abb. 3.6). Normal ist ein bei Augenschluss im wachen, entspannten Zustand okzipital auftretender α-Rhythmus (➤ Abb. 3.7). Ab dem 8. Lebensjahr sollte ein Grundrhythmus von mindestens 8/s erreicht sein.

ABB. 3.6

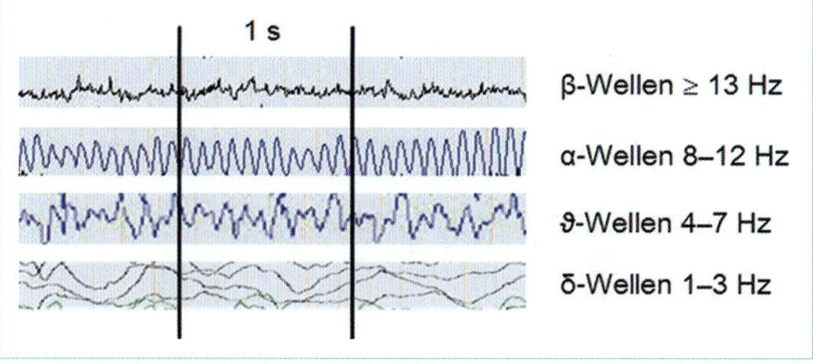

Abb. 3.6 Einteilung der EEG-Rhythmen nach ihrer Frequenz. Die EEG-Aktivität wird in 4 Frequenzbereiche eingeteilt. Der α-Rhythmus ist der okzipitale physiologische Grundrhythmus beim wachen Patienten mit geschlossenen Augen. β-Wellen werden bevorzugt frontal sichtbar und sind kontinuierlich vorhanden. ϑ- und δ-Wellen treten physiologisch beim Erwachsenen während Müdigkeit und Schlaf auf, bei kleinen Kindern auch in Wachphasen. [P1421]

ABB. 3.7

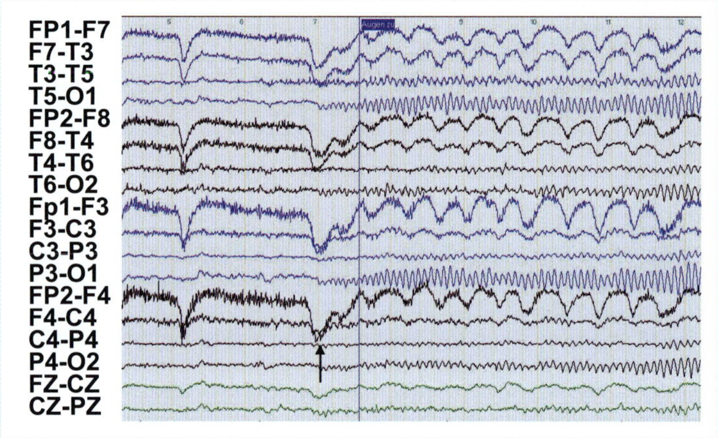

Abb. 3.7 Berger-Effekt. Der Berger-Effekt beschreibt die Blockade des okzipitalen α-Grundrhythmus durch Augenöffnen und den Übergang in β-Wellen. Umgekehrt führt das Schließen der Augen (Pfeil) zum α-Rhythmus. [P1421]

Pathologische Verlangsamungen des regulären EEG-Rhythmus, d. h. ϑ- oder δ-Wellen, können intermittierend oder kontinuierlich und regional (Herdbefund) oder generalisiert (diffus, Allgemeinveränderung) auftreten. Bei einer zerebralen Ischämie ist z. B. eine kontinuierliche Verlangsamung über dem Infarktareal typisch.

Bei **epilepsietypischen Potenzialen** unterscheidet man interiktuale (zwischen den Anfällen) von iktualen (während der Anfälle) und fokale (➤ Abb. 3.8b, c, e) von generalisierten (➤ Abb. 3.8a, d) Potenzialen:

- Spikes (Spitzen) und Sharp Waves (scharfe Wellen): negative Spitze und langsame Nachschwankung, Spike bis 70 ms, Sharp Wave 70–200 ms
- Polyspikes: mindestens 3 Spitzen hintereinander
- Spike-Wave-Komplexe: Spitzen und langsame Wellen mehrmals hintereinander

Bei den generalisierten Epilepsien korreliert die Häufigkeit epilepsietypischer Potenziale im EEG mit der Häufigkeit von Anfällen. Dies kann z. B. bei Absetzversuchen zur Abschätzung der Rezidivwahrscheinlichkeit verwendet werden. Es trifft für fokale Epilepsien in der Regel nicht zu.

MRT Mit der MRT ist es möglich, strukturelle Hirnveränderungen nachzuweisen, die für die Epilepsie auslösend sein können (epileptogene Läsionen). Sie sollte bei jedem Epilepsiepatienten im Lauf des Lebens wenigstens einmal durchgeführt werden. Bei der Anforderung einer MRT sollte der Neurologe dem Radiologen mitteilen, in welcher Hirnregion er den Anfallsursprung vermutet, damit diese Region beson-

Jeder Patient mit Epilepsie sollte im Verlauf eine **MRT** erhalten! Findet sich eine epileptogene Läsion, die als anfallsauslösend gilt, handelt es sich um eine strukturelle Epilepsie.

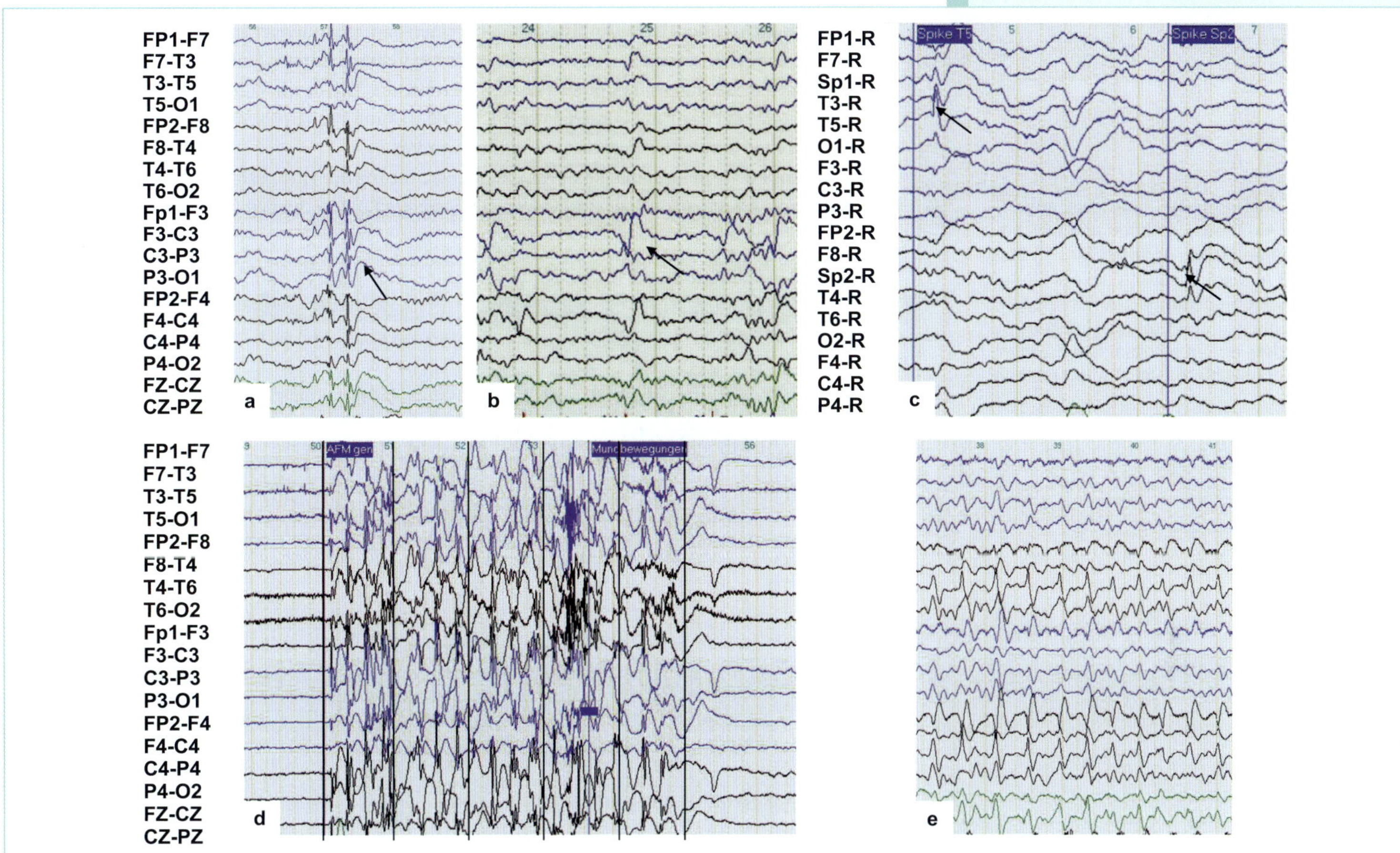

Abb. 3.8 Epilepsietypische Veränderungen. Epilepsietypische Potenziale können interiktual und iktual beobachtet werden, wobei je nach Verteilung fokale von generalisierten epilepsietypischen Potenzialen unterschieden werden. **a** Generalisierte Polyspikes mit frontalem Maximum (Pfeil) bei juveniler myoklonischer Epilepsie (interiktual). **b** Links zentrale epilepsietypische Potenziale (Pfeil) in einer interiktualen EEG-Ableitung. **c** Spikes interiktual fokal (Pfeile, hier links und rechts temporal bei Temporallappenepilepsie). **d** Generalisiertes Anfallsmuster in Form von typischen 3-Hz-Spike-Wave-Komplexen mit frontalem Maximum bei einer Absence (iktual). **e** Rechtshemisphärisches Anfallsmuster bei nichtkonvulsivem Status epilepticus (iktual). [P1421]

ders hochauflösend dargestellt werden kann. Da häufig sehr kleine Läsionen gesucht werden müssen, sind spezifische Sequenzen und Feinschichtungen notwendig.

MERKE Die wichtigsten Instrumente für die Diagnose einer Epilepsie sind die Anamnese und Fremdanamnese, gefolgt von EEG und MRT. Das Risiko, einen zweiten Anfall zu erleiden, ist bei Auffälligkeiten im EEG oder Nachweis einer epileptogenen Läsion in der MRT hoch. Deshalb kann in diesen Fällen bereits nach einem einmaligen epileptischen Anfall die Diagnose einer Epilepsie gestellt und entsprechend behandelt werden.

3.1.2.3 Weitere Diagnostik

Zur Lokalisierung eines epileptogenen Fokus können ferner in der prächirurgischen Epilepsiediagnostik (die vor einer operativen Behandlung einer Epilepsie durchgeführt wird, s. nichtmedikamentöse Therapien) z. B. die Positronenemissionstomografie (PET), die Single-Photon-Emission-Computed-Tomography (SPECT) und die Magnetenzephalografie (MEG) oder ein hochauflösendes EEG eingesetzt werden. Eine wichtige Rolle, vor allem in der prächirurgischen Diagnostik, spielt ferner die neuropsychologische Untersuchung, bei der gezielt spezifische Hirnfunktionen wie Gedächtnis, Aufmerksamkeit oder Verarbeitungsgeschwindigkeit untersucht werden.

3.1.3 Differenzialdiagnosen

Die beiden häufigsten Differenzialdiagnosen epileptischer Anfälle sind psychogene nichtepileptische Anfälle und Synkopen (➤ Tab. 3.4):

MERKE

Zur prächirurgischen Epilepsiediagnostik gehören noch weitere Methoden (PET, SPECT, hochauflösende EEGs, MEG, neuropsychologische Untersuchungen).

3.1.2.3 Weitere Diagnostik

3.1.3 Differenzialdiagnosen

DD epileptischer Anfälle sind vor allem psychogene nichtepileptische Anfälle, Synkopen, transiente Ischämien und die Migräne mit Aura. Ferner kommen noch REM-Schlaf-Störungen, die transiente globale Amnesie, Muskelkrämpfe und Vigilanzstörungen anderer Ursache in Betracht.

- **Psychogene nichtepileptische Anfälle** haben oft einen demonstrativen Charakter, dauern länger, gehen meist mit geschlossenen Augen einher und sind manchmal durch beruhigende Worte durchbrechbar. Im Zweifelsfall sollte immer versucht werden, die Anfälle im Video-EEG-Monitoring aufzuzeichnen. Ist die Art des Anfalls auch dann noch unklar, kann probatorisch anfallssuppressiv und bei Nichtansprechen psychotherapeutisch behandelt werden.
- Unter **Synkopen** versteht man eine durch eine kurze Störung der Hirnperfusion bedingte Bewusstseinsstörung. Es werden kardiale und vasovagale Synkopen unterschieden (➤ Kap. 3.3).

Lerntipp: Auf die Unterscheidung zwischen epileptischen Anfällen, Synkopen und psychogenen nichtepileptischen Anfällen wird im Studium viel Wert gelegt, da es sich um ein häufiges klinisches Problem handelt. Anhand der Symptomatik muss in der Notaufnahme entschieden werden, ob ein neurologisches, internistisches oder psychiatrisches Krankheitsbild vorliegt.

TAB. 3.4

Tab. 3.4 Differenzialdiagnose epileptischer Anfall, Synkope und dissoziativer Anfall.

Kriterium	Epileptischer Anfall	Synkope	Dissoziativer Anfall
Augen	offen	(halb)offen/verdreht → geschlossen	geschlossen
Verlauf	stereotyp, monophasisch; bei GTKA meist rhythmische Kloni über 30–60 s	präsynkopale Symptome → schlaffes Zusammensacken; evtl. irreguläre Kloni (meist < 15 s)	fluktuierende, an- und abschwellende Symptomatik über Minuten bis Stunden, bizarre Muster, demonstrativer Charakter
Reorientierung	Minuten bis Stunden; prompt bei Absencen und Frontallappenanfällen	in der Regel prompt	fluktuierend über Stunden möglich
Körperposition	alle Positionen	Stehen oder Sitzen; nur kardiale Synkopen auch im Liegen	alle Positionen
Schlaf	aus dem Schlaf heraus möglich	nur bei kardiogenen Synkopen aus dem Schlaf heraus möglich	nicht aus dem Schlaf heraus
Trigger	Schlafentzug, Alkoholgenuss am Vorabend	Orthostase	psychischer Stress, Umgebung von Personen

GTKA = generalisierter tonisch-klonischer Anfall

Weitere wichtige Differenzialdiagnosen (➤ Tab. 3.5) sind **transiente Ischämien,** die besonders bei älteren Patienten vorkommen, und die **Migräne mit Aura,** bei der sich die Symptome meist langsamer entwickeln und die häufig mit Kopfschmerzen einhergeht (➤ Kap. 2.4.1.2). Weitere mögliche Differenzialdiagnosen sind:

- REM-Schlaf-Verhaltensstörung bei älteren Patienten mit nächtlichen Anfällen (➤ Kap. 3.5)
- transiente globale Amnesie (TGA, ➤ Kap. 3.4)
- andere Ursachen für Muskelverkrampfungen wie die Tetanie (➤ Kap. 3.6.1) oder paroxysmale Bewegungsstörungen (➤ Kap. 3.6.3)
- alle Formen von Bewusstseinsstörungen in der Differenzialdiagnose des Status epilepticus, wie Basilaristhrombose, metabolische Störungen, kardiale oder respiratorische Probleme

TAB. 3.5

Tab. 3.5 Differenzialdiagnose epileptischer Anfall, transiente Ischämie (➤ Kap. 5.3.2.1) und Migräneaura (➤ Kap. 5.4).

Kriterium	Epileptischer Anfall	Transiente Ischämie	Migräneaura
Dauer	Sekunden bis Minuten	Minuten bis Stunden	10–30 Minuten
Symptomatik	• meist positive Symptome; typische Ausbreitung; primär sind aber auch negative Symptome möglich • Todd'sche Paresen und andere postiktuale Ausfallerscheinungen können Ischämien imitieren	• meist negative Symptome ohne Ausbreitung • auch Kribbelparästhesien und Ausbreitung möglich • epileptische Frühanfälle (akut symptomatische Anfälle) bedingt durch Ischämie möglich	• meist positive Symptome; überwiegend visuell, seltener sensorisch, motorisch, aphasisch • postiktuale Ausfallerscheinungen möglich

MERKE

MERKE Indirekte Zeichen, die für einen generalisierten tonisch-klonischen Anfall sprechen, sind lateraler Zungen- oder Wangenbiss, CK- und/oder Laktat-Erhöhung, Muskelkatergefühl für einige Tage danach, Enuresis und Enkopresis.

FALL Ein 68-jähriger Patient wird wegen morgendlicher vorübergehender Beinlähmung aufgenommen. Die kranielle CT ist zunächst unauffällig. Unter der Annahme einer transienten Ischämie wird eine entsprechende Therapie eingeleitet. Im Verlauf kommt es dann zu einem klonischen Anfall desselben Beins mit anschließender erneuter transienter Lähmung. Daraufhin wird eine Therapie mit Lamotrigin eingeleitet. In der cMRT wird der Verdacht auf einen Hirntumor geäußert, der durch eine Probebiopsie bestätigt wird.
KOMMENTAR Tatsächlich hatte der Patient nie eine Ischämie, sondern fokale Anfälle mit Todd'scher Parese aufgrund des rasch wachsenden Tumors im Sinne einer strukturellen fokalen Epilepsie.

3.1.4 Therapie

Das Ziel der Epilepsietherapie ist die Anfallsfreiheit unter Vermeidung von Nebenwirkungen. Hauptstandbein der Therapie sind anfallssuppressive Medikamente, die regelmäßig einzunehmen sind. Wenn die Anfälle dadurch nicht ausreichend zu kontrollieren sind, sollte bei den fokalen Epilepsien ein epilepsiechirurgischer Eingriff erwogen werden.

3.1.4 Therapie
Therapeutisch will man mit Medikamenten oder in 2. Linie epilepsiechirurgisch eine Anfallsfreiheit erreichen. Triggerfaktoren sollten gemieden werden!

3.1.4.1 Medikamentöse Therapie

3.1.4.1 Medikamentöse Therapie

Grundlagen

Mit Medikamenten können Anfälle unterdrückt werden, sie heilen aber die Epilepsie nicht, d. h., es handelt sich um eine symptomatische, keine kausale Therapie. Werden die anfallssuppressiven Medikamente (ASM) abgesetzt, ist die Rezidivgefahr dementsprechend hoch. Bei einigen selbstlimitierenden kindlichen Epilepsieformen, wie der Rolandischen Epilepsie oder der kindlichen Absence-Epilepsie, können die Medikamente jedoch im Verlauf der Erkrankung abgesetzt werden.

Grundlagen: Die medikamentöse Therapie mit anfallssuppressiven Medikamenten (ASM) heilt nicht, unterdrückt aber die Anfallsaktivität und sollte meist längerfristig (mindestens 2 Jahre) eingenommen werden. Bei manchen Epilepsiesyndromen ist nicht zwingend eine dauerhafte Therapie indiziert.

MERKE Etwa 70 % aller Epilepsiepatienten werden durch Medikamente anfallsfrei. Die anderen 30 % erleiden trotz der Therapie weitere Anfälle. Man spricht von einer Therapieresistenz, sobald 2 Medikamente einzeln oder in Kombination nicht ausreichend wirksam sind, weil dann die Chance, mit weiteren medikamentösen Therapieversuchen etwas zu erreichen, gering ist. Dann sollten Patienten an spezialisierte Zentren überwiesen werden, um andere therapeutische Möglichkeiten, insbesondere die eines epilepsiechirurgischen Eingriffs, zu prüfen.

MERKE

Beginn der Therapie Ob bereits nach einem ersten unprovozierten Anfall behandelt werden sollte, wird nach dem Rezidivrisiko und dem Willen des Patienten entschieden:

- Rezidivrisiko
  - meist > 60 % bei epilepsietypischen Potenzialen im EEG oder Läsionen in der MRT → ausreichend für die Diagnose einer Epilepsie → Therapie
  - deutlich niedriger bei einem einmaligen unprovozierten Anfall ohne Auffälligkeiten im EEG und in der MRT → meist keine Therapie
- Patientenwunsch: 2. Anfall unbedingt vermeiden (z. B. wegen Exposition in der Öffentlichkeit, Wichtigkeit des Führerscheins) → Therapie

Grundregeln Die 3 Grundregeln der medikamentösen Therapie sind:

- mit *einem* Medikament der 1. Wahl beginnen, das bis zur Anfallsfreiheit oder bis zu einer mittleren bis hohen Dosierung (maximal: Nebenwirkungsgrenze) weiter aufdosiert wird
- nicht wirksame Medikamente wieder absetzen und unwirksame hohe Dosierungen vermeiden (insbesondere bei Kombinationstherapien)
- solange keine Anfallsfreiheit erreicht ist, weitere verfügbare Optionen versuchen

Beginn: Eine Therapie bei einem erstmaligen Anfall sollte bei Auffälligkeiten in EEG oder MRT begonnen werden oder wenn der Patient dies wünscht.
Grundregeln:
- anfangs Monotherapie aufdosieren
- keine unwirksame Therapie fortführen
- Ziel ist die Anfallsfreiheit, ohne oder mit möglichst wenigen Nebenwirkungen

Pharma-Info anfallssuppressive Medikamente

Wirkungsmechanismus und Eigenschaften

Anfallssuppressive Medikamente (ASM)wirken zum einen auf Ionenkanäle – und senken dadurch die Erregbarkeit der neuronalen Zellmembran – oder sie beeinflussen die exzitatorische (glutamaterge) oder inhibitorische (GABAerge) synaptische Übertragung durch Wirkungen auf die Transmitterfreisetzung oder die postsynaptischen Rezeptoren. Typische Beispiele sind

- die Blockade spannungsgesteuerter Natriumkanäle, die Aktionspotenzialserien stoppt (z. B. Lamotrigin, Lacosamid, Eslicarbazepinacetat, Oxcarbazepin, Phenytoin),
- die Blockade von Kalziumkanälen, die rasches Feuern bei Depolarisation („bursting") verhindert (T-Typ-Kalziumkanal, z. B. Ethosuximid, Zonisamid) oder die präsynaptische Transmitterfreisetzung reduziert (P/Q-Typ-Kalziumkanäle: Pregabalin),

Anfallssuppressive Medikamente (ASM):
- beeinflussen Ionenkanäle → neuronale Erregbarkeit ↓
- beispielhaft werden Natrium- oder Kalziumkanäle blockiert, oder es wird die GABAerge oder glutamaterge Erregung moduliert
- einige ASM haben mehrere Angriffspunkte

Lerntipp: Die Namen und Wirkungsmechanismen der anfallssuppressiven Medikamente mögen auf den ersten Blick verwirrend erscheinen. Das IMPP und mündliche Prüfer konzentrieren sich insbesondere auf die richtige Medikamentenwahl für die jeweilige Epilepsieform und die Behandlung des akut lebensbedrohlichen Status epilepticus.

TAB. 3.6

- eine Verstärkung der GABAergen Hemmung (z. B. Phenobarbital/Primidon, Benzodiazepine) oder
- eine Verminderung der glutamatergen Erregung (z. B. Perampanel, Topiramat).

Einige Medikamente wirken dabei auch kombiniert, z. B. Valproat, Topiramat oder Zonisamid. Die Eigenschaften der klinisch wichtigsten ASM sind in ➤ Tab. 3.6 zusammengestellt.

Tab. 3.6 Klinisch wichtigste anfallssuppressive Medikamente (ASM) und ihre Eigenschaften.

ASM (Abkürzung)	Indikation	Dosierung (mg/d)	Wesentliche Nebenwirkungen	Besonderheiten
Brivaracetam (BRV)	ZT – FE	50–200	Müdigkeit, Gereiztheit	nicht mit LEV kombinieren
Cannabidiol (CBD)	ZT	5–20 mg/kg KG	Sedierung, Durchfälle, Verstopfung	nur für Dravet-Syndrom, Lennox-Gastaut-Syndrom und tuberöse Sklerose zugelassen
Carbamazepin (CBZ)	MT + ZT – FE	400–1.600	Enzyminduktion,Müdigkeit	wegen NW kein Mittel der 1. Wahl
Cenobamat (CNB)	ZT – FE	100–400 (langsame Eindosierung)	Wechselwirkungen mit LTG, PB, VPA; Schwindel; Sedierung	Exanthem-Gefahr bei schneller Eindosierung
Eslicarbazepinacetat (ESL)	MT + ZT – FE	800–1.600	Müdigkeit, Hyponatriämie	wegen Hyponatriämie Vermeidung bei Patienten > 60 Jahre
Ethosuximid (ESM)	MT – GGE	1.000–1.500	Übelkeit, Erbrechen	nur bei Absencen einzusetzen
Lacosamid (LCM)	MT + ZT – FE	200–400	Müdigkeit, Schwindel	EKG-Kontrollen indiziert bei Risiko von AV-Blöcken
Lamotrigin (LTG)	MT + ZT – FE, GGE	100–400	allergische Hautreaktionen (deshalb sehr langsame Aufdosierung notwendig: 25 mg/d alle 2 Wochen bis zur ersten Zieldosis)	Medikament der 1. Wahl bei FE und bei Personen, bei denen eine Konzeption nicht ausgeschlossen werden kann mit GGE, Verschlechterung von Myoklonien bei JME möglich
Levetiracetam (LEV)	MT + ZT – FE; ZT – GGE; SE	1.000–3.000	Müdigkeit, Gereiztheit	nicht mit BRV kombinieren
Oxcarbazepin (OXC)	MT + ZT – FE	600–2.400	Müdigkeit, Hyponatriämie	wegen Hyponatriämie Vermeidung bei Patienten > 60 Jahre
Perampanel (PER)	ZT – FE, GGE	4–12 (langsame Eindosierung), Einmalgabe abends	Müdigkeit, Schwindel, Gereiztheit	aufgrund der NW Einnahme abends vor dem Schlafgehen
Phenobarbital (PB)	MT + ZT – FE, GGE, SE	50–300 (Ziel-Spiegel 10–40 mg/L)	Konzentrationsstörungen, Sedierung, Enzyminduktion, Abhängigkeit	Primidon wird zu Phenobarbital verstoffwechselt und ist deshalb nicht gesondert aufgeführt
Phenytoin (PHT)	MT + ZT – FE, SE	200–300 (Ziel-Spiegel 5–20 mg/L)	Kleinhirnatrophie, Polyneuropathie, Gingivahyperplasie, Hirsutismus, Herzrhythmusstörungen, Enzyminduktion	wegen NW kaum noch zur Dauertherapie eingesetzt
Topiramat (TPM)	MT + ZT – FE, GGE	50–400	Parästhesien, Konzentrationsstörungen, Sprachstörung, Gewicht ↓	aufgrund der NW eher 2.–3. Wahl, bei Frauen nur im Fall hochwirksamer Empfängsnisverhütung
Valproat (VPA)	MT + ZT – FE, GGE, SE	600–2.000	Gewicht ↑, Haarausfall, Tremor, Embryopathie, Enyzminhibition	1. Wahl bei Patienten mit GGE, bei denen eine Konzeption sicher ausgeschlossen werden kann
Zonisamid (ZON)	MT + ZT – FE	100–500	Müdigkeit, Schwindel, Gewicht ↓	eher nicht kombinieren mit TPM

MT = Monotherapie, ZT = Zusatztherapie, FE = fokale Epilepsie, GGE = genetisch generalisierte Epilepsie, JME = juvenile myoklonische Epilepsie, NW = Nebenwirkungen

Nebenwirkungen

- allgemeine, zentralnervöse:
  - Müdigkeit, Abgeschlagenheit, Schwindel, Kopfschmerzen
  - Überdosierung: Gangunsicherheit, Doppelbilder, Schwindel und/oder Nystagmus (vor allem bei Natriumkanalblockern, s. o.); typischerweise ca. 1 h nach Tabletteneinnahme für 1–2 h, wenn der Serumspiegel am höchsten ist
- idiosynkratische:
  - Agranulozytose, Leberversagen, Hyponatriämie → regelmäßige Routinelaborkontrollen
  - allergische (Haut)Reaktionen (manchmal schwerwiegend)
- Ausmaß der Nebenwirkungen immer mit dem Rezidivrisiko bei einer Umstellung der Medikamente abwägen

Behandlung fokaler Epilepsien

Überblick

Bei den fokalen Epilepsien kann ein breites Spektrum an zugelassenen ASM eingesetzt werden. Bezüglich der Wirksamkeit unterscheiden sich die verschiedenen Substanzen nur unwesentlich. Das Nebenwirkungsprofil ist aber bei den ASM der neueren Generation z. T. deutlich besser, weshalb sie vermehrt zum Einsatz kommen sollten. Mittel der 1. Wahl bei fokalen Epilepsien in Monotherapie ist Lamotrigin. Kommt dieses Präparat nicht infrage (wie z. B. bei der Notwendigkeit der schnellen Eindosierung bei hoher Anfallsfrequenz, was aufgrund der erhöhten Exanthemgefahr bei schneller Eindosierung von Lamotrigin nicht möglich ist), kann Levetiracetam oder Lacosamid in Monotherapie eingesetzt werden. Weitere, alternative Präparate sind Eslicarbazepinacetat, Oxcarbazepin oder Zonisamid. Aufgrund des schlechteren Nebenwirkungsprofils sollten Carbamazepin, Topiramat, Phenobarbital, Phenytoin und Valproinsäure bei fokalen Epilepsien nicht primär in Monotherapie eingesetzt werden, sondern erst bei resistenten Anfällen zum Einsatz kommen.

Behandlung fokaler Epilepsien:
Überblick: 1. Wahl ist Lamotrigin in Monotherapie. Alternativ kommen Levetiracetam oder Lacosamid in Betracht, vor allem bei häufigen Anfällen. Weitere Möglichkeiten sind Eslicarbazepinacetat, Oxcarbazepin oder Zonisamid in Monotherapie.

Medikamente zur Monotherapie

Im folgenden Abschnitt werden nur exemplarisch Eigenschaften der genannten Präparate aufgeführt.

Carbamazepin Carbamazepin führt auch in niedrigen Dosierungen, insbesondere bei älteren Menschen, häufig zu Müdigkeit, was die Patienten oft nur in der Eingewöhnungsphase wahrnehmen; sie fühlen sich jedoch u. U. „wie neugeboren", wenn sie auf ein anderes Präparat umgestellt werden. Carbamazepin führt zur Enzyminduktion und ist daher bei anderen Medikamenten, die über die Leber abgebaut werden, ein Problem. Dies betrifft vor allem Frauen, die orale Antikonzeptiva einnehmen, ältere Menschen mit umfangreicher Komedikation (wie z. B. Phenprocoumon) und Tumorpatienten, die eine Chemotherapie benötigen (auch Jahre nach der Ersteinstellung!). Weitere Probleme sind das Risiko einer Hyponatriämie und die Störung des Knochenstoffwechsels, die zur Osteoporose führen kann.

Eslicarbazepinacetat und Oxcarbazepin Beide sind Modifikationen des Carbamazepins, die 90 % weniger Enzyminduktion aufweisen. Der wirksame Metabolit beider Substanzen ist Eslicarbazepin (10-OH-Carbamazepin). Oral verabreicht werden Oxcarbazepin oder Eslicarbazepinacetat. Oxcarbazepin ist sehr viel länger auf dem Markt und wird zur Monotherapie häufig eingesetzt. Ein wichtiger Nachteil beider Substanzen ist die Hyponatriämie, die insbesondere im Alter problematisch werden kann (deshalb bei Patienten > 60 Jahre vermeiden), insbesondere wenn zusätzlich noch ein Diuretikum gegeben wird.

Lacosamid Lacosamid ist auch als i. v. Formulierung verfügbar. Es handelt sich ebenfalls um einen Natriumkanalblocker. Wesentliche Nebenwirkungen sind Müdigkeit und Schwindel. Wird dieses Präparat eingesetzt, sollte zudem auf mögliche kardiale Rhythmusstörungen geachtet werden.

Lamotrigin Lamotrigin ist wahrscheinlich das nebenwirkungsärmste verfügbare ASM, wenn man von den allergischen Hautreaktionen absieht, die bei langsamer Eindosierung (s. u. bei generalisierten Epilepsien) jedoch selten sind. Es hat in niedriger Dosierung (bis 300 mg/d) kein erhöhtes Risiko für Fehlbildungen/Embryopathie und wird deshalb gerne bei Frauen im gebärfähigen Alter eingesetzt. Bei Kombinationstherapien muss beachtet werden, dass die Serumspiegel bei gleichzeitiger Gabe von Enzyminduktoren (Carbamazepin, Phenytoin, Barbiturate) im Durchschnitt etwa halbiert und bei Kombination mit Enzyminhibitoren (Valproat) verdoppelt werden. Auch in der Schwangerschaft kann der Serumspiegel stark sinken und sollte deshalb kontrolliert werden.

Levetiracetam Levetiracetam ist breit wirksam, einfach in der Handhabung, hat eine große therapeutische Breite und kann rasch eindosiert werden. Die häufig auftretende Müdigkeit besteht manchmal nur in der Eindosierungsphase, allerdings treten auch häufig Gereiztheit und Aggression sowie Depressionen und seltener auch Psychosen auf. Es ist sicher einsetzbar in der Schwangerschaft und ist zudem i. v. verfügbar. Bei Nebenwirkungen kann das Nachfolgepräparat Brivaracetam versucht werden.

Topiramat Topiramat ist ebenfalls breit und sehr gut wirksam, hat jedoch den Nachteil, nebenwirkungsreicher zu sein, wobei am häufigsten kognitive Nebenwirkungen (u. a. Wortfindungsstörungen), Parästhesien an Händen und Füßen sowie Gewichtsabnahme beobachtet werden.
Phenobarbital Dieses Präparat sollte in der Regel nicht als Monotherapeutikum bei fokalen Epilepsien eingesetzt werden, da es nicht nur sediert, sondern auch ein Abhängigkeitspotenzial hat. Die Abdosierung muss wegen des hohen Risikos von Anfallsserien und eines Status epilepticus sehr langsam erfolgen.
Phenytoin Phenytoin ist ein starker Enzyminduktor und hat langfristige Nebenwirkungen wie Schädigungen von Zahnfleisch und Kleinhirnatrophie. Es kommt häufig zu schwankenden Wirkspiegeln bis hin zu Überdosierungen, sodass Phenytoin allenfalls bei sonst therapierefaktären Patienten in Kombinationstherapie und bei Status epilepticus indiziert ist.
Valproat Ein Vorteil des Valproats ist, dass es i. v. gegeben werden kann, z. B. bei Eindosierung während eines nichtkonvulsiven Status epilepticus. Zu beachten ist jedoch die Enzyminhibition, die die Wirkspiegel begleitender Medikamente evtl. steigern kann (z. B. Cumarine). In der Dauertherapie hat Valproat ein breites Nebenwirkungsspektrum (Tremor, Gewichtszunahme, Haarausfall, seltener extrapyramidale oder zerebelläre Syndrome, erhöhtes Risiko für Embryopathie), das gegenüber anderen Medikamenten abgewogen werden sollte (s. u.).
Zonisamid Zonisamid ist ebenfalls breit und sehr gut wirksam, jedoch in Deutschland nur für fokale Epilepsien zugelassen. Wesentliche Nebenwirkungen sind Müdigkeit, Konzentrationsstörungen und Gewichtsabnahme.

Kombinationstherapien

Kombinationstherapien: Es sollten Medikamente mit unterschiedlichen Wirkmechanismen verwendet werden (geringere Nebenwirkungen).

Für Kombinationstherapien gilt, dass Präparate mit unterschiedlichen Wirkmechanismen aufgrund der Nebenwirkungen besser zu kombinieren sind. Beispielsweise ist es schwierig, 2 Natriumkanalblocker (Phenytoin, Carbamazepin, Oxcarbazepin/Eslicarbazepin, Lamotrigin, Lacosamid) zu kombinieren, da es häufig zu den typischen Nebenwirkungen dieser Substanzklasse (Schwindel, Gangunsicherheit, Doppelbilder) kommt. Ferner müssen Interaktionen, vor allem bezüglich der Enzyminduktion, beachtet werden.

Behandlung genetischer (idiopathischer) generalisierter Epilepsien (GGE)

Überblick

Behandlung idiopathischer/genetischer generalisierter Epilepsien (GGE): Viele ASM sind weniger wirksam. Vorzugsweise kommen Levetiracetam, Lamotrigin und Valproat zum Einsatz.

Es ist wichtig, die GGE klinisch zu erkennen, weil für sie eine besondere Behandlung erforderlich ist: Viele der verfügbaren ASM wirken nicht oder nicht ausreichend. Wenn nicht entschieden werden kann, ob es sich um eine generalisierte oder fokale Epilepsie (unklassifiziert) handelt, z. B., wenn im Adoleszentenalter generalisierte tonisch-klonische Anfälle ohne Prodromi auftreten und auch im EEG nicht eindeutig zwischen fokalen und generalisierten epilepsietypischen Potenzialen unterschieden werden kann, sollten bevorzugt Lamotrigin, Levetiracetam und Valproinsäure (Valproat bei Frauen nur, wenn eine Konzeption sicher ausgeschlossen werden kann) eingesetzt werden.

Bei klaren GGE ist das Mittel der 1. Wahl Valproat bei Patienten, bei denen eine Konzeption sicher ausgeschlossen ist. Alternativen sind Lamotrigin und Levetiracetam (nicht in Monotherapie bei GGE zugelassen) sowie Ethosuximid bei Absencen. Weitere Alternativen sind Topiramat (auch in Monotherapie, bei Frauen aber nur, wenn eine Konzeption sicher ausgeschlossen werden kann) sowie Perampanel und Lacosamid (Zusatztherapie bei generalisierten tonisch-klonischen Anfällen). Die meisten anderen ASM sind bei den GGE kontraindiziert, da sie die Anfälle verstärken können.

Medikamente

Lamotrigin Lamotrigin ist sehr gut verträglich, muss jedoch langsam eindosiert werden, weil sonst die Gefahr allergischer Hautausschläge bis hin zum Stevens-Johnson-Syndrom besteht. Deshalb wird erst nach 6 Wochen die erste Zieldosis von 100 mg/d erreicht. Ein weiterer Nachteil ist die relativ schlechtere Wirksamkeit bei generalisierten Anfällen (vor allem bei Absencen und myoklonischen Anfällen, Myoklonien bei JME können auch vermehrt auftreten), über die vor einer Behandlung aufgeklärt werden sollte. Insgesamt ist es jedoch ein sehr nebenwirkungsarmes und damit günstiges Medikament für die Langzeittherapie.
Levetiracetam Das Präparat ist ebenfalls breit wirksam, aber weiterhin nur für myoklonische und generalisierte tonisch-klonische Anfälle ab dem 12. Lebensjahr in Kombination und nicht in Monotherapie zugelassen (weitere Details s. o.).
Ethosuximid Ethosuximid ist eine gute Alternative bei Absence-Epilepsien, weil es weniger Nebenwirkungen verursacht als Valproat. Es kann auch gegen myoklonische Anfälle helfen, die Wirksamkeit bei generalisierten tonisch-klonischen Anfällen ist jedoch sehr eingeschränkt, weshalb es dafür nicht zugelassen ist.
Valproat Valproat ist bei genetischen generalisierten Epilepsien am besten wirksam, einfach zu handhaben und rasch einzudosieren, hat aber Nebenwirkungen, die auch im anzustrebenden Niedrigdosisbe-

reich bis 1.000 mg/d auftreten können: Gewichtszunahme (durch Appetitsteigerung), Tremor, Haarausfall, dosisabhängige Teratogenität und (bei > 1.000 mg/d) Beeinträchtigung der Intelligenzentwicklung von Kindern im Mutterleib. Seltenere Nebenwirkungen sind toxisches Leberversagen oder die Valproat-induzierte Enzephalopathie. Bei mitochondrialen Erkrankungen sollte Valproat nicht verabreicht werden, weil gehäuft toxische Leberschädigungen auftreten.

Topiramat Topiramat ist auch zur Monotherapie zugelassen, hat jedoch den Nachteil relativ häufiger Nebenwirkungen (s. o.). Die Gewichtsabnahme kann bei stark übergewichtigen Patienten allerdings erwünscht sein, weshalb es hier als Ersttherapie eingesetzt werden kann.

Zonisamid, Perampanel und Lacosamid sind ebenfalls wirksam. Zonisamid ist in Japan und den USA für GGE zugelassen, nicht aber in Europa. Perampanel und Lacosamid sind für die Zusatztherapie bei generalisierten tonisch-klonischen Anfällen in Europa zugelassen. Perampanel ist auch bei Myoklonien hilfreich (eigene und publizierte Erfahrungen ohne Zulassung).

Therapie des Status epilepticus

Status epilepticus Der generalisierte tonisch-klonische Status epilepticus ist ein medizinischer Notfall, der sofort i. v. medikamentös behandelt werden muss (➤ Abb. 3.9), da es zu einer zerebralen Hypoxie mit nachfolgender Hirnschädigung und zum Tod kommen kann. Mittel der Wahl sind Benzodiazepine, wobei Lorazepam am besten wirksam ist und deshalb bei Verfügbarkeit die 1. Wahl sein sollte. Alternativ können Diazepam, Clonazepam oder Midazolam eingesetzt werden. Bei Nichtwirksamkeit von Benzodiazepinen werden Levetiracetam, (Fos)Phenytoin oder Valproat gegeben. Bei Phenytoin sind der Abfall des Blutdrucks bei rascher Eindosierung, Hautnekrosen bei paravenöser Gabe und mögliche Herzrhythmusstörungen zu beachten, weshalb die Substanz nur unter Überwachungsbedingungen appliziert werden sollte. Valproat ist im Umgang einfacher, gerade bei älteren Patienten mit Herz-Kreislauf-Problemen. In dieser Stufe kann alternativ auch Lacosamid eindosiert werden. Hier ist das Risiko von Rhythmusstörungen zu beachten. Sollte der Status mit diesen Maßnahmen nicht durchbrochen werden können, kann direkt eine Narkose mit Midazolam, Propofol oder Thiopental eingeleitet werden, wobei die ersten beiden aufgrund der kurzen Halbwertszeit den Vorteil des rascheren Aufwachens nach der mindestens 12-stündigen Narkose haben. Dabei sollte EEG-überwacht ein sog. Burst-Suppression-Muster im EEG erreicht werden. In der Phase der Narkose sollte auch an andere Präparate als Off-Label-Therapie-Add-on gedacht werden, wie Perampanel, Topiramat und Zonisamid. Aber auch Phenobarbital sollte zur Anwendung kommen wie auch immunmodulatorische Präparate (z. B. Kortison), insbesondere bei autoimmunbedingter Erkrankung.

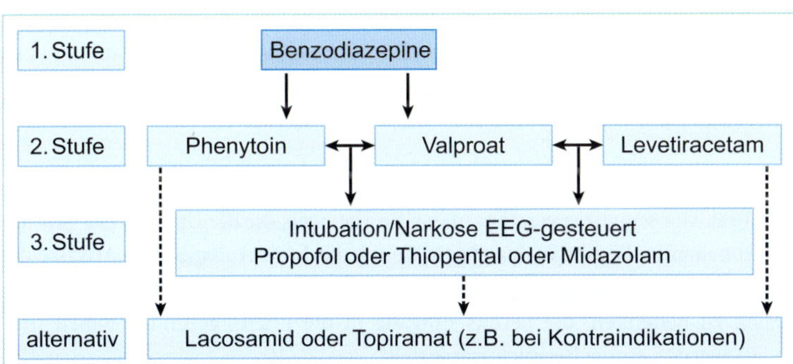

Abb. 3.9 Stufenschema zur Statusbehandlung. Stufe 1: Benzodiazepine (Lorazepam 1–2 mg oder Diazepam 5–10 mg) werden i. v. appliziert, was ggf. auch mehrfach wiederholt werden kann. **Stufe 2:** Bei persistierendem Status epilepticus sollten Levetiracetam (3 g/d), Phenytoin (20 mg/kg KG möglichst rasch je nach Indikation und Verträglichkeit) oder alternativ Valproat (1.200 mg als Bolus, dann 100 mg/h) i. v. angewendet werden. Phenytoin kann auf Valproat umgestellt werden oder umgekehrt. In dieser Stufe ist Lacosamid (400 mg/d) eine Alternative. **Stufe 3:** Die EEG-gesteuerte Intubationsnarkose beginnt mit Propofol (1–2 mg/kg KG als Bolus, dann 2–10 mg/kg KG/h), dem Thiopental (4–7 mg/kg KG als Bolus, dann 500 mg/h) oder Midazolam (0,2 mg/kg KG als Bolus, dann 0,2–0,5 mg/kg/h) folgen. Alternativ kann Phenobarbital einbezogen werden. In dieser Stufe sollten bei Intubationsnarkose zusätzlich Perampanel (6–12 mg/d), Topiramat (100–400 mg/d) oder Zonisamid (200–600 mg/d) erwogen werden. [L126]

Absence-Status Der Absence-Status, der nur im EEG erkannt und vom nichtkonvulsiven fokalen Status abgegrenzt werden kann, kann neben Benzodiazepinen auch primär mit Valproat behandelt werden.

Studentische Sicht

Therapie des Status epilepticus: Sehr wichtig! Ein *generalisierter tonisch-klonischer Status* ist ein medizinischer Notfall, der zu Hirnschädigung und Tod führen kann. Empfohlen wird eine Stufentherapie mit Eskalation bei Nichtwirksamkeit:

- 1. Stufe: Lorazepam (alternativ: Diazepam, Clonazepam, Midazolam)
- 2. Stufe: Levetiracetam oder Valproat oder (Fos)Phenytoin
- 3. Stufe: Narkose mit Midazolam, Propofol oder Thiopental

Ein *nichtkonvulsiver Status epilepticus* ist weniger lebensbedrohlich. Die Therapiestufen sind gleich, jedoch kann man in der 2. Stufe auch Lacosamid verwenden.

Ein *Absence-Status* kann nur im EEG diagnostiziert werden und wird mit Benzodiazepinen oder direkt mit Valproat behandelt.

ABB. 3.9

3.1.4.2 Nichtmedikamentöse Therapie

Möglichkeiten:
- epilepsiechirurgischer Eingriff mit Resektion des epileptogenen Fokus; sollte bei Nichtansprechen auf 2 Medikamente geprüft werden
- Hirnstimulation
- ketogene Diät

3.1.4.2 Nichtmedikamentöse Therapie

Epilepsiechirurgie In einigen Fällen kann die Epilepsie durch eine Operation geheilt werden, vor allem wenn das gesamte epileptogene Gewebe entfernt wird. Dies ist besonders gut möglich, wenn eine epileptogene Läsion in der MRT zu lokalisieren ist, sie fern von einem funktionell wichtigen („eloquenten“) Hirnareal (insbesondere Motorkortex oder Sprachregion) liegt und Bildgebung, EEG und Anfallssemiologie konzeptionell zusammenpassen. Insbesondere durch Einbeziehung verbesserter elektrophysiologischer (z. B. High-Density-EEG) und bildgebender Verfahren (Hochfeld-MRT oder Positronenemissionstomografie; FDG-PET) kommt eine größere Anzahl an Patienten für einen operativen Eingriff infrage. Ein epilepsiechirurgischer Eingriff ist bei etwa jedem 4. bis dahin pharmakoresistenten Patienten mit einer fokalen Epilepsie machbar. Die Chancen, dadurch anfallsfrei zu werden, sind oft exzellent und liegen bei 50–80 %. Deshalb sollte ein epilepsiechirurgischer Eingriff bei jedem Patienten mit Pharmakoresistenz (2 Präparate im Vorfeld versucht) geprüft werden. Die meisten Operationen werden im Temporallappen durchgeführt, z. B. bei Hippokampussklerosen. Allerdings werden zunehmend auch nichtläsionelle Epilepsien operativ versorgt. Hierzu muss im Vorfeld eine sog. invasive Ableitung durchgeführt werden. Operativ werden EEG-Elektroden (Stereo-EEG) direkt in das Gehirn eingebracht, seltener sind mittlerweile subdural einliegende Elektroden. Die Anfallslokalisation ist damit präziser möglich als durch die Oberflächenableitung. Darüber hinaus kann durch diese Elektroden eine Stimulation erfolgen, um funktionell wichtige Areale abgrenzen zu können.

Hirnstimulation Der Hirnstimulation (bisher nur in Form der Vagusnervstimulation, seit Ende 2010 auch Zulassung der Thalamusstimulation im Sinne einer tiefen Hirnstimulation [DBS, „deep brain stimulation“]) kommt eine palliative Bedeutung zu, wenn weder medikamentös noch chirurgisch behandelt werden kann. Der N. vagus wird am Hals intermittierend stimuliert (alle 5 min für 20–30 s). 30–50 % der behandelten Patienten erreichen eine mehr als 50-prozentige Anfallsreduktion, anfallsfrei werden Patienten nur in Ausnahmefällen. Die anteriore Thalamusstimulation scheint in ähnlicher Form wirksam zu sein. Zunehmend kommen weitere Systeme auf den Markt, z. B. die lokale Stimulation durch subkutan eingebrachte Stimulationselektroden über einem klar zu lokalisierenden, oberflächlich liegenden, epileptogenen Fokus.

Ketogene Diät Die ketogene Diät wird schon seit langer Zeit zur Behandlung schwer verlaufender, kindlicher Epilepsien eingesetzt und ist insbesondere bei Patienten mit angeborenem Zuckerstoffwechseldefekt eine ätiologiebezogene Therapie. Im Erwachsenenalter wird diese Therapie wieder häufiger eingesetzt, da sie – auch in einer modifizierten Form – die Anfallsfrequenz verbessern kann und in dieser abgemilderten Variante trotz des hohen Fettanteils noch schmeckt.

3.1.4.3 Immunmodulierende Therapien

Bei autoimmuner Genese können Kortikosteroide, Immunglobuline, Plasmpaherese oder Rituximab eingesetzt werden.

3.1.4.3 Immunmodulierende Therapien

Bei Nachweis einer autoimmunen Genese der Epilepsie werden immunmodulatorische Therapien neben der anfallssuppressiven Therapie eingesetzt. Es kommen hochdosierte i. v. Kortikosteroide, i. v. Immunglobuline, Plasmapherese oder Immunadsorption sowie Rituximab zum Einsatz.

3.1.4.4 Präzisionsmedizin

Therapieansätze mittels Gentherapie für genetische Epilepsien werden bereits entwickelt. Individualisierte Therapieempfehlungen können bereits gegeben werden (➤ Tab. 3.7).

3.1.4.4 Präzisionsmedizin

Unter einer individualisierten Präzisionsmedizin versteht man eine Therapie, die die Ursache der Erkrankung behandelt oder zumindest beachtet. Es gibt auch auf dem Gebiet der Epileptologie erste Ansätze der Gentherapie, die sich aber noch im präklinischen Stadium befinden. Dennoch sind spezifische Therapien bei den genetischen Epilepsien zu bedenken, die bereits Eingang in die Praxis gefunden haben (s. a. ➤ Kap. 3.1.4.1). In ➤ Tab. 3.7 werden einige Beispiele dargestellt.

TAB. 3.7

Tab. 3.7 Beispiele für individualisierte Therapien bei Epilepsien.

Gen	Funktionsstörung	Epilepsie	Individualisierte Therapie
SCN1A	spannungsabhängiger Natriumkanal (Nav1.1), **Funktionsverlust**	Dravet-Syndrom	Vermeidung von Natrium-Kanal-Blockern
SCN8A	spannungsabhängiger Natriumkanal (Nav1.6), **Funktionsgewinn**	DEE	Natrium-Kanal-Blocker
KCNA2	spannungsabhängiger Kaliumkanal (Kv1.2), **Funktionsgewinn**	DEE	4-Aminopyridin
ALDH7A1/ PNPO/FOLR1	Antiquitin/Pyridoxin-5-Phosphatoxidase/Folatrezeptor	DEE	Pyridoxin-HCl, Phyridoxal-5-Phosphat, Folinsäure
TSC1/TSC2	Tumorsuppressorproteine Tuberin und Hamartin	Tuberöse-Sklerose-Komplex	Everolimus (mTOR-Inhibitor)
SCL2A1	Glukosetransporter Typ 1 (GLUT-1)	GLUT-1-Defizienz	ketogene Diät

DEE = Entwicklungs- und epileptische Enzephalopathie

3.1.4.5 Therapie bei Verhütung und in der Schwangerschaft

Kontrazeptiva ASM und Hormone können sich gegenseitig beeinflussen. Insbesondere enzyminduzierende Medikamente können zum Wirkverlust der Kontrazeptiva führen. Umgekehrt wird insbesondere der Lamotriginspiegel durch Hormone signifikant gesenkt, auch in der Schwangerschaft. Bei chronischer Einnahme von ASM sollten deshalb andere Verhütungsmethoden bevorzugt werden, wie z. B. eine Hormonspirale. Im Fall einer oralen Kontrazeption sollte die doppelte gestagenerge Ovulationshemmdosis kontinuierlich eingenommen werden, d. h. ohne die übliche Pause. Die Serumspiegel von ASM sollten in der Schwangerschaft regelmäßig, d. h. ca. monatlich, kontrolliert werden, nicht nur bei Lamotrigin.

Schwangerschaft Die Einnahme von ASM im 1. Trimenon einer Schwangerschaft kann das Risiko fetaler Fehlbildungen (2–3 % bei gesunden Müttern) auf das 2–3-Fache erhöhen (Teratogenität), wie z. B. von Lippen-Kiefer-Gaumen-Spalten, Spina bifida oder Herzfehlern. Nach Abschluss der Organogenese ist die Einnahme von ASM weniger kritisch. Der teratogene Effekt von ASM ist dosisabhängig und nicht für jedes ASM gleich. Bei Kombinationstherapien kann das Fehlbildungsrisiko auf über 10 % ansteigen. Frauen, die sich vor einer geplanten Schwangerschaft beraten lassen wollen, sollte man

- nicht unnötig beunruhigen (viele kommen mit der Vorstellung in die Sprechstunde, dass ihr Kind durch die Medikamente zu 100 % geschädigt wird!), denn das Risiko ist überschaubar und Fehlbildungen sind mit hochauflösendem Ultraschall frühzeitig zu erkennen,
- bei vertretbarem Rezidivrisiko einen Absetzversuch oder eine Umstellung auf möglichst niedrigdosiertes Lamotrigin oder Levetiracetam in Monotherapie vorschlagen und
- Folsäure (0,6–1 mg/d) zum Schutz vor einer Spina bifida verordnen (➤ Kap. 18.3.1).

Ist die Patientin bereits schwanger, sollten die Medikamente keinesfalls abrupt abgesetzt werden, da dann Anfälle bis zum Status epilepticus drohen.

3.1.4.5 Therapie bei Verhütung und in der Schwangerschaft

Kontrazeptiva und ASM interagieren häufig! Vor allem Enzyminduktoren wie Carbamazepin und Phenobarbital schwächen die Wirkung der „Pille“ ab → Aufklärung und ggf. Verhütungsmethode ändern (z. B. Spirale).

ASM in der Schwangerschaft können dosisabhängig zu Fehlbildungen führen. Bei geplanter Schwangerschaft kann ein Absetzversuch oder eine Umstellung auf niedrigdosiertes Lamotrigin oder Levetiracetam erwogen werden. Bei bereits bestehender Schwangerschaft sollten die ASM keinesfalls abrupt abgesetzt werden (Gefahr eines Status epilepticus!). Des Weiteren sollte Folsäure substituiert (Risiko einer Spina bifida ↓) und die Medikamentenspiegel regelmäßig kontrolliert werden.

3.1.5 Ätiopathogenese

Die Ursachen von Epilepsien sind vielfältig und die genauen Mechanismen sind bis heute nur unzureichend bekannt. Man unterscheidet in der Entstehung der Epilepsie den ersten Auslöser (z. B. eine Narbe, eine Entzündung, einen Tumor oder einen genetischen Defekt, ➤ Kap. 3.1.1) von dem danach beginnenden Prozess der Entwicklung der Epilepsie, der sog. Epileptogenese. Prinzipiell sind epileptische Anfälle durch eine erhöhte, pathologische Erregbarkeit von Nervenzellen bedingt. Wie diese im Einzelnen entsteht, ist nach wie vor unzureichend geklärt. Dies wird am Beispiel von genetischen Epilepsien und der Hippokampussklerose im Folgenden verdeutlicht.

3.1.5 Ätiopathogenese

3.1.5.1 Genetische Epilepsien

Pathogenese

Bis zu 30 % aller Epilepsien sind überwiegend genetisch determiniert. Anders als für die Epilepsien, bei denen ein Hauptgenfaktor zu definieren ist (auch als monogen bezeichnet), die nur einen geringeren Teil der genetisch bedingten Epilepsien ausmachen (➤ Tab. 3.2, ➤ Kap. 3.1.1), bestehen bei den häufigen genetischen generalisierten Epilepsien (GGE) viele, weniger schwerwiegende genetische Defekte, die nur gemeinsam zu einer Epilepsie führen (polygene Vererbung). Dies erklärt auch, warum die GGE meist sporadisch auftreten und nur bei etwa 20–30 % der Patienten eine positive Familienanamnese vorliegt. Die Konkordanzrate bei eineiigen Zwillingen beträgt etwa 80 %, sodass für die GGE die Rolle der sog. Heritabilität bei 80 % und die Rolle von weiteren Faktoren bei 20 % liegen dürfte. Das Risiko für Angehörige 1. Grades, ebenfalls an einer Epilepsie zu erkranken, beträgt 5–10 %, ist also deutlich höher als in der Normalbevölkerung, aber viel geringer als bei Erkrankungen mit einem Hauptgenfaktor, was für die genetische Beratung bei Kinderwunsch eine wichtige Rolle spielt. In aller Regel ist das Vorliegen einer GGE, die meist gut zu behandeln ist, kein Grund, die Familienplanung zu ändern.

Molekulare Mechanismen

Bei den selbstlimitierenden neonatalen/infantilen Anfällen liegen Mutationen in Genen bestimmter spannungsgesteuerter **Kalium- oder Natriumkanäle** vor (➤ Tab. 3.8). Diese Kanäle sind am Axoninitialsegment, also dem Ort der Aktionspotenzialentstehung, von exzitatorischen Nervenzellen lokalisiert. Die Mutationen verringern die Aktivität der Kaliumkanäle oder erhöhen den Natriumeinstrom durch die Natriumkanäle – was beides zur Membrandepolarisation führt und die Erregbarkeit der neuronalen Zellmembran erhöht. Dadurch werden epileptische Anfälle begünstigt. Das Epilepsiegen, in dem bei einer genetischen Untersuchung bei verschiedenen Epilepsieformen die meisten Mutationen gefunden werden, ist das *SCN1A*-Gen, das für den spannungsgesteuerten Natriumkanal $Na_V1.1$ codiert. Das häufigste Syndrom, das mit diesem Gen in Verbindung steht, ist das Dravet-Syndrom, das zu den entwicklungsassoziierten und epileptischen Enzephalopathien gehört (➤ Kap. 3.1.1).

3.1.5.1 Genetische Epilepsien

Pathogenese: Epilepsien sind auf verschiedene, teilweise unerforschte Ursachen zurückzuführen. In bis zu 30 % der Fälle liegen *genetische Veränderungen* zugrunde, vor allem bei den sog. GGE oder den entwicklungsassoziierten und epileptischen Enzephalopathien.

Molekulare Mechanismen: Beispiele sind insbesondere Ionenkanalmutationen z. B. in Genen, die für spannungsgesteuerte Kalium- oder Natriumkanäle codieren, aber auch Gene, die wichtig sind für die synaptische Übertragung. Hierdurch kommt es zu einer Membraninstabilität und gesteigerten neuronalen Erregbarkeit.

Tab. 3.8 Genetik und Pathophysiologie exemplarisch ausgewählter genetischer Epilepsiesyndrome.

Epilepsiesyndrom	Wesentliche klinische Symptome	Beginn	Betroffenes Gen	Protein	Pathophysiologischer Mechanismus
selbstlimitierende familiäre neonatale oder neonatal-infantile Epilepsie	Cluster von fokalen oder BTKA in neontaler/infantiler Periode	erste d–m	*KCNQ2/3* *SCN2A*	K^+-Kanaluntereinheiten K_V7.2/3 Na^+-Kanaluntereinheit Na_V1.2	reduzierter K^+-Ausstrom oder vermehrter Na^+-Einstrom → Membrandepolarisation → neuronale Übererregbarkeit
schwere myoklonische Epilepsie des Kindesalters (SMEI, Dravet-Syndrom) u. a. fieberassoziierte Epilepsien	Fieberkrämpfe, myoklonische Anfälle, GTKA, Entwicklungsstillstand, Intelligenzminderung	erste Lj.	*SCN1A*	Na^+-Kanaluntereinheit Na_V1.1	Funktionsverlust, verminderter Na^+-Einstrom, verminderte Erregbarkeit hemmender Neurone → verminderte Hemmung
genetische generalisierte Epilepsien (GGE: CAE, JAE, JME, EGTCA) und fieberassoziierte Epilepsien	Fieberkrämpfe, Absencen, myoklonische Anfälle, GTKA mit typischem altersgebundenem Beginn	1.–3. dec	*GABRG2*	$GABA_A$-Rezeptor γ_2-Untereinheit	verminderte neuronale Hemmung
			GABRA1	$GABA_A$-Rezeptor α_1- Untereinheit	verminderte neuronale Hemmung

d = Lebenstage, m = Lebensmonate, Lj. = Lebensjahre, dec = Lebensdekade, GTKA = generalisierter tonisch-klonischer Anfall, KFA = komplex-fokaler Anfall, IGE = idiopathische generalisierte Epilepsie, CAE = kindliche Absence-Epilepsie, JAE = juvenile Absence-Epilepsie, JME = juvenile myoklonische Epilepsie, EGTCA = „epilepsy with generalize tonic-clonic seizures on awakening" = Epilepsie mit generalisierten tonisch-klonischen Anfällen in der Aufwachphase

$GABA_A$-Rezeptoren sind die wichtigsten Moleküle für die neuronale Hemmung im Säugergehirn. Durch Mutationen, die bei Epilepsiepatienten identifiziert wurden, verlieren die mutanten $GABA_A$-Rezeptoren einen Teil oder ihre ganze hemmende Funktion. Auch dadurch kann das Auftreten von Anfällen sehr gut erklärt werden, weil dann vereinfacht gesprochen erregende (exzitatorische) Anteile relativ überwiegen.

3.1.5.2 Strukturelle fokale Epilepsien

Pathogenese: Strukturelle fokale Epilepsien sind bedingt durch erworbene oder angeborene Läsionen des Gehirns.

Molekulare Mechanismen: Eine der häufigsten Ursachen ist die Hippokampussklerose. Hierbei kommt es zu einer MR-tomografisch und mikroskopisch nachweisbaren Vernarbung. Umgekehrt kann der Hippokampus auch durch epileptische Anfälle oder Entzündungen geschädigt werden, was dann zusätzlich die Entstehung von Anfällen fördert („Henne oder Ei?").

MERKE

3.1.5.2 Strukturelle fokale Epilepsien

Pathogenese

Die strukturellen, fokalen Epilepsien werden durch zerebrale Läsionen ausgelöst, die sekundär zu einer kritischen Änderung eines lokalen neuronalen Netzwerks führen. Typische Läsionen sind in ➤ Tab. 3.3 aufgeführt.

Molekulare Mechanismen

Eine Hippokampussklerose ist eine in der MRT sichtbare (➤ Abb. 3.3) und mikroskopisch durch vermehrte Gliazellen und Nervenzellverlust gekennzeichnete Vernarbung des Hippokampus. Im Tiermodell kann sie durch einen prolongierten Status epilepticus induziert werden und ist durch z. T. sehr spezifische Veränderungen der Ionenkanalexpression gekennzeichnet. So wird ein Kaliumkanal in Dendriten von Pyramidenzellen weniger stark exprimiert, während ein Kalziumkanal (T-Typ) hochreguliert wird. Beides erhöht die neuronale Erregbarkeit. Zusätzlich scheinen Entzündungsprozesse, die Permeabilität der Blut-Hirn-Schranke und wahrscheinlich auch die Angiogenese eine wichtige Rolle in der sog. Epileptogenese zu spielen. Beim Menschen kann eine sekundäre Hippokampussklerose ebenfalls durch rezidivierende epileptische Anfälle entstehen, die von anderen Hirnregionen ausgehen und in den Schläfenlappen propagieren. Bei Erwachsenen sind Entzündungen, z. B. eine limbische Enzephalitis, wahrscheinlich die Hauptursache von neu entstehenden Hippokampussklerosen. Wenn die Hippokampussklerose bereits bei der Diagnosestellung vorhanden ist, nimmt man ein schädigendes Ereignis in der Kindheit an, z. B. prolongierte Fieberkrämpfe oder eine Meningitis.

MERKE Epilepsien können durch genetische oder sekundäre Veränderungen nach Hirnschädigungen hervorgerufen werden, die die Erregbarkeit von exzitatorischen Nervenzellen erhöhen oder die Effektivität von inhibitorischen Nervenzellen senken. Dadurch können synchronisierte spontane Entladungen von neuronalen Netzwerken entstehen, die für das Auftreten epileptischer Anfälle verantwortlich sind.

3.2 Psychogene nichtepileptische Anfälle (PNEA)

Psychogene nichtepileptische Anfälle (PNEA) sind paroxysmale, nicht willentlich gesteuerte Episoden, die nicht organischer Natur sind. Wie epileptische Anfälle, sind sie durch Änderungen des Verhaltens und Bewusstseins gekennzeichnet. Da PNEA bezüglich ihres Ablaufs den epileptischen Anfällen sehr ähnlich sein können, werden diese häufig erst spät diagnostiziert und nicht selten auch fälschlich mit ASM behandelt. Im Gegensatz zu epileptischen Anfällen findet sich kein neurophysiologisches Korrelat für die Attacken im EEG und auch die bildgebende Diagnostik ist unauffällig. Jeder 4. Patient, der sich mit der Verdachtsdiagnose einer Epilepsie in einer Spezialsprechstunde für Epilepsie vorstellt, hat eine dissoziative Störung mit PNEA. 75 % dieser Patienten sind Frauen.

3.2 Psychogene nichtepileptische Anfälle (PNEA)

Psychogene nichtepileptische Anfälle sind epileptischen Anfällen klinisch ähnlich, ohne dass eine organische Ursache vorliegt. 75 % der Patienten sind Frauen.

Klinik

Charakteristika Charakteristika, die bereits in der Anamnese an PNEA denken lassen, können wie folgt zusammengefasst werden:

- Einzelne Ereignisse zeigen einen variablen Verlauf und sprechen nicht auf ASM an.
- Die Symptome sind häufig demonstrativ ausgestaltet und haben einen längeren Verlauf über Minuten bis Stunden mit fluktuierendem An- und Abschwellen der Symptomatik.

Der geschulte Untersucher kann die Anfälle meist bereits semiologisch unterscheiden, weshalb Videoaufzeichnungen (auch von Laien) eine sehr wichtige Rolle spielen.

Weitere Zeichen Weitere Zeichen sind:

- Abstützreaktionen
- (fast immer) geschlossene Augen, keine Mydriasis
- Bindung der erwachsenen Patienten an Stofftiere (werden im Bett platziert)
- hysterischer Bogen („arc de cercle“ nach Charcot), Rumpf und Kopf werden nach hinten überstreckt

Klinik:

- variabler Verlauf in den einzelnen Episoden; Symptome häufig ausgestaltet
- langer zeitlicher Verlauf (Minuten bis Stunden), fluktuierend
- Augen (meist) geschlossen
- „arc de cercle“, Abstützreaktionen
- Bindung von Erwachsenen an Stofftiere (werden im Bett platziert)

CAVE Auch bei PNEA sind Verletzungen möglich, z. B. Zungenbisse (bevorzugt Zungenspitze in Querrichtung), Kopfverletzungen nach Sturz oder Verbrennungen im Gesicht durch Reiben auf dem Untergrund wie z. B. am Teppich („carpet burns“).

CAVE

Bei Störungen des Bewusstseins oder der Reaktionsfähigkeit während der Anfälle besteht auch für diese Patienten Fahruntauglichkeit, über die aufgeklärt werden muss.

Diagnostik

- Anamnese und Fremdanamnese mit genauer Beschreibung des Anfallsablaufs (Semiologie)
- Begutachtung privater Videos
- EEG und kraniale MRT
- CK- und Laktat-Bestimmung nach dem Anfall (ist trotz oft stundenlanger motorischer Symptome in der Regel normal)
- psychiatrische/psychosomatische Evaluation (Ausschluss weiterer psychiatrischer Erkrankungen)
- Video-EEG-Monitoring mit Aufzeichnung von PNEA

Diagnostik: Die Diagnose wird durch die Anamnese, die Fremdanamnese, Labor (CK und Laktat i. d. R. normwertig), die Begutachtung von privaten Videos und den Ausschluss von Veränderungen in EEG und MRT gestellt. Der Goldstandard ist die Ableitung von PNEA im Video-EEG-Monitoring.

Therapie

Die Behandlung besteht in einer verhaltenstherapeutisch orientierten Psychotherapie.

Therapie: kognitive, d. h. verhaltenstherapeutische Psychotherapie

FALL Eine 30 Jahre alte Patientin gibt seit 5 Jahren bestehende „epileptische Anfälle“ an. Anfallssuppressive Medikamente hätten nicht geholfen. Es komme zunächst zu Unwohlsein, z. T. über Tage, dann erleide sie zwei- bis dreimal pro Woche einen plötzlichen Bewusstseinsverlust und stürze zu Boden. Bisher habe sie sich nicht verletzt, auch einen Zungenbiss oder Einnässen habe sie noch nicht erlebt.
Fremdanamnestisch wird die Patientin auf dem Boden liegend geschildert mit einem am ganzen Körper irregulären Zittern. Dies dauere bis zu 45 Minuten, die Augen seien dabei geschlossen. Auf beruhigende Worte komme es kurzfristig zum Sistieren des Zitterns, einmalig habe man auch eine Überstreckung des Oberkörpers nach hinten beobachtet.
Bei der Patientin sind EEG und MRT unauffällig. Im Video-EEG-Monitoring wird dann ein 30 Minuten dauerndes Ereignis aufgezeichnet, das der fremdanamnestisch beschriebenen Episode entspricht. Das EEG ist dabei normal. Aufgrund der Semiologie und Normalbefunden in den Zusatzuntersuchungen wird die Diagnose einer dissoziativen Störung mit PNEA gestellt, die ASM werden abgesetzt und eine psychotherapeutische Behandlung eingeleitet.

3.3 Synkopen

3.3 Synkopen

Unter einer Synkope versteht man einen akuten Bewusstseinsverlust, der durch eine globale Minderdurchblutung des Gehirns bedingt und durch eine spontane Erholung nach Sekunden bis Minuten gekennzeichnet ist. Wird die Synkope von zusätzlichen motorischen Symptomen (meist irreguläre Kloni) begleitet, bezeichnet man sie als konvulsive Synkope.

MERKE

MERKE Eine Synkope ist ein akut auftretender Bewusstseinsverlust, der durch eine kurzfristige globale Minderdurchblutung des Gehirns entsteht.

Klinik:

- ggf. Prodromi (z. B. Sehstörungen, Schwindel/Benommenheit, Ohrenrauschen)
- kurzer Bewusstseinsverlust mit muskulärer Atonie und rascher Reorientierung
- Urin- oder Stuhlabgang sind möglich

Cave: Auch Synkopen können konvulsiv verlaufen und tonisch-klonischen Anfällen ähnlich sein!

Klinik

Warnsymptome Charakteristisch für eine Synkope sind vorangehende Warnsymptome (Präsynkope). Dazu zählen Verschwommensehen, unsystematischer Schwindel/Benommenheit, Gefühl der Leere im Kopf, Müdigkeit, Konzentrationsstörungen, Zittern, Kopfschmerzen, Übelkeit, Weichwerden der Knie, Schweißausbruch, Schwarzwerden vor Augen oder Rauschen im Körper oder in den Ohren. Diese können jedoch fehlen, insbesondere bei kardialer Ursache, wenn der Bewusstseinsverlust sehr rasch eintritt.

Bewusstseinsverlust Es kommt zu einem kurzen Bewusstseinsverlust mit meist muskulärer Atonie, sodass die Patienten aus dem Sitzen oder Stehen „wie ein Sack" zusammensinken oder zu Boden fallen (kardiogene Synkopen auch aus dem Liegen heraus). Die Augen sind zu Beginn meist nach oben verdreht und halb offen, im Verlauf dann geschlossen, und die Patienten sind rasch (innerhalb von Sekunden bis Minuten) wieder reagibel und orientiert. Es kommt meist zu milden irregulären Kloni der Extremitäten, und auch kurze Tonussteigerungen des Körpers kommen vor. Wenn die motorischen Symptome deutlich sichtbar werden, spricht man von **konvulsiven Synkopen,** die seltener auch bis zu ca. 30 Sekunden andauern können und dann besonders leicht mit generalisierten tonisch-klonischen Anfällen verwechselt werden. Es kann auch zu vegetativen Störungen kommen, wie Urin- oder Stuhlabgang.

Diagnostik: (Fremd-)Anamnese, kardiale Diagnostik (TTE, EKG, evtl. Ergometrie oder Event-Recorder), Sonografie der Halsgefäße, Kipptisch-Untersuchung, evtl. Karotismassage (**Cave:** Kontraindikationen!)

Diagnostik

Nach Anamnese und Fremdanamnese hat man bereits oft eine Verdachtsdiagnose. Die weiteren Schritte sind:

- **Schellong-Test:** Blutdruck- und Pulsmessungen im Abstand von 1 Minute zunächst für 5 Minuten im Liegen und dann für 10 Minuten im Stehen
- kardiale Diagnostik: transthorakales Echokardiogramm, EKG und Langzeit-EKG, evtl. Ergometrie, evtl. Event-Recorder
- **Doppler- bzw. Duplexsonografie** der extra- und intrakraniellen Gefäße, um bei älteren Menschen Stenosen der hirnversorgenden Gefäße vor allem des hinteren Stromgebiets auszuschließen
- **Kipptisch-Untersuchung** (➤ Abb. 3.10, wichtigstes diagnostisches Mittel), mit der eine orthostatische Hypotonie, ein posturales Tachykardiesyndrom und Synkopen nachgewiesen werden können:
  - orthostatische Hypotonie: anhaltender systolischer Blutdruckabfall um ≥ 20 mm Hg (bzw. ≥ 30 mm Hg bei Vorliegen eines Liegendhypertonus) oder diastolischer Blutdruckabfall um ≥ 10 mm Hg oder absoluter systolischer Blutdruckabfall unter 90 mm Hg innerhalb von 3 Minuten nach dem Hinstellen
  - posturales Tachykardiesyndrom: Herzfrequenzanstieg von mindestens 30 Schlägen/min oder > 120/min innerhalb von 10 Minuten nach dem Hinstellen
- wenn nötig Implantation eines **Event-Recorders** (ILR, „implantable loop recorder") über Monate zum Nachweis von Rhythmusstörungen
- ggf. **Karotissinusmassage:** Nachweis eines hypersensitiven Karotissinus (Kontraindikationen: Karotissinusstenosen > 70 %, abgelaufene zerebrale Ischämien, transitorische ischämische Attacken [TIA] und Herzinfarkte innerhalb der letzten 3 Monate)

Therapie:

- allgemeine Maßnahmen (z. B. physikalische Gegenmaßnahmen, ausreichende Trinkmenge, sportliche Betätigung)
- spezifische Therapien (z. B. Midodrin), wenn allgemeine Maßnahmen nicht ausreichend
- bei kardiogenen Synkopen kardiologische Therapie

Therapie

Allgemeine Maßnahmen beinhalten das Hinsetzen bei Prodromi in Orthostase, physikalische Gegenmaßnahmen, wie Anspannung der Beine und des Gesäßes, Überkreuzen der Beine, langsames Aufstehen, Stehtraining, ausreichende Trinkmengen, Salzzufuhr und das Vermeiden von auslösenden Situationen sowie sportliche Betätigung. Das Tragen von Stützstrümpfen ist in vielen Fällen hilfreich (bis zur Leiste!). Sollten diese Maßnahmen nicht ausreichen, kommen Medikamente in Betracht:

- Bei der neurogenen orthothatischen Synkope kommen der α-Rezeptor-Agonist Midodrin oder Mineralokortikoide wie Fludrokortison in Betracht.

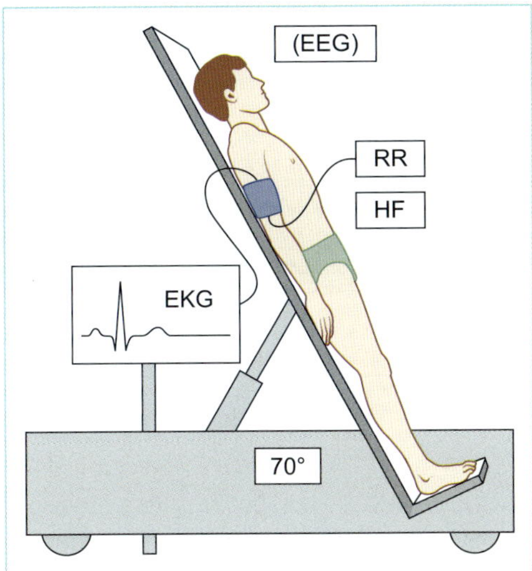

Abb. 3.10 Kipptisch-Untersuchung. Der Patient wird – nach einer Liegephase – auf 70° in die Vertikale gekippt. Während dieser Stehphase, die mindestens 10 bis max. 40 Minuten dauern sollte, werden Blutdruck (RR) und Puls (HF) ständig gemessen. Ggf. kann zusätzlich ein EEG abgeleitet werden. [L126]

- Das posturale Tachykardiesyndrom soll zunächst nur mit Verhaltensmaßnahmen behandelt werden. In besonders therapieresistenten Fällen können Betablocker, Midodrin, Fludrocortison oder Ivabradin eingesetzt werden.
- Die kardiogene Synkope erfordert eine kardiologische Therapie.

Ätiopathogenese

Eine Synkope kann kardiogen, als Reflex-Synkope (vasovagal) oder orthostatisch entstehen. Eine kardiogene Synkope beruht auf einer primär kardiogen bedingten Verminderung der Auswurfleistung. Eine Reflexsynkope entsteht durch verschiedene Auslöser, wie Angst oder Hitze.

Kardiogene Synkopen entstehen durch strukturelle Herz- bzw. Gefäßerkrankungen mit verminderter Herzauswurfleistung oder durch höhergradige Rhythmusstörungen:

- Zu den Synkopen bei verminderter Herzauswurfleistung gehören z. B. symptomatische Aortenklappenstenosen, eine obstruktive Kardiomyopathie, ein mobiles Vorhofmyxom mit intermittierender Blockade der Mitralöffnung, ein akuter Myokardinfarkt oder eine Lungenembolie. Meist treten diese Synkopen situationsbedingt auf, d. h. nach körperlicher Anstrengung oder Änderung der Körperlage.
- Mögliche höhergradige Rhythmusstörungen, die Synkopen verursachen, sind z. B. ein Sick-Sinus-Syndrom, ein Long-QT-Syndrom, ein AV-Block 2. und 3. Grades sowie ventrikuläre und supraventrikuläre Tachykardien. Diese Synkopen treten in der Regel unvermittelt auf, d. h. ohne situative Bindung.

Vasovagale Synkopen werden auch als „Reflexsynkopen" bezeichnet, da ein bestimmter Trigger, z. B. eine Blutabnahme oder eine Miktion, die Synkope auslöst. Es kommt dabei durch einen überschießenden Vagusreiz zu einer Vasodilatation oder Bradykardie bis hin zur Asystolie. Die **neurokardiogenen Synkopen** entstehen meist bei langem ruhigem Stehen oder Sitzen. In diesen Situationen wird das Blut in den unteren Körpersegmenten gesammelt. Bei den Patienten liegt der individuelle Schwellenwert des notwendigen thorakalen Blutvolumens höher als bei anderen Personen und es kommt frühzeitig zur vasovagalen Reaktion. Bei größeren Blutverlusten liegt der Bewusstlosigkeit im Schock der gleiche Mechanismus zugrunde. Ein **hypersensitiver Karotissinus** liegt vor, wenn eine Asystolie von mehr als 3 Sekunden Dauer oder ein Blutdruckabfall von > 50 mm Hg systolisch bei Massage des Karotissinus durch Aktivierung der dort befindlichen Barorezeptoren auftritt.

Auch das **posturale Tachykardiesyndrom** (POTS) gehört zu den Reflexsynkopen. Bei diesem Syndrom kommt es im Stehen nur zu einer mäßiggradigen zerebralen Minderperfusion, die zwar zur orthostatischen Intoleranz führt, aber nicht ausreicht, um eine Synkope auszulösen. Nach längerem Stehen kann das POTS in eine orthostatische vasovagale Synkope einmünden (➤ Abb. 3.11a) und gilt deshalb als Risikofaktor für diese Synkopenform. Betroffen sind überwiegend weibliche Jugendliche oder Frauen bis zum Alter von 50 Jahren. Die genaue Ätiologie ist unklar. Diskutiert werden u. a. eine autonome Neuropathie, eine erhöhte sympathische Aktivität oder eine durch viele Ursachen bedingte Hypovolämie.

Zahlreiche neurologische oder internistische Erkrankungen können über eine Schädigung des peripheren oder zentralen autonomen Nervensystems zur neurogenen **orthostatischen Hypotonie** führen (z. B. Morbus Parkinson, Multisystematrophie [➤ Abb. 3.11b], Diabetes mellitus). Die wichtigsten Ursachen einer nichtneurogenen orthostatischen Hypotonie sind ein Blutvolumenmangel verschiedener Genese oder eine Medikamentennebenwirkung (vor allem Trizyklika, Diuretika und andere Antihypertensiva).

Ätiopathogenese: Man unterscheidet kardiogene, vasovagale (Reflex-) und orthosthatisch bedingte Synkopen.

Ursachen *kardiogener Synkopen* sind symptomatische Aortenklappenstenosen, die obstruktive Kardiomyopathie, das Vorhofmyxom, der Herzinfarkt, die Lungenembolie oder Herzrhythmusstörungen.

Vasovagale Synkopen (Reflexsynkopen) sind Synkopen durch spezifische Trigger (wie Blutentnahmen oder Miktion), neurokardiogene Synkopen entstehen nach langem, ruhigem Sitzen oder Stehen und Synkopen bei hypersensitivem Karotissinus durch Massage des Karotissinus.
Lerntipp: Zum Teil werden die Begriffe vasovagale Synkope und Reflexsynkope unterschiedlich definiert, was beim Lernen zur Verwirrung führen kann. In diesem Buch werden die Begriffe synonym verwendet, teilweise dient jedoch die Reflexsynkope als Oberbegriff und die vasovagale wird synonym zur neurokardiogenen Synkope verwendet.

Beim **posturalen Tachykardiesyndrom** kommt es initial zu einem Anstieg der Herzfrequenz mit mäßiger zerebraler Minderperfusion → orthostatische Intoleranz → Übergang in orthostatische vasovagale Synkope.

Die neurogene **orthostatische Hypotonie** entsteht durch Schädigung des autonomen Nervensystems im Rahmen neurologischer oder internistischer Grunderkrankungen (z. B. Morbus Parkinson, Diabetes mellitus). Häufigste Ursache für eine nichtneurogene orthostatische Hypotonie ist ein Blutvolumenmangel.

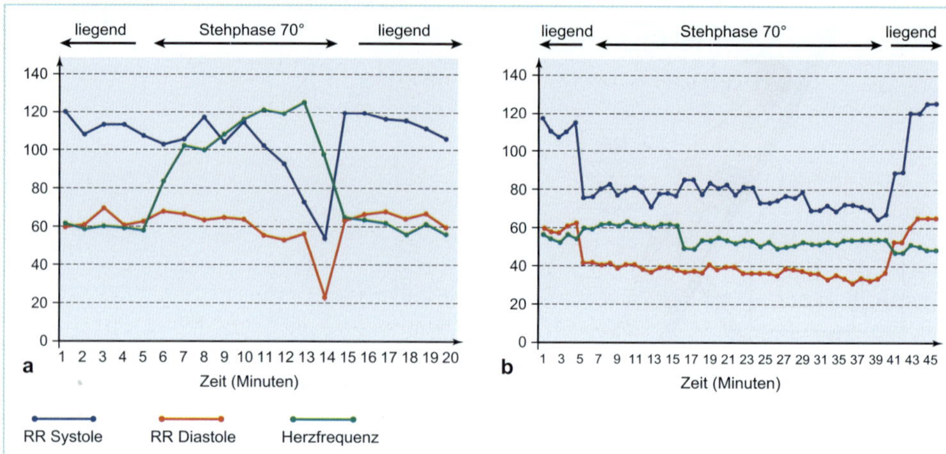

Abb. 3.11 Kipptischbefunde. a Posturales Tachykardiesyndrom mit Anstieg der Herzfrequenz von über 30 Schlägen über den Ruhe-Ausgangswert innerhalb weniger Minuten der Stehphase mit anschließender Synkope bei Zusammenbrechen der gegenregulatorischen Mechanismen (20-jährige Patientin mit rezidivierenden Synkopen im Stehen). **b** Orthostatische Hypotonie mit massivem Abfall des diastolischen und systolischen Blutdrucks und nur geringem Anstieg der Herzfrequenz (60-jähriger Patient mit Multisystematrophie). [L126]

FALL Eine 20 Jahre alte Patientin klagt über in den letzten 6 Monaten viermal aufgetretenen Bewusstseinsverlust, zu dem es ausschließlich im Stehen gekommen sei. Ihr werde es zunächst übel mit einem ungerichteten Schwindel, dann werde sie schnell bewusstlos. Nach maximal 30 Sekunden sei sie dann wieder reorientiert und es gehe ihr gut.
Fremdanamnestisch berichtet eine Freundin, dass die Patientin oft noch sage: „Mir geht es mal wieder nicht gut." Dann falle sie schlaff zur Seite, reagiere nicht, sei blass und habe die Augen geschlossen.
Mehrere EEGs, ein transthorakales EKG, ein Langzeit-EKG, ein Schellong-Test und eine kranielle MRT ergeben Normalbefunde. In der Kipptisch-Untersuchung erleidet die Patientin in der 5. Minute der Stehphase eine Synkope. Im Vorfeld war die Herzfrequenz um mehr als 30 Schläge/min angestiegen.
Diagnose: Posturales Tachykardiesyndrom mit rezidivierenden Synkopen (➤ Abb. 3.11).
Der Patientin wird Metoprolol verordnet, danach kommt es nur noch sehr selten zu Ereignissen.

3.4 Transiente globale Amnesie

Unter Amnesie versteht man eine Störung der Gedächtnisfunktion. Eine retrograde Amnesie bezieht sich auf den Verlust von Gedächtnisinhalten, die vor einem auslösenden Ereignis erworben wurden. Als anterograde Amnesie bezeichnet man die Unfähigkeit, neue Gedächtnisinhalte ab dem Ereignis zu speichern. Die transiente globale Amnesie (TGA) ist charakterisiert durch den vorübergehenden massiven Verlust anterograder und retrograder Gedächtnisinhalte über 3–12 Stunden. Der Altersgipfel liegt zwischen 60 und 70 Jahren, bei jüngeren Patienten ist die Erkrankung extrem selten. Die Symptomatik kann sich wiederholen, tritt aber meist nur einmal im Leben auf.

> **3.4 Transiente globale Amnesie**
>
> Die transiente globale Amnesie ist eine max. 24 h andauernde isolierte Störung des Gedächtnisses. Der Altersgipfel liegt bei 60–70 Jahren.

Klinik

Die Patienten zeigen eine plötzliche Ratlosigkeit, die durch ständiges Nachfragen zu Zeit, Ort und Situation gekennzeichnet ist. Sie sind örtlich und zeitlich desorientiert, zur eigenen Person aber orientiert. Der übrige neurologische Befund ist unauffällig, insbesondere bestehen keine Vigilanzminderung und ein bis auf die Ratlosigkeit sonst geordnetes Verhalten. Sie können komplexe und vertraute Handlungen durchführen, wie z. B. Autofahren (wissen aber nicht mehr, wohin sie fahren wollten). Nach der Reorientierung bleibt eine Gedächtnislücke für einen Kernzeitraum von einigen Stunden bestehen.

Die Diagnose wird klinisch gestellt. Bei einem passenden Bild ist keine weitere Diagnostik notwendig. Zum sicheren Ausschluss epileptischer Ereignisse oder von Ischämien können eine kranielle MRT, eine Doppleruntersuchung sowie ein EEG durchgeführt werden. In > 50 % der Fälle findet man 24–72 Stunden nach dem Ereignis passagere punktförmige Diffusionsstörungen im Bereich der Hippocampi.

Die erweiterte **Differenzialdiagnose** umfasst Gedächtnisstörungen im Rahmen eines Schädel-Hirn-Traumas, einer zerebralen Ischämie, eines epileptischen Anfalls oder psychischer Störungen.

> **Klinik:** Die Speicherung neuer Gedächtnisinhalte ist betroffen, die Patienten stellen typischerweise immer wieder dieselben Fragen. Über sich selbst können sie aber Auskunft geben, auch können komplexe, vertraute Handlungen (wie Autofahren) durchgeführt werden. Das Gedächtnis kehrt im Verlauf zurück, nur für das Ereignis kann eine Lücke bleiben. Die Rezidivgefahr ist gering und andere neurologische Defizite bestehen nicht.
>
> **Diagnostik:** Klinisch! MRT, EEG → MRT mit kleinen hippokampalen Diffusionsrestriktionen (> 50 % d. F.), daher vermutlich Dysfunktion des Hippokampus.

Therapie

Da die TGA keine bekannte Ursache hat und auch nicht als Risikofaktor für zerebrale Ischämien gilt, gibt es weder eine spezifische Therapie, noch ist eine Prophylaxe indiziert. Die Patienten sollten für den Zeitraum der Amnesie überwacht werden.

> **Therapie:** nicht notwendig

Ätiopathogenese

Die Ursachen der TGA sind unbekannt. Aufgrund der Symptomatik und der bildgebenden Befunde ist eine transiente Funktionsstörung beider Hippocampi anzunehmen.

3.5 Schlafstörungen

3.5.1 Parasomnien

Unter einer Parasomnie versteht man episodische Störungen des Schlafs mit ungewöhnlichen Handlungen oder Wahrnehmungen. Man unterscheidet Störungen des Schlaf-wach-Übergangs wie Einschlafmyoklonien, Aufwachstörungen wie Schlafwandeln oder Pavor nocturnus und REM-Schlaf-Störungen wie Albträume. Ebenfalls zu den Parasomnien werden nächtliche Wadenkrämpfe, Einnässen (Enuresis), Zähneknirschen (Bruxismus), Schlaflähmungen und hypnagoge Halluzinationen gezählt (s. a. Narkolepsie).

3.5 Schlafstörungen

3.5.1 Parasomnien

Parasomnien sind episodische, unerwünschte Handlungen oder Wahrnehmungen während des Schlafs, vor allem:

- Einschlafmyoklonien
- Schlafwandeln (Somnambulismus)
- Pavor nocturnus (Angstattacken aus dem Schlaf heraus bei Kleinkindern)
- REM-Schlaf-Störungen (Albträume, REM-Schlaf-Verhaltensstörungen)

Klinik

Beim *Schlafwandeln* kommt es zu komplexen Handlungen mit Umherwandern, die im Kindesalter auftreten. Der *Pavor nocturnus* kommt meist bei Kleinkindern vor. Sie wachen aus dem Nachtschlaf mit massiver Angst schreiend auf und können die Umgebung zunächst nicht wiedererkennen. Auch beruhigend einwirkende, bekannte Personen werden nicht erkannt und als beängstigend wahrgenommen. Schlafwandeln und Pavor nocturnus kommen meist in der ersten Nachthälfte vor. *Albträume* entstehen aus dem REM-Schlaf heraus und gehen mit motorischer Unruhe, Angst und vokalen Entäußerungen einher. Bei der *REM-Schlaf-Verhaltensstörung* kommt es meist im späten Erwachsenenalter zu ausgeprägten motorischen Symptomen und Vokalisation mit Verletzungsgefahr aus dem REM-Schlaf heraus, die als Ausgestaltung der Trauminhalte zu werten sind. Sowohl Albträume als auch die REM-Schlaf-Verhaltensstörung gehen mit nachfolgendem Erwachen und Erinnerung an die Träume einher. Sie ereignen sich überwiegend im letzten Drittel der Schlafperiode.

Diagnostik

Neben der ausführlichen Anamnese, neurologischen Untersuchung und ggf. einer kraniellen MRT kann bei diagnostischer Unsicherheit eine multimodale Schlafdiagnostik oder auch ein Video-EEG-Monitoring durchgeführt werden.

Diagnostik: MRT, Schlafdiagnostik und Video-EEG können hilfreich sein.

PRAXISTIPP

Physiologische EEG-Veränderungen im Schlaf

Im Schlaf finden sich im EEG typische Veränderungen (> Abb. 3.12) für die einzelnen Schlafstadien (> Tab. 3.9). In den Schlafstadien 1 und 2 sind zusätzlich zu den u. g. Charakteristika sog. POSTS (positive okzipitale scharfe Transienten des Schlafs) und Vertexwellen zu finden (> Abb. 3.12).

PRAXISTIPP

Therapie

Eine Behandlung wird erforderlich, wenn die Umgebung oder der Patient selbst durch die Parasomnien gestört werden, z. B. durch nachfolgende Tagesmüdigkeit. Um Verletzungen zu vermeiden, sollte eine beschützte Schlafumgebung gewährleistet werden. Die Patienten sollten einen regelmäßigen Schlaf-wach-Rhythmus einhalten und Störfaktoren vermeiden (z. B. keine koffeinhaltigen Getränke, keinen exzessiven Alkohol oder keine großen Mahlzeiten kurz vor dem Schlafengehen). Entspannungsverfahren können angewendet werden. Wichtig ist der Ausschluss von Grunderkrankungen und deren Behandlung, bei psychischen Störungen sollte psychotherapeutisch behandelt werden. In schweren Fällen können vorübergehend sedierende Antidepressiva oder Benzodiazepine gegeben werden.

Therapie: Eine Behandlung ist bei Leidensdruck in Form von Tagesmüdigkeit indiziert. Wichtig ist eine adäquate Schlafhygiene (kein Kaffee vor dem Schlafengehen ...). Medikamentös kommen in schweren Fällen sedierende Antidepressiva oder Benzodiazepine infrage.

Ätiopathogenese

Man geht von einer Dysregulation physiologischer Schlafrhythmen aus (z.B. scheint bei der REM-Schlaf-Verhaltensstörung die normalerweise vorhandene Entkopplung von der Motorik gestört zu sein), deren Ursachen nicht bekannt sind. Häufig sind es altersbezogene Besonderheiten des Schlafverhaltens, wie z. B. Pavor nocturnus bei Kleinkindern. Schlafwandeln sistiert meist bei Eintreten in die Pubertät. Andererseits sind bestimmte Erkrankungen mit Parasomnien assoziiert, z. B. das Tourette-Syndrom. Störungen des REM-Schlafs treten gehäuft bei Morbus Parkinson oder Lewy-Körperchen-Demenz im Frühstadium auf. Die Narkolepsie geht mit typischen Parasomnien einher (> Kap. 3.5.1).

Ätiopathogenese: Ursachen sind Regulationsstörungen normaler Schlafabläufe.
Wichtig: Morbus Parkinson und Lewy-Körperchen-Demenz zeigen früh im Verlauf REM-Schlaf-Störungen!

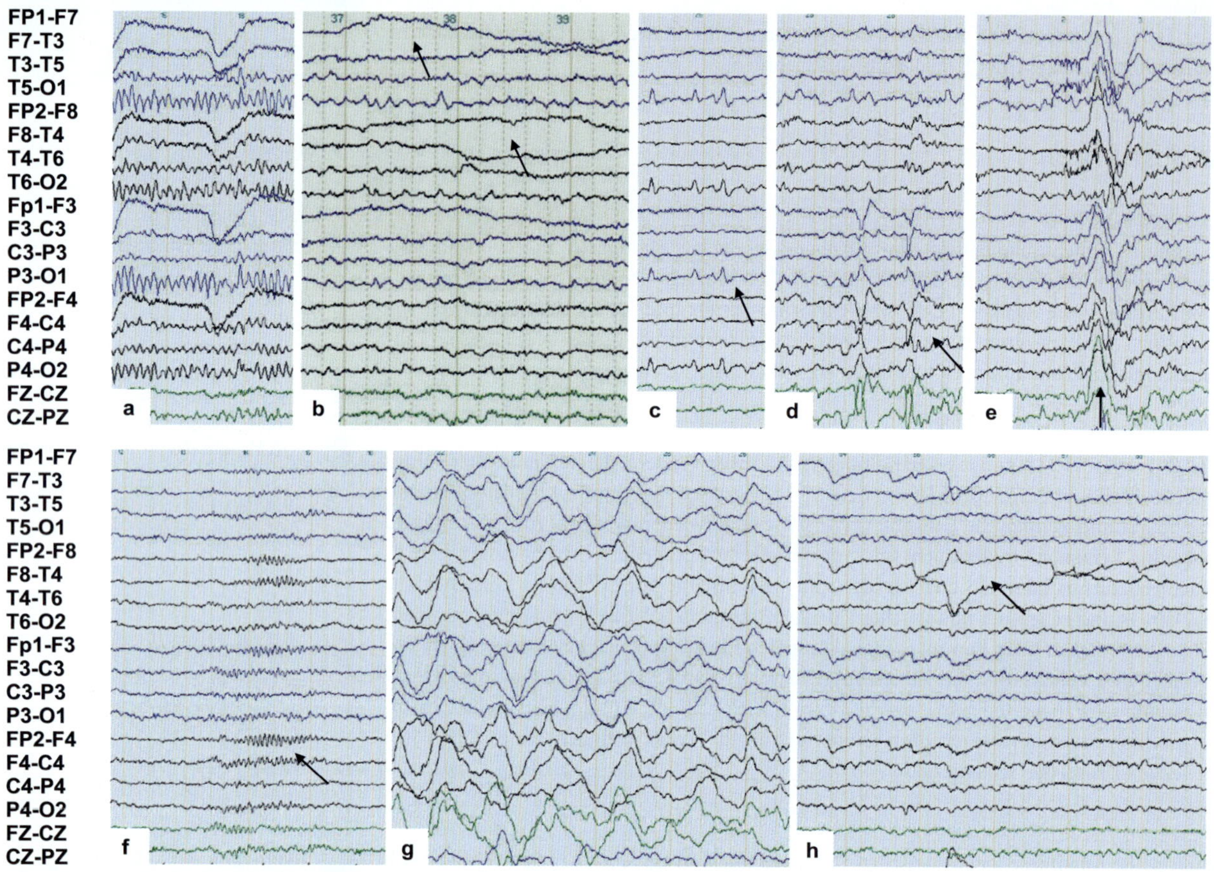

Abb. 3.12 Schlaftypische EEG-Veränderungen. Der Schlaf setzt sich aus 3 Non-REM- und einem REM-Stadium (REM = „rapid eye movement") zusammen, die pro Nacht ca. 4- bis 5-mal durchlaufen werden. **a** Wach-EEG. **b** Schlafstadium 1 mit langsamen horizontalen Augenbewegungen (Pfeile) und Zerfall des okzipitalen α-Grundrhythmus mit Auftreten von ϑ-Wellen. **c, d** Im Stadium 1 können bereits POSTS (positive okzipitale Transienten des Schlafs, Pfeil in c) und Vertexwellen (Pfeil in d) auftreten. **e, f** Schlafstadium 2 ist durch K-Komplexe (Pfeil in e) oder Schlafspindeln (Pfeil in f) definiert. **g** Das Schlafstadium 3 ist durch das vermehrte Auftreten von generalisierten δ-Wellen gekennzeichnet. **h** Im REM-Schlaf finden sich Charakteristika des Wach-EEG (α-Rhythmus, Pfeil), obwohl der Proband tief schläft. Es treten ruckartige (sägezahnartige) Augenbewegungen auf, die diese Schlafphase kennzeichnen. [P1421]

TAB. 3.9

Tab. 3.9 Schlafstadien nach Rechtschaffen und REM-Schlaf.

Stadium	Kennzeichen
Schlafstadium 1	Zerfall des Grundrhythmus und Auftreten von okzipitalen ϑ-Wellen; langsame horizontale Augenbewegungen
Schlafstadium 2	Auftreten von Schlafspindeln oder K-Komplexen
Schlafstadium 3	Auftreten hochamplitudiger δ-Wellen
REM-Schlaf	vergleichbar mit einem Wach-EEG findet sich ein α-Grundrhythmus, aber bei völliger Muskelrelaxation (keine Muskelartefakte!); charakteristische rasche und ruckartige horizontale Augenbewegungen, die als Artefakte ein „Sägezahnbild" in den frontotemporalen Elektroden erzeugen

3.5.2 Insomnien

Eine Insomnie ist ein subjektiv belastender Schlafmangel.

Klinik: Beeinträchtigungen durch nachfolgende Reizbarkeit und Tagesmüdigkeit

3.5.2 Insomnien

Bei einer Insomnie empfindet der Patient seinen Schlaf nach der üblichen Schlafzeit als nicht ausreichend oder nicht erholsam. Betroffen sind 10–20 % der Bevölkerung in den westlichen Industrienationen.

Klinik und Diagnostik

Schlafmangel kann das soziale und berufliche Leistungsvermögen beeinträchtigen und mit dem Gefühl der Unruhe, Reizbarkeit, Depressivität, Erschöpfung oder Müdigkeit tagsüber (Hypersomnie) einhergehen.

Diagnostik

Durch eine ausführliche Anamnese und schriftliche Dokumentation des Schlafverhaltens über Schlaf-Fragebögen oder Schlaf-Tagebücher werden die Schlafstörungen quantifiziert und eingeteilt. Neurologische, psychiatrische und internistische Erkrankungen sollten durch entsprechende Untersuchungen ausgeschlossen werden. In schwierigen Fällen ist eine polysomnografische Untersuchung erforderlich.

Diagnostik: Schlaf-Tagebücher und -Fragebögen, evtl. Polysomnografie im Schlaflabor

Therapie

Wenn es eine zugrunde liegende Erkrankung gibt, muss diese zuerst behandelt werden. Bei psychiatrischen Erkrankungen bieten sich dafür sedierende Psychopharmaka an. Sonst stehen verhaltensmedizinische Strategien, z. B. mit Entspannungsverfahren, und das Einhalten einer adäquaten Schlafhygiene (rechtzeitiges Zubettgehen, Vermeiden von Störfaktoren) im Mittelpunkt der Behandlung. Zusätzlich können vorübergehend (max. 4 Wochen) schlafinduzierende Substanzen eingesetzt werden, wobei sich die Auswahl nach der Grunderkrankung richtet (sedierende Antidepressiva, [atypische] Benzodiazepine, Melatonin).

Therapie: Neben neurologischen finden sich auch internistische und psychiatrische Ursachen, die behandelt werden sollten. Schlafmittel sollten nur vorübergehend (max. 4 Wochen) eingesetzt werden.

Ätiopathogenese

Primäre Insomnie Die primären Insomnien entstehen durch psychophysiologische Ursachen wie erlernte, schlafmindernde Assoziationen, z. B. durch ein erhöhtes Erregungsniveau während der Einschlafphase oder die Notwendigkeit einer bestimmten Umgebung, um einschlafen zu können. Häufig liegt aber auch eine Fehleinschätzung des Schlafzustandes vor. Bei der idiopathischen Insomnie, die seit der Kindheit vorliegt, vermutet man eine primäre Störung der Schlaf-wach-regulierenden Systeme. Die fatale familiäre Insomnie ist eine sehr seltene erbliche Prionerkrankung (➤ Kap. 6.7.3).

Sekundäre Insomnie Viele neurologische oder psychiatrische Grunderkrankungen können eine Insomnie hervorrufen, sie ist aber auch als Nebenwirkung bestimmter Toxine oder Medikamente möglich. Neben Patienten mit degenerativen Erkrankungen wie dem Morbus Parkinson oder Demenz können auch Patienten mit chronischen Schmerzen oder Restless-Legs-Syndrom an Insomnie leiden. Depressionen, aber auch Manien und schizophrene Psychosen sind häufig mit Schlafstörungen vergesellschaftet. Beispiele für Substanzen, die zu Schlafstörungen führen können, sind Alkohol, Koffein, Antibiotika, Appetitzügler, Drogen (Cannabis, Kokain, Heroin, Ecstasy), Kortikosteroide und Zytostatika.

Ätiopathogenese: Man unterscheidet primäre (psychophysiologische) und sekundäre (symptomatische) Insomnien.

3.5.3 Narkolepsie

Die Narkolepsie ist eine Störung des Schlaf-wach-Rhythmus, die durch vermehrte Tagesmüdigkeit mit plötzlichem Einschlafen, Kataplexie, hypnagoge Halluzinationen, Schlafparalysen und fragmentierten Nachtschlaf gekennzeichnet ist. Es gibt 2 Erkrankungsgipfel in der 2. und der 4. Lebensdekade.

3.5.3 Narkolepsie

Klinik

Hauptsymptom ist die *exzessive Tagesschläfrigkeit,* die durch wiederholten Sekundenschlaf gekennzeichnet ist. Gegen diesen plötzlich auftretenden Schlaf können sich die Patienten nicht „wehren", er kündigt sich immerhin meist durch Müdigkeit an. Als zweithäufigstes Symptom tritt die *Kataplexie* im Verlauf hinzu, die durch eine kurze muskuläre Atonie ohne Bewusstseinsstörung charakterisiert ist. Sie betrifft meist die Muskulatur des Gesichts oder der Schultern, kann aber auch zu Stürzen führen. Kataplektische Attacken werden meist durch Emotionen getriggert, z. B. Lachen, Überraschung, Freude, Angst oder Ärger. *Hypnagoge Halluzinationen* (meist visuell, aber auch akustisch oder taktil) und *Schlaflähmungen* (Unvermögen, sich im wachen Zustand zu bewegen oder zu sprechen) treten in Phasen des Schlaf-wach-Übergangs auf. Schlaflähmungen sind häufig von massiver Angst begleitet und können bis zu 10 Minuten anhalten. Ferner sind ein *fragmentierter Nachtschlaf* mit vermehrten Wachphasen und verkürztem Eintritt in den REM-Schlaf sowie *automatisierte Verhaltensweisen* mit komplexen Tätigkeiten, wie Herumlaufen, trotz Einschlafen charakteristisch.

Klinik: plötzliche Schlafattacken, emotionsbedingter Verlust des Muskeltonus (Kataplexie), hypnagoge Halluzinationen, Schlaflähmung und -störung. Hauptsymptom ist eine Tagesmüdigkeit.

Diagnostik

Die Diagnose wird klinisch sowie durch Labor- und apparative Zusatzuntersuchungen gestellt. Beim klinischen Vollbild ist die Diagnose einfach. Oft besteht allerdings nur eine vermehrte Tagesmüdigkeit. Hilfreich sind dann die HLA-Klasse-II-Typisierung und die hochspezifische Bestimmung des Hypocretin-1-Spiegels im Liquor. Eine Polysomnografie zeigt den fragmentierten Nachtschlaf mit vermehrtem Erwachen und ein rasches Eintreten in die REM-Phasen. Der Multiple-Schlaf-Latenz-Test (MSLT) misst am ausgeruhten Patienten fünfmal über den Tag verteilt mit dem EEG die Einschlaflatenz nach Aufforderung zum Einschlafen, die < 5 Minuten pathologisch ist. Ein diagnostisch härteres Kriterium ist die verkürzte Latenz bis zum REM-Schlaf (Sleep-Onset-REM = SOREM < 15 min, als pathologisch gelten mindestens 2/5 SOREMs). Eine MRT sollte zum Ausschluss einer hypothalamischen Läsion und anderer symptomatischer Formen der Tagesmüdigkeit durchgeführt werden.

Diagnostik: Labor (HLA-Klasse-II-Typisierung, Hypocretin-1-Spiegel im Liquor), Polysomnografie (verkürzte Latenz zum Einschlafen und bis zum Beginn des REM-Schlafs), cMRT (zur Ausschlussdiagnostik)

Differenzialdiagnosen

Schlafdeprivation, z. B. bei nächtlichem Arbeiten, Einnahme von sedierenden Medikamenten, somatische Ursachen (chronische Krankheiten, zerebrale Läsionen) und psychiatrische Erkrankungen müssen als Ursache der Tagesmüdigkeit ausgeschlossen werden. Weitere Differenzialdiagnosen umfassen epileptische und dissoziative Anfälle, die mehreren der Symptome ähneln können, sowie Synkopen.

Therapie: Integration kurzer Schlafepisoden im Tagesablauf → wenn nicht ausreichend, Beginn medikamentöser Therapie:
- bei ausschließlicher Tagesmüdigkeit Modafinil oder Methylphenidat
- bei zusätzlichen Symptomen Natriumoxybat (Gamma-Hydroxybuttersäure)

Therapie

Zur Verminderung der Tagesmüdigkeit können gezielt kurze Schlafepisoden von max. 30 Minuten Dauer in den Tagesablauf integriert werden. Reicht das nicht aus, so ist bei ausschließlicher Tagesmüdigkeit der α_1-Adrenorezeptor-Agonist Modafinil das Mittel der Wahl. Alternativ kann Methylphenidat eingesetzt werden. Natriumoxybat (Gamma-Hydroxybuttersäure) wirkt gegen alle Kernsymptome der Narkolepsie, besonders gut bei Kataplexie, und gilt deshalb als Mittel der Wahl, wenn zusätzlich zur Tagesmüdigkeit andere Symptome vorliegen. Alternativ wirken trizyklische sowie andere Antidepressiva (Serotoninwiederaufnahmehemmer und Norepinephrin/Serotonininhibitoren) gut gegen Kataplexie, hypnagoge Halluzinationen und Schlaflähmungen. Zudem hatten intravenöse Immunglobulingaben in Einzelfällen einen anhaltend günstigen Effekt auf Kataplexien und Schläfrigkeit.

Ätiopathogenese: Genetische und Umweltfaktoren sind von Bedeutung. Assoziation mit HLA-Antigen DQB1*0602 und HLA-DRB1*1501 sowie mit einem Hypocretinmangel sind bekannt.

Ätiopathogenese

Sowohl genetische als auch Umweltfaktoren spielen für die Pathogenese eine wichtige Rolle, was zum einen durch die hohe Assoziation mit den HLA-Antigenen DQB1*0602, DRB1*1501 und zum anderen durch die relativ niedrige Konkordanzrate eineiiger Zwillinge von 25–30 % belegt ist. Ferner konnten ein Mangel an Hypocretin und eine verminderte Anzahl hypocretinerger Neurone im Hypothalamus nachgewiesen werden. Hypocretin-1 und -2 (auch Orexine genannt) sind hypothalamische Neuropeptide. Bei über 90 % der Narkolepsiepatienten ist der Hypocretin-1-Spiegel im Liquor reduziert. Narkoleptische Hunde haben eine Mutation im Hypocretin-2-Rezeptor-Gen. Durch den Hypocretinmangel kommt es zu einer Störung der physiologischen Schlaf-wach-Regulation.

FALL Ein 50-jähriger Patient hat seit seinem 20. Lebensjahr Einschlafattacken, die ihn im Alltag stören. Angehörige würden schon über ihn lachen, außerdem habe er Probleme bei der Arbeit. In der Jugend habe er die Episoden immer im Griff gehabt, da er gezielt tagsüber für maximal 10 Minuten geschlafen habe (meist bis zu drei- bis viermal täglich in ruhiger Umgebung). In letzter Zeit hätten Schlafperioden nicht mehr den gewünschten Effekt, er sei dann sehr schnell wieder müde. Auf Nachfragen berichtet er, dass er beim Lachen „kurzzeitig das Gesicht verliere", die Lider würden dann zugehen und er müsse sich anstrengen, den Kopf oben zu halten.
Neurologische Untersuchungen, eine kranielle MRT, ein EEG und eine kardiologische Abklärung bleiben ohne pathologischen Befund. Im multiplen Schlaflatenztest ergibt sich eine mittlere Einschlaflatenz von 5 Minuten, und es werden 2 SOREMs nachgewiesen. Im Liquor ist das Hypocretin-1 erniedrigt. Es wird die Diagnose einer Narkolepsie gestellt.
Bei vornehmlichen Einschlafattacken ist eine Behandlung mit Modafinil erfolgreich.

3.6 Andere anfallsartige Erkrankungen

3.6.1 Tetanie

3.6 Andere anfallsartige Erkrankungen

3.6.1 Tetanie

Klinik: periorales Kribbeln und „Pfötchenstellung" der Hände bei erhaltenem Bewusstsein

Klinik

Typisch sind periorale Parästhesien und Karpopedalspasmen („Pfötchenstellung" der Hände) bis hin zu generalisierten, schmerzhaften Muskelkrämpfen. Das Bewusstsein ist nicht beeinträchtigt.

Diagnostik

Labortechnisch werden Elektrolyte, Parathormon und Vitamin D bestimmt. In der Elektromyografie kann eine Übererregbarkeit durch spontane wiederholte Entladungen motorischer Einheiten nachweisbar sein („doublets, triplets").

Therapie: je nach Ursache:
- Hyperventilation → normokalzämisch → Atemregulation (Plastiktüte) und anxiolytische Therapie
- metabolisch (Hypoparathyreoidismus, Vitamin-D-Mangel) → Ca^{2+}- und Vitamin-D-Substitution oral

Therapie

Im Fall einer Hyperventilationstetanie sollten die Patienten zum bewusst langsamen Atmen aufgefordert werden, evtl. unter gleichzeitiger Rückatmung in eine Plastiktüte, zudem beruhigender Zuspruch, ggf. auch Sedativa oder Anxiolytika. Bei rezidivierendem Auftreten ist eine verhaltensorientierte Psychotherapie indiziert.

Bei einem Hypoparathyreoidismus muss Kalzium oral substituiert werden, zusätzlich sollte Vitamin D eingenommen werden.

Ätiopathogenese

Es werden normokalzämische und hypokalzämische Tetanien unterschieden:

- Die normokalzämische Tetanie entsteht am häufigsten durch die Kausalkette Angst → Hyperventilation → Alkalose → neuronale Überregbarkeit.
- Die hypokalzämische Tetanie entsteht typischerweise durch eine Schilddrüsenoperation mit Schädigung der Nebenschilddrüsen und nachfolgendem Hypoparathyreoidismus oder durch Vitamin-D-Mangel.

3.6.2 Episodische Ataxien

Episodische Ataxien sind meist erbliche Erkrankungen, bei denen es vorübergehend zu ataktischen Symptomen kommt. Sie werden im Kapitel Bewegungsstörungen näher beschrieben (➤ Kap. 9.5.3.2).

3.6.2 Episodische Ataxien

Episodische Ataxien umfassen ein breites Spektrum meist genetisch bedingter Erkrankungen.

Klinik: anfallsartige Stand- und Gangstörungen, Intentionstremor und Okulomotorikstörungen

3.6.3 Paroxysmale Dyskinesien

Unter paroxysmalen Dyskinesien (PDs) versteht man Erkrankungen mit plötzlich einsetzenden, unwillkürlichen, nicht unterdrückbaren Bewegungen, die dystone, choreoathetotische und ballistische Komponenten haben können. Bei diesen seltenen Erkrankungen werden 3 Formen unterschieden:

- paroxysmale kinesiogene Dyskinesie/Choreoathetose (PKD)
- paroxysmale non-kinesiogene Dyskinesie (PNKD)
- paroxysmale belastungsinduzierte („exercise-induced") Dyskinesie (PED)

3.6.3 Paroxysmale Dyskinesien

Klinik

PKD Die Dyskinesie wird durch Bewegungen nach Ruhe, z. B. durch rasches Aufstehen oder Rennen, ausgelöst. Pro Tag können bis zu 100 für Sekunden bis Minuten anhaltende hyperkinetische Attacken auftreten. Häufig bestehen zusätzlich selbstlimitierte familiäre infantile Anfälle (➤ Kap. 3.1.1).

PNKD Die hyperkinetischen Attacken werden vor allem durch Alkohol, Koffein oder emotionale Anspannung ausgelöst und halten über Minuten bis Stunden an.

PED Hier entstehen die Dyskinesien nach längerer Muskelarbeit (> 10 min) ausschließlich in den beanspruchten Extremitäten, z. B. beim Gehen in den Beinen oder beim Schreiben in der Hand. Die Attacken dauern Minuten bis wenige Stunden. Zusätzlich können in der Familie (Absence-)Epilepsien, eine Entwicklungsverzögerung, Intelligenzminderung oder Ataxie vorkommen.

Klinik: anfallsartige, unkontrollierbare und abnorme Bewegungen; Auslöser können bestimmte Bewegungen, Suchtmittel und Emotionen oder eine bestimmte Tätigkeit sein

Diagnostik

Die Diagnose wird klinisch und genetisch gestellt.

Therapie

PKD Die PKD spricht gut auf ASM an.

PNKD Die PNKD ist deutlich schwieriger zu therapieren, ggf. helfen Benzodiazepine.

PED Aufgrund des Glukosetransporterdefekts spricht die PED in der Attacke oft gut auf Traubenzuckereinnahme an. Die langfristige Reduzierung der Attackenhäufigkeit kann durch eine ketogene Diät gewährleistet werden, wobei der defekte Glukosetransport über die Blut-Hirn-Schranke durch das Angebot von Ketonkörpern umgangen wird.

Therapie: ASM, Benzodiazepine oder eine ketogene Diät

Ätiopathogenese

Paroxysmale Dyskinesien können selten Folge einer strukturellen Basalganglienläsion sein. Die meisten Formen sind jedoch genetisch bedingt.

PKD Die PKD tritt sporadisch oder familiär auf. Es wurden Mutationen im *PRRT2*-Gen gefunden, das für ein präsynaptisches Protein codiert, das auch mit Natriumkanälen interagiert. In wenigen Fällen wurden Mutationen im Natriumkanal-Gen *SCN8A* u. a. Ionenkanalgenen beschrieben.

PNKD Sie tritt als familiäre Form mit autosomal-dominantem Erbgang auf. Ein Teil der Patienten trägt Mutationen im *MR1*-Gen, das für das Myofibrillogenese-Regulator-1-Protein codiert. Die Funktion dieses Proteins und die Pathogenese der PNKD sind noch unklar.

PED Die PED tritt meist familiär mit einem autosomal-dominanten Erbgang, selten auch sporadisch auf. Als Ursache wurden Mutationen im *SLC2A1*-Gen nachgewiesen, das für den Glukosetransporter Typ 1 (GLUT1) codiert, der Glukose als wichtigsten Energieträger des Gehirns über die Blut-Hirn-Schranke transportiert. Die Pathophysiologie erklärt sich über einen unzureichenden Energienachschub bei längerer Belastung, der wahrscheinlich zuerst in den Basalganglien manifest wird.

Ätiopathogenese: Die häufigste Ursache ist genetisch mit Veränderungen in Ionenkanälen, synaptischen Proteinen oder dem Glukosetransport über die Blut-Hirn-Schranke. Symptomatische Formen mit Läsionen in den Basalganglien sind nur selten.

3.6.4 Hyperekplexie
Die Hyperekplexie ist eine pathologische Schreckreaktion (engl: „startle response“).

Klinik: Auf einen Außenreiz hin treten tonische Muskelkrämpfe und Myoklonien auf; eine Gewöhnung (Habituation) findet nicht statt

Diagnostik: Pathognomonisch ist die Kopfretraktion bei Beklopfen des Nasenrückens oder der Glabella.

Therapie: Clonazepam

Ätiopathogenese: Häufig liegen Mutationen des Glyzinrezeptors zugrunde.

3.6.4 Hyperekplexie

Die Hyperekplexie ist definiert als eine Erkrankung mit pathologischer, nicht habituierender Schreckreaktion (Startle-Reaktion).

Klinik

Klinisch zeigen die Patienten auf akustische und taktile Reize exzessive Schreckreaktionen mit tonischen Verkrampfungen und Myoklonien, die nicht habituieren. Die Patienten sind sturzgefährdet mit erheblicher Verletzungsgefahr, was zu einem ängstlich protektiven Gangmuster führen kann. Neugeborene und Säuglinge sind fluktuierend steif, mit Armen und Beinen in Beugestellung (Stiff-Baby-Syndrom). Im Schlaf lockert sich die muskuläre Hypertonie. Die zunächst permanent vorhandene Steifigkeit bessert sich nach ca. 1 Jahr. Die mentale Entwicklung ist in der Regel normal.

Diagnostik

Die Anamnese ist typisch und wegweisend. Ein charakteristisches diagnostisches Zeichen ist der Kopfretraktionsreflex: Leichtes Beklopfen des Nasenrückens oder der Glabella löst beim Patienten eine Retroflexion des Kopfes aus.

Differenzialdiagnosen

Differenzialdiagnostisch müssen schreckinduzierte epileptische Anfälle (Reflexepilepsien) und Epilepsien mit Sturzattacken differenziert werden. Stereotype Schreckreaktionen mit komplexen Handlungsabläufen (z. B. „Jumping Frenchmen of Maine“) gehören nicht zu dieser Gruppe und werden als sozialisationsspezifische Verhaltensmuster oder stimulussensitive Tics aufgefasst.

Therapie

Die symptomatische Therapie der Wahl ist Clonazepam.

Ätiopathogenese

Die idiopathische Hyperekplexie kann sowohl durch dominant als auch durch rezessiv vererbte Mutationen im Gen des Glyzinrezeptors *(GLRA1)* oder in einigen anderen, assoziierten Genen verursacht werden. Der Glyzinrezeptor vermittelt neben GABA-Rezeptoren die Hemmung im zentralen Nervensystem von Säugern. Die Hyperekplexie lässt sich über eine enthemmte Schreckreaktion erklären. Bei symptomatischen Formen der Hyperekplexie wurden Läsionen im Hirnstamm und Mittelhirn beschrieben. Auch Alkohol- oder Medikamentenentzug kann mit Hyperekplexie assoziiert sein.

ÜBUNGSFRAGEN ZUM WISSENS-CHECK

1. Was ist ein „epileptischer Anfall“ und was ist „Epilepsie“?
2. Die Semiologie (Lehre der Anfallszeichen) epileptischer Anfälle ist wichtig für die Klassifikation und Suche nach dem Ursprungsort. Beschreiben Sie die typische Semiologie primär generalisierter und primär fokaler Anfälle.
3. Der generalisierte tonisch-klonische Status epilepticus kann zu hypoxischen Hirnschäden und zum Tod führen und ist daher ein Notfall. Beschreiben Sie das Stufenschema seiner Behandlung.

KAPITEL

4 Schwindel

Thomas Lempert, Michael von Brevern

Wer schon einmal nach einer Fahrt auf einem Kettenkarussell kaum noch den festen Boden unter den Füßen gespürt hat, kann sich das Leid eines Patienten vorstellen, dem schwindelig ist. „Schwindel" ist in seiner mannigfachen Form eines der häufigsten Symptome auch in der Hausarztpraxis, weshalb jeder die Prinzipien der Diagnostik kennen sollte. Im Folgenden werden dir verschiedene Formen, Ursachen und Therapien des Schwindels vorgestellt sowie zu Beginn die Anatomie und Physiologie des Innenohrs behandelt. Für dich ist es wichtig, die Differenzialdiagnosen des Schwindels zu kennen, damit du in der Prüfung nicht auf die falsche Fährte geführt wirst!

4.1 Anatomie und Physiologie

Zum vestibulären Sinnessystem gehören das Vestibularorgan, der N. vestibulocochlearis (➤ Kap. 1.2.7) und die zentralen Bahnen und Kerngebiete, die sich vorwiegend im Hirnstamm und im Kleinhirn befinden. Das vestibuläre Sinnessystem nimmt nicht nur Bewegungen des Kopfes wahr, sondern sorgt über den vestibulospinalen und den vestibulookulären Reflex (VOR) für die Stabilisierung der aufrechten Körperposition und der Augen.

Vestibularorgan Das Vestibularorgan liegt neben der Cochlea im Innenohr. Es setzt sich aus den Bogengängen und den Otolithenorganen (Sacculus und Utriculus) zusammen. Die 3 Bogengänge reagieren auf drehende Beschleunigungen des Kopfes, wie sie z. B. beim Gehen ständig auftreten, die Otolithenorgane dienen vorwiegend der Wahrnehmung der Schwerkraft und sichern so das Gleichgewicht beim Stehen und Gehen (➤ Abb. 4.1).

MERKE Vestibuläre Erkrankungen betreffen fast immer die Bogengänge und ihre Verschaltungen, während die Otolithenorgane klinisch eine untergeordnete Rolle spielen.

Bogengangsfunktion Selbst bei unbewegtem Kopf senden die horizontalen Bogengänge (➤ Abb. 4.2) kontinuierlich Aktionspotenziale, die über die Vestibularnerven die Vestibulariskerne im Hirnstamm erreichen. Die symmetrische Entladung beider Bogengänge wird vom vestibulären System als Ruhe interpretiert. Dreht man den Kopf nach rechts, steigt die Aktivität im rechten Labyrinth, während sie im linken sinkt. Diese Imbalance wird über die Vestibulariskerne an die Augenmuskelkerne weitergeleitet und führt zu einer Augenbewegung nach links (➤ Abb. 4.3).

4.1 Anatomie und Physiologie

Vestibuläres Sinnessystem: Vestibularorgan, N. vestibulocochlearis, zentrale Bahnen und Kerngebiete in Hirnstamm und Kleinhirn
Funktion: Stabilisierung der Augen- und aufrechten Körperposition über den vestibulospinalen und den vestibulookulären Reflex (VOR).
Vestibularorgan: Die 3 Bogengänge reagieren auf drehende Beschleunigungen des Kopfes, die Otolithenorgane auf die Schwerkraft.

MERKE

Bogengangsfunktion: Bei unbewegtem Kopf besteht eine symmetrische Spontanaktivität beider Vestibularorgane. Bei Kopfbewegung ist die Aktivität im Organ in Bewegungsrichtung gesteigert → Signalimbalance, die als Bewegung interpretiert wird → reflektorische Augenbewegung in die Gegenrichtung (VOR), ➤ Abb. 4.3.

ABB. 4.1

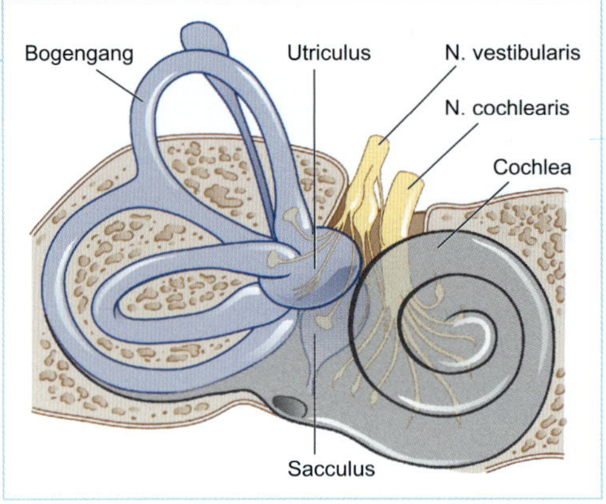

Abb. 4.1 Gleichgewichtsorgan mit knöchernem und häutigem Labyrinth. [L126]

ABB. 4.2

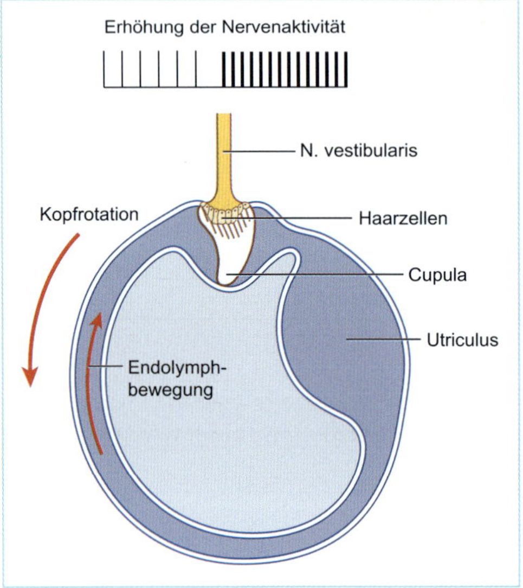

Abb. 4.2 Funktion der Bogengänge. Bei einer Kopfrotation wird die Endolymphe aufgrund ihrer Trägheit in die Gegenrichtung bewegt und lenkt dadurch die gallertige Cupula des Bogengangs aus. Die darin enthaltenen Stereozilien werden dabei bewegt, hierdurch verändern die zugehörigen Haarzellen und der Vestibularnerv ihre Entladungsrate: Bei Erregung nimmt sie zu, bei Hemmung ab. [L126]

Bei Ausfall eines Vestibularorgans kommt es zur pathologischen Signalimbalance und zum Nystagmus in Richtung des gesunden Ohrs. Zentrale Kompensationsmechanismen können wieder zu einem symmetrischen Entladungsmuster in den Vestibulariskernen führen.

Auch wenn ein Vestibularorgan akut ausfällt, entsteht eine Imbalance der Entladungsrate. Sie wird als permanente Beschleunigung des Kopfes wahrgenommen, obwohl dieser in Ruhe ist. Es resultieren eine drehende Bewegungsillusion und ein Nystagmus, der in Richtung des gesunden Ohrs schlägt. Einige Tage bis Wochen nach dem Ausfall hat sich durch zentrale Kompensation wieder ein symmetrisches Entladungsmuster in den Vestibulariskernen eingestellt. Drehschwindel und Nystagmus klingen dadurch langsam ab.

4.2 Klinisches Management

Schwindel = gestörte Bewegungswahrnehmung und Gleichgewichtskontrolle, viele Ursachen möglich: Nervensystem, Innenohr, Herz-Kreislauf-System, Psyche

- **Drehschwindel:** illusionäre Eigen- oder Umgebungsdrehung, deutet auf eine Störung des vestibulären Systems.
- **Schwankschwindel:** gestörte Haltungsstabilität, das Ursachenspektrum ist breiter.

4.2 Klinisches Management

Schwindel ist ein häufiges und ein gefürchtetes Symptom – für alle Beteiligten! Da sich die Ursachen auf das Nervensystem, das Innenohr, das Herz-Kreislauf-System und die Psyche verteilen, fühlen sich die meisten Ärzte und Ärztinnen bestenfalls teilkompetent. Mit einer gezielten Anamnese und Untersuchung sind die meisten Schwindelursachen jedoch ohne weitere Hilfsmittel zu erkennen. Die in diesem Kapitel dargestellten Krankheiten machen etwa 90 % der Diagnosen aus.

Schwindel kann als ein unangenehmes Körpergefühl definiert werden, das von einer gestörten Bewegungswahrnehmung und Gleichgewichtskontrolle herrührt. Drehschwindel bezeichnet eine illusionäre Eigen- oder Umgebungsdrehung und deutet auf eine Störung des vestibulären Systems. Beim Schwankschwindel steht die gestörte Haltungsstabilität im Vordergrund, das Ursachenspektrum ist breiter.

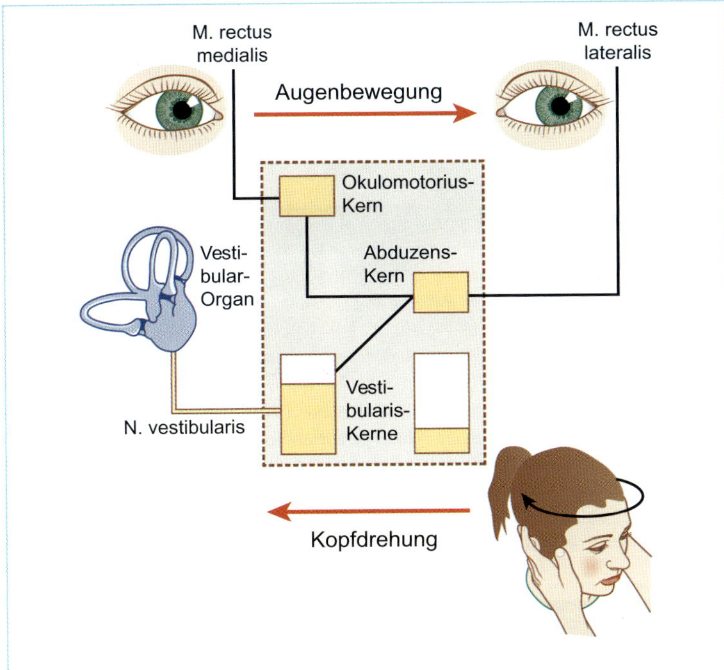

Abb. 4.3 Anatomie des vestibulookulären Reflexes. Aktivierungsweg vom Vestibularorgan bis zu den Augenmuskeln bei Kopfdrehung nach rechts. Die gepunktete Linie markiert den Hirnstamm. [L126]

ABB. 4.3

4.2.1 Anamnese

Gerade beim Schwindel ist die Anamnese eminent wichtig. Die 4 wichtigsten W-Fragen sind die nach dem „wie?" (Art des Schwindels), dem „wie lange?" (Dauer), dem „wodurch ausgelöst oder verstärkt?" (Auslöser) und dem „womit einhergehend?" (Begleitsymptome):

- **Art des Schwindels**
  - Drehschwindel: oft vestibuläre Störung, vor allem bei gleichzeitigen Oszillopsien (ruckende oder drehende Bilder) und Übelkeit
  - diffuser Schwindel: Orthostase, funktioneller Schwindel oder Nebenwirkung von Medikamenten
  - Schwindel nur beim Stehen und Gehen: neurologische Gangstörung, bilaterale Vestibulopathie
- **Dauer**
  - Tage: akuter Vestibularisausfall, Hirninfarkt
  - Stunden: Morbus Menière
  - Sekunden: benigner paroxysmaler Lagerungsschwindel, Orthostase, kardiale Arrhythmie, Vestibularisparoxysmie
  - variabel: funktioneller Schwindel, vestibuläre Migräne
- **Auslöser**
  - Veränderungen der Kopfposition: benigner paroxysmaler Lagerungsschwindel
  - rasches Aufstehen: orthostatische Hypotonie
  - angstauslösende Situationen: phobischer Schwindel
- **Begleitsymptome**
  - Hörstörungen: Morbus Menière
  - Migränesymptome: vestibuläre Migräne
  - neurologische Ausfälle: Hirnstamm- oder Kleinhirnläsion
  - Panik: oft psychogener Schwindel, seltener organisch

4.2.1 Anamnese

W-Fragen:

- *Wie ist die Art des Schwindels:* Drehschwindel, diffuser Schwindel, Schwindel nur beim Stehen und Gehen?
- *Wie lange* dauert er an: Tage, Stunden, Sekunden, variabel?
- *Wodurch* wird er ausgelöst/verstärkt: Veränderungen der Kopfposition, rasches Aufstehen, angstauslösende Situationen?
- *Womit* geht er einher: Hörstörungen, Migränesymptome, neurologische Ausfälle, Panik?

4.2.2 Spezielle Untersuchungstechniken

Vestibulookulärer Reflex Der VOR ermöglicht es, die Augen auch während rascher Kopfbewegungen auf ein Blickziel zu stabilisieren. Selbst wenn ein Drehschwindel nach einem Vestibularisausfall wieder abgeklungen ist, bleibt der pathologische Kopf-Impulstest oft weiter nachweisbar (➤ Abb. 4.4).

Nystagmus Grundsätzlich wird der Nystagmus nach Schlagform (ruckend, pendelnd), Schlagebene (horizontal, vertikal, torsional) und Schlagrichtung (rechts, links, auf, ab, Uhrzeigersinn, Gegenuhrzeigersinn, jeweils aus der Perspektive der Betroffenen) beurteilt:

- Zunächst wird geprüft, ob ein Spontannystagmus (beim Blick geradeaus, mit und ohne Frenzel-Brille, ➤ Abb. 4.5) vorhanden ist.

4.2.2 Spezielle Untersuchungstechniken

Der Ausfall des VOR im **Kopfimpulstest** (➤ Abb. 4.4) kann einen Vestibularisausfall nachweisen.

Ein Nystagmus kann den ungeübten Untersucher vor eine Herausforderung stellen. Bei vorhandenem Nystagmus sollte dieser durch Schlagform, -ebene und -richtung bei Geradeausblick und in verschiedenen Blickrichtungen beschrieben werden. Ein *richtungsbestimmter Nystagmus* behält in jeder Blickrichtung seine Schlagrichtung bei und ist häufig peripherer Genese, ein *Blickrichtungsnystagmus* ändert die Schlagrichtung je nach Blickrichtung und ist Hinweis auf eine zentralnervöse Erkrankung. Eine schrittweise Untersuchung beinhaltet:

- Blick geradeaus, ggf. mit Frenzel-Brille → Spontannystagmus vorhanden?
- Blickhalten seitlich, oben und unten → richtungsbestimmter Nystagmus oder Blickrichtungsnystagmus?
- ggf. Kopfschütteln für 15 s → Provokation eines horizontalen Nystagmus (bei chronischer vestibulärer Störung)?

ABB. 4.4

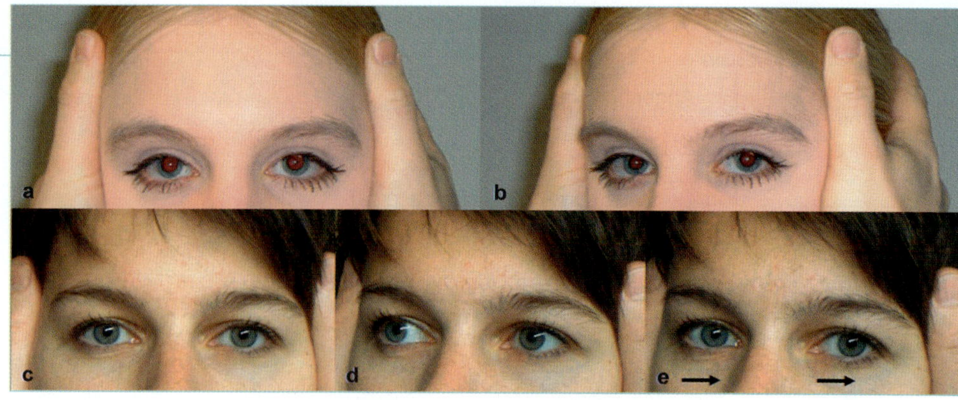

Abb. 4.4 Kopfimpulstest zur klinischen Prüfung des vestibulookulären Reflexes (VOR, Halmagyi-Test). **a, b** Normalbefund. In der Ausgangsstellung (a) wird der Patient instruiert, ein Sehziel geradeaus im Auge zu behalten, z. B. die Nase des Untersuchers. Während und nach einer sehr raschen, passiven Rotation des Kopfes zur Seite (ca. 20°) bleiben die Augen auf das Sehziel gerichtet (b). Der VOR ist normal bei intaktem rechtem horizontalem Bogengang. **c–e** Pathologischer VOR. Von der Ausgangsstellung (c) bewegen sich die Augen zunächst mit dem Kopf (d) und werden nach 200–400 ms durch eine Refixationssakkade (Pfeile) zum Sehziel zurückgestellt (e). [T522]

ABB. 4.5

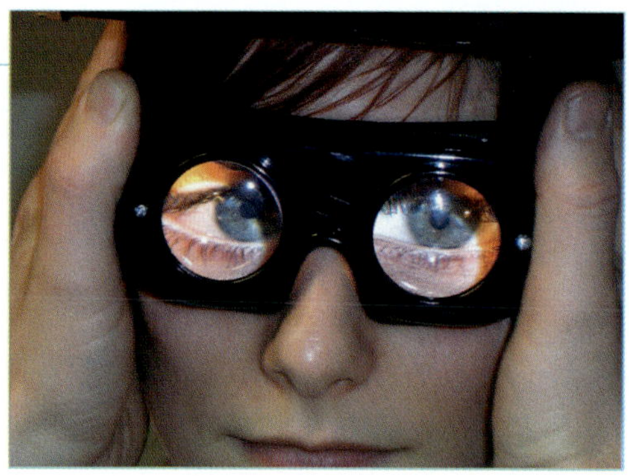

Abb. 4.5 Frenzel-Brille zur Nystagmusuntersuchung. Die Augen sind beleuchtet und vergrößert, können aber nicht gut fixieren, wodurch ein peripher-vestibulärer Nystagmus verstärkt wird. Die Frenzel-Brille kann helfen, einen Spontannystagmus zu demaskieren. [T522]

- Dann kann ein Blickrichtungsnystagmus (Nystagmus beim Blickhalten seitlich, oben, unten) überprüft werden (der meist durch eine zerebelläre Störung verursacht ist).
- Schließlich wird die Patientin gebeten, 15 s lang kräftig den Kopf hin- und herzuschütteln: Tritt dann ein transienter horizontaler Nystagmus auf, spricht dies für eine chronische vestibuläre Störung (meist kontralateral zur Schlagrichtung des Nystagmus und peripher-vestibulär).

Weitere Untersuchungen Weitere mögliche Untersuchungen sind:

- Lagerungsprobe: rasche Lagerung des Patienten, um Lagerungsschwindelsyndrome zu identifizieren (➤ Abb. 4.8)
- VOR-Suppression: Patient pendelt in aufrechter Haltung gleichzeitig mit dem Oberkörper, Kopf und ausgestreckten Armen und fixiert dabei den Daumen; ein Nystagmus in Drehrichtung spricht für eine ipsilaterale zerebelläre Läsion
- Folgebewegungen: Patient fixiert den pendelnden Finger des Untersuchers (Tempo: in einer Sekunde von rechts nach links); ruckende (sakkadierte) Blickfolge spricht meist für eine Kleinhirnstörung
- Tandem-Romberg: Patient steht in Fuß-vor-Fuß-Stellung; eine reproduzierbare Seitneigung nach Augenschluss spricht für ipsilaterale vestibuläre Läsion
- Orthostasetest: RR im Liegen und über 3 min nach dem Aufstehen; systolischer Abfall > 20 mm + typische Beschwerden bestätigen orthostatischen Schwindel

Weitere klinische Untersuchungen bei Schwindelsyndromen sind Lagerungsprobe (s. a. ➤ Abb. 4.8), VOR-Suppressions-Test, Augenfolgebewegungen, Tandem-Romberg, und Orthostasetest (Schellong-Test).

Apparative Untersuchungen Als apparative Untersuchungen kommen infrage:

- Kalorische Prüfung: Die Spülung der äußeren Gehörgänge mit warmem (44 °C) und kaltem (30 °C) Wasser führt zu kalorischem Nystagmus und erlaubt die Beurteilung der Funktion der horizontalen Bogengänge im Seitenvergleich (➤ Abb. 4.7).
- Video-Kopfimpulstest: Die vestibulären Augenbewegungen werden mittels Videobrille aufgezeichnet und computergestützt quantitativ ausgewertet.
- Audiometrie: Die Tonschwellenaudiometrie mit Luft und Knochenleitung dient der Diagnostik einer Innenohr- oder Mittelohrschwerhörigkeit.

Apparative Untersuchungen bei Schwindelsyndromen sind die kalorische Prüfung der Vestibularorgane, der Video-Kopfimpulstest und die Audiometrie.

4.2.3 Medikamentöse Therapie

Die medikamentöse Therapie von Schwindel ist nachrangig und vorrangig in der akuten Phase einer Schwindelerkrankung sinnvoll. Eine längerfristige Therapie mit Antivertiginosa (➤ Tab. 4.1) behindert sogar die Kompensation einer vestibulären Störung. Spezifische Therapiemöglichkeiten ohne vestibulär dämpfende Wirkung gibt es für die vestibuläre Migräne, den Morbus Menière, die Vestibularisparoxysmie und TIAs.

Tab. 4.1 Antivertiginosa mit Dosierungen und Nebenwirkungen.

Generischer Name, Applikation (Tagesdosis)	Klasse	Nebenwirkungen
Dimenhydrinat Tbl., Supp., i. v. (100–300 mg)	Antihistamin	Sedierung ++, Mundtrockenheit
Promethazin Tr., Tbl., i. v. (20–60 mg)	Antihistamin, antidopaminerg, anticholinerg	Sedierung +++, Lethargie, Dyskinesie, Mundtrockenheit
Sulpirid Tbl. (150–300 mg)	antidopaminerg	Sedierung (+), Dyskinesie, gastrointestinale Störungen, Tachykardie
Scopolamin-Pflaster (0,33 mg)	anticholinerg	Sedierung +, Mundtrockenheit, Tachykardie
Lorazepam* Schmelztbl. (1–4 mg)	Benzodiazepin	Sedierung +++, Abhängigkeit

Tbl. = Tabletten; Supp. = Zäpfchen; Tr. = Tropfen, i. v. = Ampullen zur Injektion;
* keine Zulassung, aber bei Erbrechen wegen der Resorption über die Mundschleimhaut im Alltag gut einsetzbar, wenn andere Applikationen nicht praktikabel sind (rektal, i. v.)

4.2.3 Medikamentöse Therapie

Eine medikamentöse Schwindeltherapie ist vorrangig in der Akutphase sinnvoll, da längerfristig Kompensationsmechanismen dadurch behindert werden. Mittel der ersten Wahl in der Akuttherapie ist Dimenhydrinat i. v. oder per os.

4.3 Häufige Schwindelsyndrome

4.3.1 Akuter einseitiger Vestibularisausfall (Neuritis vestibularis)

Der Vestibularisausfall ist häufig eine dramatische Krankheit – und gleichzeitig ein Modell zum Verständnis des vestibulären Systems. Eine durchschnittliche Notaufnahme sieht jährlich 20–30 Fälle.

Klinik und Diagnostik

Symptome Aus heiterem Himmel werden die meist mittelalten Patienten von einem heftigen Drehschwindel erfasst, der über Tage nicht aufhören will. Dabei dreht sich die Umwelt unaufhaltsam vor den Augen. Gleichzeitig setzen Übelkeit und Erbrechen sowie eine Gangunsicherheit mit seitlicher Fallneigung ein. Das Krankenhaus erreichen die Betroffenen meist liegend mit einer Nierenschale neben dem Kopf.

Untersuchung Die klinische Untersuchung zeigt einen Spontannystagmus (➤ Abb. 4.6), der horizontal und torsional zur gesunden Seite schlägt. Der Patient fällt im Romberg-Versuch zur kranken Seite, was im Tandem-Romberg-Versuch noch deutlicher wird. Im Kopfimpulstest (➤ Abb. 4.4) zeigt sich ein gestörter vestibulookulärer Reflex (VOR) bei Drehung zur kranken Seite. Die weitere Untersuchung ist unauffällig.

4.3 Häufige Schwindelsyndrome

4.3.1 Akuter einseitiger Vestibularisausfall (Neuritis vestibularis)

Klinik: akuter, tagelanger Drehschwindel, Übelkeit, Erbrechen, Gangunsicherheit mit seitlicher Fallneigung

Untersuchung: Spontannystagmus zur gesunden Seite, Fallneigung zur kranken Seite. Kopfimpulstest zur kranken Seite gestört. Keine weiteren fokal neurologischen Defizite!

ABB. 4.6

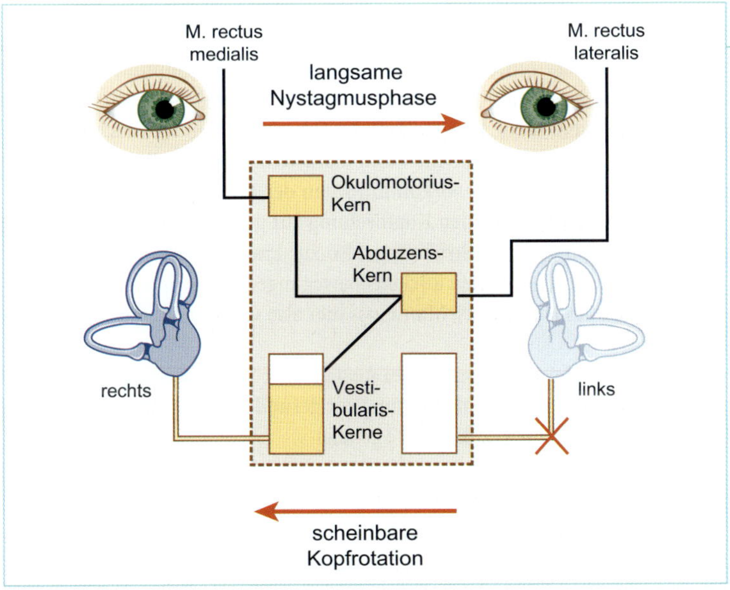

Abb. 4.6 Spontannystagmus bei akutem einseitigem Vestibularisausfall links. Die langsame Nystagmusphase entspricht einer durch die vestibuläre Aktivitätsimbalance hervorgerufenen Augenbewegung, die rasche Phase schlägt in Richtung des gesunden Ohrs. [L126]

Studentische Sicht

Diagnostik: Kalorik oder Video-Kopfimpulstest. MRT nur bei klinischem Verdacht auf vertebrobasiläre Ischämie.

Therapie: (unbehandelt Besserung nach einer Woche, Beschwerdefreiheit erst nach 1–2 Monaten):
- Kortikosteroide (fördern die Restitution der peripheren Gleichgewichtsfunktion)
- Gleichgewichtstraining (fördert die zentrale Kompensation)

Ursache: Ausfall eines Vestibularorgans bei Entzündung oder Perfusionsstörung.

Diagnostik Zur Bestätigung der Diagnose kann eine kalorische (thermische) Prüfung der Vestibularorgane mit warmem und kaltem Wasser durchgeführt werden (➤ Abb. 4.7). Die Geschwindigkeit des dabei ausgelösten Nystagmus dient als Maß für die vestibuläre Erregbarkeit. Alternativ kann ein Video-Kopfimpulstest eingesetzt werden. Eine MRT ist nur sinnvoll bei zusätzlichen neurologischen Symptomen als Hinweis auf eine Hirnstamm- oder Kleinhirnläsion.

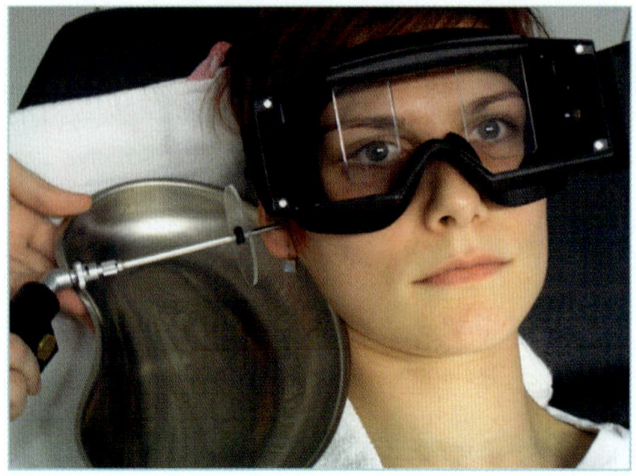

Abb. 4.7 Thermische Prüfung der peripher-vestibulären Funktion. Die Augenbewegungen werden videookulografisch aufgezeichnet. Während der Ableitung wird die Videobrille verdunkelt, um die visuelle Nystagmussuppression zu verhindern. Es wird mit warmem und kaltem Wasser gereizt; die weithin übliche Reizung mit Luft ist unzuverlässig. [T522]

Therapie

Auch unbehandelt ist der Spontannystagmus nach einer Woche verschwunden und der Gang halbwegs sicher. Bis zur weitgehenden Beschwerdefreiheit vergehen jedoch meist 1–2 Monate. Bei der Erholung sind 2 Mechanismen wirksam:
- Restitution der peripheren Gleichgewichtsfunktion: Sie kann Monate dauern und wird bei etwa der Hälfte der Patienten beobachtet. Durch Kortikosteroide kann sie gefördert werden. Die Effektstärke ist jedoch gering und die klinische Relevanz umstritten.
- Zentrale Kompensation des einseitigen Ausfalls: Sie wird bei allen Patienten wirksam und beginnt schon in den ersten Tagen. Sie beruht darauf, dass sich im Vestibulariskern der betroffenen Seite wieder eine Ruheaktivität einstellt, selbst wenn im Vestibularorgan weiter Funkstille herrscht. Signale von der gesunden Seite können diese Aktivität wieder modulieren. Ausnahme sind sehr schnelle Kopfbewegungen, die dann noch zu kurzem Schwindel führen. Die dynamische Kompensation ist ein Lernprozess, der durch ein gezieltes Training mit Kopfbewegungs- und Balanceübungen beschleunigt werden kann, das schon in den ersten Krankheitstagen beginnt. Umgekehrt wird dieser Lernprozess durch dämpfende Medikamente behindert, sodass Antivertiginosa (z. B. 2 × 150 mg Dimenhydrinat rektal) nur an den ersten beiden Tagen gegeben werden.

Entscheidend ist auch die Aufklärung und Ermutigung des Patienten, um die häufigen Ängste und Vermeidungstendenzen zu überwinden.

Ätiopathogenese

Im Vestibularorgan oder im Vestibularnerv führt eine Entzündung (Virus? Autoimmunerkrankung?) oder eine Perfusionsstörung (vor allem bei älteren Patienten mit Arteriosklerose) zur Reduzierung der Aktivität. Damit erlischt nicht nur die dynamische Erregbarkeit des Labyrinths, sondern auch die Ruheaktivität der afferenten Nervenfasern und der Neurone im Vestibulariskern. Die Aktivität der gesunden Seite überwiegt damit, was physiologischerweise nur vorkommt, wenn der Kopf zur gesunden Seite gedreht wird. Das Gehirn geht also von einer anhaltenden Kopfdrehung zur gesunden Seite aus und setzt einen beständigen VOR gegen die vermeintliche Drehrichtung, also zur kranken Seite, in Gang. Dieser entspricht der *langsamen* Nystagmusphase. Die *raschen* Rückstellbewegungen gehen dann wieder zur gesunden Seite, daher die Schlagrichtung des Nystagmus. Man muss hier also dreimal um die Ecke denken (➤ Abb. 4.6).

Die Richtung der Fallneigung lässt sich leichter ableiten: Bei Ausfall einer Seite überwiegt die Aktivität der gesunden Seite und das Gehirn interpretiert dies als Kippung zur gesunden Seite. Um nicht zu dieser Seite zu fallen, wird der Körper reflektorisch zur kranken Seite geneigt.

FALL (KOMMUNIKATION, INTERPROFESSIONELLE KOMMUNIKATION)

ANAMNESE Eine 44-jährige Lehrerin berichtet von ihrem komplikationsreichen Verlauf: „Vor einem Jahr fing alles mit einer plötzlichen Übelkeit an, gleichzeitig begann sich das ganze Zimmer zu drehen. Der Brechreiz zwang mich zum Aufstehen, aber gleich fiel ich zur Seite. An der Wand entlang kam ich schließlich zur Toilette. In der Klinik wurde am selben Tag festgestellt, dass das Gleichgewichtsorgan ausgefallen war. Ich blieb gleich dort. Die Medikamente halfen gegen die Übelkeit, aber nicht gegen die Unsicherheit beim Aufsetzen im Bett. Als wär' man betrunken. Den ersten Versuch aufzustehen traute ich mir erst nach einigen Tagen zu. Bei der Entlassung nach einer Woche riet man mir, das Medikament gegen Schwindel (Dimenhydrinat) weiter zu nehmen, bis der Schwindel fort sei. Seither hat mich die Unsicherheit beim Gehen aber nie wieder verlassen. Als sei das nicht genug, habe ich seit einer Woche zusätzlich wieder sehr starken Schwindel! Immer wenn ich mich im Bett hinlege und umdrehe, geht es los.

KOMMENTAR Es handelt sich um eine Patientin mit einem akuten einseitigen Vestibularisausfall, bei der einiges falsch lief. Durch körperliche Schonung und die Wirkung vestibulär dämpfender Medikamente wurde die zentrale Kompensation behindert. Wichtig ist die rasche körperliche Aktivierung durch Gleichgewichtstraining, das ambulant fortgeführt werden soll. Ängste sind in dieser Situation häufig und sollten von den Behandelnden gezielt angesprochen werden – ebenso wie die günstige Prognose bei einer aktiven Mobilisierung. Schonung ist kontraproduktiv! Bei dieser Patientin ist zusätzlich im weiteren Verlauf ein benigner paroxysmaler Lagerungsschwindel (BPLS) aufgetreten – wie bei vielen Patienten mit akutem Vestibularisausfall. Therapievorschlag: Dimenhydrinat absetzen, Gleichgewichtstraining zur Förderung der zentralen Kompensation, Lagerungsbehandlung gegen den BPLS. Ein Anruf bei der behandelnden Physiotherapeutin hilft, den spezifischen Behandlungsbedarf der Patientin zu vermitteln: Ermutigung gegen die Angst, Gleichgewichtstraining mit selbstständigem Üben zu Hause, Lagerungstherapie des BPLS.

PRAXISTIPP

Nystagmus und seine Bedeutung

Spontannystagmus
- horizontal ± torsional, mit Schwindel → akute, einseitige, periphere vestibuläre Läsion der Gegenseite
- horizontal pendelnd oder ruckend, ohne Schwindel, ohne Oszillopsien → kongenitaler Nystagmus, harmlos
- pendelnd, jede Richtung möglich, kein Schwindel, aber Oszillopsien → erworbener Pendelnystagmus (fortgeschrittene MS, vaskuläre Hirnstammläsionen)
- Upbeat-Nystagmus → Hirnstammläsion (Mittellinie)
- Downbeat-Nystagmus → beidseitige Läsion des Flokkulus (Kleinhirn)

Blickrichtungsnystagmus
- horizontal, seltener vertikal → zerebellär, ipsilaterale Läsion bei einseitigem horizontalem Blickrichtungsnystagmus
- horizontal auf abduzierendem Auge, oft mit Adduktionsstörung der Gegenseite → internukleäre Ophthalmoplegie durch Hirnstammläsion in der Mittellinie

Lagerungsnystagmus
- torsional ± vertikal nach oben → Kanalolithiasis des posterioren Bogengangs
- horizontal zum jeweils unteren Ohr → Kanalolithiasis des horizontalen Bogengangs
- horizontal zum jeweils oberen Ohr → Kupulolithiasis des horizontalen Bogengangs
- andere Schlagrichtungen → Verdacht auf Hirnstamm-/Kleinhirnläsion oder Migräne

PRAXISTIPP

MERKE

Neuritis vestibularis
- Wie: heftiger Drehschwindel, bei dem sich die Umwelt unaufhaltsam vor den Augen dreht
- Wie lange: Tage bis Wochen
- Wodurch ausgelöst: spontan auftretend
- Womit einhergehend: Übelkeit, Erbrechen, Gangunsicherheit mit seitlicher Fallneigung

MERKE

4.3.2 Benigner paroxysmaler Lagerungsschwindel

4.3.2 Benigner paroxysmaler Lagerungsschwindel

Der benigne paroxysmale Lagerungsschwindel (BPLS, gutartiger Lagerungsschwindel) ist mit Abstand die häufigste und gleichzeitig die am besten behandelbare Störung des Gleichgewichtsorgans. Mindestens 10 % der Bevölkerung sind im Lauf des Lebens betroffen.

Klinik und Diagnostik

Klinik: nach Lageänderung des Kopfes auftretender, Sekunden anhaltender Drehschwindel

Symptome Typisch sind kurze Drehschwindelattacken nach einer Lageänderung des Kopfes. Auslöser sind das Umdrehen, Hinlegen und Aufrichten im Bett oder die Neigung des Kopfes nach hinten oder vorne. Die erste Attacke tritt oft nach dem Schlaf beim Aufrichten im Bett auf. Die Attacken remittieren meist spontan nach einigen Wochen, seltener nach Tagen oder Monaten.

Studentische Sicht

Diagnosesicherung durch Lagerungsprobe mit je nach Ursache unterschiedlichem Ergebnis: *Kanalolithiasis im posterioren Bogengang* (am häufigsten; ➤ Abb. 4.8): Lagerung des Patienten auf die betroffene Seite führt zu torsional-vertikalem Nystagmus zum unten liegenden Ohr, Auftreten mit Latenz, Dauer 10–20 s

Klinische Untersuchung Mit der Lagerungsprobe wird sowohl die Diagnose gesichert als auch die betroffene Seite identifiziert.

Wenn der **posteriore Bogengang des unteren Ohrs** von einer Kanalolithiasis betroffen ist (➤ Abb. 4.8), treten Schwindel und Nystagmus auf, kurz nachdem der Kopf die hängende Position erreicht hat. Wenn die Lagerung so durchgeführt wird, dass das gesunde Ohr unten liegt, geschieht dagegen nichts. Vor dem Manöver wird der Patient aufgefordert, seine Augen offen zu halten, nicht zu blinzeln und trotz Schwindels in der provozierenden Position zu bleiben. Die Diagnose ist gesichert, wenn der Lagerungsnystagmus folgende Kriterien erfüllt:

- Torsional-vertikale Schlagrichtung: Der Nystagmus schlägt vorwiegend torsional (rotatorisch), und zwar mit dem oberen Pol des Auges zum unteren Ohr. Zusätzlich besteht eine vertikale, zur Stirn schlagende Komponente.
- Latenz: Typischerweise beginnen Schwindel und Nystagmus mit einer Latenz von wenigen Sekunden, nachdem die provozierende Kopfposition eingenommen wurde.
- Dauer: Der Nystagmus dauert üblicherweise 10–20 Sekunden.

ABB. 4.8

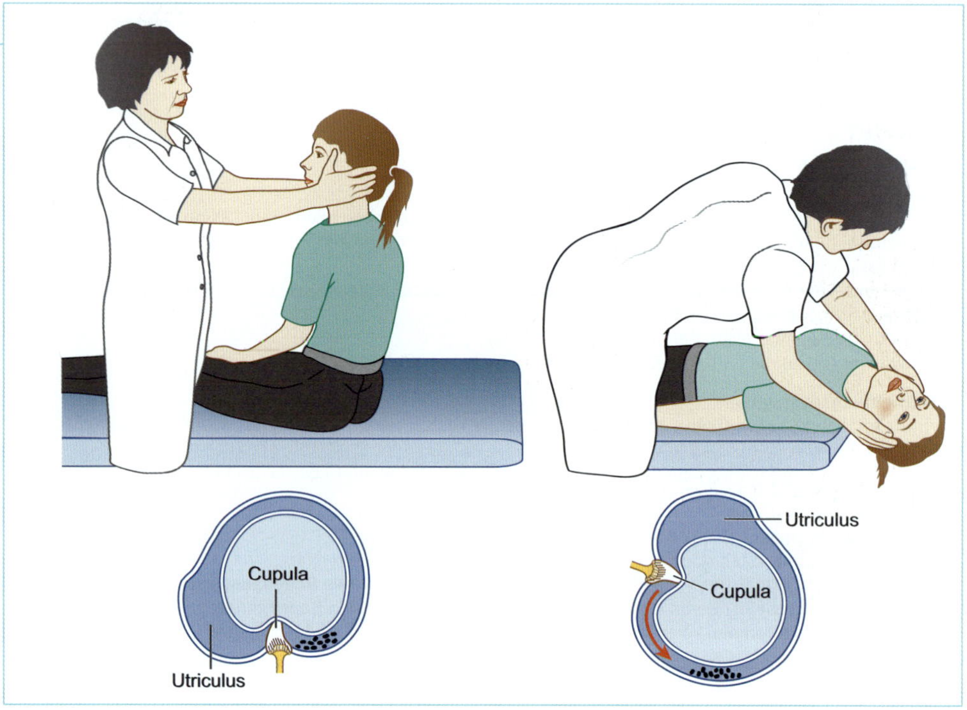

Abb. 4.8 Lagerungsprobe zur Diagnose des benignen paroxysmalen Lagerungsschwindels des linken posterioren Bogengangs. Der Patient wird aus dem Sitzen zügig in die seitliche Kopfhängelage gebracht und fixiert die Stirn des Untersuchers. Unten ist der betroffene linke, hintere vertikale Bogengang abgebildet: Wenn sich der Patient hinlegt, bewegen sich die Partikel in der Endolymphe des Bogengangs von der Cupula fort. Der daraus resultierende Endolymph-Sog verursacht eine unphysiologische Aktivierung der Bogengangsrezeptoren. [L126]

Zusätzlich kann beim Aufrichten aus dem Liegen ein Nystagmus mit umgekehrter Schlagrichtung auftreten. Meist nimmt die Intensität von Schwindel und Nystagmus nach wiederholten Lagerungen ab.

In 10–20 % ist der **horizontale Bogengang** von einer Kanalolithiasis betroffen. Dabei kommt es nach der Lagerung aus der Rückenlage auf das rechte und linke Ohr zu einem horizontalen, jeweils zum unteren Ohr schlagenden Nystagmus, der nicht länger als eine Minute andauert. Die Lagerung auf das erkrankte Ohr provoziert Schwindel und Nystagmus mit stärkerer Intensität als auf der Gegenseite.

Bei einer **Kupulolithiasis** haften die Otokonien an der Cupula und verursachen Schwindel und einen lang anhaltenden, horizontalen, jeweils zum oberen Ohr schlagenden Nystagmus in den Kopfseitlagen.

Kanalolithiasis im horizontalen Bogengang (10–20 % der Fälle): Patient in Rückenlage, Drehung auf das rechte oder linke Ohr, Nystagmus mit Schlagrichtung zum jeweils unten liegenden Ohr, zur betroffenen Seite stärker ausgeprägt
Kupulolithiasis: lang anhaltender, horizontaler, jeweils zum oben liegenden Ohr schlagender Nystagmus

Therapie

So wie die Otokonien in den Bogengang hereingerutscht sind, können sie ihn auch wieder verlassen. Allerdings muss der Kopf dabei in der Ebene des betroffenen Bogengangs um über 180° rotiert werden, was durch alltägliche Bewegungen kaum erreicht wird. Zur Behandlung des häufigen BPLS des posterioren Bogengangs stehen 2 therapeutische Lagerungsmanöver zur Verfügung, die leicht durchgeführt werden können und nur wenige Minuten dauern. Das Epley-Manöver (➤ Abb. 4.9) und das Semont-Manöver

Therapie: Lagerungsmanöver nach Epley (➤ Abb. 4.9) oder Semont (➤ Abb. 4.10): Verursachende Otokonien werden aus den Bogengängen herausmanövriert und „unschädlich" gemacht.

(➢ Abb. 4.10) führen beide in etwa 80 % zu einer vollständigen Remission des BPLS. Das Epley-Manöver beruht auf einer schrittweisen Rotation des Kopfes und ist daher einfacher anzuwenden als das Semont-Manöver. Die Kanalolithiasis des horizontalen Bogengangs wird durch ein Lagerungsmanöver in der Horizontalebene behandelt.

ABB. 4.9

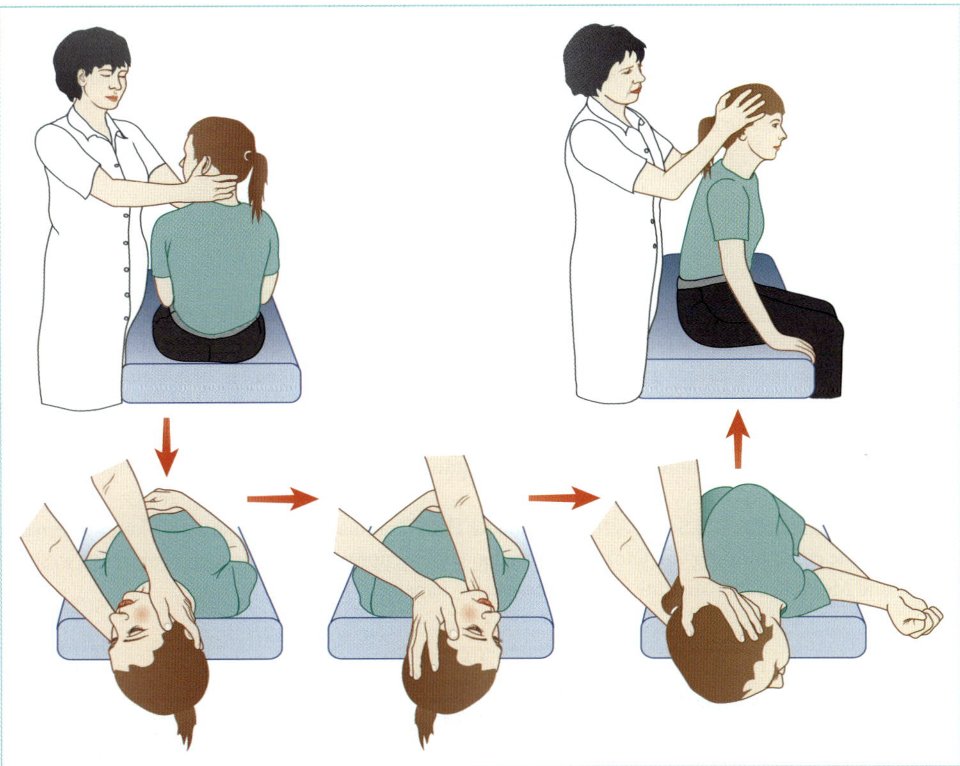

Abb. 4.9 Epley-Manöver zur Behandlung des benignen paroxysmalen Lagerungsschwindels (linker posteriorer Bogengang). Die Kopfrotationen werden vom Behandler rasch geführt, das Zeitintervall zwischen jedem Schritt beträgt 30 Sekunden, mindestens jedoch, bis der Lagerungsnystagmus abklingt. Die Patienten sollten daher während des Manövers ihre Augen offen halten, damit der Nystagmus beobachtet werden kann. In den liegenden Positionen ist darauf zu achten, dass der Kopf auch während der Drehungen ca. 30° rekliniert gehalten wird. [L126]

ABB. 4.10

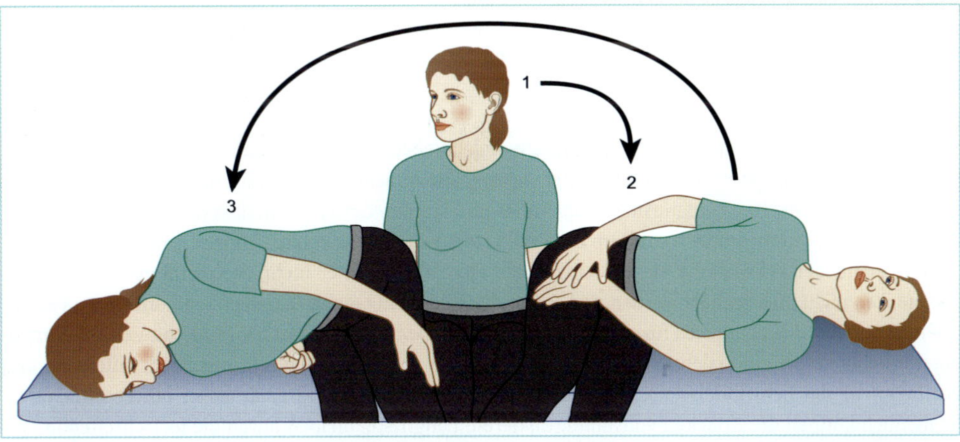

Abb. 4.10 Semont-Manöver zur Behandlung des benignen paroxysmalen Lagerungsschwindels (linker posteriorer Bogengang). Das Manöver wird vom Behandler geführt (der aus Gründen der Übersichtlichkeit nicht abgebildet ist). **1** Der Patient sitzt auf einer Liege, der Kopf ist um 45° zum nicht betroffenen Ohr gedreht. **2** Der Rumpf des Patienten wird dann in einer raschen Bewegung zur erkrankten Seite gekippt, sodass der Kopf hinter dem linken Ohr aufliegt. In dieser Position tritt Nystagmus auf, der torsional zum unteren Ohr schlägt. **3** Nach einer Minute wird der Patient unter Beibehaltung der Kopfdrehung in einem raschen Schwung zur nicht betroffenen Seite gelagert, sodass er nun mit der rechten Wange und Nase aufliegt. Das Manöver ist erfolgreich, wenn in dieser Position ein torsionaler Nystagmus zum oberen Ohr auftritt. [L126]

NEUROLOGIE AMBULANT Eine 72-jährige, rüstige Dame stellt sich auf Zuweisung ihres Hausarztes in der ambulanten Sprechstunde vor: „Mir ist immer so schwindelig!" Auf Nachfrage erfahren Sie, dass der Schwindel erstmals vor 2 Wochen morgens beim Aufrichten im Bett aufgetreten ist. Seither kommt es immer wieder zu eigentlich nur sekundenlangen Drehschwindelattacken bei bestimmten Änderungen der Kopflage: Vornüberbeugen, Kopfrückneigung im Stehen, Hinlegen, Umdrehen im Bett und Aufrichten aus dem Liegen. Zudem besteht seither eine leichte Gangunsicherheit. Aufgrund der wegweisenden Anamnese beginnen Sie die Untersuchung mit einer Lagerungsprobe für den linken posterioren Bogengang (➤ Abb. 4.8) und weisen vorab darauf hin, dass ein kurzer Schwindel ausgelöst werden kann. Nach wenigen Sekunden stöhnt die Patientin, zeitgleich sehen Sie einen hochfrequenten torsionalen Nystagmus nach rechts mit vertikaler Komponente nach oben, der nach 10 Sekunden abklingt. Aus dem diagnostischen Lagerungsmanöver heraus setzen Sie das Epley-Manöver für die linke Seite fort (➤ Abb. 4.9). In der anschließenden diagnostischen Lagerung ist noch ein geringer Nystagmus provozierbar, sodass Sie das Epley-Manöver wiederholen. Beim nächsten Besuch berichtet die dankbare Patientin, dass sie die Behandlung als „Wunderheilung" erlebt habe.

Ursache: mechanische Irritation der Bogengangsrezeptoren durch losgelöste Otokonien („Steinchen"), die normalerweise am Otolithenorgan des Utriculus haften. Diese „kullern" bei Kopfbewegung in den Bogengängen umher. Dadurch Empfindung von vermeintlicher Bewegung, Schwindel und Nystagmus.

Risikofaktoren: Alter, Schädel-Hirn-Trauma, Osteoporose, Erkrankungen des Innenohrs mit Risiko für Otokonien-Ablösung, weibliches Geschlecht und Migräne

Ätiopathogenese

Ursache des BPLS ist eine mechanische Irritation der Bogengangsrezeptoren, die Kanalolithiasis. Otokonien, die normalerweise am Otolithenorgan des Utriculus haften, haben sich dort abgelöst und geraten in einen Bogengang, meist in den posterioren. Aufgrund ihrer Dichte sinken sie hier stets zum tiefsten Punkt. Bei einer Rotation des Kopfes in der Ebene des Bogengangs rutschen die Otokonien entlang des Bogengangs und üben dabei eine unphysiologische Strömung der Endolymphe aus, die zu einer Auslenkung der Cupula führt. Die damit einhergehende Erregung der Haarzellen verursacht Schwindel und Lagerungsnystagmus.

Risikofaktoren für den BPLS sind Alter, ein Schädel-Hirn-Trauma, Osteoporose und Erkrankungen des Innenohrs, die eine Ablösung von Otokonien von den Otolithenorganen begünstigen. Unklar ist, weshalb Frauen und Menschen mit Migräne ein erhöhtes Risiko haben.

MERKE

MERKE

Benigner paroxysmaler Lagerungsschwindel

- Wie: Drehschwindelattacken
- Wie lange: Sekunden
- Wodurch ausgelöst: Umdrehen, Hinlegen und Aufrichten im Bett, Neigung des Kopfes nach hinten oder vorne
- Womit einhergehend: Lagerungsnystagmus

4.3.3 Morbus Menière

Der Morbus Menière ist eine Erkrankung des Innenohrs, die im mittleren Lebensalter und zunächst uni-, bei ca. 50 % jedoch auch bilateral auftritt.

Klinik:
- *Akute Symptome* sind Drehschwindelattacken über mehrere Stunden (oft von initial voll reversibler Hörminderung, Tinnitus oder Ohrdruck begleitet), Übelkeit, Erbrechen und Gangunsicherheit.
- Im *Langzeitverlauf* kommt es zur zunehmenden Schwerhörigkeit bis zum Gehörverlust, die im Tieftonbereich beginnt. Außerdem dauerhafte Gangunsicherheit und reaktive psychische Störungen. Intensität und Frequenz der akuten Attacken nehmen ab.

Untersuchung: Typische Anamnese *(Hörstörung)!* Ein horizontaler Spontannystagmus kann während einer Attacke beobachtet werden.

Diagnostik: Audiometrie (Schallempfindungsschwerhörigkeit im Tieftonbereich), Kalorik (vestibuläre kalorische Untererregbarkeit im Langzeitverlauf)

4.3.3 Morbus Menière

Der Morbus Menière ist eine Erkrankung des Innenohrs, die meist im mittleren Lebensalter beginnt. Sie betrifft zunächst nur ein Ohr, nach Jahren jedoch bei fast der Hälfte der Patienten auch das andere Ohr.

Klinik und Diagnostik

Symptome Immer wieder entstehen Drehschwindelattacken über mehrere Stunden, die oft von Hörminderung, Tinnitus oder Ohrdruck begleitet werden. Die Attacken gehen meist mit Übelkeit, Erbrechen sowie einer ausgeprägten Gangunsicherheit einher und können dazu führen, dass die Patienten während der Attacke vollkommen hilflos sind. Im Intervall ist die Hörstörung zunächst meist reversibel.

Im Verlauf der Erkrankung verschlechtert sich das Hören immer mehr, wobei oft zuerst die tiefen Frequenzen nicht mehr gehört werden und später dann gar keine mehr. In den ersten Jahren sind Fluktuationen der Hörstörung typisch für den Morbus Menière. Der unvorhersehbare klinische Verlauf führt zu einer erheblichen emotionalen Belastung und nicht selten zu psychischen Störungen. Die Intensität und die Frequenz der Schwindelattacken können zunächst fluktuieren und nach vielen Jahren abnehmen. Schließlich können die Attacken vollständig sistieren. Langfristig bleiben durch die fortschreitende Zerstörung des Innenohrs eine hochgradige Hörminderung und eine Gangunsicherheit bestehen.

Klinische Untersuchung Entscheidend für die Diagnose ist die Anamnese rezidivierender Drehschwindelattacken in Kombination mit einer Hörstörung und Ohrgeräuschen. Allerdings beginnt der Morbus Menière nicht selten nur mit Schwindel oder nur mit einer Hörstörung. Die Diagnose ist daher oft erst im Verlauf zu stellen. Während einer Attacke kann ein horizontaler Spontannystagmus beobachtet werden.

Diagnostik Eine Audiometrie ist zur Dokumentation der Hörminderung sinnvoll und zeigt typischerweise eine Schallempfindungsschwerhörigkeit, die auch die tiefen Frequenzen einschließt. Bei längerem Verlauf kann in der kalorischen Prüfung eine vestibuläre Untererregbarkeit nachgewiesen werden.

WISSENSCHAFTSKOMPETENZ Wer das Thema Schwindel klinisch oder wissenschaftlich vertiefen möchte, findet die Definitionen der Schwindelerkrankungen mit ausführlichen Erläuterungen frei zugänglich auf der Website des Journal of Vestibular Research: https://www.iospress.com/jvr-icvd

WISSENSCHAFTSKOMPETENZ

Therapie

Gegen Übelkeit und Erbrechen ist in der Attacke ein Antivertiginosum (z. B. Dimenhydrinat) oder auch ein Sedativum (z. B. Diazepam) hilfreich. Zur Prophylaxe wird häufig Betahistin eingesetzt, das sich jedoch in Studien als unwirksam erwiesen hat. Bei medikamentös therapieresistenten Verläufen kann ototoxisches Gentamicin durch das Trommelfell hindurch in das Mittelohr injiziert werden. Das Vestibularorgan wird dadurch ausgeschaltet und die Attacken sistieren meist völlig. Kortikosteroid-Injektionen ins Mittelohr sind eine etwas weniger wirksame Alternative – ohne Schädigung der vestibulären Funktion. Wenn die Erkrankung von Angst und Rückzugstendenz begleitet wird, kann eine psychotherapeutische Behandlung erforderlich sein.

Therapie: Symptomatisch Antivertiginosa (z. B. Dimenhydrinat). Prophylaxe mit Betahistin ist laut Studien nicht wirksam. Bei schwerem Verlauf: Ausschaltung des Vestibularorgans durch lokal appliziertes, ototoxisches Gentamicin.

Ätiopathogenese

Dem Morbus Menière liegt eine Schwellung (Hydrops) des endolymphatischen Raums zugrunde, wahrscheinlich infolge einer gestörten Resorption der Endolymphe im Saccus endolymphaticus. Die Attacken werden spekulativ durch eine Ruptur der Trennmembran zwischen Endo- und Perilymphraum erklärt. Eine Ursache für den Hydrops lässt sich in der Regel nicht identifizieren.

Ursache: Schwellung (Hydrops) des endolymphatischen Raums vermutlich infolge einer Resorptionsstörung. Attacken möglicherweise durch eine Ruptur der Trennmembran zwischen Endo- und Perilymphraum.

MERKE

Morbus Menière

- Wie: Drehschwindelattacken
- Wie lange: wenige Stunden
- Wodurch ausgelöst: spontan auftretend
- Womit einhergehend: einseitige Hörminderung, Tinnitus oder Ohrdruck, Übelkeit, Erbrechen, Gangunsicherheit, evtl. horizontaler Spontannystagmus

MERKE

4.3.4 Vestibuläre Migräne

Die vestibuläre Migräne ist die häufigste Ursache für spontane, rezidivierende Drehschwindelattacken. Frauen sind häufiger als Männer betroffen.

4.3.4 Vestibuläre Migräne

Die vestibuläre Migräne ist die häufigste Ursache spontaner, rezidivierender Drehschwindelattacken. Frauen sind häufiger betroffen.

Klinik und Diagnostik

Symptome Bei der Migräne stehen typischerweise Kopfschmerzen im Vordergrund (➤ Kap. 2.4.1). Deshalb sind viele Patienten erstaunt, wenn sie erfahren, dass ihr Schwindel Symptom einer Migräne ist. Meist klagen die Patienten über Drehschwindel, manchmal auch über lageabhängigen oder durch Kopfbewegungen ausgelösten Schwindel. Typisch sind, wie bei anderen vestibulären Schwindelformen auch, Übelkeit, Erbrechen und Gangunsicherheit. Weniger als die Hälfte der Patienten hat regelmäßig Kopfschmerzen dabei, weshalb sorgfältig nach anderen Migränesymptomen wie Licht- und Geräuschempfindlichkeit gefragt werden muss. Die Attackendauer variiert von Minuten bis zu mehreren Tagen. Ebenso wie bei der „normalen" Migräne lassen sich oft Auslöser identifizieren, z. B. Stress, Schlafmangel oder ausgelassene Mahlzeiten.

Untersuchung Die Diagnose beruht auf einer positiven Migräneanamnese und migränösen Begleitsymptomen während der Schwindelattacken wie Kopfschmerzen, Licht- oder Geräuschempfindlichkeit oder Auren („sichere vestibuläre Migräne"). Wenn diese Begleitsymptome fehlen, spricht man nach Ausschluss anderer Ursachen von einer „wahrscheinlichen vestibulären Migräne". In der akuten Attacke sind oft eine Standunsicherheit und ein anhaltender Spontan- oder Lagenystagmus (bei dem alle Schlagrichtungen möglich sind) nachzuweisen.

Diagnostik Apparative Untersuchungen sind in differenzialdiagnostischer Hinsicht bisweilen nützlich, beispielsweise eine Audiometrie zum Ausschluss eines Morbus Menière.

Klinik: Drehschwindel, teilweise auch durch Lageänderung des Kopfes ausgelöst, Übelkeit, Erbrechen, Gangunsicherheit. Kopfschmerzen treten in weniger als 50 % der Fälle auf, nach anderen Migränesymptomen muss gezielt gefragt werden. Attacken dauern Minuten bis Tage.

Diagnostik:

- *Klinik* (positive Migräneanamnese, migränöse Begleitsymptome [Kopfschmerzen, Licht- oder Geräuschempfindlichkeit, Auren], Standunsicherheit und Spontan- oder Lagenystagmus variabler Richtung sind möglich)
- *Apparative Untersuchungen* zum Ausschluss von Differenzialdiagnosen!

Therapie

Klärt man die Patienten über die (harmlose) Migräne als Ursache der oft beängstigenden Schwindelattacken auf, ist dies oft schon therapeutisch wirksam, ebenso der Rat, individuelle Auslöser des Schwindels zu vermeiden. Stärkere Attacken können mit einem Antivertiginosum gelindert werden. Ob die in der

Therapie: Aufklärung über die Beschwerdeursache und Meidung von Auslösern. Antivertiginosa, Triptane als Akuttherapeutika und medikamentöse Migräneprophylaxe (➤ Kap. 2.4.1) sind im Hinblick auf die vestibuläre Migräne nicht ausreichend untersucht.

Migränetherapie erfolgreichen Triptane auch bei Migräneschwindel helfen, ist nicht ausreichend geklärt. Ein individueller Versuch kann lohnend sein. Bei häufigen und stark beeinträchtigenden Attacken kommt eine medikamentöse Migräneprophylaxe in Betracht (➤ Kap. 2.4.1), auch wenn deren Wirksamkeit für vestibuläre Symptome noch nicht durch methodisch gute Studien belegt ist.

(KOMMUNIKATION, INTERPROFESSIONELLE KOMMUNIKATION) Ein 35-jähriger Bankangestellter hat seit seinem 20. Lebensjahr immer wieder rechtsseitige Kopfschmerzen, die schon früh von einem Neurologen als Migräne ohne Aura klassifiziert wurden. In der Vergangenheit hat er diese Kopfschmerzen, die typischerweise mit Übelkeit, Erbrechen und einer Arbeitsunfähigkeit von mindestens einem Tag einhergehen, im Durchschnitt 1–2-mal pro Monat gehabt. In den letzten Monaten hat sich sein Beschwerdebild geändert: Mindestens 3–4-mal pro Monat kommt es zu einem ausgeprägten Dreh- oder Schwankschwindel, der mit Übelkeit und Erbrechen einhergeht. Begleitend tritt ein eher dumpfer Schmerz im gesamten Kopf auf. Die Dauer beträgt meist 1 Stunde, erst nach einem Schlaf tritt Besserung ein. Der Patient ist sehr verunsichert und hat Angst vor einem Hirntumor. Er geht wieder zu seinem Neurologen. Dieser veranlasst eine kraniale MRT, eine kalorische Testung der Gleichgewichtsorgane und eine Tonaudiometrie, die allesamt unauffällig sind. Der Neurologe kann die Symptome nicht richtig deuten und schickt den Patienten in ein Schwindelzentrum.
Hier wird der ganze Fall noch einmal zwischen erfahrenen Kolleginnen und Kollegen diskutiert und die Diagnose einer vestibulären Migräne gestellt. In einem ausführlichen Gespräch wird diese Diagnose dem Patienten erklärt und die Empfehlung einer medikamentösen Prophylaxe ausgesprochen. Aufgrund der überzeugenden Erklärung der Kolleginnen und Kollegen im Schwindelzentrum und der einleuchtenden Therapievorschläge fasst der junge Mann wieder Vertrauen, die Empfehlungen werden durch seinen behandelnden Neurologen erfolgreich umgesetzt.

Ätiopathogenese

Ursache: Der Pathomechanismus ist unbekannt, möglicherweise verminderte Reizschwelle für Aktivierung des vestibulären Systems bei Migränepatienten.

Die Mechanismen der vestibulären Migräne sind noch unbekannt. Offenbar besteht bei Migränepatienten eine verminderte Reizschwelle für Aktivierungen des vestibulären Systems, vermutlich über direkte neuronale Verbindungen zwischen den trigeminalen und den vestibulären Hirnstammkernen.

MERKE

MERKE

Vestibuläre Migräne

- Wie: meist Drehschwindel
- Wie lange: Minuten bis zu mehreren Tagen
- Wodurch ausgelöst: z. B. Stress, Schlafmangel oder ausgelassene Mahlzeiten, meist aber spontan
- Womit einhergehend: Migränesymptome, Standunsicherheit, Spontan- oder Lagenystagmus

4.3.5 Vestibularisparoxysmie

4.3.5 Vestibularisparoxysmie

Die Vestibularisparoxysmie ist eine seltene, aber gut behandelbare vestibuläre Störung.

Klinik und Diagnostik

Klinik: kurz anhaltende Dreh- oder Schwankschwindelattacken, die meist mehrmals täglich spontan auftreten. Selten!

Diagnostik:
- Anamnese
- Wirksamkeit von Carbamazepin
- cMRT: häufig Gefäß-Nerven-Kontakt zum N. vestibulocochlearis (ist jedoch auch bei Gesunden häufig und nicht beweisend)

Symptome Die Patienten berichten von kurzen Schwindelattacken (Dreh- bzw. Schwankschwindel), die Sekunden dauern und täglich viele Male spontan und bisweilen durch Lagewechsel provoziert auftreten.

Klinische Untersuchung Die Diagnose beruht vorwiegend auf der Anamnese mit kurzen, aber häufigen Schwindelattacken und dem Ansprechen auf Carbamazepin.

Diagnostik In der zerebralen MRT ist oft ein Kontakt zwischen einer Arterie und dem N. vestibulocochlearis nachweisbar. Da auch viele Gesunde solche Kontakte aufweisen, kann dieser Befund die Diagnose jedoch nicht beweisen.

Therapie

Therapie: prophylaktische Gabe von Carbamazepin

Eine prophylaktische Behandlung mit Carbamazepin ist in der Regel wirksam.

Ätiopathogenese

Ursache: Kompression des N. vestibulocochlearis durch eine Gefäßschlinge (meist A. inferior anterior cerebelli) → **lokale** Demyelinisierung → unphysiologische Auslösung von Nervenaktionspotenzialen → kurze Schwindelattacken

Der Vestibularisparoxysmie liegt ebenso wie der Trigeminusneuralgie und dem Hemispasmus facialis eine neurovaskuläre Kompression zugrunde. Infolge der Kompression des N. vestibulocochlearis durch eine Gefäßschlinge, meist der A. inferior anterior cerebelli kommt es zu einer lokalen Demyelinisierung des Hirnnervs und zu einer unphysiologischen Auslösung von Nervenaktionspotenzialen, die zu kurzen Schwindelattacken führen.

4.3.6 Bilaterale Vestibulopathie

Die bilaterale Vestibulopathie ist eine Erkrankung, die oft erst nach Jahren diagnostiziert wird.

Klinik und Diagnostik

Symptome Anders als bei anderen vestibulären Syndromen ist das Leitsymptom nicht Drehschwindel, der ja nur bei einer Aktivitätsdifferenz zwischen den Gleichgewichtsorganen auftritt, sondern eine Gangunsicherheit, vor allem im Dunkeln. Außerdem klagen die Patienten häufig über Oszillopsien, also Wackelbilder bei jeder Kopfbewegung. Um beispielsweise ein Straßenschild zu lesen, müssen sie stehen bleiben. Einige Patienten haben außerdem eine bilaterale Hörminderung.

Diagnostik Die bilaterale Vestibulopathie kann rasch mit dem Kopfimpulstest (> Abb. 4.4) identifiziert werden, der beidseits pathologisch ist. Bestätigt wird sie mit einer kalorischen Prüfung (> Abb. 4.7) oder einem Video-Kopfimpulstest. Oft dauert es aber Jahre, bis eine bilaterale Vestibulopathie erkannt wird.

Therapie

Eine kausale Behandlung ist nicht möglich. Viele Patienten verbessern sich durch ein gezieltes Gleichgewichtstraining und können wieder beruflich und sogar sportlich aktiv werden.

PRAXISTIPP Eine bilaterale Vestibulopathie kann mit einer Polyneuropathie und einem zerebellären Syndrom vergesellschaftet sein, dies wird als CANVAS bezeichnet (**C**erebellar **A**trophy with **N**europathy and **V**estibular **A**reflexia **S**yndrome).

Ätiopathogenese

Ursache der Oszillopsien ist ein gestörter vestibulookulärer Reflex, sodass das Abbild der Umwelt bei bewegtem Kopf nicht stabil auf der Netzhaut gehalten werden kann. Etwa die Hälfte der Fälle entsteht idiopathisch, meistens langsam progredient. Sekundäre beidseitige Vestibulopathien sind am häufigsten durch das Aminoglykosid Gentamicin verursacht, seltener durch andere Medikamente, Meningitiden oder einen beidseitigen Morbus Menière.

4.3.7 Funktioneller Schwindel

Schwindel wird meist als Instabilität erlebt und kann damit sowohl eine körperliche als auch eine psychische Dimension haben. Der funktionelle Schwindel wird oft auch als somatoformer oder phobischer Schwindel bezeichnet.

Klinik und Diagnostik

Symptome Meist handelt es sich um einen fluktuierenden Dauerschwindel mit subjektiver Gangunsicherheit und oft auch Irritation durch bewegte visuelle Reize, z. B. auf belebten Straßen. Am Anfang steht oft eine organische Schwindelerkrankung oder ein anderes einschneidendes Ereignis, etwa eine erste Synkope. Typisch sind begleitende Ängste und eine starke Beeinträchtigung, oft mit langfristiger Arbeitsunfähigkeit. Funktioneller Schwindel kann auch anfallsweise im Rahmen einer Panikstörung oder Agoraphobie auftreten.

Klinische Untersuchung In der Untersuchung fällt oft eine Diskrepanz zwischen subjektiver Unsicherheit und objektiver Stabilität auf.

Diagnostik In der Anamnese kommt es darauf an, die Auslöser, Begleitsymptome und Kognitionen der Angst zu erfassen. Zusätzlich können Panikattacken spontan und situationsgebunden auftreten. Typische Auslöser sind ein Aufenthalt in engen Räumen mit (scheinbar) fehlender Fluchtmöglichkeit: Fahrstuhl, Kino, Supermarkt, öffentliche Verkehrsmittel, aber auch das Verlassen der Wohnung. Als Begleitsymptome von Panikattacken können Herzrasen, thorakale Beklemmung, Luftnot, Zittern, Schwitzen und Angst auftreten. In der körperlichen Untersuchung und der apparativen Diagnostik finden sich keine Auffälligkeiten, die das Ausmaß der Beschwerden erklären können.

Funktioneller Schwindel kann auch als Symptom einer Depression bzw. somatoformen Störung auftreten. Er entsteht nicht selten sekundär in der Folge einer vestibulären Erkrankung (z. B. Morbus Menière).

PRAXISTIPP Oft haben Ärzte selbst Angst, die psychischen Aspekte des Schwindels anzusprechen. Für sie gilt, ebenso wie für die Patienten: Wo die Angst ist, geht's lang!

4.3.6 Bilaterale Vestibulopathie

Klinik: im Dunkeln zunehmende Gangunsicherheit, Oszillopsien (Wackelbilder) bei jeder Kopfbewegung, ggf. bilaterale Hörminderung (kein Drehschwindel, da keine Aktivitätsdifferenz der Vestibularorgane!)

Diagnostik: beidseits pathologischer Kopfimpulstest (> Abb. 4.4), weiterführende Diagnostik mittels kalorischer Prüfung (> Abb. 4.7) oder Video-Kopfimpulstest.

Therapie: kausale Behandlung nicht möglich, Gleichgewichtstraining kann zur Verbesserung führen

PRAXISTIPP

Ursache: zu 50 % idiopathisch, aber auch sekundär durch Medikamente (Gentamicin), Meningitiden oder einen bilateralen Morbus Menière

4.3.7 Funktioneller Schwindel

Klinik: fluktuierender Dauerschwindel mit subjektiver Gangunsicherheit oder anfallsartiger Schwindel im Rahmen von Panik-/Angststörungen. Oft begleitende Ängste und hoher Leidensdruck. Auffällige Diskrepanz zwischen subjektiver Instabilität und objektiver Stabilität.

Diagnostik: anamnestische Evaluation der Auslöser, Begleitsymptome und Kognitionen der Angst; ggf. Hinweise auf begleitende Panikattacken, apparative und körperliche Untersuchung ohne erklärende Befunde.

Funktioneller Schwindel kann auch als Symptom einer Depression oder Somatisierungsstörung oder sekundär als Folge einer primär somatischen vestibulären Erkrankung auftreten.

PRAXISTIPP

Studentische Sicht

Therapie: Aufklärung des Patienten über den psychogenen Mechanismus der Erkrankung, im Verlauf Kombination aus Verhaltenstherapie und Gleichgewichtstraining, ggf. kurzfristig Anxiolytika

Ursachen: psychiatrische Störungen, dysfunktionale Strategien und Kognitionen

MERKE

4.3.8 Transitorische ischämische Attacke, Hirninfarkt

Eine Ischämie im vertebrobasilären Stromgebiet kann zu vestibulären Symptomen führen.

MERKE

Ein *Hirnstamminfarkt,* der zu Schwindel führt, zeigt oft auch weitere neurologische Ausfälle wie Doppelbilder, Sensibilitätsstörungen, Hemiparese oder Gesichtslähmung.
Ein *Kleinhirninfarkt* hingegen kann sich wie eine Neuritis vestibularis äußern und sich mit isoliertem akutem Drehschwindel manifestieren.
Bei klinischem Verdacht auf eine zentral-vestibuläre Störung ist eine zerebrale MRT indiziert.

PRAXISTIPP

Bei rezidivierenden, monosymptomatischen Schwindelattacken ist eine ischämische Genese umso unwahrscheinlicher, je jünger der Patient und je länger der Gesamtverlauf der Erkrankung ist.

4.3.9 Orthostatische Hypotonie und kardiale Arrhythmien

Orthostatische Hypotonie und kardiale Arrhythmien führen zu einer globalen zerebralen Minderperfusion → Benommenheitsschwindel, Schwarzwerden vor Augen, Synkope (➤ Kap. 3.3).

Therapie

Die Behandlung beginnt mit einem verständnisvollen Aufklärungsgespräch. Die Behandlung sollte psychische und körperliche Aspekte integrieren. Oft ist daher die Kombination einer Verhaltenstherapie mit einem physiotherapeutisch angeleiteten Gleichgewichtstraining günstig. Bei starken Ängsten und einer Panikstörung kann anfänglich eine medikamentöse Behandlung mit einem Antidepressivum mit anxiolytischer Wirkung helfen.

Ätiopathogenese

Neben psychiatrischen Störungen (vor allem Angsterkrankungen) spielen dysfunktionale Strategien und Kognitionen eine Rolle: vermehrte Selbstbeobachtung, übervorsichtige Gleichgewichtsregulation, katastrophisierende Befürchtungen.

MERKE

Funktioneller Schwindel

- Wie: meist diffuser Schwindel
- Wie lange: variabel, Sekunden bis permanent
- Wodurch ausgelöst: sehr unterschiedlich, bei Panikattacken spontanes oder situationsgebundenes Auftreten möglich
- Womit einhergehend: Angst, bei Panikattacken z. B. Herzrasen, thorakale Beklemmung, Luftnot, Zittern, Schwitzen

4.3.8 Transitorische ischämische Attacke, Hirninfarkt

Die zentral-vestibulären Kerngebiete und Bahnen sind im Hirnstamm und Kleinhirn lokalisiert. Daher kann eine Ischämie im vertebrobasilären Versorgungsgebiet vestibuläre Symptome wie Drehschwindel oder eine seitliche Fallneigung hervorrufen – die viel häufigeren Ischämien im Versorgungsgebiet der A. carotis dagegen nicht.

MERKE Grundsätzlich ist eine vaskuläre Ursache immer zu bedenken, wenn Schwindel akut beginnt und vaskuläre Risikofaktoren vorliegen.

Bei einem Hirnstamminfarkt, der zu Schwindel führt, erschließt sich die Diagnose in der Regel durch begleitende neurologische Symptome (z. B. Doppelbilder, Sensibilitätsstörungen, Hemiparese oder Gesichtslähmung). Dagegen kann ein Kleinhirninfarkt eine Neuritis vestibularis imitieren und sich mit isoliertem akutem Drehschwindel manifestieren. Wichtig ist daher die gezielte Suche nach klinischen Warnzeichen, die eine zentral-vestibuläre Störung belegen (s. Praxistipp.). Bei klinisch begründetem Verdacht auf eine zentral-vestibuläre Störung ist eine zerebrale MRT indiziert.

Bei rezidivierenden, monosymptomatischen Schwindelattacken gilt, dass eine ischämische Genese umso unwahrscheinlicher ist, je jünger der Patient und je länger der Gesamtverlauf der Erkrankung ist.

PRAXISTIPP

Für die Notaufnahme

Warnzeichen, die für eine zentral-vestibuläre Störung sprechen:

- horizontaler Spontannystagmus mit ungestörtem Kopfimpulstest (➤ Abb. 4.4)
- horizontaler Spontannystagmus plus Blickrichtungsnystagmus zur Gegenseite
- vertikale Schielstellung der Augen („skew deviation")
- rein vertikaler oder torsionaler Spontannystagmus
- atypischer Lagenystagmus, z. B. lange anhaltend

4.3.9 Orthostatische Hypotonie und kardiale Arrhythmien

Diese beiden Schwindelursachen verbindet eine gemeinsame pathophysiologische Endstrecke: die globale zerebrale Minderperfusion. Diese führt zunächst zu einem Benommenheitsschwindel, da der Hypoxie-sensitive Kortex die Integration der eingehenden Sinnesmeldungen nicht mehr bewältigt. Im weiteren Verlauf kommt es zum Schwarzwerden vor den Augen infolge der retinalen Minderperfusion und schließlich zur Synkope (Kap. 3.3).

4.3.10 Gangstörungen

Der Begriff „Schwindel" wird gerade von älteren Patienten häufig zur Beschreibung einer Gangunsicherheit verwendet, am häufigsten bei Polyneuropathien und zerebraler Mikroangiopathie.

ÜBUNGSFRAGEN ZUM WISSENS-CHECK

1. Was ist die physiologische Funktion der Bogengänge und mit welchem klinischen Test kann man diese Funktion überprüfen?
2. Im Rahmen der Schwindelanamnese sollen sog. „W"-Fragen gestellt werden. Welche „W"-Fragen sind damit gemeint?
3. Was sind die typischen Symptome und Untersuchungsbefunde eines akuten, einseitigen Vestibularisausfalls (Neuritis vestibularis)?
4. Wodurch ist der sog. gutartige Lagerungsschwindel verursacht und welcher Bogengang ist am häufigsten betroffen?

4.3.10 Gangstörungen

Der Begriff „Schwindel" wird gerade von älteren Patienten häufig zur Beschreibung einer Gangunsicherheit verwendet.

KAPITEL

5 Vaskuläre Erkrankungen

Matthias Sitzer, Helmuth Steinmetz

Kurz vor Feierabend möchtest du noch kurz bei deinem Patienten mit essenzieller Thrombozytämie eine Blutentnahme machen. Dir fällt aber sofort seine seltsam verzogene Mimik auf. Sofort gibst du Bescheid und überprüfst dann die wichtigsten Merkmale eines Schlaganfalls, denn jetzt muss alles schnell, also FAST, gehen. Du achtest auf „**f**ace, **a**rms, **s**peech and **t**ime“, und als die Oberärztin eintrifft, kannst du ihr bereits deine Verdachtsdiagnose übermitteln ...
Wir kommen also zum „Klassiker“ unter den neurologischen Erkrankungen. Die Rate an bleibenden Behinderungen infolge eines Schlaganfalls ist hoch, weshalb es lohnenswert ist, sich das Akronym „FAST“ zu merken. Allerdings ist die Bandbreite der vaskulären Erkrankungen in der Neurologie so groß, dass nicht alle mit „FAST“ erfasst werden. Aber auch etwa die Subarachnoidalblutung wird dir sicherlich schon bald bekannt vorkommen!

Die WHO definiert den Schlaganfall als akute neurologische Symptomatik (z. B. Lähmungen, Sprach-, Seh- oder Gefühlsstörungen), verursacht durch eine Durchblutungsstörung des Gehirns. „Durchblutungsstörung“ kann sowohl Infarkt als auch Blutung bedeuten. Die unter den Oberbegriff Schlaganfall fallenden Krankheitsbilder sind:

- **Hirninfarkt:** Eine hirnversorgende Arterie ist plötzlich verschlossen. Das von ihr versorgte Hirnareal erhält kein oder nicht mehr genügend Blut und wird nekrotisch.
- **Transitorisch ischämische Attacke:** Bilden sich ischämisch bedingte Ausfälle rasch zurück (< 24 h) und findet man kein Infarktareal in der bildgebenden Diagnostik, spricht man von einer transitorisch ischämischen Attacke (TIA). Die Entstehungsmechanismen einer TIA sind identisch zu denen eines Hirninfarkts.
- **Nicht traumatische intrazerebrale Blutung:** Eine Hirnarterie rupturiert und blutet in das Parenchym.

Definition:

- *Schlaganfall:* zerebrale Ischämie oder intrakranielle Blutung mit neurologischen Symptomen. Hirninfarkte entstehen durch Gefäßverschluss, Blutungen durch Gefäß- oder Aneurysmaruptur.
- *Transitorische ischämische Attacke:* kurzzeitige Ischämie mit Symptomdauer < 24 h ohne bildgebenden Nachweis eines Infarkts

Studentische Sicht

Epidemiologie: In Industrieländern sind Schlaganfälle der häufigste Grund für im Erwachsenenalter erworbene dauerhafte Behinderungen (ca. 40 % der Betroffenen). Hinzu kommt ein erhöhtes Demenzrisiko. Die Prävalenz wird negativ durch die demografische Entwicklung und positiv durch Präventionsmaßnahmen beeinflusst.

Management: Die Symptomatik hängt vor allem von der Lokalisation ab. Um zwischen Ischämie und Blutung sicher zu unterscheiden, braucht man eine Bildgebung. Wichtig ist eine rasche Diagnostik, da die Prognose durch eine frühe Therapie mittels Thrombolyse und/oder Thrombektomie verbessert werden kann → „time is brain"!

5.1 Anatomie und Pathophysiologie

5.1.1 Anatomie der Gefäße

5.1.1.1 Arterielle Versorgung

Die arterielle Versorgung verteilt sich auf ein paariges vorderes (Karotis-) und ein paariges hinteres (Vertebralis-)Stromgebiet.

Lerntipp: Um anhand der klinischen Symptome das betroffene Territorium zu benennen, ist es essenziell, die Gefäßanatomie zu kennen.

Karotisäste: Die A. carotis communis (➤ Abb. 5.1) stammt rechts aus dem Truncus brachiocephalicus und links aus dem Aortenbogen. Nach Aufteilung in die A. carotis externa und interna zieht Letztere durch den Canalis caroticus ins Gehirn und gibt folgende Endäste ab:

- A. ophthalmica
- A. choroidea anterior
- A. communicans posterior
- A. cerebri anterior
- A. cerebri media

Vertebralisäste: Die Aa. vertebrales (➤ Abb. 5.2) stammen jeweils aus der A. subclavia und erreichen das Gehirn durch das Foramen magnum. Danach geben sie die A. inferior posterior cerebelli sowie die A. spinalis anterior ab, bevor sie sich zur A. basilaris vereinigen. Die paarigen Äste der A. basilaris sind:

- A. inferior anterior cerebelli
- A. superior cerebelli
- A. cerebri posterior
- Perforatoren zum Hirnstamm

- **Nicht traumatische Subarachnoidalblutung:** Ein präformiertes, intrakranielles Aneurysma oder eine andere im Subarachnoidalraum liegende Gefäßfehlbildung platzt (extrazerebral, intrakraniell).

Der Schlaganfall ist eine der häufigsten vaskulären Erkrankungen, in bestimmten Altersgruppen sogar häufiger als der Herzinfarkt. Zudem hat er eine hohe sozialmedizinische Bedeutung, weil er in den Industrieländern die häufigste Ursache einer anhaltenden Behinderung im Erwachsenenalter ist. Etwa 40 % der Betroffenen behalten eine langfristige, die sozialen Kontakte einschränkende Behinderung. Zudem ist das Risiko einer Demenzentwicklung nach einem Schlaganfall signifikant erhöht. Aufgrund der demografischen Entwicklung muss einerseits von einem Anstieg der Schlaganfallhäufigkeit in den kommenden Jahrzehnten ausgegangen werden, andererseits ermöglichen effektive Präventionsmaßnahmen (u. a. Raucherentwöhnung, Blutdruckkontrolle, Antikoagulation bei Vorhofflimmern) auch eine Stabilisierung der Schlaganfallhäufigkeit.

Die neurologischen Ausfälle durch einen Schlaganfall hängen weniger davon ab, wie das Gehirn geschädigt wurde (Ischämie oder Blutung), sondern wo dies geschah. Meist ist die sichere Unterscheidung zwischen Ischämie und Blutung nur durch die bildgebende Diagnostik möglich. Der Schlaganfall ist diagnostisch und therapeutisch eine Herausforderung: In der Akutphase kommt eine Reihe von Differenzialdiagnosen infrage, die vor einer Therapie geprüft werden müssen. Ohne die CT oder MRT ist dies bisher unmöglich. Therapeutisch ist äußerste Eile geboten: Schlaganfallpatienten sollten auf dafür eingerichteten Stationen (Stroke Units) überwacht und behandelt werden. Dort sollten sie möglichst rasch nach Beginn der Symptome eintreffen (je früher, desto besser), damit neben der Diagnostik im Fall einer Ischämie eine systemische Thrombolyse oder eine endovaskuläre Thrombektomie durchgeführt werden kann. Gute Ergebnisse sind umso wahrscheinlicher, je früher ein Patient behandelt werden kann: **„time is brain"**.

5.1 Anatomie und Pathophysiologie

Die Anatomie der Gefäße von Gehirn und Rückenmark zu kennen ist wichtig, um klinische Leitsymptome einzelnen Gefäßterritorien zuordnen und die CT- und MRT-Bilder überhaupt erst beurteilen zu können. Die Pathophysiologie von Infarkt und Blutung ist Grundlage der evidenzbasierten Therapie im klinischen Alltag.

5.1.1 Anatomie der Gefäße

5.1.1.1 Arterielle Versorgung

Arteriell versorgen 2 paarig angelegte Gefäßsysteme, die *A. carotis* und die *A. vertebralis,* das Gehirn.

Karotisäste Die A. carotis communis (➤ Abb. 5.1) entspringt auf der rechten Seite aus dem Truncus brachiocephalicus, auf der linken Seite direkt aus dem Aortenbogen. In Höhe des Schildknorpels teilt sich die A. carotis communis in die A. carotis interna und die A. carotis externa. Letztere versorgt mit ihren Ästen Hals- und Gesichtsweichteile, Teile der Schilddrüse und den knöchernen Schädel. Die A. carotis interna zieht ohne Abgabe weiterer Äste durch den Canalis caroticus, die Schädelbasis und erreicht den Sinus cavernosus, hinter dem die A. ophthalmica zum Auge abgeht. Etwas weiter distal entspringen die A. choroidea anterior und die A. communicans posterior, die eine Verbindung zur A. cerebri posterior herstellt. Noch weiter intrakraniell teilt sich die A. carotis interna in die A. cerebri media und die A. cerebri anterior (sog. T-Gabel). Die *A. cerebri anterior* zieht nach medial und kommuniziert über die A. communicans anterior mit der Gegenseite. Ihre Endäste (A. pericallosa, A. callosomarginalis) verlaufen im Interhemisphärenspalt nach dorsal.

Der Hauptstamm der *A. cerebri media* (M1-Segment) zieht nach lateral und teilt sich vor Eintritt in die Sylvische Fissur in 2 oder 3 piale Gefäßgruppen, die auf der Hemisphärenoberfläche verlaufen (M2-Segmente). Aus dem an der Hirnbasis verlaufenden M1-Segment entspringen im nahezu rechten Winkel sog. perforierende Arterien, die als funktionelle Endarterien die Tiefe des Großhirns inkl. großer Teile der Stammganglien und des Marklagers versorgen. Weitere solche „Perforans-Arterien" entspringen aus den proximalen Anteilen der A. cerebri anterior und aus der A. communicans posterior.

Vertebralisäste Die A. vertebralis (➤ Abb. 5.2) entspringt beidseits aus der A. subclavia, zieht ab dem 6. Halswirbel durch das Foramen transversarium der Querfortsätze kranialwärts und durch das Foramen magnum nach intrakraniell. Extrakraniell existieren segmentale Radikulararterien, die zur Versorgung des Rückenmarks beitragen und Anastomosen zu Muskel- und Weichteilarterien haben. Direkt nach Durchtritt durch das Foramen magnum geht die A. inferior posterior cerebelli ab und zieht zum hinteren, unteren Kleinhirn. Wichtig ist ebenfalls die A. spinalis anterior, die häufig aus der linken und rechten A. vertebralis abgeht und zu einer ventralen Längsarterie des Rückenmarks fusioniert. Durch die Fusion beider Aa. vertebrales entsteht die A. basilaris, die vor dem Hirnstamm nach rostral durch den Tentoriumschlitz zieht und sich in die Aa. cerebri posteriores aufteilt. Vorher geht noch paarig die A. inferior

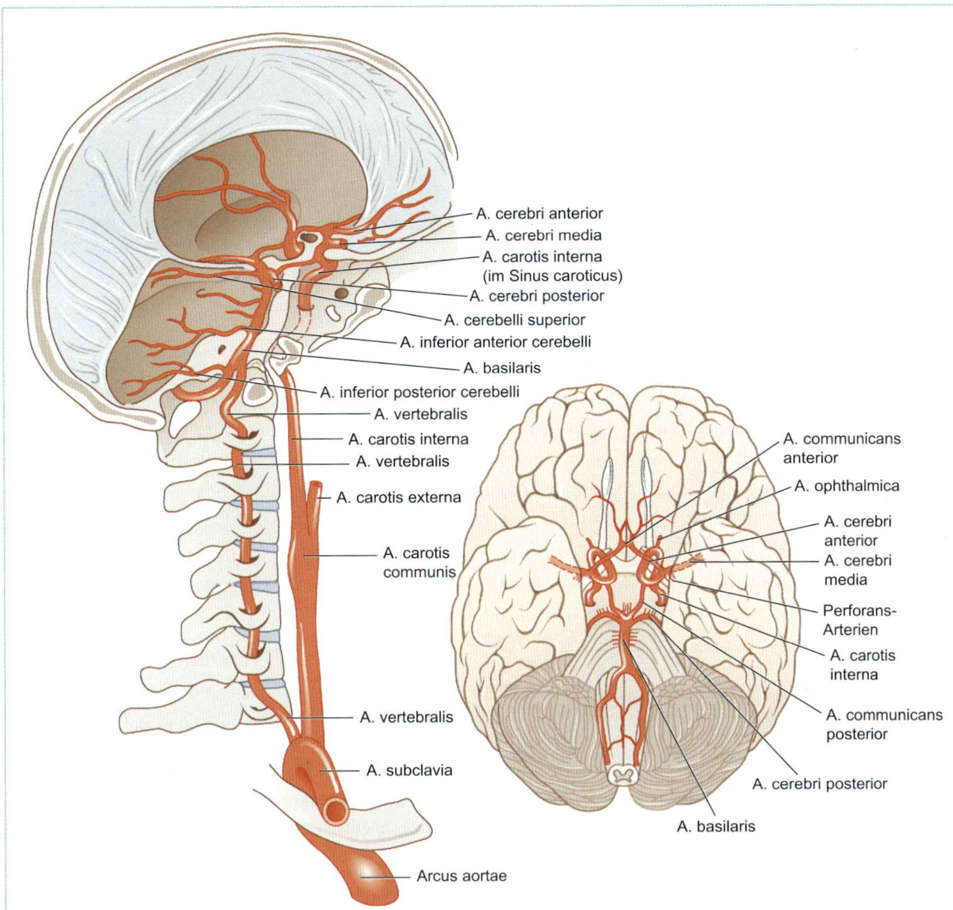

Abb. 5.1 Arterielle Versorgung des Gehirns. Dargestellt ist eine seitliche Ansicht des extrakraniellen Verlaufs der Aa. carotis communis et interna und der A. vertebralis. Gesondert dargestellt ist der intrakranielle Circulus arteriosus. Die kleinen Abgänge markieren die Perforans-Arterien. [L126]

anterior cerebelli ab, weiter rostral die A. superior cerebelli. Die A. cerebri posterior zieht um das Mesenzephalon nach dorsal und teilt sich typischerweise in 2 Endäste auf (A. occipitalis lateralis et medialis).

Auf Höhe des Pons entspringen aus der A. basilaris perforierende Arterien, die gruppenweise in das Parenchym ziehen. Weitere solche Perforatoren entspringen aus dem Basilariskopf und dem proximalen Segment der A. cerebri posterior (P1-Segment).

Circulus arteriosus Durch die Communicans-Arterien bildet sich im Idealfall ein geschlossener, intrakranieller Gefäßkreis aus (Circulus arteriosus, ➤ Abb. 5.1), über den alle Hauptarterien miteinander in Verbindung stehen.

CAVE Die Ausbildung dieses Blutverteilerkreises an der Schädelbasis ist variabel, was Auswirkungen auf die Kollateralisationsmöglichkeiten bei Verschluss eines proximalen Gefäßes haben kann.

Darüber hinaus gibt es noch oberflächliche arterielle Kollateralen zwischen den großen hemisphärischen Gefäßterritorien über leptomeningeale Anastomosen.

Neben diesen intrakraniellen Kollateralen existiert aus der A. carotis externa eine Anastomose zur A. ophthalmica und damit zur A. carotis interna, die bei einer hochgradigen Einengung oder Verschluss der ipsilateralen extrakraniellen A. carotis interna zur intrakraniellen Blutversorgung beitragen kann. Die A. trigemina primitiva ist als persistierende Kiemenbogenarterie eine direkte intrakranielle Kollaterale zwischen der A. carotis interna und der A. basilaris.

5.1.1.2 Venöse Drainage

Bei der venösen Drainage des Gehirns kann man ein oberflächliches und ein tiefes Venensystem unterscheiden (➤ Abb. 5.3).

ABB. 5.1

Circulus arteriosus: Er entsteht durch Communicans-Arterien, die die Hauptarterien im Subarachnoidalraum der Schädelbasis miteinander verbinden. Durch diese Kurzschlussverbindungen können extrakranielle Strömungsbehinderungen intrakraniell bis zu einem gewissen Grad kompensiert werden (➤ Abb. 5.1).

CAVE

Weitere Anastomosen: A. carotis externa zur A. ophthalmica und leptomeningeale Arterien über der Hirnkonvexität.

5.1.1.2 Venöse Drainage

Es gibt oberflächliche und tiefe Venen im Gehirn:

- Die oberflächlichen Venen drainieren u. a. über den Sinus sagittalis superior in die V. jugularis interna.
- Die tiefen Venen drainieren über die Vv. internae cerebri und Vv. basales Rosenthal (➤ Abb. 5.3).

Durch den Sinus cavernosus zieht die A. carotis interna.

ABB. 5.2

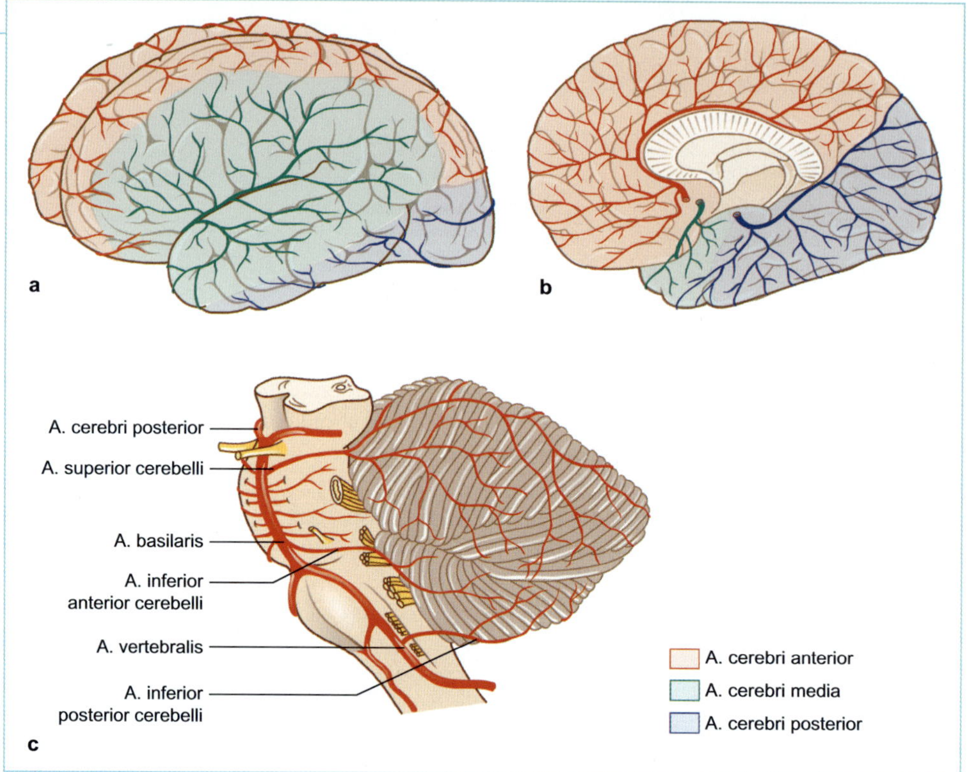

Abb. 5.2 Arterielle Versorgungsgebiete der Hirnhemisphären und des Hirnstamms/Kleinhirns. a Seitliche Aufsicht auf die Hirnoberfläche mit Darstellung der pialen Endäste. **b** Ansicht der medialen Abschnitte der Hirnhemisphären. **c** Schräge Ansicht des Hirnstamms und des Kleinhirns mit der A. basilaris und ihren Abgängen. [L126]

ABB. 5.3

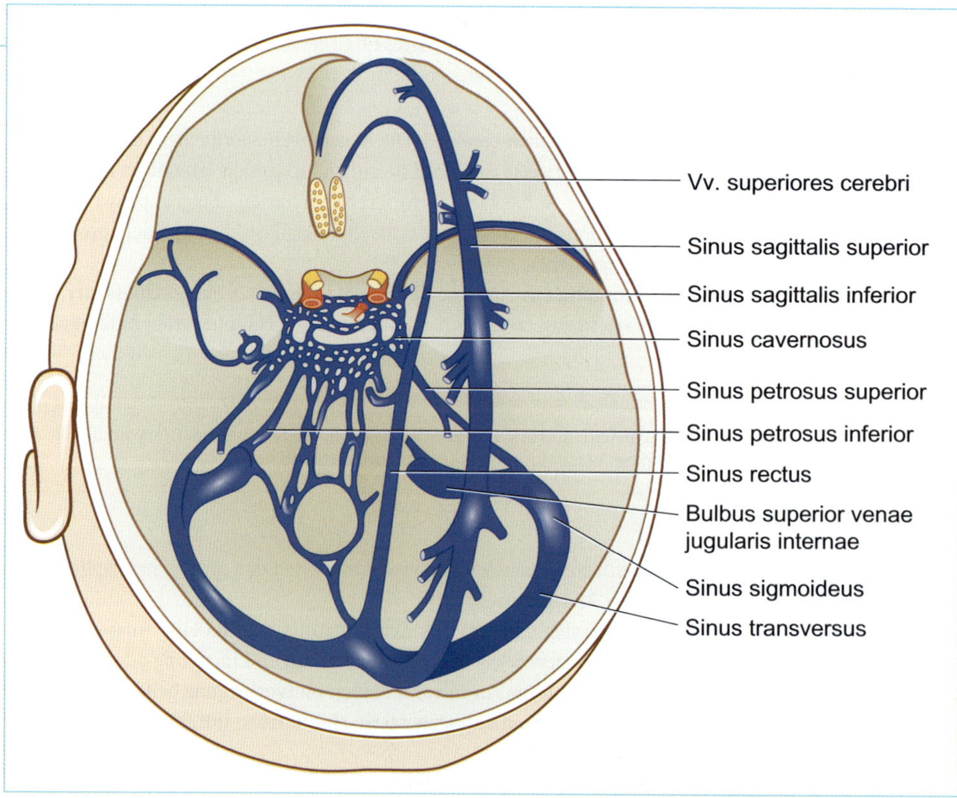

Abb. 5.3 Venöse Drainage des Gehirns (Schema). In der halbschrägen Aufsicht sind die großen Sinus dargestellt, die intrazerebralen Venen sind nicht eingezeichnet. Den Zusammenfluss der tiefen Hirnvenen bezeichnet man als Venenstern. [L126]

Oberflächliche Venen Die oberflächlichen Venen liegen typischerweise auf den Hemisphären und sammeln das Blut aus den parenchymatösen Venen. Über diese Venen wird das Blut den Sinus zugeleitet, die aus einer Duplikatur der Dura gebildet werden. Die oberflächliche Drainage der Großhirnhälften findet über den unpaaren Sinus sagittalis superior statt. Am Confluens sinuum mündet noch der Sinus rectus und das gesammelte Blut wird über den beidseitigen Sinus transversus und Sinus sigmoideus in die V. jugularis interna geleitet.

Tiefe Venen Das tiefe Venensystem sammelt das Blut aus dem periventrikulären Marklager der Hemisphären, den Thalami und weiteren, mittelliniennah gelegenen Strukturen. Am sog. Venenstern konfluieren u. a. die paarigen Vv. internae cerebri und die Vv. basales Rosenthal zur unpaaren V. magna cerebri (Galen). Zusammen mit dem Sinus sagittalis inferior bildet sich der Sinus rectus, der in den Confluens sinuum mündet.

Sinus cavernosus Erwähnt werden soll noch der Sinus cavernosus, der in der mittleren Schädelgrube auf der Schädelbasis jeweils lateral der Hypophyse liegt und durch den die A. carotis interna nach intradural zieht. Die Drainage dieses basalen Sinus erfolgt vorwiegend über die Sinus petrosus inferior et superior nach dorsal ebenfalls in die V. jugularis interna.

5.1.2 Pathophysiologie von Ischämie und Blutung

5.1.2.1 Zerebrale Ischämie

Ursachen

Infarkte sind deutlich häufiger als Blutungen (Verhältnis ca. 8:1). Meist ist ein emboligener oder thrombotischer Verschluss der versorgenden Hirnarterie die Ursache. Typische Emboliequellen sind ein Thrombus im linken Vorhof bei Vorhofflimmern oder eine atherosklerotische Plaqueformation im Aortenbogen oder am Abgang der A. carotis interna (s. a. ➤ Kap. 5.5.1.1). Atherosklerotische Gefäßwandläsionen können aber auch die Ursache lokal-thrombotischer Verschlüsse hirnversorgender Arterien sein.

Ischämiezentrum

Durch einen arteriellen Verschluss entsteht die zerebrale Ischämie: Das Zentrum des ischämischen Territoriums wird nur noch wenig oder gar nicht mehr durchblutet, und in der Folge ist das betroffene Areal entweder in seiner Funktion gestört oder geht zugrunde (➤ Abb. 5.4). Innerhalb von Minuten sinkt die metabolische Versorgung unter einen kritischen Wert, sodass Neurone und Gliazellen strukturerhaltende Funktionen nicht mehr gewährleisten können und die sog. Ischämiekaskade anläuft: Die Zellen depolarisieren und die Konzentration exzitotoxischer Aminosäuren (vor allem Glutamat) im Extrazellulärraum steigt stark an. Ca^{2+}- und Na^{+}-Ionen strömen nach intrazellulär und ziehen Wasser nach sich, wodurch ein zytotoxisches Ödem entsteht. Durch die Elektrolytverschiebungen werden außerdem proteolytische Enzyme aktiviert und freie Radikale freigesetzt, die die Zelle weiter schädigen. Diese Kaskade führt im Infarktkern rasch zu einer Nekrose, sodass sich dieses Gewebe auch bei Wiederherstellung der Durchblutung nicht erholen kann.

Penumbra

MERKE Der Begriff „Penumbra“ beschreibt bei einer Mondfinsternis den Halbschatten, der sich um den Kernschatten („Umbra“) bildet, wenn der Mond sich zwischen Sonne und Erde schiebt.

Das Ischämiezentrum ist von einem Areal umgeben, das zwar noch durchblutet (durch Kollateralen aus den Nachbarterritorien), aber nicht mehr so gut versorgt wird, dass die Neurone ausreichend Nährstoffe erhalten: Das Gewebe bleibt intakt, die Neurone stellen jedoch ihre Funktion ein. Dieses schalenförmige, den Infarktkern umgebende Areal nennt man die „ischämische Penumbra“ (➤ Abb. 5.4). Sie kann unterschiedlich groß sein, je nachdem, wie gut die Versorgung durch Kollateralen ist und wie viel Zeit bereits seit Beginn der Ischämie vergangen ist. Bleibt das Gefäß weiterhin verschlossen, weitet sich der zentrale Infarktkern innerhalb von Stunden in die Penumbra aus, d. h., der Hirninfarkt wächst und erreicht nach Stunden seine endgültige Größe. Das liegt an verschiedenen pathophysiologischen Mechanismen (u. a. elektrische Instabilität mit Peri-Infarkt-Depolarisationen, Infiltration mit Immunzellen und früher apoptotischer Zelltod). Wird das Gefäß jedoch rekanalisiert (spontan oder durch therapeutische Maßnahmen), kann das Hirngewebe in der Penumbra zumindest zum Teil vor der Infarzierung bewahrt werden. Dieses pathophysiologische Modell erklärt u. a. den klinischen Erfolg einer frühen rekanalisierenden Therapie z. B. mittels Thrombolyse. Die Größe der Penumbra und die Geschwindigkeit des Infarktwachstums hängen wesentlich von der Kapazität insbesondere der leptomeningealen Kollateralen ab.

5.1.2 Pathophysiologie von Ischämie und Blutung

5.1.2.1 Zerebrale Ischämie

Ursachen: Infarkte sind ca. 4-mal häufiger als Blutungen und meist atherothrombotisch oder embolisch bedingt:
- atherothrombotisch: Verschluss durch lokalen Prozess bei bestehender Atherosklerose
- embolisch: Verschluss durch einschießendes Gerinnsel; Entstehungsorte des Embolus sind z. B. der linke Vorhof bei Vorhofflimmern (kardial) oder eine vorgeschaltete Stenose (arterio-arteriell)

Entstehung der Ischämie: Arterienverschluss → Ischämie → Unterversorgung → Depolarisation → Exzitotoxizität (Glutamat) → zytotoxisches Ödem → irreversible Nekrose

MERKE

Penumbra: Im Gegensatz zum Zentrum der Ischämie wird das umgebene Gewebe noch über Kollateralen versorgt (➤ Abb. 5.4). Je nach Ausmaß der Minderversorgung funktionieren die dortigen Neurone aber nicht mehr und drohen abzusterben („tissue at risk“). Diese „ischämische Penumbra“ kann durch Rekanalisierung des verschlossenen Gefäßes vor einem Infarkt bewahrt werden. Entscheidend sind Zeit und die Kapazität der Kollateralen.

ABB. 5.4

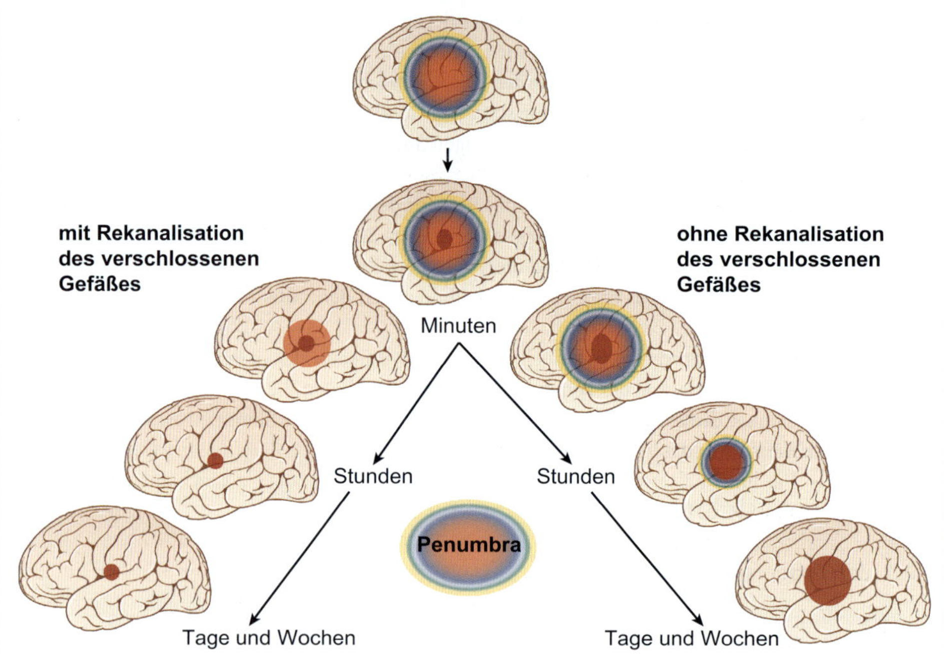

Abb. 5.4 Ischämiezentrum und Penumbra. Die dunkelrote Zone stellt den Infarktkern dar, die hellrote Zone die sog. Penumbra. Kommt es zu einer Rekanalisierung des verschlossenen Gefäßes, dehnt sich der Infarktkern nicht weiter aus und die Penumbra verschwindet, wenn die Perfusion wiederhergestellt ist. Bleibt die Rekanalisierung aus, dehnt sich der Infarkt kontinuierlich in das Areal der Penumbra aus. [L126]

WISSENSCHAFTSKOMPETENZ

WISSENSCHAFTSKOMPETENZ

Gehirndurchblutung

Kommt es zu einem Gefäßverschluss, kann das Gehirn die Versorgung des Gewebes durch verschiedene Mechanismen für eine bestimmte Zeit aufrechterhalten. Erst, wenn diese Mechanismen ausgeschöpft sind, kommt es zum Gewebeuntergang:

- *Blutdruckadaptierte Autoregulation* (Bayliss-Effekt): Ein akuter Gefäßverschluss führt in den nachgeschalteten Arteriolen zu einem Blutdruckabfall, dies wird unmittelbar mit einer Dilatation der präkapillären Arteriolen beantwortet und reduziert den Perfusionswiderstand, sodass mehr Blut in das minderperfundierte Areal strömt. Langbestehende hochgradige Gefäßstenosen verursachen im nachgeschalteten Gefäßterritorium eine lang anhaltende Adaption der blutdruckadaptierten Autoregulation.
- *Vermehrte Sauerstoffextraktion:* Fällt die lokale Sauerstoffspannung in den Mitochondrien, wird durch Vasodilatation eine Verlangsamung der Fließgeschwindigkeit des Blutes erreicht, die es dem Gewebe ermöglicht, mehr Sauerstoff aus dem kapillären Blut zu extrahieren.
- *Erhöhung des Blutvolumens durch venöse Dilatation:* Als letzter Kompensationsmechanismus wird das Blutvolumen durch eine venöse Dilatation erhöht. Dies ist aber bereits ein Kennzeichen des beginnenden Gewebeuntergangs.

Die multiparametrische Bildgebung in der Akutphase des ischämischen Schlaganfalls beruht auf der Visualisierung dieser Mechanismen. Ihre Kenntnis erleichtert die Interpretation des Bildmaterials (s. a. ➤ Abb. 5.13). Die Verringerung des zerebralen Blutflusses (CBF) ist der erste Parameter, der die Ischämie anzeigt, parallel nimmt die Perfusionsgeschwindigkeit ab („mean transit time, MTT", „time to peak, TTP"). Erhöht sich das zerebrale Blutvolumen (CBV), zeigt dies bereits den Untergang des Gewebes an.

MERKE

MERKE Die akute zerebrale Ischämie entsteht durch einen meist embolischen oder thrombotischen Verschluss einer hirnversorgenden Arterie. In wenigen Minuten bildet sich ein zentraler Infarktkern mit einer umgebenden Penumbra. In dieser Penumbra („tissue at risk") ist die Zellintegrität noch eine gewisse Zeit erhalten; wenn die Perfusion innerhalb dieser Zeit wieder einsetzt, wird das Gewebe gerettet, sonst dehnt sich der Infarktkern in dieses Areal aus („Infarkt = Zeit/Kollateralkapazität").

5.1.2.2 Intrazerebrale Blutung

Ursachen

Primäre intrazerebrale Blutungen sind am häufigsten durch die Ruptur intraparenchymatös verlaufender penetrierender Arterien bedingt. Typischerweise ist die Wand dieser kleinkalibrigen Gefäße verändert, entweder durch die chronische Einwirkung zu hohen Blutdrucks (Lipohyalinose und Ausbildung von Mikroaneurysmen) oder durch die Deposition von Amyloid-Beta-Protein (zerebrale Amyloidangiopathie) (s. a. ➤ Kap. 5.5.2). Sekundäre Blutungen können u. a. unter einer Antikoagulanzientherapie, bei Gerinnungsstörungen im Rahmen hämatologischer Erkrankungen, durch intrakranielle Gefäßfehlbildungen (arteriovenöse Angiome oder Fisteln), Kokaineinnahme, Traumen oder als Komplikation interventioneller oder chirurgischer Eingriffe auftreten.

Verlauf

Eine primäre intrazerebrale Blutung durchläuft typischerweise 3 Phasen:

Phase 1 Durch die Ruptur des arteriellen Gefäßes gelangt Blut in das umliegende Hirngewebe und breitet sich dort aus. Das hat lokale und globale Folgen: Lokal wird das Parenchym mechanisch zerstört, global steigt der intrakranielle Druck (s. a. ➤ Abb. 5.12).

Phase 2 Innerhalb der ersten 24 Stunden dehnt sich die Blutung bei nicht gestillter Quelle weiter aus. Diese „Wachstumsphase" ist Angriffspunkt schadensbegrenzender Therapien.

Phase 3 In der Umgebung der Blutung entsteht ein vasogenes und in der Folge auch zytotoxisches Ödem und schädigt das umliegende Hirngewebe zusätzlich. Dadurch steigt der intrakranielle Druck weiter an. Als weitere Komplikation kann das Hämatom Anschluss an das Ventrikelsystem finden und zu einer Liquorzirkulationsstörung führen. Die vollständige Resorption einer intrazerebralen Blutung nimmt Wochen in Anspruch.

> **5.1.2.2 Intrazerebrale Blutung**
>
> Die zweithäufigste Schlaganfallform ist die intrazerebrale Blutung.
> **Ursachen:** Meist rupturieren Arteriolen, begünstigt durch Hypertonie oder zerebrale Amyloidangiopathie. Sekundäre Blutungen entstehen z. B. durch Traumen, intrakranielle Gefäßfehlbildungen oder unter Antikoagulation.
>
> **Verlauf:** Eine primäre intrazerebrale Blutung durchläuft die Phasen ihrer akuten Entstehung, anschließenden Ausdehnung und reaktiven Ödembildung.
> **Lerntipp:** In allen Phasen einer intrazerebralen Blutung droht eine kritische intrakranielle Drucksteigerung. Ein Ventrikeleinbruch der Blutung kann eine behandlungsbedürftige Liquorzirkulationsstörung zur Folge haben.

5.1.2.3 Subarachnoidalblutung

Ursachen

Ursache einer primären Subarachnoidalblutung ist in den meisten Fällen die Ruptur eines Aneurysmas (arterielle Aussackung) an den Verzweigungsstellen des Circulus arteriosus, der A. cerebri media oder der A. carotis interna (➤ Abb. 5.5, s. a. ➤ Kap. 5.5.3). Risikofaktoren für die Entwicklung und Ruptur solcher basaler Aneurysmen sind Rauchen, Bluthochdruck und eine familiäre Häufung intrakranieller Aneurysmen. Das individuelle Risiko einer Größenzunahme und einer Ruptur innerhalb der folgenden 5 Jahre lassen sich recht zuverlässig mittels etablierter, klinischer Scoring-Systeme bestimmen (z. B. ELAPPS-Score für das Größenwachstum und PHASES-Score für die Rupturwahrscheinlichkeit). Die Ergebnisse bilden u. a. die Grundlage ärztlicher Beratungsgespräche mit betroffenen Menschen.

> **5.1.2.3 Subarachnoidalblutung**
>
> **Häufigste Ursache:** Ruptur eines Aneurysmas am Circulus arteriosus (➤ Abb. 5.5). Zur Risikoeinschätzung des Aneurysmas dienen verschiedene Scoring-Systeme:
> - ELAPPS-Score → Wachstumsrisiko
> - PHASES-Score → Rupturrisiko
>
> **ABB. 5.5**

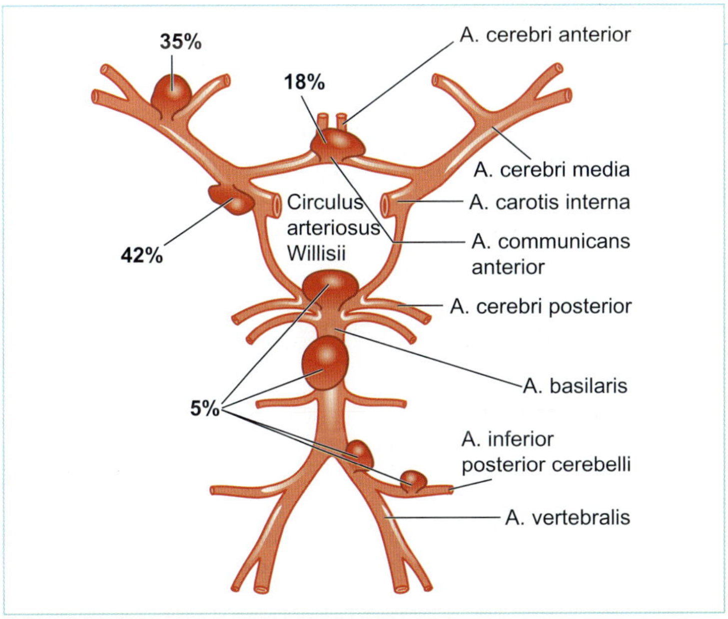

Abb. 5.5 Häufigkeit und Verteilung intrakranieller Aneurysmen am und in der Nähe des Circulus arteriosus Willisii. Es fällt auf, dass die Aneurysmen häufig entweder an Teilungsstellen (Arteria-cerebri-media-Trifurkation) oder an Fusionsstellen (u. a. A. communicans anterior) lokalisiert sind. [L126/L141]

WISSENSCHAFTSKOMPETENZ

WISSENSCHAFTSKOMPETENZ

Vererbung intrakranieller Aneurysmen

Angehörige von Patienten, bei denen ein Aneurysma gefunden wurde, fragen häufig, ob dies vererbbar ist. Die Wahrscheinlichkeit, ebenfalls Aneurysmaträger zu sein, ist bei Verwandten 1. Grades erhöht. Die familiäre Häufung intrakranieller Aneurysmen ist nach aktuellem Kenntnisstand in einer Vielzahl identifizierter Genloci begründet (polygenetische Disposition). Durch sie können ca. 50 % der Vererbbarkeit erklärt werden. Anhand der Funktion der identifizierten Gene kann eine Bedeutung der Endothelzellen für die Entstehung der Aneurysmen angenommen werden. Des Weiteren tragen die genetische Disposition für eine arterielle Hypertonie und für das Rauchen (!) zum genetisch vermittelten Aneurysma- und Rupturrisiko bei. Bislang gibt es aufgrund von Schaden-Nutzen-Vergleichen keine generelle Empfehlung, nach einem Erkrankungsfall ein Familienscreening auf Aneurysmen durchzuführen. Es ist in solchen Fällen wichtig, eine rationale Kommunikation mit den Angehörigen zu führen, bei der u. a. 2 Wahrscheinlichkeiten angesprochen werden sollten: die (niedrige) Wahrscheinlichkeit, mit der überhaupt ein Aneurysma vorliegt, und die (ebenfalls niedrige) Wahrscheinlichkeit der Ruptur eines solchen Aneurysmas, die meistens noch unter dem Therapierisiko beim primärprophylaktischen Aneurysmaverschluss liegt (PHASES-Score).

Verlauf: Subarachnoidalblutungen finden im Liquorraum statt → primär keine Schädigung des Parenchyms. Die Akutsymptomatik ist bedingt durch:

- gesteigerten intrakraniellen Druck → Kopfschmerz, Vigilanzminderung, Erbrechen
- Reizung der Hirnhäute durch extravasales Blut → Meningismus

Im Verlauf können Komplikationen auftreten:

- Hydrozephalus (oft innerhalb der ersten 24 h) mit weiterer Steigerung des intrakraniellen Drucks
- Vasopasmen (ab dem 4. Tag) mit möglichen Hirninfarkten

Verlauf

Primäre subarachnoidale Blutungen unterscheiden sich von intrazerebralen Blutungen dadurch, dass sich das austretende Blut nicht im Hirngewebe, sondern im liquorführenden Subarachnoidalraum bewegt. Zunächst wird das Hirngewebe also nicht geschädigt. Da sich das Blut – gegen geringen Widerstand im Liquorraum – rasch und flächig ausbreitet, steigt aber der intrakranielle Druck abrupt an (Kopfschmerz, Vigilanzminderung, Erbrechen). Extravasales Blut wirkt wie ein Reizstoff auf die weichen Hirnhäute, die mit einer aseptischen Entzündung reagieren (Meningismus). Durch die Gerinnselbildung im Subarachnoidalraum kann oft schon in den ersten 24 Stunden die Liquorresorption versagen (kommunizierender Hydrozephalus mit weiterer intrakranieller Drucksteigerung). Durch Abbauprodukte des subarachnoidalen Blutgerinnsels entstehen ab dem 4. Tag nach der Blutung häufig reaktive Verengungen („Vasospasmen") der im Subarachnoidalraum verlaufenden Hirnarterien. Mögliche Folge sind Hirninfarkte („verzögerte ischämische neurologische Defizite" nach Subarachnoidalblutung).

MERKE

MERKE

Häufige Ursachen des Schlaganfalls

- Infarkt: Thrombus im linken Vorhof bei Vorhofflimmern oder atherosklerotische Plaqueformation im Aortenbogen oder am Abgang der A. carotis interna
- intrazerebrale Blutung: arterielle Hypertonie oder Amyloidangiopathie
- Subarachnoidalblutung: Ruptur eines Aneurysmas

5.2 Klinik und Diagnostik

Kein exklusives Leitsymptom, variable Symptomatik!

5.2 Klinik und Diagnostik

Schlaganfälle haben kein exklusives Leitsymptom. Die neurologischen Ausfälle hängen von Ort, Ausmaß und Dauer der Durchblutungsstörung ab. Die Symptomatik kann flüchtig sein (TIA) oder persistieren und alle Schweregrade annehmen.

MERKE

MERKE Trotz dieser Variabilität kann man festhalten, dass die Symptomatik eines Schlaganfalls in der Regel plötzlich auftritt, phänomenologisch einem Schädigungsort im ZNS zuzuordnen sein muss und im Gegensatz zur Epilepsie ein „Defizit", also einen Funktionsverlust und kein exzitatorisches „Positivsymptom" darstellt.

Wichtige diagnostische Faktoren: Lokalisation, Ursache, Beginn, Verlauf, Begleiterkrankungen und aktuelle Medikamente

Für die möglichst baldige Therapie ist es wichtig zu wissen,

- wo die Durchblutungsstörung lokalisiert ist,
- wie sie entstanden ist,
- wie lange sie schon besteht und wie sie verlaufen ist,
- welche Begleiterkrankungen vorliegen und welche Medikamente der Patient einnimmt.

Lokalisation In Kenntnis der funktionellen Organisation des Gehirns und der typischen Schlaganfallsyndrome (s. u.) kann man den Ort der Schädigung in der Regel gut diagnostizieren. Wenn die Symptome zum Zeitpunkt der Untersuchung nicht mehr nachweisbar sind, lassen sie sich möglicherweise noch erfragen.

Ursache Eine Differenzierung zwischen Blutung und Ischämie gelingt anhand klinischer Kriterien nicht zuverlässig. Hier ist die Bildgebung unerlässlich. Allerdings lassen sich z. B. Hinweise auf einen epileptischen Anfall oder einen Sturz durchaus (fremd)anamnestisch klären.

Beginn und Verlauf Gerade für die Frage, wie lange die Schädigung bereits besteht, ist die Anamnese von Bedeutung: Wann haben die Symptome begonnen oder, falls der Patient mit den Symptomen erwacht ist, wann wurde er zuletzt asymptomatisch gesehen? Außerdem spielt der Verlauf seit dem Auftreten eine große Rolle.

Begleiterkrankungen Die Information, welche Erkrankungen beim Patienten bekannt sind und welche Medikamente er ggf. einnimmt, kann die Therapie ebenfalls beeinflussen (z. B. Antikoagulanzieneinnahme).

5.2.1 Erfassung des klinischen Befundes

MERKE Die Art der Symptomatik hängt vor allem von der Lokalisation und der Größe des funktionsgestörten Hirnareals ab.

Die standardisierte Erfassung des klinischen Befundes dient als Grundlage der Verlaufsbeurteilung. Hierfür bietet es sich an, die Schlaganfallsymptomatik mit einer Skala zu erfassen. Eine solche international gebräuchliche Skala ist der „National Institutes of Health Stroke Scale Score" (NIHSS, ➤ Tab. 5.1). Diese Skala ist auch im deutschsprachigen Raum weitverbreitet. Entwickelt wurde sie, um klinische Ausfälle durch Hirninfarkte der Großhirnhemisphären zu erfassen. Der NIHSS kann aber auch verwendet werden, um die klinischen Auswirkungen von Infarkten in anderen Hirnregionen und bei intrazerebralen Blutungen zu dokumentieren.

Tab. 5.1 NIHSS (National Institutes of Health Stroke Scale Score) als Beispiel für die systematische Erfassung des klinischen Befundes. Hier sind nur die wichtigsten Kriterien genannt. Wie im Einzelnen vorgegangen werden soll, ist z. B. unter http://www.ninds.nih.gov/doctors/NIH_Stroke_Scale.pdf aufgeführt.

Kriterium	0	1	2	3	4
Vigilanz	wach	somnolent (geringe Stimuli)	stuporös (starke/ wiederholte Stimuli)	Koma	–
Orientierung: Alter? Monat?	beide Antworten richtig	eine Antwort richtig	keine Antwort richtig	–	–
Aufforderungen: Augen öffnen, Augen schließen	beide befolgt	eine befolgt	keine befolgt	–	–
Blickparese	normal	partiell	forciert	–	–
Gesichtsfeld	normal	partiell	komplett	–	–
Mimik	normal	geringe Asymmetrie	partielle faziale Parese	komplette faziale Parese	–
Armmotorik	kein Absinken	Absinken in 10 s	sinkt auf Unterlage, Anheben möglich	kein Anheben gegen die Schwerkraft	Plegie
Beinmotorik	kein Absinken	Absinken in 5 s	sinkt auf Unterlage, Anheben möglich	kein Anheben gegen die Schwerkraft	Plegie
Ataxie	normal/nicht beurteilbar	eine Extremität	zwei oder mehr Extremitäten	–	–
Sensibilität	normal	partieller Verlust	schwerer bis kompletter Verlust	–	–
Aphasie	keine	Einschränkung von Flüssigkeit/ Verständnis	schwer, fragmentierter Ausdruck	globale Aphasie oder stumm	–
Dysarthrie	keine	verwaschen, aber verständlich	unverständlich oder stumm	–	–
Neglekt	kein	unimodal	multimodal	–	–

Um eine Systematik in die klinische Klassifikation zu bringen, bieten sich folgende Unterscheidungen nach der Dauer der Symptomatik und der Lokalisation der Läsion im ZNS an. Beide Dimensionen (Zeit und Ort) haben eine Bedeutung für die Therapie, die Ursachensuche und die spätere Sekundärprophylaxe.

5.2.1 Erfassung des klinischen Befundes

MERKE

Essenziell für Therapie und Verlaufskontrolle ist eine standardisierte Beurteilung der Symptomatik: „National Institutes of Health Stroke Scale Score" (NIHSS, ➤ Tab. 5.1).

TAB. 5.1

Studentische Sicht

5.2.2 Transitorisch ischämische Attacke oder Infarkt?

Hält das neurologische Defizit keine 24 h an und fehlt ein Korrelat in der zerebralen Bildgebung, handelt es sich um eine „transitorische ischämische Attacke“ (TIA). Ihre Pathophysiologie, das Wiederholungsrisiko und die diagnostische Aufarbeitung unterscheiden sich nicht von denen des Hirninfarkts!

Das Risiko eines zukünftigen Infarkts nach TIA wird anhand des ABCD2-Scores bemessen (➤ Tab. 5.2).

5.2.2 Transitorisch ischämische Attacke oder Infarkt?

Ein akut aufgetretenes, fokal neurologisches Defizit vermutlich zerebral-ischämischer Genese, das keine 24 Stunden anhält und kein strukturelles Korrelat in CT oder MRT hat, bezeichnet man als „transitorische ischämische Attacke (TIA)“. Hält die Symptomatik länger als 24 Stunden an oder weist man den ursächlichen Gewebeschaden in der CT oder der MRT nach, spricht man von einem Hirninfarkt. Pathophysiologisch ist diese historisch bedingte Unterscheidung allerdings wenig sinnvoll. Die zugrunde liegenden Mechanismen, das damit verbundene vaskuläre Wiederholungsrisiko und die notwendige diagnostische Abklärung sind bei TIA und Hirninfarkt identisch. Ob ein Hirninfarkt entsteht oder „nur“ eine TIA, hängt lediglich von der Lokalisation und Größe des Embolus oder Thrombus, der Ischämietoleranz des minderperfundierten Parenchyms, den individuellen Möglichkeiten der zerebralen Kollateralisation und der Geschwindigkeit einer spontanen Thrombolyse ab.

Nutzt man die modernen bildgebenden Verfahren (vor allem diffusionsgewichtete MRT), findet man bei 30–60 % der Patienten mit vollständiger neurologischer Erholung binnen 24 Stunden dennoch eine verbleibende zerebrale Läsion, d. h. einen Hirninfarkt. Auch eine Perfusionsstörung kann man mittels der modernen Bildgebungsverfahren sehr häufig nachweisen, allerdings ist das Ausmaß der Perfusionsminderung des Hirngewebes bei einer TIA häufig weniger ausgeprägt als bei einem manifesten Hirninfarkt. Die Wahrscheinlichkeit steigt mit der Dauer der Symptomatik. Nach einer TIA ist das Risiko, einen Hirninfarkt zu erleiden, deutlich erhöht (ca. 10 % in den ersten 3 Monaten). Dieses Risiko wird von den vaskulären Risikofaktoren (➤ Abb. 5.6) und der TIA-Ursache beeinflusst. Mit dem im klinischen Alltag etablierten ABCD2-Score (➤ Tab. 5.2) kann das kurzfristige Schlaganfallrisiko in den folgenden 2 Tagen kalkuliert werden:

- 6–7 Punkte, hohes Risiko (ca. 8 %)
- 4–5 Punkte, mittleres Risiko (ca. 4 %)
- 0–3 Punkte, niedriges Risiko (ca. 1 %)

Daher ist auch die TIA ein Notfall.

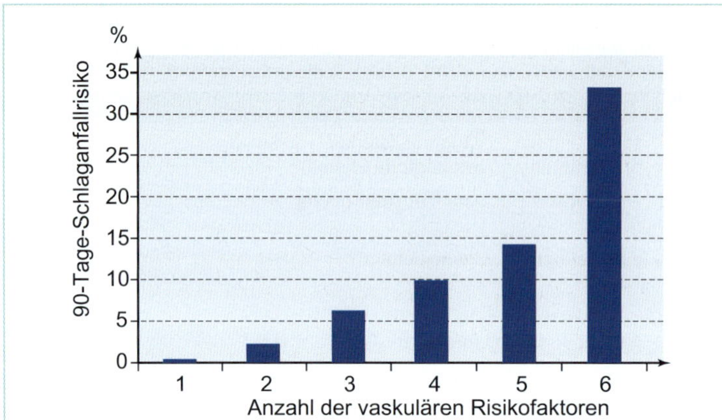

Abb. 5.6 Prozentuales Risiko eines Schlaganfalls innerhalb von 90 Tagen nach einer TIA in Abhängigkeit von der Anzahl der vaskulären Risikofaktoren (➤ Kap. 5.7.2). [L126]

TAB. 5.2

Tab. 5.2 ABCD2-Score. [F857-009]

Risikofaktor	Kriterium	Punkte
A = Alter	< 60 Jahre ≥ 60 Jahre	0 1
B = Blutdruck	< 140 mm Hg systolisch und < 90 mm Hg diastolisch ≥ 140 mm Hg systolisch oder ≥ 90 mm Hg diastolisch	0 1
C = „Clinic“ (Symptome)	andere Symptome Sprachstörung ohne andere Symptome einseitige Parese	0 1 2
D = Dauer	< 10 Minuten 10–59 Minuten > 60 Minuten	0 1 2
D = Diabetes mellitus	nicht vorhanden vorhanden	0 1

5.2.3 Territoriale oder lakunäre Ischämie?

Anatomisch, pathophysiologisch und klinisch unterscheidet man territoriale und lakunäre Ischämien (➤ Abb. 5.7, ➤ Tab. 5.3):

- Territoriale Ischämien betreffen das Versorgungsgebiet oberflächlicher (pialer) Hirnarterien oder ihrer Äste. Je nach Ort des Gefäßverschlusses resultieren kortikale, bis nach subkortikal reichende Infarkte von variabler Größe.
- Lakunäre Ischämien betreffen das umschriebene Endstromgebiet der tiefen Perforans-Arterien. Hierbei entstehen runde, bis 15 mm große Infarkte (sog. Lakunen) im tiefen Marklager, Thalamus, Basalganglien oder Pons.

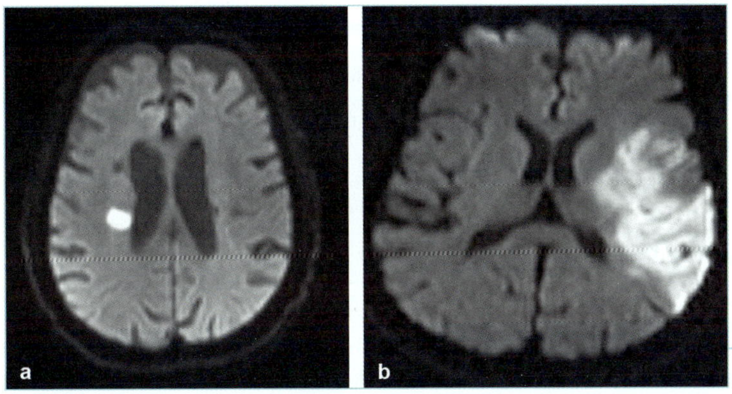

Abb. 5.7 Lakunärer und territorialer Infarkt in diffusionsgewichteten MRT-Aufnahmen. **a** Lakunärer Infarkt im periventrikulären Marklager der linken Hemisphäre. **b** Territorialinfarkt im Versorgungsgebiet der linken A. cerebri media. [R261]

Tab. 5.3 Lakunärer und territorialer Infarkt.

Kriterium	Territorialer Infarkt	Lakunärer Infarkt
Versorgungsgebiet	oberflächliche (piale) Hirnarterien oder ihre Äste	Endstromgebiet der tiefen Perforans-Arterien
Infarkte	kortikale, bis nach subkortikal reichende Infarkte unterschiedlicher Größe	runde, bis 15 mm große Infarkte im tiefen Marklager, Pons, Thalamus oder in den Basalganglien
Syndrome	kortikale Zeichen (z. B. Aphasie, Blickparese, Neglekt) oder Bewusstseinsstörung	Halbseitenausfälle ohne kortikale Zeichen und ohne Bewusstseinsstörung
Ursachen	häufig Embolien, kardiogen oder arterioarteriell-atherothrombotisch	arteriolohyalinotische Mikroangiopathie

Diese Tabelle fasst die Merkmale der unterschiedlichen Infarktmuster zusammen. Das ist absolutes Basiswissen und essenziell für das Verständnis des Krankheitsbildes „Schlaganfall".

Die anatomischen Unterschiede bedingen verschiedene klinisch-neurologische Erscheinungsbilder (Syndrome): Territorial-ischämische Syndrome sind oft von „kortikalen Zeichen" (z. B. Aphasie, Blickparese, Neglekt) oder je nach Größe einer Bewusstseinsstörung begleitet, während lakunär-ischämische Syndrome durch die isolierte Schädigung tiefer Faserbündel typischerweise von durchgängigen Halbseitenausfällen ohne kortikale Zeichen und ohne Bewusstseinsstörung geprägt sind.

FALL Herr W. ist mit seinen 75 Jahren ein rüstiger, alleinstehender Herr. Er hat seit vielen Jahren einen Bluthochdruck, der sich, obwohl er aktuell 3 verschiedene Medikamente einnimmt, nicht optimal einstellen lässt. Bei der letzten Routineuntersuchung bei seinem Hausarzt stellte dieser zusätzlich eine Störung im Zuckerstoffwechsel fest.

An einem Samstagmorgen erwacht Herr W. mit einer halbseitigen Taubheit und einem Kribbeln in der gesamten linken Körperhälfte. Als er versucht aufzustehen, kann er nicht richtig auf dem linken Bein stehen und sackt zusammen. Da er wach und bei Sinnen ist, robbt er zum Telefon und ruft seine Tochter an. Er versucht, ihr seine Symptome zu schildern, kann aber nur undeutlich und verwaschen sprechen. Die Tochter, die nicht in der Nähe wohnt und den Hausarzt am Samstag nicht erreichen kann, ruft sofort die „112" an und schickt einen Rettungswagen zur Adresse ihres Vaters, der es schafft, die Haustür zu öffnen. Auf dem Weg in das nächste Krankenhaus mit Stroke Unit nimmt die Lähmung der linken Körperseite noch deutlich zu.

Die CT zeigt keinen auffälligen Befund, erst in der MRT findet sich ein lakunärer Hirninfarkt im Pons rechts. Die Rehabilitation von Herrn W. nimmt insgesamt 6 Wochen in Anspruch, danach ist er mit einer Gehstütze wieder gehfähig, der Arm zeigt eine leichtgradige Spastik und ist für einfache Tätigkeiten wieder zu gebrauchen, die Sprechstörung hat sich vollständig zurückgebildet. Die endgültige Diagnose lautet: lakunärer, mikroangiopathisch verursachter Hirninfarkt im Pons rechts.

5.2.3 Territoriale oder lakunäre Ischämie?

Lerntipp: Infarktmuster

- *lakunärer Hirninfarkt:* kleiner (< 15 mm), tief gelegener Hirninfarkt (tiefes Marklager, Capsula interna, Thalamus, Basalganglien, Pons) ohne Einbezug des Kortex
- *Endstrominfarkt:* Infarkt im Stromgebiet einer Endarterie (Begriff ist zunehmend weniger gebräuchlich)
- *territorialer Hirninfarkt:* Hirninfarkt, der entweder ganz oder teilweise dem Territorium einer benennbaren Hirnarterie entspricht und häufig kortikale und subkortikale Strukturen einschließt
- *Grenzzonen-Infarkt:* Infarkt im Grenzgebiet zwischen den Territorien einzelner großer intrazerebraler Hirnarterien; soll Folge einer geringeren zerebralen Perfusion (hämodynamische Kompromittierung) durch eine vorgeschaltete hochgradige Strömungsbehinderung (z. B. Gefäßstenose) sein (Prinzip der letzten Wiese), ist aber nur schwer von einem emboligen entstandenen Territorialinfarkt abzugrenzen

ABB. 5.7

TAB. 5.3

FALL Frau H. ist 82 Jahre alt und leidet seit vielen Jahren unter verschiedenen Herzerkrankungen. Vor 10 Jahren ist sie wegen einer koronaren Herzkrankheit mit mehreren Bypässen versorgt worden. Frau H. versorgt aber noch mit ihrem Ehemann den Haushalt und geht einkaufen. Nur das Treppensteigen (1. Etage) macht ihr doch erheblich zu schaffen.
An einem Nachmittag sitzt das Ehepaar beim Kaffeetrinken, als Frau H. plötzlich die Tasse aus der rechten Hand fällt und sie im Stuhl zusammensackt. Sie kann den rechten Arm nicht mehr bewegen und dem Ehemann fällt auch auf, dass der rechte Mundwinkel herabhängt. Herr H. spricht seine Frau an, die ihn auch offensichtlich versteht, sie kann aber nur noch „Ja, ja, ja ..." sagen. Eine verständliche Kommunikation kommt nicht mehr zustande. Der Ehemann ruft sofort die „112" an, 10 Minuten später wird die Patientin mit dem Rettungsdienst in Begleitung eines Notarztes in die nächste Klinik mit Stroke Unit gebracht. Die aufnehmende Neurologin stellt eine brachiofazial betonte Hemiparese rechts, eine Aphasie und eine leichtgradige Kopf- und Blickwendung nach links fest, was einem Schlaganfall-Score von 10 Punkten (NIHSS) entspricht.
Eine initiale CT zeigt keinen pathologischen Befund. Die Neurologin bespricht mit dem Ehemann die geplante systemische Thrombolyse. Die weitere Abklärung der Schlaganfallursache ergibt ein paroxysmales Vorhofflimmern. Nach erfolgreicher Akutbehandlung und anschließender Rehabilitation wird Frau H. mit Apixaban behandelt und kann wieder in die häusliche Umgebung entlassen werden. Das Einkaufen muss jetzt allerdings der Ehemann erledigen. Die endgültige Diagnose lautet: Hirninfarkt im Territorium der linken A. cerebri media, kardioembolisch bei paroxysmalem Vorhofflimmern.

5.2.3.1 Territoriale Gefäßsyndrome

Karotisterritorium

A. ophthalmica Durchblutungsstörungen der A. ophthalmica manifestieren sich im Territorium der A. centralis retinae als schmerzlose, monokuläre Gesichtsfelddefekte oder monokuläre Erblindung. Klassischerweise berichten die Patienten, dass sich innerhalb von Sekunden „ein Vorhang" von oben über das Sehfeld des betroffenen Auges senkt oder sich ein ähnliches Phänomen von unten „wie eine Mauer" aufbaut. Bleibt diese Störung transient, wird hierfür der Begriff „Amaurosis fugax" verwendet (syn. transiente monokuläre Blindheit, „TIA des Auges"). Hält die Durchblutungsstörung länger an, entstehen retinale Infarkte mit bleibenden Ausfällen, die auch in der Augenhintergrundspiegelung sichtbar sind. Anders als bei visuellen Symptomen einer Migräneaura sind Positivsymptome wie Flimmern oder Farbensehen bei retinalen Ischämien die Ausnahme.

A. cerebri media Bei Durchblutungsstörungen der A. cerebri media sind folgende Ausfälle möglich:
- kontralaterale motorische und sensible Halbseitenlähmung (oft mit brachiofazialer Betonung)
- konjugierte Blickparese zur Gegenseite
- Aphasie (linke Hirnhälfte)
- linksseitige Aufmerksamkeitsstörung (rechte Hirnhälfte, sog. Hemineglekt).

Wenn der Hauptstamm (M1-Segment) verschlossen ist, treten diese Defizite zusammen auf („Hemisphärensyndrom"); es entsteht ein meist sehr großer Infarkt des kortikalen, subkortikalen und tiefen (lentikulostriären) Arteria-cerebri-media-Territoriums unter Einschluss der Capsula interna und der Basalganglien. Weiter distal gelegene Verschlüsse pialer Mediaäste (M2- und M3-Segmente) führen zu kleineren territorialen Teilausfällen. Ist der von der A. cerebri media versorgte temporoparietale Teil der Sehstrahlung betroffen, kann auch eine kontralaterale homonyme Hemianopsie entstehen. Die Größe des Infarkts hängt entsprechend dem Penumbramodell vom Ort des ursächlichen Arterienverschlusses, der Zeit bis zu seiner Rekanalisierung, wesentlich aber auch von der individuell variablen Verfügbarkeit leptomeningealer Kollateralen aus den Endästen der benachbarten Arterien ab (Aa. cerebri anterior und posterior). Maximale Arteria-cerebri-media-Infarkte bergen das Risiko einer durch die großvolumige ischämische Gewebsschwellung in den ersten Tagen verursachten Mittellinienverlagerung zur Gegenseite und Herniation des medialen Schläfenlappens in den Tentoriumschlitz, die ohne eine dekompressive Kraniektomie selten überlebt wird („maligner Arteria-cerebri-media-Infarkt").

A. cerebri anterior Die A. cerebri anterior ist vermutlich aus strömungsphysiologischen Gründen die am seltensten von einem Verschluss betroffene Großhirnarterie. Durchblutungsstörungen dieses Gefäßes führen entsprechend der mittelliniennahen kortikalen Repräsentation des Beins zu einer beinbetonten kontralateralen Halbseitenlähmung. Daneben sind aufgrund der Versorgung des gesamten frontomedialen Kortex einschließlich supplementär-motorischer Area und subkortikaler Kerne eine plötzliche Aphasie (A. cerebri anterior links) oder eine psychomotorische Antriebsstörung weitere (variable) Bestandteile des klinischen A.-cerebri-anterior-Syndroms.

Vertebrobasiläres Territorium

A. vertebralis Bedingt durch ihre paarige Anlage und den distalen Zusammenfluss zur A. basilaris bleiben die meisten proximalen Stenosen und Verschlüsse der A. vertebralis symptomlos. Das ist allerdings

Studentische Sicht

5.2.3.1 Territoriale Gefäßsyndrome

Karotisterritorium:
A. ophthalmica:
- schmerzloser, monokulärer Gesichtsfelddefekt oder
- Amaurose (transient: „Amaurosis fugax"); häufig wie „ein Vorhang"

A. cerebri media:
- kontralaterale sensomotorische Hemiparese (brachiofazial betont),
- konjugierte Blickparese zur Gegenseite
- linke Hemisphäre: Aphasie
- rechte Hemisphäre: Neglekt
- bei maximaler Ausdehnung Gefahr eines „malignen Mediainfarkts" mit Schwellung und letaler Herniation

Lerntipp: Je proximaler der Verschluss, desto ausgeprägter die Symptomatik.

A. cerebri anterior:
- beinbetonte kontralaterale Hemiparese
- evtl. auch Antriebsstörung, Aphasie

Vertebrobasiläres Territorium: Als Merkhilfe für Symptome von Schlaganfällen der hinteren Zirkulation dienen die **„5 D":** Dizziness (Schwindel), Dysarthrie, Dysphagie, Diplopie, Dysmetrie (Ataxie). Zusätzlich können Paresen, Sensibilitätsstörungen, Gesichtsfelddefekte oder Vigilanzstörungen auftreten.
A. vertebralis:
- meist asymptomatisch durch Kompensation der kontralateralen A. vertebralis
- bei intrakraniellem Verschluss können abgehende Gefäße mitbetroffen sein

A. inferior posterior cerebelli (PICA): Rumpf- und ipsilaterale Hemiataxie, ggf. Wallenberg-Syndrom s. u. (➤ Abb. 5.8)

anders, wenn Thromboembolien aus einer proximalen Gefäßveränderung nach distal abgeschwemmt werden und dort Symptome der A. basilaris oder der A. cerebri posterior erzeugen (s. u.) oder wenn die kontralaterale A. vertebralis als anatomische Anlagevariante hypoplastisch ist und den distalen hämodynamischen Ausgleich einer kontralateralen Strömungsbehinderung nicht leisten kann. Zu Symptomen kommt es auch, wenn eine A. vertebralis intrakraniell verschlossen ist. Dann sind möglicherweise kleine abgehende Arterien zur dorsolateralen Medulla oblongata oder die A. inferior posterior cerebelli, die einen Großteil der ipsilateralen Kleinhirnhemisphäre versorgt, betroffen (➢ Abb. 5.8). Ein Kleinhirninfarkt der A. inferior posterior cerebelli äußert sich in einer zerebellären Rumpf- und Hemiataxie, er kann aber auch eine ödematöse Kleinhirnschwellung nach sich ziehen mit lebensbedrohlicher Herniation nach kaudal in das Foramen magnum oder nach kranial in den Tentoriumschlitz.

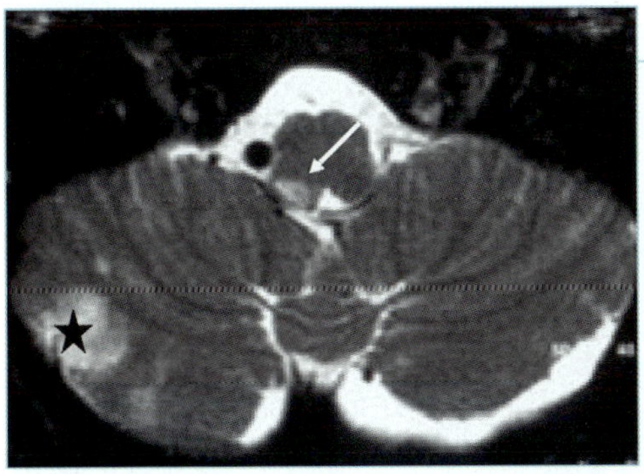

Abb. 5.8 Infarkt der dorsolateralen Medulla oblongata rechts (Pfeil) in der T2-gewichteten MRT. Begleitend findet sich ein weiteres Infarktareal im Territorium der A. inferior posterior cerebelli rechts (Stern). [R261]

ABB. 5.8

Wallenberg-Syndrom Die klinische Manifestation des dorsolateralen Medulla-oblongata-Infarkts ist das sog. Wallenberg-Syndrom (ipsilaterale Hemiataxie, ipsilaterales Horner-Syndrom, ipsilaterale Gaumensegelparese, ipsilaterale dissoziierte Sensibilitätsstörung für Schmerz und Temperatur im Versorgungsgebiet des N. trigeminus, kontralaterale dissoziierte Sensibilitätsstörung für Schmerz und Temperatur an Rumpf und Extremitäten).

A. basilaris Von allen intrakraniellen Arterienverschlüssen birgt der Arteria-basilaris-Verschluss das höchste Risiko eines fatalen Ausgangs. Je nachdem, über welche Länge das Gefäß pathologisch verändert ist, werden die rechts und links abgehenden Rr. ad pontem (Perforatoren zur Brücke), die Aa. inferiores anteriores cerebelli, Aa. superiores cerebelli und die Basilarisgabel mit den hier abgehenden Aa. cerebri posteriores verlegt (➢ Abb. 5.9). Das klinische Bild ist dementsprechend variabel. Häufig bestehen eine initiale Hemi- oder Tetraparese, Dysarthrie, Doppelbilder, kortikale Sehstörungen, Ataxie und – spätestens bei Ausdehnung in die Basilarisgabel – schließlich eine rasche Eintrübung bis zum Koma. Häufig kann es anfangs zu halbseitigen oder generalisierten Myoklonien kommen, die zuerst den Verdacht auf einen epileptischen Anfall lenken können (➢ Kap. 5.4, „Stroke Mimics"). Kleinere Infarkte können einerseits mit typischen lakunären Syndromen oder mit gekreuzten Syndromen (ipsilateraler Hirnnervenausfall, kontralaterale Hemiparese) assoziiert sein.

Wallenberg-Syndrom: prominentestes Hirnstammsyndrom; Infarkt der dorsolateralen Medulla oblongata (➢ Abb. 5.8); klinisch:
- ipsilateral: Hemiataxie, Horner-Syndrom, Gaumensegelparese, dissoziierte Sensibilitätsstörung im Trigeminusgebiet
- kontralateral: dissoziierte Sensibilitätsstörung an Rumpf und Extremitäten

Lerntipp: Typisch für Hirnstammsyndrome ist eine gekreuzte Symptomatik aus ipsilateralem Hirnnervenausfall und kontralateraler sensibler/motorischer Halbseitensymptomatik (sog. Alternans-Syndrom, s. a. ➢ Abb. 5.9)

A. basilaris:
- höchstes Risiko für letalen Verlauf
- anfangs häufig Hemi- oder Tetraparese, Dysarthrie, Doppelbilder, Sehstörung, Ataxie
- bei distaler Ausdehnung rasche Vigilanzminderung bis Koma
- Myoklonien (**Cave:** können den Verdacht auf einen epileptischen Anfall lenken!)

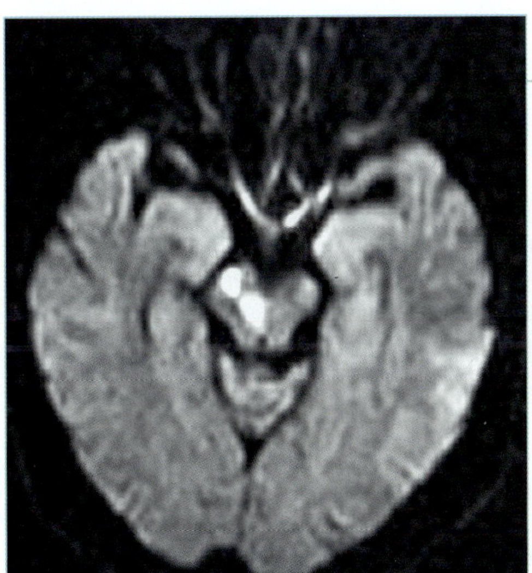

Abb. 5.9 Mittelhirninfarkt in der MRT (Diffusionswichtung). Klinisch kam es zu einer Halbseitenlähmung links und einer rechtsseitigen, partiellen Lähmung des N. oculomotorius (sog. Weber-Syndrom, hierbei handelt es sich um ein typisches gekreuztes Hirnstammsyndrom, wobei auf der betroffenen Seite ein Hirnnervenausfall vorliegt und kontralateral die Beeinträchtigung einer langen Faserbahn [Pyramidenbahn] symptomatisch wird). [R261]

ABB. 5.9

A. cerebri posterior:
- kontralaterale homonyme Hemianopsie
- auch Infarkte in Thalamus, Capsula interna oder Mittelhirn (➢ Abb. 5.10)

Lerntipp: vaskulär bedingte Sehstörungen
- Amaurosis fugax: monokuläre, passagere Erblindung
- homonyme Hemianopsie: Ausfall derselben Gesichtsfeldhälfte auf beiden Augen durch eine einseitige Läsion der Sehbahn hinter dem Chiasma
- kortikale Blindheit: vollständige Blindheit durch Ausfall beider Sehbahnen oder Sehrinden; die Patienten sind blind trotz erhaltener Pupillenreaktion, sind sich ihrer Störung aber oft nicht bewusst und bestreiten diese (Anosognosie, Anton-Syndrom)

ABB. 5.10

A. cerebri posterior Weil die A. cerebri posterior die primäre Sehrinde und die Radiatio optica versorgt (➢ Abb. 5.10), entsteht bei einer Durchblutungsstörung der Arterie eine homonyme Hemianopsie des kontralateralen Gesichtsfelds. Ganz proximal gelegene Verschlüsse der A. cerebri posterior können zusätzlich auch zu einer Verlegung hier abgehender (perforierender) Arterienäste zum dorsalen paramedianen Thalamus (gelegentlich auch beidseitige Thalamusinfarkte), zur dorsalen Capsula interna und zum Mittelhirn führen und dann auch neuropsychologische Störungen, eine kontralaterale Halbseitenlähmung oder eine ipsilaterale nukleäre N.-oculomotorius-Schädigung auslösen.

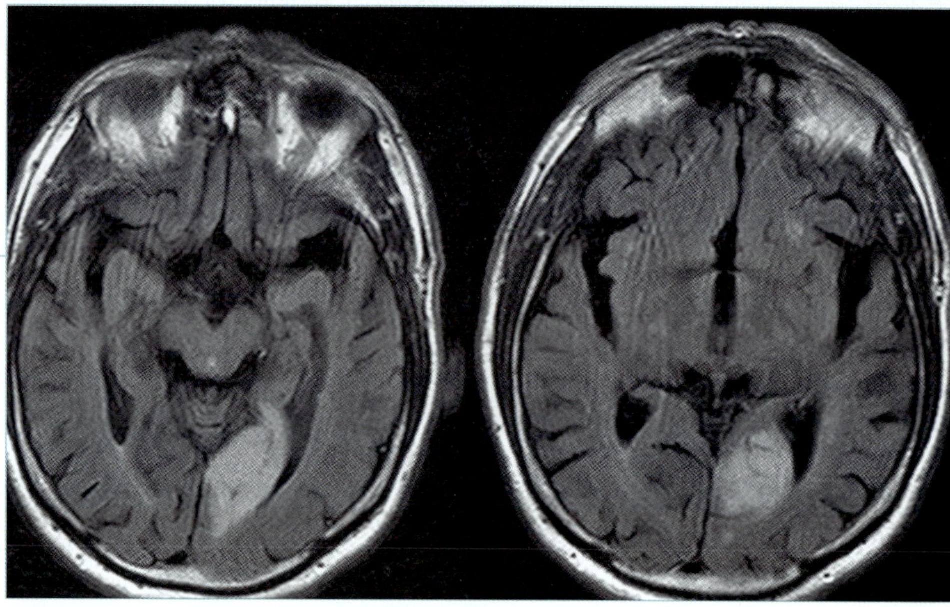

Abb. 5.10 Territorialinfarkt im Versorgungsgebiet der linken A. cerebri posterior in der FLAIR-gewichteten MRT. Dargestellt sind 2 angrenzende Schichten beim gleichen Patienten. [R261]

5.2.3.2 Lakunäre Gefäßsyndrome

Lakunäre Ischämien betreffen vor allem lange Faserbahnen mit kontralateraler Hemisymptomatik, Dysarthrie und/oder Dysphagie.
Die Unterscheidung zwischen territorialen und lakunären Schlaganfallsyndromen trägt einerseits zum Verständnis der klinischen Heterogenität und andererseits zur Interpretation vermeintlich falsch negativer Bildgebungsbefunde in der Akutphase bei: So kann ein Patient akut eine schwere sensomotorische Hemiparese aufweisen, die Bildgebung einschließlich Angiografie und Perfusionsmessung ist aber negativ, da sich z. B. eine paramediane Ponsischämie der Darstellung entzieht. Dies ist bei typischer „lakunärer" Klinik kein Argument gegen die Annahme einer akuten zerebralen Ischämie.

TAB. 5.4

5.2.3.2 Lakunäre Gefäßsyndrome

Lakunäre Ischämien betreffen im Gegensatz zu den territorialen Ischämien das umschriebene Endstromgebiet der tiefen Perforans-Arterien. Hierbei entstehen runde, bis 15 mm große Infarkte im tiefen Marklager, Pons, Thalamus oder in den Basalganglien. Die Symptomatik ergibt sich durch die funktionelle Unterbrechung langer Fasersysteme und betrifft damit typischerweise die gesamte korrespondierende Körperhälfte (➢ Tab. 5.4). Häufig treten auch unabhängig von der betroffenen Hirnhälfte begleitend eine Dysarthrie und eine Dysphagie auf. Bewusstseinsstörungen, Hemianopsien oder neuropsychologische Symptome gehören definitionsgemäß nicht zu den klassischen lakunären Syndromen.

Tab. 5.4 Die lakunären Syndrome.

Bezeichnung	Symptome
rein sensible Halbseitensymptomatik	halbseitige Hypästhesie von Gesicht, Arm und Bein
rein motorische Halbseitensymptomatik	halbseitige Lähmung der Gesichts-, Arm- und Beinmuskulatur
rein sensomotorische Halbseitensymptomatik	Kombination der ersten beiden
ataktische Hemiparese	leichtgradige Parese der halbseitigen Muskulatur, darüber hinaus deutliche Zeigeataxie der paretischen Extremitäten
Hemichorea-Hemiballismus	isolierte Hyperkinese einer Körperhälfte
Dysarthrie-und-ungeschickte-Hand-Syndrom	Dysarthrie mit Feinmotorikstörung der betroffenen Hand ohne wesentliche Minderung der groben Kraft

5.2.3.3 Spinales Infarktsyndrom

Spinale Infarkte (➢ Abb. 5.11) entstehen vor allem bei Verschlüssen der A. spinalis anterior oder der A. radicularis magna.
„Spinalis-anterior-Syndrom": plötzliche Paraparese mit Harnverhalt, Stuhlinkontinenz und dissoziierter Sensibilitätsstörung

5.2.3.3 Spinales Infarktsyndrom

Bedingt durch das dichte arterielle Kollateralennetz (➢ Abb. 5.11) vor allem der hinteren Rückenmarkszirkumferenz (Aa. spinales posteriores, Vasokorona), treten spinale Infarkte nur im Rahmen von Verschlüssen der A. spinalis anterior oder sie versorgender größerer Zuflüsse auf (z. B. A. radicularis magna aus der thorakolumbalen Aorta). Die A. spinalis anterior fungiert als ventrale Längskollaterale. Aus ihr entspringen segmentweise nach rechts oder links abgehende Aa. sulcocommissurales, die das Rückenmarkszentrum und die Vorderseitenstränge als funktionelle Endarterien versorgen. Ihre Minderdurchblutung führt zum typischen klinischen „Spinalis-anterior-Syndrom", einer plötzlichen zentralen Paraparese mit Harnverhalt, Stuhlinkontinenz und dissoziierter Sensibilitätsminderung für Schmerz und Temperatur unterhalb des kranialen Endes der spinalen Ischämie (➤ Abb. 5.11; Abb. 1.32).

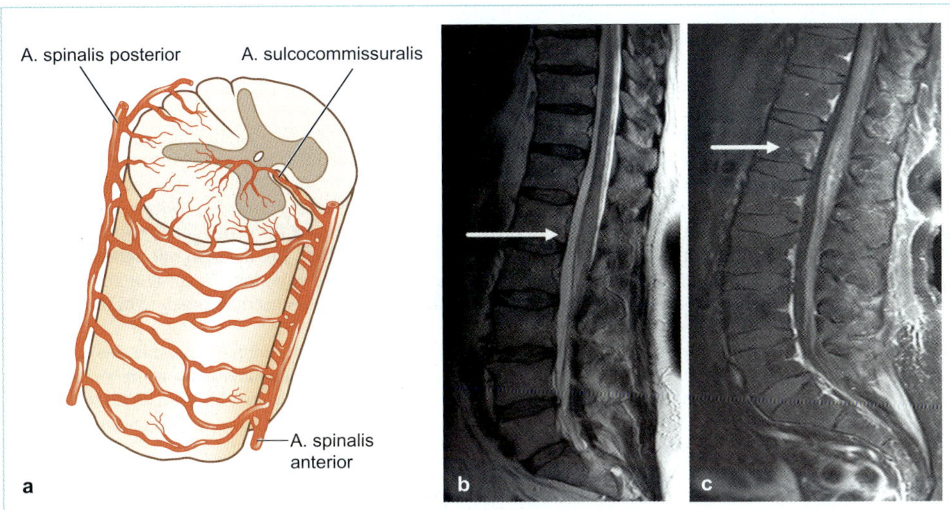

Abb. 5.11 Spinaler Infarkt. a Arterielle Versorgung des Rückenmarks (Schema). **b** Subakuter Infarkt im Konusbereich (Pfeil) des Rückenmarks (T2-gewichtete MRT). **c** Korrespondierender Wirbelkörperinfarkt nach der Gabe von Kontrastmittel (Pfeil) in der T1-gewichteten MRT nach Kontrastmittelgabe. [a: L126/b, c: R261]

5.2.3.4 Intrazerebrale Blutung

Grundsätzlich kann eine intrazerebrale Blutung die gleichen Symptome wie eine zerebrale Ischämie verursachen. Auch hier spielt die Lage der Blutung die größte Rolle. Es ist daher unmöglich, eine intrazerebrale Blutung von einer zerebralen Ischämie allein aufgrund klinisch-neurologischer Kriterien sicher zu unterscheiden. Für eine Blutung sprechen begleitende Kopfschmerzen, eine Vigilanzminderung und eine rasche neurologische Verschlechterung schon in den ersten Stunden, bedingt durch die intrakranielle Druckzunahme infolge der häufig noch wachsenden Blutung.

5.2.3.4 Intrazerebrale Blutung

Cave: Blutung und Ischämie können die gleichen Symptome auslösen! Eher für eine Blutung sprechen Kopfschmerzen, Vigilanz ↓ und eine rasche Verschlechterung.

MERKE Intrazerebrale Blutung: Symptome wie bei einem Hirninfarkt, häufiger Kopfschmerzen, Progredienz und Bewusstseinsstörungen.

MERKE

5.2.3.5 Syndrom der Subarachnoidalblutung

Leitsymptom der Subarachnoidalblutung ist der plötzliche, diffuse „Vernichtungskopfschmerz" noch nie erlebter Intensität. Noch charakteristischer als seine Intensität ist, dass der Kopfschmerz innerhalb weniger Sekunden dieses Maximum erreicht. Häufige, aber nicht obligate Begleiterscheinungen sind eine Vigilanzminderung, Übelkeit, Erbrechen und Nackensteife, bedingt durch die intrakranielle Druckzunahme und eine meningitisähnliche Reizwirkung des subarachnoidalen Blutes. Der klinische Schweregrad kann nach der Skala von Hunt und Hess eingeteilt werden (➤ Tab. 5.5), wobei der in der Akutphase erhobene Punktwert eine prognostische Bedeutung hinsichtlich der Mortalität hat.

5.2.3.5 Syndrom der Subarachnoidalblutung

Leitsymptom: plötzlicher, in Sekunden voll ausgebildeter „Vernichtungskopfschmerz" („noch nie zuvor erlebt"); oft auch Meningismus, Übelkeit, Erbrechen, Vigilanz ↓. Einteilung nach Hunt und Hess (➤ Tab. 5.5).

Tab. 5.5 Schweregradeinteilung und Prognose nach Hunt und Hess. [F870-001]

Grad	Klinische Charakteristika	1-Jahres-Mortalität
I	asymptomatisch, leichte Kopfschmerzen, leichter Meningismus	0–4 %
II	starke Kopfschmerzen, Meningismus, keine Fokalzeichen außer Hirnnervenausfällen	
III	Somnolenz, Desorientiertheit, leichte ZNS-Fokalzeichen	15–25 %
IV	Sopor, vegetative Störungen, mäßige bis schwere ZNS-Fokalzeichen	30–50 %
V	Koma, Einklemmungszeichen	

TAB. 5.5

MERKE

MERKE Subarachnoidalblutung: akuter und extrem heftiger Kopfschmerz, häufig begleitet von Nackenschmerzen, Nackensteife, Übelkeit und Erbrechen, häufig gefolgt von einer Bewusstseinsstörung

FALL Monika S. ist 43 Jahre alt, verheiratet, hat 2 Kinder und arbeitet in einem Bekleidungsgeschäft. Seit vielen Jahren raucht sie ca. 20 Zigaretten pro Tag, ihre Mutter ist im Alter von 48 Jahren plötzlich an einer „Hirnblutung" gestorben. Relevante Vorerkrankungen bestehen nicht, ihr Frauenarzt hat allerdings bei der letzten Voruntersuchung einen erhöhten Blutdruck und eine Eiweißerhöhung im Urin festgestellt und ihr eine weitere Abklärung beim Hausarzt empfohlen.

Wie jeden Morgen macht Monika gegen 10 Uhr ihre erste Pause und setzt sich zu einer Tasse Kaffee in den Sozialraum. Nachdem sie sich nach einem heruntergefallenen Löffel gebückt hat, tritt plötzlich ein stärkster Kopfschmerz auf, der vom Nacken über den Kopf in die Stirn ausstrahlt. Der Schmerz ist so heftig, dass ihr augenblicklich übel wird und sie einen heftigen Brechreiz verspürt. Sie fängt an zu schwitzen und hat das Gefühl, das Bewusstsein zu verlieren. Gerade in diesem Augenblick kommt ihre Kollegin zur Tür herein und findet Monika halb auf dem Stuhl liegend, nur noch teilweise ansprechbar. Die Kollegin ruft unmittelbar die „112" und bestellt den Notarzt, der 10 Minuten später vor Ort ist und eine komatöse, respiratorisch insuffiziente Patientin mit einem ausgeprägten Meningismus vorfindet, die zur Aufrechterhaltung der Vitalfunktionen notfallmäßig intubiert und beatmet werden muss.

Die weitere Diagnostik ergibt eine ausgedehnte Subarachnoidalblutung aus einem Aneurysma der A. carotis interna rechts. Die intraarterielle Angiografie zeigt spiegelbildlich auf der Gegenseite ein weiteres Aneurysma. Nachdem beide Aneurysmen durch eine endovaskuläre Coil-Implantation verschlossen werden können, folgt ein langer Intensivaufenthalt. Aktuell befindet sich Monika in einer Rehaklinik und muss mühsam ihren Weg zurück in den Alltag finden.

5.3 Klinisches Management von Patienten mit akutem Schlaganfall

Der Verdacht auf einen Schlaganfall ist ein Notfall, da eine rasche Therapie und Überwachung wichtig sind. Die Behandlung auf speziell ausgestatteten Behandlungseinheiten (Stroke Units) verbessert die Prognose.

5.3 Klinisches Management von Patienten mit akutem Schlaganfall

Jeder Patient mit dem Verdacht auf einen Schlaganfall ist ein medizinischer Notfall. Das hat 2 Gründe: Einmal müssen ursachenspezifische Therapien schnell greifen, um wirksam sein zu können („time is brain"), andererseits muss der Patient überwacht werden, weil der weitere Verlauf nicht vorhersehbar ist. Daher sollte die Behandlung speziell geschulten ärztlichen, pflegerischen und anderen therapeutischen Kräften auf speziell ausgestatteten Behandlungseinheiten (Stroke Units) vorbehalten bleiben. Die Behandlung auf einer Stroke Unit ist – unabhängig von den rekanalisierenden Therapien (s. u.) – mit einer signifikant besseren Prognose in Bezug auf Überlebenswahrscheinlichkeit und Behinderung verbunden (Verminderung jeweils um mehr als 20 %). Dieser therapeutische Effekt gilt für Infarkte wie Blutungen, ist unabhängig von Alter, Geschlecht und Begleiterkrankungen; schwer betroffene Patienten profitieren von ihm stärker als leicht betroffene Patienten.

Nachfolgend ist im ➢ Kap. 5.3.1 die Diagnostik bei Patienten mit akutem Schlaganfall dargestellt, in ➢ Kap. 5.3.2 folgt dann die Akuttherapie, bevor im ➢ Kap. 5.3.3 die besondere Rolle der Stroke Unit dargestellt wird. Abschließend werden in ➢ Tab. 5.9 die wesentlichen Punkte für das Management zusammengefasst.

5.3.1 Diagnostik

5.3.1.1 Kraniale Bildgebung

Essenziell ist die Bildgebung (MRT oder CT) zur Unterscheidung zwischen Infarkt und Blutung sowie zur Darstellung der großen Hirnarterien. Welches Verfahren angewandt wird, hängt vom Zustand des Patienten, vom Zeitfenster und den möglichen Differenzialdiagnosen ab (➢ Tab. 5.6).

5.3.1 Diagnostik

5.3.1.1 Kraniale Bildgebung

Schlüsseldiagnostik zur weiteren Differenzierung des Schlaganfalls (Hirninfarkt oder Blutung) ist die zerebrale Bildgebung mittels CT und CT-Angiografie oder MRT und MR-Angiografie noch in der Akutphase (➢ Tab. 5.6). Ob eine CT oder eine MRT durchgeführt wird, hängt auch vom Zustand des Patienten ab. Ist er klinisch stark beeinträchtigt, unruhig und evtl. kreislaufinstabil, ist die CT das Verfahren der 1. Wahl, da sie schneller durchzuführen ist als die MRT und die Patienten während der Untersuchung besser überwacht werden können. Zudem ist die CT in der Regel schneller verfügbar („time is brain"). Steht hingegen die differenzialdiagnostische Abgrenzung gegenüber ganz anderen Erkrankungen im Vordergrund, so ist die MRT das überlegene Verfahren.

TAB. 5.6

Tab. 5.6 Zerebrale Bildgebung in der Akutphase des Schlaganfalls.

Fragestellung	CT	MRT
Nachweis einer intrakraniellen Blutung	+++	+++
Nachweis der zerebralen Ischämie	+++ (Perfusionsmessung)	+++ (Perfusionsmessung)

Tab. 5.6 Zerebrale Bildgebung in der Akutphase des Schlaganfalls. *(Forts.)*

Fragestellung	CT	MRT
Nachweis des Gefäßverschlusses	+++ (CT-Angiografie)	++ (MR-Angiografie)
Nachweis von Infarkt und Penumbra	++	++
Komplikationsrisiko und Prognoseabschätzung	+	++
Verfügbarkeit	+++	++
Schnelligkeit	+++	+

Computertomografie

Hirninfarkt Die CT-Bildgebung mit CT-Angiografie ist der Standard der akuten Schlaganfallbildgebung. Ein Hirninfarkt ist in der CT in den ersten Stunden nach dem Infarkt vielfach noch nicht zu erkennen: In der ganz frühen Phase sieht das native CT-Bild eines Hirninfarkts normal aus. Erst im Verlauf demarkiert sich eine zunehmende Hypodensität (➤ Abb. 5.12). Die zeitgleiche Darstellung der extra- und intrakraniellen Arterien erlaubt den zuverlässigen Nachweis eines Gefäßverschlusses. Die Kapazität der Kollateralen lässt sich mittels CT-Angiografie abschätzen (s. a. ➤ Kap. 20.2). Eine zusätzliche CT-Perfusion kann den regionalen zerebralen Blutfluss und das regionale zerebrale Blutvolumen darstellen. Das Ausmaß der Reduktion des zerebralen Blutvolumens visualisiert den Infarktkern, die Differenz des Volumens aus reduziertem zerebralem Blutfluss und reduziertem Blutvolumen schätzt den Anteil des noch rettbaren Gewebes (syn. „tissue at risk", Penumbra). Dieser Anteil ist individuell sehr unterschiedlich (➤ Abb. 5.12). Die Annahme rettbaren Gewebes ist die Grundlage einer Therapieentscheidung zugunsten einer i. v. Thrombolyse und Thrombektomie im erweiterten und unklaren Zeitfenster (s. a. ➤ Abb. 5.13).

CT:
Hirninfarkt: In der nativen CT fällt ein Infarkt anfangs oft noch nicht auf. Erst später wird das betroffene Areal hypodens. Mittels CT-Perfusion lassen sich jedoch frühzeitig Rückschlüsse auf das „tissue at risk" stellen (➤ Kap. 5.1.2.1):
- Penumbra: MTT/TTP ↑, CBF ↓, CBV n/(↑)
- Infarktkern: MTT/TTP ↑, CBF ↓↓, CBV↓

Mit der CT-Angiografie kann man den Gefäßverschluss nachweisen und die Kapazität der Kollateralen abschätzen.
Lerntipp: Hyperdenses Arterienzeichen: CT-hyperdenser Thrombus in einer hierdurch verschlossenen basalen Hirnarterie.

ABB. 5.12

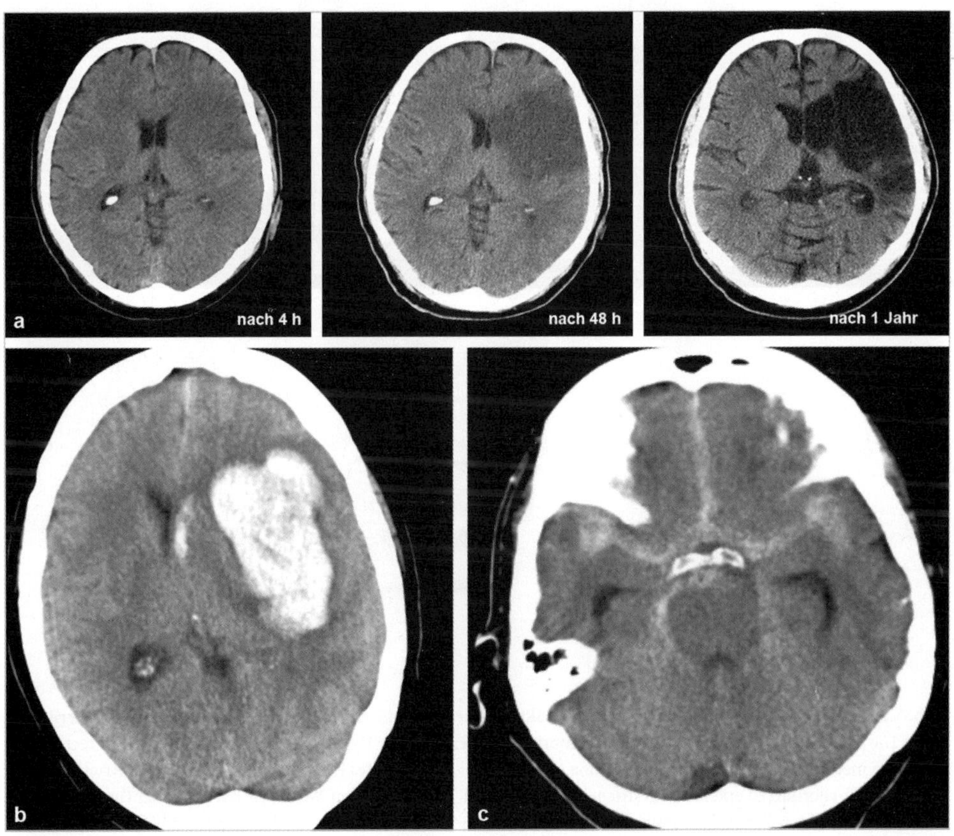

Abb. 5.12 Hirninfarkt und Blutung in der CT. a Akuter Infarkt im Territorium der A. cerebri media links zum Zeitpunkt 4 Stunden (diskrete Signalabsenkung des Hirnparenchyms), 48 Stunden (deutliche, unscharfe Signalabsenkung) und 1 Jahr nach Beginn der Symptomatik (scharfe Abgrenzung des Infarktareals). **b** Intrazerebrale Blutung links mit deutlicher Mittellinienverlagerung. **c** Subarachnoidalblutung (nahezu seitensymmetrische Dichteanhebung der basalen Liquorräume entlang des frontalen Interhemisphärenspalts, in der mittleren Schädelgrube und peripontin in der hinteren Schädelgrube). [R261]

Blutung Eine intrazerebrale Blutung lässt sich in der CT leicht als hyperdense Struktur identifizieren (➤ Abb. 5.12). Auch eine Subarachnoidalblutung zeigt sich in der CT zumindest am ersten Tag als Dich-

Blutungen: Sie sind in der CT hyperdens (➤ Abb. 5.12). Das gilt auch für Subarachnoidalblutungen (SAB). Bei uneindeutigem Befund und klinischem Verdacht muss zum SAB-Ausschluss die Lumbalpunktion folgen.

teerhöhung der Liquorräume (➤ Abb. 5.12). Falls die CT keinen eindeutigen Befund (mehr) liefert, die klinische Symptomatik aber für eine Subarachnoidalblutung spricht, muss eine Lumbalpunktion durchgeführt werden, die entweder frisch blutigen oder aber nach mehr als 12 Stunden einen nach Zentrifugation xanthochromen (= bernsteinfarbenen) Liquor zeigt.

MRT: Sie liefert mehr pathophysiologische Information zum Hirngewebe als die CT.

Magnetresonanztomografie

Die kraniale MRT bietet detaillierte Informationen über Größe, Lokalisation und metabolischen Zustand des ischämischen Hirngewebes in der Akutphase des Hirninfarkts. Aufgrund des höheren Zeitaufwandes sollte die MRT komplexen oder unklaren Fällen vorbehalten bleiben.

DWI/PWI-Mismatch: Ähnlich der CT-Perfusion kann der Vergleich zwischen Diffusions- und Perfusions-MRT das „tissue at risk" quantifizieren (➤ Abb. 5.13).

DWI/PWI-Mismatch Der unmittelbare Vorteil der MRT ist die gleichzeitige Darstellung sog. diffusionsgewichteter Sequenzen (DWI) und perfusionsgewichteter Parameterbilder (PWI). Die DWI-Bilder zeigen annähernd den zum Untersuchungszeitpunkt bereits etablierten Infarktkern, die PWI-Bilder das minderperfundierte Hirnareal, das größer sein kann als die DWI-Läsion (➤ Abb. 5.13). Zieht man bildtechnisch die DWI-Läsion von der PWI-Läsion ab, kann man das Areal abschätzen, das zwar ischämisch, aber noch nicht infarziert ist (DWI/PWI-Mismatch, „tissue at risk" oder Anteil rettbaren Gewebes). Mit gewissen Einschränkungen entspricht dieses Areal der Penumbra. Damit können sowohl mit der CT als auch mit der MRT Infarktkern und Anteil des rettbaren Gewebes quantifiziert werden.

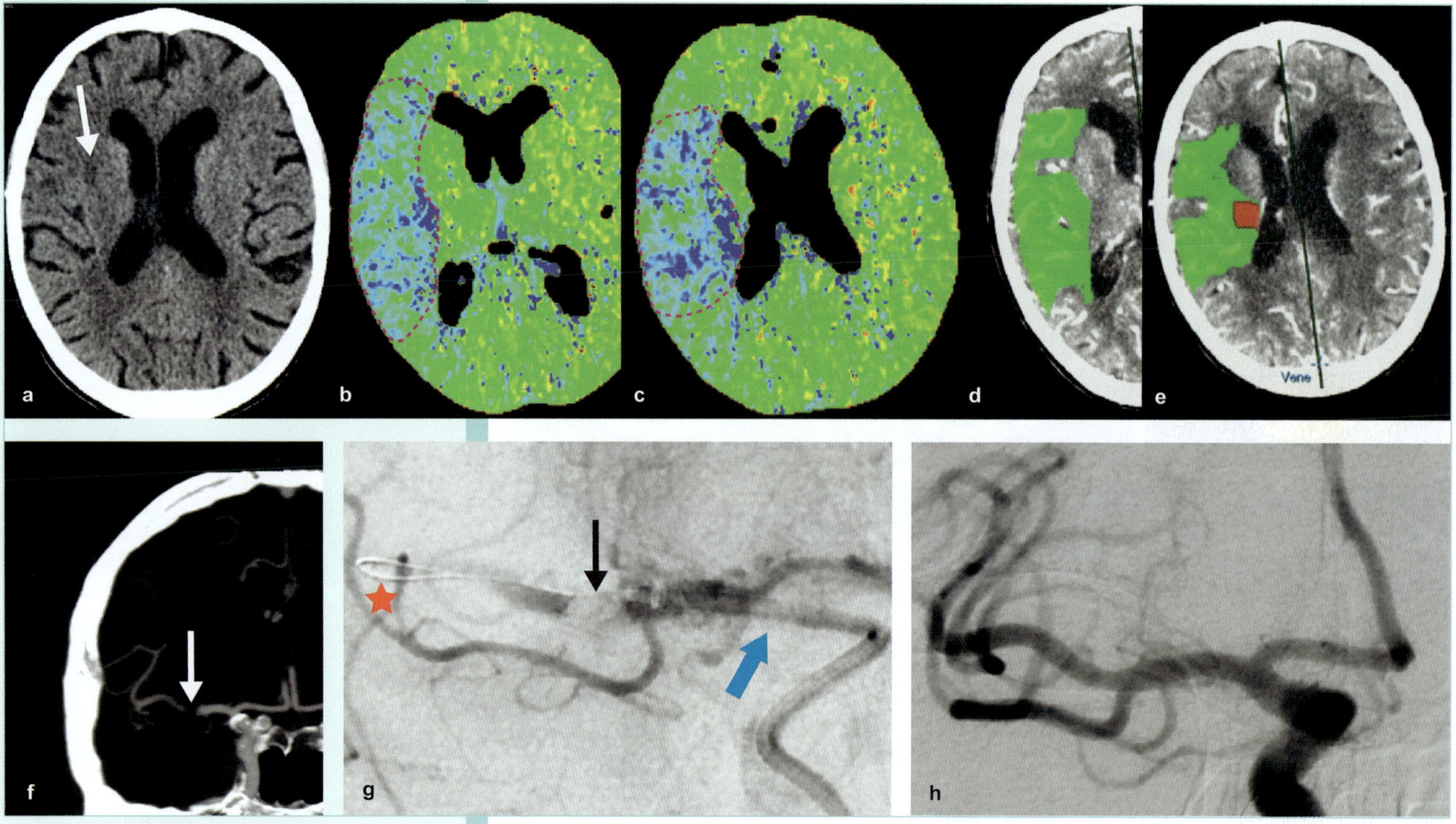

Abb. 5.13 Multiparametrische Bildgebung eines akuten Hirninfarkts im rechten Arteria-cerebri-media-Territorium. a Die native CT zeigt keine intrazerebrale Blutung, aber geringfügige Hypodensitäten im Territorium der rechten A. cerebri media (Pfeil). **b, c** In der CT-Perfusion (MTT) ist ein ausgedehntes Perfusionsdefizit im rechten Arteria-cerebri-media-Territorium zu erkennen (gestrichelte Umrandung). **d, e** Gemäß den Mismatch-Karten ist der Großteil des minderperfundierten Areals noch rettbar (grün), nur ein kleiner Teil ist bereits nekrotisch (rot). **f** In der CT-Angiografie ist ein Thrombembolus (Pfeil) im Hauptstamm der rechten A. cerebri media zu erkennen, der teilweise umflossen ist. **g** Auch in der intraarteriellen Angiografie ist der Embolus (Pfeil) bei bereits liegendem endovaskulärem Draht (roter Stern) und Absaugkatheter (blauer Pfeil) nachweisbar. **h** Nach erfolgreicher Thrombektomie ist der Hauptstamm der rechten A. cerebri media wieder frei. [T534]

MERKE

MERKE Die Annahme rettbaren Hirngewebes ist die Grundlage für eine rekanalisierende Therapieentscheidung.

DWI/FLAIR-Mismatch Insbesondere bei Patienten mit einem unbekannten Beginn der Symptomatik („Wake up-Stroke") zeigt eine in der DWI schon sichtbare, in der FLAIR-Sequenz aber noch nicht demarkierte Läsion an, dass die zerebrale Ischämie mit einer Wahrscheinlichkeit > 80 % innerhalb der vergangenen 4,5 Stunden begonnen hat. Dies kann zu einer Entscheidung für eine i. v. Thrombolyse führen.

Konventionelle Sequenzen Neben diesen funktionellen Untersuchungssequenzen gehören zur multimodalen Schlaganfall-MRT noch konventionelle Sequenzen, die die Morphologie des Hirngewebes auch in Hinsicht auf andere Erkrankungen zuverlässig abbilden (T1-Sequenzen, T2- oder FLAIR-Sequenzen; suszeptilitätsgewichtete T2*-Sequenzen). Eine akute intrazerebrale Blutung lässt sich in der Zusammenschau dieser Sequenzen vom Geübten zuverlässig erkennen. Auch eine Subarachnoidalblutung lässt sich erkennen, allerdings ist dafür eine T2*-Sequenz notwendig.

5.3.1.2 Vaskuläre Diagnostik

In der Akutphase der zerebralen Ischämie kann der verantwortliche Gefäßverschluss zuverlässig mittels CT- oder MR-Angiografie nachgewiesen werden. Dies ist die Grundlage für die Indikationsstellung und Planung endovaskulärer Therapien (Thrombektomie, s. u.). Für die Sekundärprophylaxe ist es wichtig, potenzielle Emboliequellen abzuklären, weil sie Hinweise auf die Ursache der zerebralen Ischämie geben können. Die hirnversorgenden Arterien einschließlich der Aorta thoracica können mit Ultraschall untersucht werden. Wenn jedoch nach speziellen Krankheitsursachen (z. B. zerebrale Angiitis) oder der Quelle intrakranieller Blutungen gesucht wird, geht es oft nicht ohne invasive Untersuchungsverfahren.

Farbcodierte Doppler- und Duplexsonografie hirnversorgender Arterien

Arterien im Hals- und Nackenbereich Hirnversorgende Arterien im Hals- und Nackenbereich können zuverlässig mit der farbcodierten Doppler- und Duplexsonografie untersucht werden. Die Struktur der Gefäßwände lässt sich im abbildenden Ultraschall erkennen, und das fließende Blut wird gleichzeitig im Doppler-Modus dargestellt. Damit kann man atherosklerotische Gefäßverschlüsse und Stenosen (➤ Abb. 5.14) nicht nur erkennen, sondern auch ihre Ausprägung beurteilen. Auch andere Veränderungen, wie z. B. Gefäßdissektionen (s. u.), lassen sich sicher nachweisen.

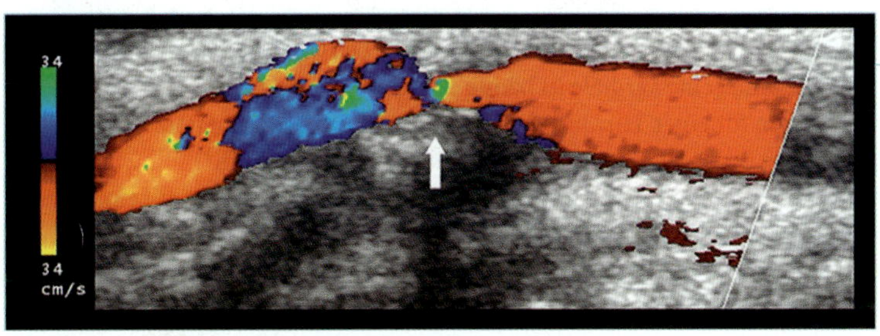

Abb. 5.14 Farbcodierte Duplexsonografie einer hochgradigen Stenose (Pfeil) der A. carotis interna im Bifurkationsbereich. Rote Flussanteile markieren einen Blutfluss vom Herzen weg, blaue einen zum Herzen hin, gelbe und z. T. grüne Flussanteile zeigen eine sehr hohe Flussgeschwindigkeit durch die Stenose an. [R261]

Intrakranielle Gefäße Mit dem transkraniellen Ultraschall können auch intrakranielle Gefäße untersucht werden. In den allermeisten Fällen können der Circulus arteriosus und seine Abgänge zuverlässig abgebildet werden. Intrakranielle Gefäßverschlüsse der basalen Arterien und intrakranielle Stenosen sind mit hoher Zuverlässigkeit zu identifizieren. Dies gilt auch für die vertebrobasiläre Zirkulation. Weiter distal gelegene Gefäße sind allerdings nicht direkt darstellbar.

> **MERKE** Die Ultraschalldiagnostik der hirnversorgenden extra- und intrakraniellen Arterien ist eine der wichtigsten Untersuchungstechniken zur Gefäßdiagnostik bei akuten Schlaganfallpatienten.

Angiografie

Falls ein extrakranieller Gefäßbefund nicht mittels Ultraschall geklärt oder die intrakraniellen Arterien nicht dargestellt werden können, stehen verschiedene Angiografieverfahren zur Verfügung. Falls eine Klärung zu erwarten ist, sollten dabei nichtinvasive Methoden, wie z. B. die MR-Angiografie, bevorzugt werden.

MR-Angiografie Mit der MR-Technik können die hirnversorgenden Arterien dargestellt werden. Bei der Untersuchung intrakranieller Gefäße wird dabei typischerweise kein Kontrastmittel gegeben, wäh-

Studentische Sicht

DWI/FLAIR-Mismatch: Ist der Infarkt noch nicht in der FLAIR-Sequenz nachweisbar, spricht das für einen Symptombeginn < 4,5 h.

5.3.1.2 Vaskuläre Diagnostik

Die vaskuläre Diagnostik dient der Feststellung von Gefäßstenosen und -verschlüssen zur Akuttherapie und Sekundärprophylaxe.

Farbcodierte Doppler- und Duplexsonografie: sehr zuverlässig, erlaubt die Einschätzung des Stenosegrades (➤ Abb. 5.14), Nachweis von Dissektionen möglich. Untersuchung der Arterien sowohl im Hals- und Nackenbereich als auch intrakranieller Gefäße (transkranielles Schallfenster).

ABB. 5.14

MERKE

Angiografie: bei sonografisch unklaren Gefäßverhältnissen

MR- und CT-Angiografie: nichtinvasiv, aber vor allem die CT-Angiografie erfordert die Gabe von Kontrastmittel

rend die kontrastunterstützte Darstellung bei extrakraniellen Gefäßen deutlich besser ist. Wesentliche Risiken sind mit diesem Verfahren nicht verbunden.

CT-Angiografie Nach der intravenösen Applikation eines ionischen Kontrastmittels können sowohl die extra- als auch die intrakraniellen Gefäße im digitalen Subtraktionsverfahren dargestellt werden. Es gelingt eine hochauflösende Darstellung auch kleinerer Strukturen, z. B. intrakranieller Aneurysmen. Dieses Verfahren eignet sich auch besonders gut, um in der Akutphase einer zerebralen Durchblutungsstörung eingesetzt zu werden. Auch die intrakraniellen venösen Sinus können damit zuverlässig dargestellt werden.

CAVE Risiken einer Kontrastmittelapplikation sind Kontrastmittelunverträglichkeit, Hyperthyreose und Niereninsuffizienz.

Intraarterielle Angiografie Bei der intraarteriellen Angiografie wird ein Katheter (meist über die Leistenarterie) in die Arterien eingebracht und bis in die supraaortalen Arterien vorgeschoben. Über diesen Katheter appliziert man dann Kontrastmittel und kann damit die Hirnarterien selektiv darstellen, über Mikrokatheter sogar bis weit nach intrakraniell und bis in sehr kleine Kaliber. Sowohl die hohe räumliche als auch die zeitliche Auflösung dieser Untersuchung machen sie nach wie vor zum „Goldstandard". Ihre Risiken (1–2 %) liegen aber in der Kontrastmittelapplikation und – besonders bei Gefäßkranken – in der Gefahr thrombembolischer Komplikationen.

5.3.1.3 Kardiale Diagnostik

Transthorakale und transösophageale Echokardiografie Die Untersuchung der Herzhöhlen, Herzklappen und der Aorta thoracica mit den Abgängen der proximalen hirnversorgenden Arterien ist ebenfalls eine zentrale Untersuchung zur Klärung einer potenziellen Emboliequelle. Mit der transthorakalen Echokardiografie (TTE) werden die Herzklappen, das Perikard und die ventrikuläre Funktion beurteilt. Auch regionale Wandbewegungsstörungen und Herzwandaneurysmen lassen sich transthorakal beurteilen. Gegebenenfalls kann mit einer transösophagealen Echokardiografie (TEE) die Frage nach einem Thrombus im linken Herzohr, nach Vorhofseptumanomalien oder Veränderungen der Mitralklappe beantwortet werden.

EKG Bereits in der Aufnahmesituation sollte ein Ruhe-EKG geschrieben werden, um rechtzeitig kritische Herzrhythmusstörungen oder auch eine kardiale Ischämie entdecken zu können. Da das Vorhofflimmern eines der relevantesten Risiken für einen Hirninfarkt darstellt, kommt der Diagnostik insbesondere des paroxysmalen Vorhofflimmerns besondere Bedeutung zu. Neben einem Ruhe-EKG sollte in den ersten Tagen nach dem Ereignis mindestens ein 24-Stunden-EKG, bei dringendem Verdacht auf ein paroxysmales Vorhofflimmern entweder mehrere 24-Stunden-EKGs in Folge, ein 72-Stunden-EKG oder eine sog. Loop-Recorder-Implantation stattfinden, womit über einen Zeitraum von vielen Monaten der Herzrhythmus kontinuierlich überwacht und mit hoher Sensitivität ein paroxysmales Vorhofflimmern nachgewiesen werden kann.

5.3.1.4 Liquordiagnostik

Die Untersuchung des Liquors hat im Rahmen der Schlaganfall-Akutdiagnostik ihre größte Bedeutung beim Nachweis oder Ausschluss einer Subarachnoidalblutung. Erbringt die Bildgebung trotz klinischen Verdachts kein subarachnoidales Blut, sollte eine Liquorpunktion angeschlossen werden. Sie wird optimalerweise 12 oder mehr Stunden nach Beginn der Symptomatik durchgeführt. Ist der Liquor dann blutig, führen Blutabbauprodukte (im Wesentlichen Bilirubin) zu einer xanthochromen (bernsteinfarbigen) Verfärbung des zentrifugierten Liquorüberstands, die wegweisend ist (➤ Abb. 5.15). Davor fällt im Fall blutigen Liquors die Abgrenzung zwischen einer primären und einer punktionsbedingten sekundären Blutbeimengung gelegentlich schwer, da in beiden Fällen der zentrifugierte Überstand farblos-klar sein wird. Hier kann die sog. Drei-Gläser-Probe helfen (eine zum letzten Röhrchen hin abnehmende Blutbeimengung spricht für die Folge der Punktion, das letzte Röhrchen wird zur Analyse verwendet).

5.3.2 Akuttherapie

5.3.2.1 Zerebrale Ischämie

Prinzip

Bei der Ischämie ist das Hauptziel der Akuttherapie die Wiedereröffnung der verschlossenen Arterie (rekanalisierende Therapie). Dieses Ziel kann durch eine systemisch wirkende Thrombolyse („Lyse") und durch endovaskuläre, katheterbasierte Thrombektomien erreicht werden.

Studentische Sicht

CAVE

Intraarterielle, invasive Angiografie: Kontrastmittelgabe über einen Katheter → selektive und in der Auflösung auch distaler Äste beste Darstellung der Hirnarterien, aber Komplikationen durch Kontrastmittel und Thrombembolien möglich

5.3.1.3 Kardiale Diagnostik

Transthorakale und transösophageale Echokardiografie: Die TTE und die TEE können mögliche kardiale Emboliequellen aufdecken, z. B. Herzwandaneurysmen, einen Thrombus im linken Herzohr, Vorhofseptumdefekte oder Mitralklappenvitien.

EKG: Der Stellenwert des EKG liegt im Nachweis von Herzrhythmusstörungen, vor allem Vorhofflimmern. Nach einem Schlaganfall sollte mindestens ein 24-Stunden-EKG durchgeführt werden!

5.3.1.4 Liquordiagnostik

Die Lumbalpunktion (am besten > 12 h nach Symptombeginn) hat vor allem Bedeutung in der Akutdiagnostik einer Subarachnoidalblutung (SAB): Farbloser, klarer Liquor schließt eine SAB sicher aus.

3-Gläser-Probe: zur Unterscheidung zwischen artifizieller Blutbeimengung und SAB

Xanthochrome Liquorfärbung: ca. 12 Stunden nach Symptombeginn durch anfallendes Bilirubin (➤ Abb. 5.15).

Lerntipp: Diagnostik zur Ursachenabklärung des Hirninfarkts auf der Stroke Unit:

- Ultraschall der extra- und intrakraniellen Arterien
- Langzeit-EKG
- transthorakale und -ösophageale Echokardiografie
- Labor (Routineparameter, HbA_{1c}, Lipide, bei jungen Schlaganfallpatienten Thrombophiliediagnostik und Vaskulitis-Screening)

5.3.2 Akuttherapie

5.3.2.1 Zerebrale Ischämie

Prinzip: Rekanalisierung = Wiedereröffnung der verschlossenen Arterie durch systemische Thrombolyse und/oder endovaskuläre Intervention.

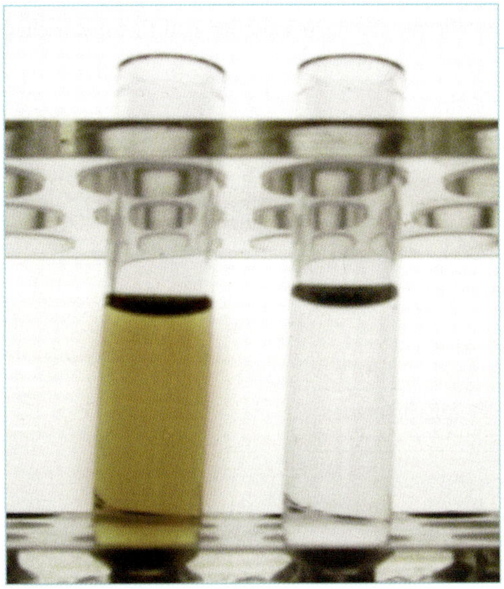

Abb. 5.15 Xanthochromer und normaler Liquor im Vergleich. Im linken Röhrchen ist der Liquor als Beweis für Blutabbauprodukte xanthochrom verfärbt, im rechten Röhrchen ist er farblos-klar. Der Liquor oder sein zentrifugierter Überstand wird zur Beurteilung am besten in Glasröhrchen gefüllt und gegen einen weißen Hintergrund betrachtet. [R261]

Thrombolyse Bei einer Thrombolyse wird rekombinanter Gewebeplasminogenaktivator intravenös gegeben, und zwar als

- Alteplase 0,9 mg/kg KG, davon 10 % als Bolus, der Rest über 60 Minuten mittels Perfusor; maximale Dosis = 90 mg, oder (gleichwertig)
- Tenecteplase 0,25 mg/kg KG als Einmalgabe über 5 Sekunden; maximale Dosis = 25 mg.

Der Gewebeplasminogenaktivator konvertiert Plasminogen zu Plasmin, das seinerseits Fibrin auflösen kann.

Thrombektomie Bei einer Thrombektomie wird – zusätzlich zur intravenösen Thrombolyse – ein transfemoral-endovaskulärer Zugang zum Gefäßverschluss hergestellt und der Thrombembolus mittels „Stent-Retriever" oder Absaugkatheter entfernt (s. a. ➤ Kap. 20.4.2.4). Die Thrombektomie erfordert im Gegensatz zur systemischen Thrombolyse den vorherigen Bildnachweis (CT-/MR-Angiografie) des Verschlusses eines zugänglichen Gefäßes (A. carotis interna extra- oder intrakraniell, A. cerebri media-Hauptstamm [M1] oder seine proximalen Äste [M2], A. vertebralis, A. basilaris).

Die Thrombektomie kann auch ohne begleitende Thrombolyse durchgeführt werden, z. B. wenn Kontraindikationen gegen eine Thrombolyse vorliegen (➤ Tab. 5.7) oder sich der Patient außerhalb des für die Thrombolyse zulässigen Zeitfensters befindet.

Tab. 5.7 Kontraindikationen gegen Thrombolyse beim Schlaganfall.

Allgemeine Kontraindikationen	Spezielle Kontraindikationen
• Blutgerinnungsstörung (u. a. wirksame orale Antikoagulation, INR > 1,8) • kurz zurückliegende Herzdruckmassage oder Punktion eines nicht komprimierbaren Gefäßes • nicht kontrollierbare arterielle Hypertonie • Endokarditis, Perikarditis • Pankreatitis • GI-Ulzera oder Blutungen < 3 Monate • schwere Lebererkrankungen • kürzliche größere Operationen oder Traumen	• Krampfanfall zu Beginn der Symptome • SAB-verdächtige Symptome auch bei negativem CT • Heparingabe + PTT oberhalb der Norm • Thrombozytenzahl < 100.000/µl • Blutglukose außerhalb 50–400 mg/dL

Diagnose- und Therapiealgorithmus

Die Indikationen für die Thrombolyse und die Thrombektomie haben sich historisch zunächst ausschließlich an Zeitkriterien orientiert. Dies führte dazu, dass die Thrombolyse über alle Patienten hinweg sicher und effektiv innerhalb der ersten 4,5 und maximal bis 6 Stunden nach gesichertem Beginn der Symptomatik eingesetzt wurde (➤ Abb. 5.16). Für die Thrombektomie ergab sich ein fixes Zeitfenster bis 6–8 Stunden (➤ Abb. 5.16). Damit wurden aber viele Patienten, bei denen wahrscheinlich auch ein positiver Therapieeffekt hätte realisiert werden können, von den Therapien ferngehalten. Dies hat sich durch die individuelle Bestimmung rettbaren Gewebes (➤ Kap. 5.3.1.1) geändert („mismatch is brain"). Pragmatisch unterscheidet man nun mindestens 3 unterschiedliche Diagnostik- und Therapiewege:

- „Fast Track" (gesicherter Beginn der Symptomatik ≤ 4,5 Stunden)
- erweitertes Zeitfenster (gesicherter Beginn der Symptomatik > 4,5 bis ≤ 9 Stunden)
- unbekanntes Zeitfenster (> 9 Stunden oder völlig unbekannt)

ABB. 5.15

Thrombolyse: intravenös mit einem rekombinanten Gewebsplasminogenaktivator (rt-PA), entweder als

- Alteplase 0,9 mg/kg KG, davon 10 % als Bolus, der Rest über 60 Minuten mittels Perfusor; maximale Dosis = 90 mg, oder (gleichwertig) mit
- Tenecteplase 0,25 mg/kg KG als Einmalgabe über 5 Sekunden; maximale Dosis = 25 mg

Cave: wichtige Kontraindikationen der Thrombolyse sind in ➤ Tab. 5.7 zusammengefasst!

Thrombektomie: katheterbasiert mit Stent-Retriever oder Absaugkatheter

TAB. 5.7

Diagnose- und Therapiealgorithmus: Zum Management des Schlaganfalls unterscheidet man 3 unterschiedliche Diagnostik- und Therapiewege (➤ Abb. 5.16)

- „Fast Track" (gesicherter Beginn der Symptomatik ≤ 4,5 h)
- erweitertes Zeitfenster (gesicherter Beginn der Symptomatik > 4,5 h bis ≤ 9 Stunden)
- unbekanntes Zeitfenster (> 9 Stunden oder völlig unbekannt)

In ➤ Abb. 5.16 ist ein klinischer Algorithmus dargestellt, der die diagnostischen und therapeutischen Abläufe innerhalb der verschiedenen Zeitfenster darstellt.

ABB. 5.16

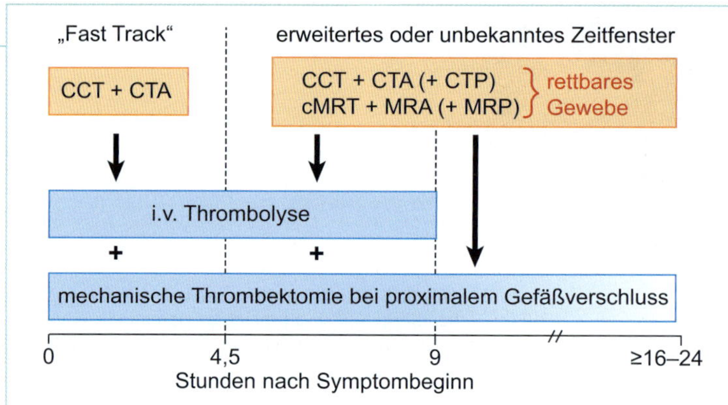

Abb. 5.16 Diagnose- und Therapiealgorithmus des akuten Hirninfarkts. In Abhängigkeit von der Zeit, die seit Symptombeginn vergangen ist, unterscheidet man den sog. „Fast-Track"-Modus innerhalb der ersten 4,5 Stunden vom erweiterten oder unklaren Zeitfenster. Beim Fast-Track-Modus sollen nur eine native CT-Untersuchung (CCT) zum Ausschluss einer Blutung und eines bereits deutlich demarkierten Infarkts und eine CT-Angiografie (CTA) zum Nachweis eines proximalen Gefäßverschlusses (A. carotis interna, A. cerebri media, A. vertebralis, A. basilaris) durchgeführt werden. Die Kombination aus i. v. Thrombolyse und Thrombektomie nennt man „Bridging"-Therapie. Im erweiterten Zeitfenster muss abgeschätzt werden, ob noch Gewebe zu retten ist. Dazu kann eine CT- oder MRT-Perfusionsmessung (CTP, MRP) dienen. Bis zu 9 Stunden nach Symptombeginn kann noch die „Bridging"-Therapie durchgeführt werden, danach die mechanische Thrombektomie allein. [M1334/L126]

Nutzen und Risiken: Die Behandlung mittels Thrombolyse ist sehr effektiv. Die Thrombektomie verbessert das Behandlungsergebnis noch weiter.

Nutzen und Risiken

Die Behandlung mit einem der beiden intravenösen Thrombolytika alleine ist bereits sehr effektiv – und umso effektiver, je früher damit begonnen wird (➤ Abb. 5.17, ➤ Tab. 5.8). Der Anteil der Patienten, die nach dem Schlaganfall selbstständig und ohne relevante Behinderung leben können, erhöht sich durch die „Lyse" um absolute 13 %. Die statistische „number needed to treat" (NNT) beträgt damit 7–8 zu thrombolysierende Patienten, um einen Patienten hierdurch selbstständig statt unselbstständig weiterleben zu lassen. Bei gut organisierten Abläufen können ca. 20 % aller Hirninfarkt-Patienten i. v. thrombolytisch behandelt werden.

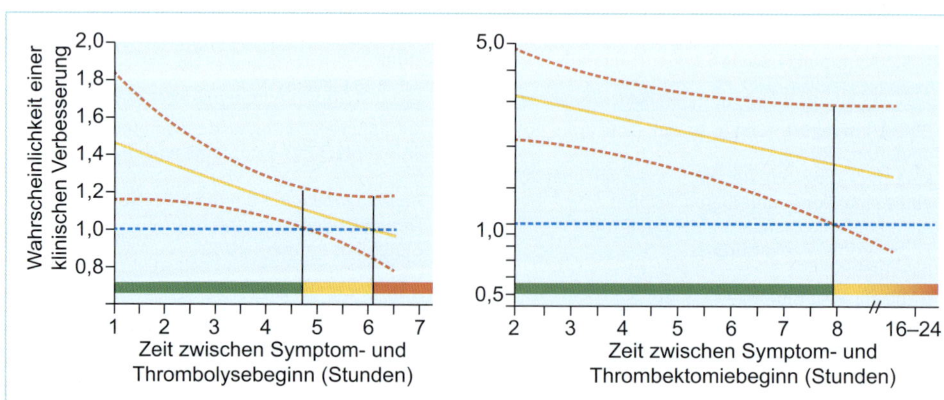

Abb. 5.17 Wahrscheinlichkeit einer klinischen Verbesserung in Abhängigkeit vom Beginn der Thrombolyse (linkes Schema) oder der mechanischen Thrombektomie (rechtes Schema). Der Therapieeffekt nimmt kontinuierlich mit der Zeit nach Schlaganfallbeginn ab. Zu beachten ist die unterschiedlich skalierte Y-Achse, was der höheren Effektivität der mechanischen Thrombektomie Rechnung trägt (nach Lees RL et al. Stroke 2016; 47: 2.373–2.379 und Saver JL et al. JAMA. 2016; 316: 1.279–1.288). [L141/L126]

WISSENSCHAFTSKOMPETENZ

WISSENSCHAFTSKOMPETENZ

Messung der Effektivität der Schlaganfalltherapie

Die Effektivität therapeutischer Maßnahmen bestimmt man mittels randomisierter Studien. Hierbei teilt man Patienten mit gleichen Eingangskriterien zufällig verschiedenen Gruppen zu. In einer Gruppe wird dabei eine

neue oder weiterentwickelte Therapie getestet, die andere Gruppe gilt als Kontrolle (Placebo oder etablierte Therapie).
Zur Quantifizierung des Therapieeffekts sind sowohl relative Effektivitätsmaße (vor allem „Odds Ratio" [OR], syn. Relative Chance, Quotenverhältnis) als auch absolute Maße (vor allem absolute Risikoreduktion, „Number needed to treat [NNT]") gebräuchlich (➤ Tab. 5.8):

- Die OR beschreibt das Verhältnis der „Odds", also der Quoten in den Gruppen. Die Quote ist selbst auch bereits ein Verhältnis, nämlich das der Patienten mit einem vordefinierten Endpunkt (z. B. funktionelle Unabhängigkeit, mRS < 2) und denen ohne diesen Endpunkt. Erreichen also in einer Therapiegruppe von 100 Patienten 30 die funktionelle Unabhängigkeit (und 70 nicht), beträgt die Odds 30/70 = 0,43. Das ist nicht identisch mit der Wahrscheinlichkeit der funktionellen Unabhängigkeit in dieser Gruppe. Diese beträgt 30/100 = 0,3 (s. a. ➤ Kap. 5.7.2). Wenn in der gleich großen Kontrollgruppe nur 20 Patienten die funktionelle Unabhängigkeit erreichen (Odds = 20/80 = 0,25), ergibt das eine OR von 1,72 (0,43/0,25). Liegt die OR > 1, bedeutet dies, dass der vordefinierte Endpunkt in der Therapiegruppe häufiger ist als in der Kontrollgruppe. Die OR kann zusätzlich für interferierende Faktoren adjustiert werden. Für die errechnete OR wird üblicherweise ein 95 %-Konfidenzintervall (KI) angegeben. Je kleiner das KI, desto zuverlässiger ist die ermittelte OR.
- Die NNT beschreibt die absolute Anzahl der Patienten, die mit dem Therapieverfahren behandelt werden müssen, um bei einem Patienten mehr den vordefinierten Endpunkt zu erreichen.

Tab. 5.8 Effektivität der Schlaganfalltherapie.

Zeit seit Symptombeginn	OR (95 %-KI)	NNT
Thrombolyse versus Placebo		
< 3,0 h (mRS < 2)	OR 1,75 (95 %-KI 1,35–2,27)	7
3,0–4,5 h (mRS < 2)	OR 1,26 (95 %-KI 1,05–1,51)	14
4,5–9 h* (mRS < 2)	OR 1,86 (95 %-KI 1,15–2,99)	15
unbekannt** (mRS < 2)	OR 1,49 (95 %-KI 1,10–2,03)	13
Thrombolyse plus Thrombektomie versus Thrombolyse		
< 6,0 h (mRS < 3)	OR 2,14 (95 %-KI: 1,72–2,67)	8
Thrombektomie versus Placebo		
6–24 h* (mRS < 3)	OR 2,42 (95 %-KI 1,76–3,33)	4

mRS = modifizierte Rankin-Skala, OR = Odds Ratio, KI = Konfidenzintervall, NNT = „number needed to treat"
* ≥ 50 % rettbares Gewebe
** DWI/FLAIR-Missmatch in der MRT oder ≥ 50 % rettbares Gewebe

Die zusätzliche Thrombektomie steigert die Effektivität der Behandlung weiter. Der Anteil der selbstständig und ohne relevante Behinderung lebensfähigen Patienten erhöht sich durch sie um weitere ca. 14 % (NNT = 7–8). Die Sterblichkeit nimmt ab, das Risiko intrazerebraler Blutungen ist nicht erhöht. Bei allzeitiger Interventionsbereitschaft können ca. 5–10 % aller Hirninfarktpatienten damit behandelt werden.

FALL Herbert K. erleidet an seinem 74. Geburtstag plötzlich eine Lähmung der linken Körperhälfte. Er selbst bemerkt das zunächst nicht, aber seinen Gästen fällt es sofort auf. Sie rufen daher den Notarzt, der ihn unmittelbar in die nächste Klinik mit neurologischer Stroke Unit bringt. Die betreuende Neurologin findet eine hochgradige Hemiparese und Hypästhesie links, einen multimodalen Hemineglekt links, eine Anosognosie, eine überwindbare Blickwendung nach rechts und eine Dysarthrie. Der korrespondierende NIHSS-Score beträgt 18 Punkte. Die native CT zeigt keine Infarktdemarkation, die Perfusionsmessung ergibt ein deutliches Perfusionsdefizit im Territorium der rechten A. cerebri media (ACM), in der CT-Angiografie wird der proximale Verschluss der rechten ACM nachgewiesen. Da die Bildgebung keinen Hinweis auf eine intrakranielle Blutung zeigt, keine sonstigen Kontraindikationen vorliegen, Herbert K. bereits 45 Minuten nach den ersten Symptomen in der Klinik war und die gesamte Diagnostik einschließlich Labor nur weitere 25 Minuten in Anspruch nahm, entscheidet sich die Neurologin zuerst für eine intravenöse Thrombolyse mit insgesamt 81 mg rt-PA. Unter laufender Infusion wird der Patient in das Angiografie-Labor übernommen, wo angiografisch ein persistierender Verschluss des ACM-Hauptstamms nachgewiesen werden kann. Ein Thrombektomieversuch mit einem Stent-Retriever verbessert die Perfusion noch nicht ausreichend, mit einem Absaugkatheter kann das verschlossene Gefäß dann aber wieder vollständig rekanalisiert werden.
Am nächsten Morgen sitzt Herbert K. an der Bettkante auf der Intensivstation und isst selbstständig. Die klinische Nachuntersuchung zeigt nur eine leichtgradige Halbseitenschwäche ohne weitere neurologische Ausfälle. Der NIHSS-Score hat sich auf 3 Punkte gebessert. Die Weiterbehandlung erfolgt auf der Stroke Unit.

5.3.2.2 Intrazerebrale Blutung

Das Ziel der Akutbehandlung der intrazerebralen Blutung ist die Minimierung ihrer Größenzunahme. Wird in der CT oder MRT eine intrazerebrale Blutung nachgewiesen, soll – neben einer Sicherung der Vitalfunktionen – der oft erhöhte arterielle Blutdruck gesenkt werden. Ist die Blutung unter Vita-

Studentische Sicht

Lerntipp:
Intravenöse, systemische Lyse:
- je früher, umso besser; bis 4,5 Stunden nach den ersten Symptomen, 4,5–9 Stunden bei Nachweis rettbaren Gewebes
- Behandlung auf einer Stroke Unit
- Kontraindikationen beachten
- neurologische Untersuchung, NIHSS bestimmen
- Gerinnungsdiagnostik (z. B. Thrombozyten, PTT), weitere Laborwerte (z. B. Blutglukose)
- Bildgebung zum Ausschluss einer intrazerebralen Blutung
- besonders effektiv bei distalen, kleineren Gefäßverschlüssen

Thrombektomie:
- je früher, umso besser, bis 24 Stunden bei Nachweis rettbaren Gewebes
- Katheterzugang über eine Leistenpunktion zum verschlossenen Gefäß
- besonders effektiv bei proximalen, großen Gefäßverschlüssen

5.3.2.2 Intrazerebrale Blutung

Therapieziel ist die Begrenzung des Blutungsvolumens → Kontrolle von Blutdruck, Vitalfunktionen und Gerinnung (Antagonisierung von Antikoagulanzien). In bestimmten Fällen ist eine neurochirurgische Entlastung sinnvoll.

min-K-Antagonisten (Phenprocoumon) aufgetreten, müssen rasch und effektiv Gerinnungsfaktoren substituiert werden (z. B. PPSB), um die INR so schnell wie möglich in einen normalen Bereich (≤ 1,3) zu senken. Tritt die Blutung unter dem direkten Thrombininhibitor Dabigatran auf, steht mit Idarucizumab ein Antidot zur Verfügung, das die antikoagulatorische Wirkung von Dabigatran sofort aufhebt. Für die oralen Faktor-Xa-Antagonisten (z. B. Apixaban, Rivaroxaban) steht als kompetitives Antidot Andexanet alfa zur Verfügung. Ob ein Hämatom neurochirurgisch entlastet werden sollte, hängt vom Zustand und Alter des Patienten sowie von Größe und Lage der Blutung ab. Bei großen, oberflächlich gelegenen Blutungen kann der chirurgische Eingriff eine Option darstellen.

5.3.2.3 Subarachnoidalblutung
Therapieziel ist die akute Sicherung der Vitalfunktionen ggf. mit Intensivbehandlung → Kontrolle von Blutdruck und Gerinnung und ggf. Therapie eines Hydrozephalus

5.3.2.3 Subarachnoidalblutung

Im Vordergrund der akuten Behandlung steht die Sicherung der Vitalfunktionen. Eventuell sind eine rasche Intubation und die Behandlung auf einer Intensivstation erforderlich. Die Blutung selbst kann nicht unmittelbar behandelt werden. Deutlich erhöhte Blutdruckwerte sollten gesenkt werden, eine evtl. zusätzlich bestehende Antikoagulation sollte ausgeglichen werden. Bei einem Viertel der Patienten entwickelt sich rasch ein Hydrozephalus, der die Anlage einer Ventrikeldrainage erfordert.

5.3.3 Behandlung auf der Stroke Unit
Stroke Unit = spezialisierte Schlaganfallstation mit interdisziplinärem Team (u. a. Neurologie, Pflege, Physio-, Ergotherapie, Logopädie) zur Behandlung und Ursachensuche. Hierdurch Senkung der Mortalität um 20–25 %.

5.3.3 Behandlung auf der Stroke Unit

Für die Behandlung von Patienten mit einem Schlaganfall stehen spezielle Behandlungseinheiten zur Verfügung (Stroke Units), die eine standardisierte diagnostische, überwachende, pflegerische, therapeutische und sozialmedizinische Betreuung gewährleisten. Dazu gehört auch ein speziell geschultes Stroke-Team, bestehend aus Neurologen, Pflegekräften, Physio- und Ergotherapeuten, Logopäden und Sozialarbeitern. Im Rahmen der Ursachenklärung und Behandlung ist die interdisziplinäre Zusammenarbeit mit den Fächern Neuroradiologie, Neurochirurgie, Innere Medizin, insbesondere Kardiologie, und Gefäßchirurgie von größter Bedeutung und für einen erheblichen Teil des Behandlungserfolgs verantwortlich. Vergleichende Untersuchungen belegen den positiven Effekt dieses Vorgehens: Im Vergleich zu einer Behandlung auf einer Allgemeinstation ist die Sterblichkeit innerhalb des ersten Jahres um ca. 20–25 % niedriger und das funktionelle Ergebnis langfristig besser.

INTERPROFESSIONELLE KOMPETENZ

INTERPROFESSIONELLE KOMPETENZ Auf der Stroke Unit finden werktäglich interprofessionelle Teamsitzungen statt. Teilnehmer sind die Pflegenden, die Ärzte, die Therapeuten (Physiotherapie, Logopädie, Ergotherapie), die Sozialarbeiter und, falls vorhanden, die Schlaganfall-Lotsen. Folgende Inhalte werden bei jedem Patienten besprochen:

- aktuelle Funktionseinschränkungen und Allgemeinzustand
- Tertiärprävention: Verhinderung/Behandlung von Komplikationen (u. a. Thrombose, Pneumonie, Depression)
- Planung und Auswahl der geeigneten Rehabilitationsmaßnahme (neurologische oder geriatrische, voll- oder teilstationäre Rehabilitation)
- Organisation der ambulanten Versorgung mi Pflegedienst
- rechtliche Aspekte (z. B. Beantragung einer Betreuung)
- einheitliche Kommunikation mit den Angehörigen
- strukturierte Entlassplanung

5.3.3.1 Monitoring der Vitalparameter
Obligatorisches Monitoring (je nach Indikation 24–96 Stunden): Blutdruck, EKG, Atem- und Herzfrequenz, O_2-Sättigung, Temperatur, NIHSS.
So können Ursachen des Schlaganfalls (z. B. Vorhofflimmern) entdeckt und die Penumbra gefährdende Schwankungen von Perfusion und Oxygenierung erkannt werden.

5.3.3.1 Monitoring der Vitalparameter

Folgende Parameter gehören beim Schlaganfallmonitoring zum Pflichtprogramm: Blutdruck, EKG, Herzfrequenz, Sauerstoffsättigung, Atemfrequenz und Körpertemperatur. Das Monitoring soll Störungen der Herz-Kreislauf-Funktion, des Gasaustauschs oder der Temperatur erkennen, die die Versorgung der „Penumbra" gefährden, daher der Korrektur bedürfen oder sogar die Verlegung auf eine Intensivstation erfordern. Das Monitoring kann aber auch wertvolle Hinweise auf die Ursache einer zerebralen Ischämie geben, wenn z. B. im EKG ein paroxysmales Vorhofflimmern auffällt. Auch Atemregulationsstörungen können erkannt und entsprechend behandelt werden. Das Monitoring wird je nach medizinischer Indikation mindestens 24 Stunden, oft jedoch über 2–3 Tage durchgeführt.

5.3.3.2 Schluckdiagnostik und -therapie
Wichtig ist die Erfassung einer Schluckstörung (Mortalität durch Aspiration). Daher ist eine frühe logopädische/schlucktherapeutische Diagnostik und Therapie angezeigt; ggf. Ernährung über nasogastrale Sonde.

5.3.3.2 Schluckdiagnostik und -therapie

Patienten mit einem anhaltenden neurologischen Defizit sollen erst dann wieder trinken und essen, wenn sie den standardisierten Schlucktest „bestanden" haben. Dieser Test ist als einfacher Bedside-Test (z. B. 50-ml-Wasserschlucktest) oder aber als fiberendoskopische Untersuchung möglich. Wird damit eine Schluckstörung nachgewiesen, besteht das Risiko der Aspiration und die Patienten erhalten eine nasogastrale Sonde, über die sie ernährt und mit Flüssigkeit versorgt werden. Allerdings kann die Aspiration von Speichel – und vermutlich auch eine Aspirationspneumonie – durch eine solche Sonde nicht verhindert werden. Die meisten Schluckstörungen bessern sich innerhalb der ersten Tage. Ein gezieltes, früh einsetzendes Training kann dies effektiv unterstützen, sodass die Sonde bei vielen Patienten innerhalb der ersten Woche wieder entfernt werden kann.

5.3.3.3 Sauerstoff-, Blutdruck-, Temperatur- und Glukosemanagement

Diese Parameter sollten auf der Stroke Unit möglichst Normwerte erreichen.

Sauerstoffsättigung Sinkt die Sauerstoffsättigung unter 90 %, wird so lange Sauerstoff gegeben, bis sie sich wieder normalisiert hat (> 95 %).

Blutdruck Ist der Blutdruck bei einem Patienten mit einem Hirninfarkt zu hoch, wird er in den ersten Tagen auf leichtgradig hypertone Werte gesenkt (140–180 mm Hg systolisch) und erst danach normalisiert. Hingegen gilt bei einer intrazerebralen Blutung die Empfehlung, den Blutdruck rascher zumindest auf Werte unter 170 mm Hg, besser unter 140 mm Hg systolisch abzusenken, da die Blutung bei anhaltend hohen Werten wachsen kann.

Körpertemperatur Eine erhöhte Körpertemperatur in der Akutphase des Schlaganfalls verschlechtert die Prognose. Es wird demgemäß empfohlen, die Temperatur durch physikalische oder pharmakologische Maßnahmen in normale Bereiche abzusenken. Auch hier muss einschränkend festgehalten werden, dass ein Beleg für diese Empfehlung bislang aussteht.

Glukose Viele Schlaganfallpatienten haben einen Diabetes mellitus. Gerade in der Akutphase entgleist die Blutglukose recht häufig, und erhöhte Werte in der Akutphase sprechen für ein langfristig schlechteres Ergebnis und eine erhöhte Sterblichkeit. Die Blutglukose sollte durch die Gabe von Insulin unter 200 mg/dL abgesenkt werden. Wissenschaftliche Studien einer besonders strengen Kontrolle der Blutglukosespiegel zeigen allerdings keine deutliche Überlegenheit dieses Vorgehens. Hypoglykämien sollen in jedem Fall vermieden werden.

5.3.3.4 Frührehabilitation

Die Rehabilitation beginnt in der Akutphase. Wenn durch einen Schlaganfall Neurone zugrunde gegangen sind, ist dies nicht rückgängig zu machen. Die Funktionen, die dadurch nicht mehr ausgeführt werden können, kann das Gehirn jedoch (teilweise) wieder neu lernen. Daher gehören physiotherapeutische Mobilisierung, Gangschule und eine gezielte Beübung von Lähmungen und Koordinationsstörungen bereits auf der Stroke Unit zum festen Repertoire und werden täglich mit den Patienten durchgeführt. Ergänzt wird dies durch ergotherapeutische Maßnahmen zur Verbesserung der Fähigkeiten beim Waschen, Anziehen und Essen. Wichtig sind das frühzeitige Schlucktraining und die Behandlung von Sprach- und Sprechstörungen. Auch ein Neglekt kann durch diese Maßnahmen positiv beeinflusst werden. Das Ziel ist die Vorbereitung der nachgeschalteten stationären oder ambulanten Rehabilitation und die Vermeidung von Komplikationen in der Akutphase.

5.3.3.5 Entlassmanagement

Bereits am ersten Tag sollten im Team Überlegungen angestellt werden, wie die weitere Versorgung des Patienten im Anschluss an den stationären Aufenthalt gestaltet werden kann. Braucht der Patient eine nachgeschaltete Rehabilitation? Kann sie ambulant oder muss sie stationär durchgeführt werden? Müssen besondere Maßnahmen ergriffen werden, damit der Patient weiter in seiner häuslichen Umgebung verbleiben kann? Muss eventuell eine gesetzliche Betreuung eingerichtet werden, weil der Patient z. B. eine ausgeprägte Aphasie hat? Diese Fragen werden am besten in regelmäßigen Teamgesprächen unter Einbeziehung des gesamten Behandlungsteams beantwortet. Die rechtzeitige und individuell angepasste Organisation der Posthospitalphase kann zur Verbesserung des funktionellen Endergebnisses beitragen, in jedem Fall steigert es die Lebensqualität des Betroffenen und seiner Angehörigen.

5.3.3.3 Sauerstoff-, Blutdruck-, Temperatur- und Glukosemanagement

Kontrolle und ggf. Ausgleich von Sauerstoffsättigung, Blutdruck, Körpertemperatur und Glukose. Der Blutdruck darf bei einem Infarkt in den ersten Tagen etwas erhöht sein (140–180 mm Hg systolisch). Bei einer Blutung sollte er rasch auf < 140 mm Hg gesenkt werden.

5.3.3.4 Frührehabilitation

Die Rehabilitation sollte in der Akutphase beginnen. Verlorene Funktionen können so teilweise wieder erlernt und Komplikationen vermieden werden. Im Vordergrund stehen dabei Physio-, Ergotherapie und Logopädie.

5.3.3.5 Entlassmanagement

Zur weiteren Verbesserung der Prognose trägt eine frühzeitig geplante und adäquate Weiterbehandlung bei (stationäre/ambulante Rehabilitation, häusliche Versorgung).

TAB. 5.9

Tab. 5.9 Zusammenfassung des Managements der Schlaganfallsubtypen.

	Hirninfarkt/TIA	Intrazerebrale Blutung	Subarachnoidalblutung
Symptomatik	• neurologische Defizite in Abhängigkeit vom betroffenen Gefäßterritorium (Paresen, Sensibilitätsstörungen, Aphasie, Dysarthrie, Ataxie, Hemianopsie, monokuläre Sehstörung, Neglekt, Kopf- und Blickwendung, Hirnnervenausfälle) • Symptome können auch passager sein	• zentrale neurologische Defizitsymptomatik wie beim Hirninfarkt • häufig Kopfschmerzen, Bewusstseinsstörung, Erbrechen, Anisokorie	• akuter Vernichtungskopfschmerz • Nackensteife, Erbrechen • Bewusstseinsstörung • Hirnnervenausfälle, Hemiparese

Tab. 5.9 Zusammenfassung des Managements der Schlaganfallsubtypen. *(Forts.)*

	Hirninfarkt/TIA	Intrazerebrale Blutung	Subarachnoidalblutung
Skalen	• NIHSS-Score • im weiteren Verlauf Barthel-Index und mRS	• wie Hirninfarkt • zusätzlich Glasgow-Koma-Skala	• Hunt-und-Hess-Skala • Glasgow-Koma-Skala
Diagnostik	• kraniale CT oder MRT • kann ergänzt werden um CT- oder MR-Angiografie und um Perfusionsmessungen, EKG, LZ-EKG, Loop-Rekorder-Implantation, Ultraschall der Hals- und Hirngefäße, Echokardiografie, Labordiagnostik	• kraniale CT oder MRT • kann ergänzt werden um CT- oder MR-Angiografie • intraarterielle Katheterangiografie bei Verdacht auf Gefäßfehlbildung	• kraniale CT oder MRT, kann ergänzt werden um CT- oder MR-Angiografie, meist auch intraarterielle Katheterangiografie
Akuttherapie	• Stroke-Unit-Behandlung • systemische Thrombolyse (falls Kriterien erfüllt) • mechanische Thrombektomie (falls Kriterien erfüllt) • Intensivtherapie, falls erforderlich	• Stroke-Unit-Behandlung • Blutdrucksenkung • chirurgische Entlastung nach Einzelfallentscheidung (u. a. drohende Einklemmung) • Intensivtherapie häufig erforderlich	• Stroke-Unit-Behandlung • Intensivtherapie häufig erforderlich
Sekundärprophylaxe	Thrombozytenfunktionshemmer, Statin, Risikofaktorkontrolle, orale Antikoagulation, PFO-Okkluder, Thrombendarteriektomie oder Stent-Implantation bei hochgradiger Stenose	Blutdrucksenkung, Indikationsprüfung gerinnungsaktiver Therapie	Ausschaltung der Blutungsquelle: Clipping oder Coiling eines Aneurysmas, endovaskuläre oder operative Therapie einer arteriovenösen Malformation oder Fistel
Komplikationen (Tertiärprophylaxe, Therapie)	• Thrombose (niedermolekulare Heparinoide) • Pneumonie (orale Nahrungskarenz bei Schluckstörungen, Antibiotika) • maligne Hirnschwellung (dekompressive Kraniotomie)	• wie Hirninfarkt • zusätzlich Hydrozephalus (Liquordrainage)	• Hydrozephalus (Liquordrainage) • zerebraler Vasospasmus (parenterale Flüssigkeitszufuhr, Nimodipin oral) • Hyponatriämie (je nach Ursache)

NIHSS = National Institutes of Health Stroke Scale, mRS = modifizierte Rankin-Skala, LZ-EKG = Langzeit-EKG, PFO = persistierendes Foramen ovale

5.4 Differenzialdiagnosen des Schlaganfalls („Stroke Mimics")
Vorsicht vor „Stroke Mimics" = plötzliche neurologische Defizite durch andere Ursachen

5.4 Differenzialdiagnosen des Schlaganfalls („Stroke Mimics")

Plötzliche umschriebene Funktionsstörungen des ZNS haben nicht nur vaskuläre Ursachen. Daher kommen eine Reihe anderer Erkrankungen als Differenzialdiagnosen des akuten Schlaganfalls infrage.

Fokaler epileptischer Anfall: Epileptische Anfälle können vorübergehend (Todd'sche) Paresen oder Aphasien erzeugen. Hilfreich zur Unterscheidung sind Fremdanamnese sowie MRT + Diffusionswichtung oder CT + Perfusionsmessung.

Fokaler epileptischer Anfall

Klinisches Bild Nach einem zerebralen Krampfanfall kann es sein, dass kortikale Areale in der Umgebung des epileptogenen Fokus vorübergehend nicht mehr funktionieren. Mögliche Folgen sind z. B. eine Hemiparese (sog. Todd'sche Paresen) oder eine Aphasie. Solche Ausfallsymptome bilden sich typischerweise innerhalb von Stunden, gelegentlich auch erst nach 24–48 Stunden zurück.

Abgrenzung Der Patient selbst ist oft noch nicht wieder ansprechbar, sodass eine exakte Fremdanamnese in dieser Situation besonders wichtig ist. Damit lässt sich ggf. der Beginn des Ereignisses rekonstruieren oder die Vordiagnose einer Epilepsie erfahren. Um die postexzitatorischen Symptome gegenüber ischämischen Symptomen abzugrenzen, ist eine (ischämiesensitive) MRT-Bildgebung mit Diffusionswichtung am besten geeignet. Aber auch eine CT-basierte Perfusionsmessung kann helfen.

Migräne mit Aura: Eine Migräneaura kann (bei ca. 10 % der Migränepatienten) mit typischerweise „wandernden" Defiziten sowie Positivsymptomen (z. B. Flimmern) einhergehen.

Migräne mit Aura

Klinisches Bild Die bei ca. 10 % der Migränepatienten dem Kopfschmerz vorausgehende Aura kann eine primäre zerebrale Durchblutungsstörung imitieren (➤ Kap. 2.4.1).

Abgrenzung Typischerweise „wandert" die Aurasymptomatik über mehrere Minuten (z. B. erst Sehstörung, dann Aphasie), sie ist oft mit „Positivsymptomen" verbunden (z. B. Flimmern), und der nachfolgende Kopfschmerz erhärtet den Verdacht auf eine Migräne. Liegt eine sog. Migräne mit Aurasymptomen der hinteren Schädelgrube vor (z. B. Schwindel, Hörstörungen, Doppelbilder, Ataxie, Bewusstseinsstörung), kann aber die wandernde Abfolge der Symptome fehlen.

Hypertensive Krise

Klinisches Bild Die akute hypertensive Enzephalopathie ist durch eine Bewusstseinsminderung, zerebrale Krampfanfälle und Kopfschmerzen gekennzeichnet. Sie tritt allerdings nur bei erheblich und anhaltend erhöhten Blutdruckwerten auf.

Abgrenzung Die Auslösung fokal neurologischer Ausfälle durch eine akute hypertensive Enzephalopathie ist umstritten. Sind Ausfälle nachzuweisen, ist dies primär immer verdächtig auf einen Schlaganfall (mit sekundärer hypertensiver Entgleisung) oder ein posteriores Enzephalopathie-Syndrom.

Hypertensive Krise: Eine hypertensive Enzephalopathie bei dauerhaft stark erhöhten Blutdruckwerten kann zu epileptischen Anfällen, Kopfschmerzen und Vigilanzminderung führen. Fokale Defizite sind nicht typisch.

Posteriores Enzephalopathie-Syndrom

Klinisches Bild Diese seltene Erkrankung geht klinisch mit kortikalen Sehstörungen, epileptischen Anfällen und Kopfschmerzen einher. Sie dürfte pathophysiologisch durch eine endotheltoxisch und arteriell-hypertensiv ausgelöste interstitielle „Leckage" der Blut-Hirn-Schranke bedingt sein. Risikofaktoren sind eine arterielle Hypertonie, eine Niereninsuffizienz, eine Präeklampsie, eine bestehende Immunsuppression oder Immuninkompetenz oder die Kombination solcher Konstellationen.

Abgrenzung Die differenzialdiagnostische Einordnung erfolgt typischerweise über die kraniale MRT (➤ Kap. 8.6.3).

Posteriores Enzephalopathie-Syndrom: Das seltene posteriore (reversible) Enzephalopathie-Syndrom ist eine klinisch und MRT-basierte Diagnose.

Maligne Hirntumoren

Klinisches Bild Sowohl das Glioblastoma multiforme als auch Hirnmetastasen können sich durch das abrupte Auftreten fokaler Symptome erstmanifestieren.

Abgrenzung Eine zerebrale Bildgebung mit Kontrastmittel bringt in der Regel die zuverlässige Differenzierung (➤ Kap. 10.2.1.4).

Maligne Hirntumoren: Auch zerebrale Raumforderungen können fokale Defizite erklären.

Episodische Phänomene

Klinisches Bild Im Rahmen genetischer Ionenkanal-Erkrankungen können selten episodische neurologische Phänomene auftreten. Bei den episodischen Ataxien treten kurzfristige (Minuten bis Stunden) oder länger anhaltende (Tage) zerebellär-ataktische Symptome auf.

Abgrenzung Die Einordnung fällt aufgrund der bereits im Kindes- und Jugendalter beginnenden und gleichförmig rezidivierenden Erkrankung leicht (➤ Kap. 3.6.2).

Mitochondriopathien

Klinisches Bild Bei Mitochondriopathien können apoplektiform fokal neurologische Symptome durch zelluläre Dysfunktion auftreten, die als primäre zerebrale Ischämie fehlgedeutet werden können. Da sich diese Erkrankungen, insbesondere das MELAS-Syndrom („mitochondriale Enzephalomyopathie, Laktatazidose und schlaganfallähnliche Episoden") erst im Erwachsenenalter manifestieren können, kann die Abgrenzung gegenüber einem Hirninfarkt schwierig werden (➤ Kap. 8.9; Abb. 8.8).

Abgrenzung Typische Begleitsymptome (u. a. Schwerhörigkeit, frühzeitige Demenzentwicklung) lenken den Verdacht auf diese Erkrankungen. Auffälligkeiten in der MRT mit Diffusionswichtung überschreiten die Territorien der Hirnarterien. Die intrazerebrale Laktaterhöhung lässt sich mittels MR-Spektroskopie bestätigen (➤ Kap. 20.3.1).

Mitochondriopathien: Sie können plötzliche Defizite auslösen (z. B. MELAS-Syndrom), zeigen aber andere typische Begleitsymptome.

5.5 Ursachen des Schlaganfalls

5.5.1 Hirninfarkt

Die Suche nach der Ursache (Ätiologie) eines Hirninfarkts oder einer TIA ist im Wesentlichen die Suche nach dem Entstehungsort und -grund der Embolie oder Thrombose. Dies ist von großer Bedeutung für die optimale Sekundärprophylaxe zur Verhinderung eines weiteren Ereignisses. Mit dem systematischen Einsatz der o. g. Diagnostik ist es bei ca. 75 % der Patienten möglich, die Ursache zu benennen, wobei sich allerdings bei einem Teil auch mehrere potenzielle Quellen finden. Bei 25 % ergibt die differenzialdiagnostische Abklärung jedoch keine sichere Zuordnung, sodass man in diesen Fällen von einem „kryptogenen" Hirninfarkt spricht.

5.5 Ursachen des Schlaganfalls

5.5.1 Hirninfarkt

Die Ursachensuche ist beim Hirninfarkt äußerst wichtig, um die optimale Sekundärprophylaxe einzuleiten. In ca. 25 % bleibt die Genese aber unklar („kryptogen").

5.5.1.1 Gefäßerkrankungen

Atherosklerotische Makroangiopathie

Etwa 25 % aller Hirninfarkte und TIAs werden durch arterioarterielle Thrombembolien aus atherosklerotischen Gefäßläsionen der hirnversorgenden Arterien oder (seltener) durch lokal-atherothrombotische Verschlüsse von Endarterien verursacht. Atherosklerotische Plaques können sich in allen Gefäßabschnitten der hirnversorgenden Arterien ausbilden. Es gibt jedoch Prädilektionsstellen, an denen sie besonders häufig sind.

5.5.1.1 Gefäßerkrankungen

Atherosklerotische Makroangiopathie: Sie ist in ca. 25 % die Ursache arterioarterieller Embolien oder lokal-thrombotischer Gefäßverschlüsse.

Arteria-carotis-interna-Stenose Eine der wichtigsten Prädilektionsstellen ist die extrakranielle Karotisbifurkation. Bei 3 % der Männer und 1 % der Frauen über 65 Jahre ist der Abgangsbereich der A. carotis interna hochgradig, d. h. zu mehr als 70 %, atherosklerotisch verengt, ohne dass Symptome auftreten. Das jährliche Schlaganfallrisiko ist unter einer medikamentösen Prophylaxe niedrig (≤ 1 % pro Jahr).

Das Risiko ist aber ganz anders zu beurteilen, wenn eine solche Einengung kürzlich eine zerebrale oder retinale Ischämie verursacht hat (symptomatische Karotisstenose). Dann ist das jährliche Schlaganfallrisiko wesentlich höher und beträgt – ebenfalls abhängig vom Stenosegrad – 4–6 % bei einer Lumeneinengung von 50–69 % und 13–15 % bei 70 % Stenosegrad oder mehr. Patienten mit einer symptomatischen Karotisstenose sollten daher in den ersten Tagen nach dem ersten Symptom operiert oder mit einem Stent versorgt werden.

Intrakranielle Stenose Durch die Verbesserung der nichtinvasiven Angiografie werden immer häufiger auch intrakranielle hochgradige Stenosen als Ursache zerebraler Ischämien entdeckt. Das niedrige Risiko eines Schlaganfalls durch eine asymptomatische intrakranielle Stenose steigt ähnlich wie bei der extrakraniellen Karotisstenose nach einer ersten Ischämie deutlich. Anders als extrakraniell stehen aber risikoarme interventionelle Therapien symptomatischer intrakranieller Stenosen nicht zur Verfügung.

Atherosklerose des Aortenbogens Häufig findet man in der transösophagealen Echokardiografie ausgedehnte atherosklerotische Plaqueformationen mit Ulkusnischen und aufgelagerten Thromben im Aortenbogen. Diese sind für das Gehirn dann relevant, wenn sie proximal oder im Abgangsbereich der großen supraaortalen Arterien lokalisiert sind. Das prospektive Schlaganfallrisiko dieser Atherosklerosemanifestation ist nicht exakt bekannt.

Risikofaktorassoziierte zerebrale Mikroangiopathie

Mindestens 30 % aller Ischämien sind durch eine zerebrale Mikroangiopathie verursacht. Hierbei kommt es durch die langjährige Einwirkung verschiedener vaskulärer Risikofaktoren zu einer Degeneration (Lipohyalinose) der Gefäßwand der kleinen Arteriolen (sog. Arteriolosklerose). Diese können sich akut thrombotisch verschließen und verursachen dadurch typischerweise lakunäre Infarkte im Versorgungsgebiet der perforierenden Arterien. Das Rezidivrisiko lakunärer Hirninfarkte ist niedriger als das territorialer Ischämien. Neben lakunären Infarkten kann die zerebrale Mikroangiopathie zu einem diffusen ischämischen Marklagerschaden mit progredienter Demenz und Gangstörung führen. Hierfür werden synonym die Begriffe subkortikale arteriosklerotische Enzephalopathie (SAE), subkortikale ischämische vaskuläre Demenz (SIVD) oder „Morbus Binswanger“ verwendet.

Dissektionen hirnversorgender Arterien

Die Gefäßdissektion ist ein Sonderfall akuter Gefäßstenosen oder -verschlüsse. Pathophysiologisch bildet sich – spontan oder seltener traumatisch – ein intramurales Hämatom der betroffenen Arterie. Dadurch wird das Lumen des Gefäßes eingeengt (➤ Abb. 5.18) oder sogar verlegt. Durch eine Endothelzelldysfunktion und hämodynamische Beeinträchtigung kann sich ein intraluminaler Thrombus entwickeln. Somit sind in den meisten Fällen die daraus folgenden Hirninfarkte embolischer Genese, es können aber auch hämodynamische Infarkte auftreten.

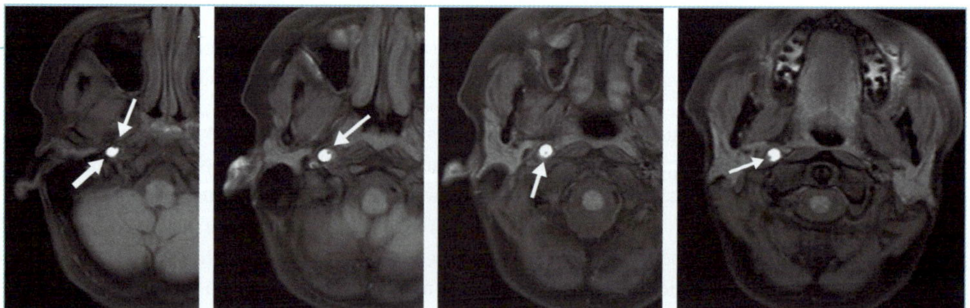

Abb. 5.18 Dissektion der rechten A. carotis interna in der T1-gewichteten, fettsupprimierten MRT. Das im Canalis caroticus liegende Dissekat ist hyperintens (breiter Pfeil). Das punktförmige Restlumen verläuft spiralförmig (schmaler Pfeil). [T534]

Ätiologie und Lokalisation Das intramurale Hämatom entsteht meist durch eine Ruptur von Vasa vasorum, also der autochthonen Arterien der Gefäßwand. Eine Prädilektionsstelle ist die distale A. carotis interna oder die Atlasbogenschleife der A. vertebralis. Risikofaktoren für spontane Gefäßdissektionen sind vorhergehende Infekte und ultrastrukturelle Anomalien der Gefäßwand („fibromuskuläre Dysplasie“), die wahrscheinlich mehrheitlich genetisch bedingt sind. Das Risiko einer spontanen Dissektion ist

Studentische Sicht

Besonders häufig betroffen ist der Abgang der *extrakraniellen A. carotis interna* aus der Bifurkation. Symptomatische Stenosen > 70 % bergen ein hohes Schlaganfallrisiko und sollten rasch operativ oder endovaskulär beseitigt werden!

Zerebrale Mikroangiopathie: Sie verursacht mind. 30 % der Ischämien. Dies sind typischerweise kleine lakunäre Infarkte perforierender Arterien (s. a. SAE, SIVD, „Morbus Binswanger“).

Gefäßdissektionen hirnversorgener Arterien (➤ Abb. 5.18): Sie sind ein Sonderfall mit spontanem oder traumatischem Gefäßwandhämatom → Stenose, Verschluss und Quelle embolischer Infarkte durch intraluminale Thrombenbildung

ABB. 5.18

Ätiologie und Lokalisation: Ursache ist die Ruptur von Vasa vasorum, insbesondere an der distalen A. carotis interna und der A. vertebralis (Atlasbogen). Risikofaktoren sind Infekte, eine fibromuskuläre Dysplasie und Bindegewebsstörungen.

bei bestimmten monogenetischen Erkrankungen des Bindegewebes erhöht (z. B. Ehlers-Danlos-Syndrom Typ IV, Marfan-Syndrom, polyzystische Nierenerkrankung).

Epidemiologie Die Häufigkeit einer symptomatischen Dissektion einer supraaortalen, hirnversorgenden Arterie beträgt ca. 2,5–3,0/100.000 Menschen/Jahr. Allerdings ist die Dissektion bei Schlaganfallpatienten unter 45 Jahren mit ca. 20 % eine wichtige und häufige Ursache.

Epidemiologie: Bei Patienten < 45 Jahre mit ca. 20 % häufige Schlaganfallursache!

Klinik Neben den Symptomen einer zerebralen Ischämie verursacht die Dissektion zusätzlich Schmerzen im Verlauf des betroffenen Gefäßes:

- Ist die A. carotis interna betroffen, werden die Schmerzen in das laterale Halsdreieck („Karotidodynie"), retroorbital, gelegentlich auch temporal lokalisiert.
- Ist die A. vertebralis betroffen, treten Schmerzen im Nacken auf.

Darüber hinaus können Funktionsstörungen peripherer Nerven, die in Nachbarschaft zum betroffenen Gefäß verlaufen, auftreten. Besonders eindrucksvoll ist das ipsilaterale Horner-Syndrom bei Dissektionen der A. carotis interna, das durch eine Beeinträchtigung des sympathischen Nervengeflechts verursacht wird. Auch der N. hypoglossus, der die A. carotis interna kreuzt, kann bei einer Dissektion ausfallen.

Klinik: Schlaganfallsymptome, häufig Schmerzen im Gefäßverlauf, evtl. Horner-Syndrom (bei Schädigung sympathischer Fasern entlang der A. carotis: Symptomtrias aus Miosis, Ptosis und Enophthalmus), selten Hypopglossusparese

Arteriitis

Hirninfarkte, die durch eine Gefäßentzündung verursacht werden, sind selten. Weniger als 0,5 % aller Hirninfarkte sind auf Gefäßwandentzündungen zurückzuführen.

Arteriitis: Hirninfarkte aufgrund von Gefäßentzündungen sind selten (< 0,5 %).

Ätiologie Entzündungen der hirnversorgenden Arterien können durch Erreger oder autoimmunologisch verursacht werden:

- Die Erreger, die in unseren Breiten typischerweise eine Arteriitis verursachen, sind das *humane Immundefizienzvirus* (HIV), das *Varizella-Zoster-Virus* (VZV) oder die Spirochäte *Treponema pallidum.* Auch Pilzinfektionen des Liquorraums können zu einer vaskulitischen Mitreaktion führen. Der Schlüssel zur korrekten Diagnose sind serologische, immunologische und bakteriologische Untersuchungen aus Serum und Liquor. Eine frühzeitige Differenzierung ist von großer Bedeutung, da differenzierte antivirale und antimikrobielle Therapien eingeleitet werden müssen.
- Die häufigste autoimmunologisch vermittelte Vaskulitis ist die Arteriitis cranialis, die histologisch eine Riesenzellarteriitis ist. Typischerweise ist die A. temporalis superficialis betroffen (Arteriitis temporalis: klassische Symptomentrias: temporaler Kopfschmerz, druckschmerzhafte und geschwollene Arterie, ipsilaterale Sehstörungen). Im Verlauf der Erkrankung ist allerdings auch die Beteiligung intrakranieller, hirnversorgender Arterien, typischerweise im vertebrobasilären Territorium, möglich.

Im Rahmen generalisierter immunvermittelter Vaskulitiden (Panarteriitis nodosa, Granulomatosen mit Polyangiitis) können intrakranielle Arterien beteiligt sein. Findet man hingegen bei einer intrakraniellen Arteriitis keine Hinweise auf eine systemische Erkrankung, spricht man von einer isolierten Arteriitis des ZNS (➤ Kap. 7.6.2).

Ätiologie: infektiös (HIV, VZV, Lues, Pilze) oder autoimmun (Arteriitis cranialis, isolierte Arteriitis des ZNS oder Mitbefall der Hirnarterien bei systemischen Vaskulitiden)

Diagnostik Die Diagnose der Arteriitis temporalis wird vor allem anhand der typischen Klinik (lokaler Kopfschmerz, auffälliger äußerlicher Befund der Arterie) und der starken Erhöhung der Blutkörperchensenkungsgeschwindigkeit oder des C-reaktiven Proteins gestellt. Unterstützend ist der sonografische Nachweis der fokalen Gefäßentzündung („Halo") und evtl. eine Biopsie der A. temporalis superficialis mit typischem histologischem Bild. Die Diagnose der übrigen Arteriitiden erfordert neben einer intraarteriellen Angiografie und Laborparametern in vielen Fällen auch eine leptomeningeale Biopsie.

Diagnostik: Klinik (Kopfschmerz!), Sonografie, Labor und ggf. Angiografie und Biopsie (A. temporalis oder leptomeningeale Arterien)

Therapie Eine konsequente Therapie, bestehend aus Kortikosteroiden (bei Arteriitis temporalis meist als Monotherapie) und ggf. Immunsuppressiva (Azathioprin, Methotrexat, Mycophenolatmofetil, Rituximab, Tocilizumab), erlaubt eine Kontrolle der Krankheitsaktivität und in vielen Fällen auch eine Heilung autoimmunologischer Arteriitiden. Unzureichend behandelt führen sie zu multiplen Hirninfarkten und damit zu einer fortschreitenden Behinderung (➤ Kap. 7.6.2.1).

Therapie: Kortikosteroide und ggf. Immunsuppressiva

PRAXISTIPP

Arteria-subclavia-Anzapf-Syndrom (Subclavian-Steal-Syndrom)

Wenn die A. subclavia vor Abgang der ipsilateralen A. vertebralis hochgradig stenosiert oder verschlossen ist, kann sich der Blutfluss in der A. vertebralis durch einen poststenotischen Druckabfall umkehren. Dieses Phänomen, das sich sehr elegant mit der Dopplersonografie nachweisen lässt, kann bezüglich der hämodynamischen Auswirkungen sehr unterschiedlich ausgeprägt sein. Im stärksten Fall wird der gesamte Arm über eine retrograd perfundierte A. vertebralis versorgt, wobei das Blut über die kontralaterale A. vertebralis herangeführt wird. Insbesondere unter muskulärer Belastung des Arms kann das Anzapfphänomen so ausgeprägt sein, dass auch die A. basilaris retrograd perfundiert wird (Blutzufuhr über Aa. communicantes posteriores des Circulus arteriosus Willisii). In einer solchen Situation treten häufig Symptome einer gestörten basilären Zirkulation auf (u. a. Schwindel, Doppelbilder, Dysarthrie, Sehstörungen, Bewusstseinsstörungen, Sturzanfälle), die wieder rückläufig sind, wenn sich die Perfusion bessert. Im klinischen Alltag sind solche Fälle typisch, aber selten. In den meisten Fällen ist ein Arteria-subclavia-Anzapf-Syndrom asymptomatisch, d. h. eigentlich kein „Syndrom".

PRAXISTIPP

5.5.1.2 Kardiale Erkrankungen

≥ 30 % aller Hirninfarkte entstehen durch kardiale Embolien (➤ Abb. 5.19)! Meist: Vorhofflimmern.

5.5.1.2 Kardiale Erkrankungen

Mindestens 30 % aller Hirninfarkte sind durch eine kardiale Embolie verursacht (➤ Abb. 5.19). Mit zunehmendem Lebensalter dominiert das Vorhofflimmern als Ursache, aber auch die koronare Herzkrankheit mit regionalen Wandbewegungsstörungen oder ein Aneurysma der Herzwand sind mögliche Ursachen eines Hirninfarkts.

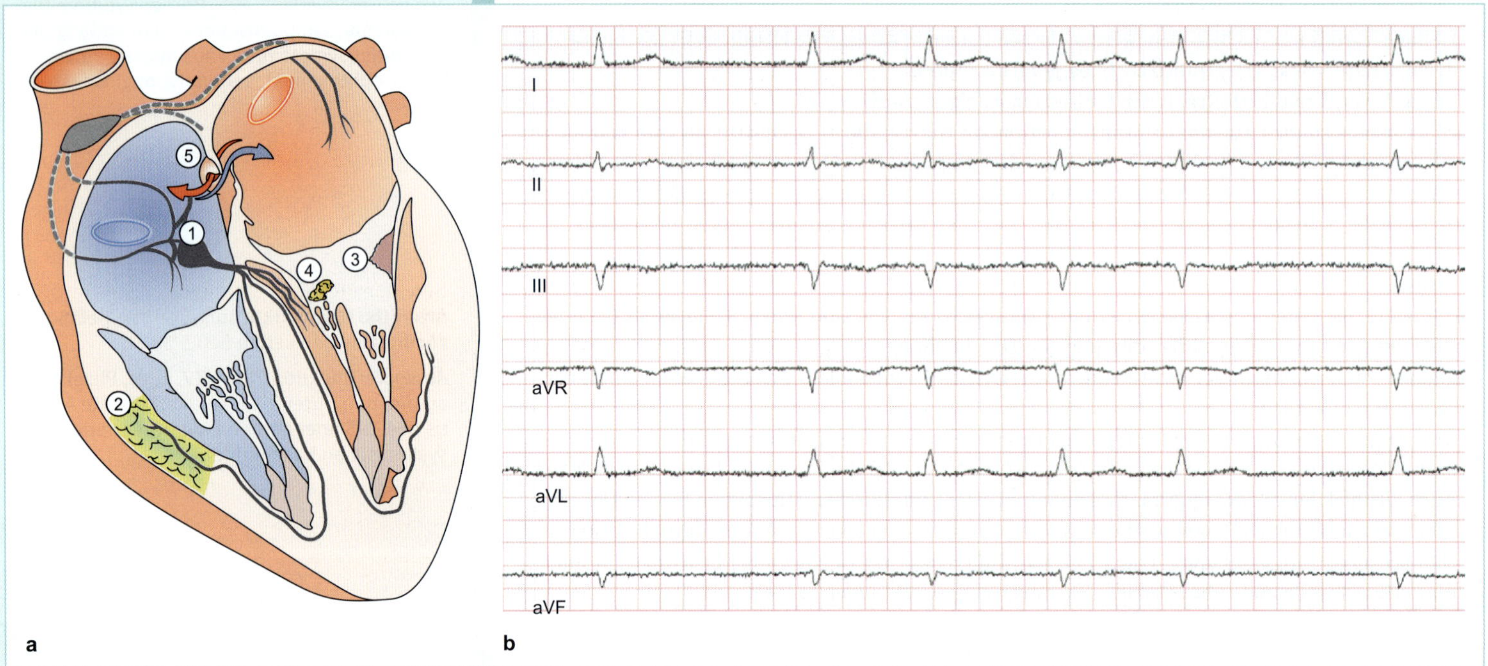

Abb. 5.19 Kardiale Embolie als Ursache des Schlaganfalls. a Mögliche kardiale Emboliequellen sind eine absolute Arrhythmie bei Vorhofflimmern (1), eine Dyskinese/Hypokinese nach Myokardinfarkt (2), Klappenvitien (3), eine Endokarditis (4) oder ein persistierendes Foramen ovale (5). **b** Extremitäten-EKG-Ableitung mit einer absoluten Arrhythmie bei Vorhofflimmern. [L126/L141]

Vorhofflimmern: VHF gibt es paroxysmal und permanent, das Hirninfarktrisiko ist ähnlich hoch. Unbehandeltes VHF erhöht das Risiko um das Drei- bis Vierfache.

Diagnostik: Ruhe- und Langzeit-EKGs oder implantierte Recorder

Therapie: orale Antikoagulation (ASS kaum wirksam!)

Vorhofflimmern

Einteilung Vorhofflimmern kann kontinuierlich vorhanden sein (permanent oder persistierend) oder intermittierend auftreten (paroxysmal). Das Schlaganfallrisiko unterscheidet sich zwischen beiden Formen nur gering. Vorhofflimmern ist eine der wichtigsten Schlaganfallursachen und wird zukünftig an Bedeutung weiter zunehmen.

Relatives Risiko Vorhofflimmern wird im Alter immer häufiger. 0,5 % der 50- bis 59-Jährigen, 2 % der 60- bis 69-Jährigen, 5 % der 70- bis 79-Jährigen und 9 % der 80- bis 89-Jährigen sind betroffen. Bleibt das Vorhofflimmern unerkannt und vor allem unbehandelt, haben die Patienten ein etwa drei- bis vierfach höheres Risiko, einen Hirninfarkt zu erleiden, als Gleichaltrige ohne Vorhofflimmern.

Diagnostik Ein persistierendes Vorhofflimmern diagnostiziert man mit dem Ruhe-EKG, ein paroxysmales mit einem oder mehreren Langzeit-EKGs oder einem implantierten kontinuierlichen Loop-Rekorder.

Therapie Orale Antikoagulanzien sind als Schlaganfallprophylaxe beim persistierenden und paroxysmalen Vorhofflimmern sehr wirksam. Thrombozytenfunktionshemmer wirken dagegen praktisch nicht.

PRAXISTIPP Vorhofflimmern (VHF) ist
- eine Herzrhythmusstörung mit einer ungeordneten elektrischen Aktivität der Vorhöfe (absolute Arrhythmie im EKG)
- oft Ausdruck einer strukturellen Herzerkrankung
- mit einem deutlich erhöhten Schlaganfall-, Mortalitäts- und Demenzrisiko assoziiert
- häufig (ca. 10–15 % der Menschen > 70 Jahre)

Man unterscheidet:
- permanentes VHF: kontinuierlich anhaltend, keine Behandlung geplant
- persistierendes VHF: anhaltend, therapeutische Rhythmisierung geplant oder durchgeführt
- paroxysmales VHF: wechselt spontan zwischen VHF und Sinusrhythmus

Die Diagnose eines paroxysmalen Vorhofflimmerns wird am besten mit Langzeitableitungen über mehrere Tage gestellt, am zuverlässigsten mit implantierten Loop-Rekordern. Auch sog. „Wearables" in Kombination mit einer Auswert-App können zur Diagnosefindung beitragen.

Künstliche Herzklappe

Trotz effektiver oraler Antikoagulation haben Patienten mit einer künstlichen Herzklappe ein erhöhtes Schlaganfallrisiko: Man geht von ca. 2–4 % embolischer Ereignisse pro Jahr aus, wovon ca. die Hälfte zerebrale Embolien sind. Eine künstliche Mitralklappe hat ein höheres Risiko als eine Kunstklappe in Aortenposition. Bioprothesen erfordern nur eine kurze Phase der Antikoagulation, danach ist das Thrombembolierisiko sehr viel niedriger.

Künstliche Herzklappen: erhöhen das Schlaganfallrisiko trotz Antikoagulation; Mitralklappenprothesen und mechanische Klappenprothesen haben ein höheres Thrombembolierisiko.

Endokarditis

Jeder 5. Patient mit einer Endokarditis erleidet in deren Rahmen auch eine zerebrale Durchblutungsstörung. Das typische Muster sind multiple Infarkte in verschiedenen vaskulären Territorien, gelegentlich auch mit intrazerebralen Blutungen assoziiert. Das Risiko zerebraler Embolien ist bei einer durch *Staphylococcus aureus* verursachten Endokarditis besonders hoch. Beim klinischen Verdacht auf eine Endokarditis sollte eine Antikoagulation unterbleiben, eine systemische Thrombolyse ist kontraindiziert.

Endokarditis: 20 % dieser Patienten erleiden einen Schlaganfall. Typisch sind multiple akute Infarkte verschiedener Stromgebiete.
Cave: Kontraindikation für eine Thrombolyse!

Kardiomyopathien

Strukturelle Erkrankungen des Myokards, die mit einer Verminderung der Herzleistung einhergehen, stellen ebenfalls einen Risikofaktor dar. Besonders Erkrankungen, die zu einer Erweiterung der Herzhöhlen führen, disponieren zu systemischen und damit auch zerebralen Embolien (jährliche Ereignisrate ungefähr 3–4 %). Immer mehr Patienten mit einer Herzinsuffizienz können durch die Implantation eines linksventrikulären Assistdevices (LVAD) überleben. Diese Patienten müssen sehr effektiv antikoaguliert werden. Das jährliche Risiko eines Hirninfarkts oder einer intrazerebralen Blutung liegt bei ca. 8–10 % in dieser Patientengruppe.

Kardiomyopathien: erhöhen ebenfalls das Schlaganfallrisiko; bei LVAD ist eine Antikoagulation Pflicht.

Vorhofmyxom

Ein Vorhofmyxom ist ein gutartiger Tumor, der meist im linken Vorhof lokalisiert ist und sich von undifferenzierten endokardialen Mesenchymzellen ableitet. Ein Drittel aller Patienten wird durch eine zerebrale Ischämie symptomatisch.

Vorhofmyxom: seltene kardiale Emboliequelle

Koronare Herzkrankheit

Eine akute oder chronische Durchblutungsstörung des Herzens stellt ein Risiko für einen Hirninfarkt dar. Insbesondere in der (post)akuten Phase eines Myokardinfarkts können sich intraventrikuläre Thromben oder Rhythmusstörungen ausbilden, die mit einem erhöhten Embolierisiko assoziiert sind. Eher im chronischen Stadium nach Myokardinfarkt bildet sich ein Ventrikelaneurysma aus, das mit Thromben gefüllt sein kann. Das jährliche Schlaganfallrisiko nach Myokardinfarkt beträgt 1,6–2,0 %.

Koronare Herzkrankheit und Myokardinfarkte: können embolische Hirninfarkte erzeugen

Persistierend offenes Foramen ovale

Das persistierend offene Foramen ovale (PFO) ist keine Herzerkrankung. Es findet sich bei ungefähr 20–25 % der Normalbevölkerung. Allerdings findet man bei Patienten ohne erkennbaren anderen Grund für einen „kryptogen-embolischen Hirninfarkt" etwas häufiger ein PFO als bei gesicherter Ursache. Es müssen weitere Faktoren hinzukommen, damit bei einem PFO ein embolisches Ereignis auftritt. Das jährliche Risiko eines Schlaganfalls ist niedrig (ca. 1 % pro Jahr).

Persistierendes Foramen ovale (PFO): ist auch bei Gesunden häufig (20–25 %); isoliert erhöht es das Risiko nicht, aber in Verbindung mit weiteren Faktoren.

5.5.1.3 Seltene Ursachen

5.5.1.3 Seltene Ursachen

CADASIL

Die „cerebral autosomal dominant arteriopathy with subcortical infarcts and leukencephalopathy" ist eine progrediente, autosomal-dominant vererbte Mikroangiopathie, die mit lakunären Infarkten, Migräne mit Aura und einer Demenzentwicklung einhergeht.

CADASIL: erbliche zerebrale Mikroangiopathie mit lakunären Infarkten, Migräne und Demenz

Morbus Fabry

Diese lysosomale Speicherkrankheit kann verschiedene Organsysteme betreffen (peripheres Nervensystem, Herzmuskel, Nieren). Das Risiko zerebraler Ischämien ist erhöht. Die Möglichkeit einer Ersatztherapie des defekten Enzyms begründet die Bedeutung dieser Erkrankung als potenzielle Ursache eines Hirninfarkts.

Morbus Fabry: lysosomale Speichererkrankung, die das Schlaganfallrisiko erhöht

Migränöser Hirninfarkt

Die Migräne mit Aura ist ein Risikofaktor für Hirninfarkte, insbesondere wenn zusätzliche Faktoren wie Nikotinkonsum oder orale Antikonzeption hinzukommen. Um im Rahmen der Ursachenabklärung von einem „migränösen Hirninfarkt" sprechen zu können, müssen folgende Kriterien erfüllt sein:

Migräne mit Aura: Risikofaktor für Hirninfarkte (vor allem zusammen mit Nikotinkonsum und Kontrazeption); Aura und Infarkt sind lokalisatorisch assoziiert.

Studentische Sicht

- Der Patient muss eine bekannte Migräne mit Aura haben.
- Der Hirninfarkt muss im Territorium der vorhergehenden Aurasymptomatik lokalisiert sein.
- Der Hirninfarkt muss zeitlich aus einer Aurasymptomatik hervorgegangen sein.

Typischerweise beklagt der Patient, dass die Aura länger anhält und sich nicht, wie gewohnt, innerhalb von Minuten wieder zurückbildet.

Antiphospholipid-Antikörpersyndrom: kann zerebrale Ischämien verursachen

Thrombophilie

Im Rahmen rheumatologischer oder neoplastischer Erkrankungen können Autoantikörper auftreten, die zu einer Hyperkoagulabilität führen und damit zu zerebralen Ischämien prädisponieren (sekundäres Antiphospholipid-Antikörpersyndrom). Treten diese Antikörper ohne begleitende Erkrankung auf, spricht man vom primären Antiphospholipid-Antikörpersyndrom. Das Risiko weiterer zerebraler, aber auch venöser thrombembolischer Komplikationen ist deutlich erhöht.

Hämatologische Erkrankungen: können die Koagulabilität erhöhen (z. B. Polycythaemia vera, TTP, Sichelzellanämie, paroxysmale nächtliche Hämoglobinurie, paraneoplastische Hyperkoagulabilität)

Hämatologische Erkrankungen

Hämatologische Erkrankungen können mit einem erhöhten Schlaganfallrisiko einhergehen. Sie sind sehr selten, sodass sie nur kurz erwähnt werden sollen:

- Polycythaemia vera: myeloproliferative Erkrankung, 5–19 % erleiden einen Schlaganfall
- thrombotisch-thrombozytopenische Purpura: neben diversen neurologischen (enzephalopathischen) Symptomen erleiden 10 % einen Schlaganfall
- Sichelzellanämie: vor allem bei Afrikanern und Afroamerikanern; 8–17 % der Homozygoten erleiden einen Schlaganfall
- paroxysmale nächtliche Hämoglobinurie: Leitsymptome sind fokale Ausfälle, Hämolyse, abdominelle Krisen
- paraneoplastische Hyperkoagulabilität: bei Lymphomen oder Leukämien häufiger als bei soliden Tumoren, gelegentlich auch als Nebenwirkung einer Chemotherapie

5.5.2 Intrazerebrale Blutung

5.5.2 Intrazerebrale Blutung

Hypertonie: häufigste Ursache einer nichttraumatischen Hirnblutung; „loco typico" ist putaminal, thalamisch, Capsula interna oder im Pons

Risikofaktorassoziierte zerebrale Mikroangiopathie

Hauptrisikofaktor nichttraumatischer („spontaner") intrazerebraler Blutungen ist die arterielle Hypertonie mit der Folge einer Ruptur chronisch hypertensiv geschädigter Perforans-Arterien. Diese Blutungen haben daher eine typische tiefe Lage in den Versorgungsgebieten der Perforatoren (Putamen, Thalamus, Capsula interna, Pons). Häufig sieht man MR-tomografisch Zeichen einer begleitenden Mikroangiopathie und asymptomatisch gebliebener älterer Mikroblutungen in Basalganglien und Thalamus.

Zerebrale Amyloidangiopathie: ist bei multiplen kortikosubkortikalen Mikroblutungen zu vermuten (➤ Abb. 5.20)

Lerntipp: Blutungen bei arterieller Hypertonie liegen meist zentral im Gehirn, bei Amyloidangiopathie eher kortikal.

Zerebrale Amyloidangiopathie

Eine weitere, mit dem Alter der Bevölkerung zunehmende Blutungsursache ist die zerebrale Amyloidangiopathie (s. a. ➤ Kap. 12.6). Sie führt infolge einer Amyloideinlagerung zur Wandschwäche pial-kortikaler Arterienäste. Die hierdurch hervorgerufenen Blutungen liegen oberflächlich-subkortikal in den Hirnlappen („lobär"). MR-tomografisch findet man symptomlos abgelaufene ältere Mikroblutungen kortikosubkortikaler Verteilung (➤ Abb. 5.20, s. a. Abb. 12.4c).

ABB. 5.20

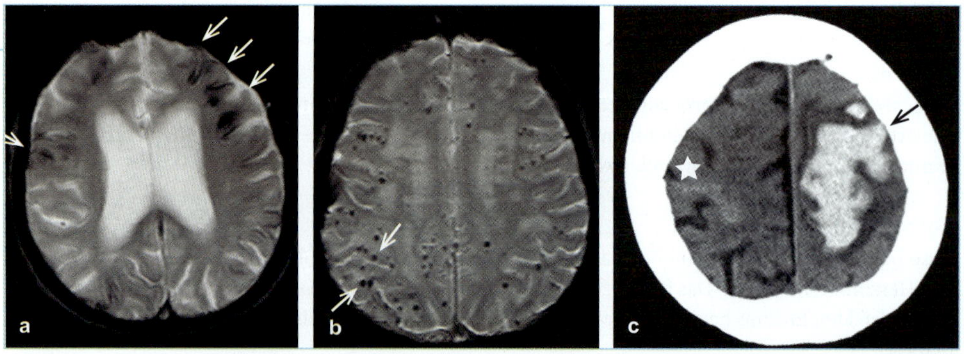

Abb. 5.20 Zerebrale Amyloidangiopathie. a Superfizielle Siderose, die Pfeile zeigen in der Hämosiderin-sensitiven MR-Sequenz die Ablagerung von Blutabbauprodukten subpial auf der Hirnoberfläche an. **b** Typisch für die CAA sind multilokuläre Mikroblutungen in den Hämosiderin-sensitiven MR-Sequenzen, die überwiegend im Kortex lokalisiert sind (Pfeile). **c** Typische akute Blutungskomplikationen bei CAA: lobäre, oberflächliche Blutung linkshemisphärisch (Pfeil) und subpiale/subarachnoidale Blutung rechtshemisphärisch (Stern). [T534]

Antikoagulanzientherapie

Unter einer Therapie mit oralen Antikoagulanzien oder Thrombozytenfunktionshemmern treten intrazerebrale Blutungen gehäuft auf. Das jährliche Risiko beträgt ca. 1 % unter Phenprocoumon oder Warfarin, ca. 0,4 % unter den sog. neuen oralen Antikoagulanzien (Dabigatran, Rivaroxaban, Apixaban, Edoxaban; s. u.) und ca. 1 ‰ unter einer Monotherapie mit Antiaggreganzien.

Orale Antikoagulation oder Plättchenhemmung: begünstigt intrazerebrale Blutungen

Sinus-Venen-Thrombose

Bei der Sinus- oder zerebralen Venenthrombose ist nicht der arterielle Einstrom in das Hirnparenchym gestört, sondern der venöse Abstrom (➤ Abb. 5.21). Die Folge sind intrazerebrale Stauungsblutungen.

Sinus- oder zerebrale Venenthrombosen: können zu Stauungsblutungen führen

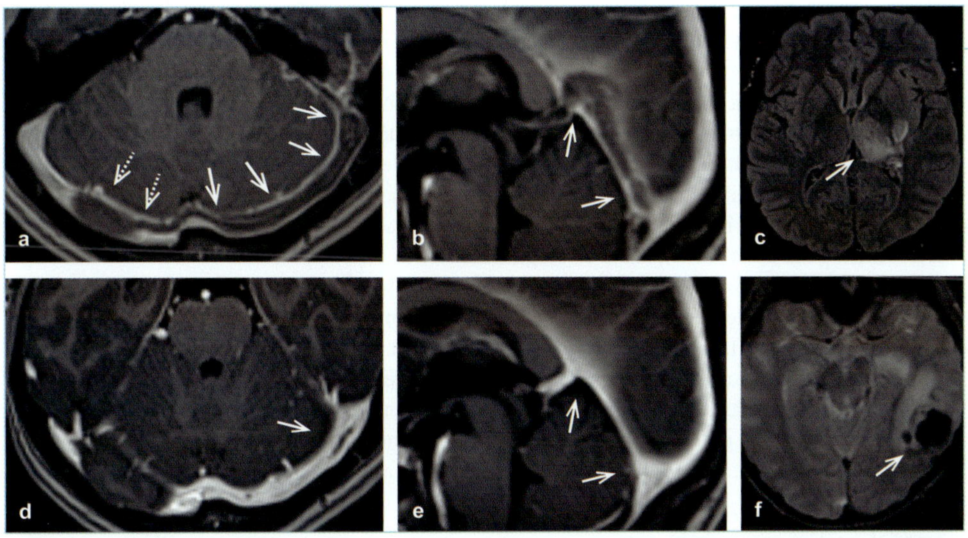

Abb. 5.21 Zerebrale Sinus-Venen-Thrombose (SVT) in der MRT. a Ausgedehnter Thrombus überwiegend im linken Sinus transversus (Pfeile), über den Confluens sinuum aber auch bis in den rechten Sinus transversus reichend (gestrichelte Pfeile). **b** Thrombose im Sinus rectus bis zum Einstrom der tiefen Hirnvenen reichend (Pfeile). **c** Stauungsödem des linken Thalamus (Pfeil). **d, e** Nach antikoagulatorischer Therapie deutliche Rückbildung nach 14 Tagen. **f** Als Komplikation Einblutung im linken Temporallappen. [T534]

ABB. 5.21

Leitsymptome Die typische (aber nicht obligate) Trias der Sinus-Venen-Thrombose besteht aus Kopfschmerz, fokal neurologischem Defizit (z. B. Mono- oder Hemiparese, Aphasie) und Krampfanfall. Ursache ist eine venöse Abflussbehinderung mit konsekutivem zerebralem „Stauungsödem" der betroffenen Region. Da ähnliche Symptome auch bei Tumoren oder Enzephalitiden vorkommen, ist die Diagnose einer Sinus-Venen-Thrombose nur bildgebend möglich.

Klinik: typische Trias (Kopfschmerz, fokales Defizit und epileptische Anfälle)

Akuttherapie Die Akuttherapie besteht in einer Vollheparinisierung. Diese hat wie bei Thrombosen anderer Körperregionen das Ziel, ein Wachstum des Thrombus zu verhindern und der körpereigenen Spontanthrombolyse ein Übergewicht zu geben. Eine systemische (i. v.) medikamentöse Thrombolyse wird bei Sinus-Venen-Thrombosen wegen des Risikos zerebraler Einblutungen in das gestaute Gewebe nicht durchgeführt. Sekundärprophylaktisch wird auch bei unklar bleibender Ursache eine mindestens 6-monatige therapeutische orale Antikoagulation durchgeführt.

Therapie: akut Vollheparinisierung; sekundärprophylaktisch mindestens 6-monatige therapeutische orale Antikoagulation

Komplikationen Hauptkomplikation der Sinus-Venen-Thrombose ist eine durch Zunahme der Stauung oder parenchymale Einblutungen progrediente intrakranielle Drucksteigerung.

Komplikation: intrakranielle Drucksteigerung

Ätiopathogenese Die systemischen Risikofaktoren einer Sinus-Venen-Thrombose sind die gleichen wie bei tiefen Extremitätenvenenthrombosen. Zu prüfen sind hereditäre oder erworbene plasmatische Koagulopathien (Faktor-V-Leiden, Faktor-II-Mutation, Protein-C- und S-Mangel, Antiphospholipidsyndrom), aber auch eine Thrombozytose, Erythrozytose, extreme Exsikkose oder ein Tumorleiden (Paraneoplasie) kommen in Betracht. Eine Sonderform ist die lokal ausgelöste sog. septische Sinusthrombose bei eitriger Meningitis oder Otitis media/Mastoiditis.

Ätiopathogenese: Risikofaktoren wie bei peripheren Thrombosen (Virchow-Trias!); Sonderform ist die septische Sinusthrombose bei Meningitis/Otitis media/Mastoiditis

Gefäßfehlbildungen

Kavernöse Hämangiome Kavernöse Hämangiome (Kavernome) liegen intraparenchymatös im Gehirn oder Rückenmark. Es handelt sich um extrem langsam durchströmte, oft thrombosierte, schwammartige, vermutlich anlagebedingte Fehlbildungen. Anders als piale Angiome oder durale Fisteln (s. u.) haben sie keine hämodynamischen Auswirkungen auf das übrige Arterien- oder Venensystem und sind angiogra-

Gefäßfehlbildungen:
Kavernöse Hämangiome: anlagebedingte Gefäßfehlbildungen, die zu Blutungen oder epileptischen Anfällen führen können; Diagnose per MRT

Arteriovenöse Malformationen (Angiome oder Fisteln); eine Sonderform ist die Karotis-Sinus-cavernosus Fistel, die als Blickdiagnose mit „rotem Auge“, Exophthalmus und Augenmuskelparesen einhergeht

fisch auch nicht nachweisbar. Sie können zu – meist relativ kleinen – Parenchymblutungen oder epileptischen Anfällen führen, bleiben oft aber auch symptomlos. Die Nachweismethode der Wahl ist die MRT.

Arteriovenöse Malformationen Es handelt sich um angeborene oder erworbene „Kurzschlüsse“ zwischen dem arteriellen und venösen System des Gehirns oder Rückenmarks. Man unterscheidet piale arteriovenöse (AV-)Angiome und durale AV-Fisteln:

- AV-Angiome (➤ Abb. 5.22) werden von den pialen Arterien des Gehirns oder Rückenmarks gespeist. Das arterielle Blut mündet in einem intraparenchymal gelegenen sog. Angiomnidus in dadurch arterialisierte, drainierende Hirn- oder Rückenmarksvenen. AV-Angiome sind schnell durchflossen, können durch Blutungen aus dem Nidus oder aus den unter Druck stehenden Venen, aber auch durch epileptische Anfälle symptomatisch werden. AV-Angiome sind vermutlich primäre Anlagestörungen.
- Durale AV-Fisteln sind dagegen erworbene Malformationen, die aus Duraarterien gespeist werden und deren Nidus nicht im Parenchym, sondern in der Dura mater liegt. Auch sie drainieren in das subarachnoidale Venensystem des Gehirns oder Rückenmarks, das hierdurch unter arteriellen Druck gerät. Auch AV-Fisteln können durch Blutungen, epileptische Anfälle, besonders im Fall des Rückenmarks aber auch durch Ausfallerscheinungen des venös gestauten Parenchyms symptomatisch werden. Durale AV-Fisteln entstehen vermutlich als Folge lokaler venöser Thrombosen (fehlerhafte Rekanalisierung), aber auch posttraumatisch. Patienten mit Durafisteln sind typischerweise älter als solche mit Angiomen. Durch ihre oberflächliche (extraparenchymale) Lage sind Durafisteln in der Regel neurochirurgisch besser behandelbar als Angiome.
- Karotis-Sinus-cavernosus-Fisteln entstehen durch eine direkte Verbindung zwischen dem im Sinus cavernosus verlaufenden Teil der A. carotis interna und dem Sinus cavernosus. Das arterielle Blut, das mit arteriellem Druck in den Sinus cavernosus strömt, führt zu einer akuten, schweren venösen Stauung des ipsilateralen Auges mit Exophthalmus, „rotem Auge“, Chemosis, Gefährdung der Sehkraft und Ausfällen der in den duralen Sinuswänden verlaufenden Augenmuskelnerven. Ursache sind Schädelbasisfrakturen mit Wandzerreißung der A. carotis interna oder in den Sinus rupturierende Aneurysmen im intrakavernösen Verlaufsabschnitt der A. carotis interna.

ABB. 5.22

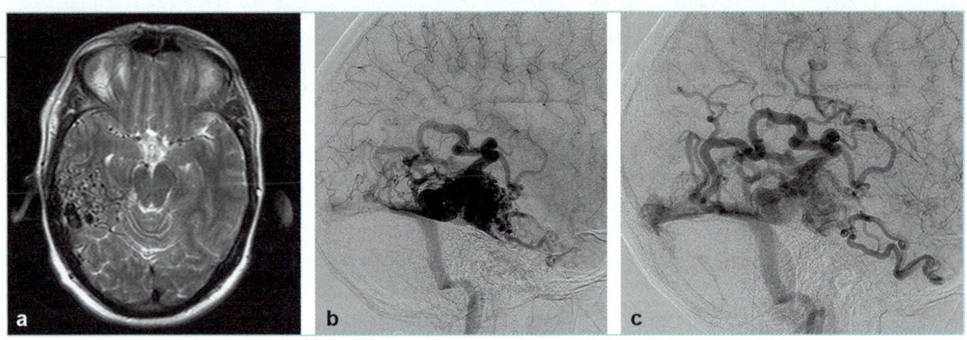

Abb. 5.22 Ausgedehntes AV-Angiom des rechten Temporallappens in der T2-gewichteten MRT (**a**) und der i. a. DSA (**b, c**) mit früher venöser Füllung schon in der arteriellen Phase. [T534]

5.5.3 Subarachnoidalblutung

Intrakranielle Aneurysmen (Aussackungen der arteriellen Gefäßwand)
- Prävalenz: 3 % in der Allgemeinbevölkerung
- Klinik: meist symptomlos (aber bei nichttraumatischen Subarachnoidalblutungen sind sie in 80 % die Ursache; seltener: Angiome, Fisteln, Dissektion)

Perimesenzephale Blutung: gutartiger Untertyp der SAB (in ca. 20 %); liegt präpontin oder perimesenzephal und ist wahrscheinlich venös; keine Rezidivgefahr

5.5.3 Subarachnoidalblutung

Intrakranielle Aneurysmen

Sackförmige intrakranielle arterielle Aneurysmen beruhen auf einer lokalen Wandschwäche an den Verzweigungsstellen der basalen Hirnarterien. Sie finden sich bei immerhin 3 % der Allgemeinbevölkerung. Die meisten dieser Aneurysmen werden nie entdeckt und bleiben symptomlos. Bei ca. 80 % aller Patienten mit einer „spontanen“ Subarachnoidalblutung findet man ein intrakranielles Aneurysma als Ursache. Hauptrisikofaktoren der Aneurysmaentstehung und -ruptur sind Rauchen und arterielle Hypertonie, aber auch genetische Faktoren und starker Alkoholkonsum.

Seltener können AV-Angiome, durale AV-Fisteln oder auch intrakranielle Gefäßdissektionen für eine Subarachnoidalblutung verantwortlich sein. Bei einem Schädeltrauma kann eine traumatisch bedingte Subarachnoidalblutung auftreten.

Perimesenzephale Subarachnoidalblutung

Dieser vor allem prognostisch wichtige (weil gutartigere) Untertyp findet sich in ca. 20 % aller nichttraumatischen Subarachnoidalblutungen. Er ist durch ein charakteristisches, „nichtaneurysmales“ Blutungsmuster in der CT und den angiografischen Ausschluss einer Blutungsquelle definiert. Das Blutungszentrum liegt in den perimesenzephalen Zisternen oder präpontin und breitet sich nicht in die Fissura lateralis oder den Interhemisphärenspalt aus. Diese sog. perimesenzephale Subarachnoidalblutung ist wahrscheinlich Ausdruck einer venösen Blutung und neigt anders als eine Aneurysmaruptur nicht zu Rezidiven. Die Patienten sind oft auch klinisch weniger stark beeinträchtigt (Hunt-und-Hess-Grade I–II) als beim aneurysmalen Blutungstyp.

5.6 Komplikationen und Langzeitfolgen des Schlaganfalls

5.6.1 Maligne Hirnschwellung

Hirninfarkt Eine der relevantesten Komplikation eines ausgedehnten Hirninfarkts im Territorium der A. cerebri media ist die raumfordernde Schwellung (➤ Abb. 5.23) mit der Gefahr einer transtemporalen Herniation (maligner Hirninfarkt). Unbehandelt beträgt die Mortalität ca. 80 %. Durch eine weitgehende Entfernung der ipsilateralen Schädelkalotte (dekompressive Hemikraniektomie) kann die Sterblichkeit auf ca. 20 % gesenkt werden. Besonders junge Schlaganfallpatienten unter 60 Jahren profitieren von diesem Eingriff. Nachdem der Infarkt abgeschwollen ist, kann der explantierte Knochendeckel reimplantiert werden. Eine maligne Herniation kommt nicht nur bei Arteria-cerebri-media-Infarkten vor, sondern z. B. auch bei ausgedehnten Kleinhirninfarkten. Auch hier kann die schwellungsbedingte sekundäre Hirnschädigung durch eine subokzipitale Dekompression verhindert werden. Durch die verbesserten Möglichkeiten zur schnellen Rekanalisation ist das Risiko einer raumfordernden Schwellung und damit die Notwendigkeit einer operativen Dekompression seltener geworden.

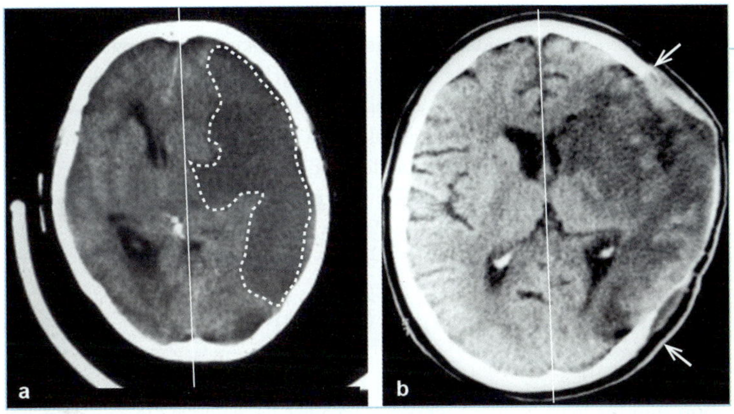

Abb. 5.23 Linkshemisphärischer territorialer Hirninfarkt in der CT. a Der Hirninfarkt (gestrichelte Linie) bewirkt eine deutliche Verlagerung der Mittellinie auf die gesunde Seite. **b** Nach ausgedehnter dekompressiver Hemikraniektomie (Knochendefekt durch Pfeile markiert) ist die Verlagerung der Mittellinie aufgehoben. [R261]

Intrazerebrale Blutung Hauptkomplikation der intrazerebralen Blutung ist ebenfalls die progrediente intrakranielle Drucksteigerung, Massenverschiebung und hierdurch bedingte Herniation von Hirngewebe durch Falx, Tentoriumschlitz oder in das Foramen magnum. Etwa 35 % aller nichttraumatischen intrazerebralen Blutungen verlaufen daher noch im Rahmen der stationären Akutbehandlung tödlich.

5.6.2 Pneumonie

Ungefähr bei 10 % aller Patienten mit einem akuten Schlaganfall kommt es in den ersten Tagen zu einer Pneumonie, die antibiotisch behandelt werden muss. Ursachen dieser Pneumonie sind Schluckstörungen mit stiller Aspiration von Speichel, das fehlende Abhusten aufgrund motorischer Beeinträchtigungen und Vigilanzstörungen, aber auch eine passagere Immundefizienz infolge des Schlaganfalls selbst.

5.6.3 Tiefe Venenthrombose

Durch die Immobilisierung sind Schlaganfallpatienten thrombosegefährdet. Die durchaus häufige tiefe Venenthrombose hat ihrerseits als häufigste Komplikation eine Lungenembolie. Niedermolekulare Heparinoide oder niedrigdosiertes unfraktioniertes Heparin reduzieren das Risiko einer tiefen Venenthrombose um annähernd 80 % und das der Lungenembolie um ca. 60 %. Beim Hirninfarkt kann mit dieser Therapie unmittelbar am ersten Tag begonnen werden.

> **CAVE** Nach einer Thrombolyse sollte die Thromboseprophylaxe erst am 2. Tag und bei der intrazerebralen Blutung wenige Tage später begonnen werden.

5.6 Komplikationen und Langzeitfolgen des Schlaganfalls

5.6.1 Maligne Hirnschwellung

Hirninfarkt: Die maligne Hirnschwellung ist eine gefährliche Komplikation durch Gefahr der transtemporalen Herniation. Mortalität ↓ durch dekompressive Hemikraniektomie.

ABB. 5.23

Intrazerebrale Blutung: Aufgrund der raumfordernden Wirkung besteht die Gefahr der Herniation. Die Letalität der nichttraumatischen Blutung liegt in der Akutbehandlung bei 35 %!

5.6.2 Pneumonie

Häufig (10 %) entsteht eine Pneumonie nach Hirninfarkt durch Aspiration und transiente Immundefizienz.

5.6.3 Tiefe Venenthrombose

Durch Immobilisierung steigt die Thrombosegefahr. Das Risiko wird durch Heparin reduziert.

CAVE

5.6.4 Demenz

Jeder 3. Patient entwickelt im längeren Verlauf nach Schlaganfall eine Demenz. Prävention durch sekundäre Schlaganfallprophylaxe.

5.6.5 Depression

Häufig (20–25 %) kommt es nach Schlaganfall zu einer Depression → Prognose ↓. Therapie mit Antidepressiva kann die Symptome lindern.

5.6.6 Spezielle Komplikationen der Subarachnoidalblutung

Aufgrund multipler Komplikationen liegt die 30-Tages-Letalität bei einer SAB bei 30 %:

- primär letaler Verlauf durch intrakranielle Drucksteigerung (10 %)
- Hydrocephalus malresorptivus
- Vasospasmen zwischen Tag 4 und 14
- Hyponatriämie, Hypovolämie

5.7 Epidemiologie, Risikofaktoren und Prävention des Schlaganfalls

Der Schlaganfallprävention kommt eine hohe „allgemeinmedizinische" Bedeutung zu. Wichtig ist hierbei die Behandlung sowohl von direkten Ursachen als auch von Risikofaktoren. Anhand eines individuellen Profils ergibt sich eine optimale Prävention für jeden.

5.7.1 Häufigkeit

Der Schlaganfall ist eine häufige „Volkskrankheit". 80–85 % sind Hirninfarkte, ca. 10–15 % Hirnblutungen und ca. 4 % SABs.

5.6.4 Demenz

Nicht nur im Rahmen einer zerebralen Mikroangiopathie kann sich eine Demenz entwickeln, multiple Hirninfarkte oder intrazerebrale Blutungen in strategisch relevanter Lage tragen ebenfalls zu einer vaskulären Demenzentwicklung bei. Jeder 3. Schlaganfallpatient entwickelt im weiteren Verlauf eine Demenz. Die Vermeidung weiterer Schlaganfallereignisse durch eine effektive Sekundärprävention ist die wichtigste Maßnahme zur Prävention.

5.6.5 Depression

Eine relevante depressive Symptomatik entwickeln ungefähr 20–25 % der Patienten mit einem Häufigkeitsgipfel zwischen dem 3. und 6. Monat nach dem Schlaganfall. Das Risiko steigt mit dem Schweregrad der Behinderung, zugleich werden die funktionelle Erholung und die Mortalität nach einem Schlaganfall durch eine depressive Symptomatik negativ beeinflusst. Mögliche Ursachen sind sowohl eine Störung der Balance verschiedener Neurotransmitter durch den Schlaganfall selbst als auch eine Anpassungsstörung an ein Ereignis mit schweren Folgen für die Lebensqualität. Antidepressiva können die Symptomatik und das Rehabilitationsergebnis verbessern.

5.6.6 Spezielle Komplikationen der Subarachnoidalblutung

Schon die Aneurysmaruptur und Blutung selbst kann zu einer maximalen intrakraniellen Drucksteigerung führen. Etwa 10 % aller aneurysmalen Subarachnoidalblutungen verlaufen hierdurch primär letal (vor einer Krankenhausaufnahme). Infolge des ausgetretenen Bluts mit subarachnoidalem Liquor-Resorptionsblock können die Patienten binnen Stunden einen neurochirurgisch behandlungsbedürftigen Hydrozephalus entwickeln. Zwischen Tag 4 und Tag 14 nach der Aneurysmaruptur kommt es zu reaktiven Verengungen (Vasospasmen) der subarachnoidalen Arterien mit konsekutiven Durchblutungsstörungen und zerebralen Infarkten. Diese Vasospasmen entwickeln sich durch die Einwirkung der Blutabbauprodukte im subarachnoidalen Liquorraum. Oft entwickeln sich hierzu parallel eine Natriurese, Hyponatriämie und Hypovolämie, die die Entwicklung zerebraler Ischämien weiter begünstigen. Diese Komplikationen sind pathophysiologisch nur zum Teil verstanden und erfordern eine intensivmedizinische Behandlung. Infolge der zahlreichen Komplikationsmöglichkeiten beträgt die 30-Tages-Letalität der aneurysmalen Subarachnoidalblutung 30 %.

5.7 Epidemiologie, Risikofaktoren und Prävention des Schlaganfalls

Epidemiologie und Prävention sind für manche möglicherweise weniger fesselnd als die Akutmedizin, aber sicher nicht weniger wichtig: Eine Akuttherapie kann für den Betroffenen von großer heilender Bedeutung sein, beeinflusst die sozialmedizinische Bedeutung der zugrunde liegenden Erkrankung aber praktisch nicht. Dazu ist die Präventivmedizin hingegen durchaus in der Lage. Etwas überspitzt formuliert lassen sich mit ihr sogar mehr Leben retten als mit der Akutversorgung, allerdings weniger offensichtlich.

Die Ursachensuche kann bei einem Hirninfarkt z. B. zu einer hochgradigen Stenose der A. carotis interna führen, bei einer intrazerebralen Blutung zu einem AV-Angiom oder bei einer Subarachnoidalblutung zu einem Aneurysma. Weit im Vorfeld des akuten Ereignisses haben aber Risikofaktoren, genetische oder andere Faktoren diese Ursache entstehen lassen und dazu beigetragen, dass eine Destabilisierung zum akuten Schlaganfallereignis führt. Demgemäß beschreiben Ursache (Ätiologie) und Risikofaktoren unterschiedliche Ebenen der Kausalität, wobei man in vielen Konstellationen davon ausgehen kann, dass die Risikofaktoren zur Entstehung einer Ursache und im Verlauf auch zur Destabilisierung derselben beitragen.

Die unmittelbare Verbindung zwischen Ursache und Ereignis ist in der Regel wesentlich zwingender als zwischen Risikofaktor und Ereignis. Trotzdem sind die sog. vaskulären Risikofaktoren mit allen Schlaganfallsubtypen in unterschiedlichem Ausmaß verknüpft, obwohl die unmittelbar auslösenden Ursachen sehr unterschiedlich sein können. Diese Ebenen auseinanderzuhalten ist nicht immer einfach, aber von großer Bedeutung, um eine optimale Prävention für jeden einzelnen Patienten zu finden, selbst wenn dies Therapien beinhaltet, deren unmittelbarer Effekt im Einzelfall nicht nachzuweisen ist.

5.7.1 Häufigkeit

Volkskrankheit Aufgrund der hohen Anzahl an Neuerkrankungen und der großen sozialmedizinischen Bedeutung ist der Schlaganfall eine „Volkskrankheit". Die Anzahl der Ersterkrankungen pro Jahr beträgt in Deutschland ca. 120–170 pro 100.000 Einwohner (ohne transitorische ischämische Attacken). 80–85 % davon sind Hirninfarkte, ca. 10–15 % nichttraumatische Hirnblutungen und ca. 4 % nichttraumatische Subarachnoidalblutungen.

Studentische Sicht

Altersabhängigkeit Die Häufigkeit des Schlaganfalls ist sehr stark altersabhängig (➤ Abb. 5.24). Legt man die demografische Entwicklung der Bevölkerung in den Industrienationen zugrunde, so lässt sich hochrechnen, dass die Häufigkeit bis zum Jahre 2050 um bis zu 50 % zunehmen könnte.

Die Inzidenz steigt mit dem Alter.

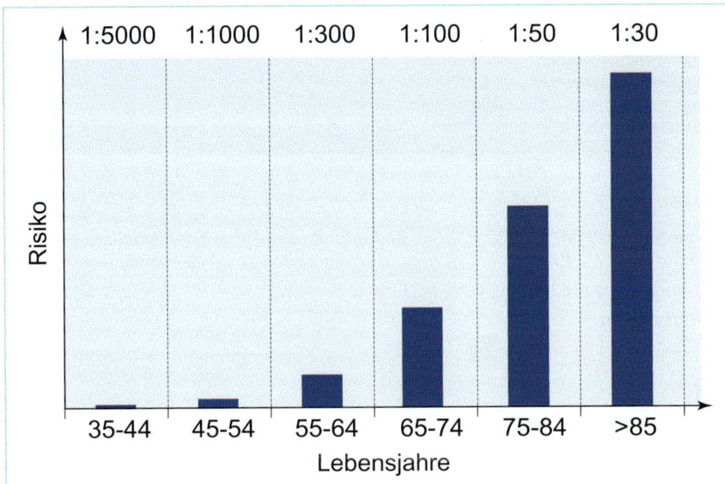

Abb. 5.24 Jährliches Schlaganfallrisiko in Abhängigkeit vom Alter. Mit jeder Lebensdekade erhöht sich das Schlaganfallrisiko um das 2–3-Fache. [L126]

Geschlechtsabhängigkeit Männer haben ein höheres Risiko als Frauen, einen Schlaganfall zu erleiden (ca. 25–30 % höher). Weil Frauen aber älter werden als Männer, ist der Anteil der Frauen in der Bevölkerung mit zunehmendem Alter größer, sodass es annähernd gleich viele weibliche wie männliche Schlaganfallpatienten gibt.

Männer haben ein ca. 25–30 % höheres Risiko.

Letalität Innerhalb der ersten 28 Tage versterben in Deutschland ca. 20 % der Patienten an den Folgen des Schlaganfalls. Nach 3 Monaten sind ca. 28 % und nach 12 Monaten ca. 37 % der Betroffenen verstorben. Die Sterblichkeit der intrazerebralen Blutung ist ca. doppelt so hoch wie die des Hirninfarkts, in den ersten Wochen sogar 4-mal höher.

1-Jahres-Letalität: 37 %. Bei Blutungen 4-mal höher als beim Hirninfarkt.

5.7.2 Risikofaktoren

Neben Alter und männlichem Geschlecht sind weitere Faktoren und prädisponierende Erkrankungen identifiziert worden, die mit einem erhöhten Schlaganfallrisiko assoziiert sind (➤ Tab. 5.10). Hierbei handelt es sich um die klassischen, auch für die koronare Herzkrankheit bekannten vaskulären Risikofaktoren.

5.7.2 Risikofaktoren

Die meisten Risikofaktoren decken sich mit denen der koronaren Herzkrankheit (➤ Tab. 5.10). Wirkungsstärke und Häufigkeit eines Risikofaktors bestimmen seine epidemiologische Bedeutung.

Tab. 5.10 Klassische vaskuläre Risikofaktoren mit relativem Risiko und Häufigkeit in der Bevölkerung und ihre Beziehung zu den Schlaganfallsubtypen.

Faktor	Prävalenz	Relatives Risiko	Hirninfarkt	IZB	SAB
Rauchen	25 %	1,8	+++	+	+++
Übergewicht	18 %	1,8–2,4	++	++	-
körperliche Inaktivität	25 %	2,7	++		-
starker Alkoholkonsum	2–5 %	1,6	+	++	+++
positive Familienanamnese für Schlaganfall (Verwandter 1. Grades jünger als 60 Jahre)	1%	1,5–2,0	++	++	+++
arterielle Hypertonie • < 50 Jahre • 50–60 Jahre • 60–70 Jahre • 70–80 Jahre • > 80 Jahre	• 20 % • 30 % • 40 % • 55 % • 60 %	• 4,0 • 3,0 • 2,0 • 1,4 • 1,0	+++	+++	+++
Diabetes mellitus	4–8 %	2,0	+++	++	–
Hypercholesterinämie	30 %	1,8–2,6	++	+	–
Vorhofflimmern • 50–59 Jahre • 60–69 Jahre • 70–79 Jahre • 80–89 Jahre	• 0,5 % • 1,8 % • 4,8 % • 8,8 %	2,6–10	+++	–	–

Tab. 5.10 Klassische vaskuläre Risikofaktoren mit relativem Risiko und Häufigkeit in der Bevölkerung und ihre Beziehung zu den Schlaganfallsubtypen. *(Forts.)*

Faktor	Prävalenz	Relatives Risiko	Hirninfarkt	IZB	SAB
> 60-prozentige Stenose der A. carotis interna bei Patienten > 65 Jahre	2 %	1,5–2,5	++	–	–
Migräne mit Aura; das Risiko steigt erheblich mit weiteren Risikofaktoren (vor allem hochdosierte orale Östrogensubstitution, Rauchen, Hypertonie)	♂: 0,6–0,8 % ♀: 1,2–1,4 %	1,8–6,0	+	–	–
spezielle prädisponierende Konstellationen					
inzidentelles intrakranielles Aneurysma	3 %	1,2–1,5	–	–	++
inzidentelles intrakranielles AV-Angiom			–	++	+

IZB = intrazerebrale Blutung; SAB = Subarachnoidalblutung; +++ = starker Einfluss; ++ = mittlerer Einfluss; + = geringer Einfluss; – = kein Einfluss

WISSENSCHAFTSKOMPETENZ

WISSENSCHAFTSKOMPETENZ

Angabe des relativen Risikos bei Risikofaktoren

Das relative Risiko (RR) beschreibt die Stärke des Zusammenhangs zwischen einem Merkmal, in diesem Fall der Risikofaktor, und der Wahrscheinlichkeit, mit der ein Ereignis, in diesem Fall der Schlaganfall, eintritt. Dabei vergleicht man bisher nicht an einem Schlaganfall erkrankte Personen mit einem bestimmten Risikofaktor mit ebensolchen Personen (mit sonst gleichen Kriterien) ohne diesen Risikofaktor und analysiert in beiden Gruppen, wie häufig es zu einem ersten Schlaganfall kommt. Bestehen beide Gruppen aus 100 Personen und erleiden in der Gruppe mit Risikofaktor 25 einen Schlaganfall, beträgt die Wahrscheinlichkeit eines Schlaganfalls in dieser Gruppe 25 % oder 0,25. Das ist ein etwas anderes Vorgehen als bei der Bestimmung der Odds Ratio (OR), bei der es um das Verhältnis von betroffenen zu nicht betroffenen Patienten geht; ➤ Kap. 5.3.2). Entwickeln in der Gruppe ohne Risikofaktor nur 10 Personen einen Schlaganfall, beträgt die Wahrscheinlichkeit eines Schlaganfalls in dieser Gruppe 10 % oder 0,1. Das relative Risiko beträgt dann im Vergleich der Gruppen 2,5 (Verhältnis der Wahrscheinlichkeiten: 0,25/0,1). Dieser Zahlenwert gibt also an, um welchen Faktor das Risiko eines Schlaganfalls erhöht ist, wenn der Risikofaktor vorliegt. Je höher das relative Risiko ist und je häufiger der Risikofaktor in der Bevölkerung vorkommt, desto wichtiger ist der Risikofaktor für die Gesamtzahl aller Schlaganfälle in der Bevölkerung.

PRAXISTIPP

SARS-CoV2-Infektion bzw. COVID-19-Erkrankung

Bereits in der ersten Infektionswelle fiel eine erhöhte Rate an Schlaganfällen im Zusammenhang mit einer COVID-19-Erkrankung auf. Nach aktuellen Analysen kann man davon ausgehen, dass das Risiko, im Zusammenhang mit einer COVID-19-Erkrankung einen Schlaganfall zu erleiden, ca. 1–2 % beträgt, wovon mehr als 80 % ischämischer Natur sind.

5.7.3 Prävention des Schlaganfalls

5.7.3 Prävention des Schlaganfalls

MERKE

MERKE **Primärprävention** bedeutet die Verhinderung eines ersten Schlaganfalls bei einem zerebrovaskulär asymptomatischen Menschen: Verringerung und Behandlung der Risikofaktoren, evtl. Ausschaltung spezieller Risikokonstellationen.
Sekundärprävention bedeutet die Verhinderung eines weiteren Schlaganfalls bei einem zerebrovaskulär symptomatisch gewesenen Patienten: Verringerung und Behandlung der Risikofaktoren plus spezielle Therapie der auslösenden Ursache.
Tertiärprävention bedeutet die Verhinderung von Komplikationen.

5.7.3.1 Primärprävention

5.7.3.1 Primärprävention

Die Verhinderung von Krankheit ist eine der wichtigsten, aber auch schwierigsten Aufgaben des ärztlichen Handelns. Da dies nicht nur durch Pharmaka, sondern vor allem durch Lebensstilmodifikation zu erreichen ist, sind nicht nur Ärzte, sondern auch andere Gruppen der Gesellschaft gefordert. Ein positives Beispiel ist die erfolgreiche Kampagne gegen das Rauchen, ein negatives die Entwicklung des Körpergewichts in der Gesamtbevölkerung.

Maßnahmen der Primärprävention

Raucherentwöhnung Raucher sollten mit dem Rauchen aufhören. Um sie dabei zu unterstützen, kann es sinnvoll sein, das Nikotin über eine bestimmte Zeit zu substituieren, sie pharmakologisch zu unterstützen oder sie verhaltenstherapeutisch zu begleiten. Dieser Faktor verliert nach ca. 5 Jahren Abstinenz seine schädigende Wirkung auf das Herz-Kreislauf-System.

Blutdruck einstellen Die Normalisierung eines erhöhten Blutdrucks ist eine der effektivsten Maßnahmen, um das Risiko eines Schlaganfalls zu senken. Die Auswahl der dafür eingesetzten Medikamente folgt den diesbezüglichen Leitlinien sowie den Begleiterkrankungen des Patienten.

Maßnahmen der Primärprävention:
- Rauchentwöhnung
- Blutdruckeinstellung (Zielwert entsprechend der Begleiterkrankungen)
- Verbesserung des Fettstoffwechsels (Ziel-LDL < 70 mg/dL)
- Therapie eines Diabetes mellitus

Als Mittel stehen Lebensstilmodifikation oder medikamentöse Therapien zur Verfügung.

MERKE Würde es gelingen, alle Menschen mit einem Bluthochdruck effektiv zu behandeln, könnte die Schlaganfallhäufigkeit in der Bevölkerung um mehr als die Hälfte gesenkt werden.

MERKE

Fettstoffwechsel verbessern Signifikant erhöhte LDL- und Gesamtcholesterinwerte sollten durch Ernährungsmaßnahmen und ggf. durch die Gabe von Statinen gesenkt werden. Dies gilt vor allem für Menschen mit weiteren Gefäßrisikofaktoren oder bereits bestehenden atherosklerotischen Erkrankungen. LDL-Werte < 70 mg/dL sind anzustreben.

KOMMUNIKATIONSKOMPETENZ

Lebensstilmodifikation

Ein krankheitsvorbeugender Lebensstil umfasst neben fettarmer, obst- und gemüsereicher Ernährung mit niedrigerem Kaloriengehalt („mediterrane Diät") regelmäßige körperliche Aktivität, insbesondere Ausdauersportarten. Daneben steht die pharmakologische Kontrolle wichtiger vaskulärer Risikofaktoren, vor allem der arteriellen Hypertonie, im Vordergrund.

Oft ist es eine herausfordernde Aufgabe, Patienten eine solche Lebensstiländerung nahezulegen, denn von lieben Gewohnheiten mag niemand lassen. Empfehlen Sie darum, wenn sinnvoll, ein schrittweises Vorgehen: mit einer positiven Änderung anfangen, dann nach und nach weitere Änderungen dazu nehmen. Das macht die Umstellung leichter. Dies gilt insbesondere für Gewichtsreduktion und Ausdauersport.

Eine Ausnahme bildet die Raucherentwöhnung, bei der nur die sog. „Schluss-Punkt-Methode" funktioniert: In einem Vertrag wird ein Zeitpunkt vereinbart, ab dem nicht mehr geraucht wird. Bei Verletzung droht eine Strafe, bei Erfolg folgt eine Belohnung.

KOMMUNIKATIONSKOMPETENZ

Diabetes mellitus therapieren Die Behandlung von Patienten mit Diabetes mellitus folgt den diesbezüglichen Leitlinien, es fehlt allerdings bislang der Beweis, dass eine optimierte Einstellung das Schlaganfallrisiko senkt.

Spezielle Maßnahmen

Antikoagulation bei Vorhofflimmern

Bei Patienten mit Vorhofflimmern und hohem Schlaganfallrisiko ist eine orale Antikoagulation sinnvoll.

Schlaganfallrisiko Das Risiko kann anhand des CHA_2DS_2-VASC-Scores (➤ Tab. 5.11) abgeschätzt werden. Der Score kann Werte zwischen 0 und 9 Punkten annehmen, das jährliche Schlaganfallrisiko erhöht sich mit steigendem Punktwert und erreicht beim höchsten Punktwert (9) mehr als 15 % pro Jahr. Eine wichtige Grenze markiert der Punktwert von 2, ab dessen Erreichen eine orale Antikoagulation mit einem Behandlungsvorteil verbunden ist (s. u.). Der Score unterscheidet nicht zwischen Primär- und Sekundärprävention. Bereits nach einem ischämischen Ereignis sind 2 Punkte erreicht und somit eine orale Antikoagulation – unabhängig vom Vorhandensein der anderen Faktoren – indiziert.

Anhand des CHA_2DS_2-VASC-Scores (➤ Tab. 5.11) kann das Schlaganfallrisiko bei Vorhofflimmern bestimmt werden. Ab einem Score ≥ 2 oder nach Ereignis sollte eine orale Antikoagulation eingeleitet werden.

Tab. 5.11 CHA_2DS_2-VASC-Score. [W854-035]

	Merkmal	Punkte
C	„congestive heart failure" (Herzinsuffizienz)	1
H	arterielle Hypertonie	1
A_2	Alter ≥ 75 Jahre	2
D	Diabetes mellitus	1
S_2	Hirninfarkt, TIA oder systemische Embolie	2
V	vaskuläre Erkrankung wie koronare Herzkrankheit oder periphere arterielle Verschlusskrankheit	1
A	Alter 65–74 Jahre	1
SC	„sex category" (weibliches Geschlecht)	1

TAB. 5.11

Studentische Sicht

Antikoagulation: Direkte orale Antikoagulanzien (DOAK) werden mittlerweile überwiegend zur Antikoagulation bei nicht valvulärem Vorhofflimmern eingesetzt. Dabigatran kann mit Idarucizumab, Apixaban und Rivaroxaban mit Adnexanet alfa antagonisiert werden. Nach Antagonisierung von Dabgitatran ist eine direkte Thrombolyse möglich, bei Rivaroxaban und Apixaban nicht.
Unklar ist noch, ob eine elektrische oder medikamentöse Rhythmisierung das Schlaganfallrisiko senkt.

Antikoagulation Zur oralen Antikoagulation bei Vorhofflimmern stehen 3 pharmakologische Wirkprinzipien zur Verfügung:

- **Vitamin-K-Antagonist** (Phenprocoumon, Warfarin): Die Vitamin-K-abhängigen Gerinnungsfaktoren II, VII, IX und X werden in ihrer Konzentration und damit in ihrer Wirkung reduziert. Die relative Risikoreduktion bezüglich eines embolischen Ereignisses beträgt 60–70 %, die absolute Risikoreduktion liegt bei 7–8 % pro Jahr (NNT = 13). Vitamin-K-Antagonisten gelten als Referenzsubstanzen der oralen Antikoagulation. Die Wirksamkeit wird über die Bestimmung der INR (International Normalized Ratio) erfasst; anzustreben ist eine INR zwischen 2,0 und 3,0; darunter liegt kein gesicherter antikoagulatorischer Effekt vor, oberhalb steigt die Blutungswahrscheinlichkeit an. Die INR muss regelmäßig bestimmt werden, um die individuelle Dosis festzulegen. Hauptkomplikation ist die intrakranielle Blutung mit einer Wahrscheinlichkeit von ca. 0,8 % pro Jahr. Ein spezifisches Antidot gibt es nicht, die hochdosierte Gabe von Gerinnungsfaktoren (z. B. PPSB) kann den Effekt relativ schnell aufheben, die Gabe von Vitamin K erhöht die körpereigene Produktion der Gerinnungsfaktoren.
- **Direkter Thrombinantagonist** (Dabigatran): Der aktive Faktor IIa wird durch Dabigatran kompetitiv und reversibel gehemmt. Dabigatran hat eine Plasmahalbwertszeit von 12–14 Stunden. Der ischämiepräventive Effekt von Dabigatran ist nicht geringer als der der Vitamin-K-Antagonisten, die hohe Dosis (2 × 150 mg/d) ist stärker wirksam. Die Rate intrakranieller Blutungen liegt aber nur zwischen 0,2 und 0,3 % pro Jahr. Idarucizumab ist ein spezifisches Antidot und hebt den antikoagulatorischen Effekt innerhalb weniger Minuten vollständig und anhaltend auf. Eine Thrombolyse mit rt-PA ist nach Antagonisierung der Wirkung von Dabigatran sofort möglich. Unter der Therapie mit Dabigatran sind regelmäßige Gerinnungskontrollen nicht notwendig, hingegen aber Kontrollen der Nierenfunktion.
- **Faktor-Xa-Antagonist** (Apixaban, Edoxaban, Rivaroxaban): Diese Substanzen inhibieren selektiv den Faktor Xa. Ihre Plasmahalbwertszeiten variieren zwischen 5 und 12 Stunden. Der ischämiepräventive Effekt ist nicht geringer als der der Vitamin-K-Antagonisten, die jährliche intrakranielle Blutungswahrscheinlichkeit liegt aber nur zwischen 0,25 und 0,5 %. Mit Andexanet Alfa steht ein kompetitives Antidot für Apixaban und Rivaroxaban zur Verfügung. Eine Thrombolyse ist allerdings nach der Anwendung dieses Antidots nicht möglich. Regelmäßige Laborkontrollen der Nierenfunktion sind notwendig, Kontrollen der Gerinnungsparameter aber nicht.

Die direkten Thrombin- und Faktor-Xa-Antagonisten fasst man unter dem Terminus „direkte orale Antikoagulanzien" (DOAK) zusammen. Dass eine elektrische oder medikamentöse Rhythmisierung des Vorhofflimmerns das Schlaganfallrisiko senkt, konnte bislang nicht überzeugend gezeigt werden. In der Sekundärprävention, d. h. nach einem kardioembolischen Ereignis, besteht die Antikoagulanzienindikation hiervon unabhängig, d. h. auch nach Rhythmisierung.

Intrakranielles Aneurysma: Nur sehr wenige intrakranielle Aneurysmen werden symptomatisch. Manche werden aber zufällig (inzidentell) gefunden. Die Indikation zur Intervention hängt von einer individuellen Einschätzung (Rupturrisiko vs. Eingriffsrisiko) ab.

Inzidentelles intrakranielles Aneurysma

Etwa 3 % aller Menschen unserer Bevölkerung tragen ein intrakranielles arterielles Aneurysma. Nur sehr wenige von ihnen werden hieran erkranken und es bemerken. Gelegentlich wird aber ein solches Aneurysma anlässlich der Abklärung ganz anderer Beschwerden zufällig gefunden, meist in der MRT. Ob ein solches inzidentelles intrakranielles Aneurysma primärprophylaktisch (operativ oder endovaskulär) ausgeschaltet werden sollte, muss besonders sorgfältig abgewogen werden, da das Behandlungsrisiko in vielen Fällen das Erkrankungsrisiko übersteigt. In diese Abwägung gehen die Größe und Lage des Aneurysmas ebenso ein wie das Alter (Lebenserwartung) des Patienten.

Nichtrupturiertes zerebrales AV-Angiom: Zerebrale AV-Angiome sollten nicht primärpräventiv behandelt werden.

Nichtrupturiertes zerebrales AV-Angiom

Nichtrupturierte zerebrale AV-Angiome werden entweder zufällig oder bei der Ursachenklärung eines epileptischen Anfalls gefunden, meist in der MRT. Sie sind seltener als Aneurysmen. Prinzipiell stehen für ihre Ausschaltung operative, endovaskuläre und radiotherapeutische Möglichkeiten zur Verfügung. Die Therapierisiken rechtfertigen jedoch bisher keine Empfehlung einer (primärpräventiven) Angiomausschaltung vor einer Angiomblutung.

5.7.3.2 Sekundärprävention

Die Sekundärprävention nach Schlaganfall oder TIA besteht aus der Einstellung vaskulärer Risikofaktoren und einer ursachenbasierten Behandlung.

5.7.3.2 Sekundärprävention

Nach einem ersten Schlaganfall oder einer TIA werden einerseits die klassischen vaskulären Risikofaktoren wie bei der Primärprävention behandelt. Andererseits wird eine ursachenbasierte spezielle Behandlung begonnen, die umso effektiver vor einem weiteren Schlaganfall schützt, je besser sie auf die zugrunde liegende Ätiopathogenese abgestimmt ist. In der Regel bedeutet das eine medikamentöse Therapie, in bestimmten Konstellationen sind aber auch Operationen oder andere Interventionen sinnvoll.

FALL Nun endlich ist etwas Zeit, über das Geschehen nachzudenken. Frau K. (58 Jahre) sitzt in ihrem Zimmer in der neurologischen Rehabilitationsklinik und lässt die vergangenen 14 Tage Revue passieren. Am Anfang standen eine kurzfristige Lähmung des rechten Arms und eine Sprachstörung. Frau K. erinnert sich sehr genau an dieses merkwürdige Phänomen, das sie nicht richtig einordnen konnte. Nach 1 Stunde war der Spuk vorbei und sie maß dem keine weitere Bedeutung bei. Der nächste Tag aber war ein Albtraum. Während der Arbeitszeit kam es erneut zu diesen Beschwerden, diesmal aber wesentlich stärker, und es war ihr unmöglich, irgendwie mit der Umwelt zu kommunizieren. Ein beängstigender Zustand! Glücklicherweise hatten die Arbeitskollegen gut reagiert und sofort einen Rettungswagen gerufen, der auch nach ca. 10 Minuten vor Ort war. Frau K. kann sich an die dann folgenden Einzelheiten nicht genau erinnern, aber sie weiß noch, dass sie sowohl von den Rettungssanitätern als auch von den Ärzten im Krankenhaus immer dieselben Sachen gefragt wurde und fortwährend ihre rechte Körperhälfte bewegen sollte, wozu sie aber nicht imstande war. Sie hatte sich wie gefangen im eigenen Körper gefühlt. In der Untersuchungsröhre musste sie lange liegen und fühlte sich sehr einsam und verlassen. Danach entschieden sich die Ärzte in der Stroke Unit für eine Thrombolyse. An den Rest des Tages und die darauffolgende Nacht kann sie sich nicht mehr erinnern. Gelegentlich hatten ein Arzt und eine Schwester nach ihr geschaut, am nächsten Morgen ging es jedoch deutlich besser. Der rechte Arm zeigte erste Bewegungseffekte und sie konnte wenigstens mit „ja" und „nein" antworten. Durch viel Übung und intensive Therapie verbesserte sich der Zustand in den kommenden Tagen kontinuierlich, dann aber sagten die Ärzte, sie müsse noch am linken Halsgefäß operiert werden. Der nächste Schock! Sie konnte das gar nicht verstehen, aber offensichtlich war die Halsschlagader hochgradig eingeengt und für den Schlaganfall verantwortlich gewesen. Es dauerte 1–2 Tage, bis sie begriffen hatte, dass diese Operation nicht ihre Symptome verbessern, sondern sie vor weiteren Schlaganfällen schützen sollte. Am folgenden Tag wurde sie aus ihrem Zimmer direkt in den Operationssaal gebracht und erwachte mit Halsschmerzen in einem anderen Zimmer. Nach 2 weiteren Tagen konnte sie gehfähig hier in die Rehabilitationsklinik verlegt werden. Endlich angekommen! Nun muss sie eine ganze Reihe Tabletten schlucken, der Hals schmerzt immer noch, aber sie hat eindeutig das Gefühl, dass es wieder bergauf geht.

NEUROLOGIE AMBULANT Nach einem Klinikaufenthalt, der für viele Patienten ein aufwühlendes, teils überforderndes Erlebnis ist, stellen sich in der ambulanten Nachsorge besondere Herausforderungen für den behandelnden Neurologen. Die Patienten haben viele Fragen, die die ihnen während ihres Klinikaufenthalts nicht eingefallen sind oder die sie sich nicht getraut haben zu stellen. Dann sind Ärzte in fast all ihren verschiedenen (CanMed-)Rollen gefragt:
Warum ist es zu dem Schlaganfall gekommen, hätte man ihn verhindern können? Hier sind Ärzte als Gesundheitsberater und als medizinische Experten gefragt: Was können Patienten tun, um Schlaganfälle von vornherein zu vermeiden? Stichwort Risikofaktoren: Bluthochdruck, Diabetes und Rauchen. Was können Ärzte außerdem tun, um einen Schlaganfall besser kommen zu sehen? Hätte man die Karotisstenose vorher entdeckt, hätte man den Schlaganfall vielleicht verhindern können.
Muss ich die vielen Tabletten ein Leben lang einnehmen? Um eine gute Therapietreue zu erreichen, sind klare Ansagen hilfreich: Die Tabletten sind unbedingt erforderlich und eine unverzichtbare Ergänzung (keine Alternative) zum besprochenen Lebensstil. Wenn die Risikofaktoren in der Zukunft gut eingestellt sind, kann evtl. die Dosierung etwas angepasst werden.
Was kann ich selbst tun, damit es nicht zu einem weiteren Schlaganfall kommt? Ein guter Kommunikator hebt Positives hervor und gratuliert z. B. zur erfolgreichen Raucherentwöhnung während des Reha-Aufenthaltes. Er erklärt aber auch unmissverständlich, wie wichtig die Mitarbeit der Patienten ist. Und er macht klar, was passieren kann, wenn Patienten die Präventionsmaßnahmen ignorieren: Eine gewisse Rückfallgefahr besteht weiterhin. Daher muss das Körpergewicht reduziert und die körperliche Aktivität im Rahmen der Möglichkeiten erhöht werden. Das bessert die Prognose wesentlich.
Wie häufig muss ich zu Kontrolluntersuchungen? Hier gilt wiederum: Klare Vorgaben helfen bei der Compliance: Je nach Befund gibt es „alle 3 Monate" oder „in 6 Monaten" einen Termin beim Neurologen zur klinischen Befunderhebung, Risikofaktorkontrolle und ggf. einer Kontrolle der Halsgefäße.
Kann ich auch einen Herzinfarkt bekommen? Patientenfragen verblüffen uns ab und zu. In solchen Fällen bleiben Sie Profi. Es handelt sich um eine gute Frage, die sie zwar bejahen müssen, aber zugleich optimistisch zur Steigerung der Therapiemotivation nutzen: Es besteht zwar ein erhöhtes Risiko, aber die besprochenen Medikamente und der Lebensstil helfen ebenso gut gegen Herzinfarkt. In Ihrer Rolle als interprofessioneller Partner machen Sie ggf. noch einen Termin beim niedergelassenen Kardiologen aus.
Fazit: Ein Arzt ist mehr als bloß ein medizinischer Experte. Für eine gelingende Kommunikation mit Patienten muss er in viele seiner 7 Rollen schlüpfen (CanMed-Rollen).

TIA, Hirninfarkt

Das Rezidivrisiko nach einer TIA oder einem Hirninfarkt beträgt ca. 10 % in den ersten 3 Monaten und ist in den ersten Tagen und Wochen am höchsten.

TIA, Hirninfarkt: Rezidivrisiko von ca. 10 % in den ersten 3 Monaten!

Emboliepropylaxe Bei atherosklerotischen Gefäßerkrankungen werden Thrombozytenfunktionshemmer gegeben, die die Aggregationsfähigkeit der Thrombozyten herabsetzen und das Anhaften der Thrombozyten und die Thrombusbildung auf atherosklerotischen Plaqueformationen verringern. Zusätzlich senken HMG-CoA-Reduktasehemmer (Statine) nicht nur Gesamt- und LDL-Cholesterin, sondern stabilisieren auch die Plaqueformationen. In bestimmten Konstellationen hochgradiger Gefäßeinengungen haben sich zusätzlich operative oder endovaskuläre Eingriffe als effektiv erwiesen.

Thrombozytenaggregationshemmung: bei atherosklerotischen Gefäßerkrankungen; i. d. R. Kombination mit Statinen:
- Azetylsalizylsäure (ASS): Zyklooxygenase-Hemmung
- Clopidogrel und Ticagrelor: ADP-Rezeptor-Blockade

Relative Risikoreduktion von ca. 20 % unter Monotherapie mit ASS, Clopidogrel und Ticagrelor.
Bei Patienten mit hohem kardiovaskulären Risikoprofil sollte unmittelbar nach Schlaganfall oder TIA eine duale Thrombozytenaggregationshemmung über 21–28 Tage erwogen werden.

Thrombozytenaggregationshemmung Wirkstoffe der Thrombozytenaggregationshemmer sind Azetylsalizylsäure (ASS), Clopidogrel und Ticagrelor:
- ASS hemmt die Zyklooxygenase (COX) irreversibel. Die COX katalysiert die Umwandlung von Arachidonsäure in Prostaglandine, Prostazyklin und Thromboxan. Sie kommt in 2 Isoformen vor, die beide durch ASS gehemmt werden. ASS wirkt in niedriger Dosierung gerinnungshemmend (über die Hemmung von Prostazyklin und Thromboxan) und in höherer Dosierung zusätzlich schmerzstillend (über die Hemmung der Prostaglandine).
- Clopidogrel und Ticagrelor blockieren die ADP-Rezeptoren auf den Thrombozyten. Damit kann ADP dort nicht mehr binden und die Vernetzung der Thrombozyten über den GP-IIb/IIa-Rezeptorkomplex bleibt aus.

ASS, Clopidogrel und Ticagrelor führen in der Sekundärprophylaxe als *Monotherapie* zu einer relativen Risikoreduktion von ca. 20 % gegenüber Placebo. Indikation ist die Primär- und Sekundärprophylaxe vaskulärer Krankheiten, Kontraindikation ist eine bekannte Allergie. Mögliche Nebenwirkungen sind Übelkeit, Magenschmerzen und Durchfall. Das Blutungsrisiko steigt leicht, wobei auch okkulte Blutungen über den Magen-Darm-Trakt bei älteren Patienten zunehmen können. Bei Clopidogrel sind Exantheme und Pruritus möglich.

ASS wird in einer Dosis von 50–150 mg/d gegeben, die typische Dosis von Clopidogrel liegt bei 75 mg/d, Ticagrelor wird mit 2 × 90 mg/d eingenommen. Die Kombination von ASS entweder mit Clopidogrel oder Ticagrelor in den üblichen Dosierungen *(duale Thrombozytenaggregationshemmung)* hat einen Vorteil gegen einer Monotherapie, wenn sie unmittelbar nach dem Schlaganfall oder einer TIA mit begleitenden Risikofaktoren begonnen wird und für 21–28 Tage fortgeführt wird. Darüber hinaus steigt das Blutungsrisiko.

Operative Thrombendarteriektomie/endovaskuläre Stent-Implantation: Indikation bei extrakraniellen ≥ 70-prozentigen symptomatischen Stenosen. Voraussetzung ist ein perioperatives Schlaganfall- und Todesrisiko von ≤ 5 %. Bei hohem OP-Risiko ist eine endovaskuläre Stent-Implantation vorzuziehen.

Thrombendarteriektomie und Stent-Implantation Neben einer medikamentösen Sekundärprophylaxe (Thrombozytenfunktionshemmer und Statin) ergibt sich eine gesicherte Indikation zu einer operativen Thrombendarteriektomie bei einem Stenosegrad ≥ 70 %. Die relative Risikoreduktion beträgt dann ca. 65 %, die NNT, um einen Schlaganfall zu verhindern, 5–7. Damit ist die operative Thrombendarteriektomie eine der effektivsten Präventionsmaßnahmen. Voraussetzung für diesen überzeugenden Effekt ist allerdings eine komplikationsarme Operation. Nach internationalen Vorgaben darf das perioperative Schlaganfall- und Todesrisiko nicht mehr als 5 % betragen. Alternativ hat sich die endovaskuläre Stent-Implantation zunehmend etabliert. Direkte Vergleichsuntersuchungen zeigen, dass dieses Verfahren vergleichbare Komplikationsraten und Langzeitergebnisse erbringt.

Hochgradige, intrakranielle symptomatische Stenosen: Medikamentöse Behandlung mit dualer Thrombozytenaggregationshemmung für 3 Monate und aggressiver LDL-Senkung.

Therapie bei hochgradiger intrakranieller Stenose Bei symptomatischen intrakraniellen Stenosen sollten für 3 Monate eine doppelte Thrombozytenfunktionshemmung (ASS und Clopidogrel, danach ASS allein) und Statine mit einem LDL-Ziel < 70 mg/dL gegeben werden. Zudem sollte auf eine konsequente Anpassung des Lebensstils geachtet werden. Die endovaskuläre Stent-Implantation ist technisch auch intrakraniell möglich, allerdings risikoreicher als extrakranielle Verfahren und deshalb der eben genannten „aggressiven" konservativen Behandlung unterlegen.

Antikoagulation bei Vorhofflimmern: DOAK (evtl. auch Vitamin-K-Antagonisten) – außer bei schweren Vorerkrankungen, vor allem hoher Blutungsgefahr

Antikoagulation bei Vorhofflimmern Patienten mit Vorhofflimmern sollten oral antikoaguliert werden. Die Wahl der Substanz (Vitamin-K-Antagonist oder DOAK) hängt mehr von individuellen Begleiterkrankungen und Symptomen ab, die DOAK sind mit einem niedrigeren intrakraniellen Blutungsrisiko verbunden und werden heute bevorzugt.

Argumente gegen eine Antikoagulation können schwerwiegende Vorerkrankungen des Patienten sein (u. a. Demenz, Tumorleiden mit Blutungsgefahr, Z. n. intrazerebraler Blutung).

Alternativ zur oralen Antikoagulation kann ein sog. Vorhofohrokkluder in das Herzohr des linken Vorhofs implantiert werden. Zukünftige embolische Ereignisse können ähnlich effektiv verhindert werden. Langfristig ist dann eine Thrombozytenaggregationshemmung notwendig, keine orale Antikoagulation. Dieser Eingriff sollte Patienten vorbehalten sein, die eine eindeutige Kontraindikation gegen eine langfristige Antikoagulation haben.

Antikoagulation bei Thrombophilie: orale Antikoagulation mit einem Vitamin-K-Antagonisten

Antikoagulation bei Thrombophilie Liegt als Ursache eines Hirninfarkts eine erworbene oder angeborene Thrombophilie vor, erfolgt in der Regel die orale Antikoagulation mit einem Vitamin-K-Antagonisten und einer Ziel-INR zwischen 2,0 und 3,0, gelegentlich auch darüber.

Persistierendes Foramen ovale: Das PFO allein ist keine Indikation zur Antikoagulation. In speziell begründeten Einzelfällen kann ein Verschluss sinnvoll sein.

Persistierendes Foramen ovale Eine lebenslange Behandlung mit Thrombozytenfunktionshemmern ist grundsätzlich indiziert, eine orale Antikoagulation bietet sich an, wenn zusätzlich eine Thrombophilie nachgewiesen wurde. Der interventionelle Verschluss eines persistierend offenen Foramen ovale (PFO) sollte dann dem Patienten angeboten werden, wenn der kausale Zusammenhang zwischen dem PFO und dem stattgehabten Schlaganfall sehr wahrscheinlich ist. Dies kann anhand eines Scoring-Systems ermittelt werden. Sind die Kriterien erfüllt, verringert der interventionelle PFO-Verschluss das nachfolgende Schlaganfallrisiko um ca. 50–70 % (NNT = 40–50).

Dissektionen

Nach der Diagnose einer Dissektion sollte mit einer Thrombozytenfunktionshemmung oder mit einer oralen Antikoagulation mit einem Vitamin-K-Antagonisten begonnen werden. Eine zusätzliche Behandlung mit Statinen ist nicht sinnvoll.

Dissektionen: Thrombozytenaggregationshemmer oder orale Antikoagulation

Intrazerebrale Blutung

Die Sekundärprävention nach einer intrazerebralen Blutung richtet sich nach deren Ursache. Eine arterielle Hypertonie muss konsequent behandelt, die Indikation zu einer oralen Antikoagulation sehr kritisch überprüft und eine arteriovenöse Malformation geeignet behandelt werden. Bei einer zerebralen Amyloidangiopathie ergeben sich keine spezifischen prophylaktischen Empfehlungen. Thrombozytenaggregationshemmer sollten in der Regel abgesetzt bzw. nicht eingenommen werden.

Intrazerebrale Blutung: Behandlung einer arteriellen Hypertonie; je nach Ursache Absetzen von gerinnungshemmenden Medikamenten

Subarachnoidalblutung

In den ersten 4 Wochen nach einer Aneurysmaruptur kommt es in ca. 40 % zu einer 2. Ruptur, wenn die Blutungsquelle nicht ausgeschaltet wird. Daher ist es wichtig, das Aneurysma innerhalb der ersten 72 Stunden nach der Blutung zu verschließen, bevor die sog. Vasospasmen einsetzen. Als Verfahren für die Aneurysmaausschaltung stehen das endovaskuläre Coiling (Katheterangiografie mit Einbringung von Platinspiralen in den Aneurysmasack) und das mikrochirurgische Clipping (Trepanation und operative Ausschaltung des Aneurysmas) zur Verfügung. Welches Verfahren zum Einsatz kommt, hängt von Lage, Größe und Form des Aneurysmas und vom Zustand des Patienten ab. Diese Frage wird individuell und interdisziplinär geklärt (Neuroradiologie, Neurochirurgie).

Subarachnoidalblutung: hohes Rezidivrisiko nach Aneurysmaruptur → Ausschaltung der Blutungsquelle innerhalb von 72 h – je nach Lage, Größe und Form des Aneurysmas durch endovaskuläres Coiling oder mikrochirurgisches Clipping

ÜBUNGSFRAGEN ZUM WISSENS-CHECK

1. Nennen Sie die 3 häufigsten Ursachen von Hirninfarkten. Welches sind deren 3 wichtigste, therapeutisch beeinflussbare Risikofaktoren?
2. Nennen Sie 3 evidenzbasierte Therapieverfahren der akuten Hirnischämie mit drohendem Hirninfarkt.
3. Was unterscheidet höchstwahrscheinlich hypertensiv bedingte („typische") intrazerebrale Blutungen von „atypischen"?
4. Die „übersehene Subarachnoidalblutung" gehört zu den problematischsten neurologischen Fehlern in Notaufnahmen. Welche Symptome und Befunde müssen den „SAB-Verdacht" bei einem Kopfschmerzereignis verstärken? Was ist diagnostisch zu tun?

KAPITEL

6 Infektionskrankheiten des zentralen und peripheren Nervensystems

Matthias Klein, Gabriele Arendt, Eva Schielke, Oliver Keppler, Matthias Sitzer

Grundsätzlich können fast alle humanpathogenen Erreger das zentrale Nervensystem, das periphere Nervensystem, eventuell die zu- und abführenden Blutgefäße und die Muskulatur befallen. Ein Erreger, der eine Infektion des Nervensystems auslöst, muss allerdings imstande sein, die natürlichen Barrieren, d. h. die Blut-Hirn-Schranke und die Abwehrmechanismen des Wirts, zu überwinden. Hat er das geschafft und breitet er sich dann hämatogen, per continuitatem (aus benachbarten, parameningealen Strukturen) oder

Studentische Sicht

Was treibt einen Mann dazu, sich das Ohr abzuschneiden? Diese Frage stellen sich wohl viele beim Betrachten der Werke von Vincent van Gogh. Der Maler litt unter einigen psychiatrischen Erkrankungen, seine psychotischen Episoden könnten aber auf eine Neurosyphilis zurückzuführen sein. Obwohl heute selten, bleibt sie eine gefürchtete Infektionskrankheit mit Langzeitkomplikationen.
Im Vergleich dazu ist die akute Meningitis eine relativ häufige Infektion des Nervensystems, die schwere Verläufe nehmen kann. Es ist essenziell, dass du die Meningitis-Zeichen beherrschst und ggf. die korrekte Therapie einleiten kannst, denn hier zählt jede Minute! Freu dich auf viele weitere spannende Themen, wie die Neuroborreliose oder -listeriose, die internistische und neurologische Themen verknüpfen!

6.1 Syndrome und (Leit-)Symptome

neurogen aus, hängt es vor allem von der Geschwindigkeit seiner Vermehrung und der Immunantwort des Organismus ab, ob die Infektion akut, subakut oder chronisch verläuft.

6.1 Syndrome und (Leit-)Symptome

Eine exakte neurologische Untersuchung ist die Basis, um die Symptome und Syndrome zu erfassen (➤ Tab. 6.1), mit denen der Prozess neuroanatomisch zugeordnet werden kann. Dies ist die Voraussetzung, um die weitere Diagnostik gezielt einzuleiten. In Bezug auf Infektionen des Nervensystems gehören z. B. die Meningitis, die Enzephalitis, die Myelitis und die (Poly)radikulitis sowie deren unterschiedliche Konstellationen zu den wichtigsten Manifestationsformen.

TAB. 6.1

Tab. 6.1 Klinisch-neurologische Syndrome und Symptome, die eine neuroanatomische Zuordnung ermöglichen.

Lokalisation	Syndrom	Neurologische Hauptsymptome
Zentrales Nervensystem		
Meningen	• Meningitis • sub- oder epidurales Empyem	• Kopfschmerzen, Erbrechen, Photophobie • bei Hirndruck: Bewusstseinstrübung • Herdsymptomatik
Hirnparenchym, diffus	Enzephalitis	• Bewusstseinsstörung • zerebrale Krampfanfälle (üblicherweise generalisiert) • multifokale Herdsymptomatik
Hirnparenchym, fokal	• Enzephalitis • Zerebritis • Abszess	• Herdsymptomatik (z. B. zentrale Paresen, positive Pyramidenbahnzeichen, kognitive Störungen, Aphasien, Sensibilitätsstörungen) • zerebrale Krampfanfälle (häufig fokal oder fokal beginnend, sekundär generalisiert)
Hirnstamm (hintere Schädelgrube)	• Hirnstammenzephalitis • Zerebellitis	• okulo- und pupillomotorische Störung • nukleäre Hirnnervenläsionen • Dysarthrie • beidseitige Pyramidenbahnläsionen, Tetraparese • Bewusstseinsstörung • Ateminsuffizienz, andere vegetative Symptome
Rückenmark	• Myelitis • paraspinales Empyem/Abszess	• Querschnittssymptomatik: Brown-Séquard-Symptomatik bei einem intramedullären Prozess • extramedulläre Symptomatik bei paraspinalem (sub- oder epiduralem) Empyem/Abszess
hirnversorgende Gefäße	Arteriitis	plötzliche Herdsymptomatik entsprechend dem betroffenen Gefäßterritorium
hirnabführende Gefäße	septische Sinus-Venen-Thrombose	• Kopfschmerzen • zerebrale Krampfanfälle • rasch progredienter Hirndruck • fokale Herdsymptomatik
Peripheres Nervensystem		
spinale Wurzeln	(Poly)radikulitis	• schlaffe Paresen (Myotomzuordnung) • Hypo-, Areflexie; negative Pyramidenbahnzeichen • Sensibilitätsstörung (Dermatomzuordnung)
Plexus	Plexusneuritis	• schlaffe Paresen und Sensibilitätsstörungen entsprechen dem Versorgungsgebiet
periphere Nerven	Neuritis	• schlaffe Paresen und Sensibilitätsstörungen entsprechend dem Versorgungsgebiet
neuromuskulärer Übergang	myasthenes Syndrom	• schlaffe Paresen, tageszeitliche Verstärkung; keine Sensibilitätsstörung
quergestreifte Muskulatur	Myositis	• schlaffe Paresen, Schmerz- und Druckempfindlichkeit der betroffenen Muskulatur, keine Sensibilitätsstörung

Studentische Sicht

Klinische Leitsymptome Welche neurologischen Symptome bei einer erregerbedingten Infektion im Nervensystem auftreten, hängt davon ab, wo sie stattfindet (➤ Tab. 6.1), wie akut und wie ausgedehnt sie ist: Bei einer eitrigen Meningitis sind die Symptome häufig fulminant und oft wesentlich schwerer ausgeprägt als bei einer viralen Meningitis; ein chronischer Infektionsprozess des Hirnparenchyms verläuft oft hochgradig unspezifisch, eine akute Enzephalitis kann sich innerhalb von Stunden zu einem dramatischen und potenziell lebensbedrohlichen Prozess entwickeln. Oft genug ist es schwierig, die akute von der chronischen und die bakterielle z. B. von der viralen Infektion des ZNS zu unterscheiden. Häufig ist dies erst anhand der Untersuchung des Liquors inkl. mikrobiologischer und virologischer Untersuchungen möglich. Eine schnelle Diagnose ist entscheidend, um eine rasche und möglichst gezielte Therapie einleiten zu können. In vielen Fällen geht es zudem darum, Infektionen auszuschließen, um unnötige antiinfektiöse Therapien zu vermeiden.

Je nach infizierter Struktur des peripheren oder zentralen Nervensystems treten unterschiedliche, dafür typische Symptome auf (➤ Tab. 6.1).

Leitsymptome einer akuten bakteriellen Meningitis Die klassische Trias umfasst Kopfschmerzen, Meningismus und hohes Fieber. Der Meningismus kann akzentuiert sein, was sich durch positive Kernig- und Brudzinski-Zeichen und im schwersten Fall im Bild eines Opisthotonus zeigen kann(➤ Tab. 6.2). Da die meningealen Dehnungszeichen nach Kernig und Brudzinski allerdings in der Abgrenzung einer bakteriellen Meningitis von anderen Erkrankungen geringe Sensitivitäten und Spezifitäten aufweisen, spielen diese für praktische Entscheidungen eine untergeordnete Rolle. Dazu kommen am Anfang häufig Übelkeit, Erbrechen, Lichtscheue und Lärmüberempfindlichkeit. Rasch kann eine eitrige Meningitis mit Verwirrtheit, Vigilanzstörung und epileptischen Anfällen einhergehen. Die klassische Trias ist nur bei 70 % der Meningitispatienten vollständig ausgeprägt, dagegen ist bei jedem Meningitispatienten zumindest eines dieser 3 Symptome zu finden. Das Fehlen eines Kardinalsymptoms schließt das Vorliegen einer akuten bakteriellen Meningitis also nicht aus.

Die Kardinalsymptome der bakteriellen Meningitis sind Kopfschmerzen, Meningismus, hohes Fieber und eine Vigilanzstörung.

Tab. 6.2 Wirtsbedingte prädisponierende Faktoren für eine Infektionskrankheit des Nervensystems.

Schwere immunkompromittierende Erkrankungen (prädisponiert für opportunistische Infektionen)	Andere prädisponierende Faktoren
• unzureichende T-Zell- oder Monozyten-Funktion (z. B. HIV/AIDS) • unzureichende Granulozytenfunktion (Neutropenie) bei immunsuppressiver Therapie bzw. Posttransplantation • Immunglobulindefizienz • angeborene Komplementdefizienz (Meningokokken A) • Splenektomie (Pneumokokken – Sepsissyndrom)	• Zustand nach Schädel-Hirn-Trauma, Liquorleck • paranasale/parameningeale Infektionen (Sinusitis, Otitis, Mastoiditis) • Pneumonie • Diabetes mellitus • chronische Alkoholkrankheit • Leberzirrhose • Sichelzellerkrankung

TAB. 6.2

Eitrige oder virale Meningitis Aufgrund des Vorliegens der o. g. Leitsymptome kann nicht auf den Erreger einer Meningitis rückgeschlossen werden. Eine Hirnnervenbeteiligung inkl. Hörstörungen, Bewusstseinsstörungen (Hirndruckentwicklung durch Hirnödem oder Hydrozephalus/Pyozephalus), Hautveränderungen und Zeichen der systemischen Infektion (Sepsis bis septischer Schock) mit entsprechenden klinischen Zeichen sind bei der eitrigen Meningitis wesentlich häufiger als bei viraler Meningitis. Bei einer bakteriellen Infektion sind die Symptome typischerweise stärker ausgeprägt.

Zwischen viraler und bakterieller Entzündung kann rein klinisch oft nicht unterschieden werden, dazu ist eine Liquoruntersuchung notwendig. Eine bakterielle Meningitis verläuft meist fulminanter als eine virale Infektion.

Leitsymptome eines Hirnabszesses Hirnabszesse können sich je nach Lokalisation durch fokal neurologische Defizite und/oder (fokale) epileptische Anfälle sowie Kopfschmerzen und Fieber äußern. Bei vielen Patienten fehlen klinische Hinweise auf eine Infektion.

FALL Ein 35-jähriger, bisher gesunder Mann leidet seit 2 Tagen an einem „grippalen Infekt" mit Glieder- und Gelenkschmerzen, Kopfschmerzen und Fieber bis 39 °C. Er stellt sich mit immer stärker werdenden Kopfschmerzen in der Notaufnahme vor.
Der klinisch-neurologische Befund ist mit Ausnahme eines mittelgradigen Meningismus unauffällig. Blutbild, CRP und die kraniale CT zeigen keine Besonderheiten. Der anschließend durch eine Lumbalpunktion gewonnene Liquor ist farblos klar, zeigt aber eine lymphomonozytäre Zellzahlvermehrung von 58 Zellen/µl bei normalem Eiweiß- und Glukosegehalt. Im Liquor lassen sich Enteroviren nachweisen, sodass eine virale Meningitis diagnostiziert wird. Die Kopfschmerzen bessern sich auf die Gabe von 3 × 600 mg/d Ibuprofen.

FALL Eine 68-jährige Patientin mit insulinpflichtigem Diabetes mellitus leidet seit einer Woche an heftigen Ohrenschmerzen und einer Hörminderung rechts. Seit ca. 4 Stunden hat sie heftige Kopfschmerzen und wird vom Notarzt in die Notaufnahme gebracht.
Bei der Ankunft ist die Patientin somnolent. Es fällt ein Herpes labialis auf, bei der klinisch-neurologischen Untersuchung ist ein ausgeprägter Meningismus nachzuweisen, die Körpertemperatur liegt bei 39 °C. Laborchemisch finden sich eine Leukozytose, eine CRP-Erhöhung und eine Hyperglykämie. Bei Verdacht auf eine akute bakterielle Meningitis erhält die Patientin sofort Ceftriaxon i. v., Ampicillin i. v. und Dexamethason i. v. Die kraniale CT zeigt neben einer Verschattung des Mastoids rechts keine Besonderheiten. Der anschließend gewonnene Liquor ist trüb, zeigt eine granulozytäre Zellzahlvermehrung von 1.830 Zellen/µl, eine hohe Eiweiß- und Laktatkonzentration und einen auf 30 % des Serumwerts relativ erniedrigten Glukosegehalt. Diagnostiziert wird eine otogene bakterielle Meningitis. Eine Stunde später meldet das Liquorlabor „grampositive Kokken", hinweisend auf eine Infektion mit *Streptococcus pneumoniae.*

6.2 Klinisches Management

Randspalte: 6.2 Klinisches Management

Erregerbedingte Erkrankungen des Nervensystems erfordern ein quervernetztes diagnostisches Denken, da es neben den typischen neurologischen Symptomen häufig zu systemischen Infektionszeichen (z. B. Fieber, Tachykardie, schweres Krankheitsgefühl, Hautveränderungen, Hyper- oder Hypothermie, Sepsis-Syndrom/septischer Schock bis zum Multiorganversagen) kommt. In der Zusammenschau und gemeinsam mit wesentlichen anamnestischen Hinweisen ist nicht selten eine erste differenzialdiagnostische Eingrenzung möglich.

Randspalte: Das Erregerspektrum hängt von der Epidemiologie, der lokalen Resistenzsituation und der Immunkompetenz (➤ Tab. 6.2) des Patienten ab.

Erreger Im Hinblick auf den mutmaßlichen Erreger sind die Epidemiologie und die regionale Resistenzsituation genauso wichtig wie die jeweilige Virulenz. Berücksichtigt man den natürlichen Verlauf der Erkrankung und die klinisch-neurologische Präsentation, können die wichtigsten diagnostischen Verfahren – insbesondere bildgebende Verfahren und Lumbalpunktion bis hin zur Biopsie und mikrobiologischen Verfahren – gezielt eingesetzt werden.

Immunkompetenz Die Immunkompetenz des Wirtes trägt wesentlich dazu bei, welche Erreger zu erwarten sind und in welcher Akuität welche neurologischen Symptome verursachen (➤ Tab. 6.2). Diese sog. prädisponierenden Faktoren müssen daher bekannt sein bzw. berücksichtigt werden, um eine gezielte differenzialdiagnostische Abklärung zu bahnen (z. B. eine Hirnbiopsie bei Verdacht auf progressive multifokale Leukenzephalopathie) bzw. die akut lebensrettende semiempirische antimikrobielle Therapie einzuleiten (z. B. bei Listerien- oder Pneumokokkenmeningitis).

6.2.1 Diagnostik

Randspalte: 6.2.1 Diagnostik

Randspalte: In der **Akutdiagnostik** sind die zerebrale Bildgebung (➤ Tab. 6.3) und eine Erregergewinnung (Blutkultur, Liquor) wichtig.

Randspalte: Bei Verdacht auf Meningitis sind eine rasche Diagnostik und frühzeitiger Therapiebeginn anzustreben. Die antibiotische Therapie soll unmittelbar nach der Lumbalpunktion begonnen werden. Bei Hirndruckzeichen erfolgt zunächst eine zerebrale Bildgebung und im Anschluss noch *vor* Lumbalpunktion die Antibiotikagabe (➤ Abb. 6.1).

Bei Verdacht auf eine akute Infektionskrankheit des ZNS steht die Sicherung der Vitalfunktionen an erster Stelle (➤ Abb. 6.1). Für die Akutdiagnostik sind dann Blutkulturen, eine Schädel-CT und meist eine Lumbalpunktion wesentlich (➤ Abb. 6.1).
Besteht jedoch der klinische Verdacht auf eine bakterielle Meningitis, soll eine antibiotische Therapie unmittelbar nach der Liquorpunktion begonnen werden (innerhalb einer Stunde nach Eintreffen des Patienten in der Notaufnahme). Falls bei dem Patienten klinische Hinweise auf eine intrakranielle Druckerhöhung vorliegen, ist noch vor der Liquorpunktion eine zerebrale Bildgebung indiziert. Die Behandlung mit empirisch ausgewählten Antibiotika soll dann noch vor der CT und der Lumbalpunktion so schnell wie möglich begonnen und bei Verdacht auf eine Pneumokokkenmeningitis um 10 mg Dexamethason i. v. ergänzt werden (➤ Kap. 6.3.1).

Anamnese

Randspalte: **Anamnese**: In Anamnese und Untersuchung ist insbesondere auf die Kardinalsymptome zu achten. Eine Unterscheidung zwischen viraler und bakterieller Genese ist meist nicht möglich.

Bei Patienten mit einer Meningitis liegen typischerweise die Kardinalsymptome Kopfschmerzen und Fieber, assoziiert mit einer Nackensteife, vor.

Bei **viraler Meningitis** berichten die Patienten häufig über innerhalb von Stunden bis Tagen in der Intensität sich verstärkende Kopfschmerzen, nicht selten mit „grippalen Infektzeichen" (Gliederschmerzen, Gelenkschmerzen, Infekt des oberen Respirationstrakts) assoziiert oder einer typischen Viruserkrankung (z. B. Masern, Mumps) nachfolgend. Eine bakterielle Meningitis beginnt in den meisten Fällen akut, gelegentlich perakut.

Die **Prodromalsymptome einer bakteriellen Meningitis** sind typischerweise akut, die Kopfschmerzen setzen innerhalb von wenigen Stunden bis wenigen Tagen mit noch nie da gewesener Intensität ein und gehen mit deutlich erhöhten Körpertemperaturen (> 38,5 °C) einher. Wichtig ist, dass das Fehlen einzelner typischer Symptome eine bakterielle oder virale Meningitis nicht ausschließt.

Klinisch-neurologische Untersuchung

Bei der Untersuchung ist auf Hautveränderungen zu achten, die z. B. auf eine Meningokokkenmeningitis hinweisen können (s. u.). Wesentlich ist die Beurteilung, ob Bewusstseinsstörungen, fokal neurologische

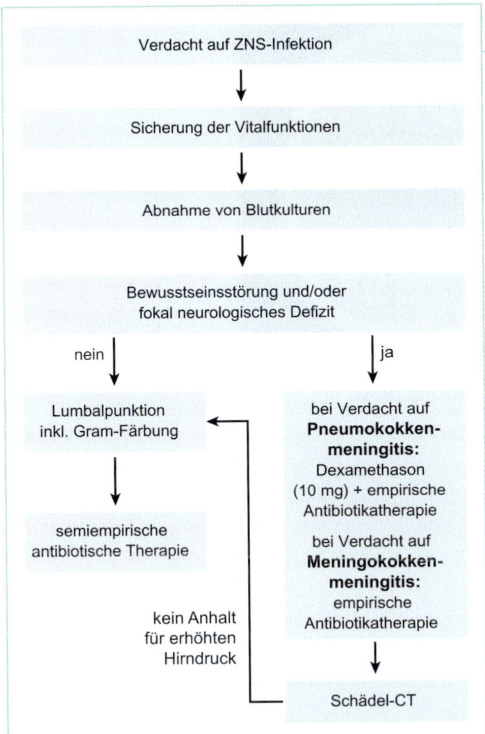

Abb. 6.1 Vorgehen bei Verdacht auf bakterielle Infektion des ZNS. [L126]

ABB. 6.1

Herdsymptome oder meningeale Dehnungszeichen vorliegen. Kopfschmerzen, Fieber und Meningismus sind die klassischen Befunde einer bakteriellen Meningitis. Werden Kopfschmerzen und Fieber dagegen von fokal neurologischen Herdsymptomen und evtl. Krampfanfällen begleitet und ist in der Anamnese noch eine Sinusitis bekannt, kommt auch ein Hirnabszess in Betracht (± Meningitis).

Bildgebung

Bei jedem Patienten mit einer ZNS-Infektion soll eine bildgebende Untersuchung durchgeführt werden. Bei Verdacht auf eine bakterielle Meningitis ist in der Initialphase des Workups eine Schädel-CT mit zusätzlichem Knochenfenster meist ausreichend. Die Ergänzung eines cMRTs ist in vielen Fällen sinnvoll, um Komplikationen frühzeitig zu erkennen. Bei Verdacht auf eine virale Meningoenzephalitis/Enzephalitis (*nicht* Meningitis) ist eine MRT indiziert. Mögliche bildgebende Befunde intrakranieller Infektionen sind in ➢ Tab. 6.3 dargestellt.

Bildgebung: Bei bakterieller Meningitis ist anfangs eine Schädel-CT mit Knochenfenster ausreichend. Im Verlauf ist eine Schädel-MRT zum Nachweis von Komplikationen häufig sinnvoll. Bei viraler Enzephalitis (*nicht* Meningitis) ist eine Schädel-MRT indiziert. Mögliche Bildbefunde sind in ➢ Tab. 6.3 zusammengefasst.

TAB. 6.3

Tab. 6.3 Mögliche bildgebende Befunde bei Patienten mit ZNS-Infektion.

Befund	Mögliche Ursachen	Bildgebung
Hirnschwellung (Hirnödem)	• Hirnvolumenzunahme bei Sinusthrombose bzw. innerer Hirnvenenthrombose • virale Enzephalitis (z. B. *Bornavirus, HSV*)	
Hydrozephalus/Pyozephalus	bakterielle Meningitis, Neurotuberkulose, Kryptokokkenmeningitis	
Infarkte	Vaskulitis	
intrazerebrale Blutung	Stauungsblutung bei Sinus-Venen-Thrombose: Blutung bei Verbrauchskoagulopathie, hämorrhagisch transformierter Infarkt bei Vaskulitis	
Ventrikulitis	bakterielle Meningitis, Infektion bei Fremdmaterial (externe Ventrikeldrainage, Shunt)	➢ Abb. 6.2
Zerebritis, Hirnabszess	Schädel-Hirn-Trauma, Endokarditis	➢ Abb. 6.3
subdurales Empyem	Z. n. neurochirurgischem Eingriff, Sinusitis	➢ Abb. 6.4
epidurales Empyem	Z. n. neurochirurgischem Eingriff, Sinusitis	➢ Abb. 6.5
parameningealer Infektionsfokus	Sinusitis, Mastoiditis	
intrakranielle freie Luft/Gas	Liquorleck (Z. n. Schädel-Hirn-Trauma mit Schädelfraktur in der Anamnese)	➢ Abb. 6.6
meningeale und/oder ependymale Kontrastmittelaufnahme	Meningitis	➢ Abb. 6.7, ➢ Abb. 6.8

ABB. 6.2

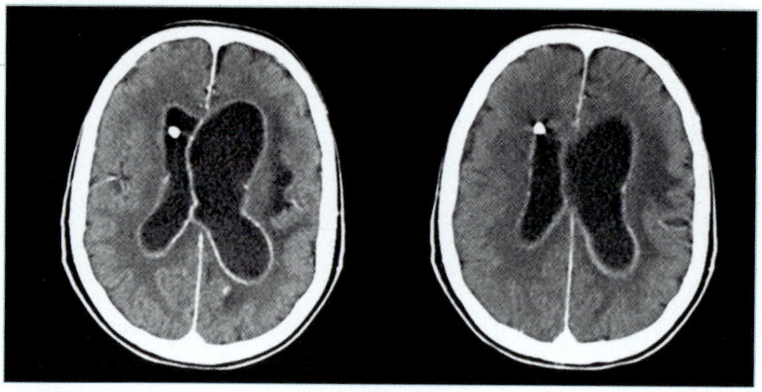

Abb. 6.2 Ependymale Kontrastmittelanreicherung bei Ventrikulitis. [R261]

ABB. 6.3

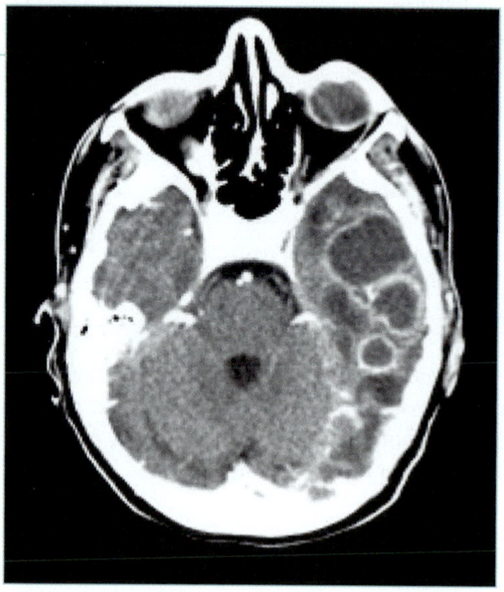

Abb. 6.3 Gekammerte und multiple Hirnabszesse links temporal, Z. n. Schädel-Hirn-Trauma. [R261]

ABB. 6.4

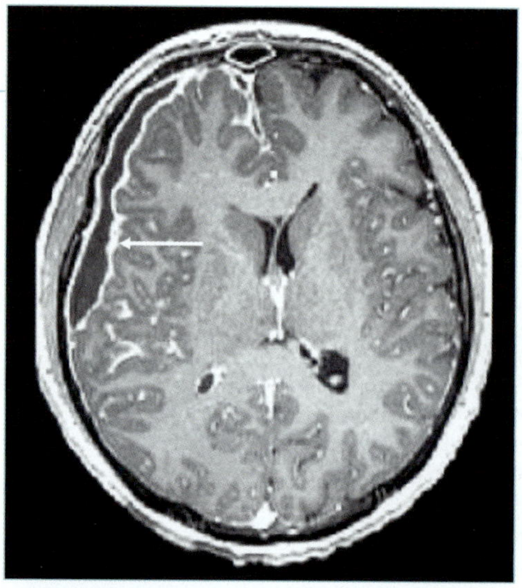

Abb. 6.4 Subdurales Empyem über der rechten vorderen Hemisphäre (Pfeil), ausgehend von einer Sinusitis frontalis. Die Raumforderung des Empyems hat zur zerebralen Mittellinienverschiebung geführt. [R261]

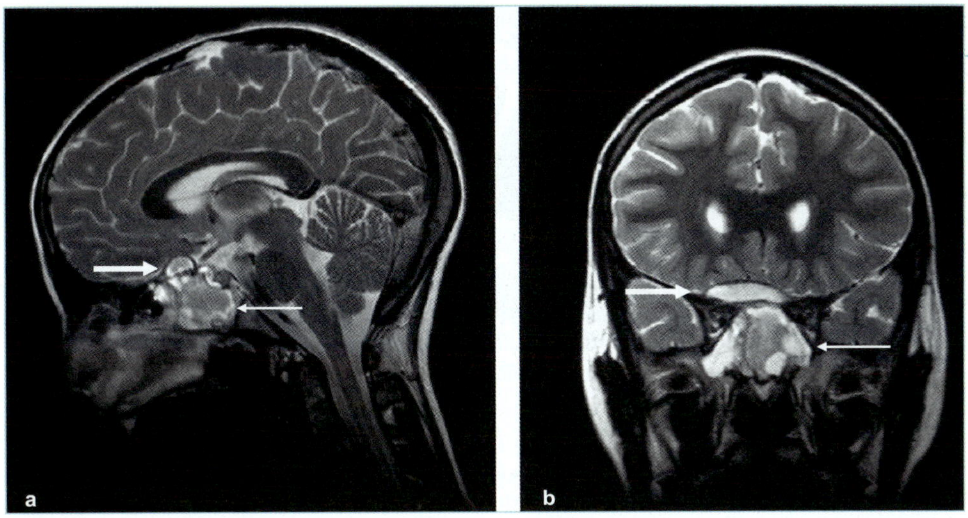

Abb. 6.5 Epidurales Empyem an der Schädelbasis (dicker Pfeil), ausgehend von einer Sinusitis sphenoidalis (dünner Pfeil). **a** Sagittaler Schnitt. **b** Koronarer Schnitt. [R261]

ABB. 6.5

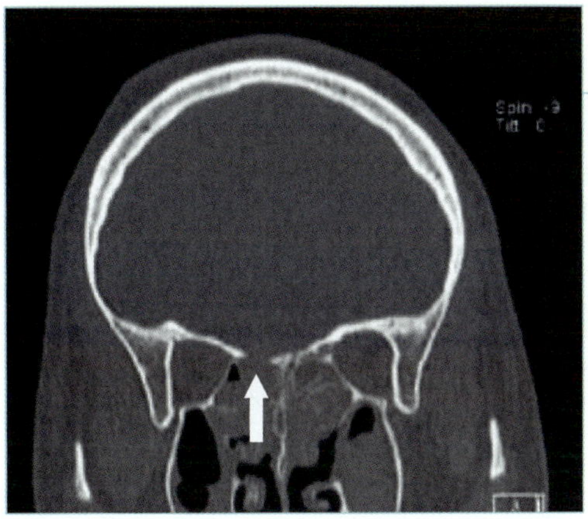

Abb. 6.6 Liquorleck nach Schädel-Hirn-Trauma mit Schädelbasisfraktur in der Anamnese; aufsteigende Meningitis bei Pneumokokkensinusitis; Pfeil = frontobasale Knochenlücke. [R261]

ABB. 6.6

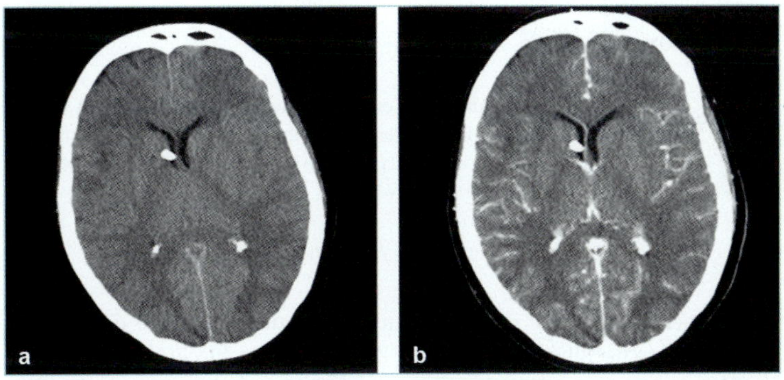

Abb. 6.7 Meningeale, geringer auch ependymale Kontrastmittelaufnahme bei Pneumokokkenmeningitis mit Pyozephalus; externe Liquordrainage. **a** Ohne Kontrastmittelapplikation. **b** Nach Kontrastmittelapplikation. [R261]

ABB. 6.7

ABB. 6.8

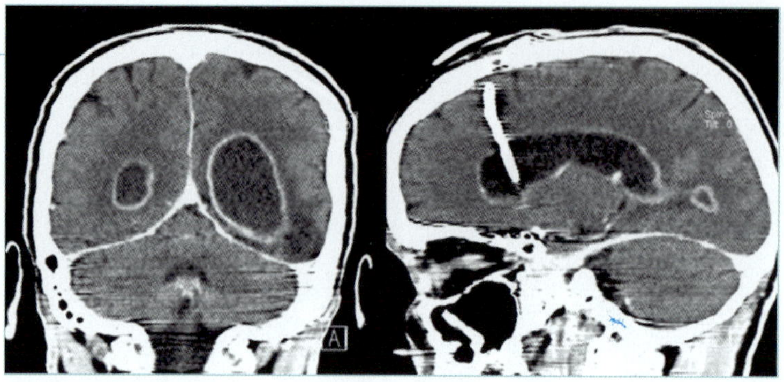

Abb. 6.8 Ependymale Kontrastmittelaufnahme bei Ventrikeldrain-assoziierter Ventrikulitis. [R261]

MERKE

MERKE Grundsätzlich ist bei jedem Patienten mit Kopfschmerzen, Fieber und einer schweren Vigilanzminderung oder fokal neurologischen Defiziten oder neu aufgetretenen epileptischen Anfällen vor einer Lumbalpunktion eine zerebrale CT oder MRT durchzuführen.

Laboruntersuchung: Im Blut sind die Infektparameter oft erhöht. Ein erhöhtes Prokalzitonin weist auf einen bakteriellen Infekt hin.

Laboruntersuchung

Die typischen klinischen Zeichen einer bakteriellen Infektion werden im weißen Blutbild von einer Leukozytose begleitet, im Differenzialblutbild zeigt sich eine Linksverschiebung, die Akute-Phase-Proteine wie C-reaktives Protein und Prokalzitonin sind in den ersten Tagen mäßig bis deutlich erhöht. Allerdings können systemische Entzündungszeichen z. B. beim Hirnabszess fehlen. Ein hilfreicher Parameter zur Unterscheidung zwischen bakterieller und viraler Meningitis ist Prokalzitonin im Serum, das bei bakterieller Meningitis erhöht ist. Eine begleitende Sepsis manifestiert sich durch das labormäßig zu erhärtende Multiorganversagen (z. B. pathologische Gerinnung, pathologische Leberfunktionsparameter, Nierenparameter). Bei gezielter Fragestellung, vor allem anamnestischen Hinweisen (z. B. Helminthose des ZNS) ist ein Differenzialblutbild mit Eosinophilie wegweisend; ein Blutausstrich hilft, die von einer schweren Enzephalitis klinisch kaum oder nicht zu differenzierende zerebrale Malaria (*Plasmodium falciparum* im Blutausstrich) zu diagnostizieren (➤ Abb. 6.9).

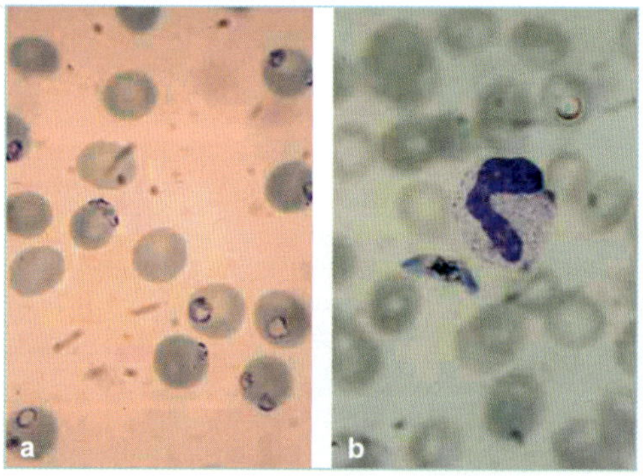

Abb. 6.9 Zerebrale Malaria. a Blutausstrich mit zum Teil multiplen intraerythrozytären Ringformen von *Plasmodium falciparum.* **b** Gametozyt von *Plasmodium falciparum.* [R261]

Liquoruntersuchung: Goldstandard zum Nachweis oder Ausschluss einer bakteriellen Meningitis ist die Lumbalpunktion. Bei einem Hirnabszess ist eine Lumbalpunktion meist kontraindiziert und zur Diagnosestellung nicht zwingend erforderlich.

Liquoruntersuchung

Der Goldstandard, um eine bakterielle Meningitis nachzuweisen oder auszuschließen, ist die Lumbalpunktion. Sie muss schnellstmöglich durchgeführt werden – jeder Zeitverlust verschlechtert die Prognose, insbesondere bei bakterieller Meningitis, aber auch bei viraler Enzephalitis (vor allem Herpes-simplex-Typ-1-Enzephalitis). Trotz der gebotenen Eile gelten jedoch bestimmte Vorsichtsmaßnahmen, um eine transtentorielle Herniation zu vermeiden.

Bei Patienten mit Hirnabszess ist die Untersuchung im Fall einer raumfordernden Komponente meist kontraindiziert; zudem ist die Liquoruntersuchung bei Patienten mit Hirnabszess in vielen Fällen weder zur Diagnosestellung noch zum Diagnoseausschluss hilfreich.

MERKE Bei schwerer Vigilanzminderung und/oder neu aufgetretenem fokal neurologischem Defizit oder neuen epileptischen Anfällen soll eine Lumbalpunktion nicht ohne vorausgehende zerebrale Bildgebung (CT oder MRT) durchgeführt werden. Bei Patienten mit Hinweisen auf eine Gerinnungsstörung (petechiale Einblutungen oder schwere Sepsis) soll vor der Lumbalpunktion eine Gerinnungsstörung ausgeschlossen werden.

Technik der Lumbalpunktion

Die Lumbalpunktion dient der Gewinnung von Liquor cerebrospinalis und der Messung des Liquoreröffnungsdrucks. Eine „LP" ist sowohl bei sitzenden Patienten als auch in Seitenlage möglich. Nach Aufklärung des Patienten, lokaler Hautdesinfektion, ggf. auch vorheriger lokaler Rasur bei starker Behaarung, wird eine sterile, mit Mandrin gefüllte Hohlnadel zwischen 2 Dornfortsätzen der Höhe LWK3/4, LWK4/5 oder LWK5/SWK1 in Richtung Dura mater spinalis vorgeschoben. Der vorherigen palpatorischen Höhenorientierung dienen neben den Processus spinosi auch die Beckenkämme, deren höchste Punkte meist der Höhe LWK4/5 entsprechen (➤ Abb. 6.10). Die Punktionsrichtung der Nadel verläuft dann parallel zu den Dornfortsätzen, d. h. leicht nach kranial ansteigend (➤ Abb. 6.10). Die Perforation der Dura wird meist durch ein plötzliches Nachlassen des Punktionswiderstands spürbar. Durch Ziehen des Mandrins prüft man, ob Liquor abtropft. Falls nicht, wird die mandringefüllte Nadel vorsichtig weiter vorgeschoben und erneut geprüft. Beim ersten Abtropfen von Liquor wird mittels Steigrohr oder Manometer der „lumbale Öffnungsdruck" gemessen (Normalwert: 6–20 cm H_2O bei liegenden Patienten, grundsätzlich sollte der Öffnungsdruck im Liegen gemessen werden). Im Normalfall ist der aus der Nadel in ein durchsichtiges Röhrchen abtropfende Liquor farblos und klar, wie Wasser. Trüber Liquor spricht für einen hohen Eiweißgehalt und hohe Zellzahl, z. B. bei eitriger Meningitis. Blutiger Liquor kann auf der Mitpunktion eines kleinen Gefäßes beruhen (iatrogen blutig) oder Ausdruck einer primären Subarachnoidalblutung

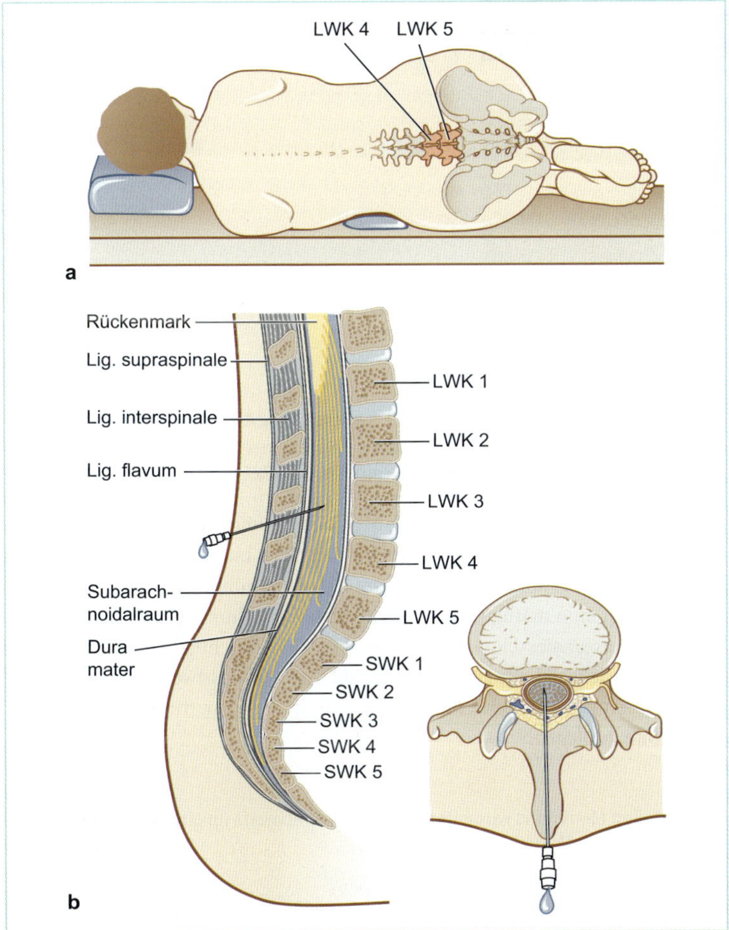

Abb. 6.10 Technik der Lumbalpunktion. a Orientierung am liegenden Patienten zur Lumbalpunktion. **b** Anatomische Verhältnisse bei der Lumbalpunktion. [L126]

MERKE

Technik der Lumbalpunktion (➤ Abb. 6.10):
- Gewinnung von Liquor durch Punktion des Durasacks im Spinalkanal
- sitzender oder liegender Patient, steriles Arbeiten
- Punktionshöhe: zwischen den Dornfortsätzen LWK3/4, LWK4/5 (Lage zwischen den Proc. spinosi) oder LWK5/SWK1
- Hohlnadel mit Mandrin vorschieben bis durch die Dura (bemerkbar ist ein federndes Nachlassen von Widerstand), Liquor tropft nach Ziehen des Mandrins aus der Hohlnadel
- ggf. Liquoreröffnungsdruck messen

sein. Nur im ersten Fall kann die Blutbeimischung mit der Menge des abtropfenden Liquors abnehmen („Drei- oder Fünfgläserprobe"). Häufig kann eine anschließende Zentrifugation des Liquors die Ursache der Blutbeimengung klären (Liquor-Xanthochromie [➤ Kap. 5.3.1.4]).

Parameter der Liquoruntersuchung:
- makroskopische Beurteilung (klar, trüb, blutig?) (➤ Abb. 6.11)
- Zellzahl, Zellart (Zytologie)
- Glukose-, Eiweiß-, Laktatgehalt
- mikrobiologische Kultur, Gramfärbung, (Multiplex-)PCR

Parameter der Liquoruntersuchung

Die Liquoruntersuchung umfasst folgende Parameter:
- makroskopische Beurteilung des Liquors (wasserklar, trüb, blutig) ➤ Abb. 6.11
- mikroskopische Beurteilung des Liquors: Zellzahl und Zellart
- Liquorglukose (immer in Relation zur Serumglukose; Liquor-/Serum-Glukose-Index)
- Liquoreiweiß
- Liquorlaktat
- Gramfärbung (➤ Abb. 6.12)
- mikrobiologische Aufarbeitung mittels Kultur und (Multiplex-)PCR

ABB. 6.11

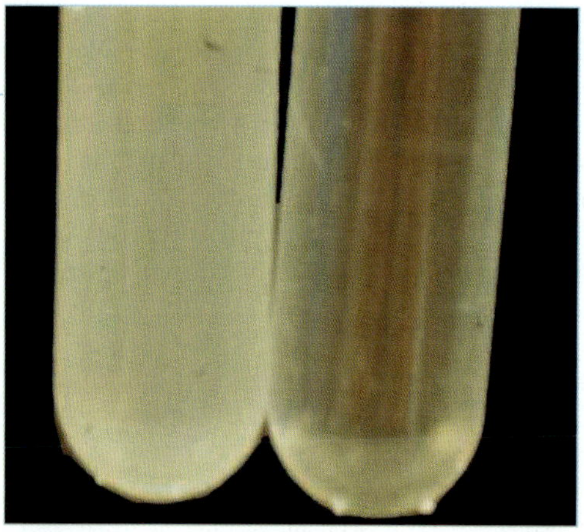

Abb. 6.11 Trüber Liquor (linkes Röhrchen) im Vergleich zu wasserklarem Liquor. [R261]

ABB. 6.12

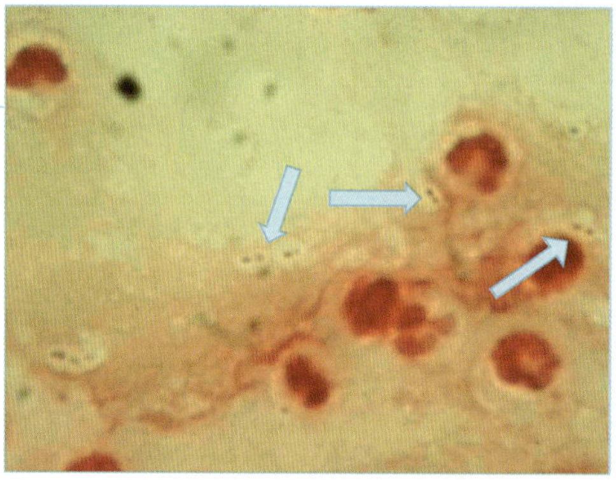

Abb. 6.12 Gramfärbung des Liquor cerebrospinalis. Grampositive Kokken (*Streptococcus pneumoniae*) mit Schleimkapsel (Pfeile). [R261]

Typische Liquorbefunde bakterieller und viraler Entzündungen zeigen ➤ Tab. 6.4 und ➤ Tab. 6.5.

Typische Liquorparameter in der Diagnostik der bakteriellen Meningitis und in ihrem Verlauf sind in ➤ Tab. 6.4 dargestellt. Im Gegensatz zur bakteriellen Meningitis zeigt der Liquor eines Patienten mit viraler Meningitis/Meningoenzephalitis eine wesentlich geringere Zellzahlerhöhung, ein überwiegendes monozytäres (lymphozytäres) Zellbild, eine mäßige bis deutliche Eiweißerhöhung, einen normalen Liquor-/Serum-Glukose-Index und ein normales Liquorlaktat (➤ Tab. 6.5). Wichtig ist, dass bis zu ein Drittel der Patienten mit akuter bakterieller Meningitis eine Zellzahl < 1.000/μl aufweist; die Glukose ist dann meist stark erniedrigt. Bei Patienten mit viraler Meningitis kann in der ganz frühen Phase der Erkrankung ein granulozytäres Zellbild vorliegen.

MERKE

MERKE Die Diagnose der bakteriellen Meningitis wird durch den Erregernachweis im Liquor gesichert:
- mikroskopisch mittels Gramfärbung oder Methylenblau-Färbung
- bakteriologisch mittels Kultur
- durch den Nachweis bakterieller DNA (Multiplex-PCR oder Einzel-PCR)

Tab. 6.4 Liquorparameter, die für die Diagnostik der bakteriellen Meningitis wesentlich sind.

Parameter	Akute Phase	Proliferationsphase (subakut)	Normalbefund zum Vergleich
Transparenz	eitrig trüb	trüb bis klar	farblos, klar
Zellzahl	> 1.000/µl	> 100/µl	< 5/µl
Zellbild	überwiegend segmentkernige neutrophile Granulozyten, auch monozytäre und histioretikuläre Zellen, selten lymphozytäre Zellen	Abfall der segmentkernigen Granulozyten, Anstieg der mono- und lymphozytären Zellen, einzelne Plasmazellen	zwei Drittel Lymphozyten, ein Drittel Monozyten
Eiweiß	> 100 mg/dL	ca. 100 mg/dL	20–45 mg/dL
Verhältnis Liquor- zu Serumglukose	< 0,4	> 0,4	> 0,5
Laktat	≥ 3,8 mmol/l	Normalisierung	1,2–2,1 mmol/l

TAB. 6.4

Tab. 6.5 Unterscheidung zwischen bakterieller und viraler Infektion anhand der Liquorparameter.

Parameter	Bakteriell	Viral
Zellzahl	> 1.000/µl	50–300/µl
Zellbild	Granulozyten/Monozyten	Lymphozyten
Eiweiß	≥ 100 mg/dL	< 100 mg/dL
Liquor-/Serum-Glukose-Index	< 0,5	normal
Laktat	≥ 3,8 mmol/l	< 3,8 mmol/l

TAB. 6.5

6.2.2 Akuttherapie

Das notfallmedizinische Vorgehen bei klinischem Verdacht auf eine akute bakterielle Meningitis ist in ➤ Abb. 6.1 dargestellt. Da eine akute bakterielle Meningitis – je nach Erreger, vor allem bei gramnegativen Bakterien – in bis zu 50 % der Fälle von einem Sepsissyndrom begleitet wird, sind die Stabilisierung und das Monitoring der Vitalfunktionen von allergrößter Wichtigkeit. Die „Hit-hard-and-early"-Strategie trifft auch auf Patienten mit akuter eitriger Meningitis zu: Bei Kenntnis der epidemiologischen Situation, vor allem der Resistenzsituation im Herkunftsbereich des Patienten, wird die antibiotische Therapie breit begonnen (bei erwachsenen Patienten mit einem Cephalosporin der 3. Generation plus Ampicillin). Die antibiotische Therapie ist empirisch (= notfallmäßig gegebene Antibiotika, ➤ Tab. 6.6) und semiempirisch möglich (➤ Tab. 6.7).

6.2.2 Akuttherapie

Die empirische und semiempirische antibiotische Therapie sind in ➤ Tab. 6.6 und ➤ Tab. 6.7 dargestellt.

Tab. 6.6 Empirische antibiotische Therapie bei bakterieller Meningitis (Alter gilt als Hinweis auf Erreger). Kenntnis der aktuellen regionalen Antibiotika-Resistenz-Situation ist Voraussetzung

Alter	Antibiotische Therapie	Erreger
0–4 Wochen	Ampicillin + Cefotaxim	• Gruppe-B-Streptokokken • *Escherichia coli* • *Listeria monocytogenes*
4 Wochen bis 3 Monate	Ampicillin + Cephalosporin der Gruppe 3A	• Gruppe-B-Streptokokken • *Escherichia coli* • *Listeria monocytogenes* • *Haemophilus influenzae*
3 Monate bis 18 Jahre	Cephalosporin der Gruppe 3A	• *Neisseria meningitidis* • *Streptococcus pneumoniae* • *Haemophilus influenzae Typ B*
> 18 Jahre	Ampicillin + Cephalosporin der Gruppe 3A	• *Streptococcus pneumoniae* • *Neisseria meningitidis* • *Listeria monocytogenes* • gramnegative Stäbchen

TAB. 6.6

Tab. 6.7 Semiempirische Therapie der ambulant erworbenen Meningitis.

Gramfärbung	Antibiotische Therapie
grampositive Kokken	Cephalosporin der Gruppe 3A (bei Reiseanamnese in Länder mit einem hohen Anteil an Resistenzen bei Pneumokokken gegen ein Cephalosporin der Gruppe 3A plus Vancomycin)
gramnegative Kokken	Cephalosporin der Gruppe 3A
grampositive Stäbchen	Ampicillin
gramnegative Stäbchen	Cephalosporin der Gruppe 3A

TAB. 6.7

6.3 Infektionen durch Bakterien

6.3.1 Eitrige Meningitis

Klinik: Die klassische *Trias* (s. o.) ist nicht immer vollständig vorhanden!

6.3 Infektionen durch Bakterien

6.3.1 Eitrige Meningitis

Klinik

Die **klassische Trias** (Kopfschmerzen, Fieber, Meningismus) ist häufig assoziiert mit einer qualitativen oder quantitativen Bewusstseinsstörung. Sie wird bei ca. 70 % der Patienten mit einer gesicherten bakteriellen Meningitis gesehen, es gibt jedoch keinen Meningitispatienten, bei dem nicht zumindest eines dieser Symptome beobachtet werden kann. Eine eitrige Hirnhautentzündung ist ein akuter neurologischer Notfall. Eine Meningokokkenmeningitis kann aber mit einer Sepsis bzw. eine Pneumokokkenmeningitis mit einem „Pneumococcal-overwhelming"-Sepsissyndrom (OPSS) assoziiert sein und innerhalb von Stunden fulminant verlaufen und zum Tod führen.

Vorgehen

Am Anfang stehen die Anamnese (Kopfschmerzen, Fieberbeginn, Hinweis auf Lähmungen oder Bewusstseinsveränderungen, prädisponierende Faktoren), die neurologische Beurteilung und die Inspektion der Haut. Ebenfalls zu Beginn sind die Vitalparameter zu kontrollieren und ein venöser Zugang sicherzustellen.

FALL Ein 28-jähriger Patient klagt nach einem moderaten Schädel-Hirn-Trauma über eine rezidivierende „Rhinitis", d. h. intermittierendes Nasentropfen ohne assoziierte Zeichen eines akuten grippalen Infekts bzw. einer Rhinitis. Im darauffolgenden Winter bekommt er hohes Fieber und heftige Kopfschmerzen, letztlich Erbrechen und Nackensteifigkeit. Der Hausarzt stellt die Verdachtsdiagnose einer fortgeleiteten bakteriellen Meningitis; aufgrund der Traumaanamnese vermutet er eine Infektion mit Pneumokokken oder mit *Haemophilus influenzae*. Er stellt den Patienten notfallmäßig in der Neurologie vor, wo sofort Blutkulturen entnommen werden. Aufgrund der mittlerweile vorliegenden Vigilanzstörung erhält der Patient umgehend 10 mg Dexamethason sowie 2 g Ceftriaxon plus 2 g Ampicillin.
In der CT-Untersuchung ergeben sich keine Hinweise auf einen beginnenden Hydrozephalus oder ein Hirnödem. Der Patient wird lumbalpunktiert (in der CT keine Raumforderung), aus dem Liquor cerebrospinalis wird ein Gram-Präparat angefertigt, in dem sich grampositive extrazellulär gelegene Diplokokken (= Pneumokokken) zeigen. Mittels PCR kann *Streptococcus pneumoniae* nachgewiesen werden.
Nach 4 Tagen wird die begleitende Dexamethasontherapie abgesetzt, während die antibiotische Therapie für insgesamt 2 Wochen fortgesetzt wird. Der Verlauf ist durch passagere transkraniell dopplersonografisch gemessene „Vasospasmen" (Flussgeschwindigkeitserhöhungen) kompliziert, die mit einer milden hypertensiven Therapie erfolgreich behandelt werden, d. h., es kommt zu keiner sekundären arteriellen zerebralen Ischämie. Der Patient wird einem detaillierten Screening auf ein Liquorleck unterzogen (Nachweis von Beta-Trace aus der Nasenflüssigkeit und Nachweis des Liquorlecks in der MRT) und dieses neurochirurgisch versorgt.

Hautinspektion: Petechien, Hautnekrosen (➤ Abb. 6.13) → *Neisseria meningitidis*
Vor einer Lumbalpunktion beachten:
- bei schwerer Vigilanzminderung, neu aufgetretenen fokal neurologischen Defiziten oder epileptischen Anfällen: cCT vor LP; in diesem Fall zunächst Blutkulturen abnehmen und die empirische Antibiotikatherapie sofort, vor LP, beginnen
- bei möglicher Pneumokokkenmeningitis (prädisponierend: Sinusitis, Otitis, Schädel-Hirn-Trauma) zusätzlich Gabe von Dexamethason i. v.

Liquor bei bakterieller Meningitis:
- trüb
- Zellzahl, Eiweiß und Laktat ↑
- Liquor-/Serum-Glukose-Index ↓
- granulozytär dominiertes Zellbild (➤ Abb. 6.14)
- Versuch der Diagnosesicherung durch Gramfärbung, Liquorkultur und (Multiplex-)PCR

Therapie: sofortige empirische Antibiotikatherapie, Anpassung nach Erhalt von Liquor-Gramfärbung/Kulturergebnis, Dauer der Therapie ➤ Tab. 6.8

Hautinspektion Bei der Inspektion der Haut wird nach Petechien und Hautnekrosen gesucht, die auf *Neisseria meningitidis* als Erreger hinweisen können (➤ Abb. 6.13).
Antibiotische Therapie vor weiterer Diagnostik Ist eine kraniale CT notwendig oder liegen (klinische) Hinweise auf eine Gerinnungsstörung vor, muss zuerst eine Blutkultur abgenommen und eine unverzügliche antimikrobielle Chemotherapie eingeleitet werden (➤ Tab. 6.6). Neben der antibiotischen Therapie soll zusätzlich adjuvant mit Dexamethason behandelt werden, da eine Behandlung mit Dexamethason die Sterblichkeit bei Pneumokokkenmeningitis senkt.
Kraniale CT Liegen klinische Hinweise auf zerebrale Kontraindikationen einer Lumbalpunktion vor (schwere Vigilanzminderung, neu aufgetretene fokal neurologische Defizite oder epileptische Anfälle), soll vor der Lumbalpunktion eine kraniale CT durchgeführt werden, um raumfordernde intrakranielle Prozesse sicher auszuschließen.
Liquorpunktion Typischerweise ist der Liquor trüb (➤ Abb. 6.11), Zellzahl, Eiweiß und Laktat sind deutlich erhöht (➤ Abb. 6.14) und das Verhältnis von Liquor- zu Serumglukose ist verringert bzw. das Laktat im Liquor erhöht (➤ Tab. 6.4). Die definitive Diagnose wird durch den direkten Erregernachweis mittels Gramfärbung, Kultur oder PCR gestellt. Hilfreich scheint vor allem auch der Einsatz sog. Multiplex-PCR-Verfahren zu sein, durch die der Liquor in kurzer Zeit auf die häufigsten Meningitis- und Enzephalitis-Erreger molekulargenetisch untersucht werden kann.

Therapie

Besteht bei einem Patienten der klinische Verdacht auf eine bakterielle Meningitis, muss er notfallmäßig antibiotisch behandelt werden. Diese Therapie basiert auf epidemiologischen Parametern und ist am besten erregerorientiert; Jugendliche (Verdacht auf Meningokokkenmeningitis) erhalten ein Cephalospo-

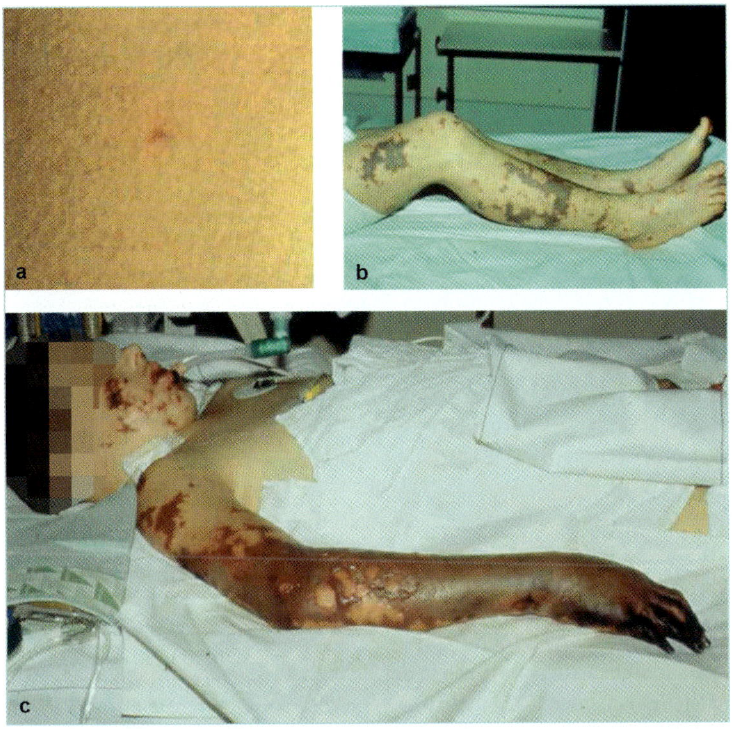

Abb. 6.13 Meningokokkenmeningitis. a Beginnende Petechien. **b** Multiple, z. T. konfluierende Petechien. **c** Meningokokkenmeningitis und Meningokokkensepsis mit Purpura fulminans (Waterhouse-Friderichsen-Syndrom). [R261]

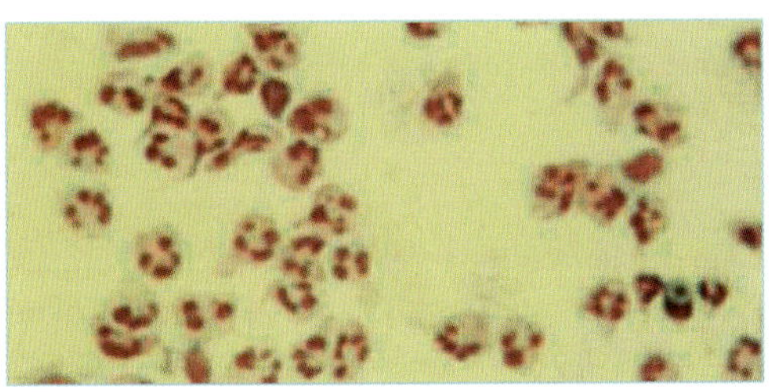

Abb. 6.14 Massive granulozytäre Pleozytose im Liquor cerebrospinalis. [R261]

rin der Gruppe 3A, Erwachsene werden mit einem Cephalosporin der Gruppe 3A plus Ampicillin behandelt. Je nach Ergebnis der Erregerdiagnostik wird die Antibiotikatherapie umgestellt (➤ Tab. 6.7). Die Dauer der Antibiotikatherapie hängt vom Erreger ab (➤ Tab. 6.8).

Prävention

Chemoprophylaxe Bei jedem Patienten mit einer Meningokokkenerkrankung (Meningitis oder Sepsis) sollte die engste Umgebung (jeder Mensch, der in der letzten Woche engen Kontakt hatte) eine Chemoprophylaxe erhalten, d. h. Rifampicin oder Ciprofloxacin oder Ceftriaxon oder Azithromycin (➤ Tab. 6.9).
Impfprophylaxe Neben der Chemoprophylaxe bei Meningokokkenerkrankung soll auf die Möglichkeit der Impfprophylaxe hingewiesen werden. Es existiert eine tetravalente aktive Immunisierung gegen Meningokokken der Serogruppen A, C, Y, W135 (empfohlen als Reiseimpfung in den Meningitisgürtel), eine monovalente Meningokokkenvakzine (Serogruppe C) sowie eine Vakzine gegen Serogruppe B. Zudem gibt es Impfstoffe gegen *Streptococcus pneumoniae* und *Haemophilus influenzae.*

Postexpositionsprophylaxe: Chemoprophylaxe bei jedem, der zu einem an Meningokokkenmeningitis Erkrankten engen Kontakt hatte → Rifampicin, Ciprofloxacin, Ceftriaxon oder ggf. Azithromycin (➤ Tab. 6.9)

Geimpft werden kann gegen Meningokokken (A, C, Y, W135 sowie auch B) und Pneumokokken unterschiedlicher Serogruppen sowie gegen *Haemophilus influenzae* (Typ B).

Tab. 6.8 Empfohlene Dauer der Antibiotikatherapie.

Meningitis	Dauer der Antibiotikatherapie
Haemophilus-influenzae-Typ-B-Meningitis	7–10 Tage
Meningokokkenmeningitis	7–10 Tage
Pneumokokkenmeningitis	10–14 Tage
Listerienmeningitis	3 Wochen
gramnegative Meningitis	3 Wochen (oder länger)

TAB. 6.8

TAB. 6.9

Tab. 6.9 Chemoprophylaxe bei Meningokokkenmeningitis.

Antibiotikum und Altersgruppe	Dosierung
Rifampicin [1,2]	
Jugendliche und Erwachsene ab 60 kg	600 mg alle 12 h für 2 Tage p. o.
Säuglinge, Kinder und Jugendliche bis 60 kg	10 mg/kg alle 12 h für 2 Tage p. o.
Neugeborene	5 mg/kg alle 12 h für 2 Tage p. o.
Ciprofloxacin [2,3]	
Erwachsene	500 mg als Einzeldosis p. o.
Ceftriaxon	
Erwachsene und Kinder ≥ 12 Jahre	250 mg als Einzeldosis i. m.
Kinder bis 12 Jahre	125 mg als Einzeldosis i. m.
Azithromycin [4]	
Erwachsene (vor allem Schwangere)	500 mg als Einzeldosis p. o.

[1] siehe auch Empfehlung des Robert Koch-Instituts, www.rki.de
[2] nicht bei Schwangeren
[3] nicht bei Personen < 18 Jahre sowie Schwangeren und stillenden Frauen
[4] bisher geringe Erfahrung und Risiko der Resistenzentwicklung, daher exponierten Schwangeren vorbehalten

Prognose: Sie wird beeinflusst durch:
- frühzeitigen Beginn einer gezielten empirischen antibiotischen Therapie
- neurologischen und Allgemeinzustand des Patienten
- Komplikationsmanagement (Hirnödem, Arteriitis, septische Sinusthrombose, systemische Komplikationen)
- Alter des Patienten
- Vorerkrankungen

Epidemiologie: Aufgrund der Impfungen gegen *Haemophilus influenzae* und Meningokokken sind die entsprechenden Infektionshäufigkeiten zurückgegangen.

Prognose

Die Prognose einer bakteriellen Meningitis hängt ab vom:
- frühzeitigen Beginn der antibiotischen Therapie (noch in der Notaufnahme, möglichst innerhalb von einer Stunde nach Eintreffen des Patienten)
- neurologischen und Allgemeinzustand des Patienten zum Zeitpunkt der antibiotischen Therapie (d. h. dem schnellstmöglichen korrekten antibiotischen Chemotherapiebeginn)
- bestmöglichen Management der Komplikationen (z. B. Hirnödem, Arteriitis, septische Sinusthrombose, systemische Komplikationen)

Aktuell beträgt die Mortalität bei einer Meningokokkenmeningitis 5–10 %, bei einer Meningokokkensepsis bis zu 25 % und bei einer Pneumokokkenmeningitis 6–14 %.

Epidemiologie

Die Epidemiologie der bakteriellen Meningitis hat sich in den letzten 15 Jahren in vielen Teilen Europas, aber auch tropischer Länder grundlegend geändert: *Haemophilus influenzae* Typ B (früher im Kleinkindesalter häufigste Ursache einer eitrigen Meningitis) wurde durch die erfolgreiche Impfung der Säuglinge weitgehend eradiziert, auch die Inzidenzen einer Meningitis durch *Neisseria meningitidis* ist aufgrund neuerer Impfstoffe, die auch gegen Serogruppe B erhältlich sind, deutlich zurückgegangen. Akute bakterielle Meningitiden, die durch *Streptococcus pneumoniae* ausgelöst werden, sind trotz Impfstoffe gegen Pneumokokken bisher nicht signifikant rückläufig.

Inzidenzen Die Gesamtinzidenz einer bakteriellen Meningitis liegt bei 1–2/100.000/Jahr. In Deutschland werden pro Jahr ca. 400–500 Patienten mit einer Meningokokkenmeningitis und/oder Meningokokkensepsis gemeldet (ca. 0,4–0,5/100.000/Jahr). Während der COVID-19-Pandemie kam es zu einem signifikanten Rückgang von Meningokokken- und Pneumokokkenmeningitiden, was am ehesten durch die allgemeinen Hygienemaßnahmen und Kontaktbeschränkungen erklärt werden kann. Im Gegensatz zur insgesamt ohnehin relativ niedrigen Inzidenz in Europa kommt es in manchen Ländern des sog. Meningitisgürtels (Subsahara-Afrika, vom Westen [Senegal/Gambia] bis in den Osten [Somalia, Äthiopien] und in den Süden [Namibia] reichend und sich über die Arabische Halbinsel bis in den Norden Indiens und Nepals erstreckend) in 8- bis 15-jährigen Abständen zu Meningokokkenepidemien mit Inzidenzen von bis zu 1.000/100.000/Jahr.

Serotypen Epidemiologisch interessant ist, dass im Meningitisgürtel fast ausschließlich Meningokokken der Serogruppen A und W135 vorkommen, während es in Mitteleuropa überwiegend (> ⅔) der Serotyp B und zu ca. ¼ der Serotyp C sind.

6.3.2 Hirnabszess und sub-/epidurales Empyem

6.3.2.1 Hirnabszess

Ein Hirnabszess ist eine lokale Infektion des Hirngewebes, die als fokale Gewebephlegmone (Zerebritis) beginnt und sich zu einer Eiteransammlung mit Abszesskapsel entwickelt. Intrakranielle Abszesse und Empyeme können folgendermaßen entstehen:

- per continuitatem: Ausgangspunkte sind eine Otitis media, Mastoiditis, Sinusitis oder eine dentogene Ursache (Oberkiefer – Zahngranulom/Wurzelabszess).
- Sekundärinfektion: Sie entsteht bei bakterieller Meningitis und im Rahmen eines Sepsissyndroms oder nach hämatogener Erregeraussaat.
- Primärinfektion: Bei einem offenen Schädel-Hirn-Trauma oder nach neurochirurgischen Eingriffen können Erreger auch direkt in den intrakraniellen Raum gelangen und den Hirnabszess/das Empyem primär verursachen.

Klinik

Neurologische Symptomatik Die Symptome des Hirnabszesses werden durch seine Lokalisation bestimmt. Die klassische Trias mit Fieber, Kopfschmerzen und fokal neurologischem Defizit wird allerdings nur bei ca. der Hälfte der Patienten gesehen. Neben der Lokalisation bestimmen vor allem die Dynamik der Abszessentwicklung, das Ausmaß der zentralen Einschmelzung, das begleitende Hirnödem und eine evtl. begleitende Meningitis oder Ventrikulitis die neurologische Symptomatik. Epileptische Anfälle können Teil der neurologischen Symptomatik sein. Klinisch wird aufgrund der sehr breiten Symptomatik selten primär der Verdacht auf einen Hirnabszess bestehen; vielmehr wird im Fall einer zerebralen Raumforderung im Kontext einer möglichen Infektion der Verdacht geäußert werden.

Apoplektiform auftretende Herdsymptome, die einem Gefäßterritorium im Sinne eines ischämischen Infarkts zugeordnet werden können, sprechen für eine septische Herdenzephalitis (septische Embolie) bei Endokarditis (> Kap. 6.3.3).

Systemische Zeichen Systemische Zeichen einer generalisierten Infektion, einer Sinusitis, Otitis, eines dentogenen Herdes sind zusätzlich wesentliche anamnestische und klinische Hinweise.

Diagnostik

Bildgebung, Lumbalpunktion Bei jedem Verdacht auf einen Hirnabszess, ein subdurales oder ein epidurales Empyem ist neben der meist bereits vorliegenden notfallmäßig durchgeführten kranialen CT eine MRT (mit Kontrastmittel und diffusionsgewichteten Sequenzen) zu ergänzen. Charakteristischerweise findet sich in der MRT eine ringförmige Kontrastmittelaufnahme mit zentralen Hyperintensitäten in der Diffusion, wodurch sich in vielen Fällen ein Abszess von einer tumorösen Raumforderung abgrenzen lässt. Es empfiehlt sich, bei der MRT-Bildgebung bei DD Hirnabszess gleich entsprechende Datensätze in Vorbereitung für eine stereotaktische Biopsie zu erstellen.

CAVE Die Lumbalpunktion ist bei raumforderndem Hirnabszess mit Herniationsrisiko kontraindiziert!

Mikrobiologie Die mikrobiologische Diagnosesicherung ist unbedingt anzustreben. Um den Erreger zu identifizieren, sind einmal Blutkulturen entscheidend, andererseits aber auch die rasche Gewinnung von Abszessinhalt durch stereotaktische Punktion oder Exzision des Abszesses.

MERKE Auch nach Beginn der antibiotischen Therapie finden sich im Abszessinhalt noch häufig kultivierbare Bakterien.

Neben der Gramfärbung sollte bei differenzialdiagnostisch in Erwägung zu ziehender Tuberkulose immer auch eine Ziehl-Neelsen-Färbung angefertigt werden. Der kulturelle Nachweis erfordert auch anaerobe Nährmedien, da Abszesse bzw. subdurale/epidurale Empyeme nicht selten auch Anaerobier beinhalten. Multiple Erreger sind bei Hirnabszessen häufig (> Tab. 6.10).

6.3.2 Hirnabszess und sub-/epidurales Empyem

6.3.2.1 Hirnabszess

Ein Hirnabszess ist eine lokale Infektion des Hirngewebes mit Einschmelzung, Eiteransammlung und Bildung einer Abszesskapsel. Auch intrakraniell, aber außerhalb des Hirnparenchyms gelegen sind subdurale oder epidurale Empyeme.

Entstehung:

- **per continuitatem** (z. B. bei Otitis, Mastoiditis, Zahnentzündung)
- als **Sekundärinfektion** (bei bakterieller Meningitis, Sepsis, hämatogener Erregeraussaat) oder
- als **Primärinfektion** (offenes Schädel-Hirn-Trauma)

Klinik: abhängig von der Lokalisation neurologische Herdsymptome, Fieber und systemische Entzündungszeichen, Kopfschmerzen, Hirndruckzeichen, epileptische Anfälle

Bei einer Endokarditis können septische Vegetationen in den Blutstrom streuen und eine schlaganfallähnliche Herdsymptomatik verursachen (**septische Herdenzephalitis**).

Diagnostik:
Bildgebung: cMRT mit Kontrastmittel

CAVE

Mikrobiologische Diagnostik:

- Blutkulturen
- chirurgische Materialgewinnung (meist Abszessexzision, alternativ Punktion und Drainage) mit Kultur
- Gram- oder Ziehl-Neelsen-Färbung (bei Verdacht auf Tuberkulose), weitere häufige Erreger sind in > Tab. 6.10 zusammengefasst
- PCR

Tab. 6.10 Typische Erreger bei intrazerebralem Abszess.

Erreger	Häufigkeit
Streptokokken	50 %
Bacteroides species (anaerob)	20–40 %
Enterobakterien und Pseudomonas-Subspezies	20–30 %
Staphylococcus aureus (bei nosokomialen Abszessen auch an MRSA denken)	10–15 %

Fokussuche:
- *lokal:* Inspektion der Mundhöhle, Zahnstatus, HNO-Untersuchung, CT von Schädelbasis, Mastoid und Mittelohr
- *systemisch* (z. B. Endokarditis)

Fokussuche Die Fokussuche schließt die Inspektion der Mundhöhle, den Zahnstatus, HNO-ärztliche Untersuchungen und die CT der Schädelbasis, der Nebenhöhlen inkl. Mastoid und Mittelohr ein. Sind parameningeale Prozesse ausgeschlossen, muss an einen kardialen (Endokarditis), pulmonalen, evtl. sogar kutanen oder ossären Primärherd gedacht werden.

Therapie: Abszessexzision, bei ungünstigen anatomischen Verhältnissen auch Punktion und Drainage. Ein Streuherd soll zeitgleich saniert werden.

Therapie

Punktion und Exzision Die chirurgische Therapie der Wahl ist in der Regel eine stereotaktische Punktion, in einzelnen Fällen (oberflächlich gelegene Abszesse) kann auch eine vollständige Abszessexzision in Erwägung gezogen werden. Wenn sich im Abszess Fremdkörper finden, soll eine offene Kraniotomie mit Abszessexzision angestrebt werden. Ein Primärfokus (Streuherd) soll möglichst früh saniert werden, d. h. zeitgleich zur Operation des zerebralen Herdes, wobei auch hier Material asserviert werden soll, um den Erreger identifizieren zu können.

Antibiotikatherapie:
- zuerst empirisch je nach Fokus (➢ Tab. 6.11)
- nach Materialgewinnung entsprechend dem Antibiogramm

Antibiotika Die antibiotische Therapie soll sich nach erfolgreicher Erregeridentifizierung nach dem Antibiogramm richten; die initiale empirische antibiotische Therapie orientiert sich am zugrunde liegenden Infektionsfokus (➢ Tab. 6.11). Eine alleinige antibiotische Chemotherapie (ohne stereotaktische Punktion des Abszesses) ist nur bei multiplen, sehr tief gelegenen und kleinen (sehr kleinen) Abszessen zu rechtfertigen, insbesondere wenn an der Abszessdiagnose kein Zweifel besteht, der raumfordernde Effekt gering ist, der Abszess die Liquorabflusswege nicht verschließt und das Erregerspektrum kalkulierbar ist.

TAB. 6.11

Tab. 6.11 Empirische antibiotische Therapie entsprechend dem zugrunde liegenden Infektionsfokus.

Fokus	Antimikrobielles Chemotherapeutikum
Per continuitatem	
• Otitis media • Mastoiditis • paranasale Sinusitis (nach Drainage) • dentogener Fokus • paranasale Sinusitis (nicht drainiert)	Cephalosporin der Gruppe 3A + Metronidazol
Primäre ZNS-Infektion	
• bakterielle Meningitis • Zustand nach penetrierendem Schädel-Hirn-Trauma • nach lang dauernder Intensivpflichtigkeit	• Cephalosporin der Gruppe 3A + Metronidazol • Alternative: Meropenem
• Zustand nach neurochirurgischer Operation	Meropenem + Vancomycin
Sekundäre ZNS-Infektion	
• hämatogen • Empyem, Lungenabszess	Cephalosporin der Gruppe 3A + Metronidazol
Urogenitaltrakt, akut	• Cephalosporin der Gruppe 3A oder • Trimethoprim/Sulfamethoxazol
Urogenitaltrakt, chronisch	• Cephalosporin der Gruppe 3A

Komplikation: Epilepsie = häufigste neurologische Folgeerkrankung

Komplikation Die häufigste neurologische Folgeerkrankung ist die Epilepsie (ca. 30 %). Eine primärprophylaktische antikonvulsive Therapie wird nicht empfohlen.

Prognose: Letalität 5–10 %

Prognose

Die Letalität eines Hirnabszesses beträgt 5–10 %, wobei neuroanatomisch ungünstige Lokalisationen, multiple Hirnabszesse, höheres Lebensalter und eine zu Therapiebeginn bestehende Vigilanzminderung die wichtigsten prognostischen Faktoren sind.

6.3.2.2 Sub-/epidurales Empyem

Ein zerebrales **subdurales Empyem** ist eine fokale Eiteransammlung im Subduralraum (➤ Abb. 6.4), beim zerebralen **epiduralen Abszess** liegt der Eiter zwischen Dura mater und Periost. Ein subdurales Empyem breitet sich häufig flächig aus, die Form erscheint konvex-konkav, während ein epiduraler Abszess (epidurales Empyem) in der Regel eine bikonvexe Form hat (analog zu Hämatomen).

Empyeme entstehen wie Abszesse per continuitatem, als Komplikation einer primären ZNS-Infektion oder hämatogen im Sinne einer sekundären ZNS-Infektion (s. o.).

Klinik

Die Symptomatik ist gekennzeichnet durch Kopfschmerzen, Fieber, mäßigen Meningismus, fokal neurologische Herdsymptomatik und häufig zur Diagnose führende epileptische Anfälle.

Diagnostik und Therapie

Das Management eines intrakraniellen Empyems entspricht im Wesentlichen dem diagnostischen und therapeutischen Vorgehen beim Hirnabszess (s. o.).

6.3.2.2 Sub-/epidurales Empyem

Beim subduralen Empyem findet sich der Eiter im Subduralraum, beim epiduralen Empyem zwischen Dura und Periost.
Entstehung und Management: analog zum Abszess (s. o.)

6.3.2.3 Spondylodiszitis

Eine Spondylitis ist eine auf einen Wirbelkörper begrenzte Osteomyelitis, eine Spondylodiszitis ist eine Infektion des Bandscheibenraums und der angrenzenden Wirbelkörper, die üblicherweise die benachbarten Grund- und Deckplatten entzündlich zerstört.

Spondylitis und Spondylodiszitis werden durch systemische Infektionen, hämatogene Infektionen, i. v. Drogenabusus, Diabetes und Lebererkrankungen sowie durch Nikotinabusus begünstigt. Eine Keimgewinnung durch CT-gezielte Punktion oder bei der operativen Sanierung sind – insbesondere im Hinblick auf die Therapie – wesentlich.

Eine unbehandelte oder zu spät erkannte Spondylodiszitis kann zu verschiedenen Komplikationen führen:

- direkte neurologische Komplikationen
- Querschnittssymptomatik durch sub-/epidurales Empyem, sekundäre arterielle Ischämien oder venöse Stauungsischämien (septische Venenthrombose im Spinalkanal)
- Pleuraempyem entsprechend der Lokalisation
- Psoasabszess
- Sepsis (selten)

Grundsätzlich wird eine hämatogene Spondylodiszitis von einer postinterventionellen (durch Verletzung oder Operation hervorgerufenen) Spondylodiszitis unterschieden. Das bildgebende Mittel der Wahl ist eine MRT. Zur Erregeridentifizierung sollen in den ersten 24 Stunden mehrfach (mindestens 2 Paar) Blutkulturen abgenommen werden. Bei fehlender Erregeridentifizierung soll eine Feinnadelbiopsie in Erwägung gezogen werden.

6.3.2.3 Spondylodiszitis

Definition:
- Spondylitis = auf den Wirbelkörper begrenzte Osteomyelitis
- Spondylodiszitis = Infektion auch des Bandscheibenraums und der angrenzenden Wirbelkörper

Genese:
- systemische Infektionen, hämatogene Streuung, i. v. Drogenabusus
- postoperativ (z. B. Bandscheiben-OP)

Prädisposition: Diabetes, Lebererkrankungen, Nikotinabusus
Klinik: Rückenschmerzen, Fieber, Cauda-Symptomatik, Querschnittssyndrom, Durchwanderungsmeningitis
Diagnostik: Keimgewinnung (durch Punktion oder operative Sanierung), MRT, Blutkulturen
Therapie: chirurgische Sanierung, antibiotische Therapie über 6 Wochen
Komplikation: Myelonschädigung durch z. B. Empyembildung, Pleuraempyem, Psoasabszess

Postinterventionelle Spondylodiszitis

Eine postinterventionelle Spondylodiszitis kann nach Operationen im Bereich der Bandscheibe oder fortgeleitet nach Injektionsbehandlungen bei Rückenschmerzen entstehen.

Ätiologie Erreger sind überwiegend Staphylokokken (> 50 %), aber auch Streptokokken und Enterokokken (ca. 15 %) sowie in ca. ¼ (bis ⅓) gramnegative Keime wie Klebsiellen, *Escherichia coli* etc.

Klinik Typische Symptome sind Rückenschmerzen und Fieber, bei 20 % entwickeln sich neurologische Defizite im Sinne eines begleitenden sub-/epiduralen Empyems mit Drucksymptomen (Cauda-Läsion, extramedulläre Querschnittssymptomatik) bzw. einer Durchwanderungsmeningitis. Diese neurologischen Symptome (Querschnittssymptomatik, Meningitis) können oft auch erst Wochen nach der Operation auftreten.

Ein CRP-Anstieg nach dem 5. postoperativen Tag ist immer ein indirekter Hinweis auf eine eventuelle postinterventionelle Spondylodiszitis. MRT bzw. kontrastmittelverstärkte CT lassen eine Spondylodiszitis häufig schon früh erkennen.

Hämatogene Spondylodiszitis

Typischerweise sind Wirbelkörper der Brustwirbelsäule, evtl. auch der oberen Lendenwirbelsäule betroffen, sehr selten Wirbelkörper der (unteren) Halswirbelsäule.

Ätiologie Bei der Spondylodiszitis sind die häufigsten Erreger *Staphylococcus aureus,* aber auch *Staphylococcus epidermidis* (typischerweise nach Infiltrationen wegen chronifizierten Rückenschmerzen oder oberflächlicher Thrombophlebitis bei peripheren Venenverweilkanülen), aber auch Streptokokken, seltener auch Aktinomyceten oder Gramnegative. Eine spezifische Spondylodiszitis wird durch *Mycobacterium tuberculosis* definiert, eine tuberkulöse Spondylodiszitis ist häufig Teil einer miliaren Tuberkulose.

Klinik Eine Spondylodiszitis beginnt typischerweise in einer subakuten Form mit Krankheitsgefühl, Verstärkung der Rückenschmerzen, oft erst nach Tagen Fieber und Aggravierung der lokalen Schmerzen. Fieber mit lokalen Rückenschmerzen in Kombination mit typischen Laborveränderungen (Leukozytose, CRP-Erhöhung) sollte immer an eine Spondylodiszitis denken lassen. Unbehandelt oder zu spät diagnostiziert, kann auch eine hämatogene Spondylodiszitis zu schweren Komplikationen wie sub-/epiduralem Empyem oder lebensbedrohlicher eitriger Meningitis führen.

Therapie Die Therapie einer Spondylodiszitis hat zunächst auf die wahrscheinlichsten Erreger abzuzielen; eine staphylokokkenspezifische Therapie in Kombination mit weichteilgängigen Antibiotika ist optimal. Daher ist die Unterscheidung in ambulant erworbene („community acquired"), „nursing home acquired" oder nosokomiale Infektion essenziell:

- Bei einer ambulant erworbenen Spondylodiszitis werden überwiegend staphylokokkenorientierte Chemotherapeutika eingesetzt, z. B. Flucoxacillin in Kombination mit Fosfomycin oder Rifampicin.
- Eine Therapie der „nursing home acquired" oder nosokomialen Spondylodiszitis wird eher auf multiresistente Keime abzielen, die Gewebepenetration berücksichtigen. Eine mögliche Behandlungskombination wäre Meropenem plus Vancomycin.

Sobald der Erreger identifiziert worden ist, soll nach Antibiogramm behandelt werden. Die empfohlene Behandlungsdauer beträgt ca. 6 Wochen.

6.3.3 Septische Herdenzephalitis

Bei infektiöser Endokarditis kann es zur Streuung septischer Emboli ins Gehirn kommen. Mögliche Folgen sind eine Ischämie oder ein mykotisches Aneurysma.

6.3.3 Septische Herdenzephalitis

Eine septische Herdenzephalitis ist Folge einer infektiösen Endokarditis, bedingt durch eine metastatische Streuung eines septischen Embolus. Dabei können sich auch eine zerebrale (evtl. auch spinale) Ischämie und/oder ein mykotisches Aneurysma (➢ Abb. 6.15) entwickeln.

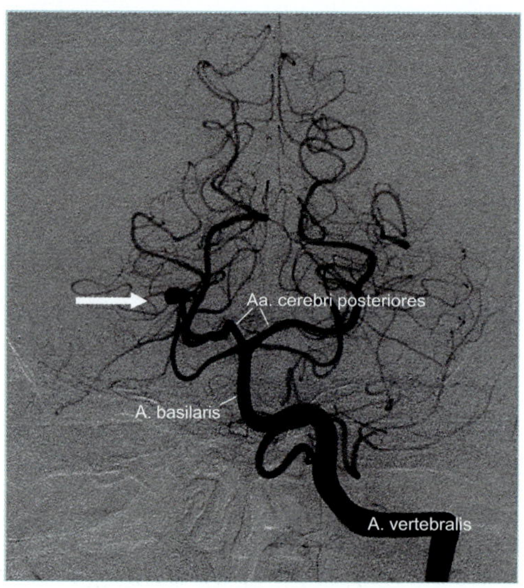

Abb. 6.15 Mykotisches Aneurysma (Pfeil) nach septischer Embolie (Endokarditis). [R261]

Klinik: Symptome der Endokarditis, fokal neurologische, apoplektiform aufgetretene Defizite, epileptische Anfälle, Fieber, Kopfschmerzen

Klinik

Endokarditis Charakteristische Symptome einer Endokarditis sind unspezifisches Krankheitsgefühl, Müdigkeit, Nachtschweiß, Appetitlosigkeit und Gewichtsverlust. Sie gehen einer neurologischen Symptomatik oft voraus. a. petechiale Blutungen an den Akren, zum Teil schmerzhaft, können begleitend auftreten.

Neurologische Symptomatik Bei 20 % der Patienten mit akuter/subakuter Endokarditis ist die neurologische Symptomatik das wesentliche Erstsymptom. Dabei kann es sich um Symptome einer zerebralen Ischämie oder einer septischen Herdenzephalitis handeln. Eine septische Herdenzephalitis präsentiert sich mit Kopfschmerzen, subfebrilen Temperaturen, gelegentlich deutlich ausgeprägtem Fieber, neurologischen Herdsymptomen und fokalen oder auch generalisierten epileptischen Anfällen. Eine begleitende Meningitis wird bei weniger als 10 % der Patienten gesehen. Patienten mit staphylokokkenbedingter Herdenzephalitis sind subjektiv und objektiv deutlich kranker. Da eine septische Herdenzephalitis üblicherweise im Rahmen einer akuten/subakuten Endokarditis stattfindet, kommt es in Einzelfällen zu multifokalen Ausfällen und anderen Organmanifestationen.

Diagnostik

Die zerebrale Bildgebung (CT oder MRT mit Kontrastmittelapplikation) objektiviert die septische Herdenzephalitis bzw. die Evolution in eine Ischämie und/oder einen Hirnabszess (➤ Abb. 6.16). Eine transösophageale Echokardiografie ist als Notfalluntersuchung unverzichtbar. Eine Lumbalpunktion ist ohne Bildgebung nicht indiziert und in den meisten Fällen nicht hilfreich. Bei einer Endokarditis besteht eine praktisch kontinuierliche Bakteriämie, weshalb die Blutkultur die beste Möglichkeit ist, um den Erreger zu kultivieren (> 95 % Sensitivität). ➤ Tab. 6.12 zeigt das typische Erregerspektrum in Abhängigkeit von der Grundkrankheit des Patienten.

Diagnostik: zerebrale Bildgebung, transösophageale Echokardiografie, Blutkulturen (aufgrund der kontinuierlichen Septikämie oft sehr erfolgreich!); meist nicht hilfreich ist die Lumbalpunktion
Ätiologie: typisches Erregerspektrum ➤ Tab. 6.12

Therapie

Das Vorgehen sollte interdisziplinär abgesprochen werden, wobei kardiologische, kardiochirurgische und eventuell neurochirurgische Interventionen zu diskutieren sind. Patienten mit einer septischen Herdenzephalitis benötigen über einen ausreichend langen Zeitraum höchste Konzentrationen von bakterizid wirkenden Antibiotika, deren Auswahl sich nach dem Kulturergebnis (95 % der Patienten!) und dem Antibiogramm zu richten hat. Die empirische antibiotische Therapie besteht:

- bei Streptokokken aus Penicillin (evtl. anfangs kombiniert mit Gentamicin)
- bei Staphylokokken aus Flucloxacillin , bei Kunstklappen kombiniert mit Rifampicin und Gentamicin
- bei methicillinresistenten Staphylokokken aus Vancomycin plus Rifampicin plus Gentamicin

Aus primär- oder sekundärprophylaktischen Gründen (Schlaganfall!) werden Thrombozytenaggregationshemmer gegeben. Eine Antikoagulation sollte vermieden werden.

Therapie: interdisziplinär, chirurgische Fokussanierung, antibiotische Therapie, Thrombozytenaggregationshemmung (zerebrales Ischämierisiko!)
Antibiotische Therapie bei unbekanntem Erreger:
- Ampicillin plus Flucloxacillin plus Gentamicin (Nativklappe)
- Vancomycin plus Gentamicin plus Rifampicin (Kunstklappe)

Antibiotische Therapie bei bekanntem Erreger (immer Antibiogramm beachten):
- Streptokokken: Penicillin
- Staphylokokken: Flucloxacillin (Nativklappen), Flucloxacillin plus Rifampicin plus Gentamicin (Kunstklappen)
- methicillinresistente Staphylokokken: Vancomycin plus Rifampicin plus Gentamicin

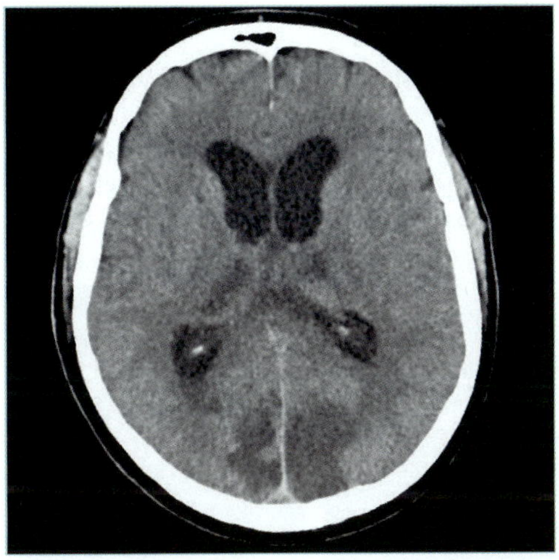

Abb. 6.16 Staphylokokkenendokarditis mit Arteria-basilaris-Embolie – Infarzierung im Versorgungsgebiet beider Aa. cerebri posteriores. [R261]

Tab. 6.12 Typisches Erregerspektrum bei septischer Herdenzephalitis in Abhängigkeit von der Grundkrankheit des Patienten.

Grundkrankheit	Erreger
keine Grundkrankheit	• vorwiegend Streptokokken (Gruppe B, *Streptococcus viridans*) (ca. 60 %) • selten: Staphylokokken (25 %) • selten: Enterokokken (10 %) • sehr selten: gramnegative Bakterien, Pilze, Mischkulturen (< 5 %)
i. v. drogenabhängige Patienten	• *Staphylococcus aureus* (65 %) • Streptokokken (20 %) • gramnegative Bakterien (10 %) • Enterokokken, Pilze, polymikrobielle Befunde (5 %)
Patienten mit Herzklappenersatz, frühe postoperative Phase (< 2 Monate)	• Staphylokokken (50 %) • gramnegative Bakterien (20 %) • Pilze (10 %) • polymikrobielle Befunde (20 %)
Patienten mit Herzklappenersatz (später auftretend)	• Staphylokokken (40 %) • Streptokokken (25 %) • Enterokokken, Pilze, Bakterien der HACEK-Gruppe (30 %) • polymikrobielle Befunde (5 %)

HACEK = *Haemophilus aphrophilus, Actinobacillus actinomycetemcomitans, Cardiobacterium hominis, Eikenella corrodens* und *Kingella kingae*

TAB. 6.12

Prognose

Die Gesamtmortalität bei Patienten mit einer neurologischen Manifestation einer bakteriellen Endokarditis hängt von der Grundkrankheit und den Erregern ab, bei multifokalen septischen Herden beträgt die Letalität bis zu 80 %, sie wird vor allem auch durch die zugrunde liegende Erkrankung der Endokarditis und deren Komplikationen geprägt.

Pathogenese: Bei jedem Schlaganfall im Alter von < 45 Jahren immer an eine Endokarditis denken!

Epidemiologie und Pathogenese

Die Inzidenz der infektiösen Endokarditis beträgt 1–5/100.000/Jahr, die ihrer neurologischen Komplikationen, hauptsächlich der einer septischen Herdenzephalitis, liegt bei 30 %, d. h., die Gesamtinzidenz der septischen Herdenzephalitis liegt bei 0,3–1,5/100.000/Jahr. Grundsätzlich ist bei jedem Schlaganfall im Alter von < 45 Jahren, insbesondere bei Entwicklung einer septischen Herdenzephalitis, an eine Endokarditis zu denken. Bei intravenös drogenabhängigen Patienten liegt das Risiko einer septischen Herdenzephalitis bei einer meist durch *Staphylococcus aureus* bedingten Endokarditis bei bis zu 60 %. Demgegenüber ist eine septische Herdenzephalitis bei streptokokkenbedingter Endokarditis deutlich seltener. Eine pilzbedingte Endokarditis (insbesondere Candida-Spezies) verursacht besonders große Herzklappenvegetationen und führt zu entsprechend ausgedehnter neurologischer, embolisch bedingter Herdsymptomatik.

6.3.4 Spezifische und atypische Infektionen des ZNS

6.3.4.1 ZNS-Listeriose

6.3.4 Spezifische und atypische Infektionen des ZNS

6.3.4.1 ZNS-Listeriose

Klinik: meningitisches bzw. meningoenzephalitisches Bild (20 % Hirnstammenzephalitis, 10 % Zerebellitis), Sepsis

Klinik

Die klinisch-neurologische Symptomatik einer ZNS-Listeriose entspricht in den meisten Fällen der einer bakteriellen Meningitis bzw. Meningoenzephalitis. Bei bis zu 20 % findet sich eine Hirnstammenzephalitis, bei bis zu 10 % eine Zerebellitis (➤ Abb. 6.17) . In 5 % kommt eine Endokarditis mit septischen Embolien vor (**Cave**: sog. erregernegative Endokarditis). Im Rahmen einer Bakteriämie kann sich ein Sepsissyndrom mit den klinischen Symptomen einer septischen Enzephalopathie entwickeln.

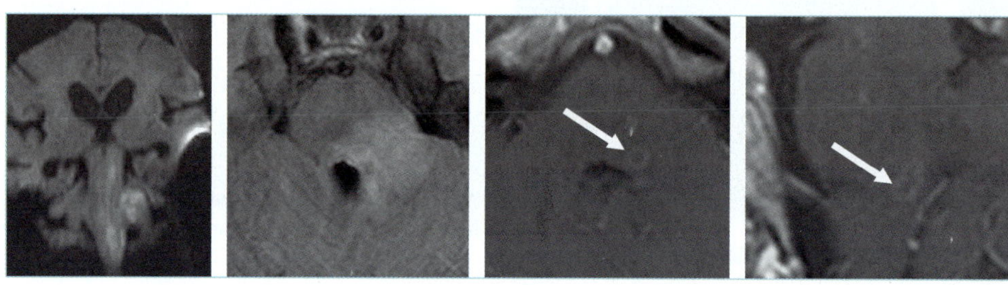

Abb. 6.17 Hirnstammenzephalitis und Zerebellitis in der MRT bei ZNS-Listeriose. Die Pfeile markieren einen Abszess im Hirnstamm. [T534]

Diagnostik: Bildgebung, LP, Liquorkultur oft negativ, Blutkultur nicht selten erfolgreich

Diagnostik

Mit der zerebralen Bildgebung kann die Hirnparenchymaffektion, in Einzelfällen auch die Abszessbildung nachgewiesen werden. Der Liquor cerebrospinalis kann in fast jede Richtung verändert sein, von einer geringen Pleozytose bei Hirnstammenzephalitis bis zum Liquorbild einer akuten eitrigen Meningitis mit massiver granulozytärer Pleozytose, Erniedrigung des Liquor-/Serum-Glukose-Quotienten und deutlicher Eiweißerhöhung. Der direkte Erregernachweis ist häufig schwierig, die Liquorkultur ist nicht selten negativ, demgegenüber ist bei einer Bakteriämie die Blutkultur sehr häufig positiv. Selten findet sich eine ausgeprägte Leukozytose, allerdings ist die Blutsenkungsgeschwindigkeit meist deutlich erhöht. Im Einzelfall kann ein serologischer Erregernachweis geführt werden.

Therapie: Ampicillin 12 g tgl. i. v. für 3 Wochen. Cephalosporine sind unwirksam.

Therapie

Goldener Standard ist eine Hochdosis-Ampicillintherapie, beim Normalgewichtigen 12 g täglich intravenös für mindestens 3 Wochen. Cephalosporine sind bei Listerieninfektionen völlig unwirksam.

Prognose: Letalitätsraten 30–50 %

Prognose

Die Prognose hängt überwiegend von den zugrunde liegenden prädisponierenden Erkrankungen ab, Letalitätsraten von 30 bis 50 % werden berichtet.

Epidemiologie und Pathogenese

Die ZNS-Listeriose wird durch grampositive Stäbchen, *Listeria monocytogenes,* verursacht. Diese kommen weltweit vor und werden hauptsächlich bei immunsupprimierten, schwangeren, vor allem bei alten bzw. sehr alten Personen gesehen. In den gemäßigten Klimazonen Europas tritt die ZNS-Listeriose in der warmen Jahreszeit oft nach Genuss von unpasteurisierter Milch und Milchprodukten, vor allem aber nach Genuss von Lebensmitteln, die im Kühlschrank über längere Zeit gelagert wurden, auf. Dazu gehört insbesondere das „ready to eat food", also z. B. Fleischprodukte, geräucherte Fische, vorabgepacktes Gemüse oder marinierte Produkte. *Listeria monocytogenes* hat die Fähigkeit, bei niedrigen Temperaturen nicht nur zu überleben, sondern sich auch rascher zu vermehren. Neben einer Meningitis (bei 15 % aller Listeriosen) sind eine Bakteriämie (knapp 40 % aller Listeriosen präsentieren sich als Septikämie) und eine Endokarditis (5 %) für neurologische Symptome verantwortlich.

Pathogenese: Listeria monocytogenes = grampositives Stäbchen, weltweites Vorkommen; Infektion nach Genuss unpasteurisierter Milchprodukte und im Kühlschrank gelagerter Lebensmittel (bei Kälte optimale Proliferationsbedingungen), prädisponiert sind immunsupprimierte, schwangere und ältere Personen

6.3.4.2 ZNS-Tuberkulose

Klinik

Eine invasive *Mycobacterium-tuberculosis*-Infektion kann eine chronische Meningitis, intrakranielle Tuberkulome, tuberkulöse Hirnabszesse, eine spinale Arachnoiditis, eine Spondylitis, einen paravertebralen Abszess sowie im Kindesalter eine tuberkulöse Enzephalopathie verursachen.

Meningitis *Mycobacterium tuberculosis* ist die häufigste Ursache einer chronischen Meningitis, von der gesprochen wird, wenn Kopfschmerzen und subfebrile Temperaturen für mindestens 4 Wochen andauern und von einem entzündlichen Liquorsyndrom begleitet werden. Bei nur 10 % der Erwachsenen mit einer ZNS-Tuberkulose findet sich eine positive extrakranielle Tuberkuloseanamnese (Kinder: bis zu 50 %). Das neurologische Vollbild der ZNS-Tuberkulose (tuberkulöse Meningitis) besteht aus der klassischen Trias:

- Polyneuritis cranialis
- Hydrocephalus occlusus
- Vaskulitis mit konsekutiver zerebraler Ischämie

ZNS-Tuberkulome ZNS-Tuberkulome bzw. tuberkulöse Hirnabszesse führen zu neurologischen Herdsymptomen und/oder zerebralen (fokalen, aber auch generalisierten) epileptischen Anfällen.

Spondylitis Eine tuberkulöse Spondylitis ist im typischen Fall durch eine – extramedullär bedingte – Rückenmarkskompression und in seltenen Fällen – durch die begleitende Vaskulitis – eine akute Querschnittssymptomatik (Arteria-spinalis-anterior-Syndrom) gekennzeichnet.

6.3.4.2 ZNS-Tuberkulose

Klinik: *Mycobacterium tuberculosis* kann folgende Krankheitsbilder verursachen:

- chronische Meningitis: Kopfschmerzen + subfebrile Temperaturen für mehrere Wochen; klassische Manifestationen: Polyneuritis cranialis, Hydrocephalus occlusus, Vaskulitis mit Ischämien
- ZNS-Tuberkulome/tuberkulöse Hirnabszesse: epileptische Anfälle, Herdsymptomatik
- Spondylitis: Querschnittssymptomatik (durch Kompression oder Vaskulitis mit Ischämie)

Diagnostik

Liquor Die Lumbalpunktion ist für die Diagnose einer chronischen Meningitis unumgänglich. Dabei ist der Liquoröffnungsdruck häufig erhöht, der Liquor zeigt eine geringe bis mäßige Pleozytose (selten > 300/µl), die Liquorglukose kann unverändert sein, wenn die Erkrankung protrahiert und langsam verläuft, oder etwas erniedrigt, wenn sie eher subakut verläuft (Liquor-/Serum-Glukose-Quotient: 0,3–0,6). Das Liquoreiweiß ist dagegen typischerweise deutlich erhöht. Die Liquorzytologie ist uncharakteristisch, häufig gemischtzellig.

Bildgebung Bildgebend kann sich bei der tuberkulösen Meningitis eine meningeale Kontrastmittelaufnahme zeigen (➤ Abb. 6.18), zudem finden sich häufig sog. ZNS-Tuberkulome (➤ Abb. 6.19).

Diagnostik: Liquor, zerebrale Bildgebung (➤ Abb. 6.18, ➤ Abb. 6.19)

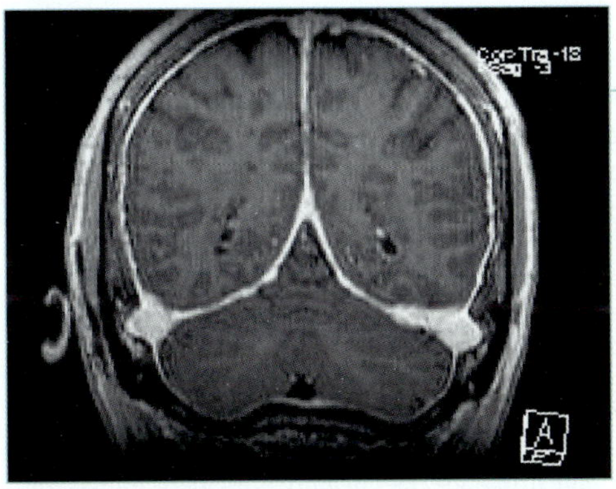

Abb. 6.18 Ausgeprägte generalisierte Kontrastmittelanreicherung der Meningen in der koronaren MRT bei tuberkulöser Meningitis. [R261]

ABB. 6.18

ABB. 6.19

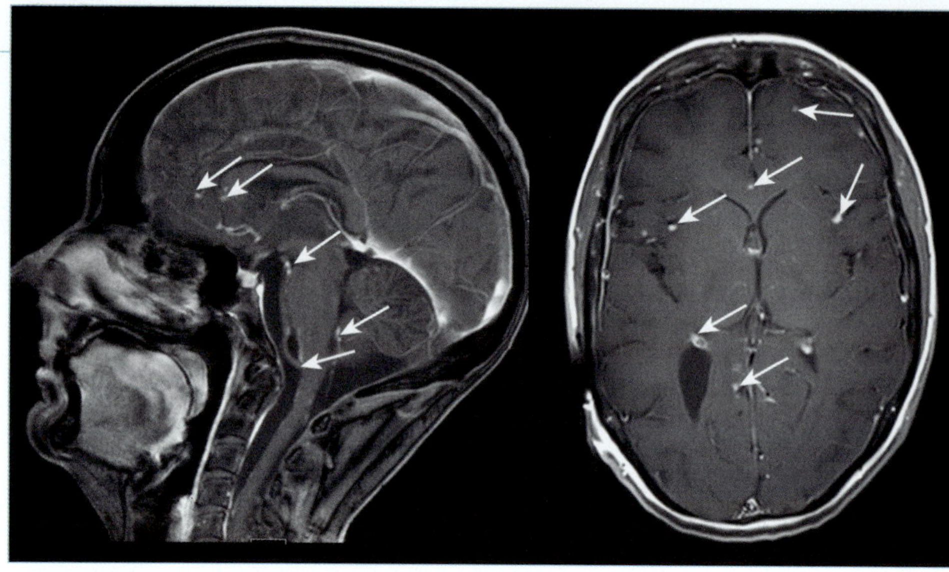

Abb. 6.19 Multiple intrakranielle Tuberkulome der Pia mater (Pfeile) in der kontrastmittelgestützten T1-gewichteten sagittalen (links) und axialen (rechts) MRT. [R261]

MERKE

MERKE Bei jedem Patienten mit einer ZNS-Tuberkulose sind extrazerebrale Manifestationen aktiv zu suchen. Das bedeutet Ganzkörper-CT, Fundoskopie und interdisziplinäre Aufarbeitung der Erkrankung.

Erregernachweis: Ziehl-Neelsen- oder Auramin-Färbung (Nachweis von säurefesten Stäbchen), Kultur (Ergebnis in bis zu 8 Wochen), PCR

Erregernachweis Unter allen Umständen muss man versuchen, den Erreger nachzuweisen. Das gelingt mit der Ziehl-Neelsen-Färbung nur bei 10–25 %, mit der Liquorkultur und der Polymerasekettenreaktion immerhin bei jeweils bis zu 50 %. Das Ergebnis der PCR steht dabei bereits innerhalb von 24 Stunden zur Verfügung, eine mykobakterielle Kultur dauert bis zu 8 Wochen. Die Sensitivität neuer PCR-Verfahren ist mittlerweile annähernd so gut wie die der Kultur. Bei spinaler Symptomatik ist die entsprechende neuroradiologische Abklärung (CT und/oder MRT), mit eventueller CT-gesteuerter Biopsie und histologischer mikrobieller Aufarbeitung des Biopsats, anzustreben.

Antibiotische Therapie:
- Bei Verdacht auf Neurotuberkulose Beginn noch vor Erhalt der Erregerdiagnostik (die bei Neurotuberkulose auch negativ sein kann)
- Vierfachtherapie über 2 Monate (Isoniazid, Rifampicin, Pyrazinamid, Ethambutol oder Streptomycin) gefolgt von einer Zweifachtherapie (Isoniazid, Rifampicin)
- in der initialen Therapie zusätzliche Gabe von Kortikosteroiden (z. B. Prednisolon 1–2 mg/kg KG)

Regelmäßige klinische, bildgebende und Liquorkontrollen sind erforderlich!

Therapie

Die tuberkulostatische Therapie sollte möglichst rasch begonnen werden, d. h. meist bevor die Ergebnisse der mikrobiologischen Untersuchungen (vor allem der Kultur) eintreffen. Die Chronizität der ZNS-Tuberkulose erfordert außerdem eine ausreichend lange Therapie. Die klassische **Vierfachkombinationstherapie** besteht aus Isoniazid, Rifampicin, Pyrazinamid und Ethambutol. Nach 2 Monaten wird die Therapie auf eine Zweifachkombination, bestehend aus Isoniazid und Rifampicin, reduziert. In den letzten Jahren sind in bestimmten Regionen Mykobakterien beobachtet worden, die gegen Rifampicin, aber auch gegen mehrere Tuberkulostatika gleichzeitig resistent waren, insbesondere bei HIV-positiven Patienten.

Bei der Behandlung der Tuberkulose soll bei HIV-negativen Patienten in der initialen Therapie immer auch **Kortison** gegeben werden (z. B. Prednisolon 1–2 mg/kg KG), weil die Sterblichkeit dadurch signifikant verringert werden kann. Die Kortisontherapie soll über 6 Wochen verabreicht werden, im klinischen Alltag sind Steroidgaben jedoch meist über mehrere Monate notwendig. Hintergrund ist, dass es bei Patienten mit Neurotuberkulose unter antituberkulöser Therapie häufig (bei ca. 30–50 % der Patienten) zu einer sog. „paradoxen Reaktion" kommt: Tuberkulome nehmen in der Größe zu und/oder es entstehen neue Tuberkulome und/oder die Zellzahl im Liquor steigt in den ersten Monaten. Die Ursache einer paradoxen Reaktion ist pathophysiologisch noch nicht gänzlich geklärt, wahrscheinlich ist, dass Bestandteile der Bakterien unter antituberkulöser Therapie frei werden, was das Immunsystem stark aktiviert.

Regelmäßige klinisch-neurologische Kontrollen, bildgebende und Liquorkontrollen sind essenziell. Vitamin B_6 muss substituiert werden, wenn die Kombinationstherapie Isoniazid enthält (Pyridoxinantagonismus des Isoniazids).

Chirurgische Therapie: z. B. Anlage einer externen Ventrikeldrainage bei Hydrozephalus oder Entlastung bei Myelonkompression

Ein Hydrozephalus muss frühzeitig drainiert werden, eine drohende oder beginnende Querschnittssymptomatik bei Spondylitis ist neurochirurgisch/orthopädisch interdisziplinär zu behandeln.

Prognose

Die Gesamtsterblichkeit bei ZNS-Tuberkulose beträgt in Europa bis zu 25 %. Für eine schlechte Prognose spricht, wenn die neurologische Symptomatik bereits zu Therapiebeginn besteht, die Patienten sehr alt sind oder eine gleichzeitig miliare Aussaat nachzuweisen ist. Auch ein extrem hoher Liquoreiweißspiegel bzw. ein deutlich erniedrigter Liquorglukosespiegel sind Zeichen einer eher schlechten Prognose. Bei HIV-Patienten kommt eine sehr niedrige CD4-Lymphozytenzahl als Indikator hinzu. Intrakranielle Tuberkulome beeinflussen die Sterblichkeit wenig, neurologische Langzeitfolgen wie z. B. epileptische Anfälle werden dabei allerdings häufiger gesehen.

Prognose: Gesamtsterblichkeit der ZNS-Tuberkulose in Europa → 25 %

Epidemiologie und Pathogenese

Inzidenz Mykobakterien können alle Organsysteme des menschlichen Körpers befallen, 4 % aller mykobakteriellen Infektionen betreffen das ZNS. Bei weltweit ca. 10 Millionen Menschen, die im Jahr an Tuberkulose erkranken, ist also von ca. 400.000 Menschen auszugehen, die im Jahr an einer ZNS-Tuberkulose erkranken.

Risikofaktoren In vielen tropischen Ländern, aber auch den USA oder den ärmeren sozialen Schichten Europas sind mehr als 50 % der Patienten mit ZNS-Tuberkulose HIV-assoziiert. Außer der HIV-Infektion prädisponieren aber auch Alkoholkrankheit, Diabetes mellitus, maligne Erkrankungen und immunmodulierende Therapien, insbesondere eine Kortikosteroidtherapie, für eine ZNS-Tuberkulose.

Erreger *Mycobacterium tuberculosis* ist die häufigste Ursache einer chronischen Meningitis und für die meisten tuberkulösen ZNS-Infektionen verantwortlich. Nur bei HIV-Patienten können auch andere Mykobakterien (MOTT, „mycobacteria other than tuberculosis") eine ZNS-Infektion verursachen. *Mycobacterium tuberculosis* ist ein obligat aerobes, nicht Sporen bildendes Stäbchen, das sich nicht mit der Gramfärbung, aber mit der Ziehl-Neelsen-Färbung anfärbt. Die Generationszeit dieser säurefesten Stäbchen ist sehr lang, sie beträgt bis zu 20 Stunden. Mykobakterielle Kolonien benötigen 3–8 Wochen, um auf Löwenstein-Jensen- oder Middlebrook-Medium sichtbar zu wachsen. Der Mensch ist das wesentliche (fast ausschließliche) Reservoir von *Mycobacterium tuberculosis,* eine humane *Mycobacterium-bovis*-Infektion des ZNS ist extrem selten.

Pathogenese: Mykobakterien können alle Organe des menschlichen Körpers befallen.
Risikofaktoren: HIV-Infektion, Diabetes, maligne Erkrankungen, Alkoholkrankheit, Immunsuppression
Mycobacterium tuberculosis: obligat aerobes Stäbchen, nicht Sporen bildend, Ziel-Nehlsen-Färbung positiv, keine Gram-Anfärbbarkeit, lange Generationszeit, selten gibt es humane Infektionen durch andere Mykobakterien

6.3.4.3 Neurosyphilis

6.3.4.3 Neurosyphilis

Klinik

Die Neurosyphilis hat verschiedene Manifestationsformen, die entsprechend dem Krankheitsstadium der Syphilis (Lues) variieren (➤ Tab. 6.13), wobei die meningovaskulitische Verlaufsform heute am häufigsten ist, vor allem bei HIV-positiven Patienten.

Klinik: Symptome der Neurosyphilis variieren entsprechend den Krankheitsstadien der Syphilis (➤ Tab. 6.13).

Tab. 6.13 Syndrome und Symptome bei Syphilis.

Manifestationsform	Merkmale
Frühe Neurosyphilis	
meningovaskuläre Neurosyphilis (kann sowohl als frühe wie auch als späte Neurosyphilis eingeordnet werden)	• meningitische Variante: Kopfschmerzen, Hirnnervenläsionen (inkl. N.-opticus-Schädigung) und Hydrozephalus (selten) • vaskulitische Variante: Hemiparesen, Gesichtsfeldausfälle, Hirnstammläsionen, spinale Symptome, hirnorganisches Psychosyndrom, symptomatische Epilepsie
syphilitische Gummen	• typischerweise von den Meningen ausgehend • an der Hirnkonvexität mit fokaler Herdsymptomatik und fokal beginnenden epileptischen Anfällen
Hirnnervenläsionen	III, VII, VIII
Späte Neurosyphilis (Erkrankungsdauer mindestens 1 Jahr)	
meningovaskuläre Neurosyphilis (kann sowohl als frühe wie auch als späte Neurosyphilis eingeordnet werden)	• meningitische Variante: Kopfschmerzen, Hirnnervenläsionen (inkl. N.-opticus-Schädigung) und Hydrozephalus (selten) • vaskulitische Variante: Hemiparesen, Gesichtsfeldausfälle, Hirnstammläsionen, spinale Symptome, hirnorganisches Psychosyndrom, symptomatische Epilepsie
Tabes dorsalis (tabische Neurosyphilis)	chronisch progrediente dorsale Radikuloganglionitis mit: • Reflexverlust an den unteren Extremitäten • Pallanästhesie • Gangataxie • Miktionsstörungen im Sinne einer deafferenzierten Blase • Pupillenstörungen • Optikusschädigung • lanzinierenden Schmerzen, vor allem an den unteren Extremitäten

TAB. 6.13

Tab. 6.13 Syndrome und Symptome bei Syphilis. *(Forts.)*

Manifestationsform	Merkmale
Frühe Neurosyphilis	
progressive Paralyse (paralytische Neurosyphilis)	chronisch progrediente Enzephalitis: • kognitive Defizite • psychotische Episoden • Kopfschmerz und Schwindel • abnorme Pupillenreaktion (reflektorische Pupillenstarre – Argyll-Robertson-Zeichen) • Zungentremor • epileptische Anfälle • Harn- und Stuhlinkontinenz • schweres demenzielles Syndrom (Spätphase) • Marasmus

Diagnostik:
Kriterien Neurosyphilis:
Die Neurosyphilis ist *wahrscheinlich* bei positiven TPHA- (oder TPPA-)Test und positiven FTA-Abs-Test im Serum sowie mindestens 2 der folgenden Punkte:
- chronisch progredienter Verlauf einer neurologischen Symptomatik mit Phasen von Verschlechterung und Teilremission (klinische Verlaufsformen s. o.)
- pathologische Liquorbefunde mit gemischtzelliger oder mononukleärer Pleozytose, Blut-Liquor-Schrankenstörung oder IgG-dominanter Immunreaktion im Liquor
- günstige Beeinflussung von Krankheitsverlauf und/oder Liquorbefunden durch Antibiotika (Ceftriaxon, Doxycyclin, Penicillin G)

Eine *sichere* Neurosyphilis ist durch einen positiven Antikörper-Index plus entzündliches Liquorsyndrom definiert (ITpA-Index = intrathekal produzierte Treponema-pallidum-Antikörper). Als Aktivitätsmarker im Verlauf dienen VDRL-Test oder Cardiolipin-CPR.

Diagnostik

Kriterien Ein Patient leidet wahrscheinlich an einer Neurosyphilis, wenn mindestens 2 der nachfolgenden Punkte 1–3 und immer Punkt 4 gegeben sind:

1. subakut bis chronisch progredienter Verlauf einer neurologischen Symptomatik mit Phasen von Verschlechterung und Teilremission
2. pathologische Liquorbefunde mit gemischtzelliger oder mononukleärer Pleozytose, Blut-Liquor-Schrankenstörung oder IgG-dominanter Immunreaktion im Liquor
3. günstige Beeinflussung von Krankheitsverlauf und/oder Liquorbefunden durch Antibiotika
4. positiver TPHA- (oder TPPA-)Test und positiver FTA-Abs-Test im Serum

Antikörperindex Ein Patient leidet sicher an einer Neurosyphilis, wenn eine lokale intrathekale treponemenspezifische Antikörperreaktion, messbar über einen spezifischen Antikörperindex (ITpA-Test oder TPHA-AI), in Kombination mit einem entzündlichen Liquorsyndrom vorliegt:

- TPPA- oder TPHA-Test (TPHA = Treponema-pallidum-Hämagglutinations-Assay), FTA-Abs-Test (= Fluoreszenz-Treponema-Antikörper-Absorptionstest)
- Suche nach treponemenspezifischen IgM-Antikörpern: 19S-IgM-FTA-Abs-Test, TP-IgM-ELISA, IgM-Western-Blot (kann in späten Phasen negativ sein)

ITpA-Index Für die Berechnung des ITpA-Index (ITpA = intrathekal produzierte Treponema-pallidum-Antikörper) benötigt man das Verhältnis von TPHA-Titer zu Gesamt-IgG im Liquor, das durch das Verhältnis von TPHA-Titer zu Gesamt-IgG im Serum geteilt wird. Werden im ZNS keine Antikörper gegen Treponema pallidum produziert, beträgt der ITpA-Index 1 (0,5–2,0). Ein Wert > 2,0 deutet auf eine spezifische Antikörpersynthese im ZNS hin, ein Wert von > 3,0 beweist diese mit hoher Reliabilität (Sensitivität ca. 85 %, Spezifität 100 %). Falsch negative Befunde kommen bei ZNS-Befall im Sekundärstadium und bei vaskulitischer Neurosyphilis vor. ITpA-Index und TPHA-AI normalisieren sich nach der Therapie erst im Verlauf von Jahren bis Jahrzehnten, daher sind diese Antikörper-Spezifität-Indizes nicht als Aktivitätsparameter geeignet.

Aktivitätsmarker Lipidreaktionen: VDRL-Test oder Cardiolipin-CPR (weniger zur Diagnosestellung, kann aber zur Beurteilung eines Therapieeffekts hilfreich sein)

MERKE

MERKE Von einer *asymptomatischen* Neurosyphilis spricht man, wenn eine positive Syphilisserologie (Liquor-/Serum-Antikörper-Index positiv) vorliegt, eine klinische Symptomatik jedoch fehlt.

Eine *zerebrale Bildgebung* dient dem Nachweis von Gummen, vaskulären Komplikationen, Hydrozephalus und zur Diagnostik/Ausschluss von Differenzialdiagnosen.

Bildgebung Bildgebende Befunde dienen außerdem zur Erfassung von Ischämie, Hydrozephalus, Gummen sowie zum Ausschluss anderer Erkrankungen.

Therapie:
- Penicillin G i. v., 3–4 Mio. I.E. alle 4 h über 10–14 Tage oder
- Ceftriaxon i. v. 2 g/d 10–14 Tage oder
- Doxycyclin p. o. 2 × 200 mg/d für 28 Tage

Therapie

Therapie der 1. Wahl bei Neurosyphilis ist Penicillin G in kristalloider Lösung, intravenös verabreicht, über eine Dauer von 10–14 Tagen (3–4 Mio. Einheiten, alle 4 h). Gleichwertig kann eine Therapie mit Ceftriaxon (2 g/d) i. v. über 10–14 Tage angesehen werden, und möglicherweise wirkt auch Doxycyclin 2 × 200 mg/d für 28 Tage vergleichbar gut.

Ist die Therapie erfolgreich, geht die Liquorpleozytose zurück, die Blut-Liquor-Schrankenstörung normalisiert sich und die IgM-Antikörperkinetik ist innerhalb von 6–12 Monaten (!) rückläufig. TPPA und FTA-Abs-Test sind ebenso wie der ITpA-Index für die Therapiekontrolle ungeeignet.

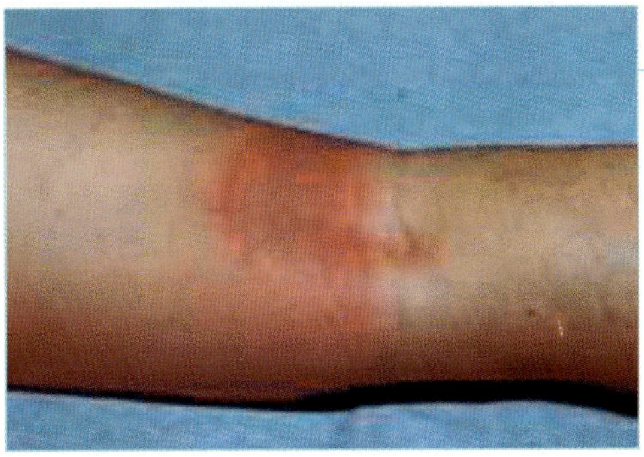

Abb. 6.20 Erythema migrans. [R261]

ABB. 6.20

Epidemiologie und Pathogenese

Inzidenz Die Inzidenz der Syphilis liegt in Deutschland bei ca. 8,8 pro 100.000 pro Jahr . Sie nimmt insgesamt in den letzten Jahren weltweit wieder zu, Großstädte sind deutlich stärker betroffen als ländliche Regionen. ZNS-Manifestationen der Syphilis sind seltener.

Erreger Die Syphilis wird durch Treponema pallidum, ein für den Menschen obligat pathogenes Mitglied der Spirochaetaceae verursacht. Etwa 5–10 % der an einem syphilitischen Primäraffekt (Ulcus durum) Erkrankten entwickeln Jahre bis Jahrzehnte später eine Neurosyphilis.

Epidemiologie und Pathogenese:
- Erreger = Treponema pallidum
- Inzidenz weltweit steigend

6.3.4.4 Borreliose

Die Lyme-Borreliose ist eine infektiöse Multisystemerkrankung, die in den gemäßigten Klimazonen der Nordhalbkugel endemisch verbreitet ist.

6.3.4.4 Borreliose
Die Borreliose ist eine infektiöse Multisystemerkrankung. Verursachende Borrelien werden per Zeckenstich übertragen.

Klinik

Erythema migrans Bei 80–90 % der Patienten manifestiert sich die frühe Borrelieninfektion als lokales Erythema migrans (➤ Abb. 6.20) mit oder ohne Allgemeinsymptome. Es tritt relativ rasch nach dem Zeckenstich auf.

Meningoradikuloneuritis Die Meningoradikuloneuritis (Garin-Bujadoux-Bannwarth-Syndrom) ist zwar wesentlich seltener als ein Erythema migrans, aber trotzdem noch die zweithäufigste Manifestation einer akuten Lyme-Borreliose bei Erwachsenen in Europa. Eine isolierte Meningitis wird fast ausschließlich bei Kindern beobachtet.

Die klassischen Manifestationen der akuten Neuroborreliose sind:
- Radikulitis/Radikuloneuritis
- Hirnnervenausfälle (insbesondere N. facialis, ggf. beidseits)
- Meningitis

Die Symptome der akuten Neuroborreliose entwickeln sich 4–6(–12) Wochen nach dem Zeckenstich bzw. nach dem Erythema migrans. Die **radikulitischen Schmerzen** sind extrem stark, haben brennenden, beißenden, reißenden, bohrenden Charakter und sprechen kaum auf herkömmliche Analgetika an. Typisch ist, dass sie nachts stärker als tagsüber ausgeprägt sind. Innerhalb von 1 bis 4 Wochen treten nicht selten zusätzlich radikuläre Paresen und/oder Sensibilitätsstörungen auf.

Das ZNS ist bei einer Neuroborreliose nur selten und dann meist chronisch beteiligt. Ebenfalls selten ist eine borrelieninduzierte Vaskulitis.

Klinik:
- Erythema migrans: Hautreaktion in 80–90 % der Infektionen (➤ Abb. 6.20)
- Neuroborreliose: Symptome 4–6 Wochen nach Infektion
- Manifestationsformen: (Poly)radikulitis (mit starken bohrenden Schmerzen, insbesondere nachts, Paresen und Sensibilitätsstörungen), Hirnnervenausfälle (insbesondere N. facialis, ggf. beidseits), Meningitis

Diagnostik

Die typischen Symptome lenken unverzüglich, insbesondere in der warmen (zeckenaktiven) Jahreszeit, den Verdacht auf eine Neuroborreliose, dieser Verdacht wird durch ein entzündliches Liquorsyndrom (lymphoplasmazelluläre Pleozytose) sowie den Nachweis von borrelienspezifischen IgG-Antikörpern im Serum und im Liquor bestätigt. Die intrathekale spezifische Antikörperproduktion wird durch die Bestimmung des Liquor-/Serum-Index für Antikörper gegen Borrelien nachgewiesen. Nur sehr selten (z. B. bei immunsupprimierten Patienten) kann diese bei einer Neuroborreliose negativ bleiben. Eine weitere Möglichkeit der Diagnosesicherung wäre dann der Versuch eines Erregernachweises aus dem Liquor (Kultur oder PCR), wobei die Sensitivität beider Methoden aber gering ist. Der Erregernachweis aus dem Blut gelingt üblicherweise nicht.

Diagnostik: entzündlich veränderter Liquor, borrelienspezifische Antikörper in Serum und Liquor, erhöhter Liquor-/Serum-Antikörper-Index gegen Borrelien

Therapie

Eine akute Neuroborreliose wird für die Dauer von mindestens 2 Wochen mit Ceftriaxon, Cefotaxim oder Doxycyclin (oral) therapiert.

Therapie: Ceftriaxon i. v. oder Doxycyclin p. o. für mindestens 2 Wochen

Studentische Sicht

Prognose: Schmerzen sprechen meist sehr rasch (innerhalb weniger Tage) auf Antibiotika an, Paresen bilden sich nur langsam zurück.

Prophylaxe: Vermeidung von Zeckenstichen, sofortige fachgerechte Entfernung von Zecken. Eine Antibiotikaprophylaxe bei asymptomatischen Patienten nach Zeckenstich wird nicht empfohlen.

Die Inzidenz der Neuroborreliose beträgt 3/100.000 pro Jahr. Die Auslöser gehören in Europa zum *Borrelia-burgdorferi-sensu-lato*-Komplex (insbesondere *B. burgdorferi, B. afzelii, B. garnii*).

6.3.4.5 Brucellose

Akute Neurobrucellose: Meningitis, Meningoenzephalitis, Hirnnervenneuritis, Querschnittsmyelitis und selten Endokarditis mit septischen Hirninfarkten möglich, systemische Symptome, undulierendes Fieber, Arthralgien
Chronische Neurobrucellose: psychotische Symptome, Persönlichkeitsstörungen, Neurasthenie, Depression

Diagnostik:
- LP, Kultur aus Blut und Liquor
- Bildgebung
- Biopsie

Therapie: Antibiotikakombination aus Doxycyclin und Rifampicin
Komplikationen: Rezidive bis zu 10 %, Langzeitfolge Hypakusis (12 %)
Expositionsprophylaxe: Vermeiden von roher Ziegenmilch, Käse aus unpasteurisierter Milch; Tragen von protektiver Kleidung (z. B. Metzger, Veterinärmediziner)

Prognose

Die typische Manifestation der akuten Neuroborreliose, insbesondere die heftigsten nächtlich akzentuierten radikulitischen Schmerzen, sprechen prompt auf die antibiotische Therapie an (innerhalb von wenigen Tagen), neurologische Ausfälle benötigen länger zur Restitution.

Prophylaxe

Die einzige kausale Prophylaxe besteht darin, Zeckenstiche zu vermeiden oder Zecken, die bereits gebissen haben, sofort wieder zu entfernen. Dies sollte fachgerecht geschehen (Zeckenzange). Weil die Borrelien meist erst 16–24 Stunden nach dem Zeckenstich übertragen werden, ist ein rasches Absuchen des Körpers nach Zecken und ihre Entfernung noch als Prophylaxe zu verstehen. Eine Antibiotikaprophylaxe bei asymptomatischen Patienten nach Zeckenstich wird nicht empfohlen. Auch eine Untersuchung der entfernten Zecke wird nicht empfohlen. Allerdings sollte die Bissstelle über mehrere Wochen lang beobachtet werden.

Epidemiologie und Pathogenese

Inzidenz Die Inzidenz der Borreliose beträgt bis zu 100/100.000 Einwohner/Jahr, überwiegend allerdings im Sinne der Frühmanifestation, Erythema migrans. Bei maximal 3 % der mit *B.-burgdorferi*-Spezies infizierten Menschen tritt eine Neuroborreliose auf, d. h., die Inzidenz der Neuroborreliose beträgt ca. 3/100.000/Jahr.
Erreger In Nordamerika wird die Lyme-Borreliose ausschließlich durch die Borrelienspezies *B. burgdorferi sensu stricto* verursacht, in Europa sind *B. afzelii* und *B. garinii* (und vermutlich *B. spielmanii*) weitere humanpathogene Erreger. *B. afzelii* verursacht meist ein Erythema migrans, während *B. garinii* eine gewisse Neurotropie aufweist.
Ixodes ricinus Die Borrelienspezies, die die Lyme-Borreliose verursacht, wird durch den Biss der Zecke *Ixodes ricinus* übertragen. Die Blutmahlzeit der Zecke muss in der Regel mehr als 16 Stunden andauern, um effektiv Spirochäten zu übertragen. Bei bis zu 5 % der Menschen ist nach einem Zeckenstich mit einer Serokonversion und bei 0,5–1,5 % mit einer manifesten Erkrankung zu rechnen.

6.3.4.5 Brucellose

Klinik

Die **akute/subakute Form** der Neurobrucellose präsentiert sich als Meningitis, Meningoenzephalitis, Hirnnervenneuritis, Querschnittsmyelitis sowie, selten, Endokarditis mit kardioembolischem Hirninfarkt. Bei der **chronischen Form** (Symptome länger als ein Jahr) überwiegt die psychiatrische Symptomatik mit psychotischen Symptomen, Persönlichkeitsstörungen, Neurasthenie und Depression. Der Übergang der akuten in die chronische Form ist häufig durch undulierendes Fieber und Arthralgien gekennzeichnet. Systemische Symptome (allgemeines Krankheitsgefühl, Schwitzen, Arthralgien, Gewichtsverlust, Hepatosplenomegalie) kommen vor allem bei der akuten Form vor.

Diagnostik

- Liquor: unspezifische lymphozytäre Pleozytose, (fast) normale Liquorglukose, mäßig bis deutlich erhöhtes Liquoreiweiß
- Kultur: aus dem Liquor, insbesondere bei akuter Meningitis, positive Blutkultur (bei bis zu 80 %) bei systemischer Begleitsymptomatik
- Bildgebung: unspezifisch (z. B. Granulome, Meningitis, Hydrozephalus), zur Planung einer Biopsie bzw. Nadelaspiration unverzichtbar

Therapie

- Zweifachkombination (Doxycyclin, Rifampicin,) für 6–12 Wochen
- Rezidiv bei bis zu 10 % der Patienten, bei Meningitis in bis zu 12 % irreversible Hypakusis als Langzeitfolge
- Expositionsprophylaxe: Vermeiden von roher Ziegenmilch, Käse aus unpasteurisierter Milch; Tragen von protektiver Kleidung (z. B. Metzger, Veterinärmediziner)

Epidemiologie und Pathogenese

- Anthropozoonose, weltweit ca. 500.000 Fälle, davon 5 % mit Neurobrucellose
- Erreger: kleine, aerobe, potenziell menschenpathogene Bakterien (*Brucella abortus Bang, Brucella melitensis, Brucella suis*) vor allem in Ländern des Vorderen Orients, Mittelmeerländern sowie Mittel- und Südamerika

6.3.4.6 Morbus Whipple

Eine Whipple-Erkrankung ist eine chronisch rezidivierende entzündliche Multisystemerkrankung des mittleren Lebensalters, bei der das ZNS zu den 3 wesentlichen Orten einer extraintestinalen Erkrankungsmanifestation zählt.

Klinik

Meist dominieren Allgemeinsymptome, gastrointestinale Symptome, Gewichtsverlust und Arthralgien, nur sehr selten beginnt eine Whipple-Erkrankung mit neurologischen Symptomen (typisch sind supranukleäre Ophthalmoplegie, vertikaler Nystagmus oder Opsoklonus, okulomastikatorische Myorhythmien, Zeichen einer diffusen Enzephalopathie mit Entwicklung eines demenziellen Syndroms). Manchmal kommen begleitend eine Optikusneuritis, Uveitis, Keratitis, evtl. auch ein Papillenödem und eine Retinitis vor.

Diagnostik

- klinisch durch typische Konstellation (demenzielles Syndrom, Ophthalmoplegie, okulomastikatorische Myorhythmien)
- Liquor: unspezifische geringe Pleozytose, normale Liquorglukose
- Pathologie: PAS-positive Makrophagen in Liquor, Hirnbiopsie, Dünndarmbiopsie oder Aspirat der vorderen Augenkammer sind beweisend
- Kultur: in menschlichen Fibroblasten
- Bildgebung: hyperintense Läsionen (MRT) der weißen Substanz, des Hypothalamus, des Hirnstamms und Zerebellums

Therapie

- Penicillin G (oder Ceftriaxon) für 2 Wochen
- dann Hochdosis-Trimethoprim/Sulfamethoxazol-Therapie für 1–2 Jahre
- Rezidiv bei bis zu 40 % der Patienten (auch noch nach Jahren)

Epidemiologie und Pathogenese

- überwiegend bei Männern, vor allem aus der Landwirtschaft
- Erreger: *Tropheryma whippelii* (grampositiver Aktinomyzet), orale Aufnahme, Vermehrung in der Lamina propria des Dünndarms

6.3.4.7 Tetanus

Klinik

Nach einer mittleren Inkubationszeit von 8 Tagen (4–30 Tage) bemerkt der afebrile Patient Schmerzen und Steifigkeit der Muskeln, insbesondere des Nackens und/oder des Gesichts, gefolgt von Trismus und Dysphagie. Typisch sind die von kranial absteigenden Symptome einer spastischen Tonuserhöhung der Kaumuskulatur (Kieferklemme, Trismus), der mimischen Muskulatur (Risus sardonicus) sowie der Nacken- und Rückenmuskulatur (Opisthotonus). Innerhalb von 24 Stunden treten generalisierte Muskelspasmen, Laryngospasmen mit Atemwegsobstruktion sowie eine Funktionsstörung des autonomen Nervensystems auf (z. B. Tachykardie, Hypertonie, Schwitzen). Auf äußere Reize werden die Spasmen ausgelöst und verstärkt mit der Gefahr eines lebensbedrohlichen Laryngospasmus.

Ein lokaler Tetanus ist auf eine Extremität bzw. den Kopf/Nacken (zephaler Tetanus) beschränkt.

Diagnostik

- klinisch, insbesondere absteigende Tonuserhöhung
- Kultur: nicht aus Wunden möglich, Toxinnachweis durch Inokulation von Patientenserum in eine Maus oder quantitativen Antitetanus-Toxoid-IgG-Nachweis im ELISA (beide wenig verlässlich)
- EMG: kontinuierliche, nicht unterdrückbare Muskelaktivität, fehlende oder verkürzte „silent period"

Therapie

- immer auf Intensivstation mit Überwachung und bestmöglichem Atemwegsmanagement mit Frühtracheotomie
- Identifizierung der Eintrittspforte und Wundreinigung
- Neutralisierung zirkulierenden Toxins und Immunisierung (Gabe von humanem Tetanus-Immunglobulin sowie aktive Immunisierung mit Tetanustoxoid)
- unterstützende, symptomatische Therapie:
  - Eradizierung von *Clostridium tetani:* Metronidazol (Toxinwirkung ist trotzdem bis zu 12 Wochen möglich!)

6.3.4.6 Morbus Whipple

Der Morbus Whipple ist eine chronisch rezidivierende, entzündliche Multisystemerkrankung.

Klinik: gastrointestinal, Arthralgien und neurologische Manifestation (Trias demenzielles Syndrom, Ophthalmoplegie, okulomastikatorische Myorhythmien)

Diagnostik: Liquor, Pathologie (PAS-positive Makrophagen im Liquor, in der Biopsie von Hirn und Dünndarm und im Aspirat der vorderen Augenkammer), cMRT

Therapie: Penicillin G oder Ceftriaxon für 2 Wochen, Trimethoprim/Sulfamethoxazol für 1–2 Jahre

Epidemiologie und Pathogenese: überwiegend Männer betroffen, besonders in der Landwirtschaft, orale Aufnahme von *Tropheryma whippelii*

6.3.4.7 Tetanus

Klinik: Inkubationszeit 4–30 Tage, kein Fieber, absteigende spastische Tonuserhöhung bis Opisthotonus, insbesondere Kaumuskulatur und Gesicht (Trismus, Risus sardonicus), generalisierte Muskelspasmen, auf Berührung ausgelöst, Laryngospasmen, Atemwegsobstruktion, autonome Funktionsstörungen

Diagnostik: typische Klinik, Nachweis des Tetanustoxins im Serum, EMG

Therapie: Intensivstation (Atemwegsmanagement, vegetative Stabilisierung), Reinigung der Eintrittspforte, Neutralisierung des zirkulierenden Toxins, aktive und passive Tetanusimmunisierung, Spasmolyse (Baclofen, Dantrolen), Eradizierung von *Clostridium tetani* (Metronidazol)

Studentische Sicht

Prophylaxe: aktive Tetanusimpfung

Pathogenese: *Clostridium tetani* dringt durch Hautverletzungen ein und produziert das Neurotoxin Tetanospasmin, das an der motorischen Endplatte und am autonomen Nervensystem wirkt.

6.3.4.8 Botulismus

Klinik: zuerst oft gastrointestinale Symptome, dann schlaffe, symmetrische, absteigende Tetraparese mit bulbärem Beginn (Dysphagie, Dysarthrie, Okulomotorikstörung)

Diagnostik: Anamnese, Toxinnachweis (Stuhl, Serum, Mageninhalt, Nahrungsmittel), EMG

Therapie: Intensivstation, Botulismusantitoxin
Prophylaxe: Überwachung von Kontaktpersonen, Antitoxingabe sofort bei ersten Symptomen

Prognose: Erholung von Paresen kann Monate dauern, keine bleibenden Schäden

Pathogenese: *Clostridium botulinum* in verunreinigten Nahrungsmitteln (oft hausgemachte Konserven), das Toxin hemmt die Ausschüttung von Azetylcholin in den motorischen Endplatten

6.3.4.9 Diphtherie

Corynebacterium diphtheriae kann eine toxininduzierte Polyneuritis auslösen.
Prophylaxe: Impfung
Therapie: Antitoxin, Antibiose

  - Behandlung der Spasmen: Benzodiazepine, Baclofen, evtl. Dantrolen sowie – im Einzelfall – nicht-depolarisierende Muskelrelaxanzien
  - vegetative Symptome: Betablocker, Clonidin oder Magnesiumsulfat
- Prophylaxe: aktive Impfung (ein überstandener Tetanus bietet keinen Schutz vor einer erneuten Infektion!)

Epidemiologie und Pathogenese

- Inzidenz: weltweit ca. 100.000/Jahr, in Mitteleuropa < 0,1/100.000/Jahr
- Toxin: Neurotoxin-Tetanospasmin von *Clostridium tetani* (wird unter anaeroben Bedingungen im Wundbereich produziert)
- Pathogenese: nicht oder nur unzureichend aktiv immunisierte Patienten, die sich an der Haut verletzen (eine Infektion ist auch bei i. v. Drogenabhängigen oder nach intrapartaler oder unmittelbar postpartaler Infektion möglich); Tetanospasmin wirkt an der zentralen motorischen Kontrolle, der neuromuskulären Endplatte und am autonomen Nervensystem

6.3.4.8 Botulismus

Klinik

Typisch ist eine schlaffe symmetrische, meist absteigende Tetraparese mit bulbärem Beginn (Dysarthrie und Dysphagie), häufig aber auch Diplopie sowie Beteiligung des autonomen Nervensystems (anticholinerge Effekte wie Mydriasis und Mundtrockenheit). Der neurologischen Symptomatik geht häufig eine gastrointestinale Symptomatik (Nausea, Erbrechen, abdominale Krämpfe, anfangs Diarrhö, später Obstipation) voraus.

Diagnostik

- Anamnese: Verzehr von konservierten Produkten bzw. ähnliche Symptomatik in der Umgebung
- typische klinische Symptomatik
- Toxinnachweis (aus Stuhl, Serum, Mageninhalt oder asservierten Nahrungsmitteln): Mausinokulationstest; In-vitro-Nachweis mittels ELISA oder PCR ist noch experimentell
- EMG: Verringerung der Amplitude des Antwortpotenzials, bei repetitiver Nervenstimulation Inkrement

Therapie

- immer auf Intensivstation mit Überwachung und Sicherung der Atmung und der Atemwege
- Botulismusantitoxin: neutralisiert ausschließlich noch nicht an Nervenendigungen gebundene Toxinmoleküle, daher nur in den ersten 24 Stunden sinnvoll; ein vorheriger Intrakutantest ist wegen Hypersensitivitätsreaktionen bei bis zu 9 % der Patienten sinnvoll (das Antitoxin stammt vom Pferd)
- unterstützende Maßnahmen
- Prophylaxe: bei Epidemien Überwachung von Kontaktpersonen, Antitoxingabe sofort nach den ersten Symptomen

Prognose

- Toxinwirkung kann bis zu 12 Wochen anhalten, die Erholung von Paresen kann Monate dauern
- generell keine bleibenden Schäden

Epidemiologie und Pathogenese

- Inzidenz: durchschnittlich 0,02 Fälle/100.000 Menschen/Jahr
- Toxin: Neurotoxine des anaeroben Sporen bildenden Bakteriums *Clostridium botulinum*
- Pathogenese: Toxinaufnahme durch verunreinigte Nahrungsmittel (z. B. hausgemachte Fleisch- und Gemüsekonserven), Wundbesiedelung oder Darmbesiedelung, keine Übertragung von Mensch zu Mensch; Toxine hemmen die Ausschüttung von Azetylcholin in den motorischen Endplatten, aber auch andere cholinerge Systeme sind betroffen
- Inkubationszeit: meist 18–36 Stunden, je mehr Toxin, desto kürzer

6.3.4.9 Diphtherie

Klinik und Therapie

- Polyneuritis (häufig Polyneuritis cranialis), oft erst Wochen bis wenige Monate nach Laryngitis
- Eine Antitoxingabe, eine antibiotische Therapie und vor allem enge Überwachung bei Aspirations- und Erstickungsrisiko sind essenziell.

Epidemiologie und Pathogenese

- Inzidenz: bei bis zu 10 % der Laryngitis-Patienten; weltweit ist die Diphtherie – durch ausreichende Durchimpfung – selten, in den letzten 30 Jahren kam es immer wieder zu Einzelfällen und Epidemien (Anfang der 1990er-Jahre in den Nachfolgestaaten der Sowjetunion, 2014/2015 im indischen Subkontinent).
- Toxin: Toxin des *Corynebacterium diphtheriae,* des Auslösers der potenziell lebensbedrohlichen exulzerierenden/nekrotisierenden Laryngitis („Krupp")
- Inkubationszeit: oft erst nach Wochen bis wenigen Monaten

6.4 Infektionen durch Viren

6.4 Infektionen durch Viren

Viren können alle Kompartimente des zentralen und peripheren Nervensystems sowie deren Hüllen infizieren und verursachen dadurch auch durchaus klinisch differenzierbare, spezielle Krankheitsbilder. Die häufigsten viralen Infektionen des Nervensystems sind

- die durch das *Varizella-Zoster-Virus* (VZV) verursachte Radikulitis (kutaner Zoster, „Gürtelrose"),
- die „einfache" virale Meningitis (durch unterschiedliche Viren verursacht) und
- die durch das *Herpes-simplex-Virus* (HSV) verursachte Enzephalitis.

Die Prävalenz viraler ZNS-Manifestationen kann jedoch regional sehr unterschiedlich sein. So ist in den USA die durch das *West-Nil-Virus* (WNV) verursachte Meningoenzephalitis am häufigsten. Im Rahmen der globalen Erwärmung breitet sich die Culex-Mücke, die WNV auf Zugvögel, aber auch auf sog. Fehlwirte wie Pferde und den Menschen überträgt, in Europa in den letzten Jahren aus (17 gemeldete Fälle in Deutschland im Jahr 2022).

Virale Infektionen können einen sehr variablen Verlauf nehmen: Die akute, virale Meningitis verläuft häufig benigne und heilt auch ohne spezifische Therapie meist folgenlos aus, die HSV-Enzephalitis führt unbehandelt dagegen häufig zum Tod oder zumindest zu einem schweren neurologischen Defektsyndrom. Die spezifischen Behandlungsmöglichkeiten sind bei viralen Infektionen eingeschränkt, umso wichtiger ist es, potenziell behandelbare Infektionen sehr früh anhand des klinischen Syndroms und raschen Erregernachweises zu identifizieren bzw. auch vor dem Erregernachweis zu behandeln.

MERKE

MERKE Für die Verdachtsdiagnose einer viralen ZNS-Erkrankung und für eine gezielte Diagnostik aus geeignetem Material ist eine ausführliche Reise- und Impfanamnese, evtl. Außenanamnese, klinische Untersuchung, Bildgebung, klinisch-chemische Analytik und vor allem die Kenntnis der mit Virusinfektionen assoziierten Krankheitsbilder des ZNS und des PNS von großer Bedeutung.

6.4.1 Klinische Syndrome bei viralen Infektionen

6.4.1 Klinische Syndrome bei viralen Infektionen

Virale Infektionen des Nervensystems haben häufig einen *biphasischen Verlauf:* erst prodromale Allgemeinsymptome, dann spezifische neurologische Defizite (meningitisches, meningoenzephalitisches, myelitisches oder radikulitisches/neuritisches Syndrom).

Viren können alle Kompartimente des ZNS, des PNS und deren Hüllen und Blutgefäße infizieren, woraus sich ein sehr vielfältiges Bild viraler Neuroinfektionen ergibt. Trotzdem lassen sich allgemeine Charakteristika festhalten:

Biphasischer Verlauf und Allgemeinsymptome Häufig findet sich ein biphasischer Verlauf. Die anfängliche Invasionsphase ist durch Symptome des Respirations- oder des Gastrointestinaltrakts gekennzeichnet, Allgemeinsymptome sind Fieber, Muskel- und Gelenkschmerzen, Kopfschmerzen und allgemeines Krankheitsgefühl. Auch ein Exanthem kann auftreten. Begleitend kann man leichtgradige Zeichen einer Hepatitis (Transaminasenerhöhung) im Labor finden, auch Lymphknotenschwellungen können vorhanden sein.

Spezifische Symptome Aus diesen Prodromi heraus entwickeln sich dann lokalisations- oder virusspezifische Symptome (➤ Tab. 6.14):

- meningitisches Syndrom: Kopfschmerzen, Licht- und Lärmempfindlichkeit, Meningismus, Übelkeit, Erbrechen, Schläfrigkeit, aber auch Rastlosigkeit
- meningoenzephalitisches Syndrom: wie oben plus qualitative oder quantitative Bewusstseinsstörung bis zum Koma, epileptische Anfälle (generalisiert > fokal), fokal neurologische, häufig neuropsychologische Defizite (Aphasie, Neglekt, Paresen), Myoklonien
- myelitisches Syndrom: (in)komplettes Querschnittssyndrom mit Ausfällen je nach Höhenlokalisation, selektiver Ausfall einzelner Neuronenverbände z. B. mit schlaffen Paresen (Verdacht auf Poliomyelitis acuta anterior)

Tab. 6.14 Syndromatologische Zuordnung viraler Erreger.

Klinisches Bild	Virale Erreger
Meningitis	Enteroviren (insbesondere *Enterovirus 71*), *Coxsackie A* und *B*, ECHO-Viren, Polioviren, *FSME-Virus, Masernvirus, Mumpsvirus,* Hantaviren, Parechoviren, *Sandfliegen-Fieber-Virus* (Toskana, Neapel, Sizilien), *Dengue-Virus, Rifttal-Fieber-Virus, Rötelnvirus, HIV, HHV6, HSV-2*
Enzephalitis, Meningoenzephalitis	*Herpes-simplex-Virus* (Typ 1 und 2), *Varizella-Zoster-Virus* (VZV), *FSME-Virus, West-Nil-Virus, Japan-Enzephalitis-Virus, Tollwutvirus, Poliovirus* (Typ 1 und 3), *Lassavirus, Masernvirus,* Enteroviren, *HTLV, HIV, EBV, CMV* (bei Immuninkompetenz), Adenoviren, Influenzaviren, *JC-Virus, Borna-Virus*
Myelitis	*FSME-Virus,* Enteroviren, *VZV, HIV,* Filoviren (*Ebola-Virus, Marburg-Virus*), *Lassa-Virus, EBV, HSV*
Poliomyelitis	Enteroviren, insbesondere *Poliovirus Typ 1* und *3*
Myelopathie	*HTLV-1* (tropische spastische Paraparese [TSP]/HTLV-assoziierte Myelopathie [HAM]), *HIV*
ADEM, Polyradikulitis (z. B. Guillain-Barré-Syndrom)	postinfektiöse oder Post-Vakzinierungs-Autoimmunreaktion, u. a. *EBV, CMV, VZV, Zika-Virus*
progressive Panenzephalitis	Spätmanifestationen: *Masernvirus* (subakute sklerosierende Panenzephalitis [SSPE]), *Rötelnvirus* (nach kongenitaler Rötelnkrankheit), *Hendravirus* (Asien)
chronische Enzephalopathie	*JC-Virus* (progressive multifokale Leukenzephalopathie [PML] bei Immunsupprimierten), *HIV, Gelbfiebervirus, Lassavirus*
Hirnnervenparese	*FSME-Virus, VZV,* Polioviren, *Tollwutvirus, HIV, HTLV, CMV, HSV, EBV, Mumpsvirus*
Mikrozephalie	kongenitale Infektion: *CMV, Zika-Virus, Rötelnvirus*

ADEM = akute disseminierte/demyelinisierende Enzephalomyelitis, CMV = Zytomegalievirus, EBV = Epstein-Barr-Virus, FSME = Frühsommermeningoenzephalitis, HHV = humanes Herpesvirus, HIV = humanes Immundefizienzvirus, HSV = Herpes-simplex-Virus, HTLV = humanes T-lymphotropes Virus, SSPE = subakute sklerosierende Panenzephalitis, VZV = Varizella-Zoster-Virus

- radikulitisches/neuritisches Syndrom: sensible Reizerscheinungen (Kribbeln, Schmerzen) im betroffenen Dermatom oder Versorgungsgebiet, Exanthem (z. B. Zosterbläschen), Paresen (z. B. Zoster oticus), sensorische Ausfälle (u. a. Geschmacksstörungen; vestibuläre Störungen)

Die spezifischen Symptome können nacheinander oder zeitgleich auftreten. Gelegentlich treten die krankheitsspezifischen Symptome auch in den Hintergrund, sodass man danach suchen muss, um zur richtigen Diagnose zu kommen (z. B. Zosterbläschen am Meatus acusticus externus bei peripherer Parese des N. facialis).

6.4.2 Grundzüge der virologischen Diagnostik

Virennachweis:

- *direkt* mittels PCR aus infizierten Körperflüssigkeiten
- *indirekt* durch Nachweis erregerspezifischer Antikörper (ASI = Antikörperspezifitätsindex, Quotient aus Ig im Liquor und Ig im Serum, ist bei intrathekaler Antikörperproduktion erhöht [> 2])

6.4.2 Grundzüge der virologischen Diagnostik

Die ZNS-Pathophysiologie der großen Zahl an primär oder sekundär neurotropen Viren ist sehr unterschiedlich, trotzdem haben sich einige wenige diagnostische Nachweisverfahren im Labor als besonders geeignet erwiesen, um Kausalität herzustellen (s. a. ➤ Tab. 6.15):

PCR Der direkte Erregernachweis ist Goldstandard in der Akutphase. Bei chronischen Manifestationen ist der Nachweis auch häufig negativ. Als Material kommt meist Liquor, aber erregerabhängig auch Serum, Rachenabstriche, Urin oder der Bläscheninhalt assoziierter Effloreszenzen infrage. Quantitative Real-Time-PCRs für spezifische ZNS-Pathogene stehen ebenso zur Verfügung wie PCR-Multiplex-Verfahren als Schnelldiagnostik, die bis zu 20 virale, bakterielle und parasitäre Erreger oder Pilze gleichzeitig anhand ihres Genoms nachweisen können. Letztere können in Einzelfällen jedoch (noch) nicht der genotypischen Diversität einzelner Erreger ausreichend Rechnung tragen und sind daher möglicherweise falsch negativ.

Serologie Neu auftretende IgM-Antikörper im Serum gegen spezifische Viren oder ein deutlicher (meist 4-facher) IgG-Titeranstieg können gemeinsam mit Anamnese und Klinik auch einen hohen diagnostischen Stellenwert haben.

CAVE

CAVE Nicht für alle Viren stehen spezifische Antikörpernachweisverfahren zur Verfügung und Kreuzreaktionen, z. B. bei Flaviviren, erschweren häufig die Interpretation.

Tab. 6.15 Klassifikation/Taxonomie neurotroper Viren.

Genom	Familie/Unterfamilie/Genus	Virusspezies/Synonym	Virologische Diagnostik*	Typische neurologische Krankheitsbilder**	Antivirale Therapie	Impfung/weitere Prävention	GA-Meldung***
RNA	Picornaviridae/Enterovirus	Coxsackie A und B, Enteroviren (oft *Enterovirus 71*), *ECHO-Virus*	PCR (Stuhl, Rachenabstrich, Liquor), Virusanzucht	MEN>>ENZ Paresen	Pleconaril, ggf. Milrinone, ggf. Hyperimmunglobuline	–	–
RNA	Picornaviridae/Enterovirus	*Poliovirus Typ 1, 3*	PCR (Stuhl, Rachenabstrich, Liquor), Antikörper (bei Nichtgeimpften), Virusanzucht	Myalgien, MEN, MYE, ENZ, nichtparalytische Poliomyelitis, paralytische Poliomyelitis (schlaffe Paresen: Arm-, Bein-, Atem-, Schluck-, Sprech-, Augenmuskulatur)	–	ja	ja
RNA	Flaviviridae/Flavivirus	*FSME-Virus*	FSME-IgM (**Cave**: nicht nach Impfung), FSME-IgG-Titeranstieg (Serum), ASI, evtl. PCR (Liquor)	MEN>ENZ, Paresen, MYE	–	ja/Zeckenschutz	ja
RNA	Flaviviridae/Flavivirus	*Japan-Enzephalitis-Virus* (JEV)	JEV-IgM (Serum), JEV-IgG Titeranstieg (Serum), PCR (Serum, Liquor, Urin)	ENZ>>MEN, Myalgie, Parese	–	ja/Mückenschutz	ja
RNA	Flaviviridae/Flavivirus	*West-Nil-Virus* (WNV)	PCR (Liquor, Serum, Urin), WNV-IgM, WNV-IgG-Titeranstieg (Serum)	MEN, ENZ, Paralyse	ggf. Favipiravir	–/Mückenschutz	ja
RNA	Flaviviridae/Flavivirus	*Dengue-Virus* (DENV)	PCR (Liquor, Serum, Urin), NS1-Antigennachweis, DENV-IgM, IgG-Titeranstieg (Serum)	Kinder > Erwachsene, Reinfektion mit anderem DENV-Serotyp, ENZ, Myelitis, MEN, GBS, Neuritis	–	evtl. Dengvaxia (beschränkte Zulassung/Risikoabwägung)/Mückenschutz	ja
RNA	Flaviviridae/Flavivirus	*Gelbfiebervirus* (GFV)	PCR (Liquor, Serum, Urin), evtl. GFV-IgM, IgG-Titeranstieg	ENZ, MEN	–	ja/Mückenschutz	ja
RNA	Flaviviridae/Flavivirus	*Zika-Virus*	PCR (Urin, Blut, Liquor), Zika-IgM und IgG (**Cave**: Kreuzreaktion mit anderen Flaviviren!)	Mikrozephalie, GBS, ENZ, Meningoenzephalitis, Parästhesie, Fazialisparese, MYE	–	–/Mückenschutz	ja
RNA	Paramyxoviridae/Morbillivirus	*Masernvirus*	Masernvirus-IgM, ASI, PCR (Liquor, Rachenabstrich, Urin)	ENZ>>MEN, 4 ENZ-Formen: (1) primäre Masern-ENZ, (2) postakute Masern-ENZ, (3) Masern-Einschlusskörperchen-ENZ, (4) SSPE	–	ja	ja
RNA	Paramyxoviridae/Rubellavirus	*Mumpsvirus*	Mumpvirus-IgM, ASI, PCR (Liquor, Rachenabstrich, Urin)	MEN>ENZ, mögliche Spätfolgen: Hemiparese, Hydrozephalus	–	ja	ja
RNA	Bunyaviridae/Hantavirus	*Hantavirus*	IgM-Nachweis	ENZ>>MEN	ggf. Ribavirin	–	ja
RNA	Bunyaviridae/Phlebovirus	*Rifttal-Fieber-Virus*	PCR (Liquor, Serum), IgM-, IgG-Nachweis	MEN, Retinitis	ggf. Favipiravir, Ribavirin	–	ja
RNA	Retroviridae/Lentivirus	*humanes T-lymphotropes Virus* (HTLV)	Klinik, Serum/Liquordiagnostik, Bildgebung	TSP/HAM	–	–	–
RNA	Retroviridae/Lentivirus	*humanes Immundefizienzvirus* (HIV)	Klinik, Serum/Liquordiagnostik, Bildgebung	Enzephalopathie, MEN, ENZ, MYE, Paresen, HIV-assoziierte Demenz (HAD) auch unter erfolgreicher HAART (s. a. Tab. 6.16)	HAART	–	HIV-Erstdiagnose anonymisiert an das RKI

Tab. 6.15 Klassifikation/Taxonomie neurotroper Viren. *(Forts.)*

Genom	Familie/Unterfamilie/Genus	Virusspezies/Synonym	Virologische Diagnostik*	Typische neurologische Krankheitsbilder**	Antivirale Therapie	Impfung/weitere Prävention	GA-Meldung***
RNA	Rhabdoviridae/Lyssavirus	*Tollwutvirus*	PCR (Liquor, Speichel, Hautbiopsie), Antikörpernachweis, Neutralisationstest	2 von 7 Symptomen liegen vor: Parästhesien, Angstzustände, Muskelkrämpfe, Delir, Hydrophobie, pharyngeale Spasmen, Paresen	–	ja (aktive Immunisierung, auch postexpositionelle Ig-Immunisierung um Bisswunde und i. m.)	ja
RNA	Filoviridae/Ebola-Virus	*Ebola-Virus*	PCR (Serum)	MEN, ENZ	evtl. Favipiravir	ja	ja
RNA	Filoviridae/Marburg-Virus	*Marburg-Virus*	PCR (Serum)	MEN, ENZ	evtl. Favipiravir		ja
DNA	Herpesviridae/Alphaherpesvirinae/Simplexvirus	*Herpes-simplex-Virus* 1 und 2 (HSV-1, HSV-2)	PCR (Liquor), ASI	ENZ>>MEN (HSV-1), nekrotisierende ENZ, MEN, MYE, Hirnnervenparese, Mollaret-Meningitis (HSV-2)	Aciclovir, ggf. Foscarnet, Brincidofovir	–	–
DNA	Herpesviridae/Betaherpesvirinae/Cytomegalovirus	*Zytomegalievirus* (CMV)	PCR (Liquor), ASI	häufig Immunsupprimierte: MEN>>ENZ, Polyneuroradikulitis, Zerebellitis, Chorioretinitis	Ganciclovir, ggf. Foscarnet, Cidofovir	–	–
DNA	Herpesviridae/Betaherpesvirinae/Roseolovirus	*humanes Herpesvirus 6* (HHV-6)	PCR (Liquor), ASI	MEN>>ENZ	Foscarnet, ggf. Ganciclovir	–	–
DNA	Herpesviridae/Gammaherpesvirinae/Lymphocryptovirus	*Epstein-Barr-Virus* (EBV)	PCR (Liquor), ASI	primär zerebrale Lymphome, MEN>>ENZ, Polyneuroradikulitis	Ganciclovir, Aciclovir, Cidofovir	–	–
DNA	Herpesviridae/Alphaherpesvirinae/Varicellovirus	*Varizella-Zoster-Virus* (VZV)	PCR (Liquor), ASI	Herpes zoster (Ganglionitis, Radikulitis), MEN>>ENZ, Zerebellitis, GBS, Paresen	Herpes zoster ohne Komplikationen: Valaciclovir; Alternative: Famciclovir, Brivudin Immunsuppression/Neuromanifestationen: Aciclovir, Foscarnet	ja	ja
DNA	Bornaviridae	*Borna-Virus* (Borna disease virus 1 [BoDV-1], „variegated squirrel bornavirus 1" [VSBV-1])	PCR (Liquor)	ENZ	evtl. Ribavirin und/oder Favipiravir und/oder Immunsuppression	-	ja
DNA	Polyomaviridae/Alphapapillomavirus	*JC-Virus*	PCR (Liquor)	progressive multifokale Leukenzephalopathie (PML)	evtl. Mirtazapin, evtl. Maraviroc gegen „immune reconstitution inflammatory syndrome" (IRIS)	–	–

ASI = Antikörperspezifitätsindex, FSME = Frühsommermeningoenzephalitis, GBS = Guillain-Barré-Syndrom, HAART = hochaktive antiretrovirale Therapie, HAM = HTLV-assoziierte Myelopathie, PCR = Polymerasekettenreaktion, SSPE = subakute sklerosierende Panenzephalitis, TSP = tropische spastische Paraparese

* PCR-Nachweis ca. 70–90 % Sensitivität in der Akutphase, pathologischer Serum-/Liquor-Antikörperindex bis zu 100 % Sensitivität

** MEN = Meningitis, ENZ = (Meningo-)Enzephalitis, MYE = Myelitis, RAD = Radikulitis, NEU = Neuritis

*** meldepflichtige Krankheiten nach § 6 Infektionsschutzgesetz (IfSG) bzw. meldepflichtige Krankheitserreger nach § 7 IfSG; Meldung an das zuständige Gesundheitsamt (GA)

Ein pathologisch erhöhter Antikörperspezifitätsindex (ASI) weist auf eine intrathekale Produktion erregerspezifischer Antikörper hin. Diese Untersuchung ist meist erst 1–2 Wochen nach Krankheitsbeginn sinnvoll. Da im Allgemeinen der Liquor-/Serum-Konzentrationsquotient für erregerspezifisches IgG kleiner oder gleich dem für das Gesamt-IgG ist, deutet ein höherer ASI auf eine spezifische Antikörpersynthese im ZNS hin. Bei fehlender Antikörperproduktion im ZNS beträgt der ASI 1 (0,5–2,0). Ein Wert > 2,0 ist ein moderater Hinweis auf eine spezifische Antikörpersynthese im ZNS, ein Wert > 4,0 beweist diese mit hoher Zuverlässigkeit. Es ist wichtig, dass das Serum-/Liquor-Paar zum gleichen Zeitpunkt gewonnen wurde und im Speziallabor geeignete Methoden/Reagenziensätze verwendet werden.

Grundsätzlich sind ein Differenzialblutbild und eine klinisch-chemische Untersuchung des Liquors wichtige zusätzliche Eckpunkte der Diagnostik von ZNS-Erkrankungen mit vermutet infektiologischer Ursache.

6.4.3 Übersicht neurotroper Viren

Eine Übersicht neurotroper Viren ist in ➤ Tab. 6.15 gezeigt.

6.4.3 Übersicht neurotroper Viren

➤ Tab. 6.15 gibt einen Überblick über neurotrope Viren. Für den klinischen Alltag ist nicht jedes Detail dieser Tabelle relevant, jedoch sollte man die unterschiedlichen Spezies und ihre häufigen Manifestationsformen kennen.

6.4.4 Meningitis

Die jährliche Inzidenz der viralen Meningitis beträgt mindestens 5–10/100.000 Einwohner. Wahrscheinlich ist sie wesentlich häufiger, weil viele Patienten relativ geringfügig betroffen sind und die Diagnose daher gar nicht gestellt wird. Es gibt eine Altersabhängigkeit: Kinder sind wesentlich häufiger betroffen als Erwachsene oder alte Menschen. Man kann eine gewisse saisonale Häufigkeit in den Winter- und Frühjahrsmonaten beobachten, wobei dies weltweit sehr stark von der jeweiligen Region abhängt, da das Erregerspektrum sehr unterschiedlich ist.

6.4.4 Meningitis

Klinik und Diagnostik

Symptome Die Klinik entspricht meist einem mehr oder weniger stark ausgeprägten meningitischen Syndrom (s. o.). Die Symptome halten typischerweise mehrere Tage an, meist nicht länger als 1 Woche.

Diagnostik Am Anfang steht eine **zerebrale Bildgebung,** wobei häufig eine CT ausreichend ist. Vielfach ist dabei eine leichtgradige Schwellung des Gehirns ohne Einklemmungszeichen nachzuweisen. In der MRT mit Kontrastmittel kann man gelegentlich eine vermehrte Kontrastmittelaufnahme der Meningen sehen. Oft ist der Bildgebungsbefund allerdings negativ.

Die Diagnostik der Wahl ist die **Liquorpunktion,** bei der sich typischerweise eine mittelgradige lymphozytäre Pleozytose (< 1.000 Zellen/µl), eine moderate Eiweißerhöhung und ein nicht signifikant erhöhtes Laktat (< 3,8 mmol/L) findet. Die Glukose ist normal, ebenso die Gramfärbung, die Liquorkultur bleibt steril. Verlaufskontrollen können diagnostisch sinnvoll sein, wenn sich der Verlauf verzögert oder das Krankheitsbild verschlechtert.

Aufgrund der Vielfalt der Erreger gelingt kann das auslösende Pathogen in einer Reihe von Fällen nicht nachgewiesen werden. Allerdings wird bei einem unkomplizierten Verlauf bei rein symptomatischer Therapie in der Regel auch nicht mit Nachdruck nach einem Erreger gefahndet.

Klinik und Diagnostik:
- häufig!
- viele unspezifische Erreger
- meist mildes meningitisches Syndrom
- zerebrale Bildgebung und LP erforderlich
- Liquor mit lymphozytärer Pleozytose < 1.000/µl und Laktat < 3,8 mg/dL, Glukose normwertig

Therapie und Prognose

Allgemeine Maßnahmen Eine spezifische Therapie gibt es in vielen Fällen nicht bzw. ist nicht notwendig. Allgemeine Maßnahmen wie Analgesie, Flüssigkeitssubstitution und Fiebersenkung sowie Bettruhe reichen in der Regel aus, um eine vollständige Genesung zu erreichen.

Prognose In der Regel ist die Prognose gut, Komplikationen sind nicht zu erwarten. Gelegentlich treten in der Folge Konzentrationsstörungen und anhaltende Kopfschmerzen auf.

Therapie: symptomatische Therapie, gute Prognose

Ätiopathogenese

Je nach Region und Jahreszeit variieren die viralen Erreger erheblich: Enteroviren, Flaviviren, *Mumpsvirus,* Herpesviren oder auch Hantaviren. Eine virale Meningitis kann aber auch Erstmanifestation einer systemischen chronischen viralen Infektion sein (z. B. Anfangsstadium einer HIV-Infektion).

Sonderform: Rezidivierende lymphozytäre Meningitis

Eine aseptische Meningitis kann rezidivieren, bei manchen Patienten sogar mehrfach innerhalb weniger Jahre. Definitionsgemäß liegt eine rezidivierende, lymphozytäre Meningitis vor, wenn der Liquorbefund dem einer nichtbakteriellen Meningitis entspricht (s. o.) und andere Erkrankungen, die mit rezidivierenden meningealen Reizerscheinungen einhergehen können, nicht vorliegen (u. a. Sarkoidose, systemischer Lupus erythematodes, Morbus Behçet). Bei einem Teil dieser Patienten liegt eine Reaktivierung einer vormaligen Infektion mit *Herpes-simplex-Virus Typ 2* (HSV-2) vor („Mollaret-Meningitis").

Mollaret-Meningitis: spezifische Form einer rezidivierenden Meningitis mit lymphozytären Zellbild, Mollaret-Zellen und Nachweis von HSV-2-DNA in der PCR mit guter Prognose. Differenzialdiagnosen sind systemische Autoimmunerkrankungen mit rezidivierenden meningealen Reizerscheinungen (Sarkoidose, systemischer Lupus erythematodes, Morbus Behçet) oder eine rezidivierende aseptische Meningitis.

Klinik und Diagnostik

Symptome Die rezidivierenden Meningitis-Episoden unterscheiden sich nicht von der ersten Episode, häufig nimmt die Ausprägung mit jeder Episode ab. Zeichen einer Enzephalitis liegen nicht vor.

Diagnostik In der Liquoranalyse finden sich eine überwiegend lymphozytäre Pleozytose, eine geringe Schrankenstörung und keine Laktaterhöhung bzw. Glukoseerniedrigung. Zytologisch finden sich in typischen Fällen sog. Mollaret-Zellen (endotheliale Reizformen, wahrscheinlich monozytären Ursprungs); es kann der Nachweis von HSV-2-DNA mittels PCR gelingen.

Therapie und Prognose

Therapie Grundsätzlich wirken spezifische antivirale Substanzen gegen Herpesviren, ob dies allerdings einen Einfluss auf den Verlauf oder gar das Wiederholungsrisiko hat, ist bislang nicht untersucht.

Prognose Abgesehen von einem erneuten Rezidiv ergeben sich keine spezifischen Komplikationen, die Prognose bleibt gut.

Ätiopathogenese

Bei einem Teil der Patienten lässt sich HSV-2-DNA im Liquor nachweisen, in Einzelfällen auch bei jeder Episode, sodass von einer rezidivierenden Reaktivierung des Virus auszugehen ist.

6.4.5 Meningoenzephalitis

6.4.5.1 Herpes-simplex-Virus-Enzephalitis (HSV-Enzephalitis)

Befall bevorzugt temporaler Hirnregionen durch HSV-1, seltener HSV-2

Klinik: Trias aus Fieber, fokal neurologischen und neuropsychologischen Defizite, epileptischen Anfällen

Diagnostik:
- cMRT: T2-hyperintense, diffusionsgestörte Läsionen, Hirnschwellung, Nekrosen (➤ Abb. 6.21)
- EEG: evtl. epilepsietypische Potenziale, temporale Verlangsamung
- Liquor: monozytäre Pleozytose, Eiweißerhöhung, normale Glukose; positive HSV-PCR und erhöhter HSV-Antikörperindex Liquor/Serum

6.4.5 Meningoenzephalitis

6.4.5.1 Herpes-simplex-Virus-Enzephalitis (HSV-Enzephalitis)

Die Inzidenz beträgt in Mitteleuropa ca. 1–4 Fälle/Million Einwohner/Jahr, damit ist die HSV-Enzephalitis die häufigste sporadische virale Enzephalitis in unseren Breiten. Das Auftreten unterliegt keiner saisonalen Häufung.

Klinik

Die typische Trias einer HSV-Enzephalitis ist: Fieber, epileptische Anfälle und fokal neurologische und neuropsychologische Ausfälle (u. a. Aphasie, Neglekt). Die Symptome ergeben sich durch den prädominanten Befall der Hemisphären, insbesondere temporal. Häufig kommen eine Bewusstseinstrübung sowie Allgemeinsymptome wie Kopfschmerzen und Erbrechen dazu. Typischerweise geht der enzephalitischen Symptomatik ein Prodromalstadium voraus, bei älteren Patienten kann die Symptomatik weniger eindeutig sein. Unbehandelt kommt es in den ersten Tagen regelmäßig zu einer Progredienz und die Patienten können komatös werden. Besondere klinische Verläufe können durch den Befall des Hirnstamms oder des Rückenmarks verursacht sein.

Diagnostik

Neben dem oft eindrücklichen akuten klinischen Syndrom liefern cMRT, Liquorpunktion zum HSV-DNA-PCR-Nachweis und evtl. ein EEG entscheidende Befunde. Die Bildgebung sollte immer an erster Stelle stehen, um evtl. eine bereits vorhandene ausgeprägte Schwellung des Gehirns rechtzeitig zu erkennen.

Kraniale MRT Bereits innerhalb der ersten 48 Stunden nach Symptombeginn finden sich entsprechend der Ausprägung Signalsteigerungen in den T2-gewichteten Sequenzen. Auch die Diffusionswichtung kann positiv sein und deutet bereits auf eine Gewebsnekrose hin. Besonders typisch ist der gleichseitige Befall der oben aufgeführten Strukturen (➤ Abb. 6.21). Anders als bei einem subakuten Hirninfarkt sind Strukturen unterschiedlicher vaskulärer Territorien betroffen. Früh finden sich sowohl meningeale als auch parenchymatöse Kontrastmittelanreicherungen, ebenso können diffuse Einblutungen sichtbar werden.

EEG Das EEG ist unspezifisch, aber sehr sensitiv, da es bereits sehr früh eine temporale Verlangsamung, gelegentlich auch epilepsieverdächtige Elemente zeigen kann (sog. periodisch lateralisierte Komplexe, PLED).

Liquor Nach Ausschluss einer bereits eingetretenen relevanten Hirnschwellung durch die Bildgebung erfolgt die Liquorpunktion. Meist findet sich eine mononukleäre Pleozytose zwischen 10 und 1.000 Zellen/µl. Der Liquor kann etwas blutig sein, das Gesamtprotein ist erhöht, Glukose und Laktat sind allerdings eher normal.

Der Goldstandard ist der direkte Nachweis von Virus-DNA mittels PCR-Diagnostik (Sensitivität > 80 %, Spezifität 100 %). Dies erlaubt auch die zuverlässige Differenzierung zwischen *HSV-1* und *HSV-2,* die PCR sollte für beide Subtypen durchgeführt werden. Die Bestimmung von Antikörpertitern hat in der Akutphase keine Bedeutung. Bei negativer PCR kann im Verlauf und bei weiter bestehendem klinischem

Verdacht eine erneute Liquorpunktion mit dann pathologischem Serum-/Liquor-HSV-Antikörperindex die Diagnose sichern.

Therapie und Prognose

Medikamente Die rasche Verabreichung von Aciclovir (10 mg/kg KG) alle 8 Stunden über mindestens 10, evtl. auch 14 Tage – oder je nach klinischem Verlauf noch länger – kann die Mortalität von > 70 % auf ca. 20 % senken. Aufgrund des erheblichen therapeutischen Effekts und der Notwendigkeit eines raschen Therapiebeginns sollte bereits der Verdachtsfall behandelt werden, ein Abwarten der PCR-Ergebnisse ist nicht sinnvoll! Wesentliche Nebenwirkung ist eine Verschlechterung der Nierenfunktion, die zu einer Dosisanpassung führen muss.

Alternativ kann auch Foscarnet (60 mg/kg KG) alle 8 Stunden über 3 Wochen oder auch Brincidofovir insbesondere bei nachgewiesener Aciclovir-Resistenz eingesetzt werden. Dies ist bei AIDS-Patienten und bei Z. n. Organtransplantationen beschrieben worden.

Normalerweise werden keine Kortikosteroide eingesetzt, dies kann im Einzelfall entschieden werden, schadhaft sind sie wahrscheinlich nicht.

Prognose Vor Einführung der virostatischen Substanzen betrug die Letalität > 70 %, die Überlebenden waren von schweren Defektsyndromen betroffen. Nach Einführung der Therapie ist die Letalität deutlich zurückgegangen.

Komplikationen Bei rechtzeitiger Behandlung sind erstaunlich gute Verläufe häufiger geworden. Eine strukturelle Epilepsie ist die häufigste bleibende Komplikation, residuelle Defektzustände insbesondere mit neuropsychologischen Ausfällen können den Patienten behindern.

Ätiopathogenese

Mehr als 90 % aller HSV-Enzephalitiden werden durch *HSV-1* verursacht, *HSV-2* verursacht häufiger eine Meningitis. Man kann eine primäre und eine sekundäre Infektion (Reaktivierung) unterscheiden. Vermutlich dominiert die Reaktivierung, unterstützt durch die Beobachtung, dass die allermeisten Betroffenen bereits eine positive HSV-1-IgG-Serologie im Serum aufweisen. Wahrscheinlich persistiert das Virus im Bulbus olfactorius und/oder Ganglion trigeminale und reaktiviert von dort unter noch unbekannten, insgesamt seltenen Bedingungen in das sog. Riechhirn. Anatomisch gibt es enge Beziehungen zum limbischen System, sodass bei der HSV-Enzephalitis bevorzugt temporomesiale Anteile (Hippokampus, Amygdala, Gyrus parahippocampalis), Fornix cerebri und Gyrus cinguli betroffen sind (➤ Abb. 6.21).

6.4.5.2 Frühsommermeningoenzephalitis (FSME)

Weltweit ist die FSME eine häufige Meningoenzephalitis, in Deutschland erkrankten in den letzten Jahren zwischen 195 und 546 Patienten. Die Ausbreitung war auf die südlichen Bundesländer beschränkt, zunehmend finden sich jedoch auch Fälle in den nördlicheren Bundesländern. Eine aktualisierte Karte der Risikogebiete findet sich auf der Homepage des Robert Koch-Instituts (https://www.rki.de/DE/Content/InfAZ/F/FSME/Karte_FSME.pdf?__blob=publicationFile).

Studentische Sicht

Therapie:
- schon bei Verdacht, nicht die PCR abwarten!
- Aciclovir 10 mg/kg KG dreimal tägl. für 10–14 Tage, Dosisanpassung bei Niereninsuffizienz

Prognose:
- Mortalität unbehandelt > 70 %
- Komplikation: bleibende strukturelle Epilepsie

6.4.5.2 Frühsommermeningoenzephalitis (FSME)
- FSME-Virus ist durch Zecken übertragbar
- Verbreitung → Karte auf der Homepage des Robert Koch-Instituts

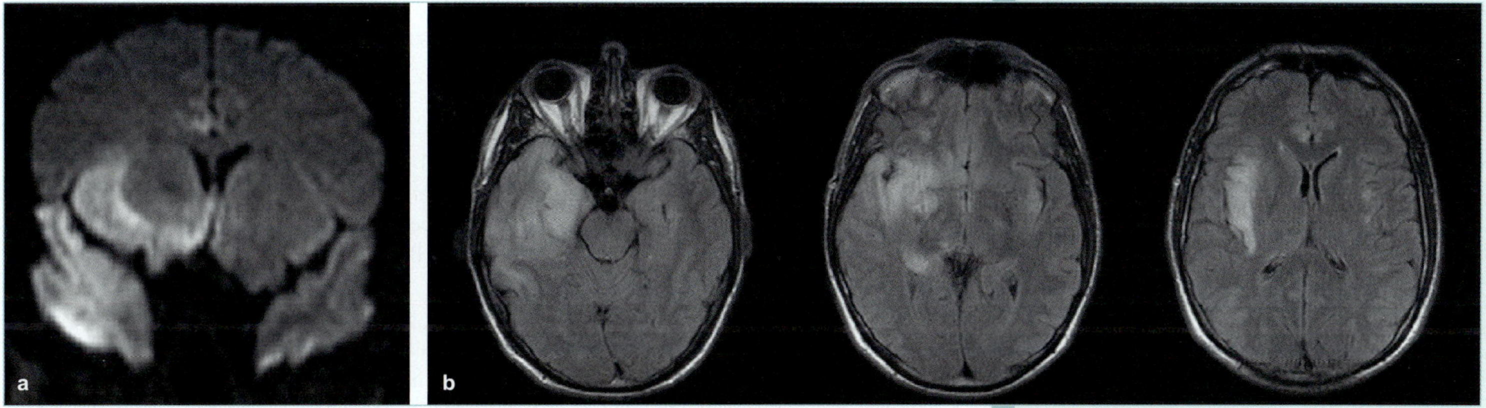

Abb. 6.21 Herpes-simplex-Virus-Enzephalitis in der MRT. **a** Koronare Diffusionswichtung. **b** 3 transversale FLAIR-gewichtete Schnitte mit stark asymmetrischem rechts betontem Befall von Insel und temporomesialer Region. [T534]

Klinik:
- Prodromalstadium mit Allgemeinsymptomen
- danach 50 % Meningitis, 40 % Meningoenzephalitis, 10 % Myelitis

Diagnostik:
- Anamnese (Zeckenstich, Risikogebiete)
- LP: Pleozytose, leichte Proteinerhöhung, normale Glukose + Laktat
- Serologie, PCR

Therapie:
- weder Postexpositionsprophylaxe noch medikamentöse Therapie vorhanden
- Prophylaxe nur durch aktive Immunisierung

Prognose:
- zunehmendes Alter → schwererer Verlauf
- fokal neurologische Defizite können verbleiben

6.4.5.3 Tollwut (Rabies)

Rabiesviren werden durch Tierbiss übertragen und wandern dann in den Axonen peripherer Nerven bis nach zentral (zentripetale Ausbreitung).

Klinik:
- Radikulitis (Schmerzen, Missempfindungen)
- *enzephalitische Verlaufsform* (80 %): psychopathologische Veränderungen, Larynx- und Pharynxspasmen, Epilepsie
- *paralytische Verlaufsform* (20 %): aufsteigende Tetraparese

Diagnostik: Erregernachweis mittels PCR aus Liquor, Speichel, Haut

Klinik und Diagnostik

Symptome Die Inkubationszeit nach Zeckenstich beträgt ca. 10 Tage, es folgt dann ein katarrhalisches Stadium mit Fieber, Kopfschmerzen und allgemeinem Unwohlsein. Im Sinne eines biphasischen Verlaufs erleiden ca. 50 % aller Patienten danach eine Meningitis, 40 % eine Meningoenzephalitis und ca. 10 % eine Myelitis. Bei Kindern verläuft die Erkrankung meist nur als Meningitis, schwere Verläufe findet man überwiegend bei jungen Erwachsenen.

Anamnese und LP Die Verdachtsdiagnose wird aufgrund der klinischen Angaben gestellt: Z. n. Zeckenstich, Aufenthalt in einem Risikogebiet, biphasischer Verlauf. Die erste Liquorpunktion zeigt häufig eine mäßige Pleozytose mit selten mehr als 1.000 Zellen/µl, meist unter 100/µl. Das Protein ist mäßig erhöht, Glukose und Laktat sind normal. Bei passender Klinik wird die Diagnose bestätigt durch:
- entweder einen IgM-Antikörpernachweis (ohne vorangegangene Impfung)
- oder im Verlauf steigende IgG-Antikörpertiter im Serum
- bzw. den Nachweis spezifischer IgG- und IgM-Antikörper im Serum und entsprechende pathologische Serum-/Liquor-Antikörper-Indizes, die auf eine intrathekale Produktion dieser Antikörper hinweisen. Dies erfordert häufig die wiederholte Bestimmung der serologischen Marker im Serum und Liquor.

Die PCR zum FSME-Virus-RNA-Nachweis kommt selten zum Einsatz, in Einzelfällen kann dies aber auch diagnostisch zielführend sein. Erregertypische MR-tomografische Veränderungen gibt es nicht, abgesehen von der Myelitis.

Therapie und Prognose

Eine spezifische antivirale Therapie gibt es nicht. Eine Postexpositionsprophylaxe ist ebenfalls nicht möglich.

Immunisierung Der Schwerpunkt liegt auf der aktiven Immunisierung mittels Impfung in den Risikogebieten bzw. vor Urlaubsreisen in Risikogebiete. Die Grundimmunisierung umfasst 3 Impfungen, danach müssen Auffrischungen ca. alle 3 Jahre erfolgen. Die Verträglichkeit des Impfstoffes ist sehr gut.

Komplikationen Die FSME zeigt mit zunehmendem Alter einen schwereren Verlauf. Mehr als die Hälfte der betroffenen Erwachsenen weist langwierige, z. T. anhaltende Funktionseinschränkungen auf. Dies können psychopathologische Veränderungen, Paresen, Hirnnervenausfälle, eine Gangataxie oder Schmerzen sein. Offensichtlich ist auch die Langzeitmortalität der Betroffenen erhöht.

Meldepflicht Es besteht namentliche Meldepflicht bei klinischem und serologischem Nachweis einer FSME-Infektion.

Ätiopathogenese

Das FSME-Virus ist ein Flavivirus, es werden 3 Subtypen unterschieden (westlich, östlich und fernöstlich). Die Viren werden überwiegend durch einen Zeckenstich übertragen (*Ixodes ricinus,* Holzbock, ➤ Kap. 6.3.4.4, Borreliose).

6.4.5.3 Tollwut (Rabies)

In Mitteleuropa ist die Tollwut selten, es kommen praktisch nur noch eingeschleppte Einzelfälle mit Primärinfektion in anderen Ländern vor; weltweit sind ca. 50.000 Menschen jährlich betroffen, insbesondere in Südostasien (vor allem Indien) und Mittelamerika.

Klinik und Diagnostik

Symptome Die Inkubationszeit beträgt normalerweise 1–3 Monate, kann aber auch sehr viel kürzer (1 Woche) sein. Einzelfälle mit einer Inkubationszeit bis zu 1 Jahr sind in der Literatur vermerkt. Nach dem Biss durch ein infiziertes Tier (s. u.) berichten die meisten Patienten über starke Schmerzen und Kribbelmissempfindungen in der Region (Dermatom) des Bisses. Dies entspricht einer Radikulitis. Man unterscheidet 2 Verlaufsformen:
- Die sog. *enzephalitische Verlaufsform* (80 %) geht mit einer Irritabilität, Nervosität und mit psychopathologischen Veränderungen einher. Es können zudem vegetative Zeichen wie Aerophobie (getriggert durch Luftzug) oder Hydrophobie (getriggert durch Wasser) mit Spasmen der Larynx- und Pharynxmuskulatur auftreten. Bewusstseinsstörungen und epileptische Anfälle markieren das weitere Fortschreiten.
- Die *paralytische Verlaufsform* (20 %) tritt insbesondere bei Übertragung durch Fledermäuse auf und ist durch eine rasch aufsteigende Tetraparese mit Areflexie gekennzeichnet (ähnlich wie beim Guillain-Barré-Syndrom), allerdings mit Fieber.

Diagnostik Ein direkter Erregernachweis mittels PCR aus Liquor, Speichel oder Hautbiopsien ist ante mortem möglich. Häufig kann auch der Antikörpernachweis diagnostisch von Bedeutung sein. Das Virus kann post mortem im ZNS per PCR oder auch elektronenmikroskopisch nachgewiesen werden.

Therapie und Prognose

Therapie Bei penetrierenden Bissverletzungen steht eine sofortige lokale Wundreinigung mit Detergenzien und Desinfektionsmitteln im Vordergrund. Möglichst innerhalb der ersten Stunden sollte eine aktive und passive Immunisierung (postexpositionelle Prophylaxe) appliziert werden:

- Die aktive Immunisierung erfolgt in den M. deltoideus mit einer Zellkulturvakzine (in der Regel insgesamt 5 Impfdosen appliziert an den Tagen 0, 3, 7, 14 und 28).
- Bei der passiven Immunisierung wird Tollwut-Immunglobulin appliziert. Dieses soll zur Hälfte in die Umgebung der Wunde infiltriert und zur Hälfte intramuskulär gegeben werden.

Prognose Eine klinisch manifeste Tollwut endet immer letal. Es besteht Meldepflicht bei Verletzung durch ein tollwutkrankes Tier, bei Erkrankungsverdacht und bei Tod durch Tollwut.

Therapie:
- Wundreinigung
- aktive und passive Immunisierung als postexpositionelle Prophylaxe

Prognose: bei klinisch manifester Erkrankung immer letal

Ätiopathogenese

Die Rabiesviren gehören zur Familie der Rhabdoviridae. Natürliches Reservoir dieser Viren sind viele Säugetiere, insbesondere Füchse, Wölfe, Ratten und Katzen, aber auch Fledermäuse. Auf den Menschen wird die Tollwut meist durch einen Hunde- oder Katzenbiss übertragen, wobei dieses Tier vorher von einem anderen infizierten Tier gebissen worden ist. Die Invasion erfolgt nach der Infektion durch den Speichel und die Inokulation im Wundbereich über periphere Nerven. Die zentripetale Ausbreitung findet über die Axone mittels axonalem Transport mit einer Geschwindigkeit von ca. 8–20 mm/d statt. Die Viren erreichen über die Spinalganglien die Hinterwurzeln und breiten sich schnell im Rückenmark und im Gehirn aus.

6.4.5.4 Akute Masernenzephalitis

Eine Enzephalitis tritt mit einer Häufigkeit von ca. 1:1.000 im Verlauf einer akuten Maserninfektion auf.

6.4.5.4 Akute Masernenzephalitis
Häufigkeit: im Verlauf einer Maserninfektion in 1:1.000 Fällen

Klinik und Diagnostik

Symptome Typisch ist, dass nach dem Abklingen des Exanthems ein enzephalitisches Syndrom mit epileptischen Anfällen, choreatiformen Bewegungsstörungen und fokal neurologischen Ausfällen auftritt.

Diagnostik Die Liquordiagnostik zeigt eine geringfügige Pleozytose und darüber hinaus keine spezifischen Befunde. IgM- und IgG-Antikörper gegen das *Masernvirus* sind in Serum und Liquor nachweisbar.

Klinik: epileptische Anfälle, Chorea, fokal neurologische Defizite → Möglichkeit bleibender Schäden
Diagnostik: Serologie und Antikörper-Indizes

Therapie und Prognose

Therapie Es steht keine spezifische Therapie zur Verfügung. Die Therapie erfolgt symptomatisch, evtl. mit Kortikosteroiden.

Prognose Die Prognose ist eher eingeschränkt, viele Kinder erleiden Defektsyndrome, eine strukturelle Epilepsie, auch ein letaler Ausgang ist möglich.

Therapie: keine spezifische Therapie, nur Impfprophylaxe!

Ätiopathogenese

Das Masernvirus ist weder im Gehirn noch im Liquor nachweisbar. Pathogenetisch geht man demnach von einer postinfektiösen Immunreaktion im Sinne einer ADEM aus. Morphologisch finden sich auch perivaskuläre Infiltrate und ausgeprägte Demyelinisierungen.

Ätiopathogenese: Erregernachweis weder im Gehirn noch im Liquor, deshalb vermutlich postinfektiöse Immunreaktion im Sinne einer ADEM

6.4.5.5 Subakut sklerosierende Panenzephalitis (SSPE)

Nach einer Maserninfektion liegt die Wahrscheinlichkeit einer SSPE bei 1:1.000 bis 1:10.000. Auch nach einer Masernimpfung (z. B. als MMR-Triple-Impfung) kann eine SSPE auftreten – mit einer Wahrscheinlichkeit von ca. 1:1.000.000. Folglich wird auch ein inverser Zusammenhang zwischen der Impfdurchdringung und dem SSPE-Risiko beobachtet, sodass die SSPE aktuell vorwiegend in Ländern auftritt, in denen Impfprogramme nicht flächendeckend implementiert sind.

6.4.5.5 Subakut sklerosierende Panenzephalitis (SSPE)
Eine SSPE tritt ca. 10 Jahre nach Maserninfektion (in 1:1.000–1:10.000 Fällen) oder nach Impfung (nur in 1:1 Mio Fällen) auf.

Klinik und Diagnostik

Symptome Meist geht der SSPE-Manifestation eine komplikationslos verlaufende Maserninfektion voraus, die im Durchschnitt ca. 10 Jahre zurückliegt. In der Regel beginnt die Erkrankung mit diskreten Verhaltensauffälligkeiten, Lernschwierigkeiten bis hin zu einer schweren Störung der kognitiven Leistungsfähigkeit. Im weiteren Verlauf entwickeln sich Myoklonien und epileptische Anfälle. Sie SSPE endet schließlich in einem akinetischen Mutismus und einem persistierenden vegetativen Status.

Diagnostik Im Liquor findet sich keine wesentliche Auffälligkeit der Routineparameter; häufig liegt eine erhöhte intrathekale IgG-Produktion vor. Dies ist im Wesentlichen durch extrem hohe IgG- und IgM-Antikörpertiter gegen das *Masernvirus* bedingt – diese Befunde zusammen mit der Klinik sichern meist die Verdachtsdiagnose. Selten wird auch ein Erregernachweis per PCR aus einer Hirnbiopsie herangezogen. Die kraniale MRT zeigt keinen spezifischen Befund, sondern nur eine zunehmende Atrophie.

Klinik: kognitive Einschränkungen, Myoklonien, Epilepsie, akinetischer Mutismus, persistierender vegetativer Status, Tod

Studentische Sicht

Therapie: keine kausale Therapie

Therapie und Prognose

Es ist keine kausale Therapie bekannt. Die Erkrankung verläuft meist nach 1–3 Jahren letal.

Ätiopathogenese

Offensichtlich kommt es bei der SSPE durch spezifische Mutationen zu einer Veränderung des Masernvirus, die sich auf Replikationsverhalten und Neurovirulenz auswirken. Insgesamt muss man von einer chronisch persistierenden Virusinfektion des Gehirns durch ein verändertes *Masernvirus* ausgehen.

6.4.5.6 Seltenere Meningoenzephalitiden (CMV, EBV, Influenza A und B, West-Nil-Virus, Zika-Virus u. a.)

Seltenere Meningoenzephalitiden werden durch *CMV, EBV, Influenza A* und *B, West-Nil-* und *Zika-Virus* ausgelöst, *CMV* und *EBV* vor allem bei Immunkompromittierten. Die Therapie ist virostatisch.

6.4.5.6 Seltenere Meningoenzephalitiden (CMV, EBV, Influenza A und B, West-Nil-Virus, Zika-Virus u. a.)

Diese Erreger sind sicherlich in Mitteleuropa selten Verursacher einer Meningoenzephalitis, *CMV* und *EBV* finden sich allerdings häufiger bei immuninkompetenten Patienten, insbesondere auch nach einer Organtransplantation. Jährlich, meist im Winter, erreichen die aktuell global zirkulierenden Influenza-Virus-Stämme Mitteleuropa und verursachen eine mehr oder weniger starke Grippeepidemie. Das *West-Nil-Virus* ist der häufigste Erreger einer Meningoenzephalitis in den USA. Auch das *Zika-Virus* kann Enzephalitiden verursachen, spielt aktuell allerdings vorwiegend im Rahmen der Reisemedizin in Süd- und Mittelamerika eine Rolle.

Klinik und Diagnostik

Symptome Eine spezifische klinische Entität lässt sich nicht beschreiben. Meist findet sich ein meningoenzephalitisches Syndrom, häufig mit Bewusstseinsstörungen und epileptischen Anfällen (s. a. ➤ Tab. 6.14):

- *Zytomegalievirus (CMV):* Polyradikulomyelitis, longitudinale Myelitis, **Enzephalitis,** Chorioretinitis
- *Epstein-Barr-Virus (EBV):* Meningitis, **Enzephalitis, Zerebellitis,** Oligoneuritis cranialis
- Influenzaviren: **Enzephalitis,** akute nekrotisierende Enzephalopathie
- *West-Nil-Virus:* **Enzephalitis**
- *Zika-Virus:* **Enzephalitis (Mikrozephalie** nach Erstinfektion nichtimmuner Schwangerer durch Stechmücken!)
- *Bornavirus:* **Enzephalitis** (meist tödlich)

Diagnostik Aufgrund des selteneren Vorkommens dieser Erreger als Verursacher einer Meningoenzephalitis wird oft zunächst keine zielführende Diagnostik angefordert. Grundsätzlich stehen PCR-Nachweise aus Liquor und pathologisch erhöhte Serum-/Liquor-Antikörper-Indizes zur Verfügung. Der Nachweis von Influenzaviren im Respirationssekret bei einer Bronchopneumonie zusammen mit einer klinischen Meningoenzephalitis ist praktisch beweisend.

Therapie und Prognose

Therapie Die Therapie ist virostatisch:

- *CMV:* Ganciclovir (5 mg/kg KG alle 12 Stunden) und Foscarnet (60 mg/kg KG alle 8 Stunden), Cidovovir
- *EBV:* Ganciclovir, Aciclovir (10 mg/kg KG alle 8 Stunden), Cidovovir
- Influenzaviren: Neuraminsäureanaloga (Tamiflu, Relenza), evtl. Favipiravir (bislang nicht zugelassen)
- *West-Nil-Virus:* Favipiravir (bislang nicht zugelassen)
- *Borna-Virus:* Ribavirin und/oder Favipiravir und/oder Immunsuppression (bislang nicht zugelassen)

Komplikationen Spezifische Komplikationen können die Entwicklung eines postinfektiösen Parkinson-Syndroms bei Z. n. Influenza-Infektion sein (sog. spanische Grippe „Enzephalitis-lethargica"-Pandemie 1918). Nach einer EBV-Infektion ist das Risiko für die Entwicklung einer multiplen Sklerose signifikant erhöht.

6.4.6 Myelitis

6.4.6.1 Poliomyelitis acuta anterior

Klinik:
- Infektion durch Polioviren führt erst zu Allgemeinsymptomen, dann in 1–2 % zu asymmetrischen Paresen der Extremitäten oder Hirnnervenausfällen
- spontane Erholung möglich

6.4.6 Myelitis

6.4.6.1 Poliomyelitis acuta anterior

Mehr als 90 % aller mit Polioviren infizierten Personen zeigen keine Symptome einer Poliomyelitis. Durch die flächendeckende Impfung in Mitteleuropa ist die Kinderlähmung in unseren Breiten praktisch nicht mehr existent. Hingegen findet man in Asien und vor allem in Afrika immer wieder Epidemien.

Klinik und Diagnostik

Symptome Ein biphasischer Verlauf ist typisch. Die Prodromalphase geht mit Kopf-, Hals- und Bauchschmerzen einher. Nur 1–2 % der Patienten entwickeln die paralytische Phase mit asymmetrischen Paresen der Extremitäten und im Fall der bulbären Verlaufsform Schluckstörungen, bifaziale Paresen und eine

respiratorische Insuffizienz. Innerhalb weniger Tage wird das Maximum erreicht, danach kommt es zu einer Besserung, die allerdings ein sehr unterschiedliches Ausmaß erreichen kann.
Diagnostik Im Liquor findet sich anfangs häufig eine gemischte Pleozytose. In der akuten Phase ist der direkte Virusnachweis in Rachenabstrich, Stuhl und im Liquor mittels PCR möglich.

Therapie und Prognose

Therapie Eine antivirale Therapie der Polio gibt es nicht.
Prognose Etwa 60 % aller Patienten mit einer paralytischen Polio erholen sich signifikant innerhalb der folgenden 3 Monate. Die Wahrscheinlichkeit einer Erholung nimmt danach immer weiter ab.
Post-Polio-Syndrom 20–40 Jahre nach der akuten Poliomyelitis manifestiert sich eine langsam progrediente Muskelschwäche und Muskelatrophie sowohl in vormals betroffenen Arealen als auch darüber hinaus. Der Mechanismus ist bis heute nicht eindeutig geklärt. Bei Schmerzen können intravenöse Immunglobuline versuchsweise appliziert werden.

Therapie und Prognose:
- keine virostatische Therapie, nur Impfung, diese aber sehr erfolgreich
- Post-Polio-Syndrom: Muskelschwäche/-atrophie der vormals betroffenen Regionen 20–40 Jahre nach Infektion

Ätiopathogenese und Prävention

Ätiopathogenese Die Polioviren gehören zum Genus Enterovirus der Familie Picornaviridae. Die Übertragung ist fäkal-oral. Ähnliche Krankheitsbilder können auch durch andere Viren, z. B. Coxsackie- oder andere Enteroviren, verursacht werden.
Prävention Die Grundimmunisierung mit 3 Dosen eines inaktivierten Polioimpfstoffs schützt sehr gut. Angestrebt wird die weltweite Eradikation des Erregers.

6.4.6.2 Tropische spastische Paraparese

Nur 0,25 % aller Träger des *humanen T-lymphotropen VIrus 1 (HTLV-1)* (ca. 15–20 Millionen weltweit) entwickeln eine Myelitis. Die regionalen Unterschiede sind allerdings erheblich, die höchsten Inzidenzen finden sich in Südwest-Japan, den Subsahara-Staaten, in der Karibik, Nordost-Iran und Regionen Lateinamerikas.

6.4.6.2 Tropische spastische Paraparese
Erreger der tropischen spastischen Paraparese ist das *humane T-lymphotrope Virus 1 (HTLV-1).*

Klinik und Diagnostik

Symptome Die Symptomatik beginnt schleichend mit einer spastischen, proximal betonten Paraparese der unteren Extremitäten, zusätzlich treten sensible Missempfindungen auf. Im weiteren Verlauf können auch autonome Störungen mit Blasenstörungen und einer erektilen Impotenz vorkommen. Auch klinische Zeichen einer peripheren Neuropathie sind möglich.
Diagnostik Die Ergebnisse der Basisparameter der Liquorpunktion sind unauffällig, allerdings finden sich bei annähernd 95 % oligoklonale Banden im Liquor, bei ca. 85 % HTLV-1-spezifische Antikörpertiter. Die spinale Bildgebung zeigt bei vielen Patienten keine oder nur geringfügige Veränderungen.

Klinik und Diagnostik: langsam progrediente, proximal betonte, spastische Paraparese, Sensibilitäts- und autonome Störungen
- keine Therapie bekannt

Therapie und Prognose

Therapie Eine gesicherte antivirale Therapie gibt es nicht.
Prognose Die Erkrankung ist progredient und führt innerhalb weniger Jahre zu einer Paraplegie mit Gangunfähigkeit.

Therapie: keine Therapie bekannt

Ätiopathogenese

HTLV-1 ist ein RNA-Virus, das zur Familie der Retroviridae, Genus Lentivirus, gehört. Hauptübertragungsweg ist vertikal von der Mutter auf das Kind. Blutprodukte, ein intravenöser Drogenkonsum und Sexualkontakte sind weitere Risiken.

6.4.7 Radikulitis/Neuritis: Varizella-Zoster-Virus-Erkrankungen

Die Reaktivierung des *Varizella-Zoster-Virus (VZV)* mit einer Radikulitis/Neuritis ist die häufigste virale Infektion des Nervensystems. In Deutschland erkranken jährlich etwa 400.000 Menschen an einem Herpes zoster, rund zwei Drittel davon sind über 50 Jahre alt. Daraus resultiert eine Inzidenz von 9,6 pro 1.000 Personen pro Jahr.

6.4.7 Radikulitis/Neuritis: Varizella-Zoster-Virus-Erkrankungen
Der Herpes zoster („Gürtelrose") ist die häufigste virale Nervenerkrankung. Erstinfektion im Kindesalter (Windpocken), später Reaktivierung des in den bipolaren Ganglienzellen residierenden Virus.

Klinik und Diagnostik

Symptome Die Primärinfektion mit *VZV* manifestiert sich als Varizellen („Windpocken") und findet meist im Kindesalter statt. Im fortgeschrittenen Lebensalter und/oder bei Immuninkompetenz kommt es dann zu einer Virusreplikation in den bipolaren Ganglienzellen der Spinalganglien. Initialsymptome sind Kribbelmissempfindungen im betroffenen Dermatom (oder mehreren Dermatomen). In der Folge (oft Tage später) kommt es zu typischen Zoster-Effloreszenzen auf der Haut, die dann häufig „verschorfen". Nicht selten finden sich auch Zeichen einer motorischen Beeinträchtigung des betroffenen Segments. Besondere Krankheitsbilder ergeben sich bei einer Beteiligung der Hirnnerven:

Klinik:
- anfangs Schmerzen und Kribbeln im betroffenen Dermatom
- später typische Effloreszenzen (mit klarer Flüssigkeit gefüllte, gruppierte Bläschen auf rotem Grund)

- **Zoster ophthalmicus**: Ist der N. ophthalmicus (1. Ast des N. trigeminus) betroffen, finden sich die Effloreszenzen nicht nur an der Stirn, sondern auch an der Cornea, was zu einer Trübung derselben und zu einem Visusverlust führen kann. Eine seltene Komplikation ist eine intrazerebrale Vaskulitis (s. u.).
- **Zoster oticus**: Der N. facialis hat einen sensiblen Anteil, der ein kleines Hautareal am Eingang des Meatus acusticus externus versorgt. Die bipolaren Ganglienzellen sind im Ganglion geniculi lokalisiert. Kommt es zu einer Virusreplikation, entwickelt sich eine Neuritis des N. facialis mit einer peripheren Parese der Gesichtsmuskulatur. Die Zoster-Effloreszenzen sind in dem kleinen Hautareal der Ohrmuschel zu sehen. Als Komplikation kommt es häufig zu einer Beteiligung des N. vestibulocochlearis mit Hypakusis und Drehschwindel.

Diagnostik Selbst bei einem unkomplizierten Zoster findet sich im Liquor eine Pleozytose. Der VZV-Nachweis ist mittels PCR aus Liquor oder Bläscheninhalt möglich.

Therapie und Prognose

Therapie Eine virostatische Therapie sollte unverzüglich bei klinischem Verdacht und insbesondere bei den ersten sichtbaren Effloreszenzen eingeleitet werden. Der Grund für eine zügige Therapie ist die Vermeidung von Komplikationen (s. u.).

- Valaciclovir: 3 × 1.000 mg/d p. o. für 7–10 Tage
- Brivudin: 125 mg/d p. o. für 5 Tage
- Famciclovir: 3 × 250 mg/d p. o. für 7 Tage
- Aciclovir: 5 × 800 mg/d p. o. für 7–10 Tage

Bei immunsupprimierten Patienten sollte intravenös mit Aciclovir oder Foscarnet behandelt werden.

Komplikationen Mögliche Komplikationen sind:

- **Postzosterische Neuralgie**: Ohne virostatische Therapie entwickeln ca. 15 % der Patienten ein neuralgiformes Schmerzsyndrom. Durch die rechtzeitige Therapie kann diese Komplikation signifikant gesenkt werden.
- **Querschnittsmyelitis**: Bei zentripetaler Ausbreitung des Virus in Richtung Rückenmark kann sich eine segmentale Myelitis entwickeln. In einem solchen Fall ist eine intravenöse virostatische Therapie indiziert.
- **Oligoneuritis cranialis**: Besonders häufig beim Zoster oticus kommt es zu einer Begleitneuritis, insbesondere des N. vestibulocochlearis (aber auch andere Hirnnerven können betroffen sein). Die Prognose ist eher schlecht.
- **Intrakranielle Vaskulitis**: Eine seltene Komplikation insbesondere des Zoster ophthalmicus ist eine sich nach Wochen manifestierende, granulomatöse Vaskulitis der ipsilateralen intrakraniellen Arterien, insbesondere der A. cerebri media. Als Folge kann es zu Hirninfarkten kommen. Hier sollte zusätzlich mit Kortikosteroiden behandelt werden.

Ätiopathogenese und Prävention

Ätiopathogenese *VZV* ist ein DNA-Virus aus der Familie der Herpesviridae. Die Primärinfektion findet bei Nichtgeimpften meist in der Kindheit in Form der Windpocken statt. Danach persistiert das Virus in Ganglien oder Hirnnerven. Die Ausbreitung erfolgt zentrifugal bis in das zugehörige Dermatom und zentripetal über die Hinterwurzel nach intradural bzw. in das Rückenmark.

Prävention Der seit 2018 zugelassene rekombinante, adjuvantierte VZV-Impfstoff hat sich bei der Vorbeugung des Herpes zoster und postzosterischer Neuralgien als hochwirksam erwiesen.

6.4.8 Humanes Immundefizienzvirus (HIV)

Das *humane Immundefizienzvirus (HIV)* kann neben den sog. „opportunistischen" Infektionen durch Bakterien, Parasiten, Pilze und Viren auch unmittelbar zahlreiche neurologische Krankheitsbilder provozieren. Die wichtigsten sind

- die HIV-assoziierte Demenz und ihre Vorstufen,
- die HIV-1-assoziierte Myelopathie,
- HIV-assoziierte Polyneuropathien und
- HIV-assoziierte Myopathien.

6.4.8.1 HIV-assoziierte Demenz

Klinik

Die – heute aufgrund der modernen antiretroviralen Kombinationstherapie (cART) seltene – HIV-assoziierte Demenz ist durch kognitive und motorische Defizite sowie durch Verhaltensauffälligkeiten gekennzeichnet. Die Feinmotorik ist verlangsamt, Tremor und Gangunsicherheit treten auf. Gedächtnis

Studentische Sicht

- Zoster ophthalmicus: 1. Ast des N. trigeminus (V1) betroffen, dauerhafte Trübung der Cornea möglich!
- Zoster oticus: Ast des N. facialis betroffen, Fazialisparese, Effloreszenzen auf der Ohrmuschel

Diagnostik: Pleozytose im Liquor, Erregernachweis mittels VZV-PCR

Therapie: virostatisch (Aciclovir, Valaciclovir, Famciclovir, Brivudin)

Prognose/Komplikationen:

- postzosterische Neuralgie: vermeidbar durch frühe, ausreichende Analgesie
- Querschnittsmyelitis: zentripetale Virusausbreitung
- Oligoneuritis cranialis: Ausfall insbesondere des N. vestibulocochlearis
- intrakranielle Vaskulitis: besonders bei Zoster ophthalmicus, drohende Hirninfarkte

6.4.8 Humanes Immundefizienzvirus (HIV)

Zu den HIV-assoziierten neurologischen Krankheitsbildern gehören:

- HIV-assoziierte Demenz und ihre Vorstufen
- HIV-1-assoziierte Myelopathie
- HIV-assoziierte Polyneuropathien
- HIV-assoziierte Myopathien

6.4.8.1 HIV-assoziierte Demenz

Klinik: Tremor, Gangstörung, Gedächtnis- und Konzentrationsstörung, Antriebsstörung, affektive Störungen; Endstadium: spastische Tetraparese, Mutismus, Harn-/Stuhlinkontinenz

und Konzentration sind beeinträchtigt, die Patienten sind leicht abzulenken, mental verlangsamt, verlieren ihre Flexibilität und Spontaneität und haben Schwierigkeiten, „Multi-Task"-Aufgaben bzw. sonstige komplexe Problemstellungen zu lösen. Des Weiteren kommt es zu Apathie, sozialem Rückzugsverhalten und Persönlichkeitsveränderungen mit Irritabilität. Nicht selten besteht eine depressive Stimmung. Das Endstadium der HIV-assoziierten Demenz ist durch eine spastische Tetraparese, Mutismus sowie Harnblasen- und Stuhlinkontinenz geprägt.

Diagnostik

Die HIV-assoziierte Demenz ist eine klinische und neuropsychologische Diagnose, d. h., diagnostisch werden in erster Linie **neuropsychologische Tests** eingesetzt, die geschwindigkeitsabhängige Leistungen erfassen.

In der **MRT** sind oft lediglich die Basalganglien verändert, und es ist eine kortikale Atrophie nachweisbar. Allerdings kann der Patient trotz minimaler Veränderungen in der MRT sehr krank sein.

Die **Liquordiagnostik** dient weniger der Feststellung der Demenz als vielmehr der differenzialdiagnostischen Abgrenzung von sog. opportunistischen Infektionen des Gehirns (z. B. Meningoenzephalitiden durch Zytomegalieviren).

Diagnostik: neuropsychologische Testung, Ausschluss opportunistischer Infektionen

Therapie

Therapeutisch werden antiretrovirale Substanzen mit möglichst großer Liquorgängigkeit eingesetzt, so z. B.:

- Zidovudin (AZT = Retrovir)
- Abacavir (ABC = Ziagen)
- Lamivudin (3 TC = Epivir)
- Nevirapin (NPV = Viramune)
- Lopinavir (LPV = Kaletra)
- Darunavir (DRV = Prezista)
- Raltegravir (RAL = Isentress)
- Dolutegravir (DTG = Tivicay)
- und Kombinationen dieser Präparate in einer Tablette.

Moderne antiretrovirale Therapien orientieren sich am CPE-Score (CPE = „CNS Penetration Effectiveness) nach Letendre, der den einzelnen Medikamenten Ziffern zuordnet, die addiert werden, mindestens 7 ergeben sollen und die Penetrationsfähigkeit der jeweiligen Kombination angeben.

Aktuell strebt man bei Versagen der Kombinationspräparate (dauerhaft nachweisbare Viruslast im Blut > 400 K/mL) die Anwendung von Depotpräparaten an:

- Lenacapavir (Kapsidinhibitor), s. c. Injektion alle 6 Monate
- Carbotegravir + Rilpivirin (= Integraseinhibitor + NNRTI), s. c. Injektion alle 2 Monate
- Islatravir (NRTTI) als subdermales Implantat, Injektion oder Tablette, 1 ×/Monat + Doravirin (NNRTI) 1 Tbl./d (bisher nur Studienrahmen)

Therapie: ZNS-gängige antiretrovirale Therapie („CNS Penetration Effectiveness"-Score nach Letendre ≥ 7)

6.4.8.2 HIV-assoziierte Myelopathie

Klinik

Zeichen einer Myelopathie sind Par- und Dysästhesien, distal zunächst an den unteren, dann auch an den oberen Extremitäten. Später folgen eine Para- oder Tetraspastik und eine Dranginkontinenz.

6.4.8.2 HIV-assoziierte Myelopathie

Klinik: Par- und Dysästhesien, im Verlauf Para- oder Tetraspastik

Diagnostik

Der klinisch-neurologische Befund zeigt eine Reflexsteigerung, positive Pyramidenbahnzeichen und eine Pallhypästhesie und Lagesinnminderung an den unteren Extremitäten.

Die spinale Routine-MRT ist meist unauffällig. Differenzialdiagnostisch müssen degenerative Veränderungen der Wirbelsäule mit sekundärer Einengung des Myelons bis hin zu Myelitiden durch opportunistische Erreger (z. B. durch das *Zytomegalievirus* hervorgerufen), eine funikuläre Myelose (Vitamin-B_{12}-Mangel) und eine Neuro-Lues ausgeschlossen werden. Dies geschieht durch entsprechende Laboranalysen von Blut und Liquor.

Diagnostik: Zeichen des 1. Motoneurons, Pallhypästhesie, Lagesinnminderung, Ausschluss opportunistischer Infektionen oder Vitamin-B_{12}-Mangel

Therapie

Therapeutische Möglichkeiten gibt es nicht. Es kann lediglich die resultierende Spastik symptomatisch (medikamentös, krankengymnastisch) behandelt werden.

Therapie: symptomatische Therapie der Spastik

Tab. 6.16 Ausgewählte Typen HIV-assoziierter Polyneuropathien.

Typ	Häufigkeit	Zeitpunkt des Auftretens	Verlauf
akutes Guillain-Barré-Syndrom	1%	Serokonversion	hochakut
chronisch inflammatorische demyelinisierende Polyradikuloneuropathie (CIDP)	selten	bei beginnendem Immundefekt	subakut bis chronisch
distal-symmetrische Polyneuropathie (HIV-DSP)	25–52%	gelegentlich in Frühstadien, meist allerdings in AIDS-definierenden Stadien	chronisch
Mononeuritis multiplex	selten (< 1%)	in AIDS-definierenden Stadien	ggf. rasch fortschreitend
vaskulitische Polyneuropathie	< 1%	in AIDS-definierenden Stadien	akut
Polyradikuloneuritiden infolge opportunistischer Infektionen	< 1%	in AIDS-Stadien	hochakut
diffus infiltratives Lymphozytose-Syndrom (DILS)	sehr selten	Frühstadium	subakut bis chronisch

6.4.8.3 HIV-assoziierte Polyneuropathien

Klinik: Par- und Dysästhesien, starke Schmerzen bei vaskulitischer Form, unterschiedliche Typen in ➤ Tab. 6.16
Diagnostik: Zeichen des 2. Motoneurons, Elektroneurografie

Therapie: entsprechend dem Typ der Polyneuropathie (➤ Tab. 6.17)

6.4.8.3 HIV-assoziierte Polyneuropathien

Klinik und Diagnostik

Symptome HIV-assoziierte Polyneuropathien (➤ Tab. 6.16) sind sich klinisch ähnlich: Die Patienten geben Missempfindungen distal an den unteren, gelegentlich auch an den oberen Extremitäten an. Bei der Untersuchung ist eine Hypo- bis Areflexie nachweisbar, eine Pallhypästhesie besteht meist lediglich an den Großzehen und bimalleolär. Ein Differenzialkriterium zwischen den unterschiedlichen Typen der HIV-assoziierten Polyneuropathie ist die Ausprägung von Schmerzen, die insbesondere bei vaskulitischen Polyneuropathien extrem sein können.

Die antiretroviral-toxische Polyneuropathie (ATN) ist heute eine Rarität, da die Medikamente, die sie hervorrufen, kaum noch Anwendung finden.

MERKE

MERKE Das Guillain-Barré-Syndrom führt wie bei nicht HIV-positiven Patienten zu einer rasch fortschreitenden, schlaffen Tetraparese bis -plegie und ist ein medizinischer Notfall. Die Behandlung gleicht der bei nicht HIV-positiven Patienten und besteht in der intravenösen Gabe von Immunglobulinen oder in einer Plasmaseparation.

Diagnostik Elektroneurografisch ist beim Guillain-Barré-Syndrom die distal-motorische Latenz verlängert und die Nervenleitgeschwindigkeit verlangsamt. Bei der distal-symmetrischen, antiretroviral-toxischen Neuropathie und vaskulitischen Neuropathie sind die Amplituden der Reizantworten gemindert – wie für Polyneuropathien vom axonalen Typ charakteristisch. Bei den durch opportunistische Erreger hervorgerufenen Polyradikuloneuritiden entstehen meist Leitungsblöcke (20–50-prozentige Amplitudenminderung der proximalen Reizantwort in der Neurografie im Vergleich zur distalen).

Therapie

Die Therapien richten sich nach dem Typ der Polyneuropathie (➤ Tab. 6.17).

Tab. 6.17 Therapie der HIV-assoziierten Polyneuropathien.

Typ	Therapie
akutes Guillain-Barré-Syndrom	Plasmaseparation, Immunglobuline i. v.
chronisch inflammatorische, demyelinisierende Polyradikuloneuritis (CIDP)	Kortison, Immunglobuline i. v., Plasmaseparation
distal-symmetrische Polyneuropathie	keine Therapiemöglichkeit, symptomatische Schmerztherapie mit Membranstabilisatoren, z. B. Gabapentin
Mononeuritis multiplex/vaskulitische Polyneuropathie	Kortisonstoß
Polyradikuloneuritis durch opportunistische Infektionen	Behandlung des Erregers, z. B. mit Ganciclovir i. v. bei *Zytomegalievirus*-Infektionen
diffus infiltratives Lymphozytose-Syndrom (DILS)	Kortisonstoß
antiretroviral-toxische Polyneuropathie	Absetzen des ursächlichen Präparats

6.4.8.4 HIV-assoziierte Muskelerkrankungen

Die häufigsten Muskelerkrankungen, die durch das *humane Immundefizienzvirus* hervorgerufen werden können, sind:

- therapiebedingte, mitochondriale Myopathien
- Polymyositiden

Myalgien können als isoliertes Symptom auftreten. Auch asymptomatische CPK-Erhöhungen kommen bei HIV-positiven Patienten vor.

6.4.8.4 HIV-assoziierte Muskelerkrankungen
Meist handelt es sich um therapiebedingte mitochondriale Myopathien oder Polymyositiden.

Diagnostik

Die Diagnose kann meist klinisch und elektromyografisch gestellt werden. Ist dies nicht möglich oder ergibt sich keine klare Konstellation, muss eine Muskelbiopsie durchgeführt werden.

Diagnostik: EMG, ggf. Muskelbiopsie

Therapie

Die Polymyositis wird wie beim HIV-negativen Patienten mit Kortison behandelt. Bei der mitochondrialen Myopathie wird das verursachende Medikament (meist ein Nukleosidanalogon = NRTI) abgesetzt bzw. die Dosis verringert, wobei NRTIs heute nur noch sehr selten eingesetzt werden.

Therapie: Beenden der auslösenden antiretroviralen Therapie, Kortison bei Polymyositis

6.4.9 Opportunistische virale Infektionen bei AIDS oder sonstigen Immunschwächen

6.4.9 Opportunistische virale Infektionen bei AIDS oder sonstigen Immunschwächen

6.4.9.1 Überblick

Die meisten opportunistischen Infektionen im Rahmen von AIDS werden durch Parasiten, Pilze oder Bakterien hervorgerufen. Häufige virale opportunistische Erreger sind Viren der Herpesgruppe (➤ Kap. 6.4.5.1).

6.4.9.1 Überblick

6.4.9.2 Progressive multifokale Leukenzephalopathie (PML)

Die PML wird durch das *JC-Virus* bei AIDS oder Immunsuppression ausgelöst.

6.4.9.2 Progressive multifokale Leukenzephalopathie (PML)

Klinik

Das klinische Bild der PML ist durch das Nebeneinander fokal neurologischer Defizite und eines rasch progredienten organischen Psychosyndroms charakterisiert. Die neurologischen Defizite können hemisphärisch oder zerebellär sein. In seltenen Fällen kann die Erkrankung auch zerebellär beginnen und sich somit durch eine Gangataxie, Dysarthrie, einen Intentionstremor und Blickrichtungsnystagmus bemerkbar machen. Häufig sind auch fokal beginnende und sekundär generalisierende epileptische Anfälle.

Klinik: fokal neurologische Defizite und organisches Psychosyndrom, epileptische Anfälle

Diagnostik

Bildgebung Die bildgebende Diagnostik ist typisch und zeigt zunächst fleckförmige, dann konfluierende Entmarkungen, die kein oder nur wenig Kontrastmittel anreichern (➤ Abb. 6.22). Eine randständige Kontrastmittelanreicherung ist möglich, wenn die PML im Rahmen eines **Immunrekonstitutionssyndroms (IRIS)** auftritt, bei dem es sich um eine entzündliche Reaktion nach rascher Erholung eines zuvor deutlich defizienten Immunsystems handelt. Diese Form kommt besonders bei HIV-Patienten mit schwerem, behandeltem Immundefekt, immuntherapierten MS- und onkologischen Patienten vor.

Diagnostik: Bildgebung, Erregernachweis im Liquor

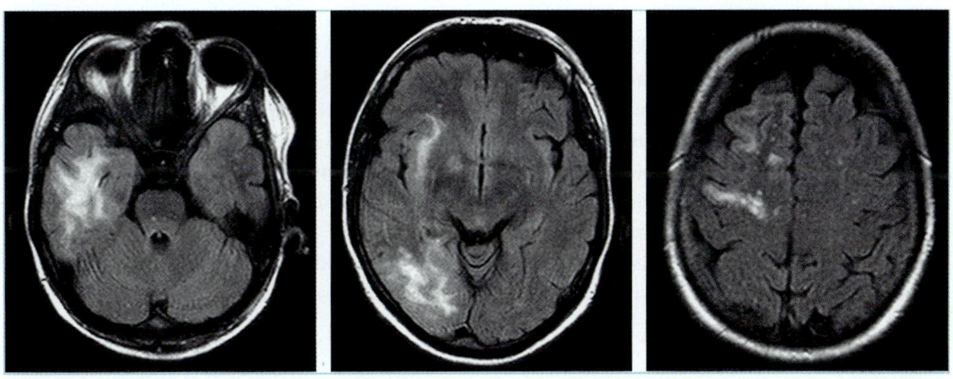

Abb. 6.22 Typische Befunde einer PML in der kranialen FLAIR-gewichteten MRT (ohne Kontrastmittel) mit ausgedehntem multilokulärem flächigen Befall des Marklagers unter Einschluss der U-Fasern in den Aufnahmen. [T534]

Liquor Die Diagnose wird durch PCR-Nachweis des *JC-Virus* im Liquor gestellt. Sensitivität und Spezifität der PCR in der PML-Diagnostik liegen bei 92 %. Falsch positive Ergebnisse entstehen häufig durch mangelnde Reinheit der verwandten Primer, falsch negative infolge eines zu frühen Erkrankungsstadiums oder einer zu geringen Liquormenge. Unter der Annahme eines zu frühen Erkrankungsstadiums sollte die Liquorpunktion bei zunächst negativer PCR und klinischem Verdacht auf eine PML nach 4–8 Wochen wiederholt werden, wobei etwa 50 % der zuvor negativen Proben dann positiv werden.

Therapie

Die therapeutischen Möglichkeiten sind weiterhin eingeschränkt. Bei einem Teil der Patienten war die Gabe eines Checkpoint-Inhibitors (Pembrolizumab) wirksam und konnte die Erkrankung stoppen. Ebenso kann die Transfusion speziell adaptierter T-Zellen möglicherweise Einfluss auf den Verlauf der Viruserkrankung nehmen.

Epidemiologie und Pathogenese

Die PML wird durch das *JC-Virus,* ein DNA-Papova-Virus, verursacht. Es infiziert Oligodendro- und Astrozyten und führt zu Demyelinisierungen im ZNS (➤ Abb. 6.22). Die PML tritt – unabhängig davon, ob eine antiretrovirale Therapie stattgefunden hat oder nicht –, bei etwa 4 % der HIV-Infizierten auf und ist – wie jede opportunistische Infektion – eine AIDS-definierende Erkrankung. Sie kommt auch bei Patienten vor, die dauerhaft immunsuppressiv behandelt werden (z. B. MS-Patienten), oder bei Patienten mit Tumoren, die Immuntherapien (z. B. Rituximab) erhalten.

6.5 Infektionen des ZNS durch Pilze

Pilzinfektionen des ZNS kommen meist bei immunkompromittierten Patienten vor.

6.5.1 Klinik und Diagnostik

6.5.1.1 Hefen
Beispiele sind *Cryptococcus neoformans spp.* oder *Candida spp.*
Klinik: chronische Meningitis, auch intrakranielle Abszesse oder Granulome
Diagnostik:
- Bildgebung → Hirnödem, meningeale Kontrastmittelanreicherung, Granulome
- LP → Färbungen, Kultur, Antigennachweis

6.5 Infektionen des ZNS durch Pilze

Infektionen des ZNS können durch Hefen und hefeartige Pilze, aber auch durch eine Vielzahl von Hyphomyzeten verursacht werden. In Mitteleuropa ist bei den meisten ZNS-Pilzinfektionen eine nicht intakte immunologische Kompetenz des Patienten Voraussetzung. In tropischen/subtropischen Ländern können *Coccidioides spp., Histoplasma spp., Blastomyces spp.* und andere das ZNS auch beim Immunkompetenten affizieren. Bei ausgeprägter Immuninkompetenz kann praktisch jede Pilzspezies das ZNS invadieren.

6.5.1 Klinik und Diagnostik

Typischerweise präsentieren sich Pilzinfektionen des Nervensystems als chronische Meningitis, Hirnabszessbildung und/oder Granulombildung, in seltenen Fällen auch im Sinne einer Meningovaskulitis.

6.5.1.1 Hefen

Symptome Infektionen mit *Cryptococcus neoformans spp.* sowie *Candida spp.* präsentieren sich in der Regel als subakute bis chronische Meningitiden, d. h. mit Kopfschmerzen und subfebrilen Temperaturen, die (beide) über einen Zeitraum von mindestens 2 Wochen andauern. Beide Hefen können auch intrakranielle Abszesse oder Granulome (sog. Kryptokokkome bei *C. neoformans spp.*) verursachen.

MERKE Jeder Patient mit einer chronischen Meningitis muss mittels Lumbalpunktion abgeklärt werden.

Kryptokokkose Eine Kryptokokkenmeningitis zeigt einen deutlich erhöhten Liquoröffnungsdruck, bildgebend finden sich häufig ein diffuses Hirnödem und eine meningeale Kontrastmittelanreicherung. Bei Verdacht auf eine Kryptokokkose wird das Nativpräparat mit Tuschefärbung untersucht, zusätzlich sollte eine Kryptokokken-Antigen-Untersuchung (hohe Sensitivität) und ggf. eine PCR (Sensitivität ca. 50 %) im Liquor zum Einsatz kommen. Kryptokokkome präsentieren sich in der zerebralen Bildgebung als kontrastmittelaufnehmende rundliche Herde.

Bei einer ZNS-Kryptokokkose (Meningitis) ist der Liquor-/Serum-Glukose-Quotient meist nur leicht erniedrigt, der Eiweißgehalt deutlich erhöht. Das Zellbild (mäßiggradige Pleozytose) ist (wie auch bei einer Candida-Infektion) gemischtzellig, aber mononukleär betont.

Candidose Kulturen werden als der goldene Standard der Candida-Spezies-Diagnostik bei invasiver Candidose gesehen, wenngleich weniger als 50 % der Kulturergebnisse aus dem Liquor positiv sind.

6.5.1.2 Hyphomyzeten

Mucorales oder *Aspergillus spp.* werden vor allem bei immuninkompetenten Patienten als Auslöser einer ZNS-Infektion gesehen.

Aspergillus *Aspergillus* invadiert Meningen, Hirnparenychm und intrakranielle Blutgefäße und ist damit für ein breites Spektrum an neurologischen Syndromen potenziell verantwortlich. Der Erreger breitet sich entweder durch ein direktes invasives Wachstum (meist ausgehend von einem Fokus in Bereich der Nasennebenhöhlen) oder hämatogen aus. Die Manifestation der ZNS-Aspergillose reicht von Meningitiden über Meningovaskulitiden mit sekundären Ischämien und Sinusthrombose bis zu Hirnabszessen und mykotischen Aneurysmen mit subarchnoidalen und intraparenchymatösen Blutungen.

Mucorales *Mucorales* besiedeln, insbesondere bei Patienten mit lange dauerndem und schlecht eingestelltem Diabetes mellitus, die Nasennebenhöhlen und können per continuitatem granulomatöse ZNS- bzw. meningeale Affektionen verursachen.

Liquoruntersuchung In Abhängigkeit von der Manifestation kann der Liquor cerebrospinalis weitgehend unauffällig, blutig (bei Ruptur eines mykotischen Aneurysmas) oder im Sinne einer Meningitis/ Meningovaskulitis entzündlich verändert sein (Entzündungszeichen im Liquor wie hefeartige Pilze). Zur mikrobiologischen Untersuchung stehen kulturelle Verfahren, Tuschepräparate und die PCR-Diagnostik zur Verfügung. Bei *Aspergillus-fumigatus*-Infektionen kann auch der Nachweis von Aspergillus-Antigen (Galaktomannan) hilfreich sein.

6.5.2 Therapie

Voriconazol Das Mittel der Wahl zur Behandlung einer ZNS-Aspergillose ist Voriconazol. Ebenso zeigt Voriconazol Wirkung bei Candida-Infektionen, ist jedoch bei Mucor nicht wirksam.

Amphotericin B Amphotericin B kann in der liposomalen Form insbesondere bei *Aspergillus spp.* ausreichend hochdosiert verabreicht werden und, falls Voriconazol keine Wirkung zeigt, als Alternative bei ZNS-Aspergillose eingesetzt werden. *Cryptococcus neoformans* wird mit einer Kombination aus Amphotericin B und 5-Fluorozytosin für 1 Woche (gefolgt von Fluconazol in absteigender Dosierung) therapiert. *Cryptococcus neoformans* oder Candida können ebenso mit liposomalem Amphotericin B therapiert werden.

Weitere Substanzen Das Spektrum der gegen Pilze wirksamen Medikamente wird immer größer. Eine neue und bei ZNS-Aspergillosen hilfreiche Substanz ist Isavuconazol (orale Verabreichung, stabile Spiegel, wenig Arzneimittelinteraktionen). Viele neue Medikamente zur Behandlung von Pilzerkrankungen des ZNS sind jedoch nur bedingt liquorgängig, wie z. B. Posaconazol, Echinokandinen oder Caspofungin. Micafungin oder Anidulafungin weisen eine ausgesprochen schlechte Penetration der Blut-Hirn-Schranke auf.

Intrathekale Applikation Die Implantation eines Rickham- oder Ommaya-Reservoirs zur intraventrikulären Medikamentenapplikation bzw. die direkte intraventrikuläre Applikation bei liegender externer Ventrikeldrainage ermöglicht eine im Einzelfall als Ultima-Ratio-Therapie zu diskutierende intraventrikuläre/intrathekale Applikation, z. B. von Amphotericin B.

6.6 Infektionen durch Protozoen und Würmer

6.6.1 Klinik und Diagnostik

Symptome Die neurologische Symptomatik von ZNS-Parasitosen ist sehr breit gefächert (➤ Tab. 6.18) und hängt vom spezifischen Parasiten, von der Infestations- bzw. Infektionslokalisation, dem Krankheitsstadium und dem Immunstatus des Patienten ab.

FALL Ein 59-jähriger Polizist fährt am Ende der dortigen Regenzeit nach Ostafrika in den Urlaub. Er plant einen Strandurlaub und eine 3-tägige Safari. Zur Reisevorbereitung gehören dementsprechend alle empfohlenen aktiven Impfungen (Gelbfieber, Hepatitis A, Salmonellen). Die Frage einer Malaria-Chemoprophylaxe bzw. Expositionsprophylaxe (z. B. Repellents, Moskitonetze) wird im Vorfeld nicht diskutiert.
Im Urlaub wird der Tourist in den Dämmerungsstunden mehrfach von Moskitos gestochen. 6 Tage nach der Rückkehr klagt er über Gliederschmerzen, plötzlich ansteigendes Fieber bis 40,3 °C, profusen Schweißausbruch und massives Krankheitsgefühl für die Dauer von 4–5 Stunden. Der telefonisch verständigte Hausarzt verschreibt ein „Grippemittel". Da die Symptome innerhalb von wenigen Stunden weitgehend sistieren, wird von einer weiterführenden Diagnostik abgesehen. Etwa 48 Stunden später treten die heftigen Gliederschmerzen erneut auf, begleitet von Kopfschmerzen, Erbrechen, abdominalen Beschwerden und geringem Durchfall. Unter dem Verdacht einer aus Ostafrika eingeschleppten intestinalen fieberhaften Infektion wird der Patient in das zuständige Kreiskrankenhaus eingewiesen, wo eine fieberhafte Gastroenteritis bei Verdacht auf Salmonellose diagnostiziert wird.
Es wird eine Blutkultur abgenommen. Im peripheren Blutbild findet sich eine geringe Leukozytopenie, eine deutlich ausgeprägte Thrombozytopenie sowie pathologische Leberfunktionsparameter und gering patholo-

Studentische Sicht

6.5.1.2 Hyphomyzeten
Beispiele sind *Mucorales* oder *Aspergillus*.
Klinik:
- *Aspergillus* → breites Spektrum neurologischer Syndrome
- *Mucorales* → Beteiligung von ZNS bzw. Meningen über NNH-Infektion

Diagnostik: wie bei Hefen

6.5.2 Therapie
Antimykotika (z. B. Voriconazol, Amphotericin B)

6.6 Infektionen durch Protozoen und Würmer

6.6.1 Klinik und Diagnostik
Klinik: Symptomatik breit gefächert
Diagnostik:
- Anamnese
- Bildgebung (nur selten pathognomonisch)
- Eosinophilie extrem selten (außer bei Larvae migrantes)
- Erregernachweis je nach vermutetem Parasit in Blut, Liquor oder Ausscheidungen

gische Nierenfunktionsparameter. Die Kopfschmerzen halten an und das Fieber fällt nicht vollständig ab. Am 2. Tag nach der Aufnahme erleidet der Patient einen tonisch-klonischen epileptischen Anfall und wird daraufhin notfallmäßig in die neurologische Intensivstation des nahe gelegenen Universitätsklinikums verlegt.
Bei Ankunft besteht eine erhebliche Bewusstseinsstörung (Glasgow-Koma-Skala 8) mit beidseits positivem Babinski-Zeichen. Ein Meningismus ist nicht nachzuweisen, die Körpertemperatur liegt bei 40,4 °C. Daneben finden sich eine deutlich ausgeprägte Thrombozytopenie, eine Oligurie und ein beginnender Ikterus. Im sofort durchgeführten Blutausstrich finden sich reichlich von *Plasmodium falciparum* parasitierte Erythrozyten. Die Diagnose lautet damit: zerebrale Malaria mit Multiorganversagen.
Es wird unverzüglich eine Chinintherapie (intravenös) eingeleitet, aufgrund der Parasitämie von > 20 % wird ein Gesamtblutaustausch vorgenommen. Wegen der gestörten Bewusstseinslage und des Multiorganversagens wird der Patient unmittelbar nach Aufnahme analgosediert, intubiert und hämofiltriert. Bereits 3 Tage nach Aufnahme sind im peripheren Blut keine Parasiten mehr nachweisbar, nach der 3. Hämofiltration normalisieren sich die Nierenfunktionswerte. Auch die übrigen Laborparameter erreichen wieder Normalwerte. Am Tag 5 kann der Patient erfolgreich extubiert werden. Die Chinintherapie wird für insgesamt 7 Tage fortgesetzt, engmaschige audiologische Kontrollen werden zur Erfassung einer möglichen Ototoxizität von Chinin durchgeführt. Am Tag 14 kann der Patient weitgehend beschwerdefrei nach Hause entlassen werden.

TAB. 6.18

Tab. 6.18 ZNS-Parasitosen.

Pathogen	Übertragung	Klinisch-neurologische Symptome	Krankheitsverlauf
Protozoen			
Acanthamoeba spp.	Kontaktlinsen	granulomatöse Enzephalitis, fokal neurologisches Defizit, Fieber und zerebrale Krampfanfälle	• schleichend • selten: fulminant
Babesia spp.	Zecken, Blut	Hämolyse, Hypoxämie, hypoxische Enzephalopathie, Fieber (hauptsächlich bei Splenektomierten)	fulminant
Entamoeba histolytica	Wasser, Nahrung, fäkal-oral	Hirnabszess, fokal neurologisches Defizit, Anfälle, erhöhter intrakranieller Druck (vorausgehende Leberabszesse!)	fulminant
Naegleria spp.	transnasal (z. B. Swimmingpool, Teich)	purulente Meningoenzephalitis	fulminant
Plasmodium falciparum (> Abb. 6.9)	Anopheles-Moskitos, Bluttransfusion	Fieber, Koma, Anfälle, diffuse oder fokale Enzephalopathie, Multiorganversagen	akut/fulminant
Toxoplasma gondii	Nahrungsmittel, kongenital	Enzephalitis, fokal neurologische Läsionen, Anfälle, Enzephalopathie (bei Immunkompromittierten)	subakut/chronisch
Trypanosoma brucei, T. gambiense, T. rhodesiense	Tsetsefliege (*Glossina spp.*)	Meningoenzephalitis	chronisch
Trypanosoma cruzi	Raubwanzen, Laborinfektionen	Meningitis/Meningoenzephalitis, kardioembolische Ischämien	akut/subakut
Helminthen			
Nematoden (Faden-, Spulwürmer)			
Angiostrongylus cantonensis	Genuss von rohen Schnecken	Meningitis	akut/subakut
Anisakis spp.	Genuss von ungekochtem Fisch, Schnecken, Hühner- und Entenfleisch	Enzephalomyelitis, Radikulitis, Subarachnoidalblutung	akut/subakut
Gnathostoma spinigerum	Genuss von ungekochtem Fisch, Schnecken, Hühner- und Entenfleisch	Enzephalomyelitis, Radikulitis, Subarachnoidalblutung	akut/fulminant
Strongyloides stercoralis	Penetration der intakten Haut	purulente Meningitis, Abszessbildung, häufig mit gramnegativer Sepsis vergesellschaftet (sog. Hyperinfektionssyndrom beim Immunkompromittierten)	perakut
Toxocara canis/cati	zufällige Ingestion von Toxocara-Eiern (beim Spielen mit Hunden)	fokale zerebrale, spinale Läsionen	subakut
Trichinella spiralis	Genuss von ungekochtem/rohem Schweinefleisch	diffuse und fokale Enzephalopathie	akut

Tab. 6.18 ZNS-Parasitosen. *(Forts.)*

Pathogen	Übertragung	Klinisch-neurologische Symptome	Krankheitsverlauf
Protozoen			
Zestoden (Bandwürmer)			
Cysticercus cellulosae (adulte Würmer: *Taenia solium*)	fäkal-oral, Ingestion von Wurmeiern	raumfordernde Läsionen (Zysten), obstruktiver Hydrozephalus, diffuse Enzephalopathie, Meningitis, meningovaskuläre Erkrankung, Status epilepticus	chronisch, gelegentlich akut
Echinococcus granulosus	Ingestion von Wurmeiern (von Hunden ausgeschieden)	raumfordernde Läsionen, Riesenzysten, obstruktiver Hydrozephalus	chronisch
Trematoden (Saugwürmer)			
Paragonimus spp.	Ingestion von rohen Süßwasserkrabben oder Krebsfleisch	raumfordernde Läsionen, Zysten (teilweise verkalkt), basale Meningitis	schleichend
Schistosoma spp.	aktive Penetration der Haut (Zerkarien)	Granulome, raumfordernde Läsionen	chronisch

Anamnese Zur Diagnose von ZNS-Parasitosen ist eine präzise, gezielte Expositionsanamnese erforderlich.

Bildgebung Die Befunde in der zerebralen CT bzw. MRT sind häufig unspezifisch (z. B. Hirnabszess, Hirnödem, Zystenbildung) und nur selten pathognomonisch (➤ Tab. 6.18).

Eosinophilie Lediglich bei invasiven Larvae migrantes findet sich regelmäßig eine zum Teil exorbitant hohe Eosinophilie, demgegenüber sind ZNS-Protozoonosen fast nie, chronische Helmintheninfestationen nur selten mit einer Eosinophilie im peripheren Blut und/oder Liquor vergesellschaftet.

Erregernachweis Bei den Protozoen sichert der direkte Erregernachweis (Blut: Plasmodien, Babesien, Trypanosomen; Liquor: *Trypanosoma brucei,* Acanthamoeben, Entamoeben, Naeglerien) die Diagnose. Würmer bzw. Wurmlarven lassen sich dagegen nur selten direkt nachweisen, das Auffinden von Wurmeiern im Stuhl (Neurozystizerkose, *Strongyloides stercoralis,* Schistosomen-Spezies [evtl. auch Urin] bzw. im Sputum [*Paragonimus spp.*]) sowie serodiagnostische Methoden erlauben eine Sicherung der Diagnose.

6.6.2 Therapie

Die spezifischen Chemotherapien sind, insbesondere bei akuten Erkrankungen, rechtzeitig zu beginnen, häufig sind adjuvante Therapien wie neurochirurgisches Management, evtl. Kortikosteroide bei intrakraniellen Granulomen und Zystenbildungen essenziell. Typische Therapien sind:

- zerebrale Malaria (*Plasmodium falciparum*) → Artesunate i. v.
- *Entamoeba-histolytica*-Hirnabszess → Metronidazol
- primäre Amöbenmeningoenzephalitis (*Naegleria fowleri*) → Amphotericin B und Rifampicin
- südamerikanische *Trypanosoma-cruzi*-Meningitis → Nifurtimox oder Benzonidazol
- 2. Stadium der afrikanischen Trypanosomiasis (Schlafkrankheit, *Trypanosoma brucei rhodesiense*) → Suramin und Melarsoprol, evtl. Kombination mit Eflornithin
- *Trypanosoma brucei gambiense* (westafrikanische Form) → Eflornithin
- Neurozystizerkose →Kombination von Albendazol mit Praziquantel
- Paragonimiasis oder Schistosomiasis → Praziquantel
- Angiostrongyliasis, Gnathostomiasis, Strongyloides-stercoralis-Hyperinfektionssyndrom, Echinokokkose → Albendazol
- Toxocarose, Trichinose → Albendazol, evtl. auch Thiabendazol

MERKE Der klinische Verlauf, die Langzeitfolgen und letztlich auch die Überlebenschancen hängen bei ZNS-Parasitosen von der frühzeitigen Diagnose und dem frühestmöglichen spezifischen Therapiebeginn sowie den allgemein- bzw. intensivmedizinischen unterstützenden Maßnahmen ab.

6.6.2 Therapie
- erregerspezifische Chemotherapie
- ggf. neurochirurgische Maßnahmen
- ggf. Kortikosteroide

MERKE

TAB. 6.19

Tab. 6.19 Neurologisch relevante Parasiten.

Geografische Verteilung	Protozoen	Helminthen
kosmopolitisch	• *Acanthamoeba spp.* • *Naegleria spp.* • *Toxoplasma gondii*	• *Strongyloides stercoralis* • *Trichinella spiralis* • *Cysticercus cellulosae* • *Sparganum proliferum* • *Toxocara canis*
tropische Gegenden	• *Entamoeba histolytica* • *Plasmodium falciparum*	• *Schistosoma spp.* • *Paragonimus spp.*
spezielle tropische Gegenden	• *Trypanosoma spp.*	• *Angiostrongylus* • Filarien • *Gnathostoma spinigerum* • *Echinococcus granulosus* • *Coenurus cerebralis*
gemäßigte Klimazonen	• *Babesia spp.*	• *Anisakis spp.* • *Bailisascaris procyonis* • *Echinococcus granulosus*

6.6.3 Ätiopathogenese

Neurologisch relevante Parasiten (➢ Tab. 6.19) gelangen auf unterschiedlichen Wegen in das ZNS und lösen unterschiedliche Symptome aus (➢ Tab. 6.18).

6.6.3 Ätiopathogenese

Erreger Neurologisch relevante Parasiten (Protozoen und Würmer) sind in ➢ Tab. 6.19 gelistet. Die Erreger gelangen auf sehr unterschiedlichen Wegen in den Körper und das ZNS:

- Protozoen
  - Die überwiegende Zahl der Protozoen gelangt hämatogen ins ZNS (*Entamoeba histolytica, Toxoplasma gondii, Trypanosoma brucei, Trypanosoma cruzi*) .
  - Protozoen können auch per continuitatem in das ZNS eindringen (z. B. *Acanthamoeba spp., Naegleria spp.*).
  - Einige Erreger beeinträchtigen indirekt – durch Sequestration der Erreger in die zerebrale Mikrozirkulation – die Funktion des Gehirngewebes (z. B. *Plasmodium falciparum, Babesia spp.*).
- Helminthen
  - Sie invadieren aktiv, im Sinne einer *Larva migrans visceralis,* das ZNS (alle Nematoden).
  - Einige Helminthen erreichen das ZNS im Rahmen einer hämatogenen Streuung (*Cysticercus cellulosae, Echinococcus granulosus, Paragonimus spp.*).
  - Die in die Umgebung abgegebenen Wurmeier von *Schistosoma spp.* verursachen eine granulomatöse Entzündung im umgebenden Gewebe.

6.7 Übertragbare spongiforme Enzephalopathien (Prionerkrankungen)

6.7.1 Pathophysiologie

Prionproteine kommen auch physiologisch in Gehirnzellen vor. Sie haben eine α-Helix-Struktur. Pathologische Prionproteine haben eine β-Faltblatt-Struktur. Die pathologischen Proteine können die physiologischen wie per „Dominoeffekt" umstrukturieren, sodass diese auch eine β-Faltblatt-Struktur aufweisen → kein Abbau mehr durch Proteasen → Akkumulation → Absterben von Nervenzellen → „schwammartiges/spongiformes" Gehirn

6.7 Übertragbare spongiforme Enzephalopathien (Prionerkrankungen)

6.7.1 Pathophysiologie

Das zelluläre Prionprotein PrP^c (Prion = „proteinaceous infectious particle", c = zellulär) ist ein bei Tieren und Menschen vor allem im ZNS vorkommendes Eiweißmolekül, das insbesondere beim Schutz der Zellen vor freien Radikalen eine wichtige Rolle spielt. Physiologischerweise hat es überwiegend eine α-Helix-Struktur. Pathologische Prionproteine (PrP^{sc}-sc = scrapie, so benannt, weil zuerst bei an Scrapie erkrankten Schafen gefunden) hingegen haben vorwiegend eine β-Faltblatt-Struktur. Tückisch ist einerseits, dass diese pathologischen Prionen in einer Art Dominoeffekt zu einer Konformationsänderung der physiologischen Prionproteine führen, und andererseits, dass die in der β-Faltblatt-Struktur vorliegenden Proteine nicht mehr von Proteasen abgebaut werden können. Die pathologischen Prionen akkumulieren und führen dazu, dass immer mehr Nervenzellen absterben. Es entstehen regelrechte Löcher im Gehirn, das dadurch eine schwammartige (spongiforme) Struktur bekommt. Die Konformationsänderung ist ohne erkennbare Ursache möglich (sporadische Prionerkrankungen), sie kann durch Zufuhr PrP^{sc}-haltigen Materials von außen ausgelöst werden (erworbene Prionerkrankungen) oder sie kann Folge einer erblich bedingten Mutation des Prionprotein-codierenden Gens sein (hereditäre Prionerkrankungen).

6.7.2 Creutzfeldt-Jakob-Krankheit

6.7.2 Creutzfeldt-Jakob-Krankheit

1920 beschrieb Hans Gerhardt Creutzfeldt eine „eigenartige Erkrankung des Zentralnervensystems"; ein Jahr später publizierte Alfons Jakob einen Fall von „spastischer Pseudosklerose". Nach diesen beiden Erstbeschreibern hat die Erkrankung ihren Namen. Entsprechend dem englischen Ausdruck „Creutzfeldt-Jakob-Disease" wird häufig das Akronym CJD verwendet, im Deutschen auch CKJ oder „übertragbare spongiforme Enzephalopathie".

Pathogenese

Jahrzehnte nach der Erstbeschreibung stellte sich heraus, dass die CJD unter bestimmten Umständen übertragbar („transmissible") ist und dass pathogene Prionen diese Übertragung verursachen. Neuropathologisch können in den Gehirnen verstorbener Patienten Plaques mit dem pathologischen proteaseresistenten Prionprotein PrP^{sc} nachgewiesen werden. Diese können z. B. über Hornhauttransplantate oder lyophilisierte Leichendura oder bei neurochirurgischen Operationen übertragen werden. Bei den meisten Patienten bleibt allerdings unklar, weshalb sie erkranken (sporadische Form, ca. 85 %). Knapp 10 % der Fälle kommen familiär vor.

Klinik

Bei fast allen CJD-Patienten kommt es durch einen rasch fortschreitenden Untergang von Neuronen in Kortex, Basalganglien und Zerebellum innerhalb weniger Wochen zu Gedächtnis- und Orientierungsstörungen sowie Fehlhandlungen mit raschem Übergang in eine ausgeprägte Demenz. Typisch sind ferner Myoklonien und eine Gangataxie, außerdem kommt es häufig zu extrapyramidal-motorischen Symptomen, aber auch zu zentralen Paresen und Spastik. Epileptische Anfälle treten bei ca. 10 % auf. In ca. 20 % aller Fälle beginnt die Krankheit mit zentralen Sehstörungen durch bevorzugten Befall des Okzipitallappens, man spricht dann von einer Heidenhain-Variante. Am Ende bieten die Betroffenen meist das Bild eines akinetischen Mutismus.

Diagnostik

Bildgebung Die CT ist nicht wegweisend. Die kraniale MRT zeigt im typischen Fall (bei ca. zwei Dritteln) Signalanhebungen in den Basalganglien oder in mindestens 2 kortikalen Regionen (temporal, parietal, okzipital), vor allem in der FLAIR- und Diffusionswichtung (DWI) (➤ Abb. 6.23).

EEG Das EEG hat einen recht hohen Stellenwert in der Diagnose der CJD. Im Krankheitsverlauf findet man bei ca. zwei Dritteln der Erkrankten „periodische Sharp-and-Slow-Wave"-Komplexe (➤ Abb. 6.24), was eine diagnostische Spezifität von ca. 85 % hat. Ein völlig normales EEG schließt eine CJD praktisch aus.

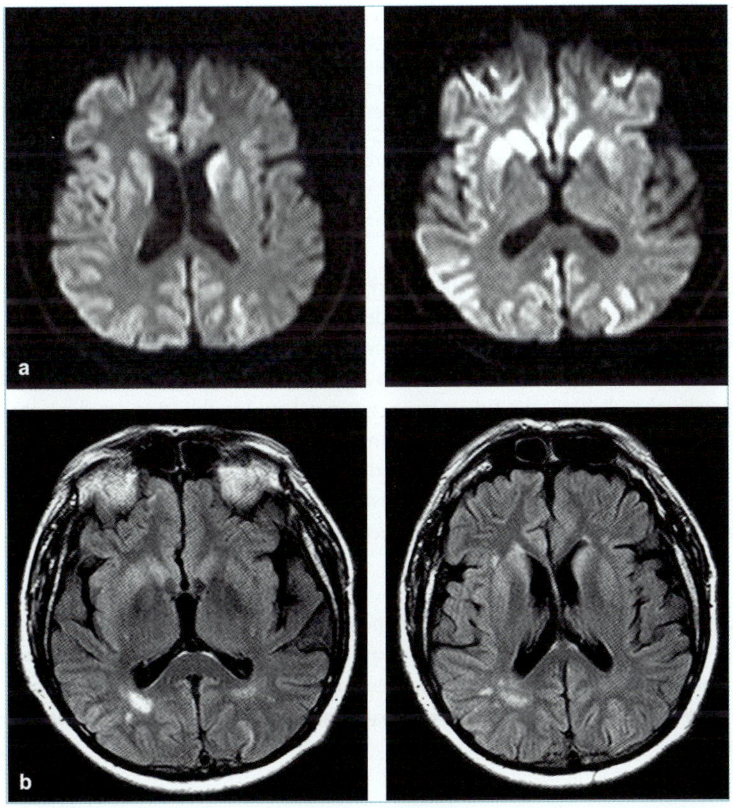

Abb. 6.23 Typische Veränderungen bei Creutzfeldt-Jakob-Erkrankung in der MRT mit Signalhyperintensitäten im Nucleus caudatus, Putamen und Kortex beider Hemisphären. **a** Diffusionswichtung. **b** FLAIR-Wichtung. [T534]

Studentische Sicht

Pathogenese:
- spongiforme Hirnschädigung durch Prionen-Akkumulation, überwiegend sporadisch
- Prionen übertragbar, z. B. über Hornhauttransplantate, Leichendura, neurochirurgische OPs
- familiäre Formen möglich

Klinik: rasch progrediente Demenz, Gangataxie, extrapyramidal-motorische Symptome, Myoklonien, Epilepsie

Diagnostik: cMRT (Signalanhebung in den Basalganglien), EEG („periodische Sharp-and-slow-wave"-Komplexe), Liquor (Protein 14-3-3 als Marker einer allgemeinen Nervenzellschädigung, RT-QuIC zum Nachweis erhöhter Aggregationsneigung des PrP), molekulare Klassifikation zur Unterscheidung von Subtypen

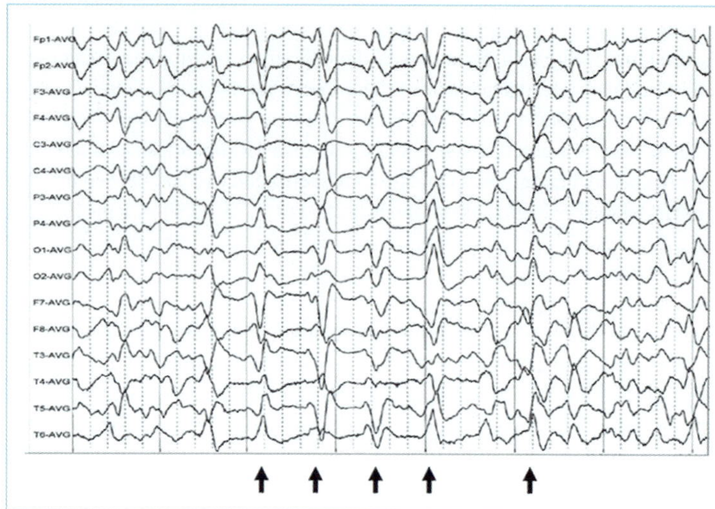

Abb. 6.24 EEG bei CJD mit periodischen generalisierten (über allen Hirnabschnitten auftretende) „sharp and slow waves" (Pfeile). Das wichtigste Kriterium ist dabei die Periodizität. [R261]

Liquor Die Standardparameter im Liquor sind nicht verändert. Eine hohe diagnostische Sensitivität und Spezifität hat aber der Nachweis einer erhöhten Konzentration des sog. 14-3-3-Proteins im Liquor. Zusätzlich kann eine erhöhte Aggregationsneigung des pathologischen Prionproteins mit dem ebenfalls sehr sensitiven „Real-Time-Quaking-Induced-Conversion"-Verfahren (RT-QuIC-Verfahren) nachgewiesen werden, das eine nahezu 100-prozentige Spezifität hat.

PRAXISTIPP Die 14-3-3-Proteine (die von der Erstbeschreibung 1967 herrührende Bezeichnung beruht auf der Position dieser Proteine in der Gelelektrophorese nach vorheriger Zellulose-Chromatografie) sind vermutlich bei allen eukaryontischen Organismen an zahlreichen zellulären Regulationsprozessen beteiligt. Sie aktivieren u. a. die Neurotransmittersynthese im ZNS. Bei Krankheiten mit rascher Neuronenschädigung, wie eben der CJD, kommt es zu einer vermehrten Freisetzung in den Liquor. Eine erhöhte 14-3-3-Konzentration im Liquor ist somit ein sehr sensitiver Parameter für eine rasche und erhebliche Nervenzellschädigung, aber nicht hochspezifisch für CJD. Beispielsweise kann das 14-3-3-Protein im Liquor auch bei einem akuten Hirninfarkt, einer Herpes-simplex-Enzephalitis oder einem schweren Schädel-Hirn-Trauma vorhanden sein. Wie so oft in der Neurologie müssen also Anamnese, klinisches Syndrom und Zusatzdiagnostik zusammenpassen, um die Diagnose einer „wahrscheinlichen CJD" stellen zu können.

Diagnosesicherheit Die Diagnose einer Creutzfeldt-Jakob-Erkrankung gilt nur dann als sicher, wenn sie neuropathologisch und/oder immunhistochemisch und/oder durch den Nachweis von pathologischem Prionprotein im Western-Blot bestätigt ist (Nachweis von PrP^{Sc}-Bandenmuster der Typen 1 und 2). Als klinisch sicher gilt ferner der Nachweis einer abnormen Aggregationsneigung des Prionproteins im RT-QuIC. Als klinisch wahrscheinlich gilt die Erkrankung, wenn neben der obligaten rapid progredienten Demenz mindestens 2 von 4 typischen klinischen Symptomen vorhanden sind und entweder periodische „sharp-wave"-Komplexe im EEG und/oder eine erhöhte Protein-14-3-3-Konzentration im Liquor und/oder typische MRT-Veränderungen nachgewiesen ist.

Meldepflicht Erkrankung und Tod sind in Deutschland meldepflichtig (Infektionsschutzgesetz).

Differenzialdiagnosen

Die wichtigsten Differenzialdiagnosen sind einerseits sehr seltene hereditäre Prionerkrankungen (Gerstmann-Sträussler-Scheinker-Syndrom, fatale familiäre Insomnie), andererseits häufige Demenzerkrankungen wie Alzheimer-Krankheit (➤ Kap. 12.5), vaskuläre Demenz (➤ Kap. 12.6) und Lewy-Körperchen-Demenz (➤ Kap. 12.9.2). Vereinzelt können auch Autoimmunenzephalitiden ein ähnliches klinisches Bild hervorrufen.

Verlauf und Prognose

Verlauf und Prognose: keine kausale Therapie, immer letaler Verlauf

Die Creutzfeldt-Jakob-Krankheit führt immer zum Tod. Der Verlauf ist rasch progredient, im Median sterben die Patienten 4–6 Monate nach Krankheitsbeginn. Eine kausale Therapie ist nicht bekannt.

FALL Die alleinstehende 62-jährige Maria G. wird in ihrer Wohnung hilflos am Boden liegend aufgefunden. Sie befindet sich in einem deutlich reduzierten Allgemeinzustand, ist ausgekühlt, weist multiple Druckstellen auf und kann Fragen nur unzureichend beantworten. Von der Nachbarin ist zu erfahren, dass Frau G. als Sachbearbeiterin tätig gewesen und vor 4 Monaten regulär in den Vorruhestand gegangen ist, danach sei sie rasch „verwahrlost".
Bei der Aufnahme im Krankenhaus ist die Patientin psychomotorisch ausgeprägt verlangsamt und desorientiert, sie hat eine leichte Dysarthrie, eine rigorartige Tonuserhöhung in allen Extremitäten und eine Stand- und Gangataxie. Intermittierend fallen irreguläre Myoklonien in beiden Armen auf. Bildgebung und Laboruntersuchungen ergeben zunächst keine weiterführenden Auffälligkeiten. Im EEG fallen periodische Komplexe auf. Im Liquor sind die routinemäßig bestimmten Parameter unauffällig, jedoch ist das Protein 14-3-3 in deutlich erhöhter Konzentration nachweisbar. Nach Rücksprache mit dem Nationalen Referenzzentrum für Transmissible Spongiforme Enzephalopathien in Göttingen wird die Diagnose einer „klinisch wahrscheinlichen" CJD gestellt.
Frau G. verfällt sehr rasch, bald kann sie auch nicht mehr sitzen und eine Kontaktaufnahme wird zunehmend unmöglich. Drei Monate nach Krankenhausaufnahme entwickelt sie eine Bronchopneumonie, die wegen der bekannten Grundkrankheit nicht antibiotisch behandelt wird, und verstirbt daran im Krankenhaus. Die neuropathologische Untersuchung bestätigt die klinische Verdachtsdiagnose.

Epidemiologie

Die Erkrankung tritt weltweit mit einer Inzidenz von ca. 1–2:1 Million pro Jahr auf. Frauen sind etwas häufiger betroffen. Das mittlere Erkrankungsalter liegt bei ungefähr 65 Jahren. Sehr vereinzelt erkranken auch Menschen, die jünger als 50 Jahre sind.

6.7.3 Andere übertragbare Prionerkrankungen

6.7.3.1 Neue Variante der Creutzfeldt-Jakob-Krankheit (VCJD)

In der 2. Hälfte der 1990er-Jahre fielen in Großbritannien mehrere Fälle von jungen Menschen mit einem bis dahin nicht bekannten tödlichen Krankheitsbild auf, das dann als Variante der Creutzfeldt-Jakob-Krankheit (VCJD) bezeichnet wurde.

Pathogenese

Die Ursache der VCJD ist unklar. Aufgrund der auffälligen epidemiologischen Zusammenhänge gilt es aber als sehr wahrscheinlich, dass der Verzehr von mit BSE (bovine spongiforme Enzephalopathie) kontaminiertem Fleisch mit einer Latenz von über 10 Jahren die Erkrankungen verursacht hat.

Klinik und Diagnostik

Symptome Früh kommt es zu depressiven Symptomen und schmerzhaften Sensibilitätsstörungen. Im Verlauf entwickeln die Kranken weitere psychiatrische Symptome, u. a. Halluzinationen, und schlussendlich eine Demenz und präfinal einen akinetischen Mutismus. Hinzu treten eine zerebelläre Ataxie, unwillkürliche Bewegungen wie Chorea und Myoklonien und eine kortikale Blindheit, schließlich ein Endstadium wie bei den anderen spongiformen Enzephalopathien.
Bildgebung Typischerweise (Spezifität ca. 95 %), aber nicht immer findet man das Pulvinar-Zeichen, d. h. Signalanhebungen in der T2-Wichtung der MRT im posterioren Thalamus.
EEG Das EEG ist im Gegensatz zur klassischen CJD wenig ergiebig. Anfangs ist es oft normal, später zeigt es eine unspezifische Verlangsamung des Grundrhythmus.
Liquor Die Liquordiagnostik ist nicht weiterführend.
Sonstiges Bei einer Tonsillenbiopsie gelingt der Nachweis von abnormem Prionprotein mit hoher Sensitivität und Spezifität.

Verlauf und Prognose

Der Krankheitsverlauf ist nicht beeinflussbar. Im Mittel sterben die Kranken nach 14 Monaten.

Epidemiologie

Bis heute sind in Großbritannien ungefähr 180 Fälle einer gesicherten bzw. wahrscheinlichen vCJD bekannt, in Frankreich knapp 30, im sonstigen außerbritischen Europa und einigen wenigen anderen Ländern jeweils Einzelfälle. Die Betroffenen waren im Durchschnitt 30 Jahre alt, Frauen überwogen geringfügig.

6.7.3 Andere übertragbare Prionerkrankungen

6.7.3.1 Neue Variante der Creutzfeldt-Jakob-Krankheit (VCJD)

Weitere übertragbare Prionerkrankungen sind:
- Neue Variante der Creutzfeldt-Jakob-Krankheit (VCJD), wahrscheinlich im Zusammenhang mit BSE-kontaminiertem Fleisch
- Gerstmann-Sträussler-Scheinker-Syndrom
- tödliche familiäre Insomnie
- Kuru

6.7.3.2 Gerstmann-Sträussler-Scheinker-Syndrom

6.7.3.2 Gerstmann-Sträussler-Scheinker-Syndrom

Das sehr seltene Gerstmann-Sträussler-Scheinker-Syndrom (GSSS) ist eine hereditäre Erkrankung mit autosomal-dominantem Erbgang, die durch eine Mutation des Prionprotein-Gens auf dem Chromosom 20 verursacht wird.

Das pathogene Prion lagert sich zunächst vor allem im Kleinhirn ab. Um das 40. Lebensjahr herum kommt es zu einem progredienten zerebellären Syndrom (Ataxie mit Gangunsicherheit und Stürzen, Dysarthrie, Nystagmus). Innerhalb weniger Jahre sind auch andere Hirnregionen betroffen (wobei der Krankheitsverlauf wesentlich variabler ist als bei der CJD) mit der Folge von zentralen Paresen, Immobilität und schließlich Demenz und Tod.

6.7.3.3 Tödliche familiäre Insomnie

6.7.3.3 Tödliche familiäre Insomnie

Die tödlich verlaufende – englisch: fatal – familiäre Insomnie (FFI) ist ebenfalls Folge einer seltenen autosomal-dominant vererbten Mutation des Prionprotein-Gens auf dem Chromosom 20. Die Erkrankung kann in jedem Alter beginnen, wobei das pathogene Prion zunächst vor allem in thalamischen Kernen entsteht.

Typisch sind Schlaflosigkeit und traumartige („oneiroide") Verhaltensweisen mit Ausfall der tiefen Schlafstadien im EEG. Durch eine progrediente Dysfunktion des vegetativen Nervensystems sind Kreislauf- und Temperaturregulation gestört. Im Verlauf weniger Jahre breitet sich die FFI auf andere Hirnteile aus. Das Endstadium ähnelt damit den anderen spongiformen Enzephalopathien CJD und GSSS.

6.7.3.4 Kuru

6.7.3.4 Kuru

Die Erkrankung Kuru gibt es nicht mehr. Ihre Erforschung glich einem Wissenschaftskrimi: In den 1950er-Jahren wurde bekannt, dass im Hochland von Papua-Neuguinea ein Volksstamm lebte, der praktisch keinen Kontakt zur modernen Zivilisation hatte. In diesem Volk der Fore gab es eine eigenartige neurologische Erkrankung: Die Betroffenen (vor allem Frauen und Kinder) entwickelten eine schwere Gangunsicherheit und Dysarthrie sowie ein rasch progredientes demenzielles Syndrom. Ungefähr ein Jahr nach den ersten Krankheitszeichen kam es unweigerlich zum Tode.

Davon hörte der amerikanische Virologe D. C. Gajdusek. Er fand heraus, dass die Fore einen rituellen Kannibalismus pflegten, indem Frauen und Kinder das Gehirn eines verstorbenen Manns ihrer Sippe verspeisten. In den folgenden Jahren gelang es ihm nachzuweisen, dass Kuru auf diesem Wege übertragbar ist, ebenso wie die Creutzfeldt-Jakob-Krankheit. In Papua-Neuguinea wurde der rituelle Kannibalismus 1957 verboten. Danach kam es innerhalb von Jahren zu einer drastischen Verminderung der Kurufälle; mittlerweile ist die Krankheit praktisch ausgestorben. Gajdusek bekam für seine Entdeckung 1976 den Nobelpreis.

6.7.3.5 Sonstige

6.7.3.5 Sonstige

Bei Säugetieren kommen verschiedene übertragbare spongiforme Enzephalopathien vor, am bekanntesten sind Scrapie (Traberkrankheit) bei Schafen sowie die bovine spongiforme Enzephalopathie (BSE) bei Rindern, umgangssprachlich auch „Rinderwahn" oder „mad cow disease" genannt. Letztere erreichte in den 1990er-Jahren erhebliche Ausmaße in Großbritannien, was darauf zurückgeführt wurde, dass Rinder mit Tiermehl (u. a. aus den Überresten von an Scrapie verendeten Schafen) gefüttert wurden. Ein Zusammenhang der vorwiegend in Großbritannien auftretenden neuen Variante der Creutzfeldt-Jakob-Krankheit (VCJD) mit BSE wird und wurde vermutet, ist aber nicht zweifelsfrei bewiesen (s. o.). Immerhin kam es nach dem Verbot der Tiermehlfütterung in Großbritannien nach und nach zu einem deutlichen Rückgang der BSE-Fälle.

ÜBUNGSFRAGEN ZUM WISSENS-CHECK

1. Was sind die Leitsymptome einer Meningitis? Unter welchen Bedingungen müssen sich diese Symptome nicht in typischer Weise ausbilden?
2. Beim klinischen Verdacht auf eine bakterielle Meningitis müssen welche diagnostischen Schritte in welcher Reihenfolge durchgeführt werden? Welche Antibiotikakombination wird in Mitteleuropa empirisch, also vor dem Erregernachweis verabreicht?
3. Was sind die häufigsten bakteriellen Erreger einer Meningitis bei einem Erwachsenen in Mitteleuropa?
4. Was sind die typischen Symptome einer Herpesenzephalitis? Welche Viren der Herpesgruppe verursachen die Herpesenzephalitis und wie kann diese Infektion behandelt werden?

KAPITEL 7

Immunvermittelte Erkrankungen des Zentralnervensystems

Frauke Zipp, Timo Uphaus

Studentische Sicht

Das ZNS ist ein sog. immunprivilegiertes Organ. Jedoch können Autoimmunerkrankungen wie die MS oder systemische Erkrankungen wie die Sarkoidose oder Vaskulitiden eine Immunreaktion und Schädigung des ZNS bewirken. Diese wird dann als eine immunvermittelte Erkrankung des ZNS bezeichnet.

Zwischen dem Immunsystem und dem Zentralnervensystem (ZNS) finden zahlreiche Interaktionen statt, die für die Funktionsfähigkeit beider Systeme essenziell sind. Das ZNS gilt als immunprivilegiertes Organ, d. h., die Zellen des Immunsystems können die Blut-Hirn-Schranke normalerweise nicht frei passieren. Dennoch patrouillieren auch bei intakter Blut-Hirn-Schranke Immunzellen im ZNS, ohne dabei eine Entzündungsreaktion auszulösen. Dies schützt vor Infektionen und Gewebsschädigung durch diverse Pathogene. Kommt es durch Antigenkontakt zur Aktivierung antigenspezifischer Lymphozyten im ZNS, kann dies eine Immunreaktion gegen körpereigene ZNS-Strukturen auslösen.

Die multiple Sklerose (MS) ist ein typisches Beispiel einer autoimmunvermittelten Erkrankung des ZNS. Autoimmunvermittelte Erkrankungen des ZNS kommen jedoch auch bei anderen eigenständigen Krankheitsbildern vor wie z. B. der akuten disseminierten Enzephalomyelitis (ADEM) oder als ZNS-Manifestation einer systemischen Erkrankung wie z. B. der Sarkoidose. Bei Erkrankungen aus dem rheumatologischen Formenkreis treten, insbesondere im Rahmen von vaskulitischen Prozessen, immunvermittelte Reaktionen des ZNS auf. Schließlich gibt es diese entzündlichen Reaktionen auch bei neurologischen Erkrankungen, bei denen bisher ein rein neurodegenerativer Pathomechanismus angenommen wird (u. a. Parkinson- und Alzheimer-Krankheit).

Studentische Sicht

7.1 Multiple Sklerose (MS)

7.1.1 Epidemiologie

- Erkrankungsbeginn im Mittel mit 25 Jahren
- F:M = 2–3:1
- Prävalenz variiert geografisch mit der höchsten Prävalenz in Europa und Amerika (112–300/100.000)
- mögliche Einflussfaktoren: Ernährung, Sonnenlicht/Vitamin D, Nikotinkonsum, Faktoren der Darmflora, Genetik

ABB. 7.1

7.1 Multiple Sklerose (MS)

7.1.1 Epidemiologie

Die MS ist in Nordeuropa und den USA die häufigste chronisch entzündliche Erkrankung des ZNS, die bei jungen Erwachsenen zu Behinderungen führen kann.

Charakteristika Das mittlere Erkrankungsalter liegt um das 25. Lebensjahr. Selten tritt die MS bereits im Kindesalter auf. Neuerkrankungen jenseits des 60. Lebensjahres sind eine Rarität. Frauen erkranken häufiger als Männer, das Verhältnis beträgt etwa 2–3:1. Die ethnische Zugehörigkeit beeinflusst die Erkrankungswahrscheinlichkeit: „Kaukasier" sind, global betrachtet, am häufigsten betroffen, während die orientalische Bevölkerung und Subsahara-Afrikaner nur selten erkranken.

Geografische Verteilung Weltweit gibt es schätzungsweise 2,5 Mio. MS-Kranke, wobei die Prävalenz der Erkrankung auf beiden Erdhalbkugeln mit dem Abstand zum Äquator zunimmt (➤ Abb. 7.1). Die höchste Prävalenz wird in Europa und Amerika berichtet (112–300 MS-Erkrankte/100.000 Einwohner). Demgegenüber ist die Prävalenz mit 5 MS-Erkrankten/100.000 Einwohnern in Afrika und der westpazifischen Region am geringsten. Für die geografischen Unterschiede ist eine bereits in der Jugend stattfindende Exposition gegenüber Umweltfaktoren (inkl. Infektionen) bei entsprechender genetischer Disposition entscheidend. Dies wurde durch Migrationsstudien deutlich: In Südafrika trat die MS am häufigsten bei Einwanderern aus Europa auf, weil erwachsene Einwanderer ihr höheres „europäisches" Erkrankungsrisiko behielten, während das Risiko von Einwanderern unter 15 Jahren sich dem niedrigen Risiko der südafrikanischen Bevölkerung annäherte.

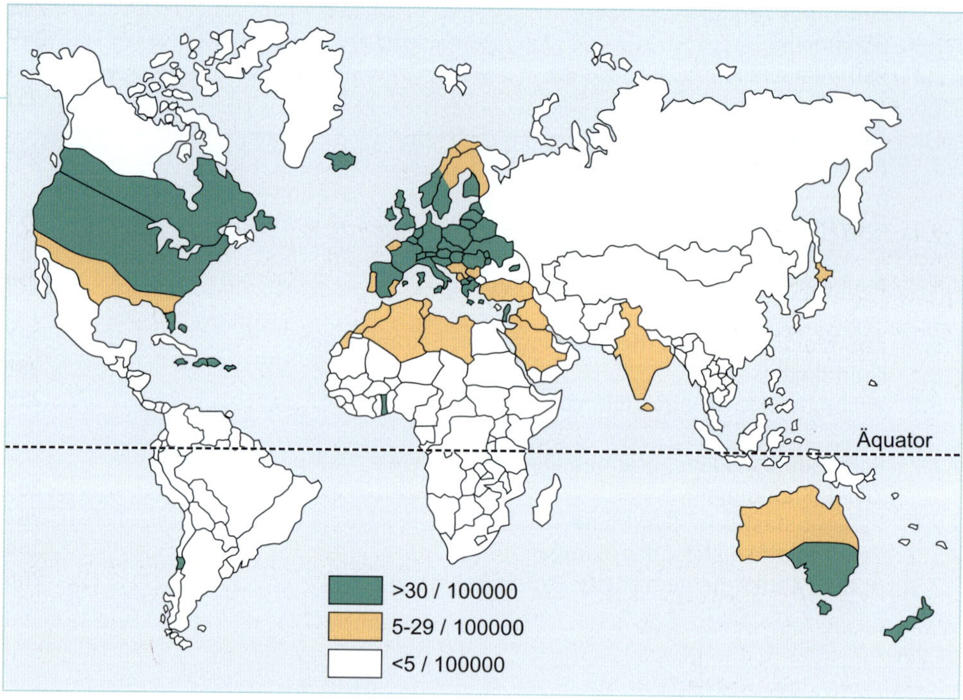

Abb. 7.1 Globale Verteilung der MS-Prävalenz. [L126]

Einflussfaktoren Umweltfaktoren beeinflussen das Erkrankungsrisiko und den Verlauf der MS: Ernährung, Sonnenlicht/Vitamin D, Rauchgewohnheiten, Darmflora, Adipositas und Bewegungsmangel.

Historisches Es gibt mehrere Berichte über regionale und zeitliche Häufungen von MS-Erkrankungen. Auf Island wurde in der Mitte des 20. Jahrhunderts eine Häufung von MS-Fällen mit der Stationierung britischer Truppen in Zusammenhang gebracht. Allerdings kam es schon vor der Anwesenheit britischer Truppen zu Erkrankungsfällen. Interessanterweise nahm im Jahr 1942 der erste Neurologe die Arbeit auf Island auf, sodass die Zunahme der Erkrankungsrate möglicherweise auch auf eine verbesserte Diagnostik zurückgeführt werden kann.

7.1.2 Ätiologie

Die Ursache der MS ist nicht abschließend geklärt. Epidemiologische und Assoziationsstudien weisen auf ein Zusammenspiel von Umwelt, Lebensstilfaktoren und genetischer Prädisposition hin.

Umweltfaktoren/Lebensstilfaktoren Die regionalen Unterschiede in der Auftretenswahrscheinlichkeit der MS legen Umweltfaktoren (möglicherweise *Epstein-Barr-Virus*-Infektion, Sonnenlicht), aber auch Lebensstilfaktoren als mitauslösende Faktoren nahe (z. B. Vitamin-D-Mangel, Übergewicht und Rauchen).

Genetik Die MS ist eine polygene Erkrankung:

- Die alterskorrigierte Erkrankungswahrscheinlichkeit steigt bei Vorhandensein MS-kranker Blutsverwandter und korreliert mit dem Verwandtschaftsgrad (➢ Tab. 7.1).
- Die MS-Prävalenz differiert zwischen unterschiedlichen ethnischen Gruppen innerhalb einer Region.
- Es besteht eine Assoziation der Erkrankung mit bestimmten genetischen Merkmalen, insbesondere der Klasse-II-Region des Majorhistokompatibilitätskomplexes (MHC) auf dem Chromosom 6p21. Hier werden Proteine codiert, die der T-Zell-Antigen-Präsentation dienen. Das Vorhandensein des MHC-Allels HLA-DR2 (DRB1*1501) erhöht das Risiko, an MS zu erkranken, um den Faktor 3–5.

Tab. 7.1 Erkrankungswahrscheinlichkeit in Abhängigkeit vom Verwandtschaftsgrad.

Verwandtschaftsgrad	Erkrankungswahrscheinlichkeit
monozygote Zwillinge	25 %
dizygote Zwillinge	5 %
Geschwister	5 %
Halbgeschwister	1,3 %
Adoptivgeschwister	entspricht der Wahrscheinlichkeit der Bevölkerung
ein Elternteil	2 %
beide Elternteile	6 %

MERKE Die Assoziation des Erkrankungsrisikos mit dem ethnischen Hintergrund und dem Verwandtschaftsgrad MS-kranker Angehöriger spricht für eine genetische Komponente bei der MS-Pathogenese. Demgegenüber legen die geografische Verteilung und die Ergebnisse aus Migrationsstudien das Einwirken eines bislang unbekannten Umweltfaktors und von Lebensstilfaktoren nahe (z. B. Vitamin-D-Mangel, Infektionen, Übergewicht und Rauchen). Wahrscheinlich wird die Erkrankung bei entsprechender genetischer Disposition durch einen Umweltfaktor getriggert.

7.1.3 Klinik und Verlauf

7.1.3.1 Klinik

Das Eponym „Encephalomyelitis disseminata (ED)" legt nahe, dass Symptome und Schweregrad der Erkrankung ein breites Spektrum umfassen und nahezu jede zentralnervöse Funktion betroffen sein kann. Häufige Frühsymptome sind ein chronisches Erschöpfungssyndrom („Fatigue" > 50 %), Sensibilitätsstörungen (30–40 %) und eine Retrobulbärneuritis (20–30 %). Weitere typische Symptome sind in ➢ Tab. 7.2 zusammengestellt.

Tab. 7.2 Häufige Symptome der MS.

Funktionelles System	Symptome und Zeichen
visuelles System	einseitige Visusminderung, Bulbusbewegungsschmerz, Farbentsättigung
Hirnstamm	Doppelbilder, Nystagmus, internukleäre Ophthalmoplegie
Motorik	spastische Paresen (Mono-, Hemi-, Para-, Tetraparesen), Pyramidenbahnzeichen, unerschöpfliche Kloni, Steigerung der Muskeleigenreflexe
Sensibilität	Parästhesien, Hypästhesien an Rumpf und Extremitäten, Lhermitte-Zeichen
Koordination	Gleichgewichtsstörungen, (Dreh-)Schwindel, Gangunsicherheit, Artikulationsstörungen, Extremitätenataxie
Vegetativum	imperativer Harndrang, Restharnbildung, Inkontinenz, Sexualfunktionsstörungen
Psyche/Kognition	depressive Störungen, emotionale Labilität, Konzentrationsstörungen, Fatigue-Syndrom, Abnahme der kognitiven Leistungsfähigkeit

7.1.2 Ätiologie

Die Ätiologie der MS ist nicht abschließend geklärt. Es häufen sich Hinweise auf ein Zusammenspiel aus Umwelt, Lebensstil und genetischer Prädisposition mit polygener Vererbung.

MERKE

7.1.3 Klinik und Verlauf

7.1.3.1 Klinik

Beschreibend wird die MS wegen der im ZNS verteilten Entzündungsherde auch als Encephalomyelitis disseminata („ED") bezeichnet. Im Frühstadium treten häufig eine Retrobulbärneuritis oder Gefühlsstörungen auf. Die Symptome hängen von der Lage der Herde im Gehirn und Rückenmark ab (➢ Tab. 7.2).

TAB. 7.2

7.1.3.2 Krankheitsverlauf

Verlaufsformen:
- schubförmig-remittierend
- sekundär chronisch progredient
- primär chronisch progredient

Entscheidend hierfür ist, ob Symptome schubartig auftreten und ob sie sich zeitweise zurückbilden. 80–90 % der MS-Fälle verlaufen anfangs schubförmig-remittierend. Nach > 20 Jahren sind 90 % chronisch progredient.

ABB. 7.2

Uhthoff-Phänomen: Passagere Verschlechterung von Symptomen bei Körpertemperaturerhöhung. Wichtige Unterscheidung zu echtem Schubereignis!

MERKE

7.1.3.2 Krankheitsverlauf

Verlaufsformen

Der Verlauf der MS ist individuell sehr unterschiedlich. Das Spektrum reicht von einem einzigen Schub ohne nennenswerte Beeinträchtigung bis hin zu fulminanten Verläufen mit erheblichen dauerhaften neurologischen Behinderungen. Der Verlauf ist im Einzelfall schwer vorhersehbar. Folgende Verlaufsformen werden unterschieden:

- **Schubförmig-remittierende MS („relapsing remitting", RRMS):** Es lassen sich klare Krankheitsschübe abgrenzen (➤ Abb. 7.2a). Die Behinderung bildet sich nach Abklingen des Schubs entweder vollständig oder unvollständig (mit einer residualen Behinderung) zurück. Zwischen den einzelnen Schüben ist keine Krankheitsprogression zu erkennen. Bei Krankheitsbeginn präsentieren sich 80–90 % der Patienten mit einem schubförmig-remittierenden Verlauf.
- **Sekundär chronisch progrediente MS (SPMS):** Die Erkrankung beginnt schubförmig-remittierend und geht in eine Phase mit chronischer Zunahme der Behinderung über. Gelegentliche Schübe können weiterhin auftreten. Entscheidend ist, dass zwischen einzelnen Schüben eine schleichende Verschlechterung zu erkennen ist (➤ Abb. 7.2c). Bei 30–60 % der Patienten geht der anfangs schubförmig-remittierende Verlaufstyp nach 20 Jahren in eine sekundär chronisch progrediente Form über. Nach einer Krankheitsdauer von mehr als 20 Jahren liegt die Häufigkeit dieser Verlaufsform bei bis zu 90 %.
- **Primär chronisch progrediente MS (PPMS):** Bei etwa 10–15 % der Patienten wird von Beginn an eine schleichende Progredienz beobachtet (➤ Abb. 7.2d). Schübe sind dabei nicht abgrenzbar, Plateau-Phasen mit einer Stabilisierung und einer leichten Rückbildung einzelner Symptome sind möglich.

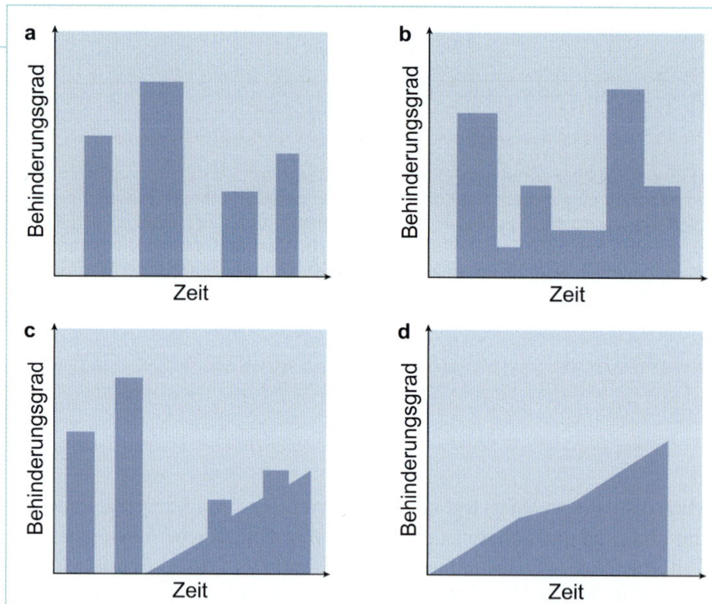

Abb. 7.2 Wichtigste MS-Verlaufsformen. a Schubförmig-remittierender Verlauf mit vollständigen Remissionen (RRMS). **b** Schubförmig-remittierender Verlauf mit unvollständigen Remissionen. **c** Sekundär chronisch progredienter Verlauf (SPMS). **d** Primär chronisch progredienter Verlauf (PPMS). [L126]

MS-Schub

Ein MS-Schub ist durch das passagere Auftreten neuer Symptome oder die Verschlechterung bestehender Symptome über mindestens 24 Stunden definiert. Das Intervall zwischen dem Beginn zweier aufeinanderfolgender Schübe muss mindestens 30 Tage betragen. Ist der Abstand geringer, handelt es sich um einen protrahierten Schub. Die Symptome dürfen nicht im Zusammenhang mit einer Erhöhung der Körpertemperatur (Uhthoff-Phänomen), z. B. durch Fieber oder körperliche Anstrengung, aufgetreten sein.

Die Häufigkeit und Schwere von Schüben kann inter- und intraindividuell stark variieren. Im Mittel erleidet ein RRMS-Patient alle 2 Jahre einen Schub.

MERKE Per Definition müssen die Symptome eines MS-Schubs mindestens 24 Stunden andauern und zwischen 2 Schüben müssen mindestens 30 Tage liegen.

CAVE Eine Erhöhung der Körpertemperatur im Rahmen eines Infekts oder körperlicher Anstrengung kann die Symptome eines MS-Schubes vortäuschen (Uhthoff-Phänomen). Eine „klassische" Schubbehandlung (Stoßtherapie mit Kortikosteroiden) ist in dieser Situation nicht angezeigt. Nach Normalisierung der Körpertemperatur und Infektbehandlung (Fiebersenkung, ggf. Antibiotika) geht die neurologische Symptomatik zurück.

CAVE

Schweregrad des neurologischen Defizits

EDSS Zur Gradierung des neurologischen Zustands hat sich die „Expanded Disability Status Scale" (EDSS) nach Kurtzke etabliert, die auf einer standardisierten neurologischen Untersuchung beruht (➤ Tab. 7.3): Je stärker ein MS-Patient körperlich eingeschränkt ist, desto höher ist der EDSS-Wert. Bis zu einem EDSS von 3,5 ist der Patient weitgehend uneingeschränkt mobil, ab EDSS 4,0 erfolgt die Beurteilung in Abhängigkeit von der noch möglichen maximalen Gehstrecke. Der EDSS hat den Nachteil, dass er bei stärkerer Beeinträchtigung nur ungenügend differenziert und die Gehfähigkeit übergewichtet.

Schweregrad der neurologischen Defizite: *EDSS:* „Expanded Disability Status Scale" (EDSS, ➤ Tab. 7.3) → Verlaufsbeurteilung

Tab. 7.3 Expanded Disability Status Scale (EDSS).

EDSS	Neurologisches Defizit
0	unauffälliger neurologischer Untersuchungsbefund
1	keine Behinderung, minimal auffälliger Untersuchungsbefund
2	minimale Behinderung in einem der Bereiche Kraft, Sensibilität, Koordination, Blase, Sehen
3	mäßige Behinderung, aber uneingeschränkt gehfähig
4	schwere Behinderung, aber gehfähig ohne Hilfe für mindestens 500 m
5	schwere, im Alltag einschränkende Behinderung, gehfähig ohne Hilfe für mindestens 200 m
6	Gehhilfe erforderlich, um 100 m zu gehen
7	unfähig, mehr als 5 m zu gehen, weitgehend auf den Rollstuhl angewiesen, selbstständiger Transfer
8	weitgehend ans Bett gebunden, Hilfe beim Transfer erforderlich
9	hilfloser bettlägeriger Patient
10	Tod durch MS
zwischen EDSS 1,0 und 10,0 ist eine detailliertere Abstufung in Schritten von 0,5 Punkten möglich	

TAB. 7.3

MSFC Darüber hinaus hat sich insbesondere der „Multiple Sclerosis Functional Composite" (MSFC) bewährt, der auf einfache und gut reproduzierbare Weise die Arm- und Beinfunktion sowie die kognitive Beeinträchtigung erfasst.

MSFC: „Multiple Sclerosis Functional Composite" für eine eventuelle zusätzliche Beurteilung

7.1.3.3 Prognose

Ein einzelner zuverlässiger Parameter zur Prognoseabschätzung ist nicht verfügbar. Dennoch gibt es verschiedene prognostisch günstige oder ungünstige Faktoren (➤ Tab. 7.4). Die Prognose hat u. a. Auswirkungen auf die Therapie: Kann man von einem gutartigen Verlauf ausgehen, wird man mit aggressiven und nebenwirkungsträchtigen Behandlungen zurückhaltender sein als bei prognostisch ungünstiger Konstellation.

Die Lebenserwartung bei MS-Patienten ist nur etwas niedriger als in der Allgemeinbevölkerung. Verantwortlich für die meisten Todesfälle sind sekundäre Komplikationen wie Pneumonien, Urosepsis oder Lungenembolie. Daneben ist das Risiko eines Suizids bei MS-Kranken 7-mal höher als in der Allgemeinbevölkerung.

7.1.3.3 Prognose

Die Lebenserwartung ist nur leicht verkürzt – vor allem durch Komplikationen wie Infektionen oder Lungenembolien. Das Suizidrisiko ist 7-fach erhöht.

Tab. 7.4 Prognostische Aussagekraft einzelner Faktoren.

Prognostisch günstig	Prognostisch ungünstig
• Alter bei Erstmanifestation < 40 Jahre • weibliches Geschlecht • schubförmig-remittierender Verlauf • überwiegend sensible Symptome bei Erstmanifestation • monotope Symptomatik bei Erstmanifestation • niedrige Schubrate • weitgehende Remissionen nach Schüben • EDSS < 3 nach 5 Jahren Krankheitsdauer	• Alter bei Erstmanifestation > 40 Jahre • primär chronisch progredienter Verlauf • Pyramidenbahnschädigung oder zerebelläre Symptome bei Erstmanifestation • polytope Symptomatik bei Erstmanifestation • hohe Schubrate

MERKE

MERKE Bisher gibt es keinen einzelnen Parameter für die Abschätzung der individuellen Prognose. Es gibt jedoch eine Reihe prognostisch günstiger und ungünstiger Faktoren.

KOMMUNIKATIONSKOMPETENZ

KOMMUNIKATIONSKOMPETENZ Die Diagnose einer MS ist für den individuellen Patienten ein bedeutender Einschnitt in seiner persönlichen Lebensplanung. Dies muss bei der Mitteilung der Diagnose berücksichtigt werden, d. h., das jeweilige Gespräch sollte in einem ruhigen Umfeld mit Empathie und Mitgefühl stattfinden. Auf die Sorgen und Ängste des Patienten sollte eingegangen und Lösungsstrategien sollten aufgezeigt werden.

7.1.4 Diagnostik

Die Diagnose wird u. a. durch den Beweis einer zeitlichen und räumlichen „Streuung“ (Dissemination) der Erkrankungsmanifestationen mittels Anamnese, Untersuchung, MRT und Elektrophysiologie gestellt. Hieraus leiten sich die Diagnosekriterien nach McDonald ab (➢ Tab. 7.5).

7.1.4 Diagnostik

Die Diagnose einer MS beruht sowohl auf dem Nachweis einer zeitlichen als auch einer räumlichen Dissemination von typischen Symptomen und Befunden der Erkrankung. Das bedeutet, dass autoimmun-demyelinisierende Manifestationen zu mindestens 2 Zeitpunkten und an mindestens 2 Stellen im ZNS nachgewiesen werden müssen. Dafür kommen folgende Verfahren zur Anwendung:

- Anamnese und klinisch-neurologischer Befund
- Bildgebung des ZNS, insbesondere MRT
- Liquordiagnostik (Nachweis von oligoklonalen Banden als Kriterium der zeitlichen Dissemination)
- elektrophysiologische Diagnostik
- Ausschluss anderer Differenzialdiagnosen

Wichtig ist, dass nur eine Gesamtbewertung der Befunde dieser Methoden die Diagnose ermöglicht. In der klinischen Praxis haben sich dabei die Diagnosekriterien nach McDonald etabliert (➢ Tab. 7.5). Die revidierten McDonald-Kriterien von 2017 akzeptieren den Nachweis oligoklonaler Banden im Liquor als Kriterium der zeitlichen Dissemination, damit ist die Diagnosestellung und auch die Einleitung einer verlaufsmodifizierenden Therapie früher möglich als vor der Revision. Die Spezifität der Diagnosestellung sinkt jedoch, und der Ausschluss von Differenzialdiagnosen gewinnt an Bedeutung. Die Anwendung dieses Schemas führt zu einer abgestuften Wahrscheinlichkeit der MS-Diagnose.

Anamnese, Klinik: zeitliche (mindestens 2 Schübe) und räumliche Dissemination (verschiedene Lokalisationen)

Anamnese und klinisch-neurologischer Befund

Die *zeitliche Dissemination* wird klinisch (Anamnese und Befund) durch mindestens 2 Schübe oder eine Zunahme neurologischer Ausfälle über einen definierten Zeitraum nachgewiesen. Der klinische Nachweis einer *räumlichen Dissemination* gelingt durch die topische Zuordnung von Symptomen oder Befunden zu

TAB. 7.5

Tab. 7.5 Diagnosekriterien der sicheren MS: revidierte McDonald-Kriterien (2017). [F210-044]

Anzahl klinischer Schubereignisse	Klinisch objektivierbare Läsionen (Befund)	Zusätzliche für die Diagnose nötige Befunde
≥ 2	≥ 2	keine
≥ 2	1	räumliche Dissemination, nachgewiesen durch: • MRT **oder** • weiteren Schub mit zusätzlicher objektivierbarer Läsion
1	≥ 2	zeitliche Dissemination, nachgewiesen durch • MRT mit Gadolinium **oder** • zweiten klinischen Schub **oder** • oligoklonale Banden im Liquor
1	1	räumliche Dissemination **und** zeitliche Dissemination wie oben
schleichende Progression von MS-typischen Symptomen – Kriterien der primär progedienten MS (PPMS)		Krankheitsprogression über mindestens 1 Jahr und 2 der 3 folgenden Kriterien erfüllt: • positive zerebrale MRT (mindestens 1 T2-Läsion infratentoriell, kortikal bzw. juxtakortikal, periventrikulär) • positive spinale MRT (mindestens 2 spinale Läsionen) • positiver Liquor (Nachweis von oligoklonalen Banden)

positive MRT – räumliche Dissemination: T2-hyperintense Läsionen in mindestens 2 der folgenden 4 Regionen (Kontrastmittelaufnahme nicht erforderlich): periventrikulär, juxtakortikal, infratentoriell, spinal
positive MRT – zeitliche Dissemination: Nachweis einer neuen T2 und/oder kontrastmittelanreichernden Läsion in einer Verlaufs-MRT
positiver Liquor: oligoklonale Banden isoliert im Liquor oder intrathekale IgG-Synthese

unterschiedlichen ZNS-Regionen, wenn z. B. gleichzeitig eine Retrobulbärneuritis (Sehnerv) und eine Extremitätenataxie (Kleinhirn oder seine Verbindungen) vorliegen oder abgelaufen sind.

Bildgebung

Auch die MRT ist für die MS-Diagnostik wesentlich. MS-typische Läsionen werden in T2-gewichteten Sequenzen als helle (hyperintense) Signalveränderungen abgebildet (➤ Abb. 7.3a, b), in der T1-gewichteten MRT-Sequenz erscheinen sie dunkler als das umgebende Gewebe (hypointens). Läsionen, in denen ein irreversibler Gewebeuntergang stattgefunden hat, werden aufgrund ihrer Morphologie in der T1-gewichteten Aufnahme auch als „black holes" bezeichnet. Für den Nachweis einer räumlichen Dissemination mittels MRT wird mindestens je eine MS-typische Läsion in mindestens 2 von 4 MS-typischen Lokalisationen gefordert (periventrikulär, kortikal oder juxtakortikal, infratentoriell, spinal).

Lokalisation Die fokalen Läsionen finden sich bevorzugt in der weißen Substanz, supratentoriell in direktem Kontakt zum Ependym der Seitenventrikel oder in der Balkenstrahlung (➤ Abb. 7.3c), infratentoriell in den Kleinhirnbahnen oder im Hirnstamm sowie spinal in den langen Bahnen des zervikalen oder thorakalen Myelons. Etwa 20 % der Läsionen grenzen unmittelbar an den Kortex („juxtakortikal").

Bildgebung: Wichtig für die Diagnostik ist eine MRT zur Feststellung typischer Läsionen (mindestens 3 mm große T2-/FLAIR-Hyperintensitäten). Die räumliche Dissemination gilt als erfüllt bei mindestens einer solchen Läsion in mindestens 2 der 4 typischen Lokalisationen (periventrikulär inkl. Balken, juxtakortikal, infratentoriell oder spinal). Da frische Herde im Gegensatz zu alten Kontrastmittel aufnehmen, kann auch eine zeitliche Dissemination mittels MRT nachgewiesen werden (➤ Abb. 7.3).

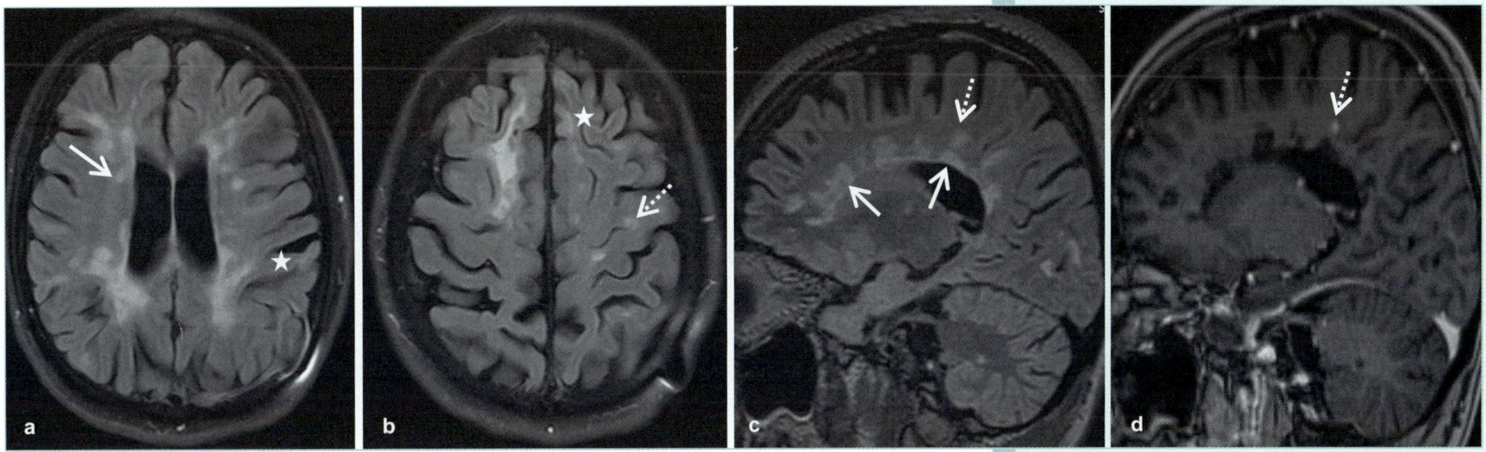

Abb. 7.3 Axiale und sagittale MRT-Aufnahmen eines Patienten mit einer multiplen Sklerose im akuten Schub.
a, b Die transversale T2-gewichtete Aufnahmen mit Suppression des Liquorsignals zeigt multiple, polytope Marklagerläsionen, die sowohl subkortikal (Pfeil), juxtakortikal (Sterne) als auch intrakortikal (gestrichelter Pfeil) lokalisiert sind. **c** Auch im Corpus callosum finden sich direkt angrenzend an den III. Ventrikel multiple postentzündliche gliotische Läsionen (Pfeile), von denen eine Läsion (gestrichelter Pfeil) in den T1-gewichteten Aufnahmen Kontrastmittel aufnimmt (gestrichelter Pfeil in d). **d** Die T1-gewichtete transversale MRT-Aufnahme nach Gabe von Kontrastmittel hat dieselbe Schnittführung wie die Aufnahme in c und zeigt eine Läsion, die Kontrastmittel aufnimmt, also „aktiv" ist. [P1420]

Kontrastmittel Durch intravenöse Gabe des paramagnetischen Kontrastmittels Gadolinium lassen sich im T1-gewichteten Bild akut-entzündliche Herde identifizieren: An diesen Stellen wird die Blut-Hirn-Schranke durch die Entzündung derart durchlässig, dass Gadolinium austritt und sich im Gewebe anlagert (➤ Abb. 7.3d). Durch ein Nebeneinander akuter und alter Läsionen kann so auch mittels einer einmaligen MRT bereits der Nachweis einer zeitlichen Dissemination gelingen.

Klinisch isoliertes Syndrom (KIS)

Von einem KIS spricht man, wenn eine erstmalige klinische Episode aufgetreten ist, die sich zwar auf einen entzündlich-demyelinisierenden ZNS-Herd zurückführen, aber wegen der fehlenden zeitlichen Dissemination nicht als MS diagnostizieren lässt. Im engeren Sinn gehören hierzu die isolierte Retrobulbärneuritis, Myelitis oder entzündliche Hirnstammläsionen. Die Symptomatik kann mono- oder multifokal sein. Das Ausmaß der mit einer MS vereinbaren weiteren MRT-Veränderungen gilt hierbei als Prädiktor für die Wahrscheinlichkeit der zukünftigen Entwicklung einer MS.

Klinisch isoliertes Syndrom: Einmaliges MS-typisches Schubereignis und MS-typischer MRT-Befund, aber ohne Beweis der zeitlichen Dissemination.

MERKE Die MRT kann sowohl die räumliche (MS-typische Herde in verschiedenen ZNS-Regionen) als auch die zeitliche Dissemination (neu aufgetretene Herde in seriellen MRT-Untersuchungen) beweisen. Zu beachten ist aber, dass herdförmige MRT-Läsionen keinesfalls spezifisch für die MS sind und auch bei zahlreichen anderen Erkrankungen vorkommen.

MERKE

Studentische Sicht

Typischer **Liquorbefund:**
- Leukozyten ↑ (meist bis 30 Zellen/µl mit lymphomonozytärem Zellbild)
- intrathekale IgG-Synthese
- sog. oligoklonale Banden in der isoelektrischen Fokussierung (ca. 95 %)
- Antikörper gegen Masern, Röteln und Varizellen (MRZ-Reaktion)

Der Nachweis oligoklonaler Banden wird entsprechend den revidierten McDonald-Kriterien als Zeichen der Chronizität und damit als zeitliche Dissemination gewertet.

Liquordiagnostik

Der typische Liquorbefund bei der MS ist eine leichte Erhöhung der Leukozytenzahl (Pleozytose, selten höher als 30 Zellen/µl), wobei es sich meist um Lymphozyten oder Monozyten handelt *(lymphomonozytäres Zellbild)*. Jedoch kann die Zellzahl auch normal sein, insbesondere nach längerer Krankheitsdauer. Der Proteingehalt des Liquors ist meist normal oder allenfalls leicht erhöht (➤ Tab. 7.6). Als Ausdruck einer humoralen Immunreaktion wird in ca. 75 % im sog. Reiber-Diagramm eine Bildung von Immunglobulinen im Liquor *(intrathekale IgG-Synthese)* nachgewiesen (➤ Abb. 7.4). Noch sensitiver ist der Nachweis von IgG-Subfraktionen, den sog. *oligoklonalen Banden* (OKB), die durch die *isoelektrische Fokussierung* bei ca. 95 % der MS-Patienten nachgewiesen werden (➤ Abb. 7.5). Der Nachweis einer intrathekalen IgG-Synthese und/oder oligoklonaler Banden spricht für die Chronizität des entzündlichen Prozesses und kann gemäß den revidierten McDonald-Kriterien 2017 als Kriterium der zeitlichen Dissemination verwendet werden. Als relativ typisch für die MS gilt auch die intrathekale Bildung erregerspezifischer Antikörper vornehmlich gegen Masern, Röteln und Varizellen ohne entsprechende Viruspersistenz im Liquor (MRZ-Reaktion). Auch bei der Liquordiagnostik ist zu beachten, dass keine dieser Veränderungen für sich genommen spezifisch für die MS ist. Oligoklonale Banden können auch im Rahmen anderer Autoimmunerkrankungen oder Entzündungen auftreten.

TAB. 7.6

Tab. 7.6 Liquorbefund bei MS

Parameter	Typischer Befund
Zellzahl	normal oder leichte lymphomonozytäre Pleozytose
Protein	normal oder leicht erhöht
Laktat	normal
Reiber-Schema	intrathekale IgG-Synthese, Schrankenstörung
isoelektrische Fokussierung	oligoklonale Banden isoliert im Liquor

ABB. 7.4

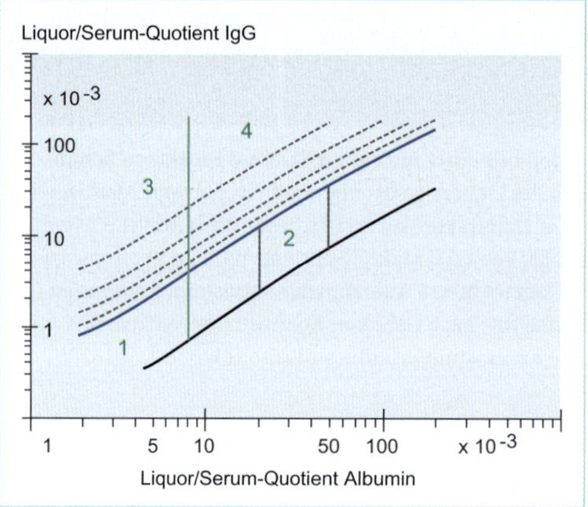

Abb. 7.4 Reiber-Diagramm. Der Liquor/Serum-Quotient von Immunglobulinen (IgG, IgA, IgM) wird gegen den von Albumin aufgetragen. Daraus können Informationen über die Durchlässigkeit der Blut-Hirn-Schranke und die intrathekale Bildung von Immunglobulinen gewonnen werden; 1 = Normbefund, 2 = reine Schrankenstörung, 3 = reine intrathekale IgG-Synthese, 4 = kombinierte Schrankenstörung und intrathekale IgG-Synthese. [L126]

ABB. 7.5

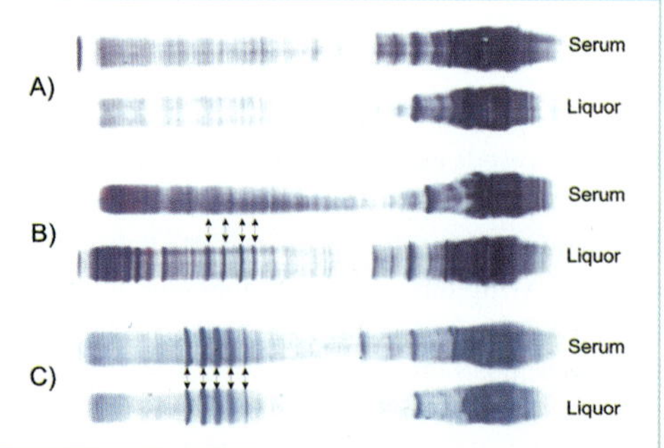

Abb. 7.5 Isoelektrische Fokussierung. Durch elektrophoretische Auftrennung konzentrieren sich Proteine aus Serum und Liquor im elektrischen Feld an ihrem isoelektrischen Punkt. A = keine oligoklonalen Banden im Serum und Liquor, B = oligoklonale Banden im Liquor, C = identische Banden im Serum und Liquor. [R261]

Elektrophysiologie: Die Leitgeschwindigkeit zentraler Bahnen kann elektrophysiologisch durch visuell (➤ Abb. 7.6), somatosensibel, motorisch und akustisch **evozierte Potenziale** gemessen werden. Eine Demyelinisierung führt zu einer Leitungsverzögerung. Auch asymptomatische Veränderungen werden erfasst.

Elektrophysiologie: evozierte Potenziale

Durch die MS-typische Demyelinisierung nimmt vor allem die Leitgeschwindigkeit zentraler Fasersysteme bei MS-Patienten ab. Ein wichtiges Verfahren zur Quantifizierung der zentralen Leitgeschwindigkeiten sind die sensorisch evozierten Potenziale (EP), bei denen ein definierter peripherer Sinnesreiz gesetzt und die Reizantwort von der Schädeloberfläche abgeleitet wird. Standardverfahren sind die Registrierung der visuell (VEP, ➢ Abb. 7.6), somatosensibel (SSEP) und akustisch (AEP) evozierten Potenziale (Afferenz). Bei den motorisch evozierten Potenzialen (MEP) stimuliert man hingegen mit einer Magnetspule transkraniell über dem motorischen Kortex und leitet das Potenzial peripher vom Zielmuskel ab (Efferenz). Durch den Nachweis afferenter oder efferenter zentraler Leitungsstörungen mittels EP lassen sich bei MS-Patienten zum Teil auch subklinische Läsionen erfassen. Gegenüber der MRT liegt ihr Wert vor allem im Nachweis einer demyelinisierenden Pathophysiologie der Erkrankung. Typische Befunde können die Diagnosesicherheit einer MS erhöhen und als Verlaufsparameter dienen.

ABB. 7.6

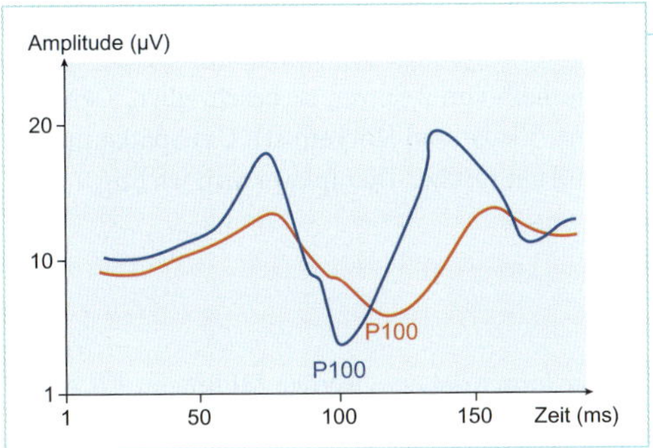

Abb. 7.6 Visuell evozierte Potenziale. Durch einen visuellen Reiz (Schachbrettmuster) wird ein kortikales Potenzial generiert, das über dem visuellen Kortex von der Schädeldecke abgeleitet werden kann. Beurteilt werden die Potenzialkonfiguration, die Latenzen der Wellen-Peaks und die Amplituden. Die Latenz der P100-Welle beträgt im Normalfall ca. 100 ms (blau). Im pathologischen Fall (rot) kann sie verlängert und amplitudengemindert sein. Wichtig ist immer auch der Seitenvergleich. [L126]

Ausschluss von Differenzialdiagnosen

Überblick

Eine Reihe von Erkrankungen kann durch ZNS-Beteiligung zu MS-ähnlichen Symptomen führen (➢ Tab. 7.7).

➢ Tab. 7.7 beinhaltet verschiedene Differenzialdiagnosen der MS.

TAB. 7.7

Tab. 7.7 Differenzialdiagnosen der MS.

Typ	Beispiele
erregerbedingt	Neuroborreliose, Neurolues, Neurotuberkulose, HIV-Enzephalitis, tropische spastische Paraparese (HTLV 1)
Vaskulitiden, Kollagenosen	Granulomatose mit Polyangiitis, Panarteriitis nodosa, systemischer Lupus erythematodes, Sjögren-Syndrom, rheumatoide Arthritis, Morbus Behçet, primäre ZNS-Vaskulitis
Stoffwechselerkrankungen	Vitamin-B_{12}-Mangel, Adrenoleukodystrophie, metachromatische Leukodystrophie
andere Myelopathie	zervikale Myelopathie kompressiver Genese, Myelitis transversa
vaskulär	zerebrale Mikroangiopathie
andere	Neurosarkoidose, akute disseminierte Enzephalomyelitis (ADEM), Neuromyelitis optica (NMO), Susac-Syndrom (Trias: Enzephalopathie, retinale Gefäßverschlüsse, Schwerhörigkeit)

MERKE Die Diagnosestellung MS beruht auf dem Nachweis sowohl einer zeitlichen als auch einer räumlichen Dissemination MS-typischer Funktionsstörungen und Läsionen des ZNS und dem Ausschluss anderer Differenzialdiagnosen.

Susac-Syndrom

Das Susac-Syndrom ist eine nach ihrem Erstbeschreiber benannte äußerst seltene Krankheit. Sie hat einige Gemeinsamkeiten mit der MS und der ADEM. Bislang sind in der Literatur einige Hundert Fälle beschrieben. Es wird eine immunvermittelte Endotheliopathie angenommen. Diese führt zu Mikroinfarkten, die in jedem Hirnareal, in der Retina und im Innenohr auftreten können.

Klinik Klinisch ist dieses Syndrom durch die nachfolgende Trias gekennzeichnet:

- Enzephalopathie
- retinale arterielle Gefäßverschlüsse
- Hörstörung

Differenzialdiagnose Susac-Syndrom: Trias aus Enzephalopathie, retinaler arterieller Gefäßverschlüsse und Hörstörung

Typischerweise sind Frauen im Alter zwischen 20 und 40 Jahren betroffen. Klinisch stehen Kopfschmerzen, Verhaltensauffälligkeiten und ein progredienter kognitiver Abbau im Vordergrund. Später treten Hörverlust, Tinnitus und Sehstörungen hinzu.

Diagnostik In der MRT zeigen sich multiple Läsionen sowohl im Bereich der grauen als auch der weißen Substanz. Rundliche, kleine Läsionen im Corpus callosum werden als charakteristische „Schneeball-Läsionen" bezeichnet.

Therapie Es gibt keine generelle Therapieempfehlung. In Fallberichten wurde durch immunsuppressive Therapie mittels Kortikosteroiden eine Verbesserung der klinischen Symptomatik erzielt. Bei ausbleibender Besserung der Symptomatik auf Kortikosteroide sollte eine Therapie mit Immunglobulinen, Plasmaseparation oder aggressiveren Immunsuppressiva wie z. B. Azathioprin, Cyclophosphamid oder Rituximab erwogen werden.

Verlauf Eine spontane Besserung der Beschwerden innerhalb von 2 Jahren ist beschrieben. Dennoch können Folgekrankheiten auftreten (u. a. Epilepsie, Demenz, Visus- und Hörverlust). Um Spätkomplikationen zu vermindern, sind eine frühe Diagnosestellung und ein rascher Therapieversuch wichtig.

7.1.5 Pathologie und Pathophysiologie

7.1.5.1 Charakteristika der MS-Herde

Das augenscheinlichste strukturelle Merkmal der MS sind umschriebene, wenige Millimeter bis einige Zentimeter große entzündliche Herde (sog. MS-Plaques), die disseminiert im gesamten ZNS und bevorzugt in der weißen Substanz auftreten. Charakteristisch ist die Anordnung um kleine Venen herum.

Demyelinisierung, Axonschädigung In diesen Läsionen sind die Myelinscheiden geschädigt (Demyelinisierung, ➤ Abb. 7.7), sodass die elektrische Impulsleitung verlangsamt wird und die zugehörige Funktion gestört ist. Nach histopathologischen Kriterien wird die Myelinzerstörung in 4 Muster eingeteilt:

- Muster I: makrophagenassoziierte Demyelinisierung
- Muster II: antikörper- und komplementvermittelte Demyelinisierung
- Muster III: immunvermittelte Apoptose von Oligodendrozyten
- Muster IV: primäre Degeneration von Oligodendrozyten

Die Heterogenität der Läsionen legt nahe, dass der Entmarkung und der neuronalen Schädigung verschiedene pathogenetische Mechanismen zugrunde liegen.

7.1.5 Pathologie und Pathophysiologie

7.1.5.1 Charakteristika der MS-Herde

Kleine entzündliche Herde vor allem in der weißen Substanz des ZNS → Demyelinisierung (➤ Abb. 7.7) → Leitgeschwindigkeit ↓. Schließlich degenerieren die Oligodendrozyten. Auch eine Axonschädigung tritt ein.

In aktiven Herden setzt sich der Myelinabbau fort. Inaktive Herde zeigen eine Sklerosierung, daher der Name multiple Sklerose. Eine Remyelinisierung mit partieller Regeneration der Funktion ist möglich.

ABB. 7.7

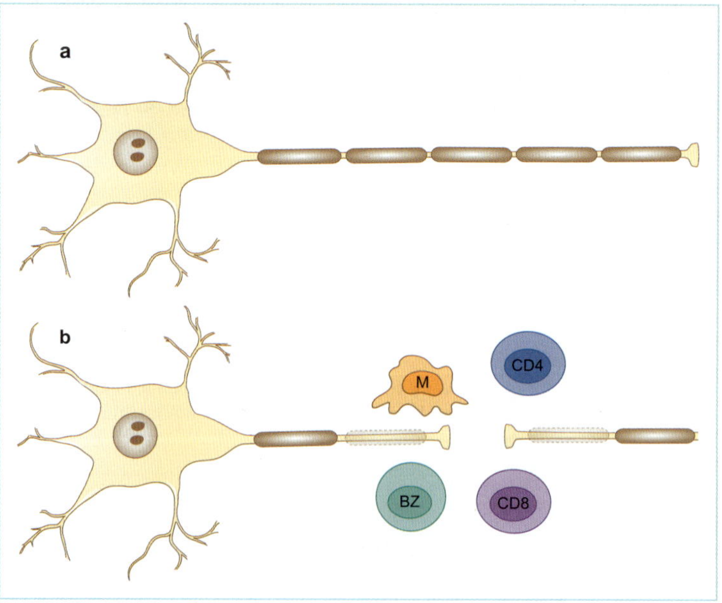

Abb. 7.7 Demyelinisierung und axonale Schädigung. a Im physiologischen Fall sind die Nervenzellfortsätze von einer schützenden Myelinschicht umgeben (myelinisiert). **b** Im Rahmen der MS-Pathogenese wird diese Myelinschicht durch den entzündlichen Prozess, an dem verschiedene Immunzellen wie Makrophagen (M), B-Zellen (BZ) sowie verschiedene T-Zell-Subpopulationen (CD4, CD8) beteiligt sind, zerstört (Demyelinisierung). Zusätzlich können auch die Axone zerstört und ihre Kontinuität unterbrochen werden (axonale Transsektion). [L126]

Axonschädigung Früher galt die Demyelinisierung als wichtigster Pathomechanismus. Neue Erkenntnisse weisen neben der Demyelinisierung auch neurodegenerative Prozesse nach, die in einer Zerstörung von Nervenzellen und Axonen resultieren (➢ Abb. 7.7). Die Axonschädigung ist bereits in frühen Krankheitsstadien nachweisbar und nicht auf die MS-Herde beschränkt. Auch in morphologisch und MR-tomografisch normal erscheinender weißer Substanz sind bei vielen MS-Patienten teilweise über die Hälfte der Axone geschädigt. Je ausgeprägter diese Schädigung ist, desto schwerer ist die dauerhafte Behinderung des Patienten. Als Ursache der axonalen Schädigung werden ein Angriff von Immunzellen, lokal ausgeschüttete Entzündungsmediatoren (z. B. freie Radikale), Neurotoxine, eine lokale Druckschädigung durch Ödembildung und die fehlende Schutzfunktion des Myelins diskutiert.

Aktivität der Herde Aktive Herde zeigen eine ausgeprägte Infiltration durch Makrophagen und die Phagozytose von Myelinproteinen. Chronisch inaktive Plaques sind scharf begrenzte hypozelluläre Läsionen ohne relevanten aktiven Myelinabbau. Sie enthalten deutlich weniger myelinbildende Oligodendrozyten, sind aber gekennzeichnet durch eine ausgeprägte Gliosereaktion (Vernarbung, Sklerosierung), die der Erkrankung ihren Namen gab. In allen Herden werden neue Myelinscheiden gebildet, wobei die Funktionsfähigkeit remyelinisierter Axone eingeschränkt bleibt.

MERKE Die histopathologischen Prozesse bei der MS spielen sich nicht nur innerhalb der Entzündungsherde ab. Vielmehr ist das ganze ZNS-Gewebe betroffen, und die makroskopisch sichtbaren Herde sind lediglich die Spitze des Eisbergs.

MERKE

7.1.5.2 Pathogenese der MS

Die MS zählt zu den T-Zell-vermittelten Autoimmunerkrankungen; dafür spricht u. a.:

- Assoziation der Erkrankung mit bestimmten Genen des MHC-Komplexes der Klasse II
- Nachweis von Infiltraten durch myelinspezifische T-Zellen in MS-Herden
- Induktion einer ähnlichen Erkrankung im Tiermodell durch den Transfer myelinspezifischer T-Zellen
- Nachweis einer Antikörperproduktion im Liquor
- Ansprechen der Erkrankung auf immunmodulatorische Therapien

Bei einem MS-Schub führt eine pathologische Aktivierung autoaggressiver T-Zellen, die gegen körpereigene Myelinbestandteile gerichtet sind, zu einer klonalen Expansion dieser Zellen (➢ Abb. 7.8). Im aktivierten Zustand können diese Immunzellen die Blut-Hirn-Schranke durchqueren und ins ZNS einwandern. Dort werden sie durch erneute Antigenpräsentation, z. B. durch Mikrogliazellen, reaktiviert. Im Anschluss wird durch Zytokine eine lokale Entzündungsreaktion hervorgerufen. Diese führt schließlich dazu, dass die Blut-Hirn-Schranke zusammenbricht und weitere Entzündungszellen ins ZNS einwandern können. Diese Kettenreaktion führt zu einem fokalen Ödem, zur Zerstörung des Myelins, zum Untergang von Oligodendrozyten und auch zu einer Schädigung neuronaler und axonaler Strukturen. Dies äußert sich klinisch mit typischen, zentral bedingten fokal neurologischen Symptomen.

7.1.5.2 Pathogenese der MS

T-Zell-vermittelte Autoimmunreaktion (➢ Abb. 7.8) → nach Aktivierung wandern Immunzellen über die Blut-Hirn-Schranke und zielen auf Myelinbestandteile. Die Ursache dieser Aktivierung ist noch unklar, vermutet wird eine Reaktion auf Viren oder Bakterien, eine Kreuzreaktion bei sog. „molecular mimicry" oder das Versagen von Inhibitionsmechanismen.

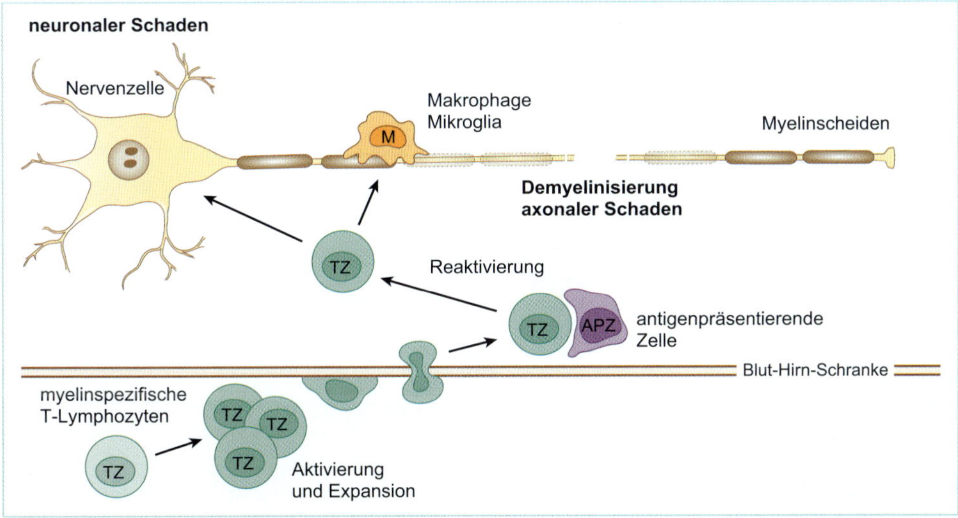

Abb. 7.8 Pathogenese der MS; APZ = antigenpräsentierende Zelle, TZ = T-Lymphozyten, M = Makrophage. [L126]

ABB. 7.8

Bisher ist noch unklar, wie es zur Aktivierung autoreaktiver T-Zellen kommt. Diskutiert wird eine Aktivierung durch:

- ein Virus oder Bakterienbestandteile (direkt)
- „molecular mimicry" (indirekt), Kreuzreaktion von Antikörpern oder T-Zellen, die gegen Fremdantigene gerichtet sind, mit körpereigenen Epitopen
- Fehlen von inhibierenden Regulationsmechanismen
- Stimulierung von T-Zellen unterschiedlicher Antigenspezifität durch ein einzelnes Antigen

7.1.6 Therapie

Es gibt bisher keine kausale Therapie. Symptomatisch geht es um die Verkürzung der Schübe, die Behandlung der Symptome und die Beeinflussung des Verlaufs.

7.1.6 Therapie

Derzeit ist keine kausale Therapie der MS verfügbar. Dennoch gibt es gute Optionen für die akute Schubbehandlung, die verlaufsbeeinflussende Langzeitbehandlung und die symptomatische Behandlung einzelner MS-Symptome. Immer ist eine individuelle Therapie erforderlich, die folgende Aspekte berücksichtigt: Krankheitsverlauf, Krankheitsstadium, Behinderungsgrad, Krankheitsaktivität und -dynamik, vorrangige klinische Symptomatik, Begleiterkrankungen und die Familienplanung.

7.1.6.1 Medikamentöse Therapie des akuten Schubs

Schubtherapie (➤ Abb. 7.9):

- Infekt oder Uhthoff-Phänomen ausschließen
- 3–5-tägige hochdosierte Steroidtherape i. v.
- bei Nichtansprechen evtl. Plasmapherese

7.1.6.1 Medikamentöse Therapie des akuten Schubs

Vor der Einleitung einer Schubtherapie müssen sog. Pseudoschübe, z. B. im Rahmen eines Infekts oder eines Uhthoff-Phänomens (Verschlechterung von MS-Symptomen durch Erhöhung der Körpertemperatur), ausgeschlossen sein. Nachweislich wirksam sind kurzzeitige hochdosierte intravenös applizierte Kortikosteroide. Sie führen zur schnelleren Rückbildung der Symptome, haben aber keinen positiven Effekt auf den langfristigen Verlauf der MS. Bessern sich die Symptome durch Kortikosteroide nicht, wird die Therapie zunächst – höher dosiert – wiederholt, dann sollte nach weiteren 2 Wochen eine Plasmapheresebehandlung erwogen werden (➤ Abb. 7.9).

ABB. 7.9

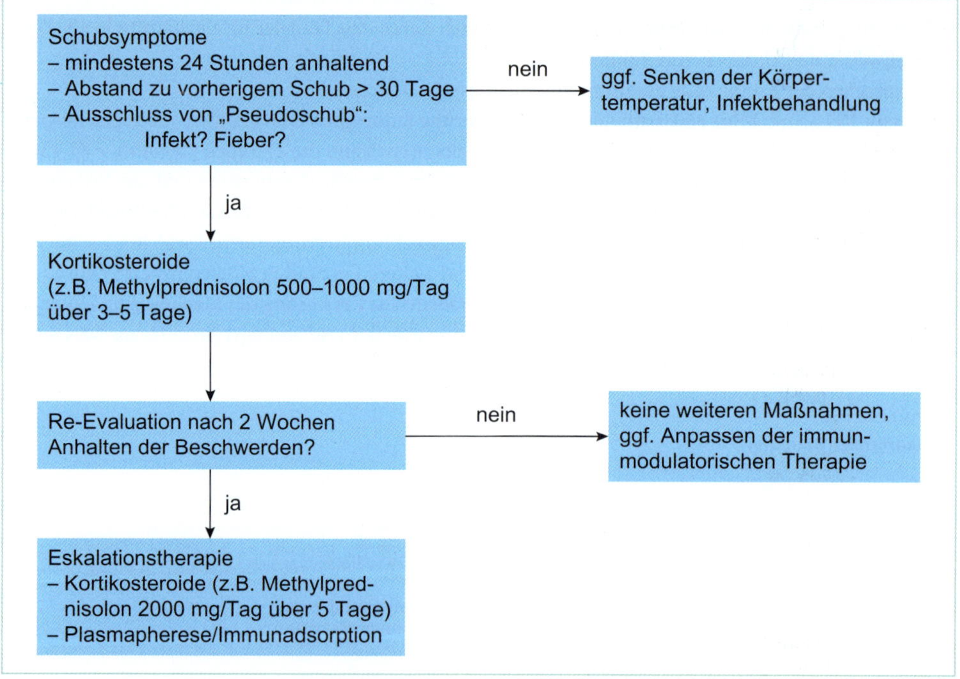

Abb. 7.9 Schubtherapie der multiplen Sklerose. [L271]

PRAXISTIPP

PRAXISTIPP

Praktisches Vorgehen bei der Schubtherapie

Methylprednisolon (relativ geringe mineralokortikoide Wirkung, bessere Verträglichkeit) wird in einer Dosis von 1.000 mg/d über 3–5 Tage als morgendliche Infusion gegeben („IVMP"). Das ist auch ambulant möglich, wenn es sich nicht um die erste Behandlung handelt oder vorangegangene Komplikationen bekannt sind. Eine orale Ausschleichphase über 14 Tage kann angeschlossen werden, wobei der zusätzliche Nutzen umstritten ist. Bei schwerwiegender Beeinträchtigung und unzureichendem Therapieerfolg wird nach 2 Wochen ein erneuter IVMP-Stoß gegeben, wobei die Dosis auf 2.000 mg/d erhöht werden kann.

Sind aus der Anamnese Magenbeschwerden bekannt, sollte zur Prophylaxe gastroduodenaler Ulzera während der Therapie ein H_2-Blocker (z. B. Ranitidin, 150–300 mg/d) oder ein Protonenpumpenhemmer (z. B. Esomeprazol 20–40 mg/d) gegeben werden. Bei Thromboseneigung, insbesondere bei bewegungseingeschränkten Patienten, ist eine Prophylaxe mit niedermolekularem Heparin erforderlich. Bei der kurzzeitigen hochdosierten Therapie sind die typischen Langzeitnebenwirkungen einer Dauerbehandlung (Osteoporose, Diabetes mellitus, Cushing-Syndrom) nicht zu befürchten. Da es unter der Therapie zu Elektrolytentgleisungen (**Cave:** Hypokaliämie) und Blutzuckerschwankungen kommen kann, sollten diese Laborparameter während einer Stoßtherapie engmaschig kontrolliert werden.

MERKE Die Kortikosteroidtherapie des akuten Schubs erfolgt kurzzeitig und hochdosiert.

7.1.6.2 Verlaufsmodifizierende Therapien

Überblick

WISSENSCHAFTSKOMPETENZ Klinische Studien zur Wirksamkeit neuer verlaufsmodifizierender Therapien zur Kontrolle insbesondere der entzündlichen Komponente der MS haben zu einem enormen Fortschritt geführt. Dabei ist anzumerken, dass die neueren wirkstärkeren Substanzen („Kategorien 2 und 3") meist im Vergleich zu älteren Präparaten etwas niedrigerer Wirksamkeit („Kategorie 1", meist Interferon-beta oder Teriflunomid) getestet wurden. Studien zum Wirksamkeitsvergleich von Präparaten innerhalb der Kategorien 2 und 3 liegen aktuell nicht vor.

7.1.62 Verlaufsmodifizierende Therapien

Verlaufsmodifizierende MS-Therapien verbessern die Prognose – sie greifen modulierend in das Immunsystem ein. Das Präparat wird nach Verlaufsform, Krankheitsaktivität (➤ Abb. 7.10) und nach Nebenwirkungen ausgewählt. Die verfügbaren Substanzen werden nach ihrer Wirkstärke in 3 Wirksamkeitskategorien eingeteilt.

WISSENSCHAFTSKOMPETENZ

Der Verlauf und die zunehmende Behinderung der MS können mit Medikamenten, die das Immunsystem regulieren oder die Einwanderung von Immunzellen in das ZNS verhindern, günstig beeinflusst werden. Je nach Verlaufsform der Erkrankung stehen unterschiedliche Substanzen zur Verfügung (➤ Abb. 7.10). Die aktuelle Leitlinie der Deutschen Gesellschaft für Neurologie (DGN) unterteilt die verfügbaren Substanzen nach aufsteigender Wirkstärke in 3 Kategorien, die bei mild/moderatem Krankheitsverlauf und bei hochaktivem Krankheitsverlauf eingesetzt werden:

- Radiologisch isoliertes Syndrom (RIS, d. h. ein asymptomatischer, MS-typisch imponierender MRT-Zufallsbefund): Eine Therapie wird in der Regel nicht begonnen, es werden regelmäßige klinische und MRT-Verlaufskontrollen durchgeführt.

ABB. 7.10

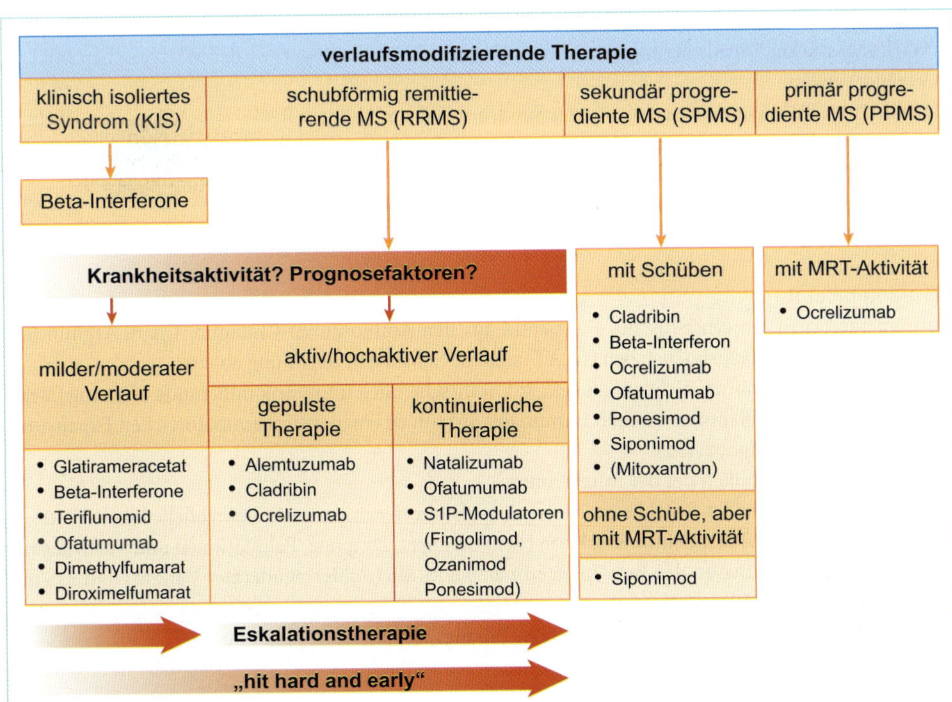

Abb. 7.10 Verlaufsmodifizierende Therapie der multiplen Sklerose anhand der individuellen Krankheitsaktivität, die in mild/moderat vs. hochaktiv eingeteilt wird. [L126]

- Klinisch isoliertes Syndrom (KIS): Je nach MRT-Befund werden Interferon-beta-Präparate oder Glatirameracetat (aus Kategorie 1) angewendet, um die Konversion in eine MS zu verhindern.
- Schubförmig-remittierende MS (RRMS): Eine Therapie ist grundsätzlich anzustreben und nur in Ausnahmefällen nicht angezeigt:
  - Konventioneller Therapieansatz („Eskalationstherapie"): Die Substanz wird in Abhängigkeit von der Entzündungsaktivität ausgewählt. Patienten mit mild/moderatem Krankheitsverlauf erhalten mild/moderat wirksame Substanzen, die bei fehlendem Ansprechen im Verlauf auf hochaktive Substanzen eskaliert werden. Patienten mit hochaktivem Verlauf (trotz Schubtherapie verbleibt ein schweres alltagsrelevantes Defizit, mindestens 2 Schübe im ersten Krankheitsjahr, EDSS größer 3.0 oder Beteiligung der Pyramidenbahn im ersten Krankheitsjahr) erhalten direkt hochaktive Substanzen.
  - Der hiermit konkurrierende Therapieansatz „hit hard and early" impliziert, dass auch bei mild/moderatem Krankheitsauftakt bereits initial hochwirksame Substanzen eingesetzt werden.
- Sekundär progrediente MS (SPMS): Eine Therapie erfolgt nur bei aktiver SPMS (klinische Schübe oder MRT-Aktivität). Die Wirksamkeit der Therapie ist am größten bei jungen Patienten, bei kurzer Krankheitsdauer und rascher Zunahme der Behinderung.
- Primär progrediente MS (PPMS): Eine Therapieindikation ist bei erhöhtem Lebensalter (> 50 Jahre) und fehlender Krankheitsaktivität in der MRT zurückhaltend zu stellen. Eingesetzt werden Anti-CD-20-Antikörper.

Therapiebeginn Mit der Behandlung sollte früh begonnen werden, weil:
- die Zerstörung neuronaler Strukturen bereits in der Frühphase der Erkrankung beginnt,
- nach einem erstmaligen demyelinisierenden Ereignis (KIS) der Übergang in eine definitive MS durch einen frühzeitigen Behandlungsbeginn verzögert werden kann.

MERKE

MERKE Eine verlaufsmodifizierende Therapie sollte frühzeitig begonnen und konsequent durchgeführt werden.

Medikamente im Detail:
Interferon-beta:
- rekombinantes, körpereigenes Molekül
- s.c. oder i.m., 1 oder 3x/Woche, jeden 2. Tag oder jede 2. Woche (je nach Präparat)
- Indikation: KIS mit hohem Risiko für Konversion in MS, RRMS, selten SPMS
- Nebenwirkungen: grippeähnliche Nebenwirkung

Glatirameracetat (GLAT):
- synthetisches Polypeptid
- s.c., täglich oder dreimal pro Woche
- Indikation: Alternative zu Interferon-beta
- Nebenwirkung: lokale Hautreaktion, Postinjektionssyndrom

Medikamente im Detail

Interferon-beta

Interferone sind körpereigene Moleküle, die von bestimmten Zellen u. a. als Reaktion auf virale Infektionen gebildet werden. Sie haben einen günstigen Effekt auf proinflammatorische Bedingungen (Zytokine, Adhäsionsmoleküle):
- **Wirkungsmechanismus:** immunmodulierend
- **Wirkungsstärke:** Verminderung der Schubrate um ca. 30 %, Verringerung der MS-typischen MRT-Veränderungen
- **Indikation:** RRMS und klinisch-isoliertes Syndrom (KIS) mit hohem Risiko eine MS zu entwickeln, zum Teil auch bei sekundär chronisch progredienten Verläufen mit aufgesetzten Schüben
- **Nebenwirkungen:** Injektionsreaktion, grippeähnliche Nebenwirkungen mit Kopf- und Gliederschmerzen, Anstieg der Transaminasen, hämolytisch-urämisches Syndrom
- **Anwendung:** parenterale Applikation (s. c., i. m.)

Glatirameracetat

Glatirameracetat ist ein synthetisches Polypeptid aus den Aminosäuren Glutamin, Lysin, Arginin und Tyrosin, aus deren Anfangsbuchstaben (GLAT) sich die Substanzbezeichnung ableitet:
- **Wirkungsmechanismus:** nicht genau bekannt, wahrscheinlich immunmodulierende Wirkung (Verschiebung der proinflammatorischen Immunantwort hin zu einer antiinflammatorischen Expansion regulatorischer Lymphozyten)
- **Wirkungsstärke:** ähnlich der der Interferone
- **Nebenwirkungen:** in der Regel besser verträglich als Interferone, zum Teil erhebliche lokale Hautreaktionen möglich, Postinjektionsreaktion (Brustschmerz, Dyspnoe, Palpitationen und Tachykardie)
- **Indikation:** Alternative zu den Beta-Interferonen bei RRMS (milder, moderater Verlauf) und KIS mit hohem Risiko eine MS zu entwickeln
- **Anwendung:** tägliche (20 mg) oder 3x/Woche (40 mg) subkutane Applikation

Dimethylfumarat

Die Vorläufersubstanz von Dimethylfumarat wird zur Therapie der Psoriasis eingesetzt und verfügt über eine gute Langzeitsicherheit:

- **Wirkungsmechanismus:** immunmodulatorische und antioxidative Eigenschaften
- **Indikation:** RRMS mit mildem/moderatem Krankheitsverlauf
- **Nebenwirkungen:** gastrointestinale Nebenwirkungen, Flush-Phänomen, opportunistische Infektionen, Lymphopenie, selten progressive multifokale Leukenzephalopathie (PML)
- **Anwendung:** p. o.-Gabe
- **Diroximelfumarat:** Weiterentwicklung des Dimethylfumarats mit dem Ziel der besseren Verträglichkeit

Dimethylfumarat:

- Fumarsäurederivat
- p.o., 2x/d
- Indikation: milde/moderate RRMS
- Nebenwirkung: Lymphopenie, selten PML
- Diroximelfumarat ist die Weiterentwicklung mit besserer Verträglichkeit

Teriflunomid

Die Vorläufersubstanz Leflunomid wird zur Behandlung rheumatischer Erkrankungen eingesetzt. Es liegen gute Sicherheitsdaten vor, wobei die Substanz durch enterohepatische Rezirkulation eine hohe Halbwertszeit hat:

- **Wirkungsmechanismus:** inhibiert die Pyrimidin-de-novo-Synthese, zytostatische Wirkung auf die Proliferation von autoimmunen B- und T-Zellen
- **Indikation:** RRMS mit mildem/moderatem Krankheitsverlauf
- **Nebenwirkungen:** reversible Störungen des Haarwachstums, Neuropathien, Teratogenität, Nierenversagen, gastrointestinale Störungen, Infektionen
- **Anwendung:** p. o.-Gabe

Teriflunomid:

- Inhibitor der Pyrimidinsynthese
- p.o., 1x/d
- Indikation: milde/moderate RRMS
- Nebenwirkung: Teratogenität, Störung des Haarwachstums, Neuropathien

Natalizumab

Natalizumab ist ein rekombinanter humanisierter monoklonaler Antikörper gegen Adhäsionsmoleküle, die auf der Oberfläche von Leukozyten exprimiert und für das Durchwandern der Blut-Hirn-Schranke benötigt werden:

- **Wirkungsmechanismus:** verhindert die Wechselwirkung zwischen dem α4β1-Integrin und seinem Rezeptor, dem vaskulären Zelladhäsionsmolekül-1 (VCAM-1)
- **Indikation:** hochaktive RRMS, JCV-Antikörper-Index vor der Therapie bestimmen, Zurückhaltung bei Seropositivität
- **Nebenwirkungen:** mehrere Fälle einer PML, Risiko insbesondere bei JCV-Positivität erhöht, Harnwegsinfektion, untere Atemwegsinfektion, Arthralgie, Urtikaria, Infusionsreaktion
- **Anwendung:** monatliche Infusionen

Natalizumab:

- rekombinanter humanisierter monoklonaler Antikörper
- i.v., monatlich
- Indikation: hochaktive RRMS
- Nebenwirkung: gefürchtet ist die PML (vor Therapiebeginn muss JCV-Antikörper-Index bestimmt werden)

Fingolimod

Fingolimod ist ein Sphingosin-1-phosphat-Analogon und verhindert das Auswandern der Lymphozyten aus den Lymphknoten, dadurch kommt es unter der Therapie regelmäßig zu einer Lymphozytopenie, die in einer verminderten Migration von Lymphozyten ins ZNS resultiert:

- **Wirkungsmechanismus:** Das Sphingosin-1-phosphat-Analogon verhindert das Auswandern von Lymphozyten aus den Lymphknoten. Das Einwandern von Lymphozyten ins ZNS wird vermindert.
- **Indikation:** hochaktive RRMS
- **Nebenwirkungen:** bradykarde Herzrhythmusstörungen (häufig), kutane Neoplasien, Makulaödem (selten), Lymphopenie, Leberwerterhöhung, Infektionen, fetale Fehlbildungen
- **Anwendung:** p. o. Gabe möglich. 1. Gabe unter EKG-Überwachung
- **Siponimod, Ozanimod, Ponesimod:** Weiterentwicklungen, s. u.

Fingolimod:

- Sphingosin-1-phosphat-Analogon
- p.o., 1x/d
- Indikation: hochaktive RRMS
- Nebenwirkung: Bradykardien möglich, daher initiale EKG-Überwachung

Alemtuzumab

Alemtuzumab ist ein monoklonaler Antikörper, der gegen das Oberflächenmolekül CD52 gerichtet ist. Dieses Oberflächenantigen ist auf fast allen immunkompetenten Zellen im peripheren Blut (> 95 %) vorhanden. Nach intravenöser Gabe des Medikaments kommt es innerhalb weniger Stunden zu einem Abbau der immunkompetenten Zellen des peripheren Blutes:

- **Wirkungsmechanismus:** Depletion aller immunkompetenten Zellen im peripheren Blut (CD52-positive Zellen)
- **Indikation:** hochaktive RRMS
- **Nebenwirkungen:** Infusionsreaktionen, Infektionsrisiko, Auftreten von Autoimmunerkrankungen (Hashimoto-Thyreoiditis, Nephritis, Immunthrombozytopenie), Lymphopenie
- **Mittel der 2. Wahl** wegen zeitlichem Zusammenhang mit kardiovaskulären Ereignissen, zerebraler/pulmonaler Blutung
- **Anwendung:** i. v. Infusion in 12-monatlichen Abständen, über 2 Jahre

Alemtuzumab:

- monoklonaler Antikörper gegen CD52-positive Zellen
- i.v., jährlich über 2 Jahre
- Indikation: hochaktive RRMS
- Nebenwirkung: Auftreten von Autoimmunerkrankungen, 2. Wahl wegen zeitlichem Zusammenhang mit kardiovaskulären Ereignissen

Studentische Sicht

Cladribin:
- Purinanalogon
- p. o., 4–5 Tage monatlich über 2 Jahre
- Indikation: hochaktive RRMS
- Nebenwirkung: Lymphopenie, Leberschäden

Ocrelizumab:
- Antikörper gegen CD20
- i. v., anfangs 2-mal im Abstand von 2 Wochen, dann jährlich
- Indikation: RRMS und PPMS
- Nebenwirkung: Infusionsreaktion, Infektion

Ofatumumab Antikörper gegen CD20, der subkutan appliziert werden kann

Ozanimod, Ponesimod und Siponimod sind Sphingosin-1-Phosphat-Rezeptor-Modulatoren mit spezifischerem Wirkungsmechanismus als Fingolimod zur Vermeidung von Nebenwirkungen. Sie werden einmal täglich eingenommen und haben ein ähnliches Nebenwirkungsprofil. Siponimod ist für die SPMS zugelassen.

Cladribin

Cladribin ist ein Purinanalogon, das enzymatisch zu einem Antimetabolit umgewandelt wird und darüber die Zellteilung in Lymphozyten einschränkt:

- **Wirkungsmechanismus:** Als Antimetabolit stört es die Purinsynthese und darüber die DNA- und RNA-Synthese, ebenso die Proliferation sich rasch teilender Zellen, u. a. Lymphozyten
- **Indikation:** hochaktive RRMS
- **Nebenwirkungen:** Reduktion von Lymphozyten (Lymphopenie), Infektionen, wegen des Auftretens von schweren Leberschäden wird eine regelmäßige Kontrolle der Leberfunktion empfohlen
- **Anwendung:** p. o. Gabe möglich, im 1. und 2. Therapiejahr mit je 2 Behandlungswochen (4–5 Tage je nach Tablettenzahl) im Monatsabstand

Ocrelizumab

Ocrelizumab ist ein rekombinanter humanisierter monoklonaler Antikörper gegen CD20 auf B-Lymphozyten:

- **Wirkungsmechanismus:** Antikörper gegen CD20 auf B-Zellen, der CD20-positive B-Zellen aus der Zirkulation entfernt
- **Indikation:** RRMS und primär progrediente MS (PPMS)
- **Nebenwirkungen:** Infusionsreaktion, Infektionen
- **Anwendung:** i. v. Infusion, anfangs 2-mal 300 mg im Abstand von 2 Wochen, danach halbjährliche i. v. Gaben von 600 mg

Ofatumumab

Ofatumumab ist ein monoklonaler Antikörper gegen CD20 auf B-Zellen, der im Gegensatz zu Ocrelizumab keine i. v. Infusion erfordert, sondern subkutan appliziert werden kann:

- **Wirkungsmechanismus:** entfernt über Bindung an CD20 auf B-Lymphozyten diese Zellen aus der Zirkulation
- **Indikation:** RRMS
- **Nebenwirkungen:** Infusionsreaktion, Infektionen
- **Anwendung:** anfangs 1x/Woche als s. c. Injektion., im Anschluss s. c. Injektion 1x/Monat. Die Injektion kann nach Schulung vom Patienten selbst vorgenommen werden.

Ozanimod

Ozanimod hat einen ähnlichen, aber spezifischeren Wirkungsmechanismus wie Fingolomid:

- **Wirkungsmechanismus:** spezifischer Sphingosin-1-Rezeptor-Modulator, verhindert die Auswanderung von Lymphozyten aus den Lymphknoten
- **Indikation:** RRMS
- **Nebenwirkungen:** arterielle Hypertonie, Lymphopenie, Infektionen, Leberwerterhöhung, bradykarde Herzrhythmusstörungen
- **Anwendung:** 1x/Tag orale Einnahme mit schrittweiser Aufdosierung

Ponesimod

Ponesimod ist ebenfalls ein spezifischer Sphingosin-1-phosphat-Rezeptor-Modulator:

- **Wirkungsmechanismus:** Durch Bindung an den Sphingosin-1-phosphat-Rezeptor wird der Rezeptor internalisiert und eine reduzierte Auswanderung der Lymphozyten aus den Lymphknoten vermittelt
- **Indikation:** RRMS
- **Nebenwirkungen:** arterielle Hypertonie, Lymphopenie, Infektionen (vor allem der oberen Atemwege und Harnwege), Leberwerterhöhung, Neoplasien, Depressionen
- **Anwendung:** 1x/Tag orale Einnahme mit schrittweiser Aufdosierung

Siponimod

Siponimod ist ebenfalls ein spezifischer Sphingosin-1-phosphat-Rezeptor-Modulator, der für die Therapie der aktiven sekundär progredienten MS zugelassen ist:

- **Wirkungsmechanismus:** Sphingosin-1-phosphat-Rezeptor-Modulator reduziert die Auswanderung von Lymphozyten aus dem Lymphknoten
- **Indikation:** RRMS
- **Nebenwirkungen:** bradykarde Herzrhythmusstörungen, Makulaödem, Basaliome, Lymphopenie
- **Anwendung:** abhängig vom CYP2C9-Genotyp, 1x/d orale Einnahme mit schrittweiser Aufdosierung

CAVE Alle hier aufgeführten Substanzen sind in der Schwangerschaft kontraindiziert, was für die Familienplanung der häufig jungen Patientinnen oft ein großes Problem darstellt.

INTRAPROFESSIONELLE KOMPETENZ Moderne verlaufsmodifizierende Therapien der MS begrenzen die Immunantwort auf erregerbedingte Erkrankungen. Daher sollte weitere Behandler des Patienten (z. B. Hausarzt) über die jeweils aktuelle Therapie informiert sein, damit sie diese Information in speziellen klinischen Situationen in ihre Entscheidungsfindung mit einbeziehen können. Beispielhaft genannt sei die Behandlung von Infektionserkrankungen.

7.1.6.3 Symptomatische Behandlung

Mit der Behandlung von MS-Symptomen sollen die Lebensqualität verbessert, die Selbstständigkeit erhalten und Komplikationen vermieden werden. Dazu hat die Physiotherapie in jedem Erkrankungsstadium einen hohen Stellenwert, außerdem kommen Krankenpflege, Ergotherapie, Logopädie, Psychotherapie und die Versorgung mit Hilfsmitteln wie z. B. Gehhilfen in Betracht.

Antispastische Therapie Eine medikamentöse symptombezogene Therapie bietet sich insbesondere bei der häufig auftretenden spastischen Tonussteigerung zusätzlich zur Krankengymnastik an (➤ Tab. 7.8). Darüber hinaus ist bei umschriebener Spastik, z. B. einer ausgeprägten Adduktorenspastik, eine lokale intramuskuläre Injektion von Botulinumtoxin möglich.

Tab. 7.8 Antispastische Medikamente.

Wirkstoff	Wirkung/Indikation	Nebenwirkungen/Hinweise
Baclofen Mittel der 1. Wahl	zentraler GABA-β-Agonist	Schwindel, Müdigkeit, Muskelschwäche
Tizanidin Mittel der 1. Wahl	α_2-Rezeptor-Agonist	Schwindel, Müdigkeit, Muskelschwäche, Übelkeit, RR-Senkung
Baclofen – intrathekal über Pumpe	in Einzelfällen, bei schwerer Spastik	aufsteigende Lähmung bei Überdosierung
Cannabinoide – Sativex	unzureichendes Ansprechen auf andere Substanzen, mittelschwere bis schwere Spastik	bei Nichtansprechen (ca. 60 %) innerhalb von 4 Wochen: Beendigung der Therapie
Botulinumtoxin A	i. m. Injektion bei schwerer lokaler Spastik	„off label"
Triamcinolon – intrathekal	regelmäßige intrathekale Gabe von Volon A, in Einzelfällen bei ausgeprägter Para-/Tetraspastik	„off label"

*Gabapentin, Dantrolen und Memantin sind in Deutschland nicht zur Behandlung spastischer Syndrome zugelassen

Verbesserung der Gehfähigkeit Zur Verbesserung der Gehstrecke kann bei der MS in jedweder Verlaufsform bei einem EDSS zwischen 4 und 7 ein Therapieversuch mit Fampridin/4-Aminopyridin unternommen werden. Dieser reversible Kaliumkanalblocker kann die Impulsweiterleitung in demyelinisierten Axonen verbessern. Bei fehlender Besserung der Gehstrecke um mindestens 20 % nach 2 Wochen sollte die Therapie wieder abgesetzt werden.

Weitere Herausforderungen für die medikamentöse symptomatische Behandlung sind die MS-assoziierte Fatigue (keine gute Datenlage für medikamentöse Therapien), Blasenentleerungsstörungen (Beckenbodentraining, Selbstkatheterismus und Anticholinergika), Sexualfunktionsstörungen sowie Schmerzen und Missempfindungen.

MERKE Die gezielte Behandlung von MS-Symptomen hat eine große Bedeutung bei der Verbesserung der Lebensqualität und der Vermeidung von Komplikationen.

CAVE

INTRAPROFESSIONELLE KOMPETENZ

7.1.6.3 Symptomatische Behandlung

In jedem Krankheitsstadium spielt die symptomatische Behandlung mit Physio-, Ergotherapie, Logopädie, Psychotherapie und schließlich Pflege eine große Rolle. Spastische Muskeltonuserhöhungen können mit Botulinumtoxin oder Medikamenten (➤ Tab. 7.8) gelindert werden. Fampridin/4-Aminopyridin kann die Gehfähigkeit durch Unterstützung der Impulsweiterleitung verbessern.

TAB. 7.8

MERKE

FALL Die bisher gesunde 25-jährige Studentin bemerkte morgens einen Schleier auf dem rechten Auge. Im Tagesverlauf nahm die Sehkraft auf dem betroffenen Auge weiter ab, sodass sie gegen Abend das Gefühl hatte, durch Milchglas zu blicken. Zudem verspürte sie bei Augenbewegungen einen dumpfen Schmerz hinter dem rechten Augapfel. Nachdem am nächsten Tag die Symptome nicht besser geworden waren, stellte sie sich in der Akutaufnahme einer nahe gelegenen großen Klinik vor. Der Augenarzt bestätigte eine hochgradige Visusminderung, weitere ophthalmologische Untersuchungen waren aber unauffällig. Der hinzugezogene Neurologe diagnostizierte anhand der typischen Symptome (subakute Visusminderung, Bulbusbewegungsschmerz) und des Alters der Patientin eine Retrobulbärneuritis und leitete nach Ausschluss eines akuten Infekts eine Infusionsbehandlung mit 1.000 mg/d Methylprednisolon über 5 Tage ein, unter der sich die Symptome innerhalb einer Woche vollständig zurückbildeten. Die zerebrale MRT zeigte multiple, mit einer MS vereinbare Marklagerläsionen periventrikulär und juxtakortikal ohne Kontrastmittelanreicherungen. Eine Liquordiagnostik wurde empfohlen, von der Patientin aber abgelehnt, sodass die Frage einer zeitlichen Dissemination (oligoklonale Banden im Liquor?) unbeantwortet blieb. Die VEP-Untersuchung ergab auf dem rechten Auge eine Latenzzunahme der P100-Welle, SEP und AEP-Untersuchungen waren unauffällig. Es wurde die Diagnose eines klinisch isolierten Syndroms (KIS) gestellt. Aufgrund der zahlreichen Läsionen in der MRT wurde von einem hohen Risiko für den Übergang in eine MS ausgegangen und eine immunmodulatorische Therapie mit einem Interferon-beta-Präparat begonnen. 3 Monate später zeigte ein Kontroll-MRT 2 neue Läsionen, von denen eine Kontrastmittel aufnahm. Damit war auch die zeitliche Dissemination bewiesen, um die Diagnose einer MS zu stellen. Zwei Jahre später erlitt die Patientin einen weiteren Schub mit einer Sensibilitätsstörung im rechten Bein.

KOMMUNIKATIONSKOMPETENZ

KOMMUNIKATIONSKOMPETENZ Die meist jungen und zuvor völlig gesunden Patienten befinden sich in der Regel in einer Lebensphase, in der Berufs- und Familienplanung anstehen und in der man an Bedrohungen der eigenen Leistungsfähigkeit durch chronische Erkrankungen von nicht vorhersagbarem Verlauf noch nie gedacht hat. Dieses plötzliche „Damoklesschwert" stellt einen Bruch im eigenen Selbstverständnis und eine erhebliche Verunsicherung der Patienten dar. Hinzu kommen oft eine eigene Kenntnis oder Erzählungen von besonders schweren MS-Erkrankungsverläufen. Die ärztliche Kommunikation sollte hier von diagnostischer Ehrlichkeit, im Zeitalter hochwirksamer Behandlungsoptionen aber auch von therapeutischem Optimismus getragen sein.

7.2 Neuromyelitis-optica-Spektrum-Erkrankungen (NMOSD)

Die Neuromyelitis-optica-Spektrum-Erkrankungen (Devic-Syndrom) sind ein eigenständiges Krankheitsbild und wichtige Differenzialdiagnose zur MS. 75 % sind seropositiv für Aquaporin-4-Antikörper.

7.2 Neuromyelitis-optica-Spektrum-Erkrankungen (NMOSD)

Bei Neuromyelitis-optica-Spektrum-Erkrankungen (NMOSD) handelt es sich um eine Gruppe seltener chronisch entzündlicher ZNS-Erkrankungen. Die Neuromyelitis optica (NMO) ist namensgebend charakterisiert durch akute Optikusneuritiden und transverse Myelitiden, auch unter dem Eponym Devic-Syndrom (nach dem französischen Neurologen Eugène Devic, 1858–1930) bekannt und wurde lange Zeit als Variante der MS betrachtet. Aus pathophysiologischer, klinischer, radiologischer und auch therapeutischer Sicht ist sie jedoch eine eigene Entität. Es erfolgt eine Klassifikation nach dem Aquaporin-4-Antikörper-Status in:

- Aquaporin-4-Antikörper-seropositive NMOSD (ca. 75 %)
- Aquaporin-4-Antikörper-seronegative NMOSD (ca. 25 %)

7.2.1 Epidemiologie

F:M = 9:1, medianes Erkrankungsalter ca. 39 Jahre.

7.2.1 Epidemiologie

Genaue epidemiologische Kenndaten zur NMOSD gibt es nicht, was nicht zuletzt an der geringen Häufigkeit und auch an der mitunter schwierigen Abgrenzung gegenüber der MS liegt. Frauen erkranken 5- bis 9-mal häufiger als Männer, das mediane Erkrankungsalter liegt bei etwa 39 Jahren.

7.2.2 Klinik und Verlauf

Symptome vor allem des Rückenmarks und der Sehnerven, Beginn oft mit Retrobulbärneuritis oder Para-/Tetraparese und Blasenstörungen (➤ Tab. 7.9). Zerebrale Herde kommen vor, sind aber meist asymptomatisch.

7.2.2 Klinik und Verlauf

Symptome Demyelinisierende Entzündungen treten an ZNS-Lokalisationen auf, die das Transmembranprotein Aquaporin-4 exprimieren, sodass sich charakteristische Symptome der NMOSD ergeben. Die NMOSD betrifft in erster Linie das Rückenmark und die Sehnerven (➤ Tab. 7.9). Meist beginnt die Erkrankung monosymptomatisch, z. B. mit einer Myelitis variabler Ausprägung oder einer meist einseitigen Neuritis nervi optici (Retrobulbärneuritis), die sich klinisch durch eine hochgradige Visusminderung und einen Bulbusbewegungsschmerz äußert. Die spinalen Manifestationen führen häufig zu ausgeprägten Para- oder Tetraparesen und Blasenentleerungsstörungen. Durch Einbeziehung des unteren Hirnstamms kann eine zentrale respiratorische Insuffizienz auftreten. Das klassische Devic-Syndrom mit dem gleichzeitigen Auftreten einer beidseitigen Retrobulbärneuritis und einer akuten Myelitis findet sich nur bei etwa 10 % der Fälle. Eine zerebrale Beteiligung kann in etwa der Hälfte in der MRT-Bildgebung nachgewiesen werden, bleibt aber klinisch meist asymptomatisch.

Tab. 7.9 Symptome der NMOSD.

Manifestation	Symptome
Sehnerv	ein- oder beidseitige Retrobulbärneuritis mit oft hochgradiger Visusminderung, Bulbusbewegungsschmerz
Rückenmark	variabel ausgeprägte Sensibilitätsstörungen, (symmetrische) Para- oder Tetraparesen, spinale Blasen- und Mastdarmentleerungsstörungen, komplettes Querschnittssyndrom
Hirnstamm	zentrale Atemlähmung, Area-postrema-Syndrom mit unstillbarem Erbrechen
Gehirn	meist unspezifisch, z. B. Enzephalopathie, epileptische Anfälle, endokrinologische Symptome bei Einbeziehung des Hypothalamus

TAB. 7.9

MERKE Typisch und namensgebend für die NMOSD ist ihre Manifestation an den Sehnerven und dem Rückenmark. Eine zerebrale Beteiligung kommt vor, steht aber klinisch meist nicht im Vordergrund.

Verlauf In etwa 90 % der Fälle verläuft die NMOSD schubartig. Im Gegensatz zur MS bilden sich die Schübe selten spontan und meist nur unvollständig zurück. Die NMOSD hat einen schwerwiegenderen Verlauf als die MS, was sich auch daran ablesen lässt, dass nach einer Krankheitsdauer von 5 Jahren die Hälfte der Patienten nicht mehr ohne Hilfe gehfähig und/oder hochgradig sehbehindert ist.

Wie bei MS ist der NMOSD-**Verlauf** in 90 % schubförmig, jedoch öfter ohne zwischenzeitliche Remission. Insgesamt verläuft die NMOSD schwerer als die MS!

7.2.3 Diagnostik

Die Diagnosestellung einer NMOSD beruht in erster Linie auf dem klinischen Bild (d. h. Anamnese und neurologischer Befund), der MRT-Bildgebung und serologischen Markern. Dabei geht es oft auch um die Abgrenzung von einer MS (➤ Tab. 7.10).

7.2.3 Diagnostik

Die Diagnose einer NMOSD wird anhand von Anamnese, Klinik, MRT (➤ Abb. 7.11) und serologischen Markern gestellt. Wichtig ist die Abgrenzung zur MS (➤ Tab. 7.10)

Tab. 7.10 Differenzierung zwischen NMOSD und MS.

Kriterium	NMOSD	MS
Geschlechterverteilung F:M	5–9:1	2:1
medianes Erkrankungsalter	35	25–30
spinale Bildgebung	langstreckiger Befall des Rückenmarks (3 Segmente oder mehr)	kleinere, fokale Läsionen
zerebrale Bildgebung	keine Läsionen oder überwiegend MS-untypische Läsionen	MS-typische Läsionen
Liquor	oligoklonale Banden bei 15–30 %, Pleozytose in der akuten Phase, meist mehr als 50 Zellen/µl	oligoklonale Banden bei 95 %, Pleozytose, meist unter 50 Zellen/µl
serologische Marker	Aquaporin-Antikörper meist positiv	Aquaporin-Antikörper negativ

TAB. 7.10

Bildgebung

Der typische MRT-Befund einer NMOSD ist eine ausgeprägte, langstreckige, über mindestens 3 Wirbelsegmente reichende Myelitis („longitudinally extensive transverse myelitis", LETM, wobei – anders als bei der MS – vorwiegend die zentralen Anteile des Rückenmarks betroffen sind (➤ Abb. 7.11).
In der kraniellen MRT finden sich bei gut der Hälfte der Patienten ebenfalls T2-hyperintense Läsionen, die jedoch meist nicht die Kriterien einer MS-typischen Läsion erfüllen.

MERKE Der typische MRT-Befund bei der NMOSD sind langstreckige entzündliche Läsionen im zervikalen und thorakalen Myelon. Zerebrale Läsionen schließen eine NMOSD nicht aus.

Serologische Marker

NMOSD werden anhand des Aquaporin-4-Antikörper-Status klassifiziert. Aquaporin-4 gehört zu einer Gruppe von Wasserkanälen und wird im ZNS vor allem im Sehnerv, im Rückenmark und im Hirnstamm exprimiert, womit sich auch die Prädilektionsstellen der NMOSD erklären lassen. Je nach Testverfahren erreicht der Aquaporin-Antikörper-Nachweis eine Sensitivität von 70–80 % bei einer Spezifität von bis zu 100 %. Damit eignet sich der Test insbesondere zur Abgrenzung der NMOSD von anderen entzündlichen

Serologische Marker: Typisch für die NMOSD sind Antikörper gegen Aquaporin-4 im Serum. Die Spezifität ist nahezu 100 %.

ABB. 7.11

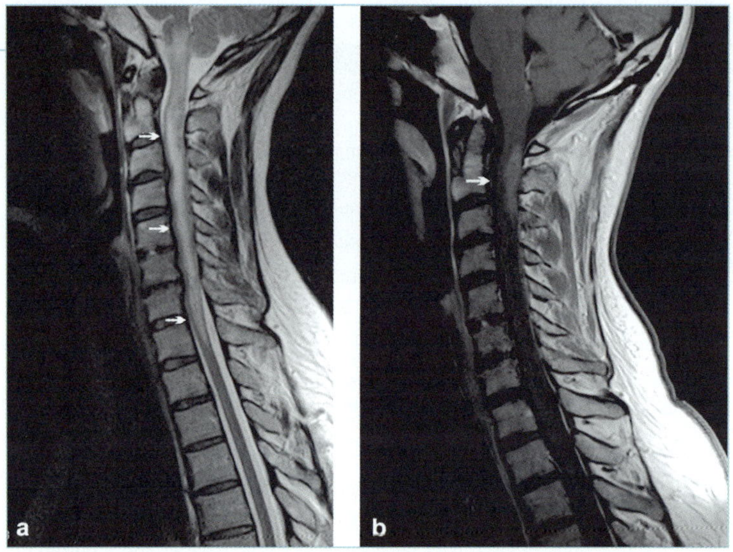

Abb. 7.11 **Neuromyelitis optica. a** Langstreckige, über ca. 7 Wirbelkörper reichende hyperintense Signalstörung (Pfeile) in der sagittalen T2-gewichteten MRT. **b** Deutliche charakteristische Auftreibung des Myelons mit Kontrastmittelanreicherung in Höhe des 2. und 3. Halswirbels (Pfeil) in der sagittalen T1-gewichteten MRT. [R261]

demyelinisierenden ZNS-Erkrankungen. Der Nachweis von Aquaporin-4-Antikörpern ist mit einer ungünstigen Prognose verbunden.

MERKE

MERKE Ein positiver Nachweis von Aquaporin-4-Antikörpern spricht bei passender neurologischer Symptomatik stark für eine NMOSD (➤ Tab. 7.11). Der fehlende Nachweis bei sonst typischer Befundkonstellation schließt eine NMOSD jedoch nicht aus.

Tab. 7.11 Die Diagnosekriterien nach Wingerchuk (2015) unterscheiden 2 diagnostische Kategorien voneinander. Beim fehlenden Nachweis von Aquaporin-4-Antikörpern gelten strengere übrige Kriterien.

Neuromyelitis-optica-Spektrum-Erkrankung mit Aquaporin-4-Antikörpern	Neuromyelitis-optica-Spektrum-Erkrankung ohne Aquaporin-4-Antikörper oder mit unbekanntem Antikörper-Status	Klinische Kriterien
• Vorliegen von mindestens einem der 6 klinischen Kriterien (s. u.) • serologischer Nachweis von Aquaporin-4-Antikörpern • Ausschluss von Differenzialdiagnosen	• Vorliegen von mindestens 2 der 6 klinischen Kriterien (s. u.) mit T2-Läsionen in korrespondierenden Lokalisationen • darunter mindestens eines als Retrobulbärneuritis, akute Myelitis oder Area-postrema-Syndrom • fehlender serologischer Nachweis von Aquaporin-4-Antikörpern • Ausschluss von Differenzialdiagnosen	• Retrobulbärneuritis • akute Myelitis • Area-postrema-Syndrom: Episoden mit nicht anders erklärtem Singultus, Übelkeit oder Erbrechen • akute Hirnstamm-Syndrome • symptomatische Narkolepsie oder akute dienzephale klinische Syndrome mit NMOSD-typischen dienzephalen MRT-Läsionen • symptomatische zerebrale Syndrome mit NMOSD-typischen Hirnläsionen

Weitere diagnostische Maßnahmen

Liquor Liquordiagnostisch ist im akuten Schub eine lymphozytäre Pleozytose häufig, die Zellzahl liegt zwischen 50 und 1.000/µl. Oligoklonale Banden lassen sich bei 15–30 % der NMOSD-Patienten nachweisen und verschwinden oft im Krankheitsverlauf wieder (bei der MS treten sie in 95 % der Fälle auf und sind konstant).

Elektrophysiologie Die Registrierung der motorischen und somatosensibel evozierten Potenziale kann evtl. eine (noch) subklinische Schädigung langer sensibler und motorischer Bahnen im Rückenmark nachweisen.

Weitere diagnostische Maßnahmen: Im *Liquor* findet sich eine lymphozytäre Pleozytose im Schub, seltener oligoklonale Banden (15–30 %). *Elektrophysiologisch* finden sich Schädigungen der zentralen Bahnen.

MERKE Liquoranalytisch hilft insbesondere der bei der NMOSD meist fehlende Nachweis von oligoklonalen Banden bei der differenzialdiagnostischen Abgrenzung gegenüber der MS.

7.2.4 Pathogenese

Das histopathologische Korrelat der NMOSD ist eine ausgeprägte Entzündung in den betroffenen ZNS-Abschnitten Sehnerv, Rückenmark und Hirnstamm, die in diesen Regionen zu einer erheblichen Demyelinisierung und axonalen Schädigung führt. In den entzündlichen Infiltraten finden sich vor allem Makrophagen, Granulozyten und B-Zellen, weniger T-Lymphozyten. Die genaue pathogenetische Rolle der Aquaporin-4-Antikörper ist noch nicht bekannt.

7.2.4 Pathogenese

Die NMOSD ist eine chronische Entzündung mit Demyelinisierung und Axonschädigung. Unklar bleibt die Rolle der Aquaporin-4-Antikörper.

7.2.5 Therapie

Die Behandlung umfasst die Schub- und die Intervalltherapie.

Akuter Schub Analog zur MS wird im akuten NMOSD-Schub eine intravenöse Stoßtherapie mit hochdosierten Kortikosteroiden (1 g/d Methylprednisolon über 3–5 Tage) durchgeführt. Als Eskalationsoption bietet sich bei unzureichendem Ansprechen – insbesondere vor dem Hintergrund einer B-Zell- bzw. antikörpervermittelten Genese – die Plasmapherese an.

Intervalltherapie Die vermutlich antikörpervermittelte autoimmune Genese der Erkrankung legt den Einsatz einer immunsuppressiven Dauertherapie nahe. In den bisherigen Zulassungsstudien wurden entweder keine oder nur wenige Aquaporin-4-Antikörper-negative Patienten zugelassen, sodass bislang nur Medikamente für die Aquaporin-4-Antikörper-positive NMOSD zugelassen wurden. *Therapien der 1. Wahl* sind:

- Eculizumab und Ravulizumab sind Antikörper gegen das Protein C5 des Komplementsystems und für die Behandlung der Aquaporin-4-Antikörper-positiven NMOSD zugelassen.
- Satralizumab ist ein Antikörper gegen den IL-6-Rezeptor und als Weiterentwicklung von Tocilizumab (s. u.) für die Therapie der Aquaporin-4-Antikörper-positiven NMOSD zugelassen.
- Inebilizumab ist ein Antikörper gegen CD-19 auf B-Zellen und für die Therapie der Aquaporin-4-Antikörper-positiven NMOSD zugelassen.
- Rituximab (CD-20-Antikörper), Azathioprin und Mycophenolatmofetil (alle als Off-Label-Anwendung)

Therapien der 2. Wahl: Methotrexat (Off-Label-Anwendung), Tocilizumab (Antikörper gegen den IL-6-Rezeptor, Off-Label-Anwendung).

7.2.5 Therapie

Wie bei der MS wird zwischen Schub- und Intervalltherapie unterschieden:

- Schubtherapie: Stoßtherapie mit hochdosierten Kortikosteroiden, Plasmapherese
- Intervalltherapie: Eculizumab, Satralizumab, Inebilizumab, Rituximab („off label"), Azathioprin („off label"), Mycophenolatmofetil („off label")

Alle Dauermedikamente sind nur für Aquaporin-4-Antikörper-positive NMSOD zugelassen!

CAVE Etliche bei der MS angewendete verlaufsmodifizierende Therapien sind bei NMOSD nicht wirksam (Glatirameracetat) oder können den Verlauf der NMOSD verschlechtern (Interferon-beta, Alemtuzumab, Natalizumab und Fingolimod).

7.3 Akute disseminierte Enzephalomyelitis

Die akute disseminierte Enzephalomyelitis (ADEM) ist eine weitere immunologisch vermittelte Entmarkungserkrankung des ZNS. Charakteristisch sind der akute, monophasische Verlauf und der zeitliche Zusammenhang mit einem Infekt (insbesondere der oberen Atemwege).

Ätiologisch lassen sich 2 Formen voneinander unterscheiden:

- **parainfektiös:** Auftreten im zeitlichen Zusammenhang zu einer Infektion z. B. mit Mumps-, Masern-, Röteln-, Varizellen-, Pocken-, Adeno- und Influenzaviren
- **postvakzinal:** selten, nach Impfungen, insbesondere mit Lebendimpfstoffen z. B. mit Mumps-Masern-Röteln, Rabies, Pocken.

7.3 Akute disseminierte Enzephalomyelitis

Die akute disseminierte Enzephalomyelitis (ADEM) ist der MS ähnlich, verläuft aber akut und meist monophasisch mit nur einem Schub im Rahmen von Infektionen oder Impfungen.

Epidemiologie

Mit einer jährlichen Inzidenz von etwa 0,4/100.000 ist die ADEM eine Größenordnung seltener als die MS (3/100.000/Jahr) und betrifft ohne Geschlechterunterschied vorwiegend Kinder und junge Erwachsene.

Epidemiologie: Inzidenz ca. 0,4/100.000/Jahr, vor allem Kinder und junge Erwachsene sind betroffen

MERKE Die ADEM ist selten und tritt in den meisten Fällen nach viralen oder bakteriellen Infektionen (postinfektiös) auf, seltener auch nach Schutzimpfungen (postvakzinal).

Studentische Sicht

Klinik: Tage bis Wochen nach Infekt oder Impfung Enzephalopathie mit Bewusstseinsstörung und neurologischen Defiziten (➢ Tab. 7.12)
Verlauf: über 2–4 Wochen mit variabler Ausprägung

Klinik und Verlauf

Wenige Tage bis Wochen nach einem Infekt oder einer Impfung kommt es zu einem enzephalopathischen Krankheitsbild in Kombination mit multifokalen neurologischen Symptomen (➢ Tab. 7.12). Die variabel ausgeprägten Bewusstseinsstörungen reichen von leichter Benommenheit bis zum tiefen Koma.
Die Prognose ist insgesamt recht gut, insbesondere Kinder erholen sich in bis zu 90 % vollständig von der Erkrankung. Todesfälle sind die Ausnahme. Selten kommt es jedoch zu hyperakuten, fulminanten Verläufen mit einer hämorrhagischen Komponente und einer deutlich schlechteren Prognose. Während der klassische und häufigste Verlaufstyp der ADEM monophasisch ist, wurden auch multiphasische und rezidivierende Verläufe beschrieben. Die Abgrenzung gegenüber einer MS kann dann schwierig sein.

TAB. 7.12

Tab. 7.12 Klinische Präsentation der ADEM.

Manifestation	Symptome
Allgemeinsymptome	Fieber, Übelkeit, Erbrechen, Meningismus
meningoenzephalitisches Syndrom	Bewusstseinsstörungen, Kopfschmerzen, Verwirrtheit, epileptische Anfälle (33 % der Fälle), akute psychiatrische Symptome
multifokale neurologische Symptome	Pyramidenbahnzeichen, motorische/sensible Halbseitenstörungen, Visusstörungen, Aphasie, Hirnnervenausfälle, Querschnittssyndrome bei spinaler Manifestation

MERKE

MERKE Die Prognose der ADEM ist in den meisten Fällen gut. Fulminante Verläufe mit schlechter Prognose sind selten.

Diagnostik: Dazu gehören Anamnese, Klinik und MRT. Wichtig ist dabei die Abgrenzung gegen virale oder bakterielle Enzephalitiden und die MS (➢ Tab. 7.13).

Diagnostik

Die Diagnosestellung beruht auf Anamnese, klinisch-neurologischem Befund und MRT. Direkt erregerbedingte Enzephalitiden wie z. B. die Herpesenzephalitis oder bakterielle Meningoenzephalitiden müssen ausgeschlossen werden. Im Liquor findet sich eine mäßige Zellzahlerhöhung mit erhöhtem Gesamtprotein, wobei die oligoklonalen Banden in der Regel negativ oder nur vorübergehend positiv sind. An eine ADEM sollte insbesondere bei jungen Patienten mit einem global-enzephalopathischen Bild und multifokalen neurologischen Symptomen gedacht werden, die akut und im zeitlichen Zusammenhang mit einer Infektion oder einer Impfung aufgetreten sind. Die wichtigste Differenzialdiagnose der ADEM ist die MS (➢ Tab. 7.13).

TAB. 7.13

Tab. 7.13 Differenzierung zwischen ADEM und MS.

Charakteristikum	Spricht für MS	Spricht für ADEM
Alter und Geschlecht		
weibliches Geschlecht	++	+
Alter ≤ 10 Jahre	+	+++
Klinik und Verlauf		
vorangegangener Infekt oder Impfung	+	++
schubfömig-remittierender Verlauf	+++	+
polysymptomatische Erstpräsentation	+	+++
meningoenzephalitisches Syndrom	+	+++
MRT		
periventrikuläre Läsionen	+++	+++
Beteiligung tiefer Kerngebiete sowie kortikal	+	+++
neue Läsionen im Verlauf	+++	
Liquor		
oligoklonale Banden	+++	+
Pleozytose	+	+++

MRT (CT meist negativ): flächige beidseitige Läsionen, die in der Akutphase Kontrastmittel aufnehmen (➢ Abb. 7.12)

Die MRT zeigt typischerweise multiple, beidseitige, asymmetrische Marklagerläsionen, die im Vergleich zu MS-Läsionen oft größer, z. T. konfluierend und unscharf begrenzt sind. Im akuten Stadium können die Läsionen Kontrastmittel anreichern. Da die ADEM meist monophasisch verläuft, befinden sich alle kontrastmittelaufnehmenden Läsionen in einem ähnlichen Aktivitätsstadium (➤ Abb. 7.12). Anders als bei der MS sind diese somit nicht „zeitlich disseminiert". Oft bilden sich die MRT-Veränderungen parallel zur klinischen Besserung zurück.

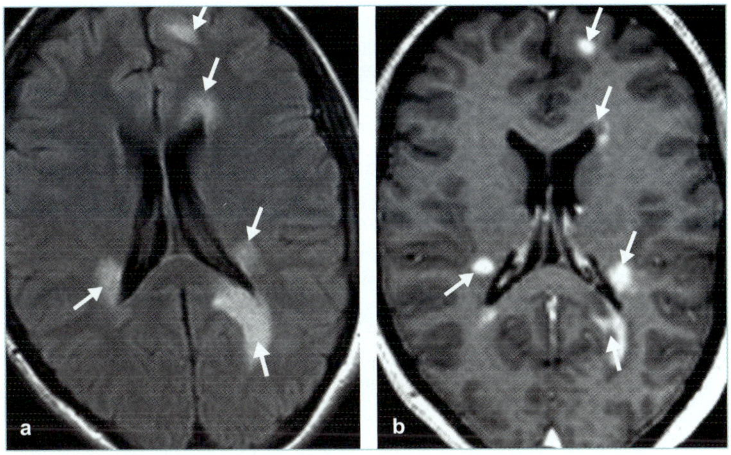

Abb. 7.12 Axiale MRT eines Patienten mit ADEM. a Die T2-gewichtete Aufnahme mit Unterdrückung des Liquorsignals zeigt polytope Marklagerläsionen (Pfeile) sowohl periventrikulär als auch subkortikal. **b** Die T1-gewichtete Aufnahme nach Gabe von Kontrastmittel zeigt, dass alle Läsionen gleichermaßen Kontrastmittel aufnehmen (Pfeile) und sich somit alle im gleichen Stadium der Inflammation befinden. [T534]

ABB. 7.12

MERKE Potenziell lebensbedrohliche und kausal behandelbare Differenzialdiagnosen wie die Herpesenzephalitis oder bakterielle Meningitiden müssen umgehend ausgeschlossen werden.

MERKE

Pathogenese

Die ADEM wird vermutlich bei entsprechender genetischer Veranlagung durch einen Umweltfaktor (Impfung, Infekt) getriggert. Es kommt zu einer autoimmunvermittelten Demyelinisierung im ZNS.

Therapie

In der Akutphase erfolgt eine Stoßtherapie mit Kortikosteroiden analog der Behandlung des MS-Schubs. Es kann eine Plasmapherese und eine immunsuppressive Therapie mit Cyclophosphamid oder Mitoxantron als Eskalationstherapie erwogen werden.

Therapie: Die ADEM wird mit einer Stoßtherapie mit Kortikosteroiden und ggf. Plasmapherese, Cyclophosphamid oder Mitoxantron behandelt.

7.4 Neurosarkoidose

Die Sarkoidose (Morbus Boeck) ist eine Multisystemerkrankung letztlich unbekannter Ätiologie, die sich in 95 % der Fälle primär in der Lunge manifestiert. Bei etwa der Hälfte der Patienten verläuft die Erkrankung symptomlos und wird als Zufallsbefund bei einer Röntgenuntersuchung der Lunge diagnostiziert. Typisch ist die große Diskrepanz zwischen dem meist relativ guten Befinden des Patienten und den ausgeprägten Befunden im Röntgenbild. Charakteristisch, aber nicht spezifisch ist die Bildung von histologisch nicht verkäsenden epitheloidzelligen Granulomen.

7.4 Neurosarkoidose

Die **Sarkoidose** ist eine granulomatöse, systemische Erkrankung, die vor allem die Lunge, aber auch das Nervensystem befallen kann.

Epidemiologie

Typischerweise erkranken junge Erwachsene. 70–90 % der Patienten sind bei Diagnosestellung 10–40 Jahre alt. Neurologische Manifestationen treten bei ca. 5 % der Patienten auf.

Epidemiologie: Auftreten im Alter von 10–40 Jahren.

Klinik und Verlauf

Neurologische Manifestationen betreffen in ca. 75 % das ZNS. Das restliche Viertel verteilt sich relativ gleichmäßig auf das periphere Nervensystem und die Muskulatur. Die neurologische Symptomatik kann sehr vielgestaltig sein (➤ Tab. 7.14), wobei ein Drittel der Patienten mit Neurosarkoidose im Verlauf mehr als ein neurologisches Symptom entwickelt. Bei einem Drittel der Patienten verläuft die Erkrankung chronisch rezidivierend, bei zwei Drittel eher monophasisch. 5–10 % der Patienten versterben an der Neurosarkoidose oder den Folgen der dauerhaften Immunsuppression, die einen erheblichen Risikofaktor für opportunistische Infektionen darstellt.

Klinik und Verlauf: Neurologische Symptome entstehen durch Befall von ZNS (75 %), PNS und Muskulatur (➤ Tab. 7.14). Der Verlauf ist chronisch rezidivierend (1/3) oder monophasisch (2/3). Eine ZNS-Beteiligung kann tödlich verlaufen!

TAB. 7.14

Tab. 7.14 Neurologische Manifestationen der Neurosarkoidose.

System	Symptome
Hirnnerven	• periphere Fazialisparese bis zu 50 % der Fälle (komplett oder inkomplett), häufig beidseits und rezidivierend • Visusstörungen, Atrophie des Sehnervs • Gleichgewichts- und Hörstörungen bei Affektion des N. vestibulocochlearis • Sensibilitätsstörungen oder Trigeminusneuralgie • Okulomotorikstörung bei Beteiligung der Hirnnerven III, IV und VI • Beteiligung aller Hirnnerven prinzipiell möglich (Polyneuritis cranialis)
Hirnparenchym	• Enzephalopathie (25 % der Fälle) mit Psychosyndrom, kognitiven Störungen bis zum demenziellen Abbau, epileptischen Anfällen • psychiatrisch-produktive Symptome • je nach Lage der granulomatösen Herde fokal neurologische Ausfälle, Liquorzirkulationsstörungen, Hydrozephalus
Hypothalamus	• neuroendokrine Dysfunktion mit Polyurie • Temperatur- und Appetitregulationsstörungen • Libidostörung • Schilddrüsen-, Nebennieren- bzw. gonadale Funktionsstörungen
Meningen	• akute aseptische oder chronische Meningitis • parameningeale Herde mit Verdrängung benachbarter Strukturen
Rückenmark (20 % der Fälle)	• Myelopathie • Querschnittssyndrome
peripheres Nervensystem	• Radikulopathie, Kauda-Syndrom • akute oder chronische Polyneuropathie

Diagnostik: Herausfordernd können vor allem unklare neurologische Symptome ohne bekannte Sarkoidose sein (➢ Tab. 7.15).

Diagnostik

Eine Neurosarkoidose wird vor allem bei Patienten mit bekannter Sarkoidose diagnostiziert. Die Diagnosestellung beruht wie z. B. auch bei der MS und der ADEM auf mehreren Bausteinen. Wenn die neurologischen Symptome als Erstes oder gemeinsam mit der Erstmanifestation der Sarkoidose auftreten, stellen sie regelmäßig eine diagnostische Herausforderung dar (➢ Tab. 7.15).

TAB. 7.15

Tab. 7.15 Wichtige Differenzialdiagnosen der Neurosarkoidose.

Veränderung	Differenzialdiagnosen
Hirnnervenlähmung	• idiopathische periphere Fazialisparese • Neuroborreliose • Guillain-Barré-Syndrom • MS (insbesondere bei Optikusbeteiligung)
Beteiligung mehrerer Hirnnerven	• Neurotuberkulose • Neuroborreliose • Meningeosis (karzinomatös oder lymphomatös)
Parenchymläsionen	• primäre Hirntumoren, vor allem Astrozytome, ZNS-Metastasen • chronische Entzündungen (Lues, Neuroborreliose, Tuberkulose, Morbus Whipple, Granulomatose mit Polyangiitis), MS
meningeale Beteiligung	• virale Meningitis (auch HIV) • Tuberkulose, Lues, Granulomatose mit Polyangiitis • Meningeosis neoplastica

Bildgebend ist eine MRT wichtig, hier finden sich leptomeningeale Kontrastmittelanreicherungen, oft auch periventrikuläre Läsionen.

Die *Liquordiagnostik* dient dem Ausschluss infektiöser Ursachen (➢ Tab. 7.15). Mögliche Befunde sind eine lymphomonozytäre Pleozytose, positive oligoklonale Banden oder ein erhöhtes ACE.

Serologische Marker sind eine Hyperkalzämie, ein erhöhtes ACE und der Interleukin-2-Rezeptor.

Bildgebung In der MRT (➢ Abb. 7.13) lässt sich in 60–80 % eine leptomeningeale homogene Kontrastmittelanreicherung als Korrelat der Meningitis nachweisen. Bei etwa der Hälfte der Patienten mit Neurosarkoidose finden sich multiple periventrikuläre Marklagerläsionen.

Liquordiagnostik Die Liquordiagnostik ist notwendig, insbesondere um infektiöse Ursachen auszuschließen. Es gibt keine für die Neurosarkoidose spezifische Konstellation oder Parameter im Liquor:

- bei ca. 50 % lymphozytäre Pleozytose (meist bis zu 200 Zellen/µl) und mäßig erhöhtes Liquorprotein
- oligoklonale Banden können auftreten, sind aber im Verlauf oft wieder negativ
- Konzentration des ACE kann erhöht sein, es gibt aber keine verlässlichen Normwerte (auch bei Infekten oder Meningeosis neoplastica kann ACE erhöht sein)

Serologische Parameter Im Einzelfall findet sich eine Hyperkalzämie. Das ACE im Serum und der lösliche Interleukin-2-Rezeptor (sIL-2R) können erhöht sein.

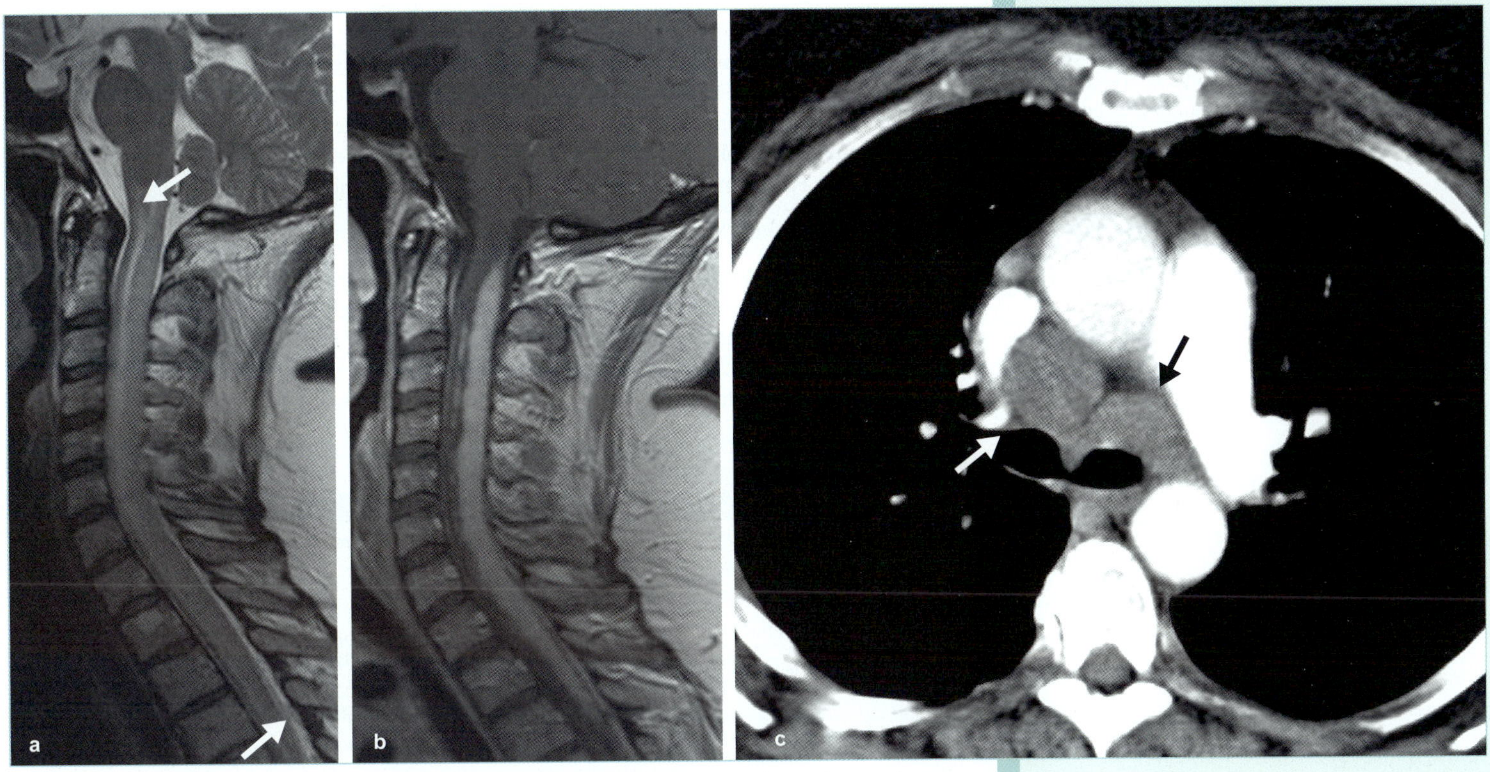

Abb. 7.13 Neurosarkoidose. a Die T2-gewichtete sagittale MRT-Aufnahme des zervikalen Rückenmarks zeigt eine ausgedehnte Signalanhebung (obere und untere Begrenzung durch Pfeile gekennzeichnet). **b** Die T1-gewichtete MRT-Aufnahme in der gleichen Schnittführung wie a zeigt eine deutliche Kontrastmittelaufnahme. **c** Bronchopulmonale Adenopathie in der CT-Thorax (Pfeile). [T534]

Weitere diagnostische Maßnahmen Richtungweisend kann der Röntgen- oder CT-Befund des Thorax sein (bihiläre Lymphadenopathie). Bronchoskopisch-bioptisch lassen sich bei über 70 % epitheloidzellige nicht verkäsende Granulome nachweisen. Ergänzt werden sollte die Bronchoskopie durch eine bronchoalveoläre Lavage, die als sehr sensitiv gilt und im typischen Fall eine deutliche Zellzahlerhöhung und einen pathologisch erhöhten CD4/CD8-Quotienten aufweist. Bei unklarem Befund oder isolierter ZNS-Symptomatik kann auch eine Hirnbiopsie erforderlich sein.

Weitere diagnostische Maßnahmen:
- Röntgen-/CT-Thorax (bihiliäre Lymphadenopathie)
- Bronchoskopie (Nachweis verkäsender Granulome in Biopsie) + Lavage (CD4/CD8-Quotient ↑)
- Hirnbiopsie bei isoliertem ZNS-Befall

MERKE Die Diagnose einer Neurosarkoidose wird in Zusammenschau des klinischen Befundes, der Bildgebung, der Liquoruntersuchung und nach Ausschluss anderer Differenzialdiagnosen gestellt. Pathognomonische Einzelbefunde gibt es mit der Ausnahme der Histologie nicht.

Therapie

Kortikosteroide gelten allgemein als die anerkannte Erstlinientherapie. Ihre Dosis und Dauer hängen von den Symptomen und dem Therapieansprechen ab. Die Kombinationstherapie mit niedriger dosierten Kortikosteroiden und anderen Immunsuppressiva wie z. B. Azathioprin, Methotrexat, Mycophenolatmofetil, Hydroxychloroquin oder Tumor-Nekrose-Faktor-alpha-Inhibitoren sind wahrscheinlich ebenfalls gut wirksam und bietet den Vorteil, die dosisabhängigen Nebenwirkungen einer längerfristigen Behandlung mit Kortikosteroiden zu reduzieren.

Therapie: 1. Wahl sind Kortikosteroide. In der Erhaltungstherapie werden zusätzlich Immunsuppressiva (Azathioprin, Methotrexat, Mycophenolatmofetil oder TNF-α-Inhibitoren) eingesetzt.

7.5 Morbus Behçet

Der Morbus Behçet (auch Morbus Adamantiades-Behçet) wird als chronisch rezidivierend verlaufende entzündliche Erkrankung der kleinen Blutgefäße zu den systemischen Vaskulitiden gerechnet. Betroffen ist nicht nur der arterielle, sondern vor allem auch der venöse Schenkel des Gefäßsystems. Benannt ist die Erkrankung nach dem türkischen Dermatologen Hulusi Behçet, der 1937 als einer der Ersten die typische Symptomtrias beschrieb: Augenentzündung, Hautveränderungen, orale Aphthen.

7.5 Morbus Behçet

Der Morbus Behçet ist eine systemische Vaskulitis, die arterielle und venöse Gefäße befällt. Die typische klinische Trias: Augenentzündungen, Hautveränderungen und orale Aphthen.

Studentische Sicht

Epidemiologie: Häufung entlang der alten Seidenstraße; Erkrankungsalter 20.–40. Lebensjahr, Männer sind häufiger betroffen. Es besteht eine Assoziation mit HLA-B51.

Klinik: Schmerzhafte orale und genitale Aphthen (➤ Tab. 7.16). Der „Neuro-Behçet" kann eine parenchymatöse oder vaskuläre Form annehmen.

TAB. 7.16

MERKE

Diagnostik: Die Diagnose beruht auf der korrekten Interpretation der Symptome (➤ Tab. 7.17). Wichtig ist der Ausschluss anderer Ursachen von Aphthen (habituell, HSV, SLE, Steven-Johnson-Syndrom, Lues). Im Pathergie-Test wird die Bildung papulopustulöser Effloreszenzen nach intrakutaner Injektion von Kochsalz beurteilt. Bei ZNS-Beteiligung finden sich multifokale T2-hyperintense Läsionen, der Liquor kann eine lymphomonozytäre Pleozytose und/oder positive OKBs zeigen.

TAB. 7.17

Epidemiologie

Die Prävalenz zeigt enorme geografische und ethnische Unterschiede. Besonders häufig ist die Erkrankung entlang der alten Seidenstraße zu finden, die sich von Ostasien bis zum Mittelmeer erstreckte. In Deutschland ist das Auftreten eine Rarität (ca. 0,3/100.000). Im Gegensatz zu den meisten anderen Autoimmunerkrankungen sind insbesondere junge Männer zwischen dem 20. und 40. Lebensjahr betroffen. In etwa 10 % der Fälle kommt es zu ZNS-Symptomen. Es besteht eine starke Assoziation zu HLA-B51.

Klinik

Das Hauptsymptom des Morbus Behçet sind wiederkehrende, meist schmerzhafte orale und genitale Aphthen. Andere klinische Manifestationen treten in unterschiedlicher Häufigkeit und Ausprägung auf (➤ Tab. 7.16).

Eine neurologische Beteiligung ist bei Männern häufiger als bei Frauen, wobei eine parenchymatöse (Läsionen im ZNS mit entsprechenden fokalen Läsionen) und eine seltenere vaskuläre Form (Sinus-Venen-Thrombosen, Hirninfarkte, Dissektionen und Aneurysma-Blutungen) unterschieden wird.

Tab. 7.16 Klinische Manifestationen des Morbus Behçet.

Organ	Häufigkeit	Symptomatik
Auge	60–80 %	Panuveitis (anterior und posterior), retinale Vaskulitis, Makulaödem, Glaskörperinfiltration
Gelenke	ca. 70 %	nicht erosive Oligoarthritis
Haut	variabel	orale Aphthen (nahezu alle Patienten), genitale Aphthen (60–80 %), papulopustulöse Effloreszenzen, Erythema nodosum
ZNS	10 %	Sinus-Venen-Thrombosen, Hirninfarkte, Meningoenzephalitis, fokale Läsionen, auch infratentoriell, Retrobulbärneuritis, spinale Manifestation
innere Organe	selten	gastrointestinale Ulzerationen, Glomerulonephritis, kardiale Beteiligung

MERKE Im Gegensatz zu anderen Vaskulitiden ist eine periphere Polyneuropathie kein typisches Merkmal des Morbus Behçet.

Diagnostik

Es gibt keine spezifischen Labortests, die Diagnose wird anhand klinischer Symptome gestellt, wobei verschiedene, allerdings ähnliche Diagnosekriterien existieren (➤ Tab. 7.17). Die oralen Aphthen (Hauptkriterium) müssen gegen habituelle Aphthen abgegrenzt werden. Die Aphthen beim Morbus Behçet sind in der Regel größer (bis zu 1 cm), treten auch an ungewöhnlichen Stellen wie dem harten Gaumen auf, heilen sehr langsam ab und hinterlassen oft Narben.

In der MRT finden sich ausgedehnte multifokale T2-hyperintense Läsionen, die im Gegensatz zur MS nicht typisch periventrikluär verteilt sind. Die Liquoranalyse zeigt eine mäßige lymphozytäre Pleozytose. Oligoklonale Banden können positiv sein. Weitere diagnostische Maßnahmen, die hilfreich sein können:

- HLA-Typisierung: Assoziation mit dem *HLA-B51*-Gen
- Pathergie-Test: Bildung papulopustulöser Effloreszenzen nach mechanischem Reizen der Haut. Nach intrakutaner Injektion von Kochsalzlösung wird die Reaktion nach 24–48 Stunden abgelesen. Im positiven Fall bildet sich eine Effloreszenz an der Injektionsstelle.

Therapie

Die Behandlung der neurologischen Beteiligung beim Morbus Behçet richtet sich stark nach den zugrunde liegenden Symptomen. Glukokortikoide können mit anderen Immunsuppressiva kombiniert werden.

Tab. 7.17 Diagnosekriterien Morbus Behçet. Neben dem Hauptkriterium müssen mindestens 2 Nebenkriterien erfüllt sein.

Hauptkriterium	Nebenkriterien
rezidivierende **orale Aphthen:** kleine oder große aphthöse oder herpetiforme Ulzerationen, mindestens dreimal innerhalb von 12 Monaten	• rezidivierende **genitale Läsionen:** aphthöse Ulzerationen oder Vernarbungen • **Augenbeteiligung:** Uveitis anterior, Uveitis posterior oder Zellen im Glaskörper bei der Spaltlampenuntersuchung oder retinale Vaskulitis • **Hautmanifestationen:** Erythema nodosum, Pseudofollikulitis oder papulopustulöse Läsionen oder akneiforme Knötchen bei postadoleszenten Patienten ohne Steroidtherapie • **positiver Pathergietest:** papulopustulöse Effloreszenz nach mechanischem Hautreiz

CAVE Fokale Parenchymläsionen, Enzephalitis und zerebrale Vaskulitis sind als potenziell lebensbedrohlich einzuschätzen und erfordern eine Kombinationstherapie aus hochdosierten Kortikosteroiden und einem anderen Immunsuppressivum.

7.6 ZNS-Manifestationen rheumatologischer Erkrankungen

Bei einer Reihe von Erkrankungen aus dem rheumatologischen Formenkreis, insbesondere bei **Vaskulitiden,** sind das zentrale oder periphere Nervensystem mit unterschiedlicher Häufigkeit beteiligt. Auch bei **Kollagenosen** kann das Nervensystem über eine begleitende Vaskulitis beteiligt sein. Insgesamt ist die neurologische Manifestation solcher Erkrankungen im Alltag selten, wird aber immer dann zur wichtigen Differenzialdiagnose, wenn systemische Manifestationen (Haut- und Gelenkveränderungen, Beteiligung innerer Organe) in Kombination mit neurologischen Symptomen auftreten.

MERKE Die ZNS-Manifestation einer Vaskulitis ist eine seltene, im Einzelfall aber sehr wichtige Differenzialdiagnose bei den entzündlichen ZNS-Erkrankungen.

7.6.1 Grundlagen

Einteilung der Vaskulitiden

Vaskulitiden können nach der Größe der vorrangig betroffenen Gefäße (➤ Tab. 7.18) oder nach pathogenetischen Kriterien (➤ Tab. 7.19) eingeteilt werden. Eine Sonderrolle nimmt die isolierte ZNS-Vaskulitis ein, die sich per Definition ausschließlich im ZNS manifestiert, also keine weiteren Manifestationen aufweist.

Tab. 7.18 Einteilung der Vaskulitiden mit möglicher ZNS-Manifestation nach Größe der betroffenen Gefäße.

Vaskulitis der großen Arterien	Vaskulitis der mittleren Arterien	Vaskulitis der kleinen Arterien
Riesenzellarteriitis • Arteriitis temporalis (cranialis) • Takayasu-Arteriitis	• isolierte ZNS-Vaskulitis • Panarteriitis nodosa	• isolierte ZNS-Vaskulitis • ANCA-assoziiert – Granulomatose mit Polyangiitis – Churg-Strauss-Syndrom – mikroskopische Polyangiitis • immunkomplexvermittelt – Morbus Behçet – medikamenteninduziert – infektassoziiert – bei Kollagenosen (rheumatoide Arthritis, SLE, Sjögren-Syndrom)

Tab. 7.19 Pathogenetische Einteilung der wichtigsten Vaskulitiden.

Primäre Vaskulitiden	Sekundäre Vaskulitiden	Andere Vaskulitiden
• Arteriitis temporalis • Takayasu-Arteriitis • Panarteriitis nodosa • Granulomatose mit Polyangiitis • eosinophile Granulomatose mit Polyangiitis • mikroskopische Polyangiitis • Morbus Behçet	• Medikamente, Drogen – Phenytoin, Hydralazin, Thyreostatika, Thiazide, Sulfonamide, Penicillin – Kokain, Amphetamin, Morphin und Abkömmlinge • Infektionen: HIV, Hepatitis, Herpesgruppe, Borrelien, Lues, Streptokokken, Mykobakterien, Aspergillus • Kollagenosen: rheumatoide Arthritis, SLE, Sjögren-Syndrom • maligne Erkrankungen: Karzinome, lympho- und myeloproliferative Erkrankungen, paraneoplastisch • entzündliche Darmerkrankungen: Colitis ulcerosa, Morbus Crohn	isolierte ZNS-Vaskulitis

CAVE

7.6 ZNS-Manifestationen rheumatologischer Erkrankungen

Der rheumatologische Formenkreis umfasst Vaskulitiden und Kollagenosen, die im Rahmen ihrer systemischen Manifestation oft das Nervensystem angreifen.

MERKE

7.6.1 Grundlagen

Vaskulitiden werden nach Gefäßen (➤ Tab. 7.18) oder nach Pathogenese (➤ Tab. 7.19) eingeteilt.

TAB. 7.18

Lerntipp: Oft wirken die Vaskulitiden abstrakt und abschreckend. Es hilft aber, diese anhand der Einteilung der befallenen Gefäße (große, mittlere, kleine Arterien) zu lernen und mit Systematik zu verinnerlichen!

TAB. 7.19

Studentische Sicht

Klinik: Sie ist bestimmt durch die betroffenen Organe (➤ Tab. 7.20). Eine ZNS-Beteiligung äußert sich häufig mit Kopfschmerzen, epileptischen Anfällen, neuropsychiatrischen Störungen und fokal neurologischen Defiziten. Als systemische Erkrankungen führen sie zu Adynamie und B-Symptomatik.

Klinik

Vaskulitiden sind (mit der Ausnahme der isolierten ZNS-Vaskulitis) Systemerkrankungen und können daher in Abhängigkeit von der Schwere, dem Stadium und der Organmanifestation zu einer Vielzahl von Symptomen führen. Ein vaskulitischer Prozess im ZNS äußert sich unabhängig von der zugrunde liegenden Erkrankung meist mit folgenden eher unspezifischen neurologischen Leitsymptomen:

- Kopfschmerzen (subakut bis chronisch, häufigstes Symptom)
- enzephalopathisches Syndrom (Persönlichkeitsänderung, kognitive Defizite)
- psychiatrische Symptome (affektive Störungen, psychotische Symptome)
- multifokale neurologische Symptome, die häufig einem vaskulären Muster folgen (Hirninfarkte, Blutungen, Enzephalitis, Myelitis)
- epileptische Anfälle

Als klinische Zeichen eines systemischen Prozesses finden sich in den meisten Fällen Fieber, Gewichtsverlust, Nachtschweiß und Adynamie. Wichtige Organmanifestationen sind in ➤ Tab. 7.20 aufgeführt.

TAB. 7.20

Tab. 7.20 Wichtige Organmanifestationen bei Vaskulitiden.

Organ	Symptome
Haut	Livedo reticularis, Purpura, Urtikaria, Raynaud-Symptomatik, Akrozyanose, Ulzera, Pyoderma gangraenosum
Atemwege	Sinusitis, (blutiger) Schnupfen, Schleimhautulzera, Nasenseptumnekrose, -perforation, Asthma, Hämoptysen
Herz und Gefäße	Perimyokarditis, Angina pectoris, Thrombosen, Gefäßstenosen, Aneurysmen, Extremitäteninfarkte
Gastrointestinaltrakt	kolikartige Bauchschmerzen, blutige Stühle
Urogenitaltrakt	Oligurie/Polyurie, Ödeme, Mikro-/Makrohämaturie, Nierenversagen
Auge	Episkleritis, Uveitis, Amaurosis
Nervensystem	Polyneuropathie, Myositis, kraniale Neuropathien, ischämische Hirninfarkte, zerebrale Blutungen, Enzephalitis, Myelitis

Diagnostik: Feststellung von Entzündungszeichen und einer systemischen Organbeteiligung. Hinweise ergeben sich aus *Labor* (CRP, ESR, Vaskulitisparameter) und *Organdiagnostik* (Serum, Urin, Liquor). Bei isoliertem ZNS-Befall sind oft eine zerebrale Angiografie und eine leptomeningeale oder Hirnbiopsie nötig.

Diagnostik

Entscheidend bei der Diagnosefindung ist, im richtigen Moment an die ZNS-Manifestation einer systemischen Vaskulitis oder auch an eine isolierte ZNS-Vaskulitis zu denken.

Labor Charakteristisch ist der Nachweis einer systemischen Entzündungsreaktion (CRP-Erhöhung, ESR-Beschleunigung) – außer bei der isolierten ZNS-Vaskulitis, bei der in aller Regel keine erhöhten Entzündungsparameter außerhalb des ZNS gefunden werden. Serologische Vaskulitisparameter sollten gezielt und an der Klinik orientiert nachgewiesen werden, da man sonst durch falsch positive Parameter in die Irre geführt werden kann. Beispielsweise reagieren die antinukleären Antikörper (ANA) bei vielen systemischen entzündlichen Prozessen und sind auch bei der MS häufig schwach positiv nachweisbar.

Organdiagnostik Die Auswahl der diagnostischen Verfahren richtet sich nach der jeweiligen Organmanifestation. Bei Verdacht auf eine ZNS-Beteiligung kommen neben der Basisdiagnostik (Serum, Urin) in erster Linie die Liquordiagnostik und die MRT einschließlich MR-Angiografie zum Einsatz. Bei begründetem Verdacht ist meist eine DSA zum Nachweis multipler intrakranieller Gefäßstenosen erforderlich, oder es kann sogar eine leptomeningeale bzw. Hirnbiopsie notwendig werden.

MERKE

MERKE Richtungsweisend für die ZNS-Manifestation einer systemischen Vaskulitis oder Kollagenose ist die Kombination aus neurologischen Symptomen, weiteren Organmanifestationen und systemischen Entzündungszeichen.

Das grundsätzliche **Therapieprinzip** ist die langfristige und wirksame Immunsuppression.

Therapieprinzipien

Das grundlegende Ziel bei der Behandlung von Vaskulitiden ist, die (Auto)Immunreaktion zu begrenzen. Die Therapie der Wahl ist daher der Einsatz von Immunsuppressiva wie Azathioprin oder Cyclophosphamid in Kombination mit Kortikosteroiden. Entscheidend ist, dass ausreichend wirksam und ausreichend lange therapiert wird.

7.6.2 Wichtige Erkrankungen mit möglicher ZNS-Vaskulitis

7.6.2 Wichtige Erkrankungen mit möglicher ZNS-Vaskulitis

Im Folgenden werden die wichtigsten Krankheitsbilder, die zu einer ZNS-Vaskulitis führen können, dargestellt.

7.6.2.1 Riesenzellarteriitis

Sowohl bei der Takayasu-Arteriitis als auch bei der Arteriitis temporalis führt die Proliferation der Intima zu einem okklusiven Gefäßprozess an den großen Arterien.

Takayasu-Arteriitis

Betroffen sind junge Frauen bis zum 30. Lebensjahr. Die Intima der vom Aortenbogen abgehenden Gefäße (besonders A. subclavia, Truncus brachiocephalicus, A. carotis communis) proliferiert. Klinisch finden sich zunächst ein deutlich seitendifferenter Blutdruck und ein Verlust des Radialispulses. Im weiteren Verlauf treten zerebrale Ischämien, Synkopen und eine renale Hypertonie durch Mitbefall der Nierenarterien auf. Diagnostisch wegweisend sind die MR-Angiografie des Aortenbogens und seiner großen abgehenden Gefäße und die Gefäßwandbiopsie.

Arteriitis temporalis

Sie tritt vor dem 50. Lebensjahr praktisch gar nicht auf und ist dann bei Menschen zwischen dem 75. und 85. Lebensjahr häufig. In 50–70 % der Fälle ist die Erkrankung mit einer Polymyalgia rheumatica assoziiert. Betroffen sind in erster Linie die Äste der A. carotis externa.

Klinik und Diagnostik Klinisch sind anhaltende, meist bohrende Kopfschmerzen und eine druckdolente, tastbar verhärtete A. temporalis typisch. Es kommt zu (passageren) Visusstörungen (Amaurosis fugax) und zur Claudicatio masticatoria (Kauschmerz). Die Entzündungsparameter im Blut (CRP, ESR) sind nahezu immer stark erhöht. Allgemeinsymptome wie Abgeschlagenheit, Gewichtsverlust, Nachtschweiß sind häufig. Die Diagnose kann durch eine Biopsie der A. temporalis gesichert werden. Die Farbduplexsonografie kann eine echoarme Wandverdickung der Temporalarterien (Halo-Zeichen, ➤ Abb. 7.14) nachweisen (Spezifität vor allem bei erfahrenen Untersuchern > 95 %). Somit ist dieses Verfahren bei positivem Befund und typischer Klinik zur Diagnosestellung ohne zusätzliche Biopsie ausreichend.

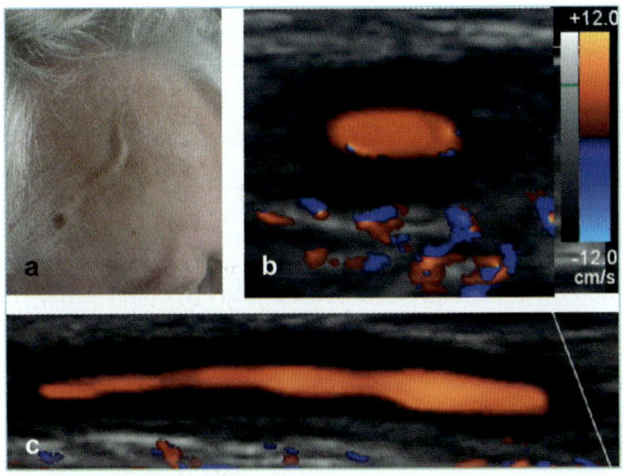

Abb. 7.14 Arteriitis temporalis. a Die Arterie ist geschwollen (und druckschmerzhaft). **b, c** A. temporalis superficialis in der farbcodierten Duplexsonografie (a = axial, b = longitudinal) mit typischer (inflammatorischer) Verdickung der Gefäßwand als vermindert echogener (sonografisch daher schwarzer) Umgebung des endoluminalen (roten) Flusssignals. In der axialen Ebene spricht man wegen der Ringbildung auch von Halo-Zeichen. [T534]

PRAXISTIPP

Diagnosekriterien der Arteriitis temporalis (American College of Rheumatology)

Für die Diagnose müssen 3 der 5 nachfolgenden Kriterien erfüllt sein:
- neu aufgetretener anhaltender Kopfschmerz
- Alter bei Erstmanifestation > 50 Jahre
- beschleunigte ESR > 50 mm/h
- Druckschmerzhaftigkeit oder tastbare Verhärtung der A. temporalis
- Nachweis einer Vaskulitis im Biopsat der A. temporalis

Therapie und Verlauf Bereits bei Verdacht muss umgehend eine Behandlung mit Kortikosteroiden (1 mg/kg Prednison KG täglich) eingeleitet werden, denn es droht eine dauerhafte Erblindung eines oder beider Augen durch Beteiligung der Ziliararterien. Obwohl in erster Linie Äste der A. carotis externa betroffen sind, kann der entzündliche Prozess auf intrakranielle Gefäße übergreifen. Diese Form („Arteriitis cranialis") birgt das Risiko von Hirninfarkten.

Die Erkrankung spricht meist gut auf Kortikosteroide an und zeigt unter adäquater Steroidbehandlung selten Rezidive oder eine Chronifizierung. In der Regel heilt die Krankheit innerhalb von 3 Jahren vollständig aus. Der Interleukin-6-Rezeptor-Alpha-Inhibitor Tocilizumab erhöht die Wirkung einer alleinigen Kortikosteroidtherapie.

Studentische Sicht

7.6.2.1 Riesenzellarteriitis

Riesenzellarteriitiden sind die Takayasu-Arteriitis und die Arteriitis temporalis. Sie führen zu Stenosen großer Arterien.

Takayasu-Arteriitis: junge Frauen < 30 Jahre; befallen sind die Abgänge des Aortenbogens.
- Klinik: zerebrale Ischämien, Synkopen und Nierenbeteiligung
- RR-Differenz und einseitiger Verlust des Radialispulses

Arteriitis temporalis: Patienten > 50 Jahre, in 50–70 % mit der Polymyalgia rheumatica assoziiert.
- Klinik: Kopfschmerzen mit druckschmerzhafter, verhärteter A. temporalis, zudem Amaurosis fugax und Kauschmerzen. ESR und CRP sind im Labor erhöht.
- Sonografie: Temporalarterien mit duplexsonografischen „Halo-Zeichen"
- Biopsie der A. temporalis nur bei diagnostischer Unsicherheit
- Therapie: Wegen drohender Erblindung muss eine sofortige Therapie mit Kortikosteroiden eingeleitet werden! Bei Befall der intrakraniellen Gefäße drohen Hirninfarkte. Zum Einsparen von Glukokortikoiden kann eine zusätzliche Medikation mit Tocilizumab erfolgen.

PRAXISTIPP

Therapie: Wegen drohender Erblindung müssen sofort Kortikosteroide gegeben werden! Bei Befall der intrakraniellen Gefäße drohen Hirninfarkte. Zum Einsparen von Glukokortikoiden kommt zusätzlich Tocilizumab infrage.

MERKE

MERKE Bereits bei begründetem Erkrankungsverdacht („Patient und ESR über 50") muss umgehend eine Behandlung mit Kortikosteroiden beginnen.

FALL Eine 76-jährige Patientin klagt über heftige Kopfschmerzen, die seit mehreren Wochen bestehen würden. Zuvor habe sie nur äußerst selten unter Kopfschmerzen gelitten. Aktuell seien die Kopfschmerzen stark ausgeprägt, von drückend-bohrendem Charakter und im Bereich beider Schläfen lokalisiert. Wegen der ständigen Kopfschmerzen und dem Schmerzen beim Kauen habe sie den Appetit und Gewicht verloren. Die Schmerzen hätten sich auf die Einnahme von Metamizol nicht wesentlich gebessert. Seit dem Vorabend habe sie immer wieder Sehstörungen auf dem linken Auge bemerkt. Eine Vorstellung beim Augenarzt habe keine Auffälligkeiten am Auge ergeben.
In der neurologischen Untersuchung sind keine neurologischen Defizite nachweisbar. Laborchemisch ist eine deutliche Erhöhung der „Blutsenkungsgeschwindigkeit" (95 mm n. W.) in der ersten Stunde und eine Erhöhung des CRP auffällig. Bei dringendem Verdacht auf eine Arteriitis temporalis wird eine Duplexsonografie der A. temporalis links durchgeführt, in der ein echoarmer Saum um die A. temporalis im Sinne eines „Halo-Phänomens" nachgewiesen wird.
Unverzüglich wird eine Therapie mit intravenösen Kortikosteroiden (1.000 mg Prednisolon) eingeleitet. Hierunter berichtet die Patientin über eine Besserung der Sehstörung und der Schmerzen. Nach 5 Tagen wird die intravenöse Kortikosteroid-Therapie auf eine orale Gabe in gewichtsangepasster Dosierung (1 mg/kg KG) umgestellt. Die Kortikosteroid-Dosis wird nach einem festgelegten Schema über mehrere Monate ausgeschlichen. Während der Abdosierung werden ESR und CRP regelmäßig kontrolliert, um eine erneute Reaktivierung rechtzeitig erkennen und behandeln zu können.

7.6.2.2 ANCA-assoziierte Vaskulitiden
ANCA sind antineutrophile zytoplasmatische Antikörper (pANCA = perinukleär, cANCA = zytoplasmatisch).

7.6.2.2 ANCA-assoziierte Vaskulitiden

Entsprechend ihrem Fluoreszenzmuster in der Immunzytologie unterscheidet man antineutrophile zytoplasmatische Antikörper (ANCA) mit perinukleärem Muster (pANCA) bzw. mit zytoplasmatischer Verteilung (cANCA):

- cANCA: Zielantigen ist die Proteinase-3 (PR-3), charakteristisch für die Granulomatose mit Polyangiitis
- pANCA: Zielantigen ist die Myeloperoxidase (MPO), charakteristisch für die eosinophile Granulomatose mit Poyangiitis und die mikroskopische Polyangiitis

Granulomatose mit Polyangiitis: systemische nekrotisierende Vaskulitis, die mit cANCA assoziiert ist

Klinik: Beteiligung der oberen Luftwege und in 20–50 % des peripheren Nervensystems. Das ZNS ist seltener betroffen.
Diagnostik: Nachweis einer Entzündung der Nasenschleimhaut und von cANCA; MRT-Veränderungen (➤ Abb. 7.15)

Granulomatose mit Polyangiitis (GPA)

Diese systemische nekrotisierende Vaskulitis der kleinen und mittelgroßen Gefäße führt in erster Linie zu einer granulomatösen Entzündung in den oberen Luftwegen und ist mit einer Inzidenz von 0,1:100.000 eine sehr seltene Erkrankung.

Klinik und Diagnostik Eine neurologische Beteiligung tritt in 20–50 % auf und betrifft deutlich häufiger das periphere als das zentrale Nervensystem. In beiden Fällen lässt sich dies entweder auf die systemische Vaskulitis zurückführen (vaskulitische Mononeuropathie multiplex ➤ Kap. 14.6.2.4, ischämische oder hämorrhagische Schlaganfälle ➤ Kap. 5.5), kann aber auch Folge raumfordernder Granulome sein (Hirnnervenausfälle, Liquorzirkulationsstörungen).

Diagnostisch wegweisend sind der histologische Nachweis einer granulomatösen Entzündung in der Nasenschleimhaut, der Nachweis von cANCA und die MRT:

- **MRT:** multifokale parenchymatöse Läsionen, raumfordernde Granulome, deutlich verdickte, kontrastmittelanreichernde Meningen (➤ Abb. 7.15)
- **Liquor:** leichte bis mittelgradige Pleozytose, Eiweißerhöhung
- **Labor:** Anämie, Entzündungsparameter erhöht, Nierenfunktionsparameter auffällig, Mikrohämaturie, Nachweis von cANCA

Im Einzelfall kann eine Hirnbiopsie erforderlich sein.

Therapie: Kortikosteroide und Cyclophosphamid

Therapie Die immunsuppressive Therapie verwendet Kortikosteroide und Cyclophosphamid. Ohne Therapie beträgt die durchschnittliche Lebenserwartung ca. 6 Monate. Unter Therapie mit Kortikosteroiden und Cyclophosphamid oder Rituximab verbessert sich die Prognose signifikant. In 75 % der Fälle kommt es zu einer Remission der Erkrankung.

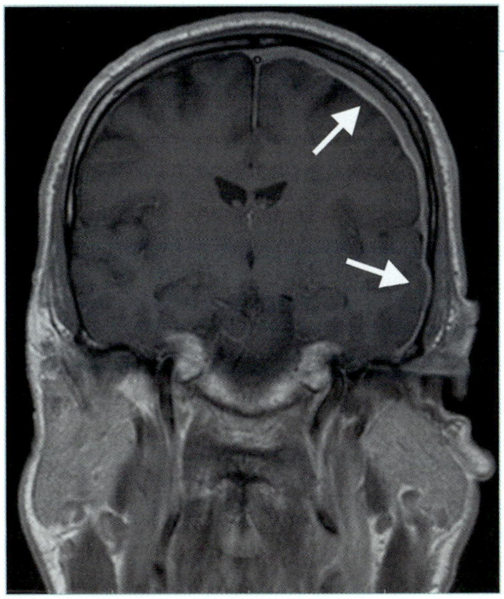

Abb. 7.15 Meningeale Manifestation einer Granulomatose mit Polyangiitis. Erkennbar ist eine deutliche Verdickung der Meningen mit einer homogenen Kontrastmittelaufnahme (Pfeile). [R261]

ABB. 7.15

Eosinophile Granulomatose mit Polyangiitis (EGPA, früher: Churg-Strauss-Syndrom)

Auch die EGPA (früher: Churg-Strauss-Syndrom) ist eine nekrotisierende Vaskulitis der kleinen Gefäße, die sich neurologisch in erster Linie als periphere Neuropathie vom Multiplextyp manifestiert. Die Patienten haben häufig eine allergische Diathese wie z. B. eine Rhinitis oder ein Asthma bronchiale in der Vorgeschichte. Während eine Beteiligung des peripheren Nervensystems in bis zu 80 % der Fälle nachweisbar ist, finden sich ZNS-Symptome nur in etwa 20 % der Fälle und umfassen neben Kopfschmerzen und einem enzephalopathischen Syndrom auch fokale Ausfälle als Folge eines vaskulitischen Prozesses an den Hirngefäßen. Wegweisend sind eine allergische Diathese und eine Eosinophilie. Weitere Befunde sind:

- **MRT:** multifokale parenchymatöse Läsionen, postischämische Läsionen
- **Liquor:** leichte bis mittelgradige Pleozytose, Eosinophilie, Eiweißerhöhung
- **Labor:** Eosinophilie, Erhöhung von IgE, in 50–70 % Nachweis von pANCA

Eosinophile („allergische") Granulomatose mit Polyangiitis: nekrotisierende Vaskulitis, die mit pANCA assoziiert ist. Typisch ist eine Eosinophilie mit allergischen Beschwerden (Asthma). Das periphere Nervensystem ist in 80 %, das zentrale in 20 % befallen.

Mikroskopische Polyangiitis

Im Gegensatz zu den 2 eben genannten Granulomatosen sind weder Granulombildung noch eosinophile Infiltrate zu beobachten. In etwa 70 % lassen sich pANCA nachweisen, häufig gegen Myeloperoxidase gerichtet (MPO). Neurologische Manifestationen treten bei ca. 60 % der Patienten auf und betreffen meist das periphere Nervensystem.

Mikroskopische Polyangiitis: pANCA-assoziiert, keine Granulome; befällt z. T. das periphere Nervensystem

MERKE Charakteristisch für die ANCA-assoziierten Vaskulitiden ist neben weiteren Organmanifestationen die Nierenbeteiligung.

MERKE

7.6.2.3 Panarteriitis nodosa (PAN)

Bei der PAN handelt es sich um eine nekrotisierende Immunkomplexvaskulitis der kleinen und mittelgroßen Arterien, die auffällig häufig mit Virushepatitiden assoziiert ist. Neben typischen Hautmanifestationen wie der Livedo reticularis und dem Erythema nodosum sowie zahlreichen Organmanifestationen findet sich nicht selten auch eine neurologische Beteiligung. Eher selten ist dabei die ZNS-Manifestation (Kopfschmerzen, Enzephalopathie, zerebrale Ischämien oder intrazerebrale Blutungen), erheblich häufiger eine schmerzhafte periphere Neuropathie. Weitere Befunde sind:

- **MRT:** multifokale Läsionen im Marklager und kortikal/subkortikal, postischämische Läsionen, zerebrale Blutungen
- **Liquor:** oft unauffällig oder leichte unspezifische Veränderungen
- **Labor:** Entzündungsparameter erhöht, Verminderung von Komplement C3 und C4, Nachweis zirkulierender Immunkomplexe, HBs-Ag in ca. 50 % positiv

Im Fall einer nachgewiesenen Hepatitis muss die immunsuppressive Therapie ggf. mit einer antiviralen Behandlung kombiniert werden.

7.6.2.3 Panarteriitis nodosa (PAN)

Bei dieser nekrotisierenden Immunkomplexvaskulitis liegt überzufällig häufig eine Virushepatitis vor. Klinisch äußert sie sich mit typischen Hautveränderungen (Livedo reticularis, Erythema nodosum) und einer schmerzhaften Polyneuropathie.

7.6.2.4 Kollagenosen

Systemischer Lupus erythematodes (SLE): häufigste systemische Autoimmunerkrankung, betrifft hauptsächlich junge Frauen (7–10-mal mehr als Männer)

Klinik: befallen sind u. a. Haut, Gelenke, Nieren, Herz und in 60 % das ZNS mit Enzephalopathie, Kopfschmerzen, epileptischen Anfällen und Hirninfarkten
Diagnostik: cMRT, Liquor und Labor (80 % ds-DNA-Antikörper)

Therapie: akut mit Kortikosteroiden und Immunsuppressiva; Erhaltungstherapie z. B. mit Azathioprin, Mycophenolatmofetil und Ciclosporin A

Rheumatoide Arthritis: ZNS-Vaskulitis ist selten, dann mit Hirninfarkten, epileptischen Anfällen und Enzephalopathie. Veränderungen des Dens axis können die Medulla oblongata komprimieren.

Sjögren-Syndrom: Entzündung von Speichel- und Tränendrüsen. Das periphere und autonome Nervensystem sind häufiger als das ZNS betroffen. Im Serum finden sich Anti-Ro- und Anti-La-Antikörper.

7.6.2.5 Sekundäre Vaskulitiden durch Medikamente und Drogen
Sekundäre Vaskulitiden können zudem durch Medikamente und Drogen bewirkt werden (➤ Tab. 7.21), wobei vor allem illegale Drogen mit schweren ZNS-Vaskulitiden assoziiert sind.

TAB. 7.21

7.6.2.4 Kollagenosen

Systemischer Lupus erythematodes (SLE)

Mit einer Prävalenz von 10–60/100.000 ist der SLE in unseren Breiten die häufigste systemische Autoimmunerkrankung. Frauen sind 7- bis 10-mal häufiger betroffen als Männer.

Klinik und Diagnostik Das ZNS ist in bis zu 60 % der Fälle beteiligt. Klinisch dominieren eine Enzephalopathie mit kognitiven und affektiven Störungen, Kopfschmerzen, epileptische Anfälle, zerebrale Ischämien durch eine Hyperkoagulopathie (Antiphospholipidsyndrom) oder kardiogene Embolien (Endokarditis). Auch Myelitiden und peripher-neurologische Manifestationen treten auf. Weitere Befunde sind:

- **MRT:** multifokale Läsionen im Marklager, aber auch kortikal und subkortikal, im aktiven Stadium mit Kontrastmittelanreicherung
- **Liquor:** bei etwa einem Drittel der Patienten leichte Pleozytose, Eiweißerhöhung und intrathekale Bildung von IgG; oligoklonale Banden finden sich meistens, oft auch identische Banden im Serum
- **Labor:** Entzündungsparameter erhöht, Anämie, Thrombopenie, Lymphopenie, ANA deutlich erhöht, in 80 % Nachweis von Antikörpern gegen Doppelstrang-DNA, Verminderung von Komplement C3 und C4. Nachweis weiterer Autoantikörper, z. B. auch neuronaler Antikörper

Therapie und Verlauf Es sind keine größeren Studien zur immunsuppressiven Therapie der zerebralen Beteiligung bei SLE verfügbar. Grundsätzlich wird in der Akutphase eine Kombinationstherapie aus Kortikosteroiden (anfangs als Pulstherapie) und Immunsuppression (Cyclophosphamid, Mycophenolatmofetil, Rituximab) angewendet. Für die Remissionserhaltung werden Substanzen wie z. B. Azathioprin, Mycophenolatmofetil und Ciclosporin A eingesetzt. Eine Myelitis geht häufig mit einer schlechten Prognose einher, wobei bei früher Therapie partielle Remissionen möglich sind.

Rheumatoide Arthritis

Eine ZNS-Beteiligung bei der rheumatoiden Arthritis ist sehr selten und dann Folge einer sekundären Vaskulitis. Dementsprechend können zerebrale Ischämien, enzephalopathische Veränderungen und epileptische Anfälle auftreten. Erwähnenswert ist die im fortgeschrittenen Stadium nicht ungewöhnliche Instabilität der Wirbelsäule, insbesondere des atlantoaxialen Übergangs, die zu einem Vordringen des Dens axis in das Foramen magnum („cranial settling") mit konsekutiver Kompression der Medulla oblongata führen kann. Veränderungen in der zerebralen MRT oder im Liquor sind letztlich unspezifisch.

Sjögren-Syndrom

Diese chronische Entzündung der Speichel- und Tränendrüsen führt vor allem zur Sicca-Symptomatik durch die verminderte Produktion von Tränenflüssigkeit und Speichel. Neurologische Manifestationen kommen bei etwa einem Drittel der Patienten vor, wobei das periphere und auch das autonome Nervensystem wesentlich häufiger als das ZNS betroffen sind. Die ZNS-Manifestationen entsprechen im Wesentlichen denen des SLE, auch Liquor- und MRT-Veränderungen sind ähnlich. Labortechnisch sind die Entzündungsparameter erhöht und es werden Autoantikörper nachgewiesen (Anti-Ro, Anti-La, Rheumafaktor).

7.6.2.5 Sekundäre Vaskulitiden durch Medikamente und Drogen

Eine Reihe gängiger Medikamente kann zu einer sekundären Vaskulitis führen, wobei eine ZNS-Manifestation sehr selten ist (➤ Tab. 7.21). Illegale Drogen wie Heroin, Kokain, Amphetamine sowie sämtliche Derivate können zu schweren zerebralen Vaskulitiden mit Ischämien, zerebralen Blutungen, meningoenzephalitischen Symptomen und spinalen Syndromen führen.

Tab. 7.21 Vaskulitiden durch Medikamente und Drogen.

Medikamente	Drogen
Penicilline, Sulfonamide, Thyreostatika, Phenytoin, nichtsteroidale Antirheumatika, Thiazide	Morphine, Amphetamine, Kokain

7.7 Paraneoplastische, parainfektiöse und andere antikörpervermittelte ZNS-Erkrankungen

7.7.1 Paraneoplastische Syndrome

Überblick

Paraneoplastische Syndrome bereiten in der Praxis häufig diagnostische Probleme, da sie neben dem ZNS auch andere Organsysteme betreffen und so eine Vielzahl an Symptomen hervorrufen können. Bei bis zu 2 % aller Tumorpatienten, am häufigsten beim kleinzelligen Bronchialkarzinom oder bei gynäkologischen Tumoren, tritt noch vor der Entdeckung des Tumors (Monate bis Jahre) ein paraneoplastisches Syndrom auf. Pathophysiologisch liegt eine Kreuzreaktion von Antikörpern, die gegen den Tumor gerichtet sind, mit Teilen des Nervensystems vor. Folgende Primärtumoren (in absteigender Häufigkeit) werden bei paraneoplastischen Syndromen mit neurologischen Symptomen nachgewiesen:

- kleinzelliges Bronchialkarzinom (SCLC)
- Ovarialkarzinom
- Mammakarzinom
- nichtkleinzelliges Bronchialkarzinom (NSCLC)
- Hodgkin- und Non-Hodgkin-Lymphome
- Thymom und Thymuskarzinom
- Hoden- und Prostatakarzinom

Bislang ist keine verbindliche Klassifikation der paraneoplastischen Syndrome verfügbar. Anhand des Grades der Assoziation mit einer Tumorerkrankung lassen sich die neurologischen Syndrome in klassische und nicht klassische paraneoplastische Syndrome unterteilen (➤ Tab. 7.22). Bei den klassischen paraneoplastischen Syndromen liegt nahezu in jedem Fall eine Tumorerkrankung vor, während sie bei den nicht klassischen paraneoplastischen Syndromen seltener ist.

Tab. 7.22 Unterteilung der paraneoplastischen Syndrome in klassische und nicht klassische Form.

Klassische paraneoplastische Syndrome	Nicht klassische paraneoplastische Syndrome
• limbische Enzephalitis • subakute Kleinhirndegeneration • subakute sensible Neuropathie • autonome Neuropathie • Opsoklonus-Myoklonus-Syndrom • Lambert-Eaton-Syndrom • Dermatomyositis	• Stiff-Person-Syndrom • Hirnstammenzephalitis • Neuromyotonie

Diagnostik

Antikörperbefunde Typische Antikörperbefunde lassen Vermutungen bestimmter Tumorentitäten zu und sind somit im klinischen Alltag von Bedeutung (➤ Tab. 7.23). Eine Reihe von Antikörpern ist in bis zu 60 % der Patienten mit paraneoplastischen Syndromen nachweisbar.

Tab. 7.23 Antikörperbefunde gegen intrazelluläre Antigene bei paraneoplastischen Syndromen.

Antikörper	Neurologische Syndrome	Häufig assoziierte Tumore
Hu	• limbische Enzephalitis • sensorische und autonome Neuropathie	• SCLC > NSCLC • Seminom • Prostatakarzinom • Neuroblastom
Ri	Opsoklonus-Myoklonus Syndrom	• Mammakarzinom > SCLC, NSCLC • Neuroblastom • Medulloblastom
Yo	subakute zerebelläre Degeneration	• Ovarialkarzinom > Uteruskarzinom • Mammakarzinom
MA1/2	• Rhombenzephalitis • Zerebellitis	• Bronchialkarzinom • Mammakarzinom • Kolonkarzinom • Parotiskarzinom
CV2	• Hirnstammenzephalitis, Myelitis • Retinopathie, Uveitis • Lambert-Eaton-Syndrom	• SCLC > NSCLC • Uteruskarzinom • Thymom
Amphiphysin	Stiff-Person-Syndrom	Mammakarzinom

7.7 Paraneoplastische, parainfektiöse und andere antikörpervermittelte ZNS-Erkrankungen

7.7.1 Paraneoplastische Syndrome

Überblick: Paraneoplastische Syndrome sind mannigfaltig in ihrer Symptomatik (➤ Tab. 7.22). Manchmal gehen sie sogar der Erstdiagnose des Tumors voraus. Ausgelöst werden sie durch eine Antikörper-Kreuzreaktion. Symptome und Befunde hängen vom neuronalen „Ziel" dieser Kreuzreaktion ab. Häufige Tumoren mit paraneoplastischen Syndromen sind Lungenkarzinome (insbesondere SCLC) und gynäkologische Tumoren.

TAB. 7.22

Diagnostik:
Antikörperbefunde: Mit Antikörpern ist eine „Tumorvorhersage" möglich (➤ Tab. 7.23)! Dabei korrelieren diese Antikörper nicht zwangsläufig mit den Syndromen.

TAB. 7.23

MERKE

MERKE Paraneoplastische Syndrome sind neurologische Syndrome, die in Zusammenhang mit einem Tumor auftreten. Die neurologischen Symptome werden nicht durch den Tumor direkt, seine Metastasen, eine Meningeosis neoplastica oder die Tumortherapie verursacht.

Tumorsuche: Paraneoplastische Syndrome können früh auf einen Tumor hinweisen, wobei im Verdachtsfall eine ausführliche Tumordiagnostik mittels Ganzkörper-PET-CT empfohlen wird. Bei negativem Befund sind Kontrollen für weitere 4 Jahre indiziert.

Tumorsuche Da die neurologische Symptomatik häufig vor direkt tumorbedingten Symptomen auftritt, hat die Tumorsuche bei paraneoplastischen Syndromen eine Bedeutung in der Früherkennung von Tumoren. Bei positivem Antikörperbefund oder hochgradigem klinischem Verdacht sollte eine Ganzkörper-PET-CT zur Tumorsuche verwendet werden. Kann ein Tumor nicht nachgewiesen werden, sollte die Tumorsuche für 4 Jahre in regelmäßigen Abständen wiederholt werden. Bei zentralen neurologischen Symptomen finden sich im Liquor häufig eine Pleozytose und positive oligoklonale Banden.

Therapie:
- Tumorentfernung (behebt nicht immer das paraneoplastische Syndrom)
- ggf. ergänzende Immunsuppression erforderlich

Therapie und Prognose

Zur Beseitigung des Antigens wird eine frühzeitige Tumorentfernung empfohlen, wobei kontrollierte Studien zu diesem Thema fehlen. Der Primärtumor ist häufig sehr klein, sodass zuerst Metastasen nachgewiesen werden und die vollständige Tumorentfernung nicht gelingt. Neben der chirurgischen Therapie werden immunsuppressive Therapien (Kortikosteroide, Plasmapherese, intravenöse Immunglobuline, Cyclophosphamid) eingesetzt. Mit Ausnahme von Autoimmun-Enzephalitiden mit Nachweis von Antikörpern gegen Oberflächenantigene sind die immunsuppressiven Therapien nur wenig effektiv, sodass die symptomatische Therapie der neurologischen Symptome einen hohen Stellenwert hat. Die mittlere Überlebenszeit nach Entdeckung des Primarius liegt bei bis zu 7 Jahren.

7.7.2 Parainfektiöse ZNS-Erkrankungen

Parainfektiöse ZNS-Erkrankungen entstehen durch immunologische Kreuzreaktivität zwischen Antigenen mikrobieller Erreger und dem Nervensystem. Wie bei der Infektion selbst kommt es zu einem monophasischen Verlauf.

7.7.2 Parainfektiöse ZNS-Erkrankungen

Analog zur multiplen Sklerose und den paraneoplastischen Erkrankungen wird bei parainfektiösen Erkrankungen des Nervensystems Nervengewebe durch autoimmunologisch vermittelte Mechanismen geschädigt. Auslöser sind nicht die mikrobiellen Erreger selbst, sondern eine Kreuzreaktivität zwischen Antigenen eines infektiologischen Agens und körpereigenem Nervengewebe.

Grundsätzlich können parainfektiöse Erkrankungen alle Strukturen des Nervensystems befallen. Eine besondere Charakteristik ist der monophasische Verlauf parainfektiöser Erkrankungen, der dem Verlauf einer Infektionskrankheit ähnelt.

Die pathophysiologischen Mechanismen parainfektiöser Erkrankungen können in antigenspezifische und antigenunspezifische Mechanismen unterschieden werden.

- **Antigenspezifische Mechanismen:** Aufgrund von Gemeinsamkeiten zwischen den Oberflächenstrukturen des infektiösen Agens mit körpereigenem Gewebe wird eine antigenspezifische Kreuzreaktion ausgelöst. Die folgende körpereigene Immunantwort richtet sich nicht nur gegen das infektiöse Agens, sondern ebenso gegen körpereigenes Gewebe. Dieser Mechanismus wird auch als „molekulares Mimikry" bezeichnet (➤ Abb. 7.16).

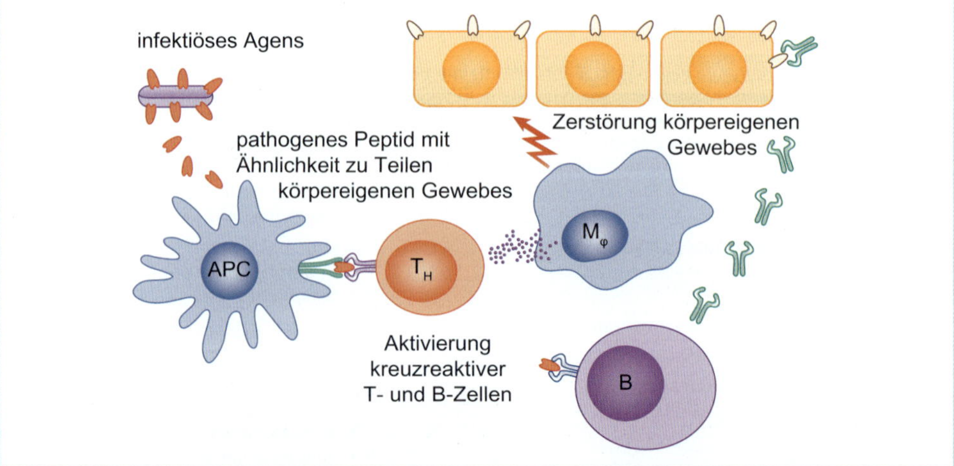

Abb. 7.16 Molekulares Mimikry. Antigene eines infektiologischen Agens sind zumindest zum Teil identisch mit Antigenen auf körpereigenem Gewebe. Die Aktivierung im Rahmen der Abwehrreaktion einer Infektion führt zu einer Begleitattacke auf körpereigenes Gewebe sowohl über Makrophagen (Mϕ) als auch über eine humorale Antwort mit der Bildung von Autoantikörpern (B-Lymphozyten); APC = antigenpräsentierende Zelle, B = B-Lymphozyt, T_H = T-Helfer-Zelle. [L126]

- **Antigenunspezifische Mechanismen:** Während einer Infektion kann es im Rahmen von Gewebenekrosen und Zelluntergang zu einer übermäßigen Präsentation von Autoantigenen kommen. Außerdem können dem Immunsystem zuvor unbekannte Antigene durch Zelluntergang präsentiert werden. Dies führt zu einer überschießenden Immunreaktion, die durch regulatorische Vorgänge des Immunsystems nicht kompensiert werden können.

7.7.2.1 Enzephalitis

In einem Zeitintervall von 30 Tagen nach einer Infektion können neurologische Symptome auftreten, die Ausdruck einer parainfektiösen Schädigung des Gehirns sein können. Vor der Diagnosestellung einer parainfektiösen Enzephalitis sollte eine direkte Infektion des Gehirns durch Krankheitserreger ausgeschlossen werden, da sich hieraus andere therapeutische Konsequenzen ergeben. In der MRT findet sich häufig ein Ödem oder eine Demyelinisierung als Zeichen einer Gewebsreaktion oder -schädigung.

Symptome Charakteristisch ist ein subakutes Auftreten (Stunden bis Tage) von neurologischen oder neuropsychiatrischen Ausfällen, die häufig mit Bewusstseinsstörungen einhergehen. Außerdem sind epileptische Anfälle oder eine autonome Instabilität häufig, die zur Intensivpflichtigkeit der Patienten führt.

Liquordiagnostik Richtungsweisend ist die Liquordiagnostik. Häufig zeigt sich eine unspezifische Zellzahlerhöhung mit begleitender Schrankenstörung (Eiweißerhöhung). In der erweiterten mikrobiologischen und virologischen Diagnostik des Liquors können Antikörper gegen verschiedene Erreger nachweisbar sein, aber definitionsgemäß bleibt der direkte Erregernachweis mittels PCR (Nachweis von Erreger-DNA/RNA) negativ.

7.7.2.1 Enzephalitis

Innerhalb von 30 Tagen nach Infektion kann es zu einer Enzephalitis kommen. Essenziell ist der Ausschluss eines direkten Erregerbefalls des Gehirns. Zur Diagnostik sind MRT und Liquorpunktion vonnöten. Manchmal gelingt ein Antikörpernachweis gegen den auslösenden Erreger.

7.7.2.2 ADEM

Die akute disseminierte Enzephalomyelitis (ADEM) (➤ Kap. 7.3) tritt meist nach einer Infektion oder selten auch nach einer Impfung auf.

7.7.2.2 ADEM

Die ADEM kommt meist postinfektiös oder postvakzinal zustande (➤ Kap. 7.3).

7.7.2.3 Bickerstaff-Enzephalitis (benigne Hirnstammenzephalitis)

Die meist gutartig verlaufende postinfektiöse Bickerstaff-Enzephalitis (benigne Hirnstammenzephalitis) ist nach ihrem Erstbeschreiber benannt. In etwa zwei Drittel der Fälle sind gegen Membran-Ganglioside gerichtete GQ1b-Antikörper nachweisbar, die sich ebenfalls oft beim Miller-Fisher-Syndrom oder Guillain-Barré-Syndrom finden.

Klinik Typischerweise sind Hirnstamm und Kleinhirn betroffen, woraus sich typische Hirnstammsymptome wie Augenbewegungsstörungen (Doppelbilder, Nystagmus, Pupillenstörungen und Blickparesen), Ausfälle der Hirnnerven V, VII, IX bis XII, Ataxie und Bewusstseinsstörungen ergeben.

Therapie Die überschießende Reaktion des Immunsystems kann mit intravenösen Kortikosteroiden behandelt werden. Bei unzureichender Wirksamkeit kommen die Plasmaseparation oder Immunglobuline zum Einsatz.

7.7.2.3 Bickerstaff-Enzephalitis (benigne Hirnstammenzephalitis)

Die Bickerstaff-Enzephalitis betrifft den Hirnstamm und verläuft gutartig. Zwei Drittel weisen GQ1b-Antikörper auf (DD: Miller-Fisher-Syndrom).

Klinik: Okulomotorikstörung, Hirnnervenausfälle (V, VII, IX bis XII), Ataxie und Bewusstseinsstörung

Therapie: Kortikosteroide, Plasmapherese und Immunglobline

7.7.2.4 Chorea minor

Die Chorea minor (➤ Kap. 9.4.2) ist eine Erkrankung, die vorwiegend bei Kindern nach einer Infektion mit α- oder β-hämolysierenden Streptokokken auftritt. Die Betroffenen sind im Mittel ca. 10 Jahre alt und Mädchen sind häufiger betroffen als Jungen. Insgesamt ist in entwickelten Ländern eine sinkende Inzidenz zu beobachten.

Symptome Klinisch werden generalisierte choreatiforme Hyperkinesen beobachtet, die Folge von spezifischen Antikörpern gegen Neurone im Nucleus caudatus und im Nucleus subthalamicus (Anti-Basalganglien-Antikörper – ABGA) sind. Darüber hinaus treten meist schon vor den Bewegungsstörungen neuropsychiatrische Symptome wie z. B. Depression und Affektlabilität auf. Der Erkrankung liegt eine Kreuzreaktion von spezifischen Antikörpern gegen das Streptokokken-M-Protein und den oben genannten Kerngebieten der Basalganglien zugrunde.

Diagnostik Laborchemisch kann ein hochtitriger Antistreptolysin-Titer (AST) nachweisbar sein, wobei auch Werte im Normbereich auftreten.

Verlauf und Therapie Der Krankheitsverlauf ist meist gutartig. Es findet sich bei ca. 80 % eine vollständige Remission innerhalb von 15 Wochen. Bei bis zu 20 % können die Symptome aber in meist abgeschwächter Form persistieren oder wieder auftreten (z. B. in der Schwangerschaft – Chorea gravidarum).

7.7.2.4 Chorea minor

Die Chorea minor ist eine vorwiegend bei Kindern auftretende, hyperkinetische Bewegungsstörung mit Bildung von Antikörpern gegen Basalganglienneurone, meist im Anschluss an eine Infektion mit α- oder β-hämolysierenden Streptokokken (Labor: Antistreptolysin-Titer ↑). Der Verlauf ist selbstlimitierend, kann aber rezidivieren (bis 20 %), vor allem in der Schwangerschaft (Chorea gravidarum).

7.7.2.5 Transverse Myelitis

Die transverse Myelitis ist am häufigsten zervikal oder hochthorakal lokalisiert. Als Auslöser finden sich bevorzugt intrazelluläre Erreger wie Mykoplasmen oder Chlamydien bei pulmonalen Infekten.

Klinik: Es kommt zu einer Querschnittssymptomatik variabler Schwere.

Diagnostik: Im Liquor müssen direkt ursächliche Erreger ausgeschlossen werden!

Therapie: Eine einheitliche Therapie gibt es nicht, es sollten Antibiotika (Makrolide!) und es können Kortikosteroide gegeben werden. Die Prognose ist günstig.

7.7.2.6 Zerebrale Vaskulitis

Bei entzündlicher Beteiligung der Hirngefäße spricht man von einer zerebralen Vaskulitis. Klinisch zeigen sich eine Enzephalopathie und Hirninfarkte oder -blutungen. Auslöser sind meist Virusinfektionen (VZV, HSV). Möglich sind auch Bakterien, Pilze und Protozoen.

MERKE

7.7.3 Andere antikörpervermittelte ZNS-Erkrankungen

Eine Reihe weiterer Erkrankungen des ZNS sind antikörpervermittelt (> Tab. 7.24).

7.7.3.1 Anti-NMDA-Rezeptor-Enzephalitis

Die Anti-NMDA-Rezeptor-Enzephalitis tritt im Mittel bei 20-Jährigen auf und betrifft überwiegend Frauen (80 %).

Klinik: Klinische Vorzeichen sind Kopfschmerzen, Fieber, Übelkeit und Erbrechen, bevor neuropsychiatrische Störungen auftreten. Im Spätstadium kann es zu respiratorischer Insuffizienz kommen. 40 % der Fälle gehen auf einen Tumor zurück.

7.7.2.5 Transverse Myelitis

Eine weitere klinische Manifestationsform einer parainfektiösen Erkrankung des Nervensystems ist eine Rückenmarksentzündung mit querschnittsartigen Symptomen (transverse Myelitis). Insgesamt handelt es sich um eine seltene Entität. Lokalisiert ist die Myelitis häufig im zervikalen oder hochthorakalen Abschnitt des Rückenmarks. Am häufigsten findet sich eine Assoziation mit intrazellulären Erregern wie z. B. *Mycoplasma pneumoniae* oder Chlamydien.

Symptome Typischerweise tritt nach einem bronchopulmonalen Infekt eine Querschnittssymptomatik von leichtgradigen Sensibilitätsstörungen bis hin zu einem kompletten Querschnittssyndrom auf.

Diagnostik Die Liquordiagnostik weist häufig eine Zellzahlerhöhung mit begleitender Eiweißerhöhung nach. Bei Diagnose einer parainfektiösen Genese muss per definitionem zuvor eine direkte Infektion des Rückenmarks mittels PCR bestmöglich ausgeschlossen werden. Gelegentlich gelingt es, spezifische Mykoplasmen-DNA in der PCR nachzuweisen. In diesem Fall kann dann nicht mehr von einer parainfektiösen Erkrankung die Rede sein.

Therapie Hinsichtlich der Therapie der transversen Myelitis gibt es keine Standards. Da gerade am Anfang der Erkrankung nicht zwischen einer infektiösen und einer parainfektiösen Genese unterschieden werden kann, sollte zunächst antibiotisch behandelt werden (Makrolid plus Cephalosporin oder Carbapenem). Überlappend können Kortikosteroide zur Eindämmung autoimmunologischer Prozesse appliziert werden. Grundsätzlich hat die transverse Myelitis eine günstige Prognose mit Ausheilung der Erkrankung ohne Residuen.

7.7.2.6 Zerebrale Vaskulitis

Die hirnversorgenden Gefäße, insbesondere die intrakraniellen Gefäße, können im Rahmen von post-/parainfektiösen Vaskulitiden (z. B. Hypersensitivitätsvaskulitis, leukozytoklastische Vaskulitis) mitbetroffen sein. Eine isolierte Beteiligung der hirnversorgenden Arterien ohne Hautbeteiligung (z. B. palpable Purpura) ist äußerst selten.

Ätiopathogenese Ätiologisch finden sich am häufigsten Virusinfektionen mit z. B. VZV oder HSV. Darüber hinaus können parainfektiöse Vaskulitiden ebenfalls bei Infektion mit Bakterien (Mykobakterien, *Haemophilus influenzae,* Pneumokokken, Meningokokken), Pilzen (Aspergillus) und Protozoen (Malaria, Toxoplasma) auftreten.

Symptome Klinisch präsentieren sich die Patienten mit einem enzephalopathischen Bild, multiplen Hirninfarkten oder intrazerebralen Blutungen.

Varizella-Zoster-Virus-assoziierte Vaskulopathie Einen besonderen Stellenwert hat die VZV-assoziierte Vaskulopathie im Bereich der Pädiatrie, da sie für bis zu 25 % kindlicher Schlaganfälle verantwortlich ist. Mit einer Latenz von mehreren Wochen nach einer Varizelleninfektion kommt es infolge von Gefäßverschlüssen und -stenosen im Bereich der A. carotis interna zu Schlaganfällen. Im Liquor findet sich eine Pleozytose, und in ca. 30 % der Fälle gelingt der Nachweis von VZV-DNA mittels PCR. Die Prognose ist bei frühzeitiger Therapie mit Kortikosteroiden und Virostatika (Aciclovir) meist gut.

> **MERKE** Assoziation zwischen Windpocken und kindlichen Schlaganfällen: Bis zu einem Viertel der ischämischen Schlaganfälle im Kindesalter können auf eine Varizella-Zoster-Virus-assoziierte Vaskulopathie zurückgeführt werden!

7.7.3 Andere antikörpervermittelte ZNS-Erkrankungen

Die Entdeckung weiterer ZNS-Erkrankungen, die mit Antikörpern gegen Proteine der Zelloberfläche sowie der Synapse assoziiert sind, hat zu einem Paradigmenwechsel in der Neuroimmunologie des ZNS geführt (> Tab. 7.24).

7.7.3.1 Anti-NMDA-Rezeptor-Enzephalitis

Das mittlere Erkrankungsalter dieser Autoimmunenzephalitis, bei der sich Antikörper gegen den NMDA-Rezeptor nachweisen lassen, liegt bei 20 Jahren. In ca. 80 % der Fälle sind Frauen betroffen.

Symptome Häufig finden sich zu Beginn unspezifische Prodromi wie Kopfschmerzen, Fieber, Übelkeit und Erbrechen. Im Verlauf kommt es zu neurologisch-psychiatrischen Auffälligkeiten wie Verhaltensstörungen, Gedächtnisstörungen, epileptischen Anfällen, Bewusstseinsstörungen, katatonen und psychotischen Symptomen. Im weiteren Verlauf der Erkrankung können hyperkinetische Dyskinesien und autonome Störungen, die bis zur Beatmungspflichtigkeit führen können, auftreten.

Diagnostik Im Liquor finden sich häufig eine mäßiggradige Pleozytose sowie oligoklonale Banden. Im EEG finden sich bei ca. einem Drittel der Patienten charakteristische frontal betonte Verlangsamungen

Tab. 7.24 ZNS-Erkrankungen mit intrazellulären bzw. Zelloberflächen-Antigenen.

Kriterium	Intrazelluläre, onkoneurale Antigene	Zelloberflächen- oder synaptische Antigene
Antigene	Hu, CRMP5, Ri, Yo, MA2	NMDAR, AMPAR, GABA(B)R, LGI1, Caspr2, GlyR
Alter	ältere Individuen	alle Altersstufen betroffen, einige Syndrome vor allem bei Kindern
Tumorassoziation	ja	variiert je nach Antigen und Alter: GABA(B)R > AMPAR > Caspr2 > NMDAR > LGI1 > GlyR
Funktion des Antigens	meist unbekannt	bekannt
pathogener Mechanismus	zytotoxische T-Zellen, Antikörper	Antikörper
Therapieansprechen	10–30 % zeigen mildes Ansprechen	vollständige Remission in bis zu 75–80 % der Fälle
schubartiger Verlauf	selten (in der Regel monophasisch, irreversibel)	variiert je nach Antigen (10–25 %)

TAB. 7.24

mit rasch überlagerter Beta-Aktivität („extreme delta brush"). Während in der MRT häufig keine wegweisenden Befunde erhoben werden können, findet sich im FDG-PET des Gehirns eine fronto-temporookzipitale Störung des Glukosemetabolismus. Bei ca. 40 % der Patienten liegt eine Tumorerkrankung der Enzephalitis zugrunde. Am häufigsten werden Ovarialteratome nachgewiesen, sodass bei fehlendem Tumornachweis in halbjährlichen Intervallen Screening-Untersuchungen durchgeführt werden sollten.

Therapie und Prognose Häufig kommt es zu einem akut bis subakuten Verlauf der Erkrankung bis hin zur Beatmungspflichtigkeit. Bei frühzeitiger Therapie ist insgesamt von einer guten Prognose auszugehen. Bei bis zu 80 % der Patienten ist eine vollständige Remission unter adäquater Therapie möglich. Die Rezidive treten in 20–25 % der Fälle auf und sind bei der idiopathischen Form häufiger als bei der paraneoplastischen.

Therapie: Mit Therapie besteht eine günstige Prognose. Idiopathische Fälle rezidiveren häufiger als paraneoplastische.

7.7.3.2 Limbische Enzephalitis

Symptome Die klassische limbische Enzephalitis ist durch das subakute Auftreten folgender klinischer Trias charakterisiert:

- progrediente Störungen des Kurzzeitgedächtnisses
- psychiatrische Auffälligkeiten mit Wesensveränderungen
- epileptische Anfälle

MRT Als Grundlage dieses Symptomkomplexes sind in der MRT häufig beidseitige Veränderungen im limbischen System (Hippokampus, Amygdala, frontobasaler und insulärer Kortex) nachweisbar (➤ Abb. 7.17).

Antikörper Bei der limbischen Enzephalitis können sowohl Antikörper gegen intrazelluläre neuronale Antigene als auch gegen Antigene der Zelloberfläche nachgewiesen werden. Je nach Antikörper-Befund und Nachweis von intrazellulären vs. Zelloberflächen-Antigenen ist eine Unterscheidung anhand von ➤ Tab. 7.24 möglich. Es sind Antikörper gegen 3 verschiedene Zielantigene beschrieben:

7.7.3.2 Limbische Enzephalitis

Die limbische Enzephalitis ist gekennzeichnet durch antineuronale Antikörper.
Klinik: schleichend progrediente Trias aus Kurzzeitgedächtnisstörung, Wesensänderung und epileptischen Anfällen

Diagnostik: In der MRT finden sich häufig Signalveränderungen im limbischen System. Typische Antikörper sind LGI 1-, Caspr2- und Contactin-2-Antikörper.

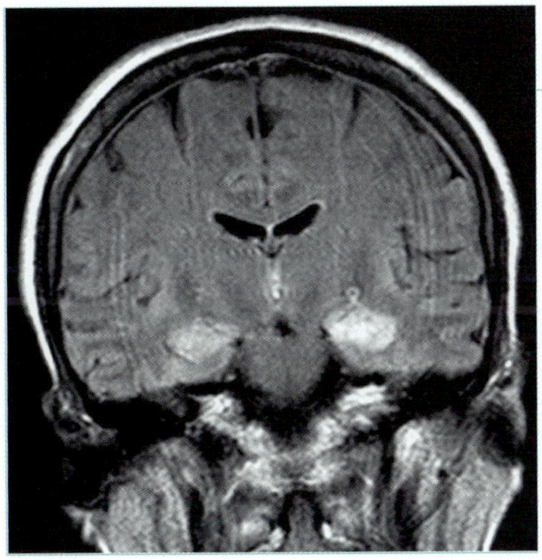

Abb. 7.17 Limbische Enzephalitis in der FLAIR-gewichteten MRT: beidseitige hippokampale Schwellung und Hyperintensität (LGI-1-Antikörper-positiv). [T534]

ABB. 7.17

Studentische Sicht

- LGI-1-Antikörper („Leucine-rich glioma inactivated protein 1“)
- Caspr2 („contactin-associated-protein like 2“)
- Contactin-2

7.7.3.3 Anti-MOG-Enzephalomyelitis

7.7.3.3 Anti-MOG-Enzephalomyelitis
Die Anti-MOG-Enzephalomyelitis ist eine antikörpervermittelte Demyelinisierung mit ADEM, wiederkehrenden Retrobulbärneuritiden und transverser Myelitis. Bei paraneoplastischer Genese steht die Tumorentfernung im Vordergrund. Wichtig: rascher Beginn einer Steroidstoßtherapie und ggf. weitere Eskalation.

Pathogenese und Klinik Das Myelin-Oligodendrozyten-Glykoprotein (MOG) hat eine wichtige Funktion in der Myelinisierung von Axonen des ZNS. Es vermittelt die Integrität zwischen Axon und Myelinscheide. Beim Nachweis von Antikörpern gegen dieses Protein (Anti-MOG) ist die Verbindung zwischen Axon und Myelinscheide gestört und es kommt zur klinischen Manifestation von typischen Symptomen demyelinisierender Erkrankungen:

- ADEM (ca. 40 %)
- rezidivierende Retrobulbärneuritiden
- transverse Myelitis

Therapie Liegt ein Tumor vor, hat seine Behandlung höchste Priorität, um die ektope Antigenquelle, die den Autoimmunprozess aufrechterhält, zu entfernen. Außerdem wird der rasche Beginn einer Immuntherapie mit hochdosierten Kortikosteroiden (Methylprednisolon 1.000 mg/d über 3–5 Tage) ggf. in Kombination mit einer oralen Steroidgabe (1 mg/kg KG) empfohlen. Bei fehlendem Ansprechen kann die Behandlung durch eine Plasmapherese bzw. Immunadsorption ergänzt werden, ggf. Therapie-Eskalation (z. B. Cyclophosphamid oder Rituximab).

CAVE

CAVE Da kontrollierte klinische Studien fehlen, ist grundsätzlich jede Behandlung eine Off-Label-Anwendung im Sinne eines individuellen Heilversuchs.

7.7.3.4 Steroidresponsive Enzephalopathie mit assoziierter Autoimmunthyreoiditis

7.7.3.4 Steroidresponsive Enzephalopathie mit assoziierter Autoimmunthyreoiditis
Assoziiert mit einer Hashimoto-Thyreoiditis kann eine Autoimmunenzephalitis auftreten, die gut auf Kortikosteroide anspricht („steroidresponsive Enzephalopathie“). Betroffen sind vor allem Frauen um die 45 Jahre.

Klinik: Enzephalopathie und epileptische Anfälle

Diagnostik: fast immer Anti-TPO-Antikörper im Serum, im Liquor leichte Pleozytose, Schrankenstörung und oligoklonale Banden.

Therapie: In 60 % treten Rezidive auf, die mit Plasmapherese oder Cyclophosphamid behandelt werden können.

Es handelt sich um eine Autoimmunenzephalitis, die in Kombination mit einer Hashimoto-Thyreoiditis auftritt. Zunächst „Hashimoto-Enzephalopathie“ benannt, wurde wegen des guten Ansprechens auf Kortikosteroide der Name um „steroidresponsive Enzephalopathie“ ergänzt. Meist erkranken Frauen im mittleren Alter von 45 Jahren.

Symptome Klinisch stehen kognitive Störungen (Verwirrtheitszustände, Psychosen), Bewusstseinsstörungen sowie epileptische Anfälle im Vordergrund.

Diagnostik Die gleichzeitig bestehende Hashimoto-Thyreoiditis ist durch erhöhte Anti-TPO- und Anti-Thyreoglobulin-Antikörper charakterisiert. Die Diagnose wird anhand des klinischen Bildes einer multifokalen Enzephalitis, des Antikörpernachweises sowie des Ansprechens auf Kortikosteroide gestellt. Mit einer Liquorpunktion lässt sich eine infektiologische Ursache abgrenzen. Liquorchemisch zeigt sich eine leichte Pleozytose mit begleitender Schrankenstörung sowie Nachweis von oligoklonalen Banden. In der MRT sind meist beidseitige, subkortikale T2-Signalanhebungen nachweisbar.

Therapie und Verlauf Bis zu 98 % der Patienten zeigen ein gutes Ansprechen auf Kortikosteroide. Allerdings kommt es bei bis zu 60 % der Patienten zu Rezidiven. Beim wiederholten Auftreten von Rezidiven sollte die Therapie auf z. B. Plasmapherese oder Cyclophosphamid eskaliert werden.

ÜBUNGSFRAGEN ZUM WISSENS-CHECK

1. Erläutern Sie die pathophysiologischen Mechanismen, die autoimmunvermittelten Erkrankungen wie z. B. der multiplen Sklerose zugrunde liegen.
2. Worauf stützt sich die Diagnose einer multiplen Sklerose?
3. Erläutern Sie die Kriterien für ein Schubereignis bei multipler Sklerose. Wie ist das weitere Vorgehen bei nachgewiesenem Schubereignis?
4. Die Neuromyelitis-optica-Spektrum-Erkrankung ist eine Differenzialdiagnose zur multiplen Sklerose. Anhand welcher Kriterien lassen sich die beiden Erkrankungen unterscheiden?
5. Beschreiben Sie die typische Klinik der Arteriitis temporalis und ihre Therapiemöglichkeiten.

KAPITEL

8 Metabolische Erkrankungen

Frank Erbguth

Um 20 Uhr klingelt plötzlich deine Nachbarin an der Tür und ruft aufgeregt: „Du musst sofort nach Larissa sehen, ihr geht es nicht gut!" Als du die Wohnung deiner Nachbarn betrittst, findest du die 22-jährige Larissa im Bett liegend und kaum kontaktfähig vor. Dir fallen eine vertiefte Atmung sowie ein übler Mundgeruch auf. Durch Nachfragen erfährst du von der Mutter, dass Larissa in den letzten Monaten stark an Gewicht abgenommen und viel getrunken habe. Du beschließt, unverzüglich den Notdienst mit Verdacht auf Ketoazidose bei Diabetes Typ 1 zu rufen ...
Der Diabetes ist ein eindrucksvolles Beispiel dafür, wie metabolische Entgleisungen sich auf das Nervensystem auswirken können. Freu dich auf spannende Krankheitsbilder, die dir noch fernab der Neurologie begegnen werden!

Störungen des Wasser- und Elektrolythaushalts, des Glukosemetabolismus, des Hormon- und Vitaminstatus, der Funktion verschiedener Organe (z. B. Leber, Niere), des Proteinmetabolismus und der Perfusion sowie Entzündungsvorgänge und Intoxikationen können zu funktionellen und strukturellen Beeinträchtigungen des Gehirns (Enzephalopathie), des Rückenmarks (Myelopathie), des peripheren Nervensystems (Neuropathie) und der Muskulatur (Myopathie) führen. Die Störungen sind meist erworben, können aber auch im Rahmen genetischer Stoffwechselerkrankungen auftreten. Als vulnerables Organ ist das Gehirn bei metabolischen Störungen häufig im Sinne einer Enzephalopathie betroffen.

Studentische Sicht

8.1 Definition „Enzephalopathie“

Eine Enzephalopathie ist eine diffuse allgemeine Hirnfunktionsstörung, die als Folge anderer Organfehlfunktionen des Körpers sekundär auftritt. Häufig liegen unterschiedliche ätiologische Faktoren gleichzeitig vor.
Leitsymptome: Bewusstseinsstörung, generalisierte und fokale epileptische Anfälle, vegetative Störungen.

Zum Teil lassen sich fokal akzentuierte Schädigungsmuster nachweisen.
Die **Prognose** hängt vom Zeitpunkt einer wirksamen Therapie und folglich vom Ausmaß des Übergangs einer reversiblen neuronalen Funktionsstörung in eine irreversible Strukturstörung ab.

Wichtige Basisuntersuchungen:
- Labor (Glukose, Elektrolyte, Leber-, Nieren- und Schilddrüsenparameter, Blutgasanalyse, Liquorstatus)
- EEG (➤ Abb. 8.1) und zerebrale Bildgebung

ABB. 8.1

8.1 Definition „Enzephalopathie“

Die wörtliche Bedeutung des Terminus „Enzephalopathie“ (griech. = „Gehirnleiden“) ist sehr breit und umfasst krankhafte Veränderungen des Gehirns unterschiedlicher Ursache und Ausprägung. In der Praxis wird der Begriff fast ausschließlich für sekundäre Störungen des Gehirns verwendet, die als Folge anderer Organfehlfunktionen des Körpers auftreten. Die Spanne reicht von der hepatischen, septischen oder hypoxischen Enzephalopathie über die subkortikale arteriosklerotische Enzephalopathie (SAE, Morbus Binswanger; ➤ Kap. 12.6) bis hin zu Prionenerkrankungen (bovine spongiforme Enzephalopathie = BSE, ➤ Kap. 6.7) oder Mitochondriopathien (➤ Kap. 8.9). Manchmal sind externe toxische Ursachen und interne metabolische Ursachen kombiniert: So führt chronischer Alkoholmissbrauch über einen Vitamin-B_1-Mangel zur Wernicke-Enzephalopathie. Man spricht dann von metabolisch-toxischen Enzephalopathien. Eine Enzephalopathie kann als Erstmanifestation oder führendes Symptom einer akuten oder chronischen metabolischen Grunderkrankung auftreten.

Diffuse Hirnfunktionsstörung …

Meist ist die Hirnfunktion diffus oder multifokal gestört mit den Leitsymptomen
- Bewusstseinsstörung,
- generalisierte und selten auch fokale epileptische Anfälle und
- vegetative Störungen.

Die Schädigung des Gehirns durch die „metabolischen Noxen“ wird gebahnt durch eine meist gleichzeitig auftretende Schädigung der schützenden Blut-Hirn-Schranke. Entwickeln sich die metabolischen Veränderungen langsam und chronisch, sind die Auswirkungen auf das Gehirn durch Adaptationen weniger drastisch als bei akuten Dekompensationen.

… und fokale Akzentuierung

Ausnahmen von der diffusen Hirnstörung finden sich bei den fokal begrenzten oder akzentuierten strukturellen Schädigungsmustern, etwa „klassisch“ bei der Wernicke-Enzephalopathie, der zentralen pontinen oder extrapontinen Myelinolyse, dem posterioren Enzephalopathiesyndrom und der Schädigung der Basalganglien im Rahmen einer Kohlenmonoxid- oder Methanolvergiftung. Fokale Akzentuierungen kommen auch bei hypoxischer, urämischer und hypoglykämischer Enzephalopathie vor, ohne dass es dabei zu strukturellen Läsionen kommen muss. Zudem können bei jeder Enzephalopathie vorbestehende subklinische fokale Hirnläsionen (z. B. ein älterer Hirninfarkt oder posttraumatischer Hirngewebsdefekt) mit einer fokalen Symptomakzentuierung (z. B. Hemiparese) einhergehen. Die Prognose einer metabolischen Enzephalopathie hängt davon ab, inwieweit eine anfängliche neuronale Funktionsstörung in eine irreversible Strukturstörung übergegangen ist („point of no return“).

Grundsätze der Diagnostik und Therapie

Die metabolische Dysfunktion lässt sich meist durch **Labor**untersuchungen (Basis: Glukose, Elektrolyte, Leber-, Nieren- und Schilddrüsenparameter, Blutgasanalyse) erfassen. Im **EEG** zeigen sich abhängig vom Schweregrad der Enzephalopathie Verlangsamungen des α-Rhythmus mit triphasischer generalisierter δ-Aktivität (➤ Abb. 8.1) und bei epileptischen Anfällen evtl. epilepsietypische Muster. Die **Liquor**unter-

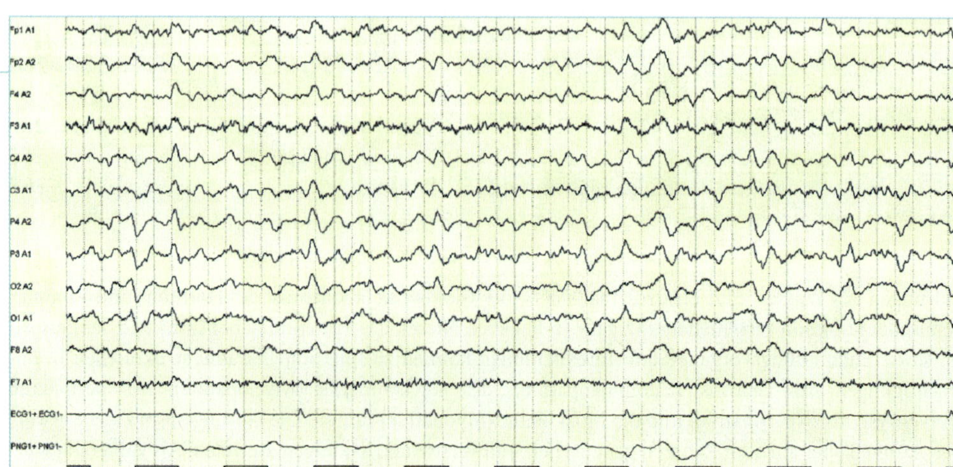

Abb. 8.1 EEG bei hepatischer Enzephalopathie mit triphasischen δ-Wellen über allen Hirnregionen. [R261]

suchung dient dem Ausschluss entzündlicher Ursachen wie Meningitis und Enzephalitis. Die **Bildgebung** mittels CT und besser noch MRT kann zum einen konkurrierende Ursachen der enzephalopathieverdächtigen Symptomatik ausschließen (z. B. Schlaganfall, Hirntumor) oder spezifische Läsionsmuster der metabolischen Enzephalopathie (z. B. zentrale pontine Myelinolyse oder posteriores Enzephalopathiesyndrom) nachweisen.

Die Therapie besteht aus symptomatischen und kausalen Maßnahmen (z. B. Anfallstherapie bzw. Korrektur der metabolischen Entgleisung). Um eine strukturelle neuronale Schädigung zu vermeiden, gilt auch hier der Grundsatz „time is brain".

Therapie: Im Mittelpunkt steht die Behandlung der zugrunde liegenden Erkrankung.

MERKE Die klinisch-neurologische Symptomatik metabolischer Enzephalopathien ist unspezifisch, sodass sie differenzialdiagnostisch nur schwer von Intoxikationen, entzündlichen oder vaskulären ZNS-Erkrankungen und anderen – vor allem bilateralen – strukturellen Hirnläsionen unterschieden werden können.

MERKE

Für die grundsätzliche Differenzialdiagnose kann der englische Akronym-Merksatz „I WATCH DEATH" zu Hilfe genommen werden: **i**nfection, **w**ithdrawal, **a**cute metabolic, **t**rauma, **C**NS pathology, **h**ypoxia, **d**eficiencies, **e**ndocrinopathies, **a**cute vascular, **t**oxins/Drugs, **h**eavy metals. In der Regel ist die Assoziation des klinischen Bildes zu einer klinischen und labordiagnostischen Konstellation wegweisend für die Verdachtsdiagnose. Wenn die metabolische Ursache nicht eindeutig ist, muss eine andere Ursache diagnostisch ausgeschlossen werden.

8.2 Metabolische Enzephalopathien

8.2.1 Störungen des Glukosestoffwechsels

8.2.1.1 Enzephalopathie bei Hyperglykämie

Akute und subakute Störungen der Gehirnfunktion beim „Coma diabeticum" treten auf als

- **ketoazidotische Hyperglykämie** (Serumglukose > 300 mg/dL; Azidose mit einem pH-Wert < 7,3; meist beim Typ-1-Diabetes) oder als
- **hyperosmolare Hyperglykämie** (Serumglukose > 600 mg/dL; Erhöhung der Serumosmolarität auf > 320 mosmol/L; Flüssigkeitsdefizit von > 5 Litern, meist beim Typ-2-Diabetes).

Klinik und Prognose

Bei der **ketoazidotischen Hyperglykämie** stehen bei 80 % der Patienten enzephalopathische Symptome mit allen Stadien quantitativer Bewusstseinsstörungen im Vordergrund – bei 10–15 % bis hin zum Koma. Die Enzephalopathie wird primär durch die Azidose verursacht. Fokale neurologische Symptome sind selten. Meistens kommt es zur kompletten neurologischen Restitution.

Bei der **hyperosmolaren Hyperglykämie** kommt es ebenfalls zu akuten Bewusstseinsstörungen bis hin zum Koma, häufig jedoch auch zu fokalen Symptomen wie Aphasie, Halbseitensymptomen, Pyramidenbahnzeichen und fokalen Anfällen, ohne dass bildgebend strukturelle Hirnläsionen nachweisbar wären. Es besteht ein Flüssigkeitsdefizit von mehreren Litern. Die Sterblichkeit ist mit fast 30 % hoch. Im Fall des Überlebens sind allerdings in der Regel keine dauerhaften neurologischen Folgen zu erwarten.

Therapie

Die Therapie umfasst 3 Stadien:

- **Rehydrierung:** Sie bessert die zerebrale, die renale und die zirkulatorische Funktion. Durch die Verbesserung der Insulinsensitivität sinken bereits die Blutzuckerspiegel.
- **Insulintherapie:** Anzustreben ist eine Senkung des Blutzuckerspiegels um ca. 50 mg/dL pro Stunde.
- **Langsame Anpassung:** Eine zu schnelle bzw. überschießende Korrektur muss vermieden werden. Anzustreben ist eine Stabilisierung des Blutzuckers bei ca. 200 mg/dL.

8.2 Metabolische Enzephalopathien

8.2.1 Störungen des Glukosestoffwechsels

8.2.1.1 Enzephalopathie bei Hyperglykämie

Pathomechanismen und Klinik:

- Ketoazidose:
  - meist Typ-1-Diabetes
  - Serumglukose > 300 mg/dL, pH-Wert < 7,3
  - quantitative Bewusstseinsstörung bis Koma, meist ohne fokal neurologische Defizite, gute Restitution
- Hyperosmolarität:
  - meist Typ-2-Diabetes
  - Serumglukose > 600 mg/dL, Serumosmolarität > 320 mosmol/l
  - Flüssigkeitsdefizit > 5 Liter
  - quantitative Bewusstseinsstörung bis Koma, häufiger fokal neurologische Defizite (z. B. Aphasie, Hemiparese), hohe Letalität, prinzipiell reversibel

Therapie:

- Rehydrierung, Insulingabe (Senkung des BZ um ca. 50 mg/dL/h)
- langsame Stabilisierung des BZ auf ca. 200 mg/dL

8.2.1.2 Enzephalopathie bei Hypoglykämie

Die Hypoglykämie (Blutglukose < 60 mg/dL) ist die häufigste Komplikation des Diabetes mellitus. 20–60 % der Menschen mit Typ-1-Diabetes erleiden pro Jahr eine schwerere Hypoglykämie, die z. B. durch zu strenge glykämische Kontrollen, eine akzidentelle oder suizidale Insulinzufuhr, eine inadäquate parenterale Ernährung oder aber bei Sepsis und Multiorganversagen entsteht. Auch ein endogener Hyperinsulinismus bei Insulinom kann zur Hypoglykämie führen. Pathophysiologisch steht dabei zu wenig Substrat für die Produktion energiereicher Phosphate im Gehirn zur Verfügung. Dadurch akkumulieren exzitatorische Aminosäuren.

8.2.1.2 Enzephalopathie bei Hypoglykämie

Bei Hypoglykämie akkumulieren durch „Energiemangel" der Stoffwechselprozesse insbesondere exzitatorische Aminosäuren.

Durch wiederholte Hypoglykämien sinkt die Schwelle für die Wahrnehmung einer Hypoglykämie (Hypoglykämie-Wahrnehmungsstörung), sodass sich der Korridor für eine rechtzeitige Korrektur verengt. Es treten dann unvermittelte schwere Hypoglykämien auf.

Klinik: vegetative Reaktionen, psychomotorische Unruhe, Bewusstseinsminderung bis Koma, fokal neurologische Defizite, generalisierte und fokale epileptische Anfälle, *apallisches Syndrom.*

Klinik

Typisch sind bei Werten < 60 mg/dL zunächst Tachykardie, Blässe, Heißhunger, Schweißausbruch, Tremor, Angstgefühle, Unruhe und Sehstörungen. Bei niedrigeren Werten < 50 mg/dL folgen Koordinationsstörungen, Bewusstseinsstörungen bis hin zum Koma mit Primitivreflexen und Pyramidenbahnzeichen, aber auch generalisierte und fokale Anfälle. Gelegentlich auftretende fokale motorische Symptome mit halbseitiger Akzentuierung oder Aphasie können an einen Schlaganfall denken lassen. Schwerste, länger anhaltende Hypoglykämien führen zu Defektzuständen mit persistierendem vegetativem Status („apallisches Syndrom", „Wachkoma").

Häufig rezidivierende Hypoglykämien können zu dauerhaften kognitiven Defiziten führen.

Bei rezidivierenden Hypoglykämien kann es zu dauerhaften kognitiven Einbußen kommen. Besonders hypoglykämiesensitive zerebrale Areale sind der Hippokampus, der Kortex und das Striatum.

MERKE

MERKE Die zentralnervösen Symptome der Hypoglykämie können einen Schlaganfall imitieren. Obwohl eine Glukosebestimmung zur Notfalldiagnostik akuter neurologischer Symptome gehört, wird sie bei suggestiven Konstellationen vermeintlich anderer Ursache doch immer wieder versäumt.

Therapie: orale oder intravenöse Glukosezufuhr

Therapie

Leichte Hypoglykämien können von den Patienten durch schnell resorbierbare Kohlenhydrate, z. B. süße Limonade oder Traubenzucker, ausgeglichen werden. Bei schwerer Hypoglykämie werden rasch intravenös 50 ml Glukose 20 % oder 50 % gegeben, anschließend 500 ml Glukose 5–10 %.

8.2.2 Hepatische Enzephalopathie

Ursachen:
- Leberschädigung unterschiedlichster Ätiologie (z. B. infektiös, toxisch, metabolisch, vaskulär)
- akute Dekompensation einer eingeschränkten Leberfunktion bei: hoher enteraler Eiweißzufuhr (Nahrung, gastrointestinale Blutung), Infektionen, Operationen, Dehydratation, Gabe von Sedativa

8.2.2 Hepatische Enzephalopathie

Hepatische Enzephalopathien können bei akuten und chronischen Lebererkrankungen auftreten. Das Ausmaß der Enzephalopathie hängt davon ab, wie akut und wie stark die Leber geschädigt ist und wie ausgeprägt die Leberumgehungskreisläufe sind. Zum akuten Leberversagen kommt es z. B. bei Leberzirrhose, Virushepatitis, Reye-Syndrom, Schwangerschaft, Morbus Wilson, Lebervenenthrombose, Medikamentenintoxikation oder -nebenwirkung. Wichtigste Auslösefaktoren der hepatischen Dekompensation sind gastrointestinale oder andere Blutungen, eiweißreiche Mahlzeiten, Infektionen, Operationen, Bluttransfusionen, Dehydratation z. B. durch Diuretikagabe und Gabe von Sedativa (z. B. Benzodiazepine).

Pathophysiologie:
- Ammoniakintoxikation → übermäßige Glutaminbildung in Astrozyten → Hirnödem, zerebrale Einklemmung möglich
- Bildung dysfunktionaler Neurotransmitter aus vermehrt anfallenden aromatischen Aminosäuren
- Überaktivität des GABAergen Systems

Pathophysiologie

Insgesamt muss von einer multifaktoriellen Genese der hepatischen Enzephalopathie als Ergebnis komplexer Wirkungen auf den Hirnstoffwechsel ausgegangen werden, wobei 3 pathophysiologische Mechanismen zusammenwirken:

- **Ammoniakintoxikation:** Das erhöhte Ammoniak im Serum wirkt im Gehirn toxisch, in den Astrozyten bildet sich Glutamin. Die Astrozyten schwellen an und es entwickelt sich ein Hirnödem.
- **Bildung „falscher" dysfunktioneller Neurotransmitter:** Aromatische Aminosäuren werden vermehrt ins Gehirn aufgenommen, während verzweigtkettige Aminosäuren abnehmen. Durch diese Aminosäure-Imbalance werden anstelle der „normalen" exzitatorischen Neurotransmitter (Noradrenalin und Dopamin) vermehrt „falsche" Neurotransmitter aus aromatischen Aminosäuren gebildet (Tyramin, Octopamin und Phenylethanolamin).
- **GABA-Hypothese:** Eine Überaktivität des inhibitorischen GABAergen Systems führt zur synaptischen neuronalen Hemmung.

Klinik:
- Schweregrade 0 (latente Form), I–II (Apathie, Konzentrations- und Gedächtnisstörungen), III und IV (Delir, Bewusstseinsstörung bis Koma)
- stadienübergreifend: Koordinationsstörungen, Myoklonien, Muskeltonuserhöhungen, Asterixis/„flapping tremor", Hyperreflexie

Klinik

Anhand der Symptome werden 5 Schweregrade (West-Haven-Kriterien) unterschieden von der latenten Form (Grad 0) bis hin zum Koma (Grad IV). Die leichteren Stadien I und II führen zu Apathie, Konzentrations- und Gedächtnisstörungen und Schriftveränderungen. Bei schweren (Grad III) und schwersten (Grad IV) Formen der HE kommt es zu deliranten Zuständen und schwereren Bewusstseinsstörungen bis hin zum Koma. Begleitet werden diese Symptome meist von Koordinationsstörungen, Myoklonien, Asterixis (auch bezeichnet als „flapping tremor"), erhöhtem Muskeltonus und einer Hyperreflexie. Der typische „flapping tremor" ist neurophysiologisch ein „negativer" Myoklonus mit kurzer ruckartiger Hemmung der Handstreckung bei Vorhalten der Hände und seiner reflexartigen Gegenbewegung. Bei der schweren Form kommt es zur Entwicklung eines Hirnödems mit Hirndrucksteigerung und „Einklemmung".

Diagnostik

Die Diagnose wird anhand der klinischen Symptome gestellt. Differenzialdiagnostisch sind andere neurologisch-psychiatrische Störungen auszuschließen. Eine routinemäßige Bestimmung des Serumammoniakspiegels wird vor allem aufgrund der hohen Störanfälligkeit nicht empfohlen, kann aber zur Differenzialdiagnose beitragen. In CT und MRT kann in schweren Fällen ein Hirnödem nachgewiesen werden. Auf T1-gewichteten Aufnahmen der MRT sind ggf. symmetrische Hyperintensitäten der Stammganglien nachzuweisen, die auf eine Manganakkumulation bei schwerer Leberzirrhose zurückzuführen sind.

Diagnostik:
- primär klinische Diagnosestellung
- Ausschluss anderer neurologisch-psychiatrischer Erkrankungen, ggf. durch bildgebende Verfahren wie MRT und CT
- Plasma-Ammoniak nicht routinemäßig bestimmen (dient vornehmlich differenzialdiagnostischen Fragestellungen)

Therapie

Bei akutem komplettem Leberversagen muss die Indikation für eine Lebertransplantation überprüft werden. Begleitende Gerinnungsstörungen sind durch Gabe von Gerinnungsfaktoren zu therapieren. Eine regelhafte Proteinrestriktion wird nicht mehr empfohlen, die tägliche Eiweißzufuhr sollte jedoch 1,2–1,5 g/kg KG nicht überschreiten. Eine geringere Ammoniakproduktion und -resorption erreicht man auch durch Hemmung der ureaseproduzierenden Bakterien im Darm bzw. die Steigerung der Ammoniakmetabolisierung:

- Die Disaccharide **Laktulose** oder **Laktitol** entfernen Substrate aus dem Darm, die dort zu Ammoniak metabolisiert werden, und unterbrechen über die Azidifizierung des Kolons die ureasebedingte Ammoniakbildung.
- Auch die Verabreichung von oralen schlecht resorbierbaren und dadurch im Darm wirksamen **Antibiotika**(Neomycin, Vancomycin, Rifaximin) dient diesem Ziel.
- Eine Steigerung der Ammoniakmetabolisierung erreicht man durch die i. v. Gabe von **L-Ornithin-L-Aspartat.**

Die Bildung „falscher Neurotransmitter" soll durch Infusionslösungen verhindert werden, die reich an verzweigtkettigen und arm an aromatischen Aminosäuren sind. Durch Antagonisierung der GABAergen Benzodiazepinrezeptoren mit Flumazenil können die Symptome kurzfristig verbessert werden.

Therapeutische Optionen:
- Allgemeinmaßnahmen: tägliche Eiweißzufuhr von 1,2–1,5 g/kg, aber *keine* regelhafte Proteinrestriktion!
- Medikamentös:
  - 1. Wahl: Laktulose oder Laktitol p. o. und/oder rektal
  - Antibiotika (Neomycin, Nacomycin, Rifaximin)
  - BCAA i. v. (verzweigtkettige Aminosäuren)
  - L-Ornithin-L-Aspartat i. v.
- bei akutem Leberversagen Überprüfung der Indikation zur Lebertransplantation

8.2.3 Enzephalopathien bei Nierenerkrankungen und Dialyse

8.2.3.1 Urämische Enzephalopathie

Urämische Enzephalopathien treten akut oder subakut während der Entstehung eines Nierenversagens auf. Wenn gleichzeitig ein maligner Hypertonus vorliegt, kann es schwierig sein, zwischen urämischer und hypertensiver Enzephalopathie zu unterscheiden.

8.2.3 Enzephalopathien bei Nierenerkrankungen und Dialyse

8.2.3.1 Urämische Enzephalopathie

Nierenversagen führt zur Akkumulation harnpflichtiger, neurotoxischer Substanzen und zum Entgleisen von Stoffwechselprozessen.

Pathophysiologie

Neben Harnstoff und Kreatinin sind eine Vielzahl harnpflichtiger neurotoxischer Substanzen im Blut erhöht, der Kalziumgehalt des Gehirns steigt durch die Parathormonerhöhung an, wodurch unterschiedliche Ionenpumpen, Neurotransmitter und die Proteinexpression gestört sind, was sich schädigend auf den Gehirnmetabolismus auswirkt.

Klinik

Neben Übelkeit, Erbrechen und evtl. einem Harngeruch der Atemluft (Foetor uraemicus) kommt es im Rahmen der Enzephalopathie zu Störungen der Affekte und des Verhaltens, zu Meningismus, Bewusstseinsstörungen bis hin zum Koma, epileptischen Anfällen, Myoklonien, Tremor, Muskeltonuserhöhung mit Hyperreflexie und Pyramidenbahnzeichen sowie zu Hemi-, Para- und Tetraparesen.

Klinik: Übelkeit, Erbrechen, Foetor uraemicus, Verhaltensstörungen, Meningismus, Bewusstseinsstörung bis Koma, epileptische Anfälle, Myoklonien, Tremor, Muskeltonuserhöhung, Hyperreflexie, Paresen und Pyramidenbahnzeichen.

Diagnostik

Im Laborbefund lassen sich die Erhöhungen von Kreatinin, Harnstoff, Kalzium und Parathormon nachweisen.

Labor: Erhöhung von Kreatinin, Harnstoff, Kalzium und Parathormon.
Lerntipp: Parathormon kann bei der Unterscheidung helfen, ob eine chronische Niereninsuffizienz (Parathormon ↑) oder ein akutes Nierenversagen (Parathormon normal) vorliegt.

Studentische Sicht

Therapie:
- kausal: Dialyse, Nierentransplantation
- symptomatisch: Antiepileptika

8.2.3.2 Dialyseassoziierte Enzephalopathien
Durch die Dialyse selbst kann es ebenfalls zu einer Enzephalopathie kommen (➢ Tab. 8.1).

TAB. 8.1

8.2.4 Enzephalopathien bei Schilddrüsenerkrankungen

8.2.4.1 Hypothyreose und Myxödem
Symptome:
- affektive und wahnhaft-halluzinatorische Symptome
- kognitive Defizite
- Delirien und Bewusstseinsstörungen („Myxödemkoma")

Trigger: Sedativa, Infekte oder Operationen
Diagnostik: Schilddrüsenlaborwerte
Therapie: Substitution von L-Thyroxin

8.2.4.2 Hyperthyreose
Symptome: Nervosität, Reizbarkeit, Apathie, Depression, Schlafstörungen, Delir, Bewusstseinsstörung bis Koma, Myopathie
Auslöser: Absetzen von Thyreostatika, Infektionen, Traumen, jodhaltige Medikamente (Kontrastmittel!)
Therapie: Thyreostatika

8.2.4.3 Hashimoto-Enzephalopathie
Syn.: steroidresponsive Enzephalopathie bei Autoimmunthyreoiditis **(SREAT)**
Ätiologie: unklar; Kreuzreaktion von Antikörpern mit Epitopen der Schilddrüse und des Gehirns wird diskutiert

Therapie
Die Therapie besteht primär in der Behandlung des Nierenversagens durch Dialyse bzw. bei irreversibler Schädigung langfristig durch eine Transplantation. Krampfanfälle werden symptomatisch mit Antiepileptika behandelt, wobei die Dosierung an die verminderte Clearance angepasst wird.

8.2.3.2 Dialyseassoziierte Enzephalopathien
Im Zusammenhang mit der Dialyse kann es zu einem Dialyse-Dysäquilibrium-Syndrom (DDS) und einer Dialyseenzephalopathie kommen (➢ Tab. 8.1).

Tab. 8.1 Dialyse-Dysäquilibrium-Syndrom und Dialyseenzephalopathie.

Enzephalopathie	Pathogenese	Symptome	Prophylaxe/Therapie
Dialyse-Dysäquilibrium-Syndrom (DDS)	zu rascher osmotischer Gradient zwischen Plasma und Gehirn mit intrazellulärer Azidose und Hirnödem	am Ende oder nach der Dialyse: Unruhe, Übelkeit, Kopfschmerzen, Muskelkrämpfe, Myoklonien, Asterixis, Bewusstseinstrübungen bis hin zum Koma	Vermeidung einer zu raschen Dialyse
Dialyseenzephalopathie	• Aluminiumablagerungen bei aluminiumhaltigen Dialysaten • aluminiumhaltige Medikamente • Begünstigung der Aluminiumresorption durch Hyperparathyreoidismus oder Zitrusfrüchte • verstärkter Aluminiumtransport in die Hirnzellen aufgrund eines Eisenmangels	subakut bis chronisch progredient: affektive und kognitive Störungen, demenzielles Syndrom, extrapyramidale Störungen, epileptische Anfälle	Vermeidung der genannten Aluminiumexpositionen

8.2.4 Enzephalopathien bei Schilddrüsenerkrankungen

8.2.4.1 Hypothyreose und Myxödem
Die zerebralen **Symptome** einer Hypothyreose sind variabel und umfassen
- affektive und wahnhaft-halluzinatorische Symptome, z. B. Depression, „myxödematöse Verrücktheit",
- kognitive Symptome, z. B. Vergesslichkeit, Demenz, und
- Delirien und Bewusstseinsstörungen („Myxödemkoma").

Auslöser ist oft ein Sedativum, ein Infekt oder eine Operation. Zusätzliche Allgemeinsymptome sind Bradykardie, Hypotonie, Hypothermie und Herzinsuffizienz. Die **Diagnose** wird anhand der Schilddrüsenwerte gestellt. In schweren Fällen wird **L-Thyroxin** hochdosiert (500 µg) als Bolus gegeben, gefolgt von 100 µg täglich. Bei leichten Fällen wird einschleichend substituiert mit dem Ziel, den TSH innerhalb von ca. 4 Wochen zu normalisieren.

8.2.4.2 Hyperthyreose
Trotz ihrer Häufigkeit bleiben Hyperthyreosen oft länger unentdeckt. An Allgemeinsymptomen entwickeln sich Temperaturerhöhung, Tachykardien, Durchfälle, vermehrtes Schwitzen und Exsikkose. Die neurologischen Komplikationen der Thyreotoxikose reichen von Nervosität, Reizbarkeit und Schlafstörungen bis hin zu deliranten Bewusstseinsstörungen einschließlich der Entwicklung eines Komas („Basedow-Koma"). Neben der Enzephalopathie kann auch eine Myopathie auftreten. Die Manifestationsform der „apathischen Hyperthyreose" ist gekennzeichnet durch Lethargie, Depressivität und kognitive Beeinträchtigungen. Auslöser sind das abrupte Absetzen von Thyreostatika, Infektionen, Traumen und jodhaltige Medikamente oder Röntgenkontrastmittel. Therapeutisch werden Thyreostatika verabreicht; symptomatisch werden Betablocker gegeben.

8.2.4.3 Hashimoto-Enzephalopathie
Die auch treffender als „steroidresponsive Enzephalopathie bei Autoimmunthyreoiditis" (SREAT) bezeichnete Erkrankung betrifft vorwiegend Frauen; ihr Pathomechanismus ist nicht abschließend geklärt. Es bestehen Zweifel, ob es sich um eine eigenständige Krankheitsentität handelt, da eine SREAT selten ist, die Hashimoto-Thyreoiditis jedoch häufig. Vieles spricht dafür, dass es sich um eine autoimmunvermittelte Enzephalopathie handelt, bei der Epitope der Schilddrüse im Gehirn interagieren.

Klinik

Die SREAT geht mit Verwirrtheit, Kopfschmerzen, ataktischen Störungen, Krampfanfällen, kognitiven Störungen und Myoklonien einher. Schwere Verläufe können klinisch der Creutzfeldt-Jakob-Erkrankung ähneln. Es gibt eine diffus-progressive und eine vaskulitische Verlaufsform. Bei 75 % der Betroffenen besteht eine Euthyreose, bei 20 % eine Hypothyreose und sehr selten eine Hyperthyreose.

Klinik: eu-, hypo- oder hyperthyreote Stoffwechsellage möglich

Diagnostik

Bei 70 % ist das basale TSH erhöht, bei 90 % sind antimikrosomale Antikörper und Anti-Thyroid-Peroxidase-Antikörper nachzuweisen. Antithyroglobin ist nur bei 60 % nachweisbar. In der MRT finden sich evtl. auf T2-gewichteten Aufnahmen beidseitige, meist symmetrische Signalanhebungen in Temporallappen und Hippokampus oder fleckförmige Gewebeveränderungen. Im Liquor sind Proteinerhöhungen häufig.

Diagnostik: antimikrosomale und Anti-TPO-Antikörper evtl. vorhanden, Liquor-Proteinerhöhung möglich; cMRT u. U. mit symmetrischen Signalveränderungen der Temporallappen- und Hippokampusregion

Therapie

Parallel zur Substitutionstherapie sollte eine Immunsuppression durchgeführt werden – anfangs mit Kortikosteroiden, je nach Schwere zwischen 100 und 1.000 mg/d, und längerfristig mit anderen Immunsuppressiva wie z. B. Azathioprin. Bei akutem Verlauf führt die Kortikosteroidgabe innerhalb weniger Tage zu einer deutlichen Besserung; bei subakuter Manifestation kommt es unter der Immunsuppression meist zur langsamen Rückbildung der Symptome. Residuen sind möglich.

Therapie: Substitution und Immunsuppression (Kortikosteroide, Azathioprin)

8.3 Störungen des Wasser- und Elektrolythaushalts

8.3.1 Enzephalopathie bei Hyponatriämie

8.3 Störungen des Wasser- und Elektrolythaushalts

8.3.1 Enzephalopathie bei Hyponatriämie

Hyponatriämien – mit Werten < 135 mmol/L – sind die häufigsten Elektrolytstörungen und finden sich bei etwa 15 % aller Krankenhauspatienten. Es können hypo-, iso- und hypervolämische sowie isoosmolare Hyponatriämien unterschieden werden.

Pathophysiologie

Hyponatriämien können in der Neurologie verschiedene Ursachen haben (➤ Tab. 8.2). Je nach Akuität kommt es zu einer Wasserverschiebung im Gehirn von extra- nach intrazellulär mit der Gefahr eines Hirnödems.

Pathophysiologie: Hyponatriämien führen zur Verschiebung von Wasser aus dem Extra- in den Intrazellulärraum → Zellschwellung (Hirnödem)

Tab. 8.2 Ursachen der Hyponatriämie.

Ursache	Beispiele
SIADH (Syndrom der inadäquaten ADH-Sekretion)	Malignome, akute ZNS-Erkrankungen, Lungenerkrankungen, endokrine Erkrankungen (z. B. Myxödem), Leberzirrhose, Herzinsuffizienz
zerebrales Salzverlustsyndrom (CSWS)	
iatrogen	Infusionsbehandlung, Medikamente (Diuretika, Zytostatika, Antidiabetika, Antidepressiva, Barbiturate, Antiepileptika [vor allem Carbamazepin/Oxcarbazepin])
Lebererkrankungen	Zirrhose, Morbus Wilson
Malnutrition, Kachexie	
exzessive Zufuhr von Flüssigkeit („Wasserintoxikation“)	psychische Erkrankungen, Marathonläufer
adrenokortikale Insuffizienz	

TAB. 8.2

SIADH Beim Syndrom der inadäquaten ADH-Sekretion („Schwartz-Bartter-Syndrom“) kommt es zur teilweise ektopischen Hypersekretion von ADH (= Vasopressin) oder ADH-ähnlichen Polypeptiden. Meist sind dafür paraneoplastische Prozesse (vor allem kleinzelliges Bronchialkarzinom, Pankreaskarzinom, Lymphom), ZNS-Erkrankungen (z. B. Subarachnoidalblutung, Enzephalitis, Trauma oder Hirntumor) oder ein Guillain-Barré-Syndrom verantwortlich. In der Folge wird weniger Wasser ausgeschieden und es entwickelt sich eine iso- oder hypervolämische Verdünnungshyponatriämie.

SIADH: ADH-Produktion erhöht (z. B. paraneoplastisch, bei zentraler Schädigung) → Wasserretention → Verdünnungshyponatriämie

CSWS: zerebrale Schädigungen → zentrale Freisetzung von atrial-natriuretischem Faktor → erhöhte Natriumausscheidung

CSWS Beim zerebralen Salzverlustsyndrom („cerebral salt waste syndrome", CSWS) entsteht die Hyponatriämie durch einen erhöhten Salzverlust (Natriumausscheidung > 50 mmol/L) mit Polyurie und Verminderung des Extrazellularvolumens und damit einem Volumenmangel. Ursachen sind unterschiedlichste intrakranielle Erkrankungen wie Subarachnoidalblutung, Schädel-Hirn-Trauma, Hirntumoren und Meningeosis neoplastica oder auch neurochirurgische Operationen. Sie bewirken eine Freisetzung des atrial-natriuretischen Faktors (ANF) aus dem Bereich des III. Ventrikels und dem Hypothalamus. Das CSWS ist insbesondere in der neurologischen Intensivmedizin häufig, zeigt aber manchmal Überlappungen mit dem SIADH.

MERKE

MERKE Beim SIADH entsteht die Hyponatriämie durch Wasserretention, beim CSWS durch Natriurese.

Klinik:
- ab Na^+ < 125 mmol/L: Kopfschmerzen, Übelkeit, Erbrechen, generalisierte epileptische Anfälle, Bewusstseinsstörungen bis hin zu Einklemmung durch Hirnödem
- ab Na^+ < 110 mmol/L besteht Lebensgefahr

Klinik

Chronische oder sich langsam entwickelnde Hyponatriämien mäßigen Ausmaßes werden meist problemlos toleriert. Bei raschem Abfall des Serumnatriums unter 125 mmol/L treten erste Symptome auf, bei < 110 mmol/L besteht Lebensgefahr. Es kommt zu Kopfschmerzen, Übelkeit, Erbrechen, generalisierten epileptischen Anfällen und zu unterschiedlichen Stadien und Formen quantitativer und qualitativer Bewusstseinsstörungen, die mit Muskelkrämpfen verbunden sein können. Im Extremfall entsteht bei massivem Hirnödem eine Einklemmung.

Diagnostik: Labor, ➢ Tab. 8.3

Diagnostik

Die Hyponatriämie ist im Routinelabor einfach festzustellen. Für das SIADH ist kennzeichnend, dass die Serumosmolarität niedriger ist (meist < 260 mosmol/L) als die Urinosmolalität (> 300 mosmol/kg). Das Natrium im Urin ist beim SIADH erhöht (Na^+-Ausscheidung > 25 mmol/L bei normaler Zufuhr), das Plasma-ADH dagegen meist normal bis erhöht. Die Unterschiede zum zerebralen Salzverlustsyndrom sind in ➢ Tab. 8.3 gezeigt.

TAB. 8.3

Tab. 8.3 Idealtypische Unterschiede SIADH vs. CSWS.

Parameter	SIADH	CSWS
Extrazellularvolumen	↑	↓
Wasserbilanz	↑	↓
Hautturgor	↑/→	↓
Gewicht	↑/→	↓
ZVD	↑/→	↓
Hämatokrit	↓	↑
Urin-Na^+-Konzentration	↑	↑↑

Therapie: Na^+-Substitution: langsame Wiederanhebung des Serumnatriumspiegels (< 0,5 mmol/h und < 10 mmol/d), da sonst die Gefahr einer **pontinen oder extrapontinen Myelinolyse** besteht (➢ Kap. 8.4.3)

SIADH: Flüssigkeitsrestriktion, ggf. langsame Na^+-Substitution mit hypertonen Lösungen, Tolvaptan bei Therapieresistenz

CSWS: hypertone Kochsalzlösung, Fludrokortison

Therapie

Natrium wird substituiert, wobei je nach Ursache, Akuität und Ausprägung der Hyponatriämie und ihrer Symptome vorgegangen wird. Nur wenn die Symptome bedrohlich sind, darf der Serumnatriumspiegel ausnahmsweise und auch nur anfangs um 1–2 mmol/L pro Stunde angehoben werden, um eine pontine oder extrapontine Myelinolyse (CPM/EPM), auch **„osmotisches Demyelinisierungssyndrom"** (ODS) genannt, zu vermeiden. Sonst darf der Serumnatriumspiegel um nicht mehr als 0,5 mmol/L pro Stunde steigen.

SIADH Ziel ist eine Flüssigkeitsrestriktion auf ca. 800 ml/d; bei symptomatischen Patienten kann der Serumnatriumspiegel mit hypertonen Lösungen – langsam (!) – korrigiert werden, weil bei einer Änderung von mehr als 10 mmol/d die Gefahr eines ODS besteht (➢ Kap. 8.4.3). Bei Therapieresistenz kann der selektive V_2-Vasopressin-Rezeptor-Antagonist Tolvaptan gegeben werden (15 mg initial bis maximal 60 mg einmal täglich). Die Substanz vermindert durch Antagonisierung am Rezeptor die ADH-vermittelte Rückresorption von freiem Wasser und erhöht dessen Ausscheidung. Die Ausscheidung von Elektrolyten wird nicht beeinflusst, wodurch sich Tolvaptan von konventionellen Diuretika unterscheidet.

CSWS Die Therapie besteht aus einer Substitution von Natrium und Wasser (hypertone Kochsalzlösung) und bei Therapieresistenz aus einer Gabe von Fludrokortison 0,2 mg/d.

8.3.2 Hypernatriämie

Hypernatriämien können sich entwickeln bei

- Wasserverlust (z. B. Diabetes insipidus, extrarenale Flüssigkeitsverluste), bei
- Wasserverlust kombiniert mit geringem Natriumverlust (z. B. exzessives Schwitzen, Fieber, osmotische Diurese) und bei
- Natriumzufuhr (Infusionen, Cushing, Hyperaldosteronismus).

Der „zentrale" Diabetes insipidus entsteht, indem die hypothalamische Stimulation der ADH-Ausschüttung abnimmt. Das ist z. B. bei Hirntumoren oder -metastasen, granulomatösen Entzündungen (z. B. Tuberkulose, Sarkoidose) oder Hypophysenchirurgie, ZNS-Infektionen, Hirnblutungen und anderweitig verursachtem Hirndruck möglich. Inwieweit eine enzephalopathische Symptomatik auftritt, hängt generell von der Akuität und der absoluten Höhe der Hypernatriämie (Osmolalität > 320 mosmol, Serum-Na^+ > 160 mmol/L) ab. Neben dem zentralen Diabetes insipidus gibt es auch eine renale Form bei Nierenschädigungen.

Die Enzephalopathie ist Ausdruck der osmotischen Dehydratation mit Schrumpfung des Intrazellularraums aufgrund der erhöhten Serumosmolarität und mikrovaskulärer Hyperviskositätsschäden mit kapillären Blutungen oder venösen Stauungen.

8.3.2 Hypernatriämie

Mögliche **Ursachen** von Hypernatriämien:

- Wasserverlust
- Natriumzufuhr
- Diabetes insipidus
  - centralis: Abnahme der ADH-Ausschüttung
  - renalis (selten): Resistenz gegenüber ADH-Wirkung in der Niere

Konsequenz: osmotische Dehydratation des Nervengewebes und mikrovaskuläre Hyperviskositätsschäden (kapilläre Blutungen, venöse Stauung). Kritisch: Serumosmolalität > 320 mosmol, Serum-Na^+ > 160 mmol/l

Klinik

Bewusstseinsstörungen sind meist das erste Zeichen einer Hypernatriämie. Sie treten bevorzugt in der Rehydrierungsphase auf und sind seltener als bei der Hyponatriämie von epileptischen Anfällen begleitet. Beim Diabetes insipidus kann die Polyurie mehr als 20 l/d betragen und mit entsprechender Polydipsie und Exsikkose – bis hin zum Volumenmangelschock – einhergehen. Komplikationen der Hypernatriämie sind intrazerebrale oder subarachnoidale Blutungen und Sinus-Venen-Thrombosen. Steigt die Osmolarität sehr schnell, kann auch eine pontine oder extrapontine Myelinolyse (CPM/EPM) entstehen (➤ Kap. 8.4.3). Die Prognose der hypernatriämischen Enzephalopathie hängt von der Grunderkrankung und den Komplikationen ab.

Klinik: Bewusstseinsstörungen, epileptische Anfälle, Polyurie, Exsikkose, Volumenmangelschock, bei raschem Anstieg des Serumnatriumspiegels pontine oder extrapontine Myelinolyse

Diagnostik

Die Hypernatriämie ist im Routinelabor einfach festzustellen. Beim Diabetes insipidus beträgt das spezifische Gewicht des Urins < 1,005 g/mL und seine Osmolalität < 300 mosmol/L. Differenzialdiagnostisch ist der Durstversuch hilfreich (Prüfung der Konzentrationsfähigkeit der Niere während einer 12-stündigen Durstphase).

Diagnostik: Serumnatriumspiegel, spezifisches Gewicht und Osmolalität des Urins, Durstversuch

Therapie

Die Therapie besteht in der Rehydratation mit isotonischen oder halbisotonischen Kochsalzlösungen, wobei eine Korrektur um 1–2 mmol Natrium pro Stunde nicht überschritten werden sollte, da es andernfalls zu fatalen zerebralen Ödemen kommen kann. Auch die Zufuhr freien Wassers sollte wegen der möglichen Ausbildung eines Hirnödems vermieden werden. Beim Diabetes insipidus wird Desmopressin substituiert (2 × 10–20 µg/d intranasal oder Tabletten 3 × 0,2–1,2 mg/d oder 2–4 µg s. c. oder i. v.).

Therapie:

- Rehydratation mit isotonischen Kochsalzlösungen, nicht schneller als 1–2 mmol/h (**Cave:** Hirnödem)
- Diabetes insipidus: ADH-Substitution (Desmopressin)

8.3.3 Weitere Elektrolytstörungen

Hyperkalzämie und Hyperphosphatämie Sie kommen meist bei Osteolysen vor. Symptomatisch werden Kalziumwerte ab 3 mmol/L. Symptome sind Müdigkeit, Kopfschmerzen, Übelkeit, Erbrechen, Bewusstseinsstörungen, Krampfanfälle, Durstgefühl, vermehrte Diurese. Die Therapie besteht in Flüssigkeitsersatz, Kaliumsubstitution und Medikamenten (Schleifendiuretika, Ionenaustauscher, Natriumbikarbonat, i. v. Bisphosphonate). In schweren Fällen ist eine Dialyse erforderlich.

Hypokalzämie und Hypomagnesiämie Symptome sind Bewusstseinsstörungen und Krampfanfälle. Eine Hypokalzämie geht mit Tetaniezeichen einher (Chvostek, Trousseau).

Hypermagnesiämie Eine Hypermagnesiämie kann durch exzessive Magnesiumzufuhr bei eingeschränkter Nierenfunktion ausgelöst werden. Symptome sind Bewusstseinsstörungen bis hin zum Koma.

Hypophosphatämie Eine Hypophosphatämie kommt meist im Rahmen einer kompletten parenteralen Ernährung ohne ausreichende Phosphatsubstitution in komplexen intensivmedizinischen Behandlungssituationen vor. Sie äußert sich in Bewusstseinsstörungen, Rhabdomyolysen und subakuten bis akuten Tetraparesen mit Reflexverlust (Differenzialdiagnosen: Critical-Illness-Neuropathie [➤ Kap. 14.6.5.1], Guillain-Barré-Syndrom [➤ Kap. 14.6.2.4]).

8.3.3 Weitere Elektrolytstörungen

Bei unklaren Bewusstseinsminderungen lohnt sich der Blick auf die verschiedenen Blutsalze!

Hyper- und Hypoparathyreoidismus Sie führen durch die begleitende Hyperkalzämie und Hypokalzämie zu zentralnervösen Symptomen. Beim chronischen Hypoparathyreoidismus bilden sich symmetrische Verkalkungen im Stammganglienbereich, eventuell auch im Kleinhirn (Morbus Fahr). Seltene Symptome sind extrapyramidale Bewegungsstörungen mit parkinsonoiden, choreatischen, dystonen und athetotischen Symptomen.

8.4 Alkoholassoziierte Enzephalopathien

8.4.1 Entzugsdelir

Ein Delir kann sowohl im Alkoholentzug als auch bei fortgesetztem Konsum, getriggert z. B. durch internistische Erkrankungen, auftreten.

8.4 Alkoholassoziierte Enzephalopathien

8.4.1 Entzugsdelir

Das Alkoholentzugssyndrom einschließlich eines Entzugsdelirs („Delirium tremens") tritt als Komplikation eines chronischen Alkoholmissbrauchs auf und ist bei schwerer Ausprägung potenziell lebensbedrohlich. Es kommt zu

- psychopathologischen Störungen,
- vegetativen Störungen und
- epileptischen Anfällen.

5–10 % der Alkoholkranken entwickeln ein Delir. Es tritt 8–72 Stunden nach Unterbrechung oder Verminderung der Alkoholzufuhr auf, kommt aber auch bei konstantem Alkoholkonsum („Kontinuitätsdelir") vor. Auslöser sind dann oft exogene Faktoren wie z. B. fieberhafter Infekt, Dehydratation, Hypoglykämie, Pankreatitis, Leberzirrhose, gastrointestinale Blutung, Trauma oder Mangelernährung.

Pathogenese: Adaptation der Neurotransmittersysteme an den sedierenden Alkoholkonsum → exzitatorische Gegenregulation. Bei Wegfall der sedierenden Noxe → Überaktivität des exzitatorischen Systems.

Pathogenese

Die an den Alkoholkonsum adaptierten und exzitatorisch hochregulierten Neurotransmittersysteme können sich beim Wegfall der suppressiven Noxe Alkohol nicht schnell genug herunterregulieren. Damit besteht eine Erhöhung der neuronalen Exzitabilität mit

- Inhibition des GABAergen Systems (psychomotorische Unruhe, Anfälle),
- Aktivierung des glutamatergen Systems (Anfälle),
- Inhibition der α_2-Rezeptoren („Noradrenalinsturm" mit Tachykardie, Hyperhidrose, Tremor usw.),
- Aktivierung des dopaminergen Systems (produktive Psychose),
- Inhibition des cholinergen Systems (kognitive Defizite) und
- vermehrter ADH-Sekretion (Flüssigkeitsretention, Hirnödem).

Klinik: Das Vollbild des Delirs umfasst:

- quantitative und qualitative Bewusstseinsstörungen
- Einschränkung von Gedächtnis und Orientierung
- optische und taktile Halluzinationen
- affektive Störungen
- epileptische Anfälle
- vegetative Entgleisung bis zur potenziell lebensbedrohlichen kardiopulmonalen Dekompensation

Klinik

Zum Vollbild des Delirs gehören:

- **quantitative und qualitative Bewusstseinsstörungen:** Störungen von Gedächtnis, gedanklicher Kohärenz und Orientierung; psychomotorische Unruhe, Nesteln, Schreckhaftigkeit, Fahrigkeit, Schlafstörungen, illusionäre Verkennungen z. T. mit Alkoholbezug (z. B. Arzt = Wirt), optische (z. T. szenisch: z. B. Pfleger sitzen um ein Bierfass; sonst Würmer, Spinnen, Eierschalen usw.) und taktile (z. B. Tiere, Insekten auf der Haut) Halluzinationen, erhöhte Suggestibilität (Patient liest von leerem Blatt oder ergreift imaginären Faden usw.), Somnolenz, in schweren Fällen Sopor und Koma
- **affektive Störungen:** Reizbarkeit; ängstlich-depressiv, gelegentlich auch heiter bis manisch
- **epileptische Anfälle:** bei 20–40 %; oft Initialsymptom der Entzugssymptomatik
- **vegetative Entgleisung:** Tachykardie, arterielle Hypertonie, Hyperthermie, Schwitzen, Tremor, Erbrechen, Diarrhö, Myoklonien.

Bei 5–10 % aller Entzugsdelirien kommt es zu schweren lebensbedrohlichen Verläufen mit pulmonalen und kardialen Komplikationen. Neben dem Vollbild gibt es auch geringe oder mäßige Ausprägungen des Delirs.

Diagnostik:

- klinisch
- Zuordnung zum Alkoholentzug über Anamnese und Laborchemie (Leberwerte, hyperchrome Anämie, Carbohydrase-defizientes Transferrin) und Ausschluss konkurrierender Erkrankungen

Diagnostik

Symptome Ein Delir wird klinisch diagnostiziert, die ätiologische Zuordnung zum Alkoholentzug ist anamnestisch und durch Laborparameter (Zeichen der Alkohol- und Organfolgen, z. B. Alkohol i. S., hyperchrome Anämie, Erhöhung von γ-GT, GOT, GPT, AP, Carbohydrase-defizientes Transferrin) möglich. Die Symptomatik des deliranten Alkoholentzugs ist zwar typisch, aber nicht spezifisch. Die wesentliche differenzialdiagnostische Aufgabe besteht im Ausschluss anderer konkurrierender Ursachen für die „Trias" des Alkoholentzugs „Bewusstseinsstörung, Krampfanfall und vegetative Symptomatik".

Schweregrade Eine Schweregradeinteilung ist mit Skalen möglich, die auch die Behandlungsintensität anzeigen. Verwendet werden

- die **CIWA-Ar-Skala** (Clinical Institute Withdrawal Assessment Alcohol, revised; häufig verwendet; 15 Items; maximal 79 Punkte; < 15 Punkte = keine Therapie notwendig; > 50 Punkte = Vollbild des Delirs),

- die **AWS-Skala** (Alcohol-Withdrawal-Scale; Modifikation der CIWA-Ar-Skala; 33 Items in den Subskalen „somatische“ [6 Kategorien] bzw. „mentale“ [5 Kategorien] Symptome; Syndromausprägung: mild ≤ 5 Punkte, moderat 6–9 Punkte, schwer ≥ 10 Punkte) und
- die **LARS11-Skala** (Lübeck Alcohol-Withdrawal Risk Scale short form; 11 Items mit 15 Punkten; Cut-Off für schweres Delir = 10 Punkte).

Therapie

Neben allgemeinen Stabilisierungsmaßnahmen sollte Thiamin wegen einer hohen Komorbidität mit einer Wernicke-Enzephalopathie (ca. 20 %) substituiert werden (➤ Kap. 8.4.2). Die spezielle medikamentöse Therapie orientiert sich an den unterschiedlichen Wirkprofilen der Substanzen (➤ Tab. 8.4), bezogen auf die Zielsymptome des Alkoholentzugssyndroms. In leichten Fällen sind je nach Schwerpunkt der Symptomatik Monotherapien mit jeder der 4 Substanzen Clomethiazol, Benzodiazepine, Carbamazepin und Clonidin, evtl. auch Dexmedetomidin möglich. Bei schwererer bzw. fortgeschrittener Symptomatik sind Kombinationen erforderlich.

Die Gabe von Alkohol wird zwar von manchen Ärzten noch favorisiert, ist aber bestenfalls „präventiv“ wirksam. Keinesfalls sollte Alkohol in fortgeschrittenen Phasen des Delirs („point of no return“) gegeben werden.

Therapie:
- symptomatisch (➤ Tab. 8.4)
- Thiamin zur Vorbeugung einer Wernicke-Enzephalopathie (➤ Kap. 8.4.2)
- Alkohol sollte nicht gegeben werden

Tab. 8.4 Therapeutisch relevante Wirkprinzipien beim Alkoholentzugssyndrom

Antidelirantes Wirkprinzip	Medikamente
antikonvulsiv, antipsychotisch	Benzodiazepine, Clomethiazol, Carbamazepin
antidopaminerg (antipsychotisch)	Neuroleptika
antinoradrenerg (α_2-Agonisten)	Clonidin, Dexmedetomidin (ca. 200-fache Affinität im Vergleich zu Clonidin)

TAB. 8.4

8.4.2 Wernicke-Korsakow-Syndrom

Mit dem Begriff Wernicke-Korsakow-Syndrom werden 2 unterschiedliche Krankheitsausprägungen der Gehirnschädigung bei Thiamin-(Vitamin-B_1-)Mangel bezeichnet:
- Korsakow-Psychose
- Wernicke-Enzephalopathie (WE)

Beide Krankheitsbilder können einzeln oder überlappend auftreten. Bei ca. 20 % der WE-Patienten tritt als Residuum ein Korsakow-Syndrom auf.

8.4.2 Wernicke-Korsakow-Syndrom
Die **Korsakow-Psychose** und die **Wernicke-Enzephalopathie** sind 2 Ausprägungen einer Gehirnschädigung durch Thiamin-(Vitamin-B_1-) Mangel, die einzeln und überlappend vorkommen können.

Pathophysiologie

Der Thiaminmangel führt zu Störungen im Kohlenhydratstoffwechsel mit ödematöser Schwellung und Einblutung im Gehirn. Typischerweise finden diese Veränderungen im Bereich der Corpora mammillaria, der hypothalamischen Kerngebiete um den III. Ventrikel, der Lamina tecti und des periaquäduktalen Graus mit den Okulomotoriuskerngebieten statt. Auch zerebelläre Akzentuierungen sind möglich. Neben der Alkoholassoziation können auch andere malnutritive Konstellationen (z. B. Anorexie, Schwangerschaft, Diät) oder toxische Noxen (z. B. 5-Fluorouracil) zum Thiaminmangel führen. Bei der sog. „trockenen Beriberi“ stehen die neurologischen Symptome wie WE und Polyneuropathie im Vordergrund (vorwiegend in Europa), während die andere Symptomvariante des Thiaminmangels mit kardiovaskulären Symptomen mit Ödemen als „feuchte Beriberi“ (vorwiegend in Asien) bezeichnet wird.

Pathophysiologie: Thiaminmangel → Störungen im Kohlenhydratstoffwechsel → typisch lokalisierte Hirnschädigungen (Corpora mammillaria, Hypothalamus, Lamina tecti, periaquäduktales Grau, um den III. Ventrikel herum)

Klinik

Korsakow-Psychose Bei der Korsakow-Psychose ist das Kurzzeitgedächtnis stark gestört. Die bei schwerer retrograder und anterograder Amnesie bestehenden Erinnerungslücken werden oft durch Konfabulationen ausgefüllt.

Wernicke-Enzephalopathie Die Hauptsymptome der Wernicke-Enzephalopathie sind Ataxie, Dysarthrie, Okulomotorikstörung mit Nystagmus und ein begleitendes organisches Psychosyndrom. Bei der Augenbewegungsstörung stehen eine bilaterale Abduzensparese, horizontale Blickparesen oder ein horizontaler Blickrichtungsnystagmus im Vordergrund.

Klinik:
Korsakow-Psychose: Kurzzeitgedächtnisstörung, retrograde und anterograde Amnesie, Konfabulationen
Wernicke-Enzephalopathie: Symptomtrias aus Bewusstseins-, Gang- und Augenbewegungsstörung (bilaterale Abduzensparese, horizontale Blickparesen oder horizontaler Blickrichtungsnystagmus)

> **MERKE** Das Vollbild einer Wernicke-Enzephalopathie ist selten, sodass bei Risikofaktoren (Alkoholabhängigkeit, Mangelernährung) frühzeitig an eine Wernicke-Enzephalopathie gedacht und Vitamin B_1 substituiert werden sollte.

MERKE

FALL

Wernicke-Enzephalopathie nach Magenverkleinerung

Ein 40 Jahre alter Mann türkischer Abstammung leidet seit vielen Jahren unter einer erheblichen Adipositas (1,82 Meter Körpergröße, 165 kg KG, BMI 49,8 kg/m²). Viele Diätversuche sind gescheitert, weshalb er sich zu einer operativen, minimal-invasiven Magenverkleinerung (Schlauchmagen) entschließt. Die Operation verläuft komplikationslos, innerhalb der nachfolgenden Wochen verliert der Patient mehr als 30 kg Körpergewicht.

Drei Monate nach der Operation entwickelt der Patient plötzlich Übelkeit und wiederholtes Erbrechen. Aufgrund der Vorgeschichte wird eine gastroenterologische Untersuchung durchgeführt, bleibt allerdings ohne wegweisenden Befund. In der Folge verschlechtert sich der Befund, der Patient entwickelt Doppelbilder, eine erhebliche Stand- und Gangunsicherheit und im weiteren Verlauf eine Bewusstseinsminderung. Mit diesen Symptomen wird er in eine neurologische Klinik verlegt.

Hier ergeben sich die typischen klinischen und kernspintomografischen Zeichen einer Wernicke-Enzephalopathie. Vitamin B_1 (Thiamin) wird unmittelbar intravenös substituiert. Die Fremdanamnese der Ehefrau ergibt, dass der Patient postoperativ ein paar Tabletten mitbekommen hat, ob ihr Mann aber über die Notwendigkeit einer kontinuierlichen Vitaminsubstitution aufgeklärt wurde, kann die Ehefrau nicht beantworten. Eine Vorstellung beim Hausarzt erfolgte nach der Operation nicht.

Diagnostik

Diagnostik: Klinik, Anamnese, cMRT

Aufgrund der typischen Symptomen- und Risikokonstellation mit Alkohol und/oder Mangelernährung kann die Diagnose klinisch gestellt werden. Die MRT kann die Läsionen an den Prädilektionsstellen zeigen (➤ Abb. 8.2).

ABB. 8.2

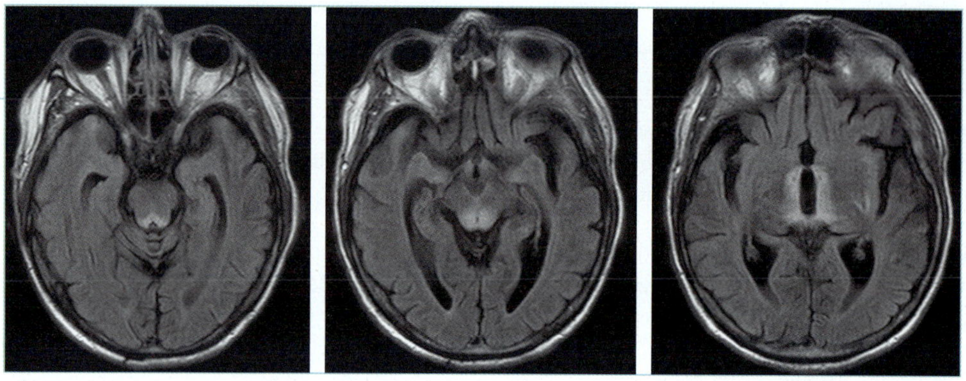

Abb. 8.2 Wernicke-Enzephalopathie in der MRT. Typische FLAIR-gewichtete MRT einer 48-jährigen alkoholabhängigen Patientin, die nach einem Alkoholexzess desorientiert blieb und eine Okulomotorikstörung zeigte. [T534]

Therapie, Prophylaxe und Prognose

Therapie:
- schon bei Verdacht parenterale Thiamingabe (100–200 mg/d)
- nach klinischer Stabilisierung Oralisierung
- Risikopatienten können Thiamin prophylaktisch erhalten

Therapie und Prophylaxe Bereits bei Verdacht auf eine Wernicke-Enzephalopathie ist eine rasche, hochdosierte parenterale Thiamingabe (3 × 100–200 mg/d) notwendig. Die stark unterschiedlichen Dosisangaben in der Literatur (zwischen 100 mg/d bis zu 3 × 500 mg/d) sind Ausdruck der hierzu geringen Evidenz. Nach 1 Woche und deutlicher Besserung der Symptome kann mit oralen Gaben von 50–100 mg/d weiterbehandelt werden, bis ein klinisch stabiler Zustand erreicht ist. Risikopatienten z. B. im Alkoholentzugsdelir sollten prophylaktisch Thiamin erhalten.

CAVE

CAVE Durch eine Glukosezufuhr vor Thiamingabe kann ein Vitamin-B_1-Mangel symptomatisch werden.

Prognose Bei frühzeitiger Behandlung mit Thiamin kommt es in der Regel innerhalb von Stunden und Tagen zu einer deutlichen Besserung der Wernicke-Enzephalopathie. Die Mortalität beträgt 15–20 %, überwiegend bedingt durch pulmonale oder hepatische Komplikationen. Die kognitiven Störungen bessern sich nur bei 20 % vollständig und münden andernfalls in ein Korsakow-Syndrom.

8.4.3 Zentrale pontine Myelinolyse – osmotisches Demyelinisierungssyndrom

Die zentrale pontine Demyelinisierung ist der häufigste Lokalisationstyp einer mittlerweile allgemeiner als „osmotisches Demyelinisierungssyndrom" (ODS) bezeichneten Erkrankung, die im Zusammenhang mit Alkoholkonsum und/oder abrupten primär extrazellulären osmotischen Verschiebungen vor allem bei schnell korrigierter Hyponatriämie, rasch entstehender Hypernatriämie und bei Lebertransplantationen auftreten kann. Es entsteht eine akute fokal-symmetrische Demyelinisierung in den zentralen Anteilen des Brückenfußes. Solche auf die Brücke begrenzten Manifestationen finden sich bei ca. 50 % der ODS-Fälle; bei 20 % treten ausschließlich extrapontine Manifestationen und bei 30 % Kombinationen auf. Die Diagnose wurde erst durch die Einführung der MRT häufiger gestellt. Die Details des Pathomechanismus wie auch die Frage der Auswirkungen der Hyponatriämie als solcher z. B. durch Apoptosevorgänge sind noch unklar. Wahrscheinlich kommt es über eine osmotisch-toxische Schädigung von Gefäßendothelien zur Demyelinisierung des angrenzenden Hirngewebes.

8.4.3 Zentrale pontine Myelinolyse – osmotisches Demyelinisierungssyndrom

Schnelle osmotische Verschiebungen im Extrazellulärraum führen zu akuten fokal-symmetrischen Demyelinisierungen des ZNS = **osmotisches Demyelinisierungssyndrom (ODS).**

- Pathomechanismus: unbekannt
- Schädigungsort: typischerweise Pons, aber auch extrapontin und kombiniert

FALL Eine 54-jährige alkoholabhängige Patientin wurde im Rahmen eines Entzugsdelirs mit mehreren epileptischen Anfällen stationär internistisch behandelt und erhielt nach neurologischer Konsiliaruntersuchung als Antiepileptikum das Medikament Oxcarbazepin in ansteigender Dosierung. Nach 4 Wochen wurde sie vom Ehemann wegen zunehmender Bewusstseinstrübung wieder in die Klinik gebracht. Die primäre Labordiagnostik zeigte eine Hyponatriämie von 112 mmol/L.
Innerhalb von 24 Stunden erhielt die Patientin 3 Liter 0,9-prozentige NaCl-Lösung, der mehrere Ampullen 20-prozentige NaCl-Lösung zugegeben wurden. Die Therapie war zunächst erfolgreich, die Patientin klarte auf und der Serumnatriumwert lag 24 Stunden später bei 141 mmol/L.
Dieser Erfolg hielt jedoch nur weitere 24 Stunden an, dann wurde die Patientin soporös und zeigte Zeichen nach Babinski beidseits (bei einem Serumnatriumwert von 150 mmol/L). In der CT ergab sich kein auffälliger Befund, die MRT zeigte beidseits symmetrische hyperintense Signalauffälligkeiten (ohne Kontrastmittelanreicherung) im Pons. Das Serumnatrium wurde auf ca. 140 mmol/L justiert und die Bewusstseinslage der Patienten besserte sich im Lauf von 10 Tagen deutlich. Die Demyelinisierung zeigte sich zu diesem Zeitpunkt in der MRT ausgeprägter. Drei Wochen nach Symptombeginn war die Patientin noch leicht benommen, darüber hinaus jedoch unauffällig. In der MRT zeigten sich unverändert deutliche pontine Signalstörungen (➤ Abb. 8.3).

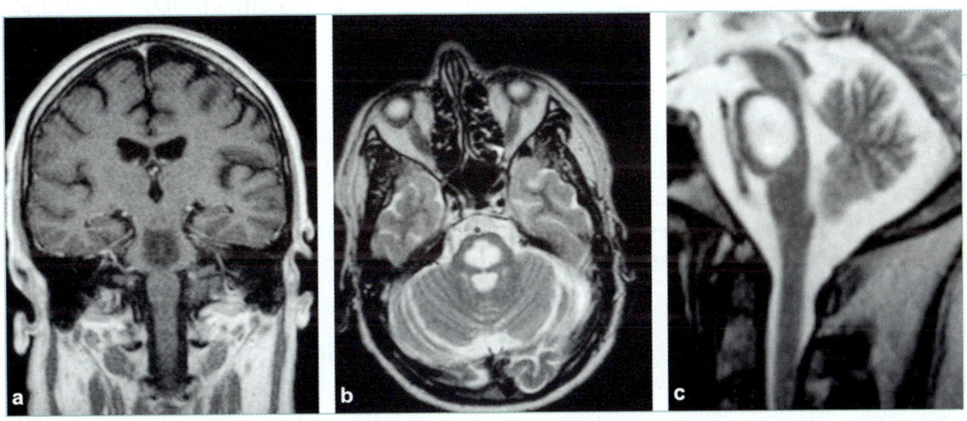

ABB. 8.3

Abb. 8.3 Zentrale pontine Myelinolyse bei Hyponatriämie einer alkoholkranken Patientin 3 Wochen nach Symptombeginn auf T1- und T2-gewichteten MRT-Aufnahmen: Zum Zeitpunkt der Kontroll-MRT-Aufnahmen war die Symptomatik weitgehend remittiert. **a** T1-gewichtetes MRT koronar. **b** T2-gewichtetes MRT transversal. **c** T2-gewichtetes MRT sagittal. [R261]

Klinik

Die Symptomatik kann sehr variabel sein und von leichten Dysarthrien oder Ataxien über Tetraparesen und Hirnstammfunktionsstörungen bis hin zum Koma mit Strecksynergismen reichen. Beim Befall extrapontiner Regionen – meist der Stammganglien, des Thalamus oder Zerebellums – finden sich vor allem extrapyramidale Symptome wie Rigor, Tremor, Hypo- und Akinese und Dystonie sowie ataktische Störungen.

Klinik: je nach Läsionsort fokal neurologische Ausfälle

Diagnostik:
- MRT (sensitiver als CT) zeigt typische Läsionen, deren Ausmaß von dem der Klinik erheblich abweichen kann
- AEP, MEP und SSEP weisen auf die Topografie von Schädigungen hin

Therapie: nur prophylaktisch möglich, z. B. langsamer Ausgleich einer Hyponatriämie
Prognose: gut

8.5 Funikuläre Myelose

Ein *längerfristiger Mangel an Vitamin B_{12}* führt zur subakuten Demyelinisierung der Hinter- und Pyramidenbahnstränge im Rückenmark und später auch der peripheren Nerven.
Ätiologie: mangelnde Zufuhr, mangelnde Resorption, z. B. bei Mangel an Intrinsic Factor durch Magenresektion oder autoimmun (perniziöse Anämie), Synthesestörung durch Lachgas-Konsum

Klinik:
- Zeichen der Rückenmarksschädigung (Störung der Tiefensensibilität, Ataxie, Pyramidenbahnzeichen)
- Zeichen der Polyneuropathie (Abschwächung der Muskeleigenreflexe, periphere Muskelparesen)
- Enzephalopathie mit Depression, Delir und Demenz

Diagnostik:
- Elektrophysiologie
- MRT der Wirbelsäule
- Labor: Vitamin B_{12} ↓, Holo-Transcobalamin ↓ (frühester Marker), Homozystein und Methylmalonsäure ↑ (Verlaufsmarker)

Therapie: Vitamin-B_{12}-Substitution und Erhaltungstherapie (parenteral). Nur bei früher Diagnose komplette Restitution.

Diagnostik

Die MRT ist gegenüber der CT sensitiver und zeigt meist symmetrisch angeordnete ovale pontine Demyelinisierungen (➤ Abb. 8.3), aber auch andere Muster wie dreizackartige (Trident-Sign) oder schweineschnauzenähnliche (Piglet-Sign) Darstellungen im Pons. In allen Stadien der Erkrankung sind deutliche Diskrepanzen zwischen dem Ausmaß der MRT-Läsionen und der klinischen Symptomatik möglich: Oft bestehen selbst nach guter klinischer Besserung die MRT-Befunde über längere Zeit fort. Durch Messungen akustisch (AEP), somatosensibel (SSEP) oder motorisch (MEP) evozierter Potenziale lassen sich passend zur Topografie der Schädigung Leitungsverzögerungen und Amplitudenminderungen nachweisen.

Therapie, Prävention und Prognose

Da eine gesicherte Therapie nicht existiert, müssen Hyponatriämien prophylaktisch vorsichtig und kontrolliert korrigiert werden. In den ersten 24 Stunden sollte der Serumnatriumspiegel nicht mehr als 10 mmol/L angehoben werden (< 0,5 mmol/L pro h). Allerdings kann bei einer behandlungsbedürftigen symptomatischen Hyponatriämie (z. B. mit Hirnödem) in den ersten 3–4 Stunden eine stündliche Erhöhung um 1–2 mmol/L akzeptiert werden, weil das Risiko von Schäden durch die Hyponatriämie als gewichtiger zu veranschlagen ist als das Risiko der zu schnellen Korrektur. Sobald leicht hyponatriämische Werte (125–130 mmol/L) erreicht sind, sollte die Natriumkorrektur wegen der Gefahr überschießender Werte beendet werden.

Prognose

Galt die Prognose früher als schlecht, so zeigte die zunehmende intravitale Diagnosestellung mittels MRT bei ca. 70 % der Betroffenen einen gutartigen Verlauf.

8.5 Funikuläre Myelose

Ein längerfristiger Mangel an Vitamin B_{12} führt zur subakuten Demyelinisierung der Hinter- und Pyramidenseitenstränge im Rückenmark und später auch der peripheren Nerven. Meistens besteht eine megalozytäre hyperchrome Anämie. Ursache des Vitamin-B_{12}-Mangels sind mangelnde Zufuhr oder eine gestörte Resorption des Vitamins, z. B. durch einen Mangel an Intrinsic Factor nach Magenresektionen oder bei chronischer Gastritis (perniziöse Anämie). Zunehmend werden neurologische Vitamin-B_{12}-Mangelsymptome durch wiederholten Lachgas-Konsum („Partydroge") beobachtet (Störung der Vitamin-B_{12}-Synthese).

Klinik

Zu den Allgemeinsymptomen gehört die „Hunter-Glossitis" als Atrophie der Zungenschleimhaut mit roter, brennender Zunge. Neurologisch bestehen im Rahmen der Rückenmarksschädigung Parästhesien und eine Störung der Tiefensensibilität mit Ataxie und Abschwächung der Muskeleigenreflexe. Daneben findet man Pyramidenbahnzeichen. Als zusätzliche Zeichen der Polyneuropathie finden sich periphere Muskelparesen. Begleitend kann auch eine Enzephalopathie mit Depression, Delir und Demenz auftreten.

Diagnostik

Die klinische Verdachtsdiagnose kann mittels neurophysiologischer Methoden (z. B. Tibialis-SSEP, MEP und Elektroneurografie) gestützt werden. In der spinalen MRT finden sich typischerweise symmetrische, meist scharf begrenzte Signalanhebungen im Bereich der Hinterstränge und evtl. Seitenstränge (➤ Abb. 8.4).
Der Vitamin-B_{12}-Mangel kann zwar direkt im Serum nachgewiesen, bei Werten im niedrigen Referenzbereich zwischen 200 und 300 pmol/L aber nicht ausgeschlossen werden. Daher sollten als biochemische Marker Homozystein und Methylmalonsäure im Serum bestimmt werden, die beide bei Vitamin-B_{12}-Mangel ansteigen. Der Nachweis einer Erniedrigung des Holo-Transcobalamins („aktives B_{12}") gilt als frühester Laborparameter des B_{12}-Mangels. Der früher gebräuchliche Resorptionstest mit radioaktiv markiertem Vitamin B_{12} (Schilling-Test) gilt mittlerweile als zu ungenau.

Die bei der perniziösen Anämie auftretenden Autoantikörper gegen Parietalzellen und den Intrinsic Factor, die zur atrophischen Autoimmungastritis führen, lassen sich nachweisen.

Therapie

Vitamin B_{12} wird zunächst für mindestens 2 Wochen parenteral substituiert (1.000 µg/d, i. m.- oder s. c.-Injektion). Dann schließt sich eine Erhaltungstherapie an. Wurde die Diagnose früh gestellt und sind die Symptome gering ausgeprägt, ist eine Restitution möglich. In vielen fortgeschrittenen Fällen kann man jedoch nur verhindern, dass die Symptomatik voranschreitet.

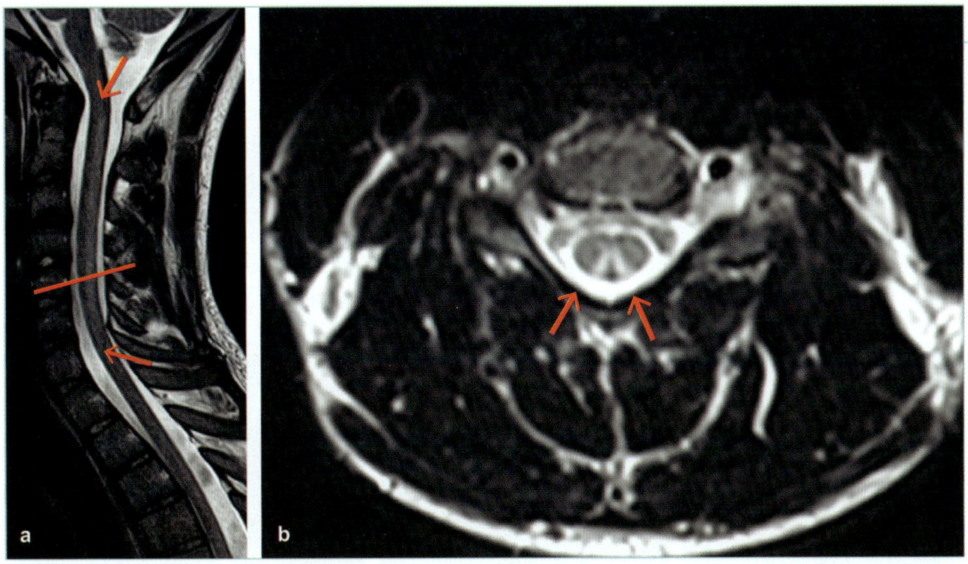

Abb. 8.4 Funikuläre Myelose des Zervikalmarks. a T2-gewichtete MRT mit sagittaler Darstellung des Halsmarks. Die roten Pfeile markieren die diffuse Signalanhebung des dorsalen Zervikalmarks. Der rote Strich auf Höhe HWK5 zeigt die Höhe der transversalen Darstellung in b an. **b** Deutliche Signalsteigerung der Hinterstränge (Fasciculus gracilis et cuneatus), markiert durch die roten Pfeile. [T534]

8.6 Störungen der Blut-Hirn-Schranke – Endotheliopathien

Bei einigen Enzephalopathien spielen die Störung der Blut-Hirn-Schranke und der damit verbundene Übertritt von intravasaler Flüssigkeit (vasogenes Ödem), von inflammatorisch und toxisch wirkenden systemischen Prozessen eine herausragende ätiopathogenetische Rolle. In der „Endstrecke" einer hypertensiven Krise (➤ Kap. 8.6.1), einer Eklampsie oder einer Sepsis kann es gleichermaßen über eine Endothelschädigung zur fokalen Ödembildung kommen, die sich häufig als „posteriores reversibles Leukenzephalopathie-Syndrom" (PRES) zeigt (➤ Kap. 8.6.3).

8.6.1 Hypertensive Enzephalopathie

Akute exzessive Blutdruckanstiege führen dazu, dass die Autoregulation der Hirngefäße und die Funktion des Endothels bzw. der Blut-Hirn-Schranke zusammenbrechen. Es entwickelt sich ein vor allem vasogenes Hirnödem mit petechialen Blutungen vorwiegend im Parietal- und Okzipitallappen.

Klinik und Diagnostik

Möglich sind Kopfschmerzen, Übelkeit, Erbrechen, Sehstörungen, Bewusstseinsstörungen, generalisierte oder fokale Krampfanfälle, Hemiparesen, Aphasien und Hemianopsien. Am Augenhintergrund können Netzhautexsudate und -blutungen sowie ein Papillenödem beobachtet werden.

In leichten Fällen sind CT und MRT meist unauffällig, bei ausgeprägten Formen lassen sich ausgedehnte symmetrische Marklagerveränderungen vorwiegend im Okzipital- und Parietallappen nachweisen. Es können aber auch andere Hirnregionen – selten auch das Rückenmark – betroffen sein. Die Läsionen sind nach rechtzeitiger Kontrolle der Hypertonie vollständig oder teilweise reversibel und entsprechen dem Läsionsmuster des PRES (➤ Kap. 8.6.3). Bei der Liquordiagnostik sind Eröffnungsdruck und Proteingehalt (bis ca. 100 mg/dL) oft erhöht.

Therapie

Der arterielle Mitteldruck wird um etwa 25 % gesenkt und der diastolische Druck auf Werte um ca. 100 mm Hg eingestellt.

8.6.2 Eklampsie

Die Eklampsie mit ihren Leitsymptomen Hypertonie, Proteinurie, Ödeme und tonisch-klonische Krampfanfälle tritt vor allem im letzten Drittel der Schwangerschaft oder kurz nach der Geburt auf. Die pathophysiologischen Veränderungen und Symptome im Rahmen der Hochdruckkrisen sind die gleichen wie bei der hypertensiven Krise.

Studentische Sicht

ABB. 8.4

8.6 Störungen der Blut-Hirn-Schranke – Endotheliopathien

8.6.1 Hypertensive Enzephalopathie

Eine arterielle Hypertonie kann zu einem vasogenen Hirnödem mit petechialen Blutungen führen.

Klinik:
- Kopfschmerzen
- Übelkeit, Erbrechen
- generalisierte oder fokale epileptische Anfälle
- Hemiparese, Aphasie, Hemianopsie
- Augenhintergrund: Netzhautexsudate und -blutungen, Papillenödem

Diagnostik:
- Bildgebung: symmetrische Marklagerveränderungen vorwiegend im Parietal- und Okzipitallappen
- Liquoruntersuchung: erhöhter Liquorproteingehalt und -eröffnungsdruck

Therapie: Senkung des arteriellen Mitteldrucks, Einstellung des diastolischen Drucks

8.6.2 Eklampsie

Eine Eklampsie kann zu den gleichen zerebralen Veränderungen und Symptomen führen wie die hypertensive Krise.

8.6.3 Posteriores reversibles Leukenzephalopathiesyndrom (PRES)

Das PRES ist die gemeinsame Endstrecke einer Schädigung der Blut-Hirn-Schranke durch verschiedene systemische Prozesse (Hypertonie, Eklampsie, Sepsis, medikamentös-toxisch) → fokale, vasogene Ödembildung (symmetrische Marklagerveränderungen vorwiegend im Okzipital- und Parietallappen).
Irreversibler und letaler Verlauf sind möglich.

ABB. 8.5

8.6.3 Posteriores reversibles Leukenzephalopathiesyndrom (PRES)

Dieses Syndrom wurde erstmals 1996 im Zusammenhang mit hypertensiver Enzephalopathie bzw. Eklampsie beschrieben, da sich MR-tomografisch symmetrische Marklagerveränderungen vorwiegend im Okzipital- und Parietallappen nachweisen ließen. Mittlerweile wurde es auch bei anderen Konstellationen wie der Therapie mit Ciclosporin (➤ Abb. 8.5) oder Tacrolimus oder bei Sepsis beobachtet. Galten die Läsionen entsprechend der Namensgebung anfangs als stets reversibel sowie ausschließlich in der weißen Substanz („Leuk-") und posterior lokalisiert, zeigte sich zunehmend, dass auch irreversible maligne Verläufe und andere Lokalisationen auftreten können. Wenn nämlich in der Entwicklung des PRES ein „point of no return" der dominoartig voranschreitenden Störung der Blut-Hirn-Schranke überschritten ist, kann es zu massiven Hirnödemen mit tödlichem Verlauf kommen.

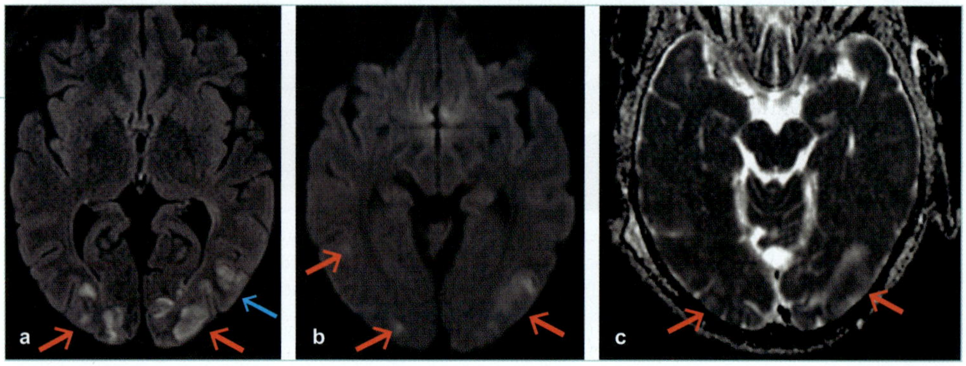

Abb. 8.5 Posteriores reversibles Leukenzephalopathiesyndrom (PRES) in der MRT bei Lupus erythematodes unter Immunsuppression mit Ciclosporin. **a** Auf der T2-gewichteten MRT-Aufnahme mit Unterdrückung des Liquorsignals sind biokzipitale Signalsteigerungen (rote Pfeile) zu erkennen, die insbesondere linkshemisphärisch über das Territorium der linken A. cerebri posterior hinausgehen (blauer Pfeil). **b** In den Diffusionswichtungen zeigen sich die entsprechenden Läsionen ebenfalls signalangehoben (rote Pfeile). **c** In den ADC-Sequenzen sind die Läsionen ebenfalls signalangehoben (rote Pfeile), was für ein vasogenes Ödem spricht. [T534]

8.7 Akute intermittierende Porphyrie

Porphyrien liegt ein erblich bedingter Stoffwechseldefekt der Hämbiosynthese zugrunde → Anhäufung von Porphyrinen, dies auch attackenweise nach exogener Triggerung (z. B. durch Medikamente)

Klinik:

- typische Symptomtrias: abdominelle Beschwerden, Enzephalopathie, kardiologische Symptome
- außerdem: schwere, rasch progrediente, motorisch akzentuierte Polyneuropathie

Diagnostik: δ-Aminolävulinsäure und Porphobilinogen im Serum erhöht, Dunkelfärbung des Urins durch Porphyrine

8.7 Akute intermittierende Porphyrie

Bei den Porphyrien liegt eine erbliche Stoffwechselstörung der Hämbiosynthese in der Leber bzw. den Erythrozyten vor mit einer Anhäufung von Porphyrinen oder ihrer Vorstufen und deren vermehrter Ausscheidung. Bei der autosomal-dominant vererbten Form der „akuten intermittierenden Porphyrie" kommt es oft durch exogene Auslöser (z. B. Medikamente) zu den Attacken.

Klinik

Die Trias aus abdominellen Schmerzen, kardiologischen und enzephalopathischen Symptomen sollte an eine Porphyrie denken lassen. Das klinische Bild ist allerdings vielgestaltig und die Diagnose klinisch schwierig zu stellen:

- abdominelle Symptome: z. B. kolikartige Schmerzen, Darmmotilitätsstörungen (Erbrechen, Obstipation, auch Diarrhö)
- Enzephalopathie: Adynamie, Verwirrtheit, Kopfschmerzen, Krampfanfälle
- schwere, rasch progrediente motorisch akzentuierte axonale Polyneuropathie

Die chilenische Schriftstellerin Isabel Allende hat in ihrem Roman „Paula" den tödlichen enzephalopathischen Verlauf mit Koma einer akuten Porphyrie bei ihrer Tochter beschrieben.

Diagnostik

Eine dunkelrote bis schwärzliche Verfärbung des Urins im Licht kann ein wichtiger Hinweis auf eine Porphyrie sein (➤ Abb. 8.6). Die akute Porphyrie wird anhand der exzessiv erhöhten Porphyrinvorläufer δ-Aminolävulinsäure und Porphobilinogen im Serum sowie der Erhöhung von Porphyrinen im Urin diagnostiziert.

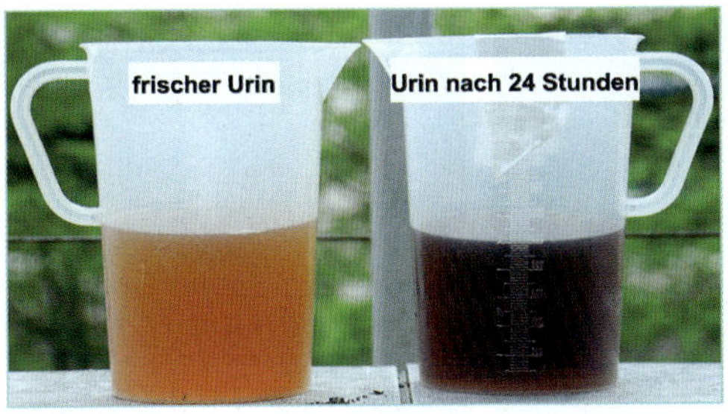

Abb. 8.6 Urin eines Patienten mit akuter intermittierender Porphyrie frisch und nach 24 Stunden Tageslicht. Aufgrund rasch aufsteigender peripherer Lähmungen war zunächst an ein Guillain-Barré-Syndrom gedacht worden. In der Vorgeschichte war jedoch 3 Wochen zuvor wegen abdomineller Beschwerden eine – ergebnislose – explorative Laparotomie durchgeführt worden. Mit diesem Hinweis und dem Urinbefund konnte die korrekte Diagnose gestellt werden. [R261]

Therapie

Alle porphyrinogenen Medikamente werden abgesetzt und durch „porphyriekompatible“ ersetzt. Zur Suppression der Hämsynthese werden Glukose und Hämarginat i. v. gegeben. Symptomatisch werden Schmerzen mit Azetylsalizylsäure oder Opioiden behandelt und eine Hypertonie bzw. Tachykardie mit Propranolol. Bei Unruhe oder Erbrechen ist Chlorpromazin oder Chloraldehyd indiziert, Krampfanfälle werden mit Magnesium, Gabapentin oder Levetiracetam therapiert.

Therapie: Absetzen porphyrinogener Medikamente. Drosselung der Hämsynthese mit Glukose und Hämarginat

8.8 Andere Enzephalopathien

8.8.1 Kortison-Enzephalopathie

Beim Hyperkortisolismus durch ein Hypophysenadenom oder auch unter einer Therapie mit Kortikosteroiden sind psychopathologische Störungen wie Konzentrations- und Merkfähigkeitsstörungen, Reizbarkeit, emotionale Labilität, Depressivität und Psychosen möglich.

Ziel der Therapie ist es, den Hyperkortisolismus zu behandeln bzw. die Indikation der Kortikosteroide zu überprüfen oder ihre Dosis zu reduzieren.

8.8 Andere Enzephalopathien

8.8.1 Kortison-Enzephalopathie

Hyperkortisolismus kann zu psychopathologischen Störungen führen → ursächliche Behandlung/Überprüfung des Kortison-Therapieregimes

8.8.2 Hypoxisch-ischämische Enzephalopathie nach kardiopulmonaler Reanimation

Im Zuge einer kardiopulmonalen Reanimation ist eine globale zerebrale Hypoxie häufig. Aus ihr entwickelt sich eine (post-)hypoxische Enzephalopathie. Pathophysiologisch kommt es zu unterschiedlichen Schädigungskaskaden der Hypoxie: ATP-Depletion, intrazelluläre Kalziumüberladung, Ausschüttung exzitatorischer Neurotransmitter mit weiterer Energiedepletion, Bildung freier Radikale, endotheliale Dysfunktion, Ausschüttung vasokonstriktorischer Substanzen mit Ischämieausbreitung, intrazellulärer laktatinduzierter Hydrops („zytotoxisches Ödem“) mit mikrovaskulärer Kompression, inflammatorische Vorgänge und Apoptose.

8.8.2 Hypoxisch-ischämische Enzephalopathie nach kardiopulmonaler Reanimation

Bei einer kardiopulmonalen Reanimation kann eine zerebrale Hypoxie eine Hirnschädigung verursachen.

Klinik

Bei schwerer Ausprägung finden sich neben einem Koma spastische Tonuserhöhungen mit positiven Pyramidenbahnzeichen, Beuge- und Strecksynergismen, vegetative Entgleisungen mit Tachykardie, arterieller Hypertonie und Hyperthermie sowie fokale oder generalisierte Myoklonien und tonisch-klonische Anfälle.

Klinik:
- Koma
- spastische Tonuserhöhungen, Pyramidenbahnzeichen
- Beuge- und Strecksynergismen
- vegetative Entgleisungen
- fokale und generalisierte Myoklonien und epileptische Anfälle

Diagnostik

In der CT oder MRT (➤ Abb. 8.7) zeigen sich in schweren Fällen die meist raumfordernde hypoxisch-ischämische Hirnschwellung, die Auflösung der Mark-Rinden-Abgrenzung, Hypodensitäten der Stammganglien und Ischämien der Grenzzonen.

Diagnostik: in CT und MRT raumforderndes, hypoxisch-ischämisches Hirnödem, Auflösung der Mark-Rinden-Abgrenzung, Hypodensitäten der Stammganglien und Ischämien der Grenzzonen

Therapie und Prognose

Wird so schnell wie möglich eine physikalische Neuroprotektion durch Hypothermie bzw. Vermeidung von Fieber (Targeted Temperature Management, TTM) begonnen, bessert das die Prognose.

Als treffsichere Vorhersage einer schlechten Prognose gilt die Zusammenschau von 5 Befunden:
- fehlende Pupillen- oder Kornealreflexe
- flaches oder rhythmisch verändertes EEG
- fehlende kortikale Potenziale im Medianus-SEP
- erhöhte Werte von biochemischen Markern des Hirnzelluntergangs wie neuronenspezifische Enolase (NSE) oder Neurofilament-Leichtketten (NFL)
- Zeichen der Hypoxie in der CT oder MRT

Sind 3 oder mehr dieser Negativ-Prädiktoren vorhanden, ist ein Wiedererwachen ausgeschlossen und die Prognose als „infaust“ zu betrachten.

Therapie: Neuroprotektion durch Targeted Temperature Management (TTM) mit Vermeidung von Fieber und ggf. milder Hypothermie
Negative Prognosefaktoren: fehlende Pupillen- oder Kornealreflexe, flaches oder rhythmisch verändertes EEG, fehlende kortikale Potenziale im Medianus-SEP, erhöhte Werte von biochemischen Markern des Hirnzelluntergangs (z. B. neuronenspezifische Enolase [NSE] oder Neurofilament-Leichtketten [NFL]), Zeichen der Hypoxie in der CT oder MRT

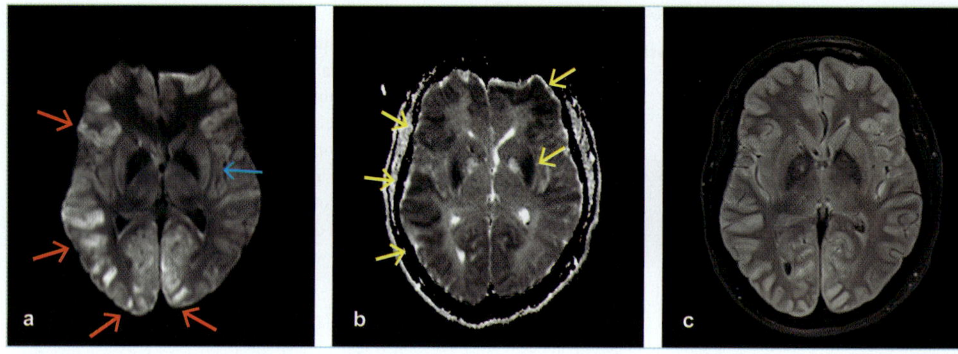

Abb. 8.7 **Hypoxisch-ischämische Enzephalopathie** nach prolongierter kardiopulmonaler Reanimation. **a** In der diffusionsgewichteten MRT ist die Schädigung besonders hypoxieempfindlicher Strukturen zu erkennen: Kortex (rote Pfeile) und Stammganglien (Putamen, Nucleus caudatus, blauer Pfeil). **b** Die ADC-Sequenz ist in den entsprechenden Strukturen signalabgesenkt (gelbe Pfeile), was auf eine zytotoxische Schädigung hinweist. **c** In der T2-gewichteten MRT ist das Schädigungsmuster anhand entsprechender Signalerhöhung ebenfalls zu erkennen. [T534]

8.8.3 Septische Enzephalopathie
Entzündungsmediatoren sowie Stoffwechsel- und Neurotransmitterstörungen schädigen bei einer Sepsis das ZNS.

8.8.3 Septische Enzephalopathie

Die septische Enzephalopathie ist die häufigste Enzephalopathie auf Intensivstationen. Je nach weiter oder enger Definition von „Sepsis" und je nach Phase einer systemischen Infektions- und/oder Entzündungserkrankung (SIRS, Sepsis, schwere Sepsis, Schock) findet man eine Beteiligung des Gehirns im Sinne einer Enzephalopathie bei 25–70 % der Erkrankten. Die differenzialdiagnostische Zuordnung ist wegen mehrerer potenziell „enzephalopathischer" Konstellationen der Multiorgandysfunktion schwierig. Ätiologisch wird eine multifaktorielle „Neurotoxizität" durch Entzündungsmediatoren und Stoffwechsel- und Transmitterstörungen angeschuldigt.

Klinik: Bewusstseinsstörung, epileptische Anfälle, Myoklonien, evtl. Spastik und Rigor

Klinik

Die septische Enzephalopathie kann als Initialsymptom der Sepsis auftreten und besteht aus Bewusstseinsstörungen, epileptischen Anfällen, Myoklonien und evtl. Spastik und Rigor.

Diagnostik: Ausschlussdiagnose! Wichtige DD (Meningoenzephalitis, metabolische Enzephalopathien) müssen eruiert werden.

Diagnostik

Die Diagnose wird vor allem durch Ausschluss konkurrierender Störungen der Gehirnfunktion bei Sepsis etwa durch eine Meningoenzephalitis oder andere metabolische Enzephalopathien im Rahmen des Multiorganversagens (z. B. hepatisch, hypoxisch, urämisch) gestellt. Entsprechend kommen bildgebende Verfahren (MRT, CCT), neurophysiologische Verfahren (EEG, SEP) und die Liquordiagnostik zum Einsatz.

Therapie: Therapie der Sepsis

Therapie und Prognose

Eine spezifische Therapie existiert nicht; im Vordergrund steht die Beherrschung der Sepsis und der Multiorgankomplikationen. Eine septische Enzephalopathie ist mit einer Erhöhung der Sterblichkeit des septischen Multiorganversagens auf ca. 50 % verbunden. Die Enzephalopathie selbst ist in schweren Fällen nach erfolgreicher Behandlung potenziell reversibel.

8.9 Mitochondriopathien

Mitochondriopathien sind erbliche Erkrankungen mit Defekten mitochondrialer Enzyme (➤ Tab. 8.5).

8.9 Mitochondriopathien

Die erblichen Erkrankungen der Mitochondrien beeinträchtigen die Energiegewinnung vor allem in energetisch hochaktiven Organen wie dem Gehirn, dem visuellen und akustischen System und dem Skelett- und Herzmuskel. Die Diagnose kann durch eine Muskelbiopsie gesichert werden, bei der sich bereits lichtmikroskopisch typische „ragged-red" Muskelfasern zeigen. Kausale Therapien sind bislang nicht bekannt. Am Energiestoffwechsel der Mitochondrien sind mehr als 50 Enzyme beteiligt, die wiederum jeweils aus bis zu 40 Proteinen bestehen. Daher und wegen der unterschiedlichen Organspezifität einzelner mitochondrialer Enzyme kommt es bei den Mitochondriopathien zu sehr vielgestaltigen Syndromen (➤ Tab. 8.5, ➤ Abb. 8.8).

Tab. 8.5 Unterschiedliche Mitochondriopathien.

Mitochondriopathie	Manifestation	Symptome
chronisch progrediente externe Ophthalmoplegie (CPEO)	15–40 Jahre	Lähmungen der äußeren Augenmuskeln
Kearns-Sayre-Syndrom	ca. 10. Lebensjahr	wie CPEO + degenerative Netzhautschädigung + Kardiomyopathie mit Reizleitungsstörungen
Leber'sche hereditäre Optikusneuroretinopathie (LHON)	überwiegend Männer; 15–35 Jahre	Netzhaut- und Sehnervschädigung mit Sehverlust
Myklonus-Epilepsie mit „ragged red fibres" (MERRF)	5–30 Jahre	Epilepsie, schwere fortschreitende Demenz, Muskelparesen
MELAS-Syndrom (= mitochondriale Enzephalomyopathie, Laktatazidose und schlaganfallähnliche Episoden; ➤ Abb. 8.1)	5–15 Jahre	sehr variable Ausprägung: Kleinwuchs, Hypakusis, Migräne, Diabetes mellitus, schlaganfallähnliche Ereignisse im jungen und mittleren Erwachsenenalter
Leigh-Syndrom (subakute nekrotisierende Enzephalomyopathie)	1–2 Jahre	psychomotorische Entwicklungsverzögerung, allgemeine Muskelschwäche, Ataxie, Augenbewegungs- und Schluckstörungen, Verschlechterung nach Infekten

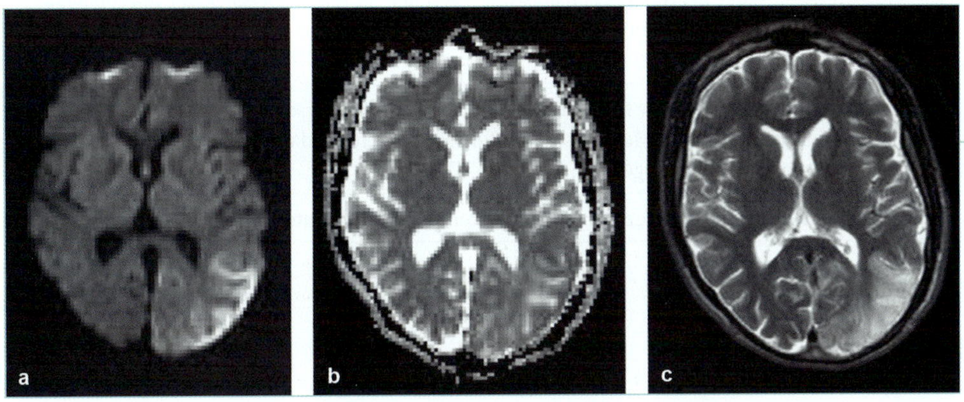

Abb. 8.8 MELAS-Syndrom in der MRT bei einem 32-jährigen Mann mit subakuter Hemianopsie nach rechts und einer Aphasie (**a** = Diffusionswichtung, **b** = ADC-Map, **c** = T2-Wichtung). Auffallend ist eine Diffusionsstörung (a), die sowohl das Territorium der A. cerebri posterior als auch Teile des Territoriums der A. cerebri media betrifft. Zudem findet sich anders als bei einem Hirninfarkt in der ADC-Map eine Signalanhebung (b). Bei dem Patienten bestehen zudem seit Jahren eine Schwerhörigkeit, eine Minderbegabung und eine Migräne mit Aura. [R261]

ABB. 8.8

8.10 Leukodystrophien

Bei Leukodystrophien verursachen genetische Defekte des Myelinstoffwechsels Entmarkungen im peripheren und zentralen Nervensystem. Manifest werden die Erkrankungen meist schon in der Kindheit, gelegentlich aber auch erst im Erwachsenenalter. Die Prävalenz beträgt etwa 1:15.000 Einwohner. Am häufigsten ist die Adrenoleukodystrophie, gefolgt von der metachromatischen Leukodystrophie.

8.10 Leukodystrophien

Leukodystrophien führen durch genetische Defekte des Myelinstoffwechsels zu Entmarkungen des Nervensystems.

8.10.1 Adrenoleukodystrophie

Bei der meist im Kindesalter auftretenden X-chromosomal-rezessiv vererbten Adrenoleukodystrophie ist der Abbau überlangkettiger Fettsäuren („very long chain fatty acids" = VLCFA) gestört, wodurch es zu einer vermehrten „neurotoxischen" Ablagerung von Myelin kommt.

8.10.1 Adrenoleukodystrophie

X-chromosomal-rezessiv vererbte Erkrankung mit gestörtem Abbau von überlangkettigen Fettsäuren (VLCFA) → diese wirken neurotoxisch und sind im Serum nachweisbar.

Klinik und Diagnostik

Bei erkrankten Jungen entwickelt sich eine Demenz. Mädchen können als Konduktorinnen leichte Symptome zeigen. Ist das Rückenmark beteiligt (Adrenomyeloleukodystrophie), können die Symptome auch erst im Erwachsenenalter auftreten. Labordiagnostisch findet man im Serum eine Erhöhung der überlangkettigen Fettsäuren.

Klinik: Demenz. Mädchen können als Konduktorinnen leichte Symptome zeigen.

Studentische Sicht

Therapie: symptomatisch (z. B. spasmolytisch)

8.10.2 Metachromatische Leukodystrophien (Sulfatidose)

Defekte im Abbau von Sulfatiden, autosomal-rezessiv vererbt
Klinik: ataktische Gangstörung, Dysarthrie, kognitiver Abbau, spastische und periphere Paresen

Therapie

Prioritär sind symptomatische Therapien z. B. der Spastik. Umstritten ist die Gabe von „Lorenzos Öl", einer Mischung aus Oleinsäure und Erukasäure. Es wird diskutiert, dass die Zufuhr dieser langkettigen, einfach ungesättigten Fettsäuren die enzymatische Produktion überlangkettiger Fettsäuren hemmt. Der Vater des an X-ALD betroffenen Lorenzo hatte zusammen mit einem Mediziner diese Therapie propagiert. Die Geschichte wurde 1992 im oscarnominierten Film „Lorenzos Oil" behandelt.

8.10.2 Metachromatische Leukodystrophien (Sulfatidose)

Aufgrund eines autosomal-rezessiv vererbten Mangels an Arylsulfatase-A ist der Abbau von Sulfatiden gestört. Diese lagern sich im peripheren und zentralen Nervensystem ab. Die Erkrankung wird durch den Nachweis des Arylsulfatase-A-Mangels in Leukozyten diagnostiziert. Es gibt unterschiedliche Subtypen der Erkrankung mit Symptommanifestation meist im frühen und späteren Kindesalter, aber auch im Jugend- und Erwachsenenalter. Zunächst kommt es zu ataktischen Gangstörungen, Dysarthrie, kognitivem Abbau sowie spastischen und peripheren Paresen.

ÜBUNGSFRAGEN ZUM WISSENS-CHECK

1. Wie definiert sich der Begriff „Enzephalopathie"? Nennen Sie jeweils Beispiele für Enzephalopathie-Ursachen mit überwiegend diffuser Hirnfunktionsstörung und solchen mit zusätzlicher fokaler Akzentuierung.
2. Bei den Enzephalopathien, die bei Nierenerkrankungen oder Dialyse auftreten, lassen sich unterschiedliche Typen und Mechanismen definieren. Welche sind das und wie kann man sie behandeln bzw. ihnen vorbeugen?
3. Welche Krankheitsbilder werden unter den „Alkoholfolgekrankheiten" zusammengefasst?

KAPITEL

9 Bewegungsstörungen

Rüdiger Hilker-Roggendorf

Man kann ihn sich gut vorstellen – den alten Mann, der langsamen und unsicheren Schrittes auf eine Parkbank zutrippelt. Er wirkt steif und beim Versuch, sich hinzusetzen, kann er sich kaum drehen. Kaum ist er im Sitzen zur Ruhe gekommen, fangen seine Hände an zu zittern. Durch die zunehmende Lebenserwartung wird die Parkinson-Krankheit immer häufiger und entsprechend gerne vom IMPP gefragt! Beachte aber, dass Bewegungsstörungen auch bei anderen Erkrankungen vorkommen. Wen es interessiert, kann in dem Film „Vincent will Meer“ Florian David Fitz in der Rolle eines Mannes mit einem Tourette-Syndrom und dessen schweren Alltag sehen.

9.1 Anatomie und Physiologie

9.1.1 Basalganglien

Die Basalganglien sind in der Tiefe des Gehirns liegende, untereinander verbundene Nervenzellkomplexe, deren wesentliche Aufgabe die automatische (unbewusste) Feinabstimmung willkürlicher und unwillkürlicher Bewegungen ist. Neben der Gestaltung von Bewegungsamplitude und Bewegungsgeschwindigkeit sind sie von Bedeutung für die Unterdrückung ungewollter Bewegungen und für die Modulation und Dosierung der tonischen (posturalen) Halteaktivität des Körperstamms während Willküraktivitäten der Extremitäten.

9.1 Anatomie und Physiologie

9.1.1 Basalganglien

Die Basalganglien sind ein subkortikales neuronales System, das für eine unbewusste Feinabstimmung von Bewegungsabläufen und der Körperhaltung sorgt.

MERKE Die Basalganglien bestehen anatomisch aus dem Corpus striatum (Putamen und Nucleus caudatus) und dem Globus pallidus. Wegen ihrer intensiven funktionellen Verbindungen werden heute aber auch der Nucleus subthalamicus, die Substantia nigra und motorische Kerngebiete des Thalamus hinzugerechnet.

Faserverbindungen: Sie lassen sich anhand von Anatomie und Funktion in *4 Schleifen* einteilen (➢ Abb. 9.1). Diese entspringen im Kortex, durchqueren Basalganglien und Thalamus und enden im Kortex, von wo aus dann vorabgestimmte Bewegungen initiiert werden.

Faserverbindungen

Die Faserverbindungen der Basalganglien bestehen aus mehreren funktionellen Subsystemen, die der Regulation der quergestreiften Skelettmuskulatur, der Kontrolle der äußeren Augenmuskeln, assoziativer Funktionen und limbischer Funktionen dienen. Anatomisch und funktionell finden sich **4 Schleifen,** die eine kortikale Ebene, zwei Basalganglien-Ebenen und eine thalamische Ebene erkennen lassen. Man kann davon ausgehen, dass alle 4 Schleifen ihren Ausgangspunkt in Hirnrindenarealen haben, Basalganglienkerne und den Thalamus passieren und letztlich wieder den Kortex erreichen, um von dort eine u. a. mit den Afferenzen aus der Körperperipherie abgestimmte Bewegung auszulösen (➢ Abb. 9.1).

ABB. 9.1

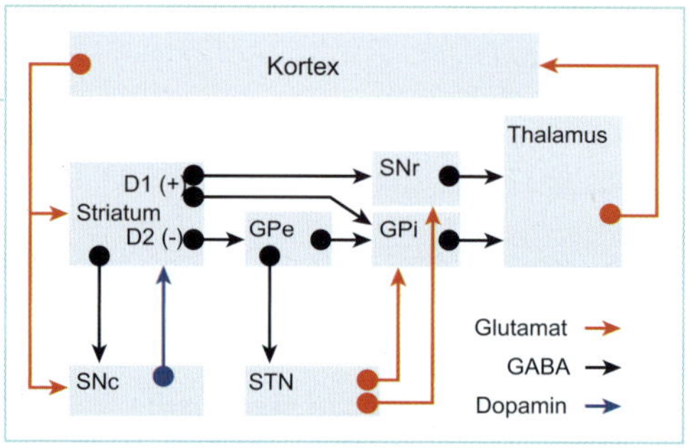

Abb. 9.1 Netzwerk der motorischen Basalganglienschleife; D1 = Dopaminrezeptor Typ 1; D2 = Dopaminrezeptor Typ 2; GABA = Gammaaminobuttersäure; GPe = Globus pallidus externus; GPi = Globus pallidus internus; SNc = Substantia nigra pars compacta; SNr = Substantia nigra pars reticularis; STN = Nucleus subthalamicus. [L126]

Erkrankungen der **motorischen Schleife** führen zu Bewegungsstörungen. Bekannt sind eine direkte und eine indirekte Schleife („Umweg" über den Nucleus subthalamicus).

Motorische Schleife Die motorischen Störungen, die bei den Basalganglienerkrankungen auftreten, gehen vorwiegend auf eine Funktionsstörung innerhalb der motorischen Schleife zurück. Ausgangspunkt sind hier die prä- und postzentralen sensomotorischen Rindenfelder, die zunächst synaptische Kontakte mit putaminalen Neuronen eingehen. Vom Putamen ausgehend sind dann eine direkte und eine indirekte Schleife zu unterscheiden (➢ Abb. 9.1):

- **Direkte Schleife:** Die neuronale Aktivität im Putamen wird direkt zum Globus pallidus internus und zur Pars reticularis der Substantia nigra weitergegeben.
- **Indirekte Schleife:** Die Aktivität des Putamens wird zunächst an das äußere Segment des Globus pallidus weitergeleitet, führt dann zu einer Aktivitätsveränderung im Nucleus subthalamicus, die schließlich auch das interne Segment des Globus pallidus und die Pars reticularis der Substantia nigra erreicht.

Sowohl die direkte als auch die indirekte motorische Schleife beeinflussen die Aktivität verschiedener Thalamuskerne, die ihrerseits die Modulation kortikaler neuronaler Aktivitäten übernehmen. Über einen Nebenweg modifiziert die neuronale Aktivität des Nucleus subthalamicus direkt auch die Aktivität des Nucleus pedunculopontinus im oberen Hirnstamm, der in der Lage ist, ohne Rückführung der modifizierten Aktivität verschiedene Hirnstammkerne und das Rückenmark direkt zu erregen.

Als **Neurotransmitter** fungieren überwiegend die inhibitorische Gammaaminobuttersäure (GABA) und das exzitatorische Glutamat.

Neurotransmitter Bemerkenswert ist die Tatsache, dass die synaptischen Verbindungen im Wesentlichen inhibitorischer Natur sind und als Transmitter **Gammaaminobuttersäure (GABA)** benutzen. Ausnahme sind die kortikalen Verbindungen zum Striatum, die exzitatorisch mit **Glutamat** als Transmitter arbeiten.

Dopamin: Es entstammt der Substantia nigra und wirkt vor allem inhibitorisch. Beim Parkinson-Syndrom spielt es eine entscheidende Rolle: Aufgrund von Neurodegeneration kommt es zum Dopaminmangel, sodass das Striatum weniger und kortikale Neurone stärker gehemmt werden → Akinese (➢ Abb. 9.2).

Dopamin

Für das Verständnis der gestörten Motorik bei Parkinson-Syndromen ist der Transmitter Dopamin besonders wichtig. Dopamin wird aus den im Striatum endenden Efferenzen der *Substantia nigra* (Pars compacta) freigesetzt und wirkt vorwiegend inhibitorisch. Diese Wirkung wird über D1- und D2-Rezeptoren vermittelt. Wenn die Zellen der Pars compacta bei Patienten mit Parkinson-Syndrom degenerieren, fällt die hemmende Wirkung des Dopamins weg, d. h., die striatalen Neurone sind stärker aktiv. Letztlich werden kortikale Output-Neurone dadurch weniger stark aktiviert. Insbesondere das Symptom Akinese ist auf dem Boden dieser neuronalen Funktionsstörung gut zu erklären (➢ Abb. 9.2).

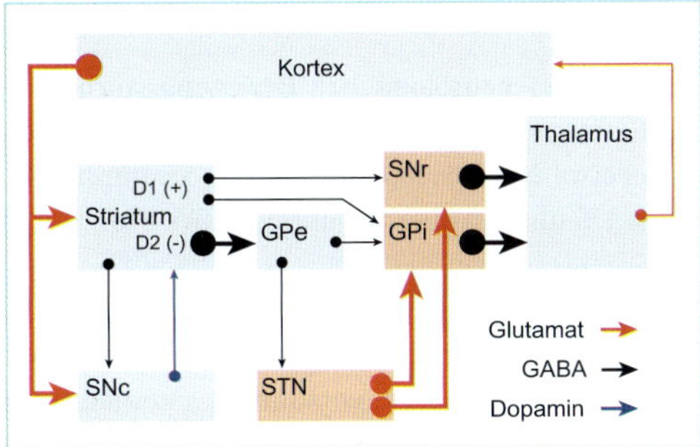

Abb. 9.2 **Pathophysiologie der Akinese** bei Parkinson-Syndromen; fett gedruckte Pfeile symbolisieren Überaktivität, dünn gedruckte Pfeile Aktivitätsminderung; D1 = Dopaminrezeptor Typ 1; D2 = Dopaminrezeptor Typ 2; GABA = Gammaaminobuttersäure; GPe = Globus pallidus externus; GPi = Globus pallidus internus; SNc = Substantia nigra pars compacta; SNr = Substantia nigra pars reticularis; STN = Nucleus subthalamicus. [L126]

ABB. 9.2

9.1.2 Koordinatives System

Die Kontrolle des Zusammenspiels von Haltung und Bewegung gehört zu den wichtigsten Aufgaben des peripheren und zentralen Nervensystems. Dabei arbeiten *höhere motorische Zentren* (primärer sensomotorischer Kortex, motorische Assoziationsareale) mit *motorischen Systemen* in Hirnstamm und Rückenmark (Motoneuron, spinale Interneurone) zusammen. Letztere ermöglichen über spinale Reflexbögen und Automatismen eine unbewusste Kontrolle von Haltung und Bewegung. Die höheren Zentren modulieren diese als übergeordnete Instanzen und sorgen für den motorischen Antrieb sowie den Entwurf von Bewegungsprogrammen. Gleichzeitig bewerkstelligen das *Kleinhirn* mit seinen Verbindungen sowie die Basalganglien und der Thalamus eine parallel geschaltete Feinabstimmung der Stütz- und Zielmotorik. Sensible und sensorische Systeme liefern hierfür essenzielle Informationen aus der Körperperipherie. Den einfachen spinalen Reflexmechanismen sind dabei lange Funktionsschleifen übergeordnet, die die supraspinalen Zentren erreichen und so die Informationen aus dem propriozeptiven, vestibulären und visuellen System integrieren. Anatomisch sind hierfür die Hinterstrangbahnen im Rückenmark, das Gleichgewichtsorgan im Innenohr, der N. vestibulocochlearis sowie das visuelle System für die Leitung dieser Informationen in das ZNS entscheidend.

Das *Kleinhirn* übernimmt bei der Zusammenführung aller Parameter eine wesentliche Funktion:

- Die phylogenetisch älteren mittelständigen Kleinhirnstrukturen (Archicerebellum, Palaeocerebellum) empfangen vor allem visuelle, spinale und vestibuläre Signale und sind eng mit den motorischen Zentren in Hirnstamm und Rückenmark verbunden. Hier lokalisierte Schädigungen erzeugen daher vor allem Störungen der Stütz- und Haltemotorik (Gleichgewichtsstörungen).
- Die entwicklungsgeschichtlich jüngeren Kleinhirnhemisphären (Neocerebellum) sind vor allem mit der Hirnrinde verbunden und koordinieren die Zielmotorik und das Sprechen. Ihre Läsionen verursachen vor allem Störungen der Initialisierung von Bewegungen und Koordinationsstörungen der Extremitäten (z. B. Intentionstremor).

9.1.2 Koordinatives System

Die Koordination von Haltung und Bewegung ist komplex. Höhere kortikale Zentren müssen mit Hirnstamm und Rückenmark kooperieren, damit eine posturale Stabilität zustande kommt. Zusammengefasst sorgt der Kortex für den Bewegungsentwurf, der dann von Kleinhirn, Basalganglien und Thalamus moduliert wird. Zusätzliche Unterstützung kommt von den Sinnesorganen (Augen, Vestibularorgan) und der Propriozeption. Und auch untergeordnete spinale Reflexe gewährleisten die Haltestabilität. Die Integration all dieser Informationen erfolgt dann im Kleinhirn.

9.2 Hypokinetische Erkrankungen

Hypokinetische Bewegungsstörungen sind durch eine Verminderung der Spontan- und Willkürmotorik (Hypokinese) gekennzeichnet. Diese Minus-Symptomatik geht meist mit einer Erhöhung des Muskeltonus (Rigor) einher und erfüllt dann die Kriterien eines Parkinson-Syndroms.

9.2 Hypokinetische Erkrankungen

Bei den hypokinetischen Erkrankungen ist die Motorik reduziert.

9.2.1 Parkinson-Krankheit

Der Begriff **„Parkinson-Krankheit" (PK)** hat seit Kurzem den des idiopathischen Parkinson-Syndroms abgelöst, da Genmutationen gefunden wurden, die einen Teil der „idiopathischen" Erkrankungsfälle erklären. Zumindest diese sind damit nicht mehr idiopathisch. Ebenfalls synonym zu PK werden die Begriffe Morbus Parkinson oder typisches Parkinson-Syndrom verwendet. Letzteres wird den sog. atypischen Formen (Parkinson-Syndrome durch andere neurodegenerative Erkrankungen, ➤ Kap. 9.2.2 und folgende) oder den sekundären Formen (z. B. medikamentös indizierte Parkinson-Syndrome) gegenübergestellt. Wichtig ist die konzeptionelle Trennung zwischen „Parkinson-Syndrom" (klinisches Erscheinungsbild mit mehreren möglichen Ursachen) und „Parkinson-Krankheit" (biologische Entität und häufigste Ursache eines Parkinson-Syndroms).

9.2.1 Parkinson-Krankheit

Die Parkinson-Krankheit (früher idiopathisches Parkinson-Syndrom) ist eine neurodegenerative Erkrankung.

Studentische Sicht

Epidemiologie: Die Prävalenz der PK liegt bei ca. 200/100.000 Einwohner, mit zunehmender Inzidenz im höheren Lebensalter (über 60: 1%, über 80: 3 %).

Ursachen: nicht geklärt, mögliche Auslöser sind toxische Substanzen, entzündliche Prozesse, Apoptose, mitochondriale Störungen, Umwelteinflüsse oder genetische Faktoren; bekannt sind familiäre PK-Fälle mit Mutationen in den sog. PARK-Genen.

Neuropathologie: Untergang dopaminerger Neurone der mesenzephalen Substantia nigra, die zum Striatum projizieren. Histologisch finden sich sog. Lewy-Körperchen (u. a. aus α-Synuclein und Ubiquitin, ➤ Abb. 9.3). Anhand ihrer Ausbreitung definieren sich die sog. Braak-Stadien. Diese beschreiben ein „Aufsteigen" vom Bulbus olfactorius und dem Vaguskern über Hirnstamm bis in den Neokortex. Der hieraus resultierende Dopaminmangel erklärt die motorischen Symptome. Da auch andere Transmitter betroffen sind, treten „nichtmotorische" Symptome hinzu.

ABB. 9.3

Epidemiologie

Die PK ist die häufigste Erkrankung aus dem Formenkreis der neurologischen Bewegungsstörungen. Dabei kommt es zu einem langsam fortschreitenden Zelluntergang im Gehirn (Neurodegeneration). Die Prävalenz der PK liegt in westlichen Industrienationen bei etwa 200/100.000 Einwohnern. Sie nimmt mit dem Lebensalter zu und beträgt bei über 60-Jährigen etwa 1 % und bei über 80-Jährigen etwa 3 %.

Ursachen und Pathogenese

Mögliche Auslöser Die Ursachen des Zelluntergangs bei der PK sind bislang in den meisten Fällen nicht bekannt. Als Auslöser werden der Kontakt mit toxischen Substanzen, entzündliche Vorgänge im ZNS, der programmierte Zelltod, Störungen der mitochondrialen Energiegewinnung der Nervenzellen („oxidativer Stress"), Umwelteinflüsse, genetische Faktoren sowie eine Kombination dieser Mechanismen diskutiert.

Neurogenetik Insbesondere die Fortschritte in der neurogenetischen Forschung haben in den letzten Jahren zu einem wesentlich besseren Verständnis der Pathomechanismen der PK beigetragen. Durch die Entdeckung von Familien mit erblichem, auf umschriebenen Mutationen beruhendem Parkinson-Syndrom konnten wichtige molekularbiologische Prozesse der Krankheitsentstehung aufgedeckt werden. Diese familiären monogenen Krankheiten werden derzeit mit den Abkürzungen **PARK1–15** bezeichnet und können sowohl autosomal-rezessiven als auch autosomal-dominanten Erbgängen zugeordnet werden.

Neuropathologischer Befund Der wesentliche neuropathologische Befund bei der PK ist der Untergang der neuromelaninhaltigen *dopaminergen Neurone in der Substantia nigra* im Mittelhirn, die über ihre Axone zum Striatum projizieren (mesostriatales dopaminerges System). Histopathologisch sind in der Substantia nigra sowie anderen Hirnregionen die sog. **Lewy-Körperchen** (LK; engl. „Lewy bodies") als charakteristische intraneuronale Einschlusskörperchen zu finden (➤ Abb. 9.3). Sie wurden 1912 erstmals vom deutsch-jüdischen Neurologen Friedrich H. Lewy mit dem Entstehen der Parkinson-Krankheit in Verbindung gebracht. Sie enthalten abgelagerte und aggregierte Proteine, u. a. α-Synuclein und Ubiquitin. Dabei spielt der Mechanismus der sog. Fehlfaltung von intra- und extrazellulär aggregierten Proteinen eine pathogenetisch wichtige Rolle. Diese können sich über Zellkontakte hinweg langsam im Hirngewebe ausbreiten und so den neurodegenerativen Prozess unterhalten.

Der Frankfurter Neuroanatom Heiko Braak hat das Auftreten der LK im Lauf der Krankheit anhand von Hirnschnitten verstorbener Patienten analysiert und eine Stadieneinteilung der PK erstellt (sog. **Braak-Stadien**). Seine Theorie der Parkinson-Entstehung geht von einem unbekannten Pathogen aus, das über die Darmmukosa oder die Riechschleimhaut in der Nase aufgenommen wird und das ZNS über den N. vagus bzw. den N. olfactorius erreicht. Der pathogene Prozess führt – über viele Jahre – zur Bildung der LK, die sich über den Hirnstamm aufsteigend bis in die Großhirnrinde ausbreiten. Im Stadium III nach Braak sind schließlich auch das Mittelhirn und die Substantia nigra im oberen Hirnstamm betroffen. Erst dann treten die typischen motorischen Symptome der PK auf. Durch den Verlust funktionsfähiger dopaminerger Neurone kommt es in den Basalganglien zu einem *Mangel des Transmitters Dopamin,* der für viele der motorischen Parkinsonsymptome verantwortlich ist (➤ Kap. 9.1.1, ➤ Abb. 9.2).

Allerdings betrifft der Nervenzelluntergang schon in frühen Krankheitsstadien auch Neurone anderer Transmittersysteme, deren Schädigung die nichtmotorischen Parkinsonsymptome erklärt (u. a. frühe Verhaltensstörungen im Schlaf, abnehmender Geruchssinn, Depression, später kognitive Störungen) (➤ Tab. 9.1).

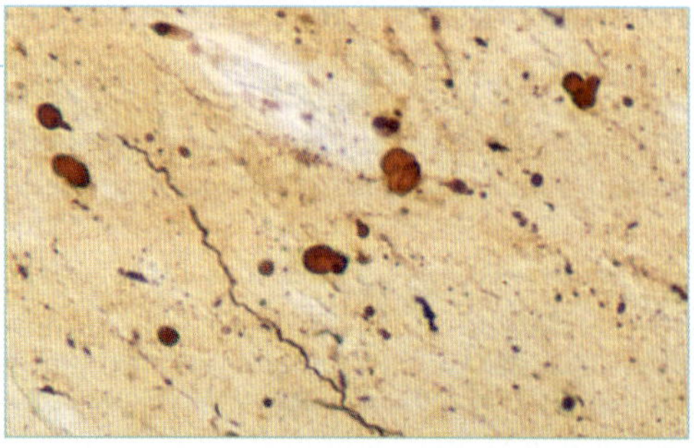

Abb. 9.3 Intrazelluläre Einschlusskörper (Lewy-Körperchen, LK) bei der PK. Die LK sind typische intraneuronale Proteinablagerungen in der Substantia nigra. Sie haben einen dichten eosinophilen Kern und einen blassen Halo. Unter anderem enthalten sie α-Synuklein, Ubiquitin und andere Proteinfilamente. [R261]

Tab. 9.1 Nichtmotorische Symptome der Parkinson-Krankheit (Beispiele).

Autonome Symptome	Kognitive Symptome	Psychiatrische Symptome
• Obstipation • Hyperhidrosis • Temperaturregulationsstörungen • Hypersalivation • Seborrhö • Kreislaufdysregulation (orthostatische Hypotonie) • Sexualfunktionsstörungen (z. B. erektile Dysfunktion, Libidoverminderung) • Schlafregulationsstörungen • Hyposmie bis Anosmie	• Verlangsamung der Denkabläufe (Bradyphrenie) • Störungen der Handlungsplanung und Strategiebildung (dysexekutives Syndrom) • Gedächtnis- und Orientierungsstörungen bis hin zur Demenz (80 % der Patienten nach 20-jährigem Krankheitsverlauf)	• Depression (> 50 %) • Störungen der Wahrnehmung (vor allem optische Halluzinationen) • Störungen der Denkinhalte (Parkinson-Psychose) • Störungen des Verhaltens (Impulskontrollstörungen): z. B. Spielsucht, Kaufsucht, Hypersexualität

WISSENSCHAFTSKOMPETENZ In der Praxis des niedergelassenen Neurologen stellt sich ein Parkinson-Patient vor, der kurz nach der Erstdiagnose eine Beratung sucht, ob seine Krankheit zu heilen oder zumindest aufzuhalten sei. Er habe gelesen, dass bei der Parkinson-Krankheit ein „infektiöses Eiweiß" eine Rolle spiele, das nach und nach das gesamte Gehirn befalle.
In dieser Situation ist die wissenschaftliche Kommunikationskompetenz des Arztes gefragt. Komplexe pathophysiologische Zusammenhänge sowie deren Relevanz für das Krankheitsgeschehen und die konkrete Therapie müssen zunächst selbst erarbeitet, bewertet und dann dem Patienten verständlich vermittelt werden. Dazu ist es wichtig, Primärliteratur zum Thema der „α-Synucleinopathien" und der „Prionen-Hypothese" der transzellulären Ausbreitung fehlgefalteter Proteine zu lesen. Als wichtigste Quelle steht dafür die medizinische Datenbank „PubMed" online zur Verfügung. Danach ist die Einordnung und Bewertung der vorhandenen Evidenz in Leitlinien der Deutschen Gesellschaft für Neurologie (DGN) hilfreich. Anhand dieser Informationen kann dem Patienten ein realistisches Bild der bisherigen Erkenntnisse und der aktuell erreichbaren Therapieziele vermittelt werden. Dem oben vorgestellten Patienten kann der Neurologe auch dadurch weiterhelfen, dass er dessen Vorstellung in einem spezialisierten Zentrum zur möglichen Teilnahme an klinischen Studien anbahnt.

Klinik

Motorische Kardinalsymptome eines Parkinson-Syndroms

Die motorischen Kardinalsymptome des Parkinson-Syndroms sind:

Brady- und Hypokinese Als Bradykinese wird eine Verlangsamung, als Hypokinese eine Amplitudenabnahme der spontanen Bewegungsabläufe des Patienten bezeichnet (bei maximaler Ausprägung: Akinese). Im Gesicht ist vor allem eine Verarmung der mimischen Ausdrucksbewegungen mit verminderter Lidschlagfrequenz auffällig **(Hypomimie).** Schnelle Wechselbewegungen der Hände sind verlangsamt (Bradydiadochokinese) und häufig unkoordiniert (Dysdiadochokinese). Bei der Handschrift fällt ein unleserliches und zum Ende der Zeile zunehmend verkleinertes Schriftbild auf **(Mikrografie).** Das typische Parkinson-Gangbild zeigt eine vornübergebeugte Haltung mit leichter Flexion der Unterarme im Ellenbogengelenk, die Amplitude des Armschwungs ist verringert, ebenso die Schrittlänge. Bei Körperwendungen werden mehrere kleine Zwischenschritte benötigt.

Rigor Diese Erhöhung des Muskeltonus äußert sich als Widerstand der Muskeln, wenn Extremitäten, Kopf oder Rumpf passiv bewegt werden. Der Rigor ist – im Gegensatz zur Spastik – nicht von der Beschleunigung der passiven Bewegung abhängig, sondern immer annähernd gleichartig ausgeprägt. Er kann besonders gut bei der gleichmäßigen Bewegung der Handgelenke erkannt werden. Häufig kommt es zu einem kurzfristigen, ruckartigen Nachlassen des Muskeltonus, was dem Ineinandergreifen von Zahnrädern gleicht und daher als **Zahnradphänomen** bezeichnet wird. Das Ausmaß des Rigors kann durch Willkürbewegungen der gegenseitigen Extremitäten (z. B. durch kontralateralen Faustschluss) gesteigert werden **(Froment-Manöver).** Der Patient nimmt den Rigor vor allem als Steifigkeitsgefühl und als Schmerzen aufgrund der erhöhten Muskelanspannung wahr.

Tremor (Zittern) Der typische Parkinson-Tremor ist ein einseitig betonter Ruhetremor von mittlerer Frequenz (ca. 4–7 Hz) und mittlerer Bewegungsamplitude. Dieser verstärkt sich häufig bei Ablenkung, z. B. bei gleichzeitiger Ausführung von Rechenaufgaben oder beim Gehen. Der Ruhetremor betrifft meist die Hände, seltener die Beine, den Kopf oder das Kinn **(„Rabbit-Phänomen").** Es handelt sich um einen sog. alternierenden Tremor, bei dem die abnorme Bewegung durch abwechselnde Aktivität antagonistischer Muskelgruppen erzeugt wird. Tritt der Tremor vor allem zwischen Daumen und Zeigefinger auf,

Studentische Sicht

TAB. 9.1

WISSENSCHAFTSKOMPETENZ

Klinik:
Motorische Kardinalsymptome:
- Brady- und Hypokinese
  - Verlangsamung und Amplitude ↓ von Bewegungen
  - Hypomimie
  - Mikrografie
- Rigor
  - Zahnradphänomen
  - Froment-Manöver
- Tremor
  - Mittelfrequenter Ruhetremor (ca. 4–7 Hz)
  - „Pillendrehertremor"
  - „Rabbit-Phänomen"
- posturale Instabilität
  - Stürze
  - Propulsion

Lerntipp: TRAP = **T**remor, **R**igor, **A**kinese, **p**osturale Instabilität

Lerntipp: Die Kardinalsymptome des Parkinson-Syndroms gehören zu den absolut essenziellen neurologischen Kenntnissen und bilden die Basis der Blickdiagnose Parkinson (und vieler mündlicher Prüfungen). Je nach Ausprägung unterscheidet man einen Rigor-Akinese-Typ, einen Tremordominanz-Typ oder einen Äquivalenz-Typ.

wird er anschaulich auch als **„Pillendrehertremor"** bezeichnet. Oft kommt es beim Vorhalten der Hände zu einer kurzen Blockade des Tremors, bevor er in gleicher oder höherer Frequenz als Haltetremor wieder auftritt. Einige Patienten leiden auch an einem Aktionstremor bei Zielbewegungen der oberen Extremitäten.

Posturale Instabilität (Haltungsinstabilität) Die Verminderung der Stellreflexe führt zu einer zunehmenden Fallneigung. In fortgeschrittenen Krankheitsstadien sind daher *Stürze* mit Verletzungen nicht selten. Je nach bevorzugter Sturzrichtung werden Propulsion (nach vorne), Retropulsion (nach hinten) und Lateropulsion (zur Seite) unterschieden.

MERKE

MERKE Die Kardinalmerkmale eines Parkinson-Syndroms sind **Bradykinese, Rigor, Ruhetremor** und **posturale Instabilität.** Die Kombination von Bradykinese mit Rigor oder Ruhetremor, oder mit beiden, reicht für die Diagnose eines Parkinson-Syndroms aus.

CAVE

CAVE Ein Tremor (➤ Kap. 9.4.3) ist auch Laien als typisches Parkinson-Symptom bekannt. Daher wird ein Tremor umgekehrt sehr häufig mit einem Parkinson-Verdacht verbunden. Zur Vermeidung von Fehlern ist aber zu bedenken, dass „Tremor" einerseits die häufigste Bewegungsstörung überhaupt darstellt und meist andere Gründe hat (z. B. verstärkter physiologischer Tremor, essenzieller Tremor u. a.) und dass andererseits das Fehlen eines Tremors ein Parkinson-Syndrom keineswegs ausschließt (z. B. hypokinetisch-rigider Typ der PK).

Nichtmotorische Symptome: Sie zeigen, dass mehrere Systeme betroffen sind (➤ Tab. 9.1).

Nichtmotorische Symptome

Die nichtmotorischen Symptome der PK sind außerordentlich vielfältig (➤ Tab. 9.1) und spiegeln die Tatsache wider, dass der Zelluntergang bei der PK viele verschiedene Funktions- und Transmittersysteme des Gehirns betrifft.

Verlauf: Im motorischen *Frühstadium* der PK sieht man einen einseitigen Beginn, z. B. mit Tremor oder Hypokinese nur einer oberen Extremität. Auch später persistiert dann eine asymmetrische Ausprägung. Nichtmotorische Frühsymptome sind Hyposmie, Depressionen, Schlafstörungen und Schulter-Arm-Schmerzen.

Im *Spätstadium* kommt es vor allem zu motorischen Fluktuationen mit phasenweiser Über- und Unterbeweglichkeit. Dies ist auf die zunehmende Neurodegeneration und die dopaminerge Medikation zurückzuführen. Das sog. L-DOPA-Langzeitsyndrom geht mit On-off-Phänomen (hyper- und hypokinetische Phasen) je nach Wirkspiegel der Dopaminmedikation einher. Im Verlauf der Erkrankung nehmen die nichtmotorischen Symptome, die Haltungsinstabilität und die Gangblockade (Freezing) zu.

Verlauf

Frühstadium Die PK beginnt meist einseitig (lateralisiert), z. B. mit dem Ruhetremor einer Hand oder dem verminderten Mitschwingen eines Arms beim Gehen, meist begleitet von einer leichten Verminderung der Mimik. Die **Asymmetrie** der motorischen Symptome mit einer vorwiegend betroffenen Körperseite bleibt über viele Jahre deutlich zu erkennen. Nichtmotorische Frühsymptome sind oft eine **Hyposmie**, eine depressive Verstimmung, Schlafstörungen oder rigorbedingte **Schulter-Arm-Schmerzen,** die zunächst differenzialdiagnostische Schwierigkeiten bereiten können. Im Krankheitsverlauf werden die motorischen Symptome deutlicher und je nach vorherrschendem Bild als Rigor-Akinese-Typ, Tremordominanz-Typ oder Äquivalenz-Typ klassifiziert. Bei Letzterem treten sämtliche Kardinalsymptome in annähernd gleich starker Ausprägung auf. Der Tremordominanz-Typ hat in der Regel eine günstigere Langzeitprognose.

Spätstadium Kennzeichnend für das Spätstadium der PK sind vor allem **motorische Fluktuationen.** Diese Zustände wechselnder Beweglichkeit sind einerseits durch die zunehmende Degeneration der dopaminergen Nervenzellen, andererseits durch die Einnahme dopaminerger Medikamente (vor allem L-DOPA) bedingt: Je mehr Zellen degenerieren, desto weniger Dopamin wird gespeichert und desto unregelmäßiger wird es freigesetzt. Die Beweglichkeit des Patienten ist dann vom Wirkspiegel der Medikamente in Blut und Gehirn abhängig, der bei der relativ kurzen Halbwertszeit der Medikamente schwankt. Das sog. **L-DOPA-Langzeitsyndrom** (Levodopa-Langzeitsyndrom) beschreibt dementsprechend Zeiten ausgeprägter Parkinson-Symptome (bei niedrigem Wirkspiegel, Off-Phasen), die sich rasch abwechseln mit Zeiten guter Beweglichkeit (bei ausreichendem Wirkspiegel, On-Phasen). In den On-Phasen sind häufig überschießende Antworten auf das Pharmakon mit choreatischen Überbewegungen *(Hyperkinesen)* der Extremitäten und des Rumpfes (sog. *dopaminerge Dyskinesien*) zu beobachten. Das L-DOPA-Langzeitsyndrom wird bei bis zu 50 % der Patienten mit PK beobachtet, die 5 Jahre oder länger kontinuierlich mit L-DOPA behandelt wurden. Zunächst kommt es zur sog. **End-of-dose-Akinese** – die Wirkung der L-DOPA-Einzeldosen lässt immer schneller nach *(Wearing-off)* – und später zu ausgeprägten On-off-Fluktuationen über den Tag, die zunehmend unvorhersehbar und unabhängig von der Medikamenteneinnahme auftreten können. Zusätzlich ist die fortgeschrittene PK durch eine Zunahme der Haltungsinstabilität mit Sturzneigung, plötzlichen Gangblockaden mit scheinbarem Festkleben der Füße am Boden *(Freezing)* sowie durch die oben beschriebenen vegetativen, kognitiven und psychiatrischen Symptome gekennzeichnet.

MERKE Das Spätstadium der PK zeigt die folgenden charakteristischen Symptome:
- motorische On-off-Fluktuationen
- dopaminerge Dyskinesien
- Gangstörungen (Freezing) und Sturzneigung
- dopaminerge Psychose
- Störungen von autonomen Funktionen und des Schlafs
- kognitive Störungen bis hin zur Parkinson-Demenz

FALL Herbert W. ist 68 Jahre alt und seit 3 Jahren berentet. Bislang ist er abgesehen von einem leichten Bluthochdruck immer gesund gewesen. Seit einigen Jahren hat er eine Abnahme seines Geruchssinns verspürt, aber kaum beachtet. Dazu kamen seit etwa einem Jahr diffuse Schmerzen im rechten Arm, verbunden mit einem schwer zu beschreibenden Gefühl der Muskelsteifigkeit. Seine Ehefrau bemängelt in letzter Zeit immer häufiger seine Lust- und Interesselosigkeit. Herr W. fühlt sich oft müde und abgeschlagen, seine Stimmung erscheint ihm unerklärlich gedrückt. Nachdem er zuletzt kaum noch die Hemdknöpfe mit der rechten Hand schließen kann und gelegentlich ein Zittern der rechten Hand auftritt, geht er zu seinem Hausarzt, der ihn direkt an einen neurologischen Kollegen überweist. Dieser stellt eine leichte Hypomimie, ein vermindertes Mitschwingen des rechten Arms beim freien Gang und einen leichten Rigor im rechten Handgelenk fest. Unter Ablenkung zeigt sich ein mittelfrequenter Ruhetremor der rechten Hand. Ein daraufhin veranlasstes MRT des Gehirns ergibt einen Normalbefund. Schließlich stellt der Neurologe die Diagnose einer beginnenden Parkinson-Krankheit vom Äquivalenztyp und initiiert eine Behandlung mit einem Dopaminagonisten sowie mit einem MAO-B-Hemmer. Unter langsamer Dosiserhöhung der Medikation bessern sich die gedrückte Stimmung sowie der Rigor des rechten Arms innerhalb einiger Wochen. Auch die Feinmotorik der rechten Hand von Herbert W. zeigt einige Wochen später eine deutliche Besserung.

NEUROLOGIE AMBULANT Die ambulante Erstdiagnose einer PK erfordert seitens des behandelnden Arztes besondere Fähigkeiten der empathischen Kommunikation und Patientenführung. Häufig fehlt den Patienten das Bewusstsein für die Möglichkeit einer ernsten Hirnerkrankung, da zunächst oft nur geringe Symptome vorliegen, deren Ursache nicht selten einer muskuloskelettalen Ursache zugeschrieben wird (z.B. Schulter-Arm-Syndrom). Umso schwerwiegender trifft diese Patienten die Mitteilung der Parkinson-Diagnose, was die kommunikativen Fähigkeiten des Arztes in besonderer Weise fordert. Diesem Umstand ist in der ambulanten Facharztpraxis mit oft sehr begrenzten Sprechzeiten im Arzt-Patienten-Kontakt besondere Rechnung zu tragen.

Diagnostik

Anamnese In der Anamnese berichten die Patienten von Symptomen, die langsam beginnen und sich allmählich verschlechtern. Oft können schon länger bestehende depressive Verstimmungen, Schlaf- und Riechstörungen (Hyposmie bis hin zur Anosmie) erfragt werden.

Klinik Charakteristisch sind asymmetrische motorische Kardinalsymptome sowie deren Besserung bei oraler Einnahme von L-DOPA (sog. **L-DOPA-Response**). Gegen eine PK – und für ein atypisches Parkinson-Syndrom – sprechen fehlende L-DOPA-Response, frühe ausgeprägte autonome, zerebelläre oder pyramidale Störungen, eine frühe ausgeprägte Sturzneigung sowie eine frühe deutliche Demenz, Aphasie oder Apraxie.

MERKE Die Diagnose einer PK wird bei typischen Symptomen durch Anamnese und klinisch-neurologischen Befund gestellt.

Untersuchungen Durch ein EMG mit Oberflächenelektroden kann der typische alternierende Parkinson-Tremor erfasst werden. In der transkraniellen Ultraschalluntersuchung des Hirnparenchyms findet sich bei IPS-Patienten typischerweise eine erhöhte Signalgebung *(Hyperechogenität)* der Substantia nigra, die vermutlich auf einen erhöhten lokalen Eisengehalt des Gewebes zurückzuführen ist. Die zerebrale Bildgebung mit CT oder MRT zeigt bei der PK in der Regel einen Normalbefund und grenzt die Krankheit damit von vielen sekundären Parkinson-Formen ab (z.B. vaskuläres Parkinson-Syndrom durch putaminale Infarkte). In klinisch zweifelhaften Fällen kann der Verlust dopaminerger Nervenzellen im Striatum z.B. mit der Single-Photonen-Emissions-Computertomografie (SPECT) oder der Positronenemissionstomografie (PET) direkt dargestellt werden (➤ Abb. 9.4). Weitere mögliche Untersuchungen sind autonome Funktionstests (z.B. Kipptisch bei orthostatischer Dysregulation) und neuropsychologische Untersuchungen.

Studentische Sicht

MERKE

Diagnostik:
- *Anamnese:* schleichender Krankheitsverlauf, Frühzeichen (Hyposmie, Depression)
- *Motorische Befunde:* etablieren die Diagnose, Besserung nach L-DOPA-Gabe
- *Wichtig:* Abgrenzung zu atypischen Parkinson-Syndromen (s.u.)

MERKE

Die PK-Diagnose stützende technische **Untersuchungen** sind ggf. eine Frequenzmessung des Tremors im EMG, eine transkranielle Sonografie (Signalanhebung der Substantia nigra) oder eine SPECT der Dopamintransporterdichte im Striatum (➤ Abb. 9.4) CT und MRT zeigen hingegen keine erklärende Pathologie.

Studentische Sicht

ABB. 9.4

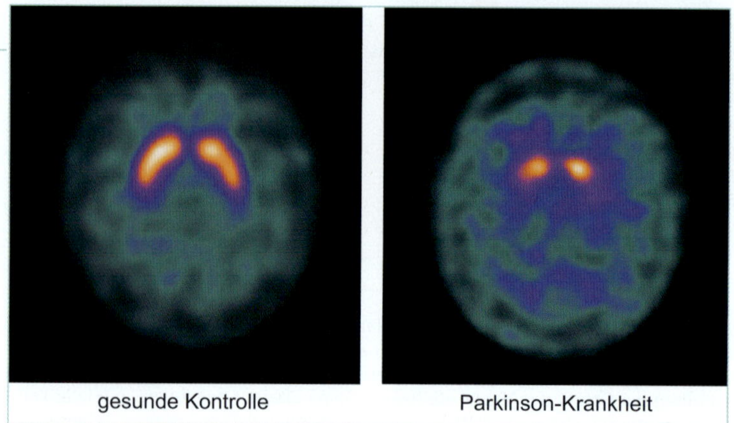

Abb. 9.4 Single-Photonen-Emissions-Computertomografie (SPECT) der Dopamintransporterdichte im Striatum als Normalbefund und bei Parkinson-Krankheit. Als Radioligand wurde ^{123}J-Ioflupan eingesetzt, das an die Dopamintransporter des präsynaptischen Neurons bindet. Die bei Parkinson-Krankheit dargestellte verringerte Bindungskapazität mit Schwerpunkt in den rückwärtigen Anteilen des Striatums (Putamen) ist Ausdruck des Nervenzelluntergangs im Dopaminsystem und der typische Befund bei Patienten mit PK. [T1367]

Differenzialdiagnosen: andere neurodegenerative Erkrankungen (atypische Parkinson-Syndrome) und sekundäre Parkinson-Formen (medikamentös, vaskulär)
Medikamentöse Parkinson-Syndrome werden auch Parkinsonoide genannt. Ursachen: Neuroleptika, Metoclopramid, Reserpin, Tetrabenazin, Lithium und Kalziumantagonisten.

Differenzialdiagnosen

Neurodegenerative Erkrankungen Anderen neurodegenerativen Erkrankungen, die mit einem Parkinson-Syndrom einhergehen (➤ Tab. 9.2), ist gemein, dass die Parkinson-Symptome lediglich einen Teil des klinischen Syndroms ausmachen und entweder von Beginn an oder im Verlauf von weiteren Symptomen und klinischen Zeichen begleitet werden, die nicht mit einer PK vereinbar sind („**Parkinson-Plus-Syndrome**“). Generell sprechen diese Krankheiten wenig oder gar nicht auf eine dopaminerge Behandlung an (fehlende L-DOPA-Response) und sind mit einer schlechteren Langzeitprognose behaftet.

TAB. 9.2

Tab. 9.2 Ätiopathogenetische Klassifikation der Parkinson-Syndrome

Parkinson-Krankheit (PK), früher idiopathisches Parkinson-Syndrom	Sekundäres (symptomatisches) Parkinson-Syndrom	Parkinson-Syndrom im Rahmen anderer neurodegenerativer Erkrankungen
• am häufigsten sporadisch mit bisher unbekannter Ursache (bzw. Ursachen) • familiäre PK durch Gen-Mutationen: PARK 1–16	• vaskulär (mikroangiopathisch) • Normaldruckhydrozephalus • medikamenteninduziert (z. B. Neuroleptika) • tumorbedingt • posttraumatisch • toxininduziert (z. B. CO, Mangan) • entzündlich (z. B. HIV-Enzephalopathie) • metabolisch (z. B. Morbus Wilson)	• Multisystematrophie (MSA) • progressive supranukleäre Parese (PSP) • kortikobasale Degeneration (KBD) • einige Formen der spinozerebellären Ataxien (SCA) • diffuse Lewy-Körperchen-Krankheit (LBD)

Symptomatische Parkinson-Formen Von allen sekundären Parkinson-Formen (➤ Tab. 9.2) spielt das **vaskuläre Parkinson-Syndrom** die wichtigste Rolle. Darunter wird eine ischämische Schädigung der Basalganglien meist bei zerebraler Mikroangiopathie (subkortikale arteriosklerotische Enzephalopathie, „Status lacunaris“) verstanden. Medikamentös ausgelöste Parkinson-Syndrome (auch als **Parkinsonoid** bezeichnet) treten häufig im Rahmen einer Behandlung mit klassischen, insbesondere hochpotenten Neuroleptika (Dopaminrezeptorantagonisten) auf. Selten können auch Antiemetika (Metoclopramid), Dopaminspeicherentleerer (Reserpin, Tetrabenazin), Lithium oder Kalziumantagonisten (Nitrendipin, Flunarizin) Ursache eines Parkinsonoids sein. Hier ist das Absetzen der auslösenden Substanz die wichtigste therapeutische Maßnahme.

Therapie:
Medikamentöse Behandlung: Ziel ist ein Ausgleich des Dopaminmangels:
- L-DOPA: zur Verringerung systemischer Nebenwirkungen von Dopamin wird immer ein peripher wirksamer Decarboxylasehemmer (z. B. Carbidopa) ergänzt
- Dopaminagonisten: weniger wirksam, führen aber auch zu weniger Fluktuationen und Dyskinesien; häufiger psychiatrische Nebenwirkungen

Therapie

Medikamentöse Behandlung der PK

Die unverzichtbare Basis der Therapie ist der medikamentöse Ausgleich des striatalen Dopaminmangels, wodurch bei der PK über viele Jahre eine weitgehend normale Beweglichkeit erhalten werden kann.

L-DOPA Es wird oral gegeben, passiert – anders als Dopamin – die Blut-Hirn-Schranke und wird im ZNS durch enzymatische Decarboxylierung zu Dopamin umgewandelt. Um außerhalb des ZNS entstehende Nebenwirkungen des Dopamins zu verringern, wird L-DOPA immer mit einem lediglich in der Körperperipherie wirksamen Decarboxylasehemmer (Carbidopa, Benserazid) kombiniert. L-DOPA ist nach wie vor das wirksamste Parkinson-Medikament mit einer allgemein guten Verträglichkeit.

PRAXISTIPP Die frühzeitige, hochdosierte Gabe von L-DOPA wurde vor allem bei im jüngeren Lebensalter Erkrankten als Mitursache späterer motorischer Fluktuationen und unkontrollierbarer Überbewegungen (Dyskinesien) gesehen **(„L-DOPA-Langzeitsyndrom“).** Daher gilt für den Einsatz von L-DOPA die Richtschnur „so viel wie nötig, so wenig wie möglich“.

Dopaminagonisten Sie wirken direkt an den Dopaminrezeptoren im Striatum. Ihr Vorteil ist, dass sie weniger häufig mit motorischen Fluktuationen und Dyskinesien nach langjähriger Einnahme verbunden sind. Ihre Nachteile sind aber die geringere Wirksamkeit im Vergleich zu L-DOPA und die häufigeren Nebenwirkungen (u. a. medikamentös ausgelöste Halluzinationen, Psychosen, Impulskontrollstörungen). Heute werden überwiegend synthetische Dopaminagonisten (Piribedil, Pramipexol, Ropinirol, Rotigotin) eingesetzt, die sich nicht von Mutterkorn(Ergot)-Alkaloiden ableiten und damit kein Risiko einer medikamentös ausgelösten Herzklappenfibrose aufweisen. Der wirksamste Dopaminagonist ist das Apomorphin, das aufgrund eines ausgeprägten First-Pass-Effekts in der Leber bei oraler Gabe nicht wirksam ist, sondern als subkutane Einzelinjektion (über Pen-System) oder als subkutane Dauerinfusion (sog. Apomorphinpumpe; s. u., „interventionelle Behandlung“) appliziert werden muss. Neuerdings steht Apomorphin auch zur sublingualen Applikation zur Verfügung.

Hemmstoffe des Dopaminabbaus Inhibitoren der **Monoaminoxidase B** (MAO-B-Hemmer: Selegilin, Rasagilin, Safinamid) sowie der **Catechol-O-Methyltransferase** (COMT-Hemmer: Entacapon, Tolcapon, Opicapon) hemmen den enzymatischen Abbau des Dopamins und erhöhen damit seine Bioverfügbarkeit.

Weitere Substanzen Der Wirkstoff **Amantadin** bewirkt vor allem durch antiglutamaterge Eigenschaften eine Verbesserung der Parkinson-Symptome. **Anticholinergika** werden heute aufgrund eines ungünstigen Verhältnisses von geringer Wirkung und erheblichen Nebenwirkungen nur noch selten eingesetzt. Sie können aber bei jüngeren Patienten mit Tremordominanztyp von gewissem Nutzen sein.

Medikamente im Frühstadium der PK

Das Frühstadium der PK kann durch Medikamente meist gut und ohne wesentliche Nebenwirkungen beherrscht werden („Honeymoon-Phase“ für Patienten und Neurologen). Junge Patienten (unter etwa dem 65. Lebensjahr) sollten zunächst mit Dopaminagonisten behandelt werden, um dem L-DOPA-Langzeitsyndrom so gut wie möglich vorzubeugen. Dieses reicht oft über einige Jahre aus, bevor dann doch L-DOPA als wirksamste Substanz hinzugegeben werden muss. Das Fortschreiten des neurodegenerativen Prozesses im Gehirn kann bislang leider mit keinem Medikament verhindert oder auch nur nachweisbar abgeschwächt werden.

Medikamente im Spätstadium der PK

Fluktuationen und Dyskinesien Zur Behandlung von Fluktuationen und Dyskinesien wird die L-DOPA-Gabe meist auf häufigere Einnahmezeitpunkte und geringere Einzeldosen verteilt (fraktioniert). Auch werden L-DOPA und Dopaminagonisten in rasch anflutender sowie retardierter Freisetzungsform gegeben. Die Therapie erfordert meist die Kombination mehrerer Stoffgruppen und ist oft ein Kompromiss: Hohe Dosen der Dopaminergika können stark beeinträchtigende Dyskinesien auslösen („Peak-dose-Dyskinesien“), daraufhin reduzierte L-DOPA-Einzeldosen gehen mit längerer schlechter Beweglichkeit (Off-Phasen) einher. In der Off-Phase sind außerdem sehr schmerzhafte dystone Krämpfe der Extremitäten möglich (z. B. „Early-morning-Dystonie“ der Zehen). Hier können retardiertes L-DOPA zur Nacht sowie die Injektion von Botulinumtoxin in die betroffenen Muskeln helfen. Zur raschen Beendigung schwerer Off-Phasen ist L-DOPA als lösliche Tablette zur oralen Einnahme sowie neuerdings auch als inhalative Darreichungsform zur Aufnahme über die Atemwege verfügbar. Apomorphin kann über einen Pen (Autoinjektor) durch den Patienten selbst subkutan injiziert werden.

Nichtmotorische Symptome Autonome Störungen müssen ggf. behandelt werden, z. B. die Blaseninkontinenz (Detrusorhyperreflexie) mit Anticholinergika, die orthostatische Hypotonie mit kreislaufstützenden Präparaten oder die Obstipation mit Prokinetika. Psychiatrische Nebenwirkungen der Parkinson-Medikamente sind häufig und werden mit atypischen Neuroleptika (Quetiapin, Clozapin) und der Reduktion der dopaminergen Therapie behandelt.

Studentische Sicht

Zusätzlich lässt sich der Dopaminabbau hemmen (MAO-B-Hemmer z. B. Selegilin; COMT-Hemmer z. B. Entacapon). Ebenfalls wirksam ist das antiglutamaterge Amantadin.

PRAXISTIPP

Medikamente im Frühstadium: Wegen der guten Wirksamkeit der Medikamente spricht man von der „Honeymoon-Phase“. Patienten < 65 Jahre gibt man zuerst einen Dopaminagonisten (wegen des L-DOPA-Langzeitsyndroms), Patienten > 65 Jahre gibt man L-DOPA.

Medikamente im Spätstadium: L-DOPA wird aufgrund der Wirkungsfluktuationen auf immer häufigere Einzelgaben verteilt. Zusätzlich hilfreich sind oft pharmakokinetische „Tricks“ wie nachts retardiertes oder morgens rasch anflutendes L-DOPA.

Die *nichtmotorischen Symptome* werden symptomatisch therapiert (z. B. Anticholinergika bei Blaseninkontinenz).

Studentische Sicht

Gefürchtete Komplikation ist die *akinetische Krise* mit Bewegungsunfähigkeit, Rigor und evtl. vegetativer Symptomatik (Hyperthermie, Hyperhidrose, arterielle Hypertonie). Therapie stationär unter Überwachung mit L-DOPA in Wasser gelöst, ggf. gegeben über eine Magensonde, daneben auch Amantadin i. v. und/oder Apomorphin subkutan über ein Pumpensystem. Supportive Maßnahmen: Nephroprotektion, Rehydrierung, Elektrolytausgleich und Infektbehandlung.

Interventionelle Behandlung: Dazu gehören die subkutane Gabe von Apomorphin mit Medikamentenpumpe oder die enterale L-DOPA-Gabe über eine Jejunalsonde, beides zur Erreichung konstanterer Wirkspiegel. Invasiver, aber sehr gut wirksam ist die tiefe Hirnstimulation, bei der Sonden im Nucleus subthalamicus, Globus pallidus internus oder Nucleus intermedius ventralis thalami appliziert werden (➢ Abb. 9.5).

Akinetische Krise Durch komplizierte Behandlungsschemen mit häufigen Einnahmezeitpunkten der Tabletten kommt es nicht selten zu Einnahmefehlern. Im Extremfall entsteht – oft im Gefolge einer Dehydratation durch nicht ausreichende Flüssigkeitsaufnahme und interkurrente Infekte – eine akinetische Krise. Diese Patienten haben einen ausgeprägten Rigor, eine hochgradige Brady- und Hypokinese und sind nahezu bewegungsunfähig. Häufig finden sich zusätzlich vegetative Entgleisungen (Hyperthermie, Hyperhidrose, arterielle Hypertonie) sowie Schluck- und Bewusstseinsstörungen. Die akinetische Krise bedarf als lebensbedrohlicher Zustand einer raschen stationären Behandlung unter Überwachungsbedingungen. Im Vordergrund der Therapie stehen die intravenöse Infusion von Amantadin und die Gabe von L-DOPA in flüssiger Form über eine nasogastrale Sonde. Alternativ kann auch die subkutane Gabe des hochpotenten Dopaminagonisten Apomorphin sinnvoll sein. Zusätzlich sind Rehydrierung, Elektrolytausgleich, Infektbekämpfung und Erhalt der Nierenfunktion vordringlich.

Interventionelle Behandlung der PK

Medikamentenpumpen Ein konstanter Wirkspiegel von Dopaminergika kann dadurch erreicht werden, dass man diese über Medikamentenpumpen kontinuierlich appliziert. Dafür kommen vor allem Patienten mit schweren motorischen Fluktuationen und dopaminergen Dyskinesien – und sonst weitgehend erhaltenen vegetativen und kognitiven Funktionen – infrage. Als Präparate werden der hochwirksame Dopaminagonist Apomorphin als subkutane *Apomorphinpumpe* oder *L-DOPA in einer speziellen Gelzubereitung* über eine Jejunalsonde (PEJ) nach perkutaner Gastroenterostomie (PEG) eingesetzt. Beide Verfahren verkürzen die Off-Phasen sehr deutlich, gehen allerdings mit einem hohen ärztlichen und pflegerischen Betreuungsaufwand, biologischen (Hautknötchen, Wundinfektionen, Peritonitis) und technischen Komplikationen (Sondendislokation, Pumpenfehlfunktion) sowie hohen Therapiekosten einher. Auch L-DOPA ist mittlerweile als subkutane Dauerapplikation über ein Pumpensystem verfügbar.

Tiefe Hirnstimulation Sie ist die Ultima Ratio der interventionellen Behandlung der PK: Über Stimulationselektroden in subkortikalen Kerngebieten des Gehirns werden chronisch hochfrequente elektrische Impulse appliziert (➢ Abb. 9.5). Geeignete Kerngebiete sind der *Nucleus subthalamicus (STN)* und der *Globus pallidus internus (GPi)* bei Patienten mit schweren Fluktuationen sowie der *Nucleus intermedius ventralis thalami (VIM)* bei medikamentös nicht zu beherrschendem Tremor. Die Therapie kann die Lebensqualität nach guter Indikationsstellung erheblich verbessern.

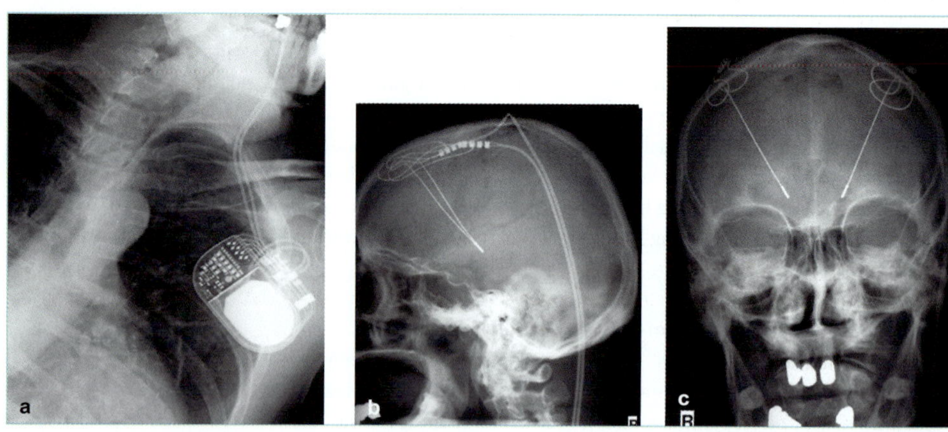

Abb. 9.5 Tiefe Hirnstimulation im Nucleus subthalamicus bei fortgeschrittener PK. Röntgenaufnahmen mit unterhalb der linken Klavikula implantiertem Impulsgeber (**a**) und Hirnelektroden mit Kabelverbindung im seitlichen (**b**) und anterior-posterioren (**c**) Strahlengang. [R261]

FALL Die 54-jährige Helga S. leidet an einer PK vom hypokinetisch-rigiden Verlaufstyp. In den ersten Jahren ließ sich die Krankheit gut mit Medikamenten kontrollieren, zunächst für etwa 2 Jahre allein mit einem Dopaminagonisten, später in Kombination mit L-DOPA und Amantadin. In dieser Zeit war Helga S. in ihrem Alltag nur insofern eingeschränkt, als sie regelmäßig an ihre Tabletteneinnahme denken musste.
Im 7. Jahr ihrer Erkrankung bemerkte Helga S. dann ein immer rascheres Nachlassen der L-DOPA-Wirkung, sodass sie die Tabletten häufiger einnehmen musste. Gleichzeitig begannen unkontrollierbare Überbewegungen des Kopfes und aller Extremitäten, die zunächst gelegentlich, später regelmäßig nach der Tabletteneinnahme auftraten. Im Verlauf kam es trotz aller Versuche einer medikamentösen Neueinstellung in verschiedenen Parkinson-Fachkliniken zu einem mehrfachen Wechsel von Phasen mit guter und schlechter Beweglichkeit. Deren Auftreten war für Helga S. schließlich kaum noch vorherzusehen. In den Off-Zeiten war

sie gangunfähig und vollständig von der Hilfe ihres Ehemanns abhängig. Für wenige Stunden am Tag war sie aber relativ gut beweglich und konnte in dieser Zeit viele Dinge im Haushalt selbst erledigen. Zuletzt wurden die Off-Zeiten jedoch immer länger. Zusätzlich sah Helga S. gelegentlich, vor allem abends, fremde Männer und Tiere in der Wohnung, die sie aber nicht als bedrohlich empfand. Nach Verringerung der Dopaminagonistendosis traten diese Halluzinationen zwar nicht mehr auf, aber die Zeiten schlechter Beweglichkeit nahmen weiter zu. Wurde die L-DOPA-Dosis erhöht, reagierte Frau S. mit heftigen Überbewegungen, die teilweise sogar zu Stürzen in der Wohnung führten.
15 Jahre nach Beginn ihrer Erkrankung wurde die Indikation für eine tiefe Hirnstimulation im Nucleus subthalamicus gestellt. Die Vor- und Nachteile der Operation wurden ausführlich mit Helga S. und ihrem Ehemann besprochen. 8 Wochen später wurde Helga S. operiert. Unmittelbar nach dem Eingriff war sie für einige Tage verwirrt und unruhig, sodass der Erfolg der Operation zunächst nicht zu beurteilen war. Mit dem Abklingen der Unruhe und nach Aktivierung und langsamer Erhöhung der Stimulationsenergie ließen die Off-Phasen jedoch deutlich nach. Helga S. war nun durchgehend gut beweglich, allerdings immer noch mit erheblichen Überbewegungen. Daher wurde die Parkinson-Medikation deutlich verringert und auf eine alleinige Therapie mit geringen Dosen von L-DOPA umgestellt. 3 Monate nach der Operation waren die schweren Off-Phasen verschwunden und auch die Überbewegungen wesentlich seltener.

Zusatzbehandlungen

Symptomorientierte Zusatzbehandlungen umfassen im Wesentlichen Physiotherapie, Ergotherapie und Sprech- bzw. Schlucktherapie. Sie zielen auf eine Verbesserung der motorischen Alltagsfunktionen (sog. *aktivierende Therapien*) und sind unverzichtbar in der Parkinson-Behandlung. Für viele *sportliche Aktivitäten* wie z. B. Nordic Walking, Tanzen, Yoga oder Tai Chi wurde in qualitativ hochwertigen wissenschaftlichen Studien eine positive Wirkung auf die Parkinson-Symptome nachgewiesen. Schließlich ist auch der für viele Parkinson-Patienten große Wert der begleitenden Psychotherapie zu betonen.

Zusatzbehandlungen: Sie beinhalten Physiotherapie, Ergotherapie und Logopädie.

INTERPROFESSIONELLE KOMPETENZ In der sog. stationären **„Parkinson-Komplexbehandlung"** arbeitet ein multidisziplinäres therapeutisches Team zusammen. Abhängig von der individuellen Symptomatik kommen über einen Zeitraum von mindestens 14 Tagen die Therapiebereiche Physiotherapie, Ergotherapie, Logopädie, Sporttherapie und Neuropsychologie regelmäßig zum Einsatz. Dem Arzt obliegt dabei die überblickende Steuerung aller Bereiche sowie der Einsatz medikamentöser oder interventioneller Therapien. In interdisziplinären Teambesprechungen moderiert der Arzt das Geschehen, sorgt für die adäquate Kommunikation der Fachbereiche untereinander und ordnet den Verlauf der Behandlung für die Therapeuten nachvollziehbar ein. Dafür benötigt er neben Grundkenntnissen in allen Therapiedisziplinen auch kommunikatives Geschick sowie eine wertschätzende Grundhaltung gegenüber allen Beteiligten.

INTERPROFESSIONELLE KOMPETENZ

9.2.2 Multisystematrophie (MSA)

Definition und Epidemiologie

Die Multisystematrophie (MSA) ist eine sporadische (also nicht familiär gehäuft vorkommende) neurodegenerative Erkrankung. Sie wird durch die variable Kombination von Störungen des autonomen Nervensystems (orthostatische Hypotonie und/oder Blasenstörung) mit solchen des Kleinhirns (MSA-C), der Pyramidenbahn oder einem Parkinson-Syndrom (MSA-P) definiert:

- **MSA-P** (früher striatonigrale Degeneration, SND): häufiger, autonome Störung und Parkinson-Syndrom
- **MSA-C** (früher olivopontozerebelläre Atrophie, OPCA): seltener, autonome Störung und zerebelläres Syndrom

Die MSA ist mit einer geschätzten Prävalenz von etwa 6/100.000 wesentlich seltener als die PK. Das durchschnittliche Erkrankungsalter beträgt 56 Jahre.

9.2.2 Multisystematrophie (MSA)

Definition und Epidemiologie: Die Multisystematrophie (MSA) ist eine neurodegenerative Erkrankung und kann sich als atypisches Parkinson-Syndrom äußern (MSA-P). Außerdem gibt es eine Variante mit zerebellären Störungen (MSA-C).

Neuropathologie

Neuropathologisch finden sich bei der MSA Zelluntergänge und eine reaktive Gliose in weiten Teilen des Gehirns, z. B. in den Basalganglien, den unteren Oliven, den pontinen Kernen, im zerebellären Kortex sowie in den autonomen Funktionszentren im Rückenmark (intermediolaterale Zellsäule, Nucleus Onuf). Histologisch ist die MSA durch Einschlusskörperchen im Zytoplasma von *Oligodendrozyten* gekennzeichnet (nicht in Neuronen wie bei der PK), die Ablagerungen der Proteine α-Synuklein, Ubiquitin und Tau enthalten.

Neuropathologie: Charakteristisch sind Einschlusskörperchen in Oligodendrozyten mit α-Synuklein, Ubiquitin und Tau.

Klinik: Bei der *MSA-P* zeigt sich ein hypokinetisch-rigides Parkinson-Syndrom, das auf L-DOPA wenig anspricht. Bei der *MSA-C* finden sich führende Zeichen einer Kleinhirnschädigung. Entscheidend für die MSA-Diagnose ist bei beiden eine zusätzliche autonome Funktionsstörung. Eine Demenz ist dagegen nicht typisch. Mediane Überlebenszeit etwa 9 Jahre.

Klinik

Die MSA-P ist durch ein hypokinetisch-rigides Parkinson-Syndrom gekennzeichnet, das auf langfristige L-DOPA-Gabe in der Regel wenig oder keine Besserung zeigt. Tremor tritt bei MSA-Patienten nur selten und in geringerer Ausprägung auf. Die Bewegungsstörung zeigt im Verlauf oft klinische Charakteristika, die sie von einer PK unterscheidet, z. B. eine früh auftretende Sturzneigung, rasches Fortschreiten der Behinderung mit früher Rollstuhlgebundenheit, fehlende Seitenbetonung der Symptome oder eine ausgeprägte Sprechstörung (hypophone Dysarthrie). Die Diagnose einer wahrscheinlichen MSA kann gestellt werden, wenn zusätzlich ausgeprägte autonome Funktionsstörungen (orthostatische Hypotonie, Synkopen, Blaseninkontinenz, Impotenz) oder Zeichen einer Schädigung des Kleinhirns (Ataxie, Dysarthrie, Blickrichtungsnystagmus) und der Pyramidenbahn (positives Babinski-Zeichen, Reflexsteigerung) vorliegen. Oft leiden MSA-Patienten auch an weiteren extrapyramidalen Störungen (Dystonie, Myoklonus), einem nächtlichen inspiratorischen Stridor sowie an einer REM-Schlaf-Verhaltensstörung. Eine Demenz gehört dagegen nicht zum Bild der Krankheit. Die mediane Überlebenszeit nach Diagnosestellung beträgt etwa 9 Jahre, die meisten Patienten versterben an einer Pneumonie im Rahmen der krankheitsbedingten Immobilisierung.

Differenzialdiagnostik:
- cMRT: bei MSA-P Signalveränderungen des Putamen, bei MSA-C Atrophie von Kleinhirn und Hirnstamm
- SPECT: bei MSA-P Verlust dopaminerger Neurone (^{123}J-Ioflupan → präsynaptische Dopamintransporter; ^{123}IBZM-SPECT → postsynaptische Dopaminrezeptoren)
  Merke: ^{123}IBZM-SPECT bei PK unauffällig
- FDG-PET: bei MSA-P Hypometabolismus im Striatum
  Merke: Hypermetabolismus bei PK
- EMG: M. sphincter ani bei MSA pathologisch verändert

Differenzialdiagnostik

Die Differenzialdiagnosen der MSA-P entsprechen weitgehend denjenigen der PK (➤ Kap. 9.2.1).

MRT des Gehirns Die T2- und diffusionsgewichtete MRT des Gehirns zeigt oft Signalauffälligkeiten in Putamen und Pons (MSA-P) sowie eine Atrophie von Kleinhirn und Hirnstamm (MSA-C).

PET, SPECT Mittels PET und SPECT kann bei vielen MSA-P-Patienten zusätzlich zum Untergang der dopaminergen Neurone (Dopamintransporter-Imaging z. B. mit ^{123}J-Ioflupan, ➤ Abb. 9.4) auch der Verlust von postsynaptischen Dopaminrezeptoren (z. B. ^{123}IBZM-SPECT) sowie ein verminderter Glukoseverbrauch im Striatum (Fluordesoxyglukose, FDG-PET) dokumentiert werden (➤ Abb. 9.6). Diese nuklearmedizinischen Untersuchungen lassen eine differenzialdiagnostische Abgrenzung bis zu einem gewissen Umfang zu, da die letztgenannten postsynaptischen Veränderungen bei Patienten mit PK typischerweise nicht zu finden sind.

ABB. 9.6

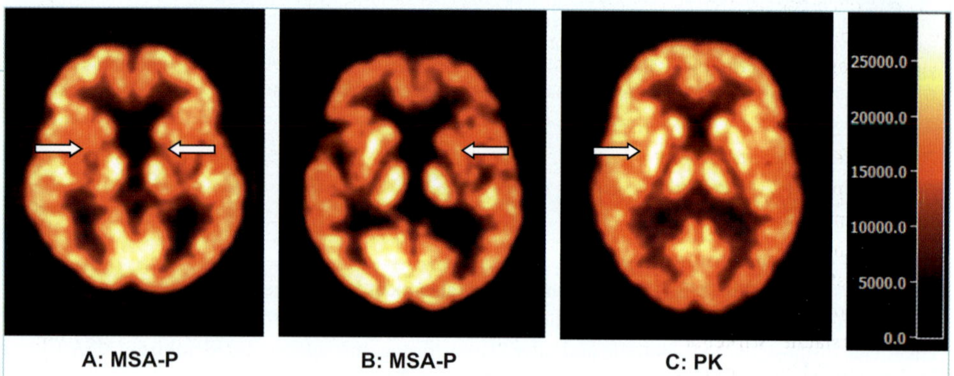

Abb. 9.6 FDG-PET zur Differenzialdiagnose des Parkinson-Syndroms. Bei Patienten mit MSA-P weist die Untersuchung bilaterale (A) oder einseitig betonte (B) Glukosestoffwechselminderungen im Striatum auf, während die thalamischen Kerngebiete weitgehend intakt bleiben. Bei Patienten mit einer PK (C) stellt sich das Striatum dagegen deutlich stoffwechselaktiv dar. Die entscheidenden Unterschiede sind jeweils mit Pfeilen markiert. [R261]

EMG Das EMG des M. sphincter ani externus zeigt häufig pathologische Befunde aufgrund der bei MSA typischen Degeneration des Nucleus Onuf im Sakralmark, der die quergestreifte Muskulatur des äußeren Blasen- und Analsphinkters innerviert.

Therapie: Ein Drittel der Patienten spricht auf hohe Dosen L-DOPA an. Dopaminagonisten und Amantadin sind weniger wirksam. Die autonomen Funktionsstörungen sollten symptomatisch behandelt werden.

Therapie

Da etwa ein Drittel der MSA-P-Patienten zumindest vorübergehend von einer L-DOPA-Medikation profitiert, ist ein Therapieversuch mit dieser Substanz gerechtfertigt. Allerdings werden meist hohe Dosen von bis zu 1.000 mg/d L-DOPA benötigt. Mit weniger Aussicht auf Erfolg können auch Dopaminagonisten und Amantadin versucht werden.

Die Kreislauflabilität mit Neigung zu orthostatischen Synkopen wird mit erhöhter Salzzufuhr, elastischen Stützstrümpfen zur venösen Kompression und bei Bedarf medikamentös mit Midodrin oder Etilefrin (Sympathomimetika) bzw. Fluorokortison (Mineralkortikoid) behandelt.

Zur Therapie der Blaseninkontinenz sind vor allem Anticholinergika sowie die regelmäßige Selbstkatheterisierung oder die Anlage eines Dauerkatheters geeignet.

MERKE Klinische Kriterien einer wahrscheinlichen MSA sind:
- schwere orthostatische Hypotonie oder dauerhafte Urininkontinenz *plus*
- Parkinson-Syndrom mit geringer oder fehlender Besserung auf L-DOPA *oder*
- Kleinhirnfunktionsstörung (Gangataxie, Extremitätenataxie, Dysarthrie, Okulomotorikstörung)

MERKE

9.2.3 Progressive supranukleäre Parese (PSP)

Definition und Epidemiologie

Die PSP ist eine sporadische neurodegenerative Erkrankung, die zu den sog. **Tauopathien** gehört. Histopathologisch ist diesen die Ablagerung von Proteinaggregaten im Gehirn gemeinsam, deren Hauptkomponente das Protein Tau ist (➢ Tab. 9.3). Die Krankheit wird nach den Erstbeschreibern auch als **Steele-Richardson-Olszewski-Syndrom** bezeichnet. Die Häufigkeit der PSP beträgt etwa 6/100.000, das mittlere Erkrankungsalter beträgt 63 Jahre, die mittlere Überlebenszeit nach Diagnosestellung etwa 6 Jahre.

9.2.3 Progressive supranukleäre Parese (PSP)

Definition und Epidemiologie: Die progressive supranukleäre Parese (PSP) ist eine neurodegenerative Erkrankung mit dem histopathologischen Merkmal einer Ablagerung von Tau-Protein (Tauopathie).

Tab. 9.3 Histopathologische Klassifikation der wichtigsten neurodegenerativen Erkrankungen.

Tauopathien	Synukleinopathien
• Alzheimer-Krankheit (➢ Kap. 12.5) • progressive supranukleäre Parese • kortikobasale Degeneration (➢ Kap. 9.2.4.1) • frontotemporale Demenz (➢ Kap. 12.8)	• Parkinson-Krankheit (➢ Kap. 9.2.1) • diffuse Lewy-Körperchen-Krankheit (➢ Kap. 9.2.4.2, Kap. 12.9.2) • Multisystematrophie (➢ Kap. 9.2.2)

TAB. 9.3

Neuropathologie

Histopathologische Kennzeichen der PSP sind Tau-positive Ablagerungen mit Zelluntergang und reaktiver Gliose im frontalen Kortex, in Striatum, Globus pallidus und in diversen Kerngebieten des Mittelhirns, tieferer Hirnstammareale und des Kleinhirns.

Klinik

Klinische Kernkriterien für eine wahrscheinliche PSP sind eine **supranukleäre vertikale Blickparese** (s. a. ➢ Kap. 1.2.4), eine Verlangsamung der vertikalen Blicksakkaden sowie eine erhebliche posturale Instabilität mit wiederholten Stürzen schon im ersten Krankheitsjahr. Weitere typische Zeichen sind ein symmetrisch ausgeprägter Rigor mit Akinese (Parkinson-Syndrom), das anders als bei der PK oft auch den Körperstamm und den Nacken betrifft. Durch den Nackenrigor resultiert bei vielen Patienten eine abnorme Kopfstreckhaltung nach hinten (axiale Dystonie mit Retrocollis), die Mimik ist durch einen starren („erstaunt" wirkenden) Blick mit typischen Stirnfalten sehr charakteristisch. Hinzu kommen Sprech- und Schluckstörungen sowie eine frühe demenzielle Entwicklung mit Persönlichkeitsveränderungen. Die Krankheit kann mit jedem einzelnen der genannten Merkmale beginnen, schreitet rasch fort und führt nach wenigen Jahren zu Bettlägerigkeit und Pflegebedürftigkeit.

Klinik: Eine supranukleäre vertikale Blickparese ist besonders typisch, aber nicht immer schon zu Beginn nachweisbar. Weitere Merkmale:
- Verlangsamung der vertikalen Blicksakkaden
- posturale Instabilität mit Sturzneigung
- symmetrischer Rigor mit Akinese
- Dysarthrie, Dysphagie
- frühe demenzielle Entwicklung

Diagnostik

Die Diagnose der PSP bereitet vor allem bei den Patienten Probleme, die (noch) nicht die charakteristische vertikale Blickparese zeigen. Im **Elektrookulogramm** zeigen sich bei der PSP die vertikale Blickparese, eine Hypometrie und verlangsamte vertikale Blicksakkaden. Im T2-gewichteten **MRT** des Gehirns findet man typischerweise eine Atrophie des Frontallappens und des Mittelhirns mit einer Abnahme des Durchmessers in der Mediansagittalebene auf weniger als 15 mm. **PET** und **SPECT** zeigen neben dem Untergang der dopaminergen Neurone oft auch einen verminderten Glukoseverbrauch in Striatum, Mittelhirn und frontalem Kortex.

Diagnostik: In der MRT zeigen sich eine frontale und mesenzephale Atrophie. In PET und SPECT finden sich über das dopaminerge System weit hinausgehende Befunde.

Differenzialdiagnosen

Die Differenzialdiagnosen der PSP entsprechen im Frühstadium der Krankheit weitgehend denen der PK (➢ Kap. 9.2.1). Später ist die Abgrenzung zu anderen demenziellen Erkrankungen (Alzheimer-Demenz [➢ Kap. 12.5], kortikobasale Degeneration [➢ Kap. 9.2.4.1], frontotemporale Demenz [➢ Kap. 12.8], Demenz bei Lewy-Körperchen-Krankheit [➢ Kap. 12.9.2]) und zur MSA [➢ Kap. 9.2.2]) wichtig.

Studentische Sicht

Therapie: Das Ansprechen selbst auf hochdosiertes L-DOPA ist eingeschränkt. Alternativen: Amantadin, Amitriptylin oder Zolpidem.

Therapie

Eine befriedigende Therapie der PSP ist bis heute nicht möglich. Kaum ein Patient spricht – und wenn, dann nur kurz und unvollständig – auf L-DOPA an. Dennoch ist ein Therapieversuch mit bis zu 1.000 mg/d zu empfehlen. Alternativ können auch Amantadin, Amitriptylin oder Zolpidem gegeben werden. Botulinumtoxin-Injektionen eignen sich zur Behandlung von fokalen dystonen Symptomen. Im Verlauf sind oft ein Dauerkatheter zur Harnableitung und eine parenterale Ernährung notwendig.

MERKE Klinische Kriterien einer wahrscheinlichen PSP sind:

- allmählich progrediente Erkrankung mit Beginn nach dem 40. Lebensjahr *plus*
- vertikale supranukleäre Blickparese *plus*
- rezidivierende Stürze im ersten Krankheitsjahr *plus*
- kein Hinweis auf eine andere Krankheit als Erklärung für die Symptomatik

9.2.4 Sonstige Formen

9.2.4.1 Kortikobasale Degeneration

Die seltene kortikobasale Degeneration ist eine Tauopathie.

Klinik:

- asymmetrisches akinetisch-rigides Parkinson-Syndrom
- „Alien-Limb-Phänomen"
- kortikale Zeichen (Aphasie, Apraxie, Demenz)

Therapie: mit L-DOPA und Benzodiazepinen

9.2.4 Sonstige Formen

9.2.4.1 Kortikobasale Degeneration

Die kortikobasale Degeneration (KBD) ist eine weitere, sehr seltene neurodegenerative Erkrankung, die zu den Tauopathien gezählt wird (➤ Tab. 9.3).

Klinik

Zusätzlich zu einem asymmetrischen akinetisch-rigiden Parkinson-Syndrom kommt es zu einem charakteristischen Fremdheitsgefühl eines Arms (**„Alien-Limb-Phänomen"**) sowie zu progredienten Zeichen einer kortikalen Funktionsstörung mit Aphasie, Apraxie und Demenz. Daneben ist das Bild von Myoklonien (➤ Kap. 9.6.3), Tremor, Dystonie, Dysarthrie und Pyramidenbahnzeichen geprägt. Die Erkrankung führt nach wenigen Jahren zu Bettlägerigkeit und Pflegebedürftigkeit.

Therapie

Neben einer hochdosierten L-DOPA-Behandlung können Benzodiazepine (z. B. Clonazepam) zur Verminderung der Myoklonien gegeben werden. Für fokale dystone Symptome können Botulinumtoxin-Injektionen eingesetzt werden.

9.2.4.2 Lewy-Körperchen-Krankheit (LBD)

Die Lewy-Körperchen-Krankheit ähnelt anfangs einer PK, jedoch mit früh manifester kortikaler Beteiligung. Daher tritt früh eine Demenz hinzu. Typisch: Fluktuationen im Tagesverlauf, visuelle Halluzinationen.

9.2.4.2 Lewy-Körperchen-Krankheit (LBD)

Die Lewy-Körperchen-Krankheit (LBD, s. a. ➤ Kap. 12.9.2) ist möglicherweise eine generalisierte Variante der PK. Die Lewy-Körperchen finden sich bei ihr früh im gesamten Gehirn mit ausgeprägtem Befall auch der Hirnrinde (bei der PK anfangs nur im Bulbus olfactorius, im Hirnstamm sowie in anderen subkortikalen Arealen). Die LBD wird daher zur Abgrenzung von der PK im Schrifttum häufig auch „diffuse Lewy-Körperchen-Krankheit" genannt.

Wichtigstes klinisches Kriterium der LBD ist eine Demenz vor oder gleichzeitig mit den ersten Parkinson-Symptomen. Daneben sind Fluktuationen von Aufmerksamkeit und Wachheit (Vigilanz) sowie spontane (nicht L-DOPA-induzierte) visuelle Halluzinationen typisch (➤ Kap. 12.9.2).

Wichtigste Differenzialdiagnose der LBD ist die Demenz im Verlauf einer PK (PDD, s. a. ➤ Kap. 12.9.1). Möglicherweise handelt es sich bei PK und LBD aber auch um 2 Enden eines „Lewy-Körperchen-Spektrums".

9.2.4.3 Vaskuläres Parkinson-Syndrom

Das häufige vaskuläre Parkinson-Syndrom ist bedingt durch mikroangiopathische lakunäre Infarkte der Basalganglien im Rahmen einer subkortikalen arteriosklerotischen Enzephalopathie.

Klinik: Typisch sind eine kleinschrittige Gangstörung mit Fallneigung, Demenz und Blaseninkontinenz.

Diagnostik: CT/MRT

9.2.4.3 Vaskuläres Parkinson-Syndrom

Das vaskuläre Parkinson-Syndrom tritt meist im Rahmen einer mikroangiopathisch bedingten subkortikalen arteriosklerotischen Enzephalopathie (SAE; Morbus Binswanger) auf, die auch andere neuronale Systeme schädigt (z. B. als subkortikale ischämische vaskuläre Demenz, s. ➤ Kap. 12.6).

Klinik und Diagnostik

Führendes Symptom ist eine ausgeprägte kleinschrittige Gangstörung mit Fallneigung. Zusätzlich sind kognitive Störungen bis hin zum Vollbild der vaskulären Demenz, Schlafstörungen, Affektlabilität, depressive Verstimmung und neurologische Ausfälle nach lakunären Hirninfarkten anzutreffen.

Diagnostik

Die Diagnose erfordert ausgeprägte ischämisch bedingte Marklager- und Basalganglienveränderungen in der CT oder MRT des Gehirns.

Therapie
Wesentlich ist die konsequente Behandlung der Gefäßrisikofaktoren. L-DOPA und Amantadin können zu einer Verbesserung der Parkinson-Symptome führen.

Therapie: Einstellung der vaskulären Risikofaktoren, probatorisch L-DOPA und Amantadin

PRAXISTIPP

Parkinson-Syndrome

Die mittlerweile vielfältigen Therapiemöglichkeiten des „Parkinson-Syndroms" haben eine pragmatische, vor allem an der Behandelbarkeit orientierte Klassifikation der einzelnen Krankheitsbilder dieser heterogenen Gruppe mit sich gebracht: Man unterscheidet das **typische Parkinson-Syndrom** (im Rahmen einer PK), das gut und andauernd auf Dopaminsubstitution im Gehirn anspricht (L-DOPA-responsives Parkinson-Syndrom), von den **atypischen Formen,** die nur eine geringe oder kurz andauernde Besserung auf Dopaminpräparate aufweisen (nicht L-DOPA-responsives Parkinson-Syndrom). Das Erstere hat eine relativ gute Prognose, das Letztere nicht. Von praktischer Bedeutung ist vor allem das häufig anzutreffende **vaskuläre Parkinson-Syndrom,** bei dem es in erster Linie auf die Behandlung der zerebrovaskulären Grundkrankheit ankommt. Das durch Neuroleptika-Einnahme ausgelöste medikamentöse **Parkinsonoid** ist ein ebenfalls häufig vorkommendes atypisches Parkinson-Syndrom, dessen Erkennung deswegen so wichtig ist, da es bei Absetzen des Auslösers oft völlig reversibel sein kann. Seltener treten die **neurodegenerativen atypischen Parkinson-Syndrome** auf (u. a. MSA-P, PSP, KBD, LBD), die allesamt bisher leider schlecht zu behandeln sind.

PRAXISTIPP

9.3 Dystonien

Unter dem Begriff „Dystonie" wird in erster Linie ein Syndrom verstanden, das durch tonische Muskelkontraktionen charakterisiert ist und häufig zu abnormen Haltungen oder Gelenkstellungen führt. Als Dystonien werden aber auch eigenständige Krankheitsbilder bezeichnet, insbesondere die idiopathische Torsionsdystonie, bei der die dystone Bewegungsstörung dominierendes Symptom ist. Darüber hinaus kommen dystone Phänomene bei einigen – oft genetisch determinierten – degenerativen Hirnerkrankungen als ein Symptom unter vielen anderen vor (z. B. IPS, PSP, Morbus Wilson, spinozerebelläre Ataxien). Bei den sekundären erworbenen Dystonien sind krankhafte Strukturveränderungen des Gehirns Ausgangspunkt der Bewegungsstörung (z. B. perinatale Hirnläsion, bakterielle und virale Enzephalitiden, medikamentös ausgelöste Hirnfunktionsstörungen, Hirntumoren und paraneoplastische Syndrome).

9.3 Dystonien

Dystonien zeichnen sich durch tonische Muskelkontraktionen aus. Ursache ist eine zentrale Störung des Agonisten-Antagonisten-Gleichgewichts. Folge sind abnorme Haltungen und Gelenkstellungen.

9.3.1 Primäre Dystonien

9.3.1 Primäre Dystonien

9.3.1.1 Klassische primäre Dystonien

9.3.1.1 Klassische primäre Dystonien

Pathogenese
Ursache einer **primären Dystonie** ist eine neuronale Funktionsstörung der Basalganglien, ohne dass dort Läsionen makroskopisch oder in der konventionellen bildgebenden Diagnostik (CT, MRT) fassbar sind. In der Regel ist die Funktionsstörung genetisch determiniert und wird über Proteine vermittelt, die die Erregbarkeit von Neuronenpopulationen in den Basalganglien verändern. Generalisierte Dystonien gehen z. B. auf eine Mutation im Torsin-A-Gen (*DYT1*) zurück, deren Penetranz bei 30–40 % liegt. Zusätzlich ist auch eine Überaktivität neuroplastischer Vorgänge von Bedeutung. Im Detail sind diese Vorgänge noch nicht voll verstanden.

Pathogenese: Klassische primäre Dystonien entstehen durch eine Funktionsstörung der Basalganglien, die nicht histologisch oder bildgebend nachgewiesen werden kann. Bekannt sind jedoch Genmutationen (z. B. Torsin-A-Gen).

Klinik
Bei den Dystonien liegen unwillkürliche tonische Hyperaktivitäten entweder
- **generalisiert** (in allen Muskelgruppen),
- **segmental** (in benachbarten Körperabschnitten, z. B. Kopf und ein Arm),
- **multifokal** (in entfernten Körperpartien, z. B. rechter Arm und linkes Bein) oder
- **fokal** (in nur einem isolierten Körperabschnitt, z. B. Kopf, Nacken, ein Arm, ein Bein)

vor.

Klinik: unwillkürliche tonische Muskelanspannungen generalisiert, segmental, multifokal oder fokal

Generalisierte Dystonie
Bei der generalisierten Dystonie sind insbesondere in fortgeschrittenen Stadien fast alle quergestreiften Muskeln betroffen. Sie beginnt – meist im Kindesalter – häufig mit einer fokalen Dystonie an den distalen unteren Extremitäten. Über Monate und Jahre dehnt sich die dystone Innervationsstörung auf den Rumpf

Generalisierte Dystonie: beginnt häufig im Kindesalter fokal mit konsekutivem Befall fast aller quergestreiften Muskeln bei jedoch unterschiedlichem Ausprägungsgrad

und auf die oberen Extremitäten sowie die kraniale Muskulatur aus. Die Ausprägung der Symptome variiert interindividuell, aber auch intrafamiliär. So kommt es nicht immer zur generalisierten Dystonie, in etwa 5–10 % sind lediglich fokale Dystonien (z. B. zervikale Dystonie oder Schreibkrampf), in einigen anderen Fällen multifokale Manifestationsformen (z. B. zervikale Dystonie in Kombination mit einer Fußdystonie) beschrieben worden.

Fokale und segmentale Dystonien: häufigste primäre Dystonien, betreffen oft Erwachsene und erreichen in Wochen bis Monaten ihre finale und stabile Form; am häufigsten ist die zervikale Dystonie (F:M = 2:1; Hals- und Nackenmyoklonien und Kopffehlstellungen, z. B. Torticollis)

Der **Blepharospasmus** ist eine unwillkürliche Verkrampfung der Lidmuskulatur, bei dessen Maximalform Augenöffnen unmöglich werden kann.

Weitere umschriebene Formen:
- oromandibuläre Dystonie
- linguale Dystonie
- spasmodische Dysphonie (betrifft die Larynxmuskulatur)

Lerntipp: Pathognomonisch (und daher gern geprüft) ist das **Meige-Syndrom,** eine Mischung aus Blepharospasmus, Dystonie der mimischen Muskulatur und oromandibulärer Dystonie.

Manche Dystonien werden durch über lange Zeiträume wiederholt ausgeführte Tätigkeiten getriggert (*„Beschäftigungskrampf"*). Früher häufig war der Schreibkrampf (Graphospasmus). Unter Profi-Musikern (Pianisten, Saiteninstrumentalisten) und in manchen Sportarten (Golf) ist diese Dystonieform gefürchtet, da sie die Berufsfähigkeit gefährdet.

9.3.1.2 Dystonie-Plus-Syndrome

Wenn zusätzliche Symptome auftreten, spricht man von Dystonie-Plus-Syndromen, die genetische Ursachen haben.

Myoklonus-Dystonie-Syndrom: 2. Lebensjahrzehnt, beidseitige, vorwiegend aktionsinduzierte Myoklonien der oberen Extremitäten und der axialen Muskulatur

Fokale und segmentale Dystonien

Sie sind die häufigste Manifestation einer idiopathischen Dystonie, beginnen meist im mittleren Erwachsenenalter, verstärken sich innerhalb von Wochen bis Monaten und bleiben dann stabil oder sind nur noch wenig progredient.

Zervikale Dystonie Die zervikale Dystonie ist die *häufigste fokale Dystonie* mit einer Prävalenz von etwa 1:10.000 und einem mittleren Manifestationsalter von ca. 45 Jahren. Frauen sind etwa doppelt so häufig betroffen wie Männer. Die unwillkürlichen chronischen, teilweise überlagernd auch myoklonischen Aktivitäten der Hals- und Nackenmuskulatur führen zu unwillkürlicher Kopfdrehung **(Torticollis),** Seitwärtsneigung **(Laterocollis),** Ventralflexion **(Anterocollis)** oder Dorsalflexion **(Retrocollis)** des Kopfes.

Blepharospasmus, Lidöffnungsapraxie Beim **Blepharospasmus** handelt es sich um unwillkürliche Verkrampfungen der Lidmuskulatur, häufig überlagert durch tonisch-klonische Spasmen, dominierend des M. orbicularis oculi. Erstsymptom ist eine erhöhte Lidschlagfrequenz, Maximalsymptom der kontinuierliche unwillkürliche Augenschluss mit funktioneller Erblindung. Eine Sonderform des Blepharospasmus ist die **Lidöffnungsapraxie,** bei der die Patienten aufgrund pathologischer Inhibitionsvorgänge den M. levator palpebrae nicht mehr willkürlich innervieren können.

Oromandibuläre Dystonie Unwillkürliche Kontraktionen der Kieferöffner- oder Kieferschließermuskulatur sind häufig kombiniert mit dystonen Aktivitäten in der fazialen Muskulatur. Beim **Kieferschließungstyp** sind vor allem der M. masseter, der M. pterygoideus medialis und der M. temporalis dyston fehlinnerviert, beim **Kieferöffnungstyp** sind dystone Hyperaktivitäten im M. pterygoideus lateralis und der suprahyoidalen Muskulatur zu beobachten. Als **Meige-Syndrom** bezeichnet man die Kombination aus Blepharospasmus, Dystonie der fazialen Muskulatur und oromandibulärer Dystonie.

Linguale Dystonie Die verschiedenen Zungenmuskeln sind dyston fehlinnerviert, sodass es zum unwillkürlichen Herausstrecken der Zunge kommt. Häufig ist die linguale Dystonie mit einer oromandibulären Dystonie kombiniert.

Spasmodische Dysphonie Es liegt eine dystone Innervationsstörung der inneren Larynxmuskeln vor. Man unterscheidet einen Adduktortyp von einem Abduktortyp:
- Beim **Adduktortyp** ist der M. vocalis beidseits dominierend involviert, die Stimme der Patienten klingt gepresst mit stakkatoartigen Unterbrechungen der Stimmbildung.
- Beim **Abduktortyp** entsteht durch unzureichenden unwillkürlichen Glottisschluss eine hauchige, atemlose Flüsterstimme.

Beschäftigungskrämpfe Die aktionsinduzierte Dystonie der „Beschäftigungskrämpfe" tritt ausschließlich bei zeitlich extensiver Ausführung spezieller Bewegungsmuster in Erscheinung. Betroffen ist dabei lediglich eine umgrenzte Zahl von Muskeln. Ein Vertreter dieser Gruppe ist der **Schreibkrampf (Graphospasmus),** bei dem es meist schon beim Greifen des Schreibstifts zu einer unwillkürlichen Verkrampfung der Unterarm- und Handmuskulatur kommt. Am häufigsten wird hierbei eine unwillkürliche Beugung im Handgelenk und aller Finger, insbesondere in den Endgelenken, beobachtet. Die Störung kann so ausgeprägt sein, dass die Patienten nicht in der Lage sind zu schreiben. Verkrampfungen bei Ablauf hochautomatisierter, stark überlernter Bewegungsprogramme werden insbesondere auch bei Musikern – je nach Instrument – im Bereich der Hand- und Armmuskulatur oder im Bereich der fazialen Muskulatur bei Bläsern beobachtet. Auch Hochleistungssportler, insbesondere Golf- und Tennisspieler, können aufgabenspezifische „Beschäftigungsdystonien" zeigen.

9.3.1.2 Dystonie-Plus-Syndrome

Dystonie-Plus-Syndrome sind genetisch determiniert und zeigen eine dystone Innervationsstörung als klinisch dominierendes Symptom; es liegen jedoch weitere klinische Besonderheiten vor, die mit den klassischen primären Dystonien nicht vereinbar sind.

Myoklonus-Dystonie-Syndrom Diese Erkrankung wird in der Regel im 2. Lebensjahrzehnt manifest und ist durch beidseitige, vorwiegend aktionsinduzierte Myoklonien der oberen Extremitäten und der axialen Muskulatur gekennzeichnet. Zusätzlich treten typische dystone Hyperaktivitäten generalisiert in der quergestreiften Muskulatur auf. Psychiatrische Auffälligkeiten wie Zwangsstörungen oder Panikattacken und die Entwicklung eines pathologischen Alkoholabusus kommen häufig hinzu.

MERKE

- Dystonie = unwillkürliche, länger anhaltende tonische Muskelkontraktionen
- Myoklonus = unwillkürliche, plötzliche, kurze Muskelkontraktionen

L-DOPA-responsive Dystonie Diese Dystonie wird auch als **Segawa-Syndrom** oder hereditärer Dystonie-Parkinson-Komplex bezeichnet. Die Dystonie bessert sich fast vollständig schon bei Gaben kleinerer Dosen von L-DOPA – daher der Name. Das Manifestationsalter liegt oft im 1. Lebensjahrzehnt, das Leiden betrifft vorwiegend Mädchen. Eine dystone Gangstörung ist meist das Erstsymptom, parallel zu weiteren dystonen Symptomen entwickelt sich ein Parkinson-Syndrom mit Intensivierung der Parkinson-Symptome im Tagesverlauf und auch nach körperlicher Belastung.

Weitere Dystonie-Plus-Syndrome sind die nichtkinesiogene dystone Choreoathetose, die belastungsinduzierte Dystonie/Choreoathetose und die kinesiogene Choreoathetose.

MERKE

L-DOPA-responsive Dystonie = Segawa-Syndrom: 1. Lebensjahrzehnt, besonders Mädchen, dystone Gangstörung + Parkinson-Syndrom, Besserung durch L-DOPA
Lerntipp: Die L-DOPA-responsive Dystonie wird gerne gefragt, weil es durch eine geringe Dosis L-DOPA zu einer fast vollständigen Besserung kommt.

9.3.2 Sekundäre Dystonien

Sekundäre Dystonien entstehen einerseits bei Erkrankungen, die mit einem bekannten metabolischen Defekt, meist genetisch determiniert, einhergehen und neben vielen zentralnervösen und peripher-neurologischen Symptomen u. a. auch eine dystone Symptomatik zeigen, z. B. der Morbus Wilson, Lipidstoffwechselstörungen, Aminosäurestoffwechselstörungen und mitochondriale Enzephalopathien. Zum anderen kommen Dystonien bei neurodegenerativen Erkrankungen vor, für die bisher kein genetischer oder metabolischer Defekt bekannt ist, z. B. bei der PK (➤ Kap. 9.2.1), MSA (➤ Kap. 9.2.2) oder PSP (➤ Kap. 9.2.3). Des Weiteren können vielfältige Läsionen des zentralen (oder seltener des peripheren) Nervensystems eine dystone Symptomatik erzeugen, so sie zu einer funktionellen Imbalance in den Basalganglienschleifen führen. Eine besondere Form von sekundären Dystonien sind die traumatisch induzierten Formen. Hier kommt es nach peripheren Traumen mit Knochen- und Gewebeverletzungen innerhalb von Wochen zunächst im Umfeld der traumatisierten Gewebe zu einer dystonen Störung, die häufig auch mit einer sympathischen Reflexdystrophie (komplex-regionales Schmerzsyndrom) einhergeht. Die exakte Pathophysiologie ist nicht bekannt, es wird jedoch diskutiert, dass insbesondere der Einfluss von Schmerzafferenzen eine Funktionsstörung innerhalb der motorischen Basalganglienschleife auslösen könnte.

9.3.2 Sekundäre Dystonien
Sekundäre Dystonien findet man bei metabolischen Erkrankungen wie Morbus Wilson, Lipid- oder Aminosäurestoffwechselstörungen und Mitochondriopathien, aber auch neurodegenerativen Erkrankungen. Schließlich können auch erworbene strukturelle zerebrale Läsionen (z. B. Hirninfarkte) eine Dystonie auslösen.

9.3.3 Therapie der Dystonien

Botulinumtoxin Fokale Dystonien werden mit intramuskulären Injektionen von *Botulinumtoxin Typ A* behandelt. Dafür werden zunächst die Muskelgruppen mit dystoner Hyperaktivität identifiziert und dort dann Botulinumtoxin, ggf. gezielt unter Ultraschall- oder EMG-Kontrolle, injiziert.

Tiefe Hirnstimulation Bei generalisierten, ausgedehnten segmentalen und schweren fokalen Dystonien, die nicht befriedigend mit intramuskulären Botulinumtoxin-Injektionen behandelt werden können, ist die beidseitige tiefe Hirnstimulation des *Globus pallidus internus (GPi)* die Therapie der 1. Wahl (➤ Kap. 9.2.1).

Medikamente Bei der sehr seltenen L-DOPA-responsiven Dystonie ist die orale Medikation mit L-DOPA die wichtigste Therapie. Ansonsten können bei ausgedehnteren dystonen Innervationsstörungen, die einer lokalen Botulinumtoxin-Therapie nicht zugänglich sind, oder wenn die tiefe Hirnstimulation kontraindiziert ist oder der Patient diese Therapie ablehnt, ersatzweise orale Medikamente verabreicht werden. Besondere Bedeutung haben dabei *Anticholinergika, Benzodiazepine, Tetrabenazin, Baclofen* und *atypische Neuroleptika.* Diese Medikation ist aber oft mit Nebenwirkungen behaftet.

9.3.3 Therapie der Dystonien

- vorrangig symptomatisch mit Botulinumtoxin
- evtl. tiefe Hirnstimulation des Globus pallidus internus
- medikamentös: Anticholinergika, Benzodiazepine, Baclofen, Tetrabenazin und atypische Neuroleptika

FALL Ein 41-jähriger Patient stellt sich wegen chronischer Nackenschmerzen beim niedergelassenen Neurologen vor. Vor einigen Jahren habe er bereits einen zervikalen Bandscheibenvorfall gehabt. Daher habe er nun wieder eine MRT der Halswirbelsäule anfertigen lassen, die allerdings keine Erklärung für die Beschwerden ergeben habe. Seit einigen Monaten verspüre er nun auch ein gelegentliches Zittern des Kopfes sowie eine unwillkürliche Drehung des Kopfes nach rechts. Beides verstärke sich vorübergehend unter Stressbelastung. Das Anlegen der Hand an das Kinn bringe die Symptome kurzfristig zum Verschwinden.
Im klinisch-neurologischen Befund stellt der Arzt einen klassischen Torticollis nach rechts sowie einen irregulären dystonen Kopftremor fest. Der übrige klinische Befund ist unauffällig. Er veranlasst eine zusätzliche MRT des Kopfes, die einen Normalbefund zeigt.
Daraufhin stellt er die Diagnose einer zervikalen Dystonie mit Torticollis und dystonem Kopftremor und führt nach ausführlicher Aufklärung und schriftlicher Einwilligung eine Injektionstherapie mit Botulinumtoxin durch. Dabei werden der M. splenius capitis beidseits sowie der M. sternocleidomastoideus links mit insgesamt 150 Einheiten Onabotulinumtoxin Typ A behandelt. Sieben Tage nach der Injektion bemerkt der Patient eine deutliche Linderung der Bewegungsstörung des Kopfes. Der Therapieeffekt wird durch regelmäßige Physiotherapie unterstützt. Mit dem Neurologen wird eine regelmäßige Injektionstherapie alle 3 Monate vereinbart, da der therapeutische Effekt des Toxins regelmäßig erneuert werden muss.

9.4 Hyperkinetische Erkrankungen

9.4.1 Chorea Huntington

Unter einer Chorea (griech.: „choreia" = Tanz; „Veitstanz") versteht man unwillkürliche, unregelmäßige, plötzlich einsetzende, schnelle, nicht stereotype und regellos über den ganzen Körper verteilt auftretende Bewegungen. Die wichtigste und häufigste Erkrankung aus dieser Gruppe ist die Chorea Huntington (früher Chorea major), die nach ihrem Erstbeschreiber benannt wurde, der die Erkrankung 1872 als erbliche Variante von anderen Formen der Chorea abgrenzte. Mittlerweile konnte die Chorea Huntington als hereditäre Trinukleotid-Repeat-Erkrankung mit autosomal-dominantem Erbgang identifiziert werden.

Epidemiologie

In Nordamerika und Europa beträgt die Prävalenz der Chorea Huntington etwa 4–8/100.000. Die ersten Symptome treten meist zwischen dem 35. und 50. Lebensjahr auf, wobei die Streubreite groß ist (1.–70. Lebensjahr). Die Krankheitsdauer von den ersten Symptomen bis zum Tod infolge Immobilisierung, Auszehrung (Kachexie) und Ateminsuffizienz infolge Aspirationspneumonie beträgt etwa 15–20 Jahre.

Neurogenetik

Die Chorea Huntington ist eine *autosomal-dominante* neurodegenerative Erbkrankheit mit vollständiger Penetranz (alle Genträger erkranken), aber unterschiedlicher Expressivität (unterschiedlich ausgeprägte Symptomschwere). Das **Huntington-Gen** wurde auf dem N-terminalen Ende des kurzen Arms von Chromosom 4 (4p16.3) lokalisiert. Bei Huntington-Patienten weist dieses Gen eine erhöhte Anzahl von Wiederholungen *(Repeats)* der *Trinukleotidsequenz CAG* (Cytosin-Adenin-Guanin) auf. Bei Vererbung des Huntington-Gens von einer Generation zur nächsten verlängert sich meist die CAG-Sequenz bei den Nachkommen, was vor allem bei Vererbung durch den Vater gilt und mit der Erstmanifestation der Erkrankung in einem früheren Lebensalter korreliert *(Antizipation)*. Das Huntington-Gen codiert für die Synthese eines Peptids mit einem Molekulargewicht von 348 kD **(Huntingtin)**, das vermutlich wichtige Funktionen im Zellstoffwechsel der Nervenzellen hat. Durch die Wiederholung der CAG-Sequenz werden sog. Polyglutamine im Huntingtin exprimiert, die zu abnormen Proteininteraktionen sowie zur Ablagerung des Huntingtins und seiner Abbauprodukte im Zytoplasma und im Zellkern von Neuronen führen.

Neuropathologie

Im Verlauf der Chorea Huntington entwickelt sich eine globale Hirnatrophie mit schwerpunktmäßigem Befall des Striatums (Nucleus caudatus und Putamen). Neuronenverlust und reaktive Gliose finden sich darüber hinaus in weiten Teilen der Hirnrinde, in Thalamus und Hypothalamus, in der Substantia nigra sowie im Kleinhirn. Der Untergang GABAerger striataler Neurone wird für die typischen choreatischen Hyperkinesen verantwortlich gemacht.

Klinik

Die ersten Symptome der Erkrankung können sowohl psychiatrischer als auch neurologischer Natur sein; im fortgeschrittenen Stadium mischen sich beide zu einem choreatisch-dementen Gesamtbild.

Psychiatrische Auffälligkeiten Zu den schleichend beginnenden ersten Auffälligkeiten können gehören: erhöhte Reizbarkeit, Aufmerksamkeitsstörungen, Distanzminderung, Vernachlässigung von Pflichten und Aufgaben, Persönlichkeitsveränderungen, depressive Verstimmung bis zur Suizidalität, Alkoholismus u. a. Beginnende Merkfähigkeits- und Gedächtnisstörungen münden progredient in die Entwicklung einer Demenz, die vor allem durch Störungen der Handlungsplanung und der Integration von Aufmerksamkeit, Gedächtnis und Organisation geprägt ist.

Choreatische Hyperkinesen Die choreatischen Hyperkinesen sind anfangs von Willkürbewegungen schwer zu unterscheiden. Sie können zunächst nur in einem leicht vermehrten Grimassieren oder in kurzen, manieriert wirkenden Extremitätenbewegungen bestehen. Das neurologische Vollbild zeigt die Chorea wechselnd und in zufälliger Verteilung am ganzen Körper auftretend bei eher reduziertem Muskeltonus. Augenbewegungsstörungen treten in Form verlangsamter und dysmetrischer Sakkaden sowie einer gestörten Konvergenzreaktion auf. Im Gesicht finden sich oft Schmatz- und Kaubewegungen mit schwerer Beeinträchtigung der Artikulation (Dysarthrie). Das Gangbild erscheint aufgrund der unwillkürlichen Arm- und Beinbewegungen tänzelnd (choreatische Gangstörung). Unter emotionaler Anspannung nehmen die Hyperkinesen zu, im Schlaf verschwinden sie vollständig. Im Spätstadium treten durch die Beteiligung des gesamten Striatums auch weitere extrapyramidale Symptome wie eine Dystonie oder ein Parkinson-Syndrom auf.

Studentische Sicht

9.4 Hyperkinetische Erkrankungen

9.4.1 Chorea Huntington

Die Chorea Huntington ist eine neurodegenerative Erkrankung, die sich neurologisch in choreatischen, d. h. schnellen, unwillkürlichen, immer unterschiedlich verlaufenden Bewegungen äußert.

Epidemiologie: Die Prävalenz beträgt ca. 4–8/100.000. Auftreten im 35.–50. Lebensjahr mit tödlichem Verlauf nach 15–20 Jahren.

Neurogenetik: Die Chorea Huntington wird autosomal-dominant vererbt. Alle Träger erkranken, aber die Ausprägung ist variabel. Ursache ist eine CAG-Trinukleotidexpansion im Huntington-Gen, die zur Expression von Polyglutamin führt. Die Aggregation des exprimierten Proteins schädigt die Zellen. Da sich bei jeder Vererbung mehr CAG-Wiederholungen ansammeln, tritt die Erkrankung von Generation zu Generation früher auf (Antizipation). Die Chorea Huntington war die erste dieser heute als **Trinukleotid-Repeat-Erkrankungen** bezeichneten Gruppe, bei der dieser Mechanismus aufgedeckt wurde (s. a. spinozerebelläre Ataxien, SCA) (> Kap. 9.5.3.1).

Neuropathologie: progrediente globale Hirnatrophie mit Betonung im Striatum (Verlust GABAerger striataler Neurone) → Hyperkinese

Klinik: Bestimmend sind psychiatrische und neurologische Symptome. Initial zeigt sich eine Affektstörung mit Reizbarkeit, Depressionen, Distanzminderung und Aufmerksamkeitsdefiziten, später Gedächtnisstörungen. Daneben imponieren choreatische Hyperkinesen, anfangs z. B. nur als Grimassieren, später mit Befall des ganzen Körpers. Bei Stress verschlechtert die Symptomatik, im Schlaf verschwindet sie. Im fortgeschrittenen Stadium ergibt sich ein choreatisch-demenzielles Syndrom.

Lerntipp: Pathognomonisch für die Chorea Huntington ist das Nebeneinander von psychiatrischen und neurologischen Symptomen. Letztere fallen insbesondere durch die typische Hyperkinese auf mit tänzelndem Gang („Veitstanz") und athetotischen, „wurmartig" anmutenden Bewegungen.

Westphal-Variante Bei 10 % der Patienten beginnt die Huntington-Krankheit bereits in der Kindheit mit einem akinetisch-rigiden (Parkinson-)Syndrom. Die sonst typischen Hyperkinesen fehlen, der rasch progrediente Verlauf mit ausgeprägter Dystonie, Okulomotorikstörung, demenzieller Entwicklung und fakultativ epileptischen Anfällen führt meist innerhalb weniger Jahre zum Tod.

Die *Westphal-Variante* (10 %) beginnt schon im Kindesalter mit einem akinetisch-rigiden Syndrom. Sie hat eine schlechte Prognose.

Diagnostik

Genetik Seit 1993 ist ein *direkter Gentest* für die Huntington-Mutation verfügbar. Die Diagnose der Chorea Huntington wird gestellt, wenn mehr als 38 CAG-Repeats vorliegen. Prinzipiell ist heute auch eine pränatale Diagnostik mittels Chorionzottenbiopsie möglich. Aufgrund ethischer Erwägungen wurden Richtlinien formuliert, die eine umfassende humangenetische Beratung und psychologische Betreuung vor und nach dieser Untersuchung vorsehen *(Gendiagnostikgesetz)*. Auch die strikte Einhaltung von datenschutzrechtlichen Bestimmungen und der ärztlichen Schweigepflicht ist eine Voraussetzung für den verantwortungsvollen Umgang mit den Ergebnissen der Gendiagnostik. Nach Einführung des Gentests ist die Bedeutung weiterer Zusatzuntersuchungen für die Diagnose der Chorea Huntington stark in den Hintergrund getreten.

Diagnostik:
- direkter Gentest (> 38 CAG-Repeats); bei pränataler Diagnostik schreibt das Gendiagnostikgesetz eine ausführliche Beratung vor
- cMRT: Atrophie des Nucleus caudatus, globale Hirnatrophie

KOMMUNIKATIONSKOMPETENZ Da ein positiver Gennachweis der Huntington-Krankheit weitreichende Folgen nicht nur für den Patienten selbst, sondern möglicherweise für die ganze Familie haben kann, sollte immer eine *humangenetische Beratung und psychotherapeutische Betreuung* in Anspruch genommen werden.

In einem Erstgespräch wird dabei allgemein über die Erkrankung sowie deren Erbgang informiert und eine ausführliche Eigen- und Familienanamnese erhoben. Hier werden Kontakte mit erfahrenen Psychotherapeuten vermittelt, die den Patienten vor, während und nach der Diagnostik betreuen. Sie vergewissern sich, dass der Patient eine ungünstige Diagnosemitteilung adäquat verarbeiten kann. Gleichzeitig sollte der Patient eine Vertrauensperson benennen, die ihm begleitend zur Seite steht.

KOMMUNIKATIONSKOMPETENZ

Bildgebung Die MRT des Gehirns zeigt eine Erweiterung der Seitenventrikelvorderhörner mit Verlust ihrer typischen Taillierung aufgrund einer Atrophie der Kaudatumköpfe. Daneben finden sich im Verlauf Zeichen der globalen Hirnatrophie. Funktionell bildgebende Verfahren wie PET und SPECT zeigen eine Verminderung von zerebralem Blutfluss, Sauerstoffextraktion, Glukoseverbrauch und Dopaminrezeptorendichte im Striatum.

Differenzialdiagnostik

Choreatische Hyperkinesen können vielfältige Ursachen haben und bedürfen oft einer breiten Differenzialdiagnostik, sofern eine Chorea Huntington durch Gentest ausgeschlossen wurde. Seltene Formen sind die Chorea minor (Sydenham) sowie die hereditäre benigne Chorea. Auch bei anderen neurodegenerativen Krankheiten ist die Chorea Leitsymptom, so z. B. bei der hereditären Choreoakanthozytose und dem McLeod-Syndrom (früher Neuroakanthozytose). Choreatische Hyperkinesen können auch im Rahmen einer Reihe von infektiologischen, metabolischen, ischämischen, neoplastischen und autoimmun vermittelten Erkrankungen des ZNS auftreten. Schließlich werden sie gelegentlich durch Medikamente ausgelöst, z. B. dopaminerge choreatische Dyskinesien bei Patienten mit fortgeschrittenem IPS sowie tardive choreatische Dyskinesie nach chronischer Einnahme von Neuroleptika. Zuweilen ist die Abgrenzung einer Chorea von anderen extrapyramidalen Hyperkinesen (Myoklonien, Tics) schwierig.

Differenzialdiagnostik: Choreatiforme Bewegungen können viele Ursachen haben. Denkbar sind Chorea minor, andere neurodegenerative Erkrankungen (McLeod-Syndrom) und Gehirnschädigungen. Auch medikamentöse Ursachen sind möglich (Neuroleptika-Anamnese)!

Therapie

Die therapeutischen Möglichkeiten bei Patienten mit Chorea Huntington sind begrenzt und rein symptomatisch. Die Hyperkinesen können, sofern sie die Lebensqualität der Patienten relevant beeinträchtigen, mit **Dopaminrezeptorantagonisten** wie Tiaprid, Sulpirid oder Haloperidol gebessert werden. Daneben kann bei ausgeprägten Hyperkinesen der Dopaminspeicherentleerer **Tetrabenazin** eingesetzt werden. Bei allen Präparaten ist das Risiko relevanter Nebenwirkungen (Depression, Parkinsonoid, tardive Dyskinesien) zu bedenken. Clozapin (**Cave:** Agranulozytose!) und Benzodiazepine (Clonazepam, Lorazepam, Alprazolam) können bei Psychosen, Unruhe und aggressiven Zuständen eingesetzt werden. Auch Depressionen und Schlafstörungen können medikamentös behandelt werden. Die Verordnung hyperkalorischer Ernährung kann der krankheitsbedingten Kachexie entgegenwirken. Regelmäßige Physiotherapie, Logopädie und Schlucktraining sowie das Angebot psychotherapeutischer Begleitung für Patienten und Angehörige ist von großem Wert.

Therapie: Eine kausale Therapie gibt es nicht.
- Hyperkinesen: Tiaprid, Sulpirid oder Haloperidol (Dopaminantagonisten) bzw. Tetrabenazin (entleert die Dopaminspeicher)
- psychiatrische Symptome: Clozapin und Benzodiazepine
- zusätzlich: Physiotherapie, Logopädie und Psychotherapie

FALL Der 48-jährige Klaus T. stellt sich wegen zunehmender unkontrollierter Bewegungen der Hände in Begleitung seiner Ehefrau bei einem Neurologen vor. Der Patient berichtet, dass es ihm eigentlich gut gehe und er nur auf Wunsch seiner Frau komme. Die Bewegungen bemerke er zwar, sie seien aber nicht sehr störend. Gelegentlich fühle er sich in letzter Zeit etwas unsicher auf den Beinen, sei aber bisher nicht gestürzt. Die Ehefrau berichtet, dass sich ihr Mann in den letzten Monaten deutlich verändert habe. Er sei oft fahrig und unkonzentriert. Zusätzlich sei er sehr reizbar geworden und es gebe oft Streit am Arbeitsplatz und in der Familie. Er vergesse nun auch viele Dinge. Auf Nachfrage des Neurologen berichtet das Ehepaar, dass die 72-jährige Mutter des Patienten seit vielen Jahren an einer Demenz mit unwillkürlichen Bewegungen leide. Sie lebe mittlerweile in einer Pflegeeinrichtung. Eine genaue Diagnose sei aber nie gestellt worden. Das Ehepaar hat 2 gesunde Kinder im Alter von 16 und 14 Jahren.
Im klinischen Befund stellt der Neurologe deutliche choreatische Hyperkinesen der Extremitäten und des Gesichts fest. Der Muskeltonus ist normal, die Muskeleigenreflexe aller Extremitäten sind allseits gesteigert auslösbar. Im psychischen Befund sind eine depressive Stimmungslage, eine reduzierte affektive Schwingungsfähigkeit sowie deutliche Defizite des Kurzzeitgedächtnisses zu erkennen.
Aufgrund der Verdachtsdiagnose einer Chorea Huntington wird das Ehepaar an ein humangenetisches Institut zur Beratung überwiesen. Nach ausführlicher Aufklärung und psychologischer Betreuung entscheidet sich Klaus T. schließlich für einen Gentest, der eine Huntington-Mutation mit 54 CAG-Repeats erbringt.
Seine langfristige Behandlung wird daraufhin von einer Huntington-Spezialambulanz übernommen. Hier wird eine niedrigdosierte Behandlung mit dem Dopaminantagonisten Tiaprid (2×100 mg/d) begonnen, worunter die Hyperkinesen zurückgehen. Die Möglichkeit einer Vererbung der Krankheit auf die bislang gesunden Kinder ist dem Ehepaar T. bewusst. Die Frage eines eventuellen Gentests auch bei diesen kann erst nach Erreichen der Volljährigkeit mit den Kindern besprochen und von ihnen entschieden werden.

9.4.2 Chorea minor (Sydenham)

9.4.2 Chorea minor (Sydenham)
Diese sekundäre Chorea des Kindesalters entsteht durch eine autoimmun vermittelte Schädigung der Basalganglien (Tage bis Wochen nach einer Streptokokkeninfektion).

Bei der Chorea minor handelt es sich um eine symptomatische (sekundäre) Chorea als Folge einer autoimmun vermittelten Schädigung der Basalganglien durch eine extrazerebrale Infektion mit α- oder β-hämolysierenden Streptokokken. Die Krankheit trägt den Namen von Thomas Sydenham, der sie 1686 erstmals beschrieb.

Epidemiologie und Pathogenese

Es sind vorwiegend Kinder im Alter zwischen 5 und 15 Jahren betroffen (Mädchen bevorzugt). Die Inzidenz der Chorea minor ist in entwickelten Ländern mittlerweile sehr gering. Tage bis Wochen nach der Streptokokkeninfektion (Angina tonsillaris, Endokarditis oder rheumatisches Fieber) kommt es zu einer Kreuzreaktion von Streptokokken-Antikörpern mit zytoplasmatischen Antigenen im Striatum.

Klinik

Klinik: choreatische Hyperkinesen und psychiatrische Störungen, die innerhalb von Wochen von alleine ausheilen. Bei Frauen kann es unter Kontrazeption oder in der Schwangerschaft (Chorea gravidarum) zu einem Rezidiv kommen.

Die choreatischen Hyperkinesen treten meist generalisiert, seltener auch nur auf einer Körperseite auf (Hemichorea). Sie werden oft begleitet von psychiatrischen Auffälligkeiten (Depression, Reizbarkeit, emotionale Labilität, Zwangsideen, Zwangsstörungen). Selten kann sich das neurologische Bild zu einer Enzephalopathie mit Reflexsteigerung, Kopfschmerzen, Gangstörungen, epileptischen Anfällen und Hirnnervenlähmungen ausweiten. Der Verlauf ist in der Regel benigne, die Erkrankung heilt innerhalb einiger Wochen aus. Bei Frauen ist ein Rezidiv während der Schwangerschaft (Chorea gravidarum) oder nach Einnahme oraler Kontrazeptiva möglich.

Diagnostik

Diagnostik: erhöhter ASL-Titer und Entzündungsparameter; in der cMRT evtl. striatale Signalsteigerungen

In Laboruntersuchungen finden sich oft erhöhte Werte für Leukozyten, ESR und CRP sowie ein erhöhter Antistreptolysin-Titer. In der MRT des Gehirns kann sich eine Signalsteigerung des Striatums auf T2-gewichteten Aufnahmen zeigen.

Therapie

Therapie: Penicillin oral, danach 5-jährige Prophylaxe mit Penicillin i. m.

In der Akutphase wird mit Penicillin oral behandelt, danach schließt sich eine Prophylaxe mit intramuskulärer Penicillingabe über 5 Jahre an. Eine symptomatische Behandlung der Chorea (Tiaprid oder Valproinsäure) ist nur selten notwendig.

9.4.3 Tremor

9.4.3 Tremor
Ein Tremor ist eine regelmäßige und rhythmische Muskelaktivität. Es kann sich um ein Krankheitsbild per se oder um eines von mehreren Symptomen einer Bewegungsstörung handeln.

Der Tremor (Zittern) ist eine regelmäßige, rhythmische, oszillierende Muskelkontraktion und -dekontraktion, die durch ihre Abhängigkeit von spezifischen Bedingungen (Ruhe oder Aktion) sowie durch Frequenz und Amplitude charakterisiert werden kann. Der Begriff Tremor kann sowohl eigenständige Krankheitsbilder benennen (z. B. essenzieller Tremor, ➤ Kap. 9.4.3.3) als auch ein Symptom im Rahmen anderer Erkrankungen darstellen.

Im Folgenden werden zuerst Grundlagen zum Tremor und dann einige spezifische Tremorerkrankungen näher vorgestellt. Der häufige Parkinson-Tremor wird im ➤ Kap. 9.2.1 behandelt.

9.4.3.1 Grundlagen

Epidemiologie und Pathogenese

Der Tremor ist die *häufigste neurologische Bewegungsstörung* überhaupt. Bei seiner Entstehung spielen Faktoren der Körperperipherie (mechanische Eigenschaften der Körpermasse, peripheres Nervensystem) sowie des ZNS eine Rolle (Tremorgeneratoren durch rhythmische Neuronenaktivität in Motorkortex, Thalamus, Basalganglien und Kleinhirn). Prinzipiell sind bei allen Haltebewegungen kleinamplitudige („feinschlägige"), hochfrequente Oszillationen physiologischer Ausdruck einer ständigen Feinadjustierung der gehaltenen Position durch antagonistische Muskelgruppen (physiologischer Tremor). Krankheitswert erlangt der Tremor erst durch abnorme Bewegungsamplituden oder Frequenzen und durch das Auftreten unter anderen Bedingungen. Hinsichtlich der ätiologischen Klassifikation unterscheidet man den physiologischen und verstärkten physiologischen Tremor von eigenständigen Tremorerkrankungen sowie von symptomatischen Formen im Rahmen neurologischer und internistischer Erkrankungen (➤ Abb. 9.7). Daneben wird Tremor als Nebenwirkung von Medikamenten und bei Intoxikationen gefunden.

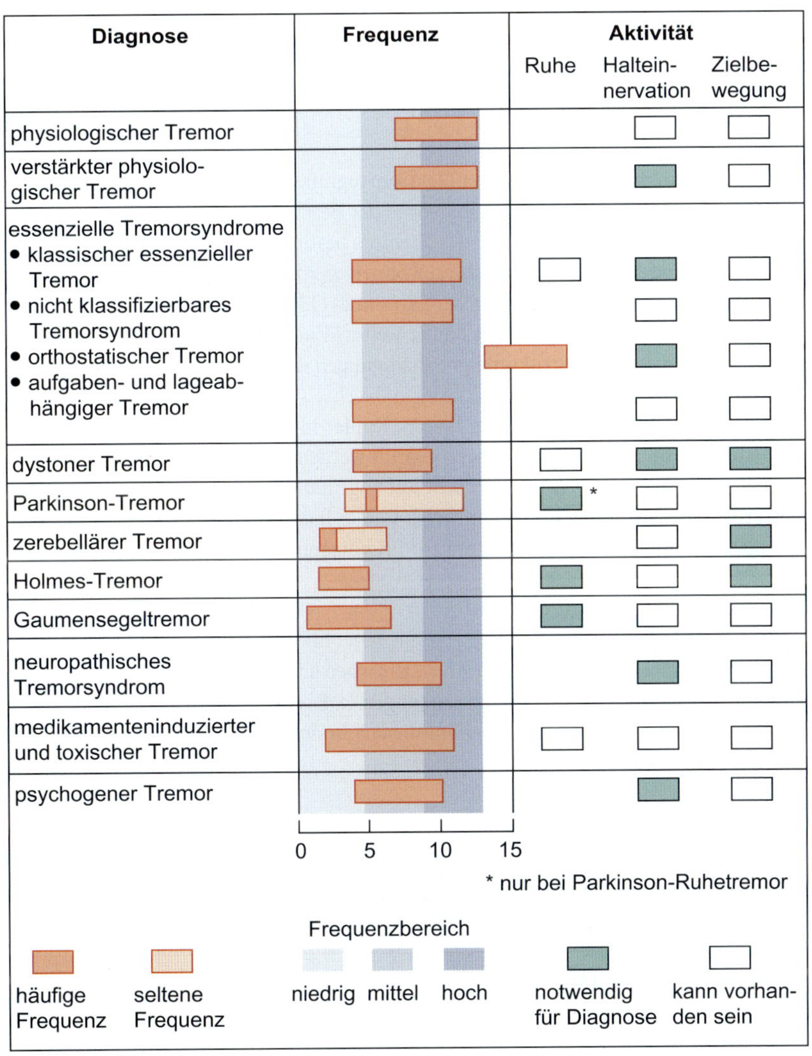

Abb. 9.7 Syndromale Klassifikation des Tremors (mit freundlicher Genehmigung durch Prof. Dr. Günther Deuschl und Dr. Jan Raethjen, Klinik für Neurologie, Universitätsklinikum Schleswig-Holstein, Campus Kiel). [G678]

9.4.3.1 Grundlagen

Pathogenese: Der Tremor ist die häufigste neurologische Bewegungsstörung. Grundsätzlich kann er physiologisch sein im Rahmen einer Feinadjustierung der Haltung. Pathologisch wird er durch Amplitude, Frequenz und die Umstände, unter denen er auftritt (➤ Abb. 9.7).

ABB. 9.7

MERKE Tremor ist prinzipiell ein physiologisches Phänomen. Erst eine abnorme Tremoramplitude sowie das Auftreten unter unphysiologischen Bedingungen haben einen Krankheitswert. **Der Tremor ist die häufigste Bewegungsstörung.** Seine Ursachen sind vielfältig und umfassen in der klinischen Praxis diverse neurologische, psychiatrische und allgemein-internistische Erkrankungen sowie unerwünschte Medikamentenwirkungen.

Klinik

Prinzipiell klassifiziert man den Tremor zunächst nach den äußeren Bedingungen seines Auftretens in einen Ruhe- und einen Aktionstremor. Beim Aktionstremor werden der Halte-, der Bewegungs-, der Intentions- und der aufgabenspezifische Tremor unterschieden:

- **Ruhetremor:** Er wird bei völligem Fehlen jeglicher Willkürinnervation sichtbar. An den oberen Extremitäten ist er am besten bei entspannt in den Schoß gelegten Händen sichtbar.
- **Haltetremor** (posturaler Tremor): Er ist beim Armvorhalteversuch sichtbar.
- **Bewegungstremor** (kinetischer Tremor): Er entsteht bei Willkürbewegungen und kann durch das freihändige Zeichnen einer Spirale gut erfasst werden.
- **Intentionstremor:** Er ist eine Sonderform des Bewegungstremors, dessen Amplitude bei Annäherung an das Ziel zunimmt (z. B. beim Finger-Nase-Versuch). Meist ist er Teilsymptom bei Schädigungen des Kleinhirns und wird dann gemeinsam mit anderen zerebellären Zeichen (pathologischer Nystagmus, Rumpfataxie, Dysarthrie) erkennbar.
- **Aufgabenspezifischer Tremor:** Er tritt nur bei Ausführung einer ganz bestimmten Tätigkeit auf (z. B. primärer Schreibtremor).

Weitere Klassifikationsmerkmale des Tremors sind die vorherrschende Frequenz (3–4 Hz: nieder-, 5–7 Hz: mittel-, ≥ 8 Hz: hochfrequent) sowie die Bewegungsamplitude (fein-, mittel-, grobschlägig).

Klinik: Klassifiziert wird der Tremor nach:
- Umständen des Auftretens: Ruhetremor, Haltetremor, Bewegungstremor, Intentionstremor und aufgabenspezifischer Tremor
- Frequenz (nieder-/mittel-/hochfrequent)
- Amplitude (fein-/mittel-/grobschlägig)

Diagnostik

Die apparative **Tremoranalyse** bedient sich der Elektromyografie (EMG), bei der die Muskelaktivität über Oberflächenelektroden der Haut abgeleitet wird, sowie der Beschleunigungsmessung mit einem Akzelerometer. Damit kann einerseits die Frequenz des Tremors bestimmt werden. Andererseits können Hinweise auf eine zentrale oder periphere Ursache gewonnen werden, da nur die Frequenz eines peripher generierten Tremors unter Gewichtsbelastung der Extremität (1 kg) abnimmt. Des Weiteren erfordert die Differenzialdiagnose eines unklaren Tremors häufig weitere Zusatzuntersuchungen. Dazu gehören eine **MRT** des Gehirns zum Ausschluss struktureller Schädigungen der Basalganglien. **Laborchemisch** sollte untersucht werden, ob Störungen des Schilddrüsenstoffwechsels (latente oder manifeste Hyperthyreose) oder ein Morbus Wilson (Coeruloplasmin im Serum, Kupfer in Serum und Urin) vorliegen. Die eingenommenen **Medikamente** müssen dahin gehend geprüft werden, ob sie einen Tremor auslösen oder verstärken können. Schließlich können bei Verdacht auf zugrunde liegende neurologische Erkrankungen weitere **apparative Zusatzuntersuchungen** hilfreich sein, z. B. SPECT oder PET mit der Frage einer Degeneration von Dopamin-Neuronen im Striatum zur Frühdiagnose eines Parkinson-Tremors.

Diagnostik:
- EMG und Akzelerometer (Messung der Tremorfrequenz)
- Zusätzlich hilfreich: nur die Frequenz von peripher generierten Tremores nimmt unter Gewichtsbelastung der betroffenen Extremität ab
- MRT und Labor: zum Ausschluss sekundärer Ursachen
- Medikamentenliste prüfen!

9.4.3.2 Verstärkter physiologischer Tremor

Es handelt sich um einen mit bloßem Auge zu erkennenden, hochfrequenten (7–12 Hz), fein- bis mittelschlägigen Halte- und Bewegungstremor der Hände. Ursachen können Ermüdung, Angst, Alkoholentzug, Medikamente, Intoxikationen, Stoffwechselerkrankungen (z. B. eine Hyperthyreose) und viele Ursachen mehr sein. Falls ein medikamentöser Behandlungsbedarf besteht, eignen sich am ehesten *Betablocker* (z. B. Propranolol 40–240 mg/d).

9.4.3.2 Verstärkter physiologischer Tremor
Dieser hochfrequente Halte- und Bewegungstremor der Hände kann bei Bedarf mit Betablockern therapiert werden.

9.4.3.3 Essenzieller Tremor

Der essenzielle Tremor (ET) ist mit einer Prävalenz von 1–5 % bei über 60-Jährigen die *häufigste neurologische Bewegungsstörung im Erwachsenenalter.* Meist besteht eine familiäre Häufung mit autosomal-dominantem Erbgang. Die Pathophysiologie ist weitgehend unbekannt, ein zentraler Generator in neuronalen Verbindungen zwischen Kleinhirn, Oliven, Thalamus, Basalganglien und Motorkortex wird vermutet. Eine Assoziation des ET mit dem gehäuften Auftreten einer Parkinson-Krankheit ist umstritten.

9.4.3.3 Essenzieller Tremor
Er ist die häufigste neurologische Bewegungsstörung bei Erwachsenen. Prävalenz 1–5 % der über 60-Jährigen. Meist tritt er familiär gehäuft mit autosomal-dominantem Erbgang auf. Beginn ist oft schon in der Jugend mit progredientem Verlauf im Alter.

Klinik und Diagnostik

Die Erkrankung beginnt meist in der Jugend und verstärkt sich oft schleichend, je älter der Patient wird. Es handelt sich typischerweise um einen beidseitigen, mittel- bis höherfrequenten *Aktionstremor (Halte- und Bewegungstremor).* Häufig finden sich auch eine Intentionstremorkomponente sowie in ausgeprägten Fällen milde Zeichen einer Kleinhirnfunktionsstörung (Dysmetrie, Gangataxie). Am häufigsten sind

Klinik und Diagnostik: Typisch ist ein beidseitiger mittel- bis hochfrequenter Aktionstremor der Hände. Pathognomonisch ist eine Tremorverminderung nach geringem Alkoholgenuss.

die *Hände* betroffen, nicht selten aber auch der *Kopf* und die *Stimmbildung (Kopf- und Stimmtremor).* Bei 50 % der Patienten bessert sich der Tremor auf geringe Mengen *Alkohol,* was als diagnostisches Zeichen genutzt werden kann. Abgesehen von der Tremoranalyse sind neurologische und internistische Zusatzuntersuchungen unauffällig. Meist zeigen die Symptome eine langsame Progredienz und können im Lauf der Zeit eine erhebliche funktionelle Behinderung darstellen.

Therapie

Therapeutisch sind **Betablocker** (z. B. Propranolol 40–240 mg/d) 1. Wahl. Alternativ kann das Antiepileptikum **Primidon** gegeben werden, das aufgrund erheblicher Nebenwirkungen (Sedierung!) sehr langsam einschleichend gegeben werden muss. Als Therapie 2. Wahl kann eine Kombination von Propranolol und Primidon eingesetzt werden. Sollte der Tremor dadurch nicht ausreichend kontrolliert werden, können Benzodiazepine (z. B. Clonazepam, Alprazolam) oder Antiepileptika (Gabapentin, Topiramat) zusätzlich versucht werden. Bei deutlicher Behinderung und nicht ausreichender Besserung durch Medikamente kann eine sehr gute Tremorkontrolle durch ein- oder beidseitige **tiefe Hirnstimulation** im Thalamus (Nucleus ventralis intermedius, VIM) erreicht werden (s. a. ➤ Kap. 9.2.1).

Therapie: 1. Wahl sind Betablocker (z. B. Propranolol), alternativ Primidon (**Cave:** sedierend), ansonsten Benzodiazepine oder andere Antiepileptika. Gute Ergebnisse erzielt in sehr schweren Fällen die tiefe Hirnstimulation des thalamischen Nucleus ventralis intermedius.

FALL Die 38-jährige Martina F. stellt sich mit einem zunehmenden Zittern der Hände beim Neurologen vor. Sie berichtet, dass der Tremor schon in der Pubertät in leichter Form vorhanden gewesen sei, aber in den letzten Jahren deutlich zugenommen habe. Sie könne nun kaum noch ruhig eine Tasse halten. Auch beim Schreiben zitterten die Hände. Besonders deutlich sei das Zittern bei Stress oder wenn sie von fremden Menschen beobachtet werde, z. B. beim Leisten einer Unterschrift in der Öffentlichkeit. Nach einem Glas Wein sei das Zittern deutlich geringer. Der 44-jährige Bruder und der 66-jährige Vater der Patientin litten unter ähnlichen Symptomen. An Vorerkrankungen wurde vor 3 Jahren eine Strumektomie bei Struma nodosa durchgeführt. Seitdem nimmt Martina F. täglich 75 µg L-Thyroxin ein.
Im klinischen Befund zeigen sich ein beidseitiger, mittelfrequenter und grobschlägiger Halte- und Bewegungstremor der Hände sowie ein leichtgradiger horizontaler Kopftremor, allerdings kein Ruhe- und kein Intentionstremor. Aufgrund von Anamnese und Klinik diagnostiziert der Neurologe einen essenziellen Tremor. Er schließt mittels MRT des Gehirns, das einen altersentsprechenden Normalbefund zeigt, andere Tremorursachen aus. Die Laboruntersuchungen zeigen eine euthyreote Stoffwechsellage und keinen Hinweis auf einen Morbus Wilson. Eine augenärztliche Untersuchung ergibt keine Kupferablagerungen in der Kornea (Kayser-Fleischer-Kornealring, typisch für Morbus Wilson).
Aufgrund eines deutlichen subjektiven Leidensdrucks wird Martina F. daraufhin mit dem Betablocker Propranolol in langsam ansteigender Dosis bis zu 2 × 80 mg/d behandelt, worunter der Tremor merklich geringer wird. Anfänglich treten allerdings Verträglichkeitsprobleme mit Müdigkeit, Schwindel und orthostatischer Hypotonie auf, die im Verlauf nachlassen.

9.4.3.4 Zerebellärer Tremor

Der zerebelläre Tremor ist Ausdruck von Kleinhirnschädigungen unterschiedlicher Ursache. Meist handelt es sich um einen niederfrequenten, grobschlägigen Bewegungs- und Intentionstremor mit zusätzlicher Haltetremorkomponente. Andere zerebelläre Zeichen wie Nystagmus, Ataxie und (zerebelläre) Dysarthrie kommen oft parallel vor.

Im Vordergrund der Therapie steht die Behandlung der Grundkrankheit. Medikamente lindern den zerebellären Tremor in der Regel nicht. Gewichte an Armen und Beinen können Frequenz und Amplitude verringern. Die tiefe Hirnstimulation im VIM-Kerngebiet des Thalamus kann bei schweren Fällen mit erheblicher Behinderung erwogen werden.

9.4.3.4 Zerebellärer Tremor
Der zerebelläre Tremor entsteht durch Kleinhirnschädigung und ist ein niederfrequenter, grobschlägiger Bewegungs-, Intentions- und Haltetremor, meist im Kontext anderer zerebellärer Symptome wie z. B. Ataxie.

9.4.3.5 Seltene Tremorformen

9.4.3.5 Seltene Tremorformen

Orthostatischer Tremor

Der orthostatische Tremor ist eine spezielle Form des essenziellen Tremors und tritt nur beim Stehen vorwiegend in den Beinen auf. Er ist in der Regel kaum sichtbar und führt zum subjektiven Gefühl der Standunsicherheit mit Sturzneigung. Die Diagnose wird durch eine charakteristische hochfrequente Aktivität von ca. 16 Hz im Oberflächen-EMG der Beine gesichert.

Clonazepam, Primidon oder Gabapentin sind therapeutisch wirksam.

Orthostatischer Tremor: Er betrifft die Beine im Stehen. Er ist sehr hochfrequent (ca. 16 Hz im EMG) und führt zu Standunsicherheit.

Dystoner Tremor

Als dystoner Tremor wird ein nieder- bis mittelfrequenter Halte- und Bewegungstremor in Muskeln bezeichnet, die primär von einer dystonen Bewegungsstörung betroffen sind (z. B. dystoner Kopftremor bei zervikaler Dystonie).

Therapien der Wahl sind Injektionen mit Botulinumtoxin und Propranolol.

Dystoner Tremor: Er tritt in den von einer Dystonie betroffenen Muskeln auf und ist ein Halte- und Bewegungstremor.

Holmes-Tremor

Der Holmes-Tremor beruht auf einer kombinierten Schädigung von Projektionsbahnen des Kleinhirns und der dopaminergen Zellen der Substantia nigra im Hirnstamm. Mit einer erheblichen Latenz von Wochen bis Monaten nach der Schädigung tritt kontralateral zur Läsion ein einseitiger, irregulärer, langsamer Ruhe-, Halte- und Bewegungstremor auf. Oft finden sich begleitend auch Ataxie, Diplopie, Hemiparese, Dystonie, Rigor und Sensibilitätsstörungen. CT oder MRT des Gehirns zeigen häufig die verantwortliche Läsion.

Therapien sind oft wenig effektiv. Neben L-DOPA und Dopaminagonisten können Anticholinergika und Clonazepam versucht werden. Es gibt Fallberichte über eine erfolgreiche tiefe Hirnstimulation im VIM-Kerngebiet.

Holmes-Tremor: Er tritt Wochen bis Monate nach kombinierter struktureller Kleinhirn- und Mittelhirnschädigung auf mit kontralateralem Ruhe-/Halte- und (!) Bewegungstremor.

Gaumensegeltremor

Der Gaumensegeltremor (palataler Myoklonus) entsteht ebenfalls nach Läsionen in Kleinhirn oder Hirnstamm, es gibt aber auch eine idiopathische Variante ohne morphologische Veränderungen. Es treten rhythmische Aufwärtsbewegungen des Gaumensegels auf, häufig verbunden mit einem hierdurch verursachten beeinträchtigenden Klickgeräusch im Ohr.

Eine medikamentöse Behandlung kann mit Phenytoin, Benzodiazepinen und Trihexphenidyl versucht werden. Eine Besserung des Ohrklicks kann mit Botulinumtoxin-Injektionen in den M. tensor veli palatini erreicht werden.

Gaumensegeltremor: Er beruht auf Schädigungen von Kleinhirn oder Hirnstamm und äußert sich in rhythmischen Gaumensegelkontraktionen mit Klickgeräusch im Ohr.

Psychogener Tremor

Der psychogene Tremor ist eine wichtige Differenzialdiagnose und macht etwa die *Hälfte aller psychogenen Bewegungsstörungen* aus. Er tritt oft plötzlich nach Bagatelltraumen auf und ist in seiner Ausprägung variabel (Abnahme bei Ablenkung). Spontanremissionen kommen vor. Typisch ist das „Kokontraktionszeichen", womit eine Steifigkeit der Extremität aufgrund gleichzeitiger Anspannung antagonistischer Muskeln bezeichnet wird. Die Frequenz des Tremors gleicht sich oft derjenigen von rhythmischen Willkürbewegungen an, die gleichzeitig mit einer anderen Extremität ausgeführt werden (Entrainment).

Im Vordergrund der Behandlung stehen psychotherapeutische Verfahren.

Psychogener Tremor: Er entsteht oft nach Bagatellverletzungen. Typisch sind Besserung bei Ablenkung und Frequenzanpassung an Willkürbewegungen (Entrainment).

9.4.4 Restless-Legs-Syndrom (RLS)

Das Restless-Legs-Syndrom (RLS) ist eine Krankheit, die durch die subjektiven Symptome Bewegungsunruhe und Missempfindungen der Beine definiert ist und eine deutliche zirkadiane Rhythmik mit Verschlechterung der Symptome abends und nachts aufweist. Betroffen sind vorwiegend Patienten im mittleren Lebensalter, die Prävalenz des RLS beträgt altersabhängig bis zu 9 %.

9.4.4 Restless-Legs-Syndrom (RLS)

Das Restless-Legs-Syndrom (RLS) äußert sich durch eine quälende Unruhe und Dysästhesie der Beine, vor allem abends und nachts. Je nach Alter beträgt die Prävalenz bis zu 9 %.

Ätiologie und Pathogenese

Man unterscheidet das idiopathische RLS von den selteneren symptomatischen Erkrankungsformen:

- Das **primäre RLS** tritt familiär gehäuft auf und entspricht zumindest bei jungen Betroffenen möglicherweise einer monogenen autosomal-dominanten Erbkrankheit. Die Pathogenese ist unbekannt, spezifische neuropathologische Veränderungen wurden bislang nicht gefunden. Die klinische Wirksamkeit von L-DOPA sowie einige bildgebende Studien legen eine Störung der dopaminergen Transmission in den Basalganglien nahe. Für die begleitenden periodischen Beinbewegungen wird aufgrund elektrophysiologischer und funktionell-bildgebender Befunde ein subkortikaler Generator angenommen.
- Ein **sekundäres RLS** kann bei dialysepflichtiger Niereninsuffizienz, Eisenmangelanämie, rheumatoider Arthritis sowie im Rahmen peripherer Neuropathien auftreten. Ebenso kommt es in der Schwangerschaft vor.

Ätiopathogenese:
- primäres RLS: familiär gehäuft, spricht auf L-DOPA an
- sekundäres RLS: bei Niereninsuffizienz, Eisenmangelanämie, pAVK, rheumatoider Arthritis und Polyneuropathien

Klinik

Obligate Kriterien des RLS sind ein Bewegungsdrang der Beine, verbunden mit schwer zu beschreibenden *Missempfindungen* in der Muskulatur („Ameisenlaufen, schmerzhaftes Brennen"). Diese werden meist an den Waden oder Oberschenkeln am stärksten empfunden. Die Beschwerden treten *in Ruhe* (im Sitzen bzw. Liegen) auf, werden durch Bewegung der Extremitäten und Umherlaufen gebessert und sind *abends und nachts* deutlich ausgeprägter als am Tag. Häufig kommt es in der Folge zu erheblichen *Ein- und Durchschlafstörungen.* Vor allem im Schlaf, aber auch während des Wachzustandes, können *periodische Beinbewegungen* auftreten. Hierunter werden stereotype Beugebewegungen der Beine verstanden. Häufig beginnen die ersten Symptome bei Frauen während einer Schwangerschaft.

Klinik: Obligate RLS-Kriterien sind:
- Beinbewegungsdrang
- Missempfindungen
- Auftreten in Ruhe
- Verstärkung abends und nachts

Folge sind Ein- und Durchschlafstörungen. Oft beginnt das RLS in der Schwangerschaft.

Diagnostik

Die Beeinträchtigung des Nachtschlafs und periodische Beinbewegungen können mit einer Untersuchung im Schlaflabor (**Polysomnografie**) erfasst werden. Laborchemisch sollten Eisenmangel, Anämie und eine Niereninsuffizienz ausgeschlossen werden. Mittels elektrophysiologischer Untersuchungen (EMG, ENG) sollte nach einer Polyneuropathie gefahndet werden.

Diagnostik: Schlafstörung und Beinbewegungen können mit der Polysomnografie untersucht werden. Ausgeschlossen werden sollten sekundäre Ursachen.

Differenzialdiagnosen

Als Differenzialdiagnosen sind vor allem eine durch Neuroleptika ausgelöste Bewegungsunruhe (Akathisie), nächtliche Wadenkrämpfe, das Burning-Feet-Syndrom bei Polyneuropathie sowie Schmerzen bei Erkrankungen der arteriellen oder venösen Beingefäße zu bedenken (periphere arterielle Verschlusskrankheit, Varikose).

Therapie

Medikament der 1. Wahl ist L-DOPA als Standardtablette oder in retardierter Freisetzungsform (50–600 mg/d). Nach Einnahme eine Stunde vor dem Schlafengehen verbessern sich Schlafqualität und periodische Beinbewegungen. Allerdings berichten manche Patienten unter höheren L-DOPA-Dosen darüber, dass sich die Symptome verstärken oder früher am Tag auftreten *(Augmentation)*. Dann sollte vorrangig mit Dopaminagonisten behandelt werden (z. B. Ropinirol, Pramipexol, Rotigotin).

Als **Medikamente 2. Wahl** gelten Benzodiazepine (Clonazepam, Temazepam) und Opioide (Oxycodon, Tramadol, Tilidin), daneben auch Carbamazepin, Clonidin, Baclofen und Gabapentin.

Therapie:
- 1. Wahl ist L-DOPA oral eine Stunde vor dem Zubettgehen. Wenn hierunter verstärkte Symptome auftreten, dann Dopaminagonisten.
- 2. Wahl sind Benzodiazepine, Opioide oder Antiepileptika

9.4.5 Tic und Tourette-Syndrom

9.4.5 Tic und Tourette-Syndrom

Definition und Epidemiologie

Als **Tics** werden kurz andauernde und periodisch auftretende Bewegungen *(motorische Tics)* oder Lautäußerungen *(vokale Tics)* bezeichnet. Die Bewegungen erscheinen zwar koordiniert, finden aber unbewusst statt und erscheinen nicht zweckgebunden. Das Spektrum kann dabei von milden vorübergehenden (transienten) Tics, die vor allem im Kindes- und Jugendalter vorkommen, bis hin zur Chronifizierung schwerer und multipler Tics im Rahmen des **Tourette-Syndroms** reichen.

Die oft zu beobachtende familiäre Häufung legt eine erbliche Komponente bei der Entstehung von Tics nahe. In den meisten Fällen beginnt die Störung zwischen dem 2. und 15. Lebensjahr und zeigt eine deutliche Tendenz zur Rückbildung mit zunehmendem Alter. Die geschätzte Prävalenz sinkt daher von 5/100.000 in der Jugend auf 0,5/100.000 bei Erwachsenen. Das männliche Geschlecht ist häufiger betroffen.

Definition und Epidemiologie: Tics sind kurze Ausbrüche von Bewegungen oder Lauten, die unwillkürlich und nicht zielgerichtet sind. Das Spektrum reicht von milden Formen bis hin zum **Tourette-Syndrom.** Es gibt eine familiäre Häufung und eine Rückbildungstendenz im Alter. Männer sind häufiger betroffen.

Ätiologie und Pathogenese

Die Pathophysiologie der Tics ist bislang wenig verstanden. Es werden Funktionsstörungen in Basalganglienschleifen vermutet. Eine rein psychogene Entstehung der Bewegungsstörungen wird heute nicht mehr angenommen. Eine genetische Komponente ist unverkennbar, möglicherweise handelt es sich um einen autosomal-dominanten Erbgang mit unvollständiger Penetranz und variabler Genexpression.

Ätiologisch werden Tics in primäre Formen (meist hereditär) und sekundäre Formen (symptomatisch) eingeteilt. Letztere treten im Rahmen anderer Grunderkrankungen (z. B. Chorea minor, Choreoakanthozytose, Chorea Huntington), als Nebenwirkung von Medikamenten (z. B. L-DOPA, Neuroleptika, Antiepileptika) oder bei geistiger Entwicklungsverzögerung (mentaler Retardierung) auf.

Ätiologie: vermutlich genetisch bedingte Funktionsstörung der Basalganglienschleifen; sekundäre Formen bei Neurodegeneration, durch Medikamente oder bei Entwicklungsstörungen

Klinik

Man unterscheidet jeweils einfache und komplexe **motorische bzw. vokale Tics:**
- Die einfachen Formen betreffen nur wenige Muskeln. Typisch sind z. B. Blinzeln, Naserümpfen, Kopf- und Schulterzucken, Räuspern, Schniefen oder Husten.
- Komplexe Tics sind dagegen eher Handlungsfolgen (wie etwa Kopfschütteln, Herausstrecken der Zunge, Kauen, Grimassieren) oder auch das Imitieren der Bewegungen anderer Personen (Echopraxie). Das Wiederholen eigener bzw. fremder Lautäußerungen wird Palilalie bzw. Echolalie genannt.

Unter Stress und bei Entspannung nimmt die Intensität der Tics oft zu, während sie bei konzentrierter Tätigkeit nachlässt. Den Tics geht oft das Gefühl einer inneren Anspannung mit subjektiven Missempfindungen voraus **(sensorische Tics).** Ein wesentliches Merkmal der Tics ist, dass die Patienten diese für eine gewisse Zeit willentlich unterdrücken können. Dabei tritt meist ein unangenehmes Gefühl der Anspannung auf, das sich anschließend in einer umso stärkeren Attacke von Tics entlädt.

Das **Tourette-Syndrom** stellt die klinische Maximalvariante der Tic-Störung dar: Es ist gekennzeichnet durch das chronische Auftreten multipler motorischer und vokaler Tics, die vor dem 21. Lebensjahr

Klinik:
- teils einfache Tics mit nur einigen aktiven Muskeln
- teils komplexe Handlungen wie z. B. Bewegungsimitation (Echopraxie) oder Wiederholen eigener/fremder Laute (Palilalie/Echolalie)
- kurzzeitige willentliche Unterdrückung ist möglich, erzeugt aber eine innere Anspannung
- Maximalform: Tourette-Syndrom mit Beginn vor dem 21. Lebensjahr
- begleitend: psychiatrische Symptome wie ADHS oder Zwangsstörungen; auffälligstes Merkmal kann die „Koprolalie“ sein, das Ausstoßen unwillkürlicher, obszöner Laute

beginnen und deren Intensität wechselnd ausgeprägt ist. Ein viel beachtetes, aber für die Diagnose nicht zwingend notwendiges Merkmal ist das Ausstoßen obszöner Lautäußerungen, auch *Koprolalie* genannt. Beim Tourette-Syndrom kommt es häufig zu *psychiatrischen Begleitsymptomen.* Diese bestehen in Zwangshandlungen und -vorstellungen, Aufmerksamkeitsdefiziten, Hyperaktivität („attention deficit hyperactivity syndrome", ADHS), Angst, Verhaltensauffälligkeiten mit erhöhter Impulsivität und Tendenz zur Selbstverletzung sowie in Persönlichkeitsstörungen. Die Langzeitprognose wird vor allem durch diese psychischen Symptome und die daraus erwachsenden sozialen Beeinträchtigungen bestimmt.

Differenzialdiagnosen: andere hyperkinetische Erkrankungen (Chorea, Dystonie, Akathisie, RLS)

Differenzialdiagnosen

Tics müssen von anderen extrapyramidalen Hyperkinesen wie Chorea (➤ Kap. 9.4.1), Myoklonus (➤ Kap. 9.6) und fokaler Dystonie (➤ Kap. 9.3.1) abgegrenzt werden. Zusätzlich sind die medikamentenbedingte Sitzunruhe (Akathisie) sowie das Restless-Legs-Syndrom (➤ Kap. 9.4.4) zu unterscheiden.

Therapie: verhaltensorientierte Psychotherapie; medikamentös mit Neuroleptika (typische und atypische) oder alternativ Kalziumantagonisten und Clonidin.
Zwangsstörungen und Hyperaktivität können ebenfalls medikamentös behandelt werden.

Therapie

Wichtig ist zunächst die Information von Patient und Angehörigen über die Art der Erkrankung und den zu erwartenden günstigen klinischen Verlauf. Bei ausgeprägten Tics mit hohem subjektivem Leidensdruck und deutlichen psychiatrischen Symptomen ist die kombinierte Behandlung mit verhaltensorientierter Psychotherapie und Medikamenten sinnvoll. **Neuroleptika** (Dopaminantagonisten) wie Haloperidol oder Pimozid sollten so niedrig wie möglich dosiert werden, um das Risiko zusätzlicher medikamenteninduzierter Dyskinesien so gering wie möglich zu halten. Mit diesbezüglich geringerem Risiko können **atypische Neuroleptika** (z. B. Risperidon) gegeben werden. Alternativ kommen **Kalziumantagonisten** (Flunarizin, Nifedipin) und der α_2-Rezeptor-Agonist **Clonidin** zum Einsatz. Bei Zwangsstörungen bieten sich Serotoninwiederaufnahmehemmer (z. B. Fluoxetin, Sertralin) und das trizyklische Antidepressivum Clomipramin an. Methylphenidat eignet sich als 1. Wahl zur Behandlung von Hyperaktivität und Aufmerksamkeitsstörungen.

9.5 Ataxien

Ataxien sind Störungen der Bewegungskoordination und Balance. Häufige Ursache sind Kleinhirnerkrankungen. Man unterscheidet erbliche von nichterblichen Formen.

9.5 Ataxien

Eine Ataxie (griech. „ataxia" = Unordnung) kann sich bei allen Bewegungen zeigen, die eine koordinierte und fein abgestimmte Muskelaktivität erfordern (z. B. Stehen, Gehen, Greifen, Sprechen). Der Begriff wird sowohl als klinisch-neurologischer Befund als auch für eine Gruppe von Erkrankungen mit Ataxie als Hauptbefund verwandt. Ataxien im letzteren Sinne sind erbliche oder nichterbliche Krankheiten. Meist handelt es sich um Erkrankungen des Kleinhirns und seiner Verbindungen. Aber auch Schädigungen des afferenten peripheren Nervensystems oder der fronto-ponto-zerebellären Fasersysteme können zum Befund einer Ataxie führen oder wesentlich zu ihrer Entstehung beitragen.

9.5.1 Grundlagen

Leitsymptome:
- Aus der **Standataxie** resultiert eine Fallneigung, in schweren Fällen sind Stehen und Sitzen unmöglich (Astasie bzw. Abasie).
- Die **Gangataxie** führt zu einem breitbeinig-unsicheren Gangbild. Hier kann man eine sensorische von einer zerebellären Form unterscheiden.
- Die **Extremitätenataxie** wird vor allem über den Finger-Nase- und den Knie-Hacke-Versuch festgestellt (Dyssynergie, Intentionstremor, Dysmetrie und Dysdiadochokinese).

Lerntipp: Klinisch (und prüfungstechnisch) relevant ist die Unterscheidung der afferenten von der zerebellären Ataxie. Die afferente (propriozeptive) Ataxie kann zunächst visuell kompensiert werden, manifestiert sich also vor allem im Romberg-Stehversuch. Anamnestisch geben diese Patienten eine Unsicherheit z. B. beim nächtlichen Toilettengang im Dunkeln oder unter der Dusche beim Haarewaschen (Augenschluss) an.

9.5.1 Grundlagen

Leitsymptome

Abhängig von der vorherrschenden Symptomatik werden die Stand-, Gang- und Extremitätenataxie unterschieden (➤ Kap. 1.5).

Standataxie Die Standataxie äußert sich als eine diffuse oder gerichtete Fallneigung im Stehversuch. Sie ist häufig verbunden mit einer gestörten Rumpfkontrolle (Rumpfataxie), die es dem Patienten in ausgeprägten Fällen unmöglich machen kann, aufrecht zu stehen **(Astasie)** oder zu sitzen **(Abasie).**

Gangataxie Die Gangataxie ist durch ein breitbeinig-unsicheres Gangbild mit unregelmäßiger Schrittfolge und Schrittlänge gekennzeichnet. Bei den erschwerten Gangprüfungen (Seiltänzergang, Blindgang) verstärken sich die Symptome in der Regel. Patienten mit einer sog. **sensorischen Gangataxie** leiden an einem Verlust der propriozeptiven Information aus der Körperperipherie (z. B. Körper- und Gelenkstellung im Raum, Beschaffenheit des Untergrundes). Die sensorische Gangataxie kann – im Gegensatz zu den zerebellär bedingten Störungen – bis zu einem gewissen Grad durch visuelle Kontrolle kompensiert werden. Sie manifestiert sich daher insbesondere nach Augenschluss beim Romberg-Test oder bei Dunkelheit. Dieser Typ der Ataxie findet sich vor allem bei Patienten mit peripherer Neuropathie oder Schädigungen der Hinterstränge im Rückenmark, ebenso bei vielen der erblichen spinozerebellären Ataxien.

Extremitätenataxie Die Ataxie der Extremitäten wird klinisch über den Finger-Nase- bzw. den Knie-Hacke-Versuch geprüft und mit folgenden Begriffen beschrieben:

- Die **Dyssynergie** beschreibt allgemein das gestörte Zusammenspiel der Muskeln.
- Der **Intentionstremor** bezeichnet eine Zunahme der Amplitude des zerebellären Bewegungstremors bei Annäherung der Extremität an das zu erreichende Ziel.

- Das unpräzise Abmessen der Be- und Entschleunigung bei zielgerichteten Bewegungen wird **Dysmetrie** genannt.
- Als **Dysdiadochokinese** wird die Unfähigkeit bezeichnet, schnelle Wechselbewegungen mit antagonistischen Muskelgruppen auszuführen (z. B. Pro- und Supination in den Handgelenken, ➤ Kap. 1.5).

Ataxie der Sprechmotorik Eine Ataxie der Sprechmotorik wird zerebelläre Dysarthrie genannt (sog. „skandierende Sprache" mit „viel Luft", analog zur Dysmetrie der Extremitäten-Zielbewegungen).

Systematik

Aufgrund der erheblichen molekulargenetischen Fortschritte der letzten Jahre wurden die früher verwendeten neuropathologisch orientierten Klassifikationen der Ataxien weitgehend verlassen und durch die Einteilung in erbliche und nichterbliche Formen ersetzt (➤ Tab. 9.4). Bei den **erblichen Formen** (➤ Kap. 9.5.2, ➤ Kap. 9.5.3) unterscheidet man Erkrankungen mit autosomal-rezessivem und autosomal-dominantem Erbgang. Die **nichterblichen Formen** (➤ Kap. 9.5.4) umfassen **degenerative Erkrankungen** ohne bekannten Gendefekt (sporadische Ataxien unklarer Ursache) sowie **symptomatische Ataxien** toxischer, paraneoplastischer, metabolischer, entzündlicher und immunvermittelter sowie physikalischer Genese.

Systematik: Sie beruht auf der Gegenüberstellung von erblichen zu nichterblichen Ataxien (➤ Tab. 9.4). Letztere können weiter unterteilt werden in degenerative und symptomatische Formen.

Tab. 9.4 Ätiologische Klassifikation der wichtigsten Ataxie-Krankheiten.

Erbliche Ataxien		Nichterbliche Ataxien	
Autosomal-rezessiv	**Autosomal-dominant**	**Neurodegenerativ**	**Symptomatisch**
• Friedreich-Ataxie (FRDA) • Ataxie-Teleangiektasie (AT) • A-β-Lipoproteinämie (Bassen-Kornzweig-Syndrom) • Refsum-Krankheit	• spinozerebelläre Ataxien (SCA) • episodische Ataxien (EA)	• Multisystematrophie vom zerebellären Typ (MSA-C) • sporadische Ataxie unklarer Ursache	• alkoholtoxische Kleinhirndegeneration • sonstige toxische Genese • paraneoplastische Kleinhirndegeneration • entzündliche und immunvermittelte Ataxien • erworbener Vitaminmangel und metabolische Ataxie • Ataxie physikalischer Genese (Hyperthermie)

TAB. 9.4

9.5.2 Autosomal-rezessive Ataxien

9.5.2.1 Friedreich-Ataxie

Die Friedreich-Ataxie (FRDA) ist die häufigste autosomal-rezessive erbliche Ataxie mit einer Prävalenz von 1–5/100.000. Das mittlere Erkrankungsalter liegt in der Pubertät bei etwa 15 Jahren. Der Verlauf ist langsam progredient mit Rollstuhlpflicht nach ca. 11 Jahren und einer geschätzten Lebenserwartung von etwa 40 Jahren nach Diagnosestellung.

9.5.2 Autosomal-rezessive Ataxien

9.5.2.1 Friedreich-Ataxie

Die Friedreich-Ataxie ist die häufigste autosomal-rezessive Ataxie und beginnt mit etwa 15 Jahren.

Ätiologie und Pathogenese

Bei fast allen Betroffenen liegt eine homozygote Expansion eines **Trinukleotid-Repeats** GAA auf Chromosom 9q vor. Das Gen codiert für ein mitochondriales Protein, das sog. Frataxin. Die abnormale Wiederholung der GAA-Sequenz führt zu einem Mangel an Frataxin mit der Folge einer Akkumulation von Eisen und Defekten der Atmungskette in den Mitochondrien. Letztlich ist also der Energiestoffwechsel der Zellen gestört (oxidativer Stress). Pathologisch findet sich eine axonale Degeneration sensibler Nervenfasern sowie spinaler Bahnen (Hinterstränge, spinozerebelläre Bahnen, Pyramidenbahn). Daneben zeigen sich auch ein Verlust von Purkinje-Zellen im Kleinhirn und eine Myokardhypertrophie.

Ätiologie: Trinukleotid-Wiederholung von GAA auf Chromosom 9 → Mangel an Frataxin → mitochondriale Störung → axonale Degeneration spinaler Bahnen, Kleinhirnschädigung und Myokardhypertrophie

Klinik

Die Krankheit beginnt als *langsam progrediente Stand- und Gangataxie,* die Arme sind erst später betroffen. Zusätzlich finden sich Symptome der *peripheren Neuropathie* mit Reflexverlust an den Beinen und Störungen der Tiefensensibilität, daneben auch eine *Pyramidenbahnschädigung* mit positivem Babinski-Zeichen. Die bei FRDA typischen *Skelettveränderungen* wie Hohlfußbildung und Skoliose resultieren aus der peripheren Neuropathie. Häufig finden sich eine *Dysarthrie* und *Störungen der Okulomotorik.* Eine hypertrophische Kardiomyopathie sowie seltener auch ein Diabetes mellitus und Hörminderung gehören ebenfalls zum Krankheitsbild.

Klinik:
- progrediente Stand- und Gangataxie
- periphere Neuropathie und Pyramidenbahnschädigung (→ ausgefallene Reflexe + Pyramidenbahnzeichen); Dysarthrie und Okulomotorikstörung
- nicht neurologische Manifestationen: „Friedreich-Fuß" (Hohlfuß), Skoliose, Diabetes mellitus und Kardiomyopathie

Studentische Sicht

Diagnostik:
- molekulargenetisch durch Nachweis der homozygoten GAA-Repeat-Expansion
- zusätzlich: Neurografie, evozierte Potenziale, MRT, Herzuntersuchung

Therapie: symptomatisch, kardiologische und orthopädische Mitbetreuung

9.5.2.2 Ataxie-Teleangiektasie
Die Ataxie-Teleangiektasie (Louis-Bar-Syndrom) ist eine autosomal-rezessive Ataxie (ATM-Genmutation). Es kommt zur Degeneration von Kleinhirn, Rückenmark und peripheren Nerven.
- Klinik: progrediente Stand- und Gangataxie sowie weitere zerebelläre Zeichen, Teleangiektasien (insbesondere konjunktival), pulmonale Infekte ↑, Malignome ↑
- Therapie: symptomatisch, mittlere Lebenserwartung ca. 20 Jahre

Therapie: symptomatisch, mittlere Lebenserwartung ca. 20 Jahre

9.5.2.3 Refsum-Krankheit
Die Refsum-Krankheit ist eine Phytansäureakkumulation durch eine genetische Abbaustörung.
- Klinik: u. a. Ataxie, Neuropathie, Blindheit, Taubheit
- Therapie: Diät

9.5.2.4 A-β-Lipoproteinämie
Bei der A-β-Lipoproteinämie (Bassen-Kornzweig-Syndrom) kommt es aufgrund eines Proteindefektes zu einem Mangel an fettlöslichen Vitaminen (A und E) mit folgender Demyelinisierung.
- Klinik: Ataxie, Neuropathie, Pyramidenbahnzeichen, Steatorrhö, Retinadegeneration
- Diagnostik: Labor
- Therapie: Vitaminsubstitution

9.5.3 Autosomal-dominante Ataxien
9.5.3.1 Spinozerebelläre Ataxien (SCA)
Spinozerebelläre Ataxien sind eine heterogene Gruppe von hereditären, autosomal-dominanten Erkrankungen. Den häufigsten Formen (SCA1, 2, 3 und 6) liegen Trinukleotid-Repeat-Expansionen von CAG zugrunde (➤ Tab. 9.5).

Diagnostik

Die Diagnose einer FRDA wird molekulargenetisch durch den direkten Nachweis der homozygoten GAA-Repeat-Expansion gestellt. Elektroneurografisch können in den sensiblen Beinnerven oft keine Reizantworten mehr erhalten werden. Auch die somatosensibel evozierten Potenziale (SSEP) des N. tibialis sind pathologisch verändert. In der MRT des Gehirns findet sich eine ausgeprägte Atrophie des Zervikalmarks und in deutlich geringerem Ausmaß auch des Kleinhirns. Die Elektro- und Echokardiografie zeigen Endstreckenveränderungen, Reizleitungsstörungen und eine Myokardhypertrophie.

Therapie

Bei der Therapie von FRDA-Patienten sind regelmäßige Physiotherapie, die Verordnung orthopädischer Hilfsmittel sowie die internistische Mitbehandlung der Kardiomyopathie und des Diabetes mellitus vorrangig. Antioxidanzien wie das Coenzym-Q10-Derivat Idebenon können zur Behandlung der Kardiomyopathie eingesetzt werden.

9.5.2.2 Ataxie-Teleangiektasie

Die Ataxie-Teleangiektasie (Louis-Bar-Syndrom) wird durch Mutationen im *ATM*-Gen ausgelöst. Das zugehörige Protein spielt in der Regulation des Zellzyklus und der DNA-Reparatur eine Rolle. Neuropathologisch finden sich Degenerationen in Kleinhirn, Rückenmark und peripherem Nervensystem.

Klinik

Schon im Kleinkindalter entwickelt sich eine progrediente Stand- und Gangataxie, später kommen eine Dysarthrie und häufig dystone bzw. choreoathetotische Hyperkinesen hinzu. Die Kinder sind darüber hinaus unfähig, horizontale Blickbewegungen einzuleiten. Stattdessen führen sie schleudernde Kopfbewegungen aus, um den Blick zur Seite zu lenken (okulomotorische Apraxie). Es kommt zu einer mentalen Retardierung mit Beginn im Schulalter. Minderwuchs und sexuelle Entwicklungsstörungen sind weitere Symptome. Typische Hautveränderungen in Form von Teleangiektasien treten an lichtexponierten Stellen auf (vor allem Konjunktiven, Ohrmuscheln, Gelenkbeugen). Gehäuft kommt es zu bakteriellen Infektionen von Lungen und Atemwegen und zur Erkrankung an Malignomen. Meist besteht schon um das 10. Lebensjahr Rollstuhlpflicht, die mittlere Lebenserwartung beträgt etwa 20 Jahre.

Diagnostik

Diagnostisch sind eine Erhöhung des α-Fetoproteins und ein IgA-Mangel im Serum auffällig. Die definitive Diagnose wird gestellt, indem die Mutation im *ATM*-Gen nachgewiesen wird.

Therapie

Physiotherapie, Logopädie, Hilfsmittelversorgung, konsequente Infektbehandlung mit Breitbandantibiotika und ggf. Immunglobulinen sowie Tumortherapie stehen im Vordergrund.

9.5.2.3 Refsum-Krankheit

Die Refsum-Krankheit entsteht durch Mutationen im Phytanoyl-CoA-Hydroxylase-codierenden Gen. Dadurch akkumuliert die Phytansäure im peripheren und zentralen Nervensystem. Neben Ataxie und Neuropathie leiden die Patienten an Retinadegeneration, Taubheit, kardialen Arrhythmien, Schwerhörigkeit und psychiatrischen Symptomen. Diagnostisch wegweisend ist die Erhöhung der Phytansäure im Serum. Die Therapie besteht in phytansäurearmer Diät.

9.5.2.4 A-β-Lipoproteinämie

Die A-β-Lipoproteinämie (Bassen-Kornzweig-Syndrom) ist durch einen genetisch bedingten Mangel des mikrosomalen Triglyzerid-Transferproteins gekennzeichnet. Aufgrund dieser Malabsorption fehlen die β-Lipoproteine im Serum, die zur Resorption der Vitamine A und E essenziell sind. Dadurch kommt es zur Demyelinisierung u. a. der peripheren Nerven und des Kleinhirns. Neben Steatorrhö, Ataxie, Neuropathie, Muskelatrophie und Pyramidenbahnzeichen ist eine Retinadegeneration typisch. Im Serum finden sich eine ausgeprägte Erniedrigung von β-Lipoproteinen, Cholesterin, Triglyzeriden und der Vitamine A/E. Die Therapie besteht in der Vitaminsubstitution.

9.5.3 Autosomal-dominante Ataxien

9.5.3.1 Spinozerebelläre Ataxien (SCA)

Die SCA bilden eine uneinheitliche Gruppe erblicher Ataxien, deren gemeinsames Merkmal der *autosomal-dominante* Vererbungsmodus ist. Mittlerweile wurden über 30 Unterformen definiert und als SCA1–32 klassifiziert. Die Prävalenz der SCA liegt bei etwa 1–3/100.000.

Tab. 9.5 Charakteristika der häufigen SCA-Formen.

Kriterium	SCA1	SCA2	SCA3	SCA6
Häufigkeit	27 % aller Patienten in Deutschland	15 % der dominanten Ataxien	40 % aller Patienten in Deutschland	
CAG-Trinukleotid-Repeat	mehr als 40 Repeats	mehr als 36 Repeats	mehr als 55 Repeats	mehr als 21 Repeats im *CACNA1-A*-Gen
Protein	Ataxin-1	Ataxin-2	Ataxin-3	Untereinheit eines spannungsabhängigen Kalziumkanals
Alter bei Beginn	ca. 35 Jahre	ca. 30 Jahre	ca. 40 Jahre	ca. 50 Jahre
Verlauf	ca. 21 Jahre	ca. 20 Jahre	ca. 25 Jahre	Lebenserwartung nur geringfügig eingeschränkt
neuropathologische Veränderungen	Einschlusskörperchen im Zellkern mit Degenerationen in Kleinhirn, Pons, Basalganglien, Thalamus, Kortex	Kleinhirn, Pons, Hinterstränge, spinozerebelläre Bahnen, Substantia nigra	Einschlusskörperchen im Zellkern mit Degenerationen in spinozerebellären Bahnen, in Kleinhirn- und Hirnstammkernen, in der Substantia nigra, im Nucleus subthalamicus und im Pallidum	nur im Kleinhirn

Ätiologie und Pathogenese

Bei allen bisher bekannten SCA-Mutationen liegen **Trinukleotid-Repeat**-Verlängerungen der Sequenz CAG vor, die bei den meisten SCA zur Expression einer Polyglutaminkette im codierten Protein führt (➤ Tab. 9.5). Das neuropathologische Bild ist passend zur klinischen Variabilität heterogen und zeigt Nervenzelldegenerationen in spinozerebellären Bahnen, in der Hirnrinde sowie in den Basalganglien und im Hirnstamm. Die SCA6 weist ausnahmsweise eine isolierte Degeneration der Kleinhirnrinde auf.

Klinik

Gemeinsam ist den SCA eine Stand-, Gang- und Extremitätenataxie mit (zerebellärer) Dysarthrie.

Klinik: gemeinsam ist allen eine Stand-, Gang- und Extremitätenataxie mit Dysarthrie; die SCA6 besitzt einen rein zerebellären Phänotyp, wohingegen die anderen Unterformen weitere, nichtzerebelläre Symptome zeigen.

SCA1 Außer der Ataxie weisen die Patienten Okulomotorikstörungen, Pyramidenbahnzeichen, eine periphere Neuropathie und Schluckstörungen auf.

SCA2 Typisch ist (neben der Ataxie) eine extreme Verlangsamung der Blicksakkaden. Zusätzlich finden sich Zeichen der peripheren Neuropathie und Faszikulationen der Gesichtsmuskulatur.

SCA3 Die SCA3 (früher Machado-Joseph-Krankheit) zeigt neben der Ataxie eine Dysphagie, bei einigen Patienten aber auch ein Restless-Legs-Syndrom, dystone Symptome sowie Pyramidenbahnzeichen und eine Polyneuropathie.

SCA6 Die Veränderungen im Kleinhirn rufen zusätzlich zur Ataxie einen horizontalen und vertikalen Blickrichtungsnystagmus hervor. Selten entwickeln sich nach langem Krankheitsverlauf auch Pyramidenbahnzeichen oder geringe Sensibilitätsstörungen.

Diagnostik

Direkte Gentests sind für die SCA-Formen verfügbar, deren Genorte und Mutationen eindeutig identifiziert wurden. Im klinischen Alltag haben aber nur die Tests für die häufigen Formen (SCA1–3 und 6) Relevanz.

Diagnostik: molekulargenetisch

Therapie

Sicher wirksame medikamentöse Therapien der SCA gibt es bisher nicht. Wichtigste Maßnahmen sind daher auch bei den SCA-Patienten regelmäßige Physiotherapie, Logopädie und Hilfsmittelversorgung. Dopaminerge Präparate können bei einzelnen Formen mit Parkinson- oder Restless-Legs-Syndrom eingesetzt werden.

Therapie: symptomatisch, u. a. mit Physiotherapie, Logopädie und Dopamin bei assoziierter Parkinson- oder RLS-Symptomatik

9.5.3.2 Episodische Ataxien (EA)

Die episodischen Ataxien (EA) sind autosomal-dominant vererbte Krankheiten, deren klinische Hauptmerkmale anfallsartig auftretende Zustände mit vorübergehender Stand- und Gangataxie sowie Dysarthrie sind. Man unterscheidet 2 Typen der EA. Beide werden durch Mutationen in Genen ausgelöst, die für Untereinheiten spannungsabhängiger Kalium-(EA-1) und Kalziumkanäle (EA-2) codieren. Dadurch kommt es zu Veränderungen der elektrophysiologischen Eigenschaften dieser Ionenkanäle, die vor allem

9.5.3.2 Episodische Ataxien (EA)

Den episodischen Ataxien liegen autosomal-dominante Kanalopathien zugrunde, EA-1: Kalium-, EA-2: Kalziumkanäle. Hauptsymptom ist eine attackenartige Stand- und Gangataxie mit Dysarthrie.

für die Funktion der Purkinje-Zellen im Kleinhirn eine wichtige Rolle spielen. Die EA werden daher auch als Kanalopathien bezeichnet.

Klinik: Symptome der EA-1 beginnen im Kindesalter, die der EA-2 zwischen dem 2. und 30. Lebensjahr. Attacken werden durch körperliche Aktivität und Stress ausgelöst. Zwischendurch sind Patienten mit EA-1 bis auf Myokymien unauffällig, bei EA-2 bleibt eine leichte Ataxie mit Nystagmus zurück.

Klinik und Verlauf

EA-1 Die EA-1 beginnt im Kindesalter. Als Auslöser der kurzen Attacken können oft Erschrecken und körperliche Aktivität identifiziert werden. Nach dem Abklingen der akuten Symptome ist der neurologische Befund, abgesehen von einem charakteristischen unwillkürlichen Muskelwogen (Myokymien) der Gesichts- und Handmuskulatur, unauffällig. Mit zunehmendem Lebensalter nimmt die Häufigkeit der Attacken meist ab, die Lebenserwartung ist normal.

EA-2 Die EA-2 beginnt variabel zwischen dem 2. und 30. Lebensjahr. Auslöser der länger (manchmal Tage) andauernden Attacken sind Stress und körperliche Aktivität. Häufig leiden diese Patienten auch an einer Migräne. Im attackenfreien Intervall finden sich geringe Zeichen einer chronischen Stand- und Gangataxie mit Nystagmus.

Diagnostik: molekulargenetisch; in der cMRT bei EA-2 Kleinhirnatrophie

Diagnostik

Das MRT des Gehirns ist bei der EA-1 unauffällig, bei EA-2-Patienten findet sich oft eine vermisbetonte Kleinhirnatrophie. Die definitive Diagnose einer EA muss molekulargenetisch gestellt werden.

Therapie: Acetazolamid, Antiepileptika, 3,4-Aminopyridin (nur EA-2)

Therapie

Bei beiden Formen der EA kann die Attackenfrequenz durch Acetazolamid reduziert werden. Auch bestimmte Antiepileptika sind zur Therapie geeignet, ebenso 4-Aminopyridin bei der EA-2 (➤ Kap. 3.6.2).

9.5.4 Nichterbliche Ataxien

9.5.4.1 Sporadische Ataxien unklarer Ursache
Teilweise bleibt die Ursache einer progredienten Ataxie unklar. Solche werden als sporadische Ataxien unklarer Ursache bezeichnet. Häufigste Differenzialdiagnose ist eine Multisystematrophie vom zerebellären Typ (MSA-C).

9.5.4 Nichterbliche Ataxien

9.5.4.1 Sporadische Ataxien unklarer Ursache

Bei vielen Patienten mit progredienter Ataxie im Erwachsenenalter können trotz intensiver Suche keine genetischen oder anderen Ursachen der Krankheit aufgedeckt werden. Man spricht dann von sporadischen Ataxien unklarer Ursache. Am häufigsten liegt dann eine Multisystematrophie vom zerebellären Ausprägungstyp (MSA-C) vor (➤ Kap. 9.2.2). Bei Patienten, die die diagnostischen Kriterien einer MSA nicht erfüllen, wird auch der Krankheitsbegriff **„sporadic adult onset ataxia (of unknown etiology)" (SAOA)** verwendet. Im Vordergrund des klinischen Bildes steht hier die langsam progrediente Kleinhirnsymptomatik, während das Versagen autonomer Funktionen (im Gegensatz zur MSA) nicht auftritt. Die Lebenserwartung dieser Patienten ist weitgehend normal.

9.5.4.2 Symptomatische Ataxien
Symptomatische Ataxien kommen bei vielen Erkrankungen mit Kleinhirnbeteiligung vor.
- toxisch
  - Alkoholismus (am häufigsten!)
  - Antiepileptika (Barbiturate, Phenytoin)
  - Lithium
  - Zytostatika
  - Schwermetalle und Lösungsmittel
- paraneoplastisch-immunvermittelt
- entzündlich und immunvermittelt
  - (para)infektiös bei Virusinfektionen; Kinder: VZV, Erwachsene: EBV
  - Miller-Fisher-Syndrom
- metabolisch
  - Hypothyreose
  - Vitamin-E-Mangel
- physikalisch
  - Hitze, z. B. bei Hitzschlag oder Sepsis

9.5.4.2 Symptomatische Ataxien

Symptomatische Ataxien können eine Vielzahl unterschiedlicher Ursachen haben.

Am häufigsten sind sie Folge des **chronischen Alkoholismus** und einer dadurch ausgelösten alkoholtoxischen Kleinhirnatrophie. Die Patienten leiden unter einer relativ rasch über einige Wochen eintretenden Stand- und Gangataxie. Die Alkoholanamnese und eine vermisbetonte Kleinhirnatrophie in der MRT weisen auf die Diagnose hin. Therapeutisch ist Vitamin B_1 zu geben. Unter strikter Alkoholabstinenz kann sich die Ataxie deutlich bessern.

Toxische Kleinhirnschädigungen werden auch nach langfristiger Einnahme mancher Antiepileptika (Barbiturate, Phenytoin) und Lithium sowie unter einer Therapie mit Zytostatika beobachtet. Ebenso können Intoxikationen mit Schwermetallen und Lösungsmitteln die Ursache sein. Wichtigste therapeutische Maßnahme ist in allen Fällen die sofortige Beendigung der Exposition.

Eine **paraneoplastisch bedingte Kleinhirndegeneration** tritt vor allem bei Karzinomen der Lunge (kleinzelliges Bronchialkarzinom), der Mamma und des Ovars sowie bei Lymphomen auf. Dabei handelt es sich um eine Kreuzreaktion tumorinduzierter Antikörper (z. B. Anti-Yo, Anti-Hu, Anti-Ri) mit Strukturen von Purkinje-Zellen im Kleinhirn, die fälschlich als Antigene erkannt werden. Bei etwa 50 % der Patienten mit paraneoplastischer Kleinhirndegeneration sind diese Antikörper im Serum nachzuweisen. Häufig tritt die Kleinhirnsymptomatik schon vor der Entdeckung des Primärtumors auf. Im Vordergrund der diagnostischen Bemühungen steht daher die ausführliche Tumorsuche. Eine Stabilisierung des Krankheitsbildes kann vor allem mit erfolgreicher Behandlung des auslösenden Malignoms erreicht werden.

Eine **erregerbedingte und/oder immunvermittelte Zerebellitis** kann bei vielen viralen Infektionen auftreten. Im Kindesalter ist sie am häufigsten bei Infektionen mit dem Varizella-Zoster-Virus (VZV) zu finden, bei Erwachsenen ist das Epstein-Barr-Virus (EBV) der häufigste Erreger. Im Liquor findet sich dann oft eine lymphoplasmazelluläre Pleozytose, gelegentlich kann das Virusgenom direkt mittels PCR nachgewiesen werden. Die Therapie richtet sich nach dem auslösenden Erreger.

Eine wichtige autoimmunvermittelte Ataxie ist das sog. **Miller-Fisher-Syndrom.** Es ist als Variante der akuten inflammatorischen demyelinisierenden Polyneuropathie (Guillain-Barré-Syndrom, ➤ Kap. 14.6.2.4) durch eine akute Ataxie mit peripherer Areflexie und Ophthalmoplegie gekennzeichnet. Neuropathologisch findet man Demyelinisierungen in Hirnstamm, Hirnnerven und Spinalganglien sowie einen Verlust von Purkinje-Zellen im Kleinhirn. Die Behandlung besteht in Immunglobulinen oder Plasmapherese. Die Prognose ist in der Regel gut.

Metabolische Ataxien finden sich selten bei Hypothyreose sowie bei Vitamin-E-Mangel im Rahmen eines chronischen Malabsorptionssyndroms des Darms. Therapie der Wahl sind die Behandlung der Grundkrankheit sowie die Hormon- und Vitaminsubstitution.

Schließlich kann eine stark erhöhte Körperkerntemperatur auf über 40 °C zur **physikalischen Kleinhirnschädigung** mit Ataxie führen. Dieser Pathomechanismus wurde z. B. bei Patienten mit Hitzschlag oder Sepsis beobachtet.

9.6 Myoklonien

9.6.1 Grundlagen

Definition und Pathogenese

Ein Myoklonus ist eine plötzliche unwillkürliche, kurz anhaltende Muskelzuckung, die zu einem sichtbaren Bewegungseffekt führt. In der Regel ist der Ausgangspunkt eines Myoklonus zentralmotorisch. Klinische Merkmale und neurophysiologische Befunde helfen, den Ursprung eines Myoklonus auf kortikaler, subkortikaler, retikulärer oder spinaler Ebene näher zu bestimmen. Myoklonien können sich fokal, segmental, multifokal oder generalisiert manifestieren, wobei zeitliche Ausbreitungsmuster von diagnostischer Bedeutung sind. Myoklonien treten bei verschiedenen neurologischen Krankheitsbildern fakultativ oder obligat auf, finden sich aber auch im Rahmen primär internistischer Erkrankungen oder bei Intoxikationen. Dieses weist auf eine heterogene Pathophysiologie von Myoklonien hin. Myoklonien sind im klinischen Alltag häufiger ein Symptom als eine eigenständige Krankheit.

Klassifikation, Epidemiologie

Myoklonien können unter den Gesichtspunkten Ätiologie, Phänomenologie und Pathophysiologie klassifiziert werden. Symptomatische Formen sind mit ca. 70 % am häufigsten, gefolgt von Myoklonien bei Epilepsien (ca. 20 %) und essenziellen Myoklonien (ca. 10 %). Symptomatische Myoklonien sind am häufigsten posthypoxisch, entzündlich oder metabolisch bedingt, seltener durch Speichererkrankungen oder neurodegenerative Erkrankungen.

9.6.2 Spezielle Myoklonus-Syndrome

9.6.2.1 Kortikaler Myoklonus

Die Myoklonien können spontan auftreten, manifestieren sich aber meist bei Willkürbewegungen oder werden reflektorisch durch periphere Stimuli verschiedener Modalitäten ausgelöst. Dabei finden sich die Myoklonien am häufigsten in der kontralateralen distalen Extremität. Kortikale Myoklonien können fokal, multifokal und sekundär generalisiert auftreten.

9.6.2.2 Negatives Myoklonussyndrom

„Negative Myoklonien" sind durch einen plötzlichen Tonusverlust der betroffenen Muskulatur gekennzeichnet. Der Ursprung negativer Myoklonien kann kortikal und subkortikal lokalisiert sein. Ein prominentes Beispiel für einen negativen Myoklonus ist die **Asterixis** oder auch „flapping tremor" bei metabolischer Enzephalopathie. Epileptische negative Myoklonien treten bei Epilepsien auf und können zu astatischen Anfällen führen.

9.6.2.3 Opsoklonus-Myoklonus-Syndrom

Dieses klinische Bild ist durch vorwiegend horizontale sakkadische Augenbewegungen („ocular flutter") und myoklonische Aktivität bis hin zur Generalisierung mit Stand- und Gangunsicherheit gekennzeichnet. Die Augenbewegungen sind schnell, oszillierend, konjugiert und können in alle Richtungen gehen (Opsoklonus). Ätiologisch liegt am häufigsten eine parainfektiöse Enzephalitis oder eine paraneoplastische Enzephalopathie mit zerebellärem Schwerpunkt zugrunde. Bronchiale und gynäkologische Karzinome sind die häufigsten assoziierten Tumorerkrankungen im Erwachsenenalter. Auch Intoxikationen können zu einem Opsoklonus-Myoklonus-Syndrom führen.

9.6 Myoklonien

9.6.1 Grundlagen

Definition und Pathogenese: Myoklonien sind sichtbare, ungewollte, kurzzeitige Muskelzuckungen, die meist im ZNS generiert werden. Sie können fokal, segmental, multifokal oder generalisiert sein. Die Pathophysiologie ist vielfältig, neben neurologischen auch bei internistischen Krankheiten.

Klassifikation, Epidemiologie: Am häufigsten sind symptomatische Myoklonien, danach folgen epileptische und sog. essenzielle Myoklonien.

9.6.2 Spezielle Myoklonus-Syndrome

9.6.2.1 Kortikaler Myoklonus

Die Myoklonien kommen bei Willkürbewegungen oder stimulussensitiv vor, häufig in der kontralateralen distalen Extremität.

9.6.2.2 Negatives Myoklonussyndrom

Das Syndrom bezeichnet einen Tonusverlust der betroffenen Muskulatur, z. B. Asterixis (Flapping Tremor).

9.6.2.3 Opsoklonus-Myoklonus-Syndrom

Das Syndrom ist durch unwillkürliche Augensakkaden und Myoklonien gekennzeichnet und hat häufig eine parainfektiöse oder paraneoplastische Ursache.

Studentische Sicht

9.6.2.4 Schreckreaktion (Startle-Reaktion)
Dabei handelt es sich um eine Blinkreaktion mit nachfolgendem Myoklonus der proximalen Arm- und Beinmuskeln auf einen unerwarteten Stimulus.

9.6.2.5 Synkopale Myoklonien
Dies sind Myoklonien während einer Synkope für wenige Sekunden im Schulter- und Beckengürtel.

9.6.3 Erkrankungen mit Myoklonien

9.6.3.1 Myoklonus-Dystonie-Syndrom
Das Myoklonus-Dystonie-Syndrom wird autosomal-dominant vererbt, tritt in Kindheit oder Jugend auf und betrifft vor allem Kopf, Nacken und Arme. Eine Besserung tritt typischerweise nach Alkoholkonsum ein.

9.6.3.2 Progressive Myoklonusepilepsien und Myoklonusataxien
Die progressiven Myoklonuserkrankungen treten eher bei jungen Erwachsenen auf. Symptome: Myoklonie, Epilepsie und/oder Ataxie. Die Lebenserwartung kann verkürzt sein.

9.6.3.3 Myoklonien bei neurodegenerativen Erkrankungen
Myoklonien treten begleitend bei vielen neurodegenerativen Erkrankungen auf wie z. B. der Multisystematrophie, der kortikobasalen Degeneration und der Parkinson-Krankheit.

9.6.3.4 Metabolisch/infektiös/toxisch bedingte Myoklonien
Weitere Ursachen für Myoklonien:
- Vergiftungen
- Medikamentenintoxikation
- Virusinfektionen
- Creutzfeldt-Jakob-Erkrankung

9.6.2.4 Schreckreaktion (Startle-Reaktion)

Auf unerwartete Stimuli kann es zu einer Schreckreaktion mit zuerst beidseitiger myoklonischer Aktivierung der Augenmuskeln (Blinkreaktion) sowie etwas später der proximalen Arm- und Beinmuskeln kommen.

9.6.2.5 Synkopale Myoklonien

Infolge der global verminderten Hirndurchblutung während einer Synkope kann es für wenige Sekunden zu Myoklonien im Schulter- und Beckengürtelbereich kommen. Die Kenntnis dieses Bildes ohne weiteren Krankheitswert ist von Bedeutung, um die Fehldiagnose einer Epilepsie zu vermeiden.

9.6.3 Erkrankungen mit Myoklonien

9.6.3.1 Myoklonus-Dystonie-Syndrom

Beim autosomal-dominant vererbten Myoklonus-Dystonie-Syndrom manifestieren sich Myoklonien bereits in Kindheit und Jugend. Vorzugsweise sind Kopf, Nacken und Arme betroffen. Erst später treten fokale oder generalisierte dystone Symptome in geringerer Ausprägung hinzu. Der Verlauf ist zwar in der Regel gutartig und die Lebenserwartung nicht eingeschränkt; weil sich Myoklonien und Dystonien jedoch bei Alkoholkonsum bessern, wird ein Teil der Patienten alkoholabhängig. Zudem bestehen häufig psychiatrische Komorbiditäten wie Zwangs- oder Angststörungen.

In über der Hälfte der Fälle lässt sich ein Defekt im Epsilon-Sarkoglykan-Gen nachweisen *(DYT11)*. Bei paternaler Vererbung ist das Krankheitsbild deutlich stärker ausgeprägt, bei maternaler Vererbung kann der Phänotyp symptomfrei bleiben.

9.6.3.2 Progressive Myoklonusepilepsien und Myoklonusataxien

Die progressiven Myoklonuserkrankungen manifestieren sich in der Regel in der Adoleszenz oder im frühen Erwachsenenalter. Charakteristisch sind der Befall des Nervensystems an verschiedenen Stellen und extranervale Manifestationen. Klinisch entwickeln sich Myoklonien, Epilepsien und/oder Ataxien. Im Verlauf nehmen die Symptome deutlich zu, die Lebenserwartung ist bei einigen Patienten deutlich reduziert. Häufig besteht ein genetischer Hintergrund mit mehreren Betroffenen in einer Familie. Dabei kann die klinische Ausprägung der Erkrankung innerhalb einer Familie sehr verschieden sein.

9.6.3.3 Myoklonien bei neurodegenerativen Erkrankungen

Myoklonien können bei einer Vielzahl von neurodegenerativen Erkrankungen auftreten, stehen aber meist nicht im Vordergrund des klinischen Bildes.

MSA Bei der Multisystematrophie (➤ Kap. 9.2.2) äußert sich der Myoklonus häufig als irreguläre unwillkürliche Zuckung einzelner Finger oder der Hände in ausgestreckter Armposition. Für dieses nicht krankheitsspezifische klinische Bild wurde der Begriff **„Minipolymyoklonus"** geprägt. Zwischen einem Drittel und der Hälfte der Patienten mit einer MSA weisen einen solchen Myoklonus auf, wobei Patienten mit einem Parkinson-Dominanztyp (MSA-P) häufiger betroffen sind. Reflexmyoklonien in Ruhe sind dagegen eher ein typisches Zeichen des zerebellären Dominanztyps (MSA-C).

KBD Bei der kortikobasalen Degeneration (➤ Kap. 9.2.4.1) ist der **stimulussensitive Myoklonus** ein mögliches klinisches Zeichen. Etwa bei der Hälfte der Patienten werden asymmetrische, distal betonte Reflexmyoklonien vor allem der Hände beobachtet. Typisch ist eine frequente Wiederholung der Myoklonien, die an einen Tremor erinnern.

Parkinson-Krankheit Unabhängig vom Stadium der Erkrankung kommen Myoklonien bei 5 % der Patienten mit Parkinson-Krankheit (➤ Kap. 9.2.1) vor. Das klinische Bild besteht in kleinamplitudigen, beidseitigen, nicht synchronen Myoklonien der Finger und Hände in posturalen Situationen (sog. kleinamplitudiger kortikaler Myoklonus). Bei Patienten mit IPS, bei denen frühzeitig Myoklonien aufgetreten waren, wurden zahlreiche kortikale Lewy-Körperchen nachgewiesen, und diese Patienten entwickelten innerhalb weniger Jahre eine Demenz. Daher werden frühzeitige Myoklonien als Marker eines erhöhten Demenzrisikos gesehen.

9.6.3.4 Metabolisch/infektiös/toxisch bedingte Myoklonien

Vergiftungen und Medikamentenintoxikationen können zu fokalen, multifokalen und generalisierten Myoklonien führen. Bei **Vergiftungen** sind Kokain, Wismut, LSD, Cannabis, DDT, Organophosphate und Schwermetalle häufiger, bei **Medikamentenintoxikationen** Penicilline, Cephalosporine, L-DOPA-Präparate, MAO-B-Hemmer, Opiate, Lithium, trizyklische Antidepressiva und Etomidate.

Myoklonien sind bei **Virusinfektionen** häufig, die auch parainfektiös durch immunologische Vorgänge zu einer Enzephalitis führen können. Prominentes Beispiel dafür ist die SSPE nach Maserninfektion

(➢ Kap. 6.4.4), in deren Stadium II Myoklonien auftreten. Auch bei der **Creutzfeldt-Jakob-Krankheit** (➢ Kap. 6.7.2) sind meist generalisierte Myoklonien typisch neben rascher demenzieller Entwicklung, Pseudobulbärparalyse und Ataxie. Häufig besteht auch ein retikuläres Myoklonussyndrom mit ausgeprägten Reflexmyoklonien, insbesondere auf akustische Reize.

MERKE Grundsätzlich sind Myoklonien bei allen Infektionen möglich, die durch Erreger einer Enzephalitis, Meningitis oder Myelitis verursacht werden.

MERKE

9.6.3.5 Posthypoxische Myoklonien

Das erstmals von Lance und Adams 1963 beschriebene posthypoxische Myoklonussyndrom ist im Vergleich zu anderen chronischen Myoklonussyndromen im klinischen Alltag häufig. Ursachen einer hypoxischen Hirnschädigung sind besonders ein (überlebter) Herzstillstand, eine akute respiratorische Insuffizienz (z. B. bei einem Asthmaanfall), Schädel-Hirn-Traumen oder eine Medikamentenintoxikation. Da die Basalganglien besonders empfindlich auf eine Hypoxie reagieren, finden sich verschiedene extrapyramidal-motorische Symptome als Langzeitfolge einer zerebralen Hypoxie.

9.6.3.5 Posthypoxische Myoklonien

Posthypoxische Myoklonien finden sich nach einer hypoxischen Hirnschädigung z. B. im Rahmen von Asystolie, Atemversagen oder Schädel-Hirn-Traumen.

PRAXISTIPP Generalisierte Myoklonien kurz nach einer hypoxischen Hirnschädigung gelten als prognostisch ungünstig und weisen auf eine schwere Hirnschädigung hin.

PRAXISTIPP

Myoklonien kommen aber auch als Spätfolge einer zerebralen Hypoxie stimulussensitiv als Aktionsmyoklonien vor. Typisch ist eine Zunahme der Myoklonien bei Änderung der Muskelrekrutierung, also beim Start und bei Beendigung einer Bewegung. Auch negative Myoklonien treten bei posthypoxischen Myoklonien auf. Beide letztgenannten Mechanismen können klinisch zu einer posturalen Instabilität mit Stürzen führen.

9.6.4 Behandlung der Myoklonien

Die medikamentöse Behandlung von Myoklonien ist oft schwierig und die Datenlage unzureichend. Kortikale und epilepsieassoziierte Myoklonussyndrome sind etwas besser zu behandeln als nichtkortikale und nicht epilepsiebezogene Myoklonussyndrome. Gar keiner oder nur einer vorübergehenden Behandlung bedürfen leichtgradige oder symptomatische Myoklonien.

In erster Linie werden **Valproinsäure, Levetiracetam, Clonazepam** und/oder **Piracetam** eingesetzt. Die **posthypoxische Enzephalopathie** als ein häufiges klinisches Syndrom kann mit 5-Hydroxytryptophan (5-HTP), Levetiracetam oder Piracetam erfolgreich behandelt werden. 5-HTP sollte mit einem peripheren Decarboxylasehemmer wie Carbidopa oder Benserazid (Spezialanforderung beim Hersteller) kombiniert werden. Myoklonien bei immunologisch vermittelten und/oder **parainfektiös bedingten Enzephalopathien** können durch Kortikosteroide gebessert werden.

9.6.4 Behandlung der Myoklonien

Die Behandlung der Myoklonien ist schwierig:
- Symptomatische oder leichte Myoklonien müssen nicht therapiert werden.
- Erste Wahl bei der medikamentösen Therapie sind Valproat, Levetiracetam, Clonazepam oder Piracetam.
- Posthypoxische Myoklonien werden mit 5-HTP, Levetiracetam oder Piracetam therapiert.
- Parainfektiöse Formen sprechen auf Kortikosteroide an.

9.7 Spastik

Spastik ist eine unwillkürliche muskuläre Tonuserhöhung, bedingt durch eine Schädigung der zentralen motorischen Bahnen in ihrem Verlauf zwischen den motorischen Rindengebieten und dem 2. Motoneuron im Hirnstamm (Hirnnervenkerne) oder im Rückenmark (α-Motoneurone). Die Spastik entsteht unabhängig von der Ursache solcher „Pyramidenbahnschädigungen“, sodass es sich um einen bei vielen neurologischen Krankheiten auftretenden Befund handelt, der auch mit einer Steigerung der Muskeleigenreflexe einhergeht (➢ Kap. 1.3.3, ➢ Kap. 13.2.1).

9.7 Spastik

Die Spastik ist eine unbewusste Muskeltonuserhöhung durch Schädigung zentralmotorischer Bahnen vor dem 2. Motoneuron.

Ätiologie und Pathogenese

Ursachen Mögliche Ursachen sind:
- **Infarkt, Blutung:** Eine Läsion des Tractus corticospinalis führt meist zur halbseitig ausgeprägten Spastik (Hemispastik).
- **Chronisch entzündliche ZNS-Erkrankungen** (z. B. multiple Sklerose): Läsionen im Hirnstamm und im zervikalen Myelon führen oft zur Tetraspastik, Läsionen unterhalb des oberen Thorakalmarks dagegen zur Paraspastik.
- **Chronische ZNS-Infektionen,** z. B. bei der Neurolues durch Treponema pallidum oder bei der HIV-bedingten Enzephalopathie bzw. Myelopathie.

Ätiologie: Mögliche Ursachen sind u. a. Hirninfarkte, Blutungen, entzündliche Läsionen, neurodegenerative Krankheiten, aber auch metabolische bei Vitamin-B_{12}-Mangel, Leukodystrophien oder mechanische Kompressionen des Rückenmarks.

- **Neurodegenerative Erkrankungen:** Eine langsam progrediente Tetraspastik findet sich bei vielen neurodegenerativen Erkrankungen, die von Beginn an oder im Verlauf auch die Pyramidenbahn betreffen, z. B. bei den atypischen Parkinson-Syndromen (MSA, PSP, KBD), bei der ALS, der spastischen Spinalparalyse und bei vielen Formen der erblich bedingten Ataxien (Heredoataxien).
- **Weitere Ursachen:** Eine Spastik kann außerdem metabolisch bedingt sein (z. B. chronischer Vitamin-B_{12}-Mangel), bei Leukodystrophien auftreten (oft schon mit einer Tetraspastik im Kindesalter), durch Hirn- und Rückenmarkstumoren sowie traumatische Läsionen vor allem des Rückenmarks bedingt sein oder bei älteren Menschen auf osteodegenerative Veränderungen der oberen HWS mit Einengung des Spinalkanals zurückzuführen sein (Spinalkanalstenose).

MERKE

MERKE Die Ursachen einer Spastik sind vielfältig. Am häufigsten sind vaskuläre Läsionen des Tractus corticospinalis infolge einer zerebralen Infarzierung oder Blutung.

Pathophysiologisch besteht eine Enthemmung spinaler Reflexe durch Minderung der inhibitorischen Kontrolle der Pyramidenbahn.

Pathophysiologie Die Pathophysiologie der spastischen Muskeltonuserhöhung beruht auf einer Enthemmung der spinalen Reflexe, die die sensiblen Afferenzen über das Hinterhorn mit spinalen Interneuronen und α-Motoneuronen (Vorderhornzellen) als Efferenzen verbinden. Der Muskeltonus ist erhöht (Plus-Symptomatik), weil hemmende Einflüsse der Pyramidenbahn wegfallen. Gleichzeitig verursacht die zentrale Schädigung aber auch eine Kraftminderung (Parese) und eine gestörte Koordination der spastischen Extremitäten (Minus-Symptomatik).

Klinik: Zu den *Plus-Symptomen* gehören eine Fehlhaltung und eine Tonuserhöhung, die mit der Geschwindigkeit passiver Bewegungen zunimmt. Bei maximaler Dehnung lässt die Spastik plötzlich nach (Taschenmesserphänomen).

Klinik

Plus- und Minus-Symptomatik kommen in der Regel gemeinsam vor, können jedoch auch isoliert vorliegen.

Plus-Symptome Die spastische Muskeltonuserhöhung ist häufig schon bei der Inspektion durch eine charakteristische Fehlhaltung der Extremitäten sichtbar: Ellenbogen, Handgelenk und Fingergelenke werden stärker gebeugt, Knie- und Sprunggelenk stärker gestreckt. Bei passiver Bewegung der spastischen Extremitäten ist die Tonuserhöhung umso größer, je rascher der betroffene Muskel gedehnt wird. Das **Taschenmesserphänomen** beschreibt dabei ein plötzliches Nachlassen der Spastik bei maximaler Muskeldehnung (s. a. ➤ Kap. 13.2.1). Diese Charakteristika grenzen die Spastik vom Rigor des Parkinson-Syndroms ab, der in Beugern und Streckern gleichermaßen auftritt und bei passiven Bewegungen weitgehend unverändert bleibt.

MERKE

MERKE Die spastische Hemiparese wird beim Gehen als Wernicke-Mann-Lähmungstyp sichtbar: Bei gebeugtem Arm zirkumduziert der Patient das überstreckte Bein (Abb. 1.24).

Zusätzlich oder isoliert kann es zu *Minus-Symptomen* wie Paresen kommen. Zudem sind die Muskeleigenreflexe gesteigert und die Pyramidenbahnzeichen positiv.

Minus-Symptome Die Minus-Symptomatik umfasst vor allem die zentral bedingte **Parese:** Die Extremitäten sind (meist distal betont) gelähmt und die Koordination und Feinmotorik vor allem der Hände ist in der Regel schwer gestört. Als weitere Zeichen der Pyramidenbahnschädigung sind die monosynaptischen **Muskeleigenreflexe gesteigert,** die polysynaptischen Fremdreflexe (z. B. Bauchhaut-, Kremasterreflex) erloschen und **pathologische Reflexe** (z. B. Babinski-Zeichen) nachweisbar.

Als *Komplikation* kommt es im Verlauf zu Schmerzen und Gelenkkontrakturen mit möglicher funktioneller Behinderung (z. B. Spitzfuß).

Komplikationen Sekundäre Schäden an den betroffenen Extremitäten sind vor allem Schmerzen und Gelenkversteifungen in Fehlstellung *(Kontrakturen).* Diese verursachen (weitere) funktionelle Behinderungen, z. B. den spastisch überstreckten und in Supinationsfehlstellung befindlichen Spitzfuß, der dem Patienten das physiologische Gehen und Stehen auf der Fußsohle unmöglich machen kann. An den Händen entwickelt sich bei manchen Patienten eine schwere und passiv nahezu unüberwindliche Beugespastik der Finger, die sich in die Handinnenfläche einkrallen und neben heftigen Schmerzen die Mazeration der Haut mit sekundären Infektionen verursachen können.

Diagnostik: Anamnese, klinisch-neurologische Untersuchung und ggf. apparative Untersuchungen (Bildgebung, Blutabnahme, Liquorpunktion, Ultraschall, Elektrophysiologie)

Diagnostik

Die Ursachenklärung der Spastik beruht auf:

- der Anamnese (Zeitlicher Verlauf der Symptomentwicklung? Weitere Beschwerden? Vorerkrankungen?),
- der klinisch-neurologischen Untersuchung (Topische Verteilung des spastischen Syndroms? Zusatzsymptome?) und

- technischen Zusatzuntersuchungen, u. a. bildgebenden Verfahren von Hirn und Rückenmark, Liquor- und Labordiagnostik, elektrophysiologischen Verfahren, Doppler- und Duplexsonografie der hirnversorgenden Gefäße.

Therapie

Die Spastik bedarf eines umfassenden Therapiekonzepts. Selbstverständlich ist eine adäquate Behandlung der zugrunde liegenden Erkrankung nötig, z. B. mit einer immunmodulatorischen Schubprophylaxe bei multipler Sklerose.

Therapie: Behandlung der Grunderkrankung

Minus-Symptomatik

Die Minus-Symptomatik (Parese, Koordinationsstörung) wird vor allem durch Physiotherapie behandelt, ggf. in Kombination mit weiteren Behandlungen wie Ergo- und Sprech- bzw. Schlucktherapie. Daneben ist die Versorgung mit Hilfsmitteln zur Linderung der motorischen Funktionseinbußen vordringlich.

Minus-Symptomatik: physio-, ergo- und schlucktherapeutische Rehabilitation

Plus-Symptomatik

Medikamente (Antispastika, Myotonolytika) stehen vor allem zur Verringerung des spastischen Muskeltonus zur Verfügung.

Baclofen als Medikament der 1. Wahl wirkt als GABA-B-Agonist und hemmt somit die übersteigerten Reflexe auf spinaler Ebene. Häufigste Nebenwirkung sind Müdigkeit und eine übermäßige Schwächung der verbliebenen Willkürkraft des Patienten. Als Alternativen können **Tizanidin,** ein α_2-Agonist mit vorwiegend supraspinalem Angriffspunkt, sowie **Tolperison,** ein Natriumkanalblocker mit hemmender Wirkung auf spinale Reflexbögen, eingesetzt werden. Alle Präparate können bei Bedarf auch in Kombination gegeben werden.

Selten indiziert ist der Einsatz von **Dantrolen,** das eine direkte elektromechanische Entkopplung am Muskel bewirkt. Die kritische Indikationsstellung begründet sich vor allem durch eine potenziell leberschädigende Wirkung des Präparats. Sein Einsatz ist daher im Wesentlichen auf die maligne Hyperthermie beschränkt.

Die umschriebene (fokale) Spastik kann mit Injektionen von **Botulinumtoxin Typ A** (BTX) erfolgreich behandelt werden. Entscheidend sind dabei eine exakte Festlegung des Behandlungsziels und eine entsprechende Absprache mit dem Patienten und den Pflegepersonen, um realistische Erwartungen an die Therapie zu erzeugen. Während die Extremitätenfunktion nur selten verbessert werden kann, sind die effektivere Physiotherapie, die Kontrakturprophylaxe durch verbesserte passive Beweglichkeit, die Schmerzreduktion und die Erleichterung der Pflege realistische Ziele der BTX-Behandlung. Eine zugelassene Indikation für BTX bei Erwachsenen ist die Beugespastik des Arms nach Schlaganfall. Aber auch der spastische Spitzfuß und die Adduktorenspastik, die häufig bei Patienten mit multipler Sklerose zu finden ist, können gute Indikationen für eine BTX-Therapie sein.

Schließlich steht bei schwerster Ausprägung der Symptomatik die kontinuierliche intrathekale Gabe von Baclofen über ein Pumpensystem zur Verfügung **(„Baclofen-Pumpe“).** Durch die unmittelbare Applikation in den Spinalraum wirkt das Medikament stärker als bei oraler Gabe – ganz besonders bei schwerster Spastik aufgrund einer Rückenmarksschädigung. Das Medikamentenreservoir wird in der Regel subkutan in die Bauchhaut implantiert und muss regelmäßig von außen befüllt werden. Seltene, aber potenziell lebensbedrohliche Komplikationen der Baclofen-Pumpe sind die Infektion des Fremdmaterials sowie die Überdosierung mit Atemdepression und Bewusstseinsstörung.

Plus-Symptomatik: Medikamentöse Behandlung mit Baclofen (GABA-B-Agonist), alternativ Tizanidin (α_2-Agonist) oder Tolperison (Natriumkanalblocker); individuelle Muskeln können mittels Injektionen von Botulinumtoxin (Typ A) von der Spastik befreit werden, in schweren Fällen kann eine intrathekale Baclofenpumpe zur kontinuierlichen Muskelrelaxation eingesetzt werden.

FALL Der 68-jährige Klaus L. erlitt vor 3 Monaten einen Territorialinfarkt im Stromgebiet der A. cerebri media rechts. Als Auslöser konnte eine hochgradige Abgangsstenose der gleichseitigen A. carotis interna mit einer Lumeneinengung von 80 % identifiziert werden. Die mit dem Infarkt einhergehende hochgradige, armbetonte Hemiparese der linken Körperhälfte bildete sich während der Akutbehandlung auf der Stroke Unit nur wenig zurück. In der folgenden neurologischen Rehabilitation machte Klaus L. langsam Fortschritte und konnte bei Entlassung immerhin mit Hilfe stehen und wenige Schritte gehen.

Im linken Arm entwickelte sich innerhalb einiger Wochen eine erhebliche Beugespastik im Ellenbogengelenk und in den Hand- und Fingergelenken, die neben der hochgradigen Parese mit Gebrauchsunfähigkeit der Hand starke Schmerzen im Arm und Probleme bei der Pflege der Handinnenflächen mit sich brachte. Trotz kombinierter antispastischer Therapie mit 3 × 15 mg Baclofen und 3 × 4 mg Tizanidin jeweils täglich per os konnte die Armspastik nicht ausreichend verringert werden. Der behandelnde Neurologe injizierte daher lokal Botulinumtoxin A in die hauptbetroffene spastische Muskulatur am linken Arm (M. biceps brachii, M. flexor digitorum superficialis et profundus). Nach etwa 10 Tagen kam es zu einer deutlichen Lockerung und Schmerzreduktion, die auch der behandelnden Physiotherapeutin die Behandlung wesentlich erleichterte. Die Finger der linken Hand konnten nun nahezu vollständig gestreckt werden. Der lähmungsbedingte Funktionsverlust der Hand besserte sich jedoch nicht. Etwa 10 Wochen nach der ersten Injektion ließ die Wirkung des BTX-A nach.

Studentische Sicht

9.8 Stiff-Person-Syndrom

Das Stiff-Person-Syndrom ist eine seltene Autoimmunerkrankung mit allgemeiner spastikartiger Tonuserhöhung.

Ätiologie und Pathogenese:
- idiopathische Form: oft mit Glutamatdecarboxylase-Antikörpern
- paraneoplastische Form: mit Amphiphysin-Antikörpern, assoziiert mit Bronchial- und Mammakarzinomen, Thymomen und Lymphomen

Klinik:
- zunehmender Muskeltonus beginnend am Rumpf mit Ausbreitung auf die Extremitäten
- oft pathologische Startle-Reaktion durch Schreckreize oder andere externe Stimuli

Lerntipp: Die neurologisch interessantesten Merkmale des Stiff-Person-Syndroms sind die Auslösbarkeit durch externe Reize und die antikörpervermittelte Pathogenese. Auch das IMPP findet dies bemerkenswert.

Diagnostik:
- EMG mit willkürlich nicht unterdrückbarer Muskeldaueraktivität
- Tumorsuche (obligat!)

Therapie:
- Tonussenkung u. a. mit Diazepam oder Baclofen
- zudem Immunsuppressiva, Plasmapherese, ggf. Tumorbehandlung

9.8 Stiff-Person-Syndrom

Das Stiff-Person-Syndrom (SPS), früher auch Stiff-Man-Syndrom genannt, ist eine seltene autoimmunvermittelte Erkrankung, deren Leitsymptom eine generalisierte spastikartige Muskeltonuserhöhung ist. Als **spezielle Varianten** des SPS gelten je nach Symptomkonstellation und betroffener Körperregion
- das Stiff-Leg-Syndrom (SLS) und
- die progrediente Enzephalomyelitis mit Rigidität und Myoklonien (PERM).

Ätiologie und Pathogenese

Das SPS kommt als idiopathische Autoimmunerkrankung sowie als paraneoplastisches Syndrom bei Malignomen vor.

Idiopathisches SPS Bei vielen Patienten sind Serumantikörper gegen das Enzym *Glutamatdecarboxylase (Anti-GAD)* nachzuweisen. Die GAD ist das Schlüsselenzym bei der Synthese des hemmenden Neurotransmitters GABA. Pathogenetisch handelt es sich daher möglicherweise um eine autoimmunvermittelte Enthemmung spinaler Reflexe. Viele Patienten weisen zusätzlich einen Diabetes mellitus, andere Autoimmunerkrankungen (z. B. Thyreoiditis) und eine Epilepsie auf.

Paraneoplastisches SPS Die Serumantikörper dieser Variante (in Serum und Liquor) sind gegen Amphiphysin gerichtet. Häufig assoziierte Tumoren sind das kleinzellige Bronchialkarzinom, das Mammakarzinom sowie Thymome und Lymphome.

Klinik

Es kommt zu einer progredienten Tonuserhöhung zunächst am Rumpf mit extremer unwillkürlicher Anspannung der Bauch- und Rückenmuskeln. Sekundär tritt eine Hyperlordose der LWS auf. Später sind auch die proximalen Extremitäten betroffen, Gesicht und Finger bleiben in der Regel ausgespart. Bei Schreckreizen und Ausführung von Willkürbewegungen kommt es zum schmerzhaften Einschießen von Muskelspasmen (Startle-Reaktion). Die Tonuserhöhung verschwindet im Schlaf, nach peripherer Nervenblockade und unter Narkose.

Diagnostik

Mit der EMG kann auch in Ruhe eine Daueraktivität der motorischen Einheiten nachgewiesen werden („continuous muscle fiber activity"), die willkürlich nicht unterbrochen werden kann. Zum Ausschluss eines paraneoplastischen SPS muss nach dem Primärtumor gesucht werden. Differenzialdiagnostisch sind der Tetanus und die Neuromyotonie (Isaac-Syndrom) zu bedenken.

Therapie

Der erhöhte Muskeltonus des SPS kann mit Medikamenten wie Diazepam, Clonazepam, Baclofen oder Tizanidin gesenkt werden.

Aufgrund der autoimmunvermittelten Pathogenese können Kortikosteroide, Immunglobuline, Plasmapherese oder auch Rituximab als monoklonaler B-Zell-Antikörper eingesetzt werden. Bei paraneoplastischem SPS ist die Behandlung des Primärtumors entscheidend. Begleitkrankheiten wie der Diabetes mellitus bedürfen der internistischen Behandlung nach den üblichen Kriterien.

ÜBUNGSFRAGEN ZUM WISSENS-CHECK

1. Welche motorischen und nichtmotorischen Symptome und Befunde sind charakteristisch für die fortgeschrittene Parkinson-Krankheit?
2. Wie wird die Parkinson-Krankheit in der Früh- und Spätphase in den Grundzügen behandelt?
3. Welches sind besonders charakteristische klinische Symptome der häufigsten atypischen Parkinson-Syndrome? Welche technischen Zusatzuntersuchungen sind bei der differenzialdiagnostischen Zuordnung hilfreich?
4. Was sind die typischen klinischen Symptome des essenziellen Tremors? Welche Behandlungsmöglichkeiten kennen Sie?
5. Wie kann die Diagnose einer Chorea Huntington definitiv gesichert werden? Was ist dabei zu beachten?

KAPITEL

10 Neuroonkologie

Joachim P. Steinbach

Studentische Sicht

Neoplasien des Nervensystems und insbesondere des Gehirns sind meist schwerwiegende Erkrankungen. Neurologische Defizite und auch Wesensveränderungen im Verlauf der Erkrankung führen für Patienten und deren Umfeld häufig zu schweren Belastungen. Durch ein besseres Verständnis der Erkrankungen und den Einsatz multimodaler Therapieansätze konnten die Behandlungsergebnisse bei vielen Typen von Hirntumoren erheblich verbessert werden. Zwar wurden die Hirntumoren in der Vergangenheit vom IMPP weniger gefragt als beispielsweise der Schlaganfall, aber da auch die Neuroonkologie eines der neurologischen Kernthemen ist, solltest du sie gut beherrschen! Kleiner Tipp: Die Klassifikation kann dir helfen, in diesem Kapitel nicht den Überblick zu verlieren!

Die Neuroonkologie befasst sich mit Diagnostik, Therapie und Nachsorge sowie supportiver und palliativer Therapie von Tumorerkrankungen mit Beteiligung des Nervensystems. Dabei bilden die **hirneigenen Tumoren,** deren jährliche Inzidenz etwa 10–20/100.000 Einwohner beträgt, den Kern der Neuroonkologie. **Hirnmetastasen** primär extrazerebraler Tumoren sind allerdings noch etwa 5-mal häufiger als diese. Daher ist ein interdisziplinärer Ansatz in der Neuroonkologie von besonders großer Bedeutung, die Kooperation von Neurochirurgie, Neurologie, Strahlentherapie, Neuropathologie und Neuroradiologie ist essenziell. Darüber hinaus ist oft eine gute Interaktion mit der Hämatologie und internistischen Onkologie, der pädiatrischen Onkologie und anderen organonkologischen Fächern erforderlich.

10.1 Typen, Lokalisationen und Verhalten von Hirntumoren

10.1 Typen, Lokalisationen und Verhalten von Hirntumoren

Lerntipp: Nicht von der Vielfalt der Hirntumoren verwirren lassen! Hilfreich ist es, die Tumoren anhand von Lokalisation (➤ Abb. 10.2) und Typ (➤ Abb. 10.1) zu verinnerlichen.

Klassifikationen und Lokalisationen

Die Vielfalt der Hirntumoren mit unterschiedlicher Histologie, Lokalisation, Altersverteilung und Prognose ist zunächst verwirrend. Die WHO-Klassifikation der Tumoren des Nervensystems umfasst mehr als einhundert Entitäten ohne Berücksichtigung von Metastasen, Hypophysenadenomen und „anderen" Tumortypen.

Die Gegenüberstellung der histologischen Typen von Hirntumoren (➤ Abb. 10.1) mit deren Lokalisation (➤ Abb. 10.2) erleichtert den Zugang jedoch.

ABB. 10.1

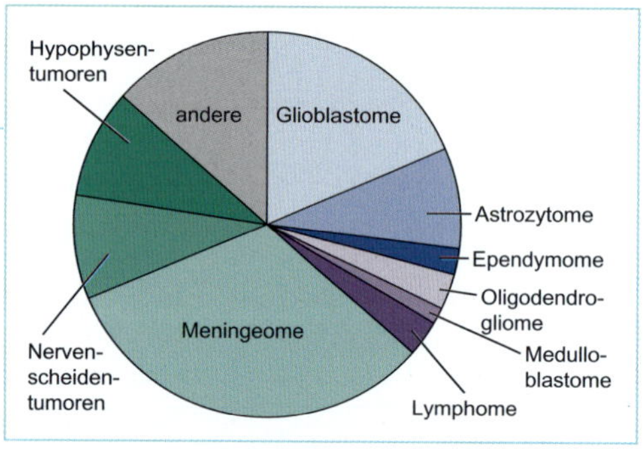

Abb. 10.1 Histologische Typen von Hirntumoren (ohne Hirnmetastasen) (Daten adaptiert nach www.cbtrus.org). [L126]

ABB. 10.2

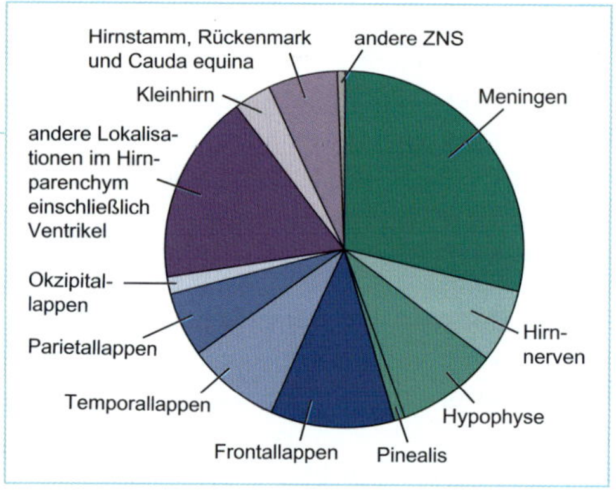

Abb. 10.2 Lokalisation von Hirntumoren (ohne Hirnmetastasen) (Daten adaptiert nach www.cbtrus.org). [L126]

Grading

Grading: Die WHO-Klassifikation teilt Hirntumoren in die Grade ZNS 1–4 ein und richtet sich nach deren Prognose.
Lerntipp: Die WHO-Klassifikation für Hirntumoren ist eine hilfreiche Einteilung auch zum Einprägen der Tumorarten. Sie informiert auch über das biologische Verhalten.

Ein weiteres Hilfsmittel für das Verständnis eines Tumors ist seine Gradierung nach der WHO-Klassifikation. Beim Grading hirneigener Tumoren werden nach der WHO-Klassifikation unterschieden:

- WHO-ZNS-Grad 1: langsam wachsende, meist durch Komplettresektion heilbare Tumoren; nur wenige Hirntumoren des Parenchyms fallen in diese Kategorie, z. B. das pilozytische Astrozytom und neuronale Tumoren
- WHO-ZNS-Grad 2: meist infiltrativ wachsende Tumoren mit Rezidivneigung und häufig im Verlauf maligner Progression, z. B. diffuse Astrozytome
- WHO-ZNS-Grad 3: Tumoren mit histologischen Merkmalen der Malignität, die üblicherweise adjuvant chemo- oder radiotherapiert werden, z. B. das anaplastische Astrozytom
- WHO-ZNS-Grad 4: histologisch maligne, mitotisch aktive und häufig nekrotisierende Tumoren mit (unbehandelt) rasch tödlichem Verlauf, z. B. das Glioblastom oder Medulloblastom

Bei den Hirntumoren findet das klassische TNM-System keine Anwendung, weil eine systemische Metastasierung kaum vorkommt. Die Dissemination im Subarachnoidalraum („Aussaat") ist jedoch bei manchen Hirntumoren häufig.

Tumoren nach Lebensalter

Bei Betrachtung der in den verschiedenen Lebensaltern häufigsten und zweithäufigsten Tumoren (➤ Tab. 10.1) wird auch deutlich, dass eine relativ überschaubare Zahl von Tumorarten die Praxis dominiert.

Lebensalter: Die Häufigkeit der Tumorarten hängt stark vom Lebensalter ab (➤ Tab. 10.1).

Tab. 10.1 Hirntumoren in den verschiedenen Lebensaltern (Daten adaptiert nach www.cbtrus.org).

Alter (Jahre)	Häufigster Tumor	Zweithäufigster Tumor
0–4	Medulloblastom und andere embryonale Tumoren	pilozytisches Astrozytom
5–9	pilozytisches Astrozytom	Medulloblastom und andere embryonale Tumoren
10–14	pilozytisches Astrozytom	maligne Gliome
15–19	pilozytisches Astrozytom	Hypophysentumoren
20–34	Hypophysentumoren	Meningeom
35–44	Meningeom	Hypophysentumoren
45–85+	Meningeom	Glioblastom

TAB. 10.1

Prognose

Bei Hirntumoren sind neben Histologie und Gradierung auch andere Faktoren für die Prognose wesentlich. Dazu gehört die in vielen Regionen eingeschränkte Operabilität, die zusammen mit dem diffus infiltrierenden Wachstum insbesondere der Gliome und der Therapieresistenz vieler Tumorarten einen ungünstigen Verlauf auch langsam wachsender Prozesse bedingen kann. Bei manchen histologisch malignen Tumoren wie z. B. Medulloblastomen mit sehr ungünstigem Spontanverlauf kann dagegen ein kurativer Ansatz verfolgt werden. Darüber hinaus sind in der Neuroonkologie auch Alter und Zustand der Patienten (Karnofsky-Index; ➤ Tab. 10.2) wichtige prognostische Faktoren.

Im Zusammenhang mit Hirntumoren sollten daher die Begriffe „gutartig" und „bösartig" grundsätzlich zurückhaltend verwendet werden. Bei einer Reihe von Tumortypen konnten molekulare Marker etabliert werden, die prognostische und für den Erfolg bestimmter Therapien prädiktive Bedeutung haben. Eine Übersicht über die Prognose ausgewählter Tumorarten mit Angabe der Überlebensraten nach 5 Jahren ist in ➤ Tab. 10.3 dargestellt.

Prognose: Sie wird von Histologie, Patientenalter, Karnofsky-Index (➤ Tab. 10.2) und der Operabilität bestimmt. Bei manchen WHO-ZNS-Grad-4-Tumoren wie dem Medulloblastom kann eine Heilung erreicht werden, daher sollte die Einteilung in „gutartig" und „bösartig" mit Vorsicht verwendet werden!

Tab. 10.2 Karnofsky-Performance-Index (Performance status as defined by Karnofsky, Burchenal and their colleagues in 1948).

100 %	Normalzustand, keine Beschwerden, keine manifeste Erkrankung
90 %	minimale Krankheitssymptome
80 %	normale Leistungsfähigkeit mit Anstrengung
70 %	eingeschränkte Leistungsfähigkeit, arbeitsunfähig, kann sich alleine versorgen
60 %	gelegentliche fremde Hilfe
50 %	krankenpflegerische und ärztliche Hilfe, nicht dauernd bettlägerig
40 %	bettlägerig, spezielle Pflege erforderlich
30 %	schwer krank, Krankenhauspflege notwendig
20 %	Krankenhauspflege und supportive Maßnahmen erforderlich
10 %	moribund, Krankheit schreitet schnell fort

TAB. 10.2

10.2 Klinisches Management von Hirntumoren

10.2.1 Leitsymptome und Diagnostik

Die Diagnostik von Hirntumoren ist vielschichtig. Klinische Symptome und Befunde, die Darstellung in der Bildgebung, Liquorbefunde und bei manchen Störungen Befunde aus extrazerebraler Bildgebung und Blut sowie die zeitliche Entwicklung sind für die Diagnose maßgeblich.

10.2 Klinisches Management von Hirntumoren

10.2.1 Leitsymptome und Diagnostik

Die Diagnostik umfasst mehrere Stufen aus Klinik, Bildgebung, Liquorpunktion und ggf. extrazerebraler Tumorsuche.

Tab. 10.3 Prognose der wichtigsten hirneigenen Tumoren (Daten adaptiert nach www.cbtrus.org).

Tumortyp	WHO-ZNS-Grad	5-Jahres-Überleben
pilozytisches Astrozytom	1	94,4 %
diffuses Astrozytom	2	52,9 %
anaplastisches Astrozytom	3	31,7 %
Glioblastom	4	6,9 %
Oligodendrogliom	2	84,2 %
anaplastisches Oligodendrogliom	3	65,7 %
Ependymom	2	90,5 %
Medulloblastom und andere embryonale Tumoren	4	64,1 %
Lymphom	4	38,5 %
Meningeom	1	87,9 %

10.2.1.1 Leitsymptome
Am Anfang stehen oft Kopfschmerzen und epileptische Anfälle. Defizite hängen von der Lokalisation ab. Häufig ist ein sekundärer Hydrozephalus.

10.2.1.1 Leitsymptome

Hirntumoren können sich auf vielfältige Weise manifestieren. Typische Initialsymptome sind Kopfschmerzen und epileptische Anfälle. Abhängig von der Lokalisation können aber auch neurologische oder neuropsychologische Defizite („Herdsymptome") oder eine organische Wesensänderung Erstsymptome sein. Sekundär kann es im Rahmen des Tumorwachstums auch zu kompressiv oder thrombotisch bedingten venösen Stauungen oder Liquorzirkulationsstörungen kommen (Hydrozephalus).

MERKE

MERKE

Leitsymptome bei Hirntumoren

- Hirndruckzeichen (Kopfschmerzen [vor allem frühmorgendlich], Übelkeit/Erbrechen, Schwindel, Singultus [Aufstoßen], Sehstörungen, Bewusstseinstrübung, Blasenfunktionsstörung)
- neurologische Herdsymptome
- neuropsychologische Defizite (Aphasie, Dyskalkulie)
- organische Wesensänderung (Antriebsminderung, reduzierte Affektkontrolle)
- symptomatische Epilepsie

10.2.1.2 Klinische Untersuchung
Auch die allgemein-körperliche Untersuchung ist unverzichtbar, um nicht einen Primärtumor zu übersehen! Bei Verdacht ist eine zerebrale Bildgebung vor Lumbalpunktion obligat.

10.2.1.2 Klinische Untersuchung

Eine Erhebung des Ganzkörperstatus ist wichtig für die Primärtumorsuche. Bei der neurologischen Untersuchung muss insbesondere auf Stauungspapillen geachtet werden. Sind sie nicht nachweisbar, schließt das jedoch einen erhöhten intrakraniellen Druck nicht aus! Bei klinischem Verdacht auf eine zerebrale Raumforderung sollte daher insbesondere vor der Lumbalpunktion eine zerebrale Bildgebung durchgeführt werden.

MERKE

MERKE Vor allem bei infratentoriellen Prozessen kann eine Lumbalpunktion schlagartig zur tödlichen **transforaminalen Herniation** führen („Einklemmung").

10.2.1.3 Lumbalpunktion
Die Lumbalpunktion dient zur Abgrenzung von entzündlichen Krankheiten. Auch kann ein Nachweis von Tumorzellen oder Biomarkern gelingen.

10.2.1.3 Lumbalpunktion

Die Lumbalpunktion kann zur Differenzialdiagnostik indiziert sein, um z. B. entzündliche ZNS-Erkrankungen auszuschließen (> Kap. 6.2.1). Der direkte Nachweis von Tumorzellen ist beim ZNS-Lymphom und bei der Meningeosis neoplastica von Bedeutung. Als Biomarker können stark erhöhte Werte für AFP oder β-HCG im Liquor auf Keimzelltumoren hinweisen. Die molekulare Diagnostik aus dem Liquor zur Bestimmung diagnostischer oder prädiktiver Marker gewinnt an Bedeutung.

MERKE

MERKE Auch wenn die Ventrikel in der MRT nicht erweitert sind, kann z. B. bei Hydrocephalus malresorptivus infolge einer Meningeosis neoplastica eine erhebliche Drucksteigerung vorliegen. Daher ist bei entsprechender Klinik die Druckmessung mittels Steigröhrchen erforderlich. Dann kann unter Umständen eine Versorgung mit einem ventrikuloperitonealen Shunt sinnvoll sein.

10.2.1.4 Apparative Diagnostik

MRT Bei der Abklärung von tumorverdächtigen Läsionen ist die MRT heute die wegweisende diagnostische Methode. Tumoren sind aber in der MRT keineswegs (immer) eindeutig als solche zu erkennen und die Zuordnung zu einem histologischen Typ ist häufig schwierig. Auch entzündlich-infektiöse, entzündlich-autoimmune, vaskuläre und andere Prozesse können ähnliche Raumforderungen hervorrufen. Für die genauere Einordnung tumorverdächtiger Läsionen können neben der MRT mit Standardsequenzen und Kontrastmittel für manche Entitäten die MR-Spektroskopie und die MR-Perfusionsdarstellung hilfreich sein.

PET Die Positronenemissionstomografie (Aminosäure-PET) ist manchmal hilfreich bei der Beurteilung von Ausdehnung und Aktivität sowie Gradierung von Gliomen. Das ^{18}F-Deoxyglukose-PET des gesamten Körpers kann bei der Primärtumorsuche von Metastasen und bei Lymphomen sinnvoll sein.

Biopsie Für eine definitive Diagnose ist grundsätzlich bei allen tumorverdächtigen Läsionen eine bioptische Sicherung anzustreben. Ausnahmen sind nur zulässig bei
- einem durch Liquordiagnostik oder bei okulärem Befall aus der Vitrektomie gesichertes ZNS-Lymphom,
- durch Liquordiagnostik gesicherte Keimzelltumoren oder
- zerebralen Metastasen, wenn die Bildgebung typisch und der Primärtumor gesichert ist (wobei der Zusammenhang mit der Grunderkrankung kritisch hinterfragt werden sollte).

Bei spinalen Läsionen müssen Risiken und Nutzen einer Biopsie besonders kritisch abgewogen werden.

10.2.1.4 Apparative Diagnostik

MRT: wichtigste apparative Diagnostik, der Befund muss aber nicht eindeutig sein, Läsionen können auch entzündlicher oder vaskulärer Genese sein

PET: Beurteilung der Tumoraktivität, Graduierung und Primariussuche

Biopsie: (fast) immer zur Sicherung der Diagnose; Ausnahmen: im Liquor nachgewiesene ZNS-Lymphome oder Keimzelltumoren und zerebrale Metastasen bei gesichertem Primarius; spinale Läsionen werden nur zurückhaltend biopsiert

10.2.1.5 Schwierigere Differenzialdiagnosen

Entzündliche ZNS-Erkrankungen

Autoimmun-entzündliche Erkrankungen können tumorartige Bilder hervorrufen (➤ Tab. 10.4). Geradezu typisch ist dies bei der akuten disseminierten Enzephalomyelitis (ADEM, ➤ Kap. 7.3), die sogar eine Hirnbiopsie rechtfertigen kann, wenn die Liquorbefunde nicht typisch sind. Auch eine Sarkoidose, atypische Fälle einer MS (➤ Kap. 7.1) sowie seltener anderer Erkrankungen wie der Vaskulitis und der Langerhans-Zell-Histiozytose sind Teil der erweiterten Differenzialdiagnose von Hirntumoren. Bei hinreichendem klinischem Verdacht kann eine kurzfristige Verlaufskontrolle, ggf. nach einer Steroid-Pulstherapie ex juvantibus, zur Klärung führen.

10.2.1.5 Schwierigere Differenzialdiagnosen

Tab. 10.4 Nichtneoplastische Differenzialdiagnosen von Hirntumoren.

Prozess	Erkrankung
infektiös	Abszess, Tuberkulom, Pilzinfektionen und Parasitosen
autoimmun	multiple Sklerose/ADEM, Sarkoidose, Vaskulitis
vaskulär	postischämische Läsionen
andere	Langerhans-Zell-Histiozytose, postiktale Läsionen, Dysplasien

TAB. 10.4

Bezüglich der Kortikosteroidtherapie muss jedoch die Differenzialdiagnose eines Tuberkuloms in Erwägung gezogen werden, da eine Steroidtherapie einen malignen Verlauf der Tuberkulose (Miliartuberkulose) induzieren kann, wenn keine tuberkulostatische Abdeckung vorliegt. Auch die Diagnose von zerebralen Lymphomen und Germinomen kann durch eine Kortikosteroidtherapie verschleiert werden.

Infektiöse Ursachen raumfordernder zerebraler Läsionen

Die Tuberkulose und andere infektiöse Ursachen raumfordernder zerebraler Läsionen (z. B. Zystizerkose) sind besonders bei Patienten aus Endemiegebieten von Bedeutung. Auch bei immunsupprimierten Patienten können infektiöse Erkrankungen diagnostische Probleme bereiten. Neben atypischen Mykobakteriosen sind hier Aspergillose, Kryptokokkose, Listeriose, Toxoplasmose, selten auch Trypanosomatose, Mukormykose und Aktinomykose zu nennen.

Spinale Läsionen

Bei spinalen Läsionen steht meistens die Abgrenzung neoplastischer von entzündlichen Erkrankungen im Vordergrund. Wegen der besonderen Risiken von Biopsien aus dem Myelon sollten zuvor die Möglichkeiten der nichtoperativen Diagnostik ausgeschöpft werden. Eine kurzfristige bildgebende Verlaufskontrolle, ggf. nach einer Steroid-Pulstherapie ex juvantibus, ist hier in der Risikoabwägung häufiger als bei zerebralen Läsionen zu rechtfertigen. Wegen der mangelnden Spezifität der Befunde der Bildgebung bei vielen spinalen Tumoren und der erheblichen therapeutischen Konsequenzen sollte jedoch im Zweifelsfall eine Biopsie durchgeführt werden, wenn dies mit vertretbarem Risiko möglich ist.

PRAXISTIPP

PRAXISTIPP Die Diagnose eines Hirntumors stellt für Betroffene in aller Regel eine außerordentlich schwere Belastung dar. Eine adäquate Aufklärung durch einen in der Neuroonkologie erfahrenen Arzt ist von großer Bedeutung. Eine psychoonkologische Betreuung von Patienten und Angehörigen ist angesichts des oft schicksalhaften Verlaufs vieler Hirntumorerkrankungen häufig sinnvoll. Besonders belastend für Patienten und Angehörige sind neben neurologischen Defiziten kognitive Einschränkungen und hirnorganische Veränderungen.

10.2.2 Therapie

10.2.2.1 Prinzipien der Therapie von Hirntumoren

Die Resektion ist 1. Wahl, wenn dies ohne Gefährdung „strategischer Areale" möglich ist. Die Strahlentherapie wird oft ergänzend zur OP eingesetzt (alternativ oder ergänzend Chemotherapie oder molekulare bzw. Immuntherapien).

10.2.2 Therapie

10.2.2.1 Prinzipien der Therapie von Hirntumoren

Bei den meisten Typen von Hirntumoren ist eine Resektion sinnvoll, sofern sich dies ohne neurologisches Defizit erreichen lässt. Dies gilt nicht für das primäre ZNS-Lymphom (➢ Kap. 10.10), bei dem man lediglich mit einer Biopsie die Diagnose sichert. Bei vielen Tumortypen wird nach Biopsie oder Resektion eine Strahlentherapie durchgeführt. Alternativ oder in manchen Fällen kombiniert mit der Bestrahlung können eine Chemotherapie oder molekulare oder Immuntherapien durchgeführt werden. Während bei Gliomen – außer beim pilozytischen Astrozytom (➢ Kap. 10.3.2) – und bei Hirnmetastasen (➢ Kap. 10.11.1) – in der Regel nur die Überlebenszeit verlängert werden kann, ist bei einigen anderen Entitäten, z. B. Medulloblastomen, Germinomen und ZNS-Lymphomen, ein kurativer Ansatz möglich.

INTERPROFESSIONELLE KOMPETENZ

INTERPROFESSIONELLE KOMPETENZ Entscheidend für eine ganzheitliche, patientenorientierte Versorgung onkologischer Patienten mit optimaler Qualität ist neben der notwendigen Fachkompetenz eine interdisziplinäre Kultur in der Entscheidungsfindung und eine Berufsgruppen-übergreifende Arbeitsweise. In den interdisziplinären Konferenzen werden dabei insbesondere bei Neudiagnosen maligner Erkrankungen individuelle Behandlungsempfehlungen erarbeitet. In onkologischen Einrichtungen ist die interprofessionelle Zusammenarbeit zwischen Ärzten und Mitarbeitern aus Psychoonkologie, Palliativmedizin sowie onkologischer Fachpflege und Therapeuten (Physio-, Ergo, Logotherapeuten) notwendig und z. B. im Rahmen der palliativmedizinischen Komplexbehandlung auch formalisiert und im DRG-System abgebildet.

Operation: Mikrochirurgische Technik, teils computergestützte Navigation; bei Tumoren in eloquenten Arealen Wach-Operationen

Operation

Hirntumoren werden heute in mikrochirurgischer Technik operiert. Moderne computergestützte Navigation sowie bildgebende und elektrophysiologische Verfahren erleichtern die Identifizierung von Tumorgewebe und funktionstragendem Normalgewebe und erlauben radikalere und trotzdem sichere Operationen. Bei Tumoren in der Nähe von eloquenten Arealen kommt zunehmend die Resektion während einer Wachoperation mit intraoperativem Mapping zum Einsatz, insbesondere bei einer Lage in der Nähe von Sprachregionen.

Strahlentherapie: fraktioniert in Abhängigkeit u. a. von der Histologie oder (zum Teil) Ganzhirnbestrahlung, z. B. bei der Meningeosis neoplastica; bei spinalem Befall Mitbestrahlung des Wirbelkanals

Strahlentherapie

Die Strahlentherapie wird bei Gliomen in Form einer fraktionierten Bestrahlung der erweiterten Tumorregion eingesetzt (typischerweise Zielvolumendosen von 54–60 Gy in Fraktionen von 1,8–2 Gy). Dosis und Fraktionierungsschema hängen von der Histologie und anderen Faktoren ab. Bei multiplen Hirnmetastasen, der Meningeosis neoplastica und rezidivierten ZNS-Lymphomen wird eine Ganzhirnbestrahlung („Helmfeld") durchgeführt.

CAVE

CAVE Die Ganzhirnbestrahlung birgt ein erhebliches Risiko neurotoxischer Spätfolgen, insbesondere von kognitiven Einschränkungen und im Langzeitverlauf von Leukenzephalopathien mit z. T. schweren demenziellen Syndromen.

Moderne Verfahren: intensitätsmodulierte Strahlentherapie und Protonentherapie

Ganzschädel und Wirbelkanal („Neuroachse") werden beim Medulloblastom und beim metastasierten Ependymom bestrahlt. Bei der Radiochirurgie werden durch eine Einzeitbestrahlung hohe Zielvolumendosen mit einem steilen Dosisabfall am Tumorrand erreicht. Moderne Techniken der Strahlentherapie sind

- die intensitätsmodulierte Strahlentherapie, die komplexe Volumina abbilden kann, und
- die Strahlentherapie mit Protonen und schweren Teilchen, die weltweit erst an wenigen Zentren verfügbar ist und insbesondere für Schädelbasistumoren (Chordome) indiziert ist.

Medikamentöse Tumortherapie

Die medikamentöse Tumortherapie hat einen festen Stellenwert bei Gliomen, Medulloblastomen (Rezidivtherapie oder im Kindesalter) und Hirnmetastasen. Bei primären ZNS-Lymphomen ist sie der wichtigste Teil der Therapie. Bei Gliomen werden vor allem Alkylanzien (Temozolomid, Lomustin) eingesetzt. Besonders gute Erfolge werden damit bei Oligodendrogliomen erzielt.

Neben klassischen Chemotherapien werden zunehmend molekulare Therapien (u. a. Kinase- und Angiogeneseinhibitoren, IDH-1-/IDH-2-Inhibitoren) und Immuntherapien (Immuncheckpoint-Inhibitoren, CD20-Antikörper) auch bei primären und sekundären Hirntumoren etabliert.

Medikamentöse Tumortherapie:
Chemotherapie: häufig Standard, z. B. als Chemotherapie mit Temozolomid bei Gliomen
Molekulare Therapie: u. a. Kinase- und Angiogeneseinhibitoren, Inhibition mutierter IDH-1/IDH-2
Immuntherapien: Immuncheckpoint-Inhibitoren, CD20-Antikörper

10.2.2.2 Symptomatische Therapie

Die symptomatische Therapie umfasst bei **Hirndruckzeichen** Kortikosteroide (z. B. Dexamethason 40 mg als Bolus, anschließend bis 1–4 × 8 mg/d) und in Einzelfällen eine Osmotherapie. Die Beachtung und Behandlung von steroidinduzierten Nebenwirkungen wie Diabetes, Elektrolytstörungen und Steroidpsychosen sowie Cushing-Syndrom, Osteoporose und sekundärer Nebenniereninsuffizienz sind von großer Bedeutung.

Bei **epileptischen Anfällen** wird, falls erforderlich, eine Akuttherapie mit z. B. Benzodiazepinen durchgeführt und anschließend eine Prophylaxe mit rasch eindosierbaren, parenteral verfügbaren und interaktionsarmen Substanzen wie Levetiracetam, Lacosamid und Valproat begonnen. Eine prophylaktische Therapie bei anfallsfreien Patienten ist nicht indiziert.

Für die Therapie von **Kopfschmerzen** werden Ibuprofen, Paracetamol oder Metamizol eingesetzt. Bei akutem Aufstau infolge einer **Liquorzirkulationsstörung** ist eine rasche neurochirurgische Intervention, z. B. eine externe Ventrikeldrainage, und manchmal eine dauerhafte Versorgung mit einem ventrikuloperitonealen Shunt erforderlich.

10.2.2.2 Symptomatische Therapie
Gesteigerter Hirndruck: Therapie mit Kortikosteroiden oder Osmotherapie
Epileptische Anfälle: akut mit Benzodiazepinen und als Prophylaxe mit anderen Antiepileptika
Liquorzirkulationsstörung: operative Ableitung

Endokrine Störungen werden häufig vernachlässigt. Sie können sowohl Folge einer transienten globalen intrazerebralen Druckerhöhung als auch Folge von Kompression oder Bestrahlung von Hypothalamus und Hypophyse sein. Am empfindlichsten ist bei Erwachsenen die gonadotrope Achse. Jedoch treten auch substitutionsbedürftige Störungen der adrenalen und thyroidalen Achse auf. Die Bedeutung einer verringerten Sekretion des Wachstumshormons außerhalb des Kindesalters ist umstritten. Bei Läsionen von Hypothalamus und Neurohypophyse persistiert nicht selten ein Diabetes insipidus.

Besondere Beachtung verdient auch die **Nebennierenrindeninsuffizienz** bei Langzeit-Steroidtherapie, bei der eine Substitution mit Hydrokortison bei Stresssituationen oder Infektionen vital erforderlich ist.

Eine **gesteigerte Hormonsekretion** kommt ebenfalls vor. So führt eine Kompression des Hypophysenstiels zur Hyperprolaktinämie. Eine Hirndrucksteigerung unterschiedlicher Ursachen kann das Syndrom der inappropriaten ADH-Sekretion (SIADH) auslösen. Neben Hypophysenadenomen können u. a. auch Pinealistumoren hormonaktiv sein.

Endokrine Störungen: werden oft nicht beachtet, möglich sind z. B.
- Diabetes insipidus bei Hypophysenschädigung
- Hyperprolaktinämie bei Kompression des Hypophysenstiels
- SIADH bei Hirndruck
- Insuffizienz der Nebennierenrinde durch die häufige Langzeitsteroidtherapie → Substitution von Kortison

Lerntipp: Hier ergibt sich eine interessante Überschneidung zwischen Neurologie und Endokrinologie. Prinzipiell können alle hypophysären Achsen (gonadotrop, adrenal, thyroidal, ADH, Prolaktin) durch Raumforderungen, neurochirurgische Eingriffe oder Bestrahlung beeinflusst werden.

Gerinnungsstörungen sind bei Hirntumorpatienten ebenfalls Ursache erheblicher Morbidität. Insbesondere treten häufig Thrombosen und Lungenembolien auf. Spontane Einblutungen in maligne Hirntumoren und Hirnmetastasen sind keine Seltenheit, gelegentlich kommen auch andere vaskuläre Komplikationen wie z. B. bei Meningeomen eine Sinuskompression oder Brückenvenenverschlüsse vor.

Schluckstörungen insbesondere bei Hirnstammbeteiligung und erhöhtem Hirndruck, **Inkontinenz** und **Fatigue** sowie sexuelle Funktionsstörungen sind weitere häufige Beeinträchtigungen. Bei Unruhe und Agitation können sedierende niedrigpotente Neuroleptika hilfreich sein.

Prophylaxe und Therapie der hämatologischen Toxizität von Chemotherapien und deren Komplikationen folgen internistischen Prinzipien.

Die **Fahrtüchtigkeit** von Hirntumorpatienten ist häufig eingeschränkt, auch wenn keine epileptischen Anfälle vorliegen.

Hirntumorpatienten werden durch zahlreiche Symptome der Erkrankung und als Folge von Therapien belastet: Neben neurologischen Defiziten sind auch Fatigue, Inkontinenz, Thrombosen und Dysphagie im Alltag relevant. Oft ist auch die Fahrtauglichkeit eingeschränkt.

10.2.2.3 Psychoonkologische und palliative Therapie

Zu einer ganzheitlichen Therapie gehört bei den häufig unheilbaren Hirntumoren eine Integration von psychoonkologischen und palliativen Gesichtspunkten in das onkologische Gesamtkonzept. Hierzu gehört unbedingt ein adäquates Gesprächsangebot für Patienten und Angehörige durch qualifizierte Psychoonkologen. Neben tumorspezifischen Therapien haben von Beginn an Maßnahmen Vorrang, die der Schmerz- und Symptomkontrolle, der Aufrechterhaltung der Selbstständigkeit und der Lebensqualität dienen. In der Endphase der Erkrankung besteht häufig ein erheblicher Bedarf an pflegerischer und ärztlicher Versorgung. Hierfür stehen spezialisierte ambulante Palliativdienste, Palliativstationen und Hospize zur Verfügung.

10.2.2.3 Psychoonkologische und palliative Therapie
Aufgrund der oft schlechten Prognose ist eine psychoonkologische Betreuung ein integraler Bestandteil der Therapie. Vorrangig sind Gesprächsangebote sowie Schmerz- und Symptomkontrollen. Für die Endphase sollte ein palliatives Konzept erstellt werden.

Studentische Sicht

10.2.2.4 Nachsorge nach Hirntumoren

10.3 Gliome

10.3.1 Überblick

Hauptvertreter der Gliome sind Astrozytome, Glioblastome, Oligodendrogliome und Ependymome (> Abb. 10.3). Da sie diffus infiltrieren, lassen sie sich meist nicht radikal resezieren. Sie neigen zu Rezidiven und sind meist unheilbar.

ABB. 10.3

Ursachen: Bei Weitem am häufigsten ist die Akkumulation somatischer Mutationen in neuralen Vorläuferzellen. Keimbahnmutationen sind selten. Umweltfaktoren spielen ebenfalls nur selten eine Rolle.

Molekulargenetik: Für viele Gliome wurden Mutationen nachgewiesen z. B. des Rezeptortyrosinkinase-Signalwegs, von p53 und pRB. Prognostische Bedeutung haben folgende 3 Genmutationen:
- IDH-1/-2 → immer mutiert bei klassischen Astrozytomen und Oligodendrogliomen
- Codel(etion) 1p/19q bei Oligodendrogliomen → bessere Prognose
- Methylierung des MGMT-Promotors → besseres Ansprechen auf Temozolomid und andere Alkylanzien

Lerntipp: In der Klinik gewinnen die Genmutationen von Gliomen zunehmend an Bedeutung für die Prognoseabschätzung und Therapieentscheidung. Ein grundsätzlicher Tipp ist, dass Ärzte gerne das von Studenten wissen wollen, womit sie sich klinisch beschäftigen.

10.2.2.4 Nachsorge nach Hirntumoren

Die Nachsorge von Hirntumorpatienten nach einer erfolgreichen Primärtherapie umfasst klinische und MR-tomografische Verlaufskontrollen. Neben einer Kontrolle des Tumorstatus (Kriterien nach Macdonald und RANO-Kriterien) ist die Erfassung von Therapiefolgen und Komplikationen von großer Bedeutung (Neurotoxizität, Epilepsie, endokrinologische Störungen, Thrombosen und andere vaskuläre Komplikationen, hämatologische Therapiefolgen, Fertilität).

10.3 Gliome

10.3.1 Überblick

Die wichtigsten Gruppen von Gliomen sind die Astrozytome, die Oligodendrogliome, die Glioblastome und die Ependymome (> Abb. 10.3). Ihnen gemeinsam ist das diffus infiltrierende Wachstum, das mikroskopisch vollständige Resektionen in der Regel unmöglich macht und die Rezidivneigung erklärt. Mit Ausnahme der pilozytischen Astrozytome und der myxopapillären Ependymome gibt es für diese Tumoren trotz teilweise langer Überlebenszeiten daher meist bisher leider keine kurative Therapie.

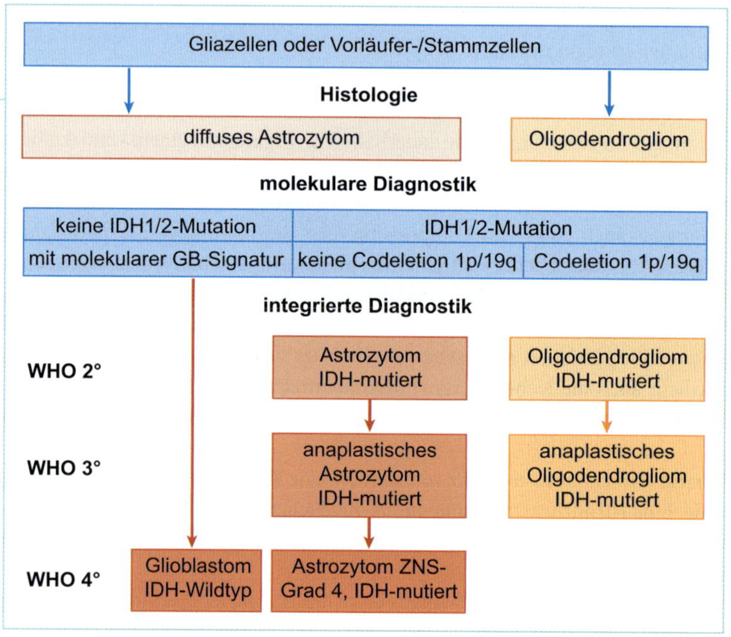

Abb. 10.3 Histologische, molekulare und integrierte Diagnose und Klassifikation von Gliomen; GB = Glioblastom. [L126]

Ursachen

Als Ursache für die Entstehung von Gliomen gilt inzwischen die Akkumulation somatischer Mutationen in neuralen Vorläuferzellen; nur bei einem kleinen Teil der Patienten liegt ein familiäres Tumorsyndrom zugrunde (> Tab. 10.5). Umweltfaktoren spielen wohl nur selten eine Rolle. So kann eine therapeutische Kopfbestrahlung nach langer Latenzzeit Meningeome und Gliome induzieren. Mobiltelefone spielen hingegen keine wesentliche Rolle bei der Entstehung von Hirntumoren.

Molekulargenetik

Gliome gehören zu den molekulargenetisch am besten charakterisierten Tumoren. Mutationen im Rezeptortyrosinkinase-Signalweg und direkte oder indirekte Veränderungen der Tumorsuppressorgene p53 und pRb sowie eine Vielzahl weiterer genetischer Aberrationen sind bei einem Großteil dieser Tumoren nachweisbar. Die Kenntnis dieser Veränderungen ist für das Verständnis der Tumorbiologie und die Entwicklung individualisierter Therapien von Bedeutung. Für Klassifikation und Therapie relevanter ist jedoch die Analyse einer noch kleinen Zahl genetischer Veränderungen, die prognostischen oder prädiktiven Wert haben:

Tab. 10.5 Familiäre Hirntumorsyndrome.

Syndrom	Gen	Nervensystem	Systemisch
Neurofibromatose Typ 1	NF1	Neurofibrome, maligner peripherer Nervenscheidentumor (MPNST), pilozytisches Astrozytom	Café-au-lait-Flecken, Iris-Hamartome, Knochenveränderungen, Phäochromozytom, Leukämie
Neurofibromatose Typ 2	NF2	beidseitige Akustikusneurinome, Meningeome, spinale Gliome	Linsentrübungen, retinale Hamartome
Von-Hippel-Lindau	VHL	Hämangioblastome	retinale Hämangioblastome, Nierenzellkarzinom, Phäochromozytom, viszerale Zysten
tuberöse Sklerose	TSC1TSC2	subependymale Riesenzell-astrozytome, kortikale Hamartome (Tuber)	kutane Angiofibrome, kardiale Rhabdomyome, intestinale Polypen
Li-Fraumeni	TP53	Astrozytome, PNET	Mammakarzinom, Sarkome, adrenokortikales Karzinom, Leukämie
Cowden	PTEN	dysplastisches Gangliozytom des Zerebellums (Lhermitte-Duclos), Megalenzephalie	Kolonpolypen, Schilddrüsenkarzinom, Mammakarzinom
Turcot	APChMLH1hPSM2	Medulloblastom, Glioblastom	Café-au-lait-Flecken, kolorektale Polypen und Karzinome
nävoides Basalzellkarzinom (Gorlin)	PTCH	Medulloblastom	multiple Basalzellkarzinome

Daten adaptiert aus der WHO-Klassifikation der Hirntumoren, Lyon 2007

- Mutationen im Isozitrat-Dehydrogenase-1- oder -2-Gen *(IDH-1/IDH-2)* sind sehr frühe genetische Veränderungen in der Gliomgenese. Bei den klassischen Typen von Astrozytomen und Oligodendrogliomen sind sie stets zu finden.
- Die Kombination aus IDH-Mutation und Verlust von genetischem Material auf den Chromosomen 1p und 19q (Codeletion 1p/19q, auch Codel 1p/19q) definiert typische Oligodendrogliome und geht mit einer deutlich besseren Prognose einher.
- Das Methyl-Guanin-Methyltransferase-Gen codiert für ein DNA-Reparaturenzym. Dieses *MGMT*-Gen kann durch Promotor-Hypermethylierung epigenetisch inaktiviert werden. Die Inaktivierung führt zu verbesserter Effektivität der Chemotherapie mit Temozolomid und anderen Alkylanzien.

10.3.2 Pilozytisches Astrozytom

Vorkommen Das pilozytische Astrozytom (➤ Abb. 10.4a) kommt überwiegend im Kindes- und Jugendalter vor. Bei der Neurofibromatose Typ 1 sind pilozytische Astrozytome die häufigsten Gehirntumoren. Mutationen im *NF1*-Gen werden auch bei sporadischen pilozytischen Astrozytomen beobachtet, alternativ weisen diese Tumoren typischerweise Mutationen des *BRAF*-Gens auf (das für das onkogene BRAF-Protein codiert).

Therapie Prinzipiell ist die komplette Resektion dieses Tumors kurativ. Das pilozytische Astrozytom ist allerdings nicht selten im N. opticus, Chiasma oder Thalamus lokalisiert, was eine vollständige Resektion ohne erhebliche Morbidität unmöglich macht. Bei nicht operablen oder rezidivierenden pilozytischen Astrozytomen sind die Strahlentherapie und vor allem im Kindesalter auch Polychemotherapien erfolgreich. Molekulare Therapien werden zunehmend eingesetzt (Inhibitoren von MEK- und BRAF-Signalwegen).

10.3.2 Pilozytisches Astrozytom

Das pilozytische Astrozytom ist ein Tumor des Kinder- und Jugendalters. Es besteht eine Assoziation zur Neurofibromatose Typ I. Die Resektion kann zur Heilung führen, jedoch mit dem Risiko bleibender neurologischer Defizite. Alternativen sind Strahlentherapie, Polychemotherapie und molekulare Therapie.

10.3.3 Diffuses Astrozytom, IDH-mutiert

Kennzeichnend für die IDH-mutierten diffusen Astrozytome ist ihr infiltrierendes Wachstum, das eine mikroskopisch vollständige Resektion unmöglich macht.

Vorkommen Diffuse Astrozytome machen etwa 5 % der hirneigenen Tumoren aus, ihr Altersgipfel liegt zwischen dem 30. und 40. Lebensjahr. Obligatorisch ist der Nachweis von IDH-Mutationen ohne Codel 1p/19q. Sie sind einer der typischen Tumoren bei dem seltenen Li-Fraumeni-Syndrom mit Keimbahnmutationen des p53-Tumorsuppressorgens (➤ Tab. 10.5). IDH-Wildtyp-Astrozytome tragen häufig schon glioblastomtypische molekulare Läsionen und werden dann schon als Glioblastome klassifiziert, weil sie eine erheblich schlechtere Prognose haben.

10.3.3 Diffuses Astrozytom, IDH-mutiert

Das diffuse Astrozytom wächst typischerweise infiltrierend → vollständige Resektion nicht möglich. Auftreten meist im Alter von 30–40 Jahren. Sehr selten besteht eine Assoziation zum Li-Fraumeni-Syndrom. In der T2-gewichteten MRT ist es hyperintens. Therapie der Wahl ist die weitmöglichste Resektion. Bei Residuum oder Alter > 40 Jahren Radiochemotherapie.

ABB. 10.4

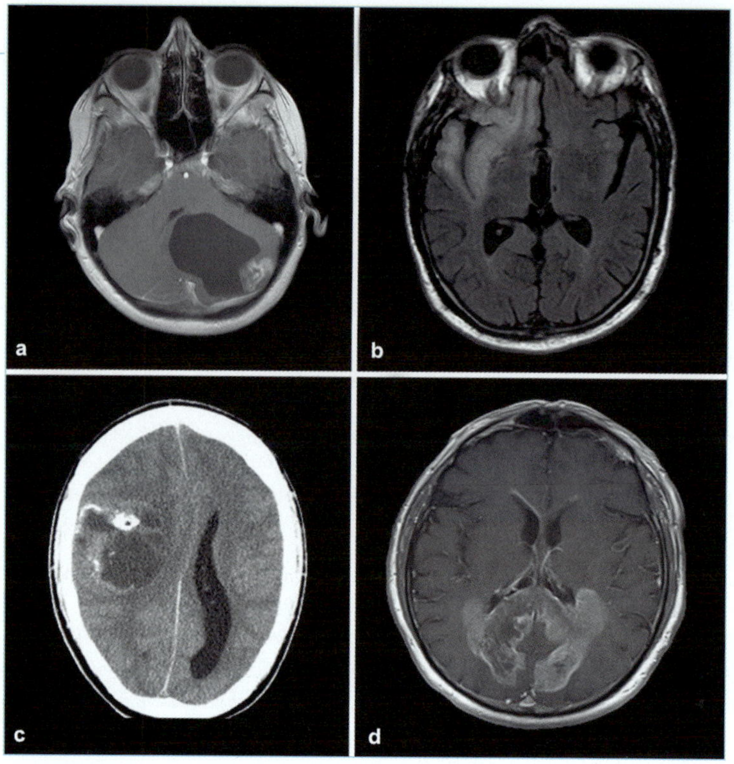

Abb. 10.4 Bildgebung bei Gliomen. a Pilozytisches Astrozytom WHO-ZNS-Grad 1 im Zerebellum mit solidem Tumoranteil und raumfordernder Zyste. T1-Wichtung mit Kontrastmittel. **b** Diffuses Astrozytom, IDH-mutiert, WHO-ZNS-Grad 2 rechts frontobasal und insulär. T2-Wichtung. **c** Oligodendrogliom, IDH-mutiert, rechtshemisphärisch mit hyperdensen Verkalkungen. Natives CT. **d** Glioblastom, IDH-Wildtyp, mit Ausbreitung entlang der Balkenstrahlung („Schmetterlingsgliom"). T1-Wichtung mit Kontrastmittel. [R261]

Klinik und Diagnostik Astrozytome können klinisch lange stumm bleiben oder sich durch Anfälle bemerkbar machen. In späteren Stadien können neurologische Herdsymptome oder neuropsychologische Störungen auftreten. In der MRT erscheinen sie als T2-signalhyperintense Läsionen im Marklager oder subkortikal (➤ Abb. 10.4).

MERKE

MERKE Im Verlauf sind Rezidive und eine Tumorevolution (Escape-Mechanismen) mit der Folge von Therapieresistenz die Regel.

Therapie Die weitmöglichste Resektion ist die Therapie der Wahl. Bei Tumoren, die wegen ihrer Lage und Ausdehnung nicht komplett operabel sind oder bei über 40 Jahre alten Patienten ist eine kombinierte Radiochemotherapie dabei Standard. Mechanistische und innovative Therapien wie Vakzination gegen mutiertes IDH1 und Inhibitoren dessen enzymatischer Wirkung werden derzeit im Rahmen von Studien untersucht.

10.3.4 Oligodendrogliome, IDH-mutiert

Oligodendrogliome sind etwas seltener und in der Bildgebung häufiger verkalkt und kontrastmittelaufnehmend. Therapie wie bei Astrozytomen, aber besseres Ansprechen auf Strahlen-/Chemotherapie.

Gliomatosis cerebri: anatomisch und radiologisch definiertes Wachstumsmuster von Gliomen, bei dem mindestens 3 Hirnlappen betroffen sind

10.3.4 Oligodendrogliome, IDH-mutiert

Oligodendrogliome sind etwas seltener als Astrozytome. Die Bildgebung zeigt häufiger Verkalkungen und Kontrastmittelaufnahme auch bei WHO-ZNS-Grad-2-Tumoren (➤ Abb. 10.4c). Der Nachweis der Codeletion 1p/19q zusätzlich zur IDH-Mutation definiert typische Oligodendrogliome bei Erwachsenen und geht mit einer deutlich besseren Prognose einher.

Therapie Die Therapie entspricht im Prinzip der von IDH-mutierten Astrozytomen. Oligodendrogliome sprechen jedoch meist besser auf Strahlen- und Chemotherapien an, Überlebenszeiten von 10–20 Jahren werden häufig erreicht.

Gliomatosis cerebri Die Gliomatosis cerebri ist ein anatomisch und radiologisch definiertes Wachstumsmuster von Gliomen mit besonders diffuser Ausbreitung, bei der mindestens 3 Hirnlappen betroffen sind. Spezifische molekulare Marker wurden bisher nicht identifiziert. Problematisch ist, dass die Gliome nur schlecht reseziert werden können und ein großes Volumen des Bestrahlungsfeldes benötigt wird. Die Prognose ist vergleichsweise schlecht.

10.3.5 Anaplastische Gliome, IDH-mutiert

Vorkommen IDH-mutierte anaplastische Astrozytome (WHO-ZNS-Grad 3) und anaplastische Oligodendrogliome sind histologisch durch eine höhere Pleomorphie und eine erhöhte Proliferation charakterisiert. Sie sind etwa genauso häufig wie diffuse Astrozytome oder Oligodendrogliome und kommen etwa im gleichen Alter vor.

Molekulargenetik Anaplastische Astrozytome und anaplastische Oligodendrogliome weisen wie bei Gliomen des WHO-ZNS-Grades 2 die typischen IDH-Mutationen und bei Oligodendrogliomen zusätzlich die Codeletion 1p/19q auf.

Therapie Auch wenn eine makroskopisch vollständig wirkende Resektion gelingt, ist bei anaplastischen Gliomen stets eine adjuvante Therapie und dabei in der Regel eine kombinierte Radiochemotherapie indiziert. Bei Nachweis der Codeletion 1p/19q ist die Kombination von Radiotherapie mit einem Lomustin-basierten Schema besonders erfolgreich. Bei Rezidiv und Progression anaplastischer Gliome werden diese behandelt wie Glioblastome.

10.3.6 Glioblastom, IDH-Wildtyp

Das Glioblastom, IDH-Wildtyp (WHO-ZNS-Grad 4) ist einer der bösartigsten menschlichen Tumoren. Die medianen Überlebenszeiten liegen bei unter einem Jahr, obwohl eine systemische Metastasierung fast nie auftritt. Zusätzlich zu den morphologischen Kennzeichen der Malignität ist das Glioblastom, im Gegensatz zu den anaplastischen Gliomen, durch Nekrosen und eine ausgeprägte Neoangiogenese gekennzeichnet. Das Vorliegen glioblastomtypischer molekularer Läsionen bei IDH-Wildtyp-Astrozytomen reicht jedoch für die Diagnose aus.

Diagnostik

Molekulargenetik Molekulargenetisch sind die primären Glioblastome besonders durch Mutationen im Rezeptortyrosinkinase-Signalweg gekennzeichnet. Typisch sind u. a. Amplifikationen und Mutationen des epidermalen Wachstumsfaktorrezeptors (EGFR) und Deletionen des *PTEN*-Gens sowie homozygote Verluste von CDKN2A/B und immortalisierende TERT-Mutationen.

Bildgebung In der Bildgebung sind Glioblastome durch randständig irregulär („girlandenförmig“) kontrastmittelaufnehmende raumfordernde Läsionen mit zentraler Einschmelzung als Ausdruck der Nekrose und meist ausgeprägtem perifokalem Ödem gekennzeichnet (➤ Abb. 10.4).

Therapie

Adjuvante Radiochemotherapie Ein wesentlicher Fortschritt in der Therapie des Glioblastoms wurde durch die Einführung der adjuvanten Radiochemotherapie erzielt (➤ Abb. 10.5). Dabei folgt auf eine möglichst weitgehende neurochirurgische Resektion eine Strahlentherapie mit 60 Gray Zielvolumendosis auf die erweiterte Tumorregion mit konkomitanter täglicher Chemotherapie mit Temozolomid, die gefolgt wird von 6 Zyklen einer adjuvanten Therapie mit Temozolomid. Dabei ist der MGMT-Status der wichtigste prädiktive Faktor. Karnofsky-Index, Alter und Ausmaß der Resektion haben ebenfalls prognostische Bedeutung:

- Patienten bis 70 Jahre in sehr gutem Allgemeinzustand mit methyliertem MGMT-Promotor kann eine intensivierte Therapie mit Strahlentherapie und kombinierter Chemotherapie mit Temozolomid

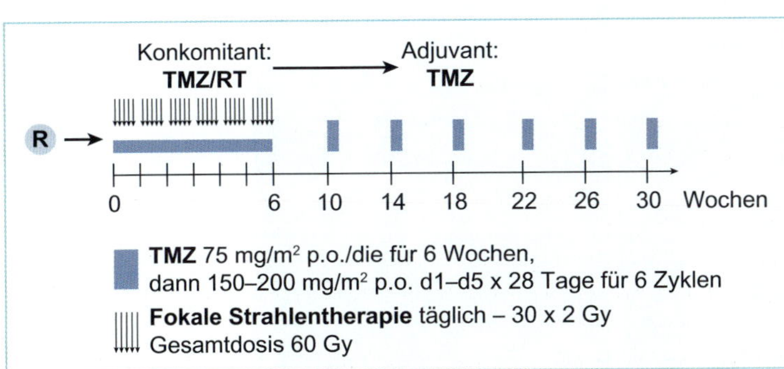

Abb. 10.5 Glioblastom-Primärtherapie. In der Primärtherapie des Glioblastoms wird nach der möglichst weitgehenden Resektion (R) Temozolomid (TMZ) parallel zur Strahlentherapie (RT) täglich gegeben, gefolgt von 6 Zyklen adjuvanter Therapie nach Abschluss der Strahlentherapie. [L126]

Studentische Sicht

10.3.5 Anaplastische Gliome, IDH-mutiert

Anaplastische Astrozytome und Oligodendrogliome sind histologisch durch eine höhere Teilungsrate charakterisiert. Nach der makroskopischen Resektion ist immer eine adjuvante Therapie angezeigt.

10.3.6 Glioblastom, IDH-Wildtyp

Das Glioblastom (WHO-ZNS-Grad 4) ist überaus maligne, die mediane Überlebenszeit ist < 1 Jahr!

Diagnostik:
Molekulargenetik: Eine molekulare Glioblastom-Signatur (häufige Mutation s. u.) in IDH-Wildtyp-Astrozytomen reicht für die Diagnosestellung aus (➤ Abb. 10.3). Zusätzlich finden sich histologisch im Vergleich zu anaplastischen Gliomen vermehrt Nekrosen und Neoangiogenese.
Genetische Mutationen: Rezeptortyrosinkinase-Signalweg (z. B. EGFR), PTEN, TERT, CDKN2A/B.
Bildgebung: In der MRT findet sich eine „girlandenförmige“ kontrastmittelaufnehmende Läsion mit zentraler Nekrose und perifokalem Ödem.

Therapie: Möglichst weitgehende Resektion mit adjuvanter Radiochemotherapie (oral mit Temozolomid). MGMT-Methylierung verbessert hierbei die Prognose:

- bei Patienten > 60 Jahre ohne Nachweis einer MGMT-Methylierung keine Chemotherapie
- bei Patienten < 70 Jahren in gutem Allgemeinzustand und mit MGMT-Methylierung kombinierte Chemotherapie mit Temozolomid und Lomustin

Einen neuen Ansatz bietet die Therapie mit *Tumor Treating Fields (TTF)*, in der es durch elektromagnetische Wechselfelder zu Mitosehemmung und Apoptose von Tumorzellen kommt.
Lerntipp: Bei der Gliombehandlung lassen sich eindrücklich innovative Ansätze in der Therapie aufzeigen (z. B. Wachoperationen und individuelles Therapieansprechen je nach genetischem Marker). Dem folgend wird vor allem das Glioblastom gerne als Lehr- und Prüfungsinhalt eingesetzt, zumal es der häufigste Gliomtyp ist.

und Lomustin angeboten werden, für die sich in der CeTeG-Studie Hinweise für eine verbesserte Wirksamkeit ergaben.
- Patienten über 65 Jahre werden bei Abwesenheit einer Methylierung des MGMT-Promotors nicht chemotherapiert.

Tumor Treating Fields Neu ist die Therapie mit Tumor Treating Fields (TTF). Dabei handelt es sich um elektromagnetische Wechselfelder, die über auf die Kopfhaut geklebte Transducer Arrays abgegeben werden und u. a. die Ausbildung des Spindelapparats während der Mitose hemmen und zur Apoptose von Tumorzellen führen sollen. In der EF-14-Studie wurde ein signifikanter Gewinn an medianer Überlebenszeit und an Langzeitüberleben bei Patienten mit Glioblastom unabhängig vom MGMT-Status durch die Therapie mit TTF beobachtet. Allerdings entstehen durch die Pflege der Kopfhaut und die notwendige Tragezeit des Systems von mindestens 16 Stunden täglich eine alltagsrelevante Belastung für die Patienten.

FALL Eine 32-jährige Patientin erlitt erstmalig einen nächtlichen generalisierten Krampfanfall. Im EEG zeigte sich ein Herdbefund rechts temporal ohne epilepsietypische Potenziale. Die MRT stellte eine in T2-Wichtung hyperintense, schlecht abgegrenzte Raumforderung rechts temporal ohne Schrankenstörung dar. Liquordiagnostik und evozierte Potenziale erbrachten keinen Hinweis auf eine entzündliche Genese.
Die Patientin wurde operiert und die Raumforderung konnte makroskopisch komplett reseziert werden. Die histologische Begutachtung erbrachte ein diffuses Astrozytom, IDH-mutiert, WHO-ZNS-Grad 2. Die Patientin war postoperativ beschwerdefrei und voll arbeitsfähig.
Nach 4 Jahren zeigte sich bei der Verlaufskontrolle ein lokales Rezidiv, das erneut makroskopisch komplett reseziert werden konnte. Histologisch war eine Progression zu einem anaplastischen Astrozytom WHO-ZNS-Grad 3 nachweisbar. Daher wurde eine adjuvante Strahlentherapie durchgeführt.
Zwei Jahre später kam es erneut zu einem Rezidiv, das nur noch teilweise reseziert werden konnte. Trotz Chemotherapien mit Temozolomid, Nimustin und Bevacizumab verstarb die Patientin innerhalb des folgenden Jahres.

10.3.7 Ependymome und andere spinale Tumoren

10.3.7.1 Ependymome

Ependymome sind eine seltenere Art der Gliome, die spinal und in der hinteren Schädelgrube wachsen (➤ Abb. 10.6a). Die Überlebenszeiten sind lang, Therapie der Wahl ist die Resektion. Spinal finden sich auch Astrozytome, seltener benigne Hämangioblastome und andere Tumoren.

10.3.7 Ependymome und andere spinale Tumoren

10.3.7.1 Ependymome

Ependymome (➤ Abb. 10.6a) sind eine seltenere Form der Gliome mit häufiger Lokalisation spinal und in der hinteren Schädelgrube. Nur das am Filum terminale lokalisierte myxopapilläre Ependymom entspricht einem WHO-ZNS-Grad 1. Jedoch haben auch Ependymome Grad 2 nach makroskopisch kom-

ABB. 10.6

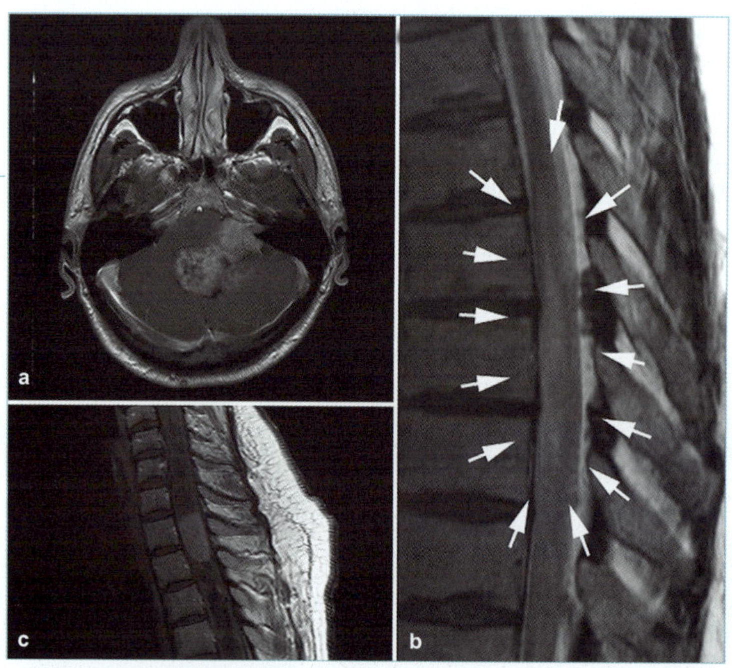

Abb. 10.6 Ependymome und spinale Gliome in der MRT. a Ependymom mit Ursprung im IV. Ventrikel und Infiltration des Hirnstamms. T1-Wichtung mit Kontrastmittel. **b** Diffus wachsendes spinales Astrozytom. T2-Wichtung. **c** Spinales Ependymom mit homogener, relativ gut abgegrenzter Kontrastmittelaufnahme. T1-Wichtung. [R261]

pletter Resektion häufig einen besseren Verlauf als Astrozytome mit zum Teil sehr langen Überlebenszeiten. Die Neurochirurgie ist daher die Therapie der Wahl. Der Einsatz der adjuvanten Strahlentherapie ist kontrovers. Anaplastische Ependymome haben ein aggressiveres Verhalten.

10.3.7.2 Andere spinale intraaxiale Tumoren

Auch Astrozytome Grad 2 und Grad 3 können spinale Tumoren bilden (➢ Abb. 10.6b). Ein seltenerer benigner intraaxialer Tumor, der spinal, im Zerebellum oder im Hirnstamm vorkommen kann, ist das Hämangioblastom. Eine benigne Entität stellt das Paragangliom des Filum terminale dar. Vereinzelt kommen auch Medulloblastome, primitive neuroektodermale Tumoren, Lymphome und Metastasen spinal vor.

10.3.8 Andere gliale Tumoren

Seltenere Typen glialer Tumoren mit meist günstigerer Prognose sind das Subependymom, das subependymale Riesenzellastrozytom bei der tuberösen Sklerose (beide entsprechen dem WHO-ZNS-Grad 1) und das pleomorphe Xanthoastrozytom (WHO-ZNS-Grad 2 oder 3), das typischerweise *BRAF*-Mutationen trägt.

10.4 Neuronale und glioneuronale Tumoren

Neuronale und glioneuronale Tumoren treten überwiegend im Kindesalter auf und manifestieren sich häufig mit einer symptomatischen Epilepsie. Das Gangliozytom entspricht dem WHO-ZNS-Grad 1, beim Gangliogliom WHO-ZNS-Grad 1 ist eine eigenständige gliale Komponente vorhanden, die zur Progression führen kann. Beide Tumoren sind häufig temporal und kortikal oder subkortikal lokalisiert. Die Resektion folgt epilepsiechirurgischen Standards. Der dysembryoplastische neuroepitheliale Tumor (DNT, WHO-ZNS-Grad 1) ist durch eine charakteristische Struktur, das sog. glioneuronale Element, gekennzeichnet und ist häufig lange Zeit auch unbehandelt nicht progredient. Das zentrale Neurozytom (WHO-ZNS-Grad 2) liegt meist im Ventrikel.

10.5 Medulloblastom

Medulloblastome des Zerebellums (WHO-ZNS-Grad 4) gelten als klassische embryonale Hirntumoren. Sie sind im Kindes- und Jugendalter am häufigsten und kommen vereinzelt schon bei Geburt vor. Typischerweise gehen sie von der anatomischen Mittellinie aus und dehnen sich von der Vermis in den IV. Ventrikel aus. Medulloblastome haben meist eine überwiegend neuronale Differenzierung und sind mit einer Reihe von familiären Hirntumorsyndromen vergesellschaftet (➢ Tab. 10.5). Eine Variante ist das desmoplastische Medulloblastom, das meist bei älteren Patienten vorkommt und häufig in einer Kleinhirnhemisphäre lokalisiert ist.

Genetik Medulloblastome sind besonders detailliert molekular charakterisierte „Modelltumoren". Die Einteilung nach genetischen Merkmalen hat große prognostische Bedeutung und ist Grundlage der Entwicklung individualisierter Therapiestrategien.

Klinik und Diagnostik Medulloblastome manifestieren sich mit Ataxie und intrakranieller Drucksteigerung (➢ Kap. 1.10) als Folge des durch Blockade des IV. Ventrikels bedingten Hydrocephalus occlusus. Die MRT des Schädels zeigt homogen kontrastmittelaufnehmende Läsionen (➢ Abb. 10.7). Bei einem

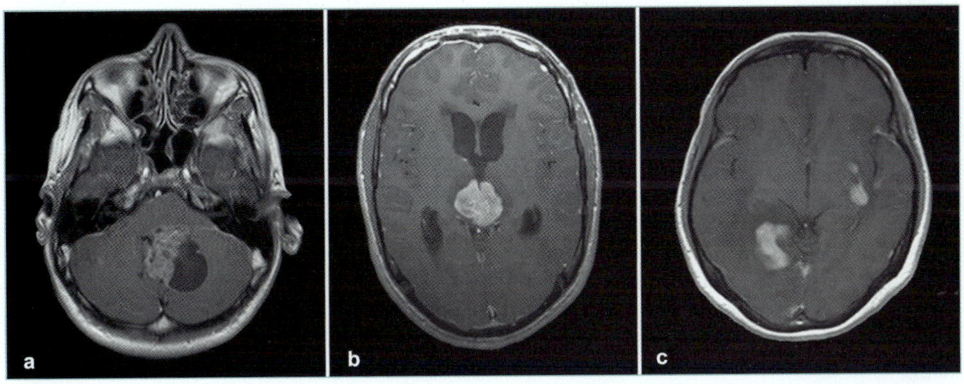

Abb. 10.7 Nichtgliale hirneigene Tumoren. a Medulloblastom. **b** Germinom. **c** Primäres ZNS-Lymphom. [R261]

10.3.7.2 Andere spinale intraaxiale Tumoren

10.3.8 Andere gliale Tumoren

10.4 Neuronale und glioneuronale Tumoren

Neuronale und glioneuronale Tumoren kommen vor allem bei Kindern vor und führen oft zu einer symptomatischen Epilepsie.

10.5 Medulloblastom

Das Medulloblastom des Kleinhirns (WHO-ZNS-Grad 4) ist ein embryonaler Tumor, der vor allem Kinder und Jugendliche betrifft. Typisch ist ein mittelliniennahes, von der Vermis ausgehendes Wachstum.

Leitsymptome sind Ataxie und Hirndruckzeichen bei Hydrozephalus occlusus.

In der **MRT** nehmen sie homogen Kontrastmittel auf. In einem Drittel der Fälle finden sich bei der Erstdiagnose sog. spinale „Abtropfmetastasen".

Therapie der Wahl ist die Resektion. Dann folgen Polychemotherapie und Bestrahlung der Neuroachse; Heilungsrate: 50 %. Häufig sind leider auch Therapiespätfolgen, bei Kleinkindern daher keine Strahlentherapie.

Drittel der Patienten sind bereits bei Erstdiagnose Absiedlungen im spinalen Subarachnoidalraum vorhanden („Abtropfmetastasen").

Therapie Für die erfolgreiche Therapie der Medulloblastome stellt die makroskopische Komplettresektion eine wichtige Voraussetzung dar. Im Kindesalter schließen sich daran Polychemotherapie-Protokolle und die Strahlentherapie der Neuroachse an. Damit wird bei etwa 50 % der Patienten eine Heilung erreicht. Allerdings sind die Spätfolgen der Therapie mit Wachstumsverzögerung und Störungen der kognitiven Entwicklung sowie endokrinen Störungen erheblich, bei Kleinkindern wird daher auf die Strahlentherapie verzichtet. Bei Erwachsenen ist der Wert der adjuvanten Chemotherapie unsicher.

10.6 Tumoren der Sellaregion

10.6.1 Überblick

In der Sellaregion finden sich bei Erwachsenen vorwiegend Hypophysenadenome und bei Kindern das Kraniopharyngeom.

10.6 Tumoren der Sellaregion

10.6.1 Überblick

Im Erwachsenenalter sind gutartige, vom Hypophysenvorderlappen ausgehende Hypophysenadenome die typischen intrasellären Raumforderungen. Im Kindesalter sind darüber hinaus Kraniopharyngeome wichtig. Seltenere Tumoren der Sellaregion sind Meningeome, Lymphome, Germinome und andere Entitäten.

10.6.2 Hypophysenadenome

Hypophysenadenome (➢ Abb. 10.8b) sind endokrin aktiv (Prolaktin > Wachstumshormon > ACTH) oder inaktiv.

10.6.2 Hypophysenadenome

Endokrin aktive Hypophysenadenome wie das Prolaktinom oder das Wachstumshormon (GH) produzierende Hypophysenadenom bei der Akromegalie verursachen durch die Hormonsekretion typische Symptome (➢ Tab. 10.6). Die am häufigsten sezernierten Hormone sind Prolaktin, Wachstumshormon und ACTH. Die Produktion aller anderen Hormone ist selten. Nichtproduzierende Adenome sind nach Prolaktinomen die zweithäufigsten Typen. Familiäres Auftreten im Rahmen einer multiplen endokrinen Neoplasie (MEN) 1 mit dominantem Erbgang ist die Ursache von etwa 3 % aller Hypophysenadenome.

TAB. 10.6

Tab. 10.6 Hypophysenadenom: Hormonsekretion und Leitsymptome.

Hormon	Leitsymptome
Prolaktin	Galaktorrhö, Amenorrhö
GH	Akromegalie, Organomegalie, Diabetes mellitus
ACTH	Cushing-Syndrom
TSH	Hyperthyreose

Klinik: Es finden sich hormonelle Störungen und kompressive Effekte (bitemporale Hemianopsie, Liquorzirkulationsstörung), seltener auch ein Diabetes insipidus.

Klinik

Neben den hormonellen Störungen (➢ Tab. 10.6) verursachen Hypophysentumoren durch die Raumforderung auf das Chiasma opticum typischerweise eine bitemporale Hemianopsie. Größere Tumoren können Liquorzirkulationsstörungen durch Blockade der Foramina Monroi verursachen. Darüber hinaus können Kopfschmerzen, Hirnnervenausfälle, hypothalamische Störungen und durch Kompression eine Hypophysenvorderlappeninsuffizienz, selten auch ein Diabetes insipidus auftreten.

Diagnostik: Sie umfasst MRT, Hormonbestimmung und Gesichtsfeldperimetrie. Die endgültige Diagnose wird immunhistochemisch in der Neuropathologie gestellt.

Diagnostik

MRT und Hormondiagnostik sind wegweisend.

MRT Die MRT stellt die Raumforderung und die Beziehung zu den Umgebungsstrukturen dar (➢ Abb. 10.8b).

Hormondiagnostik Die Basalwerte der Hormone definieren meist ausreichend den Typ des Adenoms. Zum Teil ist eine differenziertere endokrinologische Diagnostik erforderlich. Die ophthalmologische Diagnostik einschließlich Perimetrie ist wichtig, um den Visus und eventuelle Gesichtsfelddefekte zu erfassen. Die definitive Diagnose wird neuropathologisch mittels immunhistochemischer Differenzierung gestellt.

Differenzialdiagnosen: Ein „Pseudoprolaktinom" entsteht durch komprimierende Raumforderungen des Hypophysenstiels oder Dopaminantagonisten.

Differenzialdiagnosen

Raumforderungen können eine gesteigerte Prolaktinsekretion hervorrufen, wenn sie den Hypophysenstiel komprimieren und dadurch die Konzentration des als prolaktininhibierender Faktor (PIF) agierenden Dopamins in der Hypophyse verringern („Pseudoprolaktinom"). Entsprechend verursachen auch Dopaminantagonisten eine meist geringe Hyperprolaktinämie, die durchaus zur Galaktorrhö führen kann.

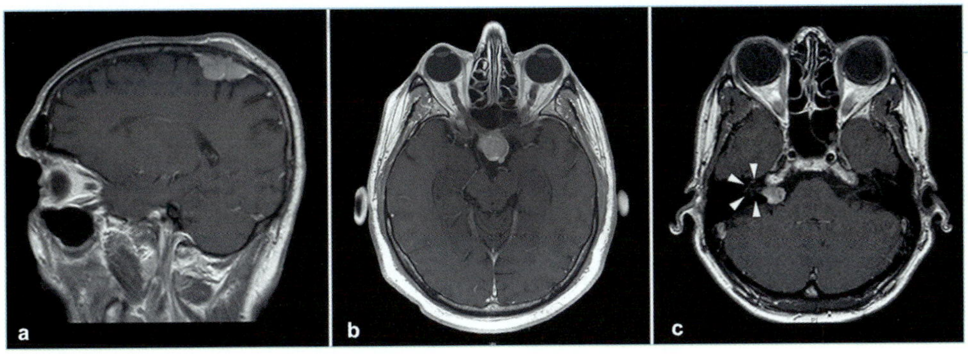

Abb. 10.8 Tumoren der Meningen, Hirnnerven und Hirnanhangsgebilde. a Meningeom der Konvexität mit knöcherner Begleitreaktion. T1-Wichtung mit Kontrastmittel. **b** Hypophysenadenom mit Kompression des Chiasma opticum. T1-Wichtung mit Kontrastmittel. **c** Vestibularisschwannom. Der Porus acusticus internus ist mit Pfeilspitzen gekennzeichnet. T1-Wichtung mit Kontrastmittel. [R261]

ABB. 10.8

Therapie

Bei Makroadenomen (> 1 cm Maximaldurchmesser) und symptomatischen Mikroadenomen stellt grundsätzlich die transnasale Operation mit Resektion des Adenoms unter Belassung der Resthypophyse einen kurativen Ansatz dar. Bei Prolaktinomen ist die medikamentöse Therapie mit Dopaminagonisten häufig sehr erfolgreich und führt zur Regression der Raumforderung und zur Normalisierung des Prolaktinspiegels. Bei der Akromegalie und neu auch beim hypophysären Cushing-Syndrom stehen mit Somatostatin-Analoga ebenfalls vielversprechende pharmakologische Optionen zur Verfügung.

Bei Rezidiven kommt neben der erneuten Resektion die Radiochirurgie in Betracht. Gefürchtet ist die spontane Einblutung in Hypophysenadenome, die eine rasche operative Intervention erfordert.

Je nach Defizit müssen häufig Hydrokortison, L-Thyroxin, ADH, Testosteron und Östrogen substituiert werden.

Therapie: Makroadenome (> 1 cm) und symptomatische Mikroadenome werden transnasal reseziert. Prolaktinome werden z. T. nur mit Dopaminagonisten behandelt! Bei Rezidiven alternativ Radiochirurgie. Gefürchtet: spontane Einblutungen!
Substitution, z. B. mit Hydrokortison, ADH, Thyroxin.

MERKE Hypophysenadenome sind benigne Erkrankungen, nur selten entarten sie zu Hypophysenkarzinomen. Es ist jedoch eine lebenslange endokrinologische Nachsorge und ggf. Hormonsubstitution erforderlich.

MERKE

FALL Eine 21-jährige Frau sucht wegen Milchfluss ihren Gynäkologen auf. Ein Schwangerschaftstest ist negativ. Im Serum ist der Prolaktinspiegel stark erhöht, die daraufhin angefertigte MRT stellt ein Mikroprolaktinom dar. Unter Therapie mit dem Dopaminagonisten Cabergolin kommt es zu einer Regression der Raumforderung und einer Normalisierung des Prolaktinspiegels.

10.7 Tumoren der Pinealisregion

Klinik Raumforderungen der Pinealisregion mit Kompression der Vierhügelplatte manifestieren sich typischerweise durch eine vertikale Blickparese, eine Konvergenzparese (Parinaud-Syndrom), Kopfschmerzen und einen Hydrocephalus occlusus.

Pineozytome Das Pineozytom ist der häufigste Tumor dieser Region. Es werden benigne Pineozytome (WHO-ZNS-Grad 1) und pineale parenchymale Tumoren intermediärer Differenzierung (WHO-ZNS-Grad 2–3) vom Pinealoblastom (WHO-ZNS-Grad 4) abgegrenzt, das histologisch dem Medulloblastom entspricht und sich ähnlich aggressiv verhält.

Germinome In der Pineaslisloge treten außerdem typischerweise Germinome auf (➤ Abb. 10.7b). Diese sind manchmal durch erhöhte Konzentrationen von β-HCG und AFP in Liquor und Serum nachweisbar und zeichnen sich durch sehr hohe Strahlensensibilität aus. Ein kurativer Ansatz ist meist möglich.

Sonstige Tumoren Selten treten in dieser Region Lymphome und andere Prozesse wie die Langerhans-Zell-Histiozytose auf.

10.7 Tumoren der Pinealisregion

Tumoren der Pinealisregion komprimieren die Vierhügelplatte → vertikale Blick- und Konvergenzparese (Parinaud-Syndrom), Kopfschmerzen, Hydrocephalus occlusus. Hauptvertreter sind die Pineozytome und Germinome. Seltener finden sich Lymphome und die Langerhans-Zell-Histiozytose.

10.8 Tumoren der Meningen, der Hirnnerven, Spinalnerven und peripheren Nerven

10.8.1 Meningeome und andere meningeale Tumoren

10.8.1.1 Meningeome

Meningeome sind bei Frauen die häufigsten adulten Hirntumoren. Meist sind sie benigne, wachsen langsam und bleiben lange symptomlos. Es besteht eine Assoziation zu NF2 und früherer Strahlentherapie der betroffenen Region. Lokalisiert sind sie typischerweise parasagittal, an den venösen Sinus oder den Keilbeinflügeln.

MERKE

Klinik: Meningeome äußern sich durch epileptische Anfälle, Kopfschmerzen, evtl. Druckzeichen und fokale Defizite.

Diagnostik: In der MRT homogene Kontrastmittelanreicherung und „Dural-Tail"-Zeichen.

Therapie: 1. Wahl ist die Resektion. Bei Inoperabilität alternativ Strahlentherapie.

10.8.1.2 Andere meningeale Tumoren

10.8.2 Tumoren der Hirnnerven, Spinalwurzeln und peripheren Nerven

10.8.2.1 Neurinome

Neurinome (Schwannome) gehen von Hirnnerven und Spinalwurzeln aus. Am häufigsten findet man sie am N. vestibulocochlearis → Vestibularisschwannom (alt: Akustikusneurinom).

Klinik: Hirnnervenausfälle und je nach Lage zerebelläre und Hirnstammbeteiligung
Diagnostik: MRT, ggf. AEPs und Audiogramm

10.8 Tumoren der Meningen, der Hirnnerven, Spinalnerven und peripheren Nerven

10.8.1 Meningeome und andere meningeale Tumoren

10.8.1.1 Meningeome

Meningeome sind bei Frauen die häufigsten Hirntumoren des Erwachsenenalters. Überwiegend handelt es sich dabei um benigne, langsam wachsende Tumoren, die klinisch häufig lange still bleiben und dem WHO-ZNS-Grad 1 entsprechen. Atypische (WHO-ZNS-Grad 2) und anaplastische Meningeome (WHO-ZNS-Grad 3) sind selten und haben z. T. aggressive Verläufe. Meningeome treten vermehrt im Rahmen der NF2 und nach Strahlentherapie auf. Auch sporadische Meningeome haben in einem hohen Prozentsatz Mutationen im *NF2*-Gen, viele sind Progesteronrezeptor-positiv.

Typische Lokalisationen sind parasagittal an Falx oder venösen Sinus, am Keilbeinflügel, in der Olfaktoriusrinne, im Sinus cavernosus, im Optikuskanal, para-/suprasellär, am Tentorium und in der hinteren Schädelgrube.

> **MERKE** Spinale Meningeome treten am häufigsten thorakal auf und werden nicht selten als Ursache einer chronisch progredienten Paraspastik zu spät erkannt.

Klinik

Symptome Klinisch manifestieren sich intrakranielle Meningeome häufig durch Anfälle, Kopfschmerzen, gelegentlich Zeichen der intrakraniellen Drucksteigerung sowie fokale Defizite entsprechend der Lage.

Mantelkantensyndrom Eine Besonderheit ist das Mantelkantensyndrom bei größeren medianen Meningeomen der Konvexität, bei dem die parasagittalen Anteile der Zentralregion beidseits betroffen sind, wobei eine beidseitige Parese der Beine entsteht, die eine Paraparese spinaler Genese vortäuscht.

Diagnostik

In der MRT sind Meningeome homogen kontrastmittelaufnehmende, an der Dura anhaftende („dural tail") meist halbrunde Raumforderungen (➤ Abb. 10.8a).

Therapie

Symptomatische Meningeome werden möglichst operiert. Bei inoperablen Meningeomen, z. B. im Sinus cavernosus, am Hirnstamm oder im Canalis opticus, kann die stereotaktische oder fraktionierte Strahlentherapie lang anhaltende Tumorkontrolle erzielen.

10.8.1.2 Andere meningeale Tumoren

Hämangioperizytome entsprechen solitären fibrösen Tumoren im Bereich des Körpers und werden durch Nachweis von Fusionen im Bereich der *NAB2*- und *STAT6*-Gene definiert. Sie neigen im Vergleich zu Meningeomen eher zum Rezidiv und zur Dissemination im Subarachnoidalraum. Sie werden adjuvant strahlentherapeutisch behandelt. Seltenere meningeale Tumoren sind das Melanozytom und das maligne Melanom der Meningen.

10.8.2 Tumoren der Hirnnerven, Spinalwurzeln und peripheren Nerven

10.8.2.1 Neurinome

Neurinome (Synonym Schwannome) sind die häufigsten Tumoren von Hirnnerven und Spinalwurzeln. Prädilektionsort ist der vestibuläre Anteil des N. vestibulocochlearis (➤ Abb. 10.8c). Dennoch wird statt der korrekten und international üblichen Bezeichnung *Vestibularisschwannom* in Deutschland noch häufig von einem *Akustikusneurinom* gesprochen. Beidseitige Vestibularisschwannome sind das Kennzeichen der Neurofibromatose Typ 2 (➤ Kap. 18.7.1.2). Somatische Mutationen im *NF2*-Gen finden sich jedoch auch bei einem hohen Prozentsatz sporadischer Neurinome.

Klinik und Diagnostik

Klinisch verursachen Neurinome progrediente Hirnnervenausfälle, z. B. Hypakusis und Tinnitus, und bei Lage im Kleinhirnbrückenwinkel auch zerebelläre und Hirnstammsymptome. Neben der MRT sind akustisch evozierte Hirnstammpotenziale (AEP) und das Audiogramm weitere Teile der Diagnostik.

Neurinome treten auch spinal auf, können durch das Neuroforamen hindurch bis nach extraspinal wachsen und dabei durch ihre Taillierung das Bild der **„Sanduhrgeschwulst"** bieten.

Therapie

Die Therapie von größeren Neurinomen ist – wo möglich – operativ oder kombiniert operativ/radiochirurgisch. Bei kleineren Vestibularisschwannomen mit erhaltener Funktion des N. vestibulocochlearis kann man der Radiochirurgie den Vorzug geben.

Therapie: operativ, aber auch radiochirurgisch

10.8.2.2 Andere Tumoren

Neurofibrome sind die typischen Tumoren der Neurofibromatose Typ 1 (NF1, ➢ Kap. 18.7.1.1). Dort treten sie multipel und z. T. großflächig mit Nervenplexus verwachsen als plexiforme Neurofibrome auf. Nur lokal raumfordernde Läsionen werden chirurgisch angegangen. Gefürchtet ist die maligne Transformation zu einem malignen peripheren Nervenscheidentumor, deshalb sind bei NF1-Patienten inzwischen jährliche Ganzkörper-MRT und/oder PET-Untersuchungen Standard.

Das **Perineurom** ist ein weiterer seltener benigner Tumor, der intraneural in der Nervenscheide wächst.

10.8.2.2 Andere Tumoren

Multiple **Neurofibrome** sind das Merkmal einer Neurofibromatose Typ 1. Aufgrund der Gefahr einer malignen Transformation werden bei Patienten mit Neurofibromatose 1 jährliche Ganzkörper-MRT oder -PET-Untersuchungen empfohlen. **Perineurome** sind intraneurale, benigne Nervenscheidentumoren.

10.9 Tumoren des Plexus choroideus und intraventrikuläre Tumoren

Plexuspapillome treten überwiegend bei Kindern und Jugendlichen auf und können Liquorzirkulationsstörungen verursachen. Atypische Plexuspapillome neigen zur Aussaat, Karzinome des Plexus choroideus sind selten. Mit ventrikulärer Lage kommen daneben selten **Meningeome** und **zentrale Neurozytome** vor, vereinzelt metastasieren auch solide Tumoren in den Plexus.

10.9 Tumoren des Plexus choroideus und intraventrikuläre Tumoren

Plexuspapillome sind Tumoren des Kinder- und Jugendalters, die zu Liquorzirkulationsstörungen führen können.

10.10 Primäre ZNS-Lymphome

Ausschließlich im ZNS auftretende Lymphome werden als primäre ZNS-Lymphome (PCNSL) bezeichnet, im Gegensatz zu systemischen Lymphomen mit sekundärer zerebraler Beteiligung. Es handelt sich bei den PCNSL überwiegend um diffus-großzellige hochmaligne B-Zell-Lymphome. Bei immunsupprimierten Patienten und HIV-Infizierten ist häufig Epstein-Barr-Virus-DNA im Lymphomgewebe nachweisbar.

Klinik und Diagnostik Die Klinik ist oft rasch progredient mit fokalen Ausfällen und Hirndrucksymptomen. Bildgebend sind multiple homogen kontrastmittelaufnehmende liquorraumnahe Läsionen typisch (➢ Abb. 10.7c). Manchmal kann die Diagnose liquorzytologisch oder aus der Vitrektomie gestellt werden. Durchflusszytometrie und PCR zum Nachweis eines IG-Rearrangements werden zur Erhöhung der Sensitivität eingesetzt. Ein Ganzkörper-Staging ist zum Ausschluss eines systemischen Lymphoms erforderlich.

10.10 Primäre ZNS-Lymphome

Primäre ZNS-Lymphome treten isoliert im ZNS auf und sind hauptsächlich maligne diffus-großzellige B-Zell-Lymphome.

Klinik: fokale Ausfälle und Symptome einer Drucksteigerung
Diagnostik: cMRT (homogen kontrastmittelaufnehmende liquorraumnahe Läsionen), LP (mit Durchflusszytometrie), ggf. Vitrektomie
Wichtig: Ausschluss eines systemischen Lymphoms

PRAXISTIPP Die Diagnose eines PCNSL wird meist durch eine stereotaktisch geführte Biopsie einer zerebralen Läsion gesichert. Obwohl – oder gerade weil – ZNS-Lymphome teilweise erstaunlich gut auf Kortikosteroide reagieren, sollte diese Therapie nicht vor der Biopsie begonnen werden, weil sonst die Histologie unergiebig sein kann und dadurch Diagnose und definitive Therapie verzögert werden.

PRAXISTIPP

Therapie Resektionsversuche sind wegen der Tiefe und Ausdehnung in der Regel nicht sinnvoll. Die Therapie ist komplex:

- Bei Patienten unter 65 Jahren werden aggressive Polychemotherapie-Protokolle einschließlich intrathekaler Therapie oder Hochdosisprotokolle mit autologer Stammzelltransplantation und Anti-CD20-Antikörper (Rituximab) eingesetzt. Damit werden bei bis zu 50 % der Patienten Langzeitremissionen erreicht.
- Bei Patienten über 65 Jahre sind Rezidive die Regel. Hochdosis-Methotrexat stellt auch bei diesen Patienten die Basis der Therapie dar, jedenfalls wenn die Nierenfunktion dies zulässt.

Molekulare Therapien wie Ibrutinib und zelluläre Therapien wie CAR-T-Zell-Therapien etablieren sich derzeit.

Der adjuvante Einsatz der Strahlentherapie (Helmfeldbestrahlung) ist wegen der insbesondere in Kombination mit Methotrexat systemisch und intrathekal hohen Neurotoxizität mit Leukenzephalopathie und z. T. schwersten Demenzen nicht mehr als Standard anzusehen, diese stellt jedoch im Rezidiv eine Option dar.

In der **Therapie** ist eine Resektion weniger sinnvoll.

- Patienten < 65 Jahre → Polychemotherapie (auch intrathekal), Rituximab, Stammzelltransplantation, hierunter Langzeitremission bis 50 %
- Patienten > 65 Jahre → Hochdosis-Methotrexat
- neue Therapieansätze: Ibrutinib, CAR-T-Zell-Therapie

Eine Strahlentherapie ist wegen schwerer Folgeschäden nicht standardmäßig zu empfehlen.

Studentische Sicht

10.11 Hirnmetastasen, spinale Metastasen und Meningeosis neoplastica

10.11.1 Hirnmetastasen

Hirnmetastasen sind ca. 5-mal häufiger als hirneigene Tumoren, mit steigender Inzidenz! ZNS-Tropismus ist das Maß, wie häufig ein Tumor ins ZNS metastasiert (➤ Abb. 10.9).

ABB. 10.9

Klinik: epileptische Anfälle, fokale Defizite und Symptome der Drucksteigerung
Diagnostik: In der MRT oft ringförmige Kontrastmittelaufnahme

MERKE

Therapie:

- Resektion: bei solitären und singulären Hirnmetastasen
- alternativ: stereotaktische Radiatio, Cyber-/Gamma-Knife
- medikamentöse Therapie je nach Primarius

Die **Prognose** ist insgesamt ungünstig (medianes Überleben < 1 Jahr) und die Therapie häufig palliativ. Kurative Ansätze bestehen bei Metastasen von Germinomen, Leukämien und Lymphomen.

10.11 Hirnmetastasen, spinale Metastasen und Meningeosis neoplastica

10.11.1 Hirnmetastasen

Unter den Hirntumoren sind Hirnmetastasen systemischer Tumoren um etwa den Faktor 5 häufiger als hirneigene Tumoren. Bei etwa 25 % aller Patienten, die an malignen Erkrankungen versterben, sind autoptisch Hirnmetastasen nachweisbar. Hirnmetastasen werden häufiger, weil solide Organtumoren heute besser behandelt werden können und viele Chemotherapeutika im ZNS aufgrund der mangelnden Penetration der Blut-Hirn-Schranke weniger gut wirken. Häufigkeit und ZNS-Tropismus der Primärtumoren sind für den Anteil der einzelnen Entitäten bei den Hirnmetastasen in beiden Geschlechtern verantwortlich (➤ Abb. 10.9).

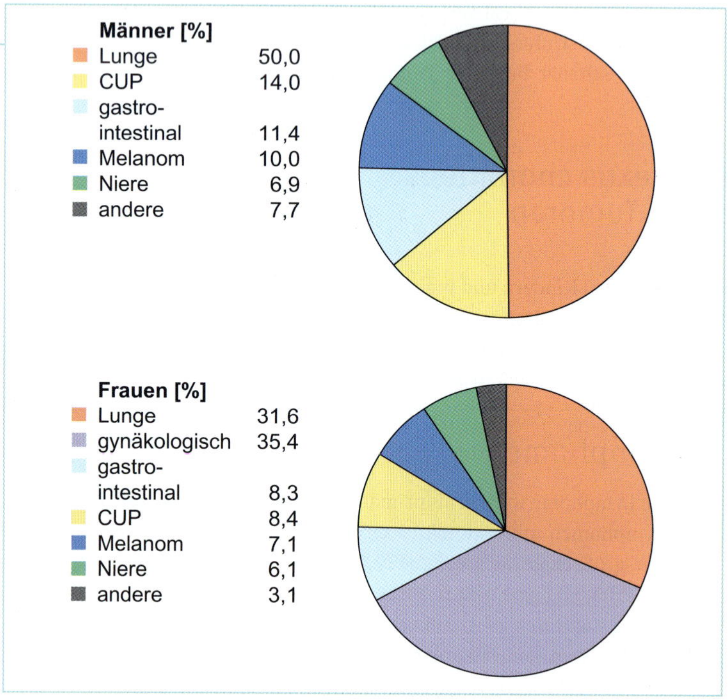

Abb. 10.9 Primärtumoren von Hirnmetastasen bei Frauen und Männern; CUP = „cancer of unknown primary". [L271]

Klinik und Diagnostik

Typische Symptome sind epileptische Anfälle bei etwa der Hälfte der Patienten, fokale Defizite und Zeichen der intrakraniellen Drucksteigerung. Die MRT zeigt meist ringförmig kontrastmittelaufnehmende Läsionen (➤ Abb. 10.10a).

> **MERKE** Als *solitäre* Hirnmetastasen bezeichnet man einzelne Läsionen bei systemischer Tumorfreiheit, als *singulär* wird eine einzelne Hirnmetastase bei Vorhandensein systemischer Metastasen bezeichnet.

Therapie

Die Therapiestrategie von Hirnmetastasen muss stets auch Stadium und Prognose der systemischen Tumormanifestationen mit einbeziehen und ist in der Regel palliativ. Ausnahmen sind Germinome, Leukämien und Lymphome, bei denen kurative Ansätze verfolgt werden:

- Die **Resektion** kommt bei solitären Hirnmetastasen und singulären Hirnmetastasen mit systemisch kontrollierter Erkrankung infrage.
- Die **adjuvante Ganzhirnbestrahlung** verlängert die Zeit bis zur Progression, jedoch nicht das Gesamtüberleben und kann kognitive Defizite bis zur Demenz verursachen. Sie wird daher wenn möglich zurückgestellt.

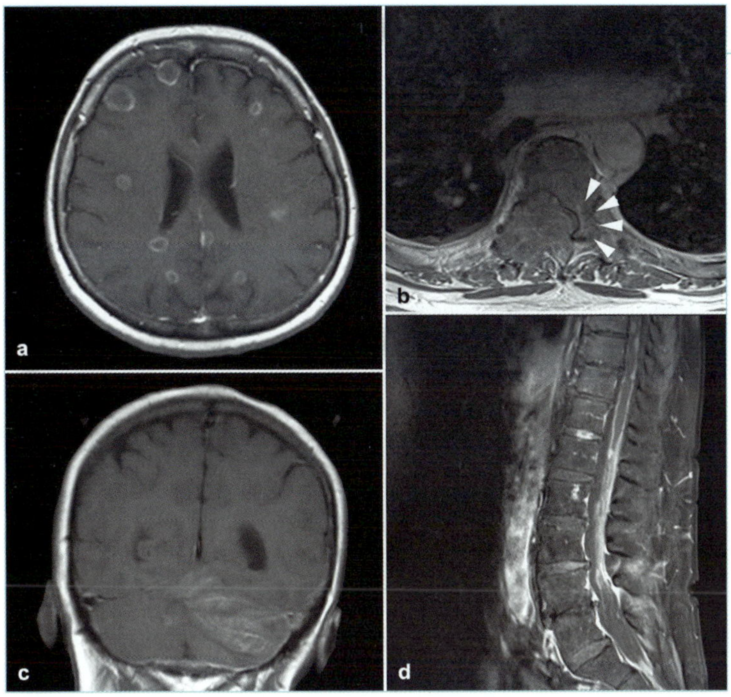

Abb. 10.10 Hirnmetastasen, spinale Metastasen und Meningeosis neoplastica in der MRT. a Multiple Hirnmetastasen bei kleinzelligem Bronchialkarzinom. T1-Wichtung mit Kontrastmittel. **b** Spinale epidurale Metastase mit Kompression des Duraschlauchs (Pfeilspitzen). **c** Meningeosis neoplastica vom adhärenten Typ mit kontrastmittelaufnehmenden Tumorbelägen auf den Foliae des Zerebellums. T1-Wichtung mit Kontrastmittel. **d** Spinale Meningeosis neoplastica vom adhärenten Typ mit Kontrastmittelaufnahme der Kaudafasern und soliden nodulären spinalen Auflagerungen. T1-Wichtung mit Kontrastmittel. [R261]

ABB. 10.10

- Eine Alternative oder Ergänzung zu neurochirurgischen Operationen ist – bei wenigen kleineren Metastasen – die **Radiochirurgie** mittels stereotaktischer Strahlentherapie, Cyberknife- oder Gamma-Knife-Radiotherapie.
- Die **medikamentöse Tumortherapie** (klassische Chemotherapie, molekulare Therapie und Immuntherapie) richtet sich grundsätzlich nach dem Primärtumor. Sie gewinnt auch für die Therapie von Hirnmetastasen an Bedeutung und induziert bei einigen Patienten tragfähige Remissionen.

Die **Prognose** von Patienten mit Hirnmetastasen ist dennoch insgesamt ungünstig mit einem medianen Gesamtüberleben von unter einem Jahr. Beim Mammakarzinom sowie einigen Subtypen solider Tumoren mit besseren Therapiemöglichkeiten ist die Prognose günstiger. Beispiele sind Bronchialkarzinome mit EGFR- oder ALK-Mutationen und Melanome mit *BRAF-V600E*-Mutationen.

Prophylaxe

Strategien zur Prophylaxe von Hirnmetastasen durch sind beim kleinzelligen Bronchialkarzinom etabliert, werden aber wegen deren Neurotoxizität zunehmend infrage gestellt. Die Entwicklung von Substanzen mit besserer Wirksamkeit im ZNS für die Therapie systemischer Tumoren ist Gegenstand vieler aktueller Studien.

Prophylaxe: Die Ganzhirnbestrahlung als ZNS-Prophylaxe beim kleinzelligen Lungenkarzinom wird zunehmend infrage gestellt.

10.11.2 Wirbelsäulenmetastasen

Ossäre Metastasen treten insbesondere bei Prostata- und Mammakarzinom, aber auch bei vielen anderen soliden Tumoren auf. Neurologische Störungen entstehen dabei durch Kompression des Myelons oder der Nervenwurzeln, aber auch, wenn die Dura, die Nervenwurzeln oder die Plexus infiltriert werden.

Myelonkompression Von besonderer Bedeutung ist eine Myelonkompression mit akuter Querschnittssymptomatik, weil hier nur höchstens 12–24 Stunden für eine Dekompression bleiben, bevor das Myelon irreversibel geschädigt ist (➤ Abb. 10.10b). Zur antiödematösen Therapie werden hochdosierte Kortikosteroide eingesetzt (Dexamethason 3 × 8 mg/d und darüber).

Kauda- und Konus-Syndrom Das Cauda-equina-Syndrom wird durch eine diffuse Infiltration oder Kompression der Kaudafasern unterhalb des Conus medullaris verursacht und ist durch schlaffe Paraparese, Reflexausfall, Reithosenanästhesie, Blasen- und Mastdarmstörungen sowie Schmerzen gekennzeich-

10.11.2 Wirbelsäulenmetastasen

Ossär in die Wirbelsäule metastasieren vorwiegend Prostata- und Mammakarzinome. Defizite entstehen dann durch die Kompression von Myelon oder Nervenwurzeln.

Wichtig zu wissen: Eine Myelonkompression mit akuter Querschnittssymptomatik ist ein Notfall (12–14 h Zeit für eine Dekompression!). Auch möglich ist ein Kauda- und Konus-Syndrom → Therapie operativ oder Bestrahlung. Tumoren der Schädelbasis können Ausfälle von Hirnnerven verursachen.

Studentische Sicht

net. Eine isolierte Kompression des Conus medullaris kann sich durch eine langsam progrediente Inkontinenz ohne Schmerzen manifestieren (Konus-Syndrom), ist jedoch in der Regel mit einem Cauda-equina-Syndrom assoziiert. Neben der operativen Entlastung – sofern indiziert und möglich – kann die Strahlentherapie oft die Progression aufhalten und symptomatisch Besserung bringen.

Tumoren der Schädelbasis Chordome, Chondrome, Chondroblastome, Epidermoide und Teratome der Schädelbasis und der Nasennebenhöhlen können Strukturen des zentralen oder peripheren Nervensystems in Mitleidenschaft ziehen.

10.11.3 Meningeosis neoplastica

Meningeosis neoplastica (früher M. carcinomatosa) ist der tumoröse Befall von Hirnhäuten und Liquor durch solide, hirneigene oder meningeale Tumoren. Bei hämatologischen Tumoren spricht man von **Meningeosis lymphomatosa** (mit besserer Prognose). Ähnliches gilt für Medulloblastome und Germinome.

10.11.3 Meningeosis neoplastica

Die Meningeosis neoplastica (früher Meningeosis carcinomatosa) bezeichnet den meist im Spätstadium auftretenden Befall der Leptomeningen und des Liquors mit Tumorzellen. Sie ist möglich bei:

- soliden Tumoren (am häufigsten Mamma- und Bronchialkarzinom, seltener Melanome, Ovarialtumoren, kolorektale Karzinome und andere)
- hirneigenen Tumoren (besonders bei Medulloblastomen und Ependymomen, auch bei Oligodendrogliomen, Glioblastomen und anderen Gliomen)
- meningealen Tumoren und hier insbesondere bei Hämangioperizytomen

Hämatologische Neoplasien stellen einen besonderen Typ der Meningeosis dar, die auch als Meningeosis lymphomatosa bezeichnet wird und in vielen Fällen mit einer besseren Prognose als die Meningeosis bei soliden Tumoren vergesellschaftet ist. Auch bei Germinomen und Medulloblastomen ist ein kurativer Ansatz bei einer Meningeosis nicht ausgeschlossen.

Klinik: Schmerzen im Nacken und Zeichen der Drucksteigerung durch Liquormalresorption. Häufig auch Ausfälle von Hirnnerven oder spinaler Funktionen.

Klinik

Häufig sind Nackenschmerzen als Ausdruck der meningealen Reizung und Übelkeit, Erbrechen und Kopfschmerzen als Zeichen des durch die Liquorzirkulationsstörung verursachten gesteigerten intrakraniellen Drucks. a. Hirnnervenausfälle und spinale Defizite einschließlich Blasen-Mastdarm-Störungen und Konus-/Kauda-Symptomatik durch lokale Infiltration und Kompression sind häufig.

Diagnostik:

- MRT: Frage nach meningealen Kontrastmittelanreicherungen, diffusem Befall des Subarachnoidalraums (non-adhärenter Typ) und Liquorzirkulationsstörungen
- Lumbalpunktion: obligat (mit Messung des Eröffnungsdrucks); Tumorzellen im Liquor sind beweisend, aber nicht immer vorhanden
- Staging: immer erforderlich, da die Therapie vom Gesamtkontext abhängt

Diagnostik

Die Diagnostik umfasst Bildgebung, Liquordiagnostik und systemisches Staging:

- Die **MRT** (mit Kontrastmittel) sollte die gesamte Neuroachse erfassen. Beim soliden Typ der Meningeosis finden sich flächenhafte, kontrastmittelaffine Strukturen (➤ Abb. 10.10c, d) meist im Bereich der Schädelbasis, beim non-adhärenten Typ ein vorwiegend diffuser Befall des Subarachnoidalraums. Wichtig ist es, bildgebende Hinweise auf eine Liquorzirkulationsstörung (Erweiterung der Seitenventrikel, „Kappen" an den Vorderhörnern) zu erkennen.
- Bei der **Lumbalpunktion** ist die Messung des Eröffnungsdrucks relevant, die durch die MRT nicht ersetzt werden kann. Der Nachweis von Tumorzellen im Liquor ist beweisend für die Meningeosis, gelingt jedoch auch bei wiederholter Punktion nicht immer.
- An **weiterer Diagnostik** werden vor allem bei Lymphomen Durchflusszytometrie und PCR zum Nachweis eines IG-Rearrangements zur Erhöhung der Sensitivität eingesetzt. Bei Keimzelltumoren können AFP und β-HCG erhöht sein.
- Ein **systemisches Staging** sollte immer Teil der Diagnostik sein. Bei etwa der Hälfte der Patienten mit Meningeosis neoplastica kommen gleichzeitig solide zerebrale und/oder spinale Metastasen vor, zwei Drittel der Patienten mit leptomeningealer Metastasierung haben auch systemische Metastasen. Dies ist für den Therapiealgorithmus von entscheidender Bedeutung.

Therapie:

- intrathekale Therapie: beim non-adhärenten Typ oder Liquoraufstau, ansonsten Strahlentherapie
- Systemtherapie: als Alternative oder im Anschluss bei Patienten mit fortgeschrittener Erkrankung
- wichtig: pragmatische Symptomkontrolle (z. B. Shuntanlage)

Prognose: insgesamt schlecht, aber bei ZNS-wirksamen Optionen der Systemtherapie werden zunehmend häufig lange Remissionen erreicht

Therapie

Die Therapie der Meningeosis ist schwierig. Dennoch werden auch bei Patienten mit soliden Tumoren zum Teil lang anhaltende Remissionen erreicht. Dies ist zunehmend häufig der Fall, weil für die häufigsten Tumortypen bei Meningeosis inzwischen zu einem hohen Prozentsatz **ZNS-wirksame Systemtherapien** verfügbar sind. Dies sind z. B. Osimertinib bei EGFR-mutiertem NSCLC, Immuncheckpoint-Inhibitoren bei Melanomen und vielen NSCLC, BRAF/MEK-Inhibitoren beim Melanom mit *BRAF-V600*-Mutation oder Trastuzumab Deruxtecan bei HER2-positivem Mammakarzinom. Grundsätzlich orientiert man sich am Typ der Meningeosis, am Vorhandensein solider Metastasen und am systemischen Tumorstatus. Eine **intrathekale Therapie** ist vor allem dann in Erwägung zu ziehen, wenn ein isolierter non-adhärenter Typ der Meningeosis ohne Liquorzirkulationsstörung vorliegt. Bei allen anderen Typen der Meningeosis ist die **Strahlentherapie** in Form einer Helmfeldbestrahlung die Therapie der Wahl, wenn nicht vielversprechende molekulare oder Immuntherapien verfügbar sind. Sie erreicht auch häufig eine rasche Symptomkontrolle. Symptomatische spinale Bereiche können parallel bestrahlt werden, z. B. bei Cauda-equina-Syndrom. Eine Bestrahlung der gesamten Neuroachse wird jedoch nicht durchgeführt.

Angesichts der schlechten Prognose sollten die Möglichkeiten der **symptomatischen Therapie** ausgeschöpft werden. Hierzu gehört auch die Anlage eines ventrikuloperitonealen Liquorshunts bei Liquoraufstau. Daneben sind Schmerztherapie, Kontrolle von Anfällen sowie pflegerische und psychoonkologische Versorgung von großer Bedeutung.

10.12 Neurologische Folgen onkologischer Therapien

Nebenwirkungen der Therapie systemischer Tumoren ziehen regelmäßig das periphere oder zentrale Nervensystem in Mitleidenschaft.

Neuroonkologie

Im Vordergrund stehen die Folgen der Strahlentherapie von Gehirn und Rückenmark, deren Häufigkeit durch zusätzliche Systemtherapie und vor allem durch intrathekale Therapie erhöht wird. Dies sind Leukenzephalopathien, Strahlennekrosen und – vor allem nach Ganzhirnbestrahlung – zum Teil schwere demenzielle Syndrome. In Abhängigkeit von der Größe des Bestrahlungsfelds können aber auch nach lokaler fraktionierter Bestrahlung im Verlauf von Jahren langsam progrediente kognitive Defizite auftreten. Diese betreffen vor allem die Bereiche Aufmerksamkeit, Arbeitsgedächtnis und psychomotorisches Tempo. Risikostrukturen mit besonderer Sensitivität gegenüber Bestrahlung sind auch der N. opticus, der N. vestibulocochlearis sowie Hirnstamm und Rückenmark. Im peripheren Nervensystem sind vor allem Plexusschäden durch Strahlentherapie gefürchtet. Mit langer Latenz nach Bestrahlung des Schädels kommen auch Zweittumoren vor, insbesondere Meningeome. Bei Therapie mit Angiogeneseinhibitoren sind vermehrt vaskuläre Komplikationen (Blutungen, Infarkte und Embolien sowie Thrombosen) und Wundheilungsstörungen möglich.

Internistische Onkologie

Verschiedene Zytostatika können akute, subakute und chronische Enzephalopathien auslösen (➤ Tab. 10.7). Auch zerebrale Infarkte und Ataxien kommen vor. Hirnnervenschäden betreffen am häufigsten den N. vestibulocochlearis, aber auch Optikusneuropathien werden beobachtet. Am Rückenmark und peripheren Nervensystem sind Polyneuropathien die häufigsten Therapiefolgen. Dabei reicht das Spektrum von milden, distal-symmetrischen Sensibilitätsstörungen bis zu schweren sensomotorischen Defiziten. Auch autonome Neuropathien treten auf. Gefürchtet vor allem bei intrathekaler Therapie ist die Myelopathie, häufiger ist ein meningealer Reizzustand. Zunehmend relevant sind neurologische Nebenwirkungen von Immuncheckpoint-Inhibitoren (➤ Tab. 10.7) und CAR-T-Zell-Therapien (Anfälle und Enzephalopathie durch Zytokin-Freisetzung).

Tab. 10.7 Neurologische Folgen onkologischer Therapien.

Neurologische Störung	Typische auslösende Substanzen
Enzephalopathie	Methotrexat, Ifosfamid, Capecitabine, ICI
Myelopathie	Methotrexat, Ara-C intrathekal, ICI
Ototoxizität	Cisplatin
Myositis	Gemcitabine, ICI
Polyneuropathie	Cisplatin, Taxane, ICI, Bortezomib, Vincristin

ICI = Immuncheckpoint-Inhibitoren

MERKE Manche Substanzen sind bei versehentlicher intrathekaler Injektion sehr toxisch, Vincristin insbesondere verursacht immer wieder tödliche Zwischenfälle.

10.12 Neurologische Folgen onkologischer Therapien

Viele onkologische Therapien gehen mit Neurotoxizität einher:

- Strahlentherapie: Leukenzephalopathien, Strahlennekrosen und demenzielle Syndrome, Zweittumoren, Seh- und Hörstörungen
- Zytostatika: Ataxien, Enzephalopathien, Hirninfarkte, Seh- und Hörstörungen und – besonders häufig – chemotoxische Polyneuropathien!
- intrathekale Gabe: Myelopathie

MERKE

ÜBUNGSFRAGEN ZUM WISSENS-CHECK

1. Das Glioblastom ist der häufigste hirneigene Tumor beim Erwachsenen. Beschreiben Sie die Prognose, die Therapie der Wahl und die diesbezügliche Bedeutung molekularpathologischer Befunde.
2. Das Medulloblastom kommt vor allem im Kindesalter vor. Beschreiben Sie seine typische Lokalisation, die daraus resultierenden Ausfälle und seine Therapie der Wahl.
3. Welche Malignome verursachen am häufigsten Hirnmetastasen und eine Meningeosis neoplastica?

KAPITEL

11 Erkrankungen des Liquorkreislaufs

Andreas Raabe, Helmuth Steinmetz

Veränderungen der Liquorzirkulation können dramatische Folgen haben. So droht etwa bei einer Abflussstörung aus den Ventrikeln die Einklemmung des Hirnstamms und damit der Tod. Deshalb müssen bei typischen Anzeichen für gesteigerten intrakraniellen Druck bei dir die roten Lichter aufleuchten: Übelkeit, Erbrechen, Vigilanzstörung, Stauungspapille und Bradykardie sind deutliche Zeichen, dass es dem Patienten sehr schlecht geht! In diesem Fall sollte schnellstmöglich interveniert und der Druck entlastet werden! Die das Hirn und Rückenmark umspülende Körperflüssigkeit ist eine wichtige Stütze der Diagnostik in der Neurologie und ihre wichtigsten Veränderungen sollten dir bekannt sein!

Gehirn und Rückenmark sind vollständig von Liquor cerebrospinalis umgeben. Hauptfunktion des Liquors ist der Schutz des Gehirns vor Erschütterungen, indem er die Gewichtskraft des ca. 1,5 kg schweren zentralen Nervensystems verringert (Archimedes-Prinzip).

11.1 Physiologie

Die inneren Liquorräume werden von den 4 Ventrikeln des Gehirns und ihren Verbindungen untereinander gebildet. Der äußere Liquorraum entspricht dem Subarachnoidalraum. Er umgibt das gesamte kraniale und spinale zentrale Nervensystem sowie die Hirnnerven und Nervenwurzeln proximal ihres Durchtritts durch die Dura mater.

Produktion Der Liquor cerebrospinalis wird konstant mit einer Rate von ca. 0,3 ml pro Minute produziert (ca. 450 ml/d). Der größte Teil stammt aus der aktiven, energieabhängigen Produktion im Plexus choroideus, ein kleinerer Teil aus der interstitiellen Flüssigkeit des Gehirns. Die Produktion ist *unabhängig vom Liquordruck* und sinkt nur, wenn die Durchblutung des Plexus choroideus abfällt.

Zirkulation Der Liquor fließt durch die Ventrikel in den Subarachnoidalraum: Seitenventrikel → Foramen Monroi → III. Ventrikel → Aquädukt → IV. Ventrikel → Foraminae Luschkae/Magendii → Cisterna magna → Subarachnoidalräume (➢ Abb. 11.1).

11.1 Physiologie

Der innere Liquorraum sind die 4 Ventrikel, der äußere ist der Subarachnoidalraum. Ungeachtet des Drucks werden vor allem durch den Plexus choroideus ca. 450 ml Liquor/Tag produziert. Die Zirkulation verläuft von den Seitenventrikeln über III. und IV. Ventrikel zum Subarachnoidalraum, wo der meiste Liquor in den Granulationes arachnoidales resorbiert wird (➢ Abb. 11.1). Zirkulations- und Resorptionsstörungen sind weitaus häufiger als eine Liquorüberproduktion.

ABB. 11.1

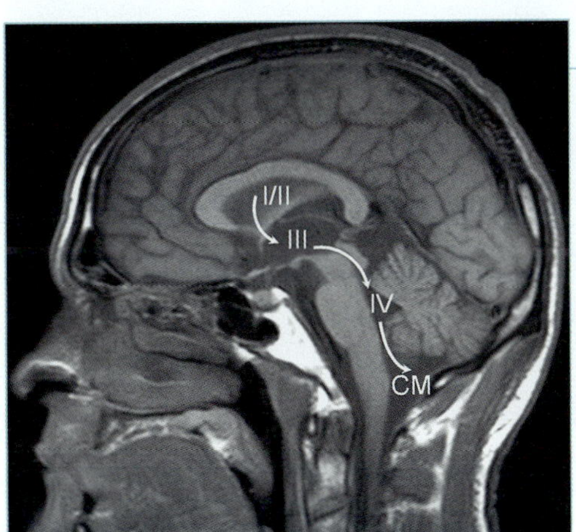

Abb. 11.1 Liquorfluss vom Plexus choroideus bis in den Subarachnoidalraum. Von der Cisterna magna aus (CM) verteilt sich der Liquor in den Subarachnoidalraum nach spinal, entlang der Schädelbasis und der Konvexität, wo er in die Granulationes arachnoidales und den Sinus sagittalis übertritt. [R261]

Studentische Sicht

Resorption Nach der Zirkulation wird der Liquor in den Granulationes arachnoidales an der Gehirnkonvexität resorbiert, in kleinerer Menge auch von den spinalen Wurzelscheiden. Da es bis auf sehr seltene Ausnahmen (Plexuspapillom) keine erhöhte Liquorproduktion gibt (und eine solche bei intakter Liquorresorption symptomlos bleibt), beschränken sich die Erkrankungen des Liquorkreislaufs auf Blockaden der Liquorwege oder Resorptionsstörungen.

11.2 Hydrozephalus

11.2.1 Hydrocephalus occlusus (Verschlusshydrozephalus)

Klinik: Symptome des gesteigerten intrakraniellen Drucks (➢ Kap. 1.10)
Diagnostik: CT und MRT zeigen eine transependymale Liquordiapedese bei weiten inneren und engen äußeren Liquorräumen (➢ Abb. 11.2).
Cave: Bei möglichem Hydrocephalus occlusus ist eine Lumbalpunktion kontraindiziert!

TAB. 11.1

ABB. 11.2

11.2 Hydrozephalus

11.2.1 Hydrocephalus occlusus (Verschlusshydrozephalus)

Klinik und Diagnostik

Symptome Typisch ist die Symptomatik eines gesteigerten intrakraniellen Drucks (➢ Tab. 11.1, ➢ Kap. 1.10). Diese Symptomatik ist oft dramatisch!

Tab. 11.1 Synopsis der Liquorzirkulationsstörungen.

Störung	CT	Druck	Symptome	Bild
Hydrocephalus occlusus	Ventrikel vor dem Hindernis erweitert, hinter dem Hindernis eng, Sulci eng	↑↑	Kopfschmerzen, Übelkeit, Erbrechen, Bradykardie, Bewusstseinstrübung bis Koma	➢ Abb. 11.2
Hydrocephalus malresorptivus	alle Ventrikel erweitert, oft auch Aquädukt, Sulci aber eng	↑	Kopfschmerzen, Müdigkeit, Inkontinenz	➢ Abb. 11.3
Normaldruckhydrozephalus	alle Ventrikel erweitert, externe Liquorräume basal weit, Sulci über der Großhirnkonvexität dagegen verstrichen	=	Trias: Gangstörung, Inkontinenz, Demenz	➢ Abb. 11.4
idiopathische intrakranielle Hypertension	Liquorräume normal weit	↑	Visusminderung und Gesichtsfelddefekte, Kopfschmerz	
Liquorverlustsyndrom	alle Ventrikel eng, subdurale Hygrome oder Hämatome möglich, durales Enhancement nach Kontrastmittelgabe, Sulci auch eng	↓↓	im Liegen beschwerdefrei, starke Kopfschmerzen beim Aufsetzen, Übelkeit, Abduzensparese	➢ Abb. 11.5

Bildgebung Die CT (meist als Notfalluntersuchung) oder die MRT zeigen gestaute Ventrikel mit periventrikulärer Liquordiapedese (CT: subependymale Hypodensitäten; MRT: subependymale T2-gewichtete Hyperintensitäten). Distal des Verschlussortes sind die Ventrikel enggestellt. Die äußeren Liquorräume sind verengt, oft kaum sichtbar und zusammengepresst (➢ Abb. 11.2).

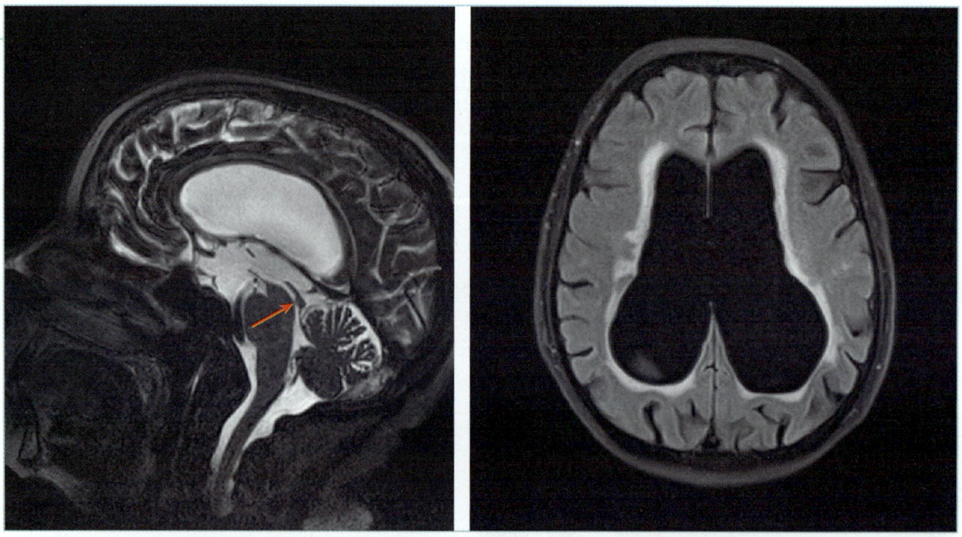

Abb. 11.2 Hydrocephalus occlusus in der T2-gewichteten MRT mit Aquäduktstenose (Pfeil) und konsekutivem Aufstau der Seitenventrikel und des III. Ventrikels bei normalen infratentoriellen Liquorräumen. [R261]

Weitere Diagnostik Eine Lumbalpunktion ist kontraindiziert, wenn ein Hydrocephalus occlusus möglich ist. Grund ist die Gefahr der transtentoriellen Herniation infolge einer Verstärkung des kraniolumbalen Druckgradienten.

MERKE Es gibt immer eine Ursache. Zur Abklärung ist nach notfallmäßiger Ableitung des Liquors eine MRT indiziert.

MERKE

Therapie

Der gestaute Liquor wird notfallmäßig abgeleitet. Dies ist möglich durch

- eine externe Liquordrainage vom rechten Seitenventrikel nach außen,
- einen internen ventrikuloperitonealen Shunt mit eingebautem Ventil oder
- eine innere Ableitung durch eine endoskopische Ventrikulozisternostomie (der III. Ventrikel wird mit den basalen subarachnoidalen Zisternen verbunden; ist Therapie der Wahl bei Ursache distal des III. Ventrikels).

Therapie: notfallmäßige Ableitung durch externe Ventrikeldrainage, internen Shunt oder endoskopische Ventrikulozisternostomie

Ätiopathogenese

Jede Verlegung des Liquors auf seinem Weg, der bis zum IV. Ventrikel eine Einbahnstraße ist, führt durch die konstante Produktion von Liquor zu einem Stau vor dem Hindernis. Dementsprechend sind die Ventrikel vor dem Abflusshindernis erweitert und dahinter enggestellt. Häufige Ursachen einer solchen Verlegung sind:

- Tumoren (intraventrikuläre Tumoren wie z. B. Ependymome und alle Tumoren, die den Aquädukt verlegen, z. B. Pinealistumoren oder Hirnstammgliome)
- intraventrikuläre Blutung oder Hirnstammblutung mit Aquäduktverlegung
- Aquäduktstenose durch Membranen
- Kolloidzyste im III. Ventrikel mit Verlegung der Foramina Monroi

Ursachen: Tumoren, Blutungen, membranöse Aquäduktstenosen und Kolloidzysten im III. Ventrikel → Blockade der Zirkulation im inneren Liquorraum (Einbahnstraße)

11.2.2 Hydrocephalus malresorptivus

11.2.2 Hydrocephalus malresorptivus

Klinik und Diagnostik

Symptome Typische Symptome sind Kopfschmerzen, Verlangsamung, Somnolenz, Sopor, Doppelbilder und Inkontinenz (➢ Tab. 11.1).

Bildgebung In der CT (➢ Abb. 11.3) oder MRT sind anders als beim Hydrocephalus occlusus alle Ventrikel und die inneren Liquorräume sichtbar erweitert. Die Ventrikel weisen ebenfalls oft Zeichen periventrikulärer Liquordiapedese auf (CT: subependymale Hypodensitäten; MRT: subependymale T2-gewichtete Hyperintensitäten). Die äußeren Liquorräume sind wie beim Hydrocephalus occlusus verengt, oft kaum sichtbar und zusammengepresst.

Klinik: Kopfschmerzen, Vigilanz ↓, Inkontinenz, Doppelbilder

Diagnostik:

- in CT und MRT ist der gesamte innere Liquorraum erweitert (➢ Abb. 11.3), der äußere verengt und eine transependymale Liquordiapedese häufig
- Liquorpunktion: erhöhter Eröffnungsdruck (> 15 mm Hg; > 20 cm H_2O)

Lerntipp: Die Unterscheidung zwischen einem Hydrocephalus occlusus und malresorptivus anhand der Bildgebung kann schwierig sein. Entscheidend ist der Nachweis eines Zirkulationshindernisses in der MRT oder ein indirekter Hinweis hierauf, wie z. B. eine Weitstellung eines Ventrikels vor und eine Engstellung hinter dem vermuteten Verschluss.

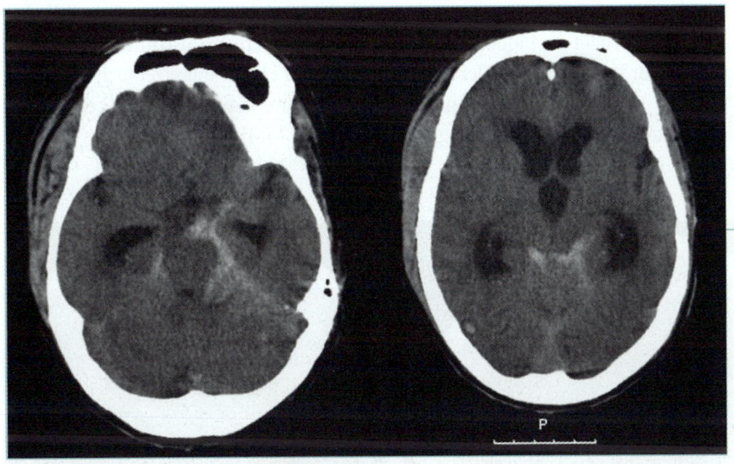

Abb. 11.3 Hydrocephalus malresorptivus (durch eine in dieser CT hyperdense Subarachnoidalblutung) mit Erweiterung der inneren Liquorräume und einem ballonierten III. Ventrikel. [R261]

ABB. 11.3

MERKE Der Hydrocephalus malresorptivus führt zu einer in der CT und MRT sichtbaren Erweiterung aller Ventrikel bei gleichzeitiger Volumenabnahme des äußeren Liquorraums vor allem über den Großhirnhemisphären (verstrichene Sulci).

MERKE

Weitere Diagnostik Bei der Lumbalpunktion ist der Druck erhöht (> 15 mm Hg; > 20 cm H_2O). Vor einer Lumbalpunktion ist jedoch eine Bildgebung erforderlich, um einen Verschlusshydrozephalus auszuschließen.

Therapie

Die dauerhafte Therapie besteht aus einer inneren Liquorableitung über einen ventrikuloperitonealen Shunt.

Therapie: Versorgung mit einem ventrikuloperitonealen Shunt

Ätiopathogenese

Durch Blutungen oder Entzündungen können die Granulationes arachnoidales verkleben und der Abflusswiderstand zunehmen. Deshalb muss der Liquordruck zunehmen, damit die gleiche Menge abfließt. Da die Liquormenge täglich konstant produziert wird (s. o.), erhöht sich der intrakranielle und intraspinale Liquordruck dauerhaft auf Werte > 15 bis ca. 30 mm Hg (Normalwert = < 15 mm Hg oder ≤ 20 cm H_2O). Häufigste Ursachen sind das Schädel-Hirn-Trauma (➤ Kap. 17.1), die Subarachnoidalblutung (➤ Kap. 5.1.2.3) und die Meningitis (➤ Kap. 6.3.1).

Ursache: Störung der Liquorresorption in den Granulationes arachnoidales durch Blut oder Entzündung nach Trauma, SAB oder Meningitis

11.2.3 Normaldruckhydrozephalus

Klinik und Diagnostik

Symptome Die betroffenen Patienten sind meist älter und entwickeln im Unterschied zum akuten Hydrocephalus malresorptivus eine schleichend progrediente Gangstörung, Inkontinenz und schließlich Demenz (➤ Tab. 11.1, „Hakim-Trias"):

- Gangstörung: breitbasig-ataktisches („frontales", „dysbasisches") Gangbild
- Inkontinenz: häufig imperativer Harndrang, später Harninkontinenz
- Demenz: Es dominieren Antriebsarmut, Aufmerksamkeitsstörungen, Störungen bei der Planung und Ausführung komplexer Handlungsfolgen und Gedächtnisstörungen („dysexekutives Syndrom", „subkortikale Demenz").

11.2.3 Normaldruckhydrozephalus

Klinik: Typisch ist die Hakim-Trias: progrediente Gangstörung, Inkontinenz und subkortikale Demenz

Lerntipp: Berichten Patienten oder Angehörige von Gangstörungen, Inkontinenz und demenziellen Anzeichen (Hakim-Trias), sollte man aufhorchen und ein Bild vom Kopf veranlassen! Nicht selten werden statt des Krankheitsbildes nur die einzelnen Symptome behandelt.

PRAXISTIPP

PRAXISTIPP

Gangbild bei Normaldruckhydrozephalus

Kennzeichnend ist ein breitbasig-ataktisches („frontales", „dysbasisches") Gangbild. Es ist im Vergleich zum Gangbild beim Morbus Parkinson breitbasiger (Parkinson: engbasig) und wird nicht von Rigor und Tremor begleitet.

Diagnostik Typisch ist die Symptomenkonstellation von Gangstörung, Inkontinenz und Demenz in Kombination mit einem typischen CT- oder MRT-Bildbefund von erweiterten inneren und engen äußeren Liquorräumen über den Konvexitäten (➤ Abb. 11.4). Vor der Lumbalpunktion werden eine standardisierte Gangprüfung (Schrittzahl für Drehung und 30 m Gehstrecke) und ein Mini-Mental-Status-Test (MMST) durchgeführt. Bei der Lumbalpunktion liegt der Liquordruck im oberen Normbereich (also unter 15 mm Hg); erhöhte Werte treten vermutlich nur kurzzeitig auf. Der sich anschließende Liquorablassversuch beinhaltet die Entnahme von 30–50 ml oder 3-tägige lumbale Drainage von 120–240 ml Liquor pro Tag (Letzteres ist sensitiver). Nach dieser Liquorentnahme werden die Gangprüfung und der MMST wiederholt.

Diagnostik:

- Bildgebung (cCT oder cMRT): erweiterte innere und normale bis enge äußere Liquorräume (➤ Abb. 11.4)
- Gangprüfung über definierte Strecke (z. B. 10 m mit Zeitmessung und Schrittzahlbestimmung)
- neuropsychologische Testung (z. B. MMT)

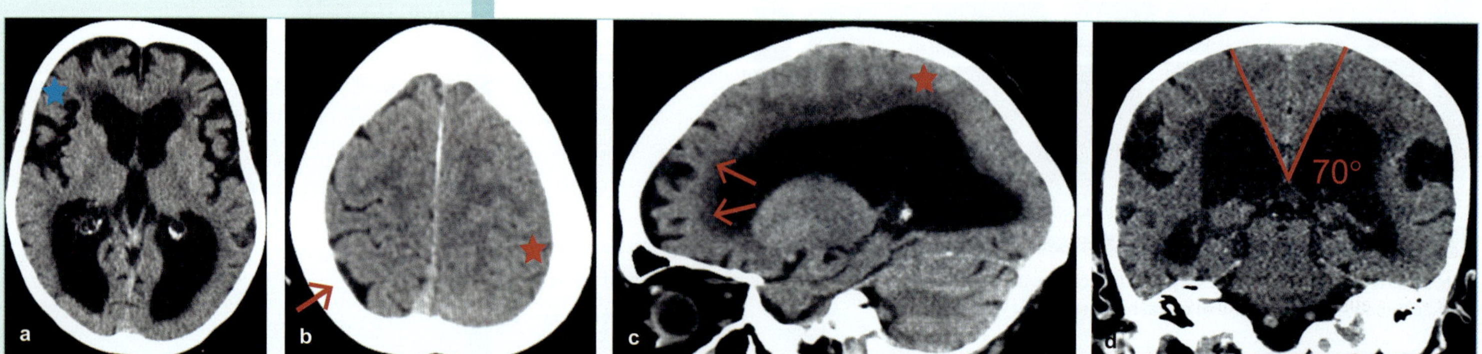

Abb. 11.4 Typischer Befund eines Normaldruckhydrozephalus in der Nativ-CT. a Die inneren Liquorräume sind erweitert. Auch die Fissura lateralis Silvii ist beidseits weiter als normal (Stern). **b** Die Sulci über den Konvexitäten sind mehrheitlich eng (Stern), einzelne aber erweitert (alternierende Sulcusweite, Pfeil). **c** Dies wird auch noch einmal in der sagittalen Schnittführung deutlich. **d** Die Bestimmung des sog. Corpus-Callosum-Winkels in koronarer Schnittführung auf Höhe der hinteren Kommissur ergibt einen Wert deutlich kleiner als 90°. [T534]

MERKE Der Normaldruckhydrozephalus zählt zu den behandelbaren Demenzursachen und sollte nicht übersehen werden.

Therapie

Bessern sich Gangstörung und Demenz unter dem Liquorablassversuch, sprechen die Patienten in der Regel therapeutisch gut auf eine dauerhafte innere künstliche Liquorableitung an. Dazu wird ein Silikonschlauch mit eingebautem festem oder verstellbarem Druckstufenventil vom rechten Seitenventrikel subkutan bis in das Peritoneum verlegt (ventrikuloperitonealer Shunt).

Ätiopathogenese

Es handelt sich hierbei um eine Unterform des Hydrocephalus malresorptivus, die klinisch und radiologisch definiert wird. Ursachen einer Liquorresorptionsstörung wie beim Hydrocephalus malresorptivus finden sich meist nicht. Durch die Erweiterung der Seitenventrikel werden frontale Marklagerbahnen gedehnt, was die Gangstörung und die Inkontinenz hervorruft.

11.3 Idiopathische intrakranielle Hypertension

Klinik und Diagnostik

Symptome Am häufigsten sind junge und übergewichtige Frauen betroffen, häufig nach einem deutlichen Gewichtsanstieg in den Monaten vor dem Beginn der Symptomatik. Zur Symptomatik gehören (➤ Tab. 11.1):

- Sehstörungen, meistens infolge einer Stauungspapille beidseits
- Kopfschmerzen
- in der Regel keine anderen neurologischen Ausfälle (N.-abducens-Parese als Folge der intrakraniellen Drucksteigerung möglich)

Bildgebung Die äußeren und inneren Liquorräume sind in der CT oder MRT normal weit. Ausnahme ist ein Empty-Sella-Zeichen durch druckbedingte Vorwölbung des basalen Liquorraums in die Sella turcica. In der CT oder MRT müssen intrakranielle Tumoren als Ursache der Liquordrucksteigerung ausgeschlossen werden. Eine Sinus-Venen-Thrombose wird mittels der MRT ausgeschlossen.

Lumbalpunktion Der Liquordruck liegt über 15 mm Hg, der sonstige Liquorbefund ist normal.

Ophthalmologische Untersuchung Bei 90 % der Patienten ist eine Stauungspapille nachzuweisen. Sie geht mit einer Visusminderung und/oder einem Gesichtsfelddefekt einher (vergrößerte blinde Flecke).

DSA Wenn die Sehstörungen trotz bisheriger Therapie progredient sind, ist eine intraarterielle Angiografie mit Messung des venösen Druckgradienten im Sinus transversus und sigmoideus indiziert. Eine fokale Sinusstenose wird zunehmend als Ursache identifiziert.

MERKE Die idiopathische intrakranielle Hypertension ist eine intrakranielle und intraspinale Drucksteigerung ohne in der CT und MRT sichtbare Veränderung der inneren oder äußeren Liquorräume. Die Diagnose erfordert den Nachweis eines erhöhten Liquordrucks – bei sonst normalem Liquorbefund – sowie den Ausschluss intrakranieller Tumoren und einer Sinus-Venen-Thrombose (MRT oder CT).

Therapie

Da die Erkrankung oft günstig verläuft und meist nicht länger als 3–12 Monate dauert, hängt die Aggressivität der Behandlung von der Stärke der ophthalmologischen Symptome ab. Eine engmaschige augenärztliche Kontrolle ist notwendig. Therapeutische Maßnahmen sind:

- Gewichtsabnahme
- Acetazolamid oder Topiramat zur Senkung des Liquordrucks
- wiederholte Lumbalpunktion (als Krisenmanagement)
- ventrikuloperitonealer Shunt
- Stenting einer fokalen Sinusstenose bei Druckgradienten > 20 mm Hg

Ätiopathogenese

Diese auch „benigne intrakranielle Hypertension" oder (älter) Pseudotumor cerebri genannte Erkrankung beruht auf einer Erhöhung des Drucks im gesamten liquorführenden System, ohne dass die inneren oder äußeren Liquorräume eingeengt oder erweitert wären. Die Ätiologie und Pathophysiologie der Erkrankung ist nicht geklärt, allerdings wird zunehmend eine venöse Hypertension diagnostiziert (s. o.).

Studentische Sicht

MERKE

Therapie: Liquorablassversuch von 30–50 ml oder lumbale Drainage über 3 Tage → eine relevante Befundverbesserung des Gangs und der kognitiven Fähigkeiten ist Indikation zur Shuntanlage

Ätiopathogenese: Unterform des Hydrocephalus malresorptivus ohne Nachweis einer Resorptionsstörung

11.3 Idiopathische intrakranielle Hypertension

Die idiopathische intrakranielle Hypertension (alt: Pseudotumor cerebri) tritt am häufigsten bei jungen, adipösen Frauen auf.
Klinik: Sehstörungen (90 % Stauungspapille), Kopfschmerzen, evtl. N.-abducens-Parese.
Diagnostik: „Empty Sella" in der Bildgebung, die Liquorräume sind aber normal weit. Liquordruck > 15 mm Hg

MERKE

Therapie: oft selbstlimitierender Verlauf (3–12 Monate). Therapiemaßnahmen: Gewichtsabnahme, Acetazolamid, Topiramat, Lumbalpunktionen, VP-Shunt, Stenting bei fokaler Sinusstenose

Ätiopathogenese: Der Druck im gesamten Liquorsystem ist erhöht ohne radiologische Zeichen einer Erweiterung. Häufig findet sich eine venöse Hypertension als Ursache.

Studentische Sicht

11.4 Liquorunterdrucksyndrom

Klinik: Leitsymptom sind lageabhängige Kopfschmerzen mit Verbesserung im Liegen.
Diagnostik:
- MRT Kopf: Kontrastmittelanreicherung der Dura (➤ Abb. 11.5), subdurale Hygrome oder Hämatome
- MRT spinal: Doppelkontur der Dura (Liquor außerhalb des Durasacks)
- Liquorpunktion (nur bei untypischer Klinik oder MRT), Öffnungsdruck < 5 cm H_2O

ABB. 11.5

MERKE

11.4.1 Postpunktionelles Syndrom

Entstehung: in 5–25 % der Liquorpunktionen durch Unterdruck; entscheidend sind Nadelkaliber und -spitze
Therapie: flach liegen, viel trinken und symptomatisch z. B. mit Koffein; bei anhaltendem Liquorleck → Anlage eines lumbalen Blutpatchs

11.4 Liquorunterdrucksyndrom

Klinik und Diagnostik

Symptome Leitsymptom sind lageabhängige Kopfschmerzen, die sich im Liegen bessern und im Sitzen oder Stehen verschlimmern (➤ Tab. 11.1). Die Patienten klagen außerdem gelegentlich über Tinnitus, Hypakusis (VIII. Hirnnerv) oder Doppelbilder (durch Zugwirkung auf die Augenmuskelnerven III, IV oder VI).

Bildgebung In der MRT des Kopfes zeigt sich eine durale Kontrastmittelanreicherung, subdural sind evtl. Flüssigkeitskollektionen (Hygrom oder chronisch subdurales Hämatom) nachweisbar (➤ Abb. 11.5). Der Pons ist abgeplattet und liegt dem Clivus auf. Die basalen Zisternen sind aufgebraucht („sagging"). In der MRT der spinalen Achse zeigt sich eine Doppelkontur der Dura, d. h. Liquor auch außerhalb des Duralsacks.

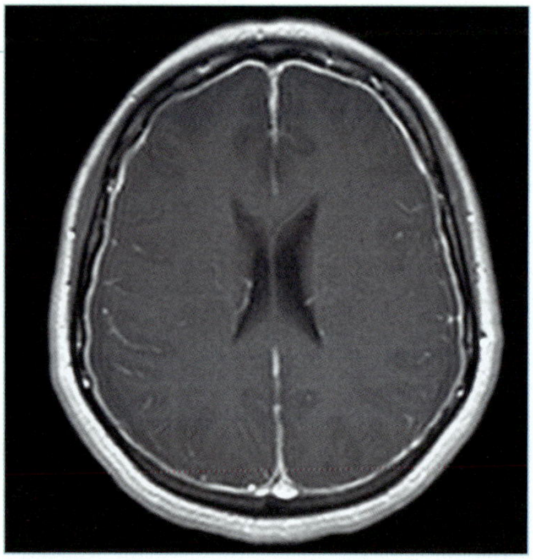

Abb. 11.5 Liquorverlustsyndrom. Das durale Kontrastmittel-Enhancement ist charakteristisch. [R261]

Lumbalpunktion Eine Liquorpunktion ist nur hilfreich, wenn die klinischen Symptome und die Bildbefunde untypisch sind. In der typischen Konstellation von lageabhängigen Kopfschmerzen und duralem Kontrastmittel-Enhancement in der MRT und/oder subduralen Hygromen ist das Liquorunterdrucksyndrom eine Blickdiagnose. Ist eine Liquorpunktion erforderlich, dann liegt der lumbale Öffnungsdruck oft unter 5 cm Wassersäule.

Ätiopathogenese

Ursache ist ein Liquorverlust infolge traumatischer (z. B. Lumbalpunktion) oder spontan entstandener Lecks in der Dura mater, durch die größere Mengen Liquor in das umgebende Fett- oder Muskelgewebe abfließen. Dadurch ist der intraspinale und intrakranielle Druck niedrig und fällt noch einmal weiter ab bei einem Lagewechsel vom Liegen zum Stehen oder Sitzen. Durch den niedrigen Druck kommt es zur intrakraniellen Kaudalverlagerung („sagging") des Gehirns mit Zugwirkung auf die Arachnoidalfasern. Außerdem nehmen das kapilläre und venöse Blutvolumen als Kompensation des Liquorverlusts zu.

> **MERKE** Liquorunterdruck verursacht entsprechend der Hydrostatik körperlageabhängige Kopfschmerzen: Zunahme der Schmerzen im Stehen und Sitzen, deutliche Besserung im Liegen.

11.4.1 Postpunktionelles Syndrom

Charakteristika Unterdrucksymptome nach einer Lumbalpunktion treten je nach Nadelkaliber und -spitze mit einer Häufigkeit von 5–25 % auf. Spezielle dünne Lumbalnadeln ohne schneidende Spitze können die Häufigkeit und Schwere postpunktioneller Syndrome deutlich senken.

Therapie Der Patient wird aufgefordert, flach zu liegen und viel zu trinken. Die Kopfschmerzen werden symptomatisch (u. a. mit Koffein) behandelt. Haben sich die Symptome nach einer Woche noch nicht gebessert, kann ein *lumbaler Blutpatch* CT-gestützt gelegt werden. Dazu werden 10–30 ml autologes, frisch abgenommenes Blut (ggf. mit Kontrastmittel vermengt) in der Höhe der Liquorpunktion epidural appliziert. Das Blut verschließt in vielen Fällen das Liquorleck. Der Vorgang kann ein- bis dreimal im Abstand von wenigen Tagen wiederholt werden.

11.4.2 Spontanes Liquorunterdrucksyndrom

Ursache sind spontane Einrisse der Dura im Spinalkanal, Rupturen vorbestehender Wurzeltaschenzysten an abgehenden Wurzeln oder Duraperforationen durch ventrale Knochensporne. Konsekutiv entsteht ein inneres Liquorleck in das epidurale Gewebe.

Diagnostik Die Suche nach der genauen Lokalisation des Lecks ist oft mühsam, langwierig und von Wiederholungen der Bildgebungen gekennzeichnet. Sie umfasst:

- die Sicherung der Diagnose, d. h. den Nachweis extraduralen Liquors durch eine MRT der HWS, BWS und LWS → fettsupprimierte T2-Bilder (**Cave:** Fett und Liquor sind hell in der T2-Wichtung, deshalb „fettsupprimiert" = unterdrückt) zeigen die Flüssigkeitsansammlung extradural (die Dura zeigt eine Doppelkontur = hell innen und hell außen)
- die Lokalisation des Lecks, wenn die konservative Therapie und ein Blutpatch keine Besserung bringen und ein operativer Verschluss geplant wird. Video-Myelografie oder digitale Myelografie biplanar a. p. und seitlich im Sitzen; die Kontrastmittelsäule steigt an und zeigt dann den Austritt, oder im Liegen mit Kipptisch (ggf. Wiederholung, wenn die Symptomatik persistiert)

Die Myelografie ist die genaueste Methode zur Bestimmung der Höhe des Lecks (➤ Abb. 11.6)

11.4.2 Spontanes Liquorunterdrucksyndrom

Entstehung: Einrisse von Schwachstellen der Dura

Diagnostik: knifflig, muss oft wiederholt werden; gesichert wird das Leck durch Nachweis einer extraduralen Liquoransammlung in der MRT (fettsupprimierte T2-Sequenz), lokalisiert wird es durch Myelografie (➤ Abb. 11.6)

ABB. 11.6

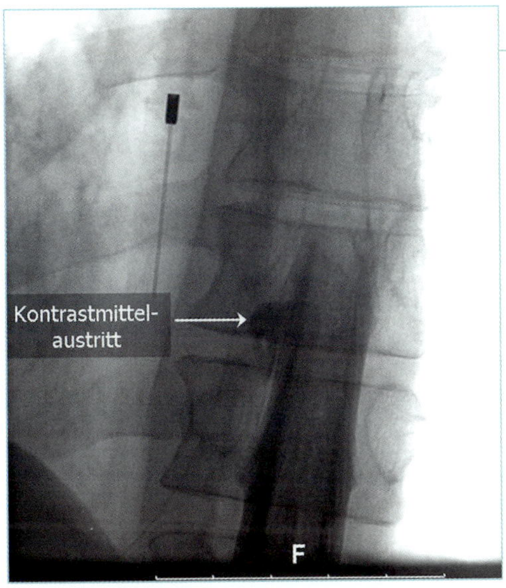

Abb. 11.6 Spontanes Liquorleck aus einem Defekt der Dura mater in Höhe BWK9/10. Die Myelografie im Sitzen unter Durchleuchtung zeigt die aufsteigende Kontrastmittelsäule und erlaubt eine genaue Höhenlokalisation des Austrittspunktes. Die Kanüle links dient der Höhenlokalisation im Rahmen der Therapieplanung. [R261]

Therapie Wie beim postpunktionellen Syndrom ist die Therapie zunächst konservativ. Bessert sich die Symptomatik nicht, kann ebenfalls der Blutpatch versucht werden. Hilft auch das nicht weiter, ist der operative Verschluss des Lecks durch Naht, Durapatch oder eine eingenähte Fettplombe die Therapie der Wahl.

Therapie: zunächst konservativ; bei Persistenz Blutpatch oder operativer Verschluss

ÜBUNGSFRAGEN ZUM WISSENS-CHECK
1. Beschreiben Sie das Syndrom des gesteigerten intrakraniellen Drucks.
2. Beschreiben Sie das Syndrom des zu niedrigen intrakraniellen Drucks („Liquorunterdrucksyndrom").
3. Beschreiben Sie das Syndrom des Normaldruckhydrozephalus.

KAPITEL

12 Kognitive Störungen und Demenzen

Kathrin Reetz, Ana Sofia Costa

Es fängt oft schleichend und subtil an. Vielleicht werden Dinge verlegt, die Namen der Kinder verwechselt oder der Analogwecker gegen ein digitales Modell ausgetauscht. Eine beginnende Demenz kann von den Betroffenen oft lange kompensiert bzw. überspielt werden. Am Ende der Erkrankung steht jedoch meist die, auch für die Angehörigen, schmerzliche Auflösung der Persönlichkeitsstruktur und Biografie. Demenzen nehmen in unserer alternden Gesellschaft einen immer größer werdenden Stellenwert im (klinischen) Alltag ein. Kausale Therapien gibt es nicht. Multimodale Therapieansätze mit Medikamenten und nichtmedikamentösen Maßnahmen unter Einbeziehung der Angehörigen können helfen, Symptome zu lindern und den Betroffenen das höchstmögliche Maß an Selbstbestimmtheit zu bewahren.

12.1 Einführung

12.1.1 Fakten zur Demenz

Die wichtigsten Fakten der Weltgesundheitsorganisation (WHO) zur Demenz:

- Demenz ist ein Syndrom, bei dem es zu einer Verschlechterung der kognitiven Funktionen kommt, die über das hinausgeht, was aufgrund der üblichen Folgen des biologischen Alterns zu erwarten wäre.
- Obwohl Demenz hauptsächlich ältere Menschen betrifft, ist sie keine unvermeidliche Folge des Alterns.
- Derzeit leben weltweit mehr als 55 Millionen Menschen mit Demenz, und jedes Jahr treten fast 10 Millionen neue Fälle auf.
- Demenz ist die Folge einer Reihe von Krankheiten und Verletzungen, die primär oder sekundär das Gehirn betreffen. Die Alzheimer-Krankheit ist die häufigste Ursache der Demenz und trägt zu 60–70 % der Fälle bei.
- Demenz ist derzeit die siebthäufigste Todesursache unter allen Krankheiten und eine der Hauptursachen für Behinderungen und Pflegebedürftigkeit bei älteren Menschen weltweit.
- Demenz hat physische, psychische, soziale und wirtschaftliche Auswirkungen, nicht nur für die Betroffenen, sondern auch für ihre Betreuer, Familien und die Gesellschaft.

12.1.2 Definitionen

Die leichte kognitive Störung und die Demenz sind klinische Syndrome, die durch eine erworbene Beeinträchtigung der kognitiven Funktionen (➤ Kap. 1.8, Abb. 1.33) und den Abbau weiterer Hirnleistungen charakterisiert sind.

12.1 Einführung
12.1.1 Fakten zur Demenz
12.1.2 Definitionen

Studentische Sicht

ABB. 12.1

12.1.2.1 Leichte kognitive Störung

Es liegen subjektive und objektivierbare kognitive Defizite bei erhaltener Alltagskompetenz vor („mild cognitive impairment", MCI). Eine MCI kann in eine Demenz übergehen.

12.1.2.2 Demenz

Es liegen objektivierbare kognitive Defizite mit gestörter Alltagskompetenz vor. Für die Diagnose der Demenz sind notwendig:

- Symptomdauer > 6 Monate
- keine quantitative Bewusstseinsstörung

MERKE

12.2 Epidemiologie

Die Prävalenz der Demenz und ihre gesundheitsökonomische und gesellschaftliche Bedeutung nehmen zu. Die Demenz ist die siebthäufigste Todesursache und eine der Hauptursachen für Behinderung und Pflegebedürftigkeit.
Die Demenzformen und -ursachen sind mannigfaltig. Neben primären Demenzen wie der Alzheimer-Demenz können strukturelle Hirnschädigungen durch z. B. Ischämien, Infektionen oder Toxine zu einer Demenz führen.

Auf Syndromebene wird die Entwicklung der Alzheimer-Krankheit (engl. Alzheimer's disease, AD) und anderer neurodegenerativer Erkrankungen mit Kognitionseinbußen entlang eines Kontinuums betrachtet. Das Spektrum reicht von einer normalen kognitiven Leistung, einer subjektiven kognitiven Störung (kognitive Störung nicht objektivierbar), einer leichten kognitiven Störung (ohne Alltagsrelevanz) bis hin zu einer Einschränkung alltagsrelevanter Aufgaben als klinisch manifestes Stadium einer Demenz, die je nach Schweregrad in leicht, moderat und schwer eingeteilt werden kann (➤ Abb. 12.1).

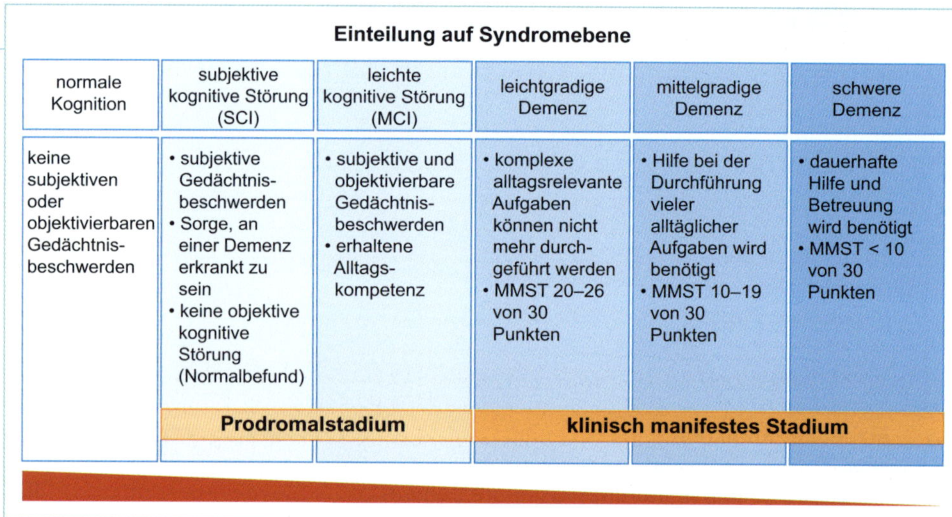

Abb. 12.1 Einteilung neurokognitiver Störungen anhand gängiger klinischer Syndrome. Das rote Dreieck signalisiert den zunehmenden Verlust neurokognitiver Fähigkeiten; MMST = Mini-Mental-Status-Test, SCI = „subjective cognitive impairment", MCI = „mild cognitive impairment". [P1418/L126]

12.1.2.1 Leichte kognitive Störung

Die leichte kognitive Störung ist definiert als subjektive und objektivierbare kognitive Einbuße bei erhaltener Alltagskompetenz (engl. „mild cognitive impairment", MCI). Sie wurde als Prodromal- oder Risikosyndrom einer Demenz konzeptualisiert. Die Symptome einer MCI entwickeln sich meist langsam progredient. Eine Demenz kann folgen, muss sie aber nicht.

12.1.2.2 Demenz

Demenz ist definiert als objektivierbare Einbuße kognitiver Fähigkeiten mit der Folge einer gestörten Alltagskompetenz. Die Verschlechterung der Kognition (d. h. der Fähigkeit, Gedanken zu verarbeiten) geht über das hinaus, was aufgrund der üblichen Folgen des biologischen Alterns zu erwarten wäre. Betroffen sind Gedächtnis, Denken, Orientierung, Verständnis, Berechnung, Lernfähigkeit, Sprache und Urteilsvermögen. Das quantitative Bewusstsein (Wachheit) ist nicht beeinträchtigt.

Für die Diagnose einer Demenz müssen die Symptome über mindestens 6 Monate bestanden haben. Die Entwicklung ist meist chronisch progredient und geht in der Regel mit Veränderungen der Stimmung, der emotionalen Kontrolle, des Verhaltens oder der Motivation einher, gelegentlich auch schon im Frühstadium. Das Demenzsyndrom ist (wie die MCI) ursachenunspezifisch, d. h. es kann je nach Ursache u. U. sogar kausal behandelt werden.

> **MERKE** Bei der leichten kognitiven Störung („mild cognitive impairment", MCI) liegt zwar eine objektivierbare kognitive Einbuße vor, im Gegensatz zur Demenz ist aber die Alltagskompetenz gegeben.

12.2 Epidemiologie

Derzeit leben weltweit mehr als 55 Millionen Menschen mit einer Demenz (in Deutschland 1,8 Millionen), und jedes Jahr kommen fast 10 Millionen neue Fälle hinzu (in Deutschland ca. 440.000). Demenz ist derzeit die siebthäufigste Todesursache unter allen Krankheiten und eine der Hauptursachen für Behinderungen und Pflegebedürftigkeit bei älteren Menschen weltweit. Sie hat physische, psychologische, soziale und wirtschaftliche Auswirkungen, nicht nur für die Betroffenen, sondern auch für ihre Betreuer, Familien und die Gesellschaft. Oft mangelt es an Bewusstsein und Verständnis für Demenz, was zu Stigmatisierung und Barrieren bei der Diagnose und Pflege führt.

Es gibt viele verschiedene Demenzformen und -ursachen. Die Alzheimer-Krankheit (➤ Kap. 12.5) ist die häufigste und trägt in Deutschland zu 50–70 % der Fälle bei. Weitere sind die vaskuläre Demenz (ca. 15–20 %, ➤ Kap. 12.6), Demenzen bei Synukleinopathien (z. B. Lewy-Körperchen-Krankheit, ➤ Kap. 12.9.2) und bei Tauopathien (frontotemporale Demenz, ➤ Kap. 12.8). Eine Demenz kann aber auch Folge bestimmter Infektionen (z. B. HIV), schädlichen Alkoholkonsums, wiederholter struktureller Verletzungen des Gehirns (sog. chronisch traumatische Enzephalopathie) oder schwerer Ernährungsmängel sein. Die Grenzen zwischen diesen verschiedenen Formen der Demenz sind fließend, und häufig treten multikausale Formen auf.

MERKE Weltweit sind mehr als 55 Millionen Menschen an einer Demenz erkrankt, die häufigste und mit dem Alter zunehmende Demenzursache ist die Alzheimer-Krankheit.

MERKE

12.3 Allgemeine Diagnostik

Die Diagnostik umfasst eine ausführliche Anamnese, die Fremdanamnese, eine neurologische Untersuchung, eine orientierende internistische Untersuchung und psychopathologische Untersuchung sowie eine kognitive Testung. Die weiterführende Diagnostik umfasst eine Laboruntersuchung, eine zerebrale Bildgebung (bestenfalls eine kraniale MRT) und eine Liquordiagnostik inkl. der Neurodegenerationsmarker.

12.3 Allgemeine Diagnostik

Zur Diagnostik gehören (Fremd-)Anamnese, kognitive Testung sowie neurologische, internistische und psychopathologische Untersuchung. Die weiterführende Diagnostik beinhaltet Laboruntersuchung, Bildgebung und Liquordiagnostik.

Anamnese

Eine genaue Erhebung der Eigen-, Fremd-, Familien- und Sozialanamnese unter Einschluss der vegetativen und Medikamentenanamnese im Hinblick auf besondere Problembereiche, Alltagsbewältigung und den bisherigen Verlauf sind für eine ätiologische Zuordnung und Schweregradeinteilung wichtig.

PRAXISTIPP Checkliste Anamnese:
- **Was** hat sich verändert (Konzentration, Lernen, Erinnern, ...)?
- **Wann** sind die Beschwerden zuerst aufgefallen (Zeitpunkt, Dauer)?
- **Wo,** bei welcher Gelegenheit sind sie aufgetreten (Auslöser, Stress, Situation, ...)?
- **Wem** sind die Schwierigkeiten noch aufgefallen, wie war dessen Kommentar?
- **Wie** war der bisherige Verlauf (stabil, zunehmend, fluktuierend, wieder besser)?
- **Warum** sind die Probleme aufgetreten (Krankheitsmodell, werden die Symptome ggf. auf eine Erkrankung, Narkose, ... zurückgeführt)?

PRAXISTIPP

Körperliche und psychopathologische Untersuchung

Da eine Vielzahl an Erkrankungen zu einer leichten kognitiven Störung (MCI) oder Demenz führen können, sind eine internistische, neurologische und psychopathologische Untersuchung unabdingbar. Besondere Aufmerksamkeit gilt kardiovaskulären, metabolischen und endokrinologischen Erkrankungen, einer Parkinson-Symptomatik, Depression und anderen psychischen oder Verhaltenssymptomen, da diese Hinweise auf die zugrunde liegende Krankheit geben können. Für demenzassoziierte psychische und Verhaltensauffälligkeiten stehen verschiedene validierte Skalen zur Verfügung, z. B. die Geriatrische Depressionsskala (GDS), das Beck-Depressions-Inventar (BDI) oder syndromübergreifend das Neuropsychiatrische Inventar (NPI).

INTERPROFESSIONELLE KOMPETENZ Patienten mit einer Demenz können je nach Symptomatik und lokalen Versorgungsstrukturen sowohl beim Hausarzt, in einer neurologischen Klinik, einer psychiatrischen Klinik oder auch (etwa bei deliranter Dekompensation) in einer Notaufnahme „anlanden". Gefragt ist dann nicht nur eine gute Abstimmung der gebotenen Diagnostik und Therapie, sondern auch die frühe Einbindung der Familie, des Sozialdiensts und anderer an der meist langfristig anzulegenden häuslichen Weiterversorgung Beteiligter.

INTERPROFESSIONELLE KOMPETENZ

Kognitiv-behaviorale Testung und Neuropsychologie

Zur orientierenden Einschätzung von kognitiven Störungen und der Schweregradeinteilung werden Screeningverfahren eingesetzt, z. B. der Mini-Mental-Status-Test (**MMST**) und der Montreal Cognitive Assessment Test (**MoCA**).

Kognitiv-behaviorale Testung und Neuropsychologie: Kognitive Screening-Tests sind der Mini-Mental-Status-Test (MMST) und der Montreal Cognitive Assessment Test (MoCA). Für die ausführliche Diagnostik wird u. a. die neuropsychologische Testbatterie CERAD-Plus verwendet, die bei der Unterscheidung verschiedener Demenzformen hilfreich ist.

Der Kurztest **MoCA** eignet sich auch aufgrund seiner Alternativversionen, die wichtig sind, um Lerneffekte zu minimieren, zu wiederholten Untersuchungen.

Für die ausführlichere Diagnostik und Differenzialdiagnostik sind weitere standardisierte neuropsychologische Testverfahren und diagnostische Interviews entwickelt worden. Zu diesen gehört u. a. die neuropsychologische Testbatterie **CERAD-Plus,** die im deutschsprachigen Raum weitverbreitet ist.

Andere standardisierte Testbatterien sind etwa die „Alzheimer's Disease Assessment Scale-cognitive Subscale" (ADAS-cog) und „Clinical Dementia Rating Scale" (CDR). Sie erfassen u. a. die kognitiven Bereiche Lernen und Gedächtnis, Exekutivfunktionen, Objekt- und Raumkognition, Aufmerksamkeit, Praxis, Sprache und Handlungsplanung. Die dadurch gewonnenen neuropsychologischen Störungsprofile können klinisch dabei helfen, erste Hypothesen zur Ursache zu bilden. Typisch für eine Alzheimer-Krankheit sind beispielsweise Defizite vor allem in den kognitiven Domänen Lernen, Gedächtnis und Visuokonstruktion.

PRAXISTIPP Neuropsychologische Profile sind im Frühstadium am aussagekräftigsten. Wenn die Demenz vom Früh- zum Spätstadium fortschreitet, werden die Grenzen zwischen den einzelnen Formen immer unschärfer.

Labordiagnostik

Labor: Blutbild, Elektrolyte, Blutzucker, TSH, Blutsenkung oder CRP, GOT, γ-GT, Kreatinin, Harnstoff, Vitamin B_{12}

Im Rahmen der Basisdiagnostik werden folgende Blutuntersuchungen empfohlen: Blutbild, Elektrolyte (Na^+, K^+, Ca^{2+}), Nüchtern-Blutzucker, TSH, Blutsenkung oder CRP, GOT, γ-GT, Kreatinin, Harnstoff, Vitamin B_{12}. Dies kann beim Verdacht auf spezifische Erkrankungen erweitert werden. Auch wenn die aktuellen wissenschaftlichen Studien zur Messung der Neurodegenerationsmarker im Blut sehr vielversprechend sind, werden sie derzeit in der klinischen Diagnostik noch nicht berücksichtigt. Sie sind Gegenstand wissenschaftlicher Forschung und klinischer Studien.

Liquoruntersuchung

Liquor: Amyloid Aβ(1–42), Amyloid Aβ(1–40), Amyloid-Ratio, Gesamt-Tau, Phospho-Tau

Die Liquordiagnostik dient der Diagnose oder dem Ausschluss neurodegenerativer Erkrankungen, insbesondere der Alzheimer-Krankheit, aber auch anderer Erkrankungen (z. B. entzündlicher ZNS-Erkrankungen). Im Liquor sind Korrelate der neuropathologischen Veränderungen, die die Alzheimer-Krankheit definieren, messbar. Die diesbezüglich relevanten Parameter, die immer gemeinsam untersucht werden sollten, sind die Beta-Amyloide Aβ(1–42) und Aβ(1–40), die Amyloid-Ratio (das Verhältnis von Aβ[1–42]/Aβ[1–40]), das Gesamt-Tau (ggf. auch Neurofilament [NfL]) und das Phospho-Tau (pTau).

Neurobildgebung

Bildgebung: mindestens cCT, besser cMRT; bei diagnostischer Unsicherheit nuklearmedizinische Verfahren (wie FDG-PET, HMPAO-SPECT)

Die zerebrale Bildgebung, bestenfalls eine kraniale MRT (cMRT), alternativ auch eine cCT, wird eingesetzt, um kausal behandelbare Ursachen kognitiver Störungen (z. B. Normaldruckhydrozephalus, entzündliche ZNS-Erkrankungen) zu identifizieren und degenerative oder vaskuläre Ursachen ätiologisch abgrenzen zu können. Nuklearmedizinische Verfahren wie die Messung des zerebralen Glukosemetabolismus (Fluor-desoxy-Glukose-PET, [^{18}F]-FDG-PET) und der zerebralen Perfusion (HMPAO-SPECT) können bei diagnostischen Unsicherheiten zur weiteren Klärung beitragen. Die zerebrale „Amyloid-PET" und „Tau-PET" werden derzeit vorwiegend in der Forschung und in klinischen Studien eingesetzt, können aber bei schwierigen Fällen differenzialdiagnostisch zur Klärung beitragen, insbesondere wenn im Rahmen der Differenzialdiagnostik einer Alzheimer-Demenz keine Lumbalpunktion durchgeführt werden kann.

Als weitere technische Verfahren kommen ggf. ein EEG und bei Verdacht auf vaskuläre Erkrankungen eine Sonografie (Ultraschall) der hirnversorgenden Gefäße infrage.

12.4 Risikofaktoren

12.4 Risikofaktoren

Liegt ein Risikofaktor vor, erhöht dies die Wahrscheinlichkeit für das Auftreten einer Krankheit, ohne dass der Risikofaktor notwendigerweise „Ursache" im monokausalen Sinne ist. Für die Entwicklung einer Demenz gibt es die in ➢ Tab. 12.1 genannten Risikofaktoren. Dabei ist es wichtig, zwischen beeinflussbaren und nicht beeinflussbaren Risikofaktoren zu unterscheiden, weil beeinflussbare Faktoren teilweise effektiv verringert werden können (z. B. Behandlung von Bluthochdruck oder Diabetes, gesunder Lebensstil mit körperlicher Aktivität und gesunder, ausgewogener [mediterraner] Ernährung, Tragen eines Hörgeräts bei bestehender Hörminderung).

Tab. 12.1 Risikofaktoren einer Demenz.

Beeinflussbare Risikofaktoren	Nicht beeinflussbare Risikofaktoren
• unbehandelte Hörminderung (etwa 8 %) • geringe Bildung in jungen Jahren (etwa 7 %) • Rauchen (etwa 5 %) • Depression (etwa 4 %) • soziale Isolation (etwa 4 %) • Hirnverletzungen (etwa 3 %) • Bluthochdruck (etwa 2 %) • Bewegungsmangel (etwa 2 %) • erhöhter Alkoholkonsum (etwa 1 %) • Übergewicht (etwa 1 %) • Diabetes mellitus (etwa 1 %) • Schlafstörungen	• Alter • Geschlecht • genetische Faktoren • Apolipoprotein-E-Status (s. a. ➤ Kap. 12.5) • positive Familienanamnese
in Klammern steht der jeweilige Anteil der Inzidenz, der diesem Risikofaktor zugeschrieben wird	

WISSENSCHAFTSKOMPETENZ Metaanalysen sind quantitative statistische Zusammenfassungen empirischer Daten vorangegangener Untersuchungen mit gleicher Fragestellung. Während die einzelnen Primäruntersuchungen aufgrund ihrer Stichprobengrößen oft keine eindeutigen Aussagen zulassen, hat die Metaanalyse den Vorteil, durch die Reanalyse einer großen Zahl individueller Primärdaten zu besser abgesicherten Aussagen zu kommen. Metaanalysen haben in den Sozialwissenschaften, Naturwissenschaften und in der Medizin eine große Bedeutung. Sie unterscheiden sich von systematischen Übersichtsarbeiten („systematic reviews") dadurch, dass sie eine statistische Reanalyse von Primärdaten vornehmen (und nicht nur eine kritische Würdigung der Ergebnisse vorangegangener Studien).
Eine Metaanalyse der Lancet-Kommission aus dem Jahr 2020 konnte zeigen, dass bis zu 40 % aller Demenzerkrankungen durch folgende 12 Risikofaktoren erklärt werden können: niedrige Bildung, Hörminderung, traumatische Hirnschädigung, Bluthochdruck, Alkoholkonsum (> 21 Units/Woche), Übergewicht (BMI ≥ 30), Rauchen, Depression, soziale Isolation, körperliche Inaktivität, Diabetes und Luftverschmutzung.
Die Kommission empfiehlt daher:
Prävention vorantreiben: Der Beitrag zum Risiko und zur Minderung von Demenzerkrankungen beginnt früh und setzt sich während des gesamten Lebens fort, sodass es nie zu früh oder zu spät ist. Diese Maßnahmen erfordern sowohl öffentliche Gesundheitsprogramme als auch individuell zugeschnittene Interventionen.
Spezifische Maßnahmen für Risikofaktoren über den gesamten Lebensverlauf:

- Blutdruckeinstellung auf systolisch 130 mm Hg oder weniger in der Lebensmitte ab einem Alter von etwa 40 Jahren – die Behandlung mit Antihypertensiva ist die einzige aus randomisierten Interventionsstudien belegte medikamentöse Vorbeugung gegen Demenz
- Förderung der Verwendung von Hörgeräten bei Hörverlust und Prävention des Hörverlusts durch Lärmschutz
- Verringerung der Belastung durch Luftverschmutzung und Passivrauchen
- Kopfverletzungen verhindern
- Alkoholkonsum begrenzen
- Einstieg ins Rauchen vermeiden und Raucherentwöhnungen unterstützen
- Grund- und Sekundarschulbildung für alle Kinder ermöglichen
- Verhinderung von Adipositas und der damit verbundenen Krankheit Diabetes mellitus; Förderung körperlicher Aktivität

WISSENSCHAFTSKOMPETENZ

12.5 Alzheimer-Krankheit

Nach der sich zunehmend etablierenden, stark biologisch mitbestimmten Definition handelt es sich bei der Alzheimer-Krankheit um eine kognitive Störung mit Nachweis einer Neurodegeneration und eines pathologischen Ausmaßes von Beta-Amyloid und Tau-Protein in Gehirn und Liquor (mit oder ohne Demenz).

12.5 Alzheimer-Krankheit

Epidemiologie

Die Prävalenz der Alzheimer-Krankheit nimmt mit dem Alter kontinuierlich zu. Ab dem 65. Lebensjahr macht sie die Mehrheit der Demenzfälle aus (➤ Kap. 12.2). Frauen sind häufiger betroffen als Männer.

Epidemiologie: Die Prävalenz steigt mit dem Alter. Es sind mehr Frauen betroffen.

Pathologie

Die wichtigsten histopathologischen Merkmale der Alzheimer-Krankheit sind Amyloidablagerungen, Neurofibrillenbündel, aktivierte Mikrogliazellen, Synapsen- und Nervenzellverluste und eine Amyloidangiopathie. Aβ (Beta-Amyloid) entsteht durch Spaltung des Amyloidvorläuferproteins („amyloid precursor proteine", APP), eines ubiquitären Membranproteins. Aggregiertes Aβ lagert sich vermehrt in kortikalen Amyloid-Plaques und

Pathologie: Histopathologisch finden sich Amyloid-Plaques, Neurofibrillenbündel (aus hyperphosphoryliertem Tau), aktivierte Mikroglia, Synapsen- und Nervenzellverluste sowie eine Amyloidangiopathie.

perivaskulär ab, und pathologisch hyperphosphoryliertes mikrotubuli-assoziiertes Tau-Protein aggregiert zu intraneuronalen Neurofibrillenbündeln (Tangles).

Genetik: Hereditäre Formen (Mutation im APP-, Präsenilin-1- oder Präsenilin-2-Gen) sind selten. Eine Allelvariante des Apolipoprotein-E-Gens ist ein Risikofaktor.

Genetik

Insgesamt sind nur sehr wenige hereditäre Fälle (< 0,1 %) aus Familien mit einem autosomal-dominanten Vererbungsmuster beschrieben. Hier liegen Mutationen des β-APP-Gens auf Chromosom 21, des Präsenilin-2-Gens auf Chromosom 1 oder Mutationen des Präsenilin-1-Gens auf Chromosom 14 vor.

Das **Apolipoprotein-E-Gen** (ApoE-Gen) ist in Abhängigkeit von der Allelkonstellation ein Risikofaktor für die Alzheimer-Krankheit. Es liegt in 3 allelischen Varianten vor, die als Epsilon 2, 3 und 4 bezeichnet werden, wobei Epsilon 3 die häufigste Variante ist. Epsilon 4 ist mit einem erhöhten Risiko, an der Alzheimer-Demenz zu erkranken, assoziiert:

- Heterozygote Träger mit der Allelkombination 3/4 (ca. 20–25 % der Bevölkerung) haben ein ca. 3-fach erhöhtes Lebenszeitrisiko für eine Demenz im Vergleich zu 3/3-Trägern (ca. 60 % der Bevölkerung).
- Homozygote 4/4-Träger (ca. 2 % der Bevölkerung) haben ein bis zu 10-fach erhöhtes Risiko, an einer Alzheimer-Demenz zu erkranken.
- Hetero- oder homozygote ApoE2-Träger mit den Kombinationen 2/3 und 2/2 (zusammen ca. 5 % der Bevölkerung) haben ein geringeres Erkrankungsrisiko.

Von den Demenzkranken mit Alzheimer-Demenz sind ca. 45 % heterozygote und 10–12 % homozygote Träger des Epsilon-4-Allels.

Klinik: *Frühsymptome* sind „Vergesslichkeit“, Neugedächtnisstörung, räumliche Orientierungsstörung, Störung anspruchsvoller Alltagsaktivitäten und Wortfindungsstörungen. Im *späteren Verlauf* entwickelt sich eine kortikale Demenz mit ausgeprägten Neu- und Altgedächtnisstörungen, visuell-räumlicher Verarbeitungsstörung, Apraxie, Agnosie und Sprachstörung. Als Komorbidität besteht häufig eine Depression.

Klinik

Die kognitiven Kernsymptome der Alzheimer-Krankheit im frühen Krankheitsstadium sind die Gedächtnisstörung und die Störungen des visuell-räumlichen Denkens und des Benennens. Eine deutliche Verlangsamung, Antriebsminderung oder Wesensänderung besteht in der Regel noch nicht.

Zur Schweregradeinteilung einer diagnostizierten Alzheimer-Demenz wird sehr oft der **MMST** herangezogen (s. a. ➤ Abb. 12.1):

- 20–26 Punkte: leichte Alzheimer-Demenz
- 10–19 Punkte: moderate/mittelschwere Alzheimer-Demenz
- < 10 Punkte: schwere Alzheimer-Demenz

FALL Aus der *Anamnese und Fremdanamnese* ist zu erfahren, dass die 74-jährige Patientin zunehmend Termine und Gesprächsinhalte vergesse. Zuletzt habe sie „mal wieder“ vergessen, was sie eigentlich im Keller holen wollte, und alleine einkaufen schaffe sie auch kaum noch, weil sie Schwierigkeiten beim Bezahlen habe. Zu Hause „kämpfe“ sie des Öfteren mit der Fernbedienung und anderen technischen Geräten. Darüber hinaus berichtete der Ehemann noch, sie habe die Ehefrau eines lang bekannten Freundes nicht sofort erkannt und ihr sei ihr Name nicht mehr eingefallen. Dies beunruhige sie doch sehr, sodass sie in Sorge um ihren Zustand sei. Ihm sei neben der langsam zunehmenden Vergesslichkeit auch aufgefallen, dass sie nicht mehr so fröhlich und aktiv wie früher sei.

Die *klinisch-neurologische* Untersuchung zeigt keine nichtkognitiven neurologischen Defizite. Der *psychische* Befund ist bis auf eine leichte Niedergestimmtheit normal. Die *neuropsychologische* Testung zeigt eine leichtgradige Demenz mit Defiziten in den kognitiven Domänen Lernen und Gedächtnis sowie der Visuokonstruktion, die Clinical Dementia Rating Scale (CDR) ist 1, der Mini-Mental-Status-Test (MMST) ergibt 22 von 30 Punkten. In der *kranialen MRT* fällt eine mesiotemporale Atrophie beidseits mit deutlich verschmächtigten Hippocampi auf. In der *Liquordiagnostik* finden sich keine Hinweise auf eine entzündliche Genese, aber die Neurodegenerationsmarker zeigen ein typisches Alzheimer-Profil mit einem erniedrigten Aβ(1–42) von 230 pg/mL (< 450 pg/mL), einer erniedrigten Amyloid-Ratio von 0,23 (< 0,5), einem erhöhten Phospho-Tau-Protein von 78 (> 61 pg/mL) und einem erhöhten Gesamt-Tau-Protein von 655 (> 450 mg/mL).

In der Zusammenschau ist somit von einer *leichten Alzheimer-Demenz* auszugehen. Die Patientin wird auf einen Azetycholinesterasehemmer eingestellt und erhält Ergotherapie.

KOMMUNIKATIONSKOMPETENZ

KOMMUNIKATIONSKOMPETENZ Der Dialog mit Alzheimer-Patienten sollte klar, kurz und konkret sein, da komplexe und lange Sätze, schwierige Redewendungen und Andeutungen oft nicht mehr sicher verstanden werden. Generell bleibt die Sprache flüssiger, wenn sich das Gespräch Themen aus der Jugend und dem frühen Erwachsenalter widmet, da Wissen und Sprechen über diese Inhalte stärker überlernt sind.

Wichtig für die Anamnese ist nicht nur die Eigen-, sondern auch die Fremdbeurteilung durch Partner, Angehörige und Familie, da hier wichtige Zusatzinformationen erhalten werden können bzw. manche Patienten ihre Defizite/Veränderungen selbst nicht wahrnehmen.

Das erste klinische Symptom ist in der Regel eine langsam zunehmende Vergesslichkeit. Solange diese nur „mild“ und ohne Alltagsrelevanz im Sinne einer leichten kognitiven Störung („mild cognitive impairment", MCI) ist, wird dies auch als *Prodromalstadium* bezeichnet. Weitere mögliche Frühsymptome sind Störungen vor allem anspruchsvoller Alltagsaktivitäten (z. B. Berufstätigkeit, Bedienung technischer Geräte), des Neugedächtnisses, der räumlichen Orientierung oder auch der Wortfindung. Im Verlauf kommt es zu einer *kortikalen Demenz* mit dem Kernsymptom einer ausgeprägten Neugedächtnisstörung, visuell-räumlicher Verarbeitungsstörung (z. B. Abzeichnen, Uhrenlesen, Orientierung im Raum), Apraxie und zunehmend inhaltsarmer, unpräziser, phrasenhafter Sprache. Eine Depression kann in allen Stadien hinzutreten.

CAVE Eine gute körperliche Verfassung, eine annähernd normale Persönlichkeit und Aufmerksamkeit sowie die noch erhaltene Fähigkeit zur sozialen Interaktion können über den Schweregrad leicht hinwegtäuschen.

CAVE

Als *subjektive kognitive Störung (SCI)* wird ein Zustand bezeichnet, bei dem Betroffene eine Veränderung bemerken (subjektiv), aber noch keine neuropsychologischen Defizite objektiviert werden können (➢ Abb. 12.1).

Subjektive kognitive Störung: Betroffene bemerken eine Veränderung, ohne dass objektivierbare neuropsychologische Defizite vorliegen.

Während bei der *leichten kognitiven Störung (MCI)* ein Defizit schon objektivierbar ist, aber noch keine Alltagsbeeinträchtigung vorliegt, ist Letztere das zusätzliche definierende Kriterium einer Demenz.

Bei einer *leichten Alzheimer-Demenz* ist die eingeschränkte Merkfähigkeit am auffälligsten. Betroffene vergessen regelmäßig Namen oder Verabredungen, Gelesenes und Erzähltes. Die Alltagskompetenz ist gemindert und komplexe Aufgaben können schlechter bewältigt werden. Auch Wortfindungsstörungen können vermehrt auftreten, der Wortschatz ist eingeschränkt, der Ausdruck wird unpräziser. Des Weiteren verliert das Altgedächtnis (semantisches [erworbenes Wissen zu Fakten] und episodisches [Begebenheiten] Wissen) an Detailschärfe, und visuokonstruktive Defizite fallen beim Abzeichnen geometrischer Figuren auf.

Bei einer *mittelschweren Alzheimer-Demenz* ist das Neugedächtnis stark beeinträchtigt, Altgedächtnis und Sprachverständnis nehmen weiter ab. Hinzu kommt auch eine Apraxie. Als Apraxie werden Defizite sowohl in der Ausführung geordneter sequenzieller Bewegungen, vor allem der Hände, zur Manipulation von Gegenständen als auch in der Ausübung manueller Tätigkeiten und Gestik bezeichnet.

Bei einer *schweren Alzheimer-Demenz* sind sämtliche kognitive Leistungen beeinträchtigt. Die Sprache reduziert sich auf einzelne Sätze, Wörter oder Silbenwiederholungen (Echolalie). Dazu kommt eine visuelle Agnosie, d. h. eine Störung der Fähigkeit, Gegenstände, Bilder und Gesichter zu identifizieren, obwohl die Augen, die Fortleitung der Sinnesreize bis zur Sehrinde und die Wahrnehmung elementarer Merkmale, wie Farben und Konturen, intakt sind.

CAVE

Abgrenzung zum Delir

Auch wenn Menschen mit Alzheimer-Krankheit ein erhöhtes Risiko für ein Delir haben, so ist dieser „Verwirrtheitszustand" (= Delir) von einer Demenz klar abzugrenzen. Als wesentliches psychopathologisches Kennzeichen eines Verwirrtheitszustandes gilt die „qualitative Bewusstseinsstörung". Damit ist eine Einschränkung der Aufmerksamkeit, eines Aspekts des Kurzzeitgedächtnisses, gemeint. Mehr oder weniger geringe Noxen (z. B. fieberhafte Infekte, Narkosen, Krankenhausaufenthalte) können zu einer akut oder subakut einsetzenden und sich nur langsam und zum Teil unvollständig zurückbildenden Verwirrtheit (Delir) führen.

CAVE

Diagnostik

Die Diagnose einer Alzheimer-Demenz basiert auf der Eigen- und Fremdanamnese, einem klinisch-neurologischen Befund, dem neuropsychologischen Profil (gestörtes Neugedächtnis und visuell-räumliches Denken), einem psychischen Befund, temporomesial betonter Hirnatrophie in der Neurobildgebung und – sofern verfügbar – den biologisch basierten Neurodegenerationsmarkern im Liquor.

Neurologischer Befund: Der nichtkognitive neurologische und sonstige körperliche Befund ist im frühen Stadium normal. In Spätstadien können eine Gangstörung, hypokinetisch-rigide Symptome, Urininkontinenz, Dysphagie und Dysarthrie hinzukommen.

Psychischer Befund: Sowohl vor der Erkrankung als auch in den frühen Stadien ist eine Depression häufig. Weil sie mit Antidepressiva und psychotherapeutischen Maßnahmen gut zu behandeln ist, sollte hierauf geachtet werden. Eine ausführliche behaviorale Erhebung hinsichtlich Persönlichkeitsveränderungen und Halluzinationen ist relevant für differenzialdiagnostische Erwägungen (➢ Kap. 12.6, ➢ Kap. 12.8).

Neuropsychologischer Befund: Häufig ist das verzögerte Gedächtnis beeinträchtigt, insbesondere der verzögerte freie Abruf (d. h. Patienten vergessen ungewöhnlich schnell), was sich häufig auch in Form von

Diagnostik:
- neurologische und psychiatrische Untersuchung
- neuropsychologische Testung
- kraniale Bildgebung: temporomesiale Atrophie in CT oder MRT, temporoparietaler Hypometabolismus in der FDG-PET, HMPAO-SPECT
- serologische und laborchemische Ausschlussdiagnostik
- Liquor: Aβ(1–42) ↓, Amyloid-Ratio ↓, Phospho-Tau-Protein ↑, Gesamt-Tau-Protein ↑

Defiziten in den „Savings" (Abspeicherungen) z. B. einer Wortliste zeigt (d. h. die Menge, an die man sich nach der Verzögerung erinnert, geteilt durch die Menge, an die man sich beim unmittelbaren Lernen erinnert; ➤ Abb. 12.2). Der Abruf von zuvor präsentierten Inhalten profitiert nicht von Hinweisen oder verbessert sich auch nicht bei Wiedererkennungsaufgaben. Neben dem episodischen Gedächtnis können auch parietale kortikale Funktionen wie das Abrufen von Wörtern, die Praxie, das Rechnen und die visuell-räumliche Verarbeitung gestört sein.

ABB. 12.2

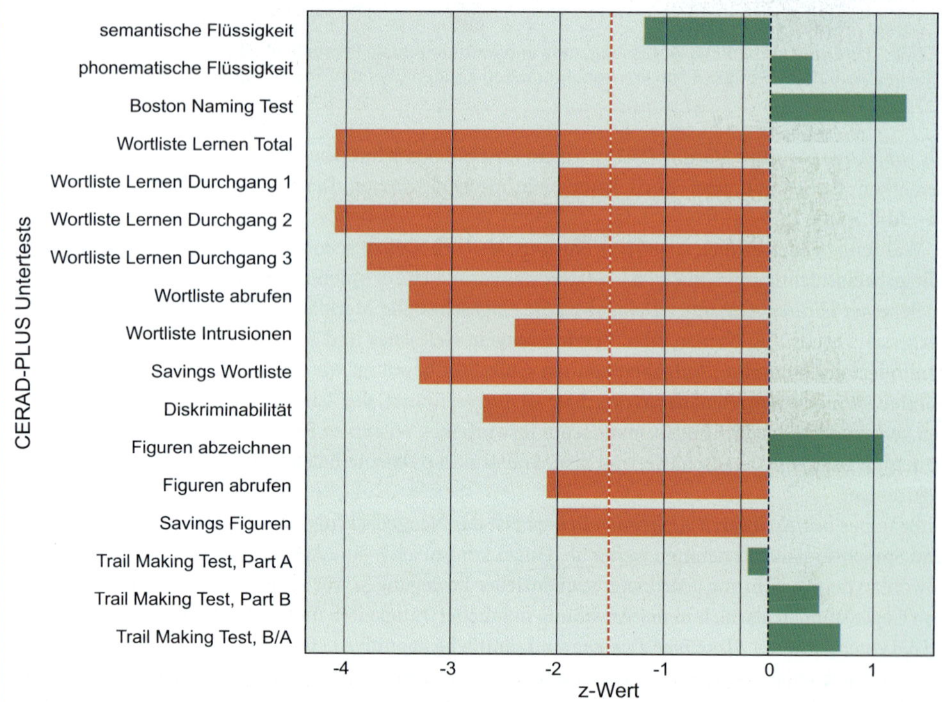

Abb. 12.2 Typisches Profil in der CERAD-Plus-Testbatterie bei Alzheimer-Krankheit im Prodromalstadium. Das episodische Gedächtnis ist deutlich beeinträchtigt. Die rote gestrichelte Linie markiert den Grenzwert für unterdurchschnittliche Leistungen (z-Wert < –1,5). [P1419/L126]

Strukturelle Neurobildgebung: Die Alzheimer-Krankheit ist gekennzeichnet durch eine progrediente Hirnatrophie mit besonderer Beteiligung der Strukturen des medialen Temporallappens (➤ Abb. 12.3a). Ein wesentlicher Nutzen der strukturellen bildgebenden Untersuchung des Gehirns besteht darin, vaskuläre Läsionen in Lokalisation und Quantität zu identifizieren und zu beurteilen. In Verbindung mit der Anamnese und der klinischen und neuropsychologischen Untersuchung ist das wesentlich für die Differenzialdiagnose zwischen degenerativer und vaskulärer Demenz. Die MRT ist bei klinischem Verdacht auf entzündliche, tumoröse oder metabolische Erkrankungen sowie bei jüngeren Personen (aufgrund der Strahlenbelastung der CT) erste Wahl. Die CT wird eingesetzt, wenn eine MRT nicht verfügbar ist oder patientenbezogene Kontraindikationen vorliegen (z. B. Herzschrittmacher, ausgeprägte Klaustrophobie).

Funktionelle Neurobildgebung: Nuklearmedizinische Verfahren wie die [^{18}F]-FDG-PET zur Messung des Glukosemetabolismus oder die HMPAO-SPECT zur Messung der zerebralen Perfusion können bei Unsicherheit in der Differenzialdiagnostik zur Klärung beitragen. Ein regelmäßiger Einsatz in der Diagnostik wird nicht empfohlen. In der FDG-PET zeigt sich bei einer Alzheimer-Krankheit typischerweise ein temporoparietaler Glukose-Hypometabolismus (➤ Abb. 12.3b).

MERKE Lange vor dem klinischen Beginn lässt sich die im Entstehen befindliche Erkrankung durch „biologische Marker" im Liquor cerebrospinalis und die Bildgebung nachweisen.

Liquordiagnostik: Diese Untersuchung dient zunächst dem Ausschluss akut oder chronisch entzündlicher Prozesse. Als Alzheimer-typische biologisch basierte Neurodegenerationsmarker-Konstellation gilt:

- Aβ(1–42) ↓ (meist < 450 pg/mL)
- Amyloid-Ratio < 0,5

ABB. 12.3

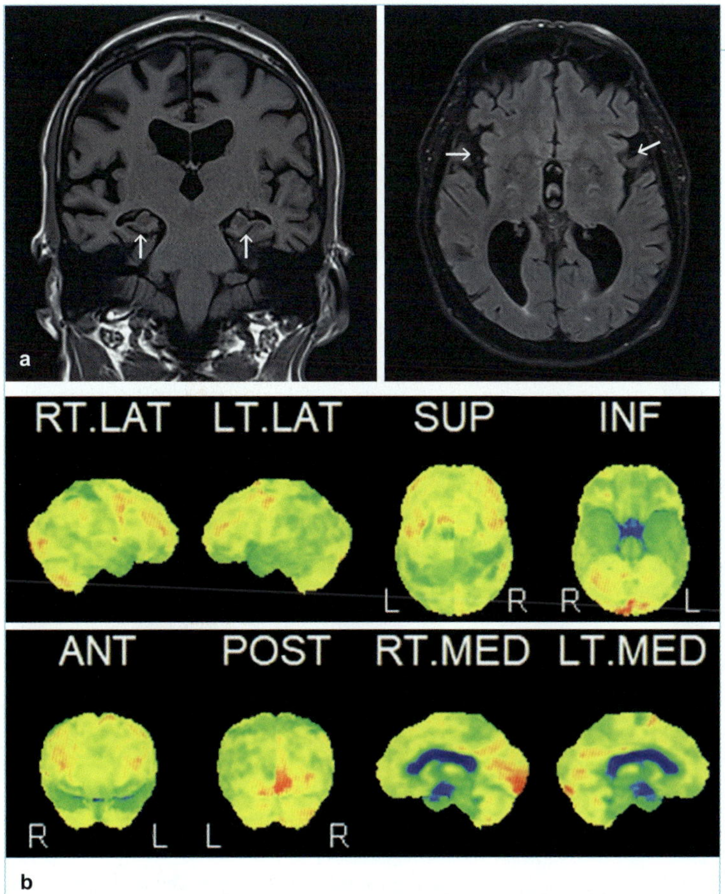

Abb. 12.3 Neurobildgebung bei Alzheimer-Krankheit. a Kraniale MRT in koronarer (links) und transversaler (rechts) Ausrichtung mit beginnender temporomesialer (hippokampaler) und temporal-neokortikaler (insulärer) Atrophie (Pfeile). **b** Fluor-desoxy-Glukose-PET ([^{18}F]-FDG-PET) mit farbcodiertem typischem Glukose-Hypometabolismus (grün) temporal und parietal beidseits; RT.LAT = rechts lateral, LT.LAT = links lateral, SUP = superior, INF = inferior, ANT = anterior, POST = posterior, RT.MED = rechts medial, LT.MED = links medial. [T1368]

- Phospho-Tau-Protein ↑ (meist > 61 pg/mL)
- Gesamt-Tau-Protein ↑ (meist > 450 mg/mL)

Die Referenzwerte können je nach Labor variieren.

Serologische und biochemische Diagnostik im Blut: Im Rahmen der Basisdiagnostik werden in aktuellen Leitlinien folgende Serum- bzw. Plasmauntersuchungen empfohlen: Blutbild, Elektrolyte (Na^+, K^+, Ca^{2+}), Nüchtern-Blutzucker, TSH, Blutsenkung oder CRP, GOT, γ-GT, Kreatinin, Harnstoff, Vitamin B_{12}. In klinisch unklaren Situationen (z. B. atypische Symptomausprägung, junges Manifestationsalter oder rasche Progredienz) oder bei spezifischen klinischen Verdachtsdiagnosen sollen gezielt weitergehende Laboruntersuchungen durchgeführt werden. Beispiele hierfür sind: Differenzialblutbild, Blutgasanalyse (BGA), Drogenscreening, Urinuntersuchungen, Lues-Serologie, HIV-Serologie, Konzentrationsmessungen von Phosphat, HBA_{1c}, Homozystein, fT3, fT4, Schilddrüsenantikörper, Kortisol, Parathormon, Coeruloplasmin, Vitamin B_6, Borrelien-Serologie, Pb, Hg, Cu, Folsäure.

WISSENSCHAFTSKOMPETENZ

WISSENSCHAFTSKOMPETENZ Im Jahr 2011 wurden die Diagnosekriterien der Alzheimer-Krankheit nach 27 Jahren erstmals wieder überarbeitet. Es war beabsichtigt, Kriterien für die Alzheimer-Krankheit und andere Demenzen sowie die leichte kognitive Störung zu schaffen, die zum einen die Fortschritte der Biomarkerforschung einschließen, aber auch eine Diagnose ohne Zugang zu ausführlichen neuropsychologischen Testbatterien, Liquormessungen oder Bildgebung ermöglichen. Dadurch entstanden 2 separate Diagnoseempfehlungen: eine klinisch-diagnostische und eine biologisch-wissenschaftliche.

Biologisch basierte Forschungskriterien der Alzheimer-Krankheit

Im Jahr 2016 veröffentlichten das National Institute on Aging (NIA) und die Alzheimer's Association überarbeitete Richtlinien (NIA-AA) für die Diagnose der Alzheimer-Krankheit. In einer Neubewertung der Biomarker

unterscheidet die Richtlinie zwischen Biomarkern für die Amyloid-Pathologie (A), die Tau-Pathologie (T) und die Neurodegeneration (N). Studien, die seit 2011 veröffentlicht wurden, hatten die Idee bekräftigt, dass Bildgebungs- und Liquor-Biomarker die neuropathologischen Veränderungen widerspiegeln. Vergleichsstudien zwischen Bildgebung und Autopsie hatten gezeigt, dass die Amyloid-PET *in vivo* die *postmortalen* Amyloidablagerungen gut darstellen kann. Die Amyloid-PET zeigt wiederum eine gute Übereinstimmung mit dem im Liquor gemessenem Aβ(1–42) bzw. der Amyloid-Ratio. Eine weitere Entwicklung war die Einführung von PET-Liganden für pathologisches Tau-Protein. Es gibt inzwischen auch erste Hinweise, dass diese „Tau-PET"-Bildgebung frühe kognitive Veränderungen in der präklinischen Alzheimer-Krankheit sogar schon vor dem Amyloid-PET nachweisen kann.
Diese A/T/(N)-Biomarker fanden 2018 auch Anwendung in den forschungsorientierten NIA-AA-Biomarker-Kriterien für die Alzheimer-Krankheit. Im NIA-AA-Forschungsrahmen wird die Alzheimer-Krankheit rein biologisch definiert und basiert auf dem Vorhandensein einer charakteristischen Biomarker-Signatur, z. B. im Liquor oder in der kranialen PET. Klinische Symptome oder objektivierbare neuropsychologische Defizite finden in diesem Konzept keine Anwendung. Es handelt sich dabei um eine binäre Klassifikation, bei der jeder A/T/(N)-Biomarker als pathologisch (+) oder nichtpathologisch (–) klassifiziert wird. Der Begriff „Alzheimer-Kontinuum" umfasst dabei alle Patienten mit Amyloidpathologie (A+). Alle, die Amyloid-negativ sind (A–), werden als „Nicht-Alzheimer" klassifiziert. Während die Amyloidpathologie (A) und Taupathologie (T) als spezifisch für die Alzheimer-Krankheit gelten, wird „Neurodegeneration" (N) als unspezifisch gewertet.

Klinische Diagnose der Alzheimer-Krankheit

Während die Definition der Alzheimer-Krankheit, die sich ausschließlich auf biologische Marker stützt, in der Forschung großen Anklang gefunden hat, deuten neue Studien darauf hin, dass eine rein Biomarker-basierte Definition für die Anwendung im klinischen Umfeld, insbesondere bei atypischen Phänotypen, und für die Diagnose von Personen ohne kognitive Beeinträchtigung nicht immer gut geeignet ist. Die Erkenntnisse über den natürlichen Verlauf der asymptomatischen Risikopatienten mit positiven biologischen Markern sind weiterhin unzureichend, um den späteren kognitiven Abbau und die Demenz vorherzusagen. Es wird daher von der International Working Group (IWG) empfohlen, dass die Diagnose der Alzheimer-Krankheit im klinischen Umfeld weiterhin an das klinische Erscheinungsbild gebunden bleibt.

Therapie

Therapie:
Pharmakologische Therapie: Azetylcholinesterasehemmer (Donepezil, Galantamin, Rivastigmin), Memantin, ggf. Antidepressiva, ggf. Antipsychotika

Nichtpharmakologische Maßnahmen: kognitive Stimulation, Reminiszenzverfahren, Ergotherapie, körperliche Aktivierung, Musik-/Aromatherapie, multisensorische Verfahren, Angehörigentraining

Die Therapie der Alzheimer-Krankheit erfolgt pharmakologisch und nichtpharmakologisch.

Pharmakologische Therapie Pharmakologisch werden die Kernsymptome behandelt (u. a. kognitive Störungen, Beeinträchtigung der Alltagstätigkeiten), falls notwendig auch psychische und Verhaltenssymptome (z. B. Depression, Wahn, Halluzinationen, Apathie). *Azetylcholinesterasehemmer* (Donepezil, Galantamin, Rivastigmin) führen zu Verbesserungen in Alltagsaktivitäten und kognitiven Funktionen. Bei der leichten bis mittelschweren Alzheimer-Demenz wird diese Behandlung empfohlen. Es soll die höchste verträgliche Dosis angestrebt werden. Für den nichtkompetitiven NMDA-Antagonisten *Memantin* ist eine positive Wirkung für die moderate bis schwere Alzheimer-Demenz gezeigt. Für eine Depression sollten Antidepressiva genutzt werden. Falls eine Behandlung mit Antipsychotika (bei Wahn, Halluzinationen) notwendig ist, wird eine Behandlung mit Risperidon empfohlen.

Nichtpharmakologische Therapien Psychosoziale Interventionen sind zentraler und notwendiger Bestandteil der Betreuung von Demenzerkrankten und deren Angehörigen. Ansätze und Ziele dieser Verfahren sind wesentlich breiter als die der pharmakologischen Therapien. Gleichzeitig ist aus methodischen Gründen die Qualität der Studien zu den einzelnen Verfahren oft geringer als bei pharmakologischen Prüfungen. Basierend auf den Leitlinien gibt es Empfehlungen für:

- Eine *kognitive Stimulation* (Anregung kognitiver Tätigkeit) wird bei Patienten mit leichter bis moderater Demenz eingesetzt.
- *Reminiszenzverfahren* können in allen Krankheitsstadien aufgrund von Effekten auf die kognitive Leistung, Depression und lebensqualitätsbezogener Faktoren zur Anwendung kommen.
- Die *Ergotherapie* (individuell angepasste Maßnahmen) kann bei Patienten mit leichter bis mittelschwerer Demenz unter Einbeziehung der Bezugspersonen zum Erhalt der Alltagsfunktionen beitragen.
- Eine *körperliche Aktivierung* hat positive Wirkungen auf kognitive Funktionen, Alltagsfunktionen, psychische und Verhaltenssymptome, Beweglichkeit und Balance.
- Eine *aktive Musiktherapie* hat günstige Effekte auf psychische und Verhaltenssymptome bei Menschen mit Demenz, insbesondere auf Angst. Musiktherapie kann bei psychischen und Verhaltenssymptomen bei Alzheimer-Demenz angeboten werden.
- Die Anwendung von *Aromastoffen* kann geringe Effekte auf agitiertes Verhalten und allgemeine Verhaltenssymptome bei Patienten mit mittel- bis schwergradiger Demenz haben.
- *Multisensorische Verfahren (Snoezelen)* mit individualisierten, biografiebezogenen Stimuli im 24-Stunden-Ansatz können geringe Effekte auf Freude und Aktivität bei Patienten mit moderater bis schwerer Demenz haben.
- *Angehörigentraining (Psychoedukation)* zum Umgang mit psychischen und Verhaltenssymptomen bei Demenz können geringe Effekte auf diese Symptome beim Erkrankten haben.

Verlauf

Die leichte, die mittelschwere und die schwere Alzheimer-Demenz (➤ Abb. 12.1) dauern im Mittel jeweils etwa 3 Jahre; im Einzelnen sind die Verläufe jedoch höchst variabel. Es wird angenommen, dass die Lebenserwartung bei Patienten nach der Diagnose im Alter zwischen 60 und 70 Jahren etwa 7–10 Jahre beträgt.

12.6 Vaskuläre kognitive Störung/vaskuläre Demenz

12.6 Vaskuläre kognitive Störung/vaskuläre Demenz

Der Begriff vaskuläre kognitive Beeinträchtigung („vascular cognitive impairment" [VCI], „vascular dementia" [VaD]) bezeichnet die Konstellation einer kognitiven Störung oder Demenz mit einer als ursächlich angenommenen vaskulären Hirnschädigung. Anders als bei der Alzheimer-Krankheit (➤ Kap. 12.5) sind Verlauf und Profil kognitiver Defizite sowie die begleitenden neurologischen bzw. psychiatrischen Symptome bei vaskulären Demenzformen je nach Art und Ort der Schädigung sehr variabel.

WISSENSCHAFTSKOMPETENZ In der Vergangenheit wurde die vaskuläre Demenz als Multi-Infarkt-Demenz aufgefasst und z. T. auch so bezeichnet, weil man davon ausging, dass der kumulative Gewebeverlust durch rezidivierende Hirninfarkte die Ursache ist. Die Genese der vaskulären Demenz ist aber heterogener. Sie ist (ebenso wie eine „neurodegenerative Demenz") keine Erkrankung im engeren Sinne, sondern ein Oberbegriff. Grundlage der diagnostischen Einordnung und Therapie vaskulärer kognitiver Störungen („VCI") ist die Zuordnung zu einer der pathophysiologisch abgrenzbaren Unterformen vaskulärer Hirnschädigungen. Entsprechend den aktuellsten Kriterien der Vascular Impairment of Cognition Classification Consensus Study (VICCCS) wird zwischen einer „mild" und einer „major" VCI unterschieden. Die „major" VCI entspricht der vaskulären Demenz und ist definiert durch klinisch signifikante Defizite von ausreichendem Schweregrad in mindestens einem kognitiven Bereich und einer schwerwiegenden Beeinträchtigung von Aktivitäten des täglichen Lebens, unabhängig von den motorischen/sensorischen Folgen der vaskulären Ereignisse.

WISSENSCHAFTSKOMPETENZ

Epidemiologie

In westlichen Populationen sind die verschiedenen Formen der vaskulären Demenzen zusammengenommen mit ca. 10–30 % die zweithäufigste Ursache einer Demenz. In Asien scheinen vaskuläre Demenzen mit rund 50 % der Demenzen die Hauptpursache eines kognitiven Abbaus zu stellen.

Klinik

Klinisch findet sich bei der vaskulären kognitiven Störung oder Demenz in der Regel ein variables Spektrum von (neuro-)psychiatrischen und somatischen Begleitsymptomen. Meist lässt sich, anders als bei der Alzheimer-Krankheit, kein typischer klinischer Phänotyp abgrenzen, auch wenn häufig von einer emotionalen Labilität berichtet wird. Je nach Ursache und kardiovaskulärem Risikoprofil kann der Verlauf von einer kontinuierlichen, aber auch stufenweisen Verschlechterung kognitiver Funktionen, einem stabilen demenziellen Defektsyndrom bis hin zu klinischen Verbesserungen reichen.

Klinik: Sowohl Symptome als auch der klinische Verlauf sind sehr variabel. Es besteht kein typischer klinischer Phänotyp.

Klassifikation

Die meisten Patienten lassen sich einem der folgenden Mechanismen zuordnen:

- *Multiple Infarkte (Multi-Infarkt-Demenz):* Der Begriff „Multi-Infarkt-Demenz" wird verwendet, wenn mehrere große territoriale Infarkte als Ursache anzunehmen sind (multiple gleichzeitig oder zeitlich versetzt auftretende Hirninfarkte in kognitiv relevanten Hirnregionen).
- *Strategische Infarkte („strategic infarct dementia"):* Auch einzelne, kleine Infarkte können bei entsprechender Lokalisation zu schwerwiegenden kognitiven Defiziten führen. Zu solchen Lokalisationen zählen im Besonderen Thalamus, hinteres Kapselknie, frontales Marklager und Gyrus angularis. Als wesentlicher Mechanismus gilt die Disruption kognitiv relevanter Netzwerkbestandteile (z. B. anteriore Thalamusstrahlung, Forceps minor). Am häufigsten wird diese Form bei bilateralen Thalamusinfarkten gesehen.
- *Marklagerläsionen und Lakunen („subcortical ischemic vascular dementia"):* Das häufigste bildgebende Korrelat vaskulärer kognitiver Störungen sind bilaterale, im Verlauf konfluierende subkortikale ischämische Marklagerläsionen (subkortikale „white matter lesions" in der MRT) und Lakunen (zystisch umgewandelte kleine Infarkte im Versorgungsgebiet der tiefen Perforans-Arterien), in der Regel auf dem Boden einer zerebralen Mikroangiopathie. Pathologisch findet sich ein variables Ausmaß von Axonverlust, Demyelinisierung, Gliose und Ödem, vermutlich durch eine Autoregulationsstörung der Perforans-Arterien mit Hypoperfusion ihrer „letzten Wiesen" (➤ Kap. 5.2.3).
- *Hirnblutungen („hemorrhagic dementia"):* Sowohl klinisch apparente Hirnblutungen (intrazerebrale Blutungen) als auch klinisch stumme Mikroblutungen sind Risikofaktoren für die Entwicklung kognitiver Defizite und einer vaskulären Demenz. Ursache sind in der Regel Risikofaktor-assoziierte zerebrale Mikroangiopathien oder eine zerebrale Amyloidangiopathie (➤ Kap. 5.5.2).

Klassifikation:

- Multi-Infarkt-Demenz: mehrere territoriale Infarkte
- „strategic infarct dementia": kleine Infarkte in kognitionsrelevanter Lokalisation
- „subcortical ischemic vascular dementia": häufigstes bildgebendes Korrelat, Marklagerläsionen bei Mikroangiopathie („white matter lesions")
- „hemorrhagic dementia": Hirnblutung durch Mikroangiopathie oder zerebrale Amyloidangiopathie

Studentische Sicht

Zerebrale Amyloidangiopathie (CAA): im Alter, Aβ-Ablagerungen in Hirnarterien, Risikofaktor für intrazerebrale Blutungen, Diagnose anhand der Boston-Kriterien in der cMRT

Zerebrale Amyloidangiopathie

Die zerebrale Amyloidangiopathie („cerebral amyloid angiopathy", CAA) ist eine im Alter häufiger werdende Erkrankung der kleinen Hirnarterien, die pathologisch durch die Ablagerung von Beta-Amyloid in der Gefäßwand gekennzeichnet ist. Die CAA ist eine Ursache lobärer intrazerebraler Blutungen und progredienter kognitiver Beeinträchtigungen. Die sog. Boston-Kriterien für die Diagnose einer CAA enthalten neben einer spontanen lobären intrazerebralen Blutung auch den MRT-Nachweis zerebraler kortexnaher Mikroblutungen (➢ Abb. 12.4, ➢ Kap. 5.5.2). Überschneidungen zwischen CAA und der Alzheimer-Krankheit sind noch nicht vollständig verstanden und Gegenstand der Forschung.

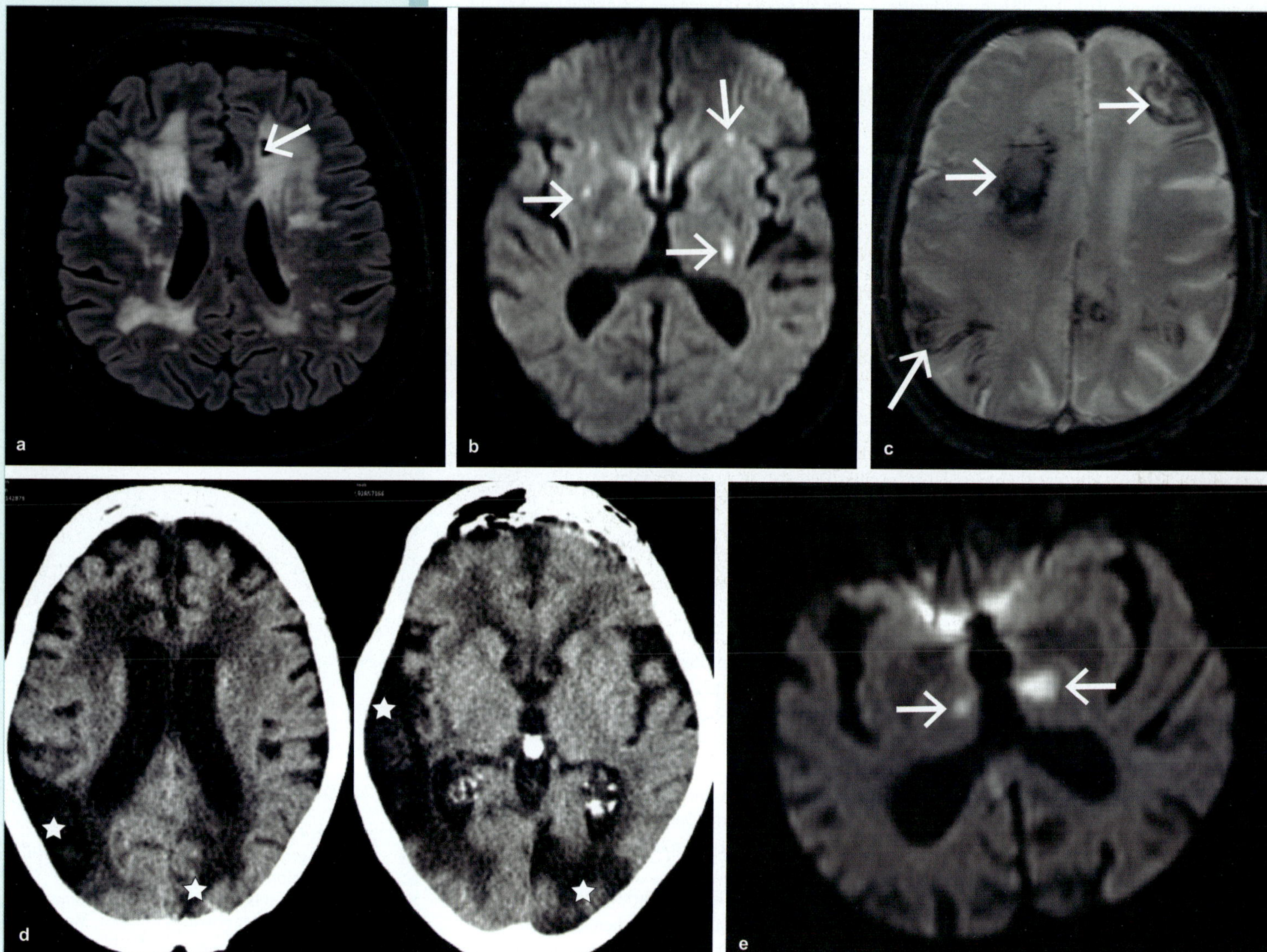

Abb. 12.4 Formen der vaskulären Demenz. a Zerebrale Mikroangiopathie mit ausgedehnter Marklagergliose („Leukaraiosis") und einzelnen postischämischen Defekten (Pfeil). **b** Gleichzeitiges Auftreten mikrovaskulärer Infarkte (Pfeile). **c** Zerebrale Amyloidangiopathie (CAA) mit lobären Blutungsresiduen und superfizieller Siderose (Pfeile). **d** Multiple Infarkte (Sterne) in verschiedenen vaskulären Territorien. **e** Strategische, bilaterale Thalamusinfarkte (Pfeile). [T534]

Diagnostik:
- neuropsychologische Testung: häufig frontalhirnassoziierte Defizite und Störungen der Exekutiv- und Aufmerksamkeitsfunktion, Gedächtnisstörungen seltener
- cMRT
- laborchemische Ausschlussdiagnostik

Diagnostik

Bei Verdacht auf eine vaskuläre Demenz sind der neuropsychologische Nachweis einer kognitiven Beeinträchtigung und eine bildgebende Untersuchung indiziert.

Neuropsychologisch stehen im Gegensatz zur Alzheimer-Krankheit bei der vaskulären Demenz häufig Defizite von frontalhirnassoziierten und „subkortikalen" Leistungen (Störungen von Exekutiv- und Aufmerksamkeitsfunktionen) im Vordergrund (➢ Abb. 12.5). Dagegen ist das Gedächtnis geringer betroffen.

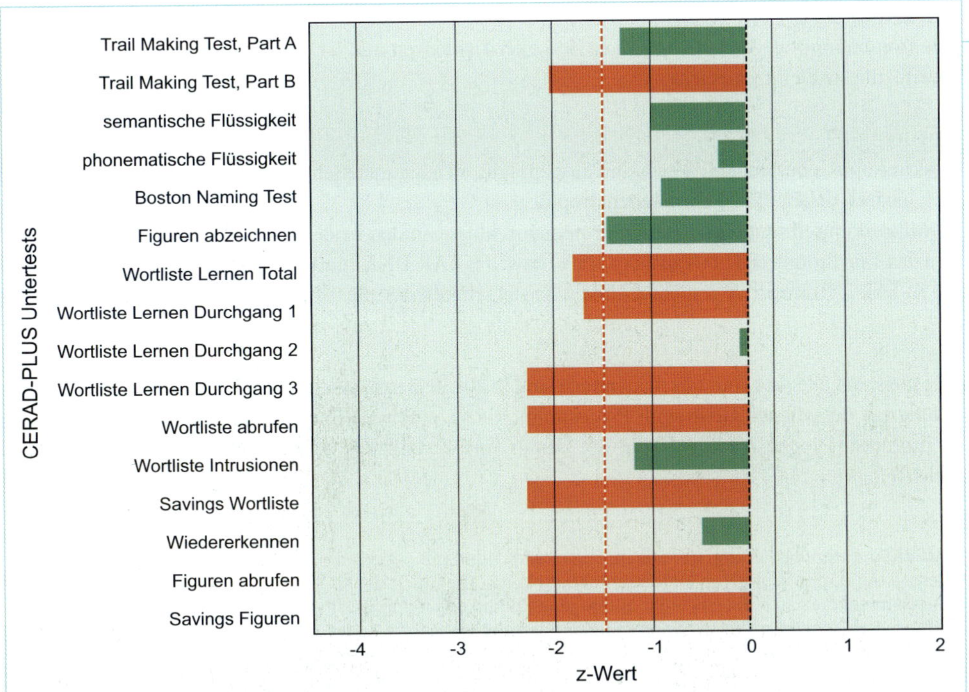

Abb. 12.5 Typisches Profil für eine milde vaskuläre Demenz in der CERAD-Plus-Testbatterie. Die Exekutivfunktionen und das Lernen sind deutlich beeinträchtigt. Die rote gestrichelte Linie markiert den Grenzwert für unterdurchschnittliche Leistungen (z-Wert < –1,5). [P1419/L126]

ABB. 12.5

Bildgebend sollte – sofern keine Kontraindikationen vorliegen – bevorzugt eine MRT-Untersuchung zur Erfassung kleinerer ischämischer Läsionen mit folgenden Sequenzen durchgeführt werden: T1, T2, T2*/SWI und FLAIR (auch koronar und transversal anguliert zur Beurteilung der Hippokampusformation), ggf. ergänzt durch eine MR-Angiografie. Für den Nachweis von Mikroblutungen sind T2*GRE- oder SWI-Sequenzen (GRE = „gradient recalled echo") notwendig.

Es gibt keine spezifischen serologischen oder biochemischen Marker. Laboranalysen dienen in erster Linie dem Ausschluss anderer Ursachen kognitiver Störungen. Eine Liquoruntersuchung wird nicht generell empfohlen, kann jedoch zur Abgrenzung gegen eine Alzheimer-Krankheit oder bei entzündlich/immunologischen Erkrankungen (z. B. Vaskulitis, Autoimmunenzephalitis) angezeigt sein. Eine genetische Testung sollte nur gezielt und bei begründetem Verdacht eingesetzt werden (z. B. CADASIL-Erkrankung, ➤ Kap. 5.5.1.3).

Therapie

Gegenwärtig besteht die wichtigste „Behandlung" vaskulärer kognitiver Störungen in der Vorbeugung und Behandlung von Gefäßkrankheiten und ihren Risikofaktoren, an erster Stelle der arteriellen Hypertonie. Nachdem es zu kognitiven Störungen gekommen ist, können diese je nach Einzelfall symptomatisch therapiert werden.

Therapie: Einstellung kardiovaskulärer Risikofaktoren, symptomatische Therapie

12.7 Gemischte Demenz

Das gleichzeitige Auftreten einer Alzheimer-Erkrankung und einer anderen für ein demenzielles Syndrom potenziell ursächlichen zerebralen Schädigung wird als gemischte Demenz („mixed dementia") bezeichnet. Es handelt sich in der Regel um die Kombination einer vaskulären mit einer Alzheimer-Pathologie, die im Hinblick auf die Demenz pathophysiologisch interagieren dürften. Gemischte Pathologien finden sich vor allem bei älteren Patienten, die oft schwerer betroffen sind als diejenigen mit einer reinen Alzheimer-Krankheit. Liegen eine Alzheimer- und eine vaskulären Pathologie gleichzeitig vor, ist es gerechtfertigt, die Patienten analog zur Alzheimer-Krankheit zu behandeln.

12.7 Gemischte Demenz

In der Regel kombinierte Alzheimer- und vaskuläre Demenz.

12.8 Frontotemporale Demenz

Die frontotemporale Demenz („frontotemporal dementia", FTD oder FTLD), früher auch als Pick-Krankheit bezeichnet, ist eine Form der Demenz, die durch eine Neurodegeneration vor allem in den Frontal- und Temporallappen verursacht wird.

12.8 Frontotemporale Demenz

Studentische Sicht

Epidemiologie: Die FTD ist bei Patienten < 65 Jahre häufig.

Pathologie: Proteineinschlüsse von Tau, TAR-DNA-bindendem Protein 43 oder selten „Fused-in-sarcoma“-Protein.

Genetik: Häufig finden sich sporadische Genmutationen (Progranulin-, MAPT- oder C9orf72-Gen).

MERKE

Klinik: Man unterscheidet:

- behavoriale FTD: Verhaltens- und Persönlichkeitsveränderungen (auch sozial unangemessenes Verhalten)
- primär progressive Aphasie (selten): Probleme der Sprache im Vordergrund

Epidemiologie

Die frontotemporale Demenz macht ca. 5 % aller Demenzen aus, ist aber bei den unter 65-Jährigen die zweithäufigste Demenzursache.

Pathologie

Makroskopisch besteht eine wechselnd ausgeprägte, oft asymmetrische frontal und/oder temporal betonte („lobäre“, daher FTLD) Hirnrindenatrophie.

Mikroskopisch finden sich häufig Proteineinschlüsse, in den beiden größten Gruppen handelt es sich um das Tau-Protein (FTLD-Tau zu ca. 45 %) bzw. das TAR-DNA-bindende Protein 43 (FTLD-TDP, zu ca. 50 %; TAR = „transactive response“) und sehr viel seltener das „Fused-in-sarcoma“-Protein (FTLD-FUS).

Genetik

Die meisten Fälle sind sporadisch, dennoch sind in 20–50 % ursächliche Genmutationen beschrieben. Die häufigsten betroffenen Gene sind: Progranulin *(GRN)*, eine repetitive Hexanukleotid-Sequenz auf dem „Chromosom-9open-reading frame-72“ Gen *(C9orf72)* und das Mikrotubuli-assoziierte Protein Tau *(MAPT)*.

MERKE Pathologisch und genetisch zeigen sich Überlappungssyndrome mit der amyotrophen Lateralsklerose (ALS), der häufigsten Motoneuronerkrankung, aber auch der kortikobasalen Degeneration (CBD). Klinisch handelt es sich um eine sehr heterogene Erkrankung mit äußerst variabler Klinik, die kognitiv oder mit einem atypischen Parkinson-Syndrom beginnen kann (➤ Kap. 9.2.4)!

Klinik

Die FTD zeichnet sich durch einen hochgradig variablen klinischen Phänotyp aus. Man unterscheidet eine *behaviorale Variante* (bvFTD) von der wesentlich selteneren *primär progressiven Aphasie (PPA)* mit 3 Varianten (nichtflüssige, agrammatische PPA; semantische PPA; logopenische PPA):

- Bei einer behavioralen FTD sind häufig Verhaltens- und Persönlichkeitsveränderungen zu beobachten. Die betroffenen Personen können sich ungewöhnlich impulsiv, egozentrisch oder sozial unangemessen verhalten. Sie können auch Schwierigkeiten haben, ihre Emotionen zu kontrollieren und die Emotionen anderer Menschen zu verstehen. Zur Diagnose muss eine fortschreitende Zunahme von Verhaltens- und/oder von kognitiven Defiziten, die durch Beobachtung oder Fremdanamnese belegbar ist, vorliegen.
- Bei der primär progressiven Aphasie (PPA) stehen die Sprachprobleme im Vordergrund. Die Betroffenen haben Schwierigkeiten, sich auszudrücken und zu verstehen. Auch kann es für sie schwierig sein, Wörter zu finden oder komplexe Sätze zu bilden. Es entwickelt sich eine langsam fortschreitende Aphasie mit nichtflüssiger Sprachproduktion, vielen phonematischen Paraphasien und agrammatischer Syntax. Das Ein-Wort-Verständnis bleibt hingegen lange gut erhalten. Auch das soziale Verhalten, die räumliche Orientierung, das episodisches Gedächtnis und das Problemlösen bleiben lange intakt.

Im weiteren Verlauf kommt es bei beiden Formen dazu, dass kognitive Leistungen nachlassen, Alltagsfähigkeiten verloren gehen und das Urteilsvermögen schlechter wird. Die betroffenen Personen können zunehmend Schwierigkeiten haben, alltägliche Aufgaben wie Einkaufen, Kochen oder Anziehen zu bewältigen, komplexe Entscheidungen zu treffen und die Konsequenzen ihrer Handlungen zu verstehen.

FALL Der 62-jährige Patient wird aus der Klinik für Psychiatrie überwiesen. Es bestehe seit ca. 5 Jahren eine Depression. Die psychiatrischen Kollegen beschreiben, der Patient sei zunehmend oberflächlich und desinteressiert, einhergehend mit einem Verlust an Empathie bei gleichzeitiger Affektverflachung. Seine sozialen Kontakte hätte er aufgegeben. Seine Ehefrau habe sich vor 2 Jahren von ihm getrennt, der Antrieb sei deutlich gemindert. In letzter Zeit sei zunehmend ein taktloses und sozial inadäquates Verhalten hinzugekommen. Vor 2 Wochen habe er einen Autounfall gehabt, bei dem er den beteiligten LKW-Fahrer massiv und verbal-aggressiv beschimpft habe.

Der Betroffene selbst berichtet, dass er erst seine „Firma nicht mehr im Griff gehabt“ und schließlich verloren habe, und dass ihn seine Ehefrau „einfach verlassen“ habe (wohl wegen seines „fehlenden Mitgefühls“). Zu seinem Sohn habe er nur noch sporadisch Kontakt; er könne sich diese Wendung in seinem Leben auch nicht erklären. Nach Veränderungen in seinem Verhalten befragt, gibt er an, dass „er früher gerne und gut gekocht“ habe, dazu aber mittlerweile weder Lust noch Appetit verspüre. Ihm sei nur noch nach „Milch und Schokolade“. Zudem habe er häufig einen Drang sich zu bewegen, er sei dann ganz unruhig.

In der klinisch-neurologischen Untersuchung finden sich Hinweise auf eine Motoneuronschädigung, insbesondere Paresen und Atrophien der Handextensoren, ein spastisch erhöhter Muskeltonus, polytope Fasziku-

lationen und eine verminderte posturale Stabilität. Im psychischen Befund ergeben sich Hinweise auf eine Enthemmung mit sozial unangemessenem Verhalten, der Verlust von Umgangsformen sowie impulsive, unüberlegte oder achtlose Handlungen. Weitere Befunde sind eine Apathie und der Verlust von Empathie. Die neuropsychologische Testung zeigte deutliche Defizite bei Aufgaben mit exekutiven Komponenten bei relativ erhaltenem episodischem Gedächtnis und visuell-räumlichen Leistungen. Die Elektroneuro- und -myografie stützen den klinischen Verdacht auf eine Motoneurondegeneration.
In der cMRT zeigen sich Hinweise auf eine frontotemporale Atrophie (➤ Abb. 12.6a). In der Fluor-desoxy-Glukose-PET ([^{18}F]-FDG-PET) findet sich ein frontaler Hypometabolismus (➤ Abb. 12.6b).
Bei den Neurodegenerationsmarkern in der Liquordiagnostik findet sich ein erhöhtes Phospho-Tau-Protein von 67 (> 61 pg/mL) bei einem sonst normwertigen Liquorproteinbefund.
In der Zusammenschau ist von einer behavioralen Variante der frontotemporalen Demenz (bvFTD) mit einer assoziierten amyotrophen Lateralsklerose (ALS-FTD-Komplex) auszugehen.

ABB. 12.6

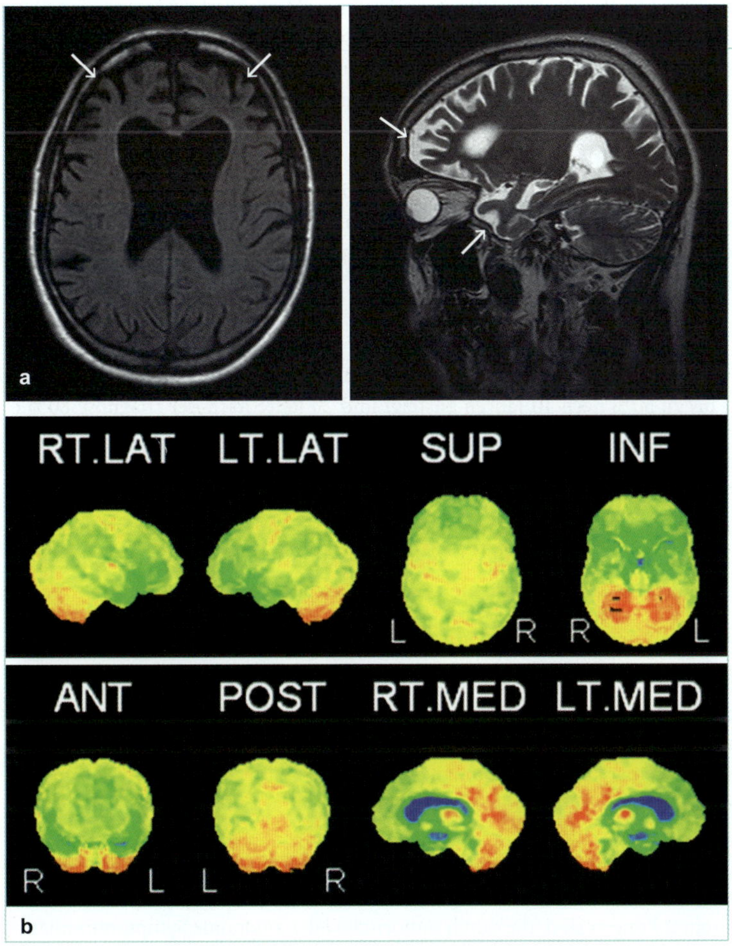

Abb. 12.6 Neurobildgebung bei frontotemporaler Demenz. a Kraniale MRT in transversaler (links) und sagittaler (rechts) Ausrichtung mit frontaler und temporaler neokortikaler Atrophie (Pfeile). **b** Fluor-desoxy-Glukose-PET ([^{18}F]-FDG-PET) mit farbcodiertem typischem Glukose-Hypometabolismus (grün) frontal und temporal beidseits; RT.LAT = rechts lateral, LT.LAT = links lateral, SUP = superior, INF = inferior, ANT = anterior, POST = posterior, RT.MED = rechts medial, LT.MED = links medial. [T1368]

Diagnostik

Zur Diagnostik gehören neben der Eigen- und – hier ganz wichtig (!) – Fremdanamnese eine klinisch neurologische Untersuchung mit der Frage nach Parkinson- und/oder motoneuronalen Zeichen sowie eine behaviorale, neuropsychologische und bei Auffälligkeiten der Sprache eine neurolinguistische Testung. In der kranialen Bildgebung ist meist eine frontale und/oder temporal betonte Atrophie (➤ Abb. 12.6a), die häufig einseitig betont ist, nachzuweisen. Im Liquor können verschiedene Destruktionsmarker erhöht sein, das Amyloid ist allerdings im Gegensatz zur Alzheimer-Krankheit normwertig.

Bei differenzialdiagnostisch schwierigen Fällen kann eine nuklearmedizinische Untersuchung weiterhelfen, die bei der FTD eine deutliche Perfusionsminderung bzw. einen Hypometabolismus frontotemporal zeigt.

Diagnostik: Neben Anamnese und klinischer Untersuchung umfasst sie verschiedene Testungen (behavorial, neuropsychologisch, linguistisch), Bildgebungen, die Untersuchung des Liquors sowie in unklaren Fällen nuklearmedizinische Verfahren.

Therapie: Eine kausale Therapie gibt es nicht.

Therapie

Es steht keine kausale Therapie zur Verfügung. Symptomatisch können psychosoziale Interventionen, Ergotherapie oder Logopädie helfen, um möglichst lange eine Teilhabe am Alltag zu ermöglichen und die Kommunikation aufrechtzuerhalten. Bei entsprechender Symptomatik ist der Einsatz von Antidepressiva oder Neuroleptika zu prüfen.

Verlauf

Die Krankheitsdauer beträgt im Mittel 7 Jahre, wobei dies sehr variabel ist und Verläufe zwischen 1 Jahr und über 15 Jahren beschrieben sind.

12.9 Demenzen bei Synukleinopathien

12.9 Demenzen bei Synukleinopathien

Demenzen im Rahmen von Synukleinopathien (zu denen die Parkinson-Krankheit gehört, ➤ Kap. 9.2.1) sind nach der Alzheimer- (➤ Kap. 12.5) und der vaskulär bedingten Demenz (➤ Kap. 12.6) die dritthäufigste Form von Demenzen. Zu ihnen gehören die Parkinson-Demenz-Krankheit (PDD, ➤ Kap. 12.9.1) und die Demenz bei der Lewy-Körperchen-Krankheit (LBD, ➤ Kap. 12.9.2).

12.9.1 Parkinson-Demenz-Krankheit
Die Parkinson-Demenz-Krankheit (PDD) entwickelt sich im Verlauf einer Parkinson-Krankheit, aber nicht später als 1 Jahr nach Auftreten der motorischen Symptome („1-Jahres-Regel").

12.9.1 Parkinson-Demenz-Krankheit

Die Parkinson-Demenz-Krankheit (PDD) ist eine Demenz, die sich im Verlauf einer (idiopathischen) Parkinson-Krankheit (➤ Kap. 9.2.1) entwickelt. Die kognitiven Störungen müssen vor oder nahezu gleichzeitig mit der Entwicklung der motorischen Parkinson-Symptomatik, zumindest aber nicht später als 1 Jahr danach auftreten („1-Jahres-Regel").

Epidemiologie

Kognitive Beeinträchtigungen treten bei etwa 30–40 % der Parkinson-Patienten auf, wobei die Prävalenz im Krankheitsverlauf auf bis zu 50 % nach 10 Jahren ansteigt und 20 Jahre nach der Diagnose 80 % erreicht.

Pathologie: Vor allem der dopaminerge Ncl. coeruleus und der cholinerge Ncl. basalis Meynert degenerieren.

Pathologie

Die Pathologie umfasst u. a. die dopaminerge Deafferenzierung des Striatums, die Degeneration dopaminerger (Ncl. coeruleus) und cholinerger (Ncl. basalis Meynert) Projektionskerne sowie extranigraler dopaminerger Neurone und eine kortikale und subkortikale Lewy-Körperchen-Pathologie.

Klinik: Typisch ist zum einen ein Parkinson-Syndrom, zum anderen eine gemischt kortikale und subkortikale Demenz.

Klinik

Kernmerkmale einer PDD sind ein Parkinson- und ein demenzielles Syndrom, das dem Parkinson-Syndrom allmählich beginnend folgt und langsam zunimmt. Basierend auf der Anamnese, der klinischen und der psychischen Untersuchung stellt sich das demenzielle Syndrom wie folgt dar:

- Einschränkungen in mehr als einer kognitiven Domäne (s. u.)
- Abnahme der Kognition im Vergleich zum prämorbiden Niveau
- Defizite, die
  - ausgeprägt genug sind, um zu Einschränkungen im täglichen Leben (sozial, beruflich oder in der eigenen Versorgung) zu führen
  - unabhängig von Einschränkungen sind, die durch motorische oder autonome Symptome entstehen

Typisch ist ein kortikal-subkortikaler Demenztyp mit führendem dysexekutivem Syndrom. Oft kann dies von Depressionen überlagert sein.

Betroffen sind außerdem kognitive Funktionen mit Beeinträchtigungen von Aufmerksamkeit, Exekutivfunktionen, visuell-räumlichen Funktionen, Gedächtnis und Sprache, aber auch Verhaltensmerkmale wie Apathie, Persönlichkeits- und Stimmungsänderungen, Halluzinationen, Wahn und verstärkte Tagesmüdigkeit.

PRAXISTIPP

PRAXISTIPP Im Gegensatz zu den kortikalen Demenzen, bei denen die sog. Hirnwerkzeugstörungen (wie Gedächtnisdefizite, Aphasien, Apraxien und Agnosien und Orientierungsstörungen) im Vordergrund stehen, sind die subkortikalen Demenzen durch

- psychiatrische Auffälligkeiten,
- eine psychomotorische Verlangsamung,
- frontal-exekutive Störungen und
- Gedächtnisstörungen mit im Vordergrund stehender Beeinträchtigung des Abrufs gelernter Information charakterisiert.

Diagnostik

Zunächst einmal muss eine Parkinson-Krankheit zugrunde liegen, und andere mögliche Ursachen müssen ausgeschlossen sein. Neben der Eigen- und Fremdanamnese gehört eine behaviorale und neuropsychologische Untersuchung zur Diagnostik. Derzeit stehen keine Biomarker aus dem Blut oder dem Liquor zur Verfügung. Die kraniale Bildgebung kann normal sein oder auch eine milde (mesio-)temporale Atrophie zeigen. Nuklearmedizinisch kann sich neben dem Nachweis des verringerten dopaminergen Stoffwechsels in der FDG-PET ein temporo-parieto-okzipitaler Hypometabolismus zeigen.

Diagnostik: Sie besteht (wie bei anderen Demenzen) aus (Fremd-)Anamnese, Testung (neuropsychologisch, behavioral), Liquor (unauffällig), Bildgebung (ggf. milde mesiotemporale Atrophie) und ggf. nuklearmedizinischen Verfahren (temporo-parieto-okzipitaler Hypometabolismus)

Therapie

Der Azetylcholinesterasehemmer Rivastigmin (Kapseln) ist – im Hinblick auf kognitive Störung und Alltagsfunktion – zur Behandlung der Demenz bei Morbus Parkinson im leichten und mittleren Stadium wirksam und sollte eingesetzt werden. Für Donepezil gibt es bei der Demenz bei Morbus Parkinson Hinweise darauf, dass es auf Kognition und klinischen Gesamteindruck wirksam ist. Für Patienten mit Parkinson-Demenz, Lewy-Körperchen-Demenz und verwandten Erkrankungen sind klassische und viele atypische Neuroleptika kontraindiziert, da sie Parkinson-Symptome verstärken und Somnolenzattacken auslösen können. Einsetzbare Neuroleptika bei diesen Erkrankungen sind Clozapin und mit geringerer Evidenz Quetiapin. Des Weiteren sind bei der Parkinsontherapie Physiotherapie und psychosoziale Interventionen zu empfehlen.

Therapie: Rivastigmin, Donepezil

Verlauf

Während die Defizite in den kognitiven Domänen Exekutive und Aufmerksamkeit zu Beginn am prominentesten sind, nimmt die Ausprägung im weiteren Verlauf zu. Auch die anderen kognitiven Leistungen inklusive Lernen und Gedächtnis sind dann betroffen.

12.9.2 Demenz bei der Lewy-Körperchen-Krankheit

12.9.2 Demenz bei der Lewy-Körperchen-Krankheit

Epidemiologie

Die Demenz bei der Lewy-Körperchen-Krankheit (LBD) macht um die 10 % der degenerativen Demenzen aus.

Pathologie

Bei der LBD finden sich neuropathologisch die sog. Lewy-Körperchen, intraneuronale, eosinophile, ubiquitin-positive Einschlusskörper, die Neurofilament- und Mikrotubulusproteine, darunter Tau-Protein, α-Synuklein und Ubiquitin enthalten. Diese Einschlusskörper sind auch bei der Parkinson-Krankheit nachzuweisen (> Kap. 9.2.1)

Pathologie: Lewy-Körperchen können nachgewiesen werden.

Klinik

Die Abgrenzung einer LBD von einer Alzheimer-Demenz (> Kap. 12.5) ist im Frühstadium klinisch nicht einfach, insbesondere wenn Kernmerkmale der Erkrankung nicht oder nur ungenügend ausgeprägt sind. Neben den Demenzkriterien sprechen folgende 4 Merkmale für eine LBD:

- *Fluktuierende Bewusstseinslage:* Störungen der quantitativen Bewusstseinslage (Wachheit) treten weitaus häufiger bei der LBD auf (80–90 %) als bei der Alzheimer-Demenz (20 %) oder der vaskulären Demenz (35–50 %). Zwischen einer LBD und einer PDD bestehen praktisch keine Unterschiede in der Häufigkeit dieser Fluktuationen. Im Extremfall tritt ein komaartiger Zustand mit Nichterweckbarkeit auf.
- *Halluzinationen:* Halluzinationen und Wahn sind bei der LBD weitaus häufiger (76 % und 57 %) als bei der PDD (54 % und 29 %). Die Halluzinationen sind meist visueller Natur (72 %), aber auch andere Modalitäten können betroffen sein.
- *REM-Schlaf-Verhaltensstörung:* Sie ist gekennzeichnet durch eine motorische Hyperaktivität im REM-Schlaf, kommt bei der LBD häufig vor (74 %) und ist meist schon Jahre vor der Demenz nachweisbar.
- *Parkinson-Syndrom:* Die Bradykinese und der Rigor sind meist symmetrisch.

Klinik: Neben der Demenz kommt es zu fluktuierenden quantitativen Bewusstseinsstörungen, Halluzinationen (meist visuell), REM-Schlaf-Verhaltensstörungen und motorischer Parkinson-Symptomatik.

FALL In der Gedächtnisambulanz stellt sich ein 76-jähriger Mann in Begleitung seiner Ehefrau vor. Aus der *Eigenanamnese* ist zu erfahren, dass er zunehmend „langsamer und vergesslicher" sei, zudem berichtet er von „vermehrter Müdigkeit, er schlafe auch tagsüber häufig ein und er sehe im Schlaf- und Wohnzimmer immer wieder diese „weißen Mäuse". Seine Ehefrau bestätigt, dass er seit ca. 1–1,5 Jahren dies häufig erzähle, die „Mäuse aber natürlich nicht da" seien, sie erzählt zudem, dass er häufig beim Fernsehen und zuletzt beim Essen „einfach wegdöst" und es ihm zunehmend schwerfalle, sich lange auf etwas zu konzentrieren und wach zu bleiben. Schon länger (bestimmt seit etwa 4–5 Jahren) sei ihr aufgefallen, dass er im Schlaf manch-

mal spreche und auch schon mal wie wild um sich schlage, sie habe daher das Schlafzimmer verlassen und schlafe im Wohnzimmer. Die allgemeine Beweglichkeit sei deutlich eingeschränkt, er sei deutlich verlangsamt und beim Gehen sei ihr seit ein paar Monaten ein „Trippelgang" aufgefallen.
In der *klinisch-neurologischen* Untersuchung ergeben sich eine deutliche Bradykinese, ein leicht erhöhter Rigor der oberen Extremitäten unter kontralateraler Aktivierung, ein verminderter Armschwung vor allem rechts und ein kleinschrittiges Gangbild mit verminderter posturaler Stabilität. Im *psychischen* Befund finden sich wiederkehrende sehr detailreiche visuelle Halluzinationen. Die *neuropsychologische Testung* zeigt eine leichtgradige Demenz mit fluktuierenden kognitiven Leistungen mit besonderer Variabilität von Aufmerksamkeit und Wachheit. Die *Videopolysomnografie* bestätigt den Verdacht auf eine REM-Traum-Schlafverhaltensstörung. In der *cMRT* zeigen sich keine relevanten Besonderheiten. Die Liquordiagnostik ist nicht wegweisend.
In der Zusammenschau ist bei einer leichtgradigen Demenz mit Funktionseinschränkungen im Alltag und relativ gut erhaltener Gedächtnisfunktion, Fluktuationen der Kognition vor allem der Aufmerksamkeit und Wachheit, den visuellen Halluzinationen, der REM-Schlaf-Verhaltensstörung und der Parkinson-Symptomatik von einer Lewy-Körperchen-Krankheit auszugehen.
Unter der Einnahme von Rivastigmin werden die Halluzinationen seltener und unter einer niedrigen L-DOPA-Dosis verbessert sich die allgemeine Beweglichkeit etwas.

Diagnostik: Für differenzialdiagnostische Überlegungen sind insbesondere die zerebrale Bildgebung und nuklearmedizinische Verfahren hilfreich.

Diagnostik

Die strukturelle Bildgebung dient dem Ausschluss nicht neurodegenerativer Demenzen und kann, da der hippokampale Volumenverlust geringer ist als bei der Alzheimer-Demenz, bei der Differenzierung dieser Entitäten helfen (➤ Abb. 12.7a). Nuklearmedizinische Untersuchungen können als hinweisende/unterstützende Biomarker hilfreich in die Diagnosestellung einfließen. Von besonderer Bedeutung ist, dass die für die Klassifikation als Parkinson-Syndrom typische Affektion des nigrostriatalen Systems mittels Dopamin-Transporter-SPECT nachgewiesen werden kann. Auch eine verminderte Tracer-Aufnahme in der ^{123}Jod-MIBG-Szintigrafie des Myokards oder eine verringerte okzipitale Aktivität in der FDG-PET-Bildgebung (➤ Abb. 12.7b) können zur Diagnosefindung beitragen.

ABB. 12.7

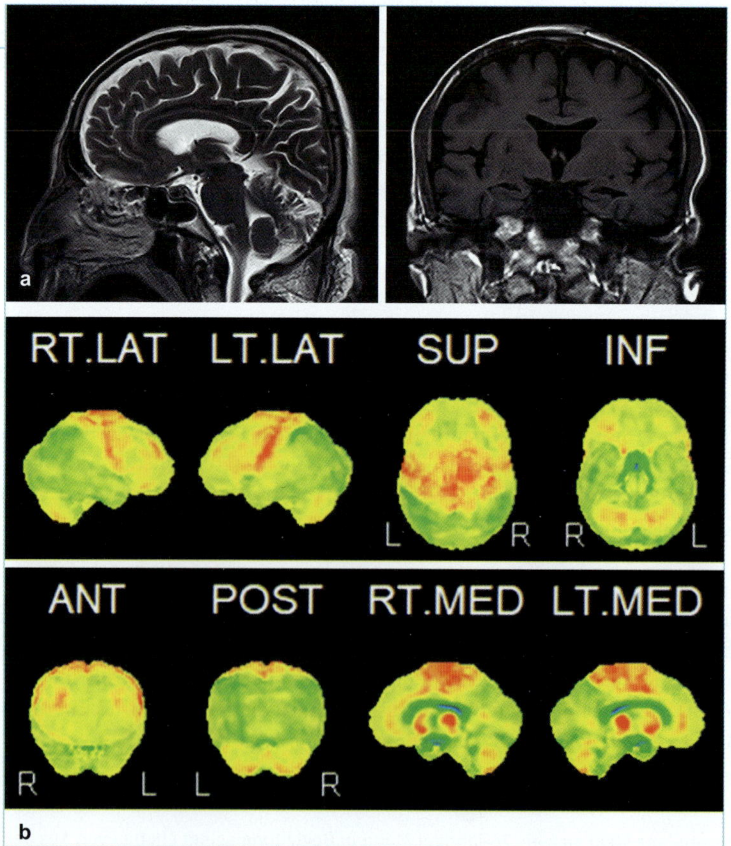

Abb. 12.7 Neurobildgebung bei diffuser Lewy-Körperchen-Krankheit. a Kraniale MRT in sagittaler (links) und koronarer (rechts) Ausrichtung mit Normalbefunden. **b** Fluor-desoxy-Glukose-PET ([^{18}F]-FDG-PET) mit farbcodiertem typischem Glukose-Hypometabolismus (grün) parietookzipital beidseits; RT.LAT = rechts lateral, LT.LAT = links lateral, SUP = superior, INF = inferior, ANT = anterior, POST = posterior, RT.MED = rechts medial, LT.MED = links medial. [T1368]

Therapie

Die LBD kann nicht kausal behandelt werden, es gibt keine zugelassene oder ausreichend belegte Medikation. Möglicherweise wirkt Rivastigmin auf Verhaltenssymptome und Donepezil auf Kognition, den klinischen Gesamteindruck und Verhaltenssymptome. Es gibt ferner Hinweise für die Wirksamkeit von Memantin auf den klinischen Gesamteindruck und Verhaltenssymptome, nicht aber auf Kognition. Entsprechende Behandlungsversuche können erwogen werden. Neben der Pharmakotherapie kommen psychosoziale Interventionen wie die Ergotherapie zur Anwendung.

Therapie: Behandlungsversuche mit Rivastigmin, Donepezil oder Memantin

MERKE Für Patienten mit Parkinson-Demenz, Lewy-Körperchen-Demenz und verwandten Erkrankungen sind klassische und viele atypische Neuroleptika kontraindiziert, da sie Parkinson-Symptome verstärken und Somnolenzattacken auslösen können. Einsetzbare Neuroleptika bei diesen Erkrankungen sind Clozapin und mit geringerer Evidenz Quetiapin.

MERKE

Verlauf

Es handelt sich um eine fortschreitende Krankheit, im Vergleich zu den anderen Demenzen mit der höchsten Mortalitätsrate. Die Krankheit dauert im Durchschnitt 5–8 Jahre vom Zeitpunkt der Diagnose bis zum Tod, kann aber bei manchen Menschen zwischen 2 und 20 Jahren dauern.

ÜBUNGSFRAGEN ZUM WISSENS-CHECK

1. Nennen Sie typische Merkmale der Demenz.
2. Wie sind eine leichte kognitive Störung („mild cognitive impairment“, MCI) und eine subjektive kognitive Störung („subjective cognitive impairment“, SCI) definiert?
3. Was sind typische Merkmale der frontotemporalen Demenz (FTD)?
4. Nennen Sie typische Merkmale der Demenz bei der Lewy-Körperchen-Krankheit (LBD).

KAPITEL

13 Motoneuronale Erkrankungen

Ulf Ziemann

Klein und zerbrechlich saß er in seinem überdimensioniert wirkenden Rollstuhl, bewegen konnte er sich de facto nicht und doch steckte in diesem Körper eines der größten Genies unserer Zeit – Stephen Hawking. Er litt seit seiner Jugend an amyotropher Lateralsklerose, einer unheilbaren degenerativen Erkrankung des motorischen Nervensystems. Allen ärztlichen Prognosen zum Trotz lebte er Jahrzehnte mit dieser schwerwiegenden, bisher in der Regel binnen weniger Jahre zum Tod führenden Erkrankung und bereicherte die Welt mit seinen Büchern und Entdeckungen. Im Folgenden werden dir motoneuronale Veränderungen und die Prinzipien der motorischen Verschaltung vorgestellt. Diese Erkrankungen sind zum Teil sehr selten und werden nicht regelmäßig vom IMPP geprüft. Dennoch solltest du sie beherrschen, denn beispielsweise Spastik und Paresen sind wichtige Themen in der Neurologie und der Klinik!

Motoneuronale Erkrankungen sind eine heterogene Gruppe progredienter neurodegenerativer Erkrankungen, bei denen das 1. und/oder 2. Motoneuron zugrunde geht, also die Nervenzellen, die die Willkürmotorik im Kortex und im Rückenmarksvorderhorn kontrollieren. Die meisten Erkrankungen treten sporadisch auf, aber vererbbare Formen kommen ebenfalls vor. Motoneuronale Erkrankungen können in jedem Lebensalter auftreten.

13.1 Anatomie und Physiologie des motorischen Systems

13.1.1 Anatomie

Das motorische System ist zuständig für die Planung, Ausführung und Kontrolle willkürmotorischer Bewegungen. Dabei werden das zentral-motorische und das peripher-motorische System unterschieden.

Zentral-motorisches System

Das zentral-motorische System im engeren Sinn ist das kortikospinale System (Pyramidenbahnsystem). Es ist die direkte Verbindung vom im Gyrus precentralis gelegenen primären Motorkortex (Area 4 nach Brodmann) zu Motoneuronen im Rückenmark (Abb. 1.14). Ebenfalls zum zentral-motorischen System gehört das extrapyramidale System, das anatomisch schlicht dadurch definiert ist, dass es nicht Teil des

13.1 Anatomie und Physiologie des motorischen Systems

13.1.1 Anatomie

Das motorische System dient der Willkürmotorik.

Zentral-motorisches System: Das zentral-motorische System im engeren Sinn erstreckt sich vom primären Motorkortex bis zum 2. Motoneuron im Hirnstamm oder Rückenmark und wird auch als kortikospinales System oder Pyramidenbahn bezeichnet. Weitere sog. extrapyramidale Bahnen beeinflussen das 2. Motoneuron.

pyramidalen Systems ist. Es hat seinen Ursprung in Neuronen der Basalganglien und in kortikalen Arealen außerhalb des primären Motorkortex (z. B. prämotorischer Kortex) und nimmt über verschiedene extrapyramidale Bahnen modulierenden erregenden und hemmenden Einfluss auf das 2. Motoneuron im Hirnstamm und Rückenmark (s. a. ➤ Kap. 9).

Der *kortikospinale Trakt* besteht aus den Axonen des 1. Motoneurons.

Kortikospinaler Trakt Etwa eine Million kortikospinale Neurone (1. Motoneuron, Pyramidenzelle; „upper motor neuron") in Lamina V des Gyrus precentralis bilden mit ihren Axonen die Pyramidenbahn (Tractus corticospinalis, kortikospinaler Trakt). Die Axone können eine Länge von mehr als einem Meter erreichen. Besonders große und schnellleitende Pyramidenzellen werden als **Betz-Riesenzellen** bezeichnet. Die Pyramidenbahn zieht fächerförmig durch die subkortikale weiße Substanz und bündelt sich im hinteren Schenkel (Crus posterius) der inneren Kapsel (Capsula interna).

Der *kortikobulbäre Trakt* leitet beidseits Impulse zu den motorischen Hirnnervenkernen in Pons und Medulla oblongata.

Kortikobulbärer Trakt Auf Höhe des Mittelhirns (Mesenzephalon) verlässt ein Teil der Axone die Pyramidenbahn, kreuzt zu ca. 50 % auf die Gegenseite und versorgt auf beiden Seiten die motorischen Hirnnervenkerne in Pons und Medulla oblongata (beidseitige Innervation). Dieses System wird als kortikobulbärer Trakt (Tractus corticonuclearis) bezeichnet und kennt 2 Ausnahmen:

- Kortikobulbäre Fasern zum unteren Fazialiskern kreuzen fast vollständig zur Gegenseite (überwiegend kontralaterale Innervation).
- Kortikobulbäre Neurone zur Innervation der äußeren Augenmuskelkerne sind nicht im primären Motorkortex, sondern im sog. frontalen Augenfeld (Area 8 nach Brodmann) lokalisiert.

Klinisch relevant: 90 % der Axone des kortikospinalen Trakts kreuzen in der Decussatio pyramidum der Medulla oblongata zur Gegenseite!

Kreuzung auf die Gegenseite Der kortikospinale Trakt läuft vom Mittelhirn weiter durch die ventralen Anteile des Pons und der Medulla oblongata, wo in der **Pyramidenbahnkreuzung** (Decussatio pyramidum) ca. 90 % der Axone zur Gegenseite kreuzen. Sie verlaufen intraspinal im Seitenstrang (Tractus corticospinalis lateralis) weiter abwärts. Die übrigen, nicht kreuzenden Axone bilden den Vorderstrang (Tractus corticospinalis anterior) und kreuzen überwiegend auf segmentaler Ebene zur Gegenseite.

Manche kortikospinale Axone werden direkt (monosynaptisch) auf das 2. Motoneuron umgeschaltet, andere Axone enden zunächst an modulierenden Interneuronen.

Verbindung zum 2. Motoneuron Die kortikospinalen Axone enden z. T. direkt an spinalen α-Motoneuronen (2. Motoneuron, Vorderhornzelle, „lower motor neuron"). Diese monosynaptische Verbindung vom Motorkortex zum 2. Motoneuron wird auch als kortikomotoneuronales System bezeichnet und ist phylogenetisch vor allem beim Menschen und dort insbesondere für die Steuerung der Handmotorik ausgebildet. Viele andere kortikospinale Axone enden an erregenden oder hemmenden Interneuronen des Rückenmarks und vermitteln ihre Aktivität indirekt an die α-Motoneurone.

Die Pyramidenbahn hat eine *somatotope Organisation,* d. h., die Anordnung der kortikalen Repräsentationen vom Gesicht bis zur unteren Extremität bleibt auch im Verlauf der Bahn bestehen.

Somatotope Organisation Das kortikospinale System ist somatotop organisiert. Im primären Motorkortex ist die Gesichtsmuskulatur am weitesten anterior-lateral repräsentiert, die untere Extremität am weitesten posterior-medial (an der sog. Mantelkante des Interhemisphärenspalts) und die obere Extremität dazwischen (Abb. 1.14). Die Arm-Hand-Repräsentation kann bei den meisten Menschen einer makroskopischen anatomischen Struktur, dem Handknauf („hand knob"), zugeordnet werden. Hierbei handelt es sich um eine omega- oder epsilonförmige Vorwölbung des Gyrus precentralis nach posterior, die meist auf transversalen Schnittbildern in der CT oder MRT gut identifiziert werden kann. In der inneren Kapsel liegen die Fasern der Fuß-Bein-Repräsentation am weitesten posterior, diejenigen der Gesichtsrepräsentation am weitesten anterior (nahe dem Knie der inneren Kapsel) und die Fasern der Arm-Hand-Repräsentation dazwischen.

Konvergenz: Ein 2. Motoneuron wird von mehreren 1. Motoneuronen innerviert.
Divergenz: Ein 1. Motoneuron innerviert mehrere 2. Motoneurone.

Konvergenz und Divergenz Das kortikospinale System ist durch Konvergenz und Divergenz gekennzeichnet:

- Konvergenz bedeutet, dass ein 2. Motoneuron synaptische Eingänge von zahlreichen 1. Motoneuronen erhält.
- Divergenz bedeutet, dass ein 1. Motoneuron gleichzeitig verschiedene 2. Motoneurone innerviert, die zudem unterschiedlichen motorischen Repräsentationen (z. B. zur Innervation verschiedener Arm- und Handmuskeln) angehören können.

Konvergenz ist vor allem für Erregungssummation am 2. Motoneuron wichtig (s. u.), Divergenz unterstützt die Steuerung komplexer Bewegungen, bei denen es auf die Ko-Aktivierung mehrerer Muskeln ankommt.

Peripher-motorisches System: Ab dem 2. Motoneuron beginnt das peripher-motorische System. Ein 2. Motoneuron und die von ihm innervierten Muskelfasern sind eine *motorische Einheit.*

Peripher-motorisches System

Das peripher-motorische System besteht aus dem 2. Motoneuron im Hirnstamm oder Rückenmark (Abb. 14.1), seinem Axon und der motorischen Endplatte (neuromuskuläre Synapse). Aktionspotenziale des 2. Motoneurons werden auf den Muskel übertragen und führen dort zu einer Kontraktion. Ein Motoneuron innerviert oft mehrere (bis zu tausende) Muskelfasern, die als **motorische Einheit** zusammengefasst werden.

13.1.2 Physiologie

Das pyramidale System dient der willkürmotorischen Bewegungssteuerung. Etwa 100 ms vor einer Bewegung werden in kortikospinalen Neuronen durch bewegungsvorbereitende Zuflüsse aus prämotorischen Kortexarealen (z. B. prämotorischer Kortex, supplementär-motorisches Areal) Aktionspotenziale (AP) ausgelöst und entlang des kortikospinalen Trakts bis zum 2. Motoneuron geleitet. Da die kortikospinalen Neurone stark myelinisiert sind, ist die Erregungsfortleitung sehr schnell (bis zu 60–80 m/s). Die AP werden über erregende glutamaterge Synapsen auf das 2. Motoneuron übertragen und lösen dort ein exzitatorisches postsynaptisches Potenzial (EPSP) aus.

Zeitliche und räumliche Integration Die Auslösung eines AP im 2. Motoneuron erfordert in aller Regel die Summation mehrere EPSPs, entweder dadurch, dass mehrere AP desselben kortikospinalen Neurons kurz hintereinander eintreffen (zeitliche Integration) oder dass AP weiterer kortikospinaler Neurone dasselbe 2. Motoneuron erreichen (räumliche Integration).

Henneman-Prinzip Mit wachsender Kontraktionsstärke eines Muskels werden immer mehr Motoneurone, die diesen Muskel innervieren, rekrutiert. Bei schwacher Kontraktion werden zuerst die kleinsten Motoneurone herangezogen und dann mit stärker werdender Kontraktion immer größere. Dieser Zusammenhang wird nach dem Erstbeschreiber als das Henneman-Prinzip bezeichnet. Die kleinen Motoneurone haben eine niedrige Reizschwelle und innervieren langsam ermüdende sog. **Typ-1-Muskelfasern** („slow-twitch"-Typ), wohingegen große Motoneurone eine höhere Reizschwelle haben und rasch ermüdende sog. **Typ-2-Muskelfasern** („fast-twitch"-Typ) innervieren.

2. Motoneuron Ein im 2. Motoneuron ausgelöstes AP wird über das Axon bis zu seiner motorischen Endplatte weitergeleitet und dort auf die Muskelfaser übertragen. Der Neurotransmitter ist Azetylcholin.

13.2 Leitsymptome

Die typischen Leitsymptome einer neurodegenerativen Schädigung des 1. Motoneurons unterscheiden sich deutlich von denen einer Schädigung des 2. Motoneurons. Sie können durch Anamnese und klinische Untersuchung bereits gut identifiziert werden.

13.2.1 Leitsymptome des 1. Motoneurons

Typische Leitsymptome sind spastische Parese, gesteigerte Muskeleigenreflexe und Pyramidenbahnzeichen.

Spastische Parese

Bei einer spastischen Parese ist der Muskeltonus spastisch erhöht und die Kraft gemindert.

Spastik Bei passiver Muskeldehnung (z. B. durch Streckung oder Beugung eines Gelenks) spürt man einen erhöhten muskulären Widerstand, der mit der Geschwindigkeit der Muskeldehnung zunimmt und von kurzer Dauer ist. Das plötzliche Nachlassen der spastischen Tonuserhöhung und die dann mögliche passive Beugung einer Extremität werden als **Taschenmesserphänomen** bezeichnet. Bei der Gangprüfung ist häufig eine **spastische Paraparese** zu beobachten. Dabei ist der Tonus insbesondere der Oberschenkeladduktoren erhöht. Im Extremfall führt das zum **Scherengang,** bei dem die Beine beim Gehen überkreuzt werden. Die genauen Ursachen der Spastik sind bislang nur unvollständig verstanden. Voraussetzung ist in der Regel eine kombinierte Schädigung des pyramidalen und extrapyramidalen Systems, die am 2. Motoneuron im Ergebnis zu einer Enthemmung führt. Je nach topografischer Verteilung kann es sich um eine Monospastik (eine Extremität), Paraspastik (2 gegenüberliegende Extremitäten, meist die Beine), Hemispastik (eine Körperhälfte) oder Tetraspastik (alle 4 Extremitäten) handeln. Das Ausmaß der Spastik kann klinisch nach der modifizierten Ashworth-Skala eingestuft werden (➤ Tab. 13.1).

Zentrale Parese Die zentrale Parese ist Folge des Untergangs von kortikospinalen Neuronen, sodass für eine Maximalinnervation weniger Neurone zur Verfügung stehen. Die Parese kann klinisch wie eine „atrophe Parese" in Schweregrade eingeteilt werden (Tab. 1.21).

Gesteigerte Muskeleigenreflexe

Muskeleigenreflexe werden immer im Seitenvergleich beurteilt. Ist ein Reflex dabei stärker auslösbar, muss noch geklärt werden, ob dieser Reflex wirklich gesteigert oder aber die andere Seite abgeschwächt ist. Mehrere Kriterien sprechen auch absolut gesehen für einen gesteigerten Muskeleigenreflex:

- verbreiterte Reflexzone (wenn z. B. der Patellarsehnenreflex nicht nur durch Beklopfen der Patellarsehne, sondern auch noch der Schienbeinkante ausgelöst werden kann)
- Irradiation des Reflexes (wenn auch Muskeln reagieren, die bei Auslösen des Reflexes gar nicht gedehnt werden, z. B. beim Überspringen des Adduktorenreflexes auf die Gegenseite)
- Klonus (wenn nach einem einzelnen Dehnungsreiz rhythmisch wiederholte Reflexantworten auftreten, s. a. Abb. 1.22).

Studentische Sicht

13.1.2 Physiologie

Die Einleitung einer Willkürbewegung dauert ca. 100 ms! Schnellleitende Axone des 1. Motoneurons erzeugen ein exzitatorisches postsynaptisches Potenzial (EPSP) am 2. Motoneuron.

Mehrere EPSPs werden zeitlich und räumlich am 2. Motoneuron zur Auslösung eines Aktionspotenzials integriert.

Henneman-Prinzip: Je nach Kraftanstrengung werden verschiedene Neurone und Muskelfasern aktiviert:

- kleine Motoneurone → niedrige Reizschwelle → innervieren *Typ-1-Muskelfasern* („slow-twitch", langsam ermüdend)
- große Motoneurone → hohe Reizschwelle → innervieren *Typ-2-Muskelfasern* („fast-twitch", rasch ermüdend)

Das **2. Motoneuron** überträgt Aktionspotenziale mittels Azetylcholin auf die Muskelfaser.

13.2 Leitsymptome

Wichtig: Die klinische Unterscheidung von Schädigungen des 1. und 2. Motoneurons!

13.2.1 Leitsymptome des 1. Motoneurons

- spastische Parese
- gesteigerte Muskeleigenreflexe
- Pyramidenbahnzeichen

Spastische Parese: Bei einer Spastik (➤ Tab. 13.1) erhöht sich der Muskeltonus mit der Geschwindigkeit der passiven Muskeldehnung. Ursache ist eine Enthemmung des 2. Motoneurons. Plötzliches Nachgeben des Muskels = *Taschenmesserphänomen*

Gesteigerte Muskeleigenreflexe: Immer im Seitenvergleich!

- verbreiterte Reflexzone
- überspringende Reflexantwort
- kloniforme Reflexsteigerung

Tab. 13.1 Schweregrade der Spastik nach der modifizierten Ashworth-Skala.

Grad	Beurteilung
0	kein erhöhter Tonus
1	leichte Tonuserhöhung, die an einem „catch and release“ erkennbar wird oder an einem minimalen Widerstand am Ende des Bewegungsausmaßes, wenn die betroffene Gliedmaße in Flexion oder Extension bewegt wird
2	leichte Tonuserhöhung, die an einem „catch“ erkennbar wird, der gefolgt wird von einem minimalen Widerstand durch den gesamten restlichen (weniger als die Hälfte des) Bewegungsweg
3	stärker ausgeprägte Tonuserhöhung durch die meisten Anteile des Bewegungswegs, die betroffene Gliedmaße ist aber leicht beweglich
4	erhebliche Erhöhung des Muskeltonus, passive Bewegung ist schwierig

Pyramidenbahnzeichen: Babinski, Gordon, Oppenheim, Chaddock, Strümpell

Pyramidenbahnzeichen (pathologische Reflexe)

Als Hinweis auf eine Schädigung der Pyramidenbahn gelten an der unteren Extremität die Zeichen nach Babinski (Abb. 1.23), Gordon, Oppenheim, Chaddock und Strümpell (➤ Kap. 1.3.2.2).

13.2.2 Leitsymptome des 2. Motoneurons

- Muskelatrophie (➤ Abb. 13.1)
- schlaffe Paresen
- verminderte/erloschene Reflexe
- Faszikulationen (**Cave:** Kommen auch bei Gesunden vor!)

13.2.2 Leitsymptome des 2. Motoneurons

Typische Leitsymptome sind Muskelatrophie, schlaffe Parese, verminderte oder erloschene Muskeleigenreflexe und Faszikulationen.

Muskelatrophie

Hierbei handelt es sich um einen Muskelschwund, der bei Erkrankungen des 2. Motoneurons durch den Untergang und Abbau von denervierten Muskelfasern zustande kommt. Die Muskelatrophie kann im fortgeschrittenen Stadium durch den Rückgang des Muskelreliefs und (vor allem in der Zungenmuskulatur, ➤ Abb. 13.1a) durch Einbuchtungen des Muskels leicht identifiziert werden. Bei der amyotrophen Lateralsklerose (ALS) beginnt die Muskelatrophie häufig in der Thenarmuskulatur. Dieses Phänomen wird als Split-Hand-Syndrom (➤ Abb. 13.1b–c) bezeichnet, wenn andere Handmuskeln zunächst noch nicht betroffen sind.

ABB. 13.1

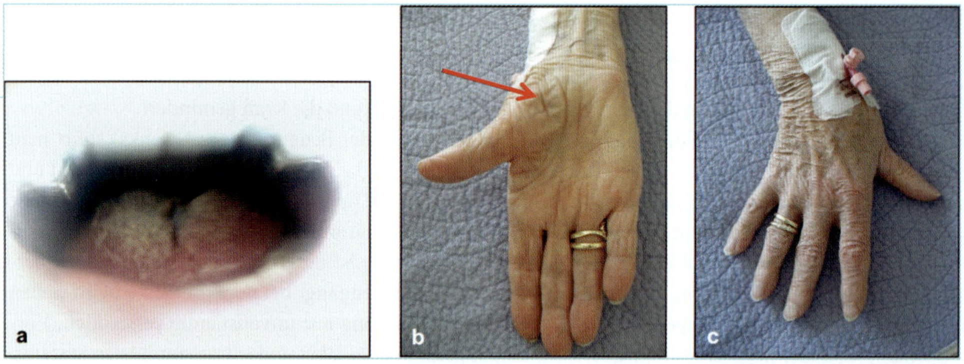

Abb. 13.1 Muskelatrophie. a Fortgeschrittene bilaterale Zungenatrophie bei einer 82-jährigen Patientin mit zunächst diagnostizierter progressiver Bulbärparalyse. Die Patientin ist nicht in der Lage, die Zunge aktiv herauszustrecken. **b, c** Im 12-monatigen Verlauf jedoch Entwicklung einer atrophen Parese der Thenarmuskulatur der rechten Hand (roter Pfeil) bei noch fehlenden Atrophien anderer Handmuskeln (sog. Split-Hand-Syndrom). Klinisch-neurologisch zeigte sich ein sehr lebhafter Masseter-Reflex und ein nur rechts auslösbarer Trömner-Reflex. Nach den revidierten El-Escorial-Kriterien wurde die Diagnose einer wahrscheinlichen amyotrophen Lateralsklerose mit Zeichen des 1. und 2. Motoneurons in jeweils 2 Körperregionen (bulbär, zervikal) gestellt. [R261]

Schlaffe Parese

Bei einer schlaffen Parese sind sowohl der Muskeltonus als auch die Kraft vermindert. Der herabgesetzte Muskeltonus ist dabei Folge der verminderten Muskelmasse. Das Ausmaß der Lähmung korreliert mit der Ausprägung der Muskelatrophie und ist Ausdruck einer verminderten Zahl der für die Kontraktion verfügbaren Muskelfasern. Der Paresegrad wird nach der Skala des British Medical Research Council eingeteilt (Tab. 1.19).

Faszikulationen

Faszikulationen sind unwillkürliche Entladungen einzelner motorischer Einheiten. Sie sind oft von außen als Zuckung sichtbar, führen aber in der Regel nicht oder nur bei Muskeln mit geringer Masse und Trägheit (z. B. Muskeln der Hand oder des Augenlids) zu einem Bewegungseffekt. Pathologische Faszikulationen sind unspezifischer Ausdruck einer Schädigung des 2. Motoneurons oder des peripheren Nervs. Sie müssen von sog. benignen Faszikulationen ohne Krankheitswert abgegrenzt werden, die bei Gesunden häufig vorkommen, definitionsgemäß nicht mit anderen Schädigungszeichen des 2. Motoneurons einhergehen und sich als gelegentliche, oft repetitive Entladungen einer einzelnen motorischen Einheit äußern.

MERKE

Klinische Zeichen der Motoneuronschädigung

Typisch für die Schädigung des 1. Motoneurons sind spastische Parese, gesteigerte Muskeleigenreflexe und Pyramidenbahnzeichen, typisch für die Schädigung des 2. Motoneurons sind Muskelatrophie, schlaffe (atrophe) Parese und Faszikulationen. Bei kombinierten Motoneuronerkrankungen kommt es häufig zu einem Nebeneinander dieser klinischen Zeichen, z.B. gesteigerten Muskeleigenreflexen in einer Extremität mit atropher Parese.

MERKE

13.3 Zusatzdiagnostik

13.3.1 Laboruntersuchungen

Spezifische Laboruntersuchungen zum Beweis einer motoneuronalen Erkrankung gibt es nicht. Allerdings wird in verschiedenen Leitlinien (z. B. europäische Leitlinie zur Diagnosestellung der ALS) die Bestimmung folgender Laborwerte empfohlen:

- Kreatinkinase (CK): leichte CK-Erhöhungen (bis 500 U/L) können bei Degeneration des 2. Motoneurons vorkommen
- Blutbild, Differenzialblutbild, ESR, CRP, Elektrolyte, Glukose, Transaminasen, Schilddrüsenhormone, Serumelektrophorese und Immunfixation: Klärung einer entzündlichen, tumorösen oder endokrinen Grunderkrankung, die ähnliche Symptome wie bei einer Motoneuronerkrankung hervorrufen oder mit dieser assoziiert sein kann
- Vitamin B_{12} und Folsäure: Ausschluss einer funikulären Myelose
- überlangkettige Fettsäuren: Ausschluss einer Adrenomyeloneuropathie
- Arylsulfatase A: Ausschluss einer metachromatischen Leukodystrophie
- Borrelienserologie, HIV-Test: Ausschluss einer erregerbedingten Myeloneuropathie
- GM1-Antikörper: multifokale motorische Neuropathie

Schließlich sollte einmalig eine Liquordiagnostik per Lumbalpunktion durchgeführt werden, insbesondere wenn klinische Zeichen des 2. Motoneurons vorliegen, um z. B. behandelbare erregerbedingte oder autoimmunentzündliche Erkrankungen desselben auszuschließen.

13.3 Zusatzdiagnostik

13.3.1 Laboruntersuchungen

Laboruntersuchungen können die Diagnose einer Motoneuronerkrankung stützen, aber nicht stellen! Hilfreich sind u. a. die Kreatinkinase, oft aber auch eine Lumbalpunktion oder die Bestimmung der GM1-Antikörper, um entzündliche oder autoimmune Schädigungen zu erfassen!

13.3.2 Elektrophysiologie

Neben der klinischen Untersuchung kann die neurophysiologische Zusatzdiagnostik am meisten zur diagnostischen Einordnung von Motoneuronerkrankungen beitragen.

13.3.2 Elektrophysiologie

Elektromyografie (EMG)

Mit der konzentrischen Nadelelektromyografie können elektrische Potenzialschwankungen einzelner motorischer Einheiten (Muskelaktionspotenziale) direkt aus dem Muskelinneren abgeleitet werden.

Untersuchungsschritte Folgende Untersuchungsschritte sind üblich:

- Im **gesunden, entspannten Muskel** ist keine Aktivität messbar. Sind jedoch rhythmisch auftretende positive scharfe Wellen oder Fibrillationspotenziale sichtbar (pathologische Spontanaktivität), spricht dies für die Denervation des Muskels, wie sie bei degenerativen Erkrankungen des 2. Motoneurons, aber auch bei peripheren Neuropathien vorkommt. Auch Faszikulationen gehören zur pathologischen Spontanaktivität, wenn sie zusammen mit positiven scharfen Wellen oder Fibrillationspotenzialen auftreten.
- Bei **leichter Kontraktion** sind die normalen Muskelaktionspotenziale – hinsichtlich Amplitude, Dauer und Form (Anzahl der Phasen und Nullliniendurchgänge) – für die verschiedenen Muskeln unterschiedlich. Ihre Normwerte sind bekannt. Bis zu 20 Muskelaktionspotenziale unterschiedlicher motorischer Einheiten in einem Muskel werden dargestellt und mit den Normwerten verglichen (Buchthal-Analyse). Bei einer Myopathie zeigen die Potenziale eine verminderte Amplitude und verkürzte Dauer, bei einem neurogenen Schaden eine erhöhte Amplitude, verlängerte Dauer und häufig eine erhöhte Polyphasierate. Die Veränderungen bei neurogener Schädigung kommen durch Reinnervation

denervierter Muskelfasern durch axonale Aussprossung („sprouting") von benachbarten intakten motorischen Einheiten zustande. Hierdurch werden die motorischen Einheiten und ihre zugehörigen Muskelaktionspotenziale größer. Zudem leiten die neu gebildeten Axonendigungen die Aktionspotenziale langsamer fort, sodass die Muskelaktionspotenzialdauer zunimmt.

- Kontrahiert sich der Muskel innerhalb weniger Sekunden von Ruhe zu **maximaler Kraft,** können das Rekrutierungsmuster bei zunehmender und das Interferenzmuster bei maximaler Innervation beurteilt werden. Im gesunden Muskel nimmt die Muskelkraft zu, indem immer mehr motorische Einheiten rekrutiert werden. Bei einer neurogenen Schädigung ist die Anzahl motorischer Einheiten jedoch vermindert und die Zunahme der Muskelkraft wird vor allem dadurch erreicht, dass die Entladungsfrequenz der übrig gebliebenen motorischen Einheiten erhöht ist. Die Folge ist ein gelichtetes Interferenzmuster (Übergangsmuster) oder im Extremfall ein Einzelentladungsmuster.

Mit der **Elektromyografie** können Schädigungen des 1. und 2. Motoneurons unterschieden werden:

- **2. Motoneuron:** pathologische Spontanaktivität, erhöhte Amplitude, verlängerte Dauer und Polyphasie der Aktionspotenziale motorischer Einheiten
- **1. Motoneuron:** keine charakteristischen Veränderungen, gelichtetes Interferenzmuster bei maximaler Innervation

Schädigung des 2. Motoneurons Bei einer Schädigung des 2. Motoneurons kommt es zur Denervation von Muskelfasern und im chronischen Verlauf zur Reinnervation dieser Muskelfasern durch axonale Aussprossung von benachbarten intakten Motoneuronen. Die Zeichen dieser Vorgänge im Nadel-EMG sind:

- pathologische Spontanaktivität (positive scharfe Wellen, Fibrillationspotenziale) als Ausdruck der floriden Denervation
- Muskelaktionspotenziale mit erhöhter Amplitude, verlängerter Dauer und erhöhter Polyphasierate als Ausdruck der Reinnervation

Bei bestimmten Motoneuronerkrankungen werden charakteristische EMG-Veränderungen gefunden:

- extrem amplitudenüberhöhte Muskelaktionspotenziale (> 5–10 mV) bei spinalen Muskelatrophien und Post-Polio-Syndrom als Ausdruck von Chronizität und langsamer Progressionsdynamik
- instabile Muskelaktionspotenziale, deren Form von Entladung zu Entladung leicht variiert, als Ausdruck akuter Denervation und Reinnervation bei der ALS

Schädigung des 1. Motoneurons Degenerative Erkrankungen des 1. Motoneurons führen in der EMG nicht zu typischen Veränderungen. Bei klinisch manifesten Paresen zeigt sich allerdings oft ein gelichtetes Interferenzmuster bei maximaler Innervation als Ausdruck einer verminderten Rekrutierung des 2. Motoneurons aufgrund der Degeneration des 1. Motoneurons.

Elektroneurografie

Die **Elektroneurografie** dient vor allem dem Ausschluss anderer Erkrankungen, insbesondere einer peripheren Neuropathie. *Motoneuronerkrankungen* zeigen meist nur diskrete Verlängerungen der distal-motorischen Latenz und Nervenleitgeschwindigkeit, sowie im Verlauf verminderte Summenaktionspotenziale und ein Verlust motorischer Einheiten.

Bei der motorischen Neurografie werden motorische Nerven elektrisch gereizt und damit ihre Funktion geprüft. Beurteilt werden die distal-motorische Latenz, die motorische Nervenleitgeschwindigkeit und die Amplitude des Muskelsummenaktionspotenzials (Ableitung vieler motorischer Einheiten mittels Oberflächen-EMG auf der Haut).

Motoneuronale Erkrankungen Die Neurografie ist bei motoneuronalen Erkrankungen oft selbst dann noch wenig auffällig, wenn die klinischen Symptome bereits deutlich ausgeprägt sind. Weil besonders die großen, schnellleitenden 2. Motoneurone betroffen sind, ist die distal-motorische Latenz geringfügig verlängert und die motorische Nervenleitgeschwindigkeit etwas verlangsamt. Bei Erkrankungen des 2. Motoneurons, insbesondere in der Spätphase und bei rasch progredienten Verläufen, kann zudem die Amplitude des Muskelsummenaktionspotenzials als Konsequenz des Verlustes motorischer Einheiten und der Muskelatrophie abnehmen. Verschiedene Verfahren unter Verwendung der Oberflächen-EMG und Messung der Amplitude der Muskelsummenaktionspotenziale als Funktion der Intensität der elektrischen Stimulation des motorischen Nervs erlauben zudem eine Abschätzung der Zahl der im Muskel noch vorhandenen motorischen Einheiten (MUNE, „motor unit number estimation").

Ausschluss anderer Erkrankungen Die Neurografie dient daher vor allem dem Ausschluss anderer Erkrankungen, die motoneuronale Erkrankungen imitieren können. Das gilt insbesondere für motorische Polyneuropathien, bei denen sich über eine Abnahme des Muskelsummenaktionspotenzials hinausgehende neurografische Auffälligkeiten nachweisen lassen können. Ein Beispiel ist die multifokale motorische Neuropathie, bei der sich sog. Leitungsblöcke im meist proximalen Verlauf motorischer Nerven nachweisen lassen. Hierbei handelt es sich um einen pathologischen Amplitudenabfall des Muskelsummenaktionspotenzials um > 50 % bei Reizung proximal, verglichen mit Reizung distal des Leitungsblocks, bedingt durch eine lokale autoimmun vermittelte Demyelinisierung.

Transkranielle Magnetstimulation

Die **transkranielle Magnetstimulation** erfasst die zentralmotorische Leitungszeit, die bei Schädigung des 1. Motoneurons verlängert sein kann.

Die transkranielle Magnetstimulation (TMS) ist eine schmerzfreie nichtinvasive Reizmethode des primären Motorkortex zur Beurteilung der funktionellen Integrität der Pyramidenbahn. Der Reizerfolg wird mittels Oberflächen-EMG als motorisch evoziertes Potenzial (MEP, Muskelzuckung) vom Zielmuskel abgeleitet. In der Routine werden folgende Messungen durchgeführt:

- **Zentralmotorische Leitungszeit:** Sie entspricht der Reizleitungszeit vom Motorkortex bis zum 2. Motoneuron und wird aus der Differenz der Latenzzeiten des motorisch evozierten Potenzials nach

Reizung des primären Motorkortex und des Muskelsummenaktionspotenzials nach magnetischer Reizung des proximalen Spinalnervs an seinem Austrittspunkt aus dem Spinalkanal berechnet.

- **Potenzialvergleich:** Dazu vergleicht man die MEP-Amplitude, die durch TMS des Motorkortex ausgelöst wird, mit der Amplitude des Muskelsummenaktionspotenzials (MSAP), das durch supramaximale elektrische Reizung des peripheren motorischen Nervs ausgelöst wird. Bei Handmuskeln spricht ein MEP/MSAP-Amplitudenquotient < 15 % für eine Schädigung des 1. Motoneurons.

Bei Erkrankungen des 1. Motoneurons ist die zentralmotorische Leitungszeit häufig – eher geringfügig – verlängert. Bei fortgeschrittener Erkrankung nimmt die Amplitude des motorisch evozierten Potenzials nach Reizung des Motorkortex ab.

Die **sensorischen evozierten Potenziale** (visuell, somatosensorisch, akustisch) sind bei Motoneuronerkrankungen naturgemäß unauffällig.
Lerntipp: Diese Zusatzdiagnostik mag anfangs kompliziert erscheinen. Hier hilft es immens, sich vor Augen zu führen, was untersucht wird (Muskel → Myografie, Nerv → Neurografie), und anhand der Krankheitsbeispiele die zu erwartenden Befunde zu wiederholen.

Andere evozierte Potenziale

Andere evozierte Potenziale (somatosensorisch, visuell und akustisch evozierte Potenziale) dienen dem Ausschluss anderer Erkrankungen, weil sie bei Motoneuronerkrankungen nicht signifikant verändert sind. Sollten pathologische Veränderungen nachgewiesen werden, spricht das eher für andere Erkrankungen: Sind z. B. die zentral-somatosensorischen und die zentral-motorischen Leitungszeiten gleichzeitig verlängert, liegt eine kombinierte Pathologie der Hinterstrang- und Seitenstrangbahnen nahe, wie sie bei funikulärer Myelose, multipler Sklerose oder kompressiver Myelopathie vorkommt.

13.3.3 Bildgebung

Die Bildgebung dient in erster Linie dem Ausschluss anderer Erkrankungen, insbesondere wenn klinisch eine Schädigung des 1. Motoneurons wahrscheinlich ist.

Zerebrale MRT Mit der zerebralen MRT können strukturelle Veränderungen im Verlauf der Pyramidenbahn nachgewiesen werden, insbesondere Raumforderungen wie Hirnstammtumoren und entzündliche Läsionen. Neben dieser Ausschlussdiagnostik ist jedoch manchmal auch der positive Nachweis einer Degeneration des kortikospinalen Trakts möglich. In Einzelfällen kommt es bei Waller-Degeneration des kortikospinalen Trakts zu einer Hyperintensität in der T2-Wichtung der MRT (> Abb. 13.2).

13.3.3 Bildgebung
Bildgebend dient die MRT (zerebral und spinal) dem Ausschluss einer anderweitigen Schädigung des 1. und/oder 2. Motoneurons. Hierzu zählen Raumforderungen, entzündliche Läsionen, aber auch Bandscheibenvorfälle.

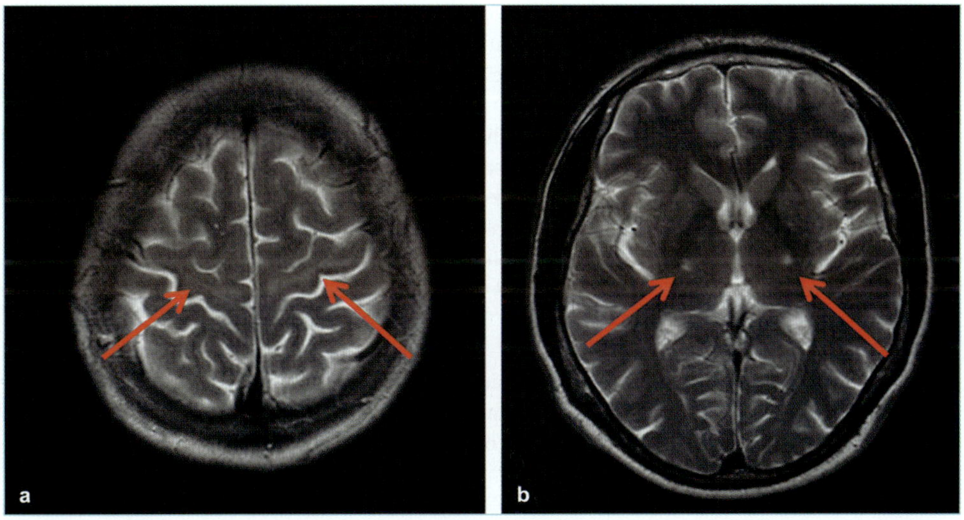

Abb. 13.2 Signalhyperintensität als Ausdruck einer Waller-Degeneration des kortikospinalen Trakts bei einem Patienten mit amyotropher Lateralsklerose (ALS) auf transversalen T2-gewichteten MRT-Schnittbildern. **a** Aufnahme auf Höhe des primären Motorkortex mit bilateraler Signalhyperintensität (Pfeile) im Motorkortex. **b** Aufnahme auf Höhe der inneren Kapsel mit ebenfalls bilateraler Signalhyperintensität (Pfeile) im Bereich der Pyramidenbahn im hinteren Schenkel der inneren Kapsel. [R261]

MRT des Rückenmarks Eine MRT des Rückenmarks ist insbesondere dann indiziert, wenn klinische Zeichen des 1. Motoneurons vorliegen, das kortikobulbäre System jedoch ausgespart ist. Hierbei geht es insbesondere um den Ausschluss kompressiver Myelopathien durch z. B. einen engen Spinalkanal, Bandscheibenvorfälle oder Raumforderungen im Spinalkanal sowie um den Ausschluss intramedullärer entzündlicher Veränderungen.

13.3.4 Neurogenetik
Mittels Molekulargenetik können erbliche neuromuskuläre Erkrankungen diagnostiziert werden.

13.4 Erkrankungen des 1. Motoneurons

13.4.1 Spastische Spinalparalyse
Bei der (hereditären) spastischen Spinalparalyse (HSP) handelt es sich um eine Gruppe erblicher Erkrankungen. Diese führen zu einer über Jahre oder Jahrzehnte fortschreitenden spastischen Paraparese, die oft auf die Beine beschränkt bleibt.

Diagnostik: Die Diagnose wird klinisch und über die Familienanamnese gestellt. In 80 % ist eine molekulargenetische Bestätigung möglich. In der MRT sieht man oft eine Atrophie des Rückenmarks.

Therapie: Die HSP kann bislang nicht kausal, sondern nur symptomatisch therapiert werden mit Physiotherapie, Botox-Injektion und Antispastika. Zu diesen gehört Baclofen (oral oder über eine intrathekale Pumpe).

Ätiopathogenese: Ursache sind seltener spontane, häufiger erbliche Mutationen (meist autosomal-dominant).

13.3.4 Neurogenetik

Die neurogenetische Diagnostik spielt derzeit insbesondere bei bestimmten Formen der hereditären spastischen Spinalparalyse (SPG3 und SPG4), den proximalen spinalen Muskelatrophien (Deletion im *SMN1*-Gen), der spinobulbären Muskelatrophie (Kennedy-Syndrom, CAG-Trinukleotid-Expansion im Androgenrezeptor-Gen) und bei familiärer ALS (Mutationen u. a. im *SOD1*-, *TDP43*-, *FUS*- und *C9orf72*-Gen) eine Rolle (s. u.).

13.4 Erkrankungen des 1. Motoneurons

13.4.1 Spastische Spinalparalyse

Die (hereditäre) spastische Spinalparalyse (HSP) ist eine klinisch und genetisch heterogene Gruppe von Erkrankungen, die ein klinisches Kernsymptom hat: die chronisch progrediente spastische Paraparese. Mittlerweile wurden mehr als 80 Gen-Loci beschrieben. Die Prävalenz wird in Europa auf 3–10/100.000 Personen geschätzt. Männer sind etwa doppelt so häufig betroffen wie Frauen. Der Krankheitsbeginn kann je nach genetischer Entität zwischen früher Kindheit und dem 70. Lebensjahr liegen.

Klinik und Diagnostik

Symptome Die spastische Paraparese schreitet sehr langsam über Jahre oder Jahrzehnte fort. Initial und auch im Verlauf sind oft nur die Beine betroffen. Die Paraspastik dominiert das klinische Bild, wohingegen die Paresen meist eher im Hintergrund stehen. Weitere mögliche Symptome sind leichtgradige Sensibilitätsstörungen an den unteren Extremitäten (verminderter Vibrationssinn), Blasenentleerungsstörungen (imperativer Harndrang, Urge-Inkontinenz) und gelegentlich leichte kognitive Störungen. An den oberen Extremitäten können die Muskeleigenreflexe gesteigert sein. Bulbäre Symptome treten nicht auf.

Diagnostik Bei typischem klinischem Erscheinungsbild und positiver Familienanamnese ist die Diagnose rasch eindeutig. Sie kann mittlerweile bei nahezu 80 % der familiären HSPs molekulargenetisch gesichert werden. Die Elektromyo- und Elektroneurografie sowie der Liquor sind in der Regel normal, die zentralmotorischen Leitungszeiten dagegen oft deutlich verlängert oder motorisch evozierte Potenziale zu den Beinmuskeln nicht mehr auslösbar. Die spinale MRT zeigt häufig eine Volumenabnahme des zervikalen und thorakalen Myelons.

Differenzialdiagnostik Deutlich komplexer ist die Differenzialdiagnose bei *sporadischen* Formen einer chronisch progredienten spastischen Paraparese, d. h. solchen ohne positive Familienanamnese (➤ Abb. 13.2). Hier sind entzündliche Ursachen, z. B. im Rahmen einer primär progredienten multiplen Sklerose (➤ Kap. 7.1), und eine osteodegenerative oder tumorbedingte Myelonkompression besonders sorgfältig auszuschließen, beide allerdings meist mit zusätzlichen sensiblen und autonomen Defiziten und Schmerzen assoziiert.

Therapie

Derzeit kann die HSP nur symptomatisch, nicht kausal behandelt werden. Wichtiges Ziel ist es, die Gehfähigkeit zu erhalten. Hierzu dienen die Physiotherapie, oral verfügbare Antispastika (z. B. Baclofen, Tizanidin, Diazepam) oder bei Bedarf Botulinumtoxin oder die Implantation einer Baclofenpumpe zur intrathekalen Applikation.

Ätiopathogenese

Etwa 75 % der Fälle sind erblich, der Rest sporadisch. Bislang wurden über 80 Genloci und über 70 Gene identifiziert. Etwa 70 % der HSP werden autosomal-dominant vererbt, der Rest autosomal-rezessiv oder X-chromosomal-rezessiv. Die autosomal-dominanten HSP verlaufen in der Regel als „reines" kortikospinales Syndrom, wie oben angegeben, die autosomal-rezessiven und X-chromosomalen HSP dagegen oft „kompliziert" mit zusätzlichen kognitiven Defiziten, Atrophie des Zerebellums oder Corpus callosum, Polyneuropathie, Bewegungsstörungen (Dystonie, Tremor), Epilepsie oder Optikusatrophie. Die allen HSP-Formen gemeinsame histopathologische Auffälligkeit ist eine retrograde Degeneration der längsten Axone des menschlichen Organismus im kortikospinalen Trakt und in den Hintersträngen zu bzw. von den unteren Extremitäten. Pathogenetisch ist somit eine Störung von axonalem Transport und mitochondrialem Energiehaushalt anzunehmen, die besonders lange Axone zuerst betrifft. Für bestimmte HSPs (z. B. die *SPAST*-assoziierte HSP, Erbgang: autosomal-dominant, Genlocus: 2p22, Protein: *Spastin*) konnte eine Störung des für den axonalen Transport wesentlichen Mikrotubulussystems nachgewiesen werden.

FALL Herr M. ist ein 42-jähriger Patient, der über eine zunehmende Steifigkeit in den Beinen berichtet. Ihm sei auch aufgefallen, dass die Schuhsohlen sich an den Innenseiten rasch abnutzten. Auf genaue Nachfrage gibt er an, dass er bereits als Jugendlicher beim Schulsport zu den Leistungsschwächsten gehört habe, insbesondere Laufsport sei ein Problem gewesen. Des Weiteren ergibt die Familienanamnese, dass der Vater und Großvater sowie ein Bruder unter ähnlichen Problemen leiden würden bzw. gelitten hätten. Der Vater sei mit ca. 60 Jahren rollstuhlpflichtig gewesen.
Die klinische Untersuchung ergibt eine deutliche spastische Tonussteigerung (Ashworth 4) und eine leichte Paraparese (BMRC-Kraftgrad 4+) an den unteren Extremitäten. Die Adduktorenreflexe sind gesteigert (Überspringen zur Gegenseite), bei den Patellarsehnenreflexen lässt sich bei verbreiterter Reflexzone ein Klonus auslösen und die Prüfung der Achillessehnenreflexe führt zum unerschöpflichen Klonus. Beidseits ist der Babinski-Reflex positiv. Das Gangbild ist erheblich paraspastisch verändert (Scherengang).
Aufgrund der positiven Familienanamnese wird eine autosomal-dominante HSP vermutet. Die genetische Diagnostik weist eine *SPAST*-assoziierte HSP (SPG4) nach.

13.4.2 Primäre Lateralsklerose (PLS)

Die seltene primäre Lateralsklerose (geschätzte Prävalenz < 1/100.000 Personen) betrifft (vorwiegend) das 1. Motoneuron. Das mittlere Manifestationsalter liegt bei 50–55 Jahren.

13.4.2 Primäre Lateralsklerose (PLS)

Die PLS ist eine seltene Erkrankung des 1. Motoneurons, die im Alter von 50–55 Jahren erstmals auftritt.

Klinik und Diagnostik

Symptome Sehr langsam entwickelt sich ein progredientes spastisches spinobulbäres Syndrom mit Pseudobulbärparalyse und spastischer Tetraparese. Die pseudobulbären Symptome sind typischerweise eine spastische Dysarthrie und Dysphagie, wobei die Zunge inspektorisch unauffällig ist. An den Extremitäten stehen die Spastik, gesteigerte Muskeleigenreflexe und Pyramidenbahnzeichen im Vordergrund, Paresen sind dagegen in der Regel eher gering ausgeprägt. Häufig werden Störungen der Blasenmotorik (imperativer Harndrang, Urge-Inkontinenz) und affektive Labilität (z. B. mit Neigung zu pathologischem Lachen oder Weinen) beobachtet, die über das 1. Motoneuron hinausweisen.

Diagnostik Die PLS ist eine Ausschlussdiagnose. Obligat ist der (wiederholte) sorgfältige nadelelektromyografische Ausschluss pathologischer Spontanaktivität nach den El-Escorial-Kriterien (s. u.), um eine ALS abzugrenzen.

Differenzialdiagnostik Die Differenzialdiagnose umfasst die in ➢ Tab. 13.2 genannten Erkrankungen.

Klinik: schleichend progredientes spastisches spinobulbäres Syndrom → spastische Tetraparese, Dysarthrie und Dysphagie; zusätzlich Blasenstörungen und affektive Labilität
Diagnostik: Es handelt sich um eine Ausschlussdiagnose! Wichtig ist die Abgrenzung zur ALS (wahrscheinlich Variante der ALS, die auf das 1. Motoneuron beschränkt bleibt).

Tab. 13.2 Differenzialdiagnose der sporadischen adulten spastischen Paraparese.

Erkrankung	Zusatzdiagnostik
multiple Sklerose	zerebrale und spinale MRT, Liquor (intrathekale IgG-Synthese, oligoklonale IgG-Banden), multimodale evozierte Potenziale
Myelonkompression	spinale MRT, Liquor (Zytologie, erhöhtes Eiweiß)
amyotrophe Lateralsklerose	Nadel-EMG (Nachweis Affektion des 2. Motoneurons)
parasagittales Meningeom	zerebrale CT oder MRT
durale arteriovenöse Fistel	spinales MRT (gestaute Venen, Myelonödem)
Myelitis	spinales MRT, Liquor (Pleozytose, Erregernachweis)
Arnold-Chiari-Malformation	MRT des kraniozervikalen Übergangs
Adrenoleukodystrophie	erhöhte überlangkettige Fettsäuren (VLCFA)
funikuläre Myelose	erniedrigter Vitamin-B_{12}-Spiegel, spinales MRT (schmächtiges Myelon, Hinterstränge T2-hyperintens), somatosensorisch evozierte Potenziale (verlängerte zentrale Leitungszeiten), Neurografie (sensible distal-symmetrische Neuropathie)
Lathyrismus	exotoxisch bedingte Degeneration der Betz-Riesenzellen; Anamnese dauerhaften Genusses von Mehl der Saat-Platterbse *(Lathyrus sativus)*
Infektionen	Syphilis, humanes T-Zell-Leukämie-Virus I (HTLV-I), HIV
spinozerebelläre Ataxien (SCA)	zerebrale MRT, molekulargenetische Testung

IgG = Immunglobuline der Klasse G

TAB. 13.2

Therapie

Es ist keine kausale Therapie der PLS bekannt. Im Vordergrund stehen Physiotherapie, Logopädie (Sprech- und Schlucktraining) und die Pharmakotherapie der Spastik.

Therapie: symptomatisch mit Physiotherapie, Logopädie und Antispastika

Ätiopathogenese

Das Auftreten der PLS ist sporadisch und die Pathogenese unbekannt. Seit über 100 Jahren wird darüber debattiert, ob die PLS eine eigenständige Krankheitsentität oder eine Variante der ALS ist. Longitudinale Untersuchungen zeigen, dass viele Patienten im Verlauf (milde) Schädigungszeichen des 2. Motoneurons entwickeln, sodass derzeit davon ausgegangen wird, dass die PLS eine Variante der ALS mit vorherrschender Affektion des 1. Motoneurons und vergleichsweise gutartigem Verlauf ist.

13.5 Erkrankungen des 2. Motoneurons

13.5.1 Spinale Muskelatrophien (SMA)

SMA sind autosomal-rezessiv vererbte Krankheiten mit Schädigung des 2. Motoneurons. 1 von 50 Personen ist Genträger!

Klinik: schlaffe, atrophe Paresen der axialen Muskulatur und der proximalen Extremitätenmuskulatur; 4 Typen (➤ Tab. 13.3)

TAB. 13.3

MERKE

Diagnostik: Die Diagnose sollte molekulargenetisch gesichert werden (Deletion im *SMN1*-Gen). Zusätzlich Zeichen der Schädigung des 2. Motoneurons in der EMG.

Therapie: Für die Therapie der SMA existieren Gentherapeutika, die zu einer Erhöhung des SMN-Proteins führen:

- Nusinersen (Antisense-Oligonukleotid; intrathekal)
- Risdiplam (Modifikation des Splicings; per os)
- Onasemnogen-Abeparvovec (Adeno-assoziierter viraler Vektor; einmalige Infusion)

Empfehlenswert sind zudem eine genetische Beratung, Physiotherapie und ggf. orthopädische Korrekturoperationen.

13.5 Erkrankungen des 2. Motoneurons

13.5.1 Spinale Muskelatrophien (SMA)

Die spinalen Muskelatrophien sind hereditäre Erkrankungen mit autosomal-rezessivem Erbgang, die selektiv zu einer Neurodegeneration der Vorderhornzellen des Rückenmarks (2. Motoneuron) führen. Eine SMA entwickelt sich bei ca. 1:10.000 Personen, die Konduktorhäufigkeit beträgt dagegen 1:50.

Klinik und Diagnostik

Symptome und Typen Die Symptomatik wird durch schlaffe, atrophe Paresen der axialen Muskulatur und der proximalen Extremitätenmuskulatur bestimmt. Je nach Manifestationsalter und Krankheitsverlauf werden 4 Typen unterschieden (➤ Tab. 13.3).

Tab. 13.3 Einteilung der proximalen SMA. Die infantile SMA ist mit etwa 50 % aller SMA der häufigste Typ.

Typ	Name	Manifestation	Lebenserwartung (unbehandelt)	Klinik
I	infantile SMA (Werdnig-Hoffmann)	vor dem 6. Lebensmonat	Tod vor dem 3. Lebensjahr	ausgeprägte muskuläre Hypotonie („floppy infant"), Sitzen ohne Unterstützung wird nicht erreicht, keine muskuläre Kopfkontrolle
II	intermediäre SMA	zwischen 7. und 18. Lebensmonat	durch interkurrente pulmonale Infekte eingeschränkt	freies Sitzen wird erlernt, freies Gehen ist nicht möglich; oft Entwicklung einer ausgeprägten Kyphoskoliose, die operativ oder orthotisch korrigiert werden muss
III	juvenile SMA (Kugelberg-Welander)	nach dem 18. Lebensmonat	nicht eingeschränkt	freies Gehen wird erlernt; ausgesprochen heterogene Gruppe mit z. T. sehr milden Krankheitsverläufen; oft Entwicklung einer Skoliose
IV	adulte SMA	nach dem 20. Lebensjahr	nicht eingeschränkt	meist benigner Verlauf; rumpfnahe Paresen

MERKE Die infantile SMA (SMA Typ I Werdnig-Hoffmann) ist nach der Mukoviszidose die häufigste tödliche autosomal-rezessive Erbkrankheit.

Diagnostik Patienten mit dem Verdacht auf eine SMA vom proximalen Typ sollten molekulargenetisch auf eine Deletion oder Mutation im *SMN1*-Gen („survival motor neuron 1 gene") getestet werden (95 % Sensitivität, 100 % Spezifität). Die Affektion des 2. Motoneurons kann zudem durch die Nadelelektromyografie verifiziert werden. Bei der juvenilen und adulten SMA sind dabei oft ausgeprägte Zeichen des chronisch neurogenen Umbaus mit z. T. extrem hochamplitudigen Muskelaktionspotenzialen (> 5–10 mV) zu sehen. Zudem wird serologisch oft eine moderate Erhöhung der Kreatinkinase infolge des neurogenen Muskelfaseruntergangs gefunden.

Therapie

Das Antisense-Oligonukleotid Nusinersen und die niedermolekulare Verbindung („small molecule") Risdiplam sind in der Lage, durch Modifikation des Splicings des *SMN2*-Gens die Menge des SMN-Proteins zu erhöhen und damit den Krankheitsverlauf bei SMA-Patienten mit nachgewiesener *SMN1*-Genmutation deutlich zu verbessern. Nusinersen war die erste kausale Therapie einer neurodegenerativen Erkrankung überhaupt, muss allerdings wiederholt intrathekal appliziert werden. Risdiplam ist dagegen oral applizierbar. Onasemnogen-Abeparvovec schließlich ist eine einmalig als intravenöse Infusion zu verabreichende Gentherapie mit dem *SMN1*-Gen, bei welcher adenoassoziierte Viren vom Serotyp 9 (AAV9) als Vektoren verwendet werden. Eine genetische Beratung und evtl. eine pränatale Diagnostik sind für Paare mit positiver Familienanamnese oder bekanntem Konduktorstatus dennoch zu empfehlen.

Im Vordergrund der symptomatischen Behandlung stehen physiotherapeutische Maßnahmen zur Verhinderung von Kontrakturen. Kyphoskoliosen bedürfen oft orthopädischer Korrekturen oder Eingriffe. Bei fortgeschrittenen Erkrankungen können auch die bei der ALS empfohlenen Therapien zum Einsatz kommen (➤ Kap. 13.6.1).

Ätiopathogenese

Mehr als 98 % aller SMA-Patienten haben einen homozygoten Defekt im telomerischen *SMN1*-Gen. Warum bei ubiquitärer Expression des SMN-Proteins im Zytoplasma aller somatischen Zellen des Körpers eine selektive Vulnerabilität der Vorderhornzellen für diese Mutation besteht und welche genauen molekular-pathogenetischen Schritte zu deren Untergang führen, ist unklar. Welchen Schweregrad und Verlaufstyp eine SMA nimmt (SMA Typen I–IV, ➤ Tab. 13.3), wird vermutlich durch die Zahl funktionstüchtiger zentromerischer *SMN2*-Gen-Kopien und durch bislang unbekannte phänotypmodifizierende Gene reguliert.

13.5.2 SMA-Varianten

Spinobulbäre Muskelatrophie

Die spinobulbäre Muskelatrophie (SBMA, Kennedy-Syndrom) wird X-chromosomal-rezessiv vererbt und betrifft ausschließlich Männer.

Klinik und Diagnostik Schlaffe, atrophe Paresen finden sich an der Beckengürtel-, der Schultergürtel-, der mimischen, der Zungen- und der Schlundmuskulatur. Die Faszikulationen der mimischen Muskulatur sind charakteristisch und erlauben oft eine Blickdiagnose. Weil das Gen für den Androgenrezeptor betroffen ist, sind auch eine Gynäkomastie und eine Hodenatrophie typisch. Meist liegt Infertilität vor.

Ätiopathogenese Bei dieser X-chromosomal-rezessiv vererbten Trinukleotid-Repeat-Erkrankung tritt eine CAG-Expansion im Androgenrezeptor-Gen auf (bei Gesunden 10–36 Repeats, bei SBMA 38–62 Repeats).

SMA vom distalen Typ

Die SMAs vom distalen Typ (ca. 10 % aller SMA-Erkrankungen) bilden eine heterogene Gruppe seltener Erkrankungen. Zu ihnen gehört die sich bereits im Säuglingsalter manifestierende **distale spinale Muskelatrophie 1** (DSMA1), die autosomal-rezessiv vererbt wird und durch eine Mutation im Immunoglobulin-Mikro-Bindungsprotein 2 hervorgerufen wird. Im Gegensatz zur SMA Typ I (Werdnig-Hoffmann) stehen bei der DSMA1 schlaffe Paresen der distalen Extremitätenmuskulatur, Fußdeformitäten und die plötzliche respiratorische Insuffizienz durch Paresen des Diaphragmas im Vordergrund.

Monomele Atrophie

Bei der monomelen Atrophie entwickelt sich eine zunächst meist über wenige Jahre progrediente, dann stabile atrophische Parese einer Extremität. Oft sind junge Erwachsene betroffen. Ein spezieller Fall der monomelen Atrophien ist die **Hirayama-Erkrankung,** bei der es sich um eine juvenile segmentale SMA (meist die Segmente C7–Th1 betreffend) einer oberen Extremität handelt, die typischerweise in der MRT des zervikalen Myelons mit einer segmentalen Hyperintensität in der T2-Wichtung assoziiert ist. Pathophysiologisch handelt sich vermutlich um eine kompressive Myelopathie, die bei Kopfflexion durch eine in der MRT sichtbare pathologische Ventralverlagerung des zervikalen Duralschlauchs verursacht wird.

13.5.3 Post-Polio-Syndrom (PPS)

Die akute Poliomyelitis (Kinderlähmung) ist impfungsbedingt weltweit mittlerweile selten. In Deutschland ereignete sich die letzte Epidemie 1961. Sie kommt in einigen Staaten Äquatorialafrikas sowie in Pakistan/Afghanistan aber noch endemisch vor. Manchmal kommt es nach Jahrzehnten zu einer sekundären progressiven Verschlechterung verbliebener Schäden, dem Post-Polio-Syndrom (PPS).

Klinik und Diagnostik

Poliomyelitis Meist verläuft die Poliovirus-Infektion ohne Symptome. In symptomatischen Fällen sind Fieber, Halsschmerzen, Durchfall und Erbrechen typisch. Bei einem geringen Anteil der symptomatischen Patienten kommt es zu einem fieberhaft-meningitischen Stadium und bei wiederum einem geringen Anteil dieser Patienten zu einem paralytischen Stadium mit rasch auftretenden schlaffen Lähmungen, die oft z. B. schwerpunktmäßig eine Extremität oder axiale Muskeln betreffen. 25 % dieser Patienten be-

Ätiopathogenese: Überwiegend (> 98 %) findet sich ein Defekt im *SMN1*-Gen. Schweregrad und Verlauf (➤ Tab. 13.3) sind vermutlich genetisch bedingt.

13.5.2 SMA-Varianten

Lerntipp: Das **Kennedy-Syndrom** (spinobulbäre Muskelatrophie) weist mehrere pathognomonische Merkmale auf: die Faszikulationen der mimischen Muskulatur, die Gynäkomastie und die alleinige Betroffenheit von Männern in der Familie. Auch in Multiple-Choice-Fragen findet sich diese Kombination gelegentlich.

SMAs vom distalen Typ sind seltene Krankheiten mit schlaffen Paresen der distalen Extremitäten, Fußdeformitäten und plötzlicher Ateminsuffizienz.

Die **monomele Atrophie** äußert sich in einer progredienten atrophischen Parese nur einer Extremität. Ein Beispiel ist die Hirayama-Krankheit.

13.5.3 Post-Polio-Syndrom (PPS)

Noch Jahrzehnte nach einer akuten Poliomyelitis kann es zu einem PPS kommen, also zu einer sekundären Verschlechterung von durch Polio entstandenen schlaffen Paresen.

halten bleibende Schäden wie Lähmungen oder Gelenkschäden. Auch kann das Längenwachstum der betroffenen Extremitäten zurückbleiben. Hierdurch und paresebedingt entstehen langfristig Skoliosen und frühzeitige Arthrosen.

Post-Polio-Syndrom Beim PPS verschlechtern sich über Jahre oder Jahrzehnte stabil gewesene Paresen nach früher durchgemachter akuter Poliomyelitis.

Therapie: symptomatisch bei günstiger Prognose

Therapie

Eine antivirale Therapie der Poliomyelitis gibt es nicht, sodass die Behandlung der akuten Infektion symptomatisch ist. Die Behandlung des PPS ist (ebenfalls) symptomatisch physiotherapeutisch, die Prognose günstig.

Ursache: vermutlich Degeneration des 2. Motoneurons auf dem Boden einer viralen Vorschädigung, keine Virusreaktivierung

Ätiopathogenese

Poliomyelitis Die Poliomyelitis wird durch Infektion mit dem Poliovirus, das zur Gruppe der Enteroviren gehört, ausgelöst. Es befällt bei einem geringen Anteil der Patienten das 2. Motoneuron.

Post-Polio-Syndrom Die Ursachen des PPS sind umstritten. Am wahrscheinlichsten ist, dass die spinalen Motoneurone, die die akute Poliomyelitis überlebt haben, durch lang dauernde Hyperaktivität (unphysiologische Größenzunahme durch Reinnervation denervierter Muskelfasern) frühzeitig altern und sekundär degenerieren. Für die alternative Hypothese einer Reaktivierung des Poliovirus gibt es keine überzeugende Evidenz.

13.5.4 Progressive Muskelatrophie (PMA)
Charakteristisch bei der PMA ist ein rasch progredienter Untergang des 2. Motoneurons. Möglicherweise handelt es sich um eine Variante der ALS („Gegenpol" zur PLS).

13.5.4 Progressive Muskelatrophie (PMA)

Es ist derzeit nicht abschließend geklärt, ob es sich bei der typischerweise im Erwachsenenalter auftretenden progressiven Muskelatrophie (PMA) um eine eigenständige Erkrankung oder eine Variante der amyotrophen Lateralsklerose mit klinisch ausschließlicher Beteiligung des 2. Motoneurons handelt. Untersuchungen mittels TMS legen zumindest bei einigen PMA-Patienten eine subklinische axonale Schädigung des kortikospinalen Trakts nahe. Die Erkrankung lässt sich von der adulten SMA Typ IV durch den sehr viel rascher progredienten Verlauf abgrenzen.

13.6 Kombinierte Motoneuronerkrankungen

13.6.1 Amyotrophe Lateralsklerose (ALS)
Die ALS ist eine neurodegenerative Erkrankung des 1. und 2. Motoneurons. Die Lebenszeitprävalenz liegt bei 1:500 → häufigste Motoneuronerkrankung!

13.6 Kombinierte Motoneuronerkrankungen

13.6.1 Amyotrophe Lateralsklerose (ALS)

Die amyotrophe Lateralsklerose (Synonym: myatrophe Lateralsklerose) ist eine kombinierte Degeneration des 1. und 2. Motoneurons, wobei klinisch zunächst die Affektion des 1. Motoneurons oder des 2. Motoneurons überwiegen kann. Die Inzidenz der ALS liegt in den westlichen Industrienationen bei jährlich 2,5–3:100.000 Personen, die Wahrscheinlichkeit, an ALS zu erkranken, bei ca. 1:500. Damit ist die ALS die häufigste motoneuronale Erkrankung. Die ALS wird im amerikanischen Sprachraum häufig als Lou-Gehrig-Disease bezeichnet. Lou Gehrig (1903–1941) war einer der erfolgreichsten Baseballspieler aller Zeiten. In der 1938er-Saison fiel bei ihm eine ungewöhnliche körperliche Schwäche auf, und ein Jahr später wurde bei ihm eine ALS diagnostiziert.

Klinik: Zeichen des 1. und 2. Motoneurons. Beginn oft an den Händen. Häufig auch pseudobulbäre Affektstörungen wie pathologisches Lachen oder Weinen.

Klinik und Diagnostik

Schädigung des 1. und 2. Motoneurons Klinische Zeichen der Schädigung des 1. und 2. Motoneurons kommen parallel vor. Dies sind einerseits spastische Paresen, gesteigerte Muskeleigenreflexe und Pyramidenbahnzeichen (1. Motoneuron) und andererseits Muskelatrophien, schlaffe Paresen und Faszikulationen (2. Motoneuron). Zu Beginn sind oft das 2. Motoneuron und oft nur eine Extremität betroffen. Die ALS kann an den Extremitäten (oft an den Händen) oder seltener (20–30 % aller Fälle) bulbär beginnen. Sogenannte pseudobulbäre Affektstörungen in Form von pathologischem Lachen oder Weinen sind häufig.

Flail-Arm-Syndrom Eine prognostisch weniger ungünstige phänotypische Variante der ALS ist das Flail-Arm-Syndrom (Vulpian-Bernhart-Syndrom), bei dem es zu weitgehend symmetrischen, proximal betonten atrophen Armparesen bei lange erhaltener Kraft an den Beinen und geringer oder fehlender Beteiligung des 1. Motoneurons kommt.

Die fast immer auftretende *respiratorische Insuffizienz* wird ausgelöst durch Atemmuskelparesen und verstärkt durch rezidivierende Pneumonien aufgrund von Dysphagie und inadäquatem Husten.

Respiratorische Insuffizienz Fast alle ALS-Patienten entwickeln im Verlauf eine progrediente respiratorische Insuffizienz durch die zunehmende Parese der Atem(hilfs)muskulatur. Folgen der chronischen respiratorischen Insuffizienz mit nächtlicher Hyperkapnie sind vermehrte Tagesmüdigkeit und kognitive Beeinträchtigungen. Interkurrente pulmonale Infekte sind häufig und werden durch Dysphagie und verminderte Fähigkeit zum Abhusten begünstigt. Im Verlauf kommt es fast immer zur manifesten Ateminsuffizienz mit Dyspnoe, erhöhter Atemfrequenz, verminderten Atemzugvolumina, Einsatz der Atemhilfsmuskulatur und paradoxer Atmung (Einziehen des Bauches während der Inspiration).

Weitere Symptome Fast alle ALS-Patienten zeigen im Verlauf der Erkrankung eine deutliche Gewichtsabnahme, einerseits, weil die Muskelatrophie voranschreitet, andererseits, weil die Dysphagie die Nahrungsaufnahme erschwert. Milde kognitive Beeinträchtigungen werden bei > 50 % der ALS-Patienten gefunden, bis zu 15 % erfüllen die Kriterien einer manifesten frontotemporalen Demenz (FTD) mit im Vordergrund stehenden Störungen der Exekutivfunktionen und Änderungen der Persönlichkeit (> Kap. 12.8). Genetische (Hexanukleotid-Repeat-Extension im *C9orf72*-Gen) und neuropathologische Befunde (TDP43 enthaltende zytoplasmatische Einschlüsse in Neuronen) belegen die Existenz einer familiären ALS/FTD-Spektrumerkrankung.

Weitere Symptome: milde kognitive Einschränkungen, Gewichtsabnahme und in 15 % eine frontotemporale Demenz

MERKE Der Verlauf ist rasch progredient. Die mediane Überlebenszeit nach Diagnosestellung liegt bei nur 3 Jahren.

MERKE

Diagnostik

Basis der Diagnostik Die Basis der Diagnostik bilden die Anamnese, die klinisch-neurologische Untersuchung und die neurophysiologische Zusatzdiagnostik (Nadelelektromyografie und Neurografie). Zum Ausschluss anderer Erkrankungen können individuell weitere Untersuchungen nötig werden.

El-Escorial-Kriterien Grundlage für die Diagnosestellung sind die El-Escorial-Kriterien der World Federation of Neurology in ihrer überarbeiteten Form von 1998. Sie fordern für die Diagnose einer ALS den Nachweis von

- Zeichen der Degeneration des 2. Motoneurons (klinisch, elektrophysiologisch oder neuropathologisch),
- Zeichen der Degeneration des 1. Motoneurons (klinisch) und
- progredienten Symptomen in einer Region oder Ausweitung auf andere Regionen.

Anmerkung: Nach El-Escorial wird der Körper dabei in **4 Regionen** (bulbär, zervikal, thorakal, lumbal) eingeteilt, d. h., dass z. B. die beiden oberen Extremitäten zu einer Region (zervikal) gehören.

Elektrophysiologische, bildgebende oder pathologische Hinweise auf andere Erkrankungen, die die Zeichen des 1. bzw. 2. Motoneurons erklären könnten, dürfen nicht nachweisbar sein. Die diagnostische Sicherheit wächst mit der Zahl der Regionen, die Zeichen einer Schädigung des 1. und/oder 2. Motoneurons zeigen (> Abb. 13.3).

Diagnostik: basiert auf Anamnese, klinischer Untersuchung und Neurophysiologie; nach den revidierten El-Escorial-Kriterien sind notwendig (> Abb. 13.3):
- Nachweis der Degeneration des 2. Motoneurons
- Nachweis der Degeneration des 1. Motoneurons
- progrediente Symptomatik

Dabei werden 4 Körperregionen unterschieden (bulbär, zervikal, thorakal, lumbal).
Obligat: Ausschluss anderer Erkrankungen!

ABB. 13.3

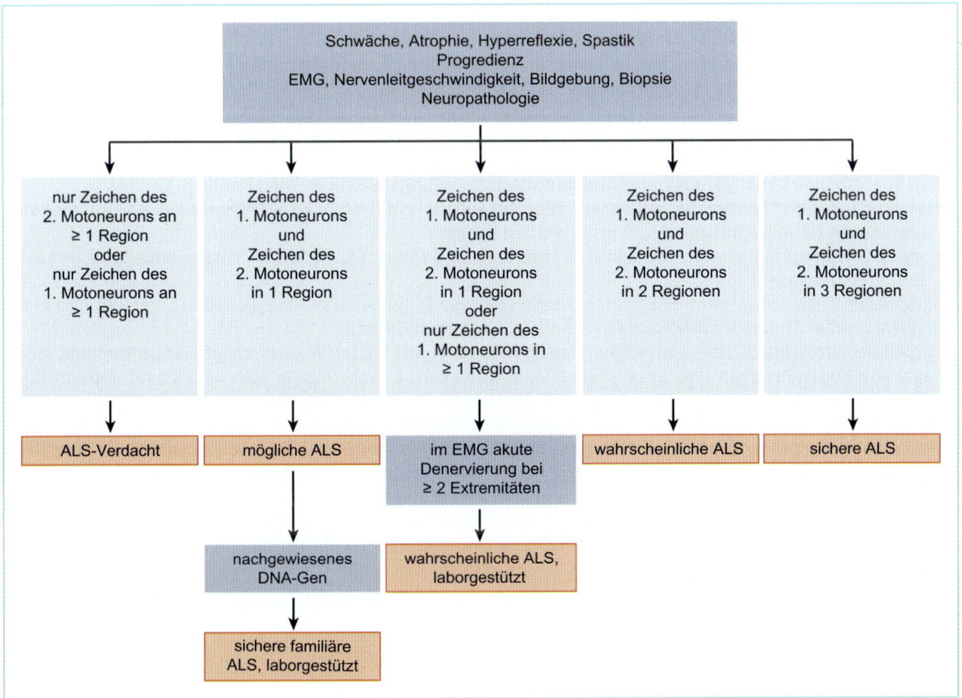

Abb. 13.3 Wahrscheinlichkeit der Diagnose einer ALS nach den revidierten El-Escorial-Kriterien 1998. [L126]

Gold-Coast-Kriterien Im Jahr 2020 wurde von einer internationalen Expertengruppe die Diagnose einer ALS in den Gold-Coast-Kriterien neu vereinbart unter Vermeidung der multiplen Stufen der Diagnosesicherheit der El-Escorial-Kriterien:

- voranschreitendes motorisches Defizit
- mit Zeichen der Affektion des 1. und 2. Motoneurons an einer Extremität oder
- mit Zeichen der Affektion des 2. Motoneurons in 2 Körperregionen;
- Untersuchungsergebnisse müssen vorliegen, die Differenzialdiagnosen für die Symptomatik ausschließen

Die Gold-Coast-Kriterien müssen bezüglich Sensitivität und Spezifität noch in prospektiven Studien validiert werden und sind daher noch nicht abschließend anerkannt.

WISSENSCHAFTSKOMPETENZ

WISSENSCHAFTSKOMPETENZ Bei den meisten neurologischen Erkrankungen beruht die Diagnose nicht auf einem singulären Testergebnis oder einem histologischen Befund, sondern auf der Kombination mehrerer Symptome oder Befunde in Verbindung mit dem bestmöglichen Ausschluss anderer infrage kommender Differenzialdiagnosen. Vor allem in der Frühphase einer Erkrankung bedingt dies naturgemäße Unsicherheiten. Je nach Vollständigkeit des Vorliegens definierender Symptome und Befunde wird eine Diagnose u. U. als „möglich", „wahrscheinlich" oder „sicher" klassifiziert, was für die Patienten irritierend sein kann und kompetente Kommunikation voraussetzt („Sie wissen gar nicht sicher was ich habe?"). Eines von vielen Beispielen hierfür ist die ALS (➤ Abb. 13.3).
Eine Kritik an den ursprünglich für rein wissenschaftliche Zwecke entwickelten El-Escorial- oder Awaji-Kriterien (Letztere in diesem Kapitel nicht besprochen) ist ihre Komplexität und Untersucherabhängigkeit und hierdurch eingeschränkte Reliabilität (Reproduzierbarkeit). Die Gold-Coast-Kriterien bemühen sich dies durch größere Einfachheit zu umgehen und die Hürde vor der Diagnose einer „sicheren ALS" (und damit einem früheren Therapiebeginn) zu senken. Hiermit könnte aber eine abnehmende diagnostische Validität (Richtigkeit) einhergehen, mit der Folge falsch positiver ALS-Diagnosen.
Dieser mögliche Zielkonflikt ist wissenschaftlich nur durch am besten prospektive Vergleiche der Sensitivität und Spezifität verschiedener Diagnose-Kriterien an größeren Patientengruppen im Krankheitsverlauf zu klären.

FALL Herr W. ist ein 48-jähriger Schlossermeister. Vor 2 Jahren hatte er sich erstmals in der Ambulanz für neuromuskuläre Erkrankungen vorgestellt und über eine Schwäche der rechten Hand, z. B. beim Hantieren mit dem Schraubenzieher, und einen Muskelschwund im Zwischenraum von Daumen und Zeigefinger berichtet. Schmerzen oder Sensibilitätsstörungen wurden verneint. Die damaligen Untersuchungen hatten die folgenden Befunde ergeben:

- eine atrophe Parese des M. interosseus dorsalis I und des M. abductor pollicis brevis der rechten Hand
- einzelne Faszikulationen in der atrophen Muskulatur
- im Seitenvergleich lebhaftere Muskeleigenreflexe am rechten Arm, insbesondere einen gesteigerten Bizepssehnenreflex rechts mit Überspringen auf die Fingerflexoren
- im EMG deutliche pathologische Spontanaktivität und ein Übergangsmuster bei maximaler Innervation in den genannten Muskeln der rechten Hand und vereinzelt pathologische Spontanaktivität im M. interosseus dorsalis I der linken Hand, aber nicht in Muskeln anderer Regionen
- in der TMS eine Verlängerung der zentralmotorischen Leitungszeit zur rechten Hand
- eine unauffällige Neurografie, mit der vor allem proximale Leitungsblöcke als Hinweis auf eine multifokale motorische Neuropathie ausgeschlossen werden konnten
- eine sonst unauffällige weitere Diagnostik (zerebrale und zervikal-spinale MRT, Liquor, umfangreiche Laboruntersuchungen)

Entsprechend den revidierten El-Escorial-Kriterien war die Diagnose einer möglichen ALS gestellt und eine medikamentöse Therapie mit Riluzol (2 × 50 mg/d) begonnen worden.
Aktuell berichtet Herr W. über eine allgemeine Schwäche, in den letzten Wochen zunehmende Atemnot, morgendliche Kopfschmerzen und ausgeprägte Tagesmüdigkeit. Er verschlucke sich häufig und habe in den letzten 2 Jahren 15 kg an Gewicht verloren. Bei der Untersuchung sind eine fortgeschrittene Muskelatrophie und Schwäche an allen Extremitäten nachzuweisen. Die Gehfähigkeit ist auf wenige Schritte herabgesetzt, Herr W. ist ausgeprägt dysarthrisch und dysphagisch. Ubiquitär sind Faszikulationen zu sehen, die Zunge ist atroph und fibrilliert, die Muskeleigenreflexe sind allseits gesteigert, und beidseits sind die Babinski-Zeichen positiv. Die Vitalkapazität liegt bei 1,2 l. Herr W. wird stationär aufgenommen, um mit einer polysomnografischen Schlaflabordiagnostik zu klären, ob eine häusliche nichtinvasive Maskenbeatmung indiziert ist. Zudem soll der Schweregrad der Schluckstörung eingeordnet und die Indikation einer perkutanen endoskopischen Gastrostomie (PEG) geklärt werden.

Therapie

Semikausale neuroprotektive Therapie

Eine semikausale, neuroprotektive Therapie ist bislang nur mit der antiglutamatergen Substanz Riluzol verfügbar, die in einer Dosierung von 2 × 50 mg/d zu einer Verlängerung der Lebenserwartung um im Mittel etwa 3 Monate führt. Allerdings werden derzeit mehrere vielversprechende Therapien in Phase-III-Studien untersucht. Das Antisense-Oligonukleotid Tofersen führte bei ALS-Patienten mit einer Mutation im *SOD1*-Gen (SOD = Superoxiddismutase) zur deutlichen Abnahme des Neurodegenerationsmarkers „Neurofilament light chain" (NfL), allerdings bisher nicht zu einer gesicherten Verbesserung des klinischen Verlaufs.

Therapie:
Die einzig zugelassene, *semikausal lebensverlängernde Therapie* (um ca. 3 Monate) ist das antiglutamaterge Riluzol.

Symptomatische Therapie

Die symptomatische Therapie von ALS-Patienten ist vielfältig und ändert sich im Verlauf der Erkrankung ständig. Sie kann die Lebensqualität der ALS-Patienten verbessern und die Überlebenszeit verlängern. Hierbei handelt es sich oft um eine interdisziplinäre Aufgabe.
Beispiele für häufige Beschwerden und die zugehörigen symptomatischen Therapien sind:

- Paresen → Physio- und Ergotherapie, um Restfunktionen zu fördern und Immobilisierungsfolgen zu vermeiden
- Dysphagie → Ernährungsberatung, logopädisches Schlucktraining, Anlage einer perkutanen endoskopischen Gastrostomie (PEG)
- Dysarthrie → Logopädie, Kommunikationshilfssysteme (z. B. Bildtafeln, Sprachcomputer), Brain-Computer-Interfaces (BCI)
- respiratorische Insuffizienz → nichtinvasive Maskenbeatmung, ggf. auch invasive Heimbeatmung
- Pseudosialorrhö → anticholinerg wirksame Medikamente (Amitriptylin, sublinguale Gabe von Atropintropfen, Scopolamin), bei nicht ausreichendem Effekt Botulinumtoxin- oder Strahlenbehandlung der Speicheldrüsen
- pseudobulbäre Affektinstabilität → Serotoninwiederaufnahmehemmer (SSRI)
- Muskelkrämpfe → Magnesium, Chininsulfat, Carbamazepin
- Spastik → Antispastika (Baclofen, Tizanidin), lokale Botulinumtoxinbehandlung, Delta-9-Tetrahydrocanabinol oder Cannabidiol

Die zusätzliche *symptomatische Therapie* umfasst:

- Physiotherapie, Logopädie, ggf. PEG-Anlage und nichtinvasive Beatmung
- medikamentöse Behandlung weiterer Symptome wie Pseudosialorrhö, Affektinstabilität und Muskelkrämpfen
- ggf. computergesteuerte Sprachhilfe (kann die Kommunikation erleichtern, man denke z. B. an den ALS-Patienten Stephen Hawking)

Hilfen

Beachtet werden sollte auch der Pflegeaufwand der Angehörigen, der mit der Funktionseinschränkung der Patienten kontinuierlich zunimmt. Umfangreiche Hilfe bei den vielfältigen Problemen der ALS-Patienten und ihrer Angehörigen bietet die Deutsche Gesellschaft für Muskelkranke (DGM) mit ihren zahlreichen regionalen Muskelzentren (www.dgm.org) und Angaben zu lokalen Selbsthilfegruppen. Eine schriftliche Patientenverfügung (s. u.) sollte nach Möglichkeit abgefasst werden und Auskunft über den vom Patienten gewünschten weiteren Therapieweg unter Ein- bzw. Ausschluss invasiver Maßnahmen geben.

Kommunikationshilfen Bei „Brain-Computer-Interfaces" lernen die Patienten, langsame EEG-Potenziale zur Buchstabenauswahl auf einer Tastatur zu nutzen. Das Verfahren ist noch experimentell und kommt vor allem bei vollständig gelähmten Patienten (Locked-in-Syndrom) ohne andere Kommunikationsmöglichkeit in Betracht.

Hilfen bei Dysphagie Schluckstörungen führen zu Gewichtsabnahme, Dehydratation, Aspirationsneigung und quälendem Essen und Trinken, das zeitlich den Großteil des Tages einnehmen kann. Feste Kriterien zum Zeitpunkt einer PEG-Sondenanlage gibt es nicht. Wenn ein Schlucktraining nicht mehr ausreicht, vermindert die rechtzeitige PEG-Anlage die Mortalität von ALS-Patienten, insbesondere wird einer massiven Gewichtsabnahme aufgrund von Mangelernährung vorgebeugt.

Hilfen bei respiratorischer Insuffizienz An erster Stelle steht eine nichtinvasive Maskenbeatmung. Die Indikationsstellung erfordert neben der klinischen Untersuchung eine Lungenfunktionsprüfung (Spirometrie, Messung der Vitalkapazität), Blutgasanalyse (idealerweise auch nächtlich, Nachweis von Hyperkapnie und in der Regel assoziierter Hypoxie) und ggf. eine Polysomnografie. Bislang besteht kein eindeutiger Konsens, wann mit einer Maskenbeatmung begonnen werden soll. Eine Indikation besteht jedoch spätestens beim Auftreten einer Hyperkapnie am Tage sowie bei einer Vitalkapazität < 50 % der Norm. Zu beachten ist, dass die nichtinvasive Maskenbeatmung nur für einen Teil der ALS-Patienten sinnvoll ist, da Bulbärparalyse, Dysphagie und Pseudosialorrhö einer erfolgreichen Applikation der Maskenbeatmung entgegenstehen. Die Maskenbeatmung ist bei ALS-Patienten ohne Bulbärparalyse im Mittel für 1–2 Jahre möglich. Falls die nichtinvasive Maskenbeatmung keine ausreichende Oxygenierung des Blutes mehr gewährleistet, sollte mit dem Patienten und den pflegenden Angehörigen über eine invasive Heimbeatmung mittels Tracheostoma gesprochen werden. Für diese lebensverlängernde Therapie ist eine eingehende Aufklärung erforderlich. Wichtigste Bestandteile der Aufklärung sind, dass

- eine Respiratorentwöhnung in aller Regel nicht möglich ist und
- die Überlebenszeit in der Regel verlängert wird, aber hierunter die Paresen bis hin zum Locked-in-Syndrom voranschreiten können, sodass eine Verständigung dann zunehmend nur über die o. g. Kommunikationshilfen möglich ist.

Der weitere Behandlungsweg sollte möglichst frühzeitig schriftlich in Form einer Patientenverfügung festgelegt werden, wobei grundsätzlich zwischen

- einer Maximaltherapie (nichtinvasive Maskentherapie, gefolgt von Heimbeatmung mittels Tracheostoma),
- einer intermediären Strategie (nichtinvasiver Maskenbeatmung wird zugestimmt, Intubation oder Tracheostoma werden abgelehnt) und
- reiner Palliativtherapie (Ablehnung jedweder Form der Beatmung)

unterschieden werden kann. Bei Entscheidung für eine Heimbeatmung sind zudem die Sicherstellung einer technischen Unterstützung, Schulung von Angehörigen und Pflegepersonen, Sicherstellung einer professionellen Pflege, Klärung der entstehenden Kosten, Planung der Finanzierung der Heimbeatmung und eine Überprüfung der häuslichen (Wohn-)Verhältnisse wichtige Voraussetzungen.

Ätiopathogenese

Ätiopathogenese: > 90 % der Fälle sind sporadisch, eine Minderheit weist aber eine erbliche Mutation auf (meist autosomal-dominant).

Familiäre ALS Die ALS tritt bei > 90 % der Betroffenen sporadisch auf. Bei den übrigen Erkrankten liegt eine familiäre ALS (FALS) vor, überwiegend mit autosomal-dominantem Erbgang. Mutationen im *C9orf72*-Gen sind in Europa für etwa 25 % der Patienten mit FALS und bis zu 10 % der „sporadischen" ALS verantwortlich. Mutationen im Gen der zytosolischen Cu/Zn-Superoxiddismutase (Cu/Zn SOD) sind in Deutschland für etwa 10–15 % der FALS verantwortlich. FUS („fused in sarcoma") und *TDP43*-Mutationen machen < 5 % der FALS aus.

Bei der sporadischen Form ist die Genese nicht abschließend geklärt, es werden polygenetische Mechanismen diskutiert.
Lerntipp: Die ALS wird häufig und gerne abgefragt. Didaktisch kann an ihr die Unterscheidung zwischen den Zeichen einer Schädigung des 1. und 2. Motoneurons veranschaulicht werden. Nicht zuletzt steht der immense Leidensdruck der Betroffenen im Zentrum der ärztlichen Verantwortung.

Sporadische ALS Trotz intensiver Forschung ist die Pathogenese der sporadischen ALS weiterhin nicht vollständig verstanden. Mögliche Mechanismen sind:

- Exzitotoxizität durch erhöhte intrazelluläre Kalziumkonzentration als Folge einer vermehrten Aktivierung von Glutamatrezeptoren
- Mikrogliaaktivierung mit vermehrter Sekretion proinflammatorischer Zytokine
- Dysfunktion der mitochondrialen Atmungskette mit konsekutiver Zellschädigung durch vermehrte Bildung von Sauerstoff- und Stickstoffradikalen
- Störung des axonalen Transports
- Mangel an Wachstumsfaktoren

Die sporadische ALS und ALS/FTD weisen neuropathologisch zytoplasmatische Einschlüsse des RNA-Bindungsproteins TDP43 auf, die sich vom Motorkortex in den Präfrontalkortex und in die 2. Motoneurone in Hirnstamm und Rückenmark offenbar stadienartig ausbreiten. Die molekularen Mechanismen dieser TDP43-vermittelten Neurodegeneration sind bislang nicht aufgeklärt, könnten aber zukünftige Therapieansätze bieten.

13.6.2 Progressive Bulbärparalyse (PBP)
Die PBP ist eine ALS-Form mit ungünstiger Prognose, kaudaler Hirnnervenbeteiligung und Pseudobulbärsymptomatik.

13.6.2 Progressive Bulbärparalyse (PBP)

Die progressive Bulbärparalyse wird als phänotypische Variante der ALS mit besonders ungünstigem Verlauf angesehen. Initial und im Verlauf steht eine Affektion der kaudalen Hirnnervenkerne mit Dysarthrie und Dysphagie im Vordergrund. Eine Begrenzung auf die bulbäre Region ist aber eine Rarität und im Verlauf treten in der Regel auch Zeichen des 1. und 2. Motoneurons in anderen Körperregionen im Sinne einer klassischen ALS hinzu (s. a. ➤ Abb. 13.1). Zudem finden sich häufig in ausgeprägter Form Zeichen der pseudobulbären Affektstörung.

ÜBUNGSFRAGEN ZUM WISSENS-CHECK

1. Welches sind die diagnostischen Kriterien der amyotrophen Lateralsklerose (ALS)?
2. Was unterscheidet klinisch eine hereditäre spastische Spinalparalyse (HSP) von einer spinalen Muskelatrophie (SMA)? Nennen Sie die häufigste Unterform der SMA.
3. Nennen Sie Medikamente zur symptomatischen Behandlung der Spastik und der amyotrophen Lateralsklerose.

KAPITEL 14 Erkrankungen des peripheren Nervensystems

Claudia Sommer, Matthias Sitzer, Karlheinz Reiners

Im Folgenden kannst du viel für die klinische Praxis lernen, denn es werden häufige Symptome und wichtige Untersuchungsmethoden wie die Elektroneurografie und die Elektromyografie erläutert. Außerdem wird die neurologische Untersuchung aus Kapitel 1 durch die Darstellung von Ausfällen weiterer Nerven am ganzen Körper erweitert. Erinnerst du dich noch an den Steppergang nach Schädigung des N. fibularis oder andere typische Nervenläsionen in der Physikumsvorbereitung? Versuche, dir die Patienten zu visualisieren oder in deinem Zimmer die Veränderungen nachzustellen, vielleicht fällt dir das Lernen so leichter!

14.1 Anatomie und Funktion

14.1.1 Peripherer Nerv

Motorische Axone Die Neurone der motorischen Nerven des Körperstamms und der Extremitäten liegen im Vorderhorn des Rückenmarks (➤ Abb. 14.1). Ihre Axone verlaufen nach Austritt aus dem Rückenmark über die Vorderwurzel in die Spinalnerven und von dort in die peripheren Nerven.

Sensible Axone Die sensiblen Axone vermitteln Informationen aus der Peripherie, ihre Neurone befinden sich in den im segmentalen Foramen intervertebrale gelegenen Spinalganglien, und der zentrale Teil des Axons tritt über die Hinterwurzel in das Hinterhorn des Rückenmarks ein (➤ Abb. 14.1).

14.1 Anatomie und Funktion

14.1.1 Peripherer Nerv

Faserqualitäten peripherer Nerven (Ursprung → Verlauf):

- **sensibel** (Spinalganglion → Hinterwurzel)
- **motorisch** (Vorderhorn → Vorderwurzel)
- **sympathisch** (Hals- und Lendenmark → paravertebrale Ganglien)
- **parasympathisch** (Hirnstamm und Sakralmark → organnahe Ganglien)

ABB. 14.1

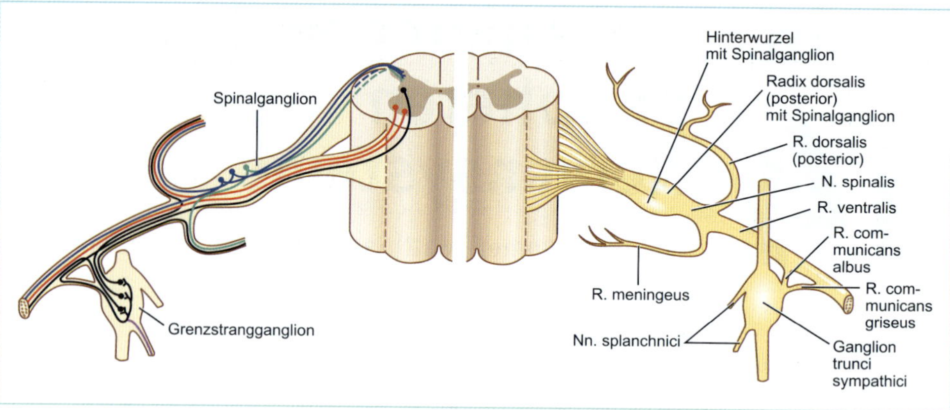

Abb. 14.1 Spinalnerven. Rechts: Aufteilung des Spinalnervs in 5 Äste. **Links:** Somatosensible Fasern von Haut, Muskeln und Gelenken (blau) und viszerosensible Fasern von den Eingeweiden (grün) ziehen über die Hinterwurzel ins Rückenmark und enden im Hinterhorn. Beide Fasern gehen von pseudounipolaren Spinalganglienzellen aus. Somatomotorische Fasern (aus dem Vorderhorn) für die Skelettmuskulatur (rot) und viszeromotorische Fasern (aus dem Seitenhorn) für die Eingeweide (schwarz) verlassen das Rückenmark an der Vorderwurzel und ziehen zu den jeweiligen Erfolgsorganen (Skelettmuskeln, glatte Muskulatur der Gefäße und inneren Organe). [L126]

Sympathikus Für die Neurone der autonomen Nerven ist es etwas komplizierter. Die präganglionären Neurone des sympathischen Nervensystems liegen in den Rückenmarkssegmenten C8 bis L1–2. Die Axone dieser Neurone verlassen das Rückenmark über die Vorderwurzeln und werden in den paravertebral liegenden sympathischen Ganglien („Grenzstrang") auf postganglionäre Neurone umgeschaltet (➤ Abb. 14.1). Weitere Axone präganglionärer sympathischer Neurone enden im Bauch- und Beckenraum an unpaaren Ganglien. Da diese Ganglien weit entfernt von den Erfolgsorganen liegen, sind die postganglionären sympathischen Axone meist sehr lang, was eine Bedeutung für ihre Beteiligung an Krankheitsprozessen haben kann.

Parasympathikus Die parasympathischen Ursprungsneurone finden sich nur im Hirnstamm und im Sakralmark. Die präganglionären Axone des Hirnstamms verlaufen über den III., VII., IX. und X. Hirnnerv zu den Kopforganen. Den längsten präganglionären Verlauf haben die parasympathischen Fasern des X. Hirnnervs (N. vagus). Ihr Ziel sind die organnah (oft intramural) gelegenen parasympathischen Ganglien im Brust- und Bauchraum. Der sakrale Parasympathikus innerviert ebenfalls über organnahe Ganglien die Beckenorgane und beteiligt sich in den Genitalorganen an der Innervation der Gefäße, die sonst nur durch das sympathische Nervensystem innerviert werden.

MERKE

MERKE Im sympathischen Nervensystem für die Brust- und Bauchorgane sind die postganglionären, im parasympathischen Nervensystem die präganglionären Nervenfasern besonders lang. Dies gefährdet die autonomen Funktionen bei entzündlichen und tumorösen Prozessen in diesen Körperhöhlen.

Spinalnerv Die efferenten und die vegetativen Nervenfasern verlassen das Rückenmark über die Vorderwurzel, die afferenten Nervenfasern treten über die Hinterwurzel in das Rückenmark ein. Sobald sich die Afferenzen und die Efferenzen zum Spinalnerv zusammengeschlossen haben, teilt dieser sich in 5 Äste (➤ Abb. 14.1):

- R. dorsalis: Er versorgt am Rumpf motorisch die paravertebrale (autochthone) Rückenmuskulatur und sensibel die wirbelsäulennahen Hautareale.
- R. ventralis: Er versorgt motorisch und sensibel die Extremitäten und den ventrolateralen Rumpf.
- R. meningeus: Er läuft zum Wirbelkanal zurück, wo er die Rückenmarkshäute sensibel innerviert.
- R. communicans albus (nur C8 bis L1–2): Er zieht zu den Grenzstrangganglien des sympathischen Nervensystems, wo er auf das 2. Neuron umgeschaltet wird.
- R. communicans griseus: In ihm laufen die sympathischen Efferenzen zurück zum Spinalnerv, wo sie sich auf die übrigen Äste verteilen.

14.1.2 Segmentale und periphere Innervation

Dermatom: Körperareal, das von einem Rückenmarkssegment somatosensibel versorgt wird

Myotom: Muskelgruppe, die von einem Rückenmarkssegment innerviert wird

14.1.2 Segmentale und periphere Innervation

Dermatome und Myotome Die Rückenmarksnerven treten in segmentaler Anordnung durch das Foramen intervertebrale aus dem Spinalkanal aus. Am Rumpf behalten die Spinalnerven die segmentale Anordnung bei und verlaufen in entsprechend getrennten Nerven in die Peripherie. Diese segmentalen Regionen werden Dermatome genannt, wenn man sich auf die somatosensible Innervation bezieht, und Myotome, wenn die muskuläre Innervation gemeint ist.

Segmentale Anordnung An den Extremitäten bilden die Wurzeln zuerst Nervengeflechte (Plexus). Innerhalb dieser Plexus tauschen sie Fasern aus und werden neu angeordnet. Die Nerven der Extremitäten führen damit Fasern aus verschiedenen Segmenten mit, gleichzeitig enden jedoch alle Fasern eines Segments – obwohl sie über verschiedene Nerven verlaufen – so in der Peripherie, dass dort wieder eine segmentale Anordnung zu erkennen ist (➤ Abb. 14.2). Dieses Prinzip gilt für die sensiblen und motorischen Anteile des peripheren Nervensystems gleichermaßen, sodass es einerseits Dermatome an den Extremitäten gibt (➤ Kap. 1.4.6) und andererseits ein Muskel eine Innervation aus mehreren benachbarten Segmenten erhalten kann. Die Dermatome zweier benachbarter Segmente können sich an den Randzonen überlappen, sodass bei Schädigung eines einzelnen Rückenmarkssegments oder Spinalnervs nur sein Kerngebiet sensibel gestört ist. Muskeln, die überwiegend durch ein Segment versorgt werden, gelten als „Kennmuskeln“ für dieses Segment (➤ Kap. 1.3.2).

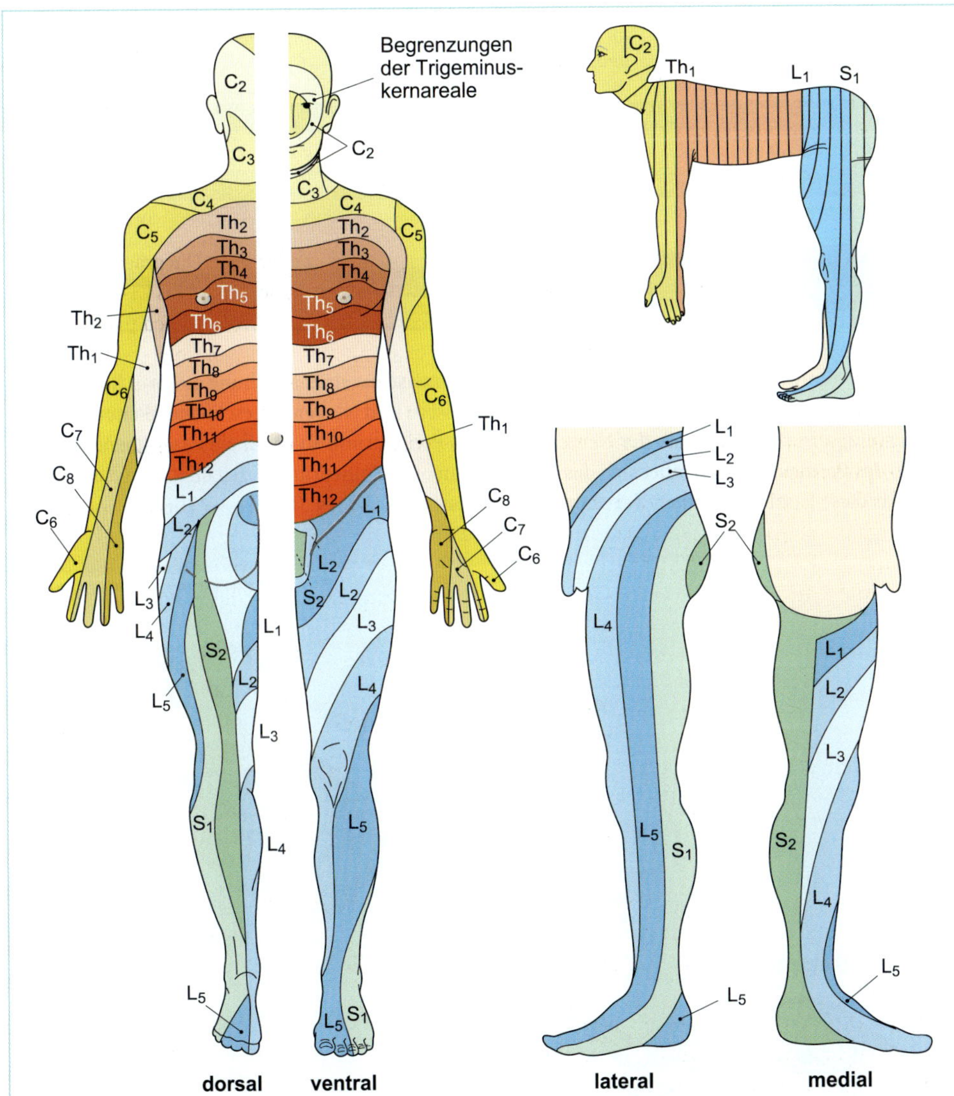

Abb. 14.2 Dermatome. Klinisch wichtige Landmarken sind die Brustwarze (Th4/5), der Bauchnabel (Th10) und das Leistenband (Grenze zwischen Th12 und L1). [L141]

14.1.3 Mikroskopische Anatomie der Nerven

Endorgane Von den Neuronen ziehen Axone zu den Endorganen. Für die motorischen Nerven sind es Muskeln mit der neuromuskulären Endplatte, für die sensiblen Nerven überwiegend die Haut und Schleimhäute. Die autonomen Nerven innervieren sämtliche innere Organe sowie in der Haut sympathisch die Gefäße, Schweißdrüsen und die Mm. arrectores pilorum.

Nervenfasern Die Axone sind umhüllt von Schwann-Zellen. Wenn die Schwann-Zelle Myelin bildet, ergibt sich eine myelinisierte (markhaltige) Nervenfaser, sonst spricht man von unmyelinisierten (mark-

Studentische Sicht

Kennmuskel: Muskel, der fast ausschließlich von einem Myelonsegment versorgt wird

ABB. 14.2

14.1.3 Mikroskopische Anatomie der Nerven

Myelinscheide: Schwann-Zellen umhüllen die peripheren Axone und können Myelin bilden. Je größer der Querschnitt von Axon und Myelinscheide, desto schneller die Nervenleitgeschwindigkeit.

Klassifikation der *Nervenfasern* ➤ Tab. 14.1

losen) Nervenfasern (➤ Tab. 14.1). Die Bemarkung bestimmt den Querschnitt der Nervenfaser (= Axon und Markscheide) und deren Leitgeschwindigkeit. Als „small fibers" werden die marklosen Nervenfasern und die dünnsten bemarkten Nervenfasern zusammengefasst.

TAB. 14.1

Tab. 14.1 Klassifikation der Nervenfasern nach Nervenleitgeschwindigkeit und Durchmesser.

Benennung nach Lloyd/Hunt nur für sensible Fasern					
I	II	III			IV
primär afferente Muskelspindeln	Mechanosensoren der Haut	Tiefensensibilität des Muskels			marklose Fasern für Schmerz
Benennung modifiziert nach Erlanger/Gasser für sensible und motorische Fasern					
Aα	Aβ	Aγ	Aδ	B	C
α-Motoneurone, primäre	Muskelspindelafferenzen, Hautafferenzen für das Tasten	γ-Motoneurone für Muskelspindeln	Hautafferenzen für Schmerz und Temperatur	Sympathikus, präganglionär	Schmerz, Sympathikus, postganglionär
Geschwindigkeit					
60–70 m/s	50 m/s	15–20 m/s	15 m/s	7 m/s	1 m/s
Faserdurchmesser					
12–20 µm	6–12 µm	3–6 µm	2–5 µm	1–3 µm	0,2–1,2 µm

Endo-, Peri-, Epineurium Periphere Nerven bestehen meist aus einer Mischung motorischer, sensibler und autonomer Fasern mit unterschiedlichen Durchmessern und Nervenleitgeschwindigkeiten. Gruppen von Nervenfasern sind innerhalb der Nerven durch das Perineurium zu Faszikeln zusammengefasst. Innerhalb des Perineuriums befindet sich das Endoneurium. Als Epineurium bezeichnet man das Bindegewebe, das diese Faszikel zu einem Nerven zusammenfasst (➤ Abb. 14.3).

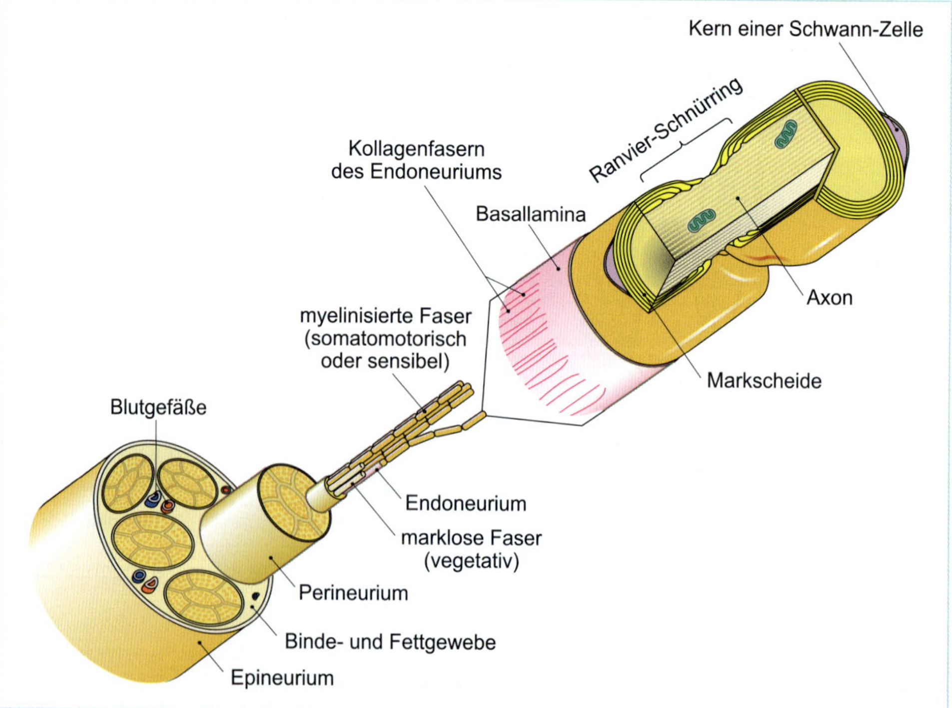

Abb. 14.3 Anatomischer Aufbau eines peripheren Nervs. [L141]

Ranvier-Schnürring: unbemarkte „Lücken" in der Myelinscheide, die in regelmäßigen Abständen auftreten. Aktionspotenziale „springen" am Nerven entlang von Schnürring zu Schnürring.

Ranvier-Schnürring Eine Schwann-Zelle ummantelt ein Axon für eine bestimmte Strecke, z. B. einen Millimeter lang. Die ca. 4 µm lange Lücke zwischen dieser und der nächsten Schwann-Zelle ist der Ranvier-Schnürring. Die Schnürringe ermöglichen die schnelle saltatorische Erregungsleitung, indem das Aktionspotenzial bei hoher Ionenkanaldichte von Schnürring zu Schnürring „springt". So werden bei den großen markhaltigen Nervenfasern Nervenleitgeschwindigkeiten von bis zu 70 m/s (über 250 km/h) erreicht (➤ Tab. 14.1, ➤ Abb. 14.3).

Axonaler Transport Der axonale Transport wird in eine langsame und eine schnelle Komponente unterteilt:

- Langsam, d. h. mit 0,2–1 mm am Tag, werden im Zellkörper synthetisierte Proteine wie z. B. die Strukturproteine des Zytoskeletts, Aktin und Tubulin, sowie Enzyme transportiert.
- Mit dem schnellen axonalen Transport werden Vesikel durch Motorproteine entlang der Mikrotubuli vorwärtsbewegt, hier werden z. B. anterograd Neurotransmitter und retrograd Nervenwachstumsfaktoren, zum Abbau bestimmte Membranbestandteile, aber z. B. auch Polioviren und Tetanustoxin transportiert.

Um den Energiebedarf des Nervs zu decken, sind ein ordnungsgemäßer Transport und die lokale Bereitstellung von Mitochondrien erforderlich.

PRAXISTIPP Störungen des axoplasmatischen Transports sind eine Erklärung dafür, dass Polyneuropathien meist distal in den längsten Nerven beginnen und dort ihre stärkste Funktionsstörung zeigen.

PRAXISTIPP

14.2 Typische Schädigungsmechanismen im peripheren Nervensystem

14.2.1 Schädigung des Neurons

Es können die Motoneurone im Vorderhorn des Rückenmarks (z. B. bei Motoneuronerkrankungen, ➤ Kap. 13) oder Spinalganglienneurone (z. B. bei paraneoplastischen sensiblen Neuropathien oder bei Ganglionitis) betroffen sein.

14.2.2 Schädigung des Axons

14.2.2.1 Traumatische Schädigung

Bei traumatischen axonalen Schäden unterscheidet man die alleinige Schädigung der Markscheiden (Neurapraxie), die mechanische Durchtrennung des Axons allein (Axonotmesis) oder mit Verletzung der bindegewebigen Nervenhülle (Neurotmesis). Die Neurapraxie führt zu einer vorübergehenden Störung der Nervenleitung (Leitungsblock), die sich gut erholen kann. Bei Axonotmesis und Neurotmesis kommt es distal des durchtrennten Axons zur Waller-Degeneration (➤ Abb. 14.4). Wenn die Nervenhülle erhalten bleibt, ist eine axonale Nervenregeneration leichter und schneller möglich.

14.2.2.2 Metabolische und andere Schädigungsmechanismen

Bei Diabetes mellitus sind Funktionsproteine der Axone mit einem Zucker-Derivat behaftet (glykiert) und damit in der Funktion gestört. Nach Chemotherapie ist die Transportmaschinerie des Axons (Mikrotubuli) verändert, was den axonalen Transport beeinträchtigt. So können wichtige Nervenwachstumsfaktoren fehlen. Obwohl periphere Nerven sehr reichlich durchblutet sind, können auch Einschränkungen der Blutversorgung wie bei Vaskulitis oder peripherer arterieller Verschlusskrankheit die Axone schädigen. Dieser Mechanismus spielt neben der o. g. Glykierung auch bei der diabetischen Neuropathie eine wichtige Rolle. Eine Störung der mitochondrialen Funktion liegt der axonalen Degeneration bei einer Reihe von erblichen Neuropathien zugrunde.

14.2.3 Schädigung der Myelinscheide

Die Myelinscheide kann durch metabolische Faktoren, Toxine oder durch Entzündungsvorgänge angegriffen werden. Die Entzündungsvorgänge sind meist durch Antikörper vermittelt, also immunologisch bedingt, und greifen häufig an den Ranvier-Schnürringen an, sodass dort die Nervenleitung unterbrochen werden kann („Leitungsblock“). Eine generalisierte Demyelinisierung führt zur Ausbildung dünnerer oder strukturell abnormer Markscheiden und somit langsamerer Nervenleitung. In einem Nerv können Fasern mit unterschiedlichen Stadien der Entmarkung nebeneinander vorliegen.

14.3 Klinische Leitsymptome

Um Krankheiten des peripheren Nervensystems diagnostisch einordnen zu können, müssen die Symptome und ihre örtlichen und zeitlichen Charakteristika systematisch erfasst werden. Folgende Kategorien sind dabei wichtig und können aus Anamnese und klinischer Untersuchung erhoben werden:

14.2 Typische Schädigungsmechanismen im peripheren Nervensystem

14.2.1 Schädigung des Neurons

Motoneurone des Vorderhorns können bei Motoneuronerkrankungen, Spinalganglienneurone z. B. bei paraneoplastischen Neuropathien geschädigt werden.

14.2.2 Schädigung des Axons

14.2.2.1 Traumatische Schädigung

- *Neurapraxie:* Schädigung (nur) der Markscheide eines Nervs
- *Axonotmesis:* Schädigung (nur) der Axone eines Nervs → Regeneration möglich
- *Neurotmesis:* komplette Schädigung von Axon, Myelinscheide und bindegewebiger Nervenhülle → keine Regeneration möglich

14.2.2.2 Metabolische und andere Schädigungsmechanismen

- Diabetes mellitus → Nervenschädigung durch Glykierung von Proteinen
- Chemotherapeutika → toxische Proteinschädigung der Nerven
- Vaskulitis, PAVK → Schäden durch Durchblutungsstörung am Nerv
- erblich → häufig mitochondriale Dysfunktion

14.2.3 Schädigung der Myelinscheide

Metabolische Faktoren, Toxine und Inflammation schädigen die Myelinscheide.

14.3 Klinische Leitsymptome

Krankheiten des peripheren Nervensystems werden nach Art der Symptome, der anatomischen Verteilung, dem Zeitverlauf und der elektrophysiologischen Untersuchung klassifiziert.

ABB. 14.4

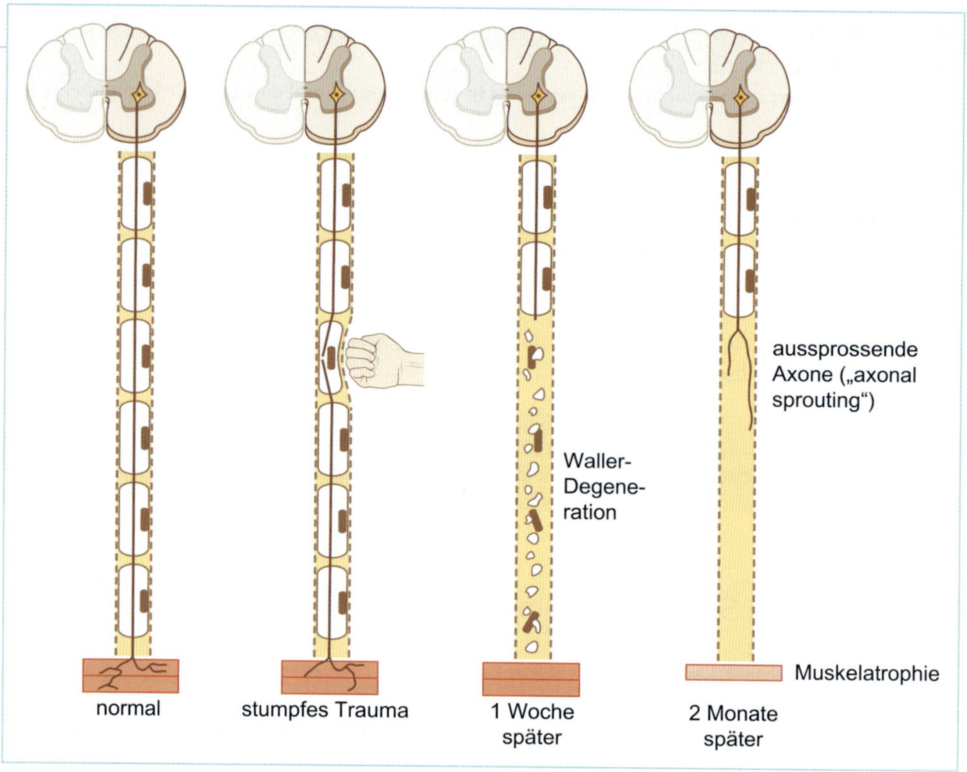

Abb. 14.4 Waller-Degeneration nach axonaler Läsion von Nervenfasern. [L126]

- Art der Symptome
- anatomische Verteilung
- Zeitverlauf

Die 4. Kategorie beschreibt, ob ein axonaler oder demyelinisierender Schaden vorliegt; für diese Differenzierung sind elektrophysiologische Untersuchungen (➢ Kap. 14.4.1) oder eine Nervenbiopsie (➢ Kap. 14.4.4) erforderlich.

14.3.1 Art der Symptome bei Erkrankungen des peripheren Nervensystems

Die Art der Symptome lässt Rückschlüsse auf die Entität der betroffenen Nervenfaser zu (motorisch, sensibel, autonom). Im somatosensiblen System kann zudem weiter in alleinige Störung der protopathischen oder epikritischen Sensibilität differenziert werden. ➢ Tab. 14.2 gibt einen Überblick über die Symptome und ihre Zuordnung. Meist sind bei Schädigung eines peripheren Nervs alle 3 Systeme betroffen, es gibt jedoch auch Ausnahmen mit primär motorischen, sensiblen oder autonomen Symptomen.

14.3.1 Art der Symptome bei Erkrankungen des peripheren Nervensystems

Verletzungen oder Erkrankungen der Strukturen des peripheren Nervensystems können zu Ausfall- und Reizerscheinungen sowie trophischen Störungen führen (➢ Tab. 14.2). Wie in ➢ Kap. 14.1.1 geschildert, enthalten periphere Nerven motorische, sensible und autonome Nervenfasern. Bei den meisten Mono- und Polyneuropathien sind alle 3 Systeme betroffen. Läsionen des motorischen Neurons oder peripherer motorischer Nerven führen zu abgeschwächten Muskeleigenreflexe, Paresen, Atrophien, Faszikulationen (unwillkürliche Kontraktion der Muskelfasern einer motorischen Einheit) oder Muskelkrämpfen. Rein sensible Ausfälle kommen entweder bei Schädigungen rein sensibler Nerven (z. B. N. cutaneus femoris lateralis, ➢ Kap. 14.5.4.7), bei Kompression der Hinterwurzel oder bei selektiver Schädigung der sensiblen Anteile gemischter peripherer Nerven vor. Innerhalb des somatosensiblen Systems können selektiv bestimmte Qualitäten gestört sein: ausgeprägte Lagesinnstörung und sensible Ataxie (epikritische Sensibilität) bei erhaltener Temperatur- und Schmerzempfindung (Aβ-Fasern betroffen) oder isolierter Ausfall der Temperatur- und Schmerzempfindung (protopathische Sensibilität; Aδ- und C-Fasern betroffen; Small-Fiber-Neuropathie, ➢ Kap. 14.6.4). Eine dominante autonome Beteiligung findet sich bei bestimmten Formen der diabetischen Neuropathie (➢ Kap. 14.6.1.1) und erblichen sensibel-autonomen Neuropathien.

14.3.2 Anatomischer Verteilungstyp

Die anatomische Verteilung lässt insbesondere Rückschlüsse auf die Lokalisation der Schädigung zu:

- Segmentale Ausfälle sprechen für eine Schädigung der Nervenwurzel.
- Symptome an einer Extremität, die über das Versorgungsgebiet eines einzelnen Nervs hinausgehen, sprechen für eine Plexusschädigung.
- Socken-/handschuhförmige Sensibilitätsstörungen finden sich bei längenabhängiger Polyneuropathie.

14.3.2 Anatomischer Verteilungstyp

Segmentale Schmerzen und rein sensible Ausfälle in einem Dermatom deuten auf eine Schädigung einer spinalen Hinterwurzel hin. Kommen zusätzlich motorische Zeichen in den Kennmuskeln hinzu, müssen auch die Vorderwurzel oder der Spinalnerv betroffen sein.

Eine Sensibilitätsstörung im Versorgungsgebiet eines einzelnen peripheren Nervs tritt auf, wenn er isoliert geschädigt ist.

Plexusläsionen rufen Paresen und Sensibilitätsstörungen an einer Extremität hervor, die über das sensible Innervationsgebiet eines einzelnen Dermatoms oder einzelner peripheren Nerven hinausgehen.

Tab. 14.2 Übersicht über Plus- und Minus-Symptome im peripheren Nervensystem.

Fasertyp	Plus-Symptome	Minus-Symptome	Folgen
motorisch	• Faszikulationen • Krämpfe	• schlaffe Lähmung • Atrophie • Tonus reduziert • Muskeleigenreflexe abgeschwächt	Kontrakturen
sensibel	• Parästhesien • Schmerz • Allodynie	• Hypästhesie • Hypalgesie • Thermhypästhesie • Lagesinnstörung • sensible Ataxie	unbemerkte Verletzungen
autonom	Hyperhidrose	• Anhidrose • trophische Veränderungen • Blendungsgefühl • Blasenstörung • Diarrhö	trophische Ulzera

TAB. 14.2

Socken-/strumpf- oder handschuhförmige Sensibilitätsstörungen sind Ausdruck einer längenabhängigen Polyneuropathie.

Sind mehrere einzelne Nerven betroffen, bezeichnet man dies als Mononeuropathia multiplex.

14.3.3 Zeitverlauf

Die Begriffe akut, subakut und chronisch sind bei unterschiedlichen Erkrankungen unterschiedlich definiert. Auf dem Gebiet der Polyneuropathien heißt dies:

- Akute Schädigung: Die Neuropathie entwickelt sich über einen Zeitraum von bis zu 4 Wochen (z. B. Guillain-Barré-Syndrom), gelegentlich auch in Tagen (z. B. infektiöse Radikulitiden).
- Subakute Schädigung: Die Neuropathie entwickelt sich über einen Zeitraum von 4–12 Wochen (z. B. immunologisch oder toxisch vermittelte Polyneuropathien).
- Chronische Schädigung: Die Neuropathie entwickelt sich langsam über Monate bis Jahre (z. B. diabetische oder erbliche Polyneuropathien).

14.3.3 Zeitverlauf

- akut: bis zu 4 Wochen (z. B. Guillain-Barré-Syndrom, infektiologisch)
- subakut: 4–12 Wochen (z. B. toxisch, immunologisch)
- chronisch: Monate bis Jahre (z. B. diabetisch, erblich)

14.3.4 Axonale oder demyelinisierende Neuropathie

Ob primär eine axonale oder demyelinisierende Schädigung vorliegt, lässt sich erst nach der elektrophysiologischen Zusatzuntersuchung verlässlich klären (➤ Kap. 14.4.1). Klinisch deuten Muskelatrophien und Faszikulationen auf eine axonale, hochgradige Paresen ohne entsprechende Atrophien mehr auf eine demyelinisierende Schädigung hin.

14.3.4 Axonale oder demyelinisierende Neuropathie

Mit der elektrophysiologischen Untersuchung lässt sich zwischen axonaler und demyelinisierender Schädigung unterscheiden. Klinisch weisen Atrophien auf eine axonale Schädigung hin.

MERKE

MERKE Bei *axonalen Neuropathien* erfordert die Wiederherstellung der Funktion eine Reinnervation, ausgehend vom proximalen Axonende (deren Geschwindigkeit von 1–2 mm/d entspricht der Geschwindigkeit des langsamen axoplasmatischen Transports). Im Muskel können denervierte Muskelfasern in benachbarte, nicht geschädigte motorische Einheiten einbezogen werden. Durch diese sog. kollaterale Reinnervation vergrößern sich die motorischen Einheiten. Hingegen erfordert die funktionelle Wiederherstellung bei *demyelinisierenden Neuropathien* lediglich eine rascher mögliche „Reparatur" der Markscheide durch teilungsfreudige Schwann-Zellen in den meist nur kurzen demyelinisierten Nervenabschnitten.

14.4 Apparative und Labordiagnostik

14.4.1 Prinzipien der elektrophysiologischen Diagnostik mit skizzenhaften Beispielen

14.4.1.1 Elektroneurografie (ENG)

Motorische Neurografie

Das Prinzip ist die Stimulation eines motorischen oder gemischten Nervs an einem oder mehreren Reizorten mit gut erreichbarem Ableitemuskel (➤ Abb. 14.5).

Folgende Parameter werden gemessen:

- Amplitude des Summenantwortpotenzials (M-Antwort) des Ableitemuskels (10–20 mV)
- Latenz zwischen Zeitpunkt der Stimulation des Nervs bis zum Beginn des Summenantwortpotenzials im Ableitemuskel
- Strecke zwischen Stimulationsort und Ableiteort

14.4 Apparative und Labordiagnostik

14.4.1 Prinzipien der elektrophysiologischen Diagnostik mit skizzenhaften Beispielen

14.4.1.1 Elektroneurografie (ENG)

Motorische Neurografie: Man setzt einen elektrischen Reiz an einem motorischen Nerv und misst an einem davon innervierten Muskel:

- die *Amplitude* des resultierenden Summenaktionspotenzials (M-Antwort),
- die Zeit (*„Latenz"*) zwischen dem Augenblick der Stimulation und dem Auslösen des Summenaktionspotenzials und
- die *Strecke* zwischen Stimulations- und Ableiteort.

ABB. 14.5

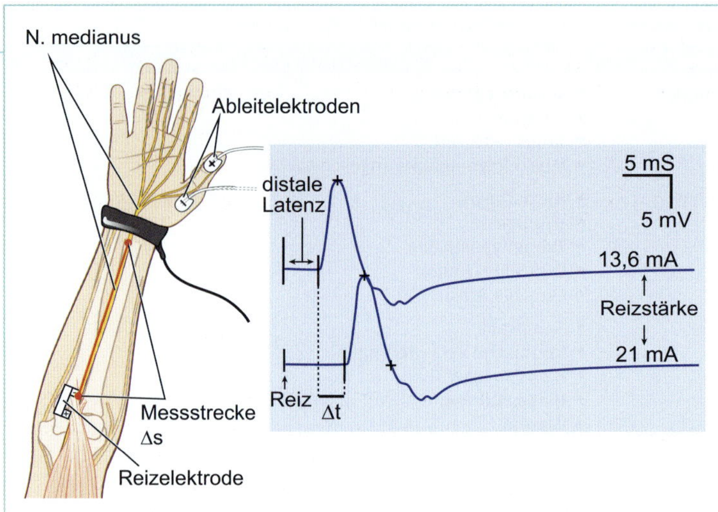

Abb. 14.5 Motorische Neurografie am Beispiel des N. medianus. Stimuliert wird entlang des Nervs am Handgelenk und in der Ellenbeuge und abgeleitet über dem M. abductor pollicis brevis. Gemessen werden die Latenzen, also jeweils die Zeit zwischen dem Reiz und dem Beginn des entsprechenden Potenzials. Um die Nervenleitgeschwindigkeit (NLG) zu ermitteln, muss der Nerv an mindestens 2 Stellen gereizt werden (rote Punkte). Die Nervenleitgeschwindigkeit v ist dann der Quotient aus dem Abstand dieser Punkte und der Zeitdifferenz ($v = \Delta s/\Delta t$). Die Amplitude des Summenantwortpotenzials (hier ca. 12 mV) ist ein ungefähres Maß für die Zahl der erregbaren motorischen Einheiten. [L126]

Mit der motorischen Neurografie lässt sich die *Nervenleitgeschwindigkeit* ermitteln = Quotient der Strecke zwischen den Reizorten und der Zeitdifferenz bis zum Summenaktionspotenzial. Für die distalen Nervenabschnitte, z. B. für die Diagnostik des Karpaltunnelsyndroms, wird die distale Latenz vom distalen Reizort bis zum Potenzialbeginn ermittelt.

Die Nervenleitgeschwindigkeit (NLG) der jeweils schnellstleitenden Nervenfasern lässt sich aus dem Quotienten Weg/Zeit errechnen (50–60 m/s an den Armen, 40–50 m/s an den Beinen). Neben der Auswertung der M-Antwort kann an den langen Nerven von Armen und Beinen eine rückläufige Antwort (F-Welle), ausgehend vom retrograd erregten Motoneuron, abgeleitet werden, deren Amplitude etwa 1 % der M-Antwort beträgt. Sie ist wichtig für die Beurteilung der proximalen Nervenabschnitte und der Plexus. Ihre Reproduzierbarkeit bei 10–20 Stimulationen ist z. B. ein Maß für die häufig frühzeitige proximale Leitungsstörung bei Guillain-Barré-Syndrom (➢ Kap. 14.6.2.4).

Sensible Neurografie: Stimulation eines sensiblen Nervs → Messung des ausgelösten Aktionspotenzials

Sensible Elektroneurografie

Das Prinzip ist die Stimulation eines sensiblen oder gemischten Nervs und die Ableitung des evozierten sensiblen Nervenaktionspotenzials an einer anderen Stelle desselben Nervs mit bekannter Entfernung von der Reizstelle. Die Untersuchungsrichtung (distal nach proximal oder umgekehrt; Fachbegriff orthodrom vs. antidrom) hat keinen Einfluss auf die Leitgeschwindigkeit. Die Amplitude des Summenaktionspotenzials (10–20 μV) ist um den Faktor 1.000 niedriger als diejenige des motorischen Summenaktionspotenzials.

Interpretation der Befunde:

- *axonale Neuropathie* → Amplitudenreduktion
- *demyelinisierende Neuropathie* → Reduktion der Leitgeschwindigkeit – und oft auch der Amplitude
- *„Leitungsblock“:* Unterbrechung der Nervenleitung an einer Stelle des Nervs aufgrund von fokaler Demyelinisierung:
  - Stimulation proximal der Läsion → kein oder gemindertes Antwortpotenzial des Muskels
  - Stimulation distal der Läsion → normales Antwortpotenzial

Interpretation von elektroneurografischen Befunden; Leitungsblock

Axonale Neuropathien Der Verlust leitfähiger Axone führt zur Verringerung der Amplitude der motorischen und sensiblen Summenantwortpotenziale.

Demyelinisierende Neuropathien Die Leitgeschwindigkeit ist verringert, und häufig ist auch die Amplitude des Summenaktionspotenzials niedriger, weil die langsamer leitenden Fasern das Summenpotenzial verbreitern (sog. Dispersion).

Leitungsblock Ein Leitungsblock ist durch ein normales Summenantwortpotenzial bei distaler, aber ein fehlendes oder deutlich amplitudengemindertes Potenzial bei proximaler Stimulation gekennzeichnet. Ein Leitungsblock kann passager auftreten (z. B. kurzfristige Druckschädigung bei einem „eingeschlafenen Arm“) oder auch ohne Druckschädigung bei speziellen Formen von Immunneuropathie entstehen und persistieren.

PRAXISTIPP

PRAXISTIPP Bei vielen Polyneuropathien sind motorische und sensible Fasern (und häufig auch autonome sympathische Nervenfasern) gleichermaßen betroffen. Eine Diskrepanz ist immer ein lokalisatorisch oder pathophysiologisch wichtiger Befund.

14.4.1.2 Elektromyografie

Die Elektromyografie (EMG) zeigt die Charakteristika *einzelner* motorischer Einheiten. Bei der EMG-Untersuchung wird eine konzentrische Elektrode in Form einer Nadel in den interessierenden Muskel eingestochen.

> **MERKE** Der gesunde, nicht willkürlich aktivierte Muskel ist im EMG elektrisch still. Bei Aktivierung des Muskels können aktive und chronische axonale Schädigungen unterschieden und von Veränderungen bei Myopathien abgegrenzt werden.

Axonale Schädigung Bei neurogenen Erkrankungen mit axonaler Schädigung zeigt der ruhende Muskel etwa 5–10 Tage nach dem Eintreten der Schädigung sog. Spontanaktivität mit Fibrillationspotenzialen und positiven scharfen Wellen als Zeichen der Denervierung. Diese Spontanaktivität bleibt bis zur Wiederherstellung einer anatomischen Verbindung zwischen Axon und Muskel nachweisbar, längstens aber ca. 18–24 Monate. Nach dieser Zeit baut sich der Muskel bindegewebig um und atrophiert.

Myelinschaden Da bei Leitungsblocks nur eine elektrische, aber keine anatomische Trennung von Axonen und zugehörigen motorischen Muskelfasern vorliegt, tritt trotz Lähmung keine Denervierungsaktivität in den Muskeln auf.

14.4.2 Bildgebung des peripheren Nervensystems

14.4.2.1 Ultraschall des peripheren Nervensystems

Eine feste Rolle hat der Ultraschall inzwischen bei den Engpasssyndromen (➤ Kap. 14.5.4). Hauptbefund ist die Verdickung des jeweiligen Nervs proximal seines Eintritts in die jeweilige Engstelle (z. B. Karpaltunnel, ➤ Abb. 14.6). Bei vielen erblichen Neuropathien findet man eine generalisierte Nervenverdickung, während man bei entzündlichen Neuropathien meist mehrere fokale Verdickungen entlang der Nerven sieht.

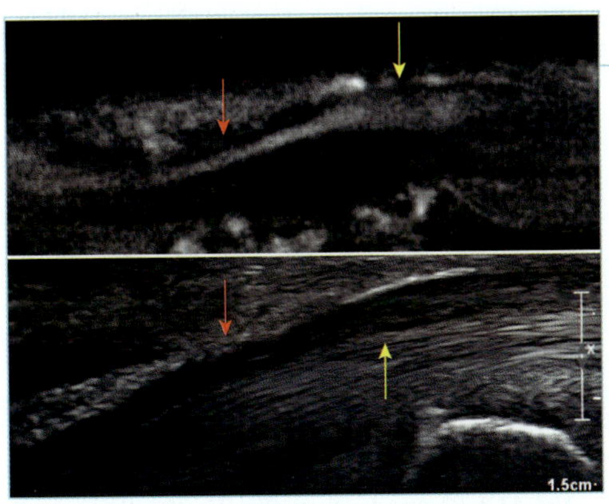

Abb. 14.6 Darstellung des N. medianus im longitudinalen Verlauf auf Höhe des Karpaltunnels in der MRT *(oben)* und im Ultraschall *(unten)*; roter Pfeil = Retinaculum flexorum mit komprimiertem Nerv, gelber Pfeil = Auftreibung des Nervs proximal der Engstelle. [T534]

14.4.2.2 Magnetresonanztomografie des peripheren Nervensystems

Auch die MRT kann bei Verwendung spezieller Sequenzen periphere Nerven hochauflösend darstellen. Bei komprimierenden Läsionen im Plexus kann mit der MRT zwischen intrinsischen (z. B. nerveneigenen Tumoren) und extrinsischen Läsionen unterschieden werden (z. B. Tumorkompression von außen wie bei der Kompression des Armplexus durch einen Pancoast-Tumor).

Bei traumatischen Läsionen von Nervenwurzeln, Plexus brachialis oder lumbosacralis kann mit der MRT festgelegt werden, ob es sich um einen kompletten Nerven(wurzel)riss mit Kontinuitätsverlust handelt oder um eine Nerven(wurzel)läsion, bei der die Kontinuität erhalten ist. Bei Wurzelläsionen hilft die MRT dabei, die Ursache, z. B. einen Bandscheibenvorfall, zu lokalisieren.

Periphere Nerven können im Verlauf dargestellt werden; es können Kaliberschwankungen oder Signalauffälligkeiten als Anzeichen von Krankheit entdeckt werden. Die hohe Auflösung ermöglicht es heute schon, die Beteiligung einzelner Faszikel im gleichen Nerven auseinanderzuhalten.

14.4.3 Labordiagnostik

➤ Tab. 14.3 zeigt Untersuchungen im Rahmen des Basislabors bei Neuropathien.

Studentische Sicht

14.4.1.2 Elektromyografie

Bei der EMG platziert man Nadelelektroden im Muskel und misst die elektrische Aktivität in Ruhe (=spontan) und bei Aktivierung:

- *ruhender*, gesunder Muskel: elektrisch „still"
- *axonaler Schaden:* 5–10 Tage nach der Schädigung elektrische Spontanaktivität im Muskel (Denervierungszeichen = Fibrillationspotenziale, positive scharfe Wellen)
- *Myelinschaden* (z. B. Leitungsblock): keine Spontanaktivität im Muskel, aber verminderte Willküraktivität

14.4.2 Bildgebung des peripheren Nervensystems

14.4.2.1 Ultraschall des peripheren Nervensystems

Sonografisches Diagnosekriterium ist die Nervendicke → z. B. bei Engpasssyndromen (wie am Karpaltunnel) proximale Verdickung des Nervs

ABB. 14.6

14.4.2.2 Magnetresonanztomografie des peripheren Nervensystems

Die MRT peripherer Nerven(-wurzeln, -plexus, -fasern) dient der Diagnostik von traumatischen und entzündlichen Läsionen oder Tumoren.

14.4.3 Labordiagnostik

TAB. 14.3

Tab. 14.3 Basislabor bei Neuropathien.

Laborparameter	Krankheitsbild, Verdacht auf
Serum	
Blutzucker, HbA_{1c}	diabetische Neuropathie
Erythrozytensedimentationsrate (ESR), C-reaktives Protein (CRP)	Vaskulitis, Neoplasie
Transaminasen, γ-GT, Carbohydrat-defizientes Transferrin (CDT)	alkoholische Neuropathie
Urinstatus, Retentionsparameter	Niereninsuffizienz
Vitamin B_{12}, Holo-Transcobalamin (Holo-TC), Methylmalonsäure	Vitamin-B_{12}-Mangel
Autoantikörper (Rheumafaktor, antinukleäre Antikörper [ANA], antineutrophile zytoplasmatische Antikörper [ANCA])	Vaskulitis
Serumelektrophorese, Immunfixation	Paraproteinämie
Thyroidea-stimulierendes Hormon	Hypothyreose
Liquor	
Liquoreiweiß erhöht (Blut-Hirn-Schrankenstörung)	Guillain-Barré-Syndrom, chronisch inflammatorische demyelinisierende Radikuloneuropathie (CIDP)
Pleozytose, Schrankenstörung, intrathekale Immunglobulinsynthese gegen Borrelien-Antigene	Neuroborreliose

14.4.4 Biopsien

Eine Nervenbiopsie ist Ultima Ratio bei bis dahin ergebnisloser Abklärung ausgeprägter Polyneuropathien (bevorzugt sensible Hautnerven: N. suralis, N. fibularis [peroneus] superficialis). Bei Verdacht auf eine Small-Fiber-Neuropathie kann eine Hautstanzbiopsie die Diagnose sichern.

14.4.4 Biopsien

Nervenbiopsie Eine Nervenbiopsie ist indiziert, wenn eine umfangreiche Abklärung (s. o.) bei funktionell relevanter Polyneuropathie oder Mononeuropathia multiplex nicht zu einer ätiologischen Einordnung führt. Für die Biopsie geeignete sensible Nerven sind der N. suralis oder der N. fibularis (peroneus) superficialis (➤ Abb. 14.7). Aus einem gemischten Nerv können Faszikelbiopsien entnommen werden. Als relevante Komplikation muss bei allen Nervenbiopsien über eine evtl. schmerzhafte Neurombildung am distalen Stumpfende aufgeklärt werden.

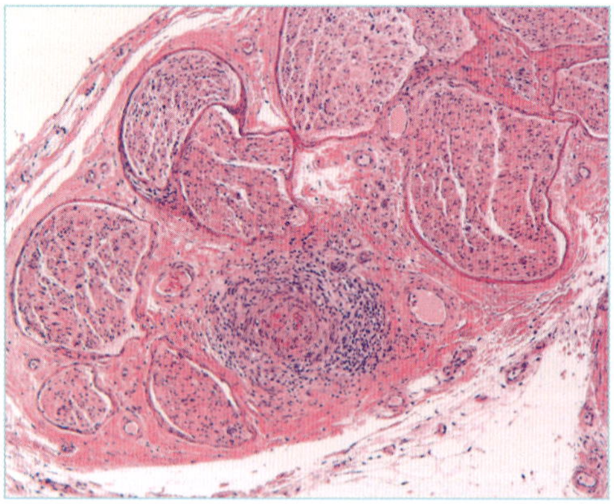

Abb. 14.7 Biopsie des N. suralis, Hämatoxylin-Eosin-Farbung eines Nervenquerschnitts. Man sieht deutlich eine massive zelluläre Infiltration (violette Nuclei) um ein kleines Blutgefäß als Zeichen einer Vaskulitis. [R261]

Wenn das Beschwerdebild auf eine Beteiligung nur der kleinkalibrigen sensiblen Nervenfasern (Small-Fiber-Neuropathie, ➤ Kap. 14.6.4) oder nur der sehr distalen sensiblen Nervenfasern hinweist, kann die Analyse der Hautinnervation in einer Hautstanzbiopsie diese Diagnose sichern.

Muskelbiopsie Eine Muskelbiopsie ist bei der Diagnostik der Polyneuropathien in der Regel nicht indiziert. Ausnahme ist eine kombinierte Nerv-Muskel-Biopsie bei Verdacht auf eine Vaskulitis.

14.4.5 Untersuchung des autonomen Nervensystems

Parasympathikus: Analyse der Herzfrequenzvariation unter vertiefter Atmung

Sympathikus: Messung der Schweißsekretion nach Nervenstimulation (sympathische Hautantwort)

14.4.5 Untersuchung des autonomen Nervensystems

Die Analyse der Herzfrequenzvariation unter vertiefter Atmung prüft eine Funktion des parasympathischen Nervensystems. Die Messung der Schweißdrüsen-Innervation an Händen und Füßen nach unerwarteter elektrischer Stimulation eines beliebigen Nervs prüft eine Funktion des sympathischen Nervensystems (sympathische Hautantwort).

14.5 Läsionen einzelner Nerven, Wurzeln und der Plexus

14.5.1 Läsionen der Hirnnerven

Die Anatomie der Hirnnerven ist in ➢ Kap. 1.2 dargestellt. Dort sind auch typische Untersuchungsbefunde, Symptome und Syndrome aufgeführt. Der Schwindel und seine Differenzialdiagnosen werden in ➢ Kap. 4 besprochen, die Neuralgien der Hirnnerven in ➢ Kap. 2.6.2.

14.5.1.1 Periphere Lähmung des N. oculomotorius (Hirnnerv III)

Ätiologie

Diabetes mellitus Die häufigste Ursache einer N.-oculomotorius-Lähmung ist eine mikrovaskuläre Ischämie. Diese kann sowohl den Nerv in seinem Verlauf bzw. beim Austritt aus dem Hirnstamm betreffen als auch sehr häufig in den Kerngebieten des Nervs im Mittelhirn lokalisiert sein. Die nukleären Paresen sparen typischerweise den rostral gelegenen parasympathischen Edinger-Westphal-Kern sowie den kaudal in der Mittellinie gelegenen unpaaren Subnucleus für die Mm. levatores palpebrarum superiorum (Nucleus caudalis centralis) aus. Eine Pupillenstörung fehlt daher; eine Ptose fehlt ebenfalls oder tritt erst später hinzu.

MERKE Für die nukleäre Parese gilt: „Der Vorhang fällt zuletzt".

Druckschädigungen Eine Druckschädigung kann durch ein Aneurysma (oft A. communicans posterior), ein Hirnödem, ein epidurales Hämatom oder einen Tumor entstehen. Hierbei tritt die Ptose bereits von Anfang an auf.

Tolosa-Hunt-Syndrom Das Syndrom beschreibt eine Kombination aus schmerzhafter Ophthalmoplegie unter Beteiligung des N. oculomotorius und Sensibilitätsstörung des nasoziliaren Trigeminusastes am inneren Augenwinkel. Ursache ist eine granulomatöse Entzündung im Bereich der Orbitalfissur oder des Sinus cavernosus, die in der MRT häufig nachweisbar ist. Die Erkrankung spricht prompt auf eine Kortikosteroidbehandlung an, kann aber rezidivieren.

Andere Ursachen Als weitere Ursachen kommen Thrombosen im Sinus cavernosus, eine basale Meningitis oder eine Meningeosis neoplastica oder lymphomatosa infrage, dann häufig mit Beteiligung anderer Hirnnerven. Auch eine okuläre Myasthenie kann sich entweder primär oder isoliert mit einer N.-oculomotorius-Parese manifestieren. Ein Viertel der Fälle bleibt ätiologisch ungeklärt (idiopathisch).

Klinik und Diagnostik

Der Nerv innerviert die meisten Augenmuskeln (➢ Kap. 1.2.4) und den M. levator palpebrae superioris. Zusätzlich führt er parasympathische Fasern für die Mm. sphincter pupillae und ciliaris. Er kann vollständig (komplette Okulomotoriusparese) oder nur mit einem Teil seiner Funktionen betroffen sein (➢ Kap. 1.2.4):

- Bei einer internen Okulomotoriusparese fallen eine Mydriasis (weite, lichtstarre Pupille durch Ausfall des M. sphincter pupillae) und eine Akkommodationsstörung auf (Ausfall des M. ciliaris).
- Bei einer externen Okulomotoriusparese sind nicht immer alle Muskeln gleich betroffen. Bei vollständiger Lähmung besteht eine Abweichung des Bulbus nach außen und unten mit Doppelbildern in Wirkrichtung der gelähmten Muskeln, d. h. besonders beim Blick nach oben innen. Wenn die Lidhebung deutlich mit beeinträchtigt ist, werden wegen der Ptose spontan keine Doppelbilder geklagt.
- Bei kompletter Okulomotoriusparese besteht eine Kombination aus interner und externer Okulomotoriusparese.
- Bei einer externen Ophthalmoplegie besteht eine vollständige Ptose, und es sind keine Augenbewegungen (auch nicht über andere okulomotorische Nerven) mehr möglich, es bestehen aber keine Pupillen- und Akkommodationsstörungen.
- Bei einer kompletten Ophthalmoplegie bestehen neben der externen Ophthalmoplegie mit Ptose eine Mydriasis und eine Akkommodationsstörung.

CAVE Eine Parese des M. levator palpebrae superioris führt zur Ptose; hierdurch kann eine Fehlstellung der Sehachsen maskiert werden.

14.5 Läsionen einzelner Nerven, Wurzeln und der Plexus

14.5.1 Läsionen der Hirnnerven

14.5.1.1 Periphere Lähmung des N. oculomotorius (Hirnnerv III)

Ursachen:
- Diabetes mellitus (schädigt die Gefäße → Nerven schlecht durchblutet)
- Druckschaden (z. B. durch ophthalmoplegisches Aneurysma)
- Tolosa-Hunt-Syndrom (retroorbitale granulomatöse Entzündung)
- Sinus-cavernosus-Thrombose, Meningitis, Meningeosis
- idiopathisch (1/4)

MERKE

Klinik:
- interne Ophthalmoplegie: Mydriasis und Akkommodationsstörung
- externe Ophthalmoplegie: Ptose, Blickparese, Abweichung des Bulbus nach außen unten
- komplette Ophthalmoplegie: interne + externe Ophthalmoplegie

CAVE

Studentische Sicht

Prognose

Bei der diabetischen Ursache ist eine Normalisierung des Blutzuckers notwendig. Die Prognose der idiopathischen und der mikrovaskulären (d. h. auch der diabetischen) Okulomotoriusparese ist relativ günstig, da sich 70 % innerhalb von 3 Monaten zurückbilden.

MERKE

MERKE

- Druckschäden führen meist zu Augenmuskelparesen und Pupillenstörung.
- Ischämische Läsionen lassen häufig die Pupillomotorik intakt.
- Nukleäre Paresen zeigen nur selten oder spät eine Ptose.
- Bei allen externen Ophthalmoplegien differenzialdiagnostisch immer an eine Myasthenie denken (Fluktuation im Tagesverlauf!) ➢ Kap. 15.6.1

14.5.1.2 Periphere Lähmung des N. trochlearis (Hirnnerv IV)

Ursachen: traumatisch, vaskulär (diabetisch), kompressiv (Tumoren)

Klinik: vertikale Doppelbilder, Abweichen des Auges nach oben, Bielschowsky-Phänomen (Neigung des Kopfes zur gesunden Seite)

14.5.1.2 Periphere Lähmung des N. trochlearis (Hirnnerv IV)

Ätiologie

Der N. trochlearis ist besonders häufig bei einem Schädel-Hirn-Trauma, vaskulär bedingt (z. B. Diabetes mellitus) oder bei Tumoren der hinteren Schädelgrube betroffen.

Klinik und Diagnostik

Der N. trochlearis innerviert den M. obliquus superior. Das betroffene Auge steht in Mittelstellung des Kopfes höher als das gesunde und weicht bei einer Kopfneigung auf die kranke Seite noch weiter nach oben ab (Bielschowsky-Phänomen), was dann zu vertikalen Doppelbildern führt. Kompensatorisch neigt (und dreht) der Patient den Kopf spontan zur gesunden Seite.

14.5.1.3 Periphere Lähmung des N. abducens (Hirnnerv VI)

Ursachen: vaskulär (diabetisch), kompressiv (Tumoren, Hirndruck), idiopathisch

Klinik: Abduktionsschwäche eines Bulbus → horizontale Doppelbilder, Einwärtsschielen

14.5.1.3 Periphere Lähmung des N. abducens (Hirnnerv VI)

Ätiologie

Von allen Hirnnerven, die Augenmuskeln innervieren, ist der N. abducens (Hirnnerv VI) am häufigsten von einer Lähmung betroffen. Er liegt über eine längere Strecke der Schädelbasis an und kann dort bei Schädelbasisfrakturen verletzt werden. Typische Ursachen einer Lähmung sind Gefäßveränderungen, z. B. bei Diabetes mellitus, Tumoren oder eine Hirndrucksteigerung (mit Verlagerung des Hirnstamms nach kaudal). Häufig findet sich auch keine Ursache (idiopathisch).

Klinik und Diagnostik

Der N. abducens innerviert den M. rectus lateralis. Fällt dieser aus, überwiegt der M. rectus medialis, sodass es zum Einwärtsschielen des betroffenen Auges kommt. Der Patient sieht horizontale Doppelbilder, deren Abstand beim Blick zur betroffenen Seite zunimmt.

14.5.1.4 Periphere Lähmung des N. facialis (Hirnnerv VII)

Ursachen:
- *idiopathisch (80 %),* Entzündung im Nervenverlauf (z. B. Mastoiditis), basale Meningitis, Neuroborreliose, Zoster oticus, MS, traumatisch, Tumor
- beidseitige Fazialisparese: z. B. bei Borreliose oder Guillain-Barré-Syndrom, *niemals idiopathisch!*

Klinik:
- *periphere* faziale Parese: Lähmung der gesamten mimischen Muskulatur einer Seite inkl. Stirn; evtl. weitere Ausfälle (Geschmackssinn und Tränensekretion gestört, Hyperakusis)
- *zentrale* faziale Parese: Stirnmuskulatur nicht gelähmt

Diagnostik:
- MRT (Raumforderung?)
- *LP* (Zellzahl ↑: erregerbedingt vs. Zellzahl normal: idiopathisch), ENG, EMG (Prognoseabschätzung)

Therapie: sofort Kortikosteroide, zusätzlich ursachenspezifisch Antibiotika und/oder Virostatika), Uhrglasverband und Augensalbe

14.5.1.4 Periphere Lähmung des N. facialis (Hirnnerv VII)

Einteilung und Ätiologie

Eine Parese des N. facialis kann einseitig (Inzidenz 20–30/100.000) oder beidseitig auftreten. Einseitig ist sie in etwa 80 % der Fälle idiopathisch, wobei oft ein Virusinfekt vorausgeht. Eine symptomatische einseitige Parese des N. facialis kann eine Mastoiditis, Otitis, Parotitis oder auch eine basale Meningitis als Ursache haben, kommt aber auch bei einer Neuroborreliose, bei Zoster oticus, bei der MS, bei Traumen oder Tumoren vor. Beidseitige Paresen der Nn. faciales sind niemals idiopathisch und in Mitteleuropa meist durch eine Neuroborreliose oder ein Guillain-Barré-Syndrom bedingt.

Klinik

Typischerweise geht die einseitige Parese des N. facialis mit einer mimischen Gesichtsasymmetrie einher (➢ Kap. 1.2.6). Wichtig ist die Unterscheidung einer peripheren oder nukleären von einer supranukleären = zentralen Parese: Bei der peripheren Parese ist auch das Stirnrunzeln auf der betroffenen Seite nicht möglich (➢ Abb. 14.8), während bei der zentralen fazialen Parese durch zerebrale Ischämie die Stirnmuskulatur ausgespart bleibt. Je nach Ort der peripheren Schädigung sind neben der motorischen Lähmung zusätzliche Symptome möglich (➢ Kap. 1.2.6).

Diagnostik und Therapie

Die klinische Untersuchung umfasst die Prüfung verschiedener vom N. facialis innervierter Muskeln (Tab. 1.6). Darüber hinaus können der Geschmack der auf den vorderen zwei Dritteln der Zunge lokali-

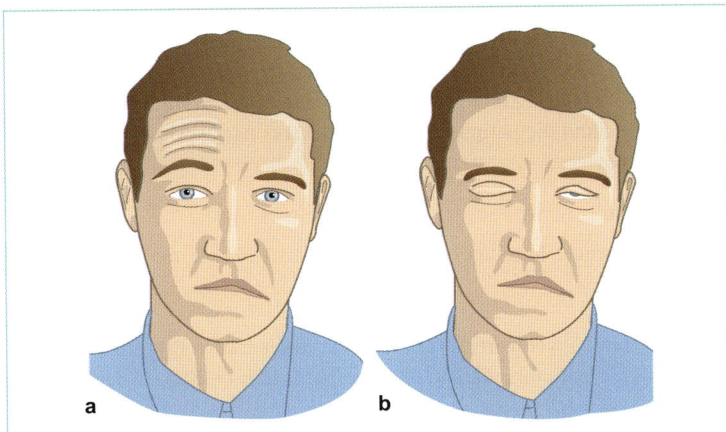

Abb. 14.8 Periphere Parese des N. facialis. a Der Patient wurde aufgefordert, die Augenbrauen hochzuziehen. Nur auf der rechten Stirnseite des Patienten sind daraufhin Falten zu sehen, d. h. auf der linken Seite ist der M. occipitofrontalis, innerviert vom Stirnast des N. facialis, paretisch. **b** Der Patient wurde aufgefordert, beide Augen fest zu schließen. Auf seiner linken Seite ist dies nicht möglich, und das Weiß der Sklera wird wegen des physiologischen Bell-Phänomens (reflexhafte Aufwärtsbewegung des Bulbus zum Schutz der Cornea) unterhalb der Iris sichtbar. [L138]

ABB. 14.8

sierten Rezeptoren für die 3 „s"-Qualitäten (süß, sauer, salzig) getestet (Beteiligung der Chorda tympani) bzw. ein Schirmer-Test durchgeführt werden (Nachweis einer Tränensekretionsstörung). Prozesse im Kleinhirnbrückenwinkel (zusätzliche Hörstörung, Schwindel, Ataxie) werden mit der MRT ausgeschlossen. Therapeutisch gibt man in jedem Fall Kortikosteroide (bei Erwachsenen 5 Tage je 60 mg Prednisolon morgens oral, dann weitere 5 Tage mit jeweils um 10 mg reduzierter Dosis), bei Kindern in gewichtsadaptierter Dosis. Besonders bei Kindern, beidseitiger Manifestation oder Beteiligung weiterer Hirnnerven ist eine Lumbalpunktion notwendig. Darin weist eine mäßige Pleozytose (meist unter 50 Zellen/μl) auf eine erregerbedingte Ursache, am häufigsten eine Neuroborreliose, hin, sodass man verdachtsweise noch vor dem serologischen Testergebnis antibiotisch (Doxycyclin oral, Ceftriaxon i. v.) behandelt. Eine sofortige virostatische Behandlung (z. B. mit Aciclovir 5 × 800 mg/d über 7 Tage) ist notwendig bei Herpes-simplex- oder Zoster-Effloreszenzen am Ohr oder im Gehörgang, ansonsten eine Einzelfallentscheidung. Ein unvollständiger Lidschluss erfordert zur Vermeidung einer Austrocknung der Cornea eine symptomatische Therapie mit Uhrglasverband, Augentropfen und Augensalbe. Mit der Elektroneuro- und -myografie kann ein prognostisch günstiger Leitungsblock im Canalis nervi facialis von einer axonalen Degeneration mit langwierigem Heilungsverlauf unterschieden werden.

Prognose

Solange die Parese inkomplett ist, ist die Prognose gut, und eine vollständige Rückbildung ist in über 80 % der Fälle zu erwarten. Dauerhaft können bei fehlgeleiteter axonaler Reinnervation Synkinesien und Kontrakturen der Gesichtsmuskulatur sein. Im Fall einer vollständigen Parese und bei Therapieaufnahme über 48 Stunden nach Symptombeginn ist die Wahrscheinlichkeit der Restitutio ad integrum deutlich geringer.

MERKE Ist Stirnrunzeln nicht mehr möglich (➤ Abb. 14.8), liegt wahrscheinlich eine periphere und keine zentrale Parese vor.
Die Prognose hängt insbesondere bei den durch Infektionen verursachten Paresen (Borreliose, Zoster oticus) von einem frühzeitigen Therapiebeginn ab.

MERKE

14.5.1.5 Periphere Lähmung des N. accessorius (Hirnnerv XI)

Der N. accessorius versorgt die Mm. sternocleidomastoideus und trapezius.

14.5.1.5 Periphere Lähmung des N. accessorius (Hirnnerv XI)

Ätiologie

Der N. accessorius kann extrakraniell z. B. durch ein Trauma oder eine Druckläsion geschädigt werden. Zu den extrakraniellen Schädigungen zählen aber auch iatrogene Läsionen, z. B. bei Lymphknotenbiopsien im seitlichen Halsdreieck oder bei der „Neck-Dissection" (Ausräumung der Lymphknoten des Halses).

Ursachen: traumatisch, kompressiv, iatrogen (operative Verletzung)

Klinik und Diagnostik

Die klinische Untersuchung umfasst die Prüfung der beiden vom N. accessorius innervierten Muskeln (➤ Kap. 1.2.10). Die Drehung des Kopfes zur Gegenseite ist geschwächt, die Schulter hängt deutlich he-

Klinik: Paresen des M. sternocleidomastoideus und M. trapezius

rab, das Schulterblatt steht tiefer, weiter von der Wirbelsäule entfernt und liegt weniger eng an der Thoraxwand an als auf der Gegenseite, d. h., es besteht eine leichte Scapula alata.

Eine wichtige Differenzialdiagnose ist die Armplexusneuritis (neuralgische Schulteramyotrophie, ➢ Kap. 14.5.3.1). Elektromyografisch kann die periphere Läsion des Nervs nachgewiesen werden. Sie ermöglicht auch eine prognostische Aussage.

Therapie: OP bei iatrogener Schädigung

Therapie

Bei iatrogener Schädigung des Nervs ist eine frühzeitige operative Rekonstruktion indiziert.

14.5.2 Nervenwurzelläsionen

14.5.2 Nervenwurzelläsionen

Die Pathophysiologie der kompressiven Nervenwurzelläsionen durch degenerative Erkrankungen der Wirbelsäule, die entsprechende klinische Symptomatik und die Therapie sind in ➢ Kap. 16 dargestellt.

Klinik:
- bewegungsabhängige Rückenschmerzen mit Einstrahlung in das entsprechende Dermatom
- Sensibilitätsstörungen im Dermatom
- Paresen und Atrophien von Kennmuskeln
- Reflexverlust
- bei koexistierenden Spinalkanalstenosen mit Myelonkompression: zentrale Symptome (z. B. Spastik, Ataxie)

Klinik und Diagnostik

Typisch sind bewegungsabhängige lokale Rückenschmerzen, die oft ins betroffene Dermatom ausstrahlen, sensible Ausfälle im Dermatom der lädierten Nervenwurzel und Paresen und Atrophien in den Muskeln, die durch die geschädigte Nervenwurzel versorgt werden. Die C1-Wurzel besitzt nur eine motorische (M. geniohyoideus), keine sensible Wurzel, sodass es kein C1-Dermatom gibt. Bei der Zuordnung der Segmente zu den Wirbelkörpern ist zu berücksichtigen, dass es 8 zervikale Nervenwurzeln gibt, aber nur 7 zervikale Wirbelkörper. Die Wurzeln von C1 bis C7 treten jeweils über dem gleichzahligen Wirbelkörper aus, die C8-Wurzel unterhalb des 7. Halswirbelkörpers; ab dem 1. Thorakalsegment verlaufen die Wurzeln unterhalb der gleichzahligen Wirbelkörper.

Fast alle Muskeln sind von den Vorderwurzeln mehrerer benachbarter Segmente innerviert, sodass selbst in den sog. Kennmuskeln nicht immer eine eindeutige Parese mit Eigenreflexverlust nachzuweisen ist (s. a. Tab. 1.18). Zervikale Radikulopathien sind häufig von Symptomen begleitet, die durch zusätzliche Kompression des Rückenmarks hervorgerufen werden (zervikale Myelopathie). Verengungen des Zervikal- und Lumbalkanals können auch längerstreckig über mehrere Segmente auftreten (Zervikal- bzw. Lumbalkanalstenosen), am häufigsten bei Männern in der 2. Lebenshälfte. Durch die zervikale Rückenmarksschädigung treten halbseitig ipsilateral oder beidseitig zentrale Fernsymptome auf (spastische Beinlähmung, Ataxie durch Hinterstrangkompression), die sich in der Untersuchung mit Pyramidenbahnzeichen an den Beinen, Dysmetrie im Zeigeversuch oder Knie-Hacken-Versuch und/oder einer Minderung des Vibrationssinns an den Beinen bzw. Füßen manifestieren.

Ursachen: Kompression *(Bandscheibenvorfall)*, Tumoren, Entzündungen (autoimmune und erregerbedingte *Radikulitiden*)

Ätiopathogenese

Ursache einer Wurzelschädigung ist in den meisten Fällen eines bewegungsabhängig plötzlich auftretenden radikulären Syndroms die Kompression durch eine Bandscheibe. Die Laienbezeichnung „Ischias" (für Ischialgie) weist auf die häufigste Lokalisation im Bereich der Wurzeln L5 und S1 hin, aus denen der N. ischiadicus hervorgeht. Alternativ können Tumoren (meist Schwannome, Neurofibrome, Wirbelkörpermetastasen) eine Radikulopathie verursachen. Eine weitere mögliche Ursache sind Entzündungen (Radikulitiden), die sowohl erregerbedingt (Radikuloneuritis z. B. bei Zoster, Neuroborreliose) als auch autoimmun bedingt sein können (s. Guillain-Barré-Syndrom [GBS, ➢ Kap. 14.6.2.4] und chronische demyelinisierende Neuropathie [CIDP, ➢ Kap. 14.6.2.4]).

FALL

Zervikaler Bandscheibenvorfall mit Wurzelschädigung C8 rechts und leichter Myelopathie

Eine 67-jährige rüstige rechtshändige Patientin klagt seit Jahren über Nackenschmerzen mit Ausstrahlung in den rechten Arm. Seit dem letzten Monat ist ihr ein Taubheitsgefühl in der Hand mit Kraftverlust aufgefallen, sodass ihr Gegenstände aus der Hand gefallen seien. Zusätzlich bestehe eine Gangunsicherheit besonders im Dunkeln.

Bei der Untersuchung ist die Beweglichkeit der Halswirbelsäule eingeschränkt. Am rechten Kleinfinger, der ulnaren Handhälfte und proximal des Handgelenks am medialen Unterarm ist eine Hypästhesie nachweisbar. Die Kraft der kleinen Handmuskeln ist rechts schwächer als links, der Quadrizepsreflex (PSR) ist rechts deutlich lebhafter als links auslösbar, das Babinski-Zeichen rechts ist positiv. In der motorischen Neurografie (N. medianus und N. ulnaris) findet sich im Seitenvergleich eine Verminderung der Muskelsummenaktionspotenziale beider Nerven. Die sensiblen Summenaktionspotenziale sind hingegen normal hoch, ebenso die motorischen und sensiblen Leitgeschwindigkeiten. Die Elektromyografie zeigt pathologische Spontanaktivität und chronische neurogene Schädigungszeichen in den kleinen Handmuskeln. Die Untersuchung der somatosensibel evozierten Potenziale (SSEP) von den Beinnerven ergibt eine deutliche Latenzverlängerung. Eine MRT der Halswirbelsäule zeigt einen lateralen Bandscheibenvorfall HWK7/BWK1 rechts mit Kompression der Wurzel C8 und eine deutliche Eindellung des Rückenmarks.

Diagnostik und Differenzialdiagnosen

Elektrophysiologie (EMG der Kennmuskeln) und Bildgebung (MRT) sind der Goldstandard zur Lokalisierung der Nervenwurzelläsion. Besteht aufgrund der Anamnese der Verdacht auf eine infektiöse Ursache, muss eine Lumbalpunktion durchgeführt werden.

Die Wurzelläsionen sind immer von der Läsion eines (oder mehrerer) peripherer Nerven abzugrenzen (> Tab. 14.4). Nacken- bzw. Rückenschmerzen auf der segmentalen Höhe der neurologischen Symptome sind dabei in der Regel ein verlässlicher Hinweis auf ein radikuläres Syndrom.

Diagnostik: Elektrophysiologie, Bildgebung, LP

Tab. 14.4 Differenzialdiagnosen von Wurzelläsionen..

Wurzel	Läsion eines peripheren Nervs	Unterscheidungsmöglichkeiten
C5	N. axillaris	• Läsion der Nervenwurzel C5 → Parese mehrerer Muskeln (z. B. M. deltoideus, M. supra- und infraspinatus) • Läsion des N. axillaris → Parese nur des M. deltoideus (> Abb. 14.11)
C6	N. radialis	• Läsion der Nervenwurzel C6 → Verminderung des Bizepssehnenreflexes • N.-radialis-Läsion → autochthone Hypästhesie in der Tabatière (> Abb. 14.11)
C7	N. medianus	Läsion der Nervenwurzel C7 → Trizepsreflex abgeschwächt und Parese des M. triceps
C8	N. ulnaris	• Läsion des N. ulnaris → Hypästhesie beschränkt sich auf das Ulnaris-Innervationsgebiet der Hand (> Abb. 14.12) • Läsion der Nervenwurzel C8 → Hypästhesie bezieht medialen Unterarm ein, häufig Parese der gesamten kleinen Handmuskulatur (also auch der vom N. medianus innervierten Thenarmuskulatur)
L4	N. femoralis	Läsion der Nervenwurzel L4 → häufig Adduktoren, selten auch der M. gluteus medius beeinträchtigt
L5	N. fibularis (peroneus)	• Läsion der Nervenwurzel L5 → Fußhebung und Inversion des Fußes beeinträchtigt (M. tibialis posterior) • Läsion des N. fibularis (peroneus) → Fußhebung und Eversion des Fußes beeinträchtigt (> Abb. 14.17) • weitere Unterscheidung über Elektromyografie proximaler L5-innervierter Muskeln (ischiokrurale Muskeln, M. gluteus medius)
S1	N. tibialis	• Läsion der Wurzel S1: M.-gluteus-maximus-Parese (Gesäßbacken zusammenkneifen paretisch), Dermatom = Generalsstreifen und laterale Fußkante (> Abb. 14.2) • Läsion des N. tibialis → Inversion des Fußes beeinträchtigt, sensibel fast die ganze Fußsohle beeinträchtigt (> Abb. 14.18)

TAB. 14.4

Therapie

Bei Wurzelläsionen durch Bandscheibenvorfälle und knöcherne Veränderungen kann ein konservativer Behandlungsversuch durchgeführt werden, solange keine relevante Parese vorliegt (> Kap. 16.3.2). Die konservative Therapie beinhaltet die Analgesie, Myotonolyse, Antiphlogistika (> Kap. 16.3.1) und nach Abklingen der akuten Phase Physiotherapie.

Nervenscheidentumoren sind benigne und werden in der Regel nur operiert, wenn sie klare radikuläre Ausfälle verursachen. Metastasen behandelt man im Rahmen eines onkologischen Gesamtkonzepts.

Infektiöse Radikulopathien werden mit antiviralen bzw. antibakteriellen Medikamenten systemisch behandelt (> Kap. 6).

Therapie:
- kompressive Ursache (meist nur einzelne oder 2 benachbarte Wurzeln betroffen):
  - ohne Paresen, mit beherrschbaren Schmerzen → konservativ (Analgesie, Myotonolyse, Antiphlogistika, Physiotherapie)
  - mit relevanten Paresen → Operation
- entzündliche Ursache (meist mehrere Wurzeln, auch bilateral, betroffen): antibiotische/virostatische/immunmodulatorische Therapie

MERKE

Cauda-equina-Syndrom

Läsionen der im lumbosakralen Spinalkanal verlaufenden Cauda equina verursachen das Cauda-equina-Syndrom. Typisch sind Blasen-Mastdarm-Störungen, eine Sensibilitätsstörung sämtlicher sakraler Wurzeln (pathognomonisch ist sog. Reithosen-Verteilung) und bei Männern eine erektile Dysfunktion. Bei Verdacht auf eine Läsion der Cauda equina müssen also die sakralen Dermatome, der Analtonus und der Kremasterreflex untersucht und eine Katheterisierung, evtl. auch ein Ultraschall der Blase durchgeführt werden. Ein kompressiv bedingtes Cauda-equina-Syndrom ist eine dringliche Operationsindikation.

MERKE

Studentische Sicht

14.5.3 Plexusläsionen

14.5.3.1 Läsionen des Plexus cervicobrachialis

Ursachen: Armplexusneuritis (autoimmun), Trauma (Zweiradunfall, Geburtsverletzung), Kompression/Zug (intraoperative Lagerung, schwerer Rucksack, anatomische Enge), tumoröse Infiltration, Bestrahlungsschaden

14.5.3 Plexusläsionen

14.5.3.1 Läsionen des Plexus cervicobrachialis

Ätiologie

Der Armplexus (➤ Abb. 14.9) ist wegen seiner exponierten Lage und der freien Beweglichkeit des Armes und der Schulter einer Vielzahl von physikalischen Belastungen ausgesetzt. Ferner ist er der häufige Ort einer immunologisch bedingten Entzündung, der Armplexusneuritis. Die häufigsten Schädigungsursachen sind:

- Armplexusneuritis (neuralgische Schulteramyotrophie)
- Zugverletzung bei der Geburt, bei Unfällen (insbesondere Zweiradunfällen), durch fehlerhafte Lagerung während Operationen, durch Tragen eines schweren Rucksacks
- Kompression an anatomischen Engstellen (Kompressionssyndrom der oberen Thoraxapertur [„thoracic outlet syndrome", TOS])
- Läsion durch Lungenkarzinome (Pancoast-Tumor) oder Lymphome
- Strahlenschädigung (Symptomatik mit mehrjähriger Verzögerung)

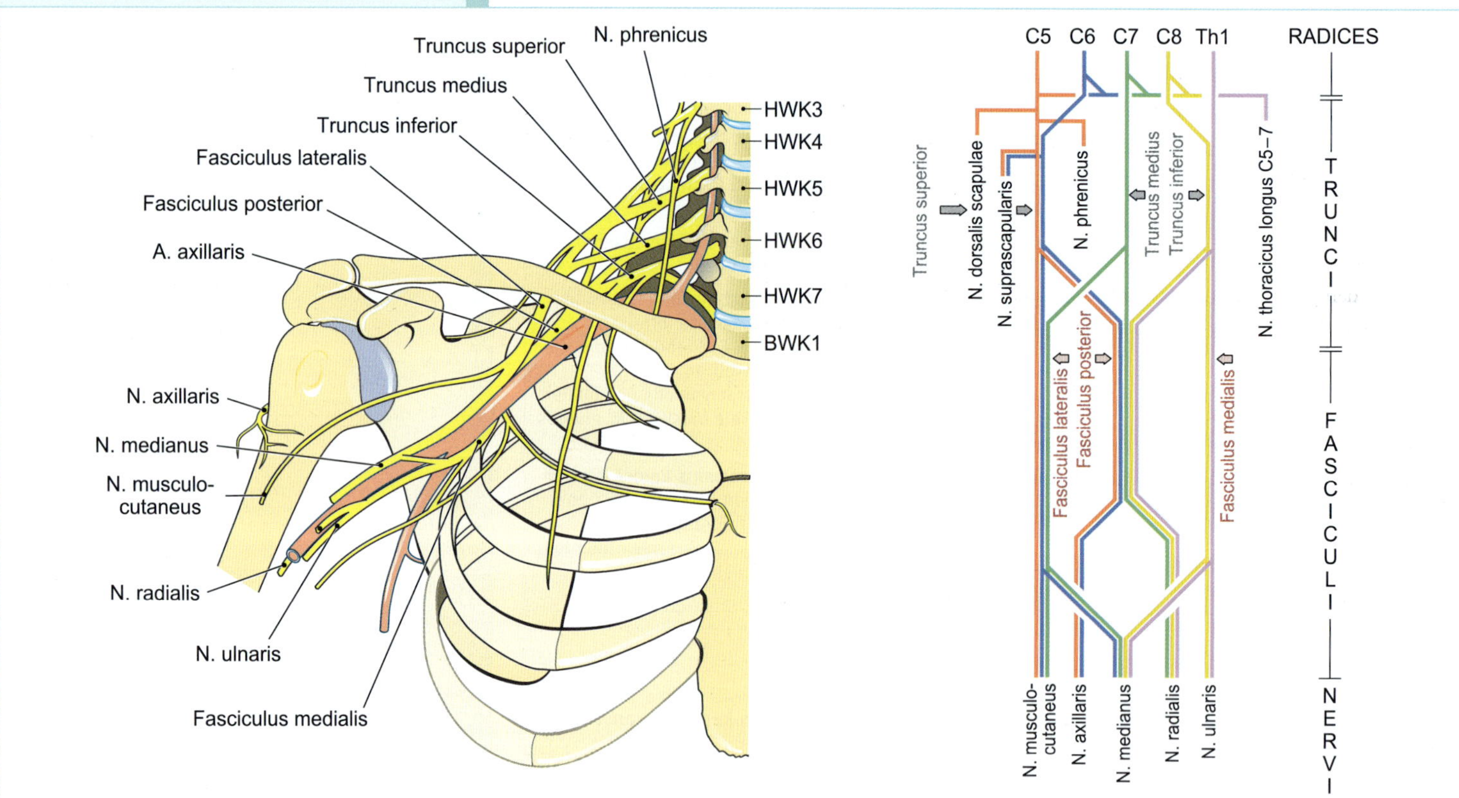

Abb. 14.9 Anatomische und schematische Darstellung des Plexus cervicobrachialis und der von ihm ausgehenden Nerven der oberen Extremität. [M1334/L141]

Klinik:
Obere Armplexusläsion (Erb'sche Lähmung): Fasern aus den Wurzeln C5–C6 betroffen, proximale Armmuskulatur paretisch, sensible Ausfälle
Untere Armplexusläsion (Klumpke'sche Lähmung): Fasern aus den Wurzeln C8–Th1 betroffen, Unterarm- und Handmuskulatur paretisch, sensible Ausfälle
Zu beiden Formen kann auch eine Schädigung des hinteren Faszikels des Plexus brachialis hinzukommen: zusätzlich Ausfälle im Gebiet von N. axillaris und N. radialis

Klinik und Diagnostik

Meist liegt eine inkomplette Schädigung des Plexus brachialis vor. Eine proximale Schulter- und Oberarmsymptomatik entsteht aus einer oberen, eine Unterarm- oder Handsymptomatik aus einer unteren Armplexusläsion. Beiden kann sich eine Schädigung der Fasern des hinteren Faszikels zugesellen, aus denen der N. axillaris und der N. radialis entstehen (➤ Abb. 14.9).

Obere Armplexusläsion (Erb'sche Lähmung)

Nervenfasern, die indirekt aus den Wurzeln C5–C6 hervorgehen, sind betroffen. Es entstehen sensible Störungen in den Segmenten C5 und C6 und Paresen der Schulterelevation, -außenrotation, Oberarmbeugung und der Schulterabduktion, ferner bei Beteiligung des hinteren Faszikels Streckung im Ellenbogengelenk und Dorsalextension von Hand und Fingern.

Untere Armplexusläsion (Klumpke'sche Lähmung)

Nervenfasern aus den Wurzeln C8–Th1 sind betroffen. Die Sensibilitätsstörungen sind typischerweise ulnar am Unterarm und am 4. und 5. Finger lokalisiert. Die Muskulatur der Daumen- und Kleinfingerballen ist paretisch.

Wie bei der oberen Armplexusläsion kann eine Schädigung des hinteren Faszikels mit den oben beschriebenen Ausfällen der Hand- und Fingerstrecker hinzukommen.

Armplexusneuritis

Symptome Die frühere Bezeichnung „neuralgische Schulteramyotrophie" beschreibt anschaulich die Symptomatik dieser mit einem Schwerpunkt im jungen Erwachsenenalter auftretenden Erkrankung. Diese beginnt mit heftigsten, vor allem nächtlichen Schulterschmerzen. Innerhalb weniger Tage kommen Paresen von Schulter- und proximalen Armmuskeln hinzu, deren Innervation meist über den Armplexus hinausgeht. Oft betroffen sind der N. thoracicus longus (Parese des M. serratus anterior) und der N. accessorius (beide führen zu einer deutlichen Scapula alata), ferner der N. phrenicus (halbseitige Zwerchfelllähmung). Auch isolierte Paresen distalerer Nerven, z. B. des N. interosseus anterior (Kiloh-Nevin-Syndrom, kraftloser Spitzgriff zwischen Daumen und Zeigefinger) kommen vor. Schon nach einer Woche können Atrophien der paretischen Muskeln beobachtet werden. Sensible und autonome Symptome (Schwitzstörungen) sind so selten, dass deren Vorhandensein die Diagnose infrage stellt.

Diagnostik Die Diagnose ist aufgrund des klinischen Bildes zu stellen, zumal die Zusatzdiagnostik (Elektrodiagnostik, MRT-Bildgebung, Labor einschließlich Liquor) nicht weiterführt.

Pathogenese Als Ursache wird eine immunologisch getriggerte Entzündung angenommen, die unspezifisch (Infekte, Impfungen, Verletzungen, Operationen) angestoßen wird. Doppelseitige Affektionen kommen vor, ebenso erbliche Formen, die sich klinisch und auch therapeutisch nicht von den sporadischen Manifestationen unterscheiden (autosomal-dominanter Erbgang), aber zu Rezidiven disponieren.

Armplexusneuritis: Vermutlich handelt es sich um eine immunologisch getriggerte Entzündung. Sie geht mit in Ruhe (z. B. nachts) betonten Schulterschmerzen, Paresen der proximalen Schulter- und Armmuskulatur (auch Scapula alata und Zwerchfellhochstand), frühen Atrophien und – sehr selten – autonomen und sensiblen Ausfällen einher. Die Zusatzdiagnostik (MRT, LP, Elektrophysiologie) ist meist nicht wegweisend.

Kompressionssyndrome der oberen knöchernen Thoraxapertur

Das zervikale Gefäß-Nerven-Bündel aus Anteilen des Armplexus, der A. subclavia und der V. subclavia passiert auf dem Weg zum Arm hin mehrere mögliche Engpassstellen, in denen es zu einer alleinigen Kompression der Gefäße oder Nerven oder einer Kombination beider kommen kann. Typische Engpasssyndrome der oberen Thoraxapertur sind:

- Skalenussyndrom: Enge der (hinteren) Skalenuslücke (zwischen dem vorderen und mittleren Skalenusmuskel)
- Halsrippe (ausgehend vom 7. HWK) oder verlängerter Querfortsatz des 7. HWK, oft mit fibrösem Band zur 1. Rippe, welches für die Kompression verantwortlich ist
- Hyperelevationssyndrom: Einengung zwischen 1. Rippe und M. pectoralis minor
- kostoklavikuläres Syndrom: Einengung zwischen 1. Rippe und Klavikula

Da meist die unteren Plexusanteile betroffen sind, entspricht die Symptomatik neurologisch etwa einer unteren Armplexusschädigung mit Sensibilitätsstörungen am medialen Unterarm und der ulnaren Hand, Paresen und Atrophien der kleinen Handmuskeln und belastungsabhängigen Armschmerzen. In leichten Fällen beschränkt sich die Symptomatik auf eine frühzeitige Ermüdung des Armes besonders beim Vorhalten. Oft positiv, aber auch bei etwa einem Drittel der Gesunden nachweisbar, ist bei arterieller Gefäßbeteiligung eine Abschwächung des Radialispulses am Handgelenk in der provozierten Kompressionssituation (Adson-Test).

Kompressionssyndrome der oberen Thoraxapertur: Das zervikale Gefäß-Nerven-Bündel (Armplexusanteile, A. subclavia, V. subclavia) kann in seinem Verlauf bis zum Arm an verschiedenen Engpässen komprimiert werden, was zu motorischen, sensiblen und autonomen Ausfällen führt.

Armplexusläsionen durch Tumoren

Tumorbedingte Armplexusläsionen entstehen in fast allen Fällen durch Druckwirkung oder lokale Infiltration ausgehend von Lymphknoten. Ursachen sind Mammatumoren, seltener Pancoast-Tumoren bei Magen-Malignomen oder Lymphome. Meist sind Funktionen des unteren Plexus betroffen, resultierend vor allem in Schmerzen und sensomotorischen Funktionsstörungen der Hand. Differenzialdiagnostisch relevant ist die Unterscheidung zu Strahlenfolgen (meist über 10 Jahre nach Bestrahlung der oberen Thoraxapertur), bei denen atrophe Paresen das klinische Bild bestimmen. Deutliche Schmerzen sprechen eher für ein Tumorrezidiv mit Plexusinfiltration.

Armplexusläsionen durch Tumoren: Tumoren (z. B. Pancoast-Tumor) können den Plexus brachialis komprimieren oder infiltrieren; auch eine Bestrahlung in diesem Gebiet kann den Plexus schädigen (meist mit mehrjähriger Latenz).

Therapie

Die Therapie der mechanisch bedingten Armplexusläsionen ist symptomatisch. Bei traumatischen Schädigungen kann ein operatives Vorgehen indiziert sein. Die operative Dekompression des Gefäß-Nerven-Bündels bei Kompressionssyndromen der oberen Thoraxapertur ist begrenzt auf schwere Fälle, in denen z. B. die Erwerbstätigkeit eingeschränkt ist, und erfordert in jedem Fall die vorherige genaue Lokalisierung der Engstelle. Alle Formen der Armplexusneuritis können mit Kortikosteroiden (z. B. 500 mg Prednison-Äquivalent i. v. für 3–5 Tage) behandelt werden, insbesondere die Schmerzen reagieren

Therapie:

- bei Trauma ggf. operative Rekonstruktion
- bei mechanischer Kompression Versuch der chirurgischen Dekompression
- bei Neuritis → Kortikosteroide

Studentische Sicht

prompt auf diese Therapie. Tumorbedingte Funktionsstörungen werden symptomatisch und im Rahmen der Grunderkrankung behandelt.

14.5.3.2 Läsionen des Plexus lumbosacralis

14.5.3.2 Läsionen des Plexus lumbosacralis

Schädigungen des Plexus lumbosacralis (> Abb. 14.10) sind wegen seiner geschützten Lage viel seltener als die des Armplexus. Topografisch können Läsionen des oberen lumbalen (Wurzeln L1–L4; N. genitofemoralis, N. femoralis, N. obturatorius), des lumbosakralen (Wurzeln L4–S3; Nn. glutei, N. ischiadicus) und des sakralen Anteils (Wurzeln S2–S4, N. pudendus) unterschieden werden.

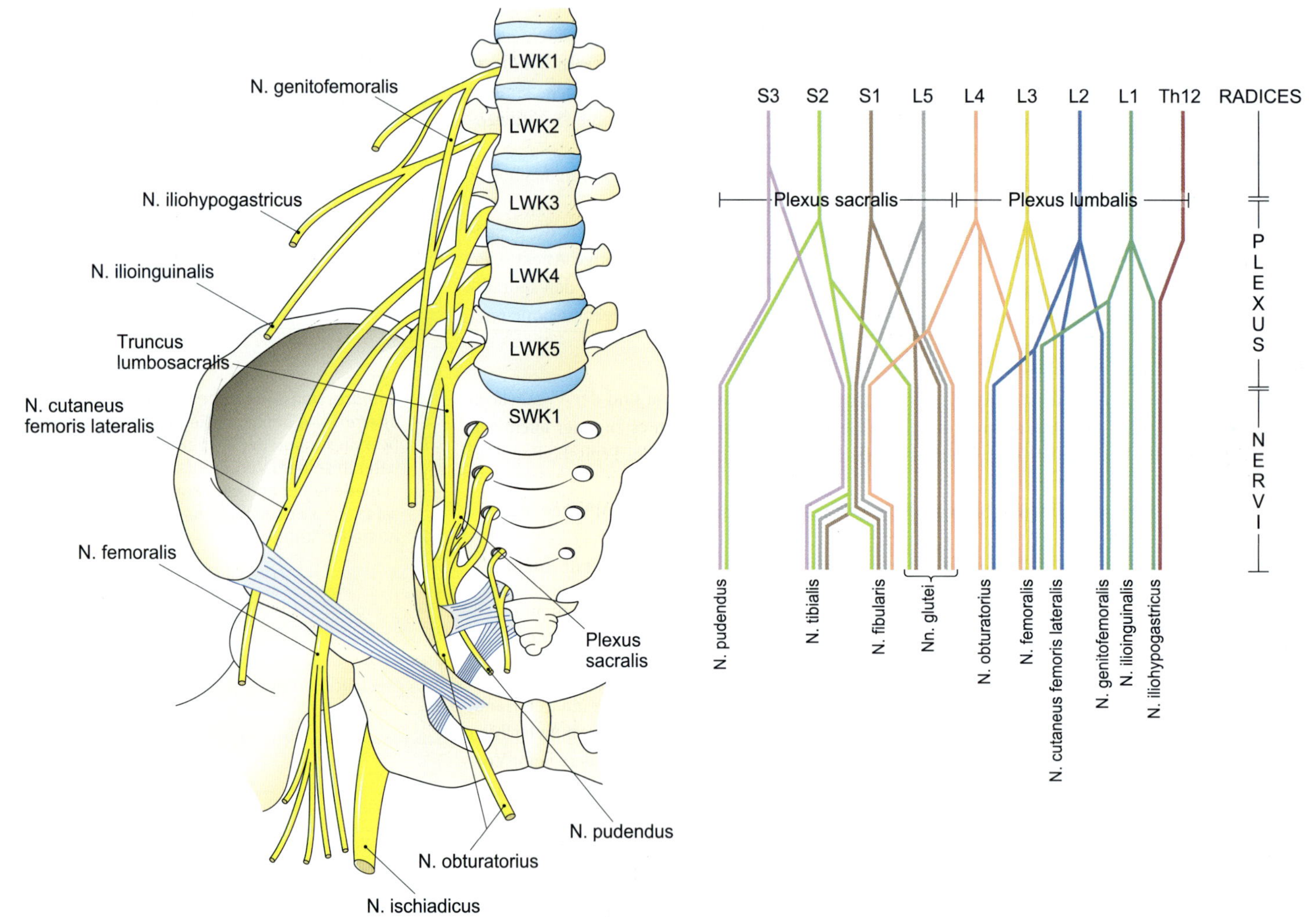

Abb. 14.10 Anatomische und schematische Darstellung des Plexus lumbosacralis und der von ihm ausgehenden Nerven der unteren Extremität. [M1334/L141]

Ursachen:
- traumatisch: Beckenfrakturen, Tumoren, retroperitoneale Blutung, Psoashämatom
- nicht traumatisch: diabetische Amyotrophie, Ischämie, Heroinabusus

Ätiologie

Ursachen traumatischer Läsionen sind Beckenfrakturen, retroperitoneale Blutungen, Psoashämatome oder Tumoren der Beckenorgane. Zahlenmäßig stehen die nicht traumatischen, nicht komprimierenden Schädigungen im Vordergrund. Dazu gehört die einseitige oder asymmetrische proximale Manifestation der diabetischen Neuropathie, die sog. diabetische Amyotrophie. Hierbei handelt es sich um eine Ausschlussdiagnose, die den Einsatz aller diagnostischen Zusatzverfahren (Liquor, Bildgebung, Elektrophysiologie) erfordert.

Klinik

Klinisch stehen bei der diabetischen Amotrophie neuropathische Schmerzen und eine atrophe Schwäche der von den Nn. femoralis und obturatorius innervierten Muskeln im Vordergrund. Ischämische Plexus- und Nervenschäden kommen ebenfalls vor. Bei Nutzern von Heroin kann sich ohne Diabetes aus wahrscheinlich ischämischer Pathogenese ebenfalls eine typische schmerzhafte, motorisch betonte Beinplexusneuritis entwickeln.

14.5.4 Läsionen einzelner peripherer Nerven

Mononeuropathien Mononeuropathien, also Läsionen einzelner peripherer Nerven, sind häufig Folge von Unfällen, treten aber auch als Engpasssyndrome spontan oder durch internistische Erkrankungen provoziert auf. Wegweisend ist die Kombination motorischer und sensibler Symptome – beschränkt auf das Versorgungsgebiet des betroffenen Nervs. Mononeuropathien können bei Mononeuropathia multiplex an mehreren Nerven gleichzeitig oder nacheinander auftreten.

Hoffmann-Tinel-Zeichen Ein wichtiges diagnostisches Hilfsmittel zur Lokalisierung des Schädigungsortes ist besonders bei mechanischen Ursachen das Hoffmann-Tinel-Zeichen: Bei Beklopfen des Nervs wird ein elektrisierendes Gefühl im Innervationsgebiet wahrgenommen.

Prognose Bei den mechanisch bedingten Mononeuropathien ist die Prognose dann gut, wenn die Nervenschädigung inkomplett ist. Ist jedoch das vollständige Neu-Aussprossen der Axone von der Läsionsstelle her notwendig, schreitet die Regeneration nur mit einer Geschwindigkeit von ca. 1 mm/d voran. Vollständige Durchtrennungen oder Zerreißungen eines Nervs erfordern die neurochirurgische Adaptation, in den meisten Fällen ein Nerveninterponat. In den anderen Fällen kann in der Regel für 3–6 Monate die spontane Regeneration abgewartet werden. Nach ca. 18 Monaten ist wegen bindegewebigen Umbaus der denervierten Zielmuskeln eine erfolgreiche Reinnervation nicht mehr zu erwarten.

14.5.4.1 Nervus thoracicus longus

Anatomie

Der N. thoracicus longus ist ein rein motorischer Nerv für den M. serratus anterior, der das Schulterblatt bei Anteversion und Elevation des Armes fixiert.

Ätiologie und Klinik

Bei Schädigung resultiert eine Scapula alata besonders bei Vorhalten der Arme. Der N. thoracicus longus ist häufig bei der Armplexusneuritis beteiligt, ferner führen Prellungen der Thoraxwand bei ausgestrecktem Arm (z. B. bei Ballspiel), Holzhacken, Heckenschneiden oder Tragen schwerer Lasten auf der Schulter (auch bei Rucksäcken) zu einer Zerrung oder Kompression.

14.5.4.2 Nervus axillaris

Anatomie

Der N. axillaris entspringt wie der N. radialis aus dem posterioren Faszikel des Plexus brachialis (➢ Abb. 14.11a). Er verläuft oberhalb des M. teres major und um das Collum chirurgicum, versorgt den M. deltoideus und den M. teres minor und sendet einen Hautast (N. cutaneus brachii lateralis superior) in die seitliche Schulterregion über dem M. deltoideus (➢ Abb. 14.11a).

Ätiologie und Klinik

Der N. axillaris ist häufig bei Schulterverletzungen, insbesondere bei Schulterluxation, lädiert und meist mitbetroffen bei der Armplexusneuritis. Motorisch resultiert eine Schwäche der Armabduktion, Armelevation, geringer auch der Ante- und Retroversion. Im Hautareal über dem M. deltoideus ist die Oberflächensensibilität fleckförmig verringert (➢ Abb. 14.11b).

14.5.4.3 Nervus radialis

Anatomie

Der N. radialis entspringt wie der N. axillaris aus dem Fasciculus posterior des Plexus brachialis (➢ Abb. 14.11a). Am Oberarm innerviert er den M. triceps, bevor er sich direkt dem Humerus anlegt. Proximal des Ellenbogens gibt er den N. cutaneus antebrachii posterior für die Streckseite des Unterarms und die motorischen Äste zum M. brachioradialis und M. extensor carpi radialis ab. In der distalen Ellenbeuge teilt er sich in einen oberflächlichen Ast, den R. superficialis nervi radialis, der sensibel das Hautareal der Tabatière versorgt, und einen tiefen, rein motorischen Ast, den R. profundus nervi radialis mit seinem Endast (N. interosseus posterior), der den M. supinator und die Streckermuskeln am Unterarm innerviert.

Ätiologie und Klinik

In der Axilla kann der Nerv z. B. durch den Druck einer Achselgehstütze geschädigt werden, der M. triceps ist dann mitbetroffen und die Armstreckung dadurch paretisch, der Trizepsreflex fehlt. Durch die Parese

Studentische Sicht

14.5.4 Läsionen einzelner peripherer Nerven

Klinik:
Mononeuropathie: Läsion eines einzelnen peripheren Nervs (durch Trauma, Engpasssyndrom, internistische Erkrankung)
Mononeuropathia multiplex: Mononeuropathien mehrerer Nerven gleichzeitig oder nacheinander
Diagnostik: Beklopfen des Nervs führt zu elektrisierendem Gefühl im Innervationsgebiet *(Hoffmann-Tinel-Zeichen)*

Prognose: Periphere Nerven können sich nach mechanischer Schädigung regenerieren. Die Axone sprossen von der Läsionsstelle her neu aus (1 mm/d). Nach 18 Monaten ist jedoch mit einer Reinnervation nicht mehr zu rechnen, da die Muskeln bindegewebig umgebaut und atroph sind.

14.5.4.1 Nervus thoracicus longus

Ätiologie und Klinik: Schädigung des N. thoracicus longus → Scapula alata

14.5.4.2 Nervus axillaris

Ätiologie und Klinik: Schädigung des N. axillaris (bei Schulterverletzungen): → Schwäche der Armabduktion, -elevation, Ante- und Retroversion

14.5.4.3 Nervus radialis

Ätiologie und Klinik: Schädigung des N. radialis (von proximal nach distal):
- *Druckschädigung durch Achselstütze:* in der Axilla → Parese des M. triceps brachii, Trizepsreflex (TSR) ↓ und Fallhand/Fallfinger
- *Parkbank-Lähmung* oder Radialisschädigung bei *Oberarmschaftfraktur:* auf Höhe der Oberarmmitte → Fallhand und Fallfinger
- *Supinator-Syndrom:* Druckschädigung des R. profundus bei Durchtritt durch den M. supinator → neuropathische Schmerzen, Fallfinger, keine Sensibilitätsausfälle

Studentische Sicht

ABB. 14.11

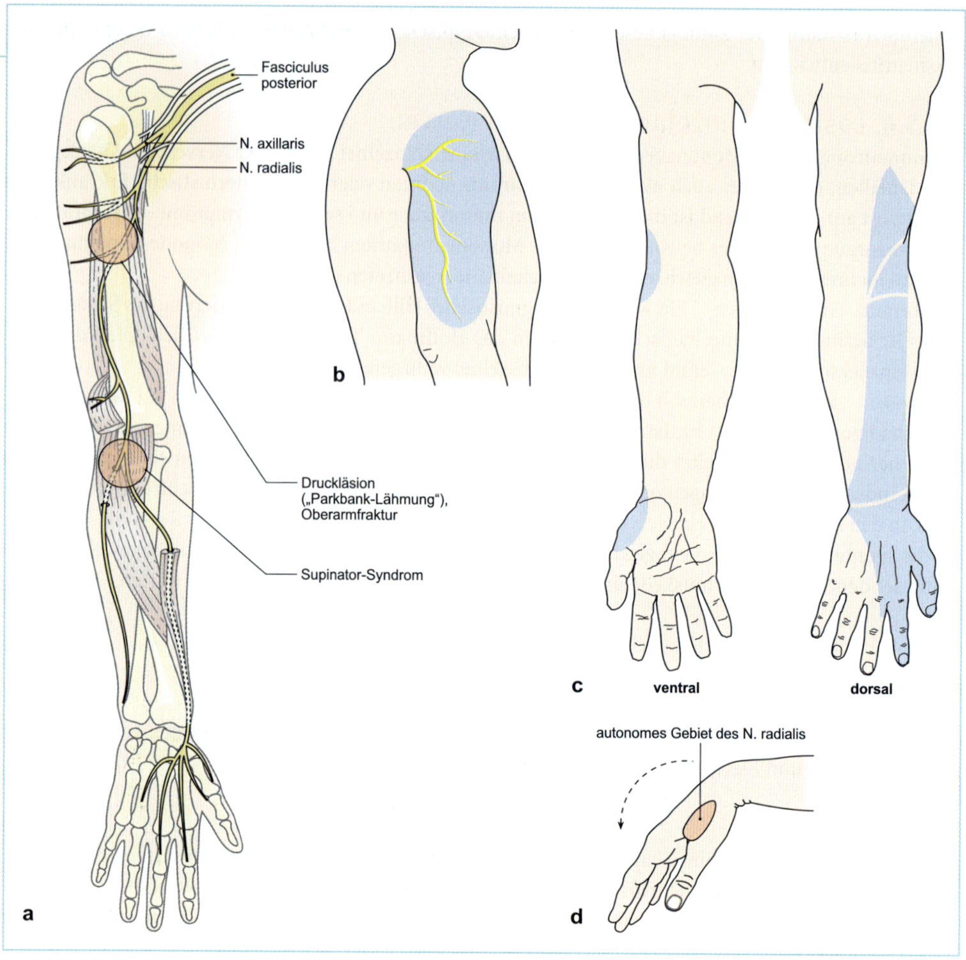

Abb. 14.11 Nerven des Fasciculus posterior (N. axillaris und N. radialis). a Verlauf (Ansicht von ventral, Unterarm in Pronationsstellung). **b** Sensibles Innervationsgebiet des N. axillaris (Lateralansicht des Arms). **c** Sensibles Innervationsgebiet des N. radialis. **d** Fallhand bei proximaler Läsion des N. radialis. [M1334/L141]

der vom N. radialis versorgten distaleren Muskulatur sind die Handextensoren und Fingerstrecker beeinträchtigt, was zum typischen Bild der Fallhand (➤ Abb. 14.11d) und der Fallfinger führt. Im Verlauf um den Humerus wird der Nerv geschädigt, wenn z. B. im Schlaf oder im Rausch Druck auf die Oberarmmitte ausgeübt wird (sog. Parkbank-Lähmung, ➤ Abb. 14.11a). Prognostisch schlechter ist die strukturelle Radialisschädigung bei einer Oberarmschaftfraktur. Der M. triceps und damit die Armstreckung sind in diesen Fällen nicht betroffen, die distalen Paresen (Fallhand und Fallfinger) sind aber nachweisbar. Wird der R. profundus nervi radialis in seinem Verlauf durch den M. supinator komprimiert, entsteht das sog. Supinatorlogen-Syndrom (➤ Abb. 14.11a). Führend sind dabei die neuropathischen Schmerzen. Bei der Untersuchung ist die Sensibilität auf der Rückseite des Unterarms und im Spatium interosseum erhalten, aber die Hand- und Fingerstreckung sind paretisch, während die Funktion des M. supinator selbst ungestört ist. Unklare Unterarmschmerzen (DD: Tendovaginitis) werden oft fälschlicherweise einem Supinator-Syndrom zugeordnet. Das EMG kann hier nur eine Ausschlussdiagnose stellen, hingegen können eine Ultraschall- oder MRT-Bildgebung diagnostisch sehr hilfreich sein.

Therapie und Prognose

Prognose: Gut bei reiner Druckschädigung, schlechter bei Einklemmung im Rahmen einer Fraktur (ggf. Neurolyse erforderlich).

Die Prognose bei Drucklähmungen ist meist günstig, und man kann die Reinnervation über einige Monate abwarten. Bei wahrscheinlicher Nerveneinklemmung (z. B. bei Knochensplittern oder Osteosynthesematerial nach Oberarmschaftbrüchen) ist eine schnelle operative Neurolyse erforderlich.

14.5.4.4 Nervus medianus

14.5.4.4 Nervus medianus

Anatomie

Am Oberarm läuft der N. medianus parallel zur A. brachialis. Er versorgt im Wesentlichen die Flexoren und Pronatoren am Unterarm sowie in der Hand den Großteil der Thenarmuskulatur und den 1. und

2. Lumbrikalmuskel. Unterhalb des Ellenbogens spaltet sich vom Hauptast der rein motorische N. interosseus antebrachii anterior ab (➤ Abb. 14.12a), der den M. flexor pollicis longus, den lateralen Anteil des M. flexor digitorum profundus und den M. pronator quadratus versorgt. Am Handgelenk zieht der N. medianus volar durch den Karpaltunnel.

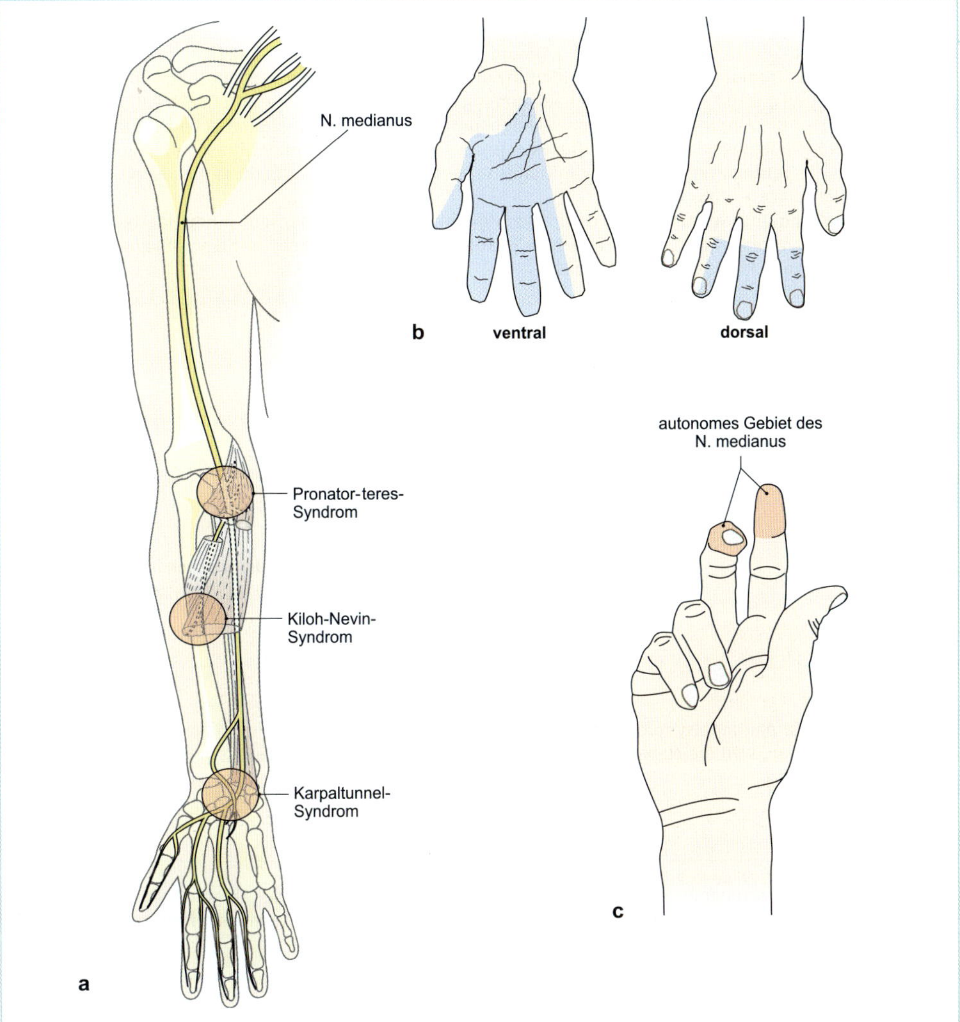

Abb. 14.12 N. medianus. a Verlauf (Ventralansicht des Arms) mit häufigen Läsionsorten. **b** Sensibles Innervationsgebiet. **c** Schwurhand bei Läsion des N. medianus beim Versuch, eine Faust zu ballen. [M1334/L141]

ABB. 14.12

Ätiologie und Klinik

Am häufigsten wird der N. medianus im Karpaltunnel komprimiert, was zu einem Karpaltunnelsyndrom führt (➤ Abb. 14.12a). Am zweithäufigsten kommt es zur Schädigung des N. interosseus antebrachii anterior bei Frakturen des Unterarms mit isolierter Einschränkung des Spitzgriffs (Beugung von Daumen und Zeigefinger-Endgliedern, Kiloh-Nevin-Syndrom). Das typische Bild der Läsion des N.-medianus-Stamms am Unterarm ist die Schwurhand beim Versuch, eine Faust zu machen (➤ Abb. 14.12c). Die Schwäche der Daumenabduktion wird beim sog. Flaschenzeichen deutlich (➤ Abb. 14.13). Läsionen proximal des Ellenbogens und am proximalen Unterarm beim Durchtritt des Nervs durch den M. pronator teres beeinträchtigen zusätzlich zu den medianusinnervierten kleinen Handmuskeln die Pronation und Handgelenkflexion (Pronator-teres-Syndrom; Differenzialdiagnose zum Karpaltunnelsyndrom).

Ätiologie und Klinik:
- *proximale* Schädigung des N. medianus → *„Schwurhand"*, ggf. Schwäche der Pronation und Handgelenksflexion, Flaschenzeichen (Schwäche der Daumenabduktion)
- *distale* Schädigung des N. medianus → *keine* „Schwurhand", Flaschenzeichen
- *Interosseus-anterior-Syndrom:* Einschränkung des Spitzgriffs

PRAXISTIPP

Karpaltunnelsyndrom (KTS)

Das KTS ist das häufigste Nervenkompressionssyndrom. Es entsteht durch ein Missverhältnis zwischen dem Raumbedarf des Nervs und der Weite des Karpalkanals unter dem Lig. carpi transversum (häufig bei Polyneuropathien mit Schwellung des Nervs oder dessen Gleitgewebe, sonst bei rheumatoider Arthritis, Gicht,

PRAXISTIPP

Myxödem, Akromegalie, Osteoarthritis im Handgelenk, Amyloidose; häufig während der Schwangerschaft). Haupt-DD sind ein C7-Wurzelkompressionssyndrom und ein Kompressionssyndrom der oberen knöchernen Thoraxapertur.
Klinik: Führend sind besonders nächtliche Schmerzen, die sich oft nicht auf das reine Medianus-Innervationsgebiet (radiale 3⅓ Finger) eingrenzen lassen (daher die alte Bezeichnung „Brachialgia paraesthetica nocturna"), meist Linderung durch Ausschütteln der Hand oder aktive Handbewegungen, die die venöse Stauung in der Hand bessern; in fortgeschrittenen Fällen atrophe Parese der Thenarmuskulatur und Sensibilitätsstörungen.
Diagnostik: Auslösen der Symptome durch 1 Minute maximale Streckung oder Beugung im Handgelenk (Phalen-Test). Die Elektroneurografie dient der Identifizierung bzw. Bestätigung des klinischen Lokalisationsverdachts. Im Karpalkanal ist eine Leitungsverlangsamung als verlängerte distale motorische Latenz nachzuweisen, sensibel ist die Amplitude des Summenaktionspotenzials reduziert, in paretischen Thenarmuskeln ist eine axonale Schädigung nachzuweisen. Der Nerv ist im Karpaltunnel gut einer Ultraschalldiagnostik zugänglich, welche die Verringerung der Querschnittsfläche im Kanal und die Auftreibung des Nervs proximal der Engpassstelle zeigt (➢ Abb. 14.6).
Therapie: Behandlung der Grundkrankheit; symptomatisch Ruhigstellung auf einer Handgelenkschiene, nichtsteroidale Antiphlogistika; häufig operative Dekompression erforderlich; leichtes Schwangerschafts-KTS bildet sich erst nach Abstillen spontan zurück.

ABB. 14.13

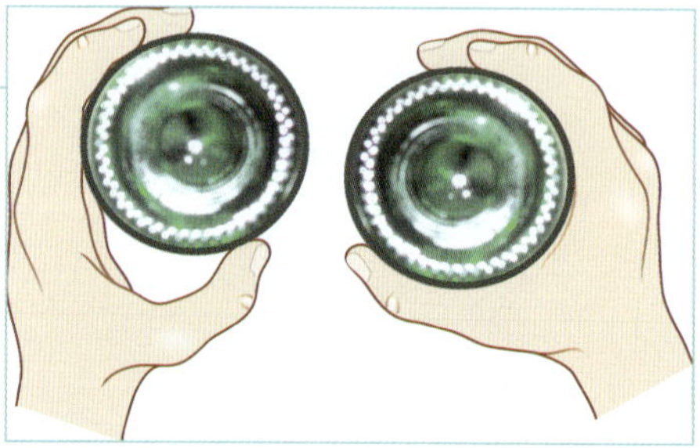

Abb. 14.13 Positives Flaschenzeichen bei einer Läsion des N. medianus links, Grund ist eine Schwäche der Daumenabduktion. [L126]

MERKE

MERKE Beim Karpaltunnelsyndrom entsteht nicht das klinische Bild der Schwurhand wie bei proximalen Medianus-Läsionen, weil die Nerven für die Fingerbeuger den N. medianus bereits proximal des Karpaltunnels verlassen.

PRAXISTIPP

PRAXISTIPP Eine schmerzlose (meist beidseitige) Parese und Atrophie der Fingerbeuger mit Schwäche beim Tragen einer Tasche oder eines Getränkekastens ohne sensible Defizite muss differenzialdiagnostisch an eine Einschlusskörpermyositis denken lassen (➢ Kap. 15.5.1)

14.5.4.5 Nervus ulnaris

14.5.4.5 Nervus ulnaris

Anatomie

Der N. ulnaris gibt am Oberarm keine Äste ab, schlingt sich am Epicondylus medialis um den Ellenbogen (im Sulcus ulnaris) und gelangt unter dem M. flexor carpi ulnaris auf die ulnare Seite des Unterarms, nachdem motorische Äste zu diesem Muskel sowie zu den ulnaren tiefen Fingerbeugern abgegangen sind. Weit proximal des Handgelenks gibt er den sensiblen R. dorsalis für die Streckseite der ulnaren 1½ Finger (bis zum Mittelgelenk) und den angrenzenden Handrücken ab (➢ Abb. 14.14a), weiter distal am Unterarm trennt sich der sensible R. palmaris für die ulnare Hohlhand vom Ulnaris-Hauptstamm. Am Handgelenk passiert der Nerv eine mögliche Engpassstelle, die sog. Loge de Guyon, zwischen Erbsenbein und dem Hakenfortsatz des Hakenbeins (Hamulus ossis hamati), und teilt sich hierbei in seine Endäste, den R. superficialis für die Hypothenarmuskulatur und die sensible Versorgung der volaren 1½ ulnaren Finger sowie den R. profundus für die Ulnaris-innervierten kleinen Handmuskeln und Thenarmuskeln (tiefer Kopf des M. flexor pollicis brevis und M. adductor pollicis).

PRAXISTIPP

PRAXISTIPP Das motorische und sensible Innervationsgebiet des N. ulnaris überlappt sich mit demjenigen des unteren Armplexus und der Wurzeln C8/Th1. Differenzialdiagnostisch wegweisend ist dabei, dass eine Läsion des N. ulnaris keine sensiblen Defizite am Unterarm verursacht. Vielmehr weisen Paresen/Atrophien des Hypothenars und der kleinen Handmuskeln mit Sensibilitätsstörungen auf der Medialseite (Ulnarseite) des Unterarms darauf hin, dass auch der N. cutaneus antebrachii medialis geschädigt wurde – durch eine weiter proximale Läsion, eine untere Armplexusläsion oder eine Wurzelläsion C8/Th1.

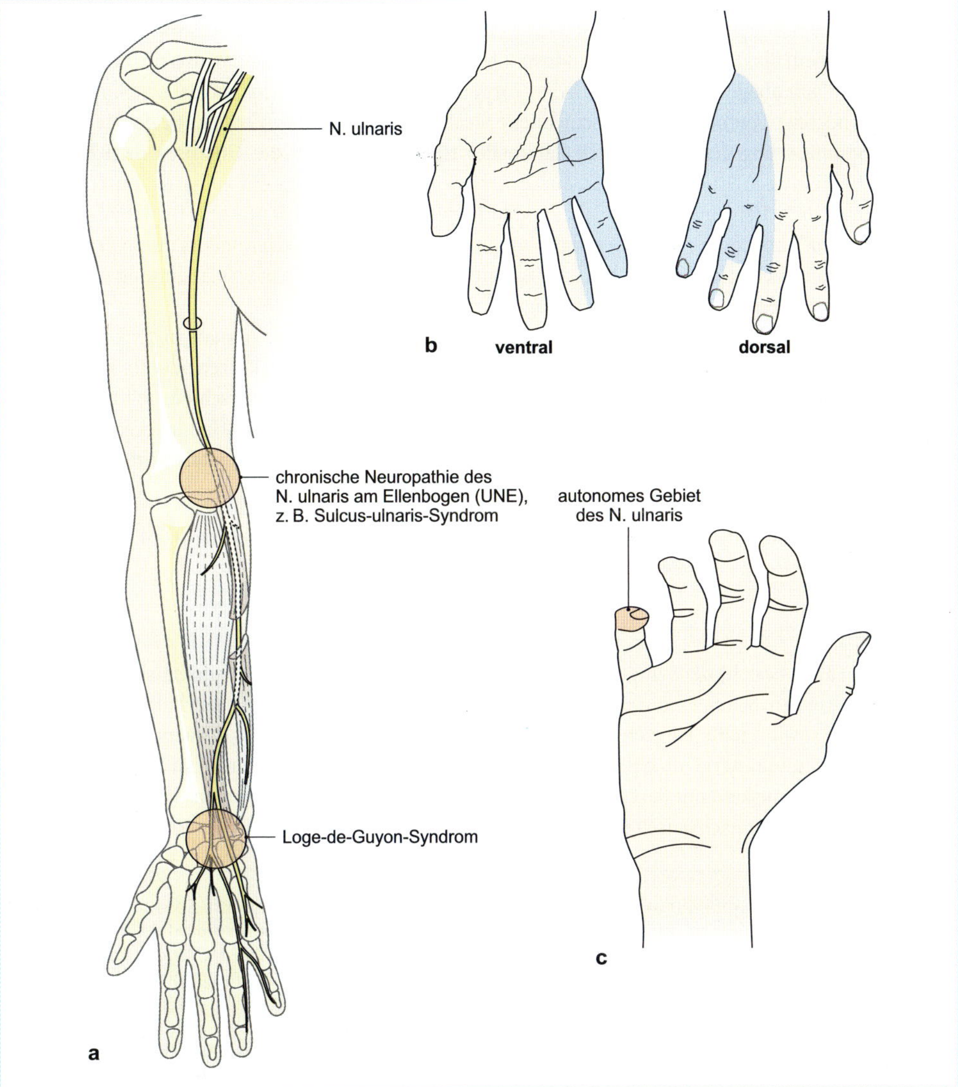

Abb. 14.14 N. ulnaris. a Verlauf (Ventralansicht des Arms). **b** (Fakultatives) sensibles Innervationsgebiet. **c** Krallenhand bei Läsion des N. ulnaris. Das autonome sensible Innervationsgebiet des N. ulnaris ist deutlich kleiner als das fakultative Areal (b) [M1334/L141]

ABB. 14.14

Ätiologie und Klinik

Typisch sind distale Paresen mit einer Atrophie und Parese der kleinen Handmuskeln (Test der Abduktion durch Fingerspreizen, der Daumenadduktion durch den Papierstreifentest [Froment-Zeichen] = Daumenendgliedbeugung statt flacher Daumenadduktion, ➤ Abb. 14.15), Ausbildung einer sog. Krallenhand (➤ Abb. 14.14c). Die Krallenstellung der Finger entsteht durch die Lähmung der ulnarisinnervierten kleinen Handmuskeln (Mm. interossei und lumbricales). Deren Ausfall führt zur Überstreckung in den Fingergrundgelenken und zum Überwiegen des Tonus der langen Fingerbeuger auf die Endglieder der Finger (➤ Abb. 14.14c).

Ätiologie und Klinik: Schädigung des N. ulnaris → „Krallenhand", positives Froment-Zeichen, atrophe Parese der kleinen Handmuskeln

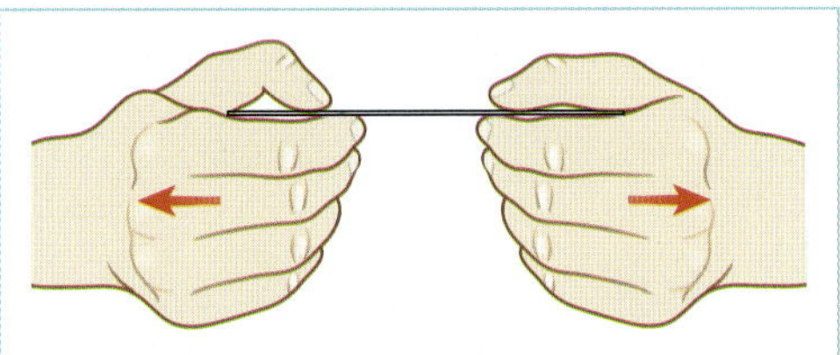

Abb. 14.15 Positives Froment-Zeichen bei Läsion des rechten N. ulnaris. Der Patient wird aufgefordert, das Blatt Papier zwischen Daumen und Zeigefinger festzuhalten und die Hände auseinanderzubewegen, sodass sich das Papier anspannt. Weil der rechte M. adductor pollicis durch die Ulnarisläsion paretisch ist, wird kompensatorisch der vom N. medianus innervierte M. flexor pollicis longus aktiviert, wodurch das gezeigte Bild entsteht. [L126]

ABB. 14.15

Studentische Sicht

Schädigungsorte:
- am häufigsten im *Sulcus ulnaris,* z. B. durch Aufstützen des Ellenbogens, knöcherne Veränderungen
- am Handgelenk in der *Loge de Guyon* (z. B. durch wiederholte Traumen beim Radfahren)

Ulnaris-Neuropathie am Ellenbogen (UNE) Am häufigsten wird der N. ulnaris im Sulcus ulnaris am Epicondylus medialis (Sulcus-ulnaris-Syndrom, ➤ Abb. 14.14a) oder distal davon bei Unterquerung eines straffen Sehnenbogens zwischen M. flexor carpi ulnaris und Epicondylus medialis geschädigt (Kubitaltunnelsyndrom). Hierbei sind unterschiedliche Mechanismen wirksam: Verdickung des Nervs, wiederholte Traumatisierung des Nervs durch habituelles Hinausgleiten aus der Ulnarisrinne bei zu flacher medialer Begrenzung, Druck von außen durch Auflegen des Ellenbogens auf zu harter Unterlage, Traumatisierung durch Reizung des Nervs bei wiederholter Beugung und Streckung im Ellenbogengelenk (Fitness-Studio!), knöcherne Veränderungen entlang des Nervenverlaufs, besonders durch Frakturen mit Kallusbildung. Letztere führen oft Jahre nach einem Trauma zur sog. Ulnaris-Spätlähmung durch zunehmende Überdehnung des Nervs bei jeder Beugung.

Ulnaris-Neuropathie in der Loge de Guyon Am Handgelenk kann der N. ulnaris in der Loge de Guyon durch wiederholte Traumen, z. B. beim Radfahren, durch Ganglien oder Frakturen oder im Rahmen einer rheumatoiden Arthritis komprimiert werden (➤ Abb. 14.14a). Dabei sind verschiedene Kombinationen von Schädigungen der oben erwähnten Äste möglich, die Sensibilität auf dem Handrücken bleibt jedoch erhalten, da der R. dorsalis nervi ulnaris den Hauptstamm des Nervs schon am distalen Unterarm verlässt.

MERKE

MERKE Bei Läsionen des N. ulnaris finden sich keine sensiblen Defizite proximal des Handgelenks.

Diagnostik: ENG/EMG, Sonografie

Diagnostik

In leichten Fällen besteht die Symptomatik lediglich aus intermittierenden Sensibilitätsstörungen in den betroffenen Arealen, Schmerzen sind selten. Mit Zunahme der Schwere treten dauerhafte Sensibilitätsstörungen hinzu sowie leichte Paresen der betroffenen Muskulatur. Bei der sehr distalen isolierten Schädigung des R. profundus nervi ulnaris in der Hohlhand tritt ohne Sensibilitätsstörungen eine atrophe Parese der kleinen Handmuskeln mit Parese der Daumenadduktion auf, die sich durch das Froment-Zeichen im sog. Papierstreifentest nachweisen lässt (➤ Abb. 14.15).

PRAXISTIPP

PRAXISTIPP Die Hauptdifferenzialdiagnose einer Schädigung des N. ulnaris mit Sensibilitätsstörungen sind die C8/Th1-Wurzelläsion und die Läsion des unteren Armplexus. Bei isolierter motorischer Symptomatik sind differenzialdiagnostisch vor allem die multifokale motorische Neuropathie (MMN, ➤ Kap. 14.6.2.4), motorische Systemerkrankungen wie hereditäre Neuropathien und bei rascher Progredienz Motoneuronerkrankungen wie die spinale Muskelatrophie oder die amyotrophe Lateralsklerose möglich.
Elektroneurografisch kann bei der Ulnaris-Läsion an den Kompressionsstellen eine Leitungsverlangsamung mit oder ohne Leitungsblock nachgewiesen werden, sensibel ist das Summenaktionspotenzial reduziert. Im EMG sind axonale Schädigungszeichen in den betroffenen Muskeln nachzuweisen. Mittels Ultraschall kann der N. ulnaris von der Mitte des Oberarms über die Ellenbogenregion bis zur Loge de Guyon gut verfolgt werden. Damit kann man häufig nachweisen, wo und wodurch der Nerv geschädigt wurde.

Therapie: Orthesen zur Druckentlastung am Ellenbogen, operative Entlastung

Therapie

Die Behandlung richtet sich nach der Lokalisation und Schwere der Symptomatik. Im Ellenbogenbereich kann der Bewegungsumfang mit einer Orthese verringert und der Druck auf den Nerv gemindert werden. Bei ausgeprägtem Befund oder fehlendem Ansprechen auf eine konservative Therapie wird der Nerv operativ dekomprimiert.

MERKE

MERKE
- Medianusläsion: Schwurhand (bei Versuch der Fingerbeugung)
- Ulnarisläsion: Krallenhand (spontan)
- Radialisläsion: Fallhand (spontan)

14.5.4.6 Nervus femoralis

14.5.4.6 Nervus femoralis

Anatomie

Der N. femoralis entspringt aus den Wurzeln L2–L4, verläuft zwischen M. iliacus und M. psoas und tritt dann unter dem Leistenband nach ventral. Motorisch versorgt er im Wesentlichen den M. iliopsoas und den M. quadriceps, sensibel die Oberschenkelvorderseite und über den Endast, den N. saphenus, die Innenseite des Unterschenkels bis zum Knöchel (➤ Abb. 14.16a).

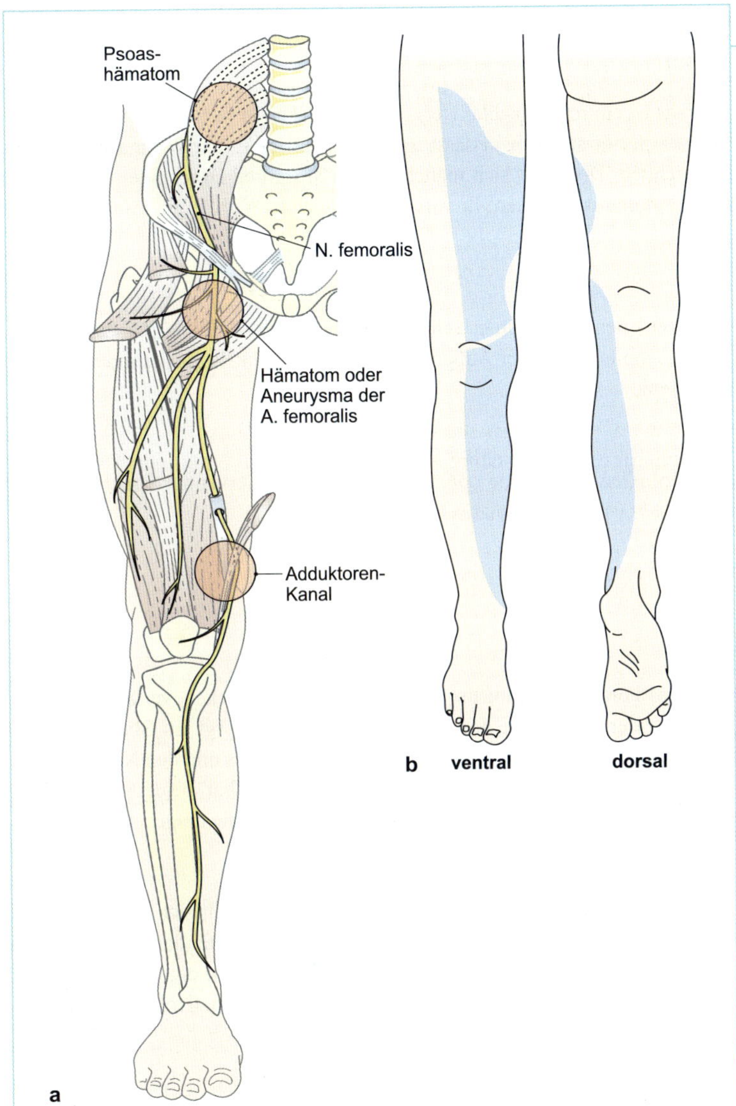

Abb. 14.16 N. femoralis. a Verlauf (Ventralansicht des Beins). **b** Sensibles Innervationsgebiet. [M1334/L141]

ABB. 14.16

Ätiologie und Klinik

Psoashämatome (spontan unter Antikoagulation oder nach Operation), retroperitoneale Tumoren oder selten Angiografien, die über die Leiste durchgeführt wurden, sind mögliche Ursachen für die Schädigung des Nervs (➤ Abb. 14.16a). Inzwischen sind iatrogene Femoralisläsionen durch minimal-invasive Hüft-Endoprothese-Operationen am häufigsten. Der N. femoralis ist auch der hauptsächlich von der proximalen diabetischen Neuropathie (diabetische Amyotrophie) betroffene Nerv. Der Hautast (N. saphenus) kann bei Operationen von Varizen geschädigt werden.

Funktionell entsteht eine Parese der Kniestreckung, besonders auffallend beim Treppensteigen. Schon nach wenigen Tagen fällt bei vollständiger Lähmung die Quadrizepsatrophie auf. Meist ist auch der Quadrizepsreflex (PSR) abgeschwächt oder ausgefallen. Die Hüftbeugung ist wegen teilweiser Kompensation durch andere Muskeln weniger deutlich behindert.

Ätiologie und Klinik: Schädigung des N. femoralis → Hüftbeuger- und Kniestreckerparesen und -atrophien, Quadrizepsreflex (PSR) ↓. Mögliche Ursachen sind Psoashämatome, retroperitoneale Tumoren, Operationen (insbesondere Hüft-TEP), Angiografien über die Leistengefäße oder eine diabetische Amyotrophie.

Diagnostik

Psoashämatome oder andere Raumforderungen lassen sich mit Ultraschall oder CT bzw. MRT nachweisen. Bei der differenzialdiagnostischen Abgrenzung gegenüber einer Läsion der Wurzel L3/L4, einer proximalen diabetischen Amyotrophie oder (bei rein motorischem Ausfall) einer Muskelerkrankung ist die Neurophysiologie hilfreich.

Diagnostik: Bildgebung, Elektrophysiologie

Therapie

Therapeutisch müssen Raumforderungen im Becken meist operativ angegangen werden, sonst beschränkt man sich auf konservative Maßnahmen.

Therapie: OP bei Raumforderung, konservative Maßnahmen

14.5.4.7 Nervus cutaneus femoris lateralis

Ätiologie und Klinik: Schädigung des N. cutaneus femoris lateralis → neuropathisches Schmerzsyndrom und Dysästhesien des Oberschenkels *(Meralgia paraesthetica)*

Therapie: OP am Leistenbanddurchtritt nur als Ultima Ratio, sonst symptomatisch

14.5.4.8 Nervus ischiadicus, Nervus fibularis (peroneus), Nervus tibialis

Ätiologie und Klinik:
N. ischiadicus → Raumforderungen, Frakturen, gluteale Injektionen, Schmerzkatheter → je nach Ausmaß Paresen von dorsaler Ober- und gesamter Unterschenkelmuskulatur

N. fibularis (peroneus) → prädestiniert für Druckläsionen, weil er am Fibulaköpfchen oberflächlich verläuft (z. B. durch Gipsverband, Lagerung, Schneidersitz) → typisches Bild: Steppergang (Fußheberparese)

N. tibialis → Tarsaltunnelsyndrom durch Einengung unter dem Retinaculum flexorum → Dysästhesien und Schmerzen der Fußsohle; *Morton-Metatarsalgie* durch Neurome

14.5.4.7 Nervus cutaneus femoris lateralis

Anatomie

Der N. cutaneus femoris lateralis ist ein rein sensibler Nerv, der das Becken in fast rechtwinkliger Abknickung medial der Spina iliaca anterior superior verlässt und nach Verlauf in der Lacuna musculorum durch das Leistenband hindurchtritt. Dort lässt sich manchmal durch starken Druck oder beim „umgekehrten Lasègue-Test" die Symptomatik auslösen. Er versorgt sensibel die Vorderaußenseite des Oberschenkels.

Ätiologie und Klinik

Seine Schädigung führt zu einem neuropathischen Schmerzsyndrom, der Meralgia paraesthetica mit Hypästhesie, Parästhesien und Schmerzen an der Außenseite des Oberschenkels, insbesondere bei Streckung und Rotation im Hüftgelenk.

Therapie

Therapeutisch ist nur in ausgeprägten Fällen eine operative Revision des Nervendurchtritts durch das Leistenband zu erwägen, ansonsten wird symptomatisch behandelt.

14.5.4.8 Nervus ischiadicus, Nervus fibularis (peroneus), Nervus tibialis

Anatomie

Nervus ischiadicus

Der N. ischiadicus tritt durch das Foramen infrapiriforme aus dem kleinen Becken, verläuft unter dem M. gluteus maximus auf die Mitte der Hinterseite des Oberschenkels und versorgt am Oberschenkel die ischiokrurale Muskulatur. Kurz über der Kniekehle teilt er sich in den N. tibialis und den N. fibularis (peroneus). Die Aufteilung der Nervenfasern ist bereits weiter proximal nachweisbar, beide Nerven werden jedoch noch über mehrere Zentimeter von einer gemeinsamen Bindegewebshülle umgeben.

Nervus fibularis (peroneus)

Der N. fibularis (peroneus) schlingt sich lateral um das Fibulaköpfchen und teilt sich danach in einen oberflächlichen und einen tiefen Ast. Der oberflächliche Ast versorgt die Mm. fibulares (peronei) und sensibel den Fußrücken. Der tiefe Ast innerviert die Mm. tibialis anterior, extensor digitorum longus und brevis und extensor hallucis longus und sensibel eine münzgroße Region zwischen Großzehe und zweiter Zehe (➤ Abb. 14.17).

Nervus tibialis

Der N. tibialis verläuft in der Kniekehle nahe der A. poplitea. Er innerviert die Wadenmuskulatur, den M. tibialis posterior und die kleine Fußmuskulatur, gibt einen Ast an den N. suralis ab und versorgt sensibel die Fußsohle (➤ Abb. 14.18a).

Ätiologie und Klinik

Nervus ischiadicus

Der N. ischiadicus kann im Becken durch Raumforderungen, Frakturen und unsachgemäße gluteale Injektionen geschädigt werden. Je nach Ausmaß der Schädigung sind die dorsale Oberschenkelmuskulatur, die gesamte Unterschenkelmuskulatur und sensibel der Unterschenkel mit Ausnahme des medialen N.-saphenus-Streifens betroffen. Auch die perioperative Anlage eines Schmerzkatheters kann eine Schädigung verursachen. Der fibulare Anteil ist fast immer stärker betroffen als der tibiale Anteil. Die proximalen Äste zur ischiokruralen Muskulatur bleiben bei Schädigungen am Oberschenkel meist verschont.

Nervus fibularis (peroneus)

Eine Schädigung des N. fibularis (peroneus) führt zur Parese der Fuß- und Zehenheber (Fallfuß) und zur Parese der Eversion des Fußes. Dies äußert sich im Steppergang: Wegen der Schwäche der Fußheber wird das Bein übermäßig stark angehoben und der Vorfuß schlägt beim Aufsetzen auf den Boden auf. Durch seine oberflächliche Lage am Fibulaköpfchen ist dies einer der Hauptschädigungsorte des Nervs, z. B. durch schlecht angelegte Gipsverbände, langes Arbeiten in der Hocke, Übereinanderlegen der Beine bei schlanken Individuen oder falsche Lagerung von Patienten.

Nervus tibialis

Wenn der N. tibialis unter dem Retinaculum flexorum am Malleolus medialis komprimiert wird, spricht man vom *Tarsaltunnelsyndrom* (➤ Abb. 14.18a). Es ist das Pendant zum Karpaltunnelsyndrom am Arm

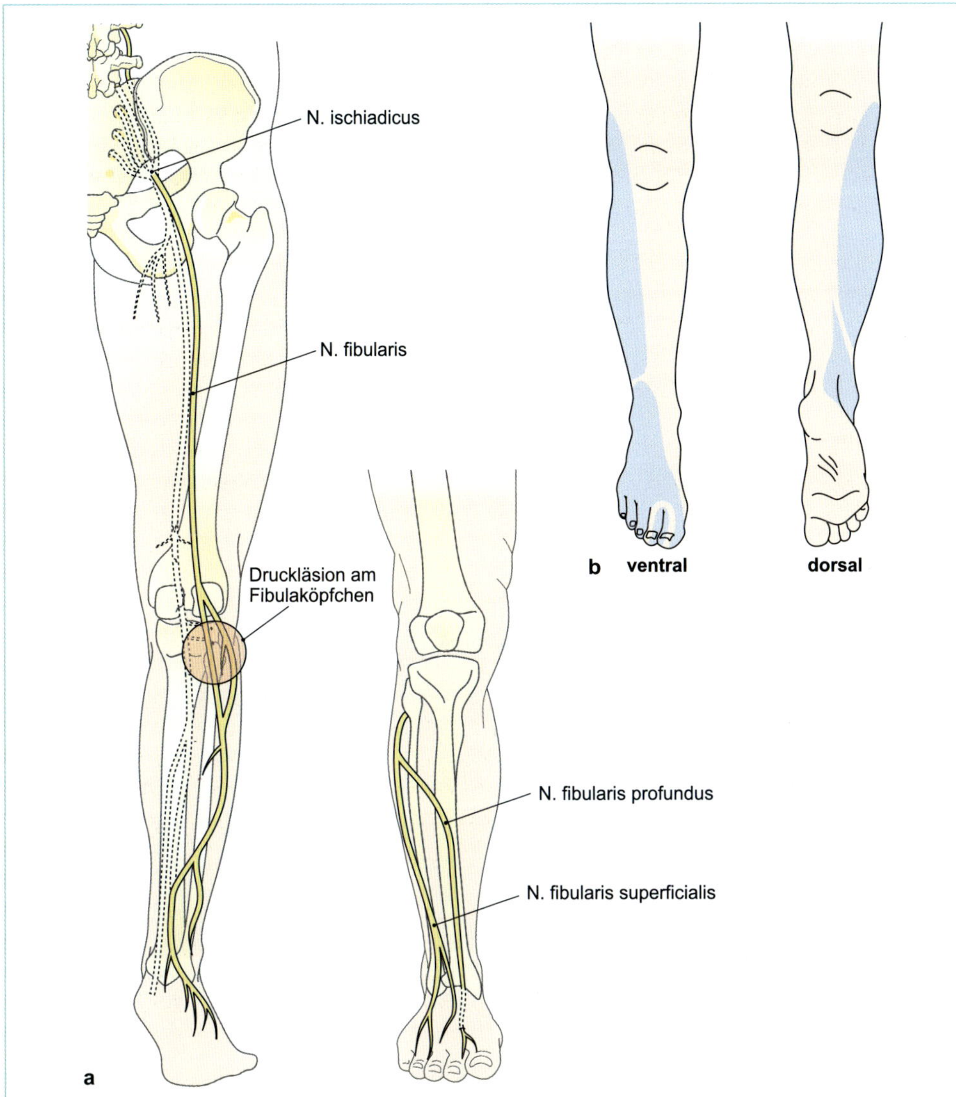

Abb. 14.17 N. fibularis (peroneus). **a** Verlauf (gestrichelte Linie = N. tibialis). **b** Sensibles Innervationsgebiet. [M1334/L141]

ABB. 14.17

und wird mechanisch durch posttraumatische Veränderungen, Osteoarthritis, Tenosynovitis oder auch nur zu enge Schuhe verursacht. Klinisch stehen brennende Dysästhesien und Parästhesien der Fußsohle, insbesondere beim langen Stehen und Gehen, im Vordergrund. In ausgeprägten Fällen kommt es zu Sensibilitätsverlust und Paresen.

PRAXISTIPP In der Abgrenzung der Fibularisläsion (Peroneusläsion) gegen die L5-Wurzelläsion hilft die Prüfung der Inversion des Fußes durch den M. tibialis posterior, der zwar von der Wurzel L5 innerviert wird, aber nicht vom N. fibularis (peroneus), sondern vom N. tibialis.

PRAXISTIPP

Diagnostik

Die fokale Verlangsamung der Nervenleitung sichert ein Tarsaltunnelsyndrom. Schmerzen im Vorfuß können auch entstehen, wenn sich an den sensiblen Ästen des N. tibialis für die Fußsohle in einem der Zwischenräume der Metatarsalia Neurome bilden (sog. *Morton-Metatarsalgie*); manchmal gelingt der Nachweis des Neuroms in der MRT.

Diagnostik: Elektrophysiologie

Therapie und Prognose

Die *Druckläsion am Fibulaköpfchen* heilt fast immer konservativ ausreichend aus. Für die Fußheberparese kann zur Sturzprophylaxe eine dynamische Fußheberorthese oder Peroneus-L-Schiene verschrieben

Therapie:
- Druckläsionen am Fibulaköpfchen → konservativ, Peroneus-L-Schiene
- Tarsaltunnelsyndrom → Dekompression
- Morton-Metatarsalgie → Injektion von Lokalanästhetika und Kortison-Kristallsupension

ABB. 14.18

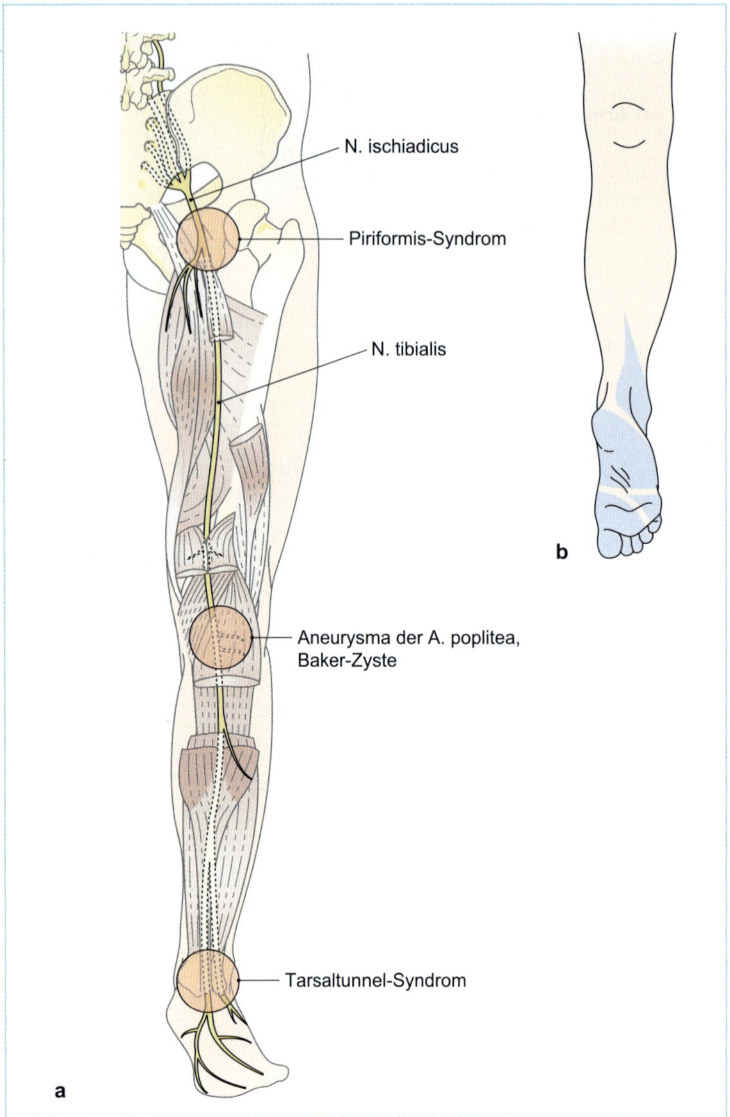

Abb. 14.18 N. tibialis. a Verlauf (gestrichelte Linie = N. fibularis [peroneus]). **b** Sensibles Innervationsgebiet (Dorsalansicht). [M1334/L141]

werden. Das *Tarsaltunnelsyndrom* wird nach kritischer Indikationsstellung durch Neurolyse (Dekompression) des N. tibialis behandelt. Gegen die *Morton-Metatarsalgie* wird eine lokale Injektion von Lokalanästhetikum und Kortison-Kristallsuspension empfohlen.

PRAXISTIPP

PRAXISTIPP Sowohl bei der N.-fibularis-Läsion als auch bei der L5-Wurzelläsion sind die Fuß- und Zehenheber paretisch. Bei der N.-fibularis-Läsion fällt fast immer die Eversion (Mm. fibulares [peronei]) aus, bei der L5-Wurzelläsion dagegen die Inversion (M. tibialis posterior).

14.6 Polyneuropathien

„Polyneuropathie" bedeutet, dass „viele Nerven leiden". Kriterien zur Einteilung finden sich in ➢ Tab. 14.5, die Ursachen sind in ➢ Tab. 14.6 zusammengefasst.

14.6 Polyneuropathien

„Polyneuropathie" ist ein Oberbegriff für eine Störung, die mehrere periphere Nerven befällt und meist eine systemische Ursache hat. Polyneuropathien (PNP) können durch klinische Untersuchung und Zusatzdiagnostik nach verschiedenen Kriterien eingeteilt werden. Die klinischen Kriterien sind oben genannt (➢ Kap. 14.3) und werden in ➢ Tab. 14.5 noch einmal zusammengefasst. Die Unterscheidung nach axonaler oder demyelinisierender Neuropathie erfordert eine elektroneurografische Untersuchung oder Nervenbiopsie.

Tab. 14.5 Kriterien zur Einteilung der Polyneuropathien

Verteilungstyp	Zeitverlauf	Beteiligte Systeme	Art der Schädigung
• Mononeuropathia multiplex (> Abb. 14.19) • Schwerpunktneuropathie • distal-symmetrische Polyneuropathie (> Abb. 14.20)	• akut • subakut • chronisch • chronisch progredient • schubförmig	• sensibel • motorisch • autonom • sensomotorisch • gemischt	• axonal • demyelinisierend

TAB. 14.5

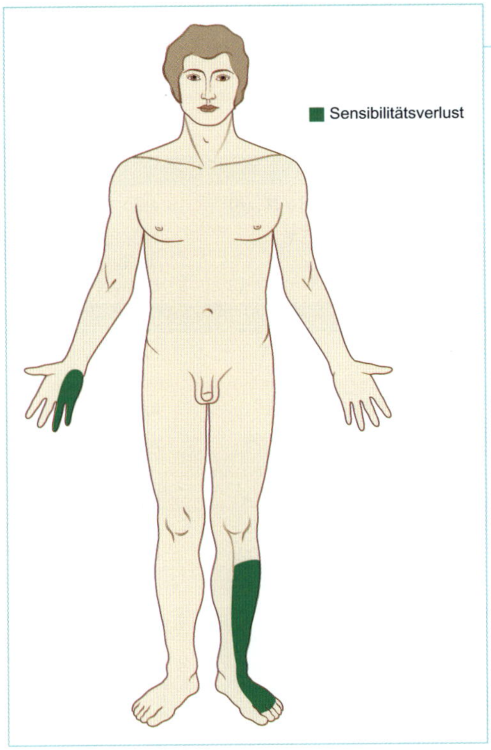

Abb. 14.19 Mononeuropathia multiplex mit möglicher Verteilung der sensiblen Symptomatik. [L126]

ABB. 14.19

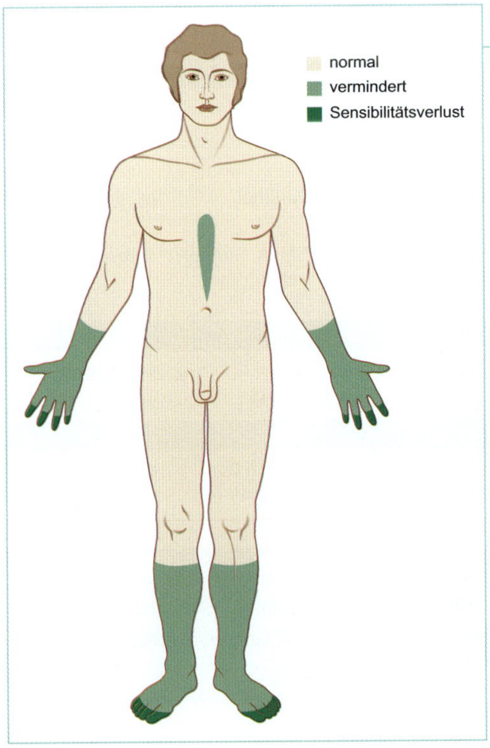

Abb. 14.20 Symmetrische Polyneuropathie mit typischer Verteilung der sensiblen Symptomatik. [L126]

ABB. 14.20

Diese Einteilung erleichtert eine geordnete Suche nach der jeweiligen Ursache der Polyneuropathie, was Voraussetzung für eine kausale Behandlung ist. Eine Übersicht über wichtige Ursachen von Polyneuropathien gibt ➢ Tab. 14.6.

TAB. 14.6

Tab. 14.6 Wichtige Ursachen von Polyneuropathien.

Ursache	Verlauf	Verteilungstyp	Betroffene Systeme	Schädigungsmechanismus
Metabolisch				
Diabetes mellitus	chronisch > subakut	DS	S > SM, A	ax
chronische Lebererkrankung	chronisch	DS	S > A > M	ax
terminale Niereninsuffizienz	subakut/chronisch	DS	SM, (A)	ax
Hypothyreose	chronisch > subakut	DS	S	ax
Neuropathien bei Tumorerkrankungen				
paraneoplastisch	subakut, chronisch	DS	S > M, (A)	ax
Paraproteinämie	chronisch > subakut	DS	SM	IgG, IgA: meist ax; IgM: meist demyel
Entzündliche Neuropathien				
Lepra	subakut	Mononeuritis multiplex	SM, A	ax (demyel)
HIV	chronisch (akut)	DS	S (M)	ax (demyel)
Borrelien-Meningoradikuloneuritis	akut, subakut	asymmetrisch radikulär	SM	ax
Guillain-Barré-Syndrom (GBS)	akut	DS	M > S, A	demyel
chronisch inflammatorische demyelinisierende Polyneuropathie (CIDP), z. T. mit Paraproteinämie	chronisch, rezidivierend	symmetrisch, distal und proximal	M > S (A)	demyel
multifokale motorische Neuropathie	chronisch	distal, asymmetrisch, meist Arme	M	LB, demyel
Vaskulitis (primär/sekundär systemisch oder isoliert)	akut, subakut	Mononeuritis multiplex	SM (A)	ax
Sarkoidose	chronisch	DS	SM	ax
infektiös (z. B. Borrelien, HIV)	chronisch > subakut	DS	S > M	ax
Toxische Neuropathien				
Alkohol	chronisch	DS	SM (A)	ax
Medikamente (z. B. Chemotherapeutika)	chronisch, subakut	DS	S > M	ax
Umweltgifte (z. B. Schwermetalle, N-Hexan)*	variabel		variabel	ax, demyel
bakterielle Toxine • Diphtherie • Botulismus	akut		SM, A, Hirnnerven	demyel
Neuropathien durch Mangelkrankheiten				
Vitamin B_{12}	chronisch > subakut	DS	S	ax > demyel
Vitamine B_1, B_6, E	chronisch, subakut	DS	SM (A)	ax
Hereditäre Neuropathien				
hereditäre Neuropathie Typ Charcot-Marie-Tooth-Erkrankung	chronisch	DS	je nach Genmutation	ax, demyel
akute intermittierende Porphyrie	akut > subakut	DS, asymmetrisch	SM, M, A	ax
hereditäre Amyloidose	chronisch > subakut	DS	S > M, A	ax

DS = distal-symmetrisch; S = sensibel; M = motorisch; SM = sensomotorisch; A = autonom; (): gelegentlich nachweisbar; ax = axonal; demyel = demyelinisierend; LB = Leitungsblöcke
* in Abhängigkeit von der Noxe

14.6.1 Polyneuropathien mit hoher Prävalenz in der Bevölkerung

14.6.1.1 Diabetische Neuropathien

Epidemiologie, Pathogenese und Formen

Etwa 30 % der Patienten mit Diabetes mellitus entwickeln im Verlauf der Erkrankung eine klinisch relevante diabetogene Neuropathie (DNP).

Distal-symmetrische sensomotorische diabetische Polyneuropathie

Die distal-symmetrische sensomotorische DNP als längenabhängige Form ist die mit Abstand häufigste Manifestation einer DNP; sie macht etwa 40 % der Neuropathien überhaupt aus und ist damit deren führende Ursache in der Allgemeinbevölkerung. Bereits im Stadium des sog. latenten oder Prä-Diabetes, also bei Nüchtern-Blutzuckerwerten > 125 mg/dL, pathologischer Glukosetoleranz (Blutzucker > 140 mg/dL 2 Stunden nach Glukosebelastung), meist einhergehend mit einem HbA_{1c}-Wert zwischen 6,5 bis 7,5 %, finden sich messbare Veränderungen der peripheren Nervenfunktion.

Ausgehend von der Hyperglykämie ist im Zusammenwirken mit anderen Faktoren (oxidativer Stress, Senkung der Schmerzschwelle durch Bildung von Methylglyoxal) vor allem die Bildung von irreversiblen „advanced glycation endproducts (AGE)" für die Ausbildung der mikrovaskulären Veränderungen im Nerv und die Funktionsstörung von biologischen Membranen und Enzymen verantwortlich. Gelegentlich assoziiert ist ein verringerter Vitamin-B_1-Spiegel im Serum. Arterielle Hypertonie und Rauchen sind zusätzliche und unabhängige pathogenetische Faktoren.

Fokale diabetische Neuropathie

Die fokale DNP ist viel seltener als die distal-symmetrische DNP. Pathogenetisch liegt ihr eine Vaskulitis in den betroffenen motorischen Nerven zugrunde.

Klinik

Distal-symmetrische sensomotorische diabetische Polyneuropathie

Sensible Defizite mit Taubheit und Plus-Symptomen wie Kribbeln, Nadelstichen und andere, oft zunehmend schmerzhafte Missempfindungen in den Zehen stehen zuerst im Vordergrund. Im Verlauf dehnen sie sich weiter nach proximal auf den Vorfuß und schließlich den ganzen Fuß aus (➤ Tab. 14.7).

Motorische Symptome beginnen häufig mit einer frühzeitigen Ermüdung der Füße im Gehen, später Schwächen in den Unterschenkelmuskeln mit vermehrter Stolperneigung durch mangelnde Vorfußhebung.

Autonome Symptome bestehen in einer längenabhängigen Abnahme der Schweißdrüsenaktivität und einer Neigung zur Überwärmung der Füße infolge des Versagens der sympathischen Kontrolle des Blutflusses. Zu diesem Zeitpunkt können aber bereits andere autonome Innervationsstörungen, wie z. B. eine orthostatische Intoleranz, Störungen der Blaseninnervation oder bei Männern eine erektile Dysfunktion vorhanden sein.

Ein gefürchteter Endzustand der DNP ist das *diabetische Fußsyndrom* mit Druckgeschwüren und Weichteilverletzungen infolge neuropathiebedingter Hypästhesie und Hypalgesie, atrophen Paresen der distalen Fußmuskeln sowie Knochenentkalkung und Fehlbelastung der Gelenke, die hierauf mit einem degenerativen Knochen- und Gelenkumbau reagieren (diabetische Osteoarthropathie).

Fokale diabetische Neuropathie

Im zeitlichen Ablauf der Symptomentwicklung besteht ein einheitliches Muster von initialem lokalisiertem Schmerz, gefolgt von einer atrophen Parese der abhängigen Muskeln (➤ Tab. 14.7). Je nach Lokalisation werden die häufigsten Manifestationen mit Eigennamen bezeichnet:

- N. oculomotorius, N. trochlearis: diabetische Ophthalmoplegie
- N. femoralis, N. obturatorius: diabetische Amyotrophie, proximale diabetische Neuropathie
- abdominelle Rumpfnerven [Bauchdecken-Parese]: thorako-abdominale diabetische Neuropathie

Die meisten Patienten haben gleichzeitig eine distal-symmetrische Neuropathie, was die Diagnose erleichtert.

Diagnostik und Differenzialdiagnosen

Distal-symmetrische sensomotorische diabetische Polyneuropathie

Die *klinische Präsentation* der distal-symmetrischen DNP ist unspezifisch, da längenabhängige Polyneuropathien anderer Ursachen sich identisch manifestieren. Somit ist diese DNP eine Ausschlussdiagnose, nachdem andere Neuropathien unwahrscheinlich gemacht wurden. Jährliche Untersuchungen der *Vibrationsempfindung* an der Großzehenbasis und der Temperaturempfindung am Vorfuß sind sensitiv und erlauben eine Frühdiagnose und Längsschnitterfassung der Neuropathieschwere. In der *Elektrodiagnostik*

14.6.1 Polyneuropathien mit hoher Prävalenz in der Bevölkerung

14.6.1.1 Diabetische Neuropathien

Epidemiologie: am häufigsten distal-symmetrische sensomotorische DNP; selten fokale DNP

Distal-symmetrische sensomotorische DNP: Bildung von „advanced glycation endproducts" (AGE) mit konsekutiven vaskulären Störungen und Störungen der Zellfunktion; gelegentlich reduzierter Vitamin-B_1-Spiegel im Serum

Klinik:
Distal-symmetrische DNP: diabetisches Fußsyndrom mit diabetischer Osteoarthropathie als Endzustand; zusätzlich variable autonome Symptome (Blasenstörung, orthostastische Dysregulation, erektile Dysfunktion) ➤ Tab. 14.7

Diagnostik:
Distal-symmetrische DNP: jährliche Prüfung des Vibrationsempfindens, Elektrophysiologie

Tab. 14.7 Merkmale der diabetischen Neuropathieformen.

Form der DNP	Lokalisation	Symptomatik	Schmerzen	Dauer und Prognose	Differenzialdiagnose
längenabhängig (typische DNP)	distal, sensibel betont, symmetrisch, besonders Zehen/Füße betroffen	sensible Defizite, Taubheit und Missempfindungen	zunehmend häufig im Krankheitsverlauf	chronisch progredient, Prognose schlecht	andere längenabhängige Polyneuropathien (➤ Tab. 14.6)
fokal (Mononeuropathie), regional (Plexus)	proximal, rein motorisch und schmerzhaft, Hirnnerven, Stamm, asymmetrisch	akuter lokaler Schmerz, Parese innerhalb weniger Stunden bis Tage	erstes Symptom	monophasisch, Rückbildung der Schmerzen in wenigen Wochen, aber Paresen bleiben oft	andere fokale Neuropathien oder Schmerzsyndrome

findet man zu Beginn eine Reduktion der sensiblen und motorischen Summenaktionspotenzial-Amplituden und eine leichte Verminderung der Nervenleitgeschwindigkeit. *Engpasssyndrome* wie Karpaltunnel- oder Tarsaltunnelsyndrome sind bei Menschen mit Diabetes häufiger, deshalb sollte ihr Auftreten Anlass einer gezielten Diabetesdiagnostik sein.

Fokale diabetische Neuropathie

Wegen des akuten Beginns wird die Diagnose einer fokalen DNP klinisch gestellt. Durch Elektrophysiologie und evtl. durch entsprechende Bildgebung sind konkurrierende Ursachen auszuschließen.

PRAXISTIPP Eine Sonderstellung innerhalb der diabetesbedingten Neuropathien hat die **therapieinduzierte Neuropathie bei Diabetes (TIND),** die sich bei zu rascher Senkung des Blutzuckers (z. B. bei Einführung einer Insulin-Therapie oder Therapie eines diabetischen Komas) einstellen kann. Es handelt sich dabei um eine Small-Fiber-Neuropathie (➤ Kap. 14.6.4) mit entsprechenden neuropathischen Schmerzen, Allodynie, Hyperalgesie und autonomen Funktionsstörungen. Die spontane Besserung tritt erst verzögert ein, sodass besonders bei sehr hohen HbA_{1c}-Ausgangswerten die Normalisierung des Blutzuckers möglichst um weniger als 2 HbA_{1c}-Prozentpunkte in 3 Monaten erfolgen sollte.

Therapie

Distal-symmetrische sensomotorische diabetische Polyneuropathie

Therapie:
Distal-symmetrische DNP: Lifesytle-Modifikation und normnahe Blutzuckereinstellung bei Typ-1-Diabetes wirksam, Vitamin-B_1-Substitution bei Mangel

Für Patienten mit Typ-1-Diabetes ist gesichert, dass Lifestyle-Änderungen mit Normgewicht, regelmäßiger Bewegung und eine möglichst normnahe Einstellung des Blutzuckers Häufigkeit und Schwere der längenabhängigen Neuropathie verringern. Bei Typ-2-Diabetes ist eine solche Intervention deutlich weniger effektiv.

Stoffwechselmodifizierende Medikamente wie z. B. Alpha-Liponsäure bleiben umstritten, Vitamin B_1 oder dessen Vorstufe Benfotiamin sind bei nachgewiesenem Vitamin-B_1-Mangel indiziert.

Fokale diabetische Neuropathie

Fokale DNP: Kortikosteroide zur Schmerzlinderung

Bei den fokalen/regionalen Formen geht der Schmerz wegen der zugrunde liegenden Vaskulitis unter Kortikosteroidgabe (unter flankierender Überwachung des Blutzuckers) rasch zurück, auch hochdosierte Immunglobuline sind manchmal wirksam. Beide Maßnahmen verhindern aber nicht die Entwicklung der Muskelatrophien und Paresen.

Die Manifestationen der autonomen Neuropathie werden symptomatisch behandelt, ebenso die neuropathischen Schmerzen bei jeder Form der diabetischen Neuropathie.

MERKE

MERKE
- Diabetes mellitus ist die häufigste Neuropathie-Ursache, betroffen ist etwa ein Drittel aller Menschen mit Diabetes.
- Eine längenabhängige, d. h. distal-symmetrische sensible, später auch motorische Neuropathie ist die typische Manifestation. Die Beteiligung dünner Nervenfasern („small fibers") ist die Regel. In variablem Ausmaß besteht dabei eine autonome Neuropathie. Für das Screening ist die Quantifizierung des Vibrationsempfindens sinnvoll, diagnostisch die Elektroneurografie und autonome Funktionstestung (Schellong-Test, Herzratenvariation u. a.).
- Fokale motorisch-schmerzhafte Manifestationen der diabetischen Neuropathie sind viel seltener und erfordern immer die Abgrenzung gegen andere lokale Ursachen.
- Therapeutisch ist eine normnahe Blutzuckereinstellung bei Patienten mit Typ-1-Diabetes ursächlich wirksam, bei Patienten mit Typ-2-Diabetes keine Intervention mit gesichertem Effekt. Die Behandlung neuropathischer Schmerzen erfolgt nach den anerkannten Regeln (➤ Kap. 14.6.4).

14.6.1.2 Neuropathien bei schädlichem Alkoholgebrauch

Pathogenese

Ethanol ist neurotoxisch und führt dosisabhängig zur Nervendegeneration mit einer axonalen Neuropathie. Menschen mit schädlichem Alkoholgebrauch ernähren sich häufig mit einer Kohlenhydrat-betonten Diät unter Weglassen vitaminreicher Nahrung, sodass insbesondere ein Mangel an Vitamin B_1 und wegen der oft bestehenden atrophen Gastritis ein Mangel an Vitamin B_{12} auftreten, die zusätzlich Vitaminmangel-Neuropathien erzeugen.

Klinik

Klinisch stehen sensible Defizite in den Füßen und Unterschenkeln, eine ataktische Gangstörung (durch neuropathische Störung der sensiblen Afferenz, durch Vitamin-B_{12}-Mangel-bedingte Hinterstrangstörung und toxische Degeneration des Kleinhirns und der spinalen Kleinhirnbahnen), atrophe Paresen der Unterschenkelmuskeln sowie oft ausgeprägte autonome Funktionsstörungen im Vordergrund.

Therapie

Therapeutisch ist eine absolute Alkoholkarenz notwendig, ggf. auch die Substitution defizitärer Vitamine. Die Ataxie erfordert krankengymnastischen Muskelaufbau und eine Gangschulung zur Sturzprophylaxe. Der Regenerationsverlauf ist langsam, die Prognose ist wegen der hohen Rückfallrate schlecht.

MERKE

- Ursachen der alkoholischen Neuropathie sind die toxische Ethanol-Wirkung und häufig die kombinierten Vitamin-B_1- und Vitamin-B_{12}-Mangelzustände.
- Klinisch stehen distale atrophe Paresen und Sensibilitätsstörungen mit Ataxie im Vordergrund.
- Die Therapie besteht in erster Linie in vollständiger Alkoholkarenz und Substitution evtl. defizitärer B-Vitamine sowie Physiotherapie.

14.6.1.3 Polyneuropathien bei Chemotherapie

Bei Patienten mit Malignomen können Polyneuropathien als paraneoplastische Erkrankung auftreten und der Tumormanifestation sogar vorausgehen. Viel häufiger sind jedoch Polyneuropathien iatrogener Ursache durch die toxische Wirkung antineoplastischer Chemotherapeutika, die mit wenigen Ausnahmen akute oder in Abhängigkeit von der Gesamtdosis chronische Neuropathien verursachen können. Das überwiegende Schädigungsmuster ist axonal mit oder ohne relevante Beteiligung der dünnen Nervenfasern. Wie bei allen toxisch bedingten Neuropathien kann man einen kausalen Zusammenhang nur annehmen, wenn die Symptome während der Verabreichung der Chemotherapeutika auftreten. Von dieser Regel gibt es nur eine wichtige Ausnahme: Die Polyneuropathie durch Oxaliplatin manifestiert sich häufig durch sowohl akute als auch bis zu 3 Monate nach Behandlungsende progrediente äußerst intensive Taubheit, Stiche und neuropathische Schmerzen in den Händen mehr als in den Füßen. Die Beeinträchtigung der Lebensqualität kann dauerhaft und erheblich sein. Therapeutisch erfordert eine chemotherapiebedingte Neuropathie oft eine Reduzierung oder zeitliche Streckung der verabreichten Dosen.

PRAXISTIPP Die zuletzt in die Tumortherapie eingeführten Checkpoint-Inhibitoren können abweichend eine akute demyelinisierende Neuropathie (ähnlich einem Guillain-Barré-Syndrom) erzeugen. Therapeutisch sind Kortikosteroide und hochdosierte Immunglobulin-Gaben wirksam.

MERKE Fast alle antineoplastischen Chemotherapeutika sind neurotoxisch. Oxaliplatin kann sogar über die Behandlungsdauer hinaus zu Paresen, Sensibilitätsstörungen und Schmerzen besonders an den Armen und Händen führen. Die Behandlung erfolgt symptomatisch, erfordert aber u. U. eine Modifikation des Therapieschemas

FALL Bei Herrn M. wird im Alter von 65 Jahren ein multiples Myelom diagnostiziert. Er hat keine Vorerkrankungen. Nach dem 2. Zyklus der Standardtherapie mit Bortezomib, Lenalidomid und Dexamethason bemerkt er ein Taubheitsgefühl an den Füßen, nach dem 3. Zyklus zusätzlich auch Brennschmerzen der Fußsohlen. In den Neurografien finden sich Amplitudenminderungen bei Ableitung der sensiblen Nerven, während sich an

14.6.1.2 Neuropathien bei schädlichem Alkoholgebrauch

Ätiologie: toxische Ethanolwirkung, zusätzlich häufig Vitaminmangel (B_1 und B_{12})

Klinik: distal symmetrische sensomotorische Polyneuropathie, Ataxie, ausgeprägte autonome Störungen

Therapie: Alkoholkarenz, ggf. Vitaminsubstitution, Gangschulung

MERKE

14.6.1.3 Polyneuropathien bei Chemotherapie

PRAXISTIPP

MERKE

den motorischen Nerven Normalbefunde ergeben. Einige Monate nach einer autologen Stammzelltransplantation und guter Rekonvaleszenz werden weitere Zyklen Chemotherapie mit Bortezomib-haltigen Regimes gegeben. Bei guter hämatologischer Remission klagt Herr M. nun über verstärkte Brennschmerzen der Füße und Gangunsicherheit. Elektrophysiologisch zeigt sich eine Progredienz der axonalen Schädigung in den sensiblen Nerven. Herr M. erhält Pregabalin zur Linderung der neuropathischen Schmerzen, es wird Physiotherapie mit Gangschulung verordnet, und es werden Verlaufskontrollen in 6-monatigen Abständen angesetzt. Nach 12 Monaten ist der Patient bis auf ein mildes Taubheitsgefühl an den Füßen beschwerdefrei. Elektroneurografisch zeigt sich jedoch nur eine geringe Besserung. Es wird mit Herrn M. besprochen, dass die Chemotherapie-induzierte Neuropathie in Rückbildung begriffen sei, und dass ein Auslassversuch für das Pregabalin gemacht werden dürfe.

14.6.2 Polyneuropathien, die eine spezifische Behandlung erfordern

14.6.2.1 Vitamin-B_{12}-Mangel

Klinik und Diagnostik:
Polyneuropathie, Hinterstrangdegeneration, makrozytäre Anämie, evtl. auch Optikusatrophie, Depression, Demenz; neurologische Symptome sind demnach gemischt *zentral und peripher:* sensible Ataxie, Hypästhesie, Pyramidenbahnzeichen, kaum Paresen

PRAXISTIPP

Klinische Untersuchung inkl. Vibrations- und Lageempfinden

Labor: Vitamin B_{12}, Holotranscobalamin, Methylmalonsäure, Folsäure

PRAXISTIPP

Therapie: Bei schwerem Mangel initial parenterale Vitamin-B_{12}-Aufsättigung, d. h. 7 Tage 1.000 µg 1 × tgl. parenteral, danach alle 4 Wochen 1.000 µg i. m. oder (wie bei leichtem Mangel gleich zu Beginn) 1.000 µg Vitamin B_{12} tgl. oral

14.6.2 Polyneuropathien, die eine spezifische Behandlung erfordern

14.6.2.1 Vitamin-B_{12}-Mangel

Klinik und Diagnostik

Symptome Bei Vitamin-B_{12}-Mangel-Neuropathie entwickeln die Patienten ein subakutes Beschwerdebild, beginnend mit Kribbelparästhesien der Füße, innerhalb von Monaten Gleichgewichtsstörungen (sensible Ataxie) und Gefühlsstörungen (Hypästhesie). Paresen treten selten auf. Weitere mögliche Symptome sind eine Optikusatrophie, eine Depression oder eine Demenz.

PRAXISTIPP Bei einem Drittel der Patienten mit Vitamin B_{12}-Mangel liegt eine makrozytäre Anämie („Perniziosa") vor. Ursache ist meist eine Vitamin-B_{12}-Resorptionsstörung, z. T. infolge eines Mangels an Intrinsic Faktor oder durch Antikörper gegen Intrinsic Faktor oder Parietalzellen. Zusätzlich vermindern Antazida und Protonenpumpenhemmer die Aufnahme. Besonders bei Patienten mit Typ-2-Diabetes ist zu beachten, dass das Antidiabetikum Metformin die Aufnahme des Vitamins im Darm verringert, sodass sich zusätzlich zu einer diabetischen Neuropathie eine Vitamin-B_{12}-Mangel-Neuropathie entwickeln kann. Mit Metformin behandelte Patienten mit Diabetes sollten deshalb einmal jährlich auf einen Vitamin B_{12}-Mangel untersucht werden.

Untersuchung Bei der Untersuchung sind neben einer distalen Minderung der Oberflächensensibilität das Vibrationsempfinden und der Lagesinn gestört, entsprechend einer bevorzugten Beteiligung der Aβ-Fasern und der Hinterstränge des Rückenmarks, somit handelt es sich um eine kombinierte Myeloneuropathie. Durch die Myelopathie sind die Muskeleigenreflexe gesteigert und die Pyramidenbahnzeichen positiv (atypisch für eine Polyneuropathie und daher ein wichtiger Hinweis auf Vitamin-B_{12}-Mangel!). In der MRT des Halsmarks kann in einem Teil der Fälle eine reversible Signalanhebung der Hinterstränge dargestellt werden.

Labor Die für Vitamin-B_{12}-Mangel typische makrozytäre Anämie ist bei etwa der Hälfte der Patienten mit neurologischen Symptomen nicht nachweisbar. Insbesondere bei älteren Patienten mit normaler Nierenfunktion sind ein erniedrigtes Holotranscobalamin (Holo-TC) der empfindlichste und eine erhöhte Methylmalonsäure der zuverlässigste Laborparameter. Da ein Folsäuremangel ähnliche Symptome wie der Vitamin B_{12}-Mangel hervorrufen kann, sollte der Folsäurespiegel einmalig mitbestimmt werden.

Ätiopathogenese

Ursachen eines Vitamin-B_{12}-Mangels sind eine Autoimmungastritis mit Antikörpern gegen Parietalzellen oder Intrinsic Faktor, eine Gastrektomie, eine Enteritis, ein Morbus Whipple, andere Darmerkrankungen oder Operationen. Auch eine vegetarische oder vegane Ernährung kann zu einem Vitamin-B_{12}-Mangel führen.

PRAXISTIPP Durch Lachgas als inhalierte Party-Droge sind in den letzten Jahren vermehrt junge Menschen an einer akuten Vitamin-B_{12}-Mangel-Myelopathie bis hin zu einem Querschnittssyndrom erkrankt.

Therapie

Die Vitamin-B_{12}-Substitution sollte sofort nach der Spiegelbestimmung begonnen werden, weil die Schäden nicht immer reversibel sind. 1.000 µg Vitamin B_{12} (Cobalamin) wird für eine Woche täglich parenteral gegeben. Danach sind die parenterale Therapie (1.000 µg i. m. alle 4–12 Wochen) und die hochdosierte orale Therapie (1.000 µg tgl.) gleichwertig. Hochdosiertes Cobalamin wird durch eine vom aktiven Transport unabhängige passive Diffusion auch bei Intrinsic-Faktor-Mangel und nach bariatrischen oder anderen Magenoperationen intestinal gut resorbiert. Damit ist auch bei antikoagulierten Patienten eine Vitamin-B_{12}-Substitution möglich. Der Therapieerfolg wird klinisch und über Spiegelbestimmungen kontrolliert.

14.6.2.2 Vitamin-B_6-Mangel und Vitamin-B_6-Intoxikation

Ein Vitamin-B_6-*Mangel* kann zu einer akuten bis subakuten sensomotorischen Polyneuropathie führen. Mehrere Fälle wurden als Komplikation der Behandlung eines Morbus Parkinson mit intestinalen L-DOPA-Pumpen beschrieben. Weitere Risiken für einen Vitamin-B_6-Mangel sind eine rasche Gewichtsabnahme wie z. B. nach Magenverkleinerungsoperation wegen Adipositas.

Bei Vitamin B_6 kann aber auch eine *Überdosis* zu einer Polyneuropathie (meist als Gangliopathie mit sensibel-ataktischer Symptomatik) führen. Eine unkontrollierte Einnahme von Vitamin B_6 muss daher vermieden werden, die Höchstdosis beträgt 200 mg/d für wenige Wochen, nur bei intestinaler L-DOPA-Sondeninfusion ist eine dauerhafte Gabe (bis 100 mg/d, Spiegelkontrollen) notwendig.

14.6.2.2 Vitamin-B_6-Mangel und Vitamin-B_6-Intoxikation
Ein Vitamin-B_6-Mangel und eine Vitamin-B_6-Überdosierung können zu einer akuten bis subakuten sensomotorischen PNP führen.

14.6.2.3 Infektiöse Neuropathien

14.6.2.3 Infektiöse Neuropathien

Lepra

Die lepröse Neuropathie ist weltweit die häufigste behandelbare neuromuskuläre Erkrankung. Sie tritt vorwiegend in tropischen und subtropischen Regionen auf.

Ätiopathogenese Ursache ist die Infektion mit *Mycobacterium leprae,* einem säurefesten Stäbchenbakterium, das über kleine Wunden bei intensivem Haut- und Schleimhautkontakt sowie durch Tröpfcheninfektion übertragen wird. Mykobakterien invadieren den Nerv, binden spezifisch an Schwann-Zellen und reprogrammieren diese zu stammzellähnlichen Zellen. Zusätzlich tritt eine den Nerv schädigende Immunreaktion auf.

Klinik Lepra verursacht intrakutane Nervenläsionen und eine Mononeuropathia multiplex mit Beteiligung der autonomen, sensiblen und motorischen Funktionen. Sekundärkomplikationen sind schmerzlose Verletzungen, trophische Ulzera, Gelenkkontrakturen und Mutilationen der Akren.

Diagnostik Die Diagnose stützt sich auf hypopigmentierte, hypästhetische Hautläsionen, palpabel hypertrophe Nerven und den Erregernachweis im Hautbiopsat. Man unterschiedet die multibazilläre, lepromatöse Lepra, bei der hohe Antikörpertiter nachweisbar sind, sowie die paucibazilläre, tuberkuloide Lepra mit geringer Antikörperantwort und stärkerer zellulärer Reaktion.

Therapie Die Therapie besteht in einer lang dauernden kombinierten Antibiose mit einem Schema, das Rifampicin und Dapson enthält. Die Infektiosität der Erkrankten endet wenige Tage nach Therapiebeginn, eine Nachbeobachtung ist über mehrere Jahre erforderlich.

Lepra: weltweit häufigste behandelbare neuromuskuläre Erkrankung
- *Ätiopathogenese: Mycobacterium leprae* invadiert den Nerv und bindet an Schwann-Zellen → pathologische Veränderung, nervenschädigende Immunreaktion
- *Klinik:* Hautläsionen, Mononeuropathia multiplex
- *Diagnostik:* Erregernachweis im Hautbiopsat
- *Therapie:* Rifampicin, Dapson

HIV

Klinik Die HIV-Neuropathie (➤ Kap. 6.4.8.3) manifestiert sich vorwiegend distal symmetrisch mit überwiegend sensiblen Symptomen. Viele Patienten klagen über ein Taubheitsgefühl, Kribbeln oder Schmerzen in einer strumpf- und handschuhförmigen Verteilung. Seltener gibt es eine akute Form der HIV-Neuropathie, die sich ähnlich wie ein Guillain-Barré-Syndrom (➤ Kap. 14.6.2.4) manifestiert.

Ätiologie Pathophysiologisch können neben den direkten Folgen der HIV-Infektion Nebenwirkungen der antiretroviralen Therapie eine Rolle spielen.

Therapie Die Behandlung besteht in – wo möglich – Reduzierung der neurotoxischen Medikation sowie symptomatischer Behandlung der neuropathischen Schmerzen.

HIV-Neuropathie:
- *Klinik:* distal symmetrische, überwiegend sensible Ausfälle
- *Ätiologie:* auch z. T. medikamententoxisch bedingt

Borreliose

Die typische neurologische Manifestation der Borreliose (Neuroborreliose) ist die akute Meningoradikuloneuritis. Diese tritt nach einer Inkubationszeit von 3–6 Wochen nach der Primärinfektion auf. Nur ein Teil der Patienten kann sich an einen Zeckenstich oder ein Erythema migrans (Wanderröte der Haut) erinnern.

Klinik Die typische Manifestation besteht in oft unscharf begrenzten radikulären Schmerzen, einer peripheren Parese des N. facialis (auch beidseits) und multifokalen peripheren sensomotorischen Ausfällen.

Diagnostik Im Liquor findet man eine lymphomonozytäre Pleozytose, Eiweißerhöhung (Schrankenstörung), oligoklonale IgG-Banden und eine spezifische intrathekale Antikörperreaktion (IgG und IgM) für Borrelia burgdorferi. Serum-IgG-Antikörper sind reine Kontaktmarker, die trotz regelrechter Behandlung eine sog. Serumnarbe ohne Krankheitswert hinterlassen können. Die Akuität korreliert mit der Zellzahl im Liquor. Auch in Zweifelsfällen besteht eine Behandlungsindikation. Das Vorkommen einer chronischen Neuroborreliose ist nicht belegt.

Neuroborreliose: Meningoradikuloneuritis (Entzündung einzelner, multifokaler [Hirn-]Nervenwurzeln mit entsprechenden Ausfällen)
- *Diagnostik:* Liquor mit lymphomonozytärer Pleozytose, Schrankenstörung, oligoklonalen Banden, erhöhtem Borrelien-Index
- *Therapie:* Ceftriaxon i. v. oder Doxycyclin oral

Studentische Sicht

Therapie Die Therapie besteht in einer 2–3-wöchigen intravenösen Antibiose mit Ceftriaxon, alternativ oral mit Doxycyclin.

Hepatitis B und C

Hepatitis C (+ seltener B):
- *Klinik:* distal betonte, sensible, schmerzhafte PNP
- *Diagnostik:* Hepatitis C → besonders bei Vorliegen von Kryoglobulinen; Hepatitis B → besonders bei begleitender Panarteriitis nodosa
- *Therapie:* Behandlung der Virusinfektion, symptomatische Therapie, ggf. Immunsuppressiva

Hepatitis C Patienten mit Hepatitis C leiden häufig an einer Polyneuropathie, vor allem, wenn im Serum Kryoglobuline vorliegen. Die Neuropathie ist meist distal betont, sensibel und schmerzhaft. Die Ursache wird in einer Kombination von immunologischen Faktoren und einer Ischämie gesehen. Die Behandlung besteht in Therapie der Virusinfektion sowie symptomatischer Behandlung. Aufgrund der Immunreaktion können zusätzlich Kortikosteroide und Immunsuppressiva wie Cyclophosphamid erforderlich sein.

Hepatitis B Ein ähnliches Bild ergibt sich bei Patienten mit Hepatitis B, wobei die Polyneuropathie seltener ist. Eine seltene, aber schwere Form der Polyneuropathie kommt bei Hepatitis B und begleitender Panarteriitis nodosa vor. Die Behandlung wird kombiniert mit antiviralen Substanzen, Kortikosteroiden und ggf. Plasmapheresen.

PRAXISTIPP

PRAXISTIPP Davon zu unterscheiden ist die sensibel und distal betonte chronische Polyneuropathie bei Leberzirrhose, für die keine spezifische Therapie verfügbar ist.

14.6.2.4 Autoimmunentzündliche Neuropathien

14.6.2.4 Autoimmunentzündliche Neuropathien

Die Immunneuropathien sind seltene Erkrankungen. Da sie bei früher Diagnose meist gut therapierbar sind, ist es wichtig, diese Neuropathieformen zu kennen.

Guillain-Barré-Syndrom (GBS)

Guillain-Barré-Syndrom (GBS): akute, immunvermittelte Polyradikuloneuritis, die in 70 % nach Infekten der Atemwege und des Gastrointestinaltrakts entsteht
- *AIDP* (akute inflammatorische demyelinisierende Polyradikuloneuropathie): überwiegend in Europa und Nordamerika
- *AMAN* (akute motorische axonale Neuropathie): überwiegend in Asien und Südamerika

Das GBS, eine akute Polyradikuloneuritis, ist hierzulande die häufigste Ursache akuter generalisierter Lähmungen. In Europa liegt die Inzidenz des GBS bei 0,8–1,9/100.000 Fällen pro Jahr, Männer und ältere Menschen sind etwas häufiger betroffen. In Europa und Nordamerika ist die klassische demyelinisierende Form des GBS, die akute inflammatorische demyelinisierende Polyradikuloneuropathie (AIDP), die häufigste Variante. Die akute motorische axonale Neuropathie (AMAN) ist in Asien und Südamerika sehr häufig, während sie in Europa und Nordamerika nur ca. 5 % der GBS-Fälle ausmacht.

Beim GBS entwickeln sich innerhalb von wenigen Tagen aufsteigende Paresen bis hin zur beidseitigen Fazialisparese. Das GBS ist aufgrund der möglichen Beteiligung der Atemmuskulatur und kardialer autonomer Störungen (typisch: Ruhetachykardie, extreme Reflex-Bradykardie bei Vagusreiz, z. B. beim Absaugen) eine potenziell lebensgefährliche Erkrankung, sodass die Behandlung auf einer Intensivstation indiziert sein kann.

Klinik und Diagnostik

Klinik: Rückenschmerzen, Sensibilitätsstörungen, innerhalb von Tagen aufsteigende Paresen bis hin zu Tetraplegie (abgeschwächte Muskeleigenreflexe) und beidseitiger Fazialisparese, beatmungspflichtige Atemlähmung, autonome Störungen (extreme Bradykardie) → Behandlung auf Intensivstation!
Diagnostik: Klinik, Liquor („zytoalbuminäre Dissoziation“ = Eiweißerhöhung ohne Zellzahlvermehrung), Elektrophysiologie (F-Wellen-Latenz)

Neurologische Symptomatik Die neurologische Symptomatik beginnt 1–4 Wochen nach dem vorausgegangenen Infekt, häufig mit starken Rückenschmerzen durch eine Radikulitis, gefolgt von progredienten Paresen, die über maximal 4 Wochen bis zur Tetraplegie mit Beatmungspflicht voranschreiten können. Die Muskeleigenreflexe sind nach einigen Tagen abgeschwächt, meist gänzlich erloschen. Hirnnervensymptome treten am häufigsten in Form einer ein- oder beidseitigen fazialen Parese auf. Ein Symptomplateau wird in ¾ der Fälle nach 2 Wochen erreicht. 2–4 Wochen nach Ende der Progression setzt eine langsame Rückbildung der Ausfallerscheinungen ein, beginnend mit den zuletzt aufgetretenen Paresen.

Liquor Im Liquor besteht typischerweise eine Eiweißerhöhung ohne Zellzahlvermehrung (zytoalbuminäre Dissoziation), die sich jedoch manchmal erst in der 2. Krankheitswoche manifestiert.

CAVE

CAVE Ein unauffälliger Liquorbefund bei Erstuntersuchung schließt daher ein GBS nicht aus.

Elektrophysiologie Elektrophysiologisch finden sich Zeichen der proximalen Demyelinisierung (F-Wellen-Latenzverlängerung oder -verlust) und Verlängerung der distalen motorischen Latenzen. Eine Verringerung der Nervenleitgeschwindigkeit an Unterarm und Unterschenkel lässt sich bei den meisten Patienten erst ab Woche 2 feststellen.

Therapie und Verlauf

Die Gehfähigkeit bleibt auf dem Höhepunkt der Erkrankung bei nur 15–30 % erhalten. 20–30 % der Patienten werden respiratorisch insuffizient und müssen beatmet werden. In der Akutphase versterben in Europa und Nordamerika 3–7 % der Patienten. Nach überstandener Akutphase ist die Rezidivgefahr sehr gering.

Wichtig ist das Erkennen der sehr häufigen autonomen Störungen mit kardialen Erregungsleitungsstörungen. Am häufigsten findet sich eine hyperparasympathikotone Regulationsstörung mit Bradykardie und Blockbildern. Bei rascher Progredienz ist daher eine intensivmedizinische Betreuung erforderlich. Bei kritischer Abnahme der Herzratenvariation muss ein temporärer Schrittmacher angelegt werden. Ein regelmäßiges Monitoring kardialer Funktionen und des pO_2 ist Pflicht.

Therapeutisch sind intravenöse Immunglobuline (IVIG) oder Plasmapheresen die Mittel der Wahl und gleichermaßen effektiv.

Die mittlere Zeit bis zur Wiedererlangung der Gehfähigkeit beträgt 40–70 Tage bei therapierten Patienten, bis zur maximalen Symptomerholung vergehen rund 6 Monate, bei einzelnen Patienten bis zu 24 Monate. In der Hälfte bis zwei Drittel der Fälle bleiben längerfristig leichtere motorische oder sensible Defizite.

Therapie: intravenöse Immunglobuline, Plasmapherese → sehr gute Reversibilität, kaum Rezidivgefahr

Ätiopathogenese

In ca. 70 % der Fälle geht der Erkrankung 1–3 Wochen zuvor ein akuter Infekt voraus, in etwa 40 % ein Atemwegsinfekt, in etwa 20 % ein gastrointestinaler Infekt. Der am häufigsten assoziierte Erreger ist Campylobacter jejuni. Pathophysiologisch stellt man sich ein „molekulares Mimikry“ vor, wobei Antikörper, die gegen Epitope von Gangliosiden des Erregers gerichtet sind, mit Epitopen auf den Markscheiden oder Axonen kreuzreagieren und über Komplementaktivierung zur entzündlichen Schädigung führen (➤ Kap. 7.7.2).

KOMMUNIKATIONSKOMPETENZ

Das GBS wird erst schlimmer, bevor es besser wird!

Da bei jedem GBS-Fall zu befürchten ist, dass eine intensivmedizinische Behandlung und eine invasive Beatmung nötig werden, ist es wichtig, diesen möglichen Verlauf mit den Patienten zu besprechen, solange diese noch in einem frühen Stadium der Erkrankung und gut kommunikationsfähig sind. Wichtig ist hierbei, den Verlauf des GBS zu erklären, bei dem es fast immer zur Rückbildung der Symptome kommt, allerdings mit unterschiedlichem Zeitverlauf.

KOMMUNIKATIONSKOMPETENZ

Chronisch inflammatorische demyelinisierende Polyradikuloneuropathie (CIDP)

Unter einer CIDP versteht man eine erworbene, immunvermittelte, meist symmetrische, sensomotorische demyelinisierende Neuropathie, die sich über mindestens 8 Wochen entwickelt (➤ Tab. 14.8).

Chronisch inflammatorische demyelinisierende Polyradikuloneuropathie (CIDP): erworbene, immunvermittelte, meist symmetrische, sensomotorische demyelinisierende Neuropathie. Der Vergleich mit dem GBS ist in ➤ Tab. 14.8 dargestellt.

Tab. 14.8 Vergleich von GBS und CIDP.

Kriterium	GBS	CIDP
Beginn	akut	subakut bis chronisch
Dauer bis Maximum	≤ 4 Wochen	> 8 Wochen
betroffene Systeme	motorisch > sensibel, autonom ++	motorisch > sensibel, autonom (+)
Liquor cerebrospinalis	zytoalbuminäre Dissoziation	zytoalbuminäre Dissoziation
Elektrophysiologie	Demyelinisierung	Demyelinisierung
Therapie	IVIG, Plasmapherese	Kortikosteroide, IVIG, Plasmapherese
Verlauf	monophasisch	chronisch progredient, rezidivierend

TAB. 14.8

Klinik und Verlauf

Die Patienten haben proximale und distale Paresen, Sensibilitätsstörungen und oft auch Schmerzen. Die Muskeleigenreflexe sind abgeschwächt oder erloschen. Manche Patienten haben eine akut beginnende Neuropathie mit aufsteigenden Paresen wie beim GBS und entwickeln dann über Wochen und Monate ein der CIDP ähnliches Krankheitsbild.

Der Verlauf kann chronisch progredient oder schubförmig rezidivierend sein. Eine Beteiligung von Hirnnerven kann als Variante auftreten.

Klinik: Sensibilitätsstörungen, Paresen, erloschene Reflexe, Schmerzen
Verlauf: chronisch progredient oder schubförmig rezidivierend

Diagnostik und Therapie

Diagnostik Elektrophysiologisch findet man reduzierte Nervenleitgeschwindigkeiten als Beleg für eine Demyelinisierung, im Liquor ist wie beim GBS eine Schrankenstörung bei normaler Zellzahl nachzuweisen. Die Sonografie der betroffenen Nerven zeigt häufig eine langstreckige Verdickung.

Diagnostik: Elektrophysiologie, zytoalbuminäre Dissoziation im Liquor, Sonografie der Nerven

Therapie: Kortikosteroide, Immunglobuline, Plasmapherese, Immunsuppressiva

Therapie Die meisten Patienten sprechen auf Kortikosteroide oder hochdosierte intravenöse oder subkutane Immunglobulin-Infusionen an, bei schweren Verläufen werden auch Plasmapheresen durchgeführt und längerfristig Immunsuppressiva gegeben, da Rezidive möglich sind.

WISSENSCHAFTSKOMPETENZ

WISSENSCHAFTSKOMPETENZ

Autoimmune Nodopathien – eine neue Form der Immunneuropathie

In den letzten Jahren wurde eine Form der Immunneuropathie entdeckt, bei der Autoantikörper gegen Adhäsionsproteine am Ranvier'schen Schnürring (u. a. NF155, NF186, Contactin1, Caspr1) kausal pathogen sind und die Neuropathie verursachen. Das klinische Bild kann dem eines GBS oder einer CIDP ähneln, oft haben die Patienten hochgradige Paresen und einen ausgeprägten Tremor. In der Therapie sind Immunglobuline und Kortikosteroide nicht sehr erfolgreich. Besser sprechen die Betroffenen auf eine Plasmapherese und insbesondere auf den B-Zell-Inhibitor Rituximab an. Daher ist es wichtig, die autoimmune Nodopathie als spezielle Form der Immunneuropathie zu erkennen. Die Antikörper können mit Bindungsassays an peripheren Nerven oder im ELISA bestimmt werden.

Multifokale motorische Neuropathie (MMN): *Klinik:* asymmetrische Paresen meist der Hände (rein motorisch)

Diagnostik: Antikörper gegen Gangliosid M1 in 50 % nachweisbar, elektroneurografisch nachweisbare „Leitungsblöcke", Sonografie der Nerven

Therapie: Immunglobuline alle 4 Wochen, keine Kortikosteroide!

Multifokale motorische Neuropathie (MMN)

Klinik Bei der MMN treten asymmetrische Paresen auf, die meist an den kleinen Handmuskeln beginnen und später zu deutlichen Muskelatrophien führen. Es sind nur die motorischen Nerven betroffen, die Patienten haben daher keine sensiblen Ausfälle und keine Schmerzen. Die Beine sind seltener betroffen, sodass die Gehfähigkeit meist nicht beeinträchtigt wird. Die Paresen an den Händen können jedoch zu beträchtlichen Einschränkungen im Alltag führen.

Diagnostik Bei 50 % der Patienten findet man Antikörper gegen das Gangliosid M1. Diese hochtitrigen GM1-Antikörper vom IgM-Typ sind beweisend für die MMN. Ein weiteres diagnostisches Merkmal sind die Leitungsblöcke in der Elektroneurografie (> Kap. 14.4.1). Die Sonografie der betroffenen Nerven kann eine fokale Verdickung zeigen.

Therapie Die MMN kann nur mit IVIG behandelt werden, die Wirkung der Infusion hält im Mittel 4 Wochen an, dann kommt es wieder zur Verschlechterung. Meist ist eine Dauerbehandlung nötig, da es bei MMN selten zu Remissionen kommt.

CAVE

CAVE Kortikosteroide verstärken die Paresen, deshalb ist die Abgrenzung zur CIDP besonders wichtig!

NEUROLOGIE AMBULANT Ein 45-jähriger Landwirt (83 kg KG) stellt sich mit einer Parese der Handstrecker rechts in der neuromuskulären Ambulanz vor. Ihm war aufgefallen, dass er das Handgelenk bei schweren Arbeiten nicht mehr stabilisieren konnte.

Bei der Untersuchung zeigt sich an der rechten Hand eine Atrophie des M. interosseus dorsalis I, geringer auch des Hypothenars. Dies war dem Patienten bisher nicht aufgefallen. An der rechten Hand sind die Streckung mit Kraftgrad 4/5 und die Fingerstreckung und -spreizung mit 3/5 paretisch, während die Daumenabduktion volle Kraft hat. An der linken Hand finden sich keine Atrophien, aber eine geringe Parese der Fingerstreckung. Es bestehen keine Sensibilitätsstörungen.

Unter Verdacht auf eine multifokale motorische Neuropathie (MMN) werden GM1-IgM-Antikörper im Serum bestimmt, die deutlich positiv sind. Bei den Neurografien des motorischen N. ulnaris ergeben sich an beiden Unterarmen Leitungsblöcke. Die Diagnose der MMN gilt somit als bestätigt.

Eine Therapie mit intravenösen Immunglobulinen (1 g/kg KG IVIG alle 4 Wochen) wird nach Ausschluss eines IgA-Mangels und entsprechender Aufklärung begonnen. Die Paresen, jedoch nicht die Atrophien, bessern sich rasch. Die Fingerspreizung rechts bleibt bei Kraftgrad 4/5. Nachdem der Patient über eine zwar gute und rasche Wirkung der IVIG-Transfusionen berichtet, jedoch über ein Nachlassen der Kraft jeweils in der 4. Woche nach Therapie, wird das Therapieintervall mit gutem Erfolg auf 3 Wochen verkürzt. Zu diesem Zweck erscheint der Patient nunmehr regelmäßig in der neuromuskulären Ambulanz und erhält jeweils die Transfusion von insgesamt 80 g IVIG an 2 aufeinanderfolgenden Tagen unter ärztlicher Aufsicht.

Vaskulitische Neuropathie: Multiplex-Neuropathie

Formen:

- Schädigung epineuraler Gefäße im Rahmen systemischer Vaskulitiden (Polyarteriitis nodosa, Churg-Strauss-Syndrom) oder
- nicht systemische Vaskulitis des peripheren Nervs (NSVN)

Vaskulitische Neuropathie

Vaskulitische Neuropathien manifestieren sich oft als Multiplex-Neuropathie, da die Vaskulitis fokal akzentuiert ist und damit zu asymmetrischen ischämischen Nervenschädigungen führt.

Formen Vaskulitische Neuropathien kommen als Organmanifestation systemischer Vaskulitiden vor oder als „nichtsystemische Vaskulitis des peripheren Nervs" (NSVN), wobei bei der NSVN trotz des Namens Haut und Muskel betroffen sein können. Bei systemischen Vaskulitiden, die üblicherweise nach der Größe der betroffenen Gefäße klassifiziert werden, kommen Neuropathien in unterschiedlichen Häufigkeiten vor. Häufig sind Neuropathien bei Polyarteriitis nodosa (PAN, ca. 75 %) und bei den ANCA-assoziierten Vaskulitiden (20–50 %) wie z. B. bei eosinophiler Granulomatose mit Polyangiitis (Churg-Strauss-Syndrom, 60–70 %). Die Vaskulitis betrifft ganz überwiegend die epineuralen Gefäße.

Therapie Bei Patienten mit unkomplizierter NSVN genügt oft eine orale Steroidtherapie, um eine Remission zu erreichen. Die Kortikosteroide können über 6–12 Monate langsam reduziert werden. Bei Fällen von schwerer NSVN und bei systemischen Vaskulitiden ist oft Cyclophosphamid erforderlich. Dieses kann nach initialer Stabilisierung nach 3–6 Monaten auf Azathioprin oder Methotrexat umgesetzt werden. Nach stabiler Remission kann die Behandlung ausgeschlichen werden. Eine Heilung ist möglich, häufig aber mit residuellen Defiziten.

Therapie: Immunmodulation (Kortikosteroide, Cyclophosphamid, Azathioprin, Methotrexat)

Paraproteinämische Polyneuropathien

In dieser Kategorie sind 2 Neuropathieformen wichtig: die mit einem IgM-Paraprotein assoziierte Anti-MAG-Neuropathie und das mit einem IgG-Paraprotein assoziierte POEMS-Syndrom.

Anti-MAG-Neuropathie IgM-Antikörper gegen das myelinassoziierte Glykoprotein (MAG) können die Markscheiden der Nerven angreifen und bewirken eine demyelinisierende Neuropathie mit distal betonten Paresen – auch Sensibilitätsstörungen, eine Ataxie und Schmerzen können vorkommen. Das Krankheitsbild ähnelt der CIDP, wird dieser aber nicht zugeordnet, und die Patienten sprechen schlechter auf die Standardtherapie der CIDP an.

POEMS-Syndrom Die englische Abkürzung dieses sehr seltenen Krankheitsbildes steht für „*P*olyneuropathy, *O*rganomegaly, *E*ndokrinopathy, *M*-Gradient, *S*kin lesions". Überwiegend findet sich eine IgG-Paraproteinämie (Lambda-Leichtkette). Die Polyneuropathie ist vom demyelinisierenden Typ, pathophysiologisch scheint der Vascular Endothelial Growth Factor, der im Serum der Patienten signifikant erhöht ist, eine relevante Rolle zu spielen. Die autologe Stammzelltransplantation kann eine effektive Therapie sein.

Paraproteinämische PNP (immunvermittelt)
- Anti-MAG-Neuropathie: assoziiert mit IgM-Paraprotein
- POEMS-Syndrom: assoziiert mit IgG-Paraprotein

INTRAPROFESSIONELLE KOMPETENZ Sowohl bei Paraproteinämie im Allgemeinen (monoklonale Gammopathie unklarer Signifikanz, MGUS) als auch beim POEMS-Syndrom im Besonderen ist die Zusammenarbeit mit Hämatologen essenziell. Jährlich erfahren ca. 3 % der MGUS-Patienten eine Malignisierung zu einem multiplen Myelom (IgG, IgA) oder einem Morbus Waldenström (IgM), sodass hier regelmäßige Kontrollen erforderlich sind. Die Therapie des POEMS-Syndroms sowohl mit autologer Stammzelltherapie als auch mit Chemotherapie erfordert hämatoonkologische Kompetenz und muss daher interdisziplinär geplant und durchgeführt werden.

INTRAPROFESSIONELLE KOMPETENZ

14.6.3 Erblich bedingte Polyneuropathien

Hier unterscheidet man zwischen Erkrankungen, bei denen die Neuropathie im Vordergrund steht, und solchen, bei denen die Genvariante eine Multisystemerkrankung bedingt, von der die Neuropathie einen Aspekt darstellt. Einen Überblick über die wichtigsten hereditären Polyneuropathien gibt ➤ Tab. 14.9.

14.6.3 Erblich bedingte Polyneuropathien

Tab. 14.9 Überblick über die wichtigsten hereditären Polyneuropathien.

Neuropathie im Vordergrund	• Charcot-Marie-Tooth-Erkrankung (CMT) • hereditäre sensible und autonome Neuropathie (HSAN) • distale hereditäre motorische Neuropathie (dHMN) • hereditäre neuralgische Amyotrophie (HNA)
Multisystemerkrankung mit Neuropathie	• hereditäre Amyloidosen • Porphyrie • mitochondriale Zytopathien • lysosomale Speicherkrankheiten • Heredoataxien • Riesenaxon-Neuropathie

14.6.3.1 Charcot-Marie-Tooth-Erkrankungen

Bei den Charcot-Marie-Tooth-Erkrankungen (CMT) handelt es sich um die häufigste Form der erblichen Neuropathien (Prävalenz 1:2.500). Ein Synonym ist „hereditäre motorische und sensible Neuropathie, HMSN". In Deutschland sind ca. 30.000 Patienten betroffen. Der Begriff CMT umfasst eine Gruppe klinisch und genetisch heterogener, oft autosomal-dominant erblicher Erkrankungen. Die Erkrankung kann im frühen Kindesalter beginnen, aber auch bis zum mittleren Erwachsenenalter unbemerkt bleiben.

14.6.3.1 Charcot-Marie-Tooth-Erkrankungen
Die CMT-Erkrankungen sind die häufigste Form der erblichen Neuropathien, die Erkrankungsgruppe ist klinisch und genetisch heterogen.

Klinik Charakteristisch, aber nicht bei allen Formen gleich ausgeprägt, sind dünne Unterschenkel („Storchenbeine"), ein hohes Fußgewölbe („Hohlfuß") und Krallenzehen. Mit neurophysiologischen und histopathologischen Methoden unterscheidet man hauptsächlich 4 Typen:

Klinik: charakteristisch sind dünne Unterschenkel („Storchenbeine"), hohe Fußgewölbe und Krallenzehen

- CMT1, die demyelinisierende Form
- CMT2, die axonale Form
- die intermediäre CMT
- dHMN, die distale überwiegend motorische Form

Therapie Die Therapie besteht in Krankengymnastik und Hilfsmittelberatung.

Genetik Es gibt autosomal-dominante, autosomal-rezessive und X-chromosomale Vererbung.

Die häufigste Form ist demyelinisierend (CMT1), die verursachende Mutation liegt auf dem Chromosom 17. Der mutierte Abschnitt enthält das *PMP22*-Gen, das für das 22 kDa große transmembranäre Protein „peripheral myelin protein 22“ codiert. Eine Duplikation in diesem Gen führt zu CMT1, einer distal symmetrischen Polyneuropathie mit ausgeprägten Atrophien der Unterschenkelmuskulatur und Hohlfüßen. Eine Deletion im gleichen Gen führt zur hereditären Neuropathie mit Neigung zu Drucklähmungen („hereditary neuropathy with liability to pressure palsies“, HNPP), die mit dem Bild einer oft rezidivierenden Mononeuropathia multiplex einhergeht.

Axonale Formen (CMT2) beruhen ebenfalls auf einer Reihe von Genmutationen, unter denen die Mutation im Mitofusin-2-Gen (*MFN2*-Gen) auf dem Chromosom 1 am häufigsten vorkommt.

Am schwierigsten ist die klinische Diagnostik bei den häufigen intermediären Formen, die ebenfalls auf zahlreichen Mutationen beruhen können, z. B. im Gen für „myelin protein zero“, *MPZ,* auf Chromosom 1 (CMT1B). Häufig sind auch Mutationen im Connexin-32-Gen auf dem X-Chromosom (*CMT-X*). Hierbei handelt es sich um ein Transmembranprotein im Bereich der Ranvier-Schnürringe.

Die seltene Gruppe der distalen hereditären motorischen Neuropathien (dHMN) leitet mit den weit im Vordergrund stehenden motorischen Defiziten und fakultativer Pyramidenbahnbeteiligung über zu spinalen Muskelatrophien (SMA, ➢ Kap. 13.5.1) und komplexeren Multisystemerkrankungen, speziell zu den hereditären spastischen Spinalparalysen (HSP, ➢ Kap. 13.4.1).

Oft wird bei heute über 100 bekannten Genloci für CMT ein dem Phänotyp angepasstes Genpanel angefordert, in schwierigen Fällen kann auch ein Next-Generation-Sequencing (NGS) erforderlich sein. Der Wert der genetischen Diagnostik liegt vor allem darin, dass den Betroffenen eine invasive Diagnostik (vor allem eine Nervenbiopsie) erspart werden kann.

14.6.3.2 Hereditäre Amyloidosen

Hereditäre Amyloidosen sind systemische Erkrankungen durch Ablagerung von Amyloidproteinen, welche mit Neuropathien einhergehen können.
Transthyretin-bedingte ATTR-Amyloidose: häufigste hereditäre Amyloidose, klinisch früh autonome Störungen, spezifische Therapie mittels TTR-Stabilisator (Tafamidis) oder Gen-Silencern (Patisiran, Inotersen)

14.6.3.2 Hereditäre Amyloidosen

Unter Amyloidosen versteht man durch Amyloidablagerungen verursachte Krankheiten. Wenn die Ablagerung im peripheren Nervensystem im Vordergrund steht, wie bei der Amyloidose mit dem Vorläuferprotein Transthyretin (ATTR), entsteht eine Amyloidneuropathie. Diese betrifft frühzeitig autonome Fasern, dann die Motorik und Sensibilität und ist meist sehr schmerzhaft. Die ATTR wird autosomal-dominant vererbt und ist die häufigste hereditäre Amyloidose weltweit. Es gibt Endemiegebiete u. a. in Portugal, Nordschweden und Japan, dort manifestiert sich die Erkrankung etwa ab dem 20. Lebensjahr. In Deutschland kommt die Erkrankung sporadisch vor, die Patienten erkranken oft nach dem 50. Lebensjahr.

Klinik und Verlauf Bei der juvenilen Form treten häufig zuerst Störungen der Sexualfunktion auf. Die Gehfähigkeit ist nach wenigen Jahren beeinträchtigt. Im Verlauf sind in den meisten Fällen weitere Organe betroffen, überwiegend Herz, Darm und Auge. Die Lebenserwartung ist durch die Organschäden erheblich eingeschränkt und beträgt z. B. in den Endemiegebieten Portugals 10,8 Jahre nach Symptombeginn.

Therapie In frühen Stadien kann der TTR-Stabilisator Tafamidis gegeben werden. Eine auf Ausschaltung des *TTR*-Gens abzielende Therapie, die sog. Gen-Silencer Patisiran und Inotersen, sind für die Polyneuropathiestadien I und II zugelassen.

14.6.4 Schmerzhafte Neuropathien

14.6.4 Schmerzhafte Neuropathien

Schmerzentstehung

Schmerzen bei Polyneuropathien entstehen durch Fehlfunktion im somatosensorischen System, d. h.,

- entweder zeigen schmerzleitende Nervenfasern (Aδ- und C-Fasern) eine pathologische Überaktivität (Spontanaktivität, überschießende Aktivität auf Stimuli)
- oder nicht schmerzleitende Nervenfasern (Aβ-Fasern) sind ausgefallen, sodass spinal eine mangelnde Inhibition resultieren kann.

Somit sind rein motorische Neuropathien nicht schmerzhaft. Allerdings treten auch bei den sensomotorischen Polyneuropathien nur in ca. der Hälfte der Fälle Schmerzen auf.

Die **Small-Fiber-Neuropathie** ist eine schmerzhafte Neuropathie, bei der Aδ- und C-Fasern geschädigt sind → ENG unauffällig, da die großen Fasern nicht beteiligt sind!

Small-Fiber-Neuropathie

Die Small-Fiber-Neuropathie ist eine schmerzhafte Neuropathie, bei der nur die Aδ- und C-Fasern betroffen sind.

Klinik Die Patienten leiden an Brennschmerzen der Füße und manchmal auch der Hände.

Diagnostik Da die großen markhaltigen Nervenfasern nicht beteiligt sind, kann die Diagnose nicht mittels klinischer Elektrophysiologie bestätigt werden, was häufig zu Fehldiagnosen führt. Zielführend sind die quantitativ sensorische Testung (QST) und die Untersuchung der Hautinnervation mittels Hautbiopsien.

Ätiologie Die Ursachen der Small-Fiber-Neuropathie sind vielfältig und reichen von Frühstadien des Diabetes mellitus über entzündliche Ursachen bis hin zu genetischen Ursachen mit Mutationen in Genen, welche für spannungsabhängige Natriumkanäle codieren.

Behandlung schmerzhafter Neuropathien

Neuropathische Schmerzen sprechen nicht auf Standardanalgetika wie Paracetamol oder Ibuprofen an. Wirksam sind dagegen Medikamente aus den Gruppen der Antidepressiva (z. B. Amitriptylin, Trimipramin, Duloxetin) und Antikonvulsiva (z. B. Gabapentin, Pregabalin, Carbamazepin). Die Wirkmechanismen sind

- die Verringerung der pathologischen Aktivität in den peripheren Nozizeptoren und
- die Verstärkung der spinalen Hemmung bzw. der absteigenden schmerzhemmenden Bahnen aus dem Gehirn.

Bei lokalen neuropathischen Schmerzen, wie nach Herpes Zoster oder nach Nerventrauma, kann auch mit einer lokal applizierten („topischen“) Therapie behandelt werden. Hier stehen Pflaster mit Lokalanästhetika oder mit Capsaicin zur Verfügung.

Behandlung neuropathischer Schmerzen:
- Antidepressiva (Amitriptylin, Trimipramin, Duloxetin)
- Antikonvulsiva (Gabapentin, Pregabalin, Carbamazepin)
- topisch (z. B. Capsaicinpflaster)

14.6.5 Sonstige Polyneuropathien

14.6.5.1 Critical-Illness-Neuropathie

Unter dem kombinierten Einfluss von endogenen Toxinen und Entzündungsfaktoren bei Sepsis, Multiorganversagen, Immobilität, lokaler Druckbelastung von peripheren Nerven, intermittierender Hypoxie und exogenen neurotoxischen Substanzen (vorwiegend Medikamente wie hochdosierte Antibiotika) tritt vor allem bei beatmeten Patienten auf Intensivstationen eine axonale, distal betonte Neuropathie (Critical-Illness-Neuropathie) auf, die zusätzlich oft von einer Myopathie (Critical-Illness-Myopathie) begleitet wird („ICU-acquired weakness“). Die Patienten entwickeln distale atrophe Paresen, auch die Atemmuskulatur kann betroffen sein. Die Therapie besteht in der Reduktion der auslösenden Faktoren, krankengymnastischer Beübung und protrahierter Unterstützung bei der Atmung. Die Prognose ist meist gut.

14.6.5.1 Critical-Illness-Neuropathie
Die Critical-Illness-Neuropathie ist eine axonale, distal betonte PNP bei Intensivpatienten. Die Prognose ist meist gut.

14.6.5.2 Akute intermittierende Porphyrie (AIP)

Während die meisten Neuropathien längenabhängig und damit distal betont sind, ist die akute Neuropathie bei AIP proximal und an den Armen betont. Typisch ist die Kombination aus proximalen Schulter-Arm-Paresen, neuropathischen Schmerzen und vegetativen Entgleisungen, abdominellen Koliken und psychotischen Episoden. Die Erkrankung ist autosomal-dominant erblich, die neuropathischen Attacken werden häufig durch Medikamente ausgelöst. Die Diagnose wird gesichert durch Bestimmung der Delta-Amino-Lävulinsäure und des Porphobilinogens im Urin, die akute Therapie besteht in der intensivmedizinischen Überwachung und Hemmung der Hämsynthese durch Infusion von Hämarginat oder Glukose. Das Schädigungsmuster ist axonal. Wichtig sind die genetische Sicherung der Erkrankung und die Vermeidung der Triggersubstanzen. Für die akute intermittierende Porphyrie steht mit Givosiran eine Gentherapie zur Verfügung, bei der die Translation der überexprimierten hepatischen Aminolävulinsäure-Synthase (ALAS1) inhibiert wird.

14.6.5.2 Akute intermittierende Porphyrie (AIP)

MERKE Die **porphyrische Neuropathie** tritt bei Patienten mit autosomal-dominant erblicher akuter intermittierender Porphyrie auf. Akute Auslöser der neuropathischen Attacken mit besonders an den Armen ausgeprägten Paresen sind triggernde Medikamente. Oft treten kolikartige Bauchschmerzen und psychotische Symptome hinzu. Die Diagnose erfolgt im Labor und mittels genetischer Analyse.

MERKE

14.6.5.3 Chronische Stoffwechselerkrankungen

Chronische Stoffwechselerkrankungen und Endokrinopathien, insbesondere solche mit Störungen der Entgiftungsfunktion (d. h. Leber- und Nierenerkrankungen) sowie schwere Störungen der Schilddrüsenfunktion führen oft zu Polyneuropathien. Im Labor sind die organtypischen Werte auffällig. Die Behandlung hängt kritisch von der Therapierbarkeit der Grunderkrankung ab, symptomatische Maßnahmen zielen auf die Linderung von Schmerzen, ferner ist Physiotherapie angezeigt.

14.6.5.3 Chronische Stoffwechselerkrankungen

ÜBUNGSFRAGEN ZUM WISSENS-CHECK

1. Um eine Störung des peripheren Nervensystems klinisch zu klassifizieren, sind einige Aspekte systematisch zu erfragen bzw. zu untersuchen. Welche Aspekte sind das?
2. Welche diagnostischen Möglichkeiten stehen zur Verfügung, um die Ätiologie einer Störung des peripheren Nervensystems aufzudecken?
3. In welcher Häufigkeit sind die Hirnnerven ohne eine nachweisbare Ursache (idiopathisch) von einem Ausfall betroffen?
4. Welcher Erreger verursacht die häufigste infektiöse Erkrankung des peripheren Nervensystems?
5. Das Guillain-Barré-Syndrom ist eine häufige, parainfektiöse, akute Polyneuroradikulitis. Welche diagnostischen Kriterien sollten zur Diagnosestellung erfüllt sein? Welche Behandlungsmöglichkeiten stehen zur Verfügung?

KAPITEL

15 Erkrankungen der Muskulatur

Andreas Roos, Matthias Vorgerd

In diesem Kapitel wirst du einerseits die Myopathien und andererseits die neuromuskulären Transmissionsstörungen kennenlernen, die beide sowohl die Betroffenen als auch die behandelnden Ärztinnen und Ärzte noch immer vor Herausforderungen stellen. Im klinischen Alltag sind diese Erkrankungen eher selten, das betroffene Gewebe ist aber gut zugänglich und – verglichen mit dem Gehirn – relativ einfach aufgebaut. Damit sind sie ausgezeichnete Beispiele dafür, wie die Analyse von Pathomechanismen zur Entwicklung neuer Therapien führen kann.

Myopathien sind primäre Erkrankungen der Muskulatur. Sie können intrazelluläre wie extrazelluläre Ursachen haben und sind genetisch bedingt oder erworben. Man rechnet sie der übergeordneten Gruppe der neuromuskulären Erkrankungen zu, wobei es differenzialdiagnostisch wichtig ist, sie von anderen neuromuskulären Erkrankungen zu unterscheiden, z. B. von neurogenen Muskelatrophien und von Störungen der regelrechten neuromuskulären Transmission (beide führen zu einer insuffizienten Innervation der Muskelzellen). Zu neurogenen Muskelatrophien führen motoneuronale Erkrankungen (➤ Kap. 13) und Polyneuropathien (➤ Kap. 14.6). Zu den neuromuskulären Transmissionsstörungen zählen die Myasthenia gravis (➤ Kap. 15.6.1), das Lambert-Eaton-Syndrom (➤ Kap. 15.6.2) sowie die kongenitalen myasthenen Syndrome (➤ Kap. 15.6.3), die von der Pädiatrie in die Erwachsenenmedizin hineinreichen.

Zur Basisdiagnostik gehören die klinische Untersuchung, die Bestimmung von Laborparametern (vor allem der Kreatinkinase [CK]), Muskelbelastungstests sowie elektrophysiologische und bildgebende Untersuchungen der Muskulatur. Bei Verdacht auf eine genetisch bedingte Muskelerkrankung kommen molekulargenetische Untersuchungen hinzu. Zusätzlich kann die Entnahme einer Muskelbiopsie in Betracht kommen. Deren Analysen umfassen biochemische, histologische, immunhistochemische und elektronenmikroskopische Verfahren.

Basierend auf den (kombinierten) molekulargenetischen und mikroskopischen Befunden unterteilt man Myopathien gemäß den identifizierten Pathologien. So werden beispielsweise Muskelerkrankungen mit Defekten in Genen für Strukturproteine (assoziiert mit Veränderungen in der zytoskelettalen Architektur der Muskelzelle) als Strukturmyopathien bezeichnet. Eine spezifische Therapie gibt es bisher nur für wenige Muskelerkrankungen. Einige Gentherapien sind derzeit in der Erprobungsphase.

15.1 Anatomie und Physiologie

Ein Muskel besteht aus mehreren *Muskelbündeln*, die durch eine *Muskelfaszie* zusammengefasst werden. Die Muskelbündel bestehen aus *Muskelfasern*, die aus *Myofibrillen* aufgebaut sind. Myofibrillen bestehen aus Aktin- und Myosinfilamenten (➢ Abb. 15.1).
Die kontraktile Einheit der Myofibrillen ist das *Sarkomer*. Es besteht aus A- und I-Bande (mit H-Zone) sowie einem Z- und einem M-Streifen (➢ Abb. 15.1).

Es werden 2 Muskelfasertypen anhand ihrer Eigenschaften unterschieden: rote Typ-1-Fasern und weiße Typ-2-Fasern.
Lerntipp: Während Typ-1-Fasern langsam und mit hoher oxidativer Kapazität kontrahieren, kontrahieren Typ-2-Fasern schnell und vorwiegend glykolytisch. Schachbrettartig setzen sich die meisten Muskeln zu ungefähr gleichen Anteilen aus Typ-1- und Typ-2-Fasern zusammen. Beide Fasertypen sind in allen Skelettmuskeln (in unterschiedlicher Relation) vorhanden.

Dystrophin-Glykoprotein-Komplex: Er dient als Verbindung zwischen Zytoskelett, Zellmembran (Sarkolemm) und extrazellulärer Matrix und besitzt Stabilisierungs- und Signalfunktion.

15.1 Anatomie und Physiologie

Muskelfasern und Myofilamente

Skelettmuskeln machen ca. 35–40 % des Körpergewichts des Menschen aus. Zu ihren Funktionen gehören die Erzeugung von Bewegung, die Aufrechterhaltung der Körperhaltung, die Kontrolle der Körpertemperatur sowie die Stabilisierung der Gelenke.

Die schlauchförmigen und vielkernigen **Muskelzellen (Myozyten, Muskelfasern)** bilden die Hauptzellpopulation der quergestreiften Skelettmuskulatur. Sie sind parallel angeordnet und erreichen eine Länge von bis zu 20 cm. Ausgereifte Muskelfasern haben dabei einen Durchmesser von bis zu 80 µm (Mann: 40–80 µm, Frau: 30–70 µm) und sind longitudinal mit parallel angeordneten Myofibrillen (mehrere Hundert) durchzogen. Die kontraktile Einheit dieser Myofibrillen sind 2–2,5 µm große Elemente, die sog. Sarkomere, deren charakteristische Struktur auf der exakten Ausrichtung vieler Strukturproteine beruht. Dazu zählen u. a. die Proteine Aktin und Myosin, die bei Muskelkontraktion ineinandergleiten, sowie Titin, das für die Elastizität der Sarkomere sorgt. Titin wird als Verankerungsprotein verstanden, das am Ende der dicken Filamente eine „elastische" Verbindung zur nächsten Z-Scheibe herstellt (➢ Abb. 15.1). An die Aktinfilamente binden Tropomyosin, Troponin und Nebulin. Diese Proteine sind über Aktinin (fungiert als Verankerungsprotein) mit den Z-Scheiben verbunden und binden dabei zudem an die dazwischenliegenden dicken Myosinfilamente. Letztere bestehen hauptsächlich aus Myosin (➢ Abb. 15.1). Desmin ist ein Typ-III-Intermediärfilament, das eine entscheidende Rolle bei der Aufrechterhaltung der Struktur der Sarkomere spielt, indem es die Z-Scheiben miteinander verbindet und an der Bildung der Myofibrillen beteiligt ist. Es verbindet diese nicht nur mit dem sarkolemmalen Zytoskelett, sondern auch mit den Muskelzellkernen (Myonuklei) und den Mitochondrien.

Die Abfolge bzw. Interaktion dieser Proteine erzeugt bei der Elektronenmikroskopie eine variierende Elektronendichte, durch die sich ein charakteristisches Muster ergibt, nach dem die Sarkomere gemäß der Anordnung der kontraktilen Proteine strukturell eingeteilt werden: Ein Sarkomer ist definiert als strukturelles Segment zwischen 2 benachbarten Z-Scheiben (oder Z-Linien; vom deutschen „zwischen"). In elektronenmikroskopischen Aufnahmen quergestreifter Muskeln erscheint die Z-Linie zwischen den I-Bändern als dunkle Linie, die die Aktin-Myofilamente verankert. Benachbart zur Z-Linie befindet sich der Bereich des I-Bandes (für isotrop). Das I-Band repräsentiert die Zone dünner Filamente, die nicht von dicken Filamenten (Myosin) überlagert ist. Auf das I-Band folgt das A-Band (für anisotrop; benannt nach ihren Eigenschaften unter einem Polarisationslichtmikroskop), das die gesamte Länge eines einzelnen dicken Filaments umfasst. Das anisotrope Band enthält sowohl dicke als auch dünne Filamente. Innerhalb des A-Bandes gibt es eine hellere, „elektronenärmere" Region, die sog. H-Zone (vom deutschen „heller"; benannt nach ihrem helleren Aussehen unter einem Polarisationsmikroskop). Das H-Band ist die Zone der dicken Filamente, die kein Aktin enthält. Innerhalb der H-Zone befindet sich eine dünne Linie, die sog. M-Linie (vom deutschen „mittel"), die in der Mitte des Sarkomers erscheint und aus kreuzverbindenden Elementen des Zytoskeletts besteht (➢ Abb. 15.1).

Basierend auf morphologischen, biochemischen und funktionellen Eigenschaften werden die Muskelfasern in 2 Haupttypen unterteilt:

- Die roten (myoglobinreichen) Typ-1-Fasern besitzen eine hohe oxidative (Mitochondrien) und eine relativ geringe glykolytische Kapazität. Diese Fasern kontrahieren sich langsam, können jedoch ausdauernde Muskelarbeit leisten.
- Bei den weißen Typ-2-Fasern ist dies eher umgekehrt; sie arbeiten überwiegend anaerob glykolytisch (Typ 2X). Daneben gibt es aber auch solche, die vornehmlich oxidativ aktiv sind (Typ 2A). Diese Fasern führen schnelle Kontraktionen aus, sind dabei aber weniger ausdauernd.

Beide Fasertypen sind in den meisten Muskeln in Form eines charakteristischen Schachbrettmusters relativ gleichmäßig verteilt (dies wird bei histologischen Untersuchungen vor allem auf Basis der ATPase-Färbung deutlich; ➢ Abb. 15.2). Typ-1- und Typ-2-Fasern unterscheiden sich auch in der Expression dominierender Myosine. Die meisten der mehr als 600 Skelettmuskeln des Menschen enthalten alle 3 Typen, allerdings in unterschiedlichen Anteilen.

Die Muskelfasern werden durch Hüllstrukturen zu immer größeren Bündeln zusammengefasst. Der so zusammengesetzte Muskel wird in seiner Gänze noch von der Muskelfaszie umgeben.

Muskelfasermembran/Sarkolemm

Als Sarkolemm wird die Membran der Muskelfasern verstanden, die als Lipiddoppelschicht aufgebaut ist. Sie weist unterschiedliche Proteinanreicherungen auf, die funktionell verschiedene Bedeutungen haben.

Dystrophin-Glykoprotein-Komplex Diese auch Dystroglykankomplex genannte spezielle proteinogene Zusammensetzung der Skelettmuskelmembran (➢ Abb. 15.3) hat als Mehrkomponentenkomplex sowohl mechanische Stabilisierungs- als auch Signalfunktionen bei der Vermittlung von Wechselwirkun-

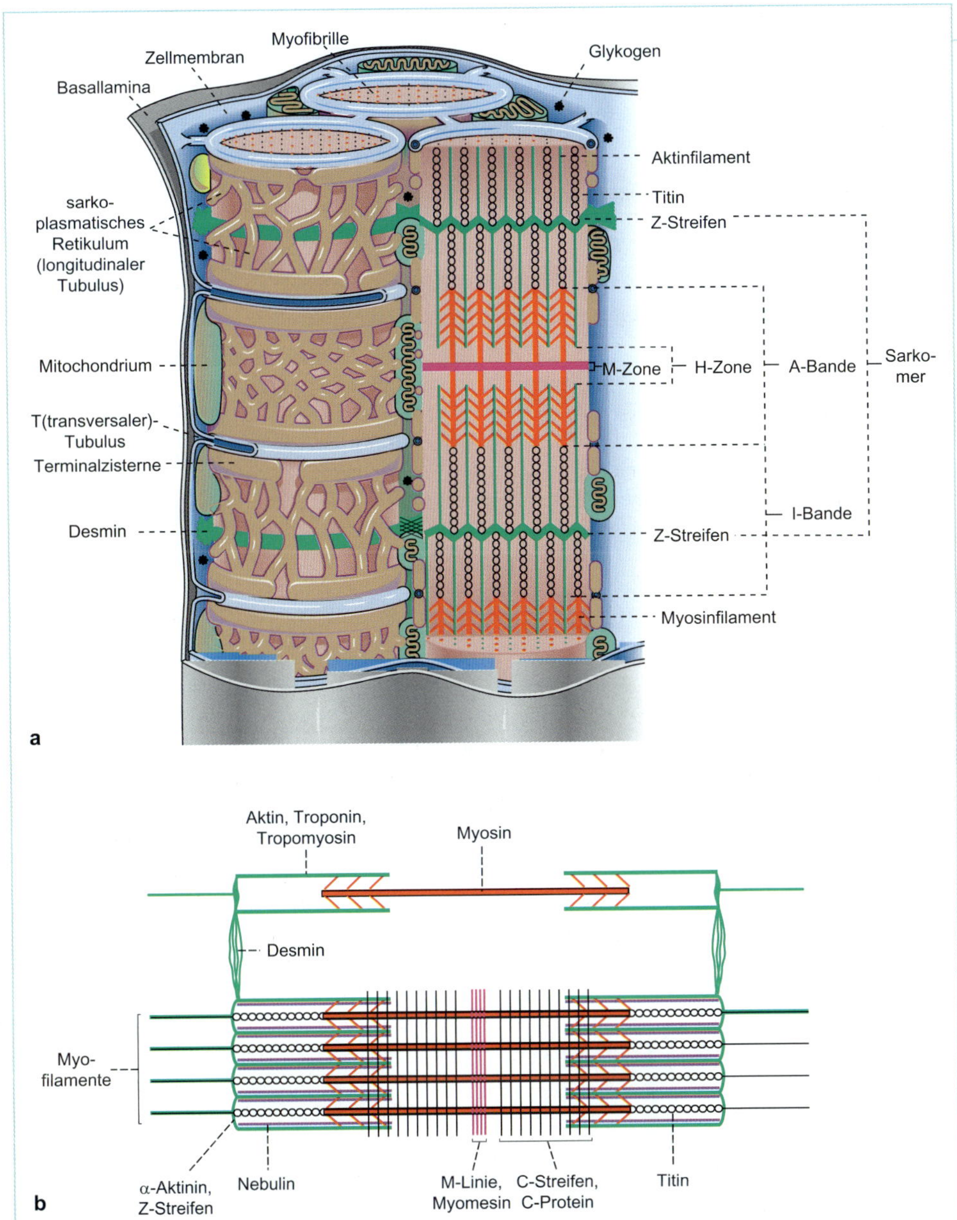

Abb. 15.1 Kontraktiler Apparat einer Skelettmuskelfaser. a Myofibrillen in einer Skelettmuskelfaser, links Außenansicht einer Myofibrille, rechts Längsschnitt. **b** Anordnung der kontraktilen Proteine und Strukturproteine in einem Sarkomer. [L126]

gen zwischen Zytoskelett, Membran und extrazellulärer Matrix. Dystrophin, das Proteinprodukt, das bei der Muskeldystrophie vom Typ Duchenne und Becker-Kiener (➤ Kap. 15.4.1) betroffen ist, verbindet dabei Elemente des Zytoskeletts (α-Aktin) mit denen der Membran und sorgt für eine funktionelle Stabilität der Muskelfaser. Das membranständige β-Dystroglykan (das direkt an α-Dystroglykan bindet) sowie die membranständigen Sarkoglykane wie auch der Integrinkomplex stellen einen Kontakt zur extrazellulären Matrix her. Mutationen in Genen, die für weitere Komponenten des Komplexes codieren, sind die Ursache für viele Muskelerkrankungen, u.a. Muskeldystrophien vom Gliedergürteltyp (s.a. ➤ Kap. 15.4.1.5).

Triaden Sie dienen der schnellen Übermittlung von motorischen Reizen zur Kontraktion der Muskelfasern. Zur raschen Übertragung dieser Reize in das Innere der Muskelzelle ist die Zellmembran an verschiedenen Stellen eingestülpt. Diese Einstülpungen werden als transversale Tubuli (T-Tubuli) bezeichnet. Zur Kontraktion der Muskelzelle müssen die im sarkoplasmatischen Retikulum gespeicherten Kalziumionen freigesetzt werden. Von einer Triade spricht man, wenn sich in der Nähe eines transversalen Tubulus 2 Ausstülpungen des sarkoplasmatischen Retikulums (sog. terminale Zisternen) befinden (1 Tubulus + 2 Zisternen = 3 = 1 Triade). Die Signaltransduktion zwischen T-Tubulus und sarkoplasma-

Studentische Sicht

ABB. 15.1

Triaden: Sie dienen der schnellen Reizübermittlung von motorischen Nerven bei Muskelkontraktionen und bestehen aus einem longitudinalen (Einstülpung des Sarkolemms) und 2 transversalen Tubuli (Bestandteile des sarkoplasmatischen Retikulums).

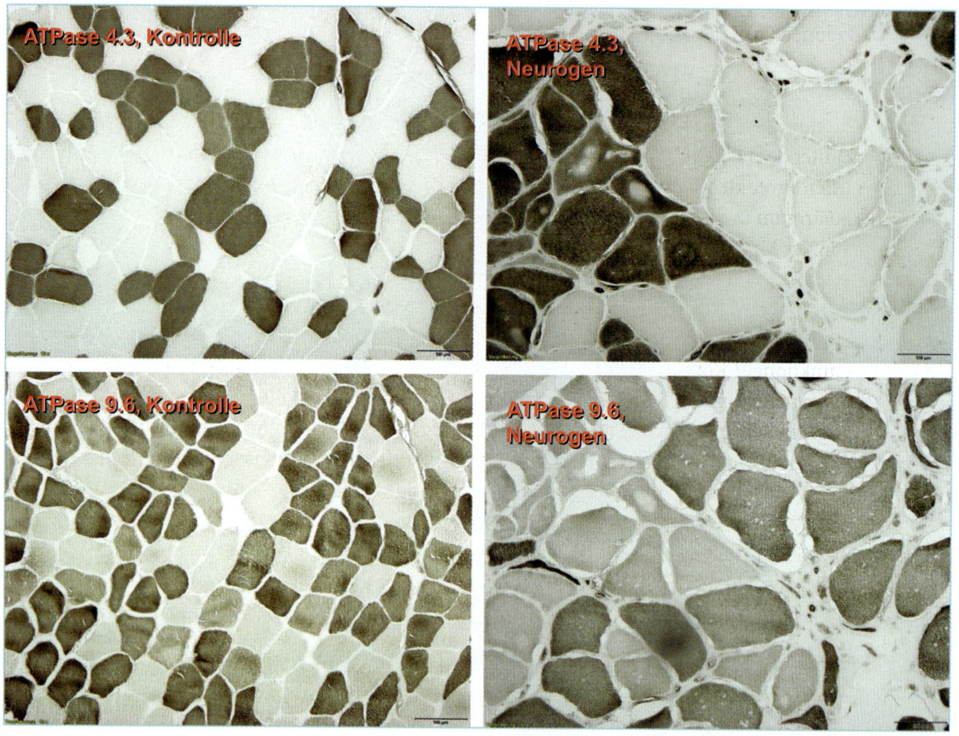

Abb. 15.2 Verteilung von Typ-1- und Typ-2-Fasern. Bei Normalpersonen zeigen ATPase-Reaktionen eine schachbrettartige und physiologische Verteilung von Typ-1-Fasern (links oben, dunkel in der ATPase 4.3) und von Typ-2-Fasern (links unten, dunkel in der ATPase 9.6). Dagegen sind die Typ-1- und Typ-2-Fasern deutlich gruppiert bei neurogenen Erkrankungen (rechte Bilder). [M1335]

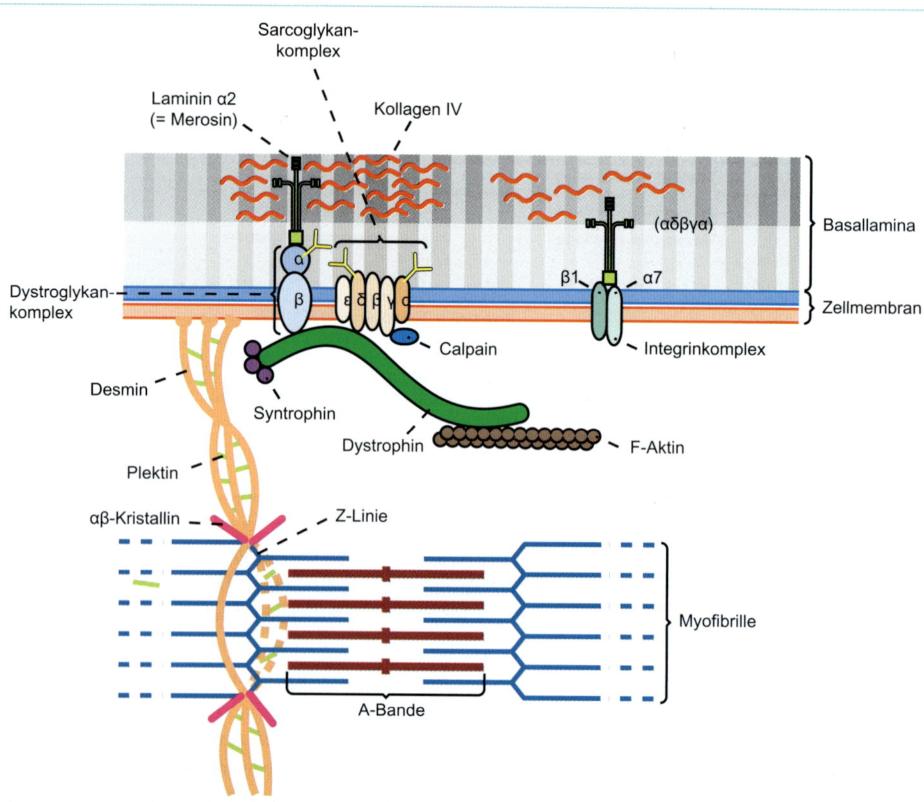

Abb. 15.3 Proteine des Skelettmuskels, deren Defekte verschiedenen Muskeldystrophien zugrunde liegen. [L141]

tischem Retikulum erfolgt unter Beteiligung zweier Rezeptoren, des Dihydropyridinrezeptors (DHPR) am T-Tubulus und des in der Membran des sarkoplasmatischen Retikulums lokalisierten Ryanodinrezeptors (RYR1).

Caveolae Sie sind 50–100 nm große Invaginationen des Sarkolemms, die u. a. in Muskelzellen vorkommen und erst unter dem Elektronenmikroskop sichtbar werden. Es handelt sich um lipidreiche Regionen, die mit speziellen Proteinen (z. B. Caveolin-3) angereichert und an der Aufnahme von Substanzen aus dem Extrazellulärraum in die Zelle beteiligt sind. Darüber hinaus fungieren sie als Membranreservoir bei der Kontraktion der Muskelzelle.

Caveolae: Sie sind Einbuchtungen der Zellmembran, die spezielle Proteine beinhalten und als Membranreservoir dienen.

Motorische Endplatte Die motorische oder neuromuskuläre Endplatte ist die Kontaktstelle zwischen einem Motoneuron und einer Muskelzelle (= myoneurale Synapse). Zwischen dem Nervenende und der Kontaktstelle am Sarkolemm liegt der sog. synaptische Spalt, in dem der Neurotransmitter Azetylcholin eine wichtige funktionelle Rolle in der Signalübertragung spielt. Wie der Nerventerminus und dieser Spalt ist auch die Kontaktstelle am Sarkolemm mit speziellen Proteinen wie den Untereinheiten des Azetylcholinrezeptors angereichert. Subsarkolemmal sind hier i. d. R. Mitochondrien angereichert. Die funktionelle Einheit dient der Erregungsübertragung zwischen einer motorischen Nervenfaser und einer Muskelfaser.

Motorische Endplatte: Sie ist die Kontaktstelle von motorischem Neuron und Muskelzelle.

Muskelfaserkerne

Unterhalb des Sarkolemms befinden sich im physiologischen Zustand in ausgereiften Fasern die Muskelfaserkerne, die sog. Myonuklei. Eine ausgereifte Muskelfaser kann über 200 solcher Myonuklei enthalten.

15.2 Leitsymptome und Diagnostik

15.2.1 Leitsymptome und -befunde

Typische Beschwerden einer Myopathie sind Muskelschwächen (permanente, fluktuierende oder episodische Paresen), vorzeitige Muskelermüdung, Myalgien, Muskelsteifigkeit und Muskelkrämpfe.

Anamnese einer Myopathie Wichtig ist zu erfragen:

- Wie ist die Ausprägung der Symptome (episodische/fluktuierende Beschwerden einer Belastungsintoleranz oder permanente Beschwerden)?
- Welche zeitliche Dynamik der Beschwerden liegt vor: akuter Beginn (innerhalb von Stunden/Tagen), subakuter (über Wochen) oder chronisch (über Monate/Jahre) progredienter Verlauf?
- Wo sind Beschwerden genau zu lokalisieren: Augenmuskeln, faziale Muskulatur, Rumpf- oder proximale/distale Extremitätenmuskeln?
- Welche Einflussfaktoren könnten eine Rolle spielen: z. B. Medikamenteneinnahme, Provokation einer Myotonie durch Kälte?
- Wie ist die Familienanamnese?

Viele Myopathien gehen mit einer **Multiorganbeteiligung** einher, die bei der Anamnese und in der klinischen Untersuchung miterfasst werden sollte: Dyspnoe, Herzinsuffizienz, Herzrhythmusstörungen, Katarakt, Hautveränderungen (z. B. Gesichtserythem bei einer Dermatomyositis), Hinweise auf endokrine Störungen (z. B. Hypothyreose, Diabetes mellitus).

Anamnese: Wichtige Punkte sind die Ausprägung, zeitliche Dynamik, Lokalisation und beeinflussende Faktoren der Symptomatik sowie die Familienanamnese.

Klinische Untersuchung Im klinischen Untersuchungsbefund finden sich bei einer Myopathie häufig mindestens eine der folgenden Auffälligkeiten:

- Paresen, Muskelatrophien, (Pseudo-)Hypertrophie
- schlaffer Muskeltonus, abgeschwächte Muskeleigenreflexe
- Zeichen einer erhöhten Muskelerregbarkeit (z. B. myotonische Phänomene)
- Skoliose, Gelenkkontrakturen

Klinische Untersuchung: Mögliche Befunde sind Paresen, Muskelatrophien, (Pseudo-)Hypertrophien, abgeschwächte Reflexe, schlaffer Muskeltonus, myotonische Phänomene und Kontrakturen.

> **MERKE** Die Anamnese und der klinische Untersuchungsbefund leisten den wichtigsten Beitrag zur Diagnose und Klassifikation einer Myopathie.

Paresen und Muskelatrophien

Der Paresegrad wird anhand der Skala des British Medical Reseach Council festgehalten (Tab. 1.19). Durch chronischen Um- und Abbau von Muskelfasern im paretischen Muskel kann es zu einer Muskelatrophie kommen. Geht der Muskelfaseruntergang mit einer übermäßigen, kompensatorischen Binde- und Fettgewebsbildung im Muskel einher, dann kommt es zum Bild einer sog. Pseudohypertrophie. Dies ist bei manchen Muskeldystrophien der Fall (z. B. X-chromosomale Duchenne oder Becker-Kiener-Muskeldystrophie).

Wichtig ist es bei der klinischen Untersuchung die anatomische Verteilung der Paresen und Muskelatrophien zu erfassen. Es können bevorzugt proximale oder distale Muskelgruppen betroffen sein, es kann

Paresen und Muskelatrophien: Zum Teil finden sich charakteristische klinische Zeichen wie:

- Gowers-Zeichen: Der Patient stützt sich beim Aufrichten aus Hocke oder Sitzen an sich selbst ab.
- Trendelenburg-Zeichen
- Beevor-Zeichen: Der Bauchnabel wandert bei Muskelanspannung nach kranial.
- Scapula alata

eine symmetrische oder asymmetrische Verteilung vorliegen. Dies gibt bei vielen Myopathien bereits den ersten diagnostischen Hinweis auf die ursächliche Entität. So sind bei den Gliedergürtelmuskeldystrophien die rumpfnahen Muskeln (proximale symmetrische Paresen und Atrophie), bei der myotonen Dystrophie Typ Curschmann-Steinert die distalen Extremitätenmuskeln (distal symmetrische Paresen) und bei der Einschlusskörpermyositis häufig die Quadrizeps-Muskulatur (proximal) und die ulnaren Fingerbeuger (distal) asymmetrisch betroffen.
Besonders zu beachten sind bei der klinischen Untersuchung:

- **Gowers-Zeichen:** Durch Schwächen der proximalen Gesäßmuskel- und Oberschenkelmuskeln stützen sich die Betroffenen beim Aufstehen aus der Hocke oder aus dem Sitzen an sich selbst ab (u. a. bei Muskeldystrophien).
- **Trendelenburg-Zeichen:** Beim Einbeinstand kippt das Becken durch Schwäche der Glutealmuskulatur zur Gegenseite ab (u. a. bei Muskeldystrophien).
- **Beevor-Zeichen:** Durch Schwäche der Bauchwandmuskeln „wandert" der Bauchnabel beim Anspannen der Bauchwand nach kranial (typisch bei fazioskapulohumeraler Dystrophie, FSHD).
- **Scapula alata:** Die Schulterblätter stehen durch Paresen der das Schulterblatt fixierenden Muskeln von der Rumpfwand ab.

PRAXISTIPP

PRAXISTIPP Stehen bei einem Patienten Muskelschmerzen gegenüber Muskelschwäche im Vordergrund, muss differenzialdiagnostisch an eine Polymyalgia rheumatica, der muskulären Manifestation einer Riesenzellarteriitis (➤ Kap. 7.6.2.1), gedacht werden. Diagnostisch sind im Labor akute Entzündungszeichen (ESR, CRP) stark erhöht, die CK ist hingegen normal.

Myotonie

Myotonien sind Störungen der Relaxation kontrahierter Muskeln (Dekontraktionsstörungen). Sie kommen bei Ionenkanalerkrankungen der Muskulatur vor, durch die die Chlorid- oder Natriumleitfähigkeit an der Muskelfasermembran verändert und dadurch die Relaxation verzögert wird.

Klinisch äußert sich eine Myotonie in einer Muskelsteifigkeit und ist dabei häufig begleitet von Muskelschmerzen. Besonders die Augen-, die Hand- und die Zungenmuskulatur sind betroffen. Eine Myotonie kann sich durch repetitive Muskelkontraktionen bessern (Warm-up-Phänomen) oder verschlimmern (paradoxe Myotonie). Außerdem kann sie durch Kälte provoziert werden. In der Abklärung einer Myotonie spielt das EMG eine wichtige Rolle (myotonische Serienentladungen der Muskelfasern).

Kontrakturen

Im Verlauf einer Myopathie kann es durch den bindegewebigen Umbau zu Muskelverkürzungen mit resultierenden Gelenkfehlstellungen und weiteren Einschränkungen der Mobilität kommen. Kontrakturen kommen häufig bei Muskeldystrophien (wie bei der Muskeldystrophie Typ Duchenne) vor.

Weitere Symptome können Krampi und Myoglobinurie sein.

Krampi

Sie sind unspezifisch und kommen sowohl bei neurogenen Erkrankungen als auch verschiedenen Myopathien vor. Hierunter versteht man plötzlich einsetzende, schmerzhafte, unwillkürliche Muskelkontraktionen.

Myoglobinurie

Diese kann z. B. bei metabolischen Myopathien fluktuierend vorkommen und durch die renale Ausscheidung von Myoglobin (nach dessen Freisetzung aus der Muskulatur) bedingt sein. Bei starker Myoglobinurie berichten die Betroffenen von einer plötzlichen Dunkelfärbung (bis „Cola"-farben) des Urins. Dies kann das Alarmsignal einer Rhabdomyolyse (akute großflächige Nekrose und Zerstörung von Muskelzellen) sein.

15.2.2 Diagnostik

15.2.2 Diagnostik

Zur Diagnostik einer Myopathie können verschiedene Untersuchungsverfahren eingesetzt werden. Am wichtigsten ist es, bei einem neuromuskulären Beschwerdebild überhaupt an eine primäre Myopathie zu denken.

Die diagnostischen Maßnahmen müssen stufenartig eingesetzt werden und sollten zunächst weniger invasive und kostengünstigere Schritte umfassen (CK-Bestimmung, Elektrophysiologie). Am Ende einer Diagnostikkette steht die kostenintensivere molekulargenetische Analyse und vergleichsweise invasive Muskelbiopsie.

Zum Diagnostik-Repertoire einer Myopathie gehören neben der klinisch-neurologischen Untersuchung (s. o.):

- Labor (CK, CRP/ESR, TSH, T3, T4, GOT, GPT, Kreatinin)
- spezielle Antikörperprofile (für Myositis, myasthene Syndrome)
- Elektroneurografie (ENG) und Elektromyografie (EMG)
- Funktionstests: nichtischämischer Arbeitstest, Laktat-Belastungstest
- Lungenfunktionsuntersuchungen
- EKG, Echokardiografie
- MRT (Skelettmuskulatur, Herz)
- Tandem-Massenspektrometrie
- Proteomanalysen
- molekulargenetische Diagnostik
- Muskelbiopsie/In-vitro-Kontraktur-Test

MERKE Untersuchungen in der Diagnostik einer Myopathie:
- obligat: Anamnese, klinische Untersuchung, ENG/EMG, Standardlabor (CK)
- fakultativ: erweitertes Labor, Muskel-MRT, Genetik, Muskelbiopsie

Neurophysiologische Verfahren

Zur Myopathie-Diagnostik werden standardmäßig die Elektroneurografie (ENG) und die Elektromyografie (EMG) eingesetzt (➤ Kap. 14.4.1), bei myasthenen Syndromen zusätzlich die repetitive Serienstimulation. Ziel ist die Unterscheidung zwischen Schädigungen des 2. motorischen Neurons (z. B. bei einer spinalen Muskelatrophie oder ALS), des peripheren Nervensystems und Störungen der synaptischen Überleitung vom Nerv auf den Muskel.

Typische ENG-Befunde bei einer Myopathie sind:
- normale Nervenleitgeschwindigkeiten
- niedrigere Muskelantwort-Amplituden

Typische EMG-Befunde bei einer Myopathie sind (➤ Abb. 15.4):
- pathologische Spontanaktivität: positive scharfe Wellen, Fibrillationen (z. B. bei floriden Myositiden), myotone Serienentladungen (z. B. bei nichtdystrophischen und dystrophischen Myotonieerkrankungen)
- niedrig-amplitudige Potenziale motorischer Einheiten (durch Verlust funktioneller Muskelfasern in einer motorischen Einheit)
- vorzeitige Rekrutierung motorischer Einheiten bei Aufforderung zur maximalen Innervation der untersuchten Muskulatur

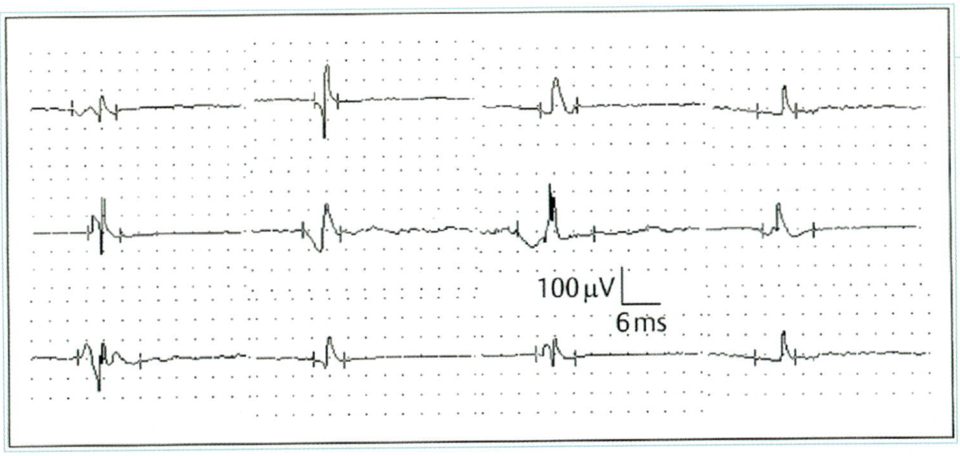

Abb. 15.4 Myopathisch veränderte Potenziale motorischer Einheiten (PME) bei einem 28-jährigen Mann mit einer X-chromosomalen Muskeldystrophie Typ Becker-Kiener. Es finden sich normwertige und einige niedrig-amplitudige PME, die auf eine Myopathie hindeuten. [M1335]

Typische Befunde einer neuromuskulären Übertragungsstörung bei einer repetitiven 3/s-Serienstimulation motorischer Nerven sind:
- pathologische kontinuierliche Abnahme der Amplituden (Dekrement) bei einer 3/s-Reizung von Nerv-/Muskelpaaren im Fall einer Myasthenia gravis
- pathologische Zunahme der Amplituden (Inkrement) bei der gleichen Untersuchung im Fall eines Lambert-Eaton-Myasthenie-Syndroms

Studentische Sicht

MERKE

Neurophysiologische Verfahren:
ENG: normale Nervenleitungsgeschwindigkeit, reduzierte Muskelantwort-Amplituden
EMG:
- Myopathien: pathologische Spontanaktivität, niedrig-amplitudige Potenziale motorischer Einheiten, vorzeitige Rekrutierung (➤ Abb. 15.4)
- neuromuskuläre Transmissionsstörung: repetitive 3/s-Serienstimulation mit Amplitudenabnahme (Dekrement) bei Myasthenia gravis oder -zunahme (Inkrement) bei Lambert-Eaton-Myasthenie-Syndrom

ABB. 15.4

CAVE

CAVE

- Normale Befunde in der neurophysiologischen Diagnostik schließen eine Myopathie nicht aus.
- Anhand pathologischer EMG-Muster kann keine finale Diagnose einer Myopathie gestellt werden, dazu sind immer ergänzende Befunde (z. B. Genetik, Labor, Muskelbiopsie) notwendig.
- EMG-untersuchte Muskeln dürfen (innerhalb von mindestens 3–4 Wochen) nicht biopsiert werden (mögliche falsch-positive reaktiv-entzündliche Veränderungen).

Labordiagnostik: Dazu gehören CK im Serum, Schilddrüsenwerte, Antikörper-Profile, nichtischämischer Arbeitstest und aerober Fahrradbelastungstest.
CK-Erhöhungen finden sich u. a. auch bei körperlicher Belastung, Traumen, neurogenem Muskeluntergang, Medikamenten, Schwangerschaft, viralen Infekten, Herzschädigung sowie iatrogen oder toxisch.

Labordiagnostik

Das Spektrum der Labordiagnostik einer Myopathie umfasst:

- Kreatinkinase (CK) im Serum
- Schilddrüsenwerte (latente Hypothyreosen können einer Myopathie ähneln)
- Antikörper-Profile im Serum: Myositis-spezifische und -assoziierte Antikörper im Serum bei Myositis-Verdacht; AchR-, MuSK-, LRP4-, Kalziumkanalantikörper (VGCC) bei Verdacht auf ein myasthenes Syndrom
- nichtischämischer Arbeitstest, aerober Fahrradbelastungstest (bei Verdacht auf Stoffwechselmyopathie)

Die CK ist ein Enzym, das in der Muskelzelle die Reaktion Kreatinphosphat + ADP ↔ Kreatin + ATP katalysiert. Sie dient der Aufrechterhaltung eines konstanten ATP-Spiegels zu Beginn einer Muskelkontraktion. Die CK-Bestimmung ist der wichtigste Laborwert in der Basisdiagnostik einer Myopathie, wobei das Ausmaß der CK-Erhöhung von der Art der Myopathie abhängt. Bei Rhabdomyolysen, Myositiden und bestimmten Formen der Muskeldystrophie (z. B. Duchenne-Muskeldystrophie, Calpain-3- oder Anoctamin5-bedingte Gliedergürtelmuskeldystrophien) werden die höchsten CK-Werte im Blut gemessen.

CK-Erhöhungen können neben einer primären Myopathie u. a. auch folgende anderen Ursachen haben:

- körperliche Belastung/Sport, Traumen, Muskelkrämpfe
- neurogener Muskeluntergang (z. B. amyotrophe Lateralsklerose)
- Medikamente (z. B. Betablocker, AT-II-Blocker, Clozapin)
- iatrogen (i. m. Injektionen, Operationen)
- Schwangerschaft
- toxische Faktoren (z. B. Alkohol, Heroin, Kokain)
- virale Infekte
- Herzinfarkt/chronische Herzerkrankung

CAVE

CAVE

- Bei bzw. nach sportlicher Aktivität kann die CK im Serum physiologischerweise erhöht sein, daher sollte sie nach mindestens 3 Tagen Ruhe ohne körperliche Anstrengungen noch einmal gemessen werden.
- Erhöhte CK-Werte (bis zum 5–10-Fachen der oberen Norm) können auch bei neurogenen Erkrankungen vorkommen, z. B. bei einer ALS mit florider Denervierung in vielen Extremitätenmuskeln.
- Negative Myositisantikörper schließen eine Myositis nicht aus.
- Negative Myasthenieantikörper schließen diese Erkrankung nicht aus.
- Der ischämische Arbeitstest ist obsolet (wegen der Gefahr der Rhabdomyolyse), daher ist der nichtischämische Arbeitstest zu empfehlen.
- Sinkende CK-Werte können auch Folge eines weit fortgeschrittenen Untergangs der Muskelzellen sein.

Bildgebung: Muskel-MRTs zeigen strukturelle Veränderungen wie Atrophien, fettigen Umbau oder Muskelödem. Zudem dient die Bildgebung dem Nachweis spezifischer Verteilungsmuster und der Festlegung eines geeigneten Muskels für eine Muskelbiopsie.

Bildgebung

Die MR-Bildgebung der Skelettmuskulatur und die Myosonografie haben in den letzten Jahren an Bedeutung gewonnen und werden mittlerweile bei Myopathien zunehmend eingesetzt. Die Muskel-MRT (technische Voraussetzungen: mindestens 1,5-Tesla-Scanner; mindestens T1- und fettsupprimierte T2-gewichtete Sequenzen) erfasst

- eine Atrophie oder Hypertrophie (fokal, generalisiert) der Muskulatur,
- den fettigen Umbau von Skelettmuskeln,
- ödematöse Veränderungen der Muskulatur (**Cave:** Ödeme sind nicht spezifisch für eine Myositis, sie können auch bei neurogener Denervierung oder nichtentzündlichen Myopathien, u. a. Muskeldystrophien, metabolischen Myopathien vorkommen) und
- Veränderungen an Faszien und Unterhautgewebe (z. B. bei der Dermatomyositis).

Die Verfahren werden vor allem bei den folgenden Fragestellungen eingesetzt:

- charakteristische Verteilung auf bestimmte Muskelgruppen, die auf bestimmte Myopathie-Unterformen hindeuten („Pattern-Analyse“ mittels Muskel-MRT)

- Festlegung eines geeigneten Muskelbiopsieortes (z. B. aus einem ödematös auffälligen Muskel ohne fortgeschrittene Verfettung)
- Verlaufsbeurteilungen zum Krankheitsablauf (z. B. bei Muskeldystrophien) und Beurteilung von Therapiemaßnahmen (z. B. bei den Myositiden und metabolischen Myopathien)
- Darstellung von Muskelbewegungen (z. B. Faszikulationen mittels Myosonografie)

Funktionstests

Zur Abklärung einer Myasthenia gravis werden der pharmakologische Edrophonium-Test (Gabe von 10 mg Edrophonium i. v., dabei Atropin als Antidot bereithalten) oder der Pyridostigmin-Test (orale Gabe von 2–3x 30–60 mg im ambulanten Bereich) eingesetzt.

In der Abklärung metabolischer Myopathien werden der Laktat-Ammoniak-Test bei Verdacht auf einen Defekt im Glykogen-/Glykolyse-Stoffwechsel (Bestimmung dieses Werts nach nichtischämischer Muskelkontraktion der Oberarmmuskulatur) und der Fahrradbelastungstest bei Verdacht auf eine Mitochondriopathie (bei 30 Watt über 15 Minuten mit Messung von Laktat während dieser Belastung) eingesetzt.

Funktionstests: In der Diagnostik einer Myasthenia gravis werden der Edrophonium- oder Pyridostigmin-Test verwendet. Metabolische Myopathien zeigen häufig auffällige Befunde beim nichtischämischen Arbeitstest, Mitochondriopathien beim Fahrradbelastungstest.

Muskelbiopsie

Eine Muskelbiopsie steht immer am Ende der Myopathie-Diagnostik. Sie ist normalerweise indiziert bei begründetem Verdacht auf eine Myositis oder wenn sich eine vermutete Myopathie mit anderen Verfahren nicht ausreichend belegen lässt.

Die Entnahmestelle richtet sich in erster Linie nach dem klinischen Befund, hilfreich ist auch die Muskel-MRT. Geeignet sind Muskeln mit leicht- bis mittelschweren Paresen (MRC > 3/5) und solche, die in der MRT ödematöse und beginnend lipomatöse Veränderungen aufweisen. Stärker betroffene Muskeln sind ebenso zu vermeiden wie kurz zuvor elektromyografierte Muskeln.

Die Biopsie muss in einem Labor analysiert werden, das Erfahrungen in der Auswertung hat und ein breites Spektrum an vorgehaltenen Untersuchungsverfahren (histochemisch-enzymhistochemische Färbungen, Immunhistologie mit Myositis- und Muskeldystrophie-Markern, Western Blot) vorweisen kann.

Muskelbiopsie: Sie ist indiziert, wenn der Verdacht auf eine Myositis besteht oder sich eine vermutete Myopathie mit anderen Verfahren nicht ausreichend belegen lässt.

MERKE Muskelbiopsien sollten nur in ausgewiesenen Zentren durchgeführt und ausgewertet werden.

MERKE

Genetische Diagnostik

Die detaillierte klinische Beschreibung (inklusive Laborparametern und Elektrophysiologie) und die zunehmende Kenntnis und Katalogisierung pathogener Genvarianten hat in der vergangenen Dekade die Änderung des diagnostischen Konzepts ermöglicht: die molekulargenetische Testung ohne vorherige Muskelbiopsie. Dies kommt in vielen Fällen infrage, bei denen der Verdacht auf eine genetisch bedingte Muskelerkrankung besteht. Typische Beispiele sind neben der Muskeldystrophie Typ Duchenne die myotonen Dystrophien, die fazioskapulohumerale Muskeldystrophie sowie Subtypen der Gliedergürtelmuskeldystrophien wie der Calpainopathie. Die Hinzuziehung elterlicher Proben kann zur Analyse des Vererbungsmodus und zuverlässigeren Einschätzung der Pathogenität identifizierter Varianten beitragen.

Dennoch werden häufig auch bislang nicht beschriebene genetische Varianten unklarer pathologischer Relevanz identifiziert. Dies erschwert eine adäquate genetische Beratung. Oft hat sich in diesem Kontext die anschließende Entnahme und mikroskopische sowie biochemische Analyse einer Muskelbiopsie als hilfreich erwiesen: Genetische Varianten können mit bekannten assoziierten Mustern auf licht- und elektronenmikroskopischer Ebene abgeglichen werden und mögliche Auswirkungen auf das korrespondierende Protein können mittels immunologischer Nachweisverfahren untersucht werden.

Genetische Diagnostik: Bei manchen genetischen Muskelerkrankungen hat sich eine genetische Testung ohne vorherige Muskelbiopsie etabliert. Zur Einschätzung der Pathogenität kann eine Biopsie trotzdem sinnvoll sein.

15.3 Klinisches Management

15.3.1 Vorgehen

15.3 Klinisches Management

15.3.1 Vorgehen

Anamnese und Untersuchung

Bei der Angabe von Muskelbeschwerden (Muskelschwäche, Myalgie, Muskelsteifigkeit oder Krampi) sollte immer an eine Myopathie gedacht werden. In diesem Fall sind dann die folgenden Fragen(wichtig:

- Wo sind die Beschwerden lokalisiert (z. B. in proximalen/distalen Muskeln)?
- Wie war der bisherige Verlauf? Wo waren die Muskelbeschwerden zuerst? Wie haben sie sich ausgebreitet? Waren sie langsam zunehmend oder fluktuierend?
- Welche Provokationsfaktoren lösen die Beschwerden aus oder verschlechtern sie? Kälte? Sport?
- Wie ist die übrige Anamnese (z. B. rheumatologische, endokrinologische, kardiologische Vorerkrankungen) und die Medikamentenanamnese?
- Wie ist die Familienanamnese?

Bei der Untersuchung (➢ Kap. 15.2.2) ist es wichtig, die Verteilung der Paresen festzulegen (distal, rumpfnah, äußere Augenmuskeln mit beeinträchtigter Blickmotorik oder Ptose durch Befall des M. levator palpebrae, Schluckmuskulatur). Daraus ergeben sich oft erste wichtige Hinweise auf die zugrunde liegende Myopathie.

Die Muskeltrophik sollte im Hinblick auf lokale oder generalisierte Atrophien, lokale oder generalisierte Hypertrophien oder Pseudohypertrophien der Waden beurteilt werden.

Bei der Angabe einer Muskelsteifigkeit sollte die Muskulatur auf myotone Phänomene (Greif- und Perkussionsmyotonie, verzögerte Muskelrelaxation) und perkussionsinduzierte Muskelkontraktionen (rasche Muskelkontraktionen bei Beklopfen der Muskulatur) untersucht werden.

Labor und apparative Diagnostik

Die weitere Diagnostik hängt von den anamnestischen und klinischen Befunden ab. Zur Basisdiagnostik gehören eine CK-Bestimmung im Serum und neurophysiologische Verfahren (Neurografie und EMG). Im Einzelfall sind dann ggf. weitere Untersuchungen wie Muskel-MRT, spezielle Laboruntersuchungen (z. B. AK-Profile), internistische Zusatzdiagnostik (Kardiologie, Lungenfunktion, augenärztlicher Befund, Endokrinologie), molekulargenetische Verfahren oder eine Muskelbiopsie erforderlich (➢ Kap. 15.2.2).

15.3.2 Generelles therapeutisches Management

Neben spezifischen Therapien entsprechend der Krankheitsentität ist eine symptomorientierte Therapie mit Physiotherapie, Logopädie sowie ggf. eine kardiologische Mitbetreuung anzustreben.

15.3.2 Generelles therapeutisches Management

Vor der Therapie einer Myopathie oder Myasthenie steht die Diagnose der jeweiligen Unterform (Entität):

- Für die autoimmunvermittelten Myositiden und Myasthenien sind je nach Subtyp mittlerweile wirksame immunsuppressive Therapien (Basis- und Eskalationstherapien) verfügbar.
- Für die toxischen Myopathien müssen die auslösenden Faktoren präzisiert werden, deren Weglassen die Voraussetzung einer Besserung sind.
- Für die genetischen Myopathien (Pompe und Duchenne) gibt es bereits kausale Therapieansätze (Enzymersatztherapie, Exon-Skipping-Medikamente, Gentherapie) oder gute symptomorientierte Medikamente (z. B. Mexiletin bei Myotonien), für die aber eine genaue Erfassung der krankheitsauslösenden genetischen Varianten gefordert wird.

Eine **symptomorientierte Therapie** wird zur Verhinderung, Stabilisierung oder Verbesserung von Symptomen eingesetzt. Diese allgemeinen Maßnahmen umfassen:

- Physiotherapie und moderates Ausdauertraining
- Pneumonie- und Kontrakturprophylaxe und -behandlung
- bedarfsgerechte Hilfsmittelversorgung und operative Maßnahmen bei Kontrakturen und Skoliose
- Schlucktherapie bei Dysphagie
- Behandlung einer Kardiomyopathie (mit Medikamenten oder interventionell mit Schrittmacher- bzw. Defibrillatorimplantation)

15.4 Genetische Myopathien

15.4 Genetische Myopathien

Durch den Einsatz der neuen Sequenziertechnologien hat das Wissen um genetische Defekte, die zu Muskelerkrankungen führen, enorm zugenommen. Dabei konnten Defekte in Genen identifiziert werden, die für Proteine verschiedenster subzellulärer Lokalisationen codieren. Häufig verursachen diese Gendefekte strukturelle und funktionelle Veränderungen dieser Kompartimente, die dadurch entstehenden Erkrankungen werden in Gruppen zusammengefasst. So spricht man bei Muskelerkrankungen, die auf Defekten in Strukturproteinen beruhen, von „Strukturmyopathien" (z. B. Nemaline-Myopathien oder myofibrilläre Myopathien), oder bei Myopathien, die auf Defekten der Proteinqualitätskontrolle oder des Proteinabbaus beruhen, von „vakuolären Myopathien", weil dabei häufig Vakuolen ausgebildet werden – hierzu zählen auch Muskelerkrankungen, bei denen das defekte Protein zur Bildung von Aggregaten führt.

Für einige der genetisch bedingten Muskelerkrankungen sind mittlerweile erste kausal angreifende Therapien zugelassen (z. B. Enzymersatztherapie der Pompe-Erkrankung). Im Jahr 2023 wurde die erste Gentherapie für die Duchenne-Muskeldystrophie in den USA zugelassen, und weitere vielversprechende, gentherapeutische Ansätze bei den Muskeldystrophien befinden sich in der klinischen Prüfung.

15.4.1 Muskeldystrophien

15.4.1.1 Grundlagen

Muskeldystrophien sind eine heterogene Gruppe erblicher Erkrankungen der Skelettmuskulatur, die durch verschiedene Gen- und folglich Proteindefekte hervorgerufen werden und sich klinisch sehr unterschiedlich manifestieren können.

Die Muskeldystrophien unterscheiden sich
- im Vererbungsgang,
- im Zeitpunkt der klinischen Erstmanifestation,
- im Verteilungsmuster der betroffenen Skelettmuskeln,
- in der Progressionsdynamik und
- in den CK-Werten.

Die Erkrankungsbreite reicht von kongenitaler Manifestation der Muskelschwäche mit rascher Progression, multisystemischer Ausprägung und Tod im Kindesalter bis hin zu ersten Beschwerden im höheren Erwachsenenalter mit nur oligosymptomatischer Manifestation und normaler Lebenserwartung.

Gemeinsames histopathologisches Kennzeichen sind dystrophe Gewebsveränderungen in der Muskelbiopsie, die durch Muskelzellnekrosen, Muskelfaserregenerationen und eine Lipofibromatose gekennzeichnet sind. Selbst bei gleichen Gendefekten werden unterschiedliche klinische Manifestationen beobachtet, sogar intrafamiliär.

Die Therapie der Muskeldystrophien ist überwiegend symptomorientiert. Kausale Behandlungsansätze für Muskeldystrophien sind bislang nur für die Duchenne-Muskeldystrophie zugelassen.

Einteilung der Muskeldystrophien

Zu den Muskeldystrophien zählen:
- Dystrophinopathien Typ Duchenne (DMD) und Typ Becker-Kiener (BMD)
- Muskeldystrophien vom Gliedergürteltyp (LGMD)
- fazioskapulohumerale Muskeldystrophie (FSHD)
- distale Muskeldystrophien (DM)
- okulopharyngeale Muskeldystrophie (OPMD)
- Emery-Dreifuss-Muskeldystrophien (EDMD)

Sie werden entweder X-chromosomal (wie die Dystrophinopathien, Emerin-Defekt bei EDMD), autosomal-dominant (FSHD, OPMD, LGMD-D) oder autosomal-rezessiv (LGMD-R, OPMD) vererbt.

Klinik

Zum klinischen Bild einer Muskeldystrophie gehören oft:
- langsam progrediente Paresen und Muskelatrophien unterschiedlicher Lokalisation
- axiale Paresen und Atrophien der Rumpfmuskulatur
- Scapula alata
- Skoliose
- Kontrakturen (der Ellenbogen- und Sprunggelenke)
- dilatative oder arrhythmogene Kardiomyopathien
- restriktive Ventilationsstörungen

Die nachfolgend beschriebenen Dystrophinopathien, die auf einem spezifischen Gendefekt (und damit verbunden einem möglichen Restproteingehalt) basieren, stellen oft ein klinisches Kontinuum dar.

Diagnostik

Erster diagnostischer Schritt bei DMD/BMD-Verdacht ist die genetische MLPA-Analyse des Dystrophin-Gens *(DMD)* zum Nachweis von Deletionen oder Duplikationen (MLPA = „Multiplex-Ligations-Probe-Amplifikation"). Bei negativer MLPA-Genetik sollte die Diagnostik durch die Muskelbiopsie erweitert werden, die auch mit immunhistologischen Verfahren und Western-Blot-Analysen von Dystrophin ausgewertet werden muss. Bei muskelbioptischen Hinweisen auf eine Dystrophinopathie ist dann auch die aufwendigere Gensequenzierung zum Nachweis von Punktmutationen im *DMD*-Gen indiziert. Vereinzelt sind Formen beschrieben, die auf Inversionen im Gen zurückzuführen sind, für deren Identifizierung spezielle analytische Verfahren notwendig sind.

CAVE In Abwesenheit eines männlichen Verwandten mit Duchenne-Muskeldystrophie ist die sichere klinische Unterscheidung von einer Gliedergürtelmuskeldystrophie nicht möglich. Für eine Beratung bei Schwangerschaften und bezüglich kardiologischer Untersuchungen ist in solchen Fällen eine genetische Sicherung der Diagnose erforderlich.

Studentische Sicht

15.4.1 Muskeldystrophien

15.4.1.1 Grundlagen

Bei den Muskeldystrophien handelt es sich um eine heterogene Gruppe von Erkrankungen mit Mutationen in muskulären Proteinen (➤ Tab. 15.1).

CAVE

15.4.1.2 Dystrophinopathie Typ Duchenne (DMD)

- Beginn vor dem 5. Lebensjahr und rasche Progression
- positives Gowers-Zeichen, prominente Waden, Skoliose und Kontrakturen (➢ Abb. 15.5), kardiale Beteiligung
- deutliche CK-Erhöhung

15.4.1.3 Dystrophinopathie Typ Becker-Kiener (BMD)

- späterer Beginn und langsamerer Verlauf als Typ Duchenne
- Myalgien, Krampi, im Verlauf proximal betonte Paresen

15.4.1.4 X-chromosomal erbliche Dystrophinopathie bei Frauen

Frauen können als „Carrier" im Sinne einer „manifestierenden Trägerin" Symptome wie Muskelschwäche oder Myalgien, CK-Erhöhungen oder elektromyografische Veränderung aufweisen.

15.4.1.5 Gliedergürtelmuskeldystrophien (Limb Girdle Muscular Dystrophies, LGMD)

Gliedergürtelmuskeldystrophien sind eine heterogene Gruppe von Muskeldystrophien mit breitem klinischem Spektrum. Auffallend sind die Paresen stammnaher Muskulatur sowie deutliche CK-Erhöhungen. Sie werden in autosomal-dominant (LGMD-D) und autosomal-rezessiv (LGMD-R) vererbte Formen eingeteilt.

15.4.1.2 Dystrophinopathie Typ Duchenne (DMD)

Hemizygote Mutationen im Dystrophin-Gen manifestieren sich als Krankheitskontinuum mit schweren (Typ Duchenne, DMD) und vergleichsweise milden Ausprägungsformen (Typ Becker-Kiener, BMD) an den beiden Enden des klinischen Spektrums.

Merkmale der DMD:

- erste Symptome vor dem 5. Lebensjahr mit häufigem Stolpern, langsamem Lauftempo, positivem Gowers-Zeichen und prominent erscheinenden Waden (➢ Abb. 15.5a)
- rasche Progression mit Rollstuhlpflichtigkeit in den frühen Teenagerjahren
- CK deutlich erhöht (> 10-fach der oberen Norm)
- Skoliose (➢ Abb. 15.5b) und Gelenkkontrakturen
- kardiorespiratorische Komplikationen

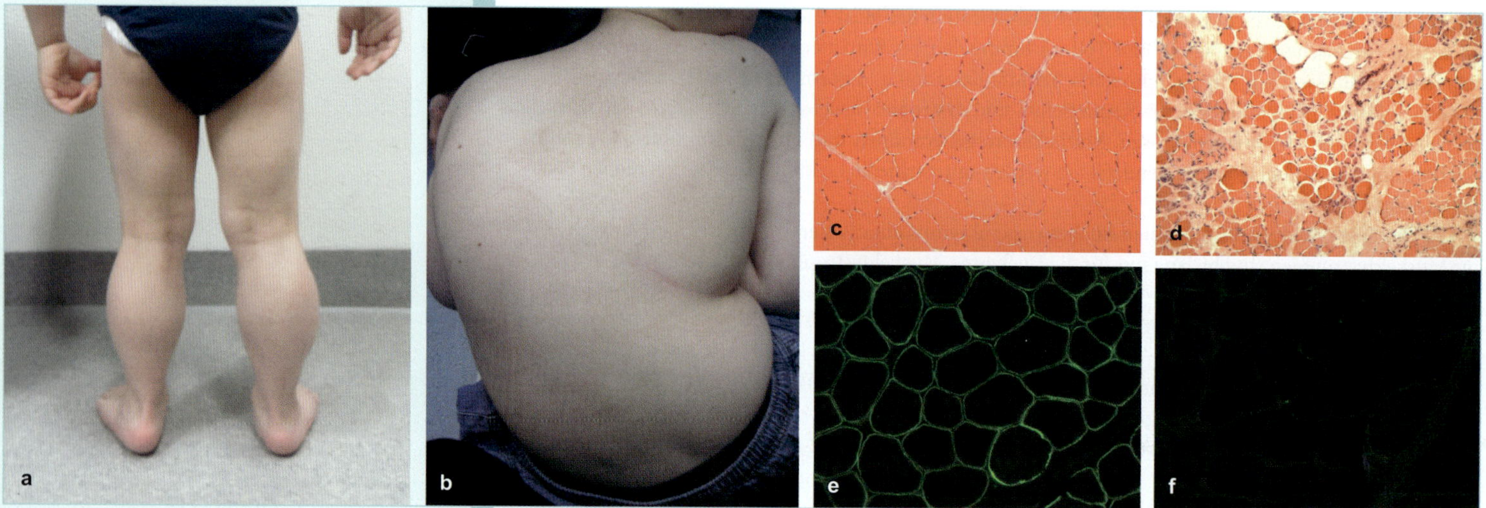

Abb. 15.5 Befunde bei Dystrophinopathie Typ Duchenne (DMD). a, b „Kugelwaden" (a) bei einem 5 Jahre und Skoliose (b) bei einem 11 Jahre alten Jungen mit DMD. **c, d** Mikroskopischer Normalbefund (c) und pathologischer Befund (d) bei einem 6 Jahre alten Jungen mit dystrophen Gewebsveränderungen (Faservariabilität, Lipomatose, Fibrose, Nekrosen) bei DMD jeweils in der HE-Färbung. **e, f** Untersuchungen zur Expression von Dystrophin mit regelrechter Expression (e) und bei fehlendem Dystrophin-Signal in der Immunfluoreszenzreaktion (f). [P1422]

15.4.1.3 Dystrophinopathie Typ Becker-Kiener (BMD)

Das Symptomspektrum der BMD umfasst:

- Beginn meist zwischen 6. und 20. Lebensjahr
- initial belastungsabhängige Myalgien oder Krampi
- im Verlauf progrediente proximale Paresen
- isolierte Myalgien oder rezidivierende Myoglobinurien (DD: Stoffwechselmyopathie)
- fokale Paresen der Oberschenkelmuskulatur (unter dem Bild einer isolierten Quadrizeps-Myopathie/-atrophie); häufig zusammen mit einer Wadenatrophie

15.4.1.4 X-chromosomal erbliche Dystrophinopathie bei Frauen

Eine „manifestierende Trägerin" einer Duchenne-Muskeldystrophie ist definiert als eine Frau mit der Familienanamnese einer Duchenne-Muskeldystrophie, die als „Carrier" aber nicht asymptomatisch ist, sondern eines der folgenden Merkmale aufweist:

- langsam fortschreitende Muskelschwäche mit Erstmanifestation in der 2. oder 3. Lebensdekade; diese Schwäche kann asymmetrisch sein
- belastungsabhängige Myalgien oder Krampi
- erhöhte CK-Werte
- myopathische Veränderungen im Elektromyogramm oder in der Muskelbiopsie
- isolierte Herzbeteiligung mit Rhythmusstörungen und/oder Entwicklung einer Kardiomyopathie

15.4.1.5 Gliedergürtelmuskeldystrophien (Limb Girdle Muscular Dystrophies, LGMD)

Die LGMD-Formen sind eine klinisch und genetisch sehr heterogene Gruppe von Muskeldystrophien, deren Hauptmerkmal stammnahe Paresen sind. Die LGMD, für die bislang mehr als 35 Gene beschrieben sind (darunter viele, die für Proteine des Dystrophin-Glykoprotein-Komplexes codieren), sind gekennzeichnet durch:

- ein breites klinisches Spektrum im Hinblick auf das Alter bei klinischem Beginn, die Krankheitsdynamik, das Ausmaß des Skelettmuskelbefalls, die kardiorespiratorische Beteiligung und das Auftreten von Gelenkkontrakturen,
- typischerweise initiale Paresen der stammnahen Muskulatur im Schulter- und Beckengürtel und
- meist deutliche CK-Erhöhungen.

Die heterogene LGMD-Gruppe wird nach dem Erbgang in autosomal-dominante (LGMD-D) und autosomal-rezessiv vererbte (LGMD-R) Formen und nach der Reihenfolge ihrer Erstbeschreibung eingeteilt. Mittlerweile werden molekulargenetisch mehr als 35 LGMD-D- und LGMD-R-Formen unterschieden, wobei die dominanten LGMD-D in der Regel einen milderen klinischen Verlauf aufweisen und seltener sind als die LGMD-R. Für einzelne der Gene sind beide Erbgänge beschrieben. Aufgrund der Vielfalt der Gendefekte gibt es keinen gemeinsamen pathologischen Mechanismus der LGMD.

Zu den häufigeren LGMD-R-Varianten zählen

- die LGMD-R1 (früher auch als LGMD2A bezeichnet), die durch Mutationen im *Calpain-3*-Gen *(CAPN3)* hervorgerufen wird, gefolgt von
- der LGMD-R9 durch Mutationen im *FKRP*-Gen,
- der LGMD-R2 mit Mutationen im *Dysferlin*-Gen *(DYSF),*
- der LGMD-R12 mit Mutationen im *Anoctamin-5*-Gen *(ANO5)* und
- den sog. Sarkoglykanopathien (LGMD-R3, 4, 5 und 6).

Die anderen LGMD-Unterformen kommen dagegen deutlich seltener vor, mitunter sind sie nur in wenigen Familien beschrieben worden.

Eine häufige LGMD-R-Variante ist LGMD-R1 mit Nachweis eine Mutation im *Calpain-3*-Gen.

15.4.1.6 Fazioskapulohumerale Muskeldystrophie (FSHD)

Die FSHD ist nach der myotonen Dystrophie Typ 1 die häufigste Muskeldystrophie-Form im Erwachsenenalter. Die FSHD kommt mit einer Prävalenz von ca. 5–12/100.000 Einwohner in Europa vor.

Typisch für die FSHD sind:

- asymmetrische Paresen der perioralen Gesichts- und der Schulter-Arm-Muskulatur
- Facies myopathica: schlaffer, müder, hypomimer Gesichtsausdruck infolge von Paresen der Gesichtsmuskulatur und Lidheber
- Scapula alata: flügelartiges Abstehen der Scapula von der Brustkorbwand durch Schwäche vor allem des M. serratus anterior (➢ Abb. 15.6a)
- „Pectoralis-Falte“: durch Atrophie der Mm. pectorales (➢ Abb. 15.6b)
- Beevor-Zeichen: Hochziehen des Bauchnabels bei Anspannung der Bauchwandmuskulatur oder bei Kopfbeugung durch Parese der kaudalen Bauchwandmuskulatur
- Poly-Hill-Zeichen: Veränderung der Nacken-Schulter-Arm-Kontur im Sinne einer „Hügelkette“ durch periskapuläre Atrophien; erhaltener M. deltoideus, Atrophie des M. biceps brachii, erhaltener M. brachioradialis (➢ Abb. 15.6a)
- im fortgeschrittenen Stadium darüber hinaus gehende Paresen der Rumpf-, Gesäß- und Beinmuskulatur einschließlich einer Fußheberschwäche
- Beginn zwischen dem 15. und 30. Lebensjahr
- langsam progredienter Verlauf, dabei typischerweise Phasen von klinischer Stabilität mit überlagernden Perioden klinischer Befundverschlechterungen
- Rollstuhlpflichtigkeit bei 20 % der FSHD-Betroffenen im Alter von 50 Jahren
- Hochtonschwerhörigkeit
- bei Symptombeginn < 10 Jahren meist schwerer klinischer Verlauf
- CK typischerweise nur leicht erhöht
- Lebenserwartung in der Regel nicht vermindert

15.4.1.6 Fazioskapulohumerale Muskeldystrophie (FSHD)

- Deletion im Tandem-Repeat-Abschnitt D4Z4 auf Chromosom 4
- Beginn zwischen 15. und 30. Lebensjahr mit langsam progredientem Verlauf
- asymmetrische Paresen der Gesichts- und Schulter-Arm-Muskulatur, im Verlauf Ausbreitung auf Rumpf, Gesäß und Beine, Facies myopathica, Pectoralis-Falte, Beevor-Zeichen, Poly-Hill-Zeichen (➢ Abb. 15.6)
- CK nur leicht erhöht

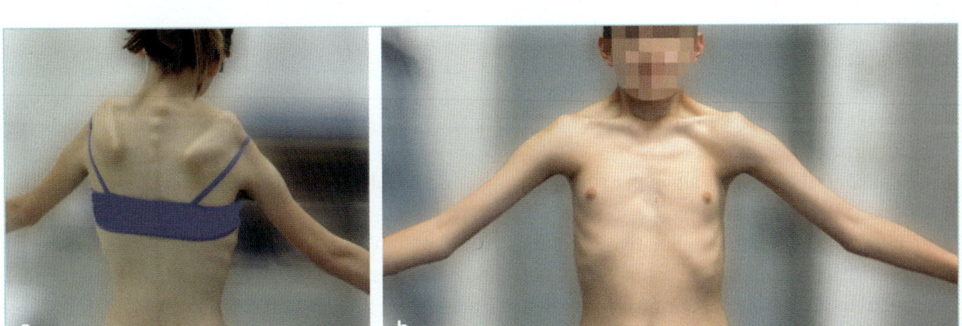

Abb. 15.6 Befunde bei FSHD. a FSHD-Patientin mit signifikanter Einschränkung, die Arme in Schulterhöhe zu positionieren, sowie bilateraler Scapula alata und Poly-Hill-Zeichen an beiden Armen. **b** FSHD-Patient mit horizontalen Achselfalten, schrägen Schultern und eingeschränkter Armabduktion. [P1422]

Bei klinischem Verdacht auf eine FSHD wird die Diagnose durch den gezielten molekulargenetischen Nachweis einer Deletion im Tandem-Repeat-Abschnitt D4Z4 auf dem langen Arm von Chromosom 4 (4q35) gestellt (FSHD1). Neuerdings wurden auch epigenetische Veränderungen dieser Genregion mit der klinischen Ausprägung einer FSHD in Einklang gebracht. Selten (FSHD2, 5 % der FSHD) können pathogene Varianten im *SMCHD1-*, *DNMT3B-* oder *LRIF1*-Gen zur Erkrankung führen. Da eine solche FSHD2-Diagnostik sehr aufwendig und kostenintensiv ist, sollte sie erst nach vorheriger Rücksprache mit einem humangenetischen Zentrum veranlasst werden. Bis zu 30 % der familiären FSHD-Fälle können keine oder nur minimale Symptome aufweisen, in Abhängigkeit von der Größe des Tandem-Repeat-Abschnitts D4Z4. In 10–30 % aller FSHD-Fälle werden De-novo-Mutationen beobachtet.

15.4.1.7 Okulopharyngeale Muskeldystrophie (OPMD)
- autosomal-dominant oder -rezessiv, GCG-Repeat-Verlängerungen
- Beginn im Erwachsenenalter, langsame Progredienz
- symmetrische Ptosis, Schluckstörung, im Verlauf proximale Paresen

15.4.1.7 Okulopharyngeale Muskeldystrophie (OPMD)

Leitsymptome der OPMD sind:
- symmetrische Ptosis (durch Parese des M. levator palpebrae), DD: okuläre Myasthenia gravis
- Schluckstörungen (durch Parese des Pharynx und des oberen Ösophagus)
- Beginn im Erwachsenenalter, langsame Progredienz
- proximale Paresen können im Krankheitsverlauf hinzukommen

Histopathologisches Kennzeichen der OPMD sind tubulofilamentöse Einschlüsse in den Zellkernen der Skelettmuskelfasern. Die OPMD wird autosomal-rezessiv oder -dominant vererbt und durch eine sog. (GCG)-Repeat-Verlängerung, meist (GCG)9, im Poly(A)-bindenden Protein-1-Gen *(PABPN1)* hervorgerufen.

15.4.1.8 Distale Muskeldystrophien (DM)
- distale Beinmuskelparese, ggf. im Verlauf oder als Erstsymptom Paresen der Unterarm- und Handmuskulatur
- selten Stimmlippenparese, Dysphagie und Kardiomyopathie
- CK normal oder leicht erhöht

15.4.1.8 Distale Muskeldystrophien (DM)

Distale Muskeldystrophien sind eine heterogene Gruppe mit progredienter Muskelschwäche betont der Unterschenkelmuskeln. Weitere Merkmale der DM sind:
- „Polyneuropathie-artig" angeordnete distale Beinmuskelparesen ohne Sensibilitätsstörungen mit einem schwerpunktartigen Befall entweder des ventralen oder des dorsalen Unterschenkelkompartiments
- assoziierte Stimmlippenparese, Dysphagie und Kardiomyopathie (eher selten)
- im weiteren klinischen Verlauf oder als Erstsymptom (wie bei der distalen Welander-Myopathie) zusätzliche Paresen der Unterarm- und Handmuskulatur
- CK meist normal oder leicht erhöht, selten deutlich erhöht

MERKE

MERKE Jede rein motorische „Polyneuropathie" mit einer CK-Erhöhung muss an eine distale Myopathie denken lassen. Um zwischen einer distalen Myopathie und einer neurogenen Erkrankung zu differenzieren, sind elektrophysiologische Verfahren erforderlich.

Seit dem Nachweis ursächlicher Mutationen im *Dysferlin*-Gen (primärer Befall des dorsalen Unterschenkelkompartiments, Miyoshi-Myopathie), im *GNE*-Gen (Beginn meist in der 2.–3. Lebensdekade mit Befall der tibialen Muskulatur, Nonaka-Myopathie) im *TTN*-Gen (Udd/Markesbery-Griggs-Myopathie) und im *MATR3*-Gen hat sich – wie bei den LGMD (➤ Kap. 15.4.1.5) – eine genetisch orientierte Klassifizierung der DM durchgesetzt. Mittlerweile sind bei einer Reihe dieser Myopathien mit sowohl autosomal-dominanten wie auch –rezessiven Erbgängen die ursächlichen Gen- und Proteindefekte bekannt, bei einigen bleiben sie jedoch weiterhin unklar. Die Muskel-MRT ist in der Diagnostik sehr hilfreich.

Histopathologisch finden sich häufig sog. umrandete („rimmed") Vakuolen und intrazelluläre Proteinaggregate neben Auffälligkeiten einer Myopathie oder Muskeldystrophie. Begleitende neurogene Veränderungen können vorkommen.

15.4.1.9 Emery-Dreifuss-Muskeldystrophien (EDMD)
- X-chromosomal, autosomal-dominant oder -rezessiv vererbt
- Beginn vor dem 20. Lebensjahr mit langsamer Progression
- Kontrakturen der Nackenstrecker, Gelenkkontrakturen, kardiale Beteiligung

15.4.1.9 Emery-Dreifuss-Muskeldystrophien (EDMD)

Klinische Zeichen einer EDMD sind:
- klinischer Beginn meist vor dem 20. Lebensjahr
- Kontrakturen der Nackenstrecker mit Ausbildung einer sog. „rigid spine" (bei der die Kopfbeugung nach vorne eingeschränkt ist)
- Gelenkkontrakturen, vor allem der Hüft-, Sprung-, und Ellenbogengelenke
- langsame Befundprogression
- arrhythmogene und/oder dilatative Kardiomyopathie

Die kardiale Manifestation kann eine interventionelle Therapie (Herzschrittmacher, Defibrillator), aber auch eine Herztransplantation erforderlich machen. Daher sind im Verlauf einer EDMD regelmäßige kardiologische Untersuchungen (EKG, Langzeit-EKG, UKG, ggf. Kardio-MRT) erforderlich. Wie bei den LGMD (➤ Kap. 15.4.1.5) und DM (➤ Kap. 15.4.1.8) ist auch die Gruppe der EDMD klinisch und genetisch sehr heterogen. Die Erbgänge können X-chromosomal, autosomal-dominant oder -rezessiv sein. Ursächliche Proteindefekte betreffen meist Membranproteine von Zellkernen, wie z. B. Emerin, Lamin A/C oder Nesprin. Bei klinischem Verdacht ist die genetische Diagnostik mittels neuer Sequenziertechnologien indiziert.

15.4.1.10 Allgemeine Diagnostik der Muskeldystrophien

Klinische Besonderheiten und die Diagnostik sind (➤ Tab. 15.1):

- Anamnese, neurologischer Befund, Labor: progrediente Muskelschwächen, CK-Erhöhung (häufig auf das mehr als 10-Fache der Norm)
- EMG: Frage nach myopathischen Veränderungen, Abgrenzung zur myotonen Dystrophie (Typ 1 Curschmann-Steinert, Typ 2 PROMM)
- Muskel-MRT: Verteilungsmuster der lipofibromatösen Skelettmuskelveränderungen
- Muskelbiopsie: Nachweis von dystrophen Gewebsveränderungen, Abgrenzung zu den erblichen myofibrillären Myopathien (Proteinaggregations-Myopathien) und idiopathischen Myositiden

CAVE Es sollten nur moderat (klinisch und/oder MR-bildmorphologisch) betroffene Muskeln biopsiert werden.

Diagnostischer Goldstandard sind molekulargenetische Verfahren, entweder als Einzelgen-Analysen (z. B. Verdacht auf FSHD, OPMD, myotone Dystrophien) oder mittels neuer molekulargenetischer Hochdurchsatzverfahren (Whole Exome Sequencing, evtl. Whole Genome Sequencing; ggf. unter Einschluss von DNA-Proben der Eltern). Zur Validierung genetischer Befunde können immunologische Nachweisverfahren der Genprodukte an Muskelbiopsien zum Einsatz kommen. Auch können zusätzliche elektronenmikroskopische Analysen durchgeführt werden, um einen Hinweis auf den zugrunde liegenden Gendefekt zu erhärten.

Tab. 15.1 Zusammenstellung der wichtigsten Muskeldystrophien im Erwachsenenalter

Erkrankung	Erbgang	Klinische Besonderheiten	Diagnostik	Sonstiges
fazioskapulohumerale Muskeldystrophie (FSMD)	AD	• periorale Schwächen, Poly-Hill-Zeichen, Beevor-Zeichen • häufig distale Beinmuskelbeteiligung	Genetik (verkürzter Tandem-Repeat-Abschnitt D4Z4 auf Chromosom 4q35, selten SMYD2-Mutation)	Muskelbiopsie kann eine myositische Mitbeteiligung zeigen (DD Myositis)
okulopharyngeale Muskeldystrophie (OPMD)	AD, AR	meist Beginn nach dem 40. Lebensjahr	Genetik (Trinukleotidexpansion in PABPN1)	Abgrenzung zur Myasthenie
Gliedergürtelmuskeldystrophien (LGMD)	• LGMD D: AD • LGMD R: AR	variabler Phänotyp, Scapula alata/Gowers-Zeichen häufig vorhanden; CK normal bis deutlich erhöht	MRT, Muskelbiopsie, WES	
Dystrophinopathien (DMD, BMD)	X-chrom.	Myalgien, Krampi, proximale Paresen, Wadenhypertrophie, rezidivierende Myoglobinurie, isolierte Quadrizepsparese	zuerst Genetik, bei negativer Genetik Muskelbiopsie (mit Immunhistologie, Western Blot)	
distale Muskeldystrophien (DM)	AD, AR	variabler Phänotyp, CK variabel (normal bis deutlich erhöht)	MRT, WES, Muskelbiopsie	
Emery-Dreifuss-Muskeldystrophien (EDMD)	AD, X-chrom.	„rigid spine", Gelenkkontrakturen, Kardiomyopathie	zuerst Genetik, ggf. Muskelbiopsie	engmaschige kardiale (Verlaufs-) Diagnostik

AD = autosomal-dominant, AR = autosomal-rezessiv; DD = Differenzialdiagnose; X-chrom. = X-chromosomal; LGMD = Gliedergürtelmuskeldystrophie; WES = Whole Exome Sequencing

15.4.1.11 Therapie der Muskeldystrophien

Duchenne-Muskeldystrophie (DMD)

Für die Duchenne-Muskeldystrophie (DMD) gibt es umfangreiche und sehr differenzierte neuropädiatrische Empfehlungen zu symptomatischen und mittlerweile auch zu ersten kausalen Therapien.

Studentische Sicht

15.4.1.10 Allgemeine Diagnostik der Muskeldystrophien

CAVE

TAB. 15.1

15.4.1.11 Therapie der Muskeldystrophien

Duchenne-Muskeldystrophie:

- Kortikosteroide, insbesondere Deflazacort
- Ataluren bei erhaltener Gehfähigkeit und Stoppmutation im DMD-Gen
- Eteplirsen (Antisense-Oligonukleotid, in USA zugelassen)
- Gentherapie mit SRP-9001 (im Juni 2023 in USA vorläufig zugelassen)

Dazu zählen:
- medikamentöse Behandlung mit Kortikosteroiden, bevorzugt mit Deflazacort; Ende 2023 wurde Vamorolon als Kortikoid-Alternative für die Behandlung der DMD bei Patienten ab 4 Jahren zugelassen (es bindet selektiv an den Glukokortikoidrezeptor, wirkt entzündungshemmend und soll im Langzeitverlauf mit weniger Steroid-Nebenwirkungen einhergehen)
- Physiotherapie, orthopädische Korrekturmaßnahmen
- frühe Behandlung einer Kardiomyopathie und respiratorischen Insuffizienz
- zugelassene Therapie mit PTC124 (Ataluren) bei gehfähigen DMD-Patienten mit Stoppmutationen im *DMD*-Gen älter als 2 Jahre (ca. 10 % aller DMD-Patienten)
- FDA-Zulassung für Etepliresen als *Antisense-Oligonukleotid* zum pharmakologischen Exon-Skipping (DMD-Patienten mit „out of frame"-Deletionen in der Umgebung von Exon 51, 13 % der DMD-Patienten); hier werden weitere Zulassungen für andere Deletionen erwartet.
- Vorläufige FDA-Zulassung für die Gentherapie SRP-9001 im Juni 2023 zur Behandlung von DMD-Patienten mit einer Deletion in Exon8 und/oder Exon9 des *DMD*-Gens im Alter von 4–5 Jahren. Diese Therapie wird einmalig als systemische, intravenöse Anwendung durchgeführt und zielt darauf ab, ein verkürztes, aber ausreichend funktionstüchtiges Dystrophin-Ersatzgen (zu Bildung eines sog. Mikrodystrophin-Proteins) in die Muskelzellen einzubringen. Damit ist ein wichtiger Meilenstein in der Behandlung der DMD erreicht worden, worauf weitere Studien aufbauen werden.

Andere Muskeldystrophien:
- keine kausalen Therapien bekannt
- gering positive Effekte für Creatin bei LGMD und DMD

Patienten sollten über das erhöhte Narkoserisiko mit Entwicklung von Komplikationen wie bei maligner Hyperthermie aufgeklärt werden.

Andere Muskeldystrophien

Eine kausale Behandlung der anderen Muskeldystrophien (LGMD, FSHD, OPMD, DM) ist bislang nicht möglich. Bei der symptomatischen Therapie sind zu berücksichtigen:
- individuell abgestimmtes aerobes Ausdauertraining bei gehfähigen Betroffenen
- gering positive Effekte von Creatin bei LGMD und DMD (in einer Erhaltungsdosis von 3 × 2 g pro Tag bei Erwachsenen bzw. 100 mg pro kg KG pro Tag bei Kindern)
- regelmäßige, ein- bis zweijährliche stationäre Aufenthalte in spezialisierten Reha-Kliniken zur Intensivierung von Physiotherapie und Kontrakturprophylaxe
- frühzeitige Therapie einer Kardiomyopathie mit ACE-Hemmern evtl. kombiniert mit Betablockern

Die Betroffenen sollten darüber hinaus aufgeklärt werden, dass ihr Narkoserisiko erhöht ist. Bei einer „normalen" Narkose sind Komplikationen ähnlich wie bei einer malignen Hyperthermie möglich, sodass eine sog. triggerfreie Vollnarkose indiziert ist.

15.4.2 Myotone Dystrophien

15.4.2 Myotone Dystrophien

Die myotonen Dystrophien gehören zu den häufigsten autosomal-dominant vererbten Muskelerkrankungen. Sie werden durch abnorme Repeat-Expansionen hervorgerufen, die in den RNA-Metabolismus eingreifen. Es werden die myotone Dystrophie Typ 1 (Curschmann-Steinert, DM1) und die proximale myotone Myopathie (PROMM, DM2) unterschieden, die sich über die klinisch führende Muskelsymptomatik hinaus häufig multisystemisch manifestieren.

15.4.2.1 Myotone Dystrophie Typ 1 (Curschmann-Steinert, DM1)
- autosomal-dominant vererbt, CTG-Triplett-Repeat im *DMPK*-Gen
- Faustschluss-Myotonie, distal beginnende Muskelschwäche und -atrophie, Tagesmüdigkeit, kognitive Störungen (➤ Abb. 15.7)
- internistische Begleiterkrankungen (z. B. Kardiomyopathie, Diabetes mellitus)
- Diagnostik: genetische Testung
- Therapie: symptomorientiert, spezifische Therapien aktuell in Studien

15.4.2.1 Myotone Dystrophie Typ 1 (Curschmann-Steinert, DM1)

Die DM1 kann kongenital mit ersten Symptomen im Säuglingsalter oder erstmals im Jugend- oder Erwachsenenalter (juvenile oder adulte DM1) auftreten. Der DM1 liegt ursächlich ein abnorm expandiertes CTG-Triplett-Repeat im *DMPK*-Gen auf Chromosom 19 zugrunde (DMPK = Dystrophia myotonica Proteinkinase). Bei Gesunden liegen bis zu 37 dieser CTG-Repeats vor, während bei DM1 zwischen 50 und 4.000 CTG-Wiederholungen vorkommen. Die Repeat-Expansion wirkt sich auf die Schwere der Erkrankung aus, daher werden bei den kongenitalen DM1-Betroffenen die längsten Repeat-Längen nachgewiesen. Eine Antizipation der Repeat-Länge findet in der Regel über Generationen statt und kann in den verschiedenen Geweben variieren.

Klinik

Das klinische Bild der juvenilen (➤ Abb. 15.7) und adulten DM1 ist durch folgende Symptome gekennzeichnet:
- Faustschluss-Myotonie
- progrediente Muskelschwächen und Muskelatrophien, die sich meist von distal nach proximal ausbreiten
- Herzreizleitungsstörungen und/oder dilatative Kardiomyopathie
- respiratorische Insuffizienz
- endokrine Beteiligung (Diabetes mellitus, Hypogonadismus, Schilddrüsenfunktionsstörung)
- Katarakt
- Tagesmüdigkeit, Aufmerksamkeits- und Konzentrationsstörungen, kognitive Störungen

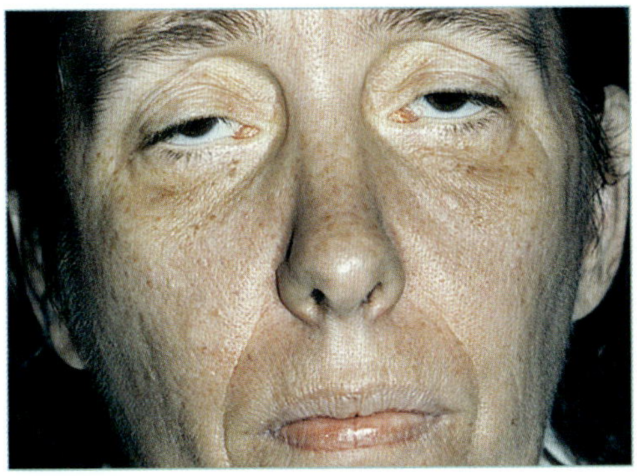

Abb. 15.7 Befunde bei DM1. Milde Ptosis und schwache orofaziale Muskulatur mit Facies myopathica. [E394]

Diagnostik

Die Diagnostik wird durch eine molekulargenetische Untersuchung der Repeat-Länge anhand einer EDTA-Blutprobe durchgeführt.

Therapie

Die Therapie der DM1 ist symptomorientiert. Derzeit werden in klinischen Studien verschiedene Medikamente geprüft, die in präklinischen und ersten Pilotstudien eine klinische Verbesserung gezeigt haben (Tideglusib, Metformin, Konjugate aus Antisense-Oligonukleotiden mit monoklonalen Antikörpern gegen den Transferrinrezeptor TfR1).

15.4.2.2 Myotone Dystrophie Typ 2 (PROMM, DM2)

Die DM2 (synonym: proximale myotone Myopathie, PROMM) ist eine autosomal-dominant vererbte, multisystemische Erkrankung.

Die DM2 wurde erst im Jahr 1994 als eigenständige Krankheitsentität von der DM1 (Curschmann-Steinert-Erkrankung) abgegrenzt. Klinisch fiel eine Patientengruppe mit proximalem und eher mildem Phänotyp auf, die genetisch keine CTG-Trinukleotidexpansion aufwies – und sich damit vom Phänotyp und Genotyp der Curschmann-Steinert-Erkrankung abgrenzen ließ. Im Jahr 2001 folgte die genetische Charakterisierung der Erkrankung durch die Entdeckung der krankheitsverursachenden CCTG-Repeatexpansion im *ZNF9*- bzw. *CNBP*-Gen. Repeatverlängerungen auf über 55 CCTG-Motive sind als pathogen beschrieben bei insgesamt sehr heterogener Repeatlänge innerhalb einer DM2-Kohorte.

Leitsymptome sind:

- Muskelschmerzen und -schwächen
- ein variables Ausmaß weiterer Organbeteiligungen wie gestörte Glukosetoleranz/Diabetes, Katarakt, Herzrhythmusstörungen sowie hormonelle Veränderungen
- mögliche neuropsychologische Defizite

Aufgrund der häufig unspezifischen Symptome dauert es häufig sehr lange, bis die Diagnose gestellt wird, was teils erhebliche Folgen für die Betroffenen hat – z. B. durch nicht indizierte invasive Diagnostik und verspätete Behandlung von Komplikationen.

15.4.2.2 Myotone Dystrophie Typ 2 (PROMM, DM2)

- autosomal-dominant vererbt, CCTG-Repeatexpansion im ZNF9- bzw. CNBP-Gen
- proximaler und milderer Phänotyp als DM1
- wie bei DM1 internistische Begleiterkrankungen

15.4.3 Metabolische Myopathien (Stoffwechselmyopathien)

Metabolische Myopathien (Stoffwechselmyopathien) sind erbliche Erkrankungen der Skelettmuskulatur, die durch verschiedene Protein- und Gendefekte im Energiestoffwechsel der Muskelzelle hervorgerufen werden. Sie bilden eine klinisch sehr heterogene Gruppe, die sich im Hinblick auf den Vererbungsgang sowie den spezifischen Gendefekt, das Alter bei klinischer Erstmanifestation, das Verteilungsmuster der betroffenen Skelettmuskeln, die Progressionsdynamik, die CK-Werte und die multisystemische Beteiligung deutlich voneinander unterscheiden. Da es bei manchen Stoffwechselmyopathien mittlerweile kausale Therapiemöglichkeiten gibt, ist eine gezielte Abklärung und frühe Einleitung der Behandlung erforderlich.

Metabolische Myopathien werden nach den funktionellen Enzymdefekten im Energiestoffwechsel der Skelettmuskulatur eingeteilt:

- Glykogenosen
- mitochondriale Myopathien
- Lipidspeichermyopathien

Das Spektrum der klinischen Symptome und Befunde bei Stoffwechselmyopathien ist sehr breit und umfasst muskuläre Belastungsintoleranzen, die episodisch auftreten und sich manifestieren, wenn der durch den Stoffwechseldefekt eingeschränkte Energiemetabolismus nicht mehr ausreichend zur ATP-Bildung beitragen kann, bis hin zu permanenten progredienten Muskelschwächen (ähnlich denen bei Muskeldystrophien):

15.4.3 Metabolische Myopathien (Stoffwechselmyopathien)

Zu den metabolischen Myopathien gehören Glykogenosen, mitochondriale Myopathien und Lipidspeichermyopathien. Das klinische Erscheinungsbild ist wie die assoziierten Gendefekte und Vererbungsgänge mannigfaltig. Neben der Muskulatur sind häufig andere Organe beteiligt (Leber, Herz, Gehirn).

Studentische Sicht

- Paresen und Muskelatrophien
- muskuläre Belastungsintoleranz (Myalgien, Krampi, Paresen) unter muskulärer Beanspruchung
- Rhabdomyolysen
- weitere Organbeteiligungen: vor allem Leber, Herz, Gehirn
- CK-Erhöhungen

Als Beispiele für klinisch unterschiedlich verlaufende Muskelglykogenosen werden die Pompe-Erkrankung (für die es mittlerweile einen kausalen Therapieansatz gibt) und die McArdle-Erkrankung näher vorgestellt.

15.4.3.1 Glykogenose Typ 2 (lysosomale Speicherkrankheit, GSD 2, Pompe-Erkrankung)

- Mutation im Gen der sauren Maltase (α-Glukosidase)
- anhand der Enzym-Restaktivität können eine „infantile onset Pompe disease“ (IOPD) und eine „late onset Pompe disease“ (LOPD) unterschieden werden
  - *IOPD:* vor dem 2. Lebensjahr, rasch fortschreitend, Muskelschwäche, verzögerte motorische Entwicklung, multisystemische Ausprägung
  - *LOPD:* nach dem 2. Lebensjahr, progrediente proximale Paresen
- Therapie: Enzymersatztherapie

15.4.3.1 Glykogenose Typ 2 (lysosomale Speicherkrankheit, GSD 2, Pompe-Erkrankung)

Die GSD 2 ist eine seltene, multisystemisch und progedient verlaufende lysosomale Stoffwechselerkrankung. Sie wird autosomal-rezessiv vererbt und durch Mutationen im Gen der sauren Maltase (α-1,4-Glukosidase bzw. saure α-Glukosidase, *GAA*) hervorgerufen. Das GAA-Enzym ist für den intralysosomalen Glykogenabbau verantwortlich, pathogene *GAA*-Mutationen führen zur Pompe-Erkrankung. Dies kann bei einem vollständigem Enzymdefekt (< 1 %) das Krankheitsbild der Pompe-Erkrankung mit Beginn im frühen Kindesalter (IOPD, „infantile-onset Pompe disease“) oder bei einer erhaltenen GAA-Restaktivität (1–40 %) die „late-onset Pompe disease“ (LOPD) hervorrufen.

Klinik

Klinische Merkmale (➤ Abb. 15.8) der IOPD sind:

- erste Symptome vor dem 2. Lebensjahr (Muskelschwäche, verzögerte motorische Entwicklung)
- rasche Progression
- multisystemische Ausprägung häufig (u. a. Kardiomyopathie, Leber- und ZNS-Beteiligung)

ABB. 15.8

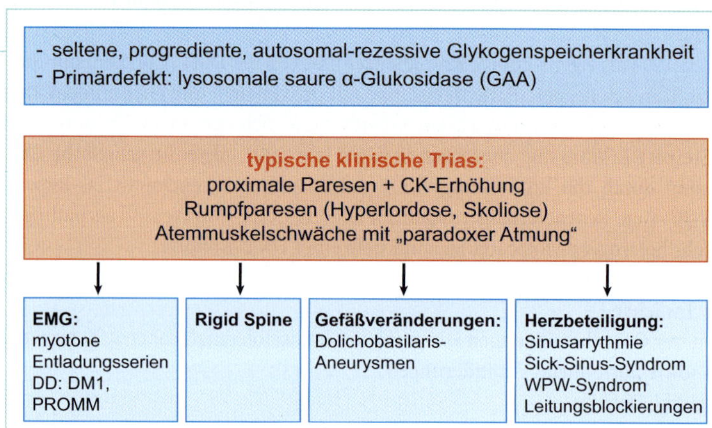

Abb. 15.8 Klinisches Spektrum der Pompe-Erkrankung; CK = Kreatinkinase, DM1 = myotone Dystrophie Typ 1, PROMM = proximale myotone Myopathie. [M1335/L126]

Klinische Kennzeichen der LOPD (➤ Abb. 15.9) sind:

- Beginn ab dem 2. Lebensjahr
- Erstmanifestationen im höheren Erwachsenenalter möglich
- im Verlauf progrediente proximale Paresen vor allem der Rumpf-, Gesäß und proximalen Bein-Muskulatur

Diagnostik

Erster diagnostischer Schritt bei Verdacht auf eine Pompe-Erkrankung ist die Testung der GAA-Aktivität im Trockenbluttest. Bei verminderter GAA-Aktivität (< 50 %) sollte sich die Mutationsanalyse im *GAA*-Gen anschließen (➤ Abb. 15.10).

Therapie

Seit 2006 ist die Enzymersatztherapie (ERT) mit rekombinanter α-Glukosidase (Myozyme) bei genetisch gesicherter Pompe-Erkrankung zugelassen. Im Jahr 2022 wurde außerdem die Therapie mit rekombinanter Avalglukosidase zugelassen. Beide ERT werden in der Regel lebenslang intravenös mit 14-tägigen Gaben von 20 mg/kg KG rekombinanter Glukosidase durchgeführt. Kürzlich wurde eine weitere Therapieoption (orale Chaperon-Gabe in Kombination mit ERT) zugelassen. Die ERT verbessert oder stabilisiert die

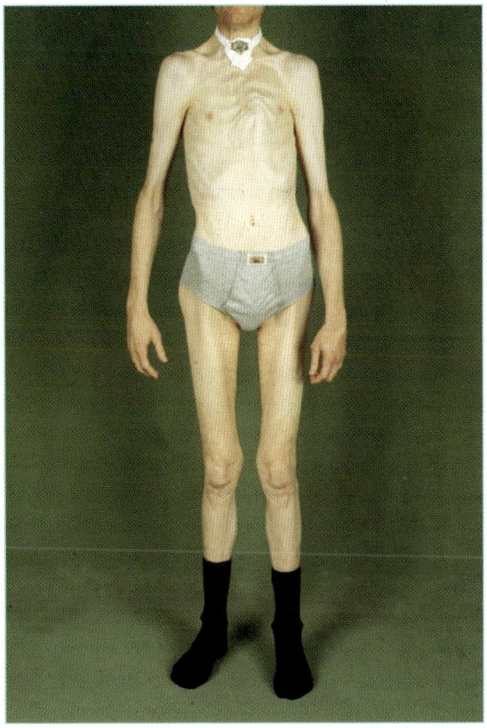

Abb. 15.9 Befunde bei der Pompe-Erkrankung. 76-jähriger Mann mit LOPD (seit dem 34. Lebensjahr, laufende Enzymersatztherapie, tracheotomiert mit nächtlicher Beatmung). [M1335]

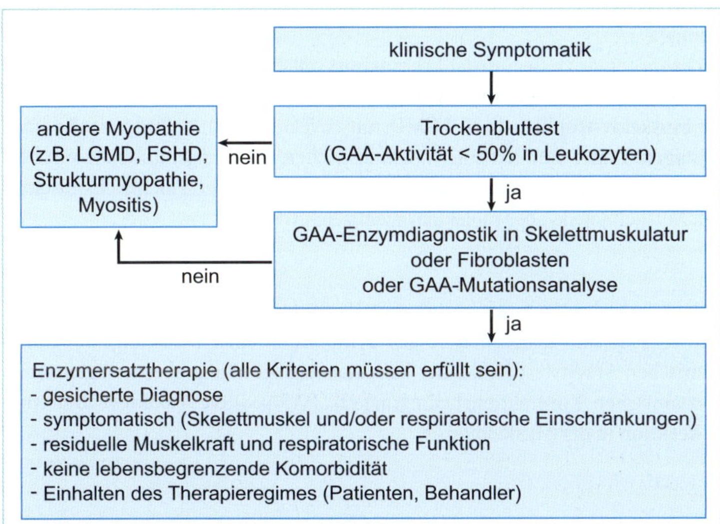

Abb. 15.10 Diagnostik-Algorithmus der Pompe-Erkrankung; LGMD = Gliedergürtelmuskeldystrophie, FSHD = fazioskapulohumerale Dystrophie, GAA = saure α-Glukosidase. [M1335/L126]

ABB. 15.10

motorischen Funktionen und die Lungenfunktion, es wird daher ein möglichst früher Behandlungsbeginn empfohlen.

FALL Ein 36-jähriger Mann berichtet in der Muskelsprechstunde über langjährige, seit der Schulzeit bestehende, langsam zunehmende Muskelschwächen. Bergangehen und Treppensteigen falle ihm besonders schwer, dies sei nur noch mithilfe eines Geländers möglich. Schnelles Gehen auf ebener Strecke sei mittlerweile nicht mehr möglich.
Die Untersuchung zeigt proximale Muskelschwächen an den unteren Extremitäten mit symmetrischen Paresen der Hüftbeugung vom Kraftgrad (KG) 4/5, der Hüftstreckung vom KG 4/5, der Beinadduktion vom KG 4–/5, der Beinabduktion vom KG 4/5, der Kniestreckung und -beugung jeweils KG 4–/5, ein Gowers-Zeichen beim Aufstehen aus der Hocke und ein paradoxes Atmungsmuster mit Einziehen der Bauchwand bei Inspiration in liegender Position als Hinweis auf eine Zwerchfellschwäche.
Die CK ist mit 780 U/L erhöht (normal < 149). Die Lungenfunktionsprüfung ergibt im Sitzen eine forcierte Vitalkapazität (FVC) von 84 % des vorhergesagten Normwertes, im Liegen eine FVC von 71 % der Norm. Das EMG

aus dem M. vastus lateralis zeigt kleine und teilweise deformierte Potenziale motorischer Einheiten mit einer maximalen Amplitude von 0,21 mV. Bei zunehmender Innervation kommt es zu einer frühzeitigen Rekrutierung weiterer motorischer Einheiten, sodass dieser Befund mit einem myopathischen Prozess vereinbar ist und gegen eine neurogene Schädigung spricht. In der Muskel-MRT findet sich eine lipomatöse Durchsetzung und Ödem im M. quadriceps und im M. adductor magnus beidseits. Die Tandem-Massenspektrometrie aus einer Trockenblutkarte ergibt eine verminderte Aktivität der α-1,4-Glukosidase (GAA, 1,2 µmol/L/h, Normalwert > 3,3 µmol/L/h). Die nachfolgende molekulargenetische Untersuchung weist 2 Mutationen im *GAA*-Gen nach, womit eine Pompe-Erkrankung bewiesen ist.
Unter der 14-tägigen Enzymersatztherapie mit gentechnologisch hergestellter Glukosidase stabilisiert sich das Krankheitsbild, die durch die Muskelschwächen und die Lungenfunktion bedingten Einschränkungen nehmen nicht weiter zu.

15.4.3.2 Muskelphosphorylase-Defizienz (GSD 5, McArdle-Erkrankung)

- Enzymmangel der Muskelphosphorylase
- belastungsabhängige Muskelschmerzen, Myoglobinurie, „Second-Wind"-Phänomen, erhöhtes Risiko für Rhabdomyolyse
- Diagnostik: deutlich erhöhte CK, genetische Testung, nichtischämischer Arbeitstest, Muskelbiopsie
- keine kausale Therapie

15.4.3.2 Muskelphosphorylase-Defizienz (GSD 5, McArdle-Erkrankung)

Die GSD 5 ist eine der häufigeren Defekte der intrazellulären Glykogenolyse, bei dem der Abbau von Glykogen zur intrazellulären ATP-Gewinnung durch einen Enzymmangel der Muskelphosphorylase gestört ist. Sie wird autosomal-rezessiv vererbt.

Klinik

Die Erkrankung ist durch folgende Symptome gekennzeichnet:

- belastungsabhängige Muskelschmerzen, -krämpfe und -ermüdung (typischerweise beginnend im Kindesalter)
- Myoglobinurie
- „Second-Wind-Phänomen", bei dem nach belastungsinduzierter Einschränkung und hierdurch erzwungener Pause eine Fortsetzung der Muskelarbeit auf niedrigerem Aktivitätsniveau nach wenigen Minuten wieder möglich wird
- erhöhtes Risiko für Rhabdomyolysen
- meist deutliche CK-Erhöhungen

Die Symptomatik einer GSD 5 kann, gerade zu Beginn der Erkrankung, mit einer somatoformen Schmerzerkrankung oder sog. Fibromyalgie verwechselt werden. Weitere Differenzialdiagnosen sind andere Stoffwechselmyopathien, manche Muskeldystrophien (z. B. LGMD mit *ANO5*-Defekt), nichtdystrophe und dystrophe Myotonie-Erkrankungen. Daher sind bei einer anamnestischen Belastungsintoleranz mit begleitender CK-Erhöhung weiterführende diagnostische Maßnahmen empfehlenswert (nichtischämischer Arbeitstest, Muskel-MRT, ggf. Muskelbiopsie oder molekulargenetische Analyse).

Diagnostik

Zur Diagnose ist der molekulargenetische Nachweis pathogener Varianten im Myophosphorylase-Gen erforderlich. Diagnostisch hinweisend sind neben den obigen Symptomen einer Belastungsintoleranz Auffälligkeiten im nichtischämischen Arbeitstest (fehlender Laktatanstieg bei häufig übermäßigem Ammoniakanstieg unter nichtischämischen Kontraktionsbedingungen), PAS-positive Vakuolen und eine fehlende Myophosphorylase-Reaktion in der Muskelbiopsie.

Therapie

Eine kausale Therapie der GSD 5 steht nicht zur Verfügung. Empfehlenswert sind angepasste und strukturierte aerobe Trainingsprogramme zur nachhaltigen Stoffwechselumstellung, das Vermeiden statischer Muskelkontraktionen, das gezielte Einüben der „Second-Wind"-Reaktionen, die bedarfsweise Einnahme kohlenhydratreicher Nahrungsmittel (vor absehbaren besonderen Muskelbelastungen) und evtl. ketogene Diätmaßnahmen.

15.4.3.3 Lipidspeichermyopathien

Lipidspeichermyopathien zeigen wie andere Myopathien ein breites klinisches Erscheinungsbild. Zur Diagnostik gehören eine laborchemische Untersuchung (CK, Blutzucker, Leberwerte, Carnitin und Acyl-Carnitin), genetische Testung und Muskelbiopsie. Therapien bestehen aus dem Meiden von Auslösern metabolischer Krisen (z. B. Fasten, übermäßiger Sport) und ggf. Substitutionstherapien.

15.4.3.3 Lipidspeichermyopathien

Der Energiebedarf der Muskulatur wird auch von einer intakten Betaoxidation von Fettsäuren in den Mitochondrien gedeckt. Defekte im Transport von Fettsäuren aus dem Zytosol in die Mitochondrien oder der komplexen Betaoxidation innerhalb der mitochondrialen Matrix können eine Lipidspeichermyopathie hervorrufen.

Klinik

Das Symptomenspektrum reicht von kongenitalen schweren Verläufen mit multisystemischer Manifestation (Herz, Muskel, Leber, ZNS) bis zu rezidivierenden Rhabdomyolysen, einer Belastungsintoleranz oder zunehmenden Muskelschwäche mit Beginn im Jugend- oder Erwachsenenalter.

Diagnostik

Diagnostisch wichtig ist die Bestimmung bzw. Durchführung von:

- Basislabor: CK, Nüchtern-BZ (im Rahmen von Stoffwechselkrisen können Hypoglykämien vorkommen), Leberwerte (Transaminasen)
- Bestimmung von Carnitin und Acyl-Carnitin im Serum (mittels Tandem-Massenspektrometrie)
- genetische Diagnostik (sog. Rhabdomyolyse-Gen-Panel), beachte: die häufigste Lipidmyopathie im Erwachsenenalter ist der CPT2-Mangel (hierbei typisch rezidivierende Rhabdomyolysen getriggert durch Sport, Kälte, Infekte, Fasten)
- Muskelbiopsie (mit pathologischer Lipidspeicherung in Muskelzellen, ➤ Abb. 15.11; am Muskel-Homogenat sind enzymologische Messungen möglich)

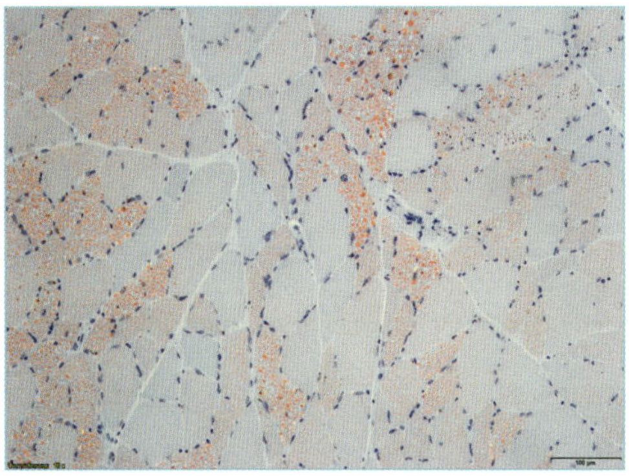

Abb. 15.11 Muskelbefunde bei Lipidspeichermyopathie. Die Ölrot-Färbung einer Quadrizepsbiopsie eines Patienten mit Lipidspeichermyopathie zeigt Vakuolen und Lipideinlagerungen. [M1335]

Therapie

Allgemein müssen Provokationsfaktoren für das Auslösen metabolischer Krisen vermieden oder konsequent behandelt werden (z. B. Fasten, übermäßiger Sport, Infekte).

Bei manchen Lipidspeichermyopathien (wie dem multiplen Acyl-CoA-Dehydrogenase-Defekt) ist die Behandlung mit L-Carnitin, Coenzym Q10 und Riboflavin oder beim primären Carnitin-Mangel die orale L-Carnitin-Substitution geeignet, eine Remission der klinischen Symptomatik und einen stabilen Verlauf zu erreichen.

MERKE Für die Therapie der Lipidspeichermyopathien ist es wichtig – wie bei allen Myopathien – die zugrunde liegende Ursache möglichst präzise zu bestimmen, da Substitutionstherapien eine klinische Verbesserung bewirken können.

MERKE

15.4.3.4 Mitochondriale Myopathien

Grundlagen

Mitochondrien sind Zellorganellen, die entscheidend am Energiestoffwechsel der Zelle beteiligt sind. Mitochondriale Erkrankungen werden durch genetisch bedingte Defekte (entweder der mitochondrialen oder der nukleären DNA) hervorgerufen, die letztlich die ATP-Gewinnung kritisch beeinträchtigen und dadurch zu mitochondrialen Veränderungen und klinischen Symptomen führen (➤ Abb. 15.12). Es sind vor allem Organe mit hohem Energiebedarf betroffen, wie Gehirn, Skelett- und Herzmuskel, Cochlea und Retina. Betrifft der mitochondriale Defekt ausschließlich die Skelettmuskultur, liegt eine mitochondriale Myopathie vor. Häufiger sind jedoch heterogene Krankheitsspektren, die mehrere Gewebe betreffen und somit multisystemisch verlaufen.

Chronisch progrediente externe Ophthalmoplegie (CPEO)

Es handelt sich um ein Krankheitsbild, das entweder ausschließlich die Skelettmuskulatur (CPEO) oder darüber hinaus auch andere Organe (u. a. Herz, Pankreas, peripheres Nervensystem) beeinträchtigt (CPEO+).

15.4.3.4 Mitochondriale Myopathien

Grundlagen: Bei mitochondrialen Erkrankungen sind vor allem Organe mit hohem Energiebedarf betroffen (Gehirn, Skelett- und Herzmuskel, Cochlea und Retina).

Chronisch progrediente externe Ophthalmoplegie (CPEO):

- CPEO+: neben Skelettmuskulatur auch andere Organe betroffen
- Klinik: bilaterale Ptosis, externe Ophthalmoplegie, proximale Muskelschwäche, Dysarthrie, Dysphagie
- Diagnostik: aerober Fahrradbelastungstest, genetische Testung, Muskelbiopsie („ragged red fibers", ➤ Abb. 15.12a)
- Therapie: symptomorientiert (Lidraffung, Prismenbrille, aerobes Training, kardiologische Mitbetreuung)

Studentische Sicht

ABB. 15.12

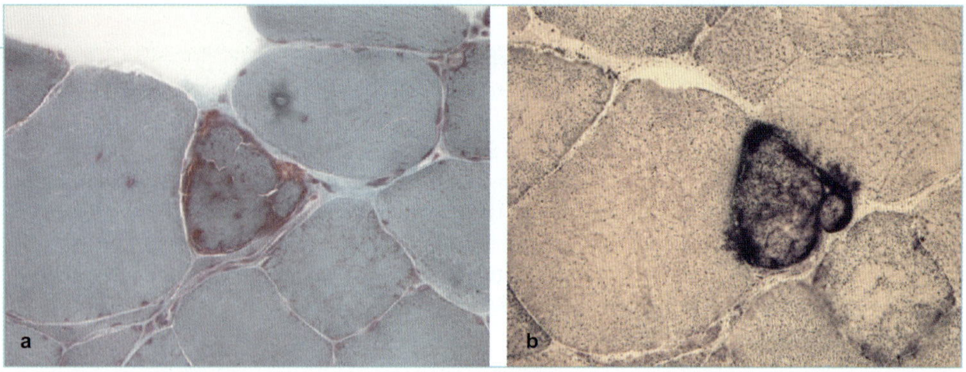

Abb. 15.12 Histologische Hinweise auf eine Mitochondriopathie bei einem 32-jährigen Mann mit CPEO. **a** Muskelbiopsie aus dem M. vastus lateralis mit sog. Ragged-Red-Fasern in der Trichrom-Gomori-Färbung. **b** Gleiche Muskelbiopsie mit Ragged-Blue-Fasern in der Succinat-Dehydrogenase-Reaktion. [M1335]

Klinik

Symptome der CPEO sind:

- langsam zunehmende chronisch progrediente bilaterale Ptosis
- zunehmende Einschränkungen der Augenbewegungen (externe Ophthalmoplegie) mit Diplopie in 50 % der Fälle,
- **Cave:** DD okuläre Myasthenia gravis
- proximale Muskelschwächen, Dysphagie, Dysarthrie

Diagnostik

Der klinische Verdacht auf eine CPEO kann durch den aeroben Fahrradbelastungstest erhärtet werden (übermäßiger Anstieg von Laktat unter submaximaler aerober Belastung über 15 Minuten). Entscheidend ist die molekulargenetische Analyse an Blutzellen, die entweder singuläre Deletionen der mitochondrialen DNA (dann meist sporadisches Vorkommen der CPEO ohne Weitervererbung) oder multiple Deletionen (bei nukleären Gen-Varianten wie z. B. im *POLG1*-Gen) zeigen kann. Außerdem wichtig ist die diagnostische Muskelbiopsie mit dem Nachweis von typischen mitochondrialen Veränderungen („ragged red fibers", Cytochrom-c-Oxidase-negative/SDH-positive Fasern) und Analyse des mitochondrialen DNA-Deletionstyps (singuläre oder multiple mtDNA-Deletionen).

Therapie

Die Therapie der CPEO ist rein symptomorientiert:

- Lidraffung bei kritischer Ptose
- Prismenbrillen bei Diplopie
- frühe kardiologische Intervention mit Herzschrittmacher oder Defibrillator bei kardialer Mitbeteiligung
- aerobes Muskeltraining

15.5 Erworbene Myopathien

15.5.1 Immunvermittelte Myositiden

Überblick: Zu den immunvermittelten Myositiden gehören:

- Polymyositis (PM)
- Dermatomyositis (DM)
- immunvermittelte nekrotisierende Myopathie/Myositis (IMNM)
- Anti-Synthetase-Syndrom (ASS/ASyS)
- sporadische Einschlusskörpermyositis (sIBM)

Overlap-Myositiden treten im Kontext rheumatologischer Grunderkrankungen auf. Einen Überblick gibt ➤ Tab. 15.2.

15.5 Erworbene Myopathien

15.5.1 Immunvermittelte Myositiden

Überblick

Einteilung Hierzu zählen die Polymyositis (PM), die Dermatomyositis (DM), die immunvermittelte nekrotisierende Myopathie/Myositis (IMNM), das Anti-Synthetase-Syndrom (ASS/ASyS) und die sporadische Einschlusskörpermyositis („sporadic inclusion body myositis", sIBM). Immunologische und entzündliche Abläufe verursachen jeweils typische histopathologische Veränderungen der Skelettmuskulatur und ggf. mitbeteiligter anderer Organe (➤ Tab. 15.2). Von diesen, auch idiopathisch genannten Myositiden werden die heterogenen Overlap-Myositiden (OM) abgegrenzt (➤ Tab. 15.3), die meist im Kontext rheumatologischer Grunderkrankungen vorkommen (z. B. systemischer Lupus erythematodes, Sjögren-Syndrom). Diese Einteilung der Myositiden beruht auf klinisch-serologisch-muskelbioptischen Befundkonstellationen. Zukünftig werden wahrscheinlich zusätzliche Transkriptom-, HLA-Haplotyp- und weitere Biomarkerdaten zu feineren Klassifikationen und spezifischeren Therapien beitragen.

Tab. 15.2 Einteilung der immunogenen Myositiden.

Merkmale	Polymyositis (PM)	Dermatomyositis (DM)	Nekrotisierende Myopathie (IMNM)	Einschlusskörpermyositis (sIBM)
Frauen:Männer	2:1	2:1	1:1	1:3
Erkrankungsalter	> 18 Jahre	1–15 und 45–65 Jahre	> 18 Jahre	> 45 Jahre
Verlauf	akut – subakut	akut – subakut	akut – subakut	chronisch > 12 Monate
Hautveränderungen	nein	ja	nein	nein
Paresen	proximal > distal symmetrisch	proximal > distal symmetrisch	proximal > distal symmetrisch	proximal = distal asymmetrisch, Prädilektion: Kniestrecker ≥ Hüftbeuger und/oder Fingerbeuger ≥ Schulterabduktoren
Muskelschmerzen	(+)	+	+	(+)
Muskelatrophien	+	(+)	+	++
EMG	myopathisch	myopathisch	myopathisch	myopathisch und neurogen
CK	bis 50-fach erhöht	normal bis 50-fach erhöht	bis 50-fach erhöht	normal bis < 15-fach erhöht

TAB. 15.2

Tab. 15.3 Vergleich Anti-Synthetase-Syndrom und Overlap-Myositis.

Merkmale	Anti-Synthetase-Syndrom	Unspezifische Overlap-Myositis
Erkrankungsalter	> 12 Jahre	> 12 Jahre
Verlauf	akut – subakut	akut – subakut
Klinik	• proximal > distal • symmetrische Paresen • Anti-Synthetase-Syndrom: – Mechaniker-Hände – Fieber – Raynaud-Phänomen – Arthritis – Kardiomyopathie	• proximal > distal • symmetrische Paresen • Dysphagie • Assoziation mit systemischen Erkrankungen
Autoantikörper und klinische Zusatzsymptome	Jo1 (9–30 %) • schwere Paresen • Arthritis • frühe RTX-Therapie PL7, PL12 (4 %), OJ, KS • interstitielle Lungenerkrankung ZO, EJ, Tyrosyl • Anti-Synthetase-Syndrom	PM-Scl (75/100) • Sklerodermie, systemischer Lupus erythematodes • selten klinische Remission • interstitielle Lungenerkrankung RNP • Mixed Connective Tissue Disease Ku • systemische Sklerose, systemischer Lupus erythematodes • interstitielle Lungenerkrankung SSA (Ro52, Ro60), SSB • systemische Sklerose, systemischer Lupus erythematodes • Sjögren-Syndrom, rheumatoide Arthritis

TAB. 15.3

Epidemiologie Die DM kommt sowohl im Kindes- als auch im Erwachsenenalter vor, während die anderen Myositiden fast ausschließlich im Erwachsenenalter auftreten. Ihre jährliche Inzidenz liegt jeweils bei ca. 1/100.000.

Diagnostik Die Diagnostik erfordert klinische und elektromyografische Untersuchungen, die Bestimmung myositisspezifischer Antikörper, eine MRT der Skelettmuskulatur sowie eine differenzierte myopathologische Aufarbeitung der Muskelbiopsie. Damit ist meist eine Zuordnung zu einer der Myositis-Formen und die Abgrenzung zu anderen Myopathien, insbesondere den Muskeldystrophien und Stoffwechselmyopathien, möglich (➢ Abb. 15.13).

Therapie Myositiden werden empirisch behandelt, da hochwertige kontrollierte Studien fehlen. Meist wird die Therapie „off-label" bzw. im Sinne eines individuellen Heilversuchs durchgeführt. Die PM, die DM, die IMNM und das Anti-Synthetase-Syndrom sprechen oft gut auf eine immunsupprimierende Therapie an, wohingegen die sIBM weitgehend therapierefraktär ist.

Klinik

Polymyositis und immunvermittelte nekrotisierende Myopathie

Die klinische Symptomatik der PM und IMNM ist gekennzeichnet durch:

Die Dermatomyositis kommt sowohl im Kindes- als auch im Erwachsenenalter vor. Die anderen Myositiden treten fast ausschließlich im Erwachsenenalter auf.

Diagnostik (➢ Abb. 15.13):
- klinische Untersuchung
- EMG
- Bestimmung myositisspezifischer Antikörper (➢ Tab. 15.4)
- MRT der Skelettmuskulatur
- Muskelbiopsie

Klinik

PM und IMNM:
- akut bis subakute, proximal betonte Muskelschwäche, Myalgien, Dysphagien
- CK deutlich erhöht
- selten kardiale Beteiligung

Studentische Sicht

ABB. 15.13

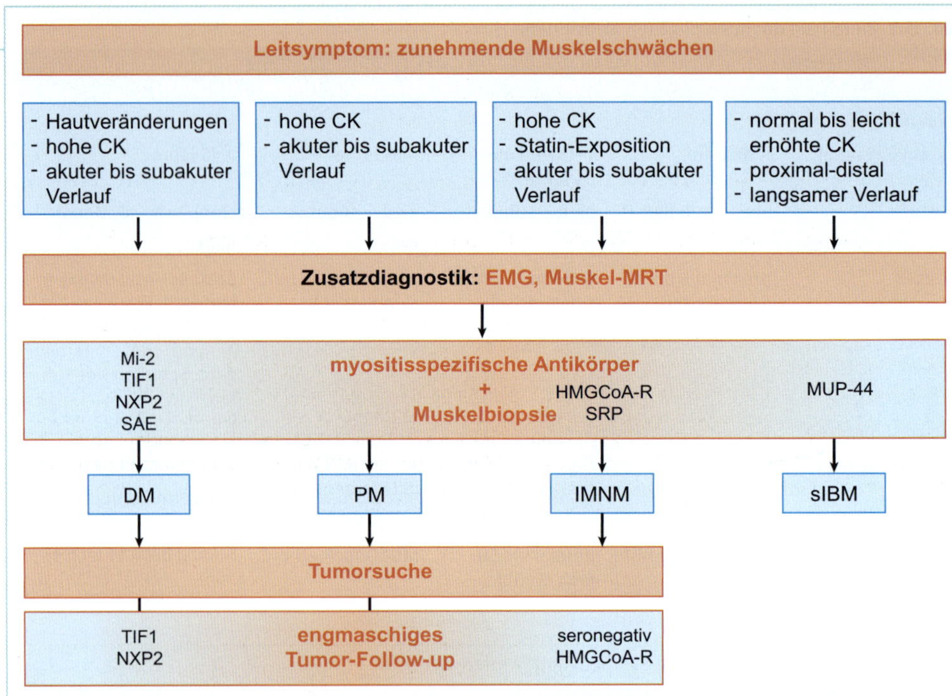

Abb. 15.13 Diagnostikalgorithmus der Myositiden; CK = Kreatinkinase, DM = Dermatomyositis, PM = Polymyositis, IMNM = immunvermittelte nekrotisierende Myositis, sIBM = sporadische Einschlusskörpermyositis, HMGCoA-R = 3-Hydroxy-3-Methylglutaryl-Coenzym-A-Reduktase, SRP = „signal recognition particle", TIF-1 = „transcription intermediary factor 1", NXP2 = nukleäres Matrixprotein 2, SAE = „small ubiquitin-like modifier activating enzyme", MUP = Skelettmuskelprotein (44 kDa). [E1307/L126]

- akut bis subakut einsetzende und rasch progrediente proximal betonte Muskelschwächen, die typischerweise zu Schwierigkeiten beim Treppensteigen, Aufstehen aus dem Sitzen oder bei Überkopfarbeiten führen
- oft deutlich erhöhte CK-Werte (bis zum 50-fachen der oberen Normgrenze)
- Myalgien und Dysphagie in unterschiedlich schwerer Ausprägung
- keine nennenswerte Hautveränderungen wie bei DM und ASS
- selten kardiale Beteiligung

Dermatomyositis

Neben den Muskelschwächen kommen bei der DM typische Hautsymptome vor:

- periorbitale Ödeme, heliotropes Erythem, „Schmetterlingserythem" im Gesichtsbereich
- schuppige Erosionen an den Streckseiten der Finger (Gottron-Papeln)
- schmerzhafte Teleangiektasien im Nagelfalzbereich (Keining-Zeichen)

DM: zusätzliche Hautveränderungen:
- periorbitales Ödem, heliotropes Erythem, Schmetterlingsexanthem
- Gottron-Papeln
- Keining-Zeichen

Einschlusskörpermyositis

Klinisch ist die sIBM gekennzeichnet durch:

- Beginn nach dem 50. Lebensjahr
- Männer häufiger als Frauen betroffen
- schmerzlose, häufig asymmetrische Atrophien und Paresen vor allem des M. quadriceps und der Unterarmflexoren
- Einschränkungen der Feinmotorik, Sturzneigung
- Verlaufsdynamik langsam progredient
- Dysphagie

sIBM: schmerzlose, meist asymmetrische Atrophie/Parese des M. quadriceps und der Unterarmflexoren mit langsamer Progredienz

Anti-Synthetase-Syndrom

Das klinische Spektrum des ASS kann folgende Symptome umfassen:

- körperstammnahe Muskelschwächen meist mit Beginn der Symptomatik im Erwachsenenalter
- Raynaud-Syndrom (plötzliches Abblassen der Finger mit Weiß-, Blau- oder Rotfärbung)
- „Mechaniker-Hände"
- Arthritis mit Rötung und Schwellung von Gelenken

ASS:
- körperstammnahe Muskelschwäche
- Raynaud-Syndrom, „Mechaniker-Hände", Arthritis
- Lungenbeteiligung

- typischerweise Lungenbeteiligung, meist im Sinne einer interstitiellen Lungenerkrankung
- kapillarmikroskopische nachweisbare Veränderungen der Nagelfalzgefäße

Overlap-Myositiden

Eine OM ist definiert durch eine Myositis im Rahmen einer autoimmunologischen Grunderkrankung, bei der im Labor myositisassoziierte Antikörper nachweisbar sind. Sie kann besonders bei rheumatologischen Erkrankungen, z. B. systemische Sklerose (häufig mit Anti-PmScl- oder Anti-Ku-Antikörpern) oder Sjögren-Syndrom (oft mit Anti-SSA/Ro oder Anti-SSB/La-Antikörpern) vorkommen (➢ Tab. 15.4).

PRAXISTIPP Da eine erhöhte Malignomwahrscheinlichkeit vor allem bei der DM und IMNM besteht, sollte bei Erstdiagnose einer Myositis nach einem Malignom gesucht werden (➢ Abb. 15.13). Diese Tumorsuche sollte eine CT von Thorax und Abdomen (alternativ: Röntgen-Thorax und Abdomen-Sonografie) sowie eine urologische, eine gynäkologische und eine gastroenterologische Diagnostik umfassen. Da die Myositis der Manifestation einer Tumorerkrankung vorausgehen kann, sind Nachuntersuchungen bis zu 2–3 Jahre nach Erstdiagnose indiziert. Es hat sich herausgestellt, dass ein erhöhtes Malignomrisiko besonders für die TIF1- und NPX2-positive DM sowie für die HMGCoA-R- und sero-negativen IMNM besteht. Hier muss in besonderer Weise auf eine Tumorsuche bzw. auf Verlaufskontrollen geachtet werden.

PRAXISTIPP

Pathogenese

Dermatomyositis

Kennzeichnend für die DM sind antikörpervermittelte Immunmechanismen und eine krankheitsspezifische Interferon-Signatur. Durch Ablagerung und Aktivierung des C5b-9-Komplementkomplexes (Membran-Attacke-Komplex, MAK) an Endothelzellen von Gefäßen werden Gefäßnekrosen, eine Rarefizierung der endomysialen Kapillardichte und schließlich Mikroinfarkte und eine perifaszikulär betonte Faseratrophie hervorgerufen. Außerdem werden durch die MAK-Ablagerungen Zytokine freigesetzt, die $CD4^+$-regulatorische T-Zellen wie auch B-Zellen und Makrophagen aktivieren.

Einschlusskörpermyositis

Bei der sIBM sind sowohl autoimmunogene (Autoantikörper gegen zytosolische 5'-Nukleotidase, B-Zell wie auch T-Zell-Infiltrate im Muskel) als auch myodegenerative Abläufe (Amyloid-, TDP-43 und -p62-Aggregate im Muskel [➢ Abb. 15.14]) pathogenetisch wirksam.

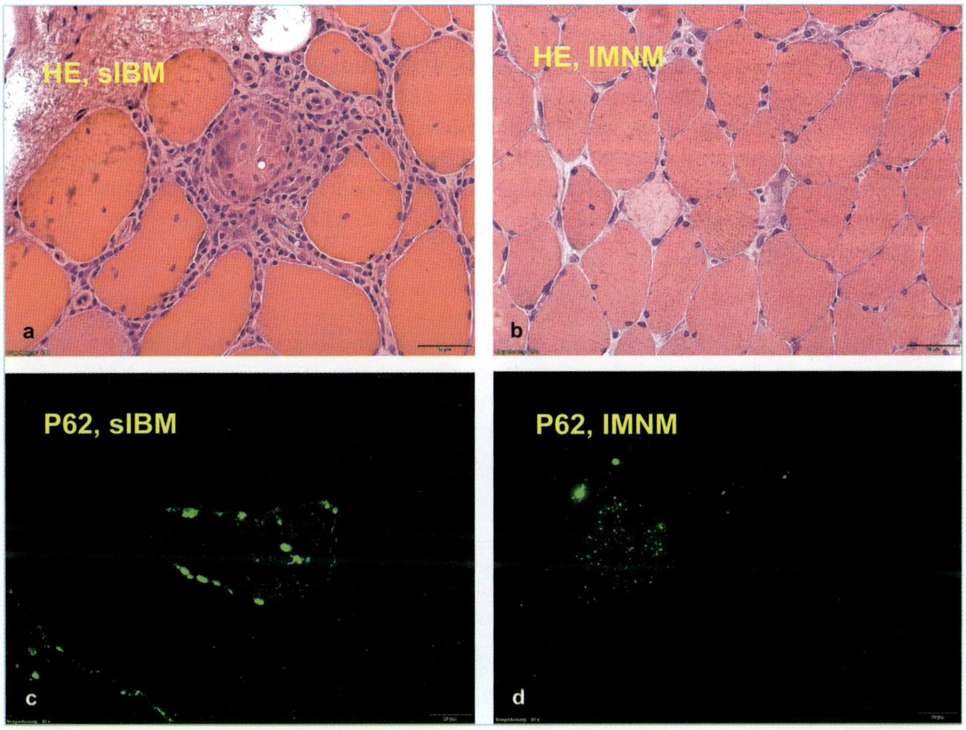

Abb. 15.14 Mikroskopische Auffälligkeiten bei sIBM und IMNM. a, b Fokale Invasion von Muskelfasern durch Entzündungszellen (a) und diffus verteilte Muskelzellnekrosen (b). **c, d** Der immunfluoreszenzbasierte Nachweis von intramyozellulärem p62 zeigt prominente Aggregate bei Patienten mit sIBM (c) und eine feingranuläre Anreicherung bei Patienten mit IMNM (d). [M1335]

Immunvermittelte nekrotisierende Myopathie

Die IMNM wird durch B-Zell-vermittelte Autoimmunprozesse (in über 50 % der IMNM-Fälle kommen AK gegen SRP54 oder HMGCoA-R vor) mit nachfolgender Muskelfasernekrose und eine gestörte T-Zell-vermittelte Immunregulation erklärt. Zudem werden Veränderungen der Proteinqualitätskontrolle und der Proteolyse (mit induzierter Autophagie und Ansammlungen ubiquitinierter Proteine) diskutiert (➤ Abb. 15.14).

Anti-Synthetase-Syndrom

Beim ASS wird eine antigenvermittelte Pathogenese mit dem Auftreten von Autoantikörpern gegen z. B. proteolytisch veränderte Konformationen der Aminoacyl-tRNA-Synthetasen angenommen. Die Höhe des Serumspiegels dieser Antikörper scheint mit der Krankheitsaktivität zu korrelieren.

Diagnostik

Myositis-Antikörper

Einen Überblick über die Antikörper bei den nicht erregerbedingten Myositiden gibt ➤ Tab. 15.4.

TAB. 15.4

Tab. 15.4 Autoantikörper bei nicht erregerbedingten Myositiden.

Erkrankung	Autoantikörper
Myositisspezifische Antikörper	
Dermatomyositis (DM)	Anti-Mi2, Anti-TIF-γ, Anti-NXP2, Anti-MDA5, Anti-SAE
nekrotisierende Myopathie/Myositis (IMNM)	Anti-SRP, Anti-HMG-CoA-Reduktase
sporadische Einschlusskörpermyositis (sIBM)	Anti-MUP44 (cN1A)
Anti-Synthetase-Syndrom (ASS)	Aminacyl-tRNA-Antikörper: Anti-Jo1, Anti-OJ, Anti-EJ, Anti-PL7, Anti-PL12, Anti-KS, Anti-Ha, Anti-Zo
Myositisassoziierte Antikörper	
Overlap-Myositis (OM)	Anti-SSA/Ro, Anti-SSB/La, Anti-U1RNP, Anti-U2RNP, Anti-U3RNP, Anti-PmScl (75/100), Anti-Ku

MRT-Bildgebung

Die Muskel-MRT wird in der Diagnostik und beim Therapiemonitoring der Myositiden zunehmend wichtiger. Standardmäßig werden mindestens 1,5-Tesla-Spulen mit T1-Sequenzen und ödemsensitive Sequenzen (z. B. T2- oder fettunterdrückte STIR-Sequenzen) eingesetzt. Die MRT-Diagnostik ist sehr hilfreich in der Abgrenzung gegenüber Differenzialdiagnosen (z. B. Muskeldystrophien, Strukturmyopathien), da mittlerweile erste spezifische Verteilungsmuster für die Myositis-Unterformen definiert wurden. Die Kombination von MRT-Bildgebung und Muskelbiopsie verringert die Rate falsch negativer Muskelbiopsien. Daher ist *vor* einer Muskelbiopsie eine MRT der Beinmuskulatur sinnvoll, um eine geeignete Biopsiestelle (möglichst aus einem ödematös auffälligen Muskelabschnitt) auszuwählen. Im Krankheitsverlauf einer Myositis kann die MRT-Bildgebung in Zusammenschau mit klinischen Parametern ggf. Anpassungen der Therapie begründen.

Histopathologie

Fortschritte in der Immunhistologie haben die myopathologische Diagnostik der Myositiden verfeinert und präzisiert. Zu den histologischen Grundfärbungen gehören H&E-, Trichrom-, NADH-, SDH-, COX-Reaktionen. Die immunhistochemischen Untersuchungen sollten die folgenden Immunmarker umfassen: MHCI, MHCII, CD3, CD8, CD20, CD45, CD68, p62 (SQSTM1/Sequestrosom 1), MAC (C5b-9-Komplex). Typische Befunde einer IMNM und sIBM zeigt ➤ Abb. 15.14.

Therapie

Die Empfehlungen für die Therapie der Myositis (➤ Tab. 15.5) sind weitgehend empirisch basiert. Zur Beurteilung des Therapieverlaufs sollte vor allem die Muskelkraft (nach den MRC-Graden) regelmäßig kontrolliert und die Therapie danach ausgerichtet werden.

PRAXISTIPP Der CK-Verlauf allein reicht zur Beurteilung des Therapieerfolgs nicht aus, da er nicht zwingend mit der Krankheitsaktivität korreliert.

Therapie: Die Empfehlungen sind in ➤ Tab. 15.5 zusammengefasst.
Bei der sIBM sind immunsuppressive Therapien in klinischen Studien nicht wirksam. Ein Therapieversuch mit Prednisolon und IVIG ist jedoch indiziert.
Zusätzlich zur medikamentösen Therapie sollten supportive Maßnahmen (z. B. Physiotherapie) erfolgen.

TAB. 15.5

Tab. 15.5 Therapie der Myositis (PM, IMNM, DM, ASS).

Typ und Indikation	Durchführung
Initialtherapie Akutphase	• orales Prednis(ol)on, 1 mg/kg KG, für mindestens 2–4 Wochen bzw. bis zum klinischen Ansprechen • danach langsame Dosisreduktion um 10 mg alle 2–4 Wochen, ab 20 mg um 2,5–5 mg • bei ausgeprägter Symptomatik: i. v. Methylprednisolon-Pulstherapie mit 500–1.000 mg/d über 3–5 Tage
Langzeittherapie nach klinischem Ansprechen	Kombination aus Erhaltungsdosis von Prednis(ol)on 5–10 mg/d und einem Immunsuppressivum: • Azathioprin (Mittel 1. Wahl): 1–3 mg/kg KG, (**Cave:** TPMT-Defizienz), Lymphozytenzielwert: 600–1.200/µl • Mycophenolatmofetil: 1.000–2.000 mg/d • Methotrexat: 7,5–25 mg wöchentlich (mit paralleler Folsäuresubstitution) • Ciclosporin: 2,5–5 mg/kg KG Add-on-Therapie: • i. v. Immunglobuline, initial 2 g/kg KG, danach 1–2 g/kg KG alle 4–6 Wochen • bei nicht ausreichendem Ansprechen auf die Kombination Kortikosteroide/Immunsuppressivum • initial bei juveniler DM
Eskalationstherapie bei therapierefraktären Myositiden	• Rituximab: 2 x 1.000 mg im Abstand von 14 Tagen, ggf. Wiederholung nach frühestens 6 Monaten gemäß C19-Nadir (gutes Ansprechen bei ASS, bes. Jo1-+, und DM mit Mi2-AK) • Cyclophosphamid: i. v. 0,5–1,0 mg/m² Körperoberfläche, initial 6 Zyklen alle 4 Wochen oder oral 1–2 mg/kg KG

TPMT = Thiopurin-Methyltransferase

Glukokortikoide sind Mittel der ersten Wahl in der initialen Therapie der PM, DM, IMNM, ASS und der OM. In der Akutphase wird eine Dosis von 1 mg/kg KG/d Prednisolonäquivalent empfohlen. In schweren Fällen beginnt man mit einer hochdosierten intravenösen Pulstherapie von 250 bis 1.000 mg pro Tag Methylprednisolon über 3–5 Tage.

Bei der Steroidtherapie sind zu berücksichtigen:

- Die Dauer der Prednisolon-Therapie richtet sich nach dem klinischen Ansprechen.
- Ein klinischer Wirkungseintritt ist oft erst nach einigen Wochen, zum Teil sogar erst nach mehreren Monaten zu erkennen.
- Bei klinischer Besserung wird die Dosis schrittweise verringert, z. B. um jeweils 10–20 mg alle 2 Wochen. Die langsame Dosisreduktion ist wichtig, um ein frühes Rezidiv zu vermeiden.
- Es wird eine Erhaltungsdosis von 10 bis 15 mg pro Tag angestrebt.
- Nach stabiler Remission über mindestens 6 Monate kann die Dosis noch weiter verringert werden, z. B. auf 5–10 mg/d bzw. 15–20 mg jeden 2. Tag.

Die Langzeittherapie sollte die möglichst niedrigdosierten Glukokortikoide mit zusätzlichen **Immunsuppressiva** wie Azathioprin, Methotrexat oder Mycophenolatmofetil kombinieren, um steroidbedingte Nebenwirkungen zu verringern (➢ Tab. 15.5). Bei der Therapie mit **Azathioprin** ist zu berücksichtigen:

- Zieldosis 1–3 mg/kg KG/d
- regelmäßige Kontrollen von Blutbild und Leberwerten
- Zielwert der absoluten Lymphozytenzahl = 600–1.200/µl
- Der immunologische Effekt setzt erst nach einer Latenz von 3–6 Monaten ein.

Alternativ kann **Mycophenolatmofetil** in einer Standarddosierung von 2 g/d unter regelmäßiger Kontrolle des Blutbildes eingesetzt werden. Bei klinischer Stabilität oder mildem Verlauf können auch niedrigere Dosierungen von 1.000 bis 1.500 mg/d ausreichend sein. Der allgemein besseren Verträglichkeit und geringeren Lebertoxizität im Vergleich zu Azathioprin stehen jedoch erheblich höhere Therapiekosten gegenüber.

Methotrexat wird üblicherweise in einer einmaligen Dosis von 15–25 mg pro Woche unter Folsäuresubstitution gegeben. Als Nebenwirkungen können toxische Effekte auf das blutbildende System, die Nieren und die Leber auftreten. Selten kann es zu einer interstitiellen Lungenerkrankung und Lungenfibrose kommen. Reservemedikamente sind Ciclosporin und Tacrolimus (ungünstigeres Nebenwirkungsprofil).

Eskalationstherapie

Bei unzureichendem Effekt der Basistherapie oder intolerablen Nebenwirkungen sollten intravenöse Immunglobuline (IVIG) als Add-on-Therapie eingesetzt werden (➢ Tab. 15.5). Die IVIG-Therapie ist für fast alle Myositis-Unterformen eine Off-Label-Therapie, nur für die aktive DM ist in Deutschland ein IVIG-Präparat zugelassen.

Bei einer Therapieresistenz von DM, PM, IMNM (besonders bei der SRP54+-IMNM), ASS oder OM kann die Eskalationstherapie mit Rituximab zur B-Zell-Depletion erwogen werden. Bei schweren Verläufen mit Beteiligung anderer Organe kann auch Cyclophosphamid zum Einsatz kommen. Derzeit werden in klinischen Studien verschiedene neuere Medikamente geprüft, die in die Immunabläufe der Myositis eingreifen.

Besonderheiten der Therapie der sIBM

Die Therapieempfehlungen für die sIBM unterscheiden sich von denen bei den anderen Myositiden. Verschiedene Studien mit Kortikosteroiden und Immunsuppressiva wie Ciclosporin, Tacrolimus oder Methotrexat konnten hier keinen positiven Effekt zeigen. Unabhängig von einem seltenen Ansprechen auf Prednisolon ist ein Therapieversuch mit IVIG gerechtfertigt.

Supportive Therapie

Parallel zur immunsuppressiven Behandlung sollten supportive Maßnahmen wie regelmäßige Physiotherapie, submaximale aerobe Trainingseinheiten und eine adäquate Hilfsmittelversorgung erfolgen. Bei der DM und PM konnte eine Steigerung der funktionellen Muskelkraft durch Einnahme von Kreatin belegt werden (Dosierung 60 mg/kg KG/d).

15.5.2 Toxische Myopathien

Die toxischen Myopathien werden anhand der molekularen Mechanismen eingeteilt: nekrotisierend, amphiphil, antimikrotubulär, entzündlich, hypokaliämisch oder Steroidmyopathie. Diverse Medikamente können eine toxische Myopathie auslösen. Am bekanntesten sind die Myopathie durch Cholesterinsenker oder bei der Langzeitanwendung von Kortikosteroiden.

15.5.2 Toxische Myopathien

Die Skelettmuskulatur reagiert empfindlich auf zahlreiche Substanzen, die die zelluläre Homöostase wie z. B. die Balance des Proteinhaushalts sowie den Proteinabbau beeinträchtigen.

Hauptkategorien

Basierend auf den molekularen Mechanismen wurden 7 Hauptkategorien toxischer Myopathien definiert:

- nekrotisierende Myopathie (Cholesterinsenker [➤ Abb. 15.15], Ciclosporin, Labetalol, Proprofol, Alkohol)
- amphiphile Myopathien (Amiodaron, Chloroquin und Hydroxychloroquin)
- antimikrotubuläre Myopathien (Colchicin, Vincristin)
- mitochondriale Myopathien (Zidovudin und andere HIV-bezogene antiretrovirale Medikamente)
- entzündliche Myopathien (L-Tryptophan, D-Penicillamin, Cimetidin, Phenytoin, Lamotrigin, α-Interferon, Hydroxyharnstoff und Imatinib)
- hypokaliämische Myopathien (Diuretika, Abführmittel, Amphotericin, Lakritze, Kortikosteroide, Alkoholmissbrauch)
- Steroidmyopathie/Myopathie bei kritischen Erkrankungszuständen (Kortikosteroide und nichtdepolarisierende neuromuskuläre Blocker)

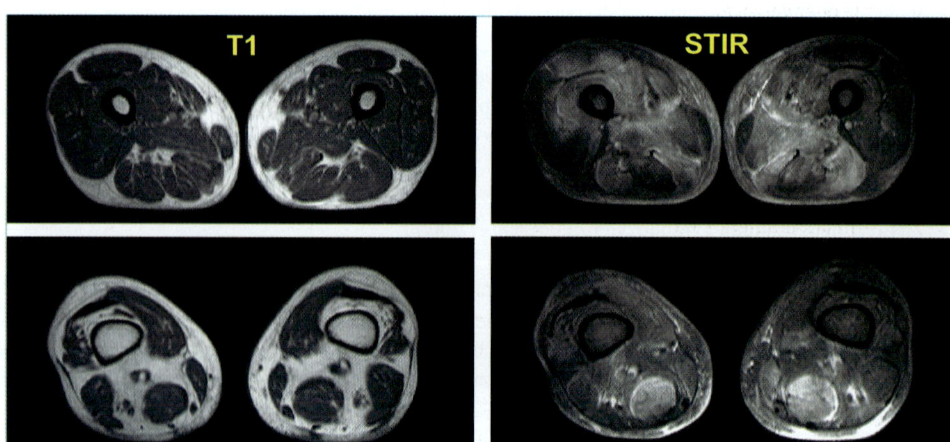

Abb. 15.15 Toxische Myopathie durch Statine bei einem 41-jährigen Mann (Atorvastatin, 40 mg; seit 3 Wochen), ausgeprägte Myalgien, CK 1.331 U/L (nl < 170 U/L). Die Muskel-MRT zeigt fokale ödematöse Veränderungen im Oberschenkelbereich (STIR) ohne Fett- oder Bindegewebsumbau (T1). [M1335]

Klinik

Die klinische Manifestation einer durch Wirkstoffe oder Medikamente mit toxischen Nebenwirkungen verursachten Myopathie kann von leichten Muskelschmerzen und Krämpfen bis hin zu schwerer Schwäche mit schwerer Rhabdomyolyse, Nierenversagen und sogar Tod reichen.

CAVE Die frühzeitige Diagnose toxischer Myopathien ist entscheidend, da sie nach Absetzen der auslösenden Substanz (einschließlich häufig verschriebener Medikamente mit toxischen Nebenwirkungen) möglicherweise reversibel sind und die Wahrscheinlichkeit einer vollständigen Rückbildung der Schädigung größer ist.

CAVE

15.5.3 Critical-Illness-(Neuro-)Myopathie

Im Rahmen einer intensivmedizinischen Therapie kann komplizierend das Krankheitsbild der „erworbenen Skelettmuskelschwäche bei kritisch Kranken" („ICU-acquired weakness", ICUAW) auftreten, wodurch sich die Erkrankungsdauer verlängert, die anschließende Rehabilitation verzögert und bleibende funktionelle Einschränkungen entstehen können.

Diagnostik und Einteilung

Die ICUAW manifestiert sich als neu auftretendes symmetrisches sensomotorisches Defizit bei Intensivpatienten, ohne dass andere Ursachen (als die Intensivtherapie) vorliegen. Sie wird klinisch und elektrophysiologisch (ENG, EMG) diagnostiziert und in 3 Untergruppen eingeteilt:

- Critical-Illness-Polyneuropathie (CIP)
- Critical-Illness-Myopathie (CIM)
- Critical-Illness-Polyneuromyopathie (CINM)

Die seit den 1990er Jahren zunehmend erkannte CIM kann vor allem durch hohe Dosierungen intravenöser Kortikosteroide während der intensivmedizinischen Behandlung hervorgerufen werden. CIP und CIM treten häufig gemeinsam auf und erhöhen allein oder in Kombination die intensivmedizinische Morbidität (erschwerte Beatmungsentwöhnung). Eine CIM liegt bei 36 % derjenigen vor, die wegen einer schweren COPD eine mechanische Beatmung benötigen sowie bei einem hohen Anteil derjenigen, die für mindestens 7 Tage auf der Intensivstation liegen. Häufige Faktoren, die entweder mit einer CIP oder CIM oder deren Kombination verbunden sind, sind Infektionen, Hyperglykämien, lange Immobilität, Sepsis, systemisches Entzündungsreaktionssyndrom und (akutes) Multiorganversagen. Weniger konsistente Risikofaktoren umfassen Hyperpyrexie, Hyperosmolalität, Hypalbuminämie, Hypoxie, Hypotonie, Hyper- oder Hypokalzämie, septische Enzephalopathie, lange Dauer von Organversagen, Nierenersatztherapie, parenterale Ernährung, Vasopressor- und Katecholaminunterstützung.

Klinik

Zu den Leitsymptomen gehören:

- zunehmende sensible und motorische Störungen meist distal-symmetrischer Verteilung
- verzögerte Entwöhnung vom Respirator
- fehlende oder verzögerte frühzeitige Mobilisierung
- prolongierter Intensivaufenthalt mit weiteren Risiken und negativen Langzeitfolgen
- erhöhte Mortalität

15.5.3 Critical-Illness-(Neuro-)Myopathie

Eine intensivmedizinische Therapie kann zu einer „erworbenen Skelettmuskelschwäche bei kritisch Kranken" („ICU-acquired weakness", ICUAW) führen. Die ICUAW wird in 3 Untergruppen eingeteilt: Critical-Illness-Polyneuropathie (CIP), Critical-Illness-Myopathie (CIM), Critical-Illness-Polyneuromyopathie (CINM).

Diagnostik: Klinik, ENG, EMG.

Klinik: neues, symmetrisches, sensomotorisches Defizit, erschwerte Beatmungsentwöhnung, verlängerter Intensivaufenthalt, erhöhte Mortalität

15.5.4 Post-COVID-Syndrom mit Muskelbeschwerden

Das Post-COVID-19-Syndrom (Post-COVID-19-Condition, PCC) wird definiert als persistierende Symptomatik nach durchgemachter COVID-19-Infektion, die innerhalb von 3 Monaten nach Beginn der COVID-19-Infektion aufgetreten ist, für mindestens 2 Monate andauert und auf keine andere Ursache zurückzuführen ist.

Während einer COVID-19-Infektion können sehr selten eine Myositis oder eine Rhabdomyolyse vorkommen, mit begleitender deutlicher CK-Erhöhung, ödematösen Veränderungen in der Muskel-MRT und perivaskulären Entzündungszeichen in der Muskelbiopsie. Dagegen sind bei einer PCC Muskelsymptome vergleichsweise häufig und können in ca. 25 % der Fälle mit persistierenden Myalgien und anhaltenden muskulären Belastungsintoleranzen einhergehen. In den allermeisten PCC-Fällen sind jedoch der klinische Befund und sämtliche zusatzdiagnostischen Verfahren (CK, Neurophysiologie, MRT, Histologie) unauffällig. Man nimmt daher an, dass in der Akutphase einer COVID-19-Infektion entzündliche Kaskaden im Muskelgewebe ablaufen, jedoch bei einer PCC nichtorganische Dekonditionierungsabläufe eine entscheidende Rolle spielen. Bei der Diagnose sind individuelle Faktoren wie Schwere und Dauer der Erkrankung, Alter, konstitutionelle Anfälligkeiten und Vorerkrankungen zu berücksichtigen.

Ähnlich wie beim Post-SARS-Syndrom, über das nach der SARS-Epidemie in den Jahren 2003–2004 berichtet wurde, erinnern einige der vorherrschenden Symptome des PCC an das sog. chronische Müdigkeitssyndrom.

15.5.4 Post-COVID-Syndrom mit Muskelbeschwerden

Bei einem Post-COVID-Syndrom, das innerhalb von 3 Monaten nach einer COVID-Infektion auftreten kann, kommt es häufig zu muskulären Beschwerden. Meist ist die Zusatzdiagnostik jedoch negativ.

Studentische Sicht

15.6 Myasthene Syndrome

Bei myasthenen Syndromen ist die Übertragung von Nervenimpulsen auf die quergestreifte Muskulatur gestört.

15.6.1 Myasthenia gravis (MG)

Die Myasthenia gravis (MG) wird durch IgG-Antikörper gegen postsynaptische Azetylcholinrezeptoren vermittelt und ist häufig mit Thymusveränderungen (Thymushyperplasie, Thymom) assoziiert. Klinisch wird die MG nach der Myasthenia gravis Foundation Association klassifiziert (➤ Tab. 15.6). Zur Beurteilung der Krankheitsaktivität wird zusätzlich die Selbsteinschätzung des Patienten berücksichtigt.

Klinik: Leitsymptom ist eine fluktuierende, aktivitätsabhängige Muskelschwäche:
- asymmetrische Ptosis, Doppeltsehen im Tagesverlauf
- im Verlauf Schluck-, Extremitäten-, Kopfhalte-, Rumpf- und Atemmuskulatur betroffen

TAB. 15.6

CAVE

15.6 Myasthene Syndrome

Myasthene Syndrome sind Ausdruck einer gestörten synaptischen Übertragung von Nervenimpulsen auf die quergestreifte Muskulatur. Die primäre Störung kann präsynaptisch (wie bei der Lambert-Eaton-Erkrankung oder beim Botulismus) oder postsynaptisch (wie bei der autoimmunogenen Myasthenia gravis oder den kongenitalen myasthenen Syndromen) lokalisiert sein.

15.6.1 Myasthenia gravis (MG)

Die Myasthenia gravis (MG) ist eine seltene und chronisch verlaufende IgG-Antikörper-vermittelte Autoimmunerkrankung. Hierbei binden die Autoantikörper an Azetylcholinrezeptoren oder an funktionell verwandte Moleküle der postsynaptischen Membran der neuromuskulären Übertragungsstelle. Der Thymus spielt bei der Initiierung der Autoimmunpathologie eine wichtige Rolle. Viele Betroffene weisen eine Thymusveränderung auf – entweder als Thymushyperplasie oder als Thymom.

Klinik

Leitsymptom ist eine fluktuierende, aktivitätsabhängige Muskelschwäche im Sinne vorschneller Ermüdbarkeit. Zu Beginn der Erkrankung sind ein im Tagesverlauf auftretendes Doppeltsehen oder eine asymmetrische Ptosis häufig, im Verlauf der Erkrankung können die Schluck-, Extremitäten-, Kopfhalte- und Rumpfmuskeln – und die Atemmuskulatur – zusätzlich betroffen sein. Ist die MG auf die äußere Augenmuskulatur beschränkt, spricht man von einer okulären MG, überschreitet sie den Augenmuskelbefall (in 70–80 % der Fälle), von einer generalisierten MG. Eine Einteilung dieser klinischen Myasthenieformen findet sich in ➤ Tab. 15.6.

Tab. 15.6 Klinische Klassifikation entsprechend Myasthenia gravis Foundation Association (MGFA 2000).

MGFA-Klasse	Klinischer Status
I	**rein okuläre Myasthenie,** beschränkt auf äußere Augenmuskeln und Lidschluss
II	**leichte generalisierte Myasthenie** mit Einbeziehung anderer Muskelgruppen, oft einschließlich Augenmuskeln
III	**mäßiggradige generalisierte Myasthenie,** oft einschließlich Augenmuskeln
IV	**schwere generalisierte Myasthenie**
V	Intubationsbedürftigkeit mit und ohne Beatmung **(myasthene Krise)**
Klasse II–IV lassen sich in 2 Subgruppen unterteilen:	
A	Betonung der Extremitäten und/oder Gliedgürtel, geringe Beteiligung oropharyngealer Muskelgruppen
B	besondere Beteiligung der oropharyngealen und/oder der Atemmuskulatur, geringe oder gleich starke Beteiligung der Extremitäten oder rumpfnaher Muskelgruppen

CAVE Eine Vielzahl von Medikamenten (vor allem Antibiotika wie Tetrazykline) können eine bestehende MG verschlechtern.

Zur Beurteilung des Krankheitsverlaufs und der Schwere einer MG werden die MGFA-Klassifikation (➤ Tab. 15.6) und klinische Scores unter Berücksichtigung der Selbsteinschätzung der Betroffenen hinzugezogen (quantitativer MG-Score, QMG; Myasthenia Gravis Activities of Daily Life, MG-ADL, ➤ Tab. 15.7). Damit wird eine Einteilung der Erkrankungsaktivität in mild/moderat/(hoch-)aktiv ermöglicht, die mittlerweile die Grundlage für die Wahl der immunsuppressiven Therapie bildet.

Tab. 15.7 Fragebogen zur Aktivität des täglichen Lebens bei Myasthenia gravis (Activities of Daily Living, MG-ADL) (nach: Neurology 1999; 22: 1487–1489).

Aktivität	Grad 0	Grad 1 (1 Punkt)	Grad 2 (2 Punkte)	Grad 3 (3 Punkte)	Summe
Sprechen	normal	teilweise Lallen oder nasales Sprechen	kontinuierliches Lallen oder nasales Sprechen, spricht aber verständlich	schwierig zu verstehen	
Kauen	normal	Ermüdung bei festen Speisen	Ermüdung bei weichen Speisen	Magensonde	

Tab. 15.7 Fragebogen zur Aktivität des täglichen Lebens bei Myasthenia gravis (Activities of Daily Living, MG-ADL) (nach: Neurology 1999; 22: 1487–1489). *(Forts.)*

Aktivität	Grad 0	Grad 1 (1 Punkt)	Grad 2 (2 Punkte)	Grad 3 (3 Punkte)	Summe
Schlucken	normal	seltene Erstickungsanfälle	regelmäßige Erstickungsanfälle, Umstellung der Nahrung erforderlich	Magensonde	
Atmen	normal	kurzatmig bei Anstrengung	kurzatmig in Ruhe	beatmungspflichtig	
Zähne putzen oder Haare kämmen	nicht beeinträchtigt	besonders anstrengend, aber keine Ruhepausen notwendig	Ruhepausen notwendig	nicht selbstständig möglich	
Aufstehen von einem Stuhl	nicht beeinträchtigt	muss teilweise die Arme benutzen	muss immer die Arme benutzen	benötigt Hilfe	
Doppelbilder	nein	treten auf, aber nicht täglich	täglich, aber nicht konstant	konstant	
Ermatten oder Ungleichmäßigkeit der Augenlider	nein	tritt auf, aber nicht täglich	täglich, aber nicht konstant	konstant	
Punkte gesamt					

Diagnostik

Die Diagnostik der MG umfasst klinische, pharmakologische, neurophysiologische Untersuchungen, Antikörperbestimmungen und die Thymus-Bildgebung:

- Simpson-Test: Provokation von Doppelbildern oder Ptose durch Blick nach oben für 60 s
- „Ice-Pack"-Test: vorübergehende Besserung der Ptose durch Kühlung der äußeren Augenmuskeln mit einem Eisbeutel
- Antikörperbestimmungen im Serum (AChR-, MuSK-, LRP4-AK)
- neurophysiologische Messungen: 3-Hz-Serienstimulation motorischer Nerven (z. B. N. facialis) mit für die MG typischem „Dekrement" der Muskelantwortamplitude eines vom stimulierten Nerv innervierten Muskels (pathologisch ist eine Abnahme um mindestens 10 % zwischen 1. und 5. Muskelantwort (➤ Abb. 15.16).
- thorakale CT- oder MRT-Bildgebung (zum Thymomnachweis)
- Edrophonium-Test (i. v. Gabe von 10 mg zur kurzzeitigen Hemmung der Azetylcholinesterase) oder oraler Pyridostigmin-Test (30–60 mg); im positiven Fall jeweils kurzzeitige Besserung der Symptomatik

Diagnostik:
- Simpson-Test (Provokation einer Ptosis beim Blick nach oben für 60 s)
- „Ice-Pack"-Test (Besserung der Symptome nach Kühlen)
- AK-Bestimmung im Serum (AChR-, MuSK-, LRP4-AK)
- EMG: Dekrement in Serienstimulation
- thorakale CT/MRT (Thymom?)
- Edrophonium- oder Pyridostigmin-Test

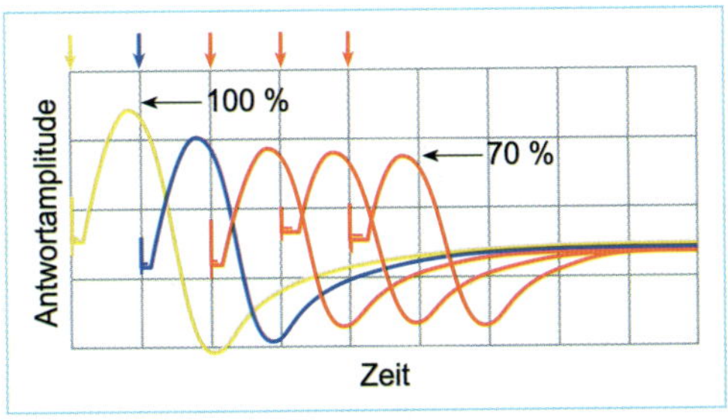

Abb. 15.16 Dekrement im Oberflächen-EMG. Antwortamplituden (waagerechte Pfeile) des M. trapezius auf repetitive elektrische Stimulation (senkrechte Pfeile) des N. accessorius bei einer Patientin mit Myasthenia gravis: 30 % Amplitudenverlust bei 5 Reizen (pathologisches Dekrement, Stimulationsfrequenz 3 Hz, sog. Endplattenbelastungstest). [L141]

Therapie

Die MG wird medikamentös behandelt (symptomatisch) durch Azetylcholinesterasehemmer, in erster Linie Pyridostigmin, sowie durch Glukokortikoide und ggf. Immunsuppressiva. Nichtmedikamentös verbessert eine zusätzliche Thymektomie bei der generalisierten AChR-positiven MG den langfristigen Verlauf. Die Therapie ist individuell auszurichten und orientiert sich neben der Krankheitsschwere auch am Lebensalter, der Thymuspathologie und dem Antikörperstatus.

Therapie:
- medikamentös: Pyridostigmin (Cholinesterase-Hemmer), Glukokortikoide, Immunsuppressiva (Azathioprin, Ravulizumab, Efgartigimod, Rituximab)
- ggf. Thymektomie (*nicht* bei MuSK-positiver MG)

Medikamentöse Therapie

Je nach klinischem Befund werden die AChR-AK-positiven generalisierten Myasthenie-Formen bei milder/moderater Krankheitsaktivität mit einer Basistherapie aus Glukokortikoiden und/oder Azathioprin, bei hoher Aktivität mit Glukokortikoiden und/oder Komplementinhibitoren (z. B. Ravulizumab) oder FcRn-Modulatoren (z. B. Efgartigimod) behandelt.

Bei den MuSK-positiven Formen sind Glukokortikoide und/oder Azathioprin Therapie der 1. Wahl, zusätzlich können bei (hoch-)aktivem Verlauf CD20-Antikörper (z. B. Rituximab) eingesetzt werden.

Thymektomie

Eine Thymektomie (transsternal, minimalinvasiv) wird bei Thymom-assoziierter MG und bei AChR-positiver generalisierter MG im Alter von 18 bis 65 Jahren empfohlen. Sie kann erwogen werden bei seronegativer generalisierter MG und LRP4-positiver generalisierter MG, während Patienten mit MuSK-positiver MG nicht thymektomiert werden sollten.

Myasthene Krise

Bei einer myasthenen Krise kommt es zu einer raschen Verschlechterung mit Gefahr einer Ateminsuffizienz und Aspiration. Zur Therapie werden neben intensivmedizinischen Maßnahmen IVIG, Plasmapherese oder Steroidpulstherapien angewendet.

Myasthene Krisen können den Verlauf der MG lebensbedrohlich komplizieren und machen intensivmedizinische Maßnahmen (u. a. Umstellung auf parenterale Gabe von Pyridostigmin, Beatmung, konsequente Antibiotika-Therapie) erforderlich. Sie werden in erster Linie durch Infekte oder eine unzureichende Immunsuppression ausgelöst. **Leitsymptome** sind rasche Verschlechterungen mit massiven Schwächen der Extremitäten-, Schluck-, Augen- und der Atemmuskulatur mit der Gefahr der Ateminsuffizienz und Aspiration. Zur **Behandlung** der myasthenen Krise kommen IVIG, Plasmapherese/Immunadsorption oder eine Steroidpulstherapie in Betracht.

CAVE

CAVE Eine **cholinerge Krise** wird durch eine Überdosierung von Cholinesterasehemmern hervorgerufen und kann klinisch u. a. durch Miosis, Muskelschwächen mit Faszikulationen, Diarrhöen auffallen. Sie muss von einer myasthenen Krise abgegrenzt werden, da die Behandlung in der Pausierung der Cholinesterasetherapie und der Gabe von Atropin als Antidot besteht.

15.6.2 Lambert-Eaton-Myasthenie-Syndrom (LEMS)

Das Lambert-Eaton-Myasthenie-Syndrom (LEMS) ist meist auf Autoantikörper gegen spannungsabhängige Kalziumkanäle vom P/Q-Typ (VGCC) an der präsynaptischen Membran zurückzuführen. Die Antikörper können paraneoplastischer Genese (vor allem kleinzelliges Lungenkarzinom) sein.

Klinik und Diagnostik:
- aktivitätsabhängige Muskelschwäche (meist Extremitäten, auch Schluckstörungen, Doppelbilder, Ptosis)
- Reflexe ↓
- autonome Störungen (erektile Dysfunktion, orthostatische Dysregulation, Xerostomie, Hypohidrose)
- Diagnostik mit AK-Bestimmung im Serum und EMG (Inkrement in Serienstimulation)

Therapie:
- Pyridostigmin, 3,4-Diaminopyridin (oder Amifampridin), Glukokortikoide, Immunsuppressiva (Azathioprin)
- ggf. Tumortherapie

15.6.2 Lambert-Eaton-Myasthenie-Syndrom (LEMS)

Das Lambert-Eaton-Myasthenie-Syndrom (LEMS) wird meist (bei etwa 85 %) durch Autoantikörper gegen spannungsabhängige Kalziumkanäle vom P/Q-Typ (VGCC) an der präsynaptischen Membran hervorgerufen. Dies kann paraneoplastisch (meist im Rahmen eines kleinzelliges Lungenkarzinoms) oder primär autoimmunogen hervorgerufen sein.

Klinik und Diagnostik

Typische **Symptome** des LEMS sind die Trias aus:
- belastungsinduzierte Muskelschwächen, meist zu Beginn an den Extremitäten, im Verlauf dann auch im Hirnnervenbereich (Schluckstörungen, Doppelbilder, Ptose)
- abgeschwächte oder fehlende Muskeleigenreflexe in Ruhe, die sich nach maximaler Willkürinnervation wieder auslösen lassen
- autonome Störungen (u. a. erektile Dysfunktion, orthostatische Dysregulation, Xerostomie, Hypohidrose)

In der neurophysiologischen **Zusatzdiagnostik** kann bei der 3-Hz-Serienstimulation ein Dekrement mit durchgehend niedrigamplitudigen Muskelantwortpotenzialen, aber auch ein Inkrement auffallen.

Therapie

Die symptomatische Therapie des autoimmunogenen LEMS besteht in der Gabe von Pyridostigmin, 3,4-Diaminopyridin (oder Amifampridin), Glukokortikoiden und Immunsuppressiva (Azathioprin). Bei der paraneoplastischen LEMS ist die Tumortherapie prioritär.

15.6.3 Kongenitale myasthene Syndrome

Bei den seltenen kongenitalen myasthenen Syndromen kommt es durch Mutation bestimmter Gene zu einer Funktionsstörung der neuromuskulären Endplatte.

15.6.3 Kongenitale myasthene Syndrome

In Abgrenzung zur autoimmunen MG handelt sich bei den kongenitalen myasthenen Syndromen um eine genetisch bedingte und klinisch heterogene Erkrankungsgruppe, die auf einer gestörten Funktion der neuromuskulären Endplatte beruhen, bedingt durch Mutationen in Genen (> 25 bekannte Gene), die für essenzielle Proteine an dieser Synapse codieren. Die Folge ist eine Störung in der Struktur und Funktion der neuromuskulären Endplatte.

ÜBUNGSFRAGEN ZUM WISSENS-CHECK

1. Nennen Sie je mindestens 2 hereditäre Muskelkrankheiten mit autosomal-dominantem, autosomal-rezessivem oder X-chromosomalem Erbgang.
2. Beschreiben Sie die klinischen Merkmale der 4 wichtigsten Myositiden.
3. Wie unterscheidet sich das klinische Erscheinungsbild der Myasthenia gravis von dem einer Myopathie? Wie wird eine Myasthenia gravis diagnostiziert?

KAPITEL

16 Degenerative Wirbelsäulenerkrankungen

Julian Rathert, Rüdiger Gerlach

Die zunehmenden altersbedingten Erkrankungen wie die Osteoporose oder die Polyarthrose spielen eine wichtige Rolle in der Entstehung degenerativer Wirbelsäulenerkrankungen. Vieles in diesem Kapitel ist dir in anderen Fächern bereits begegnet und wird dir daher bekannt vorkommen! Weil dieses Thema dich in der Zukunft sicherlich begleiten wird und besonders der Bandscheibenprolaps beim IMPP sehr beliebt ist, lohnt es sich, diese Inhalte zu vertiefen! Immerhin möchten wir der alternden Gesellschaft auch ein beschwerdearmes Leben ermöglichen!

Lerntipp: Wichtige Lerninhalte dieses Kapitels sind Ursache, Wirkung, Diagnostik und Therapiealgorithmus zervikaler und lumbaler Bandscheibenvorfälle sowie zervikaler und lumbaler Spinalkanalstenosen. Des Weiteren Nervenwurzelkompressionssymptome, Cauda-equina-Syndrom und Symptome der zervikalen Myelopathie. Ein besonderes Augenmerk sollte auf die Notfallindikationen „akute Querschnittssymptomatik", klinische Zeichen des „Massenprolaps" und „Wurzeltod" („red flags") gelegt werden.

Unter degenerativen Wirbelsäulenerkrankungen fasst man Erkrankungen der Wirbelsäule und der angrenzenden Strukturen zusammen, die als Folge der natürlichen Alterung, der längerfristigen übermäßigen Beanspruchung der Wirbelsäule oder der Kombination aus anlagebedingter Disposition für eine Erkrankung und natürlicher Belastung der Wirbelsäule auftreten. Die Unterscheidung zwischen natürlichem Alterungsprozess und krankhafter Veränderung kann dabei fließend und z. T. schwierig sein. Entscheidend ist die Abgrenzung zu akuten Erkrankungen der Wirbelsäule, wie z. B. unfallbedingten, malignen oder entzündlichen Erkrankungen (z. B. traumatische Bandscheibenverletzung, bakterielle Bandscheibenentzündung).

Degenerative Wirbelsäulenerkrankungen haben erhebliche sozioökonomische Auswirkungen. Ihr häufigstes Symptom ist der Rückenschmerz, über den ca. 80 % der Bundesbürger im Lauf ihres Lebens klagen. Er ist das häufigste Symptom in der Praxis niedergelassener Ärzte und Ursache jeder zweiten Konsultation einer orthopädischen Praxis. Beschwerden des Rückens zählen zu den häufigsten Ursachen für Arbeitsunfähigkeit und Frühberentung in Deutschland (ca. 16 Millionen Tage der Arbeitsunfähigkeit pro Jahr!).

Neben der Unterscheidung in degenerative und nicht degenerative Erkrankungen sind auch die Unterscheidungen nach dem zeitlichen Verlauf (akuter und chronischer Rückenschmerz) sowie nach einer feststellbaren Ursache (spezifischer Kreuzschmerz und nicht spezifischer Kreuzschmerz) gebräuchlich. Leider führen die inhaltlichen Überschneidungen und die synonyme Verwendung der Bezeichnungen leicht zu Verwirrung (s. a. ➤ Tab. 16.1).

Unter Rückenschmerzen versteht man meist den nicht spezifischen lumbalen Rückenschmerz („lower back pain"). Allerdings liegt diesem in nur ca. 10 % der Fälle eine umschriebene Ätiopathogenese zugrunde.

Ein wichtiger differenzialdiagnostischer Aspekt des Rückenschmerzes sind somatisierte psychosoziale Belastungen. Die Abnahme der Prävalenz von Rückenbeschwerden im Rentenalter wird u. a. mit der verminderten Belastung nach dem Ausscheiden aus dem Erwerbsleben begründet.

16.1 Anatomie der Wirbelsäule

Die Wirbelsäule besteht aus 33–34 Wirbeln, von denen 7 der zervikalen Wirbelsäule, 12 der thorakalen, jeweils 5 der lumbalen und sakralen sowie 4–5 dem Steißbein zugeordnet werden. Die sakralen und kokzygealen Wirbel sind zu Kreuz- und Steißbein verschmolzen. Aufbau und Form der Wirbelsäule spiegeln ihre Aufgabe als Stütz- und Halteorgan, als Bewegungsorgan und als Schutz für Rückenmark und Nervenwurzeln wider.

16.1 Anatomie der Wirbelsäule

Die **Wirbelsäule** erfüllt eine Stütz- und Haltefunktion (stabilisiert durch Ligamenta), gleichzeitig muss die Beweglichkeit gewährleistet sein (ermöglicht durch Bandscheiben, Gelenke).

Aufbau der Wirbel

Bestandteile Die Wirbel, Vertebrae, sind einheitlich aufgebaut, weisen jedoch entsprechend den Abschnitten der Wirbelsäule spezifische Variationen auf. Das vordere Element des Wirbels ist der Wirbelkörper, der über die Pedikel mit den dorsalen Elementen, dem Wirbelbogen, den Gelenkflächen der kleinen Wirbelbogengelenke und dem medianen Dornfortsatz verbunden ist (➤ Abb. 16.1).

ABB. 16.1

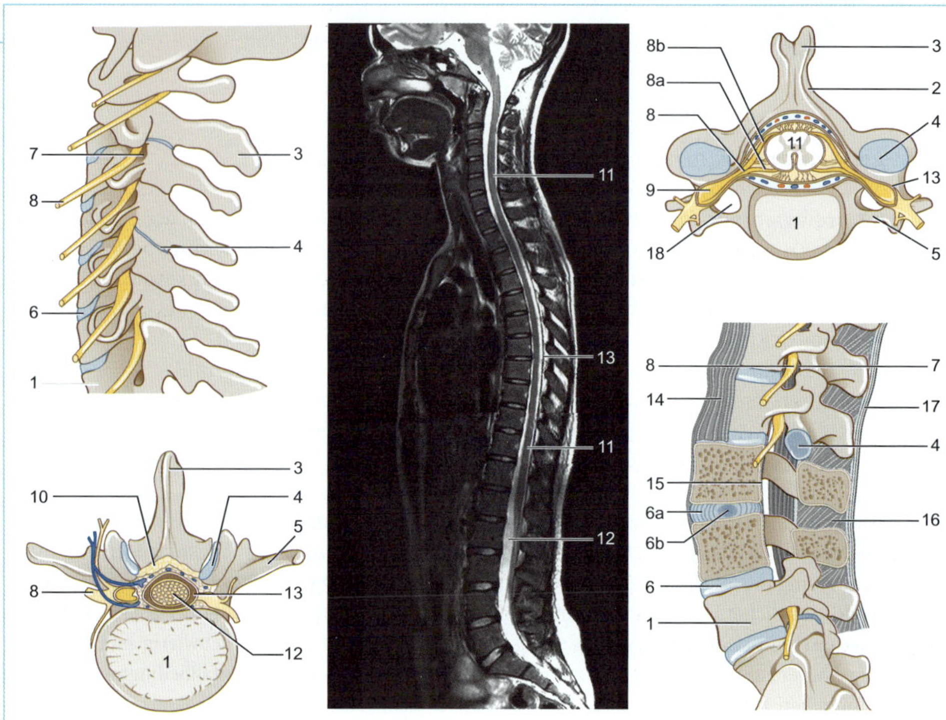

Abb. 16.1 Anatomie der Wirbelsäule. Die Zeichnungen in der oberen Reihe zeigen die HWS (links Seitenansicht, rechts Querschnitt), die der unteren Reihe die LWS (links Querschnitt, rechts Seitenansicht). In der Mitte ist eine T2-gewichtete sagittale MRT der Wirbelsäule dargestellt; Wirbelkörper (1) mit Wirbelbogen (2), Dornfortsatz (3), Wirbelbogengelenk (4) und Querfortsatz (5). Zwischen den Wirbelkörpern liegt die Bandscheibe (6) mit dem Anulus fibrosus (6a) und Nucleus pulposus (6b). Im Foramen intervertebrale (7) verlässt die abgehende Nervenwurzel (8) den Spinalkanal (10). Radix anterior (8a) und posterior (8b), Ganglion spinale (9). Rückenmark (11) und Cauda equina (12) sind von der Dura mater spinalis (13) umgeben. Ventral der Wirbelkörper verläuft das Lig. longitudinale anterius (14), dorsal im Spinalkanal das Lig. longitudinale posterius (15). Zwischen den Dornfortsätzen finden sich die Ligg. interspinalia (16) und das Lig. supraspinale (17). Im Foramen transversarium (18) verläuft die A. vertebralis. [R261/L126]

Ausnahmen Atlas und Axis Der Atlas, HWK1, besitzt keinen Körper, dafür einen vorderen und hinteren Bogen sowie 2 laterale, gelenkflächentragende Massae laterales. Der 2. HWK, der Axis, gleicht in seinem Grundaufbau bereits einem zervikalen Wirbelkörper. Abweichend trägt er jedoch einen zahnartigen Fortsatz, den Dens axis. Dieser steht mit der Innenfläche des vorderen Atlasbogens über ein Synovialgelenk in Verbindung. Das Gelenk und damit die Position des Dens gegenüber dem Atlas ist durch Bänder gesichert. Die synovialen ossären und ligamentären Gelenkverbindungen zwischen Atlas und Dens sind der bevorzugte Erkrankungsort der spinalen rheumatoiden Arthritis.

Wirbelsäule als Stütz- und Halteorgan

Der aufrechte Gang des Menschen bedeutet sowohl eine erhebliche statische axiale als auch eine dynamische Belastung bei Bewegung. Die Wirbelsäule kann diese Belastungen mit ihrer doppelten „S"-Form als Gesamtsystem – und mithilfe der Bandscheiben auf segmentaler Ebene – abfedern und bleibt dabei dennoch mobil.

Die Schwerpunktlinie der Wirbelsäule verläuft beim aufrechten unbelasteten Stand – durch die S-Form bedingt – sowohl vor als auch hinter der Wirbelsäule. Werden z. B. die Arme oder Gegenstände vor dem Körper angehoben, verschiebt sich die Schwerpunktlinie vor die Wirbelsäule. Um dies auszugleichen, bedarf es eines Gegenzugs hinter der Wirbelsäule, der durch die Rückenmuskulatur einerseits und einen dorsalen Bandapparat im Bereich der Dornfortsätze (Ligg. interspinalia, Lig. supraspinale) andererseits erzeugt wird. Die dabei auftretenden Hebelkräfte – um eine Achse etwa auf Höhe der kleinen Wirbelbogengelenke – sind enorm: Wirbelkörper und Bandscheiben werden alleine durch das Anheben der Arme vor dem Körper um ein Vielfaches des Körpergewichts mehr belastet.

Wirbelsäule als Bewegungsorgan

Bandscheiben Die kleinste Bewegungseinheit der Wirbelsäule ist die Bandscheibe mit den beiden angrenzenden Wirbelkörpern. Bandscheiben bestehen aus einem weichen Kern (Nucleus pulposus), der von einem faserigen Ring (Anulus fibrosus) umgeben ist, und erlauben sowohl Flexions- und Extensions- als auch rotatorische und minimale axiale Bewegungen im Sinne von Stauchungsbewegungen.

Die **Bandscheiben** bestehen aus einem weichen Kern (Nucleus pulposus), der von einem faserigen Ring (Anulus fibrosus) umgeben ist.

Bänder Die Freiheitsgrade der Beweglichkeit, insbesondere translatorische Bewegungen eines Segments, werden durch Bänder der Wirbelsäule und Wirbelbogengelenke eingeschränkt. Wesentliche Bänder sind die Ligg. longitudinale anterius und posterius:

- Das **vordere Längsband** zieht von der Vorderfläche des vorderen Atlasbogens (HWK1) bis zur Vorderfläche des Kreuzbeins (➤ Abb. 16.1).
- Das **hintere Längsband** beginnt an der Hinterfläche des Axis und endet innerhalb des Canalis sacralis im Kreuzbein. Mit den Randleisten der Wirbelkörper sowie mit dem Anulus fibrosus bestehen Verbindungen, welche die Bandscheibe nach dorsal stabilisieren. Allerdings dünnt das Band nach lateral aus, wodurch eine dorsolaterale Prädilektionsstelle für Bandscheibenvorfälle, Richtung Neuroforamen und Rezessus, entsteht.

Beide Bänder beschränken die Beweglichkeit der Wirbelsäule bei Flexion und Extension. Für die Genese von Kompressionssyndromen innerhalb des Spinalkanals sind die **Ligg. flava** – die gelben Bänder – von Bedeutung, die zwischen den Wirbelbögen verlaufen und sich bei der degenerativen Spinalkanalstenose verdicken, hypertrophieren und damit den Spinalkanal einengen.

Wesentliche stabilisierende **Bänder** sind:

- Lig. longitudinale anterius: liegt von vorne den Wirbelkörpern an
- Lig. longitudinale posterius: liegt innerhalb des Spinalkanals den Wirbelkörpern von hinten an, hat Verbindungen zu deren Randleisten und zum Anulus fibrosus; seine Ausdünnung nach lateral begünstigt Bandscheibenvorfälle an diesen Stellen
- Ligg. flava: verlaufen zwischen den Wirbelbögen innerhalb des Spinalkanals und können bei Verdickung zu Spinalkanalstenosen führen

Wirbelbogengelenke Die kleinen Wirbelbogengelenke sind in den verschiedenen Abschnitten der Wirbelsäule unterschiedlich ausgerichtet (➤ Abb. 16.1) und bestimmen damit deren bevorzugte Bewegungsrichtung: An der HWS sind sie nahezu frontal gestellt und erlauben eine Flexion und Extension, Seitwärtsneigung und geringe Rotationsbewegung. An der BWS sind sie Ausschnitte eines Zylindermantels und erlauben eine Rotation und geringe Beugung und Streckung. In der LWS lassen die sagittal eingestellten Gelenke vorzugsweise Beugung und Streckung zu.

Die **Wirbelbogengelenke** erlauben je nach WS-Abschnitt unterschiedliche Bewegungsgrade.

Rückenmark und Nervenwurzeln

Spinalnerven Das Rückenmark, das geschützt innerhalb des Spinalkanals im Duralsack verläuft (➤ Abb. 16.1), ist segmental organisiert, wobei je Segment 2 Nervenwurzeln, die Nn. spinales, vom Rückenmark abgehen, um durch die korrespondierenden seitlich gelegenen Neuroforamen den Spinalkanal zu verlassen. Ein N. spinalis besteht dabei aus Radix posterior (sensorisch) und anterior (motorisch), wobei die Radix posterior distal des Neuroforamens das Ganglion spinalis bildet (sensorisch). Die Wurzel C1 besitzt nur die motorische Radix.

Die paarigen **Spinalnerven** eines Rückenmarkssegments entstehen aus einer Hinterwurzel (sensorisch), zu der auch das Spinalganglion gehört, und einer Vorderwurzel (motorisch).

Nervenwurzelaustritte Das zervikale Rückenmark entlässt 8 Nervenwurzeln. Da die 1. Nervenwurzel (C1) zwischen Okziput und Atlas (HWK1) die Wirbelsäule verlässt, verläuft die Wurzel C8 zwischen dem 7. zervikalen und 1. thorakalen Wirbel. Daraus folgt, dass die zervikalen Nervenwurzeln C1–C7 jeweils oberhalb des korrespondierenden Wirbelkörpers durch das Neuroforamen austreten, alle folgenden Wurzeln (ab Th1) unterhalb des Wirbelkörpers.

Die **Nervenwurzeln** C1–C7 treten oberhalb, die folgenden Wurzeln ab Th1 unterhalb der korrespondierenden Wirbelkörper aus dem Spinalkanal aus.

Cauda equina Die Segmente des Rückenmarks sind kürzer als die Segmente der Wirbelsäule, sodass das Rückenmark auf Höhe der Wirbelkörper BWK12/LWK1 endet und kaudal hiervon nur noch die lumbalen und sakralen Nervenwurzeln als sog. Cauda equina innerhalb des Spinalkanals anzutreffen sind. Diese verlaufen kurz vor ihrem Austritt aus dem Neuroforamen in einer knöchernen Nische, dem Rezessus, in dem sie gegenüber komprimierenden Strukturen wie z. B. Bandscheibenvorfällen oder einer Hypertrophie der kleinen Wirbelbogengelenke im Rahmen einer Spondylarthrose besonders anfällig sind.

16.2 Pathophysiologie degenerativer Wirbelsäulenerkrankungen

Bei der gesunden, physiologisch belasteten Wirbelsäule wird eine Balance gehalten zwischen Stabilität im Sinne der Halte- und Stützfunktion der Wirbelsäule und Mobilität im Sinne der Wirbelsäule als ein Gelenk. Verschiebt sich dieses Gleichgewicht auf segmentaler Ebene in Richtung einer Instabilität, werden die angrenzenden Segmente mehr belastet, und es entstehen ossäre Abstützreaktionen, eine ligamentäre fibrotische Hypertrophie und eine Hypertrophie der Wirbelbogengelenke. Bei den degenerativen Erkrankungen wechseln sich segmentale Instabilität und kompensatorische Immobilität oft im Krankheitsverlauf ab.

16.2 Pathophysiologie degenerativer Wirbelsäulenerkrankungen

Ein Schaden an einem Teil der Wirbelsäule führt zu kompensatorischer Mehrbelastung der angrenzenden Strukturen. Folgen: ossäre Abstützungsreaktionen, ligamentäre fibrotische Hypertrophie und Hypertrophie der Wirbelbogengelenke.

Bandscheibenvorfall (BSV)

Die Bandscheiben unterliegen einem natürlichen Alterungsprozess: Bereits in der Adoleszenz geht die Zahl ihrer Gefäße zurück und die passive Versorgung nimmt zu. Die Bandscheibe enthält weniger Flüssigkeit und wird flacher, konzentrische Einrisse innerhalb des Anulus und der knorpeligen Deck- und Grundplatten führen dazu, dass sich Material des Nucleus pulposus in den Anulus fibrosus einlagert (➤ Abb. 16.2, s. a. ➤ Abb. 16.7).

ABB. 16.2

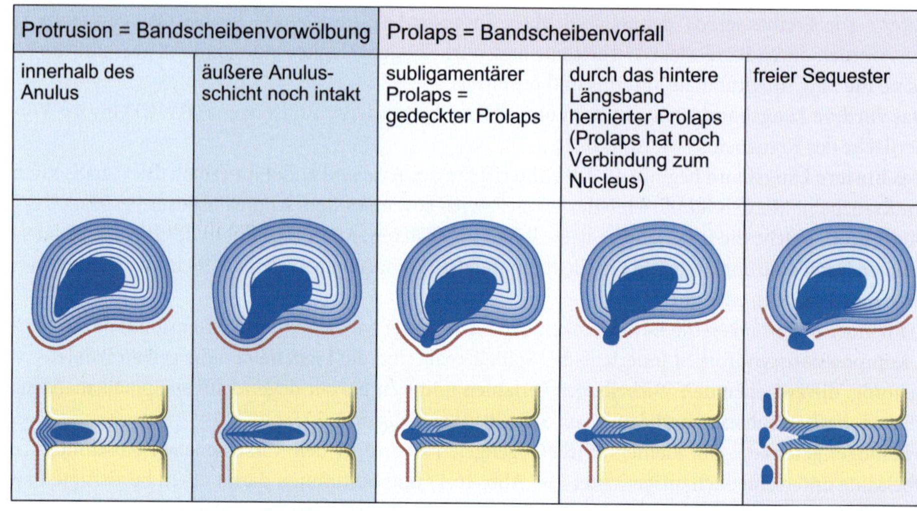

Abb. 16.2 Protrusion, Prolaps und Sequester. Schematische Darstellung der Lage und Ausprägung der Bandscheibendegeneration. [L141]

Protrusion, Prolaps, Sequester Die Einlagerungen können eine lokale Raumforderung der Bandscheibe, eine Protrusion in den Spinalkanal, hervorrufen. Die Protrusion ist dabei als Einlagerung in den Anulus definiert, wobei mindestens die äußerste Schicht des Anulus noch intakt sein muss (➤ Abb. 16.2). Erst wenn das Material des Nucleus aus dem Anulus austritt, handelt es sich um einen Bandscheibenvorfall. Hat dieses ausgetretene Material noch eine Verbindung zum Nucleus, spricht man von einem Prolaps. Beim Prolaps unterscheidet man, ob das hintere Längsband durch den Vorfall durchbrochen wurde oder nicht. Ist das hintere Längsband noch intakt, spricht man von einem subligamentären Prolaps.

Hat das ausgetretene Material keinen Bezug mehr zum Nucleus und kommt entweder ventral des hinteren Längsbandes (subligamentärer Sequester) oder frei innerhalb des Spinalkanals (freier Sequester) zu liegen, spricht man von einem Sequester oder sequestrierten Bandscheibenvorfall.

MERKE

MERKE

Stadien des Bandscheibenvorfalls

- **Protrusion:** Einlagerung von Material des Nucleus in den Anulus, *ohne* dass die äußerste Schicht des Anulus durchbrochen wird
- **Prolaps:** Teile des Nucleus sind aus dem Anulus ausgetreten, haben aber noch Verbindung zum Nucleus
  - das hintere Längsband ist noch intakt: subligamentär
  - das hintere Längsband ist durchbrochen
- **Sequester:** wie Prolaps, die ausgetretenen Anteile haben aber *keine* Verbindung mehr zum Nucleus
  - Unterscheidung in subligamentär und frei in den Spinalkanal sequestriert

Lerntipp: Durch die unterschiedliche Anatomie des Nervenwurzelabgangs und zusätzlich die Verschiebung der Wurzelzählung am zervikothorakalen Übergang (8 zervikale Wurzeln bei 7 HWS-Segmenten!) kommt es leicht zu Verwirrung, welche Wurzel betroffen ist. *Vereinfacht merkt man sich:* Die betroffene Wurzel hat sowohl in der HWS als auch in der LWS immer die gleiche Nummer wie der untere Wirbelkörper des betroffenen Segments (z. B. C6 bei HWK5/6; L5 bei LWK4/5).

Das hintere Längsband ist mit dem Anulus fibrosus mittelliniennah verwachsen und dünnt lateralseitig aus.

Daraus ergeben sich Prädilektionsstellen für Bandscheibenvorfälle im dorsolateralen Anteil des Anulus. Bandscheibenvorfälle treten bevorzugt auf:

- an der HWS in den Segmenten HWK6/7, gefolgt von HWK5/6
- an der LWS in den Segmenten LWK4/5, gefolgt von LWK5/SWK1

Bandscheibe und Nervenwurzel An der HWS liegen Bandscheibenraum und abgehende Nervenwurzel eng nebeneinander. Ein mediolateraler BSV beeinträchtigt damit meist die im Segment austretende

Nervenwurzel. An der LWS liegt der Abgang der Nervenwurzel aus dem Duraschlauch dagegen deutlich oberhalb des Zwischenwirbelraums. Entsprechend befindet sich die Nervenwurzel auf Höhe der Bandscheibe bereits am Austritt des Neuroforamens und damit in räumlicher Distanz. Nur ein nach kranial sequestrierter oder intra-/extraforaminaler BSV ist in der Lage, die im Segment abgehende Wurzel zu komprimieren. Ein auf Höhe des Zwischenwirbelraums oder kaudal sequestrierter BSV erreicht hingegen die nächste, erst im folgenden Segment austretende Nervenwurzel.

CAVE Bandscheibenvorfälle der *HWS* betreffen meist die abgehende Wurzel des betroffenen Segments, z. B. komprimiert ein BSV HWK5/6 i. d. R die Wurzel C6.
Bandscheibenvorfälle der *LWS* betreffen meist die Wurzel des nächsten nach distal folgenden Segments, z. B. komprimiert ein BSV LWK4/5 die Wurzel L5.

CAVE

Massenprolaps Große Bandscheibenvorfälle, die den ganzen Spinalkanal verlegen, nennt man Massenprolaps. Sie können in der HWS zu einer Kompression des Rückenmarks (selten) mit konsekutiver Querschnittssymptomatik und in der LWS zu einer Kompression der Cauda equina führen.

Massenprolaps: großer Bandscheibenvorfall, Verlegung des ganzen Spinalkanals, evtl. mit Kompression des Myelons/der Cauda equina

Spinalkanalstenose und Spondylose

Spinalkanalstenose Die Spinalkanalstenose ist als segmentale knöcherne und ligamentäre Einengung des Spinalkanals definiert. Sie tritt vorzugsweise zervikal und lumbal auf. Häufig beginnt die Erkrankung mit einer Instabilität des betroffenen Segments: Die Bandscheibe degeneriert (s. o.), wird flacher und wölbt sich in den Spinalkanal vor. Dadurch ist einerseits der Spinalkanal schon etwas eingeengt, andererseits nimmt die Mobilität zu. Die Instabilität bewirkt, dass:

- sich die Bänder lockern, die Ligg. flava einfalten und die Bänder fibrotisch hypertrophieren,
- die kleinen Wirbelbogengelenke mehr belastet werden und ebenfalls hypertrophieren,
- als Abstützreaktion ossäre Anbauten an den Hinterkanten der Wirbelkörper entstehen.

Protrusion der Bandscheibe, knöcherne Anbauten, Hypertrophie von Gelenken und Bändern sowie Einfaltung des gelben Bandes engen den Spinalkanal ein. Zervikal ist diese Stenose häufig „kneifzangenartig", mit einer Betonung der Einengung von ventral und dorsal, wohingegen lumbal die primär längsovale Form des Kanals in eine „T-Form" übergeht (s. a. ➤ Abb. 16.10). Die konsekutive Kompression des Myelons (zervikal) oder der Nervenwurzeln (lumbal) wird verstärkt, wenn die HWS gebeugt oder gestreckt wird, was sich in elektrisierenden Missempfindungen vom Nacken ausgehend in die Extremitäten äußert (Lhermitte-Zeichen), oder wenn die lumbale Lordose durch Stehen und Gehen den Spinalkanal weiter einengt, was sich in der typischen Symptomatik der Claudicatio intermittens spinalis äußert.

Zervikale Spondylose An der HWS wird synonym für die Spinalkanalstenose der Begriff zervikale Spondylose verwendet. Dies ist jedoch ein eigenständiges Krankheitsbild, das zwar klinisch und bildmorphologisch vieles mit der Spinalkanalstenose gemein hat, pathophysiologisch aber als Endzustand einer Bandscheibendegeneration betrachtet wird. Bei der zervikalen Spondylose findet man osteophytäre Randkantenausziehungen an Deck- und Grundplatten, Unkovertebralarthrosen und ossäre foraminale Einengungen. Je nachdem, welche raumfordernde Komponente dabei im Vordergrund steht, handelt es sich um die geschilderte zentrale Stenose oder um eine fokal betonte Stenose mit einer Einengung des Rezessus oder des Neuroforamens.

Spondylolisthese und Spondylarthrose

Degenerative Spondylolisthese Das Wirbelgleiten ist die Maximalversion der segmentalen Instabilität. Wenn die degenerativen Veränderungen durch Bandscheibenschaden und Bandlaxität zu einer Instabilität führen, die nicht ausreichend stabilisiert werden kann, degenerieren die kleinen Wirbelbogengelenke und die Wirbel sind gegeneinander verschieblich. Diese Verschiebung tritt unter Belastung in ventrodorsaler Richtung auf und führt zu einer Stufe im Spinalkanal. Da vornehmlich die unteren lumbalen Segmente betroffen sind, kommt es zu Kompressionssyndromen der lumbalen und sakralen Nervenwurzeln.

Spondylarthrose Die Spondylarthrose bezeichnet die arthrotische Degeneration der kleinen Wirbelbogengelenke, die von einer Facettengelenkhypertrophie und nicht selten von degenerativen Gelenkzysten begleitet wird. Die Hypertrophie der Gelenke und begleitende Gelenkzysten können die Nervenwurzel im Bereich des Rezessus komprimieren. Sonst imponieren lokale Beschwerden im Sinne einer Lumbalgie.

Studentische Sicht

MERKE

MERKE

Degenerative Wirbelsäulenleiden

- **Bandscheibenvorfall:** Nucleus-pulposus-Prolaps, das Heraustreten von weichem Bandscheibengewebe durch die faserige Bandscheibenbegrenzung und Kompression nervaler Strukturen
- **Spinalkanalstenose und Spondylose:** knöcherne, diskogene oder ligamentäre Einengung des Spinalkanals mit Kompression von Rückenmark oder Nervenwurzeln
- **Spondylarthrose:** arthrotische Veränderung der kleinen Wirbelbogengelenke mit lokalen Beschwerden oder nervaler Kompression
- **degenerative Spondylolisthese:** Wirbelgleiten als Folge einer segmentalen Instabilität mit Verschiebung der Wirbelkörper in anterior-posteriorer Richtung und konsekutiver Einengung des Spinalkanals.

Myelonkompression und Myelopathie

Druck oder Zug auf das Rückenmark führt zu einer Schädigung, die bei degenerativen Erkrankungen der Wirbelsäule häufiger zervikal als thorakal auftritt. Die zervikale spondylotische Myelopathie ist ein eigenständiges Krankheitsbild – die häufigste Halsmarkschädigung im höheren Lebensalter. Ursache kann ein BSV, eine knöcherne Spinalkanalstenose oder meist die zervikale Spondylose sein, wobei die Myelopathie nahezu ausschließlich bei prädisponierendem engem zervikalem Spinalkanal mit Schwerpunkt im mittleren und unteren Abschnitt der HWS auftritt. Pathophysiologisch wird von einem komplexen Geschehen ausgegangen, wobei druckbedingt sowohl mechanische Komponenten (Scherverletzungen) mit Schädigung von Myelinscheiden und Axonen als auch vaskuläre Faktoren im Sinne von ischämischen Läsionen eine Rolle spielen. Das konsekutive Myelonödem und die Demyelinisierung zeigen sich in der Bildgebung (MRT) als Myelopathiesignal, als Signalanhebung in T2-gewichteten Sequenzen (s. a. ➢ Abb. 16.9).

MERKE

MERKE

- **Myelopathie:** Kompressionssyndrom des Rückenmarks
- **Radikulopathie:** Nervenwurzelkompressionssyndrom, z. B. als Folge eines Bandscheibenvorfalls

Nervenwurzelkompression

Mechanischer Druck auf eine Nervenwurzel führt zu einer radikulären Symptomatik in ihrem Versorgungsgebiet. Dies umfasst Schmerzen, Gefühlsstörungen (sensible Ausfälle und Dysästhesien) im abhängigen Dermatom und motorische Ausfälle in den Kennmuskeln. Die Schmerzen werden als direkte Folge der Wurzelkompression interpretiert und als mediatorenvermittelte biochemische Entzündungsreaktion der Nervenwurzel.

Insbesondere bei der Claudicatio intermittens spinalis wird eine arterielle Ischämie oder venöse Kongestion in der Nervenwurzel als Ursache der Schmerzen diskutiert. Die ausgeprägteste Form des Nervenwurzelkompressionssyndroms ist das klinische Bild des sog. „Wurzeltodes" (s. a. ➢ Kap. 16.3.1). Eine Ischämie der Wurzel und ein struktureller Defekt der Wurzel führen zu einem funktionellen Komplettausfall.

MERKE

MERKE

- **Lumbalgie:** Schmerzen der lumbalen Wirbelsäule
- **Lumboischialgie:** Schmerzen der lumbalen Wirbelsäule mit Ausstrahlung in das Bein (im engeren Sinne: in das Versorgungsgebiet des N. ischiadicus)
- **Brachialgie:** in den Arm ausstrahlende Schmerzen

Chronifizierung von Schmerzen:

- *akuter Schmerz:* auslösendes, morphologisches Korrelat vorhanden
- *chronischer Schmerz:* Anhalten der Schmerzen über 12 Wochen ohne morphologisches Korrelat, durch Schmerzgedächtnis, maladaptive Krankheitsverarbeitung, subjektives Empfinden

Bei sog. unspezifischen Kreuzschmerzen lässt sich auch in der Akutsituation kein somatisches Korrelat feststellen. Auch der unspezifische Kreuzschmerz kann chronifizieren (➢ Tab. 16.1). In ➢ Abb. 16.3 sind unterschiedliche Einflussfaktoren von Rückenschmerzen abgebildet.

Chronifizierung von Schmerzen und unspezifischer Rückenschmerz

Für den akuten Schmerz zu Beginn einer degenerativen Wirbelsäulenerkrankung gibt es meist ein morphologisches Korrelat. Wenn die Schmerzen jedoch chronifizieren, also länger als 12 Wochen anhalten, können somatische Ursachen in den Hintergrund treten und psychosoziale Faktoren (z. B. Schmerzgedächtnis, maladaptive Krankheitsverarbeitung, subjektives Beeinträchtigungsempfinden) in den Vordergrund. Behandelt man in dieser Phase „nur" die primäre somatische Erkrankung, ist das u. U. nicht mehr erfolgreich. Dies ist umso wichtiger zu wissen, als die Chronifizierung von Rückenschmerzen mit einer Prävalenz von 23 % sowohl für den Patienten als auch sozioökonomisch von erheblicher Bedeutung ist (s. a. ➢ Kap. 16.3.1: Schmerztherapie/Multimodale Schmerztherapie und Neuromodulation).

Auch der sog. unspezifische Rückenschmerz, dessen klassischer Vertreter der „Hexenschuss“ ist, also ein akuter Schmerz des unteren Rückens, für den zumindest bildgebend kein morphologisches Korrelat zu finden ist, kann in einen chronischen Zustand übergehen (➤ Tab. 16.1). Hier ist es wichtig, über den „Tellerrand“ der somatischen Komponente hinauszuschauen und ggf. psychosoziale Faktoren in Erwägung zu ziehen (➤ Abb. 16.3).

Tab. 16.1 Gebräuchliche Bezeichnungen für Beschwerden an der Wirbelsäule und deren Überschneidungen.

Parameter	Akuter Rückenschmerz	Chronischer Rückenschmerz	Spezifischer Kreuzschmerz	Nichtspezifischer Kreuzschmerz
Definition	akute Schmerzen mit und ohne Ursache < 12 **Wochen**	Schmerzen > 12 **Wochen**	Schmerzen (meist untere Wirbelsäule) **mit** Ursache	Schmerzen (meist untere Wirbelsäule) **ohne** Ursache
Unterscheidung	Zeit	Zeit	Ursache vorhanden	Ursache nicht vorhanden
degenerativ	möglich	häufig	möglich	(selten)
Ursache feststellbar	±	±	++	–
Beispiel	Bandscheibenvorfall der HWS	Failed-back-Surgery-Syndrom	Spinalkanalstenose der Lendenwirbelsäule	„low back pain“, Hexenschuss

TAB. 16.1

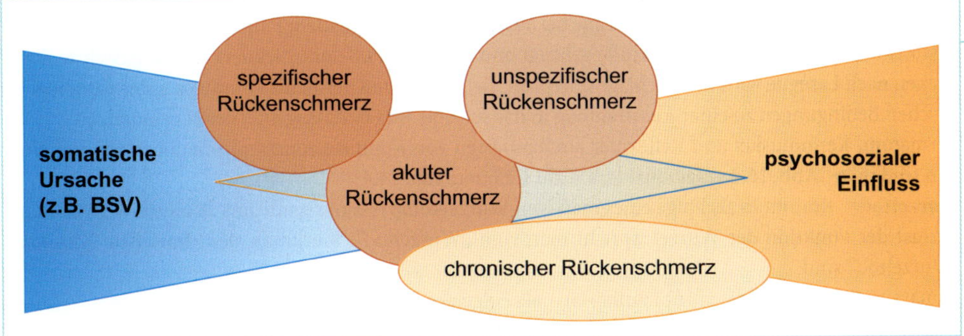

Abb. 16.3 Einflussfaktoren akuter, chronischer und unspezifischer Rückenschmerzen. [L126]

ABB. 16.3

16.3 Klinik und Management

16.3.1 Schmerz bei degenerativen Wirbelsäulenerkrankungen

Häufigstes Symptom degenerativer Wirbelsäulenerkrankungen ist der Schmerz, ob als Rückenschmerz und/oder ausstrahlender Schmerz in Arme und Beine.

Anamnese

In der Anamnese kommt der Beurteilung des Schmerzes eine besondere Bedeutung zu. Dazu können z. B. die 6 W-Fragen verwendet werden:

- Wo? Die Lokalisation und ggf. Ausstrahlung des Schmerzes (z. B. in ein Dermatom) lassen Rückschlüsse auf den Ort der Ursache zu.
- Wie? Wie intensiv ist der Schmerz (anhand von Schmerzskalen) und wie ist seine Qualität (stechend, brennend)?
- Wann? Beginn (akut oder langsam), Kopplung an Tageszeiten; der Schmerzbeginn ist häufig charakteristisch für seine Genese. Ein BSV beginnt z. B. plötzlich unter Belastung, eine Spinalkanalstenose schleichend mit progredientem Verlauf.
- Wie oft? Frequenz (dauernd oder intermittierend)?
- Womit einhergehend? Begleitsymptome?
- Wodurch verstärkt? Faktoren, die den Schmerz provozieren oder aber auch lindern?

16.3 Klinik und Management

16.3.1 Schmerz bei degenerativen Wirbelsäulenerkrankungen

Klinische Untersuchung und typische Symptome

Die klinische Untersuchung orientiert sich an der allgemeinen und speziellen neurologischen Untersuchung (➤ Kap. 1). Dabei zeigen degenerative Wirbelsäulenerkrankungen häufig typische Symptome, die bei der Untersuchung herausgearbeitet werden sollten:

- Nervenwurzelkompressionssyndrom
- Wurzeltod
- Myelopathie
- Cauda-equina-Syndrom
- Claudicatio intermittens spinalis

Radikulopathie:
- Schmerzausstrahlung in das Dermatom der betroffenen Nervenwurzel
- Paresen der Kennmuskeln
- Dysästhesien
- Nervendehnungszeichen (s. u.)

am häufigsten betroffene Wurzeln ➤ Abb. 16.4

Nervendehnungszeichen bei Zugbelastung komprimierter Nervenwurzeln:
- Zeichen nach *Lasègue:* Rückenlage des Patienten, passives Anheben des gestreckten Beins, dadurch Schmerzen im Versorgungsgebiet des N. ischiadicus
- *umgekehrter Lasègue:* Bauchlage des Patienten, Anheben des gestreckten Beins, dadurch Schmerzen im Versorgungsgebiet des N. femoralis
- Zeichen nach *Bragard:* Rückenlage des Patienten, passive Hüftbeugung des gestreckten Beins, Fußdorsalflexion, Schmerzen wie Lasègue

Wurzeltod:
- massive Schmerzen, die abrupt aufhören
- Plegie der Kennmuskeln
- sensibles Defizit

Nervenwurzelkompressionssyndrom (Radikulopathie) Ursachen der Kompression können weiche Bandscheibenvorfälle („soft disc") oder knöcherne Einengungen („hard disc") in Form von Foramenstenosen, Rezessusstenosen, Unkarthrose oder Spondylarthrose sein. Auch im Rahmen der Spondylolisthese kann es durch die Verschiebung der Wirbel zu einer Foramenstenose mit Kompression der abgehenden Nervenwurzel kommen. Die typische Symptomatik umfasst:

- Schmerzausstrahlung in das Dermatom der betroffenen Nervenwurzel
- Paresen und verminderte Muskeleigenreflexe der Kennmuskeln
- Dysästhesien, häufig als Kribbelparästhesien („Ameisenlaufen") und Hypästhesien im Dermatom der Nervenwurzel
- Nervendehnungszeichen: Werden die lumbalen und sakralen Nervenwurzeln unter Zug belastet, strahlen Schmerzen in das Versorgungsgebiet des N. ischiadicus aus. Für das Lasègue-Zeichen liegt der Patient auf dem Rücken und der Untersucher hebt das betroffene Bein gestreckt an. Das Bragard-Zeichen wird ähnlich dem Zeichen nach Lasègue bei auf dem Rücken liegendem Patienten getestet. Das gestreckte Bein wird passiv in der Hüfte gebeugt und dabei der Fuß dorsalflektiert. Das umgekehrte Zeichen nach Lasègue wird in Bauchlage überprüft. Beim Anheben des Beins kommt es unter pathologischen Bedingungen zu einer Ausstrahlung in das sensible Innervationsgebiet des N. femoralis.

Dermatom, Kennmuskel und Reflex der am häufigsten von Kompressionssyndromen betroffenen Wurzeln sind in ➤ Abb. 16.4 aufgeführt (s. a. Tab. 1.25 und Tab. 14.4).

Wurzeltod Kommt es als Folge eines massiven Wurzelkompressionssyndroms zu einem weitgehenden Verlust der Funktion der Wurzel, spricht man vom „Wurzeltod". Merkmale des klinischen Symptoms „Wurzeltod" sind:

- massive Schmerzen, die abrupt aufhören – als Folge des Funktionsverlustes
- eine Plegie der Kennmuskeln
- ein korrespondierendes sensibles Defizit

In seltenen Fällen kann die schmerzhafte Phase auch übersprungen werden, dann kommt es akut zur schmerzlosen Plegie.

CAVE

> **CAVE** Der „Wurzeltod" ist ein dringender Notfall. Wird die komprimierte Wurzel innerhalb kürzester Zeit operativ entlastet, können sich Teile der Symptomatik zurückbilden. Die Prognose ist jedoch in jedem Fall ungünstig.

Zervikale und thorakale Myelopathie:
- Zeichen der langen Bahnen: Spastik, gesteigerte Reflexe, Kloni, Taubheitsgefühle und Parästhesien, Gangataxie, Blasen-/Mastdarmfunktionsstörungen
- evtl. Lhermitte-Zeichen positiv

Zervikale und thorakale Myelopathie Durch degenerative Erkrankungen kann das zervikale oder – weniger häufig – das thorakale Rückenmark komprimiert werden. Mögliche Ursachen sind ein großer zervikaler oder thorakaler BSV, eine chronische Spinalkanalstenose oder die zervikale Spondylose. Klassische Symptome sind die sog. Zeichen der langen Bahnen:

- spastische Tonuserhöhung und Paresen der unteren Extremitäten mit gesteigerten und pathologischen Reflexen (Babinski-Zeichen) sowie Kloni
- spastische Paresen der Hände und Unterarme mit Atrophie der Handmuskulatur
- Taubheitsgefühl und Parästhesien der Hände mit Feinmotorikstörungen
- Gangataxie
- Lhermitte-Zeichen: elektrisierende Missempfindungen bei schneller Anteflexion des Kopfes, ausgehend vom Nacken und in die Extremitäten ausstrahlend
- Sphinkterdysfunktion mit ggf. Blasenentleerungsstörungen.

Cauda-equina-Syndrom:
- Blasen-/Mastdarmstörung
- Reithosenanästhesie
- Paresen der unteren Extremität

Cauda-equina-Syndrom Dieses Kompressionssyndrom der lumbalen und sakralen Nervenwurzeln oder des Conus medullaris entsteht z. B. durch große BSV („Massenprolaps") thorakolumbal (Conus medullaris) oder lumbal (Cauda equina). Typische Symptome sind:

- Blasen-Mastdarm-Entleerungsstörungen im Rahmen von Sphinkterdysfunktionen mit Blasenretention, Restharn nach willkürlicher Miktion, Urin- und Stuhlinkontinenz sowie vermindertem Analsphinktertonus

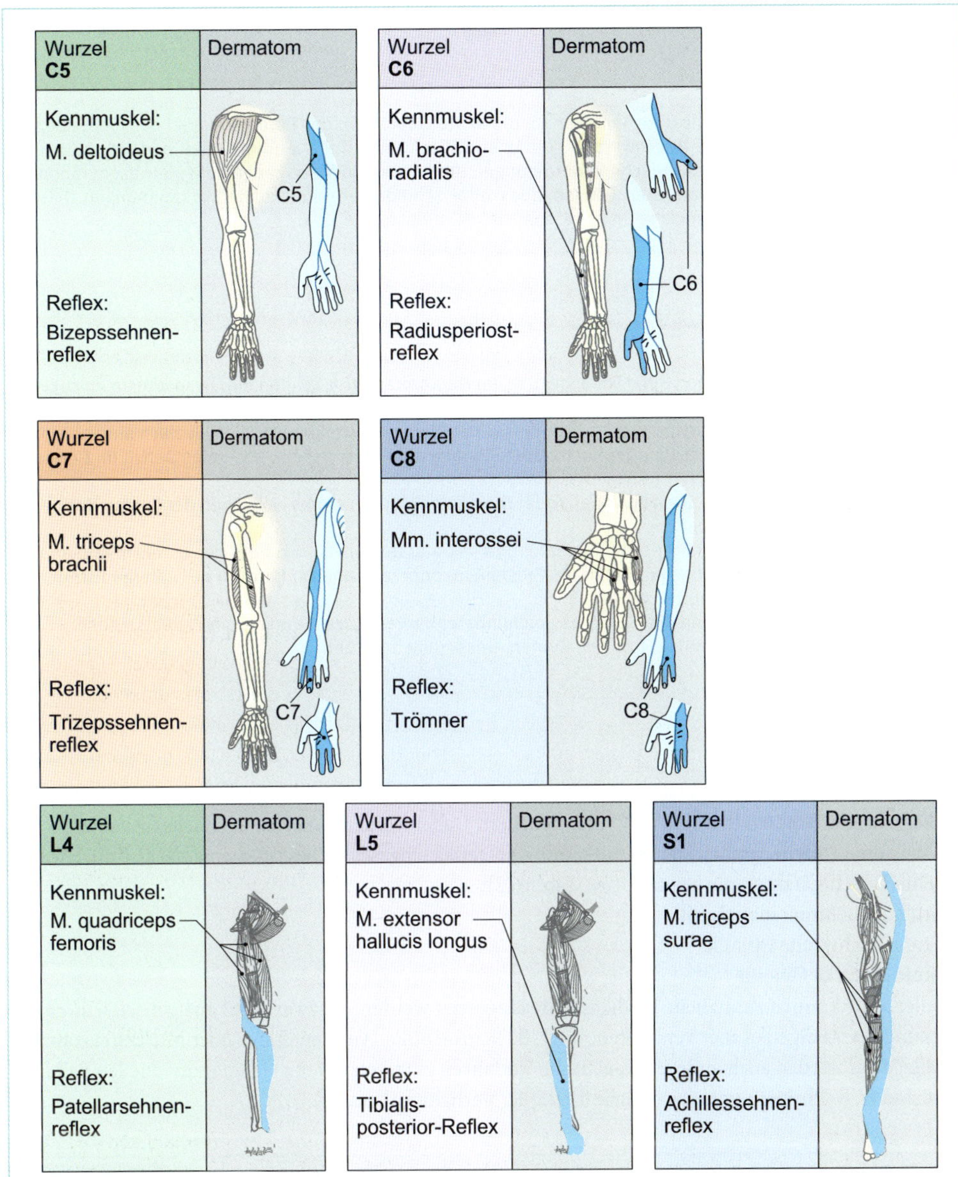

Abb. 16.4 Dermatom, Kennmuskel und -reflex für die Wurzeln C5 bis C8 und L4 bis S1 als den am häufigsten von Kompressionssyndromen betroffenen Wurzeln. [L141]

- Reithosenhyp- oder anästhesie, d. h. Gefühlsstörungen in den Dermatomen um den Anus, den Genitalbereich und das Gesäß, den sog. „tiefen S-Segmenten"
- Paresen oder Plegie der unteren Extremitäten, häufig symmetrisch, die mehrere Nervenwurzeln umfassen

Die motorischen Eigenreflexe können abhängig von der Höhe der Schädigung gesteigert (Conus medullaris) oder vermindert sein (Cauda equina).

Claudicatio intermittens spinalis Sie ist Folge der mechanischen Irritation von lumbalen und sakralen Nervenwurzeln bei chronischer Spinalkanalstenose:

- Gehstreckenabhängige Schmerzen und Missempfindungen in Gesäß, Hüfte, Leiste und Beinen, meist auf beiden Seiten. Die Beinschmerzen bessern sich durch Vornüberbeugen oder Sitzen, da der Lordose im Lumbalbereich damit entgegengewirkt wird.
- Die Symptomatik ist, anders als bei der vaskulären Claudicatio, nicht grundsätzlich belastungsabhängig, sondern tritt nur bei Belastung in aufrechter Haltung auf (Zunahme der Lordose). Belastungen in gebeugter Haltung (Fahrradfahren!) sind häufig unbeeinträchtigt möglich.
- Neurologische Defizite wie Paresen oder sensible Ausfälle können auftreten, betreffen dann meist mehrere Wurzeln und sind häufig bilateral.

Wichtig zum differenzialdiagnostischen Ausschluss ist die sorgfältige Untersuchung der Beingefäße (z. B. Pulsstatus, Zeichen der arteriellen Insuffizienz).

Claudicatio intermittens spinalis:
- gehstreckenabhängige Schmerzen in Gesäß, Hüfte und Beinen
- Zunahme bei Belastung in aufrechter Haltung; Belastungen in gebeugter Haltung (Fahrradfahren meist unbeeinträchtigt)
- ggf. Paresen oder sensible Ausfälle

Studentische Sicht

PRAXISTIPP

Hexenschuss

Der Hexenschuss ist das landläufige Synonym für die akute Lumbalgie, das Paradebeispiel des nicht spezifischen Rückenschmerzes. Die Beschwerden sind unspezifisch und häufig multifaktoriell bedingt. Mögliche somatische Ursachen sind arthrotische Veränderungen der kleinen Wirbelbogengelenke, Bandscheibenprotrusionen mit Dehnung des hinteren Längsbandes oder schmerzhafte muskuläre Verspannungen, häufig spielen aber auch sozioökonomische und psychosoziale Einflüsse eine Rolle.

MERKE

- **Radikulopathie:** Kompression einer Nervenwurzel im Neuroforamen → Schmerzen, Dysästhesie im zugeordneten Dermatom, evtl. Lasègue-Zeichen positiv
- **„Wurzeltod": Notfall!** Klinisches Symptom der massiven Nervenwurzelkompression. Typisch sind abrupt abbrechende Schmerzen, Plegie oder hochgradige Parese der Kennmuskeln, sensibles Defizit im Dermatom.
- **Myelopathie:** Kompression des zervikalen (oder thorakalen) Rückenmarks → Zeichen der langen Bahnen, evtl. Lhermitte-Zeichen positiv
- **Cauda-equina-Syndrom:** Kompression lumbaler und sakraler Nervenwurzeln oder des Conus medullaris → Blasen-Mastdarm-Entleerungsstörungen, Reithosenhyp- oder -anästhesie, Paresen der unteren Extremitäten, die mehrere Nervenwurzeln umfassen
- **Claudicatio intermittens spinalis:** Kompression lumbaler Nervenwurzeln durch Spinalkanalstenose → gehstreckenabhängige Schmerzen in den Beinen, Besserung im Sitzen

Schmerztherapie

Schmerztherapie bei degenerativen Wirbelsäulenerkrankungen nach *WHO-Stufenschema:*
- Stufe 1: Nichtopioidanalgetika
- Stufe 2: schwache Opioide und Nichtopioidanalgetika
- Stufe 3: starke Opioide und Nichtopioidanalgetika

zusätzlich jederzeit *Ko-Analgetika* (z. B. Neuroleptika, Antidepressiva, Muskelrelaxanzien)

WHO-Stufenschema Die WHO hatte 1986 ein Schema für die Behandlung von Tumorschmerzen entwickelt, das die Schmerztherapie in 3 Stufen gliedert. Dabei werden zunächst „einfache" Analgetika und erst bei deren Unwirksamkeit stärker wirkende Analgetika eingesetzt. Dieses Schema hat sich auch für die allgemeine Schmerztherapie bewährt (➢ Tab. 16.2):
- Stufe 1: Nichtopioidanalgetika
- Stufe 2: schwache Opioide
- Stufe 3: starke Opioide

In jeder Stufe können zusätzliche Medikamente eingesetzt werden, die zwar nicht analgetisch wirken, die Wirkung der Analgetika aber verstärken, wie z. B. Neuroleptika, Antidepressiva oder Muskelrelaxanzien. Parallel dazu werden auch andere analgetische Verfahren eingesetzt, wenn sie im individuellen Fall indiziert sind (z. B. Physiotherapie, manuelle Therapie, Verhaltenstherapie).

Eingesetzte **Analgetika:** NSAR, Opioide, Pyrazolon-Derivate, Kortikosteroide (➢ Tab. 16.2).

TAB. 16.2

Tab. 16.2 Typische Schmerzmedikationen (Beispiele für normalgewichtige Erwachsene ohne wesentliche Vorerkrankungen).

Medikament	Dosierung	Tageshöchstdosis	Bemerkung
Leichte bis moderate Schmerzen			
Diclofenac 100 mg p. o.	2 × 1 Tbl.	200–300 mg	evtl. Magenschutz, Vorsicht bei Niereninsuffizienz
Ibuprofen 400 mg p. o.	3 × 1 Tbl.	2.400 mg	evtl. Magenschutz, Vorsicht bei Niereninsuffizienz, kann arterielle Hypertonie verschlechtern
Pantoprazol 40 mg p. o.	1 × 1 Tbl.		Magenschutz
Dexamethason 4 mg p. o.	3 × 1 Tbl.		bei Wurzelkompressionssyndrom
Novaminsulfon 1.000 mg p. o.		3.000 mg	Bedarfsmedikation
Starke Schmerzen			
Ibuprofen 600 mg p. o.	3 × 1 Tbl.	2.400 mg	s. o.
Pantoprazol 40 mg p. o.	1 × 1 Tbl.		Magenschutz
Novaminsulfon 1.000 mg p. o.	3 × 40 Tropfen	3.000 mg	
Tilidin (+ Naloxon) 100 mg/8 mg p. o.		600 mg/48 mg	Bedarfsmedikation
Oxycodon 10 mg p. o.		400 mg	Bedarfsmedikation, ggf. zusätzlich Laxans

Multimodale Schmerztherapie Im Rahmen chronifizierender Schmerzen kann es trotz adäquater Behandlung der zugrunde liegenden Ursache (z. B. BSV) in bis zu 23 % der Fälle (s. a. ➤ Kap. 16.3.3) zu einer Chronifizierung der Beschwerden kommen. Dieses chronifizierte Schmerzsyndrom darf nicht bagatellisiert werden, indiziert sind eine multimodale Schmerztherapie, die neben einer adäquaten Analgesie nach WHO-Stufenschema zusätzlich physiotherapeutische und manuelle Therapien, das Erlernen von Entspannungstechniken und gesprächs- und verhaltenstherapeutische Ansätze umfasst.

Multimodale Schmerztherapie zur Vorbeugung von Chronifizierung: zusätzlich Physio- und manuelle Therapie, Entspannungstechniken, Psychotherapie

Neuromodulation Lässt sich über eine multimodale Schmerztherapie keine ausreichende Beschwerdelinderung erreichen, haben sich als nächste Eskalationsstufe neuromodulatorische Verfahren etabliert. Hierunter versteht man invasive Therapieverfahren, bei denen sich mittels dünnen Elektroden und Schrittmachern die Schmerzverarbeitung auf spinaler (SCS, „spinal cord stimulation") und radikulärer Ebene (DRG „dorsal root stimulation") wirkungsvoll beeinflussen lässt.

Neuromodulation: Als Eskalation können Schmerzen mittels invasiver Elektroden auf spinaler oder radikulärer Ebene moduliert werden.

MERKE

- bei Gabe von Kortikosteroiden: Blutzuckerkontrolle!
- bei Gabe von NSAR: zusätzlich „Magenschutz", z. B. Protonenpumpenhemmer, insbesondere bei der Kombinationstherapie mit steroidalen Antiphlogistika, Blutdruckkontrollen; keine NSAR bei höhergradiger Niereninsuffizienz
- bei Gabe von Opioiden: zeitliche Beschränkung wegen Opioidabhängigkeit; **Cave:** Obstipation als Nebenwirkung!

MERKE

INTRA-/INTERPROFESSIONELLE KOMPETENZ Rückenschmerz ist nicht gleich Rückenschmerz! Auch beim akuten Rückenschmerz ist der Bandscheibenvorfall häufig nur die Spitze des Eisbergs. Dies bedeutet, dass Ursachen bzw. die verschiedenen Einflüsse auf das Krankheitsbild interdisziplinär ermittelt werden müssen. Innerhalb des Krankenhauses schließt dies die Beteiligung verschiedener Professionen (Pflegekräfte, Physiotherapeuten, ärztlicher Dienst, Sozialdienst) ein, vorzugsweise auf Grundlage eines individuellen Behandlungskonzepts. Besonderes Augenmerk sollte für den Übergang in den ambulanten Bereich auf das frühzeitige Entlassmanagement gelegt werden.
Die gute Kommunikation mit dem ambulanten Behandlungsteam (Haus-, Fach- und Betriebsärzte, Rehabilitationseinrichtungen und ggf. Betreuer und Psychotherapeuten) sollte strukturiert erfolgen.
Zunehmend mehr Bedeutung bei der interprofessionellen Kommunikation kommt der International Classification of Functioning, Disability and Health (ICF) der WHO zu. Mit dieser wird versucht, in einer „gemeinsamen Sprache" Beschwerdebild und Begleitumstände („Komponenten der Gesundheit") des Patienten in einer Mehrzweckklassifikation abzubilden.

INTRA-/INTERPROFESSIONELLE KOMPETENZ

16.3.2 Akuter Rückenschmerz mit oder ohne fokal neurologische Defizite

16.3.2.1 Zervikaler Bandscheibenvorfall

16.3.2 Akuter Rückenschmerz mit oder ohne fokal neurologische Defizite

16.3.2.1 Zervikaler Bandscheibenvorfall

Klinik

Der Patient mit zervikalem Bandscheibenvorfall berichtet über meist akute Beschwerden im Sinne eines Nervenwurzelkompressionssyndroms (➤ Kap. 14.5.2). Zum Teil geht dem Armschmerz – der Brachialgie – eine Periode des Nacken-Hinterkopf-Schmerzes voraus. Häufig verstärken sich die Beschwerden, wenn der Patient den Kopf in den Nacken legt oder ihn zur betroffenen Seite neigt, wohingegen sie durch Anheben des Arms hinter den Kopf gelindert werden. Neben der Brachialgie sind Paresen, Ausfälle von Muskeleigenreflexen in den Kennmuskeln und sensible Ausfälle in den entsprechenden Dermatomen möglich.

Prädilektionsstellen für zervikale BSV sind die Segmente HWK6/7, gefolgt von HWK5/6. Da die zervikalen Nervenwurzeln oberhalb des korrespondierenden Wirbelkörpers das intervertebrale Neuroforamen verlassen, führt beispielsweise ein BSV im Segment HWK5/6 zu einer Nervenwurzelkompression von C6.

Selten kommt es bei einem Massenvorfall zu einer Querschnittssymptomatik oder zervikalen Myelopathie.

Klinik: Der zervikale Bandscheibenvorfall betrifft häufig HWK6/7, gefolgt von HWK5/6. Diagnostik der 1. Wahl ist die MRT (➤ Abb. 16.5). Therapeutische Maßnahmen sind in ➤ Tab. 16.3 zusammengefasst. OP-Indikationen sind höhergradige Paresen, Myelopathie-Zeichen und nicht beherrschbare Schmerzen. Ein Querschnittssyndrom ist eine Notfallindikation zur OP.

FALL Eine 48-jährige Patientin sucht die Ambulanz des örtlichen Krankenhauses auf und berichtet über seit 2 Tagen bestehende Schmerzen, die vom Nacken in den rechten Arm ziehen. Dort seien der radiale Unterarm und die radiale Handkante unter Beteiligung des Daumens und Zeigefingers vom Schmerz betroffen. Die Schmerzen seien besser zu ertragen, wenn sie die Hand an den Hinterkopf lege. Schon seit Längerem habe

sie ein Verspannungsgefühl im Nacken, habe diesem aber keine weitere Bedeutung beigemessen. Ebenfalls seit 2 Tagen habe sie das Gefühl, der rechte Daumen schlafe ein. Am Nachmittag habe sie versucht, einen Einkaufskorb auf den Tisch zu heben, was ihr nicht gelungen sei.
Klinisch zeigen sich eine schmerzbedingte Fehlhaltung des Kopfes, eine klopfschmerzhafte HWS, ausstrahlende Schmerzen bei passiver Rotation und Seitwärtsneigung des Kopfes, Paresen des M. biceps und M. brachioradialis rechts vom Kraftgrad 3/5 und ein abgeschwächter Bizepssehnenreflex rechts. Am radialen Unterarm und am Daumen gibt die Patientin eine Hypästhesie an.
Die MRT der HWS zeigt einen lateralen Bandscheibenvorfall des Segments HWK5/6 mit Kompression der Nervenwurzel C6 rechts.

Diagnostik

Die MRT der HWS ist beim Verdacht auf einen Bandscheibenvorfall die Bildgebung der Wahl (➤ Abb. 16.5). Ist eine MRT nicht verfügbar oder kontraindiziert, ist eine CT indiziert. Für Röntgenuntersuchungen in der Primärdiagnostik besteht keine Indikation.

ABB. 16.5

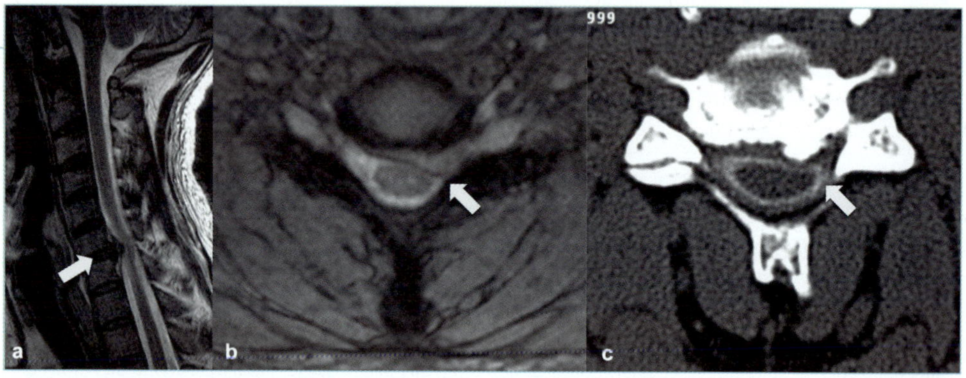

Abb. 16.5 Bandscheibenvorfall HWK6/7 (Pfeil). **a, b** Weicher subligamentär sequestrierter Vorfall in der MRT. **c** Überwiegend verknöcherter Vorfall in der Post-Myelografie-CT. [R261] .

Therapie

Bei allen degenerativen Prozessen der Wirbelsäule ist die Frage nach neurologischen Defiziten therapieentscheidend. Meist ist die konservative Behandlung ausreichend (➤ Tab. 16.3), aber in folgenden Fällen ist eine Operation indiziert:

- höhergradige Paresen (< Kraftgrad 4/5) in den Kennmuskeln
- bildmorphologische oder klinische Zeichen der zervikalen Myelopathie
- frustraner Auslassversuch der konservativen Therapie nach 4–6 Wochen
- konservativ nicht beherrschbare Schmerzen
- Querschnittssymptomatik (Notfallindikation!)

TAB. 16.3

Tab. 16.3 Konservative und operative Therapie bei zervikalem Bandscheibenvorfall.

Konservative Therapiemaßnahmen	Operative Maßnahmen
• Schmerzmedikation nach WHO-Stufenschema • physikalische Therapie • frühzeitige Mobilisierung, keine alleinige Ruhigstellung	• mediolateraler BSV: – mikrochirurgische Diskektomie und Fusion (Spondylodese) von ventral – mikrochirurgische Diskektomie und Implantation einer Bandscheibenprothese von ventral • intraforaminaler BSV: mikrochirurgische Sequestrotomie über eine dorsale Foraminotomie (nach Frykholm)

Prognose und Komplikationen

Konservative und operative Therapie zeigen gute Ergebnisse. Die Rate zufriedener Patienten nach einer Operation liegt bei 80–95 %. Die Rückbildung neurologischer Defizite (Paresen) hängt von der Dauer und Schwere der Parese vor der operativen Entlastung ab. Nach ventraler Operation mit Fusion des Segments wird im längeren Verlauf eine höhere Inzidenz an degenerativen Veränderungen der benachbarten Segmente angenommen („adjacent level disease“).

MERKE

Zervikaler Bandscheibenvorfall

- Nervenwurzelkompression, seltener zervikale Myelopathie oder Querschnittssymptomatik
- Bildgebung der Wahl ist die MRT
- konservative Therapie nach WHO-Stufenschema, sofern kein höhergradiges neurologisches Defizit besteht
- OP-Indikation bei höhergradigen Paresen, zervikaler Myelopathie oder therapierefraktären Beschwerden
- Eine Querschnittssymptomatik ist eine Notfallindikation für die OP!

16.3.2.2 Thorakaler Bandscheibenvorfall

Der thorakale BSV ist deutlich seltener als der zervikale oder lumbale (weniger als 1 % aller BSV). Die untere BWS ist am häufigsten betroffen.

Klinik und Diagnostik

Das führende Symptom ist der lokale Schmerz, der in den Brustkorb ausstrahlen kann. Bei einem thorakalen Massenprolaps kann sich ein Querschnittssyndrom entwickeln. Bei kleineren Vorfällen kann eine Myelopathie im Vordergrund stehen. Diagnostisch wird eine MRT der BWS und des thorakolumbalen Übergangs durchgeführt. Eine CT ist indiziert, wenn eine MRT nicht verfügbar oder kontraindiziert ist.

Therapie

Eine Querschnittssymptomatik ist Indikation zur sofortigen operativen Entlastung. Lediglich bei isolierten Schmerzen ist der konservative Therapieversuch indiziert.

MERKE Bei den seltenen thorakalen Bandscheibenvorfällen mit Querschnittssymptomatik ist die sofortige operative Entlastung indiziert.

16.3.2.2 Thorakaler Bandscheibenvorfall

Thorakale Bandscheibenvorfälle sind seltener als zervikale oder lumbale. Führendes Symptom ist der lokale Schmerz, es können sich jedoch eine Myelopathie oder ein Querschnittssyndrom (Notfallindikation für OP) entwickeln.

16.3.2.3 Lumbaler Bandscheibenvorfall

Klinik

Führendes Symptom ist die akute Lumboischialgie. Die Patienten können dabei häufig das auslösende Ereignis benennen. Die Symptomatik wird stärker, wenn der intraabdominale Druck steigt (z. B. bei Husten, Niesen oder Pressen), und schwächt sich manchmal ab, wenn die Patienten mit angewinkelten Beinen im Hüft- und Kniegelenk auf dem Rücken liegen (Stufenlagerung). Die Kennmuskeln sind paretisch und die zugehörigen Reflexe vermindert, sensible Defizite finden sich im betroffenen Dermatom, das Nervendehnungszeichen (nach Lasègue) ist positiv. Ein Massenprolaps, der den Spinalkanal ausfüllt, kann zu einem Cauda-equina- oder Conus-medullaris-Syndrom führen.

Diagnostik

Mittel der Wahl ist die lumbale **MRT** (➢ Abb. 16.6, ➢ Abb. 16.7), die auch postoperativ bei bleibenden oder erneut auftretenden Beschwerden an erster Stelle steht. Zur sicheren postoperativen Differenzierung zwischen Narbengewebe und Bandscheibenvorfallrezidiv muss die MRT mit Kontrastmittel durchgeführt werden. Die **CT** ist indiziert, wenn eine MRT nicht verfügbar oder kontraindiziert ist. Wenn eine Nervenwurzelkompression mit MRT oder CT nicht sicher ausgeschlossen werden kann, kommen ggf. eine klassische **Myelografie** und eine Postmyelo-CT infrage (➢ Abb. 16.6). Dabei können die Nervenwurzelabgänge nach Kontrastmittelinjektion in den Duralschlauch beurteilt werden. **Röntgenuntersuchungen** sind als Übersichts-, Funktions- und Schrägaufnahmen speziellen Fragestellungen vorbehalten und keinesfalls primärdiagnostisches Instrument.

Therapie

Konservative Maßnahmen stehen auch bei der Behandlung lumbaler BSV im Vordergrund (➢ Tab. 16.4). Indikationen für einen operativen Eingriff sind:

- höhergradige Paresen (< Kraftgrad 3/5) in den Kennmuskeln (absolute Indikation)
- frustraner Auslassversuch der konservativen Therapie nach 4–6 Wochen
- konservativ nicht beherrschbare Schmerzen
- Cauda-equina-Syndrom bei Bandscheibenmassenprolaps (Notfalloperation!) (absolute Indikation)
- Blasen-/Mastdarmentleerungsstörung (absolute Indikation)

16.3.2.3 Lumbaler Bandscheibenvorfall

Klinik: Beim lumbalen Bandscheibenvorfall kommt es zu einer akuten Lumboischialgie mit Verschlechterung bei intraabdomineller Druckerhöhung und Besserung bei Stufenlagerung des Beins. Zusätzlich können Paresen, Sensibilitätsstörungen, abgeschwächte Reflexe und Nervendehnungszeichen auftreten.

Diagnostik: Diagnostik der Wahl ist die MRT, in unklaren Fällen kommt eine Myelografie infrage (➢ Abb. 16.6, ➢ Abb. 16.7).

Therapie: Die Therapie ist in ➢ Tab. 16.4 dargestellt. Ein Cauda-equina-Syndrom oder eine Blasen-/Mastdarmstörungen sind absolute OP-Indikationen.

ABB. 16.6

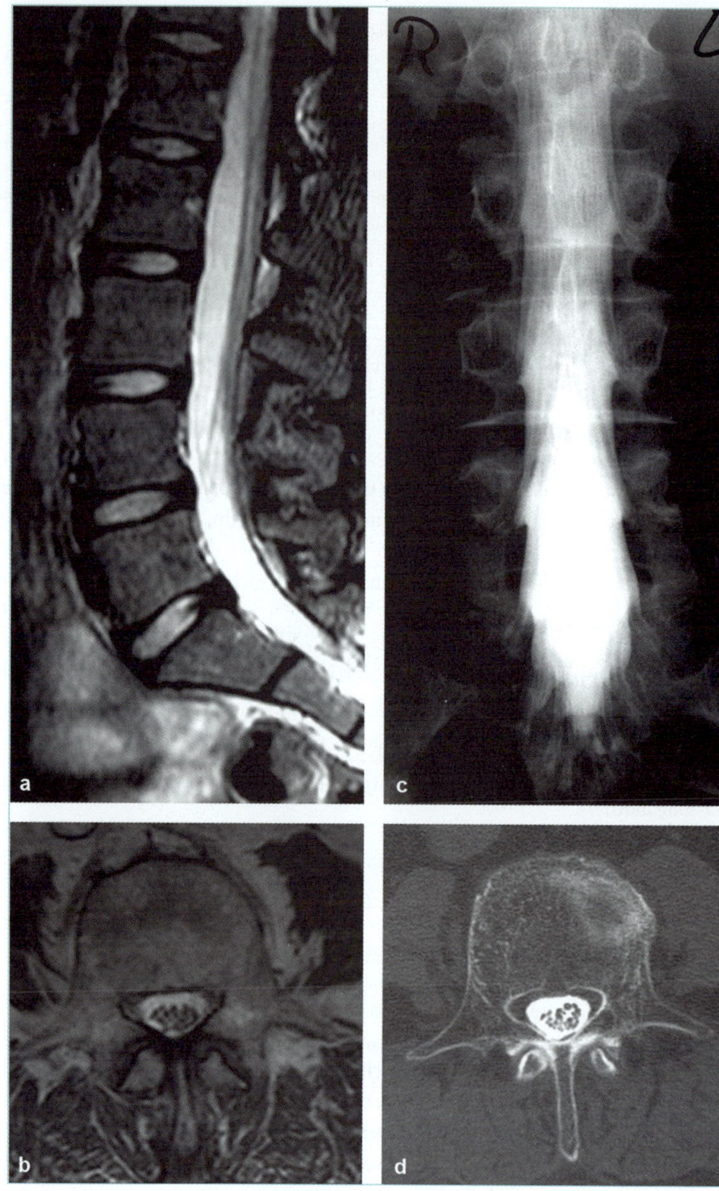

Abb. 16.6 Normalbefunde der LWS. Der Spinalkanal ist weit, die Nervenwurzeln sind in den transversalen Schichten jeweils unbehindert von Liquor umflossen. **a, b** MRT sagittal (a) und transversal (b). **c** Myelografie der LWS a. p. **d** Post-Myelografie-CT transversal. [R261]

ABB. 16.7

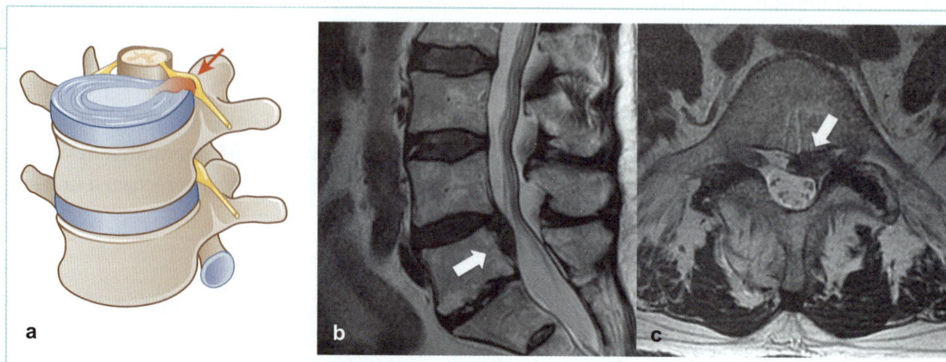

Abb. 16.7 Lumbaler Bandscheibenvorfall LWK4/5 links. a Der Nucleus-pulposus-Prolaps dringt durch den Anulus fibrosus und komprimiert die Nervenwurzel. **b, c** T2-gewichtete MRT-Bilder des kaudal sequestrierten BSV (Pfeile) in der sagittalen (b) und transversalen Ansicht (c). [a: L126/b, c: R261]

Tab. 16.4 Konservative und operative Therapie bei lumbalem Bandscheibenvorfall.

Konservative Therapiemaßnahmen	Operative Maßnahmen
• analgetische Therapie mit NSAR (nichtsteroidalen Antirheumatika) • Bedarfsmedikation entsprechend WHO-Stufenschema • ggf. Stoßtherapie mit Kortikosteroiden im Sinne einer Eskalationstherapie • physikalische Therapie • frühzeitige Mobilisierung, keine alleinige Ruhigstellung	• mediolateraler BSV: mikrochirurgische Sequestrotomie und ggf. Nukleotomie mit Zugang über eine interlaminäre Fensterung, also Eröffnung des Spinalkanals • intra- oder extraforaminaler BSV: mikrochirurgische Sequestrotomie und ggf. Nukleotomie mit transmuskulärem Zugang ohne Eröffnung des Spinalkanals • endoskopische Sequestrotomie in ausgewählten Fällen

TAB. 16.4

PRAXISTIPP Patienten, die einen BSV erleiden, sind in der Regel jünger als solche mit einer knöchernen Spinalkanalstenose, der typischen Erkrankung des höheren Lebensalters. Damit treffen Bandscheibenvorfälle häufig noch berufstätige Menschen. Die berufliche Perspektive dieser Patienten darf bei der Therapieentscheidung nicht außer Acht gelassen werden. Manchen Patienten ist eine mehrwöchige Krankschreibung – mit möglichem Arbeitsplatzverlust – für einen konservativen Therapieversuch mit unklarem Ausgang nicht zu vermitteln. Bei diesen Patienten ist sorgfältig die medizinische gegen die soziale Indikation abzuwägen.
Nach operativen Eingriffen, wenn die oft lange, qualvolle Symptomatik abrupt endet, entsteht bei den Patienten nicht selten eine euphorische Erwartungshaltung mit neuen guten Vorsätzen zur Umgestaltung der Lebensweise. Solchen Patienten sollte erläutert werden, dass eine sofortige exzessive Rehabilitation und sportliche Be- und Überlastung kontraproduktiv sind. Stattdessen ist unter präventiven Gesichtspunkten die langfristige Umstellung der Lebensgewohnheiten mit rückenschonendem Tragen von Lasten, moderatem, aber dauerhaftem Rückentraining, häufigem Positionswechsel bei mehrstündigen monotonen Beschäftigungen (Schreibtischarbeit) der Vorzug zu geben.

Prognose und Komplikationen

Patienten ohne höhergradiges neurologisches Defizit profitieren in ca. 85 % der Fälle von der konservativen Therapie. Besteht eine OP-Indikation, ist mit der Operation ein ähnlich gutes Ergebnis zu erzielen. Im Vergleich zwischen konservativer und operativer Therapie bei Patienten ohne dringliche OP-Indikation (kein höhergradiges neurologisches Defizit) zeigt sich, dass mit der Operation meist eine schnellere Beschwerdelinderung erzielt werden kann. Diesem scheinbaren Vorteil stehen allerdings die intraoperativen Risiken (Nervenwurzelverletzung, Nachblutung, Liquorfistel, ca. 2–3 %) und postoperativen Komplikationen („failed-back-surgery"-Syndrom, Postnukleotomiesyndrom) gegenüber. Nachteil der konservativen Therapie ist bei frustranem Verlauf die Gefahr der Chronifizierung des Beschwerdebildes.

NEUROLOGIE AMBULANT Dr. Krömer ist Hausärztin. Häufig muss sie Fragen beantworten, wenn Patienten z. B. nach einer Bandscheiben-OP aus dem Krankenhaus entlassen wurden.
Sollte ich mich nicht besser ausruhen, im Bett bleiben und meinen Rücken schonen? In der AWMF-Leitlinie „Nicht spezifischer Kreuzschmerz" und in einem systematischen Review der Cochrane Library (Dahm KT, 2010) hat Dr. Krömer die Empfehlung gefunden, dass Bettruhe bei akutem Rückenschmerz eher nachteilig ist. Moderate Aktivität hingegen fördert die Schmerzreduktion und verbessert den funktionellen Status.
Was kann ich tun, damit die Beschwerden nicht wiederkommen? Sowohl bei konservativ als auch operativ behandelten Rückenbeschwerden ist mit der Akutbehandlung die eigentliche Ursache der Beschwerden nicht behoben. (s. a. ➤ Abb. 16.3). Die Verringerung oder Vermeidung negativer Ursachen (Übergewicht, Bewegungsmangel) und supportive Maßnahmen (Physiotherapie, Stärkung der Rumpfstabilität, ggf. Verhaltenstherapie) sind langfristige Aufgaben, die präventiv wirken. Möglichkeiten der ambulanten Unterstützung sind physiotherapeutische Maßnahmen, Rückenschule, Funktionstraining und Rehasport.
Kann ich erneut einen Bandscheibenvorfall nach einer OP bekommen? Im operierten Segment kann es zu einem erneuten Bandscheibenvorfall kommen, da meist nur der sequestrierte Anteil des Bandscheibenvorfalls entfernt wird. Damit verbleiben Teile des Nucleus pulposus in der Bandscheibe und können erneut hernieren. Da das Rezidivrisiko unmittelbar nach der Operation am höchsten ist, sollte schwere axiale Belastung (z. B. Kofferheben) vermieden werden.
Wann kann ich nach einer OP wieder voll arbeiten? Der Heilungsprozess nach einer Operation, physiotherapeutische Maßnahmen und die schrittweise Übernahme von Alltagsaufgaben sollten Hand in Hand gehen. Insbesondere bei größeren operativen Eingriffen der Wirbelsäule, langer Krankheitsdauer oder drohender Chronifizierung der Beschwerden sollte die Wiedereingliederung in den Arbeitsprozess schrittweise erfolgen. Betriebsärzte erstellen hierfür einen Stufenplan zur Wiedereingliederung.

Studentische Sicht

WISSENSCHAFTSKOMPETENZ

WISSENSCHAFTSKOMPETENZ

AWMF-Leitlinie und Cochrane Review

Erkrankung mit einer hohen Prävalenz in der Bevölkerung, wie z. B. degenerative Wirbelsäulenerkrankungen sind Gegenstand zahlreicher Studien, deren Aussagewert als Einzelstudien begrenzt ist. Daher gibt es Bemühungen, Ergebnisse zusammenzufassen, um Behandlern Entscheidungshilfen an die Hand zu geben. Dies ist als Konsensusverfahren in einem Expertengremium, z. B. als *Leitlinie* (s. u.), oder in Form eines strukturierten Zusammenfassens mehrerer Einzelstudien als *systematisches Review* möglich. Institutionen, die sich hierzu verdient gemacht haben, sind z. B. die AWMF oder die Cochrane Library.

AWMF und AWMF-Leitlinie

Die **AWMF** ist die **A**rbeitsgemeinschaft der **w**issenschaftlichen **m**edizinischen **F**achgesellschaften e. V.

Eine **Leitlinie** fast Empfehlungen zu einem bestimmten Krankheitsbild zusammen. Man unterscheidet Leitlinien unterschiedlicher Entwicklungsstufen (S1 bis S3), wobei S3 der höchsten Stufe entspricht. Innerhalb der AWMF werden Expertenkommissionen gebildet, die die bestehende Evidenz für eine Fragestellung in einem Konsensusverfahren auswerten und eine Empfehlung aussprechen. Der Empfehlungsgrad reicht von A („Soll“) bis C („kann“) und spiegelt meist die Evidenzgrade der zugrunde liegenden wissenschaftlichen Erkenntnis wider. Die Evidenzgrade werden dabei nach einem Klassifizierungssystem (z. B. Cochrane) den Evidenzklassen Ia (mind. ein systematischer Review) bis IV („Expertenmeinung“) zugeordnet.

Systematisches Review, Metaanalyse, Cochrane Review

In einem **systematischen Review** wird versucht, zu einer medizinischen Fragestellung die gesamte empirische Evidenz anhand dezidierter Vorgaben strukturiert zu finden, zu bewerten und zusammenzufassen. Das Ergebnis ist ein Artikel, in dem die gefundene empirische Evidenz, die Ein- und Ausschlusskriterien für die Berücksichtigung der Einzelstudien und das Ergebnis der Zusammenfassung, z. B. in Form einer *Metaanalyse,* dargestellt wird.

In einer **Metaanalyse** werden die Ergebnisse individueller Studien statistisch zusammengefasst. Voraussetzung ist ein vergleichbares Studiendesign und vergleichbare Zielparameter. Eine Metaanalyse kann Bestandteil eines systematischen Reviews sein, muss es aber nicht.

Ein systematisches Review, bei dem die Zuordnung der Evidenzklassen und die strukturierte Erstellung nach den Vorgaben der Cochrane Library erfolgt und das Review in den Cochrane Database of Systematic Reviews publiziert wird, wird als **Cochrane Review** bezeichnet.

MERKE

Lumbaler Bandscheibenvorfall

- Nervenwurzelkompression, seltener (bei Massenprolaps) Cauda-equina- oder Conus-medullaris-Syndrom
- Bildgebung der Wahl ist die MRT
- konservative Therapie mit NSAR; weitere Therapie und Bedarfsmedikation nach WHO-Stufenschema, sofern kein höhergradiges neurologisches Defizit besteht
- OP-Indikation bei höhergradigen Paresen oder therapierefraktären Beschwerden
- Cauda-equina- oder Conus-medullaris-Syndrom sowie Zeichen des „Wurzeltodes“ sind Notfallindikationen für die OP!

16.3.3 Chronischer oder wiederkehrender Rückenschmerz mit oder ohne neurologische Defizite

16.3.3.1 Zervikale Spinalkanalstenose und zervikale Spondylose

16.3.3 Chronischer oder wiederkehrender Rückenschmerz mit oder ohne neurologische Defizite

16.3.3.1 Zervikale Spinalkanalstenose und zervikale Spondylose

Die Begriffe zervikale Spinalkanalstenose und zervikale Spondylose werden häufig synonym verwendet. Da sich die Symptome beider Krankheitsbilder ähneln und die gleichen Therapiemöglichkeiten bestehen, werden sie im Folgenden gemeinsam beschrieben, obwohl es sich pathophysiologisch um eigenständige Krankheitsbilder handelt.

Klinik

Klinik: Häufig sind unspezifische Nacken- und Schulterschmerzen. Weitere Symptome entstehen durch die Myelopathie oder die Nervenwurzelkompression oder durch ein Mischbild von radikulärer und myelopathischer Symptomatik.

Häufigstes Beschwerdebild der zervikalen Spinalkanalstenose und Spondylose ist die zervikale Myelopathie, die häufig mit unspezifischen Nacken- und Schulterschmerzen einhergeht, bisweilen sogar schmerzlos ist. Ist die Einengung des Spinalkanals lateral betont, z. B. als Folge verkalkter Bandscheibenvorfälle oder einer Facettengelenkhypertrophie, kann eine Brachialgie bei Wurzelkompressionssyndrom im Vordergrund stehen. Bei fortgeschrittener multisegmentaler Spinalkanalstenose und Spondylose kann es zu Mischbildern mit sowohl radikulärer als auch myelopathischer Symptomatik kommen.

Diagnostik

Diagnostik: Myelon und Weichteile werden mittels MRT beurteilt, die knöchernen Strukturen mittels CT (➤ Abb. 16.8, ➤ Abb. 16.9). Weitere diagnostische Mittel sind Röntgen-Schrägaufnahmen, Wurzelblockaden und das EMG.

Ziel der gründlichen **Befunderhebung** ist es, die Beschwerden und neurologischen Defizite dezidierten Segmenten zuzuordnen.

Die **MRT** der HWS erlaubt die Beurteilung der diskogenen und ligamentären Beteiligung. Signalanhebungen im Myelon in den T2-gewichteten Sequenzen (Myelopathiesignal) sind das bildmorphologische Korrelat der Demyelinisierung und Ödembildung im Rückenmark (➤ Abb. 16.8a).

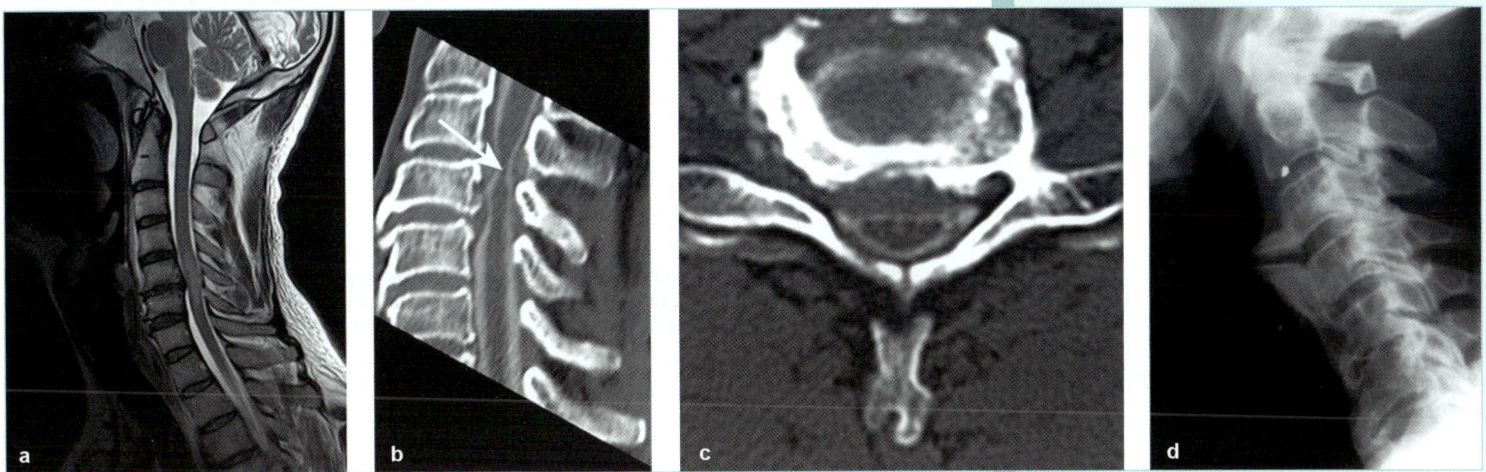

Abb. 16.8 Zervikale multisegmentale Spinalkanalstenose. a Als Folge der Myelonkompression ist ein Myelonödem entstanden, das sich als Myelopathiesignal zeigt (hyperintenses Signal in der T2-gewichteten MRT). **b, c** Stenose in der Post-Myelografie-CT. Als Folge der Instabilität kommt es zu Abstützreaktionen des Knochens in Form von Randkantenausziehungen (Osteophyten). **d** Bizarre Osteophyten im seitlichen HWS-Röntgenbild. [R261]

Die **CT** der HWS zeigt eine knöcherne Beteiligung (➤ Abb. 16.9), insbesondere wenn Bandscheibenvorfälle und Bänder sekundär ossifizieren. Anhand der CT lässt sich der Längsdurchmesser bestimmen, der beim gesunden Erwachsenen durchschnittlich 18,5 mm beträgt. Bei einem Durchmesser von weniger als 14 mm ist eine Stenose wahrscheinlich.

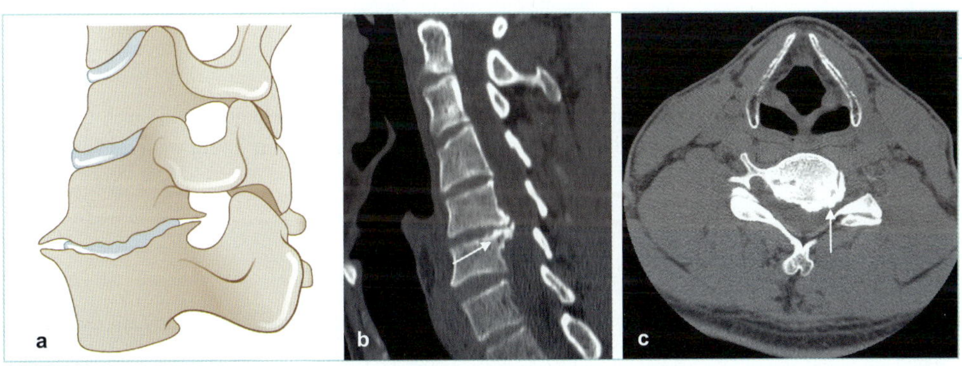

ABB. 16.9

Abb. 16.9 Zervikale Spondylose und Foramenstenose. a Ventrale und dorsale Randkantenausziehungen (Schema). **b, c** Osteophyten und Foramenstenose (Pfeil) in der CT sagittal (b) und transversal (c). [a: L126/b, c: R261]

Röntgen-Schrägaufnahmen stellen die Neuroforamina dar zur Beurteilung umschriebener Foramenstenosen. Funktionsaufnahmen dienen der Beurteilung pathologischer Beweglichkeiten.

CT-gesteuerte **Wurzelblockaden** können bei der multisegmentalen Stenose zur differenzialdiagnostischen Beurteilung hilfreich sein: Wenn ein Lokalanästhetikum am Nervenwurzelaustritt die Beschwerden lindern kann, gilt die Wurzel als beteiligt.

Mit **EMG** und Nervenleitungsmessung kann eine eventuelle Wurzelbeteiligung beurteilt werden.

Wichtige Differenzialdiagnosen

Motoneuronerkrankungen Aufgrund der gleichzeitigen Affektion von Strukturen des peripheren (Nervenwurzel und Vorderhornzellen) und des ZNS (Pyramidenbahn) ergibt sich als wichtige Definition der zervikalen Spinalkanalstenose eine kombinierte Motoneuronerkrankung wie bei der amyotrophen Lateralsklerose (➤ Kap. 13.6.1). Dabei finden sich an den oberen Extremitäten atrophisierende Paresen

Differenzialdiagnosen:

- Motoneuronerkrankungen (gleichzeitige Zeichen peripherer und zentraler Schädigung)
- intramyeläre Raumforderungen

und an den unteren Extremitäten eine spastische Paraparese. Um diese wichtige Differenzialdiagnose sicher auszuschließen, sollten bei jedem Verdacht auf eine kombinierte Motoneuronerkrankung eine zerebrale und eine zervikale Bildgebung (MRT) durchgeführt werden.

Intramyeläre Raumforderung Auch eine intramyeläre Raumforderung (z. B. Ependymom, Astrozytom) kann das spinale Syndrom einer peripheren Lähmung der oberen Extremitäten in Kombination mit einer spastischen Paraparese der unteren Extremitäten ergeben.

Therapie: > Tab. 16.5

Therapie

Konservative Maßnahmen (> Tab. 16.5) mit analgetischer Therapie stehen bei den meisten Fällen im Vordergrund und können zu einer ausreichenden Beschwerdelinderung führen. Indikationen für einen operativen Eingriff richten sich nach der vorherrschenden Klinik:

- dringliche Operationsindikation:
  - zervikale Myelopathie
  - lokale Beschwerden und radiologische Zeichen der Myelopathie (Myelopathiesignal)
  - höhergradige Paresen (< Kraftgrad 4/5) in den Kennmuskeln bei vorrangigem Nervenwurzelkompressionssyndrom
- relative Operationsindikation:
  - frustraner Auslassversuch der konservativen Therapie nach 4 Wochen
  - konservativ nicht beherrschbare Schmerzen

TAB. 16.5

Tab. 16.5 Konservative und operative Therapie bei zervikaler Spinalkanalstenose.

Konservative Therapiemaßnahmen	Operative Maßnahmen
• Schmerzmedikation nach WHO-Stufenschema • physikalische Therapie	• Spinalkanalstenose: – mikrochirurgische Diskektomie, Dekompression des Spinalkanals und Fusion (Spondylodese) von ventral bei umschriebenen Veränderungen beschränkt auf den Zwischenwirbelraum – mikrochirurgische Korporektomie – Entfernung eines Wirbelkörpers – Dekompression des Spinalkanals und Fusion (Spondylodese) mittels Beckenkamms von ventral bei langstreckigen Einengungen von ventral – Laminoplastie, Dekompression des Spinalkanals von dorsal • foraminale Stenose: mikrochirurgische Dekompression über eine ventrale oder dorsale Foraminotomie (nach Frykholm)

Prognose und Komplikationen

Eine manifeste Myelopathie verbessert sich sowohl unter konservativer Behandlung als auch unter chirurgischer Therapie nur teilweise. Indikation für den operativen Eingriff ist u. a., ein weiteres Fortschreiten der Erkrankung zu verhindern.

MERKE

MERKE

Zervikale Spinalkanalstenose

- unspezifische Nacken-Schulter-Schmerzen, zervikale Myelopathie oder radikuläre Symptomatik (Brachialgie) bei Nervenwurzelkompressionssyndrom
- Bildgebung: MRT und CT mit besonderer Beachtung von Signalanhebungen in den T2-gewichteten Sequenzen: Myelopathiesignal!
- OP-Indikation bei zervikaler Myelopathie, höhergradigen neurologischen Defiziten oder therapierefraktären Beschwerden

KOMMUNIKATIONSKOMPETENZ

KOMMUNIKATIONSKOMPETENZ Degenerative Wirbelsäulenerkrankungen sind keine unbeeinflussbaren Schicksalsschläge! Häufig konsultieren betroffene Patienten Ärzte mit der Erwartungshaltung, dass alleine medizinische Maßnahmen, vorzugsweise Operationen, Ursachen und Folgen der Erkrankung beseitigen. Hier ist es Aufgabe der Ärztin oder des Arztes, respektvoll und empathisch die häufigsten Ursachen der Erkrankung (Übergewicht, Bewegungsmangel) zu erläutern und zu verdeutlichen, dass eine Besserung der Beschwerden bzw. das Vermeiden einer Verschlechterung im Wesentlichen nur durch eine Verhaltensänderung des Patienten erreicht wird. Auch die Frage nach psychosozialen Belastungen und deren möglicher Einfluss auf die Erkrankung sollten angesprochen werden.

16.3.3.2 Lumbale Spinalkanalstenose

Klinik

Das führende Symptom der zentralen lumbalen Spinalkanalstenose ist die Claudicatio intermittens spinalis – gehstreckenabhängige Schmerzen in beiden Beinen. Sie tritt im hohen Lebensalter auf und ist langsam progredient. Neurologische Fokaldefizite sind nicht typisch. Wichtig ist bei der Anamnese und Befunderhebung die differenzialdiagnostische Abgrenzung zur vaskulären Claudicatio. Handelt es sich um eine Spinalkanalstenose mit Betonung im Bereich der Rezessus, kann statt der Claudicatio intermittens spinalis ein Nervenwurzelkompressionssyndrom im Vordergrund stehen.

Diagnostik

Bei der Diagnostik der Spinalkanalstenose haben **MRT und CT** ihre Berechtigung. Abhängig vom Ausmaß der ossären oder ligamentären Beteiligung kann entweder die MRT (Weichteilpathologie) oder die CT (knöcherne Pathologie) die Stenose besser darstellen (➢ Abb. 16.10, ➢ Abb. 16.11). Eine **Myelografie** oder Postmyelo-CT kann hilfreich sein, wenn mittels MRT oder CT keine eindeutige Diagnose möglich ist (➢ Abb. 16.11). Das intrathekale Kontrastmittel zeigt in der betroffenen Höhe eine Kontrastmittelaussparung. Die zusätzliche Darstellung in Funktionsstellung erlaubt die Beurteilung einer dynamischen Stenosierung. Bei multisegmentaler Spinalkanalstenose kann zur Bestimmung des führenden Segments die Postmyelo-CT hilfreich sein (s. a. ➢ Abb. 16.8b, c).

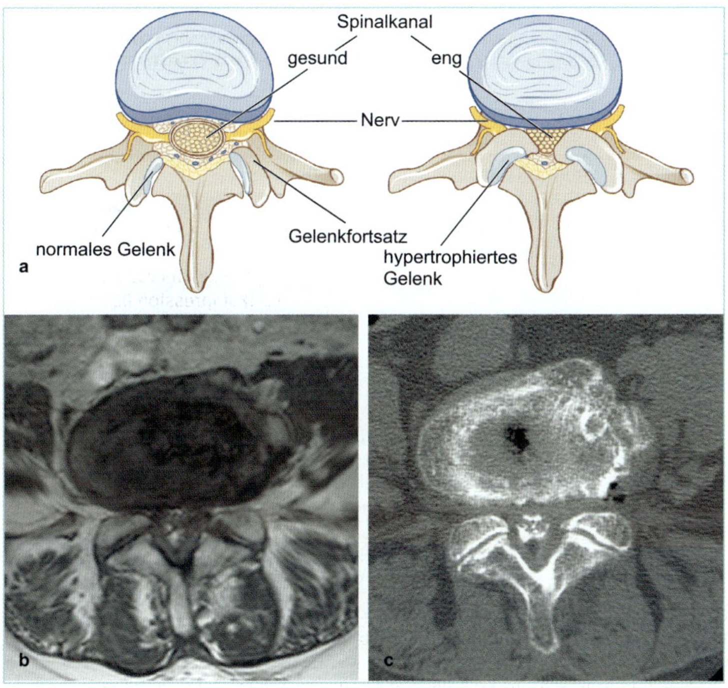

Abb. 16.10 Lumbale Spinalkanalstenose LWK4. a Links ist der Normalbefund, rechts die Spinalkanalstenose schematisch gezeigt. Durch die hypertrophen Wirbelbogengelenke, den hypertrophen Bandapparat und die begleitende Bandscheibenvorwölbung ist der Spinalkanal T-förmig oder dreieckig eingeengt. **b, c** Spinalkanalstenose in der T2-gewichteten MRT (**b**) und in der CT (**c**). Im Vergleich zu den Normalbefunden (➢ Abb. 16.1) ist ein Liquorsaum um die Nervenwurzeln nicht mehr abzugrenzen. [a: L126/b, c: R261]

Zur Beurteilung des Schweregrads der Spinalkanalstenose wird zwischen einer relativen Spinalkanalstenose mit einem Sagittaldurchmesser zwischen 10 und 14 mm und einer absoluten Spinalkanalstenose mit einem Durchmesser < 10 mm unterschieden.

Röntgen-Funktionsaufnahmen in Anteflexions- und Retroflexionshaltung erlauben die Beurteilung einer pathologischen Beweglichkeit.

Therapie

Prognostische Faktoren zur Beurteilung des natürlichen Verlaufs der Erkrankung gibt es nicht. Bei einigen Patienten kommt es spontan oder unter konservativer Therapie zu ausreichender Beschwerdelinderung oder einem Stillstand im Krankheitsverlauf. Damit ist bei allen Patienten zunächst ein konservativer

16.3.3.2 Lumbale Spinalkanalstenose

Klinik: Zentrales Symptom ist die Claudicatio intermittens spinalis.

Diagnostik: Diagnostisch kommen MRT, CT, Myelografie und Röntgen-Funktionsaufnahmen zum Einsatz (➢ Abb. 16.10, ➢ Abb. 16.11). Wichtig ist zudem die differenzialdiagnostische Abgrenzung zu einer vaskulär bedingten Claudicatio intermittens.

ABB. 16.10

Therapie: ➢ Tab. 16.6

ABB. 16.11

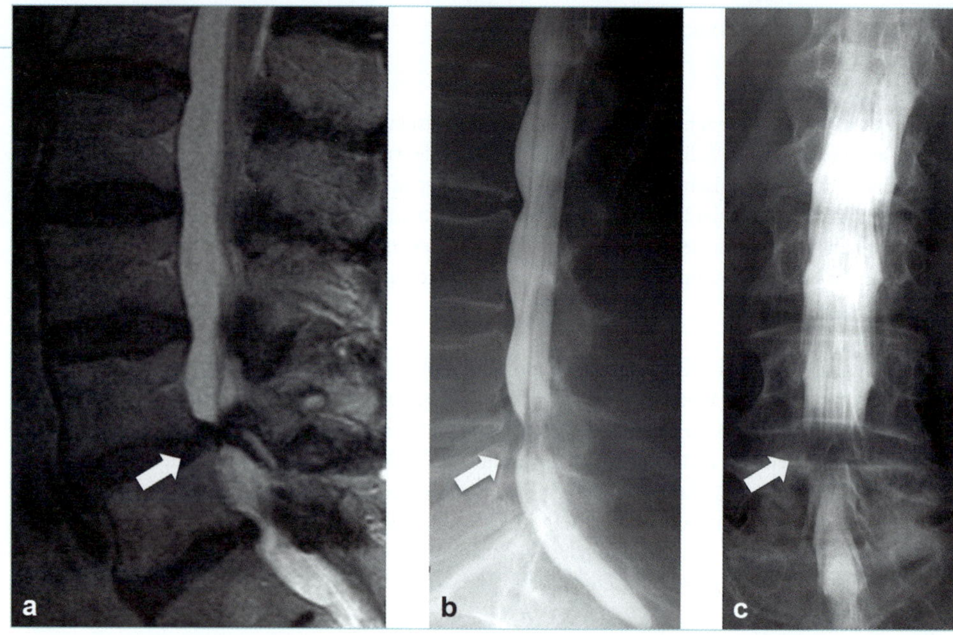

Abb. 16.11 Lumbale Spinalkanalstenose LWK4/5. a In der MRT (T2-gewichtet, sagittal) ist die multifaktorielle Genese nachzuvollziehen: Neben dem hypertrophierten Gelenk- und Bandapparat ist auch eine Bandscheibenprotrusion im Segment nachweisbar. **b, c** In der konventionellen Myelografie ist die Kontrastmittelaussparung im Segment deutlich (Pfeile). [R261]

TAB. 16.6

Tab. 16.6 Konservative und operative Therapie bei lumbaler Spinalkanalstenose.

Konservative Therapiemaßnahmen	Operative Maßnahmen
• analgetische Therapie mit NSAR (nichtsteroidalen Antirheumatika) • weitere Therapie und Bedarfsmedikation entsprechend WHO-Stufenschema • physikalische Therapie	• mikrochirurgische bilaterale Dekompression des Spinalkanals über einen einseitigen Zugang mit Teilhemilaminektomie – Teilentfernung einer Wirbelbogenhälfte (ist dem bilateralen Zugang gleichwertig und einer Komplettentfernung des Wirbelbogens überlegen) • bei begleitender Instabilität des Segments im Sinne einer degenerativen Spondylolisthese („Wirbelgleiten") kann eine gleichzeitige Spondylodese – instrumentelle Versteifung – als PLIF („posteriore lumbar interbody fusion") indiziert sein → Schrauben in beiden Wirbelkörpern des Segments und verbindende fixierte Stäbe, die Entfernung der Bandscheibe und das Einbringen eines Platzhalters (Cage) führen zu einer Versteifung des Segments

Therapieversuch indiziert (➤ Tab. 16.6). Da die Schmerzen im Vordergrund stehen und neurologische Defizite selten sind, ist eine Operation meist nicht dringlich. Sie kann indiziert sein, wenn die Beschwerden unter konservativen Therapiemaßnahmen nicht zurückgehen.

Prognose und Komplikationen

Die Kurzzeitergebnisse der operativen Behandlung sind meist gut und die intra- und postoperative Komplikationsrate – trotz des häufig hohen Lebensalters der Patienten – niedrig. Der pathophysiologische Mechanismus der Erkrankung wird durch die Operation nicht außer Kraft gesetzt, eine Restenosierung ist daher im Langzeitverlauf häufig.

MERKE

Lumbale Spinalkanalstenose

- Claudicatio intermittens spinalis
- differenzialdiagnostische Abgrenzung zur vaskulären Claudicatio
- operative Dekompression bei Patienten, die progrediente therapierefraktäre Beschwerden haben

FALL

Immer dieser Anton ...

Der 68-jährige Anton H. humpelt offensichtlich schmerzgeplagt in die Praxisräume von Dr. Krömer. Er berichtet von unerträglichen Schmerzen im Rücken, das Gehen sei nicht mehr richtig möglich, auch stelle sich hin und wieder ein komisches Gefühl in den Beinen ein. Im Nachttisch seiner Frau habe er Schmerzmittel gefunden, die zunächst gut gewirkt hätten, mittlerweile würden die aber auch nicht mehr helfen. Ja, das Wasserlassen sei in Ordnung, was aber habe diese Frage mit seinen Schmerzen zu tun?

Variante 1
Auf weiteres Nachfragen stellt sich heraus, dass die Beschwerden plötzlich vor 2 Monaten bei der Gartenarbeit angefangen hätten und der Schmerz auch in das rechte Bein ziehe – hier vor allem in den lateralen Oberschenkel und den ventralen Unterschenkel bis in die Großzehe. In der Großzehe komme es auch zu dem komischen Gefühl, das sich wie „Ameisenlaufen" anfühle. Das Gehen sei schwierig, da er häufiger über den rechten Fuß stolpere.
Klinisch ist die untere LWS klopfschmerzhaft bei paravertebralem Hartspann, das Gangbild bei einer Parese des M. gluteus medius rechts eingeschränkt mit Absinken des Beckens auf der Gegenseite und Großzehenheberparese rechts vom Kraftgrad 3/5. Die Muskeleigenreflexe sind seitengleich nicht auslösbar. Pyramidenbahnzeichen finden sich nicht. Am Schienbein und am Fußrücken auf der rechten Seite gibt der Patient eine Hypästhesie an, das Zeichen nach Lasègue ist rechts bei 40° positiv.
Verdachtsdiagnose: BSV LWK4/5 rechts mit L5-Nervenwurzelkompression rechts.

Variante 2
Auf weiteres Nachfragen gibt Anton H. an, dass die Beschwerden seit Jahren zunehmen und vor allem beim Spazierengehen auftreten würden. Die ersten 100 Meter seien fast immer beschwerdefrei, dann nähmen die Schmerzen in beiden Beinen zu, vor allem im Oberschenkel. Er müsse dann stehen bleiben und sich setzen oder mit den Armen vornübergebeugt auf ein Geländer abstützen. Radfahren hingegen sei immer noch gut möglich.
Klinisch ist die LWS etwas klopfschmerzhaft, der Finger-Boden-Abstand beträgt 5 cm. Paresen finden sich nicht, die Muskeleigenreflexe sind seitengleich schwach, das Sensorium ist o. B. Das Zeichen nach Lasègue ist beidseits negativ.
Dr. Krömer schließt zunächst eine vaskuläre Genese der Symptomatik aus. Da Anton H. einen Herzschrittmacher hat, veranlasst Dr. Krömer eine native CT der lumbalen Wirbelsäule. Diese zeigt eine hochgradige Spinalkanalstenose im Segment LWK3/4.

Variante 3
Auf weiteres Nachfragen klagt Anton H. insbesondere über Schmerzen im Rücken, manchmal aber auch im linken Gesäß und lateralen linken Oberschenkel. Begonnen habe alles vor 2 Wochen, als er seiner Frau aus dem Auto geholfen habe.
Klinisch findet sich ein offensichtlich schmerzbedingt massiv eingeschränktes Gangbild. Die Einzelkraftprüfung ist schmerzbedingt nicht sicher zu beurteilen, eine höhergradige Parese ist aber nicht nachzuweisen. Das linksseitige Iliosakralgelenk ist auf Druck massiv schmerzhaft. Beim Test des umgekehrten Zeichens nach Lasègue gibt der Patient eine massive Schmerzzunahme im Rücken an.
Verdachtsdiagnose: ISG-Syndrom. Eine ambulant durchgeführte, CT-gesteuerte ISG-Blockade mit einem Lokalanästhetikum bringt für mehrere Stunden eine deutliche Beschwerdelinderung.

Variante 4
Auf weiteres Nachfragen schildert Anton H., dass die Rückenschmerzen vor 10 Tagen angefangen hätten, seit gestern seien die Schmerzen in beiden Beinen aber unerträglich. Das Gehen sei nicht mehr möglich, weil er das Gefühl habe, beide Beine gehörten ihm nicht mehr. Es stellt sich heraus, dass er die Frage nach dem Wasserlassen falsch verstanden hatte. Seit gestern habe er keinen Urin mehr gelassen, bis dahin sei aber alles in Ordnung gewesen.
In der neurologischen Untersuchung ist der Patient nicht gehfähig. Die Einzelkraftprüfung zeigt distal und rechts betonte Paresen der Beinmuskeln vom Kraftgrad 2–3/5. Muskeleigenreflexe rechts sind nicht erhältlich, links nur schwach. Pyramidenbahnzeichen sind nicht auslösbar. Eine Reithosenhypästhesie ist nachweisbar, der Analsphinkter ist schlaff und nicht willkürlich steigerbar. Kremaster- und Sphinkterreflex sind erloschen. Die Sonografie zeigt eine prall gefüllte Harnblase.
Anton H. wird als Notfall in die nächste Neurochirurgie eingeliefert. Die sofortige MRT der LWS zeigt den vermuteten Bandscheibenmassenprolaps im Segment LWK4/5 mit Kompression der Cauda equina. Keine Stunde später liegt Anton H. bereits auf dem Operationstisch. Die Symptomatik bildet sich über einen Zeitraum von 6 Monaten unter intensiver physiotherapeutischer Behandlung fast vollständig zurück.

ÜBUNGSFRAGEN ZUM WISSENS-CHECK

1. Was ist die Bildgebung der Wahl bei Verdacht auf einen Bandscheibenvorfall, was bei Verdacht auf eine knöcherne Beteiligung der Wirbelsäulenerkrankung?
2. Ein älterer Patient beklagt Schmerzen und ein subjektives Schwächegefühl in beiden Beinen, welches nach einer Gehstrecke von ca. 500 m auftritt. Fahrradfahren ist auch über längere Strecken gut möglich. Was ist Ihre erste Verdachtsdiagnose? Welches ist die wichtigste Differenzialdiagnose?
3. Bei der klinischen Untersuchung stellen Sie eine Fußsenkerparese/eine Abschwächung des Bizepssehnenreflexes/eine Hypästhesie der Großzehe fest. Welche Wurzeln sind jeweils betroffen?
4. Ein Patient schildert eine akut aufgetretene Schwäche in beiden Beinen. Zuerst habe er auch Schmerzen gehabt, die mittlerweile jedoch vollständig rückläufig seien. Er habe nach wie vor ein komisches Gefühl in beiden Beinen und Probleme beim Wasserlassen. Welche klinischen Untersuchungen sind neben Kraftprüfung der Kennmuskeln, den Reflexen und der Sensibilitätsprüfung unerlässlich?
5. Sie stellen klinisch eine Fußheberparese fest. Wie unterscheiden Sie klinisch ein Wurzelkompressionssyndrom L5 von einer Läsion des N. fibularis (peroneus)?
6. Nennen Sie mindestens 3 typische Symptome der zervikalen Myelopathie!
7. Nennen Sie absolute Indikationen für eine lumbale Bandscheibenoperation!

KAPITEL

17 Neurotraumatologie

Roland Roelz, Jürgen Beck

Studentische Sicht

Ein Patient wird nach einem Fahrradunfall intubiert in den Schockraum gebracht. Es herrscht große Hektik. „Patient ist eingeklemmt. Mindestens 20 Minuten rechts weit" ist vom Notarzt zu hören.
So sieht die typische Notfallsituation um einen Patienten mit einem schweren Schädel-Hirn-Trauma aus. Und daraus wird deutlich: Es ist Eile geboten ... und gerade deshalb muss Ruhe bewahrt werden, damit zügig das Richtige getan werden kann. Entscheidungen von weitreichender Konsequenz müssen in kürzester Zeit getroffen werden. Damit dies gelingt, ist vor allem eins wichtig: Kommunikation.
Verletzungen des Nervensystems sind häufig, oft akut lebensbedrohlich und können immense Defizite mit sich bringen.

Die Inzidenz des **Schädel-Hirn-Traumas** (SHT, ➢ Kap. 17.1) in Deutschland liegt bei etwa 330/100.000. Über 90 % sind als leicht, und jeweils etwa 5 % als mittelgradig bzw. schwer einzustufen. Insgesamt werden jährlich etwa 250.000 Patienten mit einem SHT behandelt und hiervon versterben ca. 2.500–3.000. Es finden sich Häufigkeitsgipfel bei Kindern, in der späten Jugend bis zum frühen Erwachsenenalter („Sturm und Drang") und für Patienten > 75 Jahre. Das schwere SHT stellt die häufigste Todesursache im Kindes- und jungen Erwachsenenalter dar. Etwa 70 % aller SHT-Patienten sind männlich.

Verletzungen der Wirbelsäule (➢ Kap. 17.2) kommen vor allem bei Jugendlichen und jungen Erwachsenen im Alter zwischen 15 und 25 Jahren vor. Männer sind dreimal so oft betroffen wie Frauen. Pro Jahr erleiden in Deutschland etwa 1.200 Menschen traumatische Querschnittslähmungen.

Verletzungen peripherer Nerven (➢ Kap. 17.3) treten meist als Folge von Unfällen oder iatrogen verursacht auf. Sie können erhebliche Funktionseinschränkungen in Alltag und Berufsleben mit sich bringen.

17.1 Schädel-Hirn-Trauma (SHT)

17.1.1 Pathophysiologie

Es werden 2 Arten der Hirnschädigung im Rahmen eines SHT unterschieden (➢ Tab. 17.1): Der **Primärschaden** entsteht durch direkte Gewalteinwirkung im Moment des Traumas. **Sekundäre Hirnschäden** entstehen hingegen durch nachgelagerte Folgen des Traumas. Primäre Hirnschäden sind somit einer kausalen Behandlung nicht zugänglich. In der Behandlung des SHT dreht sich vielmehr alles um die Vermeidung oder Milderung der Sekundärschäden. Hierfür ist es wichtig zu erkennen, dass jedem Sekundär-

17.1 Schädel-Hirn-Trauma (SHT)

17.1.1 Pathophysiologie

Man unterscheidet **Primärschäden,** die direkt durch das Trauma entstehen, von **Sekundärschäden,** die Stunden bis Tage später auftreten (➢ Tab. 17.1). Im Gegensatz zu Primärschäden können Sekundärschäden durch die Behandlung gemildert werden und sind somit das eigentliche Therapieziel.

schaden des Gehirns bestimmte pathophysiologische (und häufig auch extrazerebrale) **Mechanismen** zugrunde liegen.

MERKE

MERKE

- direkte Gewalteinwirkung = Primärschaden
- pathophysiologische Mechanismen = Sekundärschaden

TAB. 17.1

Tab. 17.1 Primäre und sekundäre Hirnschäden.

Primärschäden	Sekundärschäden, extrazerebrale Mechanismen	Sekundärschäden, intrakranielle Erscheinungsformen
• intrakranielle Blutungen (Epi-Sub- und Intrazerebralhämatome/Kontusionen • diffuser Axonschaden • Verletzung intrakranieller Strukturen (z. B. direkter Hirngewebeschaden, Gefäßdissektion)	• Gerinnungsstörungen • arterielle Hypotonie • Hypoxie/Anämie • Hyponatriämie • Hypoglykämie • Fieber, Sepsis, Inflammation	• intrakranieller Druck ↑ • Hirnödem • „Aufblühen" von Kontusionen • Ischämie/Infarkt • Infektion • Epilepsie • Vasospasmus

Zelluläre Mechanismen der sekundären Hirnschädigung

Auf zellulärer und mikrovaskulärer Ebene kommt es in der Frühphase des SHT u. a. zu diesen pathophysiologischen Mechanismen: vasogenes Ödem, Vasospasmus kleiner Gefäße, Mikrothrombosen, Elektrolytverschiebungen, Verlust des Natrium-Gradienten über die Zellmembranen, Freisetzung neurotoxischer Metaboliten (u. a. neurotoxische körpereigene Opioide, exzitotoxisches Glutamat), zelluläre Inflammationskaskade, Bildung freier Radikale. Später treten vor allem die Mikroglia-Aktivierung und Apoptose hinzu.

Posttraumatische Hirnschwellung

Häufig kommt es nach einem SHT zum Anschwellen des Gehirns. Ursache kann einerseits eine Aufhebung der zerebralen Autoregulation und damit ein erhöhtes zerebrales Blutvolumen sein, andererseits kann ein Hirnödem (Flüssigkeitsansammlung im Gewebe) auftreten. Zunächst entsteht akut das zytotoxische Ödem, Stunden bis Tage später folgt das vasogene Ödem durch einen Zusammenbruch der Blut-Hirn-Schranke.

Zwei grundlegend verschiedene Mechanismen tragen dazu bei, dass es nach einem SHT zum Anschwellen des Gehirns kommen kann:

- Das **zerebrale Blutvolumen** kann nach einem SHT rasch ansteigen, wenn durch das Trauma die **zerebrale Autoregulation** (➤ Kap. 5.1.2) zusammenbricht.
- Eine Hirnschwellung durch abnorme Flüssigkeitsakkumulation im Gewebe **(Hirnödem)** wird bei fast allen Patienten mit schwerem SHT und bei 5–10 % der Patienten mit moderatem Trauma nachgewiesen. Zwei Arten des Hirnödems werden unterschieden:
  - **Zytotoxisches Ödem:** Beim zytotoxischen Ödem ist der Intrazellulärraum vergrößert (Zellschwellung). Ursache ist ein Energiemangel, der zur Funktionseinschränkung der energieabhängigen Na^+-K^+-ATPase führt. Dadurch nimmt die intrazelluläre Na^+-Konzentration zu und die K^+-Konzentration ab. Die Zelle depolarisiert, es kommt zum Einstrom von Cl^- und Wasser.
  - **Vasogenes Ödem:** Das „vasogene", extrazelluläre Ödem resultiert aus dem Versagen der Blut-Hirn-Schranke und trägt erst zeitlich verzögert nach dem Trauma zum Hirnödem bei.

Beide Ödemformen führen zur parenchymalen Volumenzunahme und dadurch zum Anstieg des intrakraniellen Drucks (ICP). Typischerweise erreicht das Hirnödem erst Tage nach dem Trauma das Maximum.

Diffuser Axonschaden

Hochgeschwindigkeitsverletzungen (häufig im Rahmen von Verkehrsunfällen) können durch eine abrupte Ent- oder Beschleunigung des Gehirns (z. B. Dezelerationstrauma) Scherkräfte in der weißen Substanz hervorrufen. Dies führt zu Axonzerreißungen typischerweise im Corpus callosum und im Hirnstamm. Ein diffuser Axonschaden ist anzunehmen, wenn ohne sonstige erklärende intrakranielle Verletzungen (Ischämien, Blutungen) ein prolongiertes Koma (> 6 h) besteht. Mit der MRT lässt sich ein diffuser Axonschaden häufig auch bildgebend nachweisen (➤ Abb. 20.5).

PRAXISTIPP

PRAXISTIPP Die Diagnose eines diffusen Axonschadens ist anzunehmen, wenn nach einem SHT ein prolongiertes Koma (> 6 h) besteht und keine anderen erklärenden intrakraniellen Verletzungen vorliegen.

17.1.2 Klinik und Diagnostik

17.1.2.1 Klinik

Quantitative Bewusstseinsstörungen

Die Vigilanzminderung ist das zentrale Symptom des SHT. Für die Schweregradeinteilung, aber auch für die Prognose hat die Glasgow-Koma-Skala (GCS-Score) zentrale Bedeutung (➤ Tab. 17.2).

Tab. 17.2 Glasgow-Koma-Skala (3–15 Punkte). [F210-010]

Punkte	Augen öffnen	Verbale Antwort	Motorische Leistung
6	–	–	gezielt auf Aufforderung
5	–	orientiert	gezielt auf Schmerzreiz
4	spontan	verwirrt	ungezielt auf Schmerzreiz
3	auf Ansprache	inadäquat	Beugesynergismen
2	auf Schmerzreiz	unverständlich	Strecksynergismen
1	keine	keine	keine
Schweregrad-Einteilung des SHT gemäß GCS-Score			
13–15 Punkte	leichtes SHT		
9–12 Punkte	mittelschweres SHT		
3–8 Punkte	schweres SHT		

PRAXISTIPP Zur Beurteilung von Patienten mit leichtem SHT – meist als Gehirnerschütterung („concussion“) bezeichnet – ist die GCS nicht sensitiv genug. Hier ist es wichtig, auf Auftreten und Dauer einer Bewusstseinsstörung und einer posttraumatischen Amnesie zu achten. Jeder Bewusstseinsverlust im Rahmen des Traumas und jede länger andauernde (> 30 min) Amnesie weist auf eine schwerere Gehirnerschütterung hin.

Pupillenstatus/Herniation

Große Bedeutung sowohl für akute Therapieentscheidungen als auch die Prognose hat auch der Pupillenstatus. Wenn das Gehirn einer intrakraniellen Raumforderung ausweichen muss, bleibt letztlich nur der Weg nach kaudal (in Richtung Tentorium, Foramen magnum und Spinalkanal). Der Temporallappen herniert dabei mittig über den Rand des Tentoriums in den Tentoriumschlitz hinein und komprimiert dabei den N. oculomotorius mit seinen pupillokonstriktorischen Fasern. Das Auftreten ein- oder beidseitig weiter Pupillen ist prognostisch ungünstig. Klinisch spricht man dann von einer „Einklemmung“ (des Mittelhirns und Hirnstamms). In dieser Situation müssen ohne jede Verzögerung lebensrettende Maßnahmen zur Druckentlastung begonnen werden.

MERKE Bei einer intrakraniellen Raumforderung weitet sich die Pupille, weil nach unten prolabierendes Hirngewebe den N. oculomotorius – typischerweise auf derselben Seite – komprimiert.

Qualitative Bewusstseinsstörungen

SHT-Patienten ohne oder mit nur geringer Vigilanzminderung zeigen sehr häufig qualitative Bewusstseinsstörungen. Sie sind häufig nicht zu „allen 4 Qualitäten“ (zeitlich, örtlich, situativ und zur eigenen Person) orientiert. Oft zeigen sie auch Verwirrtheitszustände oder aggressives Verhalten.

Weitere Störungen

Amnesie Ein SHT geht häufig mit einer Amnesie (sowohl retrograd als auch anterograd) einher.
Epilepsie Sowohl fokale als auch generalisierte epileptische Anfälle können früh und noch Jahre nach einem SHT auftreten.
Fokal neurologische Defizite Sprache und Sprechen, Hirnnervenfunktionen, Sensibilität und Motorik sind am häufigsten von fokal neurologischen Defiziten nach SHT betroffen.
Subjektive Störungen Typisch sind Kopfschmerzen, Benommenheitsgefühl, Übelkeit oder Schwindel, aber auch Doppelbilder und Schwerhörigkeit.

Studentische Sicht

17.1.2 Klinik und Diagnostik

17.1.2.1 Klinik

Das zentrale Symptom des SHT ist die quantitative Bewusstseinsstörung. Sie wird mittels Glasgow-Koma-Skala (➤ Tab. 17.2) in unterschiedliche Schweregrade eingeteilt. Beidseitig weite Pupillen sind prognostisch ungünstig. Weitere Symptome sind: qualitative Bewusstseinsstörungen, Amnesie, epileptische Anfälle, fokale Defizite und subjektive Störungen (z. B. Kopfschmerzen, Schwindel, Doppelbilder).

TAB. 17.2

PRAXISTIPP

MERKE

17.1.2.2 Management und Diagnostik

Präklinisches Management: Prinzipien der Primärversorgung des SHT nach cABCDE-Schema: Critical Bleeding/Airway/Breathing/Circulation/Disability/Exposure
Dabei ist zu beachten:
- Immobilisierung der Wirbelsäule (Vakuummatratze!)
- Oxygenierung + stabiler Blutdruck (Vermeidung der 3 H)
- Verlegung in Traumazentrum

WISSENSCHAFTSKOMPETENZ

Klinisches Management: Bei stabilen Patienten ist eine schnellstmögliche zerebrale Bildgebung (meist Nativ-Schädel-CT, ggf. mit CT-Angiografie) anzustreben. 15 % der SHT-Patienten haben zusätzlich Wirbelsäulenverletzungen, insbesondere der HWS, sodass eine CT der HWS meist Teil der Standardbildgebung ist. Bei Schwerstverletzten erfolgt eine CT-Traumaspirale. Zudem ist eine FAST-Sonografie Bestandteil der Schockraumdiagnostik.

MERKE

17.1.2.2 Management und Diagnostik

Präklinisches Management

Vorrangige Aufgabe der präklinischen Versorgung von SHT-Patienten ist die Sicherung der Vitalfunktionen. Etabliert ist hierfür das ATLS-Protokoll (ATLS = Advanced Trauma Life Support) bzw. das **cABCDE-Schema,** das dem Prinzip „treat first what kills first" folgt.

- Ausschluss kritischer Blutungen („**c**ritical bleeding")
- Sicherung der Atemwege (**A**irway): Indikation zur Intubation bei GCS ≤ 8, typischerweise „rapid sequence induction" (RSI)
- kardiopulmonale Stabilisierung (**B**reathing/**C**irculation), der systolische Blutdruck sollte ≥ 90 mm Hg betragen, Normoxie und Normokapnie sollen gewährleistet sein
- Erfassen des neurologischen Status (**D**isability): **Pupillenstatus,** quantitative und qualitative Bewusstseinsstörung, weitere neurologische Defizite, z. B. Kopfschmerz, Schwindel, Übelkeit und Erbrechen
- Schutz vor weiterer Schädigung (**E**xposure), vor allem die Frage nach einer Immobilisierung bei möglicher begleitender Wirbelsäulenverletzung.

WISSENSCHAFTSKOMPETENZ Zur Immobilisierung bei möglicher Wirbelsäulenverletzung gibt es eine lebhafte wissenschaftliche Debatte und bislang wenig Evidenz. Grundsätzlich gilt die Vakuummatratze gegenwärtig als effektivste Methode zur Immobilisierung der Wirbelsäule. Bislang liegt jedoch keine randomisierte Studie vor, die die Wirksamkeit einer Immobilisierung der Wirbelsäule beweist. Der Einsatz von Stiff-Neck und Spine Board wird zunehmend kritisch bewertet.

Bewusstlose Patienten sollten bis zum Beweis des Gegenteils so behandelt werden, als ob sie eine instabile Wirbelsäulenverletzung hätten (Immobilisierung, En-bloc-Lagerung, Transport auf Vakuummatratze).

Vermeidung der „3 H" Das Gehirn hat die geringste Sauerstoffmangeltoleranz aller Organe. Entscheidende Bedeutung in der präklinischen Versorgung von SHT-Patienten hat die Vermeidung der 3 H (Hypoxie, Hypotonie, Hypo-/Hyperventilation). Der systolische Blutdruck sollte ≥ 90 mm Hg liegen.

Anamnese am Unfallort Es ist wichtig, den Unfallhergang/-mechanismus zu verstehen und wenn irgend möglich Informationen zum Patienten zu gewinnen, insbesondere solche über die Einnahme von **Medikamenten mit gerinnungshemmender Wirkung.**

Transport in ein Traumazentrum Patienten mit SHT sollten in ein Traumazentrum mit einer interdisziplinären Notfallversorgung (neurochirurgische Versorgung über 24 h) transportiert werden. Eine sekundäre Verlegung ist mit einer schlechteren Prognose verbunden!

Klinisches Management

Bildgebung Die sofortige Entfernung einer intrakraniellen Blutung oder die dekompressive Kraniektomie bei Hirnschwellung kann lebensrettend sein. Bei stabiler Atem- und Kreislauffunktion ist daher umgehend eine Notfalldiagnostik mit **nativer Schädel-CT** erforderlich. Zum Ausschluss von Verletzungen intrakranieller Gefäße kann eine **CT-Angiografie** ergänzt werden. Aufgrund der Häufigkeit von Begleitverletzungen insbesondere an der HWS gehört eine **CT der HWS** meist zur Standardbildgebung dazu. Bei Schwerverletzten erfolgt meist eine **„CT-Traumaspirale"** (Untersuchung von Kopf, HWS, Thorax, Abdomen, Becken und Oberschenkel in einem Untersuchungsgang in einer Spiral-CT).

Die **erweiterte Bildgebung** beim SHT umfasst:

- **FAST-Sonografie:** Die FAST („focused assessment with sonography for trauma") gehört fest zum Standard jeder Schockraumdiagnostik von Unfallpatienten.
- **MRT:** Eine MRT-Bildgebung wird in der Notfalldiagnostik aufgrund der langen Untersuchungszeit nicht eingesetzt. Sie liefert nach der Erstversorgung aber häufig zusätzliche Informationen insbesondere zur Beurteilung des Hirnstamms. Hierfür ist die CT ungeeignet (u. a. da der Hirnstamm eng und zirkumferenziell von Knochen umgeben ist, der die Weichteildarstellung einschränkt). Bei Rückenmarksverletzungen hingegen wird die MRT häufig auch in der Notfalldiagnostik eingesetzt.

MERKE Soll bei einem SHT-Patienten der Hirnstamm bildgebend beurteilt werden, ist – von in der CT offensichtlichen Schädigungen wie Blutungen abgesehen – oft eine MRT erforderlich, da nur sie eine aussagekräftige Beurteilung des Hirnstammparenchyms zulässt.

Native Röntgenbilder des Schädels liefern keine relevanten Informationen und werden daher nicht mehr angefertigt.

Begleitverletzungen Bei bewusstlosen SHT-Patienten ist stets von der Möglichkeit einer bislang nicht erkannten Mehrfachverletzung auszugehen. Häufige Begleitverletzungen mit Bezug zum Nervensystem sind:

- Verletzung der Wirbelsäule (ca. 15 % aller Patienten mit einem schweren SHT), am häufigsten HWS und kraniozervikaler Übergang
- Gefäßdissektionen (A. carotis/A. vertebralis)
- Verletzung, Verschluss oder Thrombose eines venösen Sinus
- Kopfplatzwunde, oft mit schlecht begrenzten Wundrändern (Riss-Quetsch-Wunde; da die Kopfhaut stark durchblutet ist, besteht stets das Risiko eines relevanten Blutverlusts)

Offenes vs. geschlossenes SHT Es ist wichtig das offene vom geschlossenen SHT zu unterscheiden: Falls die Dura im Kontext einer Verletzung des Schädelknochens (ggf. auch der Weichteile) zerrissen ist, liegt ein offenes SHT vor. Liquor, selten auch Hirngewebe, kann austreten. Diese Verbindung des Schädelinneren mit der Außenwelt bedeutet, dass Erreger nach intrakraniell übertreten können. Es besteht Infektionsgefahr. Am häufigsten entstehen **Duraverletzungen mit Liquoraustritt** am pneumatisierten Knochen (Sinus frontalis, Ethmoidalzellen, Felsenbein). Typischerweise resultiert dann eine Rhinoliquorrhö (Liquoraustritt aus der Nase).

Offenes SHT = Verletzung der Dura. Liquor kann austreten. Durch die Verbindung vom Gehirn nach außen besteht Infektionsgefahr (Meningitis!)

KOMMUNIKATIONSKOMPETENZ Im Rahmen der Notfallversorgung müssen oft in kurzer Zeit Therapieentscheidungen mit weitreichenden Konsequenzen getroffen werden. Insbesondere bei älteren Menschen oder Patienten mit bedeutenden Vorerkrankungen ist es oft erforderlich im Angehörigenkontakt herauszufinden,

- in welchem Zustand der Patient vor dem Unfall war (selbstversorgend? dement?) und
- welche Entscheidung in Anbetracht einer schweren oder schwersten Erkrankung dem mutmaßlichen Patientenwunsch entspricht.

Für den Behandelnden ist es entscheidend, trotz der akut belastenden Situation feinfühlig gegenüber den Angehörigen zu sein und gleichzeitig klar zu kommunizieren. Nur so kann in diesen Fällen eine patientenzentrierte Versorgung gelingen. So kann die Operation und Intensivtherapie einer 85-Jährigen mit akutem Subduralhämatom nach Treppensturz, je nach Patient, einerseits bedeuten, ein erfülltes, selbstständiges Leben zu erhalten, oder andererseits, einen natürlichen Sterbeprozess unnötig zu verlängern.

KOMMUNIKATIONSKOMPETENZ

17.1.3 Therapie und Prognose

Das Therapieziel liegt in der Vermeidung oder Milderung sekundärer Hirnschäden.

17.1.3 Therapie und Prognose

17.1.3.1 Notfall-Operationen und Überwachung

Operationen Relevante intrakranielle Raumforderungen durch epidurale, subdurale oder intrazerebrale Hämatome oder Impressionsfrakturen sind eine absolute dringliche Operationsindikation – insbesondere, wenn Zeichen einer Herniation (vor allem Pupillendifferenz) vorliegen. Die umgehende Operation kann lebensrettend sein und die Zeit bis zur Operation entscheidet darüber, ob eine gute Erholung mit Wiedererlangung der Selbstständigkeit überhaupt möglich ist. Entsprechend müssen dann nicht vitale Begleitverletzungen und eine weitere Diagnostik hintangestellt und nach der neurochirurgischen Notfalloperation durchgeführt werden.

Betreuung auf Intensivstation Patienten mit schwerem SHT werden nach der Notfallversorgung und ggf. Operation auf einer Intensivstation betreut. Die Basismaßnahmen unterscheiden sich dabei nicht von der Behandlung anderer Intensivpatienten, d. h., die Vitalfunktionen werden kontinuierlich kontrolliert (Monitoring von Oxygenierung, Blutdruck, EKG und Blutgasen).

Besonderen Stellenwert hat die kontinuierliche neurologische Überwachung durch engmaschige neurologische Untersuchung (Pupillenstatus, Vigilanz, neurologischer Befund) um eine sekundäre Verschlechterung umgehend zu erkennen.

17.1.3.1 Notfall-Operationen und Überwachung

Raumfordernde Blutungen und Impressionsfrakturen sind eine absolute dringliche OP-Indikation. Die weitere Versorgung erfolgt auf einer Intensivstation.

17.1.3.2 Sekundäre Verschlechterung

Ein relevanter Anteil (ca. 15–20 %) der SHT-Patienten, die anfangs nur geringe neurologische Symptome zeigen, verschlechtert sich sekundär. Der klinische Ausspruch „talk and deteriorate" oder sogar „talk and die" beschreibt die Dramatik einer sekundären Verschlechterung sehr gut. Viele Ursachen kommen hierfür in Betracht und müssen abgeklärt werden. Wichtig zu wissen ist, dass etwa 30–60 % aller traumatischen intrakraniellen Pathologien, die nicht direkt operativ behandelt werden müssen, im Verlauf eine Größenzunahme aufweisen.

Häufige Ursachen einer sekundären neurologischen Verschlechterung nach SHT sind:

- Zunahme eines intrakraniellen (epiduralen, subduralen oder intrazerebralen) Hämatoms
- posttraumatische Hirnschwellung
- Epilepsie

17.1.3.2 Sekundäre Verschlechterung

15–20 % der SHT-Patienten zeigen aufgrund diverser intra- oder extrakranieller Pathologien eine sekundäre Zustandsverschlechterung.

- Hydrozephalus
- vaskuläre Ereignisse, z. B. Sinus-Venen-Thrombose
- metabolische Entgleisung:
  - Hyponatriämie
  - Hypoglykämie
  - Nebenniereninsuffizienz
  - Alkohol- oder Substanzentzug
  - Fieber, Inflammation, Entzündung, Sepsis

17.1.3.3 Erhöhter intrakranieller Druck

ICP-Monitoring: Der intrakranielle Druck (ICP) kann über eine parenchymatöse Sonde oder über eine externe Ventrikeldrainage (EVD) gemessen werden. Eine ICP-Senkung ist ab einem Druck > 22 mm Hg notwendig. Der zerebrale Perfusionsdruck (CPP) errechnet sich (näherungsweise) als Differenz aus mittlerem arteriellem Druck (MAP) und ICP. CPP = MAP – ICP; der Wert sollte 50–70 mm Hg betragen.

17.1.3.3 Erhöhter intrakranieller Druck

ICP-Monitoring

Bei Patienten mit schwerem SHT wird ein **Monitoring des intrakraniellen Drucks** (ICP) empfohlen. Hierfür kann entweder eine

- parenchymatöse Drucksonde (Vorteil: kontinuierliches Druckmonitoring) oder eine
- externe Ventrikeldrainage (EVD) (Vorteil: aktive Drucksenkung durch Liquordrainage aus dem Ventrikelsystem, Nachteil: keine kontinuierliche Druckmessung, es sei denn, eine Drainage mit integriertem Drucksensor wird benutzt)

  angelegt werden.

Ab einem Wert > 22 mm Hg sollte der ICP gesenkt werden, um eine Durchblutungsstörung des Gehirns zu verhindern.

CAVE

CAVE Auch bei deutlich niedrigeren ICP-Werten kann es zu Einklemmungserscheinungen kommen. Entscheidend hierfür ist vor allem die Lokalisation einer intrakraniellen Raumforderung. Typischerweise können bifrontale Hämatome/Schwellungen auch bei normwertigem ICP zur Einklemmung führen.

Der **zerebrale Perfusionsdruck** („cerebral perfusion pressure", CPP) ist ein wichtiger Kennwert in der Therapie des SHT. Er kann nur ermittelt werden, wenn der ICP bekannt ist (also invasiv gemessen wird). Näherungsweise berechnet sich der CPP wie folgt:

$$\text{CPP} = \text{MAP}(\text{mittlerer arterieller Blutdruck}) - \text{ICP}$$

Der CPP sollte zaen 50 und 70 mm Hg liegen.

„Erweitertes"/multimodales zerebrales Monitoring

Verschiedene Verfahren werden in der Neurointensivmedizin eingesetzt, um mehr Informationen über den Stoffwechsel des Gehirns zu erhalten. Hierzu gehört u. a. die Messung der **Sauerstoffausschöpfung in der V. jugularis** (sog. $AVDO_2$-Monitoring). Mit speziellen Messsonden, die ins Gehirn implantiert werden, kann lokal der **Sauerstoffpartialdruck ($ptiO_2$)** oder die Konzentration von Stoffwechselprodukten gemessen werden **(zerebrale Mikrodialyse).** Bislang existiert jedoch keine Evidenz, dass diese Monitoringverfahren die Prognose verbessern.

Therapie

Die Möglichkeiten zur ICP-Senkung sind in ➤ Tab. 17.3 zusammengefasst.

Zur Vermeidung eines erhöhten ICP nach SHT und – im Bedarfsfall – zu seiner Senkung ist eine Stufentherapie, bestehend aus **Basismaßnahmen** sowie Maßnahmen der **1. und 2. Wahl,** etabliert (➤ Tab. 17.3).

TAB. 17.3

Tab. 17.3 Therapie des erhöhten ICP.

Maßnahmen	Wirkungsmechanismus
Basismaßnahmen	
Oberkörperhochlagerung (30–45°), gerade Kopfposition	verhindert eine Kompression der Jugularvenen und ermöglicht einen optimalen venösen Blutrückfluss
Vermeidung von Hypoxie ($paO_2 \geq 60$ mm Hg)	optimale O_2-Versorgung des Gehirns
Vermeidung von Hypotonie ($RR_{sys} \geq 90$ mm Hg)	optimale Perfusion des Gehirns
Behandlung einer arteriellen Hypertonie	insbesondere bei gestörter Autoregulation der Gehirngefäße kann eine arterielle Hypertonie ein erhöhtes zerebrales Blutvolumen bedingen

Tab. 17.3 Therapie des erhöhten ICP. *(Forts.)*

Maßnahmen	Wirkungsmechanismus
Basismaßnahmen	
Normokapnie ($PaCO_2$ 35–40 mm Hg)	der CO_2-Partialdruck im Blut ist der wichtigste Vermittler der Autoregulation der zerebralen Blutgefäße
Vermeidung von Hypoglykämie	Hypoglykämie kann ein Gehirnödem aggravieren
Normothermie/Fieber senken	der intrakranielle Druck reagiert extrem sensibel auf einen Anstieg der Körpertemperatur
Analgesie, ggf. Sedierung	Schmerzlinderung und Sedierung senken effektiv den Hirndruck
Maßnahmen der 1. Wahl	
Liquordrainage	verringert das Liquorvolumen, mehr Raum im Kopf für verletztes/geschwollenes Gehirn (Monro-Kellie-Doktrin)
tiefe Sedierung, ggf. Muskelrelaxierung	verhindert, dass das Patientenverhalten selbst zu erhöhtem Hirndruck beiträgt (z. B. Agitation)
milde Hyperventilation ($paCO_2$-Ziel 30–35 mm Hg)	verringert das zerebrale Blutvolumen (zerebrale Autoregulation)
osmotisch wirksame Substanzen (Mannitol, hypertone NaCl-Lösung)	entzieht freies Wasser aus dem Gehirn (s. u.)
Maßnahmen der 2. Wahl	
Barbiturat-Narkose	senkt den zerebralen Metabolismus; Cave: kardiopulmonale Nebenwirkungen!
dekompressive Kraniektomie	gibt dem geschwollenen/verletzten Gehirn Raum zur Ausdehnung (s. u.)

Osmotisch wirksame Substanzen Mannitol und hypertone (3 % und höher konzentriert) Kochsalzlösung werden vorwiegend eingesetzt. Die Wirkmechanismen dieser Therapien sind vielfältig und nicht vollständig geklärt. Sie entziehen dem Gehirn freies Wasser und verringern hierdurch das Volumen. Sie vermindern die Blutviskosität, indem sie das Erythrozytenvolumen verringern und die Verformbarkeit der Erythrozyten erhöhen.

Barbituratkoma Eine tiefe Barbiturat-Narkose senkt den Energie- und Sauerstoffbedarf des Gehirns. Vermutlich ist das Gehirn hierdurch für die Zeit der Mangelversorgung widerstandsfähiger. Barbiturate haben jedoch häufig Nebenwirkungen (insbesondere kardiale und pulmonale Komplikationen). Daher wird eine Barbiturat-Narkose nur bei anderweitig therapierefraktärem ICP empfohlen.

Operative Kraniektomie Durch eine Hemikraniektomie oder eine bifrontale Kraniektomie (großflächige Entfernung des Schädelknochens und Eröffnung der Dura) kann dem geschwollenen Gehirn Raum zur Ausdehnung gegeben werden. Der ICP lässt sich hierdurch umgehend senken.

WISSENSCHAFTSKOMPETENZ Ist eine dekompressive Kraniektomie die richtige Methode, um den ICP nach einem SHT zu senken und hierdurch das Outcome des Patienten zu verbessern? Die aktuelle Studien- und Empfehlungslage zur Kraniektomie als sekundäre Intervention zur ICP-Therapie ist nicht eindeutig. Für SHT-Patienten, die anfangs nicht zwingend operativ behandelt werden müssen, dann aber im Verlauf einen kritischen ICP entwickeln, liegen mittlerweile 2 prospektive randomisierte Studien zur dekompressiven Kraniektomie vor:

- In der DECRA-Studie (2011) wurde eine frühe (innerhalb 72 h) bifrontale Kraniektomie zur Behandlung leichter bis mäßiger Hirndrucksteigerung untersucht. Das neurologische Outcome der operativ behandelten Patienten war signifikant schlechter als in der konservativ behandelten Gruppe.
- In der RESCUEicp-Studie (2016) wurde eine Hemikraniektomie oder bifrontale Kraniektomie zur Behandlung schwerer und therapierefraktärer ICP-Steigerungen eingesetzt. Hier konnte durch die Operation die Mortalität signifikant verringert werden, aber das Überleben mit einer schwersten Behinderung (z. B. vegetativer Status, ➤ Kap. 1.11.2) war signifikant häufiger als in der konservativ behandelten Gruppe.

Anhand dieser Studienlage empfahl die Brain Trauma Foundation im Jahr 2020 eine dekompressive Kraniektomie bei therapierefraktärem ICP mit dem Ziel, die Mortalität zu senken.

WISSENSCHAFTSKOMPETENZ

PRAXISTIPP Auf eine Phase mit einer kritischen ICP-Steigerung (ggf. auch mit Einklemmungszeichen/weiter Pupille) folgt typischerweise ein Diabetes insipidus, bedingt durch ein temporäres Versagen der ADH-Inkretion. Es kommt zum Ausscheiden großer Mengen unkonzentrierten Urins. Das Serumnatrium steigt an und die Patienten haben einen Volumenmangel, der rasch substituiert werden muss.

PRAXISTIPP

Studentische Sicht

CAVE

MERKE

17.1.4 Prognose und Langzeitfolgen

CAVE Die CRASH-Studie (2004) zeigte an über 10.000 randomisierten Patienten, dass die Gabe hochdosierter Kortikosteroide die Mortalität nach SHT erhöht. Die Steroidtherapie des SHT ist kontraindiziert.

MERKE

- Die therapeutische Hypothermie ist mit Komplikationen verbunden (vor allem Gerinnungsstörungen und Immunsuppression, die insbesondere zu Pneumonien führt, auch treten vermehrt Herzrhythmusstörungen auf)
- Eine antiepileptische Therapie sollte nur in der Sekundärprophylaxe, d. h. nach einem Anfall, begonnen werden.

17.1.4 Prognose und Langzeitfolgen

Prognose

Prognosefaktoren Viele Faktoren beeinflussen die Erholung nach einem SHT. Besonders wichtige Prognosefaktoren sind in ➤ Tab. 17.4 zusammengestellt.

Tab. 17.4 Prognostische Faktoren bei SHT.

Prognosefaktor	Bedeutung
initialer Bewusstseinszustand (nach GCS)	• leichtes SHT (GCS 13–15): nahezu alle Patienten mit leichtem SHT überleben, viele ohne neurologische Langzeitfolgen • mittelschweres SHT (GCS 9–12): 75 % erreichen weitgehende Selbstständigkeit • schweres SHT (GCS 3–8): 50 % erreichen weitgehende Selbstständigkeit, nur ca. 20 % überleben ohne Beeinträchtigung
Pupillenstatus	Patienten mit ein- oder beidseitiger Mydriasis, insbesondere, wenn diese „fixiert" ist, d. h. sich nach Therapie (z. B. Notfall-OP, Hirndrucktherapie) nicht wieder normalisiert, haben eine äußerst ungünstige Prognose.
Alter	Das Patientenalter ist einer der bedeutendsten Prognosefaktoren. Im Vergleich zu Erwachsenen ist das Erholungspotenzial von Kindern häufig enorm.
radiologische Kriterien	Mittellinienverlagerung, Verlegung der basalen Zisternen und parenchymatöse Hirnverletzungen sind prognostisch ungünstige Faktoren.
systemische Dysfunktionen	Arterielle Hypotonie, Hypoxie, Hyper- und Hypoglykämie sowie eine Sepsis sind meist Zeichen einer erheblichen Schädigung des Gesamtorganismus und verschlechtern die Prognose deutlich.
Apolipoprotein E, ε4-Allel	Patienten, die das ε4-Allel des Apolipoprotein-E-Gens tragen, haben eine signifikant schlechtere Prognose nach SHT. Allelträger haben bereits ohne SHT ein etwa doppelt so hohes Risiko für die Entwicklung einer Demenzerkrankung. Dieses Risiko steigt auf den Faktor 10, wenn sie ein SHT erleiden.

IMPACT-Rechner Die individuelle Prognoseabschätzung von Patienten mit SHT ist schwierig. Der Prognose-Rechner der International Mission for Prognosis and Analysis of Clinical Trials in Traumatic Brain Injury (IMPACT, https://www.tbi-impact.org) gibt einen Anhalt zur Abschätzung des Outcomes nach 6 Monaten für Patienten mit initialem GCS < 12 unter Berücksichtigung multipler Einflussfaktoren.

Bei der Einschätzung auf individueller Patientenebene ist jedoch größte Vorsicht erforderlich. Sie darf niemals allein auf einem Rechenmodell beruhen.

Langzeitfolgen des SHT

In ➤ Tab. 17.5 sind häufige Langzeitfolgen des SHT zusammengefasst.

Tab. 17.5 Langzeitfolgen des SHT.

Schaden	Konsequenz
Hirnatrophie und Gliose	kognitive Defizite
posttraumatischer Hydrozephalus	Bedarf für Liquorshunt (häufig, ca. 30 % nach SHT mit OP-Bedarf)

Tab. 17.5 Langzeitfolgen des SHT. *(Forts.)*

Schaden	Konsequenz
Epilepsie	Dauermedikation (Nebenwirkungen!), Fahrverbot, berufliche Einschränkungen
chronische traumatische Enzephalopathie infolge repetitiver Gehirnerschütterungen	Demenz-Erkrankung, häufig mit einem „Parkinson-ähnlichen" Erscheinungsbild („Boxer-Demenz")
Störungen der hypothalamisch/hypophysären Hormonachsen	Diabetes insipidus, Syndrom der inadäquaten ADH-Sekretion (SIADH), Libidoverlust, Störungen der zirkadianen Rhythmik, Depressionen
Viele Patienten leiden nach einem SHT an chronischen Kopfschmerzen, Müdigkeit, Konzentrationsstörungen, Depressionen und anderen neuropsychologischen/neuropsychiatrischen Einschränkungen, ohne dass der auslösende Mechanismus genau verstanden ist.	

17.1.5 Epiduralhämatom (EDH)

Nur etwa 1 % aller Patienten, die aufgrund eines SHT ins Krankenhaus eingewiesen werden, haben ein Epiduralhämatom (EDH). Im Gegensatz zu Subduralhämatomen, die eher bei älteren Menschen auftreten, betreffen EDH vorwiegend jüngere Erwachsene und Kinder.

Meist (75–95 % der Fälle) tritt ein EDH im Zusammenhang mit einer Schädelfraktur auf. Blutungsquelle ist häufig eine Zerreißung der A. meningea media oder eine Blutung aus dem Frakturspalt. Als besonderes Risiko besteht beim EDH die Gefahr, dass das Hämatom plötzlich größer wird.

17.1.5 Epiduralhämatom (EDH)

Epiduralhämatome sind verhältnismäßig selten, betreffen typischerweise jüngere Menschen und treten meist bei einer Schädelfraktur auf. Diese verursacht häufig eine Zerreißung der A. meningea media.

Klinik und Diagnostik

Symptome Für das EDH gibt es eine „Lehrbuch-Klinik" bestehend aus

- einem kurzzeitigen Bewusstseinsverlust im Rahmen des Traumas, gefolgt von Aufklaren und
- einem „freien" oder „luziden" Intervall (Minuten bis Stunden, selten Tage) und
- einem verzögerten Eintrüben bis zum Koma.

Dieser Ablauf wird jedoch nur bei 10–20 % der Patienten mit einem EDH beobachtet. Die übrigen Verläufe sind unspezifisch und beinhalten das gesamte Spektrum der für das SHT typischen Symptome.

Bildgebung In der Schädel-CT ist das EDH typischerweise als bikonvexe („linsenförmige") und kalottenständige, hyperdense Raumforderung zu erkennen. Meist findet sich eine Fraktur der Schädelkalotte mit Bezug zum Hämatom (➤ Abb. 17.1).

Klinik: Der „typische Verlauf" mit zuerst kurzem Bewusstseinsverlust, gefolgt von einem „freien/luziden Intervall" und sekundärer Eintrübung ist relativ selten (10–20 %). Je nach Lage und Ausdehnung des EDH bieten die Patienten alle für das SHT typischen Symptome.
Diagnostik: In der Schädel-CT zeigt sich ein bikonvexes hyperdenses Hämatom an der Schädelkalotte (➤ Abb. 17.1).

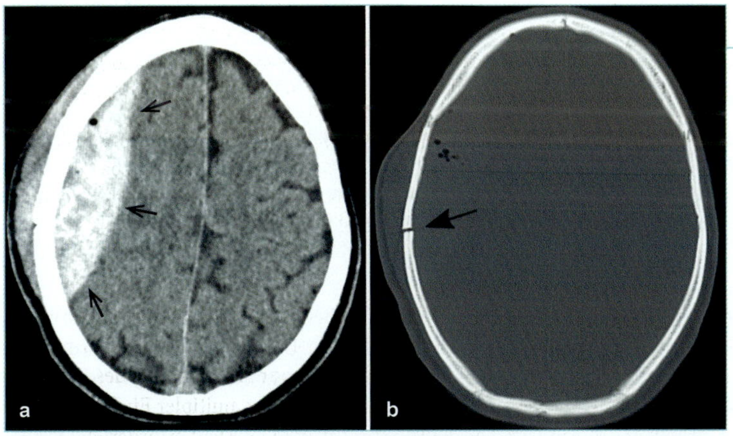

Abb. 17.1 Epiduralhämatom. a In der CT zeigt sich eine hyperdense, bikonvexe kalottenständige Raumforderung rechts (Pfeile). **b** Schädelfraktur (Pfeil) über dem Epiduralhämatom. [T1364]

ABB. 17.1

Therapie

CAVE Epiduralhämatome können plötzlich lebensgefährlich groß werden. Bei primärer Entscheidung für eine konservative Therapie (bei kleineren Hämatomen) muss daher eine engmaschige neurologische Überwachung und bildgebende Verlaufskontrolle der Patienten gewährleistet sein.

Therapie:

- meist OP
- OP-Indikation immer bei Volumen > 30 cm^3
- nichtoperative Therapie nur bei kleinerem Hämatomvolumen, Dicke < 15 mm, Verlagerung der Mittellinie < 5 mm und GCS ≥ 8 Punkten ohne Defizite

CAVE

EDH werden meist operiert. Die gilt auch für Patienten mit nur wenigen Symptomen, weil das Hämatom dann nicht mehr plötzlich größer werden kann. Da es sich um Blutungen außerhalb des Gehirns handelt, ist die Operation komplikationsarm. Das Hämatom wird entfernt und die Blutungsquelle gestillt (z. B. Frakturspalt, Gefäßast der A. meningea media).

Eine OP-Indikation besteht leitliniengemäß immer bei einem **Volumen ≥ 30 cm³.** Kleinere EDH mit einer maximalen Dicke < 1,5 cm, einer Mittellinienverlagerung < 5 mm und einem beurteilbaren Patienten (GCS ≥ 8) ohne fokal neurologisches Defizit können nach klinischem Ermessen konservativ behandelt werden. Engmaschige klinische und bildgebende Kontrollen sind dann unerlässlich.

INTERPROFESSIONELLE KOMPETENZ

INTERPROFESSIONELLE KOMPETENZ Die Tatsache, dass Epiduralhämatome plötzlich rasant an Größe zunehmen können, ist vor allem für die neurologische Überwachung wichtig, wenn man sich bei kleinen Befunden für eine konservative Therapie entscheidet. Dieses klinische Wissen muss an die Pflegekräfte weitergeben werden. Zu berücksichtigen ist hierbei auch, dass Epiduralhämatome relativ selten sind. Man muss daher davon ausgehen, dass die betreuenden Pflegekräfte diesen Sachverhalt nicht kennen. Die richtige Behandlung hat weitreichende Bedeutung: Die rechtzeitige Behandlung eines Epiduralhämatoms führt fast immer zur vollständigen gesundheitlichen Wiederherstellung. Demgegenüber kann eine zu späte Operation mit Einklemmung eine lebenslange Pflegebedürftigkeit bedeuten.

Prognostische Parameter: Größe der Blutung, Alter, GCS, Pupillenstatus, Begleitverletzungen und rechtzeitige Entlastung. Die Mortalität ist mit ca. 10 % relativ gering.

Prognose

Die Letalität des EDH ist mit ca. 10 % in der erwachsenen und etwa 5 % in der pädiatrischen Population insgesamt relativ gering. Die Prognose für eine neurologische Erholung ist dann gut, wenn schnell gehandelt wird. Wichtig für die individuelle Prognose sind vor allem die Ausprägung und Dauer des erhöhten intrakraniellen Drucks, der Pupillenstatus, der anfängliche Bewusstseinszustand (GCS), das Volumen des EDH sowie intrakranielle Begleitverletzungen (traumatische Subarachnoidalblutung oder Hirnkontusionen bei ca. 30–50 % aller Patienten mit operativer Behandlung eines EDH). Entscheidend ist die rechtzeitige operative Behandlung.

17.1.6 Subduralhämatom (SDH)
Man unterscheidet das akute und das chronische Subduralhämatom.

17.1.6 Subduralhämatom (SDH)

Zwei grundverschiedene Formen des subduralen Hämatoms (SDH) müssen unterschieden werden:

- das akute SDH (➤ Kap. 17.1.6.1), das im Rahmen eines SHT auftritt, und
- das chronische SDH (➤ Kap. 17.1.6.2), das als typische Folge Wochen nach einer „Bagatellverletzung“ (z. B. Schädelanprall an Garagentor) symptomatisch wird

Beide Formen sind häufig und treten vorwiegend bei älteren Menschen auf. Oft spielt eine Antikoagulation bei der Entstehung eine Rolle.

17.1.6.1 Akutes subdurales Hämatom
Ein akutes SDH ist immer Ausdruck eines schweren SHT. Häufig besteht eine begleitende Verletzung des Gehirns (Kontusion).

17.1.6.1 Akutes subdurales Hämatom

Bei älteren SHT-Patienten ist das akute SDH die häufigste intrakranielle Verletzung. Die Blutung ist oft Folge eines traumatischen Abrisses von Brückenvenen, kann aber auch durch eine traumatische Blutung aus dem Hirnparenchym oder einer Verletzung einer kortikalen Arterie entstehen. Häufig liegen weitere traumatische Hirnschäden vor (Kontusion, traumatische Subarachnoidalblutung).

Klinik: Je nach Ausmaß Vigilanzminderung bis hin zum Koma mit Zeichen der Hirnstammeinklemmung (ein- oder beidseitig weite Pupillen), fokale Defizite: Hemiparese.
Diagnostik: typischer CT-Befund = sichelförmig und hyperdens (oft mit ausgeprägter Mittellinienverlagerung)

Klinik und Diagnostik

Symptome Die klinische Symptomatik kann von einer geringen Bewusstseinstrübung bis zum tiefen Koma mit ein- oder beidseitig weiter Pupille reichen. Aufgrund des u. U. erheblichen raumfordernden Effekts ist eine sehr rasche Vigilanzverschlechterung möglich. Häufig bestehen auch fokale Defizite (typischerweise Hemiparese, Aphasie).

Bildgebung In der CT stellt sich das akute SDH als sichelförmige (die Hemisphäre umgreifende) hyperdense Raumforderung dar (➤ Abb. 17.2). Die Ausdehnung um große Teile der Hemisphäre bedingt, dass auch ein schmaleres akutes SDH eine erhebliche Mittellinienverlagerung und Kompression des Hirnstamms verursachen kann. Seltener kommt es auch zur Ausdehnung entlang der Falx cerebri oder des Tentoriums.

Therapie: Kraniotomie bei Hämatomdicke > 10 mm oder Mittellinienverlagerung > 5 mm. Auch bei geringerem Befund kann eine OP indiziert sein, z. B. bei Vigilanzminderung oder fokalem Defizit (Hemiparese).

Therapie

Das akute SDH wird über eine größere Kraniotomie ausgeräumt, da es sich um feste, geronnene Koagel handelt. Minimalinvasive Verfahren sind nicht geeignet. Kleinere SDH (Dicke unter 1 cm und ohne relevante klinische Symptome) können konservativ behandelt werden. Hier besteht dann immer das Risiko des Übergangs in ein chronisches SDH (s. u.), das im Verlauf (typischerweise nach Wochen) symptomatisch werden kann.

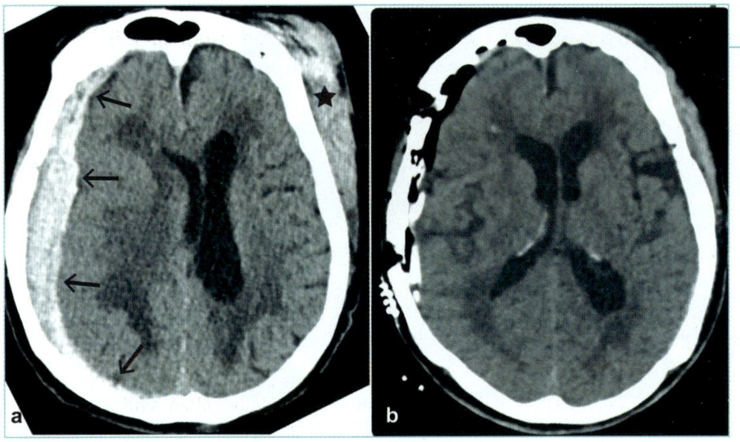

Abb. 17.2 **Akutes Subduralhämatom. a** Sichelförmige, in der CT hyperdense Blutung, die die gesamte rechte Hemisphäre umgreift (Pfeile). Im vorliegenden Fall ist das Hämatom auf der Gegenseite des Kopfanpralls entstanden (ersichtlich an der kontralateralen Weichteilverletzung, markiert durch Stern). **b** Postoperative CT nach Kraniotomie, Blutungsausräumung und Hinterlassen von Drainagen im Subduralraum. [T1364]

ABB. 17.2

Prognose

Die Prognose des akuten SDH ist deutlich ungünstiger als die des EDH. Bei SDH-Patienten, die einer operativen Behandlung bedürfen, liegt die Mortalität bei ca. 30–50 %. Besonders wichtig für die Prognose sind das Alter und der anfängliche neurologische Status (GCS, Einklemmungszeichen).

Prognose: Die Prognose ist insgesamt deutlich schlechter als beim Epiduralhämatom (Mortalität > 50 %, wenn OP erforderlich)

17.1.6.2 Chronisches subdurales Hämatom

Chronische SDH treten oft Wochen nach scheinbaren Bagatelltraumen auf. Betroffen sind typischerweise ältere Patienten > 75 Jahre unter Antikoagulation.

17.1.6.2 Chronisches subdurales Hämatom

Die pathognomonische Anamnese des chronischen SDH lautet: „älterer Patient + Antikoagulation + Bagatelltrauma" (meist Wochen zuvor). Die Entlastung chronischer SDH ist eine der am häufigsten durchgeführten neurochirurgischen Operationen.

> **CAVE** Chronische SDH können auch durch ein nichttraumatisches spinales Liquorleck mit konsekutivem Liquorunterdruck hervorgerufen werden (➤ Kap. 11.4). Bei Patienten unter 60 Jahren mit chronischem SDH liegt die Wahrscheinlichkeit für ein solches „spontanes" spinales Liquorleck bei bis zu 50 %. Insbesondere, wenn kein Trauma erinnerlich ist und beidseitige chronische SDH vorliegen, muss an diese Ursache gedacht und eine entsprechende Diagnostik (MRT der Neuroachse und Myelografie) durchgeführt werden, da die kausale Behandlung im Verschluss des spinalen Liquorlecks besteht.

CAVE

Klinik und Diagnostik

Symptome Die klassische Anamnese ist ein „Bagatelltrauma" (z. B. Kopfanprall gegen Garagentor) Wochen zuvor. Typische Symptome sind Antriebsminderung, Kopfschmerzen, Hemiparese und Aphasie. Auch eine Vigilanzstörung kann hinzutreten.

Bildgebung In der CT stellt sich das (flüssige) chronische SDH als eine sichelförmige, hypo- bis isodense Raumforderung dar (➤ Abb. 17.3). Da das chronische im Gegensatz zum akuten SDH langsam entsteht, wird häufig eine ausgeprägte Raumforderung und Mittellinienverlagerung mit erstaunlich geringen Symptomen toleriert.

Klinik: Wochen nach einem „Bagatelltrauma" treten meist schleichend Symptome wie Apathie, Vigilanzminderung, Wesensänderung, Kopfschmerzen und fokal neurologische Defizite (Hemiparese, Aphasie) auf.
Diagnostik: CT-Befund (➤ Abb. 17.3) = sichelförmig und hypo- bis isodens

Therapie

Da das chronische SDH im Gegensatz zu akuten Blutungen meist nicht mehr geronnen, sondern flüssig ist, lässt es sich in der Regel über eine Bohrlochtrepanation entlasten. Häufig geschieht dies in Lokalanästhesie und minimalinvasiv mit einem dünnen Spiralbohrer. Die Hämatomflüssigkeit ist maschinenöl- oder bernsteinfarben und von Membranen umgeben. Üblicherweise führt man über das Bohrloch eine Drainage in den Subduralraum ein und drainiert damit die Hämatomreste für einige Tage. Chronische SDH können jedoch auch Membranen enthalten, die nicht über eine Drainage entfernt werden können. Sind diese symptomatisch, muss ggf. eine größere Kraniotomie zur Ausräumung durchgeführt werden.

Therapie: Symptomatische Befunde werden operativ behandelt. Da das Hämatom fast immer flüssig ist, gelingt meist eine minimalinvasive Entlastung (Bohrlochtrepanation und Anlage eines subduralen Katheters), häufig auch in Lokalanästhesie.

> **MERKE** Akute SDH bedürfen einer offenen Kraniotomie zur Ausräumung des geronnenen Bluts. Chronische SDH sind bereits verflüssigt und können meist über ein kleines Bohrloch im Schädel und die Anlage einer Drainage behandelt werden.

MERKE

ABB. 17.3

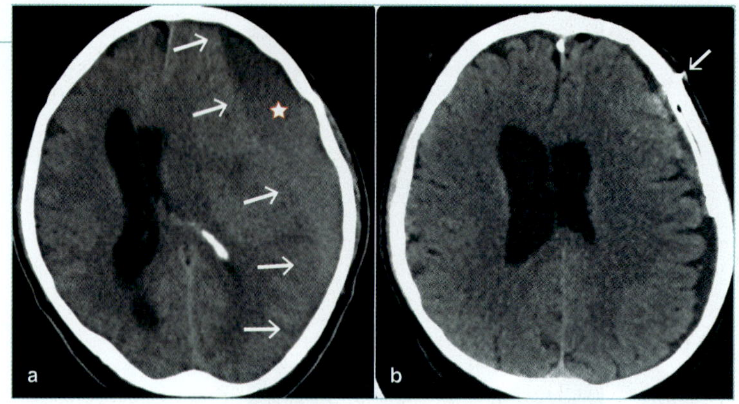

Abb. 17.3 Chronisches Subduralhämatom links. **a** Schädel-CT mit massiver, in der vorderen Hälfte hypodenser, in der hinteren Hälfte isodenser Flüssigkeitsansammlung im Subduralraum links (Pfeile, Stern), die zu einer ausgeprägten Verlagerung der Mittellinie geführt hat. **b** Zur Behandlung wurde in Lokalanästhesie mit einem 3,5-mm-Akkubohrer ein Bohrloch links frontal gesetzt und hierüber eine Drainage in den Subduralraum eingeführt (Pfeil). [T1364]

Prognose

Das chronische SDH rezidiviert häufig (ca. 20 %). Es betrifft meist ältere Patienten mit Komorbiditäten.

Prognose: Chronische SDH rezidivieren häufig. Zur Rezidivprophylaxe kann der Verschluss der A. meningea media versucht werden.

WISSENSCHAFTSKOMPETENZ

WISSENSCHAFTSKOMPETENZ Chronische Subduralhämatome rezidivieren häufig. Möglicherweise trägt hierzu eine Neovaskularisation (Einsprießen von Gefäßen) aus der Dura in die Hämatommembran bei. Daher erscheint in der Primärtherapie von nicht oder gering symptomatischen Hämatomen und als Prophylaxe von Rezidiven ein endovaskulärer Verschluss der A. meningea media (der Hauptblutversorgung der Dura) plausibel und wird vielerorts durchgeführt. Um die Effektivität dieser Therapie sicher beurteilen zu können, sind aber prospektiv-randomisierte klinische Studien erforderlich, die unbewusste Verzerrungseffekte z. B. durch die Patientenauswahl (Selektionsbias) minimieren.

17.1.7 Zerebrale Kontusion

17.1.7 Zerebrale Kontusion

Intrazerebrale Kontusionsblutungen entstehen durch Anprall des Gehirns an den basalen Schädelknochen (Dezelerationstrauma).

Bei einem Kopfanprall kann das Gehirn von innen gegen die Schädelkalotte geschleudert werden (Dezelerationstrauma). Je nach Ausprägung der resultierenden Kontusion (Hirnquetschung) kann es zur Einblutung (direkt und verzögert) in das strukturell geschädigte Hirngewebe kommen. Da der maximale Hirnanprall typischerweise gegen den basalen Schädelknochen erfolgt, finden sich Kontusionsherde hauptsächlich frontobasal, temporal und okzipital.

Penetrierende Verletzungen (z. B. Schussverletzungen) verursachen ebenfalls traumatische Hirnschäden. Traumatische Blutungen ereignen sich häufig auch in den Subarachnoidalraum (traumatische Subarachnoidalblutung).

Klinik und Diagnostik

Symptome Eine Hirnkontusion (mit oder ohne Einblutung) führt häufig zu Vigilanzminderung und Wesensänderung (insbesondere Antriebsarmut). Häufig sind Kontusionen auch Auslöser epileptischer Anfälle. Je nach Lokalisation resultieren auch fokal neurologische Defizite (häufig Aphasie).

Bildgebung Kontusionen des Gehirns sind hypodens in der CT, wenn es nicht zu einer Einblutung kommt. Einblutungen sind als hyperdense Areale zu erkennen. Typisch ist die Zunahme in den ersten Stunden (selten auch Tagen) nach dem Trauma. Im weiteren Verlauf entsteht häufig ein perifokales Ödem um die Kontusion und trägt zur Hirnschwellung bei (➤ Abb. 17.4).

Klinik: Vigilanzminderung, Epilepsie, fokal neurologische Defizite, Wesensänderung
Diagnostik: Kontusionen ohne Einblutung sind in der CT hypodens, mit Einblutung hyperdens. Die meisten in der initialen CT sichtbaren Kontusionen nehmen in den ersten Stunden zu (sog. „Aufblühen"). In den folgenden Tagen entsteht häufig ein perifokales Hirnödem.

MERKE

MERKE Kontusionsblutungen nehmen oft binnen Stunden nach dem Trauma zu. Bei bewusstlosen Patienten ist daher nach 6–12 Stunden eine Kontroll-CT indiziert, um eine kritische Größenzunahme rechtzeitig zu erkennen – ggf. entsteht operativer Handlungsbedarf. In den folgenden Tagen kann ein Hirnödem zu einer intrakraniellen Drucksteigerung führen (➤ Abb. 17.4).

Therapie

Therapie: Eine OP ist indiziert, wenn unter konservativer Therapie keine ICP-Kontrolle möglich ist.

Ausschlaggebend für eine operative oder konservative Therapie ist meist das Ausmaß der ICP-Steigerung oder einer Raumforderung. Da es sich bei Hirnkontusionen meist um diffuse Verletzungen handelt, ist die Behandlung typischerweise indirekt: Entsteht ein kritischer Druck, muss eine dekompressive Kraniekto-

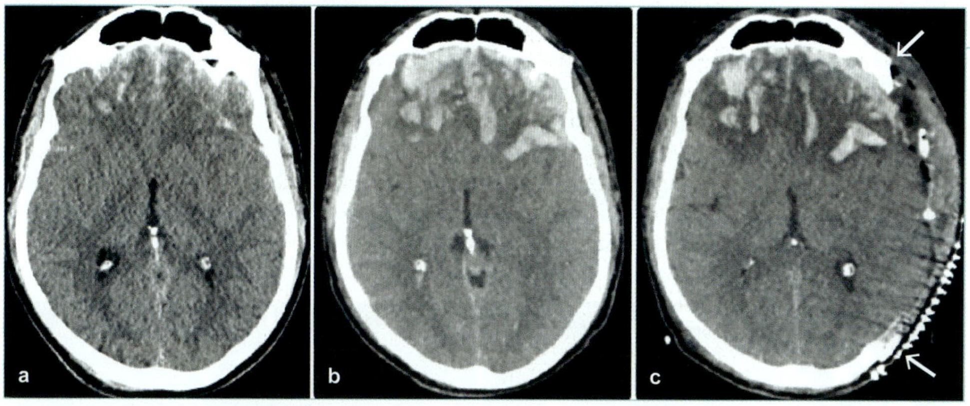

Abb. 17.4 Bifrontale Hirnkontusion im zeitlichen Verlauf. a Initial-CT nach stumpfem SHT. **b** CT nach 24 Stunden mit „Aufblühen" der Kontusion. **c** CT nach 72 Stunden und nach Hemikraniektomie (die Pfeile markieren den Kalottenrand). Um die Kontusionsblutungen hat sich ein ausgeprägtes perifokales Hirnödem entwickelt. [T1364]

ABB. 17.4

mie in Betracht gezogen werden. Seltener kann durch Ausräumung lokalisierter Einblutungen eine Druckentlastung erzielt werden.

Prognose

Die individuelle Prognoseabschätzung ist schwierig und hängt stark von Patientenalter und Ausmaß sowie strategischer Lage der Kontusionen ab. Der IMPACT-Rechner (➤ Kap. 17.1.4) gibt eine Hilfestellung (https://www.tbi-impact.org).

17.1.8 Schädelfrakturen

17.1.8 Schädelfrakturen

17.1.8.1 Kalottenfrakturen

17.1.8.1 Kalottenfrakturen

Frakturen der Schädelkalotte (➤ Abb. 17.5) werden als offen oder geschlossen klassifiziert, je nachdem, ob die darüberliegende Haut und die Weichteile verletzt sind oder nicht. Dies ist wichtig, weil eine offene Fraktur stets mit dem Risiko einer Infektion einhergeht. Wichtig zu beurteilen ist außerdem, ob die Dura verletzt ist oder nicht (erkennbar z. B. am Austritt von Liquor). Offene Frakturen werden meist operativ behandelt.

Besondere Vorsicht ist geboten, wenn eine Fraktur über einen großen venösen Blutleiter (z. B. Sinus sagittalis superior oder Sinus transversus) läuft. Erstens besteht dann immer das Risiko einer Sinus-Venen-Thrombose. Zweitens ist eine operative Behandlung hier risikoreich, da es beim Anheben der Fraktur zu erheblichem Blutverlust aus dem Sinus kommen kann.

Bei Kalottenfrakturen über großen venösen Sinus besteht einerseits das Risiko einer Sinus-Venen-Thrombose und andererseits bei operativer Versorgung ein hohes Blutungsrisiko.

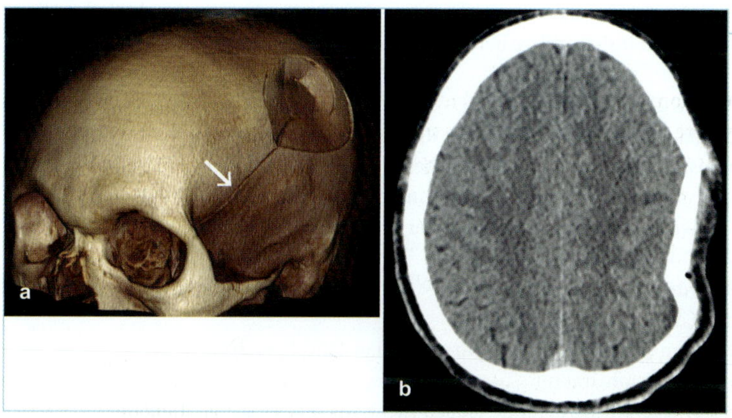

Abb. 17.5 Impressionsfraktur der Schädelkalotte in der CT. **a** Die 3-D-Rekonstruktion zeigt die Impressionsfraktur links parietal mit nach frontal ziehender Frakturlinie (Pfeil). **b** Darstellung in der nativen CT. [T1364]

ABB. 17.5

17.1.8.2 Schädelbasisfrakturen und Liquorfisteln

17.1.8.2 Schädelbasisfrakturen und Liquorfisteln

Bei Schädelbasisfrakturen kann eine Rhinoliquorrhö auftreten. Komplikationen sind eine Liquorfistel, aszendierende Meningitis, Hirnabszess oder Mukozele.

Schädelfrakturen betreffen häufig die basale Kalotte und können dabei durch die pneumatisierten Abschnitte (vor allem Sinus frontalis, Sinus ethmoidalis und Felsenbein) des Schädelknochens verlaufen. Kommt es bei der Fraktur zum Einriss der Dura, kann Liquor austreten (meist als Rhinoliquorrhö). Dann besteht immer die Gefahr einer aszendierenden Meningitis oder Enzephalitis. Wenn unklar ist, an welcher Stelle die Liquorfistel liegt, kann eine Zisternografie (CT mit intrathekaler Gabe von Kontrastmittel, ➢ Abb. 17.6) durchgeführt werden. Eine persistierende Liquorrhö bei einer Schädelbasisfraktur bedarf einer neurochirurgischen Versorgung. Hierbei wird der Frakturspalt abgedeckt und die Liquorfistel verschlossen.

Als Spätkomplikationen bei unversorgten Frakturen mit Bezug zu den Nasennebenhöhlen (vor allem Sinus frontalis) kann es – auch nach Jahren – zu einem Hirnabszess oder einer sog. Mukozele, einem Einwachsen von Schleimhaut nach intrakraniell – kommen.

ABB. 17.6

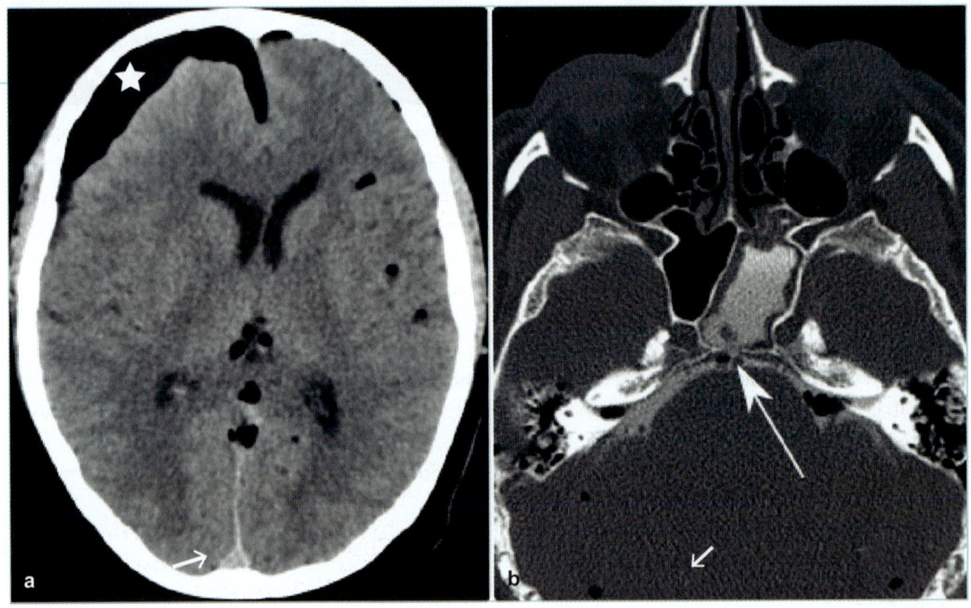

Abb. 17.6 Schädelbasisfraktur. a Pneumozephalus (Stern) in der Nativ-CT. Der Patient zeigte eine ausgeprägte Rhinoliquorrhö. Eine eindeutige Fraktur an der Schädelbasis konnte in der nativen CT jedoch nicht festgestellt werden.
b Die Zisternografie zeigt die Stelle des Liquorübertritts (Pfeil) aus der basalen Zisterne in die Keilbeinhöhle. [T1364]

17.2 Pädiatrische Neurotraumatologie

17.2 Pädiatrische Neurotraumatologie

Unfälle sind die häufigste Todesursache bei Kindern. Bei ihnen liegt der Körperschwerpunkt aufgrund des relativen „Übergewichts" des Kopfes höher als bei Erwachsenen. Folglich führen Unfälle häufiger zum SHT. Wirbelsäulenverletzungen sind hingegen vergleichsweise selten. Neben Unfällen sind Misshandlungen Ursache von Kopfverletzungen, insbesondere bei Kindern unter 2 Jahren.

17.2.1 Bildgebende Diagnostik

Bei Kindern ist die Indikation für eine Schädel-CT besonders kritisch zu stellen. Eine Notfall-CT ist bei einem GCS < 8, fokal neurologischen Defiziten oder dem Verdacht auf eine relevante Impressionsfraktur indiziert.

17.2.1 Bildgebende Diagnostik

Aufgrund der sehr hohen Strahlensensibilität des ZNS bei Kindern ist immer abzuwägen, ob eine röntgenbasierte CT (hohe Strahlendosis) wirklich indiziert ist. Insbesondere gilt dies für Kleinkinder unter 2 Jahren. Ein schweres SHT bedarf allerdings auch bei Kindern einer sofortigen Abklärung durch eine CT – bis heute erlaubt nur dies eine unverzügliche Entscheidung über weitere Maßnahmen (z. B. Operation, invasive Druckmessung).

Eine CT soll durchgeführt werden bei:

- Koma/Bewusstlosigkeit (GCS < 8)
- fokal neurologischen Defiziten (z. B. Hemiparese, Hirnnervenausfälle, Sprachstörung)
- Verdacht auf (relevante) Impressionsfraktur

Bei 95 % der Kinder mit SHT liegen diese Befunde jedoch nicht vor und es kann häufig auf eine Schädel-CT verzichtet werden. Hier bietet die MRT eine Alternative, um intrakranielle Verletzungsfolgen zu beurteilen. Zur Abwendung strahleninduzierter Schäden liegt es in der Verantwortung des Behandelnden, angemessen über den Einsatz der Bildgebung zu entscheiden.

17.2.2 Kopfverletzungen

17.2.2.1 Misshandlung

Das schwere SHT im Kleinkindalter ist leider häufig auf Misshandlungen zurückzuführen. Dies muss in der Differenzialdiagnose eines kindlichen SHT in Betracht gezogen werden, vor allem, wenn der Verletzungsmechanismus unklar ist oder die berichtete Anamnese nicht zu den Verletzungen oder dem Alter des Kindes passt. Auch mehrzeitige Verletzungen (z. B. Hämatome unterschiedlichen Alters) können auf Misshandlungen hinweisen. Äußere Zeichen können dabei jedoch vollständig fehlen.

Das Schütteltrauma (Shaken-Baby-Syndrom) ist eine typische Form des missbrauchsbedingten kindlichen SHT. Hierbei zeigen sich vor allem:

- **Subduralhämatome (SDH):** Bei Kindern (insbesondere < 2 Jahre) sind die Subduralräume größer als bei Erwachsenen. Hierdurch sind sie besonders anfällig für Scherverletzungen der Brückenvenen. Insbesondere beidseitige SDH sind daher eine typische Folge einer Kindesmisshandlung.
- **Retinablutungen:** Bei ca. 80 % der Kinder mit Kopfverletzung durch Misshandlung finden sich Einblutungen in die Netzhaut. Im Gegenzug finden sich diese bei nur etwa 5–10 % der Kinder mit unfallbedingtem schwerem SHT. Durch die im Kindesalter noch stärkere Anhaftung des Glaskörpers an die Retina führen vor allem Schüttelbewegungen zu Traktion auf die Netzhaut, die hierdurch Einblutungen erleidet.
- **Hirnödem:** Insbesondere das Schütteltrauma führt durch die diffus auf das ganze Gehirn einwirkenden Scherkräfte zu neuronaler und axonaler Schädigung. In der Folge kann sich ein generalisiertes Hirnödem entwickeln, das sekundär einen hypoxisch-ischämischen Hirnschaden verursacht.
- **Diffuser Axonschaden:** Vor allem Schüttelbewegungen können im kindlichen Hirn Scherkräfte an der Grenze zwischen grauer und weißer Substanz hervorrufen, die zu diffusen Axonverletzungen führen. Bildgebend finden sich Mikroblutungen, die mit den auch für kleinste Blutungen hochsensitiven suszeptibilitätsgewichteten MRT (SWI-Sequenzen) nachgewiesen werden können (s. a. ➤ Kap. 20.3.1).

Die Prognose misshandlungsbedingter Hirnverletzungen bei Kindern ist ungünstig. Die Letalität beträgt ca. 15–30 %, und 30–50 % der Überlebenden tragen Defizite davon. Hierzu zählen vor allem kognitive Einschränkungen, Verhaltensstörungen, Epilepsie, Blindheit, Taubheit und Störungen der Sprachentwicklung.

MERKE Retinablutungen und SDH sind typische Verletzungsmuster bei Kindesmisshandlung (Shaken-Baby-Syndrom).

CAVE Eine „Vorverurteilung" potenzieller Täter muss vermieden werden. Ein entsprechender Verdacht sollte von einem interprofessionellen Team abgeklärt werden.

17.2.2.2 Cephalhämatom

Unter der Geburt, im Kleinkindalter, aber auch als Folge einer Verletzung kann es zu (teilweise erheblichen/Hb-relevanten) subgalealen oder subperiostalen (d. h. extrakraniellen) Einblutungen kommen. Das Cephalhämatom kann sehr große Ausmaße annehmen. Die Behandlung ist dennoch meist konservativ. Gelegentlich kommt es jedoch zur Verkalkung des Hämatoms, welche eine Entfernung aus kosmetischen Gründen erforderlich macht.

17.2.2.3 Wachsende Schädelfrakturen

Selten verheilen Schädelfrakturen bei Kleinkindern (< 3 Jahre) nicht spontan, sondern scheinen zu „wachsen" – der Frakturspalt wird unter konservativer Therapie größer. Häufig liegt dann eine Ruptur der daruntergelegenen Dura vor. Die Arachnoidea wölbt sich durch den Frakturspalt und es kommt zur Auftreibung des Frakturspalts (posttraumatische Arachnoidalzysten). „Wachsende Frakturen" werden operativ behandelt. Therapeutisch entscheidend ist hierbei der Verschluss der Dura.

17.2.2.4 Ping-Pong-Frakturen

Im Sinne einer „Grünholzfraktur" kann es bei Kindern zu Eindellungen der Schädelkalotte kommen (wie bei einem eingedrückten Tischtennisball), daher der Name Ping-Pong-Fraktur. Diese Frakturen können oft konservativ behandelt werden. Eine chirurgische Therapie ist nur bei intrakranieller Verletzung/Raumforderung oder offenen Frakturen sowie relevanten kosmetischen Defiziten erforderlich.

17.2.2 Kopfverletzungen

17.2.2.1 Misshandlung

Shaken-Baby-Syndrom: Subduralhämatom, Retinablutung, Hirnödem und diffuser Axonschaden

CAVE

17.2.2.2 Cephalhämatom

Subgaleale oder subperiostale Hämatome können unter der Geburt entstehen. Sie werden meist konservativ behandelt.

17.2.2.3 Wachsende Schädelfrakturen

17.2.2.4 Ping-Pong-Frakturen

Studentische Sicht

17.2.3 Wirbelsäulenverletzungen

17.2.3 Wirbelsäulenverletzungen

Wegen der geringeren Festigkeit des Bandapparats, der unvollständig ausgebildeten Nackenmuskulatur und aufgrund des relativen Übergewichts des Kopfs im Verhältnis zum Körper kommt es bei Kindern vor allem zu ligamentären Verletzungen der HWS. Etwa 70 % aller kindlichen Wirbelsäulentraumen betreffen die „obere HWS" (C0–C2).

17.3 Spinales Trauma

17.3.1 Rückenmarksverletzungen

17.3.1.1 Primäre und sekundäre Schäden

Kommt es bei einer Wirbelsäulenverletzung zu einer Rückenmarksbeteiligung, so führt diese mechanische Einwirkung (am häufigsten Kompression, z. B. durch Knochenfragmente, Bandscheibenmaterial oder Hämatome) zur **primären Schädigung.**

Erstes Therapieziel ist (analog zum SHT) die Vermeidung einer **sekundären Rückenmarksschädigung.** Diese droht initial vor allem durch Hypotonie im Rahmen des „neurogenen Schocks" oder durch Hypovolämie (beim Polytrauma) sowie durch Instabilität der Wirbelsäule. Daher ist eine Überwachung der Vitalparameter und ggf. ein Transport auf der Vakuummatratze erforderlich.

17.3.1.2 Querschnittslähmung/ASIA-Klassifikation

Die Schweregrade einer traumatischen Querschnittslähmung werden anhand der ASIA-Klassifikation eingeteilt (➤ Tab. 17.6).

MERKE

Eine *hohe Querschnittslähmung* führt zu einer zervikobulbären Dissoziation oder (oberhalb von C3) zum Ausfall des Atemantriebs und Herzstillstand.

MERKE

17.3 Spinales Trauma

17.3.1 Rückenmarksverletzungen

17.3.1.1 Primäre und sekundäre Schäden

In Deutschland erleiden pro Jahr etwa 1.200 Menschen eine traumatische Querschnittslähmung. Wie beim SHT unterscheidet man eine primäre und eine sekundäre Schädigung:

- Die **primäre Schädigung** entsteht, wenn z. B. Knochenfragmente, Bandscheibenmaterial oder Hämatome das Rückenmark komprimieren. Häufig kann auch eine nur im Moment des Unfalls bestehende Dislokation eines Wirbelsäulenabschnitts diese Wirkung haben. Primäre Schäden sind wie beim SHT keiner kausalen Therapie zugänglich.
- Daher besteht akut das Hauptziel darin, **sekundäre Schäden** zu vermeiden. Initial besteht vor allem das Risiko einer systemischen arteriellen Hypotonie, entweder im Rahmen eines „neurogenen Schocks" oder einer Hypovolämie (vor allem beim Polytrauma). Eine sekundäre Schädigung kann aber auch durch eine Instabilität der Wirbelsäule (insbesondere beim bewusstlosen Patienten) hervorgerufen werden. Eine Überwachung der Vitalparameter und Immobilisierung der Halswirbelsäule (ggf. Transport auf der Vakuummatratze) sind daher erforderlich.

17.3.1.2 Querschnittslähmung/ASIA-Klassifikation

Es wird grundsätzlich zwischen einer kompletten und inkompletten Querschnittslähmung unterschieden. Bei einer kompletten Querschnittslähmung liegt ein vollständiger Ausfall der willkürlichen Motorik unterhalb des Niveaus der Schädigung, ein vollständiger Sensibilitätsverlust und ein Verlust der Sphinkterkontrolle vor. Spinale Reflexe können vorhanden sein und müssen von willkürlicher Motorik unterschieden werden.

Die Ausprägung einer traumatischen Querschnittslähmung wird mit der ASIA-Klassifikation (American Spinal Injury Association) beschrieben (➤ Tab. 17.6)

MERKE Patienten mit kompletter Querschnittslähmung zeigen in der klinischen Untersuchung oft **spinale Reflexe** (z. B. ruckartiger Rückzug eines Beins bei Schmerzreiz am Fuß). Diese Bewegungen müssen von Willkürmotorik abgegrenzt werden.

Hohe Querschnittslähmung Als „hohe Querschnittslähmung" bezeichnet man zervikale Rückenmarksverletzungen, die zu einer Beeinträchtigung der Armmotorik führen. Ein Sonderfall der „hohen Querschnittslähmung" ist die **zervikobulbäre Dissoziation.** Liegt die Höhe der Schädigung oberhalb von C3 (z. B. bei atlantoaxialen oder atlantookzipitalen Verletzungen), kann ein unmittelbarer (und meist tödlicher) Ausfall des Atemantriebs und auch ein sofortiger Herzstillstand resultieren.

Spinaler Schock Als spinalen Schock bezeichnet man einen transienten (also reversiblen) Ausfall aller Rückenmarksfunktionen (schlaffe Parese, Reflexe erloschen, Verlust des Sphinktertonus). Bei Männern kann ein Priapismus – eine Dauererektion – auftreten. Typischerweise führen Rückenmarkskontusionen an der HWS zum spinalen Schock.

Neurogener Schock Charakteristisch für den neurogenen Schock ist, dass der normale Einfluss des sympathischen Nervensystems – insbesondere auf die großen Blutgefäße der unteren Extremitäten – „unterbrochen" ist. Folge ist eine Vasodilatation mit Abfall des systemischen Blutdrucks. Anders als bei anderen Schockformen besteht typischerweise eine Bradykardie aufgrund der fehlenden Hemmung der Vagus-Aktivität. Das Risiko eines neurogenen Schocks ist bei Rückenmarksverletzungen oberhalb von Th6 besonders hoch. Andere Ursachen des Schocks (z. B. Hypovolämie, Pneumothorax) müssen umgehend ausgeschlossen werden.

MERKE

- spinaler Schock = transienter Ausfall aller Rückenmarksfunktionen (schlaffe Parese, Reflexe erloschen, Verlust des Sphinktertonus, paralytischer Ileus, ggf. Priapismus)
- neurogener Schock = systemische arterielle Hypotonie (bei gleichzeitiger Bradykardie/fehlender Tachykardie) aufgrund Vasodilatation wegen Unterbrechung des Sympathikotonus auf die großen Gefäße der unteren Extremitäten

Central Cord Syndrome Die häufigste Form der inkompletten Querschnittslähmung ist das sog. Central Cord Syndrome. Betroffen sind typischerweise ältere Menschen mit einer vorbestehenden zervikalen Spinalkanalstenose. Kommt es unter diesen Voraussetzungen zu einem Unfall mit einer Kontusion des zervikalen Rückenmarks an der Engstelle, resultiert häufig eine inkomplette Querschnittslähmung, bei der die Arme stärker betroffen sind als die Beine. Dies liegt daran, dass die Kontusion (mutmaßlich durch die beeinträchtigte Durchblutung des Rückenmarks) zu einer ausgeprägteren Störung der zentral im Rückenmark gelegenen Bahnen (zu den oberen Extremitäten) im Vergleich zu den weiter außen gelegenen Fasern (zu den unteren Extremitäten) führt.

Myelopathie Jede Form der strukturellen Rückenmarksschädigung – unabhängig von der Schwere der assoziierten neurologischen Ausfälle – wird im klinischen Alltag üblicherweise als Myelopathie bezeichnet.

17.3.1.3 Diagnostik, Therapie und Prognose bei Rückenmarksverletzung

Notfallversorgung

Ein relevanter Anteil traumatischer Rückenmarksverletzungen entsteht oder verschlechtert sich erst nach dem Unfall. Die Bewegung eines Wirbelsäulenabschnitts mit Instabilität oder kritischer Kompression des Rückenmarks ist eine vermeidbare Ursache hierfür. Lässt der Unfallmechanismus eine spinale Verletzung möglich erscheinen, sollte daher die Wirbelsäule immobilisiert werden (Vakuummatratze). Dies gilt auch bereits bei der Rettung eines Patienten (z. B. aus einem Kraftfahrzeug), wenn der entsprechende Verdacht besteht. Anzeichen eines neurogenen Schocks (Hypotonie) müssen erkannt und bekämpft werden, um eine sekundäre Schädigung des Rückenmarks zu vermeiden.

Klinische Untersuchung

Die Höhe der Schädigung lässt sich durch eine strukturierte Untersuchung von Motorik, Sensibilität, Reflexen und autonomer Funktion oft sehr präzise eingrenzen. Faustregeln hierzu (s. a. ➢ Kap. 1.7.4):

- Faustschluss intakt: Läsion unterhalb C7
- Armbeugung intakt: Läsion unterhalb C6
- Armabduktion intakt: Läsion unterhalb C5
- sensibles Niveau (s. a. Abb. 14.2):
  - Mamille = Th4/Th5
  - Rippenbogen = Th8
  - Bauchnabel = Th10
  - Leiste = L1

Bildgebung

Spinale Verletzungen werden zunächst durch eine CT des betroffenen Abschnitts untersucht. Bei polytraumatisierten Patienten geschieht dies typischerweise durch eine „Traumaspirale", die Kopf, HWS, Thorax, Abdomen, Becken und Oberschenkel abbildet. Bei neurologischer Symptomatik wird eine MRT ergänzt, um das Rückenmark beurteilen zu können. Es gibt auch Kriterien, die bei der Einschätzung helfen, wann nach einem Unfall auf eine Bildgebung der Wirbelsäule verzichtet werden kann. Für die HWS ist dies z. B. die „Canadian C-spine rule".

Therapie

Operative Dekompression Eine bildgebend nachgewiesene Kompression des Rückenmarks (z. B. durch Frakturfragmente, Blut, Bandscheibengewebe) sollte zügig dekomprimiert werden (< 24 h), weil die Kompression eine zusätzliche sekundäre Schädigung bewirken kann. Je nach Lokalisation ist diese Entlastung von ventral (i. d. R. HWK2 bis BWK2) und/oder dorsal (gesamte Wirbelsäule) aus möglich und muss ggf. durch eine Stabilisierung ergänzt werden (➢ Abb. 17.7).

Methylprednisolon Es gibt keine neuroprotektiven Medikamente, die erwiesenermaßen bei Rückenmarksverletzungen wirksam sind. Umstritten ist der Einsatz von Kortikosteroiden. Aufgrund erhöhter Mortalität ist Methylprednisolon beim SHT kontraindiziert. Für akute Querschnittslähmungen gibt es keine belastbare Evidenz. Da es jedoch nach früher Gabe (< 8 Stunden nach dem Trauma) möglicherweise zu einer besseren neurologischen Erholung kommt, kann Methylprednisolon (kurzfristig, nicht länger als über 24–48 h) und unter vorsichtiger Abwägung von Nutzen und Risiko in dieser Indikation verwendet werden.

Studentische Sicht

Das *„Central Cord Syndrome"* ist eine häufige Form der zervikalen Rückenmarksschädigung, insbesondere bei vorbestehender zervikaler Spinalkanalstenose. Klinisch findet sich eine inkomplette Querschnittslähmung, bei der die Arme stärker betroffen sind als die Beine.

17.3.1.3 Diagnostik, Therapie und Prognose bei Rückenmarksverletzung

Notfallversorgung: Bis zum Beweis des Gegenteils muss bei Patienten nach einem Unfall, der eine Wirbelsäulenverletzung möglich erscheinen lässt, die Wirbelsäule immobilisiert werden. Dies gilt insbesondere für Bewusstlose.

Bildgebung: Zuerst wird eine CT (z. B. als „Traumaspirale" mit Schädelaufnahme) zur Beurteilung von Skelettverletzungen durchgeführt. Zur Beurteilung des Myelons und auch zur Einschätzung von Verletzungen des Bandapparats ist eine MRT erforderlich.

Ist eine Kompression durch die Bildgebung nachgewiesen, sollte eine zügige operative Dekompression erfolgen. Für akute Querschnittslähmungen gibt es zudem Evidenz für einen positiven Effekt einer frühen (< 8 Stunden nach Trauma) Gabe von Methylprednisolon. Bei einem SHT sind Kortikosteroide jedoch kontraindiziert!

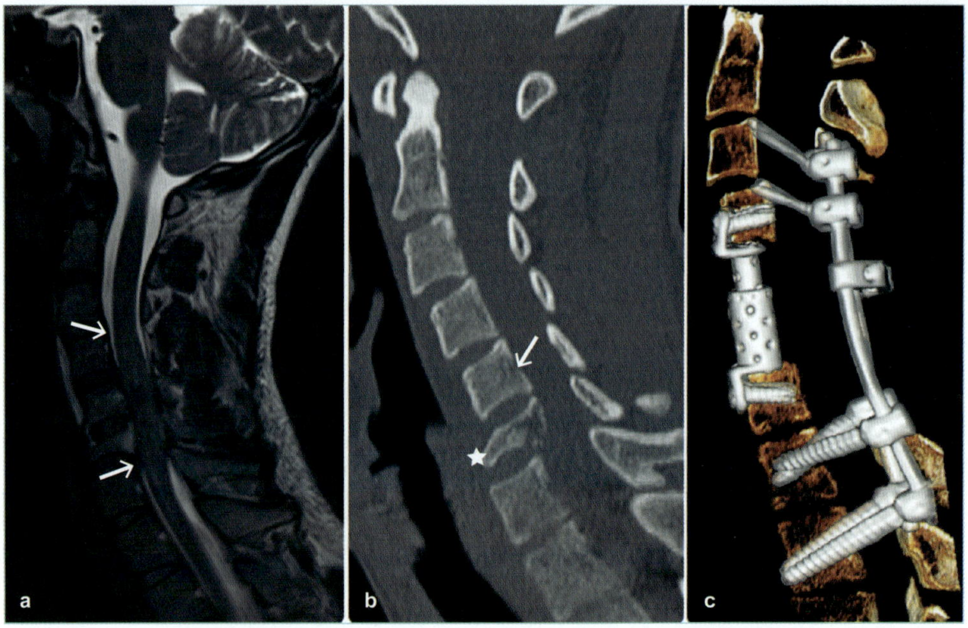

Abb. 17.7 Rückenmarkskompression durch Fraktur der Halswirbelkörper (HWK) 5 und 6. a Die sagittale T2-MRT zeigt ein kontusioniertes Rückenmark auf Höhe von HWK5 und HWK6 (Ausdehnung der Myelopathie durch Pfeile markiert). **b** Die sagittale CT zeigt eine Kompressionsfraktur von HWK6 (Stern) und eine Distraktionsverletzung von HWK5 (Pfeil an der Frakturlinie). Durch die Fraktur besteht eine deutliche Achsabweichung. **c** Volume-Rendering-CT mit Überlagerung von knöcherner Struktur und Implantaten. Die Verletzung wurde operativ durch eine ventrale Korpektomie (Entfernung der Wirbelkörper) von HWK5 und HWK6 und Implantation eines Wirbelkörperersatzes sowie durch eine dorsale Laminektomie (Entfernung der Wirbelbögen mit Dornfortsatz) HWK5–7 und überbrückende dorsale Spondylodese (Wirbelkörperverblockung) HWK3–BWK2 versorgt. [T1364]

WISSENSCHAFTSKOMPETENZ

WISSENSCHAFTSKOMPETENZ Nach einem Verkehrsunfall liegt ein 25 Jahre alter Mann mit einer inkompletten Querschnittslähmung auf Höhe BWK6 in ihrer Klinik. Die vor Ort anwesenden Angehörigen fragen, ob es nicht sinnvoll ist „Kortison" zu geben.

Es liegen mehrere randomisierte Studien zur Steroidtherapie bei traumatischer Querschnittslähmung vor. Zusammenfassend lässt sich metaanalytisch mit ihnen kein Nutzen belegen. Möglicherweise profitieren Patienten von einer kurzzeitigen Steroidtherapie, wenn ein *früher* (< 3, maximal < 8 Stunden) Therapiebeginn gewährleistet ist. Die Risiken einer Steroidtherapie (z. B. Pneumonie, Hyperglykämie, Thrombose) müssen aber dagegen abgewogen werden. Insbesondere sollten daher polytraumatisierte (vital gefährdete) Patienten nicht mit Kortikosteroiden behandelt werden.

CAVE

CAVE Patienten mit Querschnittslähmung sind maximal gefährdet für „Inaktivitäts-Komplikationen". Dies sind vor allem tiefe Beinvenenthrombosen mit der Gefahr einer Lungenembolie! Eine Thromboseprophylaxe und frühe physiotherapeutische Begleitung sind unerlässlich. Ebenso ist zu berücksichtigen, dass die autonomen Funktionen gestört sind. So ist meist die Darmaktivität herabgesetzt. Auf regelmäßiges Abführen ist zwingend zu achten. Eine neurogene Blasenstörung bedeutet stets ein Risiko für eine Nieren- und Harnleiterschädigung durch einen Rückstau der nicht oder unvollständig entleerten Blase.

Prognose

Bedeutendster Prognosefaktor für die neurologische Erholung und auch für die Mortalität nach traumatischer Querschnittslähmung ist die initiale Ausprägung (ASIA-Grad, ➤ Tab. 17.6).

17.3.2 Frakturen der Wirbelsäule

17.3.2.1 Stabilitätsbeurteilung

Die Erkennung einer Instabilität ist entscheidend für die Beurteilung von Frakturen der Wirbelsäule, weil eine unerkannte oder unbehandelte Instabilität eine progrediente Deformität, chronische Schmerzen oder sogar neurologische Schädigungen nach sich ziehen kann. Leider gibt es keine allgemeingültige Klassifikation für Instabilitäten.

17.3.2 Frakturen der Wirbelsäule

17.3.2.1 Stabilitätsbeurteilung

Die Stabilitätsbeurteilung von Frakturen der Wirbelsäule ist entscheidend für die Therapie. Es gibt verschiedene Klassifikationssysteme. In der AO-Klassifikation werden die Typen A, B und C unterschieden (➤ Abb. 17.8). B- und C-Frakturen gelten als instabil und benötigen eine operative Versorgung.

Tab. 17.6 Prognose nach traumatischer Querschnittslähmung in Abhängigkeit vom ASIA-Grad (ASIA = American Spinal Injury Association).

ASIA-Grad	Bedeutung	Erholung nach 12 Monaten
A	komplette sensomotorische Querschnittslähmung	• nur etwa 10–15 % der Patienten erholen sich zu einer inkompletten Lähmung • nur etwa 2 % erreichen ASIA D mit funktionell nutzbarer Muskelkraft • gehfähig werden < 5 % • durchschnittliche Erholung der ASIA-Motorik-Skala: 12/100 Punkte
B	Sensibilität (teilweise) erhalten, keine motorische Funktion	• ein Drittel der Patienten verbleibt motorisch vollständig gelähmt • ein Drittel erreicht ASIA C • ein Drittel erreicht ASIA D oder E • durchschnittliche Erholung der ASIA-Motorik-Skala: 28/100 Punkte
C	Motorik teilweise intakt (> 50 % der Muskelgruppen unterhalb der Schädigung sind jedoch mit Kraftgrad* 0–2 erheblich beeinträchtigt)	• etwa 70 % der Patienten erreichen ASIA D • durchschnittliche Erholung der ASIA-Motorik-Skala: 43/100 Punkte
D	> 50 % der Muskelgruppen unterhalb der Schädigung mit Kraftgrad* 3–5	• fast alle Patienten zeigen erhebliche motorische Verbesserungen und werden wieder selbstständig mobil • eine vollständige Erholung ohne jede Einschränkung (ASIA E) erreichen jedoch nur 4 %
E	normale sensomotorische Funktion	
Die Mortalität von Patienten mit kompletter Querschnittslähmung (ASIA A) ist 3-fach erhöht im Vergleich zu Patienten mit inkompletter Lähmung. Die Mortalität wird auch durch die Höhe der Schädigung beeinflusst. Sie liegt 10 Jahre nach der Verletzung bei: • C1–C4: 22 % • C5–C8: 13 % • T1–S5: 7 %		
* Beurteilung der Kraftgrade ➤ Kap. 1.3.5		

Die im europäischen Raum gängigste Einteilung von Frakturen der Wirbelsäule ist die **Klassifikation der Arbeitsgemeinschaft für Osteosynthesefragen** (AO). Sie dient zunächst einer morphologischen Beschreibung, die auf 3 Basisverletzungstypen beruht. Ausgenommen von dieser Klassifikation sind Frakturen der „oberen HWS“. Im Wesentlichen werden unterschieden (➤ Abb. 17.8):

- Typ A: reine Kompressionsverletzungen
- Typ B: Versagen des hinteren oder vorderen Zuggurtungsmechanismus, jedoch ohne Zeichen einer schwerwiegenden translatorischen Instabilität
- Typ C: Versagen sowohl des vorderen als auch des hinteren Zuggurtungsmechanismus, was zu einer translatorischen Dislokation in beliebiger Richtung führt

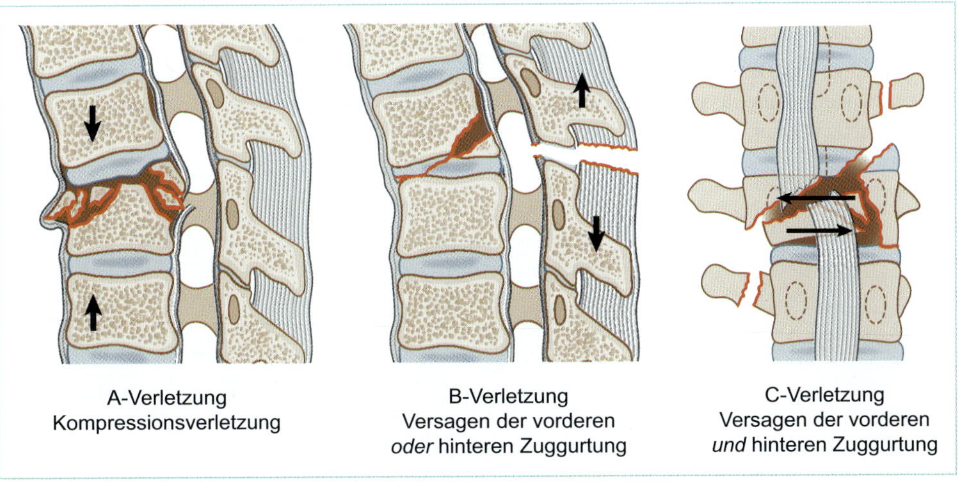

Abb. 17.8 Klassifikation von Frakturen der Wirbelsäule nach der Arbeitsgemeinschaft für Osteosynthesefragen (AO) mit Unterscheidung von 3 Typen. [L126]

Es gibt eine Vielzahl von weiteren Subgruppierungen dieser Grundverletzungsmuster (z. B. A0, A1, A2). Etwa 50 % der Wirbelfrakturen sind A-Verletzungen und jeweils etwa 25 % B- und C-Verletzungen. Der ASIA-Klassifizierung (➤ Kap. 17.3.1.3) werden dann noch weitere Informationen hinzugefügt:

- neurologische Defizite (N-Score):
  - N0: keine Einschränkung
  - N1: nur temporäres Defizit
  - N2: radikuläres Defizit
  - N3: inkomplette Querschnittslähmung (ASIA B bis D)
  - N4: komplette Querschnittslähmung (ASIA A)
  - Nx: Status nicht bekannt
- therapierelevante Modifikatoren:
  - M1: Beurteilung der Zuggurtung nicht eindeutig (z. B. knöchern stabil, MRT steht noch aus)
  - M2: patientenspezifische Komorbiditäten, die die Therapie beeinflussen (z. B. Morbus Bechterew, rheumatoide Erkrankungen, Osteoporose)

Für die HWS unterhalb des Axis gibt es – da die Facettengelenke für die Stabilität eine größere Bedeutung haben als an BWS und LWS – eine eigene Zusatzklassifikation für Frakturen der Facettengelenke (F-Klassifikation).

Der Grad der Instabilität nimmt von A nach C zu, weil das Ausmaß der Verletzung stabilisierender Strukturen zunimmt. Einfache A-Verletzungen (ohne kyphotische Deformität, ohne Kompression von Rückenmark oder Nervenwurzeln) können häufig konservativ behandelt werden. B- und C-Verletzungen sind in der Regel als instabil zu werten und werden meist operativ behandelt.

Zu berücksichtigen bleibt, dass weder die AO-Klassifikation noch eine andere Klassifikation bislang evidenzbasierte Therapieempfehlungen vorgeben kann.

17.3.2.2 Verletzungen der Halswirbelsäule
Die spezielle und hochbewegliche Anatomie von HWK1 und HWK2 sowie im atlantookzipitalen Gelenk (C0–C1) führt zu besonderen Verletzungsarten. Daher werden hier Frakturen der „oberen HWS" (C0–C2) von „subaxialen" Frakturen (C3–C7) unterschieden. Betroffen sind typischerweise alte Menschen.

17.3.2.2 Verletzungen der Halswirbelsäule

Die hochgradige Beweglichkeit der HWS (ungefähr 80–90° Flexion, 70° Extension, 90° Rotation, 20–40° Lateralflexion) macht diesen Wirbelsäulenabschnitt besonders anfällig für schwere Verletzungen. Die besondere Anatomie der HWS – vereinfacht betrachtet bestehend aus einem hochmobilen „Kugelgelenk" im Abschnitt C0–C2 über einem „flexiblen Stab" im Abschnitt C3–C7 – führt zu besonderen Verletzungsarten. Daher werden Frakturen und Verletzungen der „oberen HWS" (C0–C2) von „subaxialen" Verletzungen (C3–C7) unterschieden. „C0" beschreibt hierbei das Hinterhaupt mit den Okzipitalkondylen. Das Atlantookzipitalgelenk wird aufgrund seiner Bedeutung für die Beweglichkeit funktionell zur Halswirbelsäule gerechnet.

Verletzungen der oberen HWS: Typische Frakturen der oberen HWS sind:
- **Jefferson-Fraktur:** vordere und hintere Sprengung des Atlasrings
- **Hangman's Fracture:** beidseitige HWK-2-Pedikelfraktur
- **Densfraktur** (Einteilung nach Anderson und D'Alonso):
  - Typ I: Fragmentausriss an der Densspitze
  - Typ II (instabil) Fraktur zwischen Dens und Wirbelkörper
  - Typ III (meist stabil) Fraktur durch den Wirbelkörper von C2

ABB. 17.9

Verletzungen der oberen HWS (C0–C2)

Für jede Verletzung/Fraktur an der oberen HWS gibt es eine eigene Klassifikation zur Stabilitätsbeurteilung. Die häufigste Fraktur der oberen HWS ist die **Densfraktur.** Sie wird nach Anderson und D'Alonso in 3 Typen eingeteilt (➤ Abb. 17.9):

- Der **Typ I** ist selten und bezeichnet den knöchernen Abriss an der Densspitze. Er entsteht durch den knöchernen Ausriss des Lig. alare. Die Fraktur an sich ist stabil, kann aber mit einer instabilen ligamentären Verletzung (atlantookzipitale Dislokation) einhergehen.
- Der häufige **Typ II** ist der instabile Abbruch der Densspitze vom Wirbelkörper C2 (➤ Abb. 17.10).
- Der ebenfalls häufige **Typ III** bezeichnet eine Fraktur durch den Wirbelkörper C2. Es handelt sich um eine stabile Fraktur.

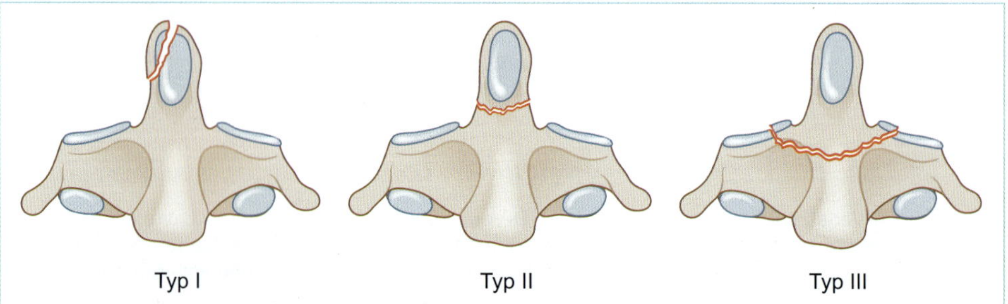

Abb. 17.9 Klassifikation der Densfrakturen nach Anderson und D'Alonso (s. Text). [L126]

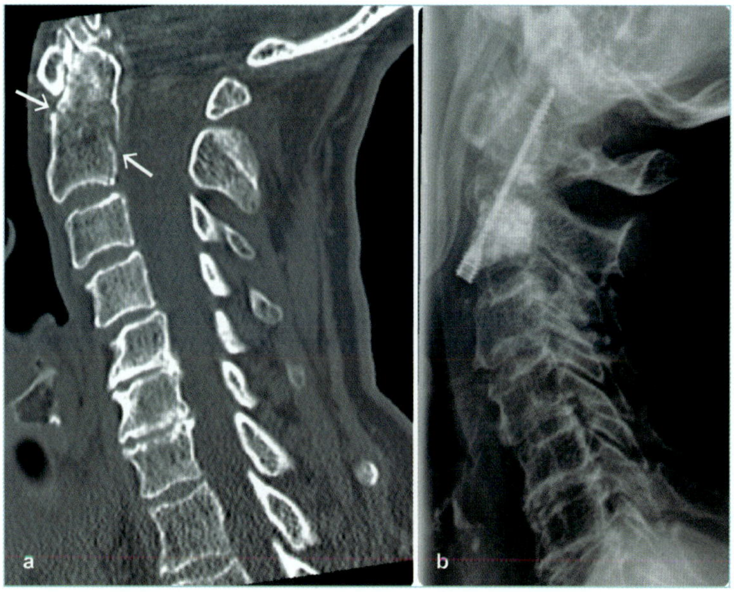

Abb. 17.10 Instabile Densfraktur Typ II. a In der sagittalen CT ist die Fraktur zu erkennen (Pfeile). **b** Die Behandlung erfolgte durch eine Zugschraube (sog. Densschraube) über einen ventralen Zugang. Die Basis des Wirbelkörpers C2 wurde aufgrund der geringen Knochenqualität mit Knochenzement augmentiert, um den Halt der Schraube zu verbessern. [T1364]

Typische weitere (aber seltenere) instabile Verletzungen der oberen HWS sind (➢ Abb. 17.11):

- atlantookzipitale Dislokation: seltene Bandverletzung, typischerweise nach Hochrasanztrauma
- Jefferson-Fraktur: vordere und hintere Atlasfraktur (sonstige Atlasfrakturen werden nach Gehweiler klassifiziert)
- Hangman-Fraktur: beidseitige Fraktur des Pedikels (Pars interarticularis) des Axis (C2) durch Hyperextensionstrauma (wie z. B. beim Erhängen mit dem „Henkersknoten" ventral unter dem Kinn).

ABB. 17.11

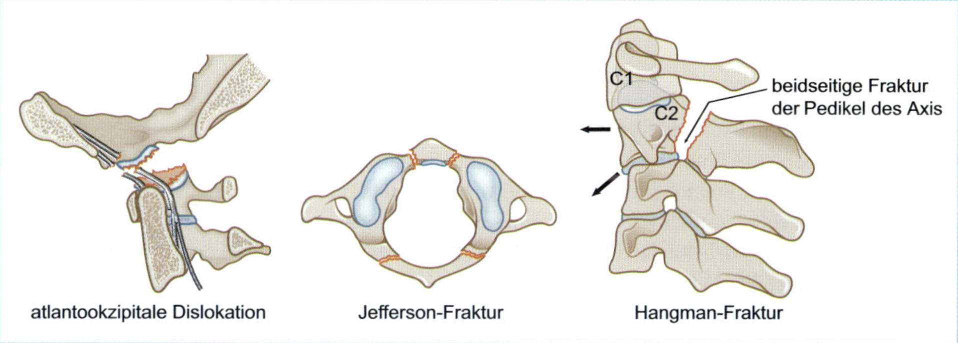

Abb. 17.11 Weitere instabile Verletzungen der oberen HWS (s. Text). [L126]

MERKE

MERKE Verletzungen der obersten beiden Halswirbel treten häufig in Kombination auf.

Verletzungen der subaxialen HWS

Im Gegensatz zu Verletzungen der „oberen HWS" (C0–C2) ähneln Verletzungen der „unteren HWS" (C3–C7) aufgrund der vergleichbaren Konfiguration der Wirbel und Bänder den Verletzungsmustern, an der thorakalen und lumbalen Wirbelsäule. Typische Frakturen der unteren HWS sind (➢ Abb. 17.12):

- Tear-drop-Fraktur: Die Tränentropfenfraktur bezeichnet den Ausriss der vorderen unteren Kante eines Wirbelkörpers bei Ruptur des vorderen Längsbandes. Oft ist auch der hintere Bandapparat verletzt.
- Kompressionsfraktur: Fraktur des Wirbelkörpers durch starke Stauchung der Wirbelsäule.
- Locked Facets: Dislokation der Wirbel, bei der das obere Facettengelenk eines unteren Wirbels gegenüber dem unteren Facettengelenk des oberen Wirbels nach hinten verschoben und in dieser Stellung blockiert ist.

Studentische Sicht

ABB. 17.12

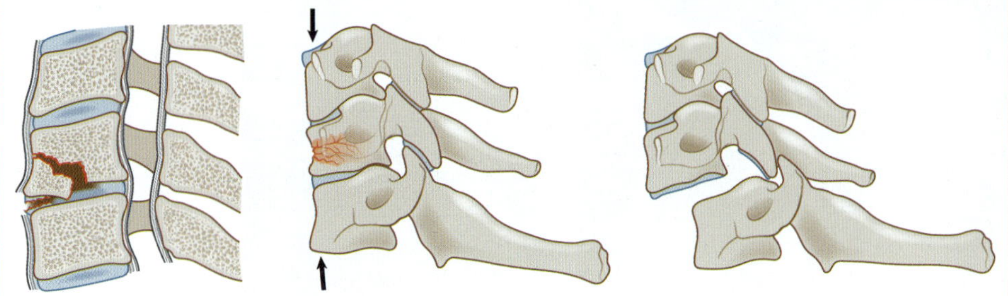

Abb. 17.12 Typische Frakturen der unteren HWS (s. Text). [L126]

Die HWS-Distorsion („Schleudertrauma") tritt oft nach Auffahrunfällen auf. Klinisch und radiologisch finden sich keine objektivierbaren Verletzungsfolgen. Die Prognose ist günstig und die Symptome (vor allem Nackenschmerzen) sind selbstlimitierend.

HWS-Distorsion

Häufig präsentieren sich im klinischen Alltag Patienten nach geringfügigen HWS-Verletzungen ohne neurologische Ausfälle. Auffahrunfälle sind ein hierfür typischer Anlass („Schleudertrauma" ohne klinisch oder radiologisch objektivierbare Verletzungsfolge).

Die Prognose ist meist günstig und assoziierte Beschwerden (vor allem Nackenschmerzen) sind selbstlimitierend. Nicht selten kommen jedoch auch Verläufe mit chronischen Schmerzen und anderen subjektiven Beschwerden vor. Dies ist vor allem im Kontext oft zeitgleich anhängiger Entschädigungsfragen eine besondere Herausforderung.

17.3.3 Thorakolumbale Verletzungen

17.3.3 Thorakolumbale Verletzungen

Der thorakolumbale Übergang (BWK10–LWK2) ist besonders anfällig für Verletzungen und der am häufigsten von Frakturen betroffene Wirbelsäulenabschnitt überhaupt. Biomechanisch trifft hier die sehr rigide, durch die Rippen stabilisierte Brustwirbelsäule (Achtung: die 11. und 12. Rippen „schwimmen frei", da sie ventral nicht am Sternum artikulieren) auf die bewegliche Lendenwirbelsäule.

MERKE

MERKE Der thorakolumbale Übergang (BWK10–LWK2) ist biomechanisch besonderen Risiken ausgesetzt. Die durch den knöchernen Brustkorb sehr rigide BWS wirkt als langer Hebel auf die bewegliche LWS. Entsprechend ist der thorakolumbale Übergang ein „hot spot" für Wirbelsäulenverletzungen.

Typische Frakturen

Typische Frakturen an BWS und LWS sind (➤ Abb. 17.13):

- Kompressionsfraktur: Fraktur des Wirbelkörpers durch starke Stauchung der Wirbelsäule.
- Seatbelt-Fraktur: Die Fraktur entsteht typischerweise, wenn bei einem Autounfall ein Bauchgurt angelegt ist, und geht oft mit schweren abdominellen Verletzungen einher. Unfallmechanismus ist eine starke Beugung der Wirbelsäule, z. B. durch die plötzliche Abbremsung bei einem Auffahrunfall, wobei der Bauchgurt die Drehachse darstellt. Dabei werden vor allem die mittleren und hinteren Abschnitte der Wirbelsäule stark gedehnt.
- Chance-Fraktur: Die Verletzung entsteht wie eine Seatbelt-Fraktur. Durch die einwirkenden Kräfte wird ein Wirbelkörper von hinten nach vorne „zerrissen", wobei die horizontal verlaufende Fraktur den Processus spinosus, die Wirbelbögen und den Wirbelkörper betrifft.

CAVE Die Begriffe Seatbelt- und Chance-Fraktur werden häufig synonym verwendet.

MERKE Chance-Frakturen entstehen vor allem bei Morbus Bechterew. Hier treffen 2 ungünstige Faktoren aufeinander: Einerseits ist die Knochenstabilität bereits verringert, andererseits ist die mechanische Belastung extrem hoch, da durch die erkrankungsbedingte Steifheit der Wirbelsäule ihre Elastizität fehlt. Frakturen bei Morbus Bechterew sind meist maximal instabil, weil 2 lange Hebel (fusionierte Wirbelsäulenabschnitte) auf die Fraktur (oft eine C-Verletzung mit vollständiger Durchtrennung der Wirbelsäule) einwirken.

Cauda-equina-Syndrom: vegetative Störungen (neurogene Blasenentleerungsstörung oder Stuhl-/Urininkontinenz), Reithosenanästhesie, Paresen sakral innervierter Muskulatur

Cauda-equina-Syndrom

Bei einer Fraktur eines Lendenwirbelkörpers mit dorsal den Spinalkanal einengendem Knochenfragment und/oder in den Spinalkanal ausgetretenem Bandscheibenmaterial kann die Cauda equina komprimiert werden. Das typische Cauda-equina-Syndrom besteht aus

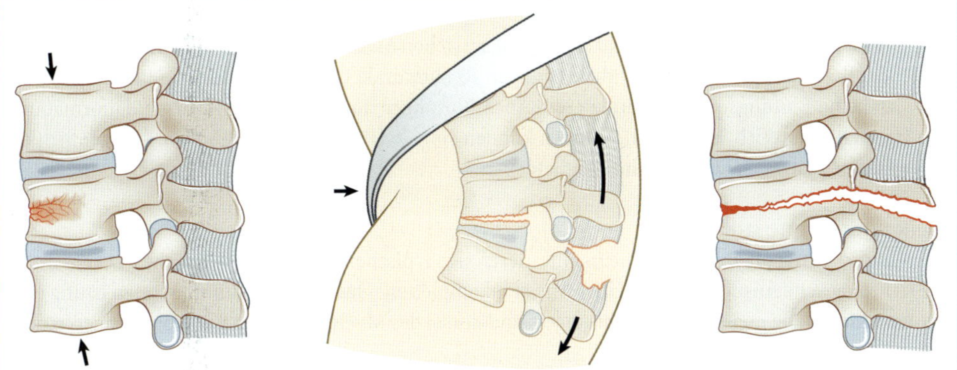

Abb. 17.13 Typische Frakturen an BWS und LWS (s. Text). [L126]

- einer Störung vegetativer Funktionen, am häufigsten als neurogene Blasenentleerungsstörung mit Harnverhalt, seltener (bei schwerster Schädigung) als Stuhl- und Urininkontinenz,
- einem Sensibilitätsverlust in der „Reithose", also der Genitoanalregion und der proximalen Oberschenkelinnenseite (sakrale Dermatome), und
- Paresen sakral innervierter Muskelgruppen, einer partiellen motorischen Querschnittslähmung entsprechend.

PRAXISTIPP Zur Beurteilung der Blasenfunktion wird in der Klinik – unmittelbar nach einer (versuchten) Blasenentleerung – eine bettseitige Ultraschalluntersuchung der Blasenfüllung mit einem speziell hierfür verfügbaren Handgerät durchgeführt. So wird die Restharnmenge geschätzt.

Os-sacrum-Frakturen

Für Os-sacrum-Frakturen, die ebenfalls mit einer neurologischen Störung (insbesondere neurogenen Blasenstörung, wenn die S3-Nervenwurzeln komprimiert sind) einhergehen können, gibt es ebenfalls eine AO-Klassifikation.

17.3.4 Therapieprinzipien bei Verletzungen der Wirbelsäule

Für jeden Frakturtyp gibt es Operationsverfahren mit sehr guten Heilungschancen hinsichtlich der Fraktur (➤ Tab. 17.7). Eine patientenindividuelle Abwägung von Therapieziel und Behandlungsrisiken ist jedoch immer unerlässlich. So kann beispielsweise auch bei formal als instabil zu bewertenden Verletzungen ein nichtoperatives Vorgehen gerechtfertigt sein. Beispielsweise kann eine instabile Densfraktur (betrifft typischerweise alte Menschen) bei Fehlen einer akuten Gefährdung des Rückenmarks u. U. besser konservativ behandelt werden, wenn die perioperative Mortalität als hoch einzuschätzen ist. Auch bei optimaler Therapie resultiert aus Frakturen der Wirbelsäule bei vielen Patienten ein chronisches Schmerzsyndrom.

Tab. 17.7 Prinzipien in der Therapie von Wirbelsäulenverletzungen.

Therapieziel	Methoden
Dekompression von Rückenmark und Nervenwurzeln	Erweiterung des Spinalkanals: • (Teil-)Hemilaminektomie (die Mittellinienstrukturen Dornfortsatz und interspinöser Bandapparat werden belassen) • Laminektomie (Dornfortsatz und Bandapparat werden reseziert) • 360°-Resektion um das Rückenmark (z. B. Laminektomie + Wirbelkörper(-teil-)resektion • Duraverschluss bei Verletzung
• Wiederherstellung der Stabilität • Korrektur und/oder Prävention von Deformitäten • Schmerzlinderung	Operative Stabilisierung: • Schrauben-Stab-Systeme (Fixateur interne) • ggf. Wirbelkörper(-teil-)ersatz mit Implantat oder körpereigenem Knochen (z. B. Beckenkamm) • 360° Stabilisierung: Kombination von Fusion auf Ebene der Wirbelkörper und dorsalem Fixateur interne • chirurgische Korrektur einer Fehlstellung (oft: Relordosierung bei Kyphose) • ggf. Maßnahmen zur Induktion einer knöchernen Fusion von Bewegungssegmenten (z. B. durch Anlagerung von körpereigenem Knochen)

ABB. 17.13

PRAXISTIPP

17.3.4 Therapieprinzipien bei Verletzungen der Wirbelsäule

Die Indikation zur Operation muss immer im patientenindividuellen Kontext gesehen werden. Auch bei optimaler Therapie sind chronische Schmerzen häufig. In ➤ Tab. 17.7 sind diverse Operationsverfahren aufgeführt.

TAB. 17.7

Studentische Sicht

17.3.5 Spinale Blutungen

Spinale Hämatome sind insgesamt selten. Sie entstehen als Folge von Wirbelsäulenverletzungen, bei Blutung aus einer spinalen vaskulären Malformation (durale AV-Fistel, arteriovenöse Malformation) oder spontan ohne identifizierbare Blutungsquelle. Eine Antikoagulation stellt einen Risikofaktor dar. Am häufigsten sind epidurale Blutungen; subdurale und intramedulläre Blutungen sind sehr selten.

Klinik: akute Rückenschmerzen, Ataxie, ggf. Querschnittslähmung
Diagnostik: MRT (➤ Abb. 17.14)

Therapie: Bei neurologischen Defiziten immer operativ.
Prognose: Inkomplette Querschnittslähmungen erholen sich bei umgehender Entlastung meist gut.

17.4 Verletzungen peripherer Nerven

Die meisten Verletzungen peripherer Nerven sind geschlossen! Es handelt sich vorwiegend um Überdehnungen oder Quetschungen der Nerven. Die Arten und Schweregrade werden mit den Klassifikationen nach Seddon bzw. Sunderland beschrieben (➤ Tab. 17.8).

17.3.5 Spinale Blutungen

Intraspinale Hämatome sind insgesamt selten und entstehen meist bei Patienten mit einer Antikoagulation. Epidurale Blutungen sind wesentlich häufiger als subdurale oder intramedulläre Blutungen. Meist lässt sich keine Blutungsquelle identifizieren. Auch Blutungen aus spinalen vaskulären Malformationen oder traumatische Wirbelsäulenverletzungen können spinale Hämatome verursachen. Gelegentlich entstehen sie auch iatrogen (z. B. Periduralkatheter).

Klinik und Diagnostik

Symptome Intraspinale Hämatome manifestieren sich typischerweise durch plötzliche Rückenschmerzen. Neurologische Ausfälle im Sinn einer (meist inkompletten) Querschnittslähmung treten häufig etwas verzögert hinzu. Die meisten dieser Blutungen sind dorsal des Myelons gelegen und komprimieren daher zuerst die Hinterstränge (Ataxie).

Bildgebung Die Diagnose wird mit der MRT gestellt (➤ Abb. 17.14). Mit der MRT können auch wichtige Ursachenfragen und Differenzialdiagnosen (z. B. epiduraler Abszess) abgegrenzt werden.

ABB. 17.14

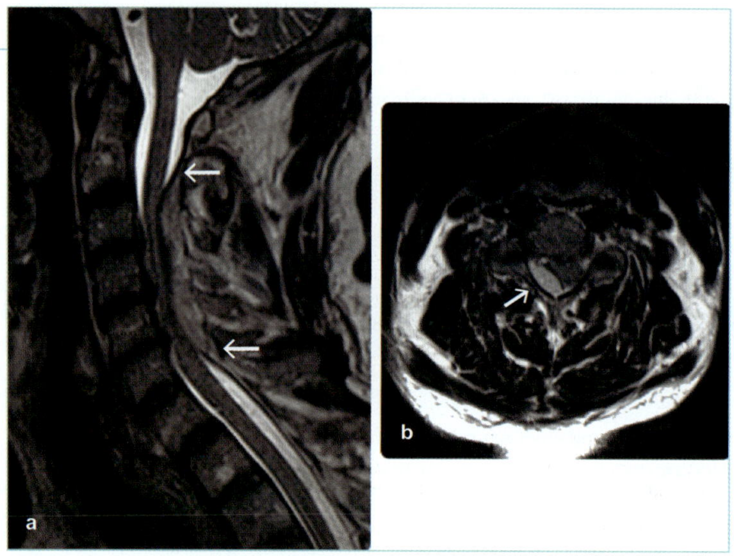

Abb. 17.14 MRT eines Patienten mit spontaner epiduraler Blutung. a T2-gewichtete sagittale mit Darstellung eines von dorsal komprimierenden spontanen epiduralen Hämatoms (Begrenzung durch Pfeile markiert). **b** In der transversalen Darstellung der HWS ist die hochgradige Kompression und Verlagerung des Rückenmarks durch das rechts dorsal lokalisierte Epiduralhämatom (Pfeil) gut zu erkennen. [T1364]

Therapie und Prognose

Therapie Bestehen neurologische Defizite, ist eine umgehende operative Entlastung des Rückenmarks angezeigt. Dies gelingt fast immer über einen einfachen dorsalen Zugang zum Spinalkanal über eine Hemilaminektomie.

Prognose Bei inkompletter Querschnittslähmung und rascher Evakuierung des Hämatoms ist eine gute neurologische Erholung möglich.

17.4 Verletzungen peripherer Nerven

Verletzungen peripherer Nerven sind meist Folge von Überdehnungen und Quetschungen (geschlossen), Schnittverletzungen (offen) oder iatrogen (z. B. durch Operationen oder Punktionen). Das Ausmaß der Schädigung entscheidet über die Prognose und Behandlung. Die Arten und Schweregrade peripherer Nervenverletzungen werden mit den Klassifikationen nach Seddon bzw. Sunderland beschrieben (➤ Tab. 17.8; s. a. ➤ Kap. 14.2.2).

Tab. 17.8 Einteilung peripherer Nervenverletzungen.

Seddon	Sunderland
Neurapraxie: Läsion der Myelinscheide ohne Axonverletzung; eine Erholung der Nervenfunktion ist hier zu erwarten	Grad 1: Blockade der Nervenleitung ohne Axonverletzung

Tab. 17.8 Einteilung peripherer Nervenverletzungen. *(Forts.)*

Seddon	Sunderland
Axonotmesis: Axonverletzung, führt zur Waller-Degeneration (anterograde Degeneration des Nervs distal der Schädigung mit Verlust von Erregbarkeit und Leitfähigkeit), aber die extraneurale Matrix des Nervs bleibt intakt Vom proximal der Schädigung gelegenen Ende des Nervs kann der sog. Wachstumskegel des Axons entlang des Nervs wieder auswachsen. Daher ist eine spontane Regeneration möglich.	Grad 2: Axonschaden mit intaktem Endoneurium Grad 3: Axonschaden mit intaktem Perineurium Grad 4: Axonschaden mit Läsion des Perineuriums, aber ohne Kontinuitätsunterbrechung des Nervs
Neurotmesis: zusätzlich Schädigung der Matrix des Nervs (meist durch Fibrosierung, selten durch vollständige Durchtrennung), womit die Leitstruktur für das Wiederauswachsen des Nervs fehlt. Dies verhindert eine spontane Regeneration. Je nach Art der Schädigung ist eine chirurgische Therapie (z. B. primäre Nervennaht oder Nerventransplantat/Nerventransfer) erforderlich.	Grad 5: komplette Durchtrennung/Dehiszenz des Nervs

Eine Sonderform der peripheren Nervenverletzung ist der **Ausriss (sog. Avulsion)** von Nervenwurzeln aus dem Rückenmark. Sie führt häufig und oft auch schon sehr früh zu neuropathischen Schmerzen.

MERKE Drei Schweregrade der peripheren Nervenverletzung werden unterschieden (s.a. ➢ Kap. 14.2.2) und sind entscheidend für die weitere Therapie:
- Verletzung der Myelinscheide, Axone intakt (Neurapraxie): spontane Erholung zu erwarten
- Axonverletzung bei intakter nervaler Matrix (Axonotmesis): Waller-Degeneration distal der Schädigung, der proximale Nerv kann mit ca. 1 mm pro Tag in den Nerven einwachsen und spontan regenerieren
- Axonverletzung mit Zerstörung der nervalen Matrix durch Durchtrennung oder Vernarbung (Neurotmesis): das Substrat für spontane Regeneration des Nervs fehlt, daher meist chirurgische Therapie (Nervennaht oder Transplantat) erforderlich

MERKE

Klinik

Typische traumatische Schäden peripherer Nerven Traumatische Nervenverletzungen ereignen sich deutlich häufiger an den oberen als an den unteren Extremitäten. In absteigender Häufigkeit sind die in ➢ Tab. 17.9 dargestellten Verletzungen peripherer Nerven typisch.

Tab. 17.9 Typische Verletzungen peripherer Nerven.

Nerv	Typischer Verletzungsmechanismus	Hauptsymptome	Weitere Infos
N. radialis	Humerusschaftfraktur	„Fallhand" (der N. radialis versorgt sämtliche Strecker von Arm und Hand)	➢ Kap. 14.5.4.3
N. ulnaris	Verletzung/Fraktur des Ellenbogengelenks	„Krallenhand" (der N. ulnaris versorgt die intrinsischen Handmuskeln – M. flexor digitorum profundus, M. flexor carpi ulnaris)	➢ Kap. 14.5.4.5
N. medianus	iatrogen, z. B. Karpaltunnel-OP	• „Schwurhand" (bei proximaler Schädigung, z. B. Oberarm, Beeinträchtigung der Hand- und Fingerbeugung • Verlust der Abduktion des Daumens bei distaler Schädigung	➢ Kap. 14.5.4.4
N. fibularis (peroneus)	Kniegelenksfraktur, Knie-OP	„Steppergang" (Fuß- und Zehenheberparese)	➢ Kap. 14.5.4.8
N. ischiadicus	Injektionsverletzung, Hüft-TEP, Azetabulumfraktur	Fuß- und Zehenheber- und Fuß- und Zehensenkerparese	➢ Kap. 14.5.4.8
N. femoralis	Leistenhernien-OP, Hüft-TEP	Kniestreckerparese	➢ Kap. 14.5.4.6

Klinik: Typische traumatische Schäden peripherer Nerven sind in ➢ Tab. 17.9 zusammengefasst. Schädigungen finden sich häufiger an den oberen als an den unteren Extremitäten. Ein Motorradunfall kann zu einer Läsion des Plexus brachialis führen.

Plexusläsionen Traumatische Plexus-brachialis-Verletzungen (s. a. ➢ Kap. 14.5.3.1) führen zu schwerwiegenden neurologischen Ausfällen. Ursachen sind hauptsächlich Motorradunfälle, Arbeitsunfälle, Stürze und penetrierende Traumen. In aller Regel sind es geschlossene Verletzungen im supraklavikulären Bereich. Unfälle mit hoher Geschwindigkeit, bei denen der Kopf gewaltsam von der Schulter weggedreht wird, können zu einer Verletzung der oberen Wurzeln des Plexus brachialis führen. Eine gewaltsame Armabduktion kann zu einer unteren Plexusläsion führen. Ein Sonderfall ist die geburtstraumatische (meist obere) Armplexusläsion.

- Die obere Armplexusläsion (Erb-Lähmung) betrifft Fasern aus den C5- und C6-Wurzeln. Folglich sind vor allem der M. deltoideus, der M. biceps, der M. brachioradialis sowie die Mm. supra- und infraspinatus betroffen. Sind auch Fasern aus der C7-Wurzel betroffen, spricht man von einer erweiterten oberen Plexusläsion. Diese betrifft dann zusätzlich die Armstreckung (M. triceps).
- Die untere Armplexusläsion (Klumpke-Lähmung) betrifft Fasern aus den Wurzeln C8 und Th1. Es resultiert eine Parese der Handmuskulatur mit einer „Klauenstellung" der Hand.

MERKE Verkehrsunfälle (insbesondere mit dem Motorrad), Stürze und Arbeitsunfälle können Läsionen des Armplexus hervorrufen. Am häufigsten betroffen sind Männer zwischen 15 und 25 Jahren. Klinisch unterscheidet man eine obere, eine untere und eine komplette Armplexusparese.

Diagnostik: Die klinische Untersuchung ist die wichtigste Diagnostik für Verletzungen peripherer Nerven. Bildgebend kommt vor allem die Ultraschalldiagnostik, aber auch die MRT zum Einsatz. Darüber hinaus werden EMG und ENG verwendet.

Diagnostik

Elektromyografie (EMG) Die elektrophysiologische Diagnostik des peripheren Nervensystems ist in ➤ Kap. 14.4.1 beschrieben. Auch für Traumafolgen ist es wichtig, dass mit der EMG eine Schädigung des Axons nachgewiesen werden kann. Auf die Trennung von seinem Axon reagiert der Muskel mit pathologischer Spontanaktivität (Fibrillationen, typischerweise erst nach 3 Wochen). Ist nur die Myelinscheide betroffen (Neurapraxie), bleibt der Axon-Muskel-Kontakt erhalten und es entsteht keine Spontanaktivität. Auch bei der Lokalisierung einer Nervenschädigung kann die EMG nützlich sein, indem das Verteilungsmuster der EMG-Denervierungszeichen über die verschiedenen Muskeln untersucht wird. Wichtig ist die EMG auch für die Verlaufsbeurteilung und das Stellen einer OP-Indikation: Treten Reinnervierungszeichen in zuvor denervierten Muskeln auf, ist von einer (funktionellen) Kontinuität des Nervs auszugehen, wenn nicht, muss über eine operative Behandlung nachgedacht werden.

Elektroneurografie (ENG) Die Messung des sensiblen und motorischen Nervenleitungsverhaltens kann Informationen über den Ort der Schädigung geben. So bleibt z. B. bei einem Nervenwurzelausriss aus dem Rückenmark – trotz Sensibilitätsverlust – die sensible ENG normal, weil das sensible Neuron im Ganglion lokalisiert ist und das Axon durch den Ausriss nicht betroffen ist (= präganglionäre Schädigung). Entsprechend kommt es nicht zur Waller-Degeneration im sensiblen Teil des Nervs. Die motorische Antwort hingegen nimmt ab und erlischt, weil das motorische Neuron im Vorderhorn des Rückenmarks lokalisiert ist.

Sonografie Bildgebend hat auch die hochauflösende Ultraschalldiagnostik einen Stellenwert. Sie kann sowohl zur Lokalisation der Schädigung als auch zur Ursachenabklärung (z. B. Darstellung von Neuromen) eingesetzt werden.

MRT Bestimmte Nervenverletzungen (z. B. Nervenwurzelavulsionen aus dem Rückenmark) können mit der MRT dargestellt werden.

Therapie: Bei offenen Nervenverletzungen mit glatten Schnitträndern ist eine primäre Naht möglich. Geschlossene Verletzungen werden nach Ausschluss einer Diskontinuität zunächst konservativ behandelt. Bei ausbleibender Besserungstendenz nach etwa 3 Monaten ist häufig eine OP erforderlich. Die eingesetzten Techniken sind:
- **Neurolyse:** Befreiung des Nervs aus Narbengewebe
- **Nerventransplantation:** Überbrücken einer Nervenschädigung durch einen körpereigenen Spendernerv (meist N. suralis)
- **Nerventransfer:** Wenn proximal kein intakter Nerv verfügbar ist (z. B. bei Nervenwurzelausriss aus dem Rückenmark), Umleiten eines (funktionell weniger relevanten) Nervs auf einen geschädigten Nerv zur Wiederherstellung einer wichtigen Funktion (z. B. Armbeugung)
- **Freier Muskeltransfer:** Wiederherstellung einer Bewegungsfunktion durch Transplantation eines Muskels (meist M. gracilis)

Therapie

Bei einer **offenen Nervenverletzung** (z. B. scharfe Durchtrennung) wird versucht, die Kontinuität durch eine Nervennaht wiederherzustellen. Diese Situation ist in der Praxis relativ selten (z. B. Messerstichverletzung).

Bei **geschlossenen Verletzungen** wird zunächst die spontane Entwicklung für einige Monate abgewartet, da es meist nicht möglich ist, zwischen Axonotmesis (mit guter Spontanheilungsprognose) und Neurotmesis zu unterscheiden. Findet keine klinisch oder elektrophysiologisch nachweisbare Erholung statt, wird die Indikation zur Operation gestellt. Dies sollte etwa 3 Monate nach der Verletzung geschehen, weil ein längerfristig denervierter Muskel einen irreversiblen Schaden der motorischen Endplatten erleidet. Zu den Behandlungsmöglichkeiten gehören:
- **Neurolyse:** Der Nerv wird aus einer komprimierenden Narbe befreit.
- **Nerventransplantation:** Wenn proximal und distal einer Schädigung intakte Nervenenden vorhanden sind, kann der Bereich der Schädigung durch die Transplantation eines Spendernervs (üblicherweise N. suralis) ersetzt werden. Über diese Leitschiene kann das Axon dann wieder auswachsen.
- **Nerventransfer:** Wenn nach einem Trauma proximal kein funktionelles Nervenende vorhanden ist (z. B. nach einem Nervenwurzelausriss aus dem Rückenmark), kann ein benachbarter Nerv chirurgisch auf den verletzten Nerv transferiert werden. Es wird also eine (weniger wichtige) Funktion geopfert, um eine (wichtigere) Funktion wiederherzustellen. Das typische Beispiel hierfür ist der **Oberlin-Transfer** zur Behandlung eines oberen Plexusschadens: Ein Teil des N. ulnaris wird auf den N. musculocutaneus übertragen, um die Armbeugung wiederherzustellen. Die Armabduktion wird durch den Transfer des distalen N. accessorius auf den N. suprascapularis reinnerviert.
- **Freier Muskeltransfer:** Führen o. g. Verfahren nicht zum gewünschten Erfolg, können bestimmte Funktionen (insbesondere Armbeugung im Ellenbogen und eine rudimentäre Greiffunktion der

Hand) durch Transplantation eines „freien“ Muskels (mit seinem neurovaskulären Stiel) vorgenommen werden. Der M. gracilis wird hierfür am häufigsten verwendet.

Prognose

Die Regeneration peripherer Nerven findet mit einer Wachstumsgeschwindigkeit von ca. 1 mm pro Tag statt. Funktionsausfälle bilden sich daher oft erst Monate nach einer operativen Behandlung zurück. Der Grad der Erholung hängt vor allem von der Distanz zum Zielmuskel und der Komplexität (Aufteilung in mehrere Nervenäste distal der Schädigung) des Nervs ab. Ist ein Muskel über 18–24 Monate denerviert, kann er in aller Regel trotz Wiederherstellung der Innervation seine Funktion nicht wieder zurückgewinnen.

Prognose: Als Faustregel gilt: Die Regeneration eines peripheren Nervs findet mit einer Geschwindigkeit von 1 mm/d statt. Je nach Entfernung zwischen Schädigungsort und Zielmuskel dauert es entsprechend lange bis zur Rückkehr der Funktion. Der Grad der Erholung hängt vor allem von der Distanz zum Zielmuskel und der Komplexität des Nervs ab. Ein Muskel, der deutlich über 1 Jahr denerviert ist, kann in aller Regel nicht mehr reinnerviert werden.

FALL Ein 35-jähriger Parkettleger bemerkt nach einem anstrengenden Arbeitstag (kniende Tätigkeit), dass er „wegen eines Problems im Fuß komisch laufe“. In der Untersuchung fällt eine hochgradige Fußheberparese auf. Im Gangbild zeigt sich ein Steppergang, aber kein Trendelenburg-Zeichen. Der Patient beschreibt ein Taubheitsgefühl auf dem Fußrücken. Schmerzen hätten zu keinem Zeitpunkt bestanden.

In der elektrophysiologischen Untersuchung zeigt sich bei der Messung der Nervenleitgeschwindigkeit des N. fibularis (peroneus) ein Leitungsblock über dem Fibulaköpfchen. Die EMG zeigt keine pathologische Spontanaktivität in der Unterschenkelmuskulatur.

Damit wird die Diagnose einer peripheren Fibularisläsion am Fibulaköpfchen gestellt. Weil die Läsion durch kniende Tätigkeit entstanden ist, wird dem Patienten empfohlen, eine weitere Exposition (Knien) zu vermeiden.

Entscheidend ist die Abgrenzung gegen die Differenzialdiagnose einer Kompression der L5-Nervenwurzel durch einen akuten (operationsbedürftigen) Bandscheibenvorfall. Dieser verursacht aber in aller Regel Schmerzen und eine zusätzliche Schwäche des M. gluteus medius (Trendelenburg-Zeichen, ➤ Kap. 1.3.5.2).

In einer ambulanten Kontrolluntersuchung 2 Wochen später berichtet der Parkettleger, dass sich die Beschwerden innerhalb von 2 Tagen nach dem Ereignis vollständig zurückgebildet hätten.

ÜBUNGSFRAGEN ZUM WISSENS-CHECK

1. Wie unterscheiden sich das chronische und das akute Subduralhämatom grundsätzlich in der Behandlung?
2. Was versteht man unter einem spinalen Schock und was unter einem neurogenen Schock?
3. Welche Methoden eigenen sich, um nach einem schweren SHT den Hirndruck zu senken?
4. Welches Risiko muss man berücksichtigen, wenn man sich für die konservative Therapie eines Epiduralhämatoms entscheidet?
5. Was versteht man unter einer oberen Plexuslähmung?

KAPITEL

18 Entwicklungsstörungen und Fehlbildungen

Julia Wallmeier, Heymut Omran

Neuropädiater untersuchen Früh- und Neugeborene, Säuglinge, Kleinkinder, Kinder im Schulalter und Adoleszenten. Im Fall einer Störung ist zu klären, um welche Art einer Erkrankung es sich handelt, wo sie lokalisiert und wie sie entstanden ist. Zusätzlich aber müssen die Entwicklungs- und Reifestadien des Patienten berücksichtigt werden, also die Tatsache, dass das Nervensystem strukturell und/oder funktionell noch nicht dem des Erwachsenen entspricht. Die neurologische Entwicklung bestimmt die Entwicklung aller psychomotorischen Funktionen maßgeblich mit und verläuft in den unterschiedlichen Modalitäten (z. B. Muskelkraft, Propriozeption, Gleichgewichtsfunktion, visuelles System) parallel und variabel sowie sich gegenseitig beeinflussend. Den normalen Verlauf dieser Entwicklung, also z. B. die altersentsprechenden Normwerte, muss der Neurologe kennen, um beurteilen zu können, ob es sich überhaupt um eine Störung handelt.

Studentische Sicht

Viele neurologische Erkrankungen treten gehäuft mit steigendem Lebensalter auf, doch auch Kinder können betroffen sein. Im Rahmen der Embryonalentwicklung kann einiges schiefgehen, und viele chromosomale Veränderungen gehen mit neurologischen Störungen einher. Dieses Kapitel überschneidet sich mit der Pädiatrie, und wenn du Genaueres zu typischen Krankheiten wie dem Downsyndrom erfahren möchtest, lohnt sich ein zusätzlicher Blick in ein Kinderheilkundebuch. Sieh dir ein paar Bilder zu den Syndromen an, so bleiben sie dir besser in Erinnerung und du kannst dieses klinisch, aber auch prüfungsrelevante Thema locker beherrschen!

Studentische Sicht

18.1 Anatomie und Pathophysiologie

18.1.1 Anatomie

Das Nervensystem entwickelt sich ab Tag 16–17 aus der Neuralplatte, die sich an Tag 26–27 vollständig zum Neuralrohr faltet und Verdickungen zur Hirnentwicklung bildet.

18.1 Anatomie und Pathophysiologie

18.1.1 Anatomie

Die Entwicklung des Nervensystems beginnt an Tag 16–17, nachdem sich im Rahmen der sog. Gastrulation aus der zweiblättrigen die dreiblättrige Keimscheibe entwickelt hat, bestehend aus Ektoderm, Mesoderm und Endoderm.

Neurulation Eine Ansammlung neuroektodermaler Zellen (Neuralplatte) auf der dorsalen Seite des Embryos stellt den ontogenetischen Ursprungsort des Nervensystems dar. Während der Neurulation (Bildung des Neuralrohrs) senkt sich die Mitte der Neuralplatte im Verlauf ab, und die Neuralfalten wachsen aufeinander zu und fusionieren, sodass sich bis Tag 26–27 das vollständig verschlossene Neuralrohr bildet (➤ Abb. 18.1).

Entwicklung des Gehirns Am Vorderende dieses Rohrs bilden sich 3 Schwellungen, aus denen die 3 Hauptabschnitte des Gehirns hervorgehen: Vorder-, Mittel- und Hinterhirn. Die Großhirnhemisphären

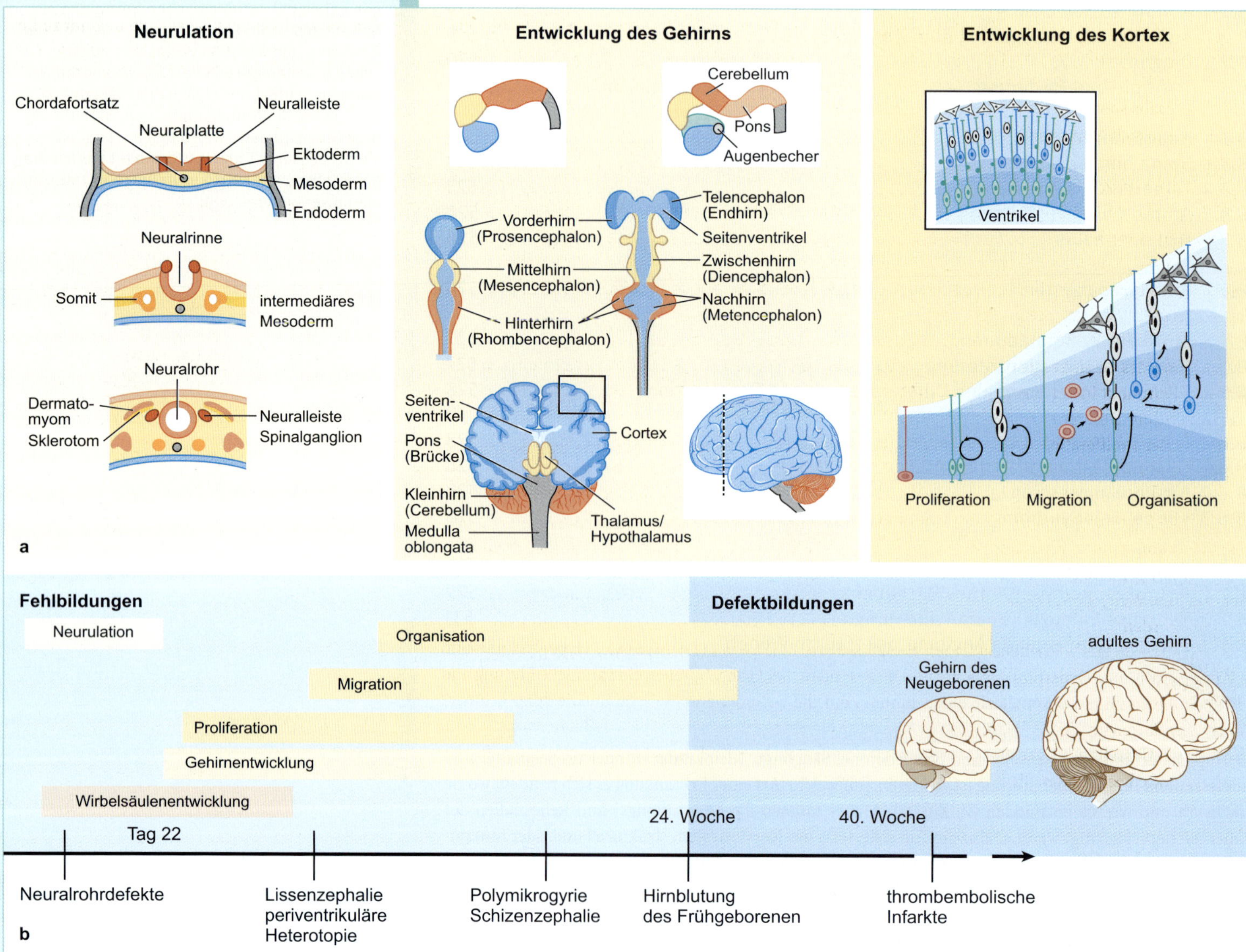

Abb. 18.1 Entwicklung des Gehirns und Entstehung von Läsionen (modifiziert nach Llinares-Benadero et al. 2019, Fernández et al. 2016 © 2016 The Authors. Published under the terms of the CC BY NC ND 4.0 license). **a** Nach der Neurulation (Bildung des Neuralrohrs aus der Neuralplatte) bilden sich die 3 Hauptabschnitte des Gehirns (Vorder-, Mittel- und Hinterhirn). Parallel dazu beginnt die Entwicklung der Gehirnrinde (Kortex; schwarzes Quadrat), die in 3 Stadien abläuft (Proliferation, Migration, Organisation). Alle Zellen des Gehirns, mit Ausnahme der Mikroglia, stammen aus dem neuroektodermalen Stammzellpool. **b** Während der gesamten Entwicklungszeit von Gehirn und Wirbelsäule können Fehlbildungen entstehen, die auf die verschiedensten Ursachen zurückgeführt werden können (Details s. Text). [L126]

überwachsen Mittel- und Hinterhirn und zum Teil auch das Kleinhirn. Die charakteristische Faltung der Hirnrinde beginnt erst etwa in der Mitte der Schwangerschaft (➤ Abb. 18.1).

Entwicklung des Kortex Dieser Prozess der Gehirnentwicklung beginnt entlang der lateralen Seitenventrikelwände subependymal. Ab der 5.–7. Embryonalwoche vermehren sich wenige Stammzellen zu Millionen von neuronalen Vorläuferzellen **(Proliferation).** Anschließend erfolgt die Neuronenwanderung entlang radial angelegter Gliazellen **(Migration).** Ihr Ziel ist die **kortikale Organisation** bzw. Differenzierung von Neuronen im Bereich der zukünftigen Hirnrinde im 5. Schwangerschaftsmonat. Die letztgenannte Phase geht mit dem Wachstum der Nervenfortsätze, der Bildung von Synapsen und Neurotransmittergebieten sowie einer physiologischen Apoptose einher. Erst danach bekommt das Gehirn die normale Struktur der Hirnrinde mit Ausbildung von Hirnwindungen bzw. -furchen. Da das erwachsene Gehirn aus ungefähr hundert Milliarden Nervenzellen besteht, müssen während der Entwicklung des Gehirns im menschlichen Fetus Hunderttausende von Nervenzellen pro Minute gebildet werden. Diese Zunahme betrifft auch die axonalen und dendritischen Verzweigungen der Neurone in der Großhirnrinde und im Kleinhirn. Sie entwickeln sich beim Menschen aber vor allem postpartal, und zwar über einen Zeitraum von mehreren Jahren. Somit nimmt die Zahl der Neuronenverzweigungen nach der Geburt kontinuierlich zu.

Zum Prozess der Gehirnentwicklung gehören die **Proliferation** von Stammzellen zu neuronalen Vorläuferzellen und die **Migration** der Nervenzellen entlang der Glia. Ziel ist die **kortikale Organisation** bestehend aus Differenzierung, Wachstum der Nervenfortsätze, Synapsenbildung sowie physiologischer Apoptose. Die Ausreifung des komplexen neuronalen Netzwerks findet hauptsächlich postpartal statt.

Entwicklung der Wirbelsäule Parallel entwickelt sich die Wirbelsäule. Zu Beginn der 4. Woche differenzieren die Somiten, die aus paraxialem Mesoderm bestehen, in das Sklerotom und Dermatomyom (➤ Abb. 18.1). Die mesenchymalen Zellen aus den Sklerotomen wandern nach medial und umhüllen die Chorda dorsalis sowie die Anlage des Rückenmarks. Im Verlauf verbinden sich diese Segmentabschnitte. Es entwickeln sich die Wirbelkörper sowie die umschließenden Muskeln.

Die Entwicklung der Wirbelsäule beginnt zu Beginn der 4. Woche aus den Somiten, die sich in Sklerotom und Dermatomyom differenzieren.

18.1.2 Pathophysiologie

Fehlbildungen des Nervensystems können auf genetische Defekte (chromosomale Aberrationen oder pathogene Sequenzvarianten) und/oder auf neurometabolische Ursachen zurückgeführt werden. Darüber hinaus beeinflussen Ereignisse wie z. B. eine Blutung oder ein ischämischer Infarkt, aber auch Infektionen oder die mütterliche Einnahme von Alkohol, Drogen oder bestimmten Medikamenten während der Schwangerschaft die Entwicklung des Gehirns.

Pränatale Ursachen Wie sich chromosomale Aberrationen oder pathogene Sequenzvarianten in der Entwicklung des Gehirns auswirken, hängt davon ab, welche Rolle das veränderte/fehlende Protein zu welchem Zeitpunkt in der Entwicklung übernimmt. Ist beispielsweise der Prozess der Proliferation und/oder Migration, Differenzierung und Organisation gestört, führt dies zu kortikalen Malformationen. In der Phase der Proliferation und Migration ist das sich entwickelnde Gehirn besonders anfällig für Umwelteinflüsse (u. a. Alkohol, Drogen, Medikamente wie Antiepileptika, Retinoide oder Trimethoprim) und Infektionen (u. a. TORCH-Infektion: Toxoplasmose, Röteln, Zytomegalie, Herpes-simplex- und Varizella-Zoster-Virusinfektionen). Auch Mangel- und Fehlernährungen der werdenden Mutter (u. a. Folsäuremangel) können u. a. Neuralrohrdefekte begünstigen. Zudem nehmen neurometabolische Erkrankungen (u. a. kongenitale Defekte der Glykosylierung, Organazidopathien) Einfluss auf die Entwicklung des Gehirns. Des Weiteren kann die Gehirnentwicklung durch Blutungen oder Durchblutungsstörungen beeinflusst werden.

Perinatale Ursachen Perinatal können Ereignisse wie eine perinatale Asphyxie, Hypoglykämie und Azidosen sowie eine Hyperbilirubinämie und insbesondere bei Frühgeborenen eine kranielle Blutung und eine periventrikuläre Leukomalazie einen Einfluss auf die weitere neurologische Entwicklung nehmen. Blutungen führen im Verlauf häufig zur Entwicklung eines posthämorrhagischen Hydrozephalus.

Postnatale Ursachen Enzephalitiden und Meningitiden, Traumen, angeborene Stoffwechseldefekte sowie Infarkte beeinflussen die kindliche Gehirnentwicklung.

18.1.2 Pathophysiologie

Ursachen von Fehlbildungen des Nervensystems sind u. a.:

- **pränatal:** genetische Defekte, Alkohol, Drogen, Medikamente, Infektionen (TORCH), neurometabolische Erkrankungen, Blutungen, Ischämien, Trauma
- **perinatal:** perinatale Asphyxie, Hypoglykämie, Azidose, Hyperbilirubinämie, periventrikuläre Leukomalazie, Blutung
- **postnatal:** Enzephalitiden und Meningitiden, Traumen, angeborene Stoffwechseldefekte, Infarkte

18.2 Abnorme Entwicklung

18.2.1 Auffälligkeit, Verzögerung und Störung

Die Gesamtentwicklung eines Kindes wird neben genetischen Programmen auch von Umweltfaktoren beeinflusst. Bereits das Neugeborene verfügt über gute motorische Fähigkeiten, die im Verlauf der Entwicklung unter genetischen und nichtgenetischen Einflüssen – variabel – zunehmend besser werden. Auch die Sprache, das logische Denken und die sozioemotionale Entwicklung reifen parallel dazu verschieden aus. Der (Kinder-)Neurologe muss daher die normale Variabilität der Entwicklung kennen. Von einer Entwicklungsstörung spricht man erst, wenn sich deutliche Abweichungen von der Norm (2-Sigma-Grenze bzw. die 3. Perzentile) ergeben. Bei einer abnormen Entwicklung sollte man zunächst zwischen Auffälligkeit, Verzögerung und Störung unterscheiden:

18.2 Abnorme Entwicklung

18.2.1 Auffälligkeit, Verzögerung und Störung

Wichtig für die Diagnostik einer abweichenden Entwicklung des Kindes:

- bisheriger Entwicklungsverlauf (Erreichen von Meilen- und Grenzsteinen)
- Ergebnisse von Vorsorgeuntersuchungen
- Risikofaktoren

Erst danach ist eine apparative Diagnostik sinnvoll.

- Eine **Entwicklungsauffälligkeit** ist die Abweichung von der normalen Entwicklung, ohne dass eine Diagnose gestellt werden kann. Hierbei sind weitere Verlaufsuntersuchungen erforderlich. Transitorische neurologische Auffälligkeiten treten gerade während des 1. Lebensjahrs, insbesondere im Verlauf des 1. und 2. Trimenons auf (d. h. zum Zeitpunkt der U4 und der U5). Ausmaß und Persistenz der auffälligen Symptome im Zusammenhang mit Risikofaktoren in der Vorgeschichte bestimmen das weitere diagnostische und therapeutische Vorgehen.
- Bei der **Entwicklungsverzögerung** bzw. Retardierung handelt es sich um einen aufholbaren Entwicklungsrückstand, der durch weitere Verlaufskontrollen erwiesen werden muss.
- Eine **Entwicklungsstörung** wird erst diagnostiziert, wenn eine Entwicklungsabweichung mit Krankheitswert vorliegt. Diese führt in aller Regel zu einer bleibenden Behinderung. Von einer globalen Entwicklungsstörung spricht man, wenn mehrere Bereiche der kindlichen Entwicklung (motorisch, perzeptiv, sprachlich, sozial und emotional) betroffen sind.

MERKE

MERKE Abnorme Entwicklung
- zunächst zwischen Auffälligkeit, Verzögerung und Störung unterscheiden (dies ist jedoch häufig erst im zeitlichen Verlauf möglich)
- erst die deutliche Abweichung von der Norm (2-Sigma-Grenze) ist eine Entwicklungsstörung → Krankheitswert mit in aller Regel bleibender Behinderung

18.2.2 Diagnostik

18.2.2 Diagnostik

Anamnese, Untersuchung Zuerst sind die Erhebung der Fremd- und Eigenanamnese und die neurologische Untersuchung relevant:
- Wie ist die Entwicklung bisher verlaufen?
- Welche Entwicklungsstufen („Meilen- oder Grenzsteine") wurden wann erreicht?
- Welche Untersuchungsergebnisse liegen bereits vor, u. a. im Vorsorgeheft?
- Welche Risikofaktoren liegen vor?

Mit der Anamnese, dem klinisch-neurologischen Befund und den Ergebnissen der Entwicklungsdiagnostik (z. B. Münchner funktionelle Entwicklungsdiagnostik, Entwicklungstest 6–6, Wiener Entwicklungstest) wird die Art der abnormen Entwicklung definiert und differenziert, d. h., ob es sich um eine Entwicklungsauffälligkeit, -verzögerung oder -störung handelt (➤ Kap. 18.2.1). Für eine genaue Beurteilung sind evtl. Verlaufsbeobachtungen in kurzen Intervallen erforderlich.

Weitere Tests Erst danach werden ggf. die Sinnesfunktionen (Hören und Sehen) überprüft und weitere Tests gezielt veranlasst: neuropsychologische Untersuchung, Ultraschalluntersuchung des Schädels bei noch offener Fontanelle, neurophysiologische Untersuchungen (EEG, VEP, AEP, NLG, EMG), MRT des Gehirns und Stoffwechseluntersuchungen in Blut und Urin. Wichtig ist dabei immer ein rationaler Untersuchungsgang.

Je nach den Ergebnissen der o. a. Diagnostik sind weitere diagnostische Schritte angezeigt: pränatale Infektionen (TORCH-Diagnostik), Chromosomenanalyse, ggf. gezielte molekulargenetische Untersuchungen (u. a. bei Lissenzephalie, periventrikulärer nodulärer Heterotopie) oder etwa eine gezielte Gerinnungs- und Lipidstoffwechseldiagnostik nach kindlichen Hirninfarkten.

18.2.3 Therapie und Förderung

Meist ist nur eine symptomatische Therapie möglich.

18.2.3 Therapie und Förderung

Leider ist in vielen Fällen eine Therapie nur symptomatisch möglich. Da häufig auch weitere Organsysteme von der Erkrankung betroffen sind, handelt es sich um eine Therapie mit einem interdisziplinären Ansatz. Die medizinischen Fachrichtungen (u. a. Kinderneurologie, Nephrologie, Pneumologie, Chirurgie) arbeiten eng mit Kollegen der Physiotherapie, Ergotherapie, Logopädie, Heilpädagogik und Hilfsmittelversorgung zusammen.

Da die gestörte Entwicklung eines Kindes den Eltern Angst macht, ist auch ihre Einstellung zur Behandlung affektbesetzt. Die Verordnung und die Durchführung einer Behandlung haben deshalb immer eine mehr oder weniger komplexe Auswirkung auf die Eltern-Kind-Interaktion. Deshalb darf eine Therapie erst nach einer kritischen Indikationsstellung verordnet werden. Dazu gehören zum einen die kompetente Unterscheidung zwischen Normvarianten und pathologischer Entwicklungsabweichung und zum anderen eine realistische Einschätzung, ob die erwogene Förderung bei der vorliegenden Störung aussichtsreich ist.

18.3 Neuralrohrdefekte

MERKE Die Spina bifida ist eine dysrhaphische Fehlbildung (dorsale Schlussstörung) der Wirbelsäule in einem umschriebenen Bereich, die mit einem fehlenden Verschluss des Neuralrohrs verbunden sein kann. Je nach dem Zeitpunkt der embryonalen Entwicklungsstörung treten verschiedene Formen auf: Spina bifida occulta – Meningozele – Myelomeningozele.

18.3.1 Spina bifida

Die Spina bifida ist ein Mittelliniendefekt der Wirbelsäule und betrifft meist die Wirbelbögen. Sie kann in eine (häufigere) Spina bifida occulta und eine Spina bifida cystica aperta unterteilt werden.

Epidemiologie

Diese Fehlbildungen des ZNS (Neuralrohrdefekte, engl. „neural tube closure defects", NTD) gehören zu den häufigsten angeborenen Störungen. Ihre Inzidenz und Prävalenz sind in Großbritannien besonders hoch, in Japan dagegen niedrig. In Nordamerika und Mitteleuropa wird die Prävalenz mit 0,5 % angegeben. Durch die zunehmende genetische Beratung, die pränatale Diagnostik und die Folsäureeinnahme in der Frühschwangerschaft geht sie aber weltweit kontinuierlich zurück.

MERKE Das Wiederholungsrisiko neuraler Schlussstörungen nach einem ersten betroffenen Kind liegt bei 3 % und steigt auf > 10 %, wenn 2 Kinder in der Familie betroffen sind.

Ätiologie und Pathogenese

Die Entwicklung von der Neuralplatte bis zum Neuralrohr ereignet sich während des 19.–28. Tages post conceptionem (➤ Abb. 18.1). Eine Entwicklungshemmung während dieser Phase führt zu einer partiellen oder totalen Verschlussstörung des Neuralrohrs meist ohne häutige Deckung ([Kranio-]Rachischisis, Myelozelen). Störungen während der 4.–7. Gestationswoche führen zu Meningozelen, Lipomeningozelen und Dysrhaphien, die überwiegend von einer intakten Haut bedeckt sind. Ein Großteil dieser Fehlbildungen hat einen multifaktoriellen Ursprung (genetisch und exogen).

Klinik

Spina bifida occulta Der Defekt ist äußerlich nicht sichtbar, es können ein oder mehrere Wirbel befallen sein, bei denen der Wirbelkanal erweitert ist und der Bogenschluss der Wirbelkörper nicht stattgefunden hat. Hautveränderungen in der Mittellinie sind bereits bei Neugeborenen zu erkennen und können auf eine Spina bifida occulta hinweisen (➤ Abb. 18.2). Dazu gehören z. B. Hämangiome, Pigmentanomalien, Grübchen, Hautfisteln (Dermalsinus) oder Dermoidzysten. Auch im späteren Alter lassen eine neurogene Blasenstörung und/oder orthopädische Störungen einen Defekt der Wirbelsäule vermuten.

MERKE Hautveränderungen in der Mittellinie können ein Hinweis auf eine Spina bifida occulta sein.

Spina bifida aperta cystica Das Neuralrohr ist unvollständig verschlossen, Rückenmarksanteile und/oder Meningen stülpen sich durch einen Wirbelbogendefekt sackartig vor. Dabei handelt es sich in ca. 90 % um eine lumbosakrale, in ca. 7 % um eine thorakolumbale und in ca. 2 % um eine okzipitale Fehlbildung. Sie kann unterteilt werden in (➤ Abb. 18.2):

- **Meningozele:** Die Meningen sind vorgewölbt, die Zele ist mit Liquor, aber nicht mit Myelonanteilen gefüllt. Oft ist sie von intakter Haut überdeckt. Neurologische Ausfälle sind dabei selten.
- **Myelomeningozele (MMC):** Sie ist die häufigste Form der Neuralrohrdefekte (➤ Abb. 18.3). In der Zele liegen fehlgebildete Myelonanteile, was neurologisch zu einer Querschnittssymptomatik mit sensiblen und motorischen Ausfällen sowie einer Blasen- und Mastdarmentleerungsstörung führt. Ferner entwickeln sich ein Hydrozephalus (80–90 %, s. a. ➤ Kap. 18.3.4), Fußdeformitäten (46 %) und Hüftdysplasien (20 %).

Studentische Sicht

18.3 Neuralrohrdefekte

MERKE

18.3.1 Spina bifida

Die Prävalenz nimmt aufgrund zunehmender genetischer Beratung und Pränataldiagnostik ab. Häufig handelt es sich um eine multifaktorielle Genese (genetisch und exogen). Prophylaktisch sollte Folsäure in der frühen Schwangerschaft eingenommen werden.

MERKE

Klinik:
Spina bifida occulta: äußerlich nicht sichtbarer Wirbelsäulendefekt mit neurogener Blasenstörung und orthopädischen Störungen

MERKE

Spina bifida aperta cystica: meist lumbosakral, seltener aber auch thorakolumbal oder okzipital gelegener, unvollständiger Neuralrohrverschluss. Rückenmarksanteile und/oder Meningen stülpen sich durch einen Wirbelbogendefekt hervor (➤ Abb. 18.2). Unterteilung in:

- **Meningozele,** mit Liquor gefüllt; kaum neurologische Ausfälle
- **Myelomeningozele,** mit Liquor und Myelonanteilen gefüllt, Querschnittssymptomatik mit Blasen- und Mastdarmstörung, Hydrozephalus, Hüftdysplasien und Fußdeformitäten

Studentische Sicht

ABB. 18.2

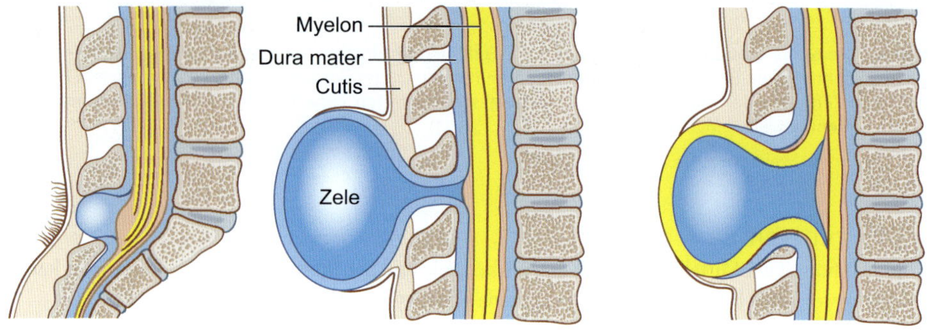

Abb. 18.2 Formen der Spina bifida. Bei der Spina bifida occulta ist der Defekt äußerlich nicht direkt sichtbar, Hautveränderungen können jedoch darauf hinweisen. Bei der Spina bifida aperta cystica stülpen sich Rückenmarksanteile und/ oder Meningen durch einen Wirbelbogendefekt sackartig vor (s. a. ➢ Abb. 18.3). [L126]

ABB. 18.3

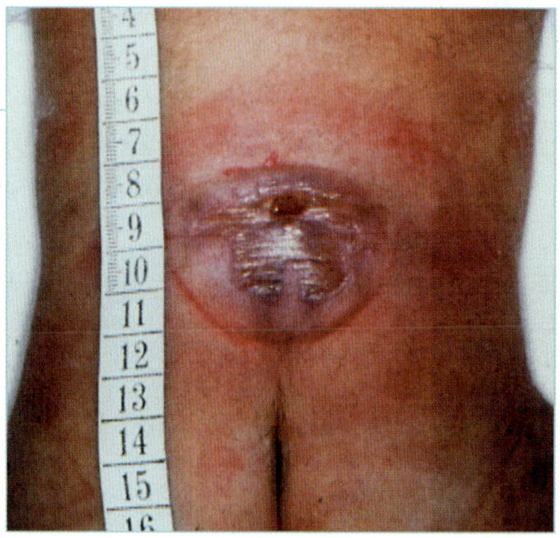

Abb. 18.3 Neugeborenes mit Myelomeningozele (MMC). Die Verschlussstörung des Neuralrohrs geht mit einer sackartigen Ausstülpung von Rückenmarksanteilen durch einen Wirbelbogendefekt einher. [R232]

MERKE Nur weniger als 10 % aller Kinder mit MMC haben eine ungestörte Blasen- und Mastdarmfunktion sowie Beinmotorik. Meist leiden die Patienten unter Harn- und Stuhlinkontinenz sowie Wirbelsäulendeformitäten, Fußdeformitäten (46 %) und Hüftdysplasien (20 %).

Pränatale Diagnostik und Prophylaxe von Neuralrohrdefekten

Pränatale Diagnostik von Neuralrohrdefekten:
- Ultraschalldiagnostik
- Bestimmung des α-Fetoproteins im Fruchtwasser und Blut der Mutter
- Bestimmung der Azetylcholinesterase im Fruchtwasser

Fetale Neuralrohrdefekte können prinzipiell durch hochauflösende Ultraschalluntersuchungen, Bestimmung des α-Fetoproteins und der Azetylcholinesterase im Fruchtwasser diagnostiziert werden. Kombiniert man diese Untersuchungen, kann die Diagnose eines fetalen Neuralrohrdefekts zu 98 % gesichert werden. Um welche Schädigung es sich dabei im Einzelnen handelt und wie stark sie ausgeprägt ist, kann aber oft nicht vorhergesagt werden. Ein eingehendes, interdisziplinäres Beratungsgespräch ist in solchen Fällen essenziell.

- **Sonografie:** Die Mutterschaftsrichtlinien sehen 3 Ultraschalluntersuchungen vor (10., 20., 30. Schwangerschaftswoche), in denen explizit auch auf Fehlbildungen zu achten ist. Bei der 2. dieser 3 Sonografien kann bereits die gesamte fetale Wirbelsäule eingesehen werden. Ein sich entwickelnder Hydrozephalus ist dabei oft der erste Anlass, um gezielt nach einem Neuralrohrdefekt zu suchen.
- **α-Fetoprotein:** Das α-Fetoprotein wird vom entodermalen Gewebe des Kindes produziert. Im Fall eines Neuralrohrdefekts kann es ins Fruchtwasser und darüber auch ins Blut der Mutter gelangen. Im Fruchtwasser kann es bei einer Amniozentese, im Blut der Mutter z. B. im Rahmen des sog. Triple-Tests nachgewiesen werden. Beide Untersuchungen gehören allerdings nicht zur Routinediagnostik in der Schwangerschaft.
- **Azetylcholinesterase:** Das Enzym ist bei offenen Neuralrohrdefekten im Fruchtwasser nachweisbar.

Therapie

90 % der Kinder mit MMC weisen einen progredienten Hydrozephalus auf. Die Akutbehandlung besteht daher postpartal aus einem operativen Verschluss der Zele sowie ggf. dem Anlegen einer Liquordrainage (Shuntsystem). Die vielen therapeutischen Probleme erfordern meist eine interdisziplinäre Zusammenarbeit (➤ Abb. 18.4).

Therapie: Eine Meningomyelozele sollte postpartal operativ verschlossen werden.

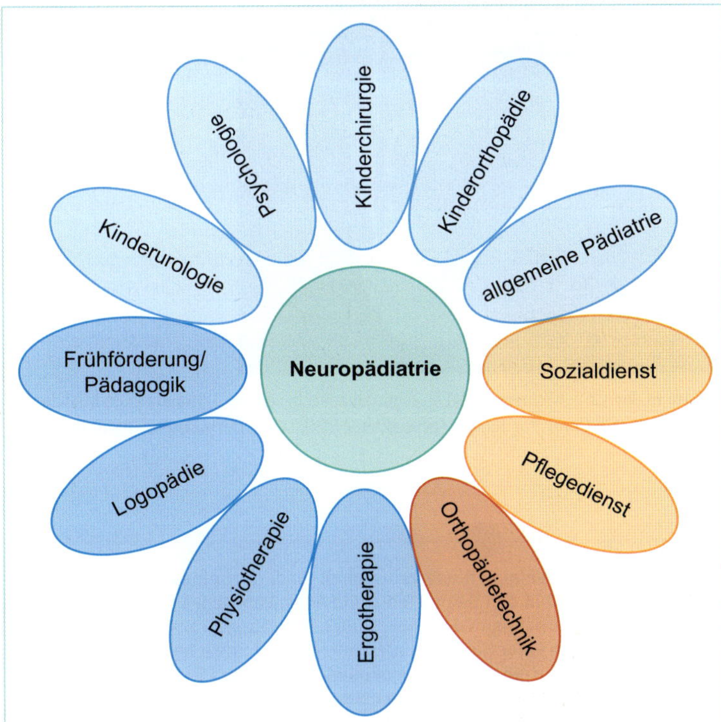

Abb. 18.4 Interdisziplinäre Zusammenarbeit in der Therapie angeborener ZNS-Fehlbildungen. [M1342/L126]

INTRA-/INTERPROFESSIONELLE KOMPETENZ Die Vielzahl der therapeutischen Probleme bei Kindern mit angeborenen Fehlbildungen des ZNS, insbesondere mit Spina bifida und Hydrozephalus, bedarf einer multidisziplinären Zusammenarbeit durch Neuropädiater, Nephrologen, Kinderärzte, Kinder- und Neurochirurgen, Orthopäden, Urologen, Psychologen, Physiotherapeuten und Sozialarbeitern. In einem Referenzzentrum sollte die Überwachung und Therapie koordiniert werden. Der niedergelassene Kinderarzt sollte immer in die Planung für die routinemäßigen Kontrollen wie Urinkontrollen, Hydrozephalusüberwachung oder Dekubitussuche einbezogen werden.

INTRA-/INTERPROFESSIONELLE KOMPETENZ

Prävention

Das Neuralrohr verschließt sich, wenn die werdende Mutter die Schwangerschaft noch gar nicht bemerkt hat. Von daher ist eine Prävention von Neuralrohrdefekten zwar möglich, muss aber perikonzeptionell stattfinden: Es werden 0,4 mg/d Folsäure für alle Frauen im gebärfähigen Alter und 4 mg/d Folsäure bei vorhandenem Wiederholungsrisiko empfohlen. Die Folsäure sollte von 4 Wochen vor bis 12 Wochen nach der Konzeption eingenommen werden.

Prävention: Folsäuresubstitution:
- 4 Wochen vor bis 12 Wochen nach der Konzeption
- Frauen im gebärfähigen Alter: 0,4 mg/d
- bei Wiederholungsrisiko: 4 mg/d

18.3.2 Tethered-Cord-Syndrom

Als Tethered-Cord-Syndrom (Syndrom des angehefteten Rückenmarks) wird eine Aszensionsstörung des Myelons bezeichnet (➤ Abb. 18.5). Das Myelon endet normalerweise auf Höhe des LWK1. Beispielsweise nach Verwachsungen der Meningen, Verkürzungen und Verdickungen des Filum terminale oder durch Lipome kann das Rückenmark an der Durawand im Sakralbereich fixiert sein. Ein hieraus resultierendes Tethered-Cord-Syndrom kann isoliert auftreten, aber auch als Folge aller dysrhaphischen Fehlbildungen und von Tumoren und Entzündungen entstehen. Therapie der 1. Wahl ist eine operative Lösung des Rückenmarks (Myelolyse). Sie kann das Auftreten neurologischer Symptome verhindern oder das Risiko einer Verschlechterung verringern.

18.3.2 Tethered-Cord-Syndrom

„Festkleben" des Conus medullaris an der Durawand im Sakralbereich statt der physiologischen Lage bei LWK1. Therapie ist die operative Ablösung.

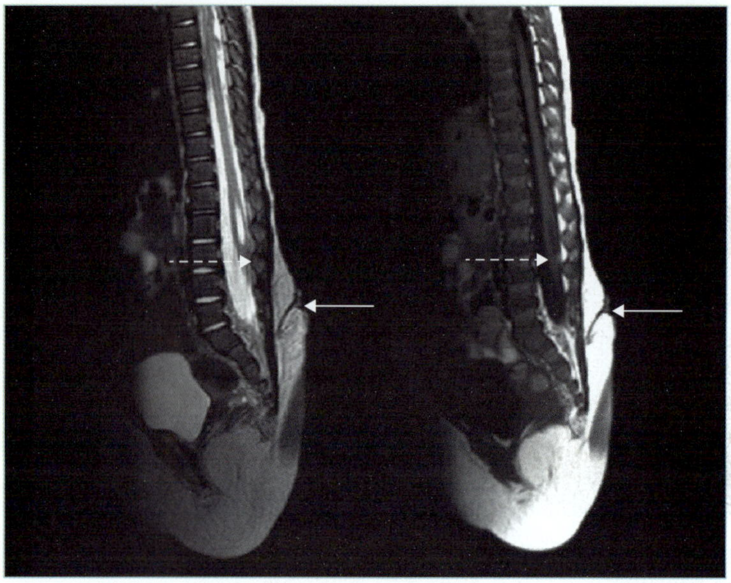

Abb. 18.5 Tethered-Cord-Syndrom in der T2-gewichteten MRT des Spinalkanals bei einem 3 Monate alten Mädchen: Tiefstand des in Höhe LWK3/4 dorsal fixierten Conus medullaris (gepunkteter Pfeil) sowie Dermalsinus (Pfeil) in einem subkutanen Lipom lumbosakral. [R232]

FALL Jonas (14 Jahre) wird notfallmäßig von seinem niedergelassenen Kinderarzt eingewiesen. Jonas berichtet, dass ihm beim Fußballspielen die Kraft in den Beinen fehle und er ein komisches Kribbeln der Beine verspüre. Seit einigen Tagen sei er nicht mehr richtig in der Lage, seinen Stuhlgang zu kontrollieren. Zudem sei er in den letzten Monaten mehrfach wegen einer Harnwegsinfektion mit Antibiotika behandelt worden.
In der neurologischen Untersuchung sind die Kraft und die Sensibilität der unteren Extremitäten deutlich verringert. Der Patellarsehnen- und der Achillessehnenreflex sind beidseits herabgesetzt. Bei der Inspektion der Lendenwirbelsäule fällt ein Nävus mit verstärkter Behaarung auf. Eine Sonografie des Abdomens weist eine Harnretention mit Hydronephrose nach. In der MRT der Wirbelsäule reicht der Conus medullaris bis unterhalb LWK2, ist ausgedünnt und zeigt einen gestreckten Verlauf. Die Fasern des Filum terminale sind gespannt und verdickt, vereinbar mit einem Tethered-Cord-Syndrom.
Nach einer erfolgreichen neurochirurgischen „Untethering-Operation“, in der der Conus medullaris und die Verwachsungen vorsichtig gelöst werden, kann Jonas die Klinik nach guter Wundheilung verlassen. Während sich die Schwäche der Beine postoperativ nahezu vollständig zurückentwickelt, muss er aufgrund der Blasenentleerungsstörung dauerhaft Antibiotika einnehmen, um weitere Harnwegsinfekte zu vermeiden.

18.3.3 Arnold-Chiari-Fehlbildung

Bei der Arnold-Chiari-Fehlbildung sind Kleinhirnhemisphärenanteile in den Spinalkanal verlagert. Häufig ist dies mit einer Myelomeningozele assoziiert. Folgen können ein Hydrocephalus occlusus und Hirnstammsymptome durch Kompression sein. Erst bei Symptomen ist eine operative Entlastung indiziert!

18.3.3 Arnold-Chiari-Fehlbildung

Bei der von Arnold und Chiari 1891 beschriebenen Fehlbildung sind Kleinhirnhemisphärenanteile in den Spinalkanal verlagert (➤ Abb. 18.6) und die Ausgänge des IV. Ventrikels verschlossen. Man unterscheidet dabei 3 Formen (➤ Tab. 18.1).
Eine sehr ähnliche begleitende Fehlbildung, bei der die Medulla oblongata, der IV. Ventrikel und Kleinhirnanteile durch das Foramen magnum nach intraspinal verlagert sind, ist bei etwa 80–90 % aller Patienten mit Myelomeningozele (➤ Kap. 18.3.1) nachzuweisen und verursacht wahrscheinlich den Hydrozephalus bei diesen Patienten.

Klinik

Bei bis zu etwa 20 % der Patienten entwickeln sich neurologische Ausfallerscheinungen basaler Hirnnerven, des Atemzentrums und von Kleinhirnfunktionen. Die klinischen Symptome sind dabei variabel und reichen z. B. von Heiserkeit bei Stimmbandlähmung, Schluckbeschwerden mit Dysphagie und zervikalen oder okzipitalen Kopfschmerzen bis hin zu inspiratorischem Stridor, Apnoen und Zyanoseanfällen. Muskulär sind Hypotrophien der Thenarmuskulatur, der Unterarm- und Schultermuskulatur, aber auch progrediente Spastiken möglich. Die Symptome einer Arnold-Chiari-Malformation entwickeln sich im Säuglingsalter u. U. sehr rasch, später dagegen eher schleichend.

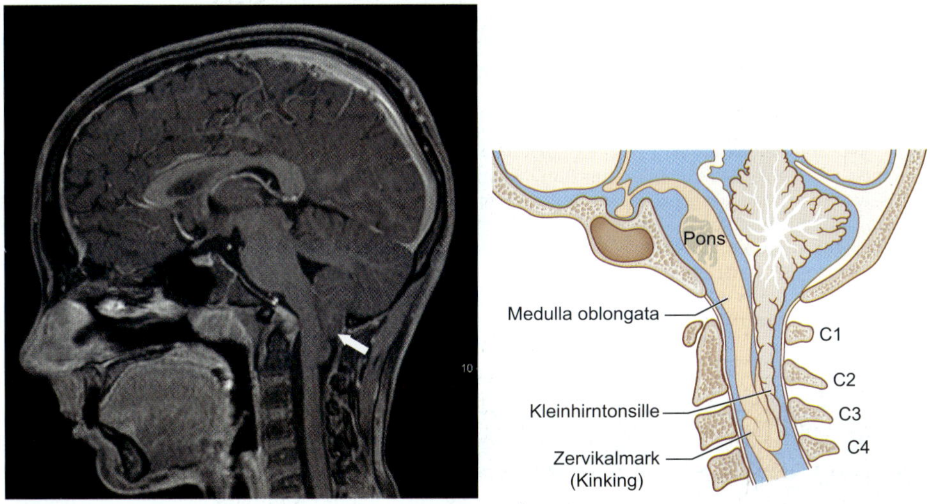

Abb. 18.6 Arnold-Chiari-Malformation Typ I. a In der sagittalen FLAIR-gewichteten MRT ist eine isolierte zerebelläre Herniation (Pfeil) durch das Foramen magnum in den zervikalen Spinalkanal zu erkennen. **b** Schematische Darstellung. Die Deformierung des Zervikalmarks bzw. der Medulla oblongata kann sich als Kinking (Abknicken) zeigen. [a: R261-001/b: L126]

ABB. 18.6

Tab. 18.1 Einteilung der Arnold-Chiari-Malformationen.

Typ	Fehlbildung
Typ I	• häufigste Fehlbildung • Verlagerung der Kleinhirntonsillen und des Kleinhirnwurms in den Spinalkanal (5 mm unter das Niveau des Foramen magnum), leichte Deformierung der Medulla oblongata und der unteren Kleinhirnabschnitte • IV. Ventrikel verbleibt in normaler Position • Hydrozephalus oder Hydromyelie kommen vor
Typ II (➤ Abb. 18.7)	• Verlagerung der Medulla oblongata, der unteren Kleinhirnanteile (Vermis und Kleinhirntonsillen) und des IV. Ventrikels in den Spinalkanal (dieser erscheint verkleinert oder lässt sich gar nicht darstellen), lumbosakrale Myelomeningozele • Seitenventrikel dysmorph verändert • Hydrozephalus
Typ III	• schwerste Fehlbildung • Vorkommen aller bei Typ I und II beschriebenen Auffälligkeiten einschließlich einer okzipitalen Zephalozele

TAB. 18.1

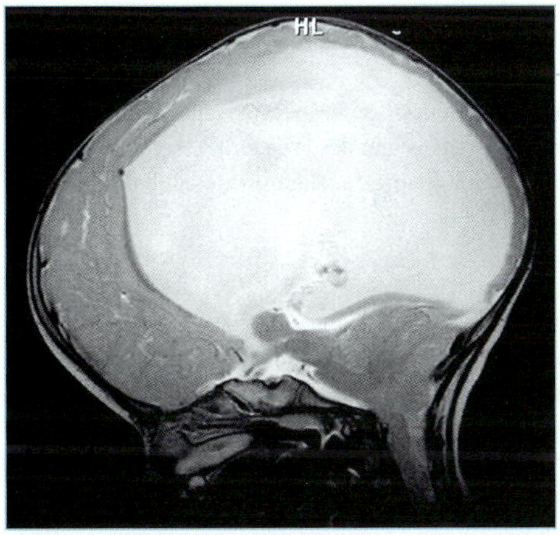

Abb. 18.7 Arnold-Chiari-Malformation Typ II. 3 Tage altes Mädchen mit Myelomeningozele und Hydrozephalus in der sagittalen T2-gewichteten MRT: zerebelläre Herniation durch das Foramen magnum in den zervikalen Spinalkanal. Der komprimierte IV. Ventrikel ist nach rostral verlagert, es besteht ein Verschlusshydrozephalus. [R232]

ABB. 18.7

Diagnostik

Die MRT des Gehirns und der HWS mit Darstellung des kraniozervikalen Übergangs ist beweisend und zeigt das Ausmaß der Fehlbildung (➤ Abb. 18.6, ➤ Abb. 18.7).

CAVE

CAVE Eine **Liquorpunktion (LP)** kann z. B. bei raumforderungsbedingt erhöhtem Hirndruck zur axialen Verschiebung von Hirngewebe und darüber zur Einklemmung des Hirnstamms insbesondere im Foramen magnum führen und tödlich verlaufen. Vor einer LP müssen daher Zeichen erhöhten intrakraniellen Drucks (➤ Kap. 1.10) ausgeschlossen werden. Sollten solche Hinweise, ein fokal neurologisches Defizit oder Vigilanzstörungen vorliegen, ein erster epileptischer Anfall aufgetreten sein oder anamnestisch eine Immunsuppression bestehen, so ist vor der LP eine kraniale Bildgebung (cCT, cMRT) erforderlich.
Unabhängig von der Frage einer vorherigen kranialen Bildgebung ist eine LP bei der **Arnold-Chiari-Fehlbildung** immer kontraindiziert, weil schon die Entnahme geringer Liquormengen eine Einklemmung zur Folge haben kann.

Therapie

Bei progredienten Ausfallerscheinungen ist die Operation indiziert, von einer prophylaktischen Operation wird dagegen abgeraten. Bei der Operation werden die nach intraspinal verlagerten Teile des Hirnstamms und des Kleinhirns dekomprimiert. Weil die Operation die neurologische Symptomatik vor allem dann verbessern kann, wenn die Symptomatik progredient ist, muss genau diese Progredienz so früh wie möglich erkannt werden.

18.3.4 Hydrozephalus

Störungen der Liquorzirkulation führen zu Liquoraufstau:

- **Hydrocephalus occlusus,** z. B. durch Verschluss der Foramina Monroi, Luschkae, Magendii oder des Aquädukts
- **Hydrocephalus malresorptivus** durch Verklebung der liquorresorbierenden Granulationes subarachnoidales

Beim **Hydrocephalus occlusus** sind die Ventrikel vor dem Abflusshindernis erweitert und dahinter eng. Dagegen sind beim **Hydrocephalus malresorptivus** alle Ventrikel gleichmäßig weit.

18.3.4 Hydrozephalus

Physiologie Die Liquorräume, also die Ventrikel (innere Räume) und der Subarachnoidalraum (äußere Räume), haben ein Volumen von etwa 150 ml bei Erwachsenen und von ca. 50 ml bei Kleinkindern. Normalerweise verteilen sich etwa 80 % des Liquors subarachnoidal und 20 % in den Ventrikeln. Dabei wird der Liquor überwiegend im Plexus choroideus gebildet und fließt durch die Ventrikel in den Subarachnoidalraum. Störungen entstehen im Wesentlichen auf diesem Weg, z. B. indem die Liquorwege blockiert werden.

Pathogenese Nach intraventrikulären Blutungen bei Frühgeburtlichkeit kann sich ein **posthämorrhagischer Hydrozephalus** entwickeln. Eine Entzündungsaktivität am Plexus choroideus führt hier zu einer Hypersekretion.

Patienten mit einer Myelomeningozele (Spina bifida) entwickeln in 80–90 % einen **Hydrocephalus occlusus.** Dieser ist am ehesten auf die in ca. 80 % der Fälle gleichzeitig bestehende Arnold-Chiari-Malformation (➤ Kap. 18.3.3) zurückzuführen.

Der **Hydrocephalus malresorptivus** entsteht vor allem durch Verklebungen der Granulationes arachnoidales nach einer Meningitis (z. B. konnatale Infektionen) oder Subarachnoidalblutung.

Zudem sind einige Syndrome und Einzelgendefekte mit der Entwicklung eines Hydrozephalus assoziiert.

Bildgebung Beim **Hydrocephalus occlusus** sind die Ventrikel vor dem Abflusshindernis erweitert, die Ventrikel dahinter und der Subarachnoidalraum eher eng. Beim **Hydrocephalus malresorptivus** sind alle Hirnkammern gleichmäßig weitgestellt ohne Nachweis eines ventrikulären Abflusshindernisses – bei ebenfalls engem Subarachnoidalraum.

**Dandy-Walker-Syndrom: ** Verschluss der Foraminae Magendii und Luschkae, Erweiterung des IV. Ventrikels, Vermishypoplasie, Verlagerung der Kleinhirntonsillen

Dandy-Walker-Syndrom Das Dandy-Walker-Syndrom ist ein angeborener Verschluss des Foramen Magendii und der Foramina Luschkae (der zur zystischen Erweiterung des IV. Ventrikels führt), verbunden mit einer Hypoplasie des Kleinhirnwurms und einer Verlagerung der Kleinhirntonsillen.

18.4 Arachnoidalzysten

Arachnoidalzysten sind meist asymptomatische Zufallsbefunde. Im Fall von Symptomen (Kopfschmerzen, Epilepsie, Hirnnervenausfälle, SAB, endokrinologische Störungen) sollte die Zyste neurochirurgisch eröffnet und drainiert werden.

18.4 Arachnoidalzysten

Arachnoidalzysten sind umschriebene, mit Flüssigkeit gefüllte Erweiterungen (➤ Abb. 18.8), die als Duplikatur der Arachnoidea, also der mittleren der 3 Hirnhäute, entstehen. Sie haben eine Inzidenz von etwa 1 % und können überall im Gehirn vorkommen, sind aber am häufigsten im Bereich der Fissura Sylvii (> 45 %).

Klinik

Es handelt sich meist um asymptomatische Zufallsbefunde. Wenn Arachnoidalzysten doch einmal Symptome hervorrufen, dann hängt diese Symptomatik von der Lage und der Größe der Zyste ab.

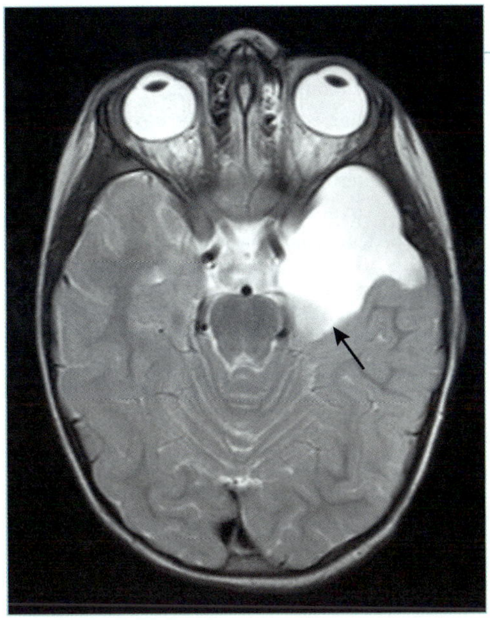

Abb. 18.8 **Arachnoidalzyste** temporopolar links (Pfeil) in der T2-gewichteten MRT ohne raumfordernde Wirkung. Die benachbarten Hirnfurchen sind normal weit. [R261-001]

ABB. 18.8

Mögliche Symptome sind:

- intrakranielle Drucksteigerung mit Kopfschmerzen, Erbrechen und Stauungspapille
- Hydrocephalus occlusus (➤ Kap. 18.3.4) durch Druck mittelliniennaher Zysten auf den Aquädukt oder den III. Ventrikel
- fokale Epilepsien oder Hemiparesen
- Hirnnervenausfälle, Subarachnoidalblutung oder endokrinologische Störungen (sehr selten)

Vorgehen

Differenzialdiagnostisch müssen zystische Tumoren ausgeschlossen werden.

In den asymptomatischen Fällen ist keine Therapie, sondern nur eine MRT-Kontrolle erforderlich. Zysten, die Symptome hervorrufen, können neurochirurgisch eröffnet und der Zysteninhalt z. B. in die Ventrikel abgeleitet werden.

18.5 Kortikale Malformationen

18.5.1 Neuronale Migrationsstörung

Physiologie In der 5.–7. Schwangerschaftswoche vermehrt sich der Pool der Stammzellen (Proliferation) mittels symmetrischer und asymmetrischer Teilung subependymal im Bereich der lateralen Seitenventrikelwände. Anschließend wandern die neuronalen Vorläuferzellen entlang der Fortsätze der radialen Glia (radiale Migration) oder anderer Vorläuferzellen (tangentiale Migration).

Pathophysiologie Erreichen die Neuronen bei ihrer Wanderung den endgültigen Lageort nicht, wird dies als neuronale Migrationsstörung bezeichnet. Dabei ist die **periventrikuläre noduläre Heterotopie** die häufigste neuronale Migrationsstörung. Da der Übergang von Proliferation zu Migration gestört ist, akkumulieren unreife Neuroblasten am Ort ihrer Entstehung im Bereich der lateralen Seitenventrikel. Liegt eine bilaterale periventrikuläre noduläre Heterotopie vor, zeigt sich in den meisten Fällen eine Mutation im X-chromosomal lokalisierten *Filamin-A*-Gen.

Eine fehlende (Agyrie) oder verminderte (Pachygyrie) Gyrierung der Hirnrinde mit verdicktem Kortex wird als **Lissenzephalie** Typ I bezeichnet. In einem Großteil der Fälle sind diese auf autosomal-rezessive Mutationen im *LIS1*-Gen oder auf X-chromosomale Mutationen im *DCX*-Gen („Distal less"-Gen) zurückzuführen. Ist die Beendigung der Migration gestört, führt dies zu einem höckrigen, pflastersteinartigen Erscheinungsbild der Gehirnoberfläche und wird daher als **Pflasterstein-Lissenzephalie** bezeichnet. Diese ist meist mit syndromalen Erkrankungen, wie dem Walker-Warburg-Syndrom, assoziiert.

18.5 Kortikale Malformationen

18.5.1 Neuronale Migrationsstörung

Störungen bei der neuronalen Migration führen zur periventrikulären nodulären Heterotopie oder zu Lissenzephalien.

Studentische Sicht

18.5.2 Störungen der neuronalen Differenzierung und Organisation

Die Polymikrogyrie sowie die Schizenzephalie entstehen durch Störungen der kortikalen Organisation bzw. Differenzierung.

18.6 Fehlbildungen des kraniozervikalen Übergangs

18.6.1 Okzipitalisation des Atlas (Atlasassimilation)

Eine Atlasassimilation ist die Verwachsung des obersten Halswirbels mit dem Schädel.

18.6.2 Basiläre Impression

Bei der basilären Impression übt der Dens axis Druck auf den Hirnstamm aus – und ruft ggf. Hirnstammsymptome hervor.

18.6.3 Klippel-Feil-Syndrom

Das Klippel-Feil-Syndrom bezeichnet eine Blockwirbelbildung der Halswirbelsäule mit sekundären neurologischen Ausfällen. Die Kombination mit einer Sprengel-Deformität (Schulterblatthochstand bei Skapula-Dysplasie) ist möglich.

18.5.2 Störungen der neuronalen Differenzierung und Organisation

Physiologie Die neuronalen Vorläuferzellen wandern entlang der Fortsätze. Ihr Ziel ist die kortikale Organisation bzw. Differenzierung von Neuronen im Bereich der zukünftigen Hirnrinde.

Pathophysiologie Eine der häufigsten kortikalen Malformationen ist die **Polymikrogyrie,** die durch eine hohe Anzahl kleiner Gyri sowie eine abnorme kortikale Schichtung gekennzeichnet ist. Die Ursachen sind sehr heterogen. Neben einer zerebralen Hypoxie oder intrauterinen Infektionen mit u. a. *Zytomegalievirus* (CMV) werden das Mikrodeletionssyndrom („Catch22", syn. DiGeorge-Syndrom; Veränderungen auf dem langen Arm des Chromosoms 11; Mikrodeletion bedeutet, dass die genetischen Veränderungen unterhalb der Auflösungsgrenze der konventionellen zytogenetischen Analyse liegen; neben kortikalen Malformationen treten u. a. faziale Anomalien, Herzfehler und Gaumenspalte auf) oder auch andere genetische Defekte als Ursache angesehen. Eine weitere Störung der Differenzierung und Organisation ist die **Schizenzephalie.** Diese ist durch eine Spaltbildung im Bereich der Fissura Sylvii gekennzeichnet. Als mögliche Ursachen werden neben einem enzephaloklastischen Defekt nach intrauteriner Versorgungsstörung im Bereich der A. cerebri media auch Infektionen oder mechanische Ursachen, wie die Ruptur des Kortex zur Druckentlastung bei Hydrozephalus, diskutiert.

18.6 Fehlbildungen des kraniozervikalen Übergangs

18.6.1 Okzipitalisation des Atlas (Atlasassimilation)

Der Atlas ist der erste Halswirbel (C1) und trägt als der dem Schädel am nächsten liegende Teil der Wirbelsäule den Kopf. Er kann ganz oder teilweise mit dem Os occipitale verwachsen, was als Atlasassimilation bezeichnet wird. Ursache hierfür ist die vollständige oder teilweise Verschmelzung der Sklerotome aus den oberen 4 Somiten, aus denen sich das knöcherne Material der Wirbel (und auch des Os occipitale) ableitet.

18.6.2 Basiläre Impression

Bei der basilären Impression steht der Atlas näher am Kopf, der Dens axis tritt in das Foramen occipitale magnum ein und kann bei Kopfbewegungen auf die Medulla drücken. Mögliche Ursachen sind kongenitale Erkrankungen (Achondroplasie, Trisomie 21, Klippel-Feil-Syndrom, Atlasassimilation), aber auch erworbene Erkrankungen (Morbus Paget, Osteomalazie, Hyperparathyreoidismus und fibröse Dysplasie).

Klinik

Durch den Druck auf die Medulla können Hirnstammsymptome entstehen (Nystagmus, Diplopie, Zungenparese), ebenso Hinterkopf-Nacken-Schmerzen, Sensibilitätsstörungen der Arme und eine eingeschränkte Kopfbeweglichkeit.

Therapie

Therapeutisch kommen physikalische und physiotherapeutische Maßnahmen und ein operativer Eingriff mit Dekompression des Foramen magnum und Abtragung eines Teils des Os occipitale in Betracht.

18.6.3 Klippel-Feil-Syndrom

Bei dieser angeborenen Fehlbildung der Halswirbelsäule ist eine Blockwirbelbildung oft mit weiteren Befunden kombiniert.

Klinik und Diagnostik

Die Patienten haben einen kurzen, breiten Hals mit verminderter Beweglichkeit, eine tiefe Haargrenze im Nacken, überschüssige Nackenfalten und einen konsekutiven Torticollis (Schiefhals). Sekundär sind neurologische Defizite (Hemi- bzw. Tetraparese, untere Hirnnervenausfälle, Nystagmus, Strabismus convergens, Hyperreflexie) möglich. Auch die Kombinationen mit einer Sprengel-Deformität (Schulterblatthochstand bei dysplastischer Skapula), einer Gaumenspalte, Spina bifida oder Herz- und Nierenfehlbildungen kommen vor.

Die MRT-Untersuchung der HWS ist beweisend und zeigt das Ausmaß der Fehlbildung (➤ Abb. 18.9).

Therapie

Meist kommt nur eine symptomatische Physiotherapie in Betracht, u. a. um sekundäre Komplikationen zu vermeiden

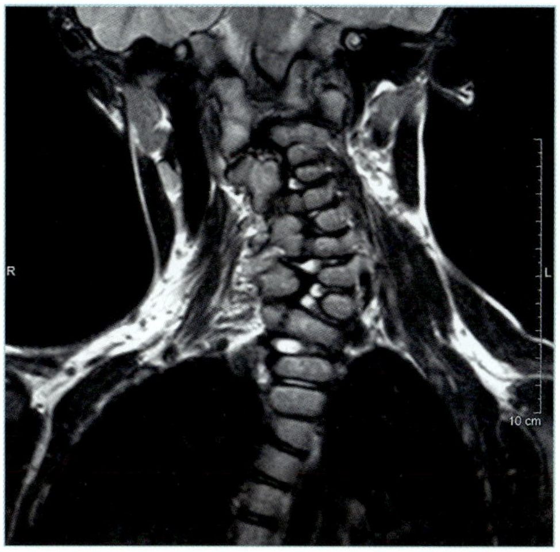

Abb. 18.9 Klippel-Feil-Syndrom mit angeborener Fehlbildung der HWS mit vertebralen Segmentationsstörungen und Skoliose in der T2-gewichteten MRT. [R261-001]

18.7 Phakomatosen

18.7.1 Neurofibromatose (Morbus Recklinghausen)

18.7.1.1 Neurofibromatose Typ 1

Die Neurofibromatose Typ 1 (NF1) ist mit einer Inzidenz von ca. 1:2.500 eine der häufigsten Erberkrankungen und kann aufgrund der typischen klinischen Befunde (➤ Tab. 18.2) meist bis zum 6. Lebensjahr eindeutig diagnostiziert werden. Das für die Erkrankung verantwortliche *NF1*-Gen auf dem Chromosom 17q codiert ein als Neurofibromin bezeichnetes Tumorsuppressorprotein. Dennoch ist die Pathogenese der charakteristischen Neurofibrome, die überwiegend gutartige Tumoren des perineuralen Gewebes sind, bislang unklar.

Tab. 18.2 Diagnosekriterien der Neurofibromatose nach den Empfehlungen der „National Institutes of Health Consensus Conference".

Neurofibromatose 1	Neurofibromatose 2
Die Diagnose NF1 kann gestellt werden, wenn mindestens 2 der folgenden Kriterien erfüllt sind: • 6 oder mehr Café-au-lait-Flecken > 5 mm vor und > 15 mm nach der Pubertät • 2 oder mehr Neurofibrome jeglichen Typs oder mindestens ein plexiformes Neurofibrom • sommersprossenartige Pigmentierung der Achselhöhlen oder der Inguinalregion („freckling") • Optikusgliom • ≥ 2 Lisch-Knötchen (Irishamartome) • typische Knochenläsionen wie Keilbeinflügeldysplasie oder Ausdünnung der Kortikalis der langen Röhrenknochen (mit oder ohne Pseudarthrose) • ein Verwandter ersten Grades (Elternteil, Geschwister oder Kind) mit Diagnose von NF1 aufgrund der o. a. Kriterien	Die Diagnose NF1 kann gestellt werden, wenn die folgenden Kriterien erfüllt sind: 1. in der MRT oder der CT werden beidseitige Tumoren des VIII. Hirnnervs nachgewiesen oder 2. es gibt einen Verwandten ersten Grades mit gesicherter Diagnose von NF2 und entweder a) einem unilateralen Tumor des VIII. Hirnnervs oder b) 2 der folgenden Befunde – Neurofibrom – Meningeom – Gliom – Schwannom – juvenile posteriore subkapsuläre Linsentrübung

Klinik und Diagnostik

Die Diagnose einer NF1 kann gestellt werden, wenn mindestens 2 der in der ➤ Tab. 18.2 erwähnten Kriterien erfüllt sind (➤ Abb. 18.10, ➤ Abb. 18.11). Als weitere Zeichen können eine intellektuelle Retardierung, der Nachweis sog. NBOs („neurofibromatosis bright objects") in der MRT, Tumoren oder Hamartome des Nervensystems, Hydrozephalus, Kleinwuchs (ca. 30 % der Patienten haben eine Körpergröße < 3. Perzentile), Skelettveränderungen und Nierenarterienstenosen auftreten.

Therapie

Kausal kann die NF1 nicht behandelt werden. Daher gilt es, Komplikationen frühzeitig zu erkennen und für den individuellen Patienten zu entscheiden, ob und wann was behandelt werden muss. Seit Kurzem bieten selektive Inhibitoren der Mitogen-aktivierten Proteinkinase 1 und 2 (MEK1/2) die Möglichkeit, durch Blockade der MEK-Aktivität sowie des RAF-MEK-ERK-Signalwegs die Proliferation von Tumorzellen in plexiformen Neurofibromen zu hemmen.

18.7 Phakomatosen

18.7.1 Neurofibromatose (Morbus Recklinghausen)

18.7.1.1 Neurofibromatose Typ 1

Die NF1 ist eine der häufigsten Erbkrankheiten, es liegt ein Defekt im Tumorsuppressorgen *NF1* vor.

TAB. 18.2

Klinik: Typisch sind Café-au-lait-Flecken, Neurofibrome und ein erhöhtes Tumorrisiko.
Diagnostik: nach klinischen Kriterien (➤ Tab. 18.2)

ABB. 18.10

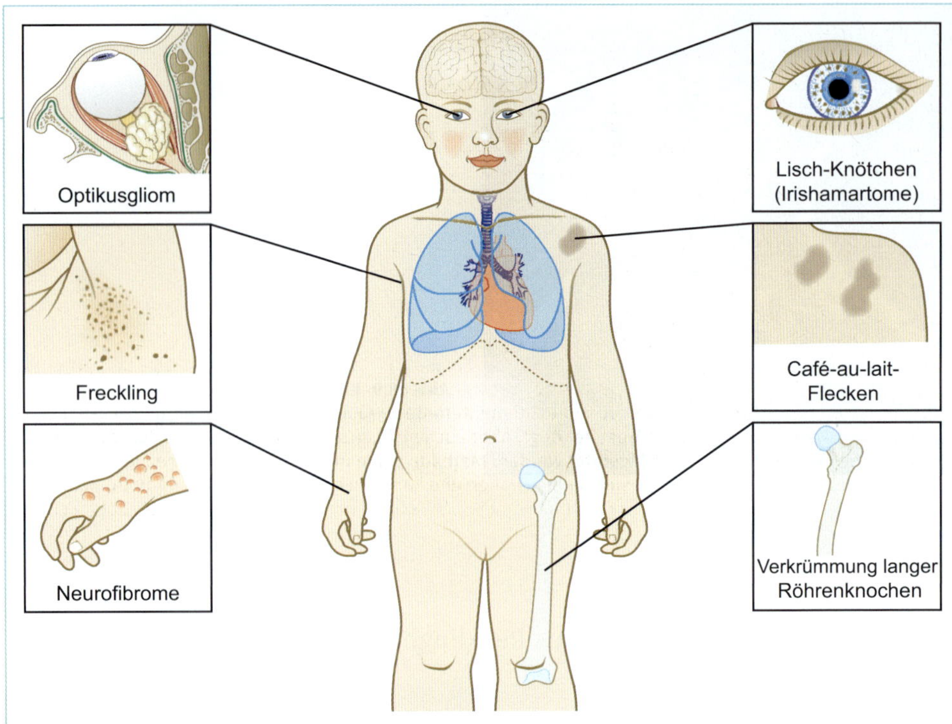

Abb. 18.10 Veränderungen bei Neurofibromatose Typ 1. [M1342/L126]

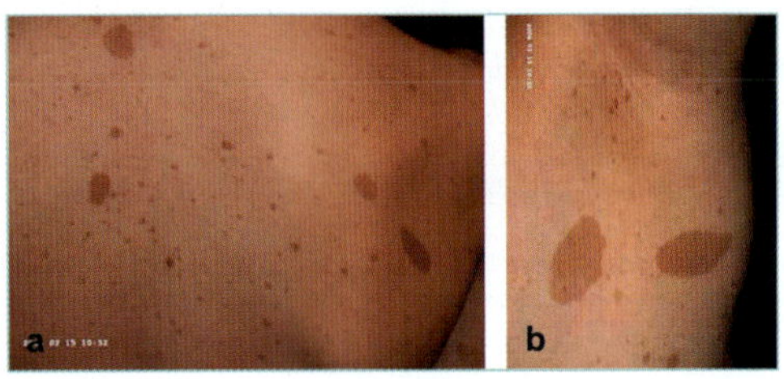

Abb. 18.11 Typische Hautveränderungen bei Neurofibromatose Typ 1. a Café-au-lait-Flecken. **b** Freckling in der Achselhöhle. [R261]

Hilfestellungen sowohl für die Betroffenen als auch für die behandelnden Ärzte gibt darüber hinaus ein internationales Netz von NF-Selbsthilfegruppen.

MERKE Bei 6 oder mehr Café-au-lait-Flecken mit einem größten Durchmesser von mehr als 5 mm bei präpubertären Patienten oder von mehr als 15 mm bei postpubertären Patienten an eine Neurofibromatose Typ 1 denken! Strahlung (CT oder Röntgen) vermeiden!

KOMMUNIKATIONSKOMPETENZ

KOMMUNIKATIONSKOMPETENZ Mathilda (15 Jahre) stellt sich in Begleitung ihrer Eltern in der kinderneurologischen Sprechstunde vor, um über die Ergebnisse der genetischen Diagnostik zu sprechen. Als Kleinkind waren bei ihr bereits mehrere kleine Café-au-lait-Flecken aufgefallen. Nachdem sie dann vor 3 Jahren Fibrome am Körper entwickelt hatte und braune Flecke in der Iris gesehen wurden, war die Diagnose schon fast klar. Im heutigen Gespräch will die betreuende Neuropädiaterin der Familie erklären, dass bei Mathilda eine heterozygote Mutation im *NF1*-Gen identifiziert wurde und, wie schon vermutet, eine genetisch gesicherte Neurofibromatose Typ 1 vorliegt. Dabei müssen unterschiedliche, z. T. auch emotionale Aspekte berücksichtigt werden: Mathilda wird erfahren, dass sie eine genetische Erkrankung hat, und ihre Eltern brauchen Antworten auf die Fragen, ob sie in der Gesundheitsfürsorge etwas falsch gemacht haben und wie es weitergeht. Die Ärztin muss sich also einerseits in die Lage einer Teenagerin in der Pubertät versetzen und andererseits die Rolle der Eltern bewusst machen.
Mathilda möchte wissen, warum sie gerade diese Erkrankung hat und wie sich die Symptome in Zukunft entwickeln werden?
Die Ärztin erklärt ihr, dass es sich um eine Veränderung im genetischen Bauplan handelt, die offensichtlich spontan entstanden sein muss, weil ihre Eltern symptomfrei sind und die genetische Veränderung nicht in ihrem Erbgut tragen. Sie erläutert ihr, dass sie bisher klinisch wenig betroffen ist. Mathilda empfindet die Fi-

brome der Haut aber als kosmetisch störend, was sie belastet. Die Ärztin nimmt das ernst und versucht sie dadurch zu beruhigen, dass der weitere Verlauf bei vielen Patienten sehr stabil und ohne schwerwiegende Komplikationen verlaufen kann.
Die Eltern fragen, ob sie eine Schuld an der Erkrankung ihrer Tochter haben. Hätte eine frühere Diagnose den weiteren Verlauf beeinflusst? Gibt es eine effektive Therapie?
Die Ärztin erläutert, dass sich die Eltern keinerlei Versäumnisse vorzuwerfen haben. Spontane Mutationen treten im Erbgut auf, und die NF1 ist eben auch keine extrem seltene Erkrankung. Die Ärztin bedauert, dass es aktuell keine kausale Therapie dieser Erkrankung gibt, weist aber darauf hin, dass die Erkrankung intensiv erforscht wird und es bereits erste Ansätze einer krankheitsmodifizierenden Therapie gibt. Aktuell bleibt die Notwendigkeit einer regelmäßigen Kontrolle und einer evtl. symptomatischen Therapie, falls notwendig.
Mathilda fragt, ob sie Kinder bekommen kann und ob alle Kinder dann auch erkranken werden.
Die Ärztin erklärt ihr, dass sie schwanger werden kann und dass es auch eine gute Chance gibt (50 %), dass sie die Erkrankung nicht an ihre Kinder vererbt. Sie sagt ihr aber auch, dass ein Kind, an das sie das Gen weitergibt, auf jeden Fall erkranken wird (100 % Penetranz). Sie macht ihr aber Hoffnung, dass man mit der Krankheit auch glücklich leben kann und es vielleicht dann auch bessere Behandlungsmöglichkeiten gibt.
Die Eltern fragen noch, wie sie Mathilda optimal unterstützen können.
Die Ärztin, die selbst Mutter ist, versucht die Eltern-Eltern-Beziehung zu nutzen und betont, dass Mathilda jetzt Zuspruch und vielleicht auch Trost benötigt, aber auch nicht zu sehr abgeschirmt werden darf. Das bisherige Leben sollte unverändert fortgeführt werden. Mathilda sollte in ihren Zukunftsplänen immer maximal unterstützt werden. Dabei muss sie sich nicht schonen und kann auch uneingeschränkt Sport treiben.
Für den Fall, dass sich die Familie noch intensiver mit der Erkrankung beschäftigen möchte, überreicht die Ärztin Informationsmaterial für Selbsthilfegruppen, die von Betroffenen und deren Eltern ins Leben gerufen wurden.

18.7.1.2 Neurofibromatose Typ 2

Die NF2 ist mit einer Prävalenz von ca. 1:30.000 deutlich seltener als die NF1.

18.7.1.2 Neurofibromatose Typ 2
Die NF2 ist seltener als die NF1.

Klinik und Diagnostik

Auch für die NF2 sind Diagnosekriterien festgelegt (➤ Tab. 18.2). Oft ist eine – ein- oder beidseitige – zunehmende Schwerhörigkeit das erste Symptom, insbesondere im Alter zwischen etwa 18 und 22 Jahren. Sie wird durch Vestibularisschwannome des oder der VIII. Hirnnerven (N. vestibulocochlearis) verursacht (s. a. ➤ Kap. 10.8.2.1). Vestibularisschwannome sind letztlich bei bis zu 98 % aller NF2-Patienten nachzuweisen. Noch vor einer Schwerhörigkeit entwickeln sich – bei Jugendlichen – ggf. dermale Tumoren (Neurofibrome, Schwannome u. a.) oder posteriore, subkapsuläre Linsentrübungen. Von den weiteren, die NF2 sichernden Befunden (➤ Tab. 18.2) kommen insbesondere Meningeome im Lauf des Lebens bei rund 40 % der Patienten vor.

Klinik: oft später Symptombeginn (18.–22. Lebensjahr), häufig mit Schwerhörigkeit durch beidseitige Vestibularisschwannome

MERKE Bei der NF2 sind Café-au-lait-Flecken untypisch, Optikusgliome kommen gar nicht vor. Obligate Bestandteile einer Untersuchung bei Verdacht auf eine NF2 sind die kranielle und spinale MRT und die audiologische Untersuchung.

MERKE

Therapie

Schwierig und nur individuell zu entscheiden ist die Frage, ob und wann ein Tumor des VIII. oder auch anderer Hirnnerven operiert werden sollte: Kleine Vestibularisschwannome sind technisch einfacher zu entfernen als große. Das spricht für eine frühe Operation, aber die Operation, die im Erfolgsfall eine Ertaubung verhindert, geht selbst mit einem nicht unerheblichen Ertaubungsrisiko einher. Daher sollten die Patienten rechtzeitig auf ein gehörloses Leben vorbereitet und entsprechend betreut werden, z. B. durch Erlernen der Gebärdensprache.

MERKE Bei Patienten mit einem langsam progredienten ein- oder beidseitigen Hörverlust ist differenzialdiagnostisch auch an eine Neurofibromatose Typ 2 zu denken, insbesondere wenn die MRT des Gehirns ein sog. Akustikusneurinom (besser Vestibularisschwannom) aufweist.

MERKE

18.7.2 Tuberöse Sklerose (Bourneville-Pringle)

Die tuberöse Sklerose (TS) ist eine autosomal-dominant vererbte Erkrankung mit einer variablen klinischen Symptomatik, deren Inzidenz etwa 1:6.000 bis 1:8.000 beträgt. Bei familiären Fällen sind Mutationen im *TSC1*-Gen (Chromosom 9q34; Hamartin) und *TSC2*-Gen (Chromosom 16p13; Tuberin) gleich

18.7.2 Tuberöse Sklerose (Bourneville-Pringle)
Die TS ist ein autosomal-dominant vererbter Gendefekt verschiedener Tumorsuppressorgene.

Studentische Sicht

ABB. 18.12

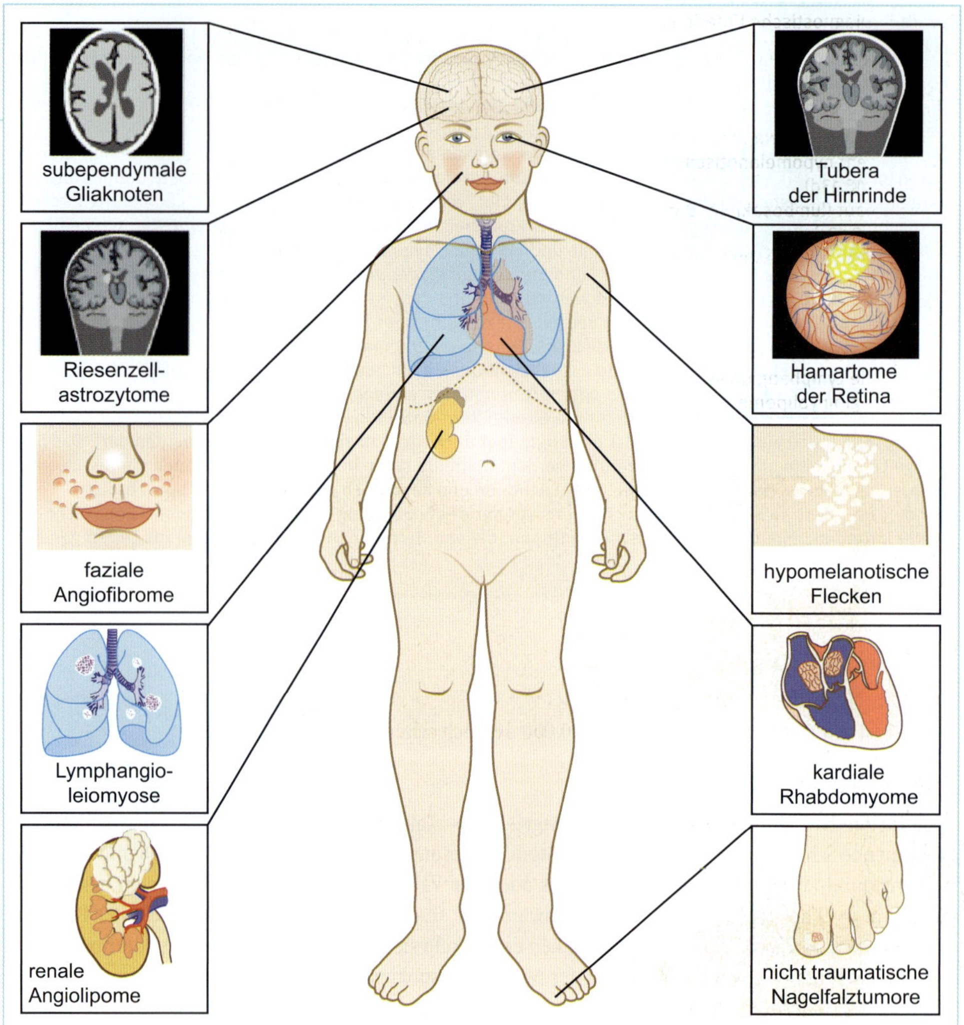

Abb. 18.12 Haupt- und Nebenkriterien der tuberösen Sklerose. [M1342/L126]

häufig zu finden. Bei sporadischem Vorkommen sind Mutationen im *TSC2*-Gen häufiger. Die *TSC1*- und *-2*-Gene gehören zu den Tumorsuppressorgenen, sind für die Teilungs- und Regulationskontrolle der Zellen verantwortlich und inhibieren den mTOR-Signalweg (mTOR = „mammalian target of Rapamycin"). Die bisherigen Erkenntnisse sprechen dafür, dass beide Genprodukte zusammen agieren und ein Ausfall eines der beiden Gene zum Funktionsausfall des gesamten Komplexes und somit zur gleichartigen Symptomatik führt.

Klinik: Hypopigmentierungen, faziale Angiofibrome, zerebrale Krampfanfälle (Blitz-Nick-Salaam-Anfälle schon im Säuglingsalter).
Diagnostik: zerebral kortikale Tubera, subependymale verkalkte Knötchen und Riesenzellastrozytome als Ursache der epileptischen Anfälle

Klinik und Diagnostik

Eine TS liegt definitiv vor, wenn entweder 2 Hauptkriterien oder 1 Hauptkriterium und 2 Nebenkriterien erfüllt sind (➤ Tab. 18.3, ➤ Abb. 18.12). Eine wahrscheinliche TS liegt vor bei 1 Haupt- und 1 Nebenkriterium; eine mögliche TS bei entweder 1 Haupt- oder 2 Nebenkriterien.
Die fleckförmigen **Hypopigmentierungen** der Haut („white spots", ➤ Abb. 18.13) sind häufig (> 90 %) und oft schon bei Geburt vorhanden. Weil sie jedoch unterschiedlich groß und unterschiedlich stark ausgeprägt sind und u. U. erst unter dem Wood-Licht (UV-Licht mit 360 nm Wellenlänge) erkannt werden, führen sie meist nicht zur Diagnose. Faziale **Angiofibrome** (ca. 50 %) sind pathognomonisch für die TS (➤ Abb. 18.13), treten aber erst im Kleinkind- bzw. Schulalter auf. Auch sie sind also nicht entscheidend für die Erstdiagnose. Erst wenn **zerebrale Krampfanfälle** (85 % aller Patienten) schon im Säuglingsalter als Blitz-Nick-Salaam-Anfälle (BNS-Anfälle) in Erscheinung treten, wird in der Regel auch auf eine TS hin untersucht. Fokale und/oder generalisierte Anfälle können auch in jedem anderen Alter erstmals auftreten, gerade als frühkindliche Anfälle sind sie jedoch mit dem Risiko einer bleibenden zerebralen Dysfunktion assoziiert. Die Anfälle der TS gehen auf kortikale Tubera, subependymale verkalkte Knötchen und Riesenzellastrozytome zurück.

Tab. 18.3 Diagnostische Kriterien für den „tuberous sclerosis complex" (TSC).

Hauptmerkmale	Nebenkriterien
• faziale Angiofibrome (➤ Abb. 18.13a) oder Stirnplaques (➤ Abb. 18.13b) • nicht traumatische Nagelfalztumoren • 3 oder mehr hypomelanotische Flecken (➤ Abb. 18.13d) • Chagrinhaut (lumbosakraler Bindegewebsnävus, ➤ Abb. 18.13c) • multiple Hamartome der Retina (Netzhaut) • Tubera der Hirnrinde • subependymale Gliaknoten • Riesenzellastrozytome • kardiale Rhabdomyome • pulmonale Lymphangiomyomatose • renale Angiomyolipome	• multiple Zahnschmelzdefekte • hamartöse rektale Polypen • ossäre Zysten • radiale Heterotopien der weißen Hirnsubstanz • Zahnfleischfibrome • nicht renale Hamartome • unpigmentierter Fleck der Retina • konfettiartige Depigmentierung der Haut • multiple renale Zysten

TAB. 18.3

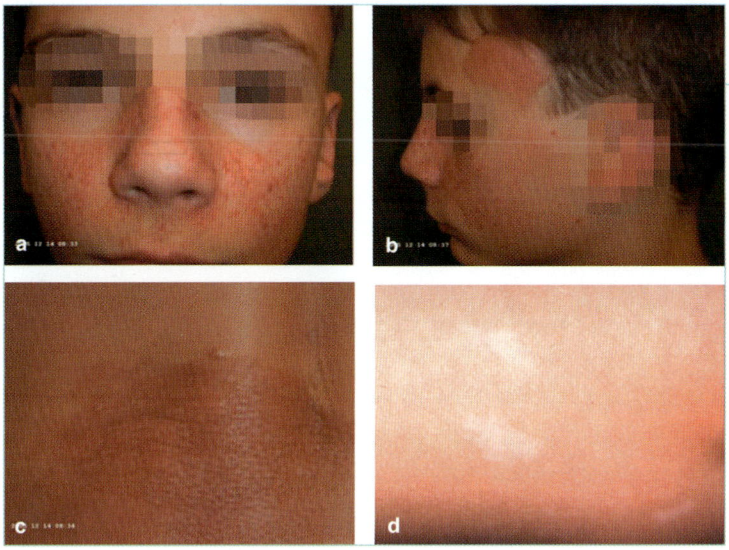

Abb. 18.13 **Tuberöse Sklerose** bei einem 10-jährigen Jungen. **a** Angiofibrome der Wangen. **b** Stirn-Plaque. **c** Lumbosakraler Pflasterstein-Nävus. **d** „white spots". [R261]

ABB. 18.13

Therapie

Im Vordergrund stehen gezielte Förderungsmaßnahmen und oft die antiepileptische Therapie. Die Behandlung der Epilepsie ist auch epilepsiechirurgisch möglich, wenn ein Zusammenhang zwischen den Anfällen und entsprechenden Hirnveränderungen nachgewiesen wird. Außerdem sind eine umfassende Aufklärung und eine genetische Beratung wichtig. Weitere Symptome und Befunde (z. B. renale Zysten oder Angiomyolipome) müssen kontrolliert und je nach klinischer Relevanz therapiert werden.

Durch die molekulargenetische Aufklärung der TS gibt es erstmals Hoffnung auf eine zielgerichtete molekulare Therapie. Das ursprünglich gegen die Nierentransplantatabstoßung bereits als Arzneimittel zugelassene Rapamycin (Sirolimus) inhibiert die mTOR-Überaktivität bei TS-Patienten. Die bisherigen Studienergebnisse zeigen, dass Rapamycin die Größenzunahme renaler Angiomyolipome und fazialer Angiofibrome wirksam unterdrücken kann. Auch in der Therapie der zerebralen Riesenzellastrozytome und der Nierenzellkarzinome sowie der therapierefraktären Epilepsien erwies sich Rapamycin als wirksam. Eine Vielzahl von mTOR-Inhibitoren sind als sog. *Rapalogs* derzeit für verschiedene klinische Anwendungen in den USA und der EU verfügbar: Rapamycin, Everolimus, Temsirolimus. Everolimus wurde in Deutschland bei TS-Patienten am ausführlichsten getestet und scheint im Hinblick auf Sicherheit und Verträglichkeit dem Rapamycin überlegen zu sein.

Therapie: Förderung und antiepileptische Therapie; kausale Therapie mittels mTOR-Inhibitoren wie Everolimus wirken vielversprechend

MERKE Bei zerebralen Krampfanfällen Jugendlicher sollte nach fleckförmigen Hypopigmentierungen („white spots"), fazialen Angiofibromen oder periungualen Fibromen gesucht und differenzialdiagnostisch eine tuberöse Sklerose in Betracht gezogen werden.

MERKE

18.7.3 Enzephalotrigeminale Angiomatose (Sturge-Weber)

Typisch sind ein Naevus flammeus im Versorgungsgebiet des 1. und 2. Trigeminusastes und ein zerebrales Anfallsleiden.

18.7.3 Enzephalotrigeminale Angiomatose (Sturge-Weber)

Es handelt sich um eine kongenitale angiomatöse Fehlbildung im Versorgungsbereich des 1. und seltener des 2. Astes des N. trigeminus sowie des Gehirns. Der Gesichtsnävus ist meist einseitig und oft median scharf begrenzt. Bei typischer angiomatöser Hautsymptomatik sollte auch vor der Manifestation eines zerebralen Anfallsleidens (meist halbseitige epileptische Anfälle mit Entwicklung einer spastischen Hemiparese) an eine Hirnbeteiligung gedacht werden. Die psychomotorische Entwicklung der Patienten ist oft verzögert.

ÜBUNGSFRAGEN ZUM WISSENS-CHECK

1. Wie ist eine Arnold-Chiari-Fehlbildung definiert?
2. Die Neurofibromatose Typ 1 ist eine der häufigsten genetisch bedingten Erkrankungen. Wie wird sie diagnostiziert?

KAPITEL 19 Ethische Aspekte bei der Behandlung neurologischer Patienten

Frank Erbguth

Die Grundsätze des ärztlichen Handelns, das Prinzip des Wohltuns und Nichtschadens, die Autonomie des Patienten und die Aspekte der Gerechtigkeit, befinden sich in einem Spannungsfeld, in dem der Arzt wichtige Entscheidungen treffen oder herbeiführen muss. Gerade bei neurologischen Patienten kann dies zu einer echten Herausforderung werden und die Behandlungsaussichten sollten mit Bedacht abgewogen werden. Um Ärzte und Angehörige zu unterstützen, gibt es an vielen deutschen Kliniken Ethikberatungsteams, die um eine Einschätzung gebeten werden können. Aufgrund des Wandels in der Demografie der Industrienationen werden diese Themen in Zukunft weiter an Relevanz gewinnen und umso wichtiger wird es sein, die Prinzipien ärztlichen Handels zu wahren und eine offene Kommunikation mit Patienten und Angehörigen anzustreben.

Ethik bedeutet „Reflektieren und Reden über Moral“ und entspricht im Kontext der Medizin einer Auseinandersetzung mit der Frage „Was *soll* ich tun?“, wenn ich in das Leben anderer eingreife. Diese ethische Reflexion ärztlichen Handelns steht dabei in Beziehung sowohl zur „rein“ medizinischen Frage „Was *kann* ich tun?“ als auch zur rechtlichen Frage „Was *darf* ich tun?“. Medizinethik ist eine Bereichsethik – andere Bereichsethiken sind etwa Wirtschaftsethik oder Medienethik. Medizinethik ist spannend, weil sie das „große Metaphysische“ ebenso berührt wie das „alltäglich Praktische“.

19.1 Ethik in der Neurologie

19.1.1 Der Begriff „Neuroethik“

Die hier dargestellten unterschiedlichen praktischen ethischen Aspekte und Herausforderungen bei der Behandlung neurologischer Erkrankungen werden zusammenfassend als „Neuroethik“ bezeichnet . Daneben kann sich Neuroethik auch mit den neuronalen Grundlagen ethischen Handelns und der Entwicklung von Moral im Gehirn befassen. Dabei geht es beispielsweise um Fragen, inwieweit der freie Wille neuronal determiniert ist oder wie moralische Positionen im Gehirn prozessiert werden. Bei der Erforschung dieser Fragen helfen die modernen Verfahren der funktionellen Hirnbildgebung wie die funktionelle MRT (fMRT) oder die Positronenemissionstomografie (PET).

19.1 Ethik in der Neurologie

19.1.1 Der Begriff „Neuroethik“

Die „Neuroethik“ beschäftigt sich mit den Herausforderungen der Behandlung neurologischer Erkrankungen, sowie den neuronalen Grundlagen ethischen Handelns.

19.1.2 Ethikkonzepte

Ärztliche Entscheidungen nehmen explizit, implizit oder intuitiv Bezug auf unterschiedliche ethische Grundpositionen und Konzepte, deren wichtigste die „deontologische“ und die „teleologische“ Ethik darstellen.

Deontologische Ethik Die deontologische Ethik (vom griechischen „déon“ = die Pflicht) stellt als „Pflichtethik“ generelle Handlungsgrundsätze auf, z. B.: „Beende niemals eine laufende Therapie!“ Eine solche deontologische Position formulierte am eindringlichsten der Arzt Christoph Wilhelm Hufeland 1806: *„Der Arzt soll und darf nichts anderes tun, als Leben erhalten, ob es ein Glück oder Unglück sei, ob es Wert habe oder nicht, dies geht ihn nichts an. Und maßt er sich einmal an, diese Rücksicht in sein Geschäft mit aufzunehmen, so sind die Folgen unabsehbar und der Arzt wird der gefährlichste Mensch im Staate.“*

Teleologische Ethik Dagegen betonen teleologische Ethikkonzepte (vom griechischen „télos“ = Zweck, Ziel) die Folgen der Handlung, z. B.: „Beende dann eine laufende Therapie, wenn dadurch das Leiden und Sterben eines Patienten verkürzt werden kann.“ Diese Ethik kann je nach inhaltlichen Akzenten auch konsequenzialistisch bzw. utilitaristisch genannt werden. Auf dieses ethische Prinzip stützt sich die Bun-

19.1.2 Ethikkonzepte

Die 4 Handlungsprinzipien der Medizinethik nach Beauchamp und Childress:
- Patientenselbstbestimmung (Autonomie)
- Wohlergehen des Patienten – Fürsorge (Benefizienz)
- Schadensvermeidung (Non-Malefizienz)
- Gerechtigkeit (z. B. Ressourcenverwendung)

desärztekammer, wenn sie in ihren „Grundsätzen zur Ärztlichen Sterbebegleitung" davon spricht, dass die ärztliche Verpflichtung zum Erhalt des Lebens „*nicht unter allen Umständen*" bestünde.

Handlungsprinzipien der Medizinethik Die Medizinethiker Beauchamp und Childress formulierten 1979 die 4 klassischen Prinzipien, die als ethische Orientierungs- und Handlungshilfen dienen:
- Patientenselbstbestimmung (Autonomie)
- Wohlergehen des Patienten – Fürsorge (Benefizienz)
- Schadensvermeidung (Non-Malefizienz)
- Gerechtigkeit (konkret z. B. Ressourcenverwendung)

Diese Prinzipien sind grundsätzlich gleichwertig und dienen als Matrix, anhand derer ein zu entscheidender Einzelfall analysiert werden kann. Häufig stehen diese 4 Prinzipien miteinander im Konflikt.

Dem traditionellen ärztlichen Selbstverständnis, das sich meist aus dem „Fürsorgeprinzip" speist („*salus aegroti suprema lex*"), steht in der ethisch-rechtlichen Betrachtung das Autonomieprinzip gegenüber („*voluntas aegroti suprema lex*"). Das Autonomieprinzip ist auch prägend für die Inhalte sowohl des Patientenrechte- als auch des Patientenverfügungsgesetzes im Bürgerlichen Gesetzbuch (BGB).

19.1.3 Autonomieprinzip im Recht: das Patientenrechtegesetz
Das Patientenrechtegesetz regelt z. B. die Form der ärztlichen Aufklärung, die Voraussetzungen der wirksamen Patienteneinwilligung und die Verteilung der Beweislast bei Behandlungsfehlern.

19.1.3 Autonomieprinzip im Recht: das Patientenrechtegesetz

Die aus dem Autonomieprinzip rührende starke rechtliche Position des Patienten wurde 2013 in Deutschland im Bürgerlichen Gesetzbuch (BGB) durch ein „Patientenrechtegesetz" (PatRG; §§ 630a-h BGB) konkretisiert.

Dort werden hohe Anforderungen an die Pflichten zur Aufklärung formuliert, die die Voraussetzung für eine wirksame Einwilligung des Patienten oder seines Vertreters in medizinische Maßnahmen darstellen. Konkretisiert werden auch die Pflichten des Arztes zur Dokumentation und die Rechte des Patienten auf Einblick in seine Krankenunterlagen. Das Gesetz schreibt fest, dass die Behandlung nach den allgemein anerkannten fachlichen Standards zu erfolgen hat. Im Fall von Behandlungsfehlern regelt das Gesetz die Beweislastverteilung zwischen Arzt und Patient. Grundsätzlich muss der Patient beweisen, dass ein Behandlungsfehler vorliegt und dieser für den Gesundheitsschaden ursächlich ist. Bei *groben* Behandlungsfehlern (definiert als eindeutiger Verstoß gegen bewährte ärztliche Behandlungsregeln oder gesicherte medizinische Erkenntnisse) muss der Arzt beweisen, dass der nachgewiesene Fehler nicht den Schaden verursacht hat, was naturgemäß sehr schwierig ist. Ob und in welchem Ausmaß ein fehlerhaftes Verhalten vorliegt, wird durch einen vom Gericht bestellten medizinischen Sachverständigen festgestellt. Das Gesetz fordert auch eine Kultur der Auseinandersetzung mit Fehlern: Ärzte sind verpflichtet, Behandlungsfehler oder Beinahe-Behandlungsfehler zu dokumentieren und auszuwerten (beispielsweise in einem anonymen „Critical Incident Reporting"-System, CIRS). Die Krankenkassen sind gesetzlich verpflichtet, Patienten bei der Durchsetzung ihrer Rechte zu unterstützen.

CIRS = Critical Incident Reporting System, ärztliche Dokumentation und Auswertung von (Beinahe-)Behandlungsfehlern.

19.1.4 Relevanz der Ethik in der Neurologie

19.1.4 Relevanz der Ethik in der Neurologie

Ethische Brisanz neurologischer Erkrankungen Das Spektrum ethischer Aspekte in der Neurologie umfasst kontrovers diskutierte Fragen zum Umgang mit prädiktiver Diagnostik bei neurodegenerativen Erkrankungen, Zufallsbefunden in der zerebralen Bildgebung, Neuroenhancement („Hirndoping"), Neuromodulation, prognostischer Unsicherheit und den unterschiedlichen Formen der Sterbehilfe. Die meisten in Deutschland höchstrichterlich entschiedenen Fälle von erlaubter oder verbotener Sterbehilfe betrafen Patienten mit neurologischen Erkrankungen.

19.2 Ethik in der neurologischen Praxis

19.2 Ethik in der neurologischen Praxis

In der Neurologie spielt Ethik eine wichtige Rolle in Arzt-Patient-Beziehungen, bei der Übermittlung schlechter Nachrichten, am Ende des Lebens (Sterbehilfe, Hirntod), bei ökonomischen Fragen wie der Verteilungsgerechtigkeit und bei begrenzten Ressourcen (Allokationsethik, z. B. Triage oder teure Therapien). Im Fokus stehen schwere akute und chronische Hirnschädigungen durch Schlaganfall, Enzephalitis und Schädel-Hirn-Trauma, das Syndrom reaktionsloser Wachheit (auch genannt: Wachkoma, apallisches Syndrom, vegetativer Zustand) sowie neurodegenerative Erkrankungen wie amyotrophe Lateralskerose, Demenz, Parkinson und Chorea Huntington.

19.2.1 Arzt-Patient-Beziehung
Das **„Partnerschaftsmodell"** der Arzt-Patient-Beziehung wird heute gegenüber dem „paternalistischen" und dem „Vertragsmodell" (Patient als Kunde) favorisiert: Der Arzt berät den Patienten in medizinischen Entscheidungsprozessen, der Patient hat die Entscheidungshoheit. Risiko und Nutzen von Maßnahmen werden individuell betrachtet.

19.2.1 Arzt-Patient-Beziehung

In der Charakterisierung des Verhältnisses zwischen Arzt und Patient können modellhaft 3 Typen unterschieden werden:
- das traditionelle „paternalistische" Verhältnis, in dem der Arzt eine väterlich-fürsorgliche Rolle einnimmt und zum (mutmaßlichen) Wohl des Patienten handelt

- das strikte Autonomieprimat des Patienten als Konsument oder Kunde (Vertragsmodell), das den Arzt auf die Rolle des „technischen Experten" reduziert und dem Patienten Bewertungen und Entscheidungen gänzlich überlässt.
- das dialogische Partnerschaftsmodell, in dem der Arzt über das reine Autonomiemodell hinaus den Patienten im Entscheidungsprozess beratend begleitet, ohne dessen Entscheidungshoheit zu verletzen („shared decision making")

Das **Partnerschaftsmodell** entspricht mehrheitlich den heutigen Wertvorstellungen. Gerade bei neurologischen Erkrankungen besteht eine Vielzahl von diagnostischen Entscheidungsmöglichkeiten, die nicht allein und eindeutig durch die ärztliche Indikationsstellung „zum Wohle" des Patienten zu lösen sind. Angesichts moderner Therapien ist das „Wohl" des Patienten von außen schwer zu bestimmen: Was der eine Patient noch als zu seinem Wohle geschehend empfindet, beurteilt der andere bereits als Zufügen von unerwünschtem Nachteil und Schaden. Daher müssen die Präferenzen des einzelnen Patienten berücksichtigt werden: Soll ein zufällig entdecktes intrakranielles Aneurysma ausgeschaltet werden? Soll eine antiepileptische Therapie bei einem Anfallsrisiko von 50 % begonnen werden? Soll bei einem ersten entzündlichen isolierten MRT-Befund mit dem Risiko der Entwicklung einer multiplen Sklerose bereits eine immunmodulatorische Therapie begonnen werden?

19.2.2 Übermittlung schlechter Nachrichten („breaking bad news")

Der Paradigmenwechsel vom Paternalismus zur Partnerschaft hat Auswirkungen auf die Kommunikation zwischen Arzt und Patient. In der Neurologie sind häufig schlechte Nachrichten über Erkrankungen und ihre Prognosen an Patienten und Angehörige zu übermitteln. Die ethische Grundposition besteht darin, die Kommunikation wahr und wahrhaftig zu gestalten, ohne Signale der Abwehr oder des Nicht-Wissen-Wollens beim Patienten zu missachten. Dies wird an 2 beispielhaften Fallszenarien deutlicher:

- Eine 19-jährige Patientin stellt sich wegen einer vermeintlich harmlosen Gefühlsstörung am Unterschenkel vor. Es wird die Diagnose „Multiple Sklerose" gestellt. Das Spektrum der Prognose reicht von gelegentlichen Gefühlsstörungen über Jahrzehnte bis hin zu einer baldigen schweren Behinderung.
- Ein 50-jähriger Patient stellt sich wegen einer Schwäche beider Hände vor. Die Symptomatik ist bisher als zervikales Bandscheibenproblem behandelt worden. Sie stellen die Diagnose einer „amyotrophen Lateralsklerose". Die Erkrankung wird sehr wahrscheinlich innerhalb der nächsten 2–4 Jahre zum Tod durch Schluck- und Atemlähmung im Rahmen der sich ausbreitenden Paresen führen.

Schlechte Nachrichten sollten prozesshaft vermittelt werden und die Haltung des „Überbringers" sollte vor allem gekennzeichnet sein von Offenheit und Authentizität, Verständnis und Einfühlungsvermögen, Engagement und Interesse, Vertrauen in Ressourcen des Gegenübers sowie Betonung des Positiven.

Ethische Diskussionen beim Thema „Übermittlung schlechter Nachrichten" umfassen Fragen wie:

- Muss man immer alles sagen?
- Hat der Patient ein Recht auf Nichtwissen?
- Wie geht man mit den Wünschen um, den Betroffenen oder seine Angehörigen vor schlechten Nachrichten zu verschonen?
- Wie fängt man Verzweiflungsreaktionen auf, ohne die professionelle Souveränität zu verlieren?

19.2.2 Übermittlung schlechter Nachrichten („breaking bad news")

Wichtige Fragen bezüglich der Übermittlung schlechter Nachrichten befassen sich mit dem Ausmaß an Informationsgabe, aber auch -restriktion. Die Information sollte prozesshaft, empathisch und authentisch übermittelt werden.

19.2.3 Ende des Lebens (Sterbehilfe)

FALL

Therapieabbruch bei einem großen Schlaganfall

Ein 50-jähriger bislang gesunder Patient, begeisterter Motorradfahrer in einer Motorradgruppe, weist eine akute komplette Hemiparese rechts, Aphasie und Blickwendung nach links auf. Es wird ein Verschluss der A. cerebri media (M1-Verschluss) links diagnostiziert, die Latenz bis zur technisch erfolgreichen Thrombektomie nachts beträgt etwa 6 Stunden. Am Folgetag befindet sich der postinterventionell noch beatmete Patient auf der Intensivstation unter Sedierung mit Propofol und Midazolam. In der ersten postinterventionellen CT wird bereits ein großer Hemisphäreninfarkt links nachgewiesen. „Prophylaktisch" werden mit der Ehefrau eine evtl. notwendige lebensrettende Dekompressions-OP diskutiert und eine Betreuung durch sie eingeleitet. Die Option der Dekompression wird durch die Ehefrau nach Rücksprache mit den 2 volljährigen Kindern unter Bezug auf den definitiv geäußerten Willen des Patienten (keine Patientenverfügung) eindeutig abgelehnt. Außerdem solle auch die aktuelle Therapie inklusive Beatmung sofort abgebrochen werden, da der Patient immer eindeutig gesagt habe (z. B. bei Fernsehsendungen oder angesichts von Behinderungen im Bekanntenkreis), dass er keine Behinderung akzeptiere/toleriere, die ihm das „Wichtigste im Leben" – nämlich das aktive Motorradfahren – nicht mehr ermögliche.

19.2.3 Ende des Lebens (Sterbehilfe)

Definition der Therapieziele:

- kurative Therapie = Heilung bzw. Lebenserhalt
- palliative Therapie = Linderung von Beschwerden und Leiden

Nach einer Bedenkzeit für die Familie wird dies am Nachmittag erneut erörtert. Die Ehefrau (mittlerweile Betreuerin) und die Kinder bekräftigen übereinstimmend ihre Position. Es wird ärztlicherseits signalisiert, dass der Abbruch der lebenserhaltenden Therapie akzeptiert und umgesetzt werde. Im Behandlungsteam wird darüber diskutiert,

- ob diese übermittelte Willensbekundung ohne Patientenverfügung „ausreiche",
- ob man das Betreuungsgericht einschalten müsse, weil er doch ein „lebenswertes" Leben führen könne und
- ob man die palliative Extubation entweder jetzt im noch tiefen atemdepressiven Sedierungszustand durchführen solle (Variante 1) oder den kaum spontan atmenden Patienten erst bis zur ausreichenden Spontanatmung aufwachen lassen müsse, um ihn zu extubieren und ihm dann je nach Ausmaß möglicher Dyspnoe-Beschwerden (erneut) eine palliative Sedierung zuteilwerden zu lassen.

Die 3 Handlungsoptionen werden unten kommentiert.

Therapieziele Wenn bei einem Patienten bereits der Sterbeprozess eingesetzt hat, besteht kein Zweifel, dass im Vordergrund des ärztlichen Handelns nicht mehr Heilen – also kuratives Handeln –, sondern das Lindern von Beschwerden und eventuellem Leiden – also palliatives Handeln – steht. An diese Änderung des Therapieziels sind Diagnostik und Therapie anzupassen. Schwieriger gestaltet sich die Einschätzung der angemessenen Maßnahmen, wenn der unmittelbare Sterbeprozess noch nicht eingesetzt hat, es sich aber

- entweder um eine akute neurologische Erkrankung handelt, die absehbar mit einer schweren Behinderung einhergeht (wie im dargestellten Fall)
- oder um eine chronische Erkrankung, die in absehbarer Zeit zum Tod führt
- oder aber um eine stabile schwere Erkrankung, deren Verlauf nicht absehbar zum Tod führt – zumindest wenn bestimmte eingeleitete Therapien wie etwa eine künstliche Ernährung, Dialyse oder Beatmung weitergeführt werden (z. B. bei schweren Hirnschädigungen wie dem „Wachkoma").

Therapieindikation: Jede medizinische Maßnahme ist rechtlich gesehen eine Körperverletzung. Ihre Durchführung ist nur gerechtfertigt durch ihre medizinische Indikation und die Einwilligung durch den Patienten.

Therapieindikation Gemäß der Rechtssystematik stellt jede medizinische Maßnahme grundsätzlich eine Körperverletzung dar, die gerechtfertigt sein muss durch

- ihre ärztliche Indikation und
- die Einwilligung durch den Patienten.

Damit steht der Arzt auch in der Verantwortung, eine in aussichtsloser Situation eventuell nicht mehr gegebene ärztliche Indikation für eine bestimmte Therapie festzustellen und diese dann zu beenden. Bei nicht (mehr) gegebener Indikation kann der Patient oder sein Vertreter keine entsprechende Therapie einfordern. Es gibt also keinen rechtlichen Raum für eine „wunscherfüllende Lebensverlängerung", auch wenn Angehörige in aussichtslosen Situationen immer wieder fordern, es müsse eine lebenserhaltende Maximaltherapie durchgeführt werden.

Schwierigkeit der Prognose Neurologische Erkrankungen sind in ihrer Akutphase prognostisch oft schwer einzuschätzen und betreffen zentrale Elemente des Bewusstseins, der Persönlichkeit sowie der Bewegungs- und Kommunikationsfähigkeit. Die meisten Verfasser von Patientenverfügungen benennen eine schlechte zerebrale Prognose als entscheidende Voraussetzung für eine eingeforderte Unterlassung therapeutischer Maßnahmen. Damit kommt der neurologischen Prognose-Expertise eine entscheidende Bedeutung im medizinethischen Diskurs zu. Eine praktikable Lösung bei initial unsicherer Prognose ist ein mit den Vertretern des Patienten abgesprochener zeitbegrenzter Therapieversuch, um eine bessere prognostische Einschätzung abgeben und damit die Passgenauigkeit des Patientenwillens beurteilen zu können.

Vorsorgeinstrumente: Wenn eine Willensäußerung nicht mehr möglich ist, gibt es Hilfen:

- **Patientenverfügung:** Patient legt im Voraus fest, wie er in bestimmten Situationen behandelt werden will.
- **Vorsorgevollmacht:** Patient erlaubt im Voraus einer Vertrauensperson die Wahrnehmung seiner Interessen.
- **Betreuung:** Bei Fehlen einer Vorsorgevollmacht bestimmt das Betreuungsgericht eine Person mit der Wahrnehmung der Interessen des Patienten.
- **Notvertretungsrecht:** Ehegatten und Lebenspartner in eingetragener Lebensgemeinschaft dürfen sich in Gesundheitsdingen vorübergehend gegenseitig vertreten, wenn der Ehepartner entscheidungsunfähig ist.

Vorsorgeinstrumente In der Neurologie sind der Wille und die Zustimmung des Patienten zur Einleitung oder Fortführung einer medizinischen Maßnahme wegen Störungen des Bewusstseins in der konkreten Situation oft nicht zu ermitteln. Zur Verfügung stehen dann folgende Vorsorgeinstrumente:

- **Patientenverfügungen:** Der Patient legt im Voraus fest, wie er in bestimmten Situationen behandelt werden will
- **Vorsorgevollmacht:** Der Patient betraut im Voraus eine Person des Vertrauens mit der Wahrnehmung seiner Interessen
- **Betreuung:** Wenn keine Vorsorgevollmacht existiert, wird vom Betreuungsgericht eine Person mit der Wahrnehmung der Interessen des Patienten bestimmt
- **Notvertretungsrecht:** Ehegatten und Lebenspartner in eingetragener Lebensgemeinschaft dürfen sich seit 2023 in Gesundheitsdingen vorübergehend gegenseitig vertreten, wenn der Partner aufgrund von Bewusstlosigkeit oder Krankheit entscheidungsunfähig ist. Dieses Recht gilt für 6 Monate und setzt voraus, dass keine Vorsorgevollmacht oder Betreuung vorliegt

Patientenverfügungsgesetz Der Umgang mit den genannten Vorsorgeinstrumenten ist seit 2009 im Patientenverfügungsgesetz (§ 1827 ff. BGB) geregelt. Darin werden dem Arzt und dem Betreuer definierte

Rollen in einem Dialog zur Umsetzung des Patientenwillens zugewiesen. Dessen Beachtung und Umsetzung ist in hohem Maße verbindlich. Wenn sich der Arzt und der Patientenvertreter nicht einigen können, muss das Betreuungsgericht angerufen werden. Das Notvertretungsrecht der Ehegatten ist in § 1358 BGB geregelt.

Eine Patientenverfügung ist nur dann wirksam, wenn sie möglichst konkret

- die Krankheitssituation beschreibt, in der sie gelten soll (z. B. keine Wiedererlangung des Bewusstseins) und
- die Maßnahmen benennt, die dann unterlassen werden sollen (z. B. künstliche Beatmung oder Ernährung).

Therapiebegrenzung Therapiebegrenzungen am Lebensende werden meist mit dem unscharfen Begriff der „Sterbehilfe" bezeichnet. Es geht dabei meist darum, dass Therapien nicht ausgeweitet oder gar nicht erst begonnen werden bzw. bereits begonnene Maßnahmen abgebrochen werden. Auch die „Tötung auf Verlangen" und der ärztlich assistierte Suizid werden als Sterbehilfe bezeichnet. Mit einer traditionellen Begrifflichkeit werden die aktive, die indirekt aktive und die passive Sterbehilfe unterschieden. Die letzteren unpräzisen Begriffe sollten besser bezeichnet werden als „gezielte Tötung auf Verlangen" (verboten nach § 216 StGB), „Symptomlinderung durch Palliativtherapie unter Inkaufnahme einer Lebens- und Sterbeverkürzung" bzw. „Behandlungsabbruch durch Unterlassung oder Beendigung einer Therapie" (beides ist erlaubt und ggf. geboten).

Vor allem beim Abbruch beispielsweise von Dialyse, Beatmung oder künstlicher Ernährung fürchten Ärzte unberechtigterweise, dass ihr beendendes Handeln als „aktive" – und damit verbotene – Sterbehilfe verstanden werden könne. Es handelt sich jedoch nach einem Urteil des Bundesgerichtshofs 2010 (2 StR 454/09) um einen erlaubten Therapieabbruch im Sinne des „Geschehenlassens durch Handeln".

Die rechtliche Bewertung eines arztassistierten Suizids ist durch ein Urteil des Bundesverfassungsgerichts (BVerfG) abschließend geklärt worden (BvR 2347/15). Der 2015 eingeführte § 217 StGB, der die *„geschäftsmäßige Förderung der Selbsttötung"* unter Strafe gestellt hatte, wurde für verfassungswidrig erklärt. Nach Auffassung des BVerfG umfasst das im Grundgesetz garantierte allgemeine Persönlichkeitsrecht auch ein Recht auf selbstbestimmtes Sterben, das die Freiheit beinhalte, sich das Leben zu nehmen und hierbei auch auf die freiwillige Hilfe Dritter zurückzugreifen zu können. Der für nichtig erklärte § 217 hätte die Möglichkeiten einer assistierten Selbsttötung faktisch weitgehend entleert. Das Urteil räumt dem Gesetzgeber eine Regulationsmöglichkeit der Suizidhilfe ein, die dem Suizidwilligen *„hinreichend Raum zur Entfaltung und Umsetzung"* seiner selbstbestimmten Handlung gewährt. Solche gesetzlichen Regelungsvorschläge haben bislang im Deutschen Bundestag keine Mehrheit gefunden. Als Konsequenz des BVerfG-Urteils wurde von der Bundesärztekammer auch das Verbot der Beteiligung an Suizidhandlungen aus der Musterberufsordnung für Ärzte (§ 16) gestrichen.

Die Thematik des assistierten Suizids ist auch für die Neurologie relevant: nach Tumorerkrankungen stehen neurologische Erkrankungen an Platz 2 der assistierten Suizidhandlungen in der Schweiz, und bei den meisten neurologischen Erkrankungen sind die Suizidraten um den Faktor 2 bis 5 erhöht. Es gilt, sensibel und offen mit Suizidgedanken neurologischer Patienten umzugehen und dabei die Balance zwischen suizidpräventiven Interventionen und einer möglichen Begleitung des Patienten bei der Realisierung einer möglichen Suizidabsicht zu finden.

MERKE

Sterbehilfe

- **passive Sterbehilfe** = Unterlassung oder Beendigung lebenserhaltender Therapien, die nicht mehr indiziert sind oder vom Patienten nicht mehr gewollt werden = erlaubt und unter den entsprechenden Umständen geboten
- **indirekt aktive Sterbehilfe** = Palliativtherapie, z. B. Schmerzmedikamente unter Inkaufnahme einer ungewollten Lebens- und Sterbeverkürzung, z. B. durch Atemdepression = erlaubt und unter den entsprechenden Umständen geboten
- **assistierter Suizid** = mithilfe Dritter, z. B. durch Beschaffung von Medikamenten durchgeführte Suizidhandlung – die „Tatherrschaft" bleibt beim Patienten = in Deutschland nicht mehr strafbar
- **aktive Sterbehilfe** = gezielte Tötung nach § 216 (Tötung auf Verlangen) = verboten; ohne Verlangen handelt es sich um Mord oder Totschlag (§§ 211, 212 StGB)

MERKE

PRAXISTIPP Bei der Bewältigung komplexer Fragen am Ende des Lebens ist die Inanspruchnahme einer klinischen Ethikberatung bzw. eines -konsils meist hilfreich und vermindert Konflikte.

PRAXISTIPP

Eine **Therapiezieländerung** (z. B. Verzicht auf Reanimation oder Behandlung auf einer Intensivstation) sollte schriftlich, in standardisierter Form und unter Einbeziehung von Behandlungsteam und Angehörigen festgelegt werden.

Eine häufig eingesetzte Therapiebegrenzung vor allem bei Patienten mit schweren Schlaganfällen sind „Anweisungen zum Verzicht auf Wiederbelebung" („do-not-resuscitate-orders", DNR-Orders) oder ein Verzicht auf die Behandlung auf einer Intensivstation.

Therapiezieländerungen sollten immer standardisiert in Form eines Protokolls unter Einbezug aller Beteiligten (Patienten, Angehörige, Betreuer, Ärzte, Pflege) erfolgen.

In Studien wurde gezeigt, dass sich die prognostische Einschätzung bei häufigem Gebrauch therapiebegrenzender Maßnahmen im Sinne einer „self-fulfilling prophecy" ändern kann: Eine schlechte Prognoseeinschätzung z. B. bei einer Hirnblutung kann dazu führen, dass die Therapie weniger aggressiv durchgeführt wird. Das hat einen schlechten Ausgang zur Folge. In der Folge wird die Prognose noch negativer eingeschätzt (u. a. auch in Prognose-Scores, bei deren Konstruktion auch Fälle mit Therapiebegrenzungen eingeflossen sind) und die Therapie noch weiter eingeschränkt.

FALL

Kommentar zum dargestellten Fall

1. Zwar liegt keine Patientenverfügung vor, aber die einheitliche und klare Schilderung des Willens des Patienten durch die Betreuerin und die ganze Familie rechtfertigt eine Therapieabbruchsentscheidung.
2. Wenn man bezweifelt, ob die vorgetragene Ablehnung einer lebenserhaltenden Therapie authentisch dem Willen des Patienten entspricht und er in der konkreten Situation vielleicht doch eine bestehende Chance auf eine nur moderate Behinderung wahrnehmen würde, kann man das Betreuungsgericht anrufen, das den gültigen Willen des Patienten ermitteln muss. Bis zu einer Entscheidung darf eine Weiterbehandlung erfolgen.
3. Variante 1 steht nahe am Straftatbestand der „Tötung auf Verlangen", weil die hohe atemdepressive Dosis über diejenige hinausgeht, die zur Linderung einer Atemnot benötigt würde und erlaubt wäre.

19.2.4 „Hirntod" – irreversibler Hirnfunktionsausfall

Hirntod = endgültiger, nicht behebbarer Ausfall der Gesamtfunktion des Großhirns, Kleinhirns und des Hirnstamms
Die Ebenen, auf welchen sich der Diskurs zum „Hirntod" bewegt, sind: Konzeption des Todes (Was ist der Tod?), Kriterien des Hirntodes (Wann liegt ein Hirntod vor?) und das Verfahren zur Feststellung eines irreversiblen Hirnfunktionsausfalls (Wie ist ein irreversibler Hirnfunktionsausfall nachzuweisen?)

19.2.4 „Hirntod" – irreversibler Hirnfunktionsausfall

Mit dem Tod endet aus medizinischer Sicht unwiderruflich das menschliche Leben. Da einzelne Zellen im Körper den Individualtod vorübergehend „überleben", entspricht die medizinische Todesdefinition immer einer Konvention, weil sie trotz prozesshafter Todesvorgänge einen „point of no return" definiert. Wenn durch eine primäre (z. B. Hirnblutung) oder sekundäre (z. B. zerebrale Hypoxie nach Reanimation) Hirnschädigung ein irreversibler Funktionsausfall des gesamten Gehirns eintritt und durch intensivmedizinische Maßnahmen der „natürlich" folgende Atem- und Herz-Kreislauf-Stillstand verhindert wird, ist der „Hirntod" eingetreten. Dieser Begriff wurde in den beiden letzten Richtlinien der Bundesärztekammer 2015 und 2022 zugunsten der Bezeichnung des „endgültigen, nicht behebbaren Ausfalls der Gesamtfunktion des Großhirns, des Kleinhirns und des Hirnstamms" aufgegeben. Mit „Hirnfunktionsausfall" wird anders als bei „Hirntod" ausschließlich auf feststellbare Tatsachen Bezug genommen und nicht „morphologisch spekuliert" (sind wirklich alle Hirnzellen „tot"?).
Im ethischen Diskurs sind 3 unterschiedliche Ebenen zu unterscheiden:

- die **Konzeption des Todes** (= anthropologische und gesellschaftliche Frage)
  Frage: Was ist der Tod des Menschen?
  Antwort: eine Leiche (= sichere Todeszeichen) – aber auch der Hirntod (beide Kategorien sind in den Todesbescheinigungen ankreuzbar).
- **Kriterium des Hirntodes** (= medizinische Frage)
  Frage: Wann liegt diese Form des Todes vor?
  Antwort: Beim irreversiblen Hirnfunktionsausfall (IHFA) des gesamten Gehirns.
- **Verfahren** zur Feststellung des IHFA (= medizinisch-prozedurale Frage)
  Frage: Wie ist der IHFA nachzuweisen?
  Antwort: Mit einem dreistufigen Untersuchungsalgorithmus nach den Richtlinien der Bundesärztekammer.

Während die Konzeptionsfrage – ob also der Hirntod mit dem Tod des Menschen gleichgesetzt werden kann – immer wieder kontrovers diskutiert wird, herrscht in der Frage des Kriteriums („Ganzhirntod") international weitgehend Einigkeit. Lediglich in Großbritannien ist allein der Nachweis des irreversiblen Funktionsverlusts des Hirnstamms ein ausreichendes Kriterium. Die Prozeduren zur Feststellung des IHFA sind länderverschieden; in Deutschland werden sie von der Bundesärztekammer festgelegt. Gelegentlich wurden mediale Vorwürfe gegen das gesamte Hirntodkonzept laut, weil in einzelnen Fällen Verfahrensfehler vermutet wurden.

Feststellung des irreversiblen Gehirnfunktionsausfalls

Geschichte und Definition Bis ins letzte Jahrhundert galt der Stillstand von Herz und Atmung als „klinischer Tod". Durch die Entwicklung der Herz-Kreislauf-Wiederbelebung („Reanimation") im 20. Jahrhundert galt endgültig das Merkmal der Unumkehrbarkeit des Herz-Kreislauf-Stillstands nicht mehr und es mussten im Rahmen einer Leichenschau die „sicheren" Todeszeichen wie Totenflecken, Totenstarre und Anzeichen von Verwesung festgestellt werden. Als es vor ca. 60 Jahren möglich wurde, schwer hirnkranke Menschen über längere Zeiträume maschinell zu beatmen und deren Kreislauf zu stützen, auch wenn zwischenzeitlich ihr Gehirn komplett „abgestorben" war, bestand Bedarf an einer neuen Definition für den Tod des Individuums Mensch in dieser speziellen Situation des noch nicht eingetretenen Herz-Kreislauf-Stillstands. 1968 definierte eine Kommission der Harvard-Universität den „Hirntod" als Tod des Menschen, wenn

- eine tiefe, irreversible Bewusstlosigkeit,
- ein Verlust der Reflexe des Hirnstamms und
- ein Verlust der Spontanatmung

eingetreten waren. Diese Auffassung vom Tod des Menschen beim kompletten und irreversiblen Hirnfunktionsausfall ist in den meisten Ländern bis heute gültig.

Untersuchung Der irreversible Hirnfunktionsausfall wird durch eine akribische, zu protokollierende Untersuchung von 2 in der intensivmedizinischen Behandlung von Patienten mit schweren Hirnschädigungen mehrjährig erfahrenen Ärzten festgestellt, von denen einer Neurologe oder Neurochirurg sein muss – bei Kindern unter 14 Jahren auch noch ein Kinderarzt oder Kinderchirurg (➤ Kap. 1.12). Die Feststellung des IHFA beruht nach den Richtlinien der BÄK auf einem dreistufigen Untersuchungsgang:

1. der Feststellung der **Voraussetzungen** (z. B. keine andere Erklärung des Zustands als durch eine schwere Hirnschädigung),
2. der Feststellung der **Bewusstlosigkeit** (Koma), der **Hirnstamm-Areflexie** und des **Atemstillstandes** (Apnoe),
3. dem Nachweis der **Irreversibilität** durch klinische Verlaufsuntersuchungen nach den vorgeschriebenen Wartezeiten und/oder mittels ergänzender technischer Untersuchungen.

Die Irreversibilität des Hirnfunktionsausfalls wird durch 2 zu protokollierende Untersuchungen durch 2 Ärzte festgestellt, die in der Intensivmedizin erfahren sind und von denen einer Neurochirurg oder Neurologe sein muss. Zur Feststellung erfolgt ein dreistufiger Untersuchungsalgorithmus:
1. Feststellung der Voraussetzung
2. Feststellung von Bewusstlosigkeit (Koma), Hirnstamm-Areflexie und Atemstillstand
3. Nachweis der Irreversibilität
Die Reihenfolge ist strikt einzuhalten. Nach der Feststellung der Irreversibilität des Hirnfunktionsausfalls darf eine Organentnahme durchgeführt werden. In Deutschland besteht eine „Zustimmungslösung" zur Organentnahme.

Organentnahme Nach der Feststellung des IHFA dürfen in Deutschland Organe nur bei einer bestehenden Einwilligung durch einen Organspenderausweis und/oder der Angehörigen entnommen werden, sodass eine sog. **„Zustimmungslösung"** besteht. In Österreich beispielsweise besteht wie in den meisten europäischen Ländern eine **„Widerspruchslösung"**, die davon ausgeht, dass eine Person der Organentnahme zustimmt, wenn sie nicht zu Lebzeiten einen Widerspruch hinterlegt hat. Die Zahl der Organspendenden in den europäischen Ländern sind stark unterschiedlich: Während z. B. in Deutschland 11 Spendende pro 1 Mio. Einwohner verzeichnet werden, sind es in Spanien mit über 40 Spendenden viermal so viele.

Durch die zunehmenden Therapieabbrüche bei schwersten akuten Hirnschädigungen aufgrund von Patientenverfügungen sterben viele Patienten bereits vor dem Eintritt des IHFA am Herz-Kreislauf-Stillstand.

MERKE

- Zustimmungslösung: Eine Organentnahme ist möglich, wenn eine Einwilligung (durch Organspenderausweis oder durch Angehörige) vorliegt.
- Widerspruchslösung: Eine Organentnahme ist nur dann nicht möglich, wenn eine Person zu Lebzeiten der Organentnahme widersprochen hat.

MERKE

Ethische Debatte

Kontrovers verläuft die Diskussion zur anthropologischen und ethischen Angemessenheit des Hirntodkonzepts („Ist der Hirntod der Tod des Menschen?"). 2015 hatte auch der „Deutsche Ethikrat" dieses Thema kontrovers diskutiert.

Die Angemessenheit des Hirntodkonzepts wird kontrovers diskutiert.

Argumente für das Hirntodkonzept

Für das Hirntodkonzept spricht, dass die eigentliche Irreversibilität des Sterbevorgangs auch beim sog. klinischen Tod – dem Herz-Kreislauf-Stillstand – erst durch den Hirntod markiert ist und dass man den Hirntoten als „spinalen Menschen" oder „intrinsisch Enthaupteten" betrachten kann, dem zwar die Merkmale einer Leiche fehlen, dem aber keine Personalität und keine Individualität mehr zugesprochen werden können. Das im deutschen Transplantationsgesetz anerkannte Hirntodkonzept wird auch in Stellungnahmen der beiden großen christlichen Kirchen und von einer internationalen islamischen

Rechtskonferenz akzeptiert. Auch der Deutsche Ethikrat hat 2015 in einem Votum mehrheitlich (18 zu 7 Stimmen) dafür plädiert, dass *„der Hirntod ein sicheres Zeichen für den Tod des Menschen"* sei. Von einem Hirntoten könne *„nicht mehr als einem lebendigen Menschen gesprochen werden"*.

Argumente gegen das Hirntodkonzept Sieben Mitglieder des Ethikrats vertraten die Position, der zufolge der Hirntod nicht mit dem Tod des Menschen gleichgesetzt werden könne, weil der Organismus außerhalb des toten Gehirns – unter Beatmung und mit intensivmedizinischen Mitteln – noch über vielfältige „Lebensfunktionen" verfüge. Diese Lebensfunktionen einer hirntoten Person umfassen auch das Austragen eines Kindes. So löste der Fall des „Erlanger Babys" 1992 heftige öffentliche Kontroversen um die polemisch als „schwangere Leiche" bezeichnete Patientin aus: Eine in der 15. Woche hirntote Schwangere wurde 6 Wochen weiterbeatmet, um eine Entbindung zu ermöglichen; jedoch starb der Fötus durch einen Spontanabort und die Beatmung wurde eingestellt.

Einige Kritiker des Hirntod-Konzepts wollen diesen Zustand als fortgeschrittenes irreversibles Stadium des menschlichen Sterbeprozesses betrachtet wissen, der erst mit dem Herz-Kreislauf-Stillstand und dem Eintritt der sicheren Todeszeichen vollendet sei. Sie befürworten aber die Möglichkeit der Organentnahme in diesem Stadium. Würde man dies einräumen, träten unweigerlich ethisch-juristische Probleme auf, weil dann erlaubt werden müsste, dass eine Organentnahme bei noch nicht toten, sondern noch lebenden Personen stattfände, womit folgenreich eine „fremdnützige" Tötung des Menschen legitimiert worden wäre (Abkehr vom sog. „dead donor rule" bei der Organentnahme).

Alternative: Organentnahme nach Herz-Kreislauf-Stillstand? In den meisten europäischen Ländern ist eine Organentnahme zusätzlich zum Hirntodkriterium auch wenige Minuten nach einem Herz-Kreislauf-Stillstand erlaubt („non-heart-beating donors", „donation after cirulatory death"). Dabei beträgt die minimale Latenzzeit zwischen der Feststellung des Herzstillstandes und der Entnahmemöglichkeit der Organe zwischen 5 und 10 Minuten, was als „äquivalent" zum Hirntod betrachtet wird. In Deutschland ist diese Möglichkeit der Organentnahme nicht erlaubt.

19.2.5 Medizin und Ökonomie

Knappheit von Ressourcen und Anstieg von Kosten führen dazu, dass wirtschaftliche Faktoren in medizinische Entscheidungen einbezogen werden und Kostendämpfungsmaßnahmen vorgenommen werden (z. B. Diagnosis Related Groups = Fallpauschalen).

Die Allokationsethik befasst sich mit der Frage der Verteilung knapper Ressourcen (z. B. Finanzierung teurer Therapien seltener Erkrankungen).

19.2.5 Medizin und Ökonomie

Spannungsfeld Ethik und Ökonomie

Seit den 1970er-Jahren wird versucht, dem Anstieg der Kosten im Gesundheitswesen durch unterschiedliche Dämpfungsmaßnahmen entgegenzutreten. Dies führte beispielsweise 2003 zur Einführung eines Fallpauschalensystems (DRG = „diagnosis related groups"). War früher allein eine Kostendeckung in den meist öffentlich und kirchlich betriebenen Krankenhäusern ausreichend, besteht mittlerweile aufgrund der wachsenden Zahl privater, zum Teil aktiennotierter Kliniken auch eine Gewinnerzielungsabsicht.

Einerseits ist der verantwortungsvolle Umgang mit wirtschaftlichen Ressourcen ein ethisches Gebot, andererseits wird die zunehmende ökonomische Betrachtungsweise in der ambulanten und stationären Krankenversorgung kritisiert, weil sie zu Veränderungen des ärztlichen Ethos führe, die der Medizinethiker Giovanni Maio in zugespitzter Sicht auflistet:

- von der Bedingungslosigkeit der Hilfe zur Rentabilität der Leistung
- vom Vertrauensverhältnis zum Vertragsverhältnis
- von der Selbstverständlichkeit des Gebens zur Rechenschaftspflichtigkeit ärztlichen Handelns
- von der fürsorglichen Praxis zur marktkonformen Dienstleistung
- von der ganzheitlichen Betrachtung des Patienten zur Zerlegung und Fraktionierung der Behandlung
- von der Freiheit ärztlicher Entscheidungen zum Handeln nach Gebrauchsanweisungen
- von der ärztlichen Profession zum Angestellten im Industriekomplex
- vom Grundgefühl der Dankbarkeit der Patienten zur Generierung einer Anspruchsmentalität

Verteilungsgerechtigkeit – Allokationsethik

Die zunehmende Knappheit der zur Verfügung stehenden oder gestellten Mittel zwingt auch in der Neurologie zur Diskussion über ethische Aspekte einer möglichst gerechten Ressourcenverteilung (Allokationsethik). Beispielsweise kosten enzymersetzende oder genwirksame Therapien bei neurologischen Erkrankungen wie z. B. der spinalen Muskelatrophie jährlich mehrere hunderttausend Euro. Die Frage der Finanzierung kann eine Gesellschaft gesundheitspolitisch transparent lösen, z. B. durch explizite Rationierung oder Festlegung von „erlaubten" Kosten für ein standardisiertes Maß an Lebensqualität. So darf in Großbritannien ein Lebensjahr mit einer bestimmten adjustierten Lebensqualität („qualy" = „quality adjusted life year") nicht mehr als einen festgesetzten Betrag kosten. In Deutschland wird über gedeckelte Budgets und Anreizsysteme (DRGs) eine für den Patienten weniger transparente implizite Rationierung praktiziert, deren Ausführung weitgehend den „Leistungsanbietern" übertragen wird.

Eine andere Form der Verteilungsgerechtigkeit prägt die Debatte um die Triage bei begrenzten intensivmedizinischen Behandlungskapazitäten, wie sie in der COVID-19-Pandemie befürchtet wurde. Kontrovers beurteilt wird z. B. die Einordnung der sog. „Ex-Post-Triage“: Diese wurde im deutschen Infektionsschutzgesetz verboten, obwohl empirische Zahlen dafür sprechen, dass durch ihre Anwendung mehr Menschenleben gerettet werden könnten. Ex-Post-Triage bedeutet, dass ein bereits behandelter Patient seinen Beatmungsplatz verliert (und damit stirbt), wenn ein neu eintreffender Patient eine bessere Prognose hat. Unumstritten ist dagegen die Anwendung der „Ex-Ante-Triage“: Wenn 2 Patienten um einen Beatmungsplatz konkurrieren, bekommt derjenige mit der besseren Prognose den Vorzug. Ende 2023 wurden Klagen beim BVerfG gegen das Verbot der Ex-Post-Triage eingereicht.

ÜBUNGSFRAGEN ZUM WISSENS-CHECK

1. Im Patientenrechtegesetz werden einige grundlegende Beziehungen zwischen Arzt und Patienten geregelt. Welche sind das?
2. Das traditionelle „paternalistische“ Arzt-Patienten-Verhältnis ist heute durch ein anderes Verständnis weiterentwickelt worden. Wie heißt dieses Modell und was beschreibt es?
3. Wo liegt der Unterschied zwischen sog. passiver und aktiver Sterbehilfe?

KAPITEL

20 Neuroradiologie

Richard du Mesnil de Rochemont, Elke Hattingen

Studentische Sicht

Eine essenzielle Diagnostik in der Neurologie ist die Radiologie. Insbesondere die MRT und CT spielen dabei eine bedeutende Rolle. Dennoch ist gerade für Ungeübte die Interpretation von Bildbefunden sehr schwierig. Ein einfacher Merkspruch für die gewichteten MRT-Sequenzen lautet: „Was ist hell in T2? H_2O!" Letztlich ist es hilfreich, sich viele Bilder anzusehen und sich somit die klassischen Veränderungen einzuprägen! Lass dich nicht entmutigen, wenn du zu Beginn kaum mehr als ein Meer aus Grautönen erkennen kannst, je mehr Bilder du siehst, desto einfacher wird die Interpretation und wie immer gilt: Übung macht den Meister!

Bildgebende neuroradiologische Verfahren sind ein wichtiger Baustein in der Diagnostik und Therapie von Patienten mit neurologischen Erkrankungen. Deren technisch-physikalische Grundlagen scheinen zunächst „trocken" und wenig mit Medizin zu tun zu haben. Sie zu verstehen hilft jedoch bei der klinischen Interpretation und Zuordnung von pathologischen Befunden. Ziel einer neuroradiologischen Untersuchung ist es, eine klinische Fragestellung so genau wie möglich zu beantworten. Dazu ist es für den Kliniker hilfreich, die Vor- und Nachteile der einzelnen Verfahren zu kennen und über die Indikationen und Kontraindikationen Bescheid zu wissen.

20.1 Grundlagen

20.1.1 Technik

In der modernen Neuroradiologie spielen „klassische Röntgenaufnahmen" nur noch eine untergeordnete Rolle. Sie haben einen nur begrenzten Weichteilkontrast und stellen als projektionsradiografisches Verfahren die Strukturen im Strahlengang überlagernd dar. Eine direkte Beurteilung des Hirnparenchyms ist daher nicht möglich.

Die Diagnostik basiert heute im Wesentlichen auf den beiden Schnittbildverfahren Computertomografie (CT) und Magnetresonanztomografie (MRT), die beide überlagerungsfreie Schichten des Körpers erzeugen und damit das ZNS sichtbar machen. Die erzeugten transversalen Schnittbilder werden nach der heutigen Konvention „von unten" betrachtet, als ob der Beobachter zu Füßen des Patienten stünde. Was im Körper des Patienten rechts ist, erscheint also auf dem Bild links und umgekehrt. Die CT beruht auf Röntgenstrahlen, während die MRT zur Bilderzeugung starke Magnetfelder und elektromagnetische Strahlung verwendet.

Mit der digitalen Subtraktionsangiografie (DSA), die ebenfalls auf Röntgenstrahlen beruht, kann das Gefäßsystem dargestellt werden. Sie bietet auch die Grundlage für gering invasive therapeutische Verfah-

20.1 Grundlagen

20.1.1 Technik

Die CT erzeugt mit Röntgenstrahlen, die MRT mit Magnetfeldern und elektromagnetischer Strahlung „Schichtbilder" des Körpers.
Die Schichten werden „von unten" betrachtet. Was im Körper des Patienten rechts ist, ist also im Bild links zu sehen und umgekehrt.

ren wie z. B. die Gefäßeröffnung beim akuten ischämischen Schlaganfall oder den Verschluss von Aneurysmen.

20.1.2 Anforderung einer Untersuchung

20.1.2 Anforderung einer Untersuchung

Der Neuroradiologe, der die Untersuchung indiziert, durchführt und befundet, muss grundsätzlich über die Beschwerden des Patienten informiert sein und eine Fragestellung vorliegen haben. Er soll schließlich nicht möglichst „schöne" Bilder erzeugen, sondern die Untersuchungsparameter so wählen, dass die klinische Frage des Neurologen so genau wie möglich und mit geringstmöglicher Strahlenexposition beantwortet wird.

MERKE

MERKE Zur Indikationsstellung und Untersuchungsplanung sind genaue klinische und anamnestische Informationen über den Patienten und eine Fragestellung zwingend erforderlich. Je genauer die Frage, desto präziser die Antwort!

20.1.3 Vorbereitung

CT und MRT: Allgemeine Kontraindikationen von CT (➤ Kap. 20.2.2) und MRT (➤ Kap. 20.3.3) beachten. Vor Kontrastmittelgabe Nutzen- und Risikoabwägung!

Angiografie: Wegen der Kontrastmittelapplikation sollte ein aktuelles Labor mit Gerinnungs-, Nierenfunktions- und Schilddrüsenwerten vorliegen. Je nach geplanter Intervention (z. B. Stenting) ist eine Thrombozytenaggregationshemmung oder Antikoagulation nötig.

20.1.3 Vorbereitung

CT und MRT Für die Untersuchung ist in der Regel keine spezielle Vorbereitung notwendig, es sind jedoch die allgemeinen Kontraindikationen (➤ Kap. 20.2.2, ➤ Kap. 20.3.3) zu beachten. Vor einer Kontrastmittelgabe sind die jeweiligen Verbrauchsinformationen der Medikamente zu beachten und ist der Einsatz jeweils unter Berücksichtigung von Nutzen und Risiko für den einzelnen Patienten abzuwägen.

Angiografie Zur Angiografie sollte ein aktuelles Labor mit Gerinnungswerten, Nierenfunktionswerten und ggf. Schilddrüsenwerten vorliegen. Die Normwerte hängen vom jeweiligen Labor ab. Eine Thrombozytenfunktionshemmung und Antikoagulation mit Heparin kann je nach geplanter therapeutischer Maßnahme indiziert sein und sollte individuell mit dem Therapeuten besprochen werden.

20.1.4 Aufklärung

Umfang: Ablauf, Risiken und Alternativen geplanter Maßnahmen
Notfallsituation, nicht zustimmungsfähiger Patient: mutmaßlicher Patientenwille ist entscheidend

20.1.4 Aufklärung

Jede diagnostische und therapeutische Maßnahme bedarf der Zustimmung des Patienten. Verantwortlich für die Aufklärung ist der die Untersuchung und Behandlung durchführende Arzt, das Aufklärungsgespräch selbst kann delegiert werden. Bei einer Notfalluntersuchung und bei nicht zustimmungsfähigen Patienten ist der mutmaßliche Wille des Patienten entscheidend.

KOMMUNIKATIONSKOMPETENZ

KOMMUNIKATIONSKOMPETENZ Die Aufklärung und Beratung von Patienten gehört zur ärztlichen Kernkompetenz. Grundlegendes Prinzip ist der sog. „informed consent", d. h., dass der Patient erst nach ausreichender Information über alle relevanten möglichen Vor- und Nachteile einwilligen soll. Wichtig ist, dass die diagnostische bzw. interventionelle Methode selbst in für den Patienten verständlichen Worten erklärt und auch alle weiteren für die Maßnahme relevanten Aspekte besprochen werden. Insbesondere müssen die Risiken der Maßnahme dargelegt und Alternativen besprochen werden. Dabei stellt die unzureichende oder mangelhafte Aufklärung über diagnostische Untersuchungsoptionen bzw. im Zusammenhang mit der interventionellen Neuoradiologie die mangelnde Aufklärung über mögliche Behandlungsmethoden einen Fehler dar. Dazu gehört das Abwägen der Vor- und Nachteile und der Risiken der verschiedenen Optionen, inkl. der Option, keine weiterführende Diagnostik bzw. Therapie durchzuführen.

Angiografie: Ein spezielles Risiko der Angiografie ist der Schlaganfall.

Angiografie Die Patienten müssen rechtzeitig, d. h. in der Regel spätestens am Vortag, über den Eingriff, seine Risiken und alternative Methoden aufgeklärt werden und ihr Einverständnis erklären. Das Aufklärungsgespräch muss ausdrücklich den Hinweis auf das Schlaganfallrisiko mit der möglichen Folge einer bleibenden Behinderung oder eines lebensgefährlichen Zustands enthalten. Die Schlaganfallrate bei „normalen" Patienten soll unter 0,5 % liegen und bei Patienten mit generalisierter Atherosklerose 1 % nicht überschreiten. In der Aufklärung muss auf individuelle Risiken des Patienten, alternative Behandlungen und besondere Risiken von Interventionen hingewiesen werden.

20.2 Computertomografie

Vorteile der CT: schnelle Durchführbarkeit, flächendeckende Verfügbarkeit, gute Überwachungsmöglichkeiten während der Untersuchung

20.2 Computertomografie

Die CT ist ein auf Röntgenstrahlen basierendes digitales Schnittbildverfahren, mit dem das Körperinnere überlagerungsfrei dargestellt werden kann. Sie ist in Deutschland flächendeckend verbreitet. Die Untersuchung dauert nicht lange und kostet relativ wenig. Auch schwer kranke oder verunfallte Patienten können dabei gut überwacht werden.

20.2.1 Technik

Prinzip

Technische Grundlagen Ein schmales Fächerbündel von Röntgenstrahlen durchdringt den Patienten aus verschiedenen Richtungen in einer Schichtebene. Hochempfindliche Detektoren registrieren dann für jede Projektion die durchdringende Strahlung und damit umgekehrt auch die Strahlenschwächung durch den Patienten. Aus den einzelnen Messdaten errechnet ein Computer die örtliche Schwächung der Röntgenstrahlung im Körper und ordnet dann im sichtbaren Abbild der Schicht, dem Schnittbild, einen Grauwert zu.

Mehrzeilen- und Spiral-CT Ältere CT-Geräte konnten immer nur eine Schicht nach der anderen untersuchen. Der Patient wurde dabei jeweils um die Schichtdicke im Computertomografen vorgeschoben. Moderne CT-Geräte können viele Schichten auf einmal aufnehmen (Mehrzeilen-CT), oder der Patient wird kontinuierlich während des Abtastvorgangs im Gerät vorgeschoben (Spiral-CT). Hierdurch verkürzt sich die Untersuchungsdauer – die reine Messzeit für eine vollständige Untersuchung des Kopfes in der CT beträgt nur wenige Sekunden.

Durch die Untersuchung mit verschiedenen Energien können zusätzlich unterschiedliche Materialien aufgrund ihrer spezifischen Absorption bei unterschiedlichen Energien differenziert werden (z. B. Unterscheidung von Blut und Kontrastmittel beim hämorrhagischen Schlaganfall).

Bildmatrix und Schichtdicke

Pixel und Voxel Das Schnittbild besteht aus einzelnen Bildpunkten (Pixel), die sich zu einer meist quadratischen Matrix von 256 × 256 bis 1.024 × 1.024 zusammensetzen. Jedes Pixel im Bild repräsentiert ein kleines Volumenelement (Voxel) der Körperschicht, die zusätzlich zur Längen- und Breitenausdehnung durch die Schichtdicke definiert ist. Die Auflösung des Bildes bzw. die Größe des einzelnen Volumenelementes hängt von der Matrix, der Messfeldgröße und der Schichtdicke ab. Mit modernen Computertomografen kann eine Auflösung bis unter 1/10 mm erreicht werden.

Schichtdicke Die übliche Schichtdicke bei Untersuchungen des Hirngewebes beträgt 4–8 mm, bei Orbitauntersuchungen 2 mm und bei Darstellung des Felsenbeins und der Schädelbasis unter 1 mm.

CT-Wert und Fenstereinstellung

Hounsfield-Einheit Als Maß für die Röntgenschwächung wurde der CT-Wert definiert und nach seinem Erfinder G. Hounsfield benannt. CT = 1.000 × ($\mu_{Gewebe} - \mu_{Wasser}$) ÷ μ_{Wasser}. Der CT-Wert (Hounsfield-Einheit HE) für Wasser beträgt also 0 HE. Für Luft ist er –1.000 HE, erreicht für die Kompakta des Knochens bis zu 2.000 HE und ist nach oben offen. Es lassen sich damit gut Luft, Fett, Wasser, Gewebe, Blut und Knochen differenzieren.

Fenster CT-Werte könnten zwar theoretisch 1:1 in Grauwerte umgerechnet werden, das menschliche Auge kann aber nur 40–100 Graustufen unterscheiden und wäre daher bei bis zu mehreren 1.000 Grauwerten überfordert. Es wird daher nicht die gesamte Skala der CT-Werte dem Grauwertebereich zugeordnet, sondern je nach Fragestellung nur ein kleiner Ausschnitt, das sog. Fenster (> Abb. 20.1). Alle CT-Werte, die unterhalb dieses Fensters liegen, werden schwarz, alle, die oberhalb liegen, weiß dargestellt. Das Bild ist auf den CT-Wert-Bereich begrenzt, der für die Fragestellung erforderlich ist. Der abgebildete CT-Wert-Bereich wird durch die Lage („level"), also den mittleren Dichtewert, und die Weite des Fensters, also den CT-Wert-Bereich, bestimmt. Bei der Untersuchung des Gehirns wird ein „enges Fenster" bevorzugt, um auch kleine Dichteunterschiede des Hirnparenchyms, z. B. zwischen grauer und weißer Substanz, zu erkennen.

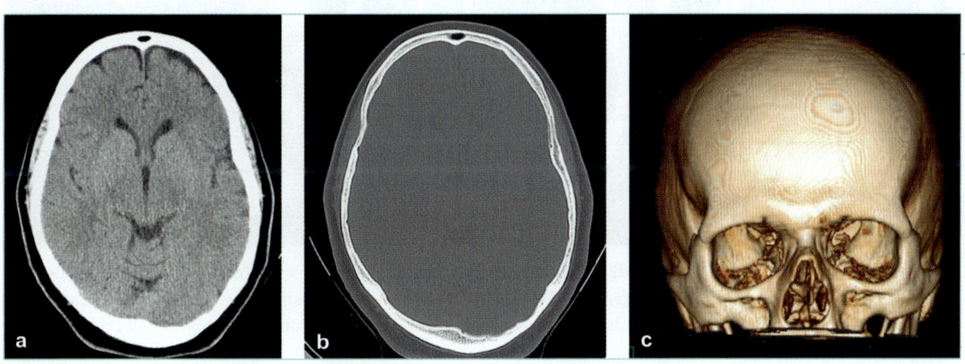

Abb. 20.1 CT des Kopfes. a Transversale Schicht im Weichteilfenster. **b** Knochenfenster. **c** 3-D-Darstellung. [R261]

20.2.1 Technik

Prinzip CT: Gemessen wird die Abschwächung von Röntgenstrahlen durch den Körper. Den Messwerten werden Grautöne zugeordnet, die zu Schnittbildern zusammengesetzt werden.

Mehrzeilen-CT: Mehrere Körperschichten werden gleichzeitig aufgenommen.
Spiral-CT: Der Patient wird während des Abtastens kontinuierlich durch das Gerät vorgeschoben. **Dual-Source-/Dual-Energy-CT:** Untersuchung mit verschiedenen Energiestufen

Unterschiedliche anatomische Strukturen werden in unterschiedlichen **Schichtdicken** untersucht.

Maßeinheit für die Röntgenschwächung ist der **CT-Wert** in **Hounsfield-Einheiten (HE):**
- Wasser: 0 HE
- Luft: –1.000 HE
- Knochen: bis zu 2.000 HE

Fenster: Ein Fenster ist eine begrenzte Spanne von CT-Werten, die in der vom Auge unterscheidbaren Anzahl von Grautönen gerade dargestellt wird. Alle CT-Werte darüber werden weiß, alle Werte darunter schwarz abgebildet.

ABB. 20.1

MERKE

MERKE Strukturen, die eine höhere Dichte als eine Referenzstruktur aufweisen, werden als „hyperdens" bezeichnet und erscheinen auf dem Bild hell. Strukturen, die weniger dicht sind, erscheinen dunkel und werden als „hypodens" bezeichnet.

Veränderungen des Schädelknochens werden aus dem gleichen Datensatz in einem anderen, hieran adaptierten Fenster gesondert dargestellt. Gerade an der Grenze zwischen Hirnparenchym und Knochen können kleine Veränderungen (z. B. schmale subdurale Hämatome) besser durch eine individuelle Anpassung des Fensters herausgearbeitet werden.

Bildrekonstruktion

Bei der Bildrekonstruktion kann durch Verwendung unterschiedlicher Algorithmen eine erhöhte Orts- oder Kontrastauflösung erzeugt werden. Verschiedene 2-D- oder 3-D-Rekonstruktionen können bei der Visualisierung bestimmter Pathologien helfen, liefern aber grundsätzlich keine neuen Bildinformationen.

Kontrast- und Ortsauflösung Bei der Bildrekonstruktion aus den Rohdaten kann zwischen verschiedenen Algorithmen gewählt werden, die das Verhältnis von Kontrastauflösung zu Ortsauflösung beeinflussen. Je höher die Ortsauflösung, desto geringer die Kontrastauflösung und umgekehrt. Bei sehr kleinen Strukturen wie dem Mittel- und Innenohr wird daher ein hochauflösender Algorithmus für den Ort gewählt. Kommt es hingegen auf eine gute Kontrastauflösung an, um z. B. kleine Dichteunterschiede des Hirnparenchyms zu erkennen, wählt man „glättende" Algorithmen, die die Ortsauflösung etwas verringern.

2-D- und 3-D-Rekonstruktionen Aus den Rohdaten der Untersuchung können in der Bildnachverarbeitung verschiedene 2-D- und 3-D-Rekonstruktionen erstellt werden:

- Bei der **multiplanaren Reformation (MPR)** werden aus den Schichtstapeln Schnitte in beliebigen Raumrichtungen erstellt. Die Auflösung der rekonstruierten Schichten erreicht die Auflösung der Schichten des ursprünglichen Bildes, wenn die Kantenlänge der einzelnen Voxel in allen 3 Raumrichtungen gleich ist. Die MPR wird vor allem zur koronaren Darstellung der knöchernen Schädelbasis und zur sagittalen und koronaren Darstellung der Wirbelsäule verwendet.
- **Maximum-Intensitätsprojektionen (MIP)** sind Volumendarstellungsverfahren, bei denen aus einem Untersuchungsvolumen jeweils der maximale CT-Wert in eine Betrachtungsebene projiziert wird. Damit werden kleine kontrastreiche Strukturen hervorgehoben, in der Neuroradiologie vor allem dann, wenn Gefäße mit der CT-Angiografie dargestellt werden sollen (➤ Abb. 20.2). Die Dichte in den Gefäßen wird dabei durch ein intravenös appliziertes Kontrastmittel angehoben und unterscheidet sich so vom umgebenden Hirnparenchym. Bei ischämischen Schlaganfällen können damit Gefäßverschlüsse und -stenosen oder bei einer Subarachnoidalblutung Aneurysmen nachgewiesen werden.
- **3-D-Oberflächenrekonstruktionen** werden erstellt, indem Voxel gleicher Dichte zusammenhängend dargestellt und alle anderen Anteile ausgeblendet werden. Durch virtuelle Lichtquellen kann ein dreidimensionaler Bildeindruck entstehen. Diese Verfahren werden bei der Gefäß- und Knochendarstellung verwendet.

So schön manche Rekonstruktionen auch anzuschauen sein mögen, sie liefern grundsätzlich keine neuen Bildinformationen, sondern stellen nur die in den primären Schichtbildern vorhandenen Informationen mehr oder weniger verlustbehaftet anders dar. Es ist daher immer notwendig, die Quellbilder sorgfältig zu analysieren.

ABB. 20.2

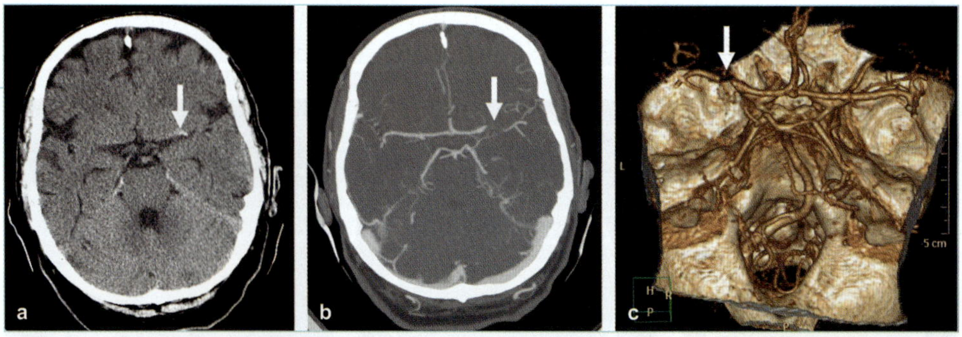

Abb. 20.2 CT des Kopfes bei Verschluss der A. cerebri media links. a CT des Kopfes im Weichteilfenster mit hyperdenser Darstellung der A. cerebri media (Pfeil). **b** CT-Angiografie in MIP-Rekonstruktion, Aussparung durch Thrombus (Pfeil). **c** 3-D-Darstellung der Gefäße mit Schädelbasis (wegen der 3-D-Rekonstruktion in seitenverdrehter Darstellung). [R261]

Partialvolumeneffekte und Artefakte

Der Grauwert des Pixels spiegelt die mittlere Dichte im erfassten Voxel wider. Befinden sich Gewebe mit stark unterschiedlicher Dichte in einem Voxel, werden die richtigen Dichtewerte lokal verfälscht. Dieser **Partialvolumeneffekt** tritt bei der CT des Kopfes insbesondere an der Schädelbasis auf, wo Hirnparenchym, Liquorraum und Knochen eng nebeneinanderliegen. An den Grenzen zwischen Strukturen sehr unterschiedlicher Dichte können streifige **Artefakte** entstehen, die eine Interpretation erschweren oder Läsionen des Hirnparenchyms vortäuschen können. In der CT des Kopfes sind hierdurch insbesondere der Hirnstamm und die unteren Anteile der Kleinhirnhemisphären und der Temporallappen oft nur eingeschränkt zu beurteilen. Erkrankungen, die manchmal nur kleine Dichteunterschiede des Hirnparenchyms verursachen, wie z. B. Herpesenzephalitis oder frische Hirninfarkte, können somit dem Nachweis entgehen oder vorgetäuscht werden.

Der Grauwert eines Pixels (zweidimensionaler Bildpunkt) resultiert aus dem mittleren Röntgendichtewert in dem entsprechenden Voxel (dreidimensionale Volumeneinheit des Körpers). Liegen in diesem Voxel Strukturen stark unterschiedlicher Dichte nebeneinander, wird das Ergebnis verfälscht: **Partialvolumeneffekt.** So kommt es zu **Bildartefakten,** häufig z. B. im Hirnstamm, wo Knochen und Hirngewebe eng nebeneinanderliegen.

Kontrastmittel-CT

Bei ungefähr einem Drittel der Patienten wird ein jodhaltiges Kontrastmittel intravenös verabreicht, das die Strahlenabsorption verstärkt. Beispielsweise heben sich damit Gefäße deutlicher vom übrigen Gewebe ab, sodass Verschlüsse der großen Gefäße sicher nachzuweisen sind. Ist die Blut-Hirn-Schranke gestört, tritt das Kontrastmittel aus dem Gefäßlumen in das Interstitium aus und reichert sich an (Enhancement). Hierdurch können insbesondere Tumoren besser abgegrenzt und charakterisiert werden.

Kontrastmittel-CT: Jodhaltiges Kontrastmittel dient der Gefäßdarstellung und reichert sich in Geweben mit gestörter Blut-Hirn-Schranke an.

MERKE Die Anreicherung von Kontrastmittel im Gewebe wird als Enhancement bezeichnet.

MERKE

Perfusions-CT Die Durchblutung des Gehirns kann mit der Perfusions-CT untersucht werden. Dazu werden – nach intravenöser Gabe eines Kontrastmittelbolus – wiederholt mit einer Frequenz von 0,5–2 Bildern/Sekunde Schichtaufnahmen an derselben Stelle erstellt. Die Dauer und Intensität des An- und Abflutens des Kontrastmittels wird in Parameterbildern des zerebralen Blutflusses, des zerebralen Blutvolumens und der mittleren Transitzeit des Kontrastmittels veranschaulicht. Beim akuten ischämischen Schlaganfall werden mit der multimodalen CT-Bildgebung mithilfe der nativen CT eine Blutung ausgeschlossen und Infarktfrühzeichen (hyperdenses thrombosiertes Gefäß, Schwellung mit Verstreichen der Sulci und fehlende Differenzierbarkeit von grauer und weißer Substanz) nachgewiesen. Mit der CT-Angiografie werden die Lage und die Länge des Gefäßverschlusses untersucht. Die Perfusions-CT kann näherungsweise Aufschluss geben über irreversibel geschädigtes und kritisch minderperfundiertes, aber noch vitales Gewebe (Penumbra). Diese Information ist für die rekanalisierende Behandlung von Gefäßverschlüssen hilfreich.

In der *Perfusions-CT* werden zerebraler Blutfluss, zerebrales Blutvolumen und die mittlere Transitzeit des Kontrastmittels veranschaulicht. Dies gibt Aufschluss über irreversibel geschädigtes und kritisch minderperfundiertes Gewebe. Die CT-Perfusion dient so u. a. der Entscheidung zur rekanalisierenden Therapie.

Risiken Jodhaltige Röntgenkontrastmittel werden über die Nieren ausgeschieden, sodass sie bei Nierenfunktionsstörungen nicht oder nur nach entsprechender Vorbereitung durch Flüssigkeitsgabe eingesetzt werden dürfen. Darüber hinaus muss vor der Gabe eines Kontrastmittels geklärt werden, ob eine Schilddrüsenüberfunktion besteht oder allergische Reaktionen bei vorangegangenen Kontrastmittelgaben vorgekommen sind, damit eine entsprechende Begleitmedikation verordnet werden kann. Besteht eine Medikation mit Metformin, kann als seltene Komplikation der Applikation jodhaltiger Kontrastmittel eine Laktatazidose auftreten, Metformin sollte mindestes 2 Tage vor der Gabe pausiert werden.

Cave: bei schlechter Nierenfunktion, Schilddrüsenüberfunktion und Allergien; Metformin soll nicht bei eingeschränkter Nierenfunktion gegeben werden.

20.2.2 Indikationen und Kontraindikationen

Die CT ist bei neurologischen Notfällen Methode der 1. Wahl. Die häufigsten Indikationen sind der ischämische und hämorrhagische Schlaganfall und das Schädel-Hirn-Trauma. In der Akutdiagnostik können größere raumfordernde Tumoren oder Liquorzirkulationsstörungen nachgewiesen werden. Zur näheren Einordnung von Läsionen des Hirnparenchyms, insbesondere bei Tumoren, Entzündungen und neurodegenerativen Erkrankungen ist aber meist eine MRT (➤ Kap. 20.3) indiziert.

Insbesondere bei Schwangeren, Kindern und jungen Erwachsenen sollte die Indikation wegen der Strahlenexposition besonders kritisch überprüft und wenn möglich ein alternatives Verfahren (Ultraschall, MRT) eingesetzt werden.

20.2.2 Indikationen und Kontraindikationen

MERKE

Computertomografie

- auf Röntgenstrahlen basierendes digitales Schnittbildverfahren
- wesentliche Indikation: neurologische Notfälle
- „Fenster" ist die Bezeichnung für den CT-Werte-Bereich, der als Grauwerte im Bild dargestellt wird
- durch Kontrastmittel heben sich Gefäße deutlicher vom übrigen Gewebe ab, sodass Verschlüsse der großen Gefäße sicher nachzuweisen sind; eine Anreicherung im Gewebe wird als Enhancement bezeichnet

MERKE

20.3 Magnetresonanztomografie

Vorteile der MRT: gute, kontrastreiche Darstellung von Weichgewebe (z. B. weiße und graue Hirnsubstanz), keine ionisierende Strahlung

20.3.1 Technik

Prinzip MRT: Atomkerne mit Eigendrehung (= Kernspin, bei der MRT Augenmerk auf Wasserstoffkerne/Protonen) erzeugen ein kleines Magnetfeld (M_0) um sich herum. Nach Anlegen eines äußeren, statischen Magnetfelds (B_0) richten sich die Protonen entlang des Feldes aus. Es kommt neben dem Kernspin zu einer Rotation um die Achse des Magnetfeldes (sog. *Präzession*). Die Frequenz dieser Bewegung ist die *Larmor-Frequenz ω*, die von der Magnetfeldstärke (B_0) abhängt. Durch Einstrahlen eines Hochfrequenzimpulses in Larmor-Frequenz kommt es zu einem „Herausdrehen" der Nettomagnetisierung (M_0) der Protonen aus Richtung des äußeren Feldes (B_0). Das Maß der Auslenkung ist der *„Flip-Winkel"*.

20.3 Magnetresonanztomografie

Wie die CT ist auch die MRT ein digitales Schnittbildverfahren, mit dem das Körperinnere überlagerungsfrei dargestellt werden kann. Bei der MRT werden jedoch keine Röntgenstrahlen, sondern ein starkes Magnetfeld und Hochfrequenzimpulse eingesetzt. Das Prinzip der Magnetresonanz (Magnetic Resonance, MR) ist seit 1946 bekannt und geht auf eine unabhängige Entdeckung von Bloch und Purcell zurück. Der physikalische Effekt wurde zunächst als spektroskopische Methode in der MRT-Spektroskopie ausgenutzt. Zu Beginn der 1970er-Jahre wurde dann aus der MRT-Spektroskopie die MR-Bildgebung entwickelt. Sie ist heute das wichtigste „Arbeitspferd" in der neuroradiologischen Diagnostik und zeichnet sich nicht nur durch den guten Kontrast zwischen weißer und grauer Hirnsubstanz aus, sondern auch durch die hohe Sensitivität gegenüber pathologischen Veränderungen.

20.3.1 Technik

Prinzip

WISSENSCHAFTSKOMPETENZ Die Magnetresonanztomografie (MRT) ist ein Schnittbildverfahren, mit dem das Nervengewebe sehr gut dargestellt und beurteilt werden kann. Im Gegensatz zur Computertomografie basiert die MRT nicht auf der Verwendung ionisierender Strahlen, sondern erfolgt mithilfe eines starken Magnetfeldes zusammen mit eingestrahlten Hochfrequenzimpulsen. Kontraindikationen sind vor allem metallische oder elektrische Fremdkörper im Gewebe; Einschränkungen ergeben sich durch eine ausgeprägte Klaustrophobie oder eine Überwachungspflichtigkeit des Patienten. Neben der Anwendung der MRT im klinischen Alltag als hochauflösendes Diagnostikum hat die wissenschaftliche Anwendung die Neurowissenschaften in vergangenen 20 Jahren revolutioniert. Dabei können durch eine Erhöhung der Feldstärke mikroskopische Einblicke in vitales Hirngewebe gewonnen werden; vor allem die funktionelle Bildgebung mit hochauflösender und dynamischer Darstellung der zerebralen Perfusion und des Sauerstoffmetabolismus haben detaillierte Einblicke in die funktionelle Spezialisierung des menschlichen Kortex und anderer anatomischer Strukturen geliefert. Durch die Traktografie (Diffusion-Tensor) können die subkortikalen Bahnsysteme dargestellt werden.

Die im Zusammenhang mit der MRT-Technik verwendeten Kenngrößen sind in ➢ Tab. 20.1 zusammengestellt.

Kernspin Atomkerne mit einer ungeraden Nukleonenzahl besitzen einen Drehimpuls, den sog. Kernspin. Für die MRT ist dabei insbesondere das Wasserstoffatom relevant, dessen Kern genau ein Proton enthält. Durch die positive Ladung entsteht mit dem Kernspin ein magnetisches Dipolmoment M_0, d. h., das sich drehende Wasserstoffproton ist eine Art Stabmagnet. Solange kein äußeres Magnetfeld angelegt wird, ist die Ausrichtung dieser „Magneten" beliebig und sie liegen ungeordnet im Körper vor.

Statisches Magnetfeld Wird ein äußeres, statisches Magnetfeld (B_0-Feld) angelegt, wirkt ein Drehmoment, das versucht, die Dipole entlang dieses Magnetfeldes auszurichten. Man erhält wegen des Eigendrehimpulses eine Situation analog der eines Kreisels im Schwerefeld der Erde, d. h., die Drehachse des

Tab. 20.1 Kenngrößen der MRT.

Kenngröße	Wert oder Gleichung	Bedeutung
Larmor-Frequenz	ω	Frequenz, mit der die Protonen um die Magnetlängsachse präzedieren
Hauptmagnetfeld B_0	Tesla	Stärke des statischen Magnetfeldes
Larmor-Gleichung	$\omega = B_0 \times \gamma$	Zusammenhang zwischen Magnetstärke und Präzessionsfrequenz
Kernspin und Kernspinresonanz	I	Gesamtdrehimpuls eines Atomkerns um seinen Schwerpunkt und das mit ihm verbundene magnetische Moment
Phase	Grad °	Position der Protonen um die Magnetlängsachse, um die sie präzedieren
Hochfrequenzimpuls HF	≈ ω	für sehr kurze Zeit (< 10 ms) eingestrahltes elektromagnetisches Wechselfeld, das senkrecht zu B_0 mit der Larmor-Frequenz eingestrahlt wird
T1-Relaxationszeit	ms	Zeitpunkt, an dem 63 % der Protonen in Längsrichtung relaxiert sind
T2-Relaxationszeit	ms	Zeitpunkt, an dem 63 % der Protonen in Querrichtung relaxiert sind

Atomkerns beschreibt eine Kreisbewegung (Präzession) um die Richtung des äußeren Feldes. Die Frequenz dieser Bewegung nennt man Larmor-Frequenz.

Durch den mit der Larmor-Frequenz eingestrahlten Hochfrequenzimpuls bewirkt die magnetische Komponente des Wechselfeldes eine zweite überlagerte Präzessionsbewegung, die die Nettomagnetisierung M_0 aus der Richtung des äußeren Feldes herausdreht.

Längs- und Quermagnetisierung Längsmagnetisierung ist die Ausrichtung der magnetischen Dipole des Kernspins entlang des statischen Magnetfeldes (longitudinale Komponente von M_0). Aufgrund der Quantenmechanik gibt es genau 2 verschiedene Orientierungen der Drehachse des sich drehenden Wasserstoffprotons, eine mehr in Richtung des äußeren Feldes, die andere entgegengesetzt. Zur Umorientierung ist die Absorption oder Emission eines Photons mit der Energie $E = h\omega_0$ erforderlich (magnetische Kernresonanz). Ohne gezielte Einstrahlung dieser Frequenz stellt sich nach einer gewissen Zeit, die von der Längsrelaxationszeit T1 abhängt, das (thermische) Gleichgewicht ein, bei dem die Zustände mit höherer Energie etwas weniger häufig besetzt sind. Quermagnetisierung ist die Auslenkung zwischen dem Hauptmagnetfeld B_0 und dem magnetischen Dipolmoment M_0 (transversale Komponente von M_0). Je nach Stärke und Dauer des angelegten Wechselfeldes ist die Auslenkung, d. h. der Winkel (sog. Flip-Winkel) Hauptmagnetfeld B_0 und der Magnetisierung M_0, unterschiedlich groß. Beispielsweise wird ein HF-Impuls, der dazu führt, dass eine Kreisbewegung (Präzession) in der Ebene senkrecht (transversal) zu M_0 senkrecht zu B_0 ausgerichtet wird, 90°-Impuls genannt. Das damit verbundene elektromagnetische Wechselfeld kann mit einer geeigneten Spule (z. B. der o. g. Sende-/Empfangsspule) nachgewiesen werden.

Längsmagnetisierung: longitudinale Komponente von M_0 durch Gleichgewicht der verschiedenen Orientierungen der magnetischen Dipole im statischen Magnetfeld, zu (geringen) Gunsten des energetisch ärmeren Zustandes (vor Einbringen eines Hochfrequenzimpulses)
Quermagnetisierung: transversale Komponente von M_0, welche nach Einstrahlen des Hochfrequenzimpulses durch Versetzung der Protonen „in Phase" entsteht

T1- und T2-Relaxationszeit Nach dem Abschalten des HF-Impulses nimmt die Quermagnetisierung ab und die Längsmagnetisierung nimmt zu, bis wieder der Ausgangswert erreicht ist. Für die Zunahme der Längsmagnetisierung müssen die Protonen die aufgenommene Energie wieder abgeben. Dies dauert je nach Gewebe und anliegendem Magnetfeld B_0 unterschiedlich lange und wird über die sog. T1-Zeit (Längsrelaxation) charakterisiert. Eine Abnahme der Quermagnetisierung ist aber auch ohne Zunahme der Längsmagnetisierung möglich, indem z. B. die Energie auf ein benachbartes Proton übertragen wird, wobei die Phasenkohärenz der Präzessionsbewegung verloren geht. Immer weniger Protonen addieren sich dann zu einem gemeinsamen MR-Signal. Dieses Dephasieren folgt der Zeitkonstante T2 (Querrelaxation), die kürzer als T1 ist.

Nach Abschalten des Hochfrequenzimpulses nimmt die Längsmagnetisierung zu und die Quermagnetisierung ab.
T1-Relaxationszeit/Längsrelaxation: Zeitpunkt, an dem 63 % der Protonen in Längsrichtung relaxiert sind
T2-Relaxationszeit/Längsrelaxation: Zeitpunkt, an dem 63 % der Protonen in Querrichtung relaxiert sind

MERKE Das entstehende MR-Signal hängt u. a. von der Protonendichte im Gewebe und von den gewebespezifischen T1- und T2-Zeiten ab. Um ein MR-Bild zu erhalten, sind viele Hochfrequenzimpulse nacheinander notwendig.

MERKE

Ortcodierung Um schließlich noch zu wissen, von welchem Punkt des Gewebes das empfangene Resonanzsignal ausgeht, muss dieser Punkt codiert werden. Dazu bauen sog. Gradientenspulen ein zusätzliches Magnetfeld auf, das sich dem Hauptfeld überlagert. Es führt dazu, dass sich die Feldstärke in einer bestimmten Raumrichtung linear ändert, d. h., in Abhängigkeit von dieser Richtung liegt letztlich eine andere Feldstärke vor. Werden dann die Signale wiederholt mit systematisch modifizierten Feldgradienten aufgenommen und in ihre Frequenzbestandteile zerlegt (Fourier-Transformation), können letztlich die aufgenommenen Signale einem bestimmten Ortspunkt zugeordnet werden.

Durch Atomanregung und -relaxation entstehen messbare MR-Signale, aus denen Bilder errechnet werden.

Sequenzen und Sequenzparameter

Sequenzen Pulssequenz oder Sequenz bezeichnet ein Programm, das die Anregung, Codierung und Datenakquisition steuert. In der Neuroradiologie werden vorrangig **Spinecho-Sequenzen** (SE-Sequenzen) eingesetzt, die jeweils für bestimmte Gewebekontraste optimiert sind. Die SE-Sequenz besteht aus einem 90°-Puls zur Anregung und einem zu einem definierten Zeitpunkt folgenden 180°-Puls. Aus technischen und/oder praktischen Gründen ist ein reiner T1-Kontrast oder T2-Kontrast meist nicht möglich.

TR und TE TR ist die Zeit zwischen einem und dem nächsten Anregungspuls (90°-Puls der SE-Sequenz). Diese **Wiederholungszeit TR** beeinflusst vor allem den T1-Kontrast.

Ist TR kurz, werden nur die Protonen in Geweben mit kurzer T1-Zeit wieder nahezu den Ausgangswert der Längsmagnetisierung erreicht haben. Nur diese Gewebe werden dann bei der nächsten Anregung auch ein stärkeres MR-Signal erzeugen können und dementsprechend im Bild hell erscheinen.

Die **Echozeit TE** ist die Zeit zwischen der Anregung und der Messung des MR-Signals. Sie beeinflusst vor allem den T2-Kontrast.

Ist TE kurz, sind nur Protonen in Geweben mit kurzer T2-Zeit bereits weitgehend dephasiert und geben dementsprechend kaum noch ein Signal. Eine kurze T2-Zeit führt hier also zu dunklen Geweben.

Die *Wiederholungszeit TR* ist die Zeit zwischen 2 Anregungsimpulsen, die *Echozeit TE* ist die Zeit zwischen Anregung der Protonen und Messung des entstehenden Signals. Wiederholungszeit und Echozeit bestimmen den T1- und T2-Kontrast.

TR und TE können vom Benutzer vorgegeben werden und dienen z. B. der Erzeugung bestimmter Kontraste, die die unterschiedlichen Relaxationszeiten verschiedener Gewebearten widerspiegeln.

Bildgebung

Das MRT zeichnet sich durch einen hohen Weichteilkontrast aus, der durch die TR- und TE-Zeiten moduliert werden kann. Die hohe Sensitivität der MR-Bildgebung liegt darin begründet, dass sich T1- und T2-Zeiten der verschiedenen Gewebe, aber auch von gesundem und pathologischem Gewebe unterscheiden.

Lerntipp:
- T1-Kontrast: kurze TR und TE
- T2-Kontrast: lange TR und TE
- Protonenkontrast: lange TR, kurze TE

T1-Kontrast Die Kontraste eines T1-gewichteten Bildes gründen vorwiegend auf unterschiedlichen T1-Zeiten der verschiedenen Gewebe, also auf der unterschiedlichen Längsrelaxation der Moleküle in diesen Geweben. Für ein T1-gewichtetes Bild wählt man am günstigsten eine Wiederholungszeit TR, die ungefähr der durchschnittlichen T1-Zeit der wichtigsten zu untersuchenden Gewebetypen entspricht (TR = 500–800 ms). Für die zerebrale Bildgebung sind die T1-Zeiten der grauen und weißen Substanz entscheidend, um einen guten Kontrast dieser Gewebekomponenten zu erzielen. Bei 1,5 Tesla beträgt die T1-Zeit der weißen Hirnsubstanz ungefähr 0,7 s und die der grauen Hirnsubstanz ungefähr 0,9–1,2 s, während die T1-Zeit des Liquors bis 4 s lang ist. Für Gewebe mit kurzer T1-Zeit erhält man starke Signale, sodass sich die weiße Hirnsubstanz heller als die graue Substanz darstellt (➢ Abb. 20.3, ➢ Tab. 20.2) und Liquor dunkel erscheint. Die Echozeit TE muss für ein T1-gewichtetes Bild so kurz wie möglich gewählt werden, um den Einfluss unterschiedlicher T2-Zeiten gering zu halten.

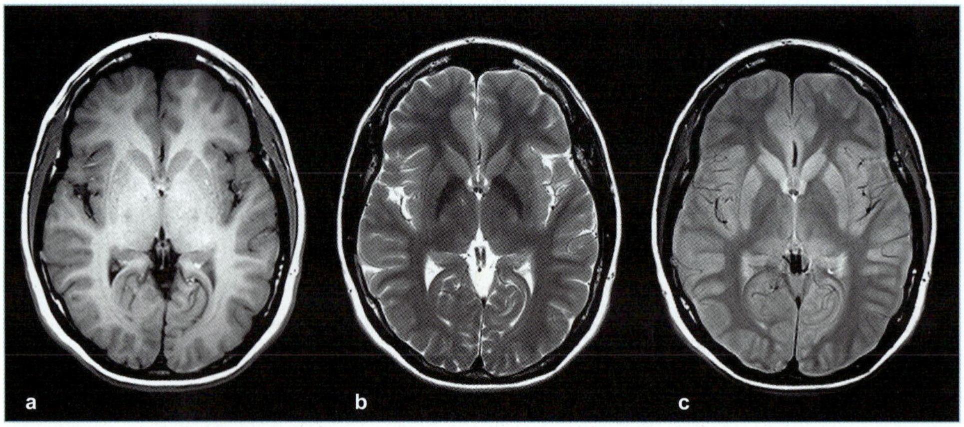

Abb. 20.3 Kontraste in der MRT, dargestellt an 3 transversalen MR-Schichten in Höhe der Stammganglien. **a** Auf dem T1-gewichteten Bild (TR = 600, TE = 12) ist der Liquor dunkel und das Marklager signalreich abgebildet. Die graue Substanz des Rindenbandes und der Stammganglien kommt gegenüber der weißen Substanz dunkler zur Darstellung. **b** Auf dem T2-gewichteten Bild (TR = 4.000, TE = 102) ist der Liquor hyperintens, die weiße Substanz ist gegenüber der grauen Substanz signalärmer (dunkler). **c** Auf dem protonengewichteten Bild (TR = 4.000, TE = 15) sind Strukturen mit hoher Protonendichte (Liquor, graue Substanz) signalreicher als die weiße Substanz mit geringerer Protonendichte. [R261]

TAB. 20.2

Tab. 20.2 Signalintensitäten im MRT-Bild.

Gewebe/Befund	T1-Kontrast	T2-Kontrast
Liquor	hypointens	hyperintens
frische Blutung	hypo- bis isointens	hyperintens
1–2 Wochen altes Blut	hyperintens	hypo- bis hyperintens
Ödem	hypointens	hyperintens
Kontrastmittel	hyperintens	–

T2-Kontrast Die Kontraste eines T2-gewichteten Bildes werden vorwiegend durch die unterschiedlichen T2-Zeiten der verschiedenen Gewebe bestimmt (➢ Abb. 20.3), also durch die unterschiedliche Querrelaxation der Moleküle in diesen Geweben. Bei langem TE (z. B. 90 ms) ist die Phasenkohärenz in Geweben mit kurzer T2-Zeit nahezu zerstört, d. h., sie haben eine geringere Signalhöhe des Spinechos als Gewebe mit langer T2-Zeit. Die T2-Zeiten des Hirngewebes liegen bei 60–100 ms und die des Liquors bei ca. 1,5 s. Lange TR-Zeiten verringern den Einfluss der longitudinalen Relaxation (➢ Tab. 20.2).

Protonenkontrast Lange TR-Zeit und kurzes TE vermindern den Einfluss der T1- und T2-Zeiten auf die MR-Signale. Der verbleibende Signalunterschied wird somit vorwiegend durch die Protonendichte der Gewebe bestimmt (➤ Abb. 20.3). Die Protonendichte-gewichteten Sequenzen sind in der zerebralen Bildgebung zurzeit weitgehend durch die FLAIR-Sequenzen ersetzt worden.

FLAIR FLAIR-Sequenzen (FLAIR = „fluid-attenuated inversion recovery") unterscheiden sich von den T2-gewichteten Sequenzen dadurch, dass vor dem 90°-Anregungspuls ein Präparationspuls geschaltet wird, der die gesamte Magnetisierung invertiert. Dadurch werden die hyperintensen Signale des Liquors unterdrückt (➤ Abb. 20.4).

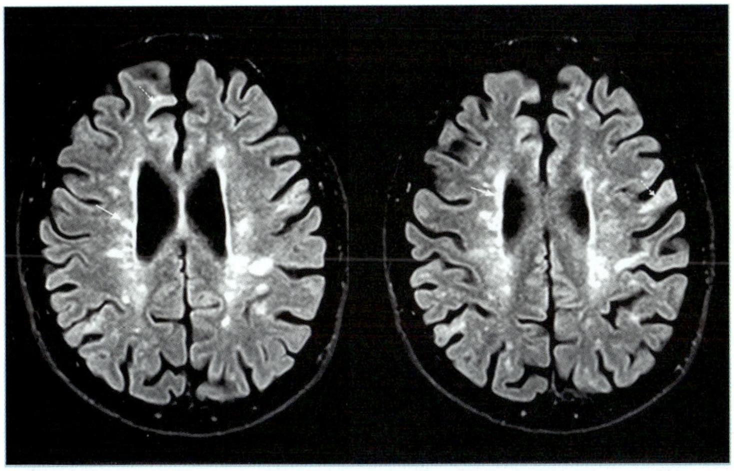

Abb. 20.4 FLAIR-Sequenz bei 2 transversalen Schichten eines Patienten mit multipler Sklerose. Liquor ist signalarm (hypointens), die Läsionen gegenüber dem übrigen Hirnparenchym signalreich (hyperintens) abgebildet. Läsionen sind unmittelbar angrenzend an die Seitenventrikel zu erkennen (Pfeile), aber auch im direkt subkortikalen Marklager, die zum Teil auch das angrenzende Rindenband beteiligen (gestrichelte Pfeile). [R261]

MERKE FLAIR-Sequenzen sind T2-gewichtete Sequenzen, bei denen die Liquorsignale unterdrückt werden. Sie sind aber auch T1-gewichtet und können daher nach Kontrastmittelgabe Anreicherungen zeigen.

MERKE

Gradientenecho (GE) Durch Feldgradienten kann man das Signal dephasieren und refokussieren (den Phasenverlauf invertieren). In diesem Fall spricht man von Spinechos (SE). GE-Sequenzen werden zur schnellen Bildgebung gezählt und sind gekennzeichnet durch kurze Wiederholungszeiten TR und Anregungswinkel kleiner als 90°. Spin-Dephasierungen, die durch Inhomogenitäten des Magnetfeldes und Unterschiede in den Magnetisierungseigenschaften (Suszeptibilität) innerhalb des Gewebes entstehen, werden beim GE (im Gegensatz zum SE) nicht refokussiert, wodurch diese anfälliger gegenüber solchen Dephasierungen (Artefakten) sind. GE-Sequenzen mit T2-Wichtung werden auch T2*-gewichtete Sequenzen genannt. Diese Sequenzen sind besonders geeignet, um Blutbestandteile (z. B. in Kavernomen), vermehrte Eisenablagerungen und Verkalkungen nachzuweisen.

Gradientenecho-Sequenzen eignen sich zur Darstellung von Blutbestandteilen, Eisenablagerungen und Verkalkungen. GE-Sequenzen mit T2-Wichtung heißen T2*, in der Klinik auch „Hämosequenz".

Suszeptibilität Die magnetische Suszeptibilität gibt das Ausmaß der Magnetisierbarkeit von Materie in einem externen Magnetfeld an. Paramagnetische Materialen (z. B. Gadolinium) weisen eine positive magnetische Suszeptibilität auf, d. h., sie magnetisieren sich in einem externen Magnetfeld und verstärken dieses lokal. Der paramagnetische Effekt des Desoxyhämoglobins wird zur funktionellen Bildgebung genutzt, Methämoglobin ist sogar superparamagnetisch. Diamagnetische Materialien (z. B. Kalzium, Luft) besitzen eine sehr schwache oder negative Suszeptibilität und schwächen das Magnetfeld lokal ab. An Grenzflächen von Materialien unterschiedlicher Magnetisierbarkeit entstehen Suszeptibilitätsartefakte. Ein relativ neues T2*-gewichtetes MR-Verfahren, das Susceptibility Weighted Imaging (SWI), das auf flusskompensierten, räumlich hochaufgelösten 3-D-GE-Sequenzen basiert, misst die Phasendifferenzen (Phasenbild) und Signalverluste (Magnitudenbild), die durch die unterschiedlichen magnetischen Suszeptibilitäten der verschiedenen Gewebe entstehen. Mit der Kombination der Magnituden- und Phasenbilder wird ein erweitertes Kontrastsignalbild erzeugt, das venöses Blut, Mikro- und Makroblutungen, oberflächliche Siderosen und andere Formen der Eisenablagerungen darstellen kann. Der diagnostische Zugewinn der SWI reicht von der Alzheimer-Krankheit bis zur multiplen Sklerose, und ist vor allem bei der zerebralen Amyloidangiopathie (CAA), bei kortikalen Venenthrombosen, bei Gefäßmalformationen wie dem Sturge-Weber-Syndrom und bei der axonalen Scherverletzung nach Schädel-Hirn-Trauma anderen MR-Sequenzen überlegen (➤ Abb. 20.5). Bei den Hirntumoren stellt der Nachweis von intratumoralen Mikroblutungen ein Charakteristikum der malignen Hirntumoren dar, das die Abgrenzbarkeit zu ZNS-Lymphomen und gutartigeren Tumoren erleichtert.

PRAXISTIPP

PRAXISTIPP Für die anatomische Bildgebung ist die stark T1-gewichtete 3-D-Sequenz geeignet (z. B. MPRAGE) und für die Detektion einer Pathologie die FLAIR („Suchsequenz"). Die T2-gewichtete TSE-Sequenz ist ideal zur genaueren morphologischen Beurteilung der Pathologie (in mehreren Ebenen). Mit T2*-gewichteten GE-Sequenzen sieht man Blutabbauprodukte. Die SWI stellt Mikroblutungen und oberflächliche Siderosen zuverlässig dar.

Lerntipp: Man vergleicht das MR-Signal einer Hirnstruktur/Pathologie mit dem Signal grauer Hirnsubstanz: hypointens = dunkler; isointens = identisch; hyperintens = heller.

Kontrast bei pathologischen Hirnprozessen Bei den meisten pathologischen Hirnprozessen bildet sich ein Ödem und/oder es entstehen Gliosen (≠Narbe, da sie nicht von Fibrozyten, sondern von Gliazellen gebildet werden!).

MERKE

MERKE Verallgemeinernd nehmen T1- und T2-Zeiten bei pathologischen Hirnprozessen zu, d. h., in T1-gewichteten Bildern sind Veränderungen meist iso- oder hypointens, während sie in T2- und protonengewichteten Sequenzen sowie in der FLAIR-Sequenz hyperintens sind. Mit Liquor gefüllte Hirnsubstanzdefekte hingegen verhalten sich wie der Liquor selbst.

Gadolinium (Gd) = MRT-Kontrastmittel, besonders hyperintens in T1-gewichteten Sequenzen darstellbar, Anreicherung in pathologisch verändertem Hirngewebe über die gestörte Blut-Hirn-Schranke

Kontrastmittel Die Blut-Hirn-Schranke verhindert, dass sich die in der Routine angewandten Kontrastmittel im Hirngewebe anreichern. Das gilt allerdings nicht für die Meningen, den Plexus choroideus und die zirkumventrikulären Organe wie die Hypophyse und die Zirbeldrüse, weil deren Blutversorgung nicht durch die Blut-Hirn-Schranke eingeschränkt ist. Bei einigen pathologischen Prozessen (z. B. Tumoren, Entzündungen, subakuten Infarkten oder Blutungen) ist die Blut-Hirn-Schranke gestört, sodass auch in diesen Fällen Kontrastmittel ins Hirngewebe übertritt. Die in der Routine eingesetzten Kontrastmittel enthalten ein Element aus der Gruppe der seltenen Erden, das Gadolinium (Gd). Es ist nicht toxisch, weil es an Chelate (z. B. DTPA, DOTA) gebunden ist. Gd ist paramagnetisch und verkürzt die T1- und T2-Relaxationszeiten. Für geringe Kontrastmittelkonzentrationen (z. B. 0,5 mol/kg KG) ist der T1-Effekt maßgebend, der eine deutliche Zunahme der Signalintensität in T1-gewichteten Sequenzen bewirkt.

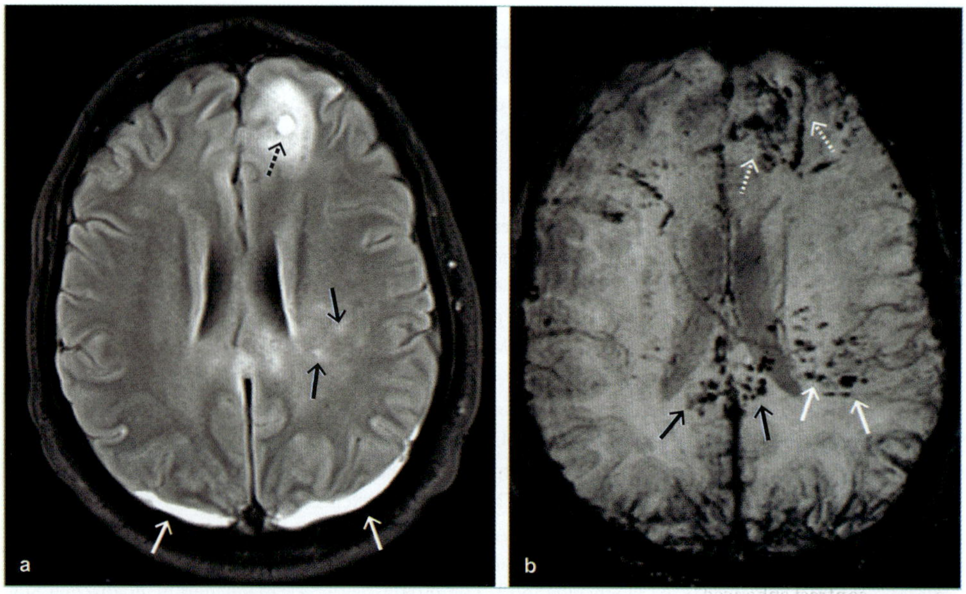

Abb. 20.5 SWI- und FLAIR-Sequenz bei schwerem Schädel-Hirn-Trauma nach Autounfall bei bewusstlosem Patienten. **a** Die FLAIR-Sequenz zeigt beidseits parietale Subduralhämatome (weiße Pfeile) und fleckig-unscharfe hyperintense Läsionen links frontal (gestrichelter Pfeil) und im tiefen Marklager (schwarze Pfeile). **b** Die SWI deckt multiple Scherblutungen im Balkensplenium (schwarze Pfeile), in der links parietalen Balkenstrahlung (weiße Pfeile) und bifrontal links (gestrichelte Pfeile) betont auf. [P1423]

MERKE Pathologische Prozesse mit einer gestörten oder fehlenden Blut-Hirn-Schranke reichern Gd-haltiges Kontrastmittel an. Dazu gehören vor allem aktive MS-Herde, Metastasen, Meningeome und Glioblastome. Hirnerkrankungen mit intakter Blut-Hirn-Schranke reichern hingegen nicht an und sind daher hauptsächlich in FLAIR- und T2-gewichteten Sequenzen zu sehen.

MERKE

MR-Spezialuntersuchungen in der Neuroradiologie

Neben den Sequenzen, die die Struktur des normalen Gehirns und der pathologischen Prozesse abbilden, können durch spezielle Techniken funktionelle und dynamische Prozesse des Gehirns dargestellt werden.

Diffusionsgewichtete Sequenzen

In diffusionsgewichteten Sequenzen (DWI = „diffusion weighted imaging“) kann man beispielsweise Infarktbereiche im Gehirn schon zu einem sehr frühen Zeitpunkt erkennen (Hirninfarktdiagnostik).

Prinzip Die freie (ungerichtete) Brown'sche Bewegung der Wassermoleküle innerhalb des Gewebes nennt man Diffusion. Das Maß der Diffusion wird „apparent diffusion coefficient“ (ADC) genannt. Es trägt die Einheit mm^2/s.

Ergebnisse Regionen mit starker Diffusionseinschränkung grenzen sich durch eine Signalzunahme relativ zu anderen Bereichen des Gehirns ab. Beim akuten ischämischen Hirninfarkt entstehen ein zytotoxisches Ödem und damit eine Flüssigkeitsverschiebung vom Extra- zum Intrazellularraum, was zu einer Einschränkung der Diffusion führt. Die Axone und ihre Myelinscheiden in der weißen Hirnsubstanz sind starke Diffusionsbarrieren quer zur Ausrichtung dieser Fasern, wodurch die Diffusion eine Vorzugsrichtung entlang der Faserbahnen bekommt (anisotrope Diffusion). Diese Anisotropie kann man ausnutzen, um indirekt Faserbahnverläufe der weißen Hirnsubstanz darzustellen (sog. Diffusionstensor-Bildgebung).

Diffusionsgewichtete Sequenzen (DWI) eignen sich zur frühen Identifizierung von Infarktgewebe. In diesem ist durch das zytotoxische Ödem die freie Diffusion von Wasser eingeschränkt, was zu einer Signalveränderung führt. Das Maß der Diffusion wird *„apparent diffusion coefficient“ (ADC)* genannt.

PRAXISTIPP Neben dem akuten ischämischen Hirninfarkt stellen sich vor allem Abszesse und Epidermoide sehr signalreich in der DWI dar. Diffusionseinschränkungen vorwiegend der grauen Substanz finden sich auch postiktal und bei Enzephalitiden.

PRAXISTIPP

Perfusions-MRT

Prinzip Die Hirnperfusion kann mit verschiedenen MR-Techniken gemessen werden. Diese Techniken verwenden jeweils eigene Markierungsverfahren für das intravasale Blut (Labeling) und spezielle mathematische Modelle für die Auswertung. Damit sind ihre Ergebnisse nicht oder nur schwer vergleichbar. Am häufigsten kommen schnelle suszeptibilitätsgewichtete Messtechniken zur Anwendung, bei denen man wie in der Perfusions-CT ein Kontrastmittelbolus intravenös appliziert und dann das An- und Abfluten des Kontrastmittels gemessen wird. Der hierbei messbare Signalabfall ist annähernd proportional zur Kontrastmittelkonzentration und erlaubt unter Verwendung der Indikatorverdünnungsmethode eine Berechnung verschiedener Perfusionsparameter. Diese Parameter werden für jedes Voxel berechnet und können in Parameterkarten bildlich dargestellt werden.

Ergebnisse Die Perfusions-MRT spielt vor allem in der Diagnostik zerebrovaskulärer Erkrankungen und bei Hirntumoren eine Rolle. Entscheidende Parameter sind die Zeit bis zur Spitze des Signalabfalls (TTP = „time to peak“), die mittlere Passagezeit im Kapillarbett (MTT = „mean transit time“), das regionale zerebrale Blutvolumen (CBV = „cerebral blood volume“) und der regionale zerebrale Blutfluss (CBF = „cerebral blood flow“).

Perfusions-MRT: Darstellung der Durchblutung des Gehirns in Parameterkarten. Diese verbildlichen:

- Zeit bis zur Spitze des Signalabfalls (TTP)
- mittlere Passagezeit im Kapillarbett (MTT)
- regionales zerebrales Blutvolumen (CBV)
- regionalen zerebralen Blutfluss (CBF)

MR-Angiografie

Prinzip Die MR-Angiografieverfahren beruhen überwiegend auf GE-Sequenzen. Im Unterschied zu anderen gefäßdarstellenden Techniken (DSA, CT-Angiografie) benötigen die meisten MR-Angiografieverfahren kein Kontrastmittel, da die durch den Blutfluss hervorgerufenen Signal- oder Phasenveränderungen der Protonen zur Erstellung eines Gefäßbildes herangezogen werden. Bei der **CE-MR-Angiografie** (CE = „contrast enhanced“) hingegen wird die T1-Zeit des Blutes durch die Gabe eines paramagnetischen Kontrastmittels verkürzt und damit der T1-Kontrast verstärkt.

Ergebnisse Mit der MR-Angiografie können sowohl Arterien als auch venöse Blutleiter dargestellt werden. Die CE-MR-Angiografie hat den Vorteil einer hohen zeitlichen Auflösung bei jedoch gegenüber der DSA noch deutlich verminderter räumlicher Auflösung.

MR-Angiografien ermöglichen eine Gefäßdarstellung sowohl mit als auch ohne Kontrastmittelapplikation, Letztere durch die Messung der Signalveränderungen während des Blutflusses.

PRAXISTIPP

PRAXISTIPP Bei unklarer Nierenfunktion und anderen Kontraindikationen gegen Kontrastmittel: Zerebrale Arterien und Venen in der MRT ohne Kontrastmittelgabe darstellen!

MR-Spektroskopie (MRS): Darstellung von Stoffwechselprozessen durch unterschiedliches Signalverhalten des gleichen Atoms in unterschiedlichen chemischen Verbindungen (Metaboliten)

MR-Spektroskopie (MRS)

Prinzip Bei der **^{1}H-MRS** wird wie bei der ^{1}H-MRT die magnetische Resonanz der Wasserstoffatomkerne bei einer Radiowellenfrequenz von 42,5764 MHz/T gemessen (Resonanzfrequenz); bei der **^{31}P-MRS** nutzt man die magnetische Resonanz der Phosphorkerne (17,24 MHz/T). Abhängig von der chemischen Bindung des betrachteten Atomkerns kommt es zu einer weiteren Veränderung der Resonanzfrequenz, die in der Größe von bis zu 1.000 Hz liegt, z. B. liegen die Signale bei 3 Tesla in einem Bereich von 127,7 ± 0,001 MHz. Dieser geringe Unterschied reicht zur Unterscheidung vieler Stoffwechselprodukte (Metaboliten) aus.

Ergebnisse Mit der MRS können nichtinvasiv Stoffwechselveränderungen des Gehirns in vivo gemessen werden. Die spektroskopische Bildgebung (MRSI = „MRS Imaging") misst gleichzeitig verschiedene Hirnareale. Die Messwerte werden computergestützt ausgewertet und zeigen dann, wie die Konzentration der einzelnen Metaboliten über die Hirnareale verteilt ist. Die MRS kann zusätzliche Informationen über Stoffwechselerkrankungen des Gehirns, aber z. B. auch über Tumoren liefern (➤ Abb. 20.6). Kombiniert man ^{1}H-MRS und ^{31}P-MRS, lassen sich Störungen des zellulären Energiestoffwechsels und Funktionsänderungen der Nervenzellen und des Nervenstützgewebes feststellen.

20.3.2 Beispiele aus der Klinik

20.3.2 Beispiele aus der Klinik

Glioblastom: starke Kontrastmittelanreicherung in der T1-Wichtung, hyperintenses Binnensignal in der T2- und FLAIR-Wichtung (Nekrose)

Glioblastom

Das Glioblastom (GBM) ist ein sehr gefäßreicher Tumor, bei dem die Blut-Hirn-Schranke der neu gebildeten Tumorgefäße defekt ist. Daher reichert der Tumor deutlich Kontrastmittel an (➤ Abb. 20.7), was aufgrund der T1-Zeit-Verkürzung des Gadoliniums als starke Signalsteigerung zu erkennen ist. Die FLAIR-Sequenz ist zudem empfindlich für Signalveränderungen an der Grenze zum signalunterdrückten Liquor, wie sie in ➤ Abb. 20.7 durch die ependymale Tumoraussaat entlang der Wand des linken Seitenventrikels bis in den medialen Thalamus nachzuweisen sind. Das sehr signalreiche Binnensignal des GBMs in der T2-Wichtung und FLAIR-Sequenz demarkiert die für das GBM typische Nekrose, wobei das Signal der FLAIR durch Zellreste und höheren Proteingehalt im Gegensatz zum Liquor nicht mehr unterdrückt wird.

Akute Hirnischämie: Signalsteigerung in der DWI- und Signalminderung in der ADC-Karte (zytotoxisches Ödem)

Intrazerebrale Ödeme

In der T2-Wichtung und in der FLAIR-Sequenz werden intrazerebrale Ödeme hyperintens dargestellt. Ödeme werden in vasogen (Tumor, Entzündung, Blutung, subakuter oder venöser Infarkt) und zytotoxisch (frische Ischämie, ➤ Abb. 20.8) unterteilt. Zytotoxische Ödeme sind intrazellulär und schränken die Protonendiffusion im Extrazellulärraum ein. In der Diffusionsbildgebung sind sie einfach an der deutlichen Signalsteigerung und in der ADC-Karte an den entsprechend erniedrigten ADC-Werten zu erkennen.

Akute intrazerebrale Blutung: kann in SE-Sequenzen wie eine Raumforderung aussehen; Signalabsenkung in der T2*-Wichtung, in der DWI inhomogene Signalsteigerungen möglich

Intrazerebrale Blutung

Die frische intrazerebrale Blutung kann in den normalen SE-Sequenzen wie eine inhomogene Raumforderung aussehen (➤ Abb. 20.9) und sich erst in der suszeptibilitätsempfindlichen T2*-gewichteten GE-Sequenz durch die Signalabsenkung zu erkennen geben. Auch die lakunäre Läsion links periventrikulär weist in T2*-Wichtung eine auf ältere Blutungsresiduen verdächtige Signalabsenkung auf. Die frische Blutung ist in die Ventrikel eingebrochen, erkennbar an den Signalabsenkungen entlang der Ventrikelwand in T2*-Wichtung und an den Blut-Flüssigkeitsspiegeln des sedimentierten Blutes in den Hinterhörnern. Frisches Blut stellt sich zudem in der Diffusionswichtung oft inhomogen und zum Teil signalgesteigert dar, da auch die Blutung die Protonendiffusion einschränken kann.

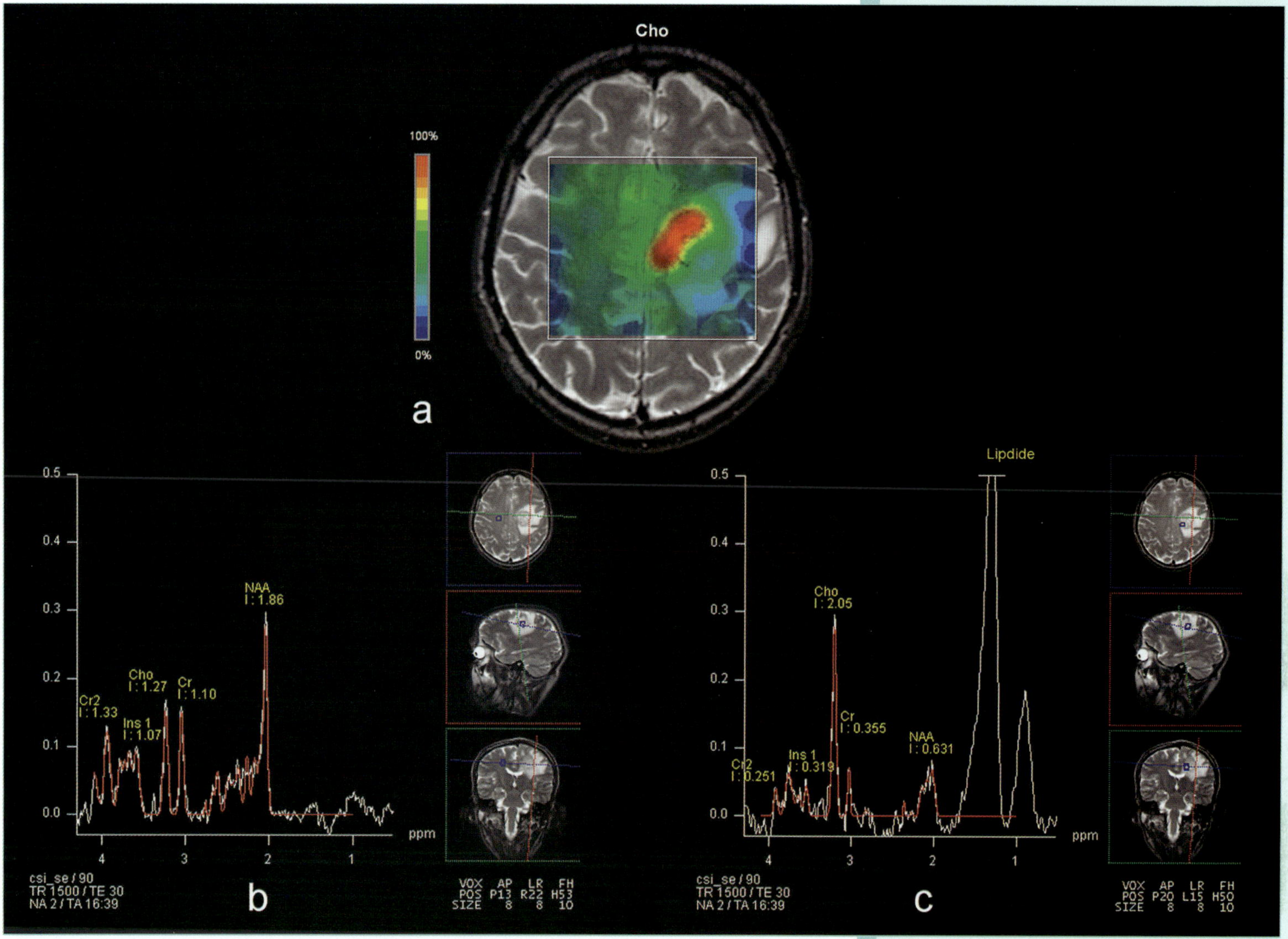

Abb. 20.6 Spektroskopische Bildgebung. **a** Signalintensitätsverteilung des Metaboliten Cholin (Cho) als Marker des Zellmembranumsatzes bei einem Glioblastom. **b** Im Spektrum des gesunden Marklagers dominiert die Signalintensität des N-Acetylaspartats (NAA) als Marker des normalen neuronalen Gewebes. **c** Im Tumorspektrum ist das NAA deutlich niedriger, während die Signalintensität des Cho durch die gesteigerte Tumorzellproliferation erhöht ist. Die Lipidpeaks entstehen durch Zellnekrose und sind bei unbehandelten Gliomen ein Zeichen der Malignität. [R261]

ABB. 20.7

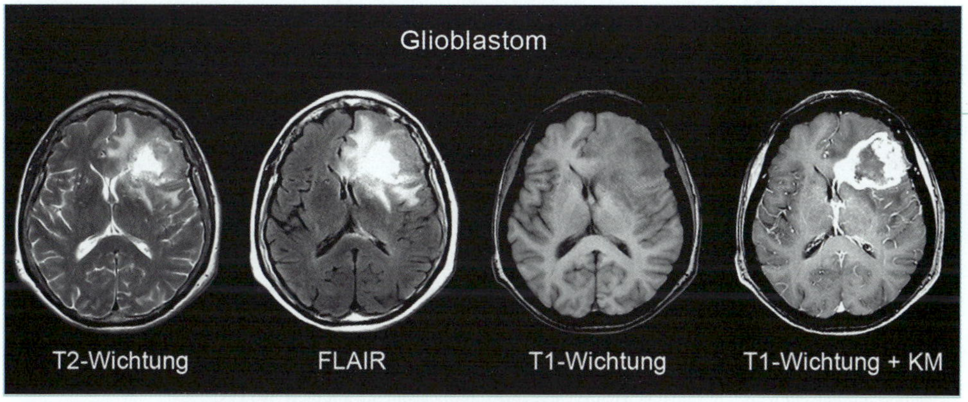

Abb. 20.7 Patient mit Wesensänderung bei Raumforderung links frontal. Der Tumor reichert deutlich Kontrastmittel an. Zudem reichert auch das Ependym im linken Seitenventrikel als Zeichen einer ependymalen Tumorausdehnung Kontrastmittel an. Die nachfolgende Operation erbrachte die Diagnose eines Glioblastoms. [R261]

ABB. 20.8

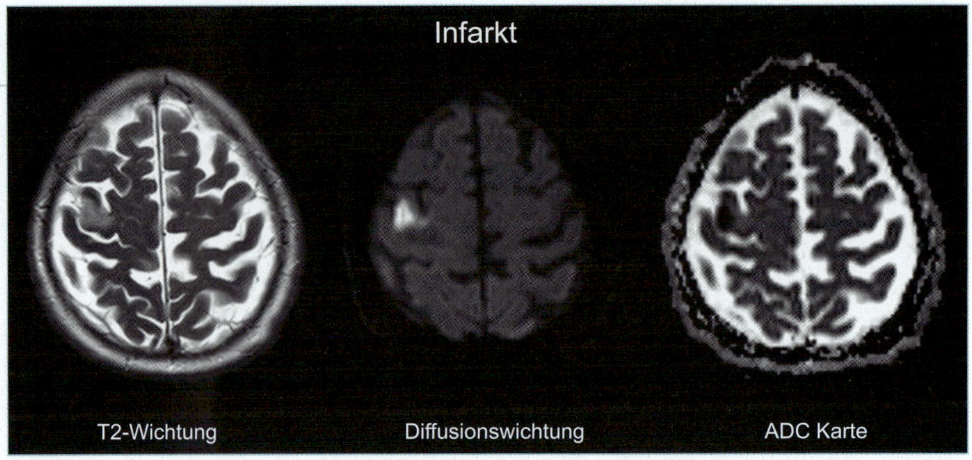

Abb. 20.8 Patient mit akuter Lähmung der linken Hand. Im primär-motorischen Handareal des Gyrus precentralis ist ein akuter kortikaler Infarkt nachweisbar. [R261]

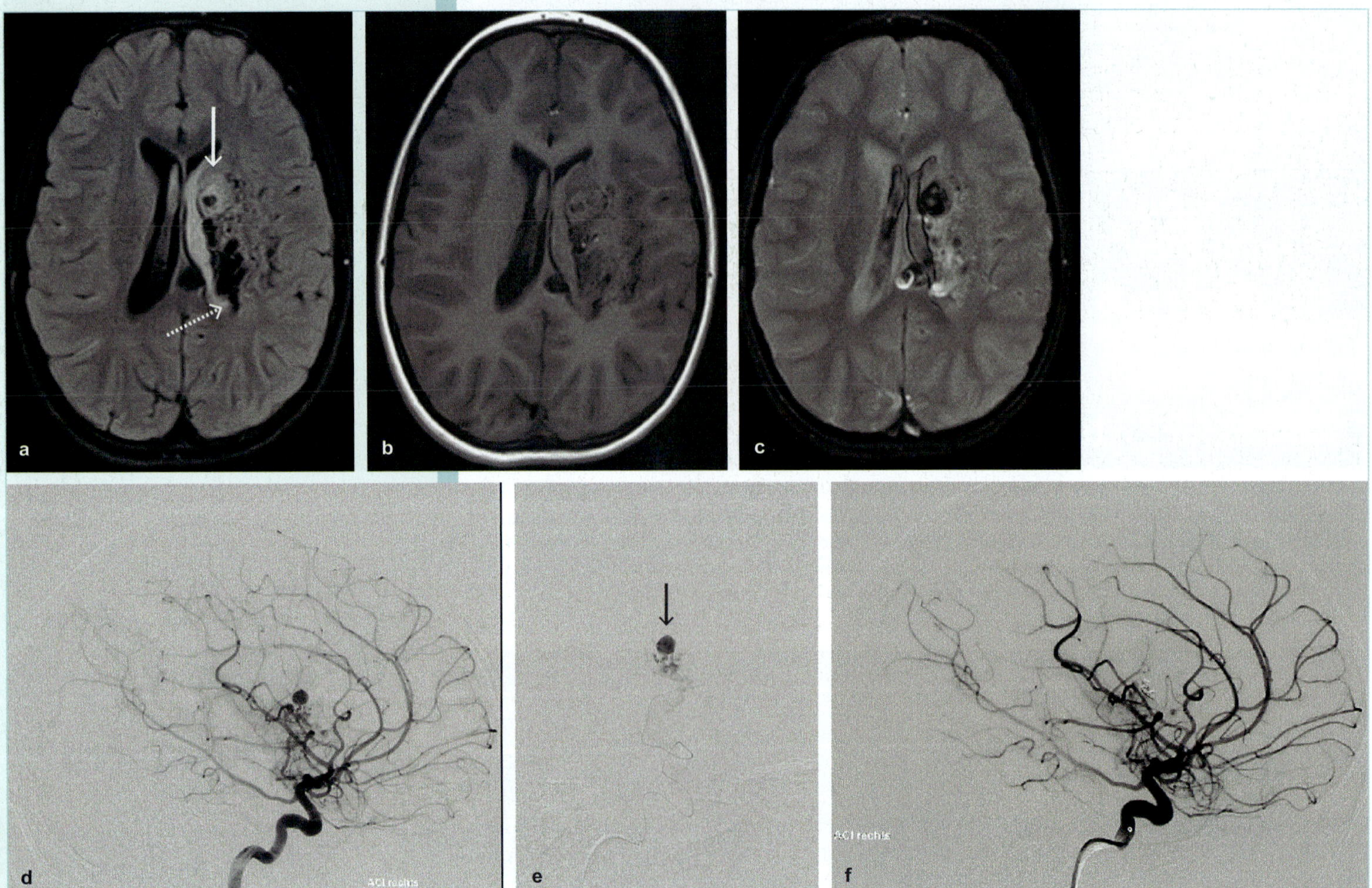

Abb. 20.9 Intrazerebrale Blutung bei arteriovenöser Malformation. Junger Patient mit akut stärksten Kopfschmerzen, Nüchtern-Erbrechen und latenter Hemiparese rechts. **a–c** MRT mit einer frischen, in den Ventrikel eingebrochenen Blutung im linken Nucleus caudatus (Pfeil). Blutungsquelle ist eine diffuse und ausgedehnte arteriovenöse Malformation in den linken Stammganglien mit einer tiefen venösen Drainage (gestrichelter Pfeil). **d–f** DSA sowie neurovaskuläre Intervention mit Verschluss des pränidalen Aneurysmas (Pfeil) mittels Flüssigembolisat. [P1423]

FALL

Intrazerebrale Blutung bei arteriovenöser Malformation

Ein 8-jähriger Junge stellt sich mit akut aufgetretenen Kopfschmerzen und mehrfachem Erbrechen in der neuropädiatrischen Abteilung vor, wo eine leichte Hemiparese rechts und eine Dysdiadochokinese festgestellt werden. Die kraniale MRT zeigt eine frische Blutung im linken Nucleus caudatus mit Ventrikeleinbruch und als Blutungsquelle eine diffuse und ausgedehnte AVM in den linken Stammganglien mit einer tiefen venösen Drainage (➤ Abb. 20.9a–c). In der daraufhin durchgeführten selektiven DSA kommt ein 6 mm durchmessendes pränidales Aneurysma aus der dilatierten Heubner-Arterie zur Darstellung. Aufgrund der dazu passenden Lokalisation der atypischen intrakraniellen Blutung wird das Aneurysma als aktuelle Blutungsquelle angenommen und mit Flüssigembolisat selektiv über einen Mikrokatheter embolisiert (➤ Abb. 20.9d–f).
In der anschließenden interdisziplinären Gefäßkonferenz werden die prinzipiellen Therapieoptionen der noch verbliebenen AVM diskutiert: Operation, Radiochirurgie, neuroradiologische Intervention oder konservatives Vorgehen. Aufgrund der eloquenten Lage und Ausdehnung der AVM entschließt sich die Konferenz gegen eine neurochirurgische Operation. Die Eltern des Kindes entscheiden sich nach ausführlichen Gesprächen für weitere neuroradiologisch-interventionelle Therapiesitzungen, in denen die AVM sukzessive mittels Flüssigembolisat verschlossen wird.

INTRA-/INTERPROFESSIONELLE KOMPETENZ In neurovaskulären Zentren finden meist regelmäßige interprofessionelle Hirngefäßkonferenzen statt, in denen nach erfolgter Diagnostik die Therapiemöglichkeiten von Patienten mit (komplexen) neurovaskulären Erkrankungen besprochen werden. Teilnehmer sind Ärzte der Neuroradiologie, Neurologie, Neurochirurgie, Gefäßchirurgie und der stereotaktischen Strahlentherapie. Je nach Fall können auch Ärzte der Nachbardisziplinen (z. B. Augenarzt, Hals-Nasen-Ohrenarzt), Therapeuten (Physiotherapie, Logopädie, Ergotherapie) und Sozialarbeiter teilnehmen.
Je nach Art der neurovaskulären Erkrankung werden bei jedem Patienten besprochen:
- aktuelle Funktionseinschränkungen und Allgemeinzustand
- Abwägung von Chancen und Risiken einer Intervention gegenüber der Option, keine Behandlung durchzuführen bzw. gegenüber einer konservativen (medikamentösen) Therapieoption
- Auswahl und Planung der geeigneten Behandlungsverfahren, die oft auch durch unterschiedliche Disziplinen erfolgt
- alternative Behandlungsverfahren, die im Aufklärungsgespräch mit dem Patienten zu diskutieren sind (ggf. auch Organisation der ambulanten Versorgung mit Pflegedienst)
- rechtliche Aspekte (z. B. Beantragung einer Betreuung)

INTRA-/INTERPROFESSIONELLE KOMPETENZ

20.3.3 Indikationen und Kontraindikationen

20.3.3 Indikationen und Kontraindikationen

Indikationen Zur Untersuchung des Hirnparenchyms, insbesondere bei zerebrovaskulären Erkrankungen, Tumoren, Entzündungen, Stoffwechselstörungen und neurodegenerativen Erkrankungen, ist die MRT die Methode der Wahl. Dabei hat sie gegenüber anderen bildgebenden Verfahren (CT) den Vorteil, nicht mit ionisierenden Strahlen zu arbeiten.

Kontraindikationen Dennoch gibt es Kontraindikationen, die zwingend beachtet werden müssen (s. u.). Zu den relativen Kontraindikationen gehört das 1. Trimenon der Schwangerschaft. Bei Klaustrophobie ist bei entsprechender Indikation eine Untersuchung in Sedierung/Narkose möglich. Für künstliche Herzklappen und andere Fremdmaterialien (Coils, Clips, Shuntsysteme) muss ihre MR-Tauglichkeit unter Berücksichtigung der Magnetfeldstärke beim Hersteller erfragt werden. Make-up mit metallhaltigen Farbpigmenten sollte vor der MR-Untersuchung entfernt werden.

PRAXISTIPP

Magnetresonanztomografie

Vorteile der MRT
Bei Beachtung der Gegenanzeigen ist die MRT nicht gesundheitsschädlich, weil sie gegenüber anderen bildgebenden Verfahren (CT) keine ionisierenden Strahlen verwendet.

Belastungen durch die MRT
Bei Klaustrophobie kann der Aufenthalt in der Magnetröhre Beklemmungsgefühle auslösen.
Der Körper wird in der MRT verschiedenen physikalischen Einflüssen ausgesetzt:
- einem sehr starken statischen Magnetfeld mit dem 20.000- bis 60.000-Fachen der Erdanziehungskraft
- gepulsten elektromagnetischen Wellen im Radiofrequenzbereich (106–108 Hz), wodurch es zu einer gewissen Wärmeentwicklung kommen kann
- magnetischen Wechselfeldern, die in elektrischen Leitern und damit auch in biologischem Gewebe Ströme induzieren und dadurch zu Hautempfindungen und gelegentlich zu Muskelkontraktionen führen, die jedoch in keiner Weise gesundheitsschädlich sind

PRAXISTIPP

- sehr lauten Klopfgeräuschen und spürbaren Vibrationen (Ohrstöpsel oder Kopfhörer und Schaumstoffkissen für die Ohren sind Vorschrift).

Kontraindikationen
Auf magnetisierbare Metalle wirken im Magnetfeld starke magnetische Kräfte, außerdem können in leitfähigen Materialien Wirbelströme induziert werden, die zu einer Erwärmung führen können.
Daher müssen Patienten von der Untersuchung ausgeschlossen werden, bei denen sich folgende Fremdkörper im Körper befinden:

- elektronische Geräte (z. B. Herzschrittmacher, Cochleaimplantate, implantierte Insulinpumpen oder Neurostimulatoren), weil sie beschädigt werden können; Neuere Implantate sind unter bestimmten Voraussetzungen MR-tauglich (dies sollte vor einer Untersuchung anhand des Implantatpasses überprüft und das Untersuchungsprotokoll angepasst werden)
- Metallteile (z. B. Spirale, Metallprothese, ferromagnetische Gefäßclips, Granatsplitter), insbesondere in Auge oder Gehirn, da es zu einer Erwärmung oder „Wanderung" im Gewebe kommen kann
- Herzschrittmacher und implantierte Defibrillatoren, da sie in ihrer Funktion gestört werden können und ihre Reizschwelle ansteigen kann
- größere, nicht abnehmbare Piercings aus magnetischen Materialien, große oder schleifenförmig angeordnete Tätowierung (metallhaltige Farbpigmente, die Hautverbrennung bis II. Grades hervorrufen können), permanentes Make-up.

Relative Kontraindikationen sind das 1. Trimenon der Schwangerschaft und ausgeprägte Klaustrophobie.

Implantate
Viele Implantate wie künstliche Herzklappen und andere Fremdmaterialien (Coils, Clips, Shuntsysteme) sind vom Hersteller auf ihre MR-Tauglichkeit unter Berücksichtigung der Magnetfeldstärke geprüft worden. Für viele Implantate gibt es daher einen Pass, der diese wichtigen Informationen enthält. In Notfallsituationen kann das Mitführen eines solchen Passes entscheidend sein, um eine dringende MR-Untersuchung durchführen zu können.

Vorbereitung
Vor der Untersuchung müssen entfernt werden:

- externe Pumpen (z. B. Insulinpumpen)
- Make-up mit metallhaltigen Farbpigmenten
- Zahnprothesen
- Bügel-BHs, Ohrringe, Piercings und andere metallhaltige Kleidungsstücke bzw. Gegenstände.

MERKE

MERKE Magnetresonanztomografie

- digitales Schnittbildverfahren zur überlagerungsfreien Darstellung des Körperinneren
- hoher Kontrast zwischen unterschiedlichen Weichteilgeweben, also auch zwischen grauer und weißer Hirnsubstanz
- wesentliche Indikationen: zerebrovaskuläre Erkrankungen, Tumoren, Entzündungen, Stoffwechselstörungen und neurodegenerative Erkrankungen
- T1-gewichtet: Liquor ist dunkel (hypointens), graue Substanz und viele Veränderungen sind dunkler als die weiße Substanz, Kontrastmittelanreicherung ist hyperintens
- T2-gewichtet: Liquor ist hell (hyperintens), graue Substanz und die meisten Veränderungen sind heller als die weiße Substanz

20.4 Angiografie

20.4 Angiografie

Die zerebrale Angiografie ist eine invasive diagnostische Maßnahme zur Darstellung der hirnversorgenden Gefäße.

20.4.1 Technik

Zur invasiven Angiografie werden meist die **A. femoralis** oder die **A. brachialis/radialis** punktiert und eine **Schleuse** darin platziert, über die Katheter ins Gefäß geschoben werden können.

Drähte und **Katheter** dienen der Sondierung, Kontrastmittelapplikation und Intervention an Gefäßen. Kontinuierliche Spülung des Katheters verringert die Thrombenbildung.

20.4.1 Technik

Zugang Für die Untersuchung werden meist die A. femoralis oder die A. brachialis/radialis punktiert. Dazu wird die Haut an der Punktionsstelle desinfiziert, die Umgebung der Punktionsstelle steril abgedeckt und zunächst eine Lokalanästhesie der Umgebung des zu punktierenden Gefäßes durchgeführt. Dann wird die Arterie punktiert, ein Draht im Gefäß vorgeschoben und über diesen eine Einführungsschleuse platziert (Seldinger-Technik).

Arteriendarstellung Vor der Untersuchung sollte bereits feststehen, welche Gefäße dargestellt werden müssen, um die klinische Fragestellung zu beantworten. Risiko der Untersuchung und Strahlendosis müssen so klein wie möglich gehalten werden, daher gilt: möglichst wenig Gefäße und Aufnahmeserien, jedoch genug, um die Fragestellung beantworten zu können (➤ Abb. 20.10). Die meisten hirnversorgenden Arterien lassen sich selektiv mit einem 4-F- oder 5-F-Vertebraliskatheter und einem gebogenen, gleitbeschichteten Draht sondieren. Gefäßwandverletzungen müssen beim Sondieren vermieden werden, daher dürfen Draht und Katheter nicht gegen Widerstand vorgeschoben werden. Bei Gefäßelongationen des

Aortenbogens und spitzwinkligen Gefäßabgängen können Katheter mit stärker gebogener Spitze wie „Headhunter“ und „Sidewinder“ notwendig sein. Eine Dauerspülung des Katheters verhindert Thrombenbildung im Katheter. Um die Gefäße darzustellen, werden über den Katheter 4–8 ml Kontrastmittel injiziert. Die Geschwindigkeit der Injektion wird an den Fluss im sondierten Gefäß angepasst.

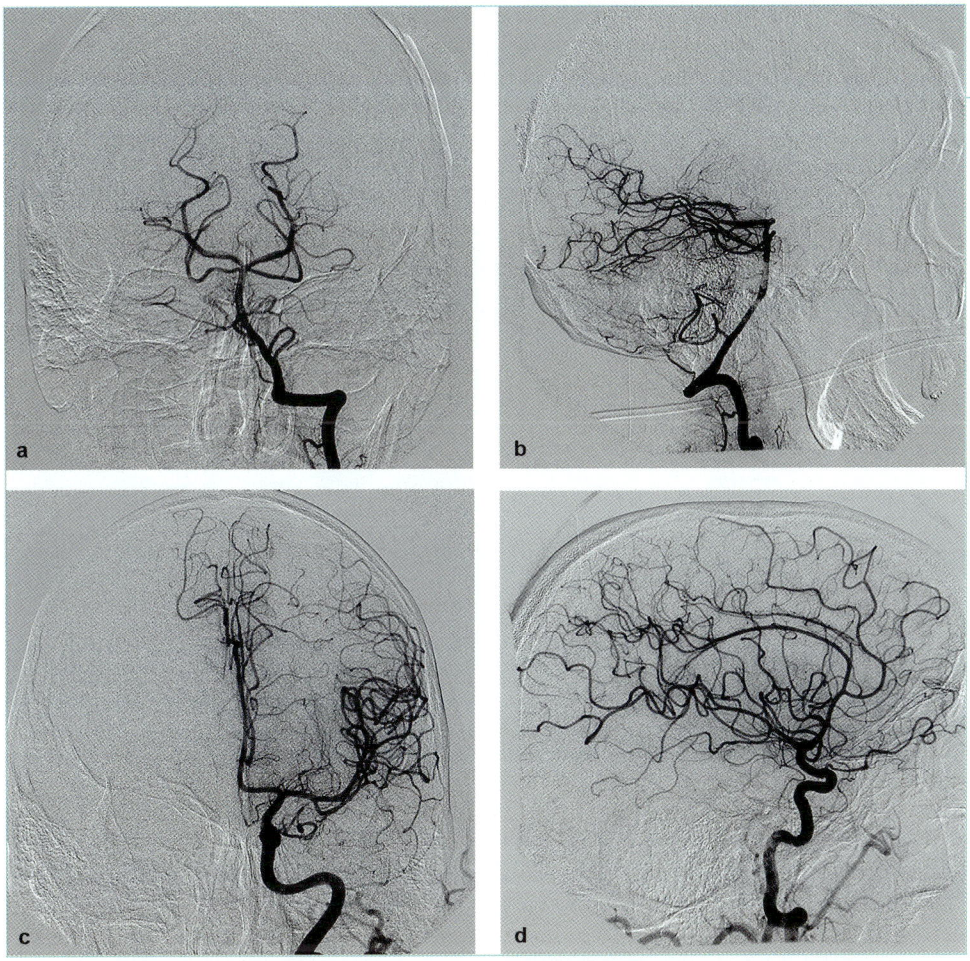

Abb. 20.10 DSA-Normalbefunde. a, b DSA der A. vertebralis im anterior-posterioren und lateralen Strahlengang. **c, d** DSA der A. carotis interna im anterior-posterioren und lateralen Strahlengang. [R261]

ABB. 20.10

DSA Die Darstellung erfolgt heute als DSA. Hierzu wird zunächst eine sog. „Leeraufnahme“ angefertigt und danach die identische Aufnahmeprojektion mit Kontrastmittelfüllung der Gefäße aufgenommen. Nun werden beide Aufnahmen digital voneinander subtrahiert, sodass die Überlagerung durch knöcherne Strukturen wegfällt und die kontrastierten Gefäße übrig bleiben.

3-D-Darstellung Mit der 3-D-Rotationsangiografie können die Gefäße dreidimensional abgebildet werden. Hierzu errechnet ein Computer aus einzelnen Röntgenaufnahmen in verschiedenen Projektionen – die Röntgenröhre rotiert hierbei um den Patienten – ein dreidimensionales Bild. Damit können besonders gut Aneurysmen vermessen und ihre Konfiguration und Lage zum Trägergefäß analysiert werden.

Bei der **DSA** wird erst mit Röntgenstrahlen eine **„Leeraufnahme“**, dann eine mit kontrastmittelgefüllten Arterien gemacht und die Bilder voneinander subtrahiert. Übrig bleibt die Gefäßdarstellung.

20.4.2 Endovaskuläre Therapie

Mit einer endovaskulären Therapie lassen sich Hirngefäße wieder eröffnen oder verschließen. Ein Verschluss von Gefäßen ist bei arteriovenösen Malformationen, duralen Fisteln und Aneurysmen indiziert, eine Gefäßeröffnung bei Stenosen und akuten Gefäßverschlüssen. Endosvaskuläre Therapien sollten generell spezialisierten Zentren mit neuroradiologischer Expertise vorbehalten bleiben.

20.4.2 Endovaskuläre Therapie

20.4.2.1 Aneurysmen

Krankheitsbild Intrakranielle Aneurysmen sind kleine Gefäßaussackungen, die bevorzugt an den Gefäßen der Hirnbasis lokalisiert sind. Die Wand der Gefäße ist an den Stellen der Aussackungen geschwächt und kann leicht rupturieren. Wenn dies geschieht, ergießt sich das Blut in den Subarachnoidalraum.

20.4.2.1 Aneurysmen

Aneurysmen sind Aussackungen arterieller Gefäßwände. Sie können rupturieren und rufen dann meist eine Subarachnoidalblutung hervor. In den ersten Tagen besteht ein hohes Risiko für Rezidivblutungen!

Studentische Sicht

Vorbeugung einer Rezidivblutung: endovaskulärer Aneurysmaverschluss mit Metallspiralen (**Coils**). Weitere Verschlussmethoden sind intraluminale und intrasakkuläre Flow Diverter. Die endovaskuläre Therapie ist der Operation wegen geringer Morbidität und Mortalität überlegen.

Diese Subarachnoidalblutung kommt zunächst von alleine zum Stehen, aber die Gefahr einer erneuten Blutung beträgt über 50 % und ist in den ersten Tagen am höchsten.

Therapie Um eine solche erneute Blutung zu vermeiden, kann das Aneurysma endovaskulär mit kleinen Metallspiralen (Coils) verschlossen werden. Hierzu wird ein Mikrokatheter vorsichtig bis in das Aneurysma vorgeschoben und dieses sukzessive durch kleine Metallspiralen ausgestopft (➢ Abb. 20.11). Das Trägergefäß, an dem das Aneurysma lokalisiert ist, soll hierbei offen bleiben. Bei breitbasigen Aneurysmen kann zusätzlich ein Stent oder ein Ballonkatheter, der temporär im Trägergefäß aufgeblasen wird, helfen, die Coils sicher im Aneurysma zu verankern. Weitere endovaskuläre Methoden zum Verschluss von Aneurysmen sind intraluminale und intrasakkuläre Flow Diverter. Die endovaskuläre Therapie von Aneurysmen ist der Operation (falls beide Verfahren technisch möglich sind) wegen der geringeren Morbidität und Mortalität überlegen.

ABB. 20.11

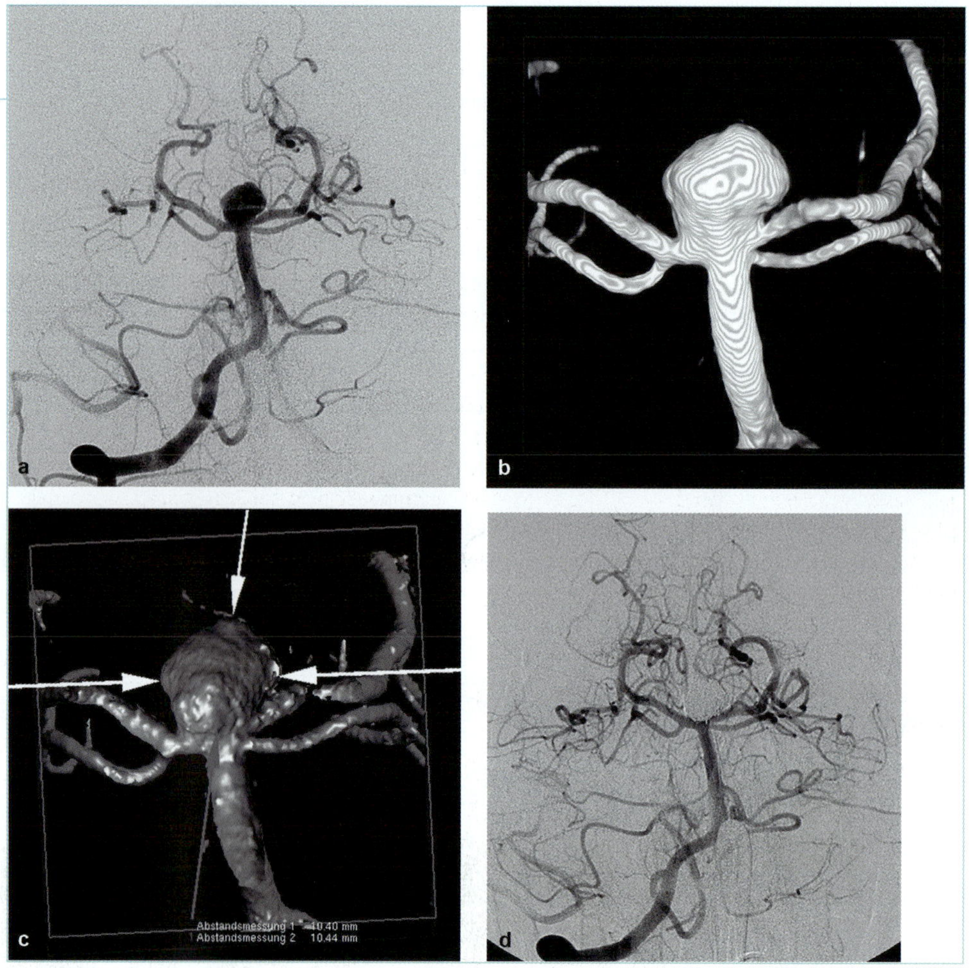

Abb. 20.11 Aneurysma der A. basilaris. a DSA a. p. zur Darstellung des Aneurysmas. **b, c** Zur Therapieplanung wird eine 3-D-Rotationsangiografie erstellt und das Aneurysma vermessen. **d** DSA nach endovaskulärem Verschluss mit Platinspiralen. [R261]

Zufällig entdeckte, unrupturierte Aneurysmen können prophylaktisch verschlossen werden, dafür sprechen: junges Patientenalter, Größe über 5–7 mm.

Prophylaxe Wird ein Aneurysma zufällig entdeckt, muss entschieden werden, ob es sinnvoll ist, das Aneurysma zu verschließen. Das hängt von der Größe und Lage des Aneurysmas und damit von seiner spontanen Rupturrate ab, aber auch vom Alter des Patienten und von der Komplikationsrate des Eingriffs. Ein Nutzen ist besonders bei jüngeren Patienten mit Aneurysmen über 5–7 mm zu erwarten, es ist aber immer eine individuelle Beratung des Patienten notwendig.

20.4.2.2 Arteriovenöse Malformationen

Pathologische Gefäße arteriovenöser Malformationen können mittels Flüssigembolisaten verschlossen werden. Weitere therapeutische Optionen sind operative Versorgung und Strahlentherapie.

20.4.2.2 Arteriovenöse Malformationen

Krankheitsbild Arteriovenöse Malformationen (AVM) sind angeborene oder erworbene Gefäßfehlbildungen, die vor allem durch Blutungen und Anfälle symptomatisch werden können.

Therapie Pathologische Gefäße können über die Arterien mit einem Mikrokatheter erreicht und gezielt insbesondere durch Flüssigembolisate verschlossen werden. Gefäße, die das Gehirn versorgen, müssen hierbei natürlich geschont werden, um Infarkte zu vermeiden. Allerdings ist die reine endovaskuläre Therapie einer arteriovenösen Malformation häufig nicht ausreichend, da sie nicht vollständig verschlossen werden können. Um einen vollständigen Verschluss zu erreichen und damit das Blutungsrisiko zu beseitigen, ist meist eine zusätzliche neurochirurgische Operation und Strahlentherapie notwendig. Das Behandlungsrisiko hängt vor allem von der Größe, der Lagebeziehung zu „eloquenten Hirnarealen" und dem Aufbau der Malformation ab.

20.4.2.3 Durale Fisteln

Krankheitsbild Durale arteriovenöse Fisteln sind meist erworbene Kurzschlussverbindungen zwischen duralen arteriellen Gefäßen und venösen Sinus und Hirnvenen.

Therapie Ein endovaskulärer Verschluss der Fistel ist besonders dann indiziert, wenn die Fistel eine direkte Drainage in kortikale Venen hat oder indirekt durch Überlastung des Venensystems einen Rückstau in kortikale Venen verursacht und damit die Gefahr einer Blutung und eines Ödems besteht. Ziel der endovaskulären Therapie ist der Gefäßverschluss genau am Fistelpunkt, d. h. am Übergang von der Arterie zur Vene. Der Zugang zum Fistelpunkt ist transarteriell oder transvenös möglich, und die Fistel wird mit Coils oder Flüssigembolisaten verschlossen. Bei Partikelembolisation besteht eine höhere Rezidivrate.

20.4.2.4 Stenosen und Gefäßverschlüsse

Stenosen Ischämische Schlaganfälle können durch extra- und intrakranielle Stenosen der hirnversorgenden Arterien verursacht werden. Zur primären und sekundären Prophylaxe kann der verengte Gefäßabschnitt endovaskulär mit einer Gefäßstütze, einem *Stent,* aufgeweitet werden.

Gefäßverschlüsse Bei einem akuten Schlaganfall durch einen Gefäßverschluss der großen Gefäße wie A. carotis, A. cerebri media und A. basilaris kann eine endovaskuläre Behandlung das betroffene Gefäß wieder eröffnen (➤ Abb. 20.12). Bei der mechanischen Rekanalisierung wird ein großlumiger Katheter in der A. carotis platziert und dann koaxial das betroffene Gefäß mit einem kleineren Katheter sondiert. Mit Absaugkathetern oder sog. Stent-Retrievern werden die Emboli entfernt. Ziel ist die komplette Wiederherstellung der zerebralen Zirkulation, um das kritisch minderperfundierte, aber noch vitale Gewebe (Penumbra) vor einer endgültigen Infarzierung zu bewahren. Neue Studien belegen den klinischen Nutzen dieses Verfahrens bis mindestens 7 Stunden nach Symptombeginn, in Abhängigkeit von der individuellen Kollateralisierung auch darüber hinaus bis zu 24 Stunden. Studien zielen darauf ab, starre Zeitfenster aufzuweichen und sich individuell an physiologischen Parametern wie zerebralem Blutfluss, Blutvolumen und Passagezeit zu orientieren.

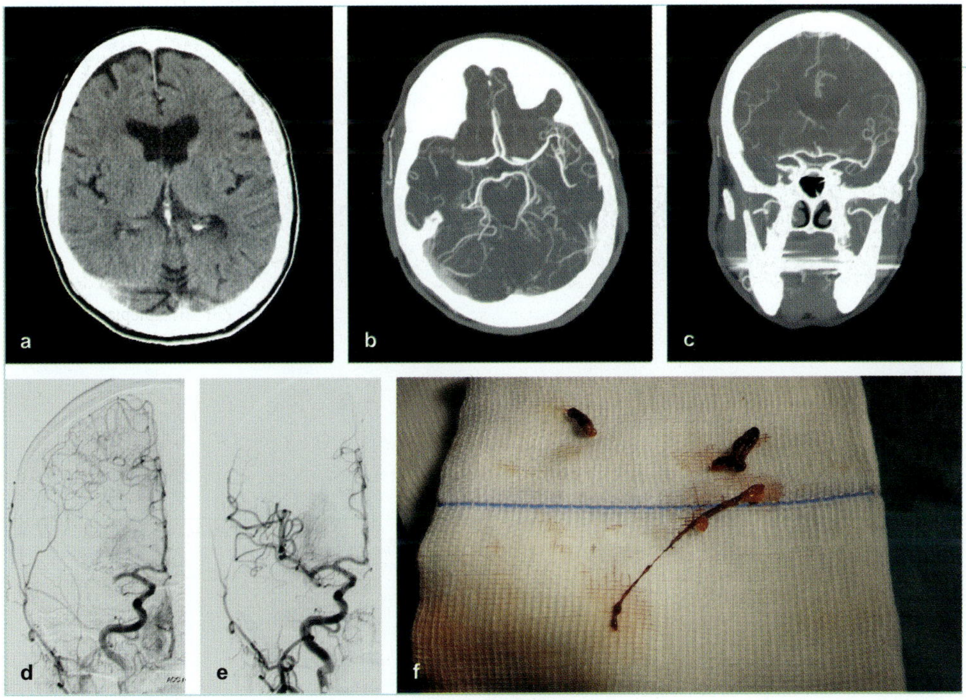

Abb. 20.12 Patient mit akuter Halbseitenlähmung links und Blickwendung nach rechts. a Nativ-CT ohne Infarktdemarkation. **b, c** CT-Angiografie mit Arteria-cerebri-media-Hauptstammverschluss rechts. **d, e** DSA vor (d) und nach (e) mechanischer Rekanalisierung. **f** Extrahiertes Thrombusmaterial. [T534]

20.4.2.3 Durale Fisteln

Ein endovaskulärer Verschluss duraler Fisteln ist besonders bei direkter oder indirekter Drainage in kortikale Venen indiziert. Der Verschluss erfolgt mittels Coils oder Flüssigembolisation.

20.4.2.4 Stenosen und Gefäßverschlüsse

Stenosen der hirnversorgenden Arterien können zu ischämischen Schlaganfällen führen und prophylaktisch mit **Stents** erweitert werden.

Thrombektomie: Akute, proximale Verschlüsse hirnzuführender Arterien können mit Kathetern (Stent-Retriever oder Absaugkatheter) mechanisch wiedereröffnet werden.

ABB. 20.12

20.4.3 Indikationen und Kontraindikationen

MERKE

MERKE

20.4.3 Indikationen und Kontraindikationen

Die Indikation zur zerebralen Angiografie besteht vor allem bei Gefäßverschlüssen und Gefäßfehlbildungen und dient hier auch als Grundlage von interventionellen Behandlungen. Hirntumoren und ihre Gefäßversorgung sind dagegen meist durch die CT und MRT hinreichend genau diagnostiziert, sodass eine Angiografie meist nicht mehr erforderlich ist.

MERKE Im Notfall hat die Angiografie keine absoluten Kontraindikationen.

MERKE Angiografie
- hauptsächliche Indikation: Gefäßverschlüsse, Gefäßfehlbildungen und vor Interventionen
- Zugang über die A. femoralis (oder A. brachialis) nach Seldinger-Technik
- möglichst wenig Gefäße und Aufnahmeserien, jedoch genug, um die Fragestellung beantworten zu können
- endovaskuläre Therapie: Hirngefäße wieder eröffnen (z. B. bei Stenosen, akutem Schlaganfall) oder verschließen (z. B. bei arteriovenösen Malformationen, Fisteln, Aneurysmen)

ÜBUNGSFRAGEN ZUM WISSENS-CHECK

1. Was sind die typischen bildmorphologischen Kriterien eines malignen Glioms (Glioblastoma multiforme)?
2. Welche patientenbezogenen Kontraindikationen gegen eine MRT müssen beachtet werden?
3. Die multiparametrische CT-Bildung beim akuten Schlaganfall beinhaltet welche Untersuchungen?
4. Mit welchem neuroradiologischen Verfahren ist die Sekundärprävention nach aneurysmatischer Subarachnoidalblutung möglich?
5. Welches neuroradiologische Interventionsverfahren ist zusätzlich zur intravenösen Thrombolyse effektiv in der Akutbehandlung eines Hirninfarkts?

Anhang

Übungsfragen zum Wissens-Check – Antworten

Kapitel 1

Antwort 1:

- Als Symptom bezeichnet man die vom Patienten berichtete Art und Weise seiner Gesundheitsstörung (subjektives Erleben).
- Befunde sind vom Untersucher erhobene klinische oder zusatzdiagnostische Auffälligkeiten („objektiv"), die in der Regel mit dem Symptom korrelieren. Anders als im Englischen werden im Deutschen „Symptom" und „Befund" häufig synonym verwandt, sollten aber konzeptionell getrennt werden.
- Als Syndrom bezeichnet man eine charakteristische Kombination von Symptomen und Befunden („Muster"), welches schon vor Anfertigung einer bestätigenden Zusatzdiagnostik den Läsionsort vermuten lässt oder sogar eine neurologische Entität allein definiert (Beispiele: Kleinhirnbrückenwinkelsyndrom, Wallenberg-Syndrom, Brown-Séquard-Syndrom; posteriores reversibles Enzephalopathie-Syndrom, komplex-regionales Schmerzsyndrom).

Antwort 2:

- Neurologische Symptome entwickeln sich plötzlich (Sekunden, Minuten), subakut (Stunden, Tage, Wochen), chronisch progredient (Monate, Jahre) oder schubförmig-remittierend.
- Ein plötzlicher Beginn spricht für eine vaskuläre oder „elektrophysiologische" Pathogenese (Ischämie, Blutung, Epilepsie, Kanalopathie), ein subakuter Beginn für eine Entzündung (Erreger, autoimmun), ein chronisch progredienter Verlauf für eine Neoplasie oder Neurodegeneration, wiederholte Schübe und Remissionen für eine chronische Autoimmunkrankheit. Ausnahmen bestätigen die Regel.

Antwort 3:

- Hierzu zählen die Migräne (mit oder ohne Aura), der Spannungskopfschmerz, viele andere primäre Kopfschmerzerkrankungen, die Trigeminusneuralgie, aber auch die transitorische ischämische Attacke (TIA).
- Für die Klassifikation solcher Störungen sind die „6 W's" der Anamnese wegweisend (Wo? Wie? Wann? Wie oft? Womit einhergehend? Wodurch verstärkt?). Der klinisch-neurologische Befund ist zum Untersuchungszeitpunkt in der Regel normal.

Antwort 4:

- *Kennmuskeln:*
  - C5 → M. deltoideus
  - C6 → M. brachioradialis
  - C7 → M. triceps brachii
  - C8 → intrinsische Handmuskeln (z. B. M. abductor digiti minimi)
  - L4 → M. quadriceps femoris
  - L5 → M. extensor hallucis longus
  - S1 → M. gastrocnemius
- *Dermatome:*
  - C5 → lateraler Oberarm
  - C6 → Daumen
  - C7 → Mittelfinger
  - C8 → kleiner Finger/ulnare Handkante
  - L4 → ventromedialer Unterschenkel/Patella
  - L5 → Großzehe
  - S1 → kleiner Zeh/lateraler Fußrand
- *Reflexe:*
  - C5 → Bizepssehnenreflex (BSR)
  - C6 → Brachioradialisreflex (BRR)
  - C7 → Trizepssehnenreflex (TSR)
  - L4 → Patellarsehnenreflex (PSR)
  - L5 → Tibialis-posterior-Reflex (TPR)
  - S1 → Achillessehnenreflex (ASR)

Kapitel 2

Antwort 1:

- Erstmanifestation einer Kopfschmerzerkrankung mit atypischem Charakter: Symptomatische Kopfschmerzen, die Symptome einer andersartigen Erkrankung sein können, können primäre Kopfschmerzen imitieren. Um eine symptomatische Genese nicht zu übersehen, ist bei atypischer Manifestation eine Bildgebung indiziert.
- Zunehmende Kopfschmerzintensität oder Veränderung des Charakters bei chronischen Kopfschmerzen: Auch hier besteht die Gefahr, dass eine sich zusätzlich entwickelnde Erkrankung mit dem Leitsymptom Kopfschmerz fälschlicherweise der bereits vorbestehenden Kopfschmerzerkrankung zugeordnet wird.
- Auftreten oder Vorhandensein neurologischer Ausfälle: Eine komplette neurologische Untersuchung ist Pflicht bei jedem Kopfschmerzsyndrom, auch dezente Veränderungen deuten auf eine potenziell symptomatische Genese hin (z. B. einseitige Pupillendifferenz i. S. eines inkompletten Horner-Syndroms bei ipsilateraler Dissektion der A. carotis interna).

Antwort 2:

- Subarachnoidalblutung
- Arteriitis cranialis
- Meningitis
- Tumoren im Kopf-/Halsbereich

Antwort 3:

- episodischer und chronischer Spannungskopfschmerz mit/ohne vermehrte Schmerzhaftigkeit der perikraniellen Muskulatur
- chronische Migräne (definiert als Kopfschmerz > 15 Tage pro Monat mit mindestens 8 Tagen, die einer Migräne entsprechen)
- medikamenteninduzierter Kopfschmerz (definiert als Schmerzmitteleinnahmen an mehr als 10 Tagen pro Monat)

Antwort 4:

- Konventionelle Schmerzmittel wie Azetylsalizylsäure, Ibuprofen, Diclofenac, Paracetamol und Metamizol wirken analgetisch über ihre antiphlogistischen Effekte.
- Triptane sind am effektivsten und wirken als Serotonin*agonisten* vasokonstriktiv an den kranialen Blutgefäßen.
- Ditane sind ebenfalls eine Untergruppe der Serotonin*agonisten*, wirken aber nicht vasokonstriktiv.
- Gepante gehören zu den CGRP-Antagonisten und können daher neben der Attackenbehandlung theoretisch auch in der Migräneprophylaxe eingenommen werden (denn sie unterdrücken die CGRP-Freisetzung ähnlich wie CGRP-Antikörper).

Kapitel 3

Antwort 1:

- Ein epileptischer Anfall ist eine Störung des Verhaltens oder Befindens aufgrund abnorm synchronisierter Entladungen von Neuronengruppen des Gehirns.

Register

C

D

M

S

T